W0262586

HANDBUCH DER MEDIZINISCHEN RADIOLOGIE

ENCYCLOPEDIA OF MEDICAL RADIOLOGY

HERAUSGEGEBEN VON · EDITED BY

L. DIETHELM **O. OLSSON** **F. STRNAD**
MAINZ LUND FRANKFURT/M.

H. VIETEN **A. ZUPPINGER**
DÜSSELDORF BERN

BAND/VOLUME V
TEIL/PART 4

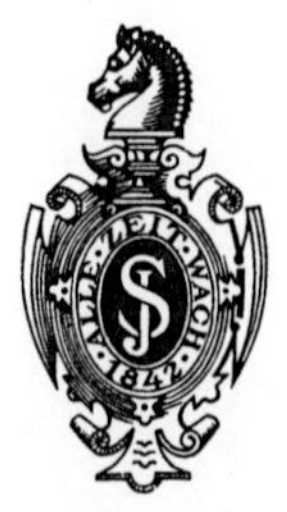

SPRINGER-VERLAG BERLIN · HEIDELBERG · NEW YORK 1971

RÖNTGENDIAGNOSTIK DER SKELETERKRANKUNGEN
TEIL 4

DISEASES OF THE SKELETAL SYSTEM (ROENTGEN DIAGNOSIS)
PART 4

JUVENILE OSTEO-CHONDRO-NEKROSEN

ANHANG: COXA VARA CONGENITA UND PROTRUSIO ACETABULI COXAE

VON / BY

M. PÖSCHL

REDIGIERT VON · EDITED BY

L. DIETHELM
MAINZ

MIT 586 ABBILDUNGEN (979 EINZELDARSTELLUNGEN)
WITH 586 FIGURES (979 SEPARATE ILLUSTRATIONS)

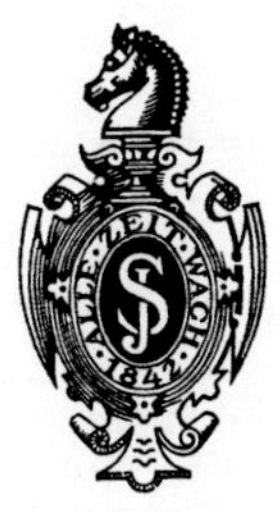

SPRINGER-VERLAG BERLIN · HEIDELBERG · NEW YORK   1971

Professor Dr. Max Pöschl
Leiter der Röntgenabteilung der Chirurgischen Universitätsklinik
D-8000 München 15, Nußbaumstr. 20

ISBN-13: 978-3-642-80601-8   e-ISBN-13: 978-3-642-80600-1
DOI: 10. 1007/978-3-642-80600-1

Gesamtherstellung Universitätsdruckerei H. Stürtz AG, Würzburg

Vorwort

Die juvenilen Osteo-Chondro-Nekrosen treten in einer solchen Vielfalt der Erscheinungsformen an den verschiedenen Skeletabschnitten auf, daß ihre Zusammenfassung in einer geschlossenen Abhandlung im Rahmen des Handbuches notwendig und zweckmäßig erschien, zumal ätiologisch neben den örtlichen unterschiedlichen Gegebenheiten übergeordnete Gemeinsamkeiten allen diesen Krankheitsbildern zugeordnet werden können. Erst im Laufe der Arbeiten des Verfassers wurde es klar, daß im Interesse der geplanten Geschlossenheit des gestellten Themas auch solche Probleme wie die Beurteilung der Statik, der arteriellen Versorgung und andere miteinbezogen werden mußten, wenn die Monographie ihrer Aufgabe als wissenschaftliches Nachschlagewerk gerecht werden soll.

Die Bearbeitung durch einen einzigen Autor erwies sich bei dieser Thematik als ein großer Vorteil, da Herr PÖSCHL dadurch den Überblick über das ganze Gebiet bewahren und die Gewichte besser verteilen konnte. Seiner persönlichen Zurückhaltung ist es zu verdanken, wenn es ihm gelungen ist, ein objektives Bild über die verschiedenen Theorien bei der Behandlung ätiologischer Fragen zu reflektieren. Hervorzuheben ist auch sein Eingehen auf die Zusammenhangsfragen mit der Unfallbegutachtung und die bestehenden Beziehungen zur Sportmedizin.

Natürlich kann ein solches Nachschlagewerk nur dann seine Aufgabe erfüllen, wenn auch die Nekrosen, deren ätiologische Einordnung noch unklar ist, ebenso darin gefunden werden, wie solche Veränderungen, bei denen ätiologisch von einigen Autoren an aseptische Nekrosen gedacht wird. Aus dem gleichen Grunde mußten auch Fragen der Therapie gestreift werden, zumal der Röntgenologe gezwungen sein kann, über den Erfolg operativer Verfahren oder über die Ausheilung ein Urteil abzugeben.

Bei der redaktionellen Korrektur und bei der Festlegung der Gliederung hat sich Frau Dr. J. KNICK, Wiesbaden, ein besonderes Verdienst erworben.

Mainz, Oktober 1971 L. DIETHELM

Preface

Juvenile osteochondronecrosis manifests itself in many ways in various parts of the body. Therefore, it seemed necessary and appropriate to deal with this condition in a separate volume, especially since etiologically, in addition to different local factors, common features are found for this group of diseases. Once the author had actually started his work, it became clear that topics such as statics and arterial supply must be included if the monograph were to serve its purpose as a scientific reference book.

The fact that a single author wrote this volume proved to be of great advantage, as Dr. Pöschl was able to survey the subject as a whole, thus allowing him to attain a balanced treatment of the subject. Through his personal discretion, he succeeded in presenting an objective study of the various theories regarding the etiology. Attention must also be given to the manner in which he deals in depth with questions of accident-connected lesions and the relationship of osteochondronecrosis to athletic activities.

Such a reference book can fulfill its purpose only if it includes those necroses, the etiological classification of which is still not clear, as well as changes which have been interpreted by some authors to represent aseptic necroses. For the same reasons, questions concerning therapy also have to be touched upon, especially since the radiologist may be asked his opinion on the advisability of surgical or conservative treatment.

Specific thanks are due to Dr. J. Knick for the editorial corrections and design of the volume.

Mainz, October 1971
L. Diethelm

Inhaltsverzeichnis — Contents

Juvenile Osteo-Chondro-Nekrosen

Juvenile Osteo-Chondro-Nekrosen sind an fast allen Knochen des Menschen zu finden. Bei der Vielfalt, dem Volumen und der häufigen Unsicherheit in der Abgrenzung usw. des hier abzuhandelnden Stoffes lassen sich gewisse, gewaltsam erscheinende Einordnungen nicht vermeiden. So bittet der Verfasser um Verständnis, wenn er sich der greifbarsten Gliederungsmöglichkeit, nämlich der der anatomischen Organbezeichnungen bedient, um die Fülle des Materials dadurch — wie er hofft — in übersichtlicher Weise darbieten zu können.

A. Kopf

Unterkiefer

1. Processus condylaris

Am Kiefergelenk ist meines Wissens bis jetzt noch keine juvenile aseptische Osteochondronekrose beschrieben worden. Wahrscheinlich kommt eine solche dort auch nicht vor, da das Caput mandibulae nicht über eine Epiphysenfuge wächst und außerdem eine gute Gefäßversorgung aufweist.

Die Wachstumsimpulse am Processus condylaris gehen von der an Knorpelzellen reichen basalen Schicht der Gelenke aus. Diese ist allerdings allen Möglichkeiten einer Gelenkschädigung ausgesetzt, stärker als eine entfernt gelegene Epiphysenfuge. Wachstumsstörungen und Nekrosen nach Traumen sowie grobe Arthrosen sind daher nicht selten. STEINHARDT hält es für möglich, daß bei Beschädigung der Knorpel-Knochengrenze durch Mikrotraumen am Processus articularis des Unterkiefers Wachstumsstörungen auftreten.

Von einer „*Arthritis mutilans*" (MARIE und LERI, 1913), auch als *sekundäre chronische Polyarthritis* beschrieben, berichten LUDWIGS und TEMMING. Es kann bei diesem Krankheitsbild zu gröberen Destruktionen am Kiefergelenk kommen. Beim Falle von LUDWIGS und TEMMING waren das Gelenkköpfchen und der größte Teil des Collum geschwunden, die Pfanne war abgeflacht. Im eigenen Beobachtungsgut befindet sich das Bild eines stark destruierten, abgeflachten Kieferköpfchens

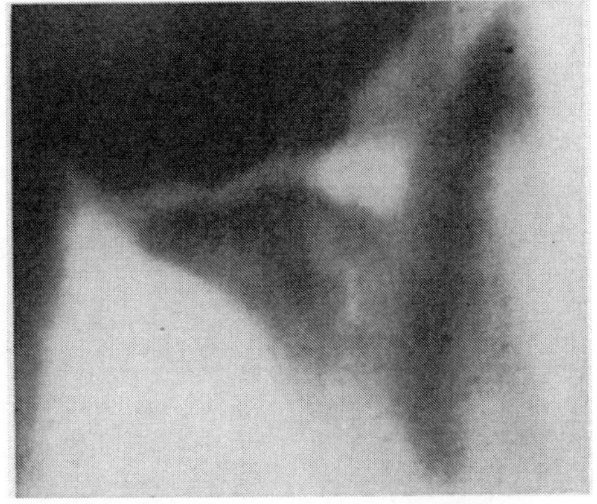

Abb. 1. Grobe Deformierung des Kiefergelenks, entstanden ohne Trauma, unter dem Bild einer „chronischen Arthritis", ca. 20jähr. ♂. (Tomogramm)

eines etwa 20jährigen Mannes, der vor Jahren eine nicht genauer bestimmbare rheumatische Polyarthritis durchgemacht hatte, möglicherweise eine „Arthritis mutilans" (Abb. 1).

In diesem Zusammenhang sind auch die Kiefergelenksdeformierungen bei der sog. „*juvenilen Kiefergelenksarthritis*" zu erwähnen, die eine Form der deformierenden Arthropathien darstellt (BAUER, HEUSER). Auch an Kiefergelenksveränderungen ist zu denken, die *posttraumatisch* entstehen oder bei allgemeiner konstitutioneller Knorpelminderwertigkeit (vorzeitiger Arthrose), oder bei *rheumatischen* Erkrankungen, z. B. beim *Morbus Bechterew*. Bei diesem wurde sogar am Processus coronoideus mandibulae eine Fibrositis beobachtet (MAES und DIHLMANN).

2. Retromolarraum

Aufmerksamkeit wurde auch dem Knochen des *Retromolarraumes* zugewendet. SOLLMANN und TRAPP-KOLB (1969) machten die Beobachtung, daß die Ausräumung dort befindlicher osteolytischer Herde bestehende Nerven-Wurzelbeschwerden sowohl an der Halswirbelsäule als auch an der übrigen Wirbelsäule günstig beeinflußten. Sie fanden in dem normalerweise mit lockerem Knochenmark und einem auffallenden Venenreichtum ausgestatteten Retromolarraum mehrfach *Nekroseherde* vom Aussehen einer aseptischen Knochennekrose, wobei das Material steril war. Ein Streueffekt von Toxinen schien daher unwahrscheinlich zu sein. Im Röntgenbild sah man unter der isoliert druckempfindlichen Stelle dieser Region des Kieferwinkels eine mehr oder minder ausgedehnte, relativ scharf begrenzte Strukturauflockerung des Knochens. SOLLMANN hält es für möglich, daß es sich beim Retromolarraum um einen degenerierenden Knochenabschnitt handelt, der einer ständigen Fehlbelastung ausgesetzt ist, beruhend auf einer entwicklungsbedingten progressiven Verkleinerung des Kieferwinkels, einer damit zusammenhängenden Abwandlung der Muskelkinetik und Beeinträchtigung des Raumes der Molarzähne. An frühgeschichtlichen Schädeln glaubte SOLLMANN derartige Kieferwinkel-Osteolysen um so seltener finden zu können, aus je früherer Zeit die Knochenfunde stammten. Auf der Röntgenaufnahme des Unterkieferwinkels des Homo Heidelbergensis (500 000 Jahre v. Chr.) sieht SOLLMANN auf der einen Seite nur einen schwachen osteolytischen Herd, auf der anderen Seite einen völlig normalen Knochenbefund.

Literatur zu A. (Unterkiefer)

BAUER: Zit. nach HEUSER, H.

HEUSER, H.: Das kranke Kiefergelenk im Röntgenbild. Fortschr. Röntgenstr. **71**, 607 (1949).

LUDWIGS, N., TEMMING, R.: Fortschr. Röntgenstr. **87**, 784 (1957).

MAES, H. J., DIHLMANN, W.: Befall der Temporomandibulargelenke bei der Spondylitis ankylopoetica. Fortschr. Röntgenstr. **109**, 513 (1968).

MARIE, LERI: Zit. nach LUDWIGS u. TEMMING.

SOLLMANN, A. H., TRAPP-KOLB: Die Osteolyse des Kieferwinkels. Med. Welt **20**, 1622 (1969).

STEINHARDT, G.: Komplikationen bei Kiefergelenkfrakturen. In Schuchard. Fortschr. Kiefer- u. Gesichtschir. **11** (1966).

B. Obere Extremität

I. Oberarmkopf

Haßsche Epiphyseonekrose

a) Synonyme

Unter der Bezeichnung „Humerus varus", insbesondere „humerus varus essentialis oder idiopathicus", finden sich Fälle, die wahrscheinlich der Haßschen Nekrose entsprechen.

b) Geschichtliches und Kasuistik

Der Wiener Julius Hass teilte 1921 erstmals den Fall eines 12jährigen Knaben mit, der das Bild einer Epiphyseonekrose des Oberarmkopfes aufwies. Da gleichzeitig ähnliche Veränderungen an der Hüfte und an der anderen Schulter vorhanden waren und die gleichartigen Epiphysenerkrankungen anderer Lokalisation vorwiegend in die Zeit der zweiten Dentitionsperiode und des lebhaften Skeletwachstums fallen, glaubte Hass, daß es sich bei den Epiphyseonekrosen um eine in den Epiphysen lokalisierte Rachitis handle. Er schließt sich damit der Ansicht Frommes an. Weitere Mitteilungen über primäre Oberarmkopfnekrosen sind sehr selten. Riosalido kann 1938 nur 8 Fälle finden: Hass, 1921; Sihlol, 1925; Mauclaire, 1925; Ph. Lewin, 1927; Lange, 1930; Sorrel-Bufnoir, 1931 (3 Fälle). Dazu kommt noch je einer von Valentin (1922), Marian (1935) und von Comby. Perthesähnliche Bilder zeigen Willemin und Protar sowie E. A. Zimmer. Eine strenge Abgrenzung gegen eine Osteochondrosis dissecans ist bei einigen Fällen nicht möglich.

Der Seltenheit wegen möchte ich einen Fall mitteilen, der die typischen röntgenologischen Merkmale einer aseptischen Oberarmkopfnekrose aufwies. Es handelte sich um einen ca. 20 Jahre alten Mann mit chronischen Schulterbeschwerden. Die Röntgenaufnahmen zeigten einen flachen, leicht unregelmäßig deformierten Oberarmkopf rechts mit kurzem Hals. Die Strukturelemente des Kopfes waren leicht rarefiziert und demineralisiert. An einigen Randpartien fanden sich Unebenheiten, die wie Defekte aussahen. Der anatomische Hals war nicht mehr genau abzugrenzen. In den Randbezirken des Oberarmkopfes sowie im Hals und in den benachbarten Abschnitten des Tuberculum majus zeigten sich unregelmäßige fleckige Verdichtungsbezirke. Operativ und histologisch konnte hier die Diagnose einer aseptischen Osteochondronekrose gesichert werden.

Differentialdiagnostisch stand in diesem Fall wie in mehreren in der Literatur mitgeteilten Fällen die Caries sicca tuberculosa im Vordergrund. Auch die 3 Fälle von Sorrel-Bufnoir, Kinder im Alter zwischen 3—7 Jahren, standen zunächst unter dem Verdacht einer Schulter-Tuberkulose. Durch Probeexcision wurde aber die Epiphyseonekrose als solche erkannt.

Im Gegensatz zur Tuberkulose bilden sich bei der Epiphyseonekrose die strukturellen Knochenveränderungen im Laufe der Zeit wieder zurück. Grobe allgemeine Formveränderungen hingegen persistieren. Daß Perthes-ähnliche Erscheinungen am Oberarm eine Verwechslungsmöglichkeit mit trockener Caries bilden und daß die Veränderungen bei der Oberarmkopf-Osteochondronekrose infolge der unterschiedlichen statischen Verhältnisse nicht so auffällig sind wie beim Morbus Perthes, darauf weisen Willemin und Protar hin. Erfolgt die Erkrankung im Erwachsenenalter, so kommt die Diagnose juvenile aseptische Oberarmkopfnekrose von vornherein nicht in Frage. Sorrel und Bufnoir machen für die Oberarmkopfnekrose ihrer Fälle vasomotorische Störungen verantwortlich, deren Auslösung in einer traumatischen Schädigung oder

in einer unbekannten endokrinen Dysfunktion zu suchen sei. Im Falle von PH. LEWIN
handelte es sich um ein Kind mit Geburtslähmung am rechten Arm. Am Oberarmkopf
bestand eine Abflachung und Fragmentation. Auch sollen Veränderungen an der Gelenkpfanne vorhanden gewesen sein. Gleichzeitig lagen auf der befallenen Seite eine Halsrippe
und ein Schulterblatthochstand vor. Das Kind war mit Bewegungsübungen und Verbänden behandelt worden.

J. MARIAN berichtet von einem 15jährigen Knaben, der 6 Monate nach Beginn der
Krankheit, die ursprünglich als Tuberkulose gedeutet worden war, einen stark zerklüfteten,
leicht demineralisierten und vielleicht sogar fragmentierten Oberarmkopf aufwies. Nach
Ruhigstellung heilte der Prozeß gut aus unter Wiederherstellung der Knochenkontur.

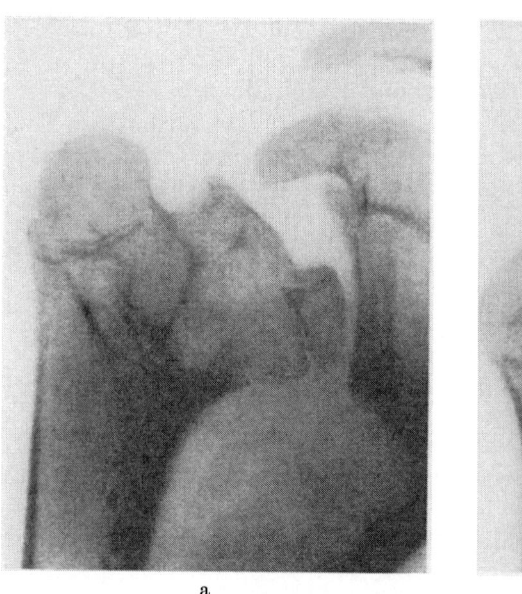
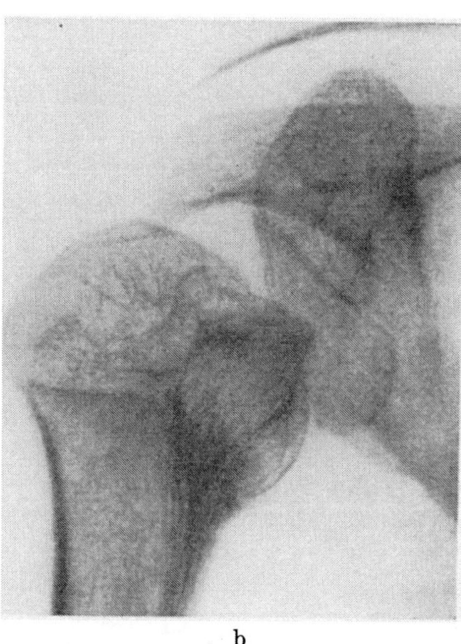

a   b

Abb. 2. a Oberarmkopfnekrose mit Fragmentationen bei einem 15jährigen (kein Trauma), b nach Ausheilung.
[Fall von JON MARIAN: Zbl. Chir. **60**, 1222 (1933)]

Allerdings wurde der Oberarmhals kurz. Insgesamt blieb der Oberarm 2 cm im Wachstum
zurück und auch der Unterarm blieb 1 cm kürzer als der andere (Abb. 2a und b). MARIAN
glaubt in diesem Fall an eine „infektiöse Pathogenie" (Toxinwirkung auf den Wachstumsknorpel). Im Buche von HÄUPTLI werden übrigens diese Bilder nachgezeichnet wiedergegeben, aber irrtümlich einem Fall von SORREL-BUFNOIR zugeschrieben.

Im *Endstadium* der Krankheit finden wir einen leicht entrundeten Oberarmkopf mit
verkürztem Hals und rarefizierten neben kondensierten Strukturpartien. Bei den meisten
gezeigten Fällen besteht ein Humerus varus mit Verkürzung des Halses. Spätveränderungen, etwa im Sinne einer sekundären Arthrosis deformans am Schultergelenk, sind zwar
zu erwarten, aber in keinem Falle mitgeteilt.

c) Ätiologie und Pathogenese

Hinsichtlich allgemeiner ätiologischer und pathogenetischer Fragen und Feststellungen
verweise ich auf Ausführungen, die bei anderen Lokalisationen von juvenilen Osteonekrosen gemacht werden, z.B. beim Perthes. Von besonderem Interesse für die Oberarmkopfnekrose sind die Beobachtungen, die THOMASEN bei Schweinen machte. Er fand an
Humerusköpfen der Schweine häufiger als an Femurköpfen Deformationen, die auch feingeweblich denen eines Calvé-Legg-Perthes ähnlich sind. Die statische Mehrbelastung der

vorderen Extremitäten bei Schweinen veranlaßt THOMASEN die Veränderungen auf statische Überlastung zurückzuführen.

d) Humerus varus

Es handelt sich hier um einen Sammelbegriff, mit dem lediglich die Gegebenheit eines varisierten proximalen Humerusabschnittes gemeint ist. Die Ursache des Humerus varus ist vielfach unklar; sicher ist, daß mehrere pathologische Prozesse dazu führen können. Er ist fast bei allen Fällen von Spätstadien der Haßschen Krankheit zu beobachten, wahrscheinlich deswegen, weil sich das Geschehen nicht nur auf die Kopfepiphyse, sondern auch auf die unmittelbar sich anschließenden Verknöcherungszentren der Tubercula erstreckt. Ähnlich verhält sich gelegentlich auch der M. Perthes an der Hüfte, wenn er über die Epiphyse hinaus auf den Schenkelhals übergreift. Bilder, die einen alleinigen Befall der Epiphysenfuge mit dem Endresultat eines Humerus varus vermuten lassen, sind bei der isolierten Osteochondronekrose am proximalen Oberarmkopf jedenfalls sehr selten und nicht einwandfrei erwiesen. Häufiger hingegen findet man den Humerus varus bei den generalisierten Osteochondrodysplasien, endokrinen Störungen der Skeletbildung (Hypothyreose, Kretinismus) und Erkrankungen des jugendlichen Skeletes, die mit Erweichungen des Knochens einhergehen (Rachitis, Osteomalacie). HÄUPTLI, BRANCIFORTI und GOIDANICH sowie WEIL gehen auf die Entstehung des Humerus varus genauer ein. WEIL unterscheidet 3 Formen, BRANCIFORTI und GOIDANICH unterteilen in 9 Formen.

Einteilung nach WEIL:

a) Der symptomatische Humerus varus. Er ist der häufigste und wird im Zusammenhang mit zahlreichen pathologischen Zuständen beobachtet: posttraumatisch (besonders nach einem Geburtstrauma), bei Chondrodystrophie, polytopen-enchondralen Dysostosen, metaphysären Dysostosen, Kretinismus, Hypothyreosen, renalem Zwergwuchs, Osteomyelitis, Rachitis, Osteomalacie, spastischen Kontrakturen (durch Muskelzug, HOHMANN). Zahlenmäßig überwiegt das Zusammentreffen mit Hypothyreosen. Demgemäß wird er besonders häufig bei Kropfträgern gefunden (WOLF). HAUSMANN berichtet von einem Humerus varus kretinosus und hält dieses Bild für verwandt mit Osteochondrosis dissecans.

b) Der kongenitale Humerus varus. Er tritt häufig doppelseitig auf in Verbindung mit ähnlichen Veränderungen an anderen Gelenken, besonders an den Hüftgelenken (ROCHER, TURCO, BRANCIFORTI-GOIDANICH).

c) Die essentielle (idiopathische) oder Adolescentenform des Humerus varus entspricht wahrscheinlich der beschriebenen primären aseptischen Nekrose des Humeruskopfes (Haßschen Krankheit).

Einteilung nach BRANCIFORTI und GOIDANICH:

1. Humerus varus congenitus (connatalis).

2. Humerus varus adolescentium sive essentialis: a) durch Fraktur von Solitärcysten, b) posttraumatisch, c) durch wahrscheinlich angeborene Ursache, d) durch unbekannte Ursache.

3. Humerus varus durch entzündliche Veränderungen: a) bei akuter Arthritis, b) bei chronischer Arthritis, c) bei Morbus Recklinghausen.

4. Posttraumatischer Humerus varus: a) durch Fraktur im Collum chirurgicum, b) durch Epiphysenlösung, c) durch Geburtstrauma.

5. Humerus varus bei Chondrodystrophie.

6. Humerus varus rachiticus.

7. Humerus varus bei endokrinen Störungen.

8. Humerus varus bei spastischer Lähmung.

9. Humerus varus durch Neoplasien.

BRANCIFORTI und GOIDANICH stellten 25 Fälle von Humerus varus aus der Literatur zusammen und veröffentlichten 8 eigene. Sie verweisen auf ein Schulterbild mit krebsscherenartiger Verformung des Knochens der Gegend des Oberarmkopfes und der Tubercula, die durch einen vorzeitigen Schluß des medialen Teiles der Humeruskopfepiphyse zustande komme. Der Humeruskopf ist bei diesen Fällen nach axillar abgedreht und bildet mit dem distal sich anschließenden Schaft einen Spalt, dessen knöcherne Begrenzung wie eine Krebsschere aussieht [„a pince de crabe" (Abb. 3)]. Im Laufe der Zeit verschwindet dieser Spalt. GOIDANICH sieht in diesen Fällen von Humerus varus adolescentium ein Analogon zur Epiphyseolysis capitis femoris (zit. nach WEIL). WEIL, LUCAS und GILL nehmen bei mehreren Fällen dieser Art eine geburtstraumatische Epiphysenlösung mit konsekutiver Entwicklung eines Humerus varus an. CHRYSOPATHES beschreibt 2 Fälle mit hirtenstabähnlicher Verbiegung der Humerusmetaphyse und denkt dabei an eine Osteochondrosis dissecans bei hormoneller Störung. Von ähnlichen Fällen berichten PERACINA, GROSS, DEUTSCHLÄNDER, MIAMI. Nach BOZDĚCH (1966) sind etwa 40 Fälle in der Weltliteratur bekannt geworden, die meisten in Italien [wo ein Fall sogar in einem Etruskergrab gefunden worden ist (CABRAS)]. Vorwiegend sind Mädchen betroffen. BOZDĚCH berichtet von einem 14jährigen Mädchen, dessen Bild dem des Falles von BRANCIFORTI und

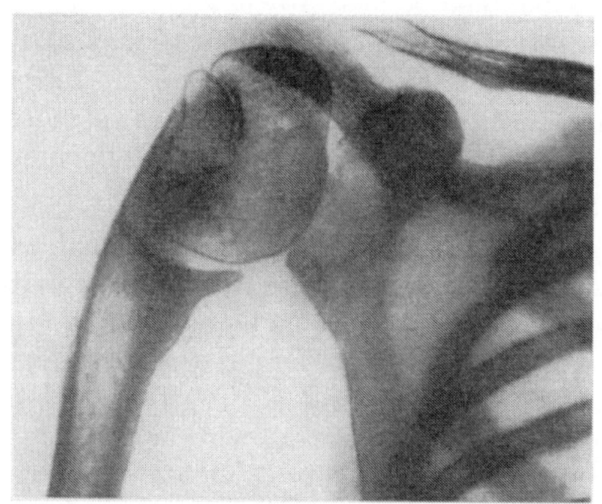

Abb. 3. Humerus varus idiopathicus adolescentium mit krebsscheerenartiger Verformung des Humeruskopfes. (Fall von BRANCIFORTI und GOIDANICH)

GOIDANICH glich. Er reihte den Fall unter der Diagnose Humerus varus idiopathicus (sive adolescentium essentialis) ein und ist der Ansicht, es handle sich um eine frühe Wachstumsstörung des medialen Teiles der proximalen Humerusfuge, für die mehrere Ursachen in Frage kommen können. BOZDĚCH bringt von seinem Fall, bei dem eine Korrektur-Osteotomie vorgenommen worden war, sogar einen *histologischen* Befund: Vom Wachstumsknorpel waren nur noch Reste in der Gegend des großen Tuberculum geblieben. Es zeigte sich ein weitgehender Verlust der Säulenknorpelstruktur. Die am Präparat wiedergegebene Spongiosa-Lamelle war mit ziemlich degeneriertem und desorganisiertem Knorpel bedeckt (Histol. Labor d. Orthop. Univ.-Klinik in Brünn, Dr. HORN).

Auch unter den Fällen, die als Dysplasie des Schultergelenks veröffentlicht worden sind, trifft man bei Spätbeobachtungen auf Röntgenbilder, die daran denken lassen, es könnte sich um eine aseptische Nekrose oder Epiphyseolyse am Humeruskopf handeln, z.B. bei 2 Fällen von HOLLAND. An sich ist der Gedanke nicht abwegig, daß es eine konnatale (kongenitale) Form von Humerus varus gibt, die analog der Coxa vara congenita entstanden ist, von der namhafte Autoren glauben, daß ihr eine aseptische Osteonekrose zugrunde liege (z.B. BURCKHARDT, HILGENREINER, C. GÜTIG u. A. HERZOG). Doppelseitigkeit, die beim Humerus varus congenitus meist gegeben ist, würde an sich kein Gegenargument darstellen, da sie auch bei der Coxa vara congenita meistens vorliegt. (Arbeiten über Dysplasie des Schultergelenks: RIEDINGER, 1900; LUCAS und GILL, 1947; ANDREASEN, 1948; CH. HOLLAND, 1965; R. SEYSS, 1965.)

In der röntgenologischen Erfassung der Entwicklung des Krankheitsbildes des Humerus varus fehlen fast immer kontinuierliche röntgenologische Verlaufskontrollen, so daß die Differenzierung der unter dem Begriff „Humerus varus" zusammengefaßten Krankheitsbilder bis jetzt sehr erschwert ist.

Der *Humerus valgus* wird in der Literatur nicht oft erwähnt. Er ist bei Dysostosis enchondralis und Chondrodystrophien anzutreffen, gehört also streng genommen nicht mehr hierher.

e) Arterielle Versorgung des Oberarmkopfes

Bezüglich der arteriellen Versorgung des Oberarmkopfes verweist Kühne vor allem auf die Arbeiten von Lexer, Nussbaum und Dax. Dax hat an Injektionspräparaten den genauen Verlauf der Arteria nutritia des menschlichen Humerus beschrieben. Das Gefäß dringt nahe der Mitte des Knochens am medialen Rande in den Knochen, mit einem distal gerichteten Kanal. Bereits vor dem Foramen nutritium gibt es 5 stärkere Äste an das Periost ab, die sich in der Knochenhaut weiter verzweigen und mit den Muskelarterien kommunizieren. Nussbaum hebt hervor, daß eine große Anzahl der epiphysären Gefäße im bedeckenden Periost bis zur Epiphyse verläuft und von dort in das Gelenkstück des Knochens eintritt. Die ernährenden Gefäße der Epiphyse bilden offenbar ein völlig abgeschlossenes Kanalsystem, so daß die Ernährung der Epiphyse erst dann ernstlich gefährdet ist, wenn auch die im bedeckenden Periost verlaufenden Gefäße durchtrennt sind (zit. nach Kühne).

f) Normale Ossifikation des proximalen Oberarmendes

In seltenen Fällen wird an der proximalen Humerusepiphyse schon am Neugeborenen ein knöcherner Kern gefunden (Tabelle 1). In der Regel sind es zwei Kerne, von denen der des medialen Caput humeri bis zum 3. Lebensmonat, der lateral liegende Kern vom 5. bis zum 27. Monat erscheint. Letzterer ist auch für die Masse des Tuberculum majus humeri zuständig. Am Tuberculum minus erscheint zwischen dem 3. und 4. Lebensjahr ein kleiner Kern, der röntgenologisch wegen Überlagerung nur schwer erkennbar wird. Nach Köhler verschmelzen die Kerne der Tubercula etwa um das 5.—6. Lebensjahr untereinander zu einer einheitlichen Tubercula-Epiphyse. Diese verschmilzt mit der Caput-Epiphyse im 13.—14. Lebensjahr. Nach anderen Angaben verschmelzen die gesamten Kopfkerne miteinander im 6.—8. Lebensjahr. Die Verknöcherung der Diaphysenfuge fällt in das 19. bis 22. Lebensjahr. Im übrigen sind die geschlechtsgebundenen zeitlichen Ossifikationsunterschiede zu beachten, vor allem um die Zeit der Pubertät. Zur genaueren Orientierung sei auf die Arbeit von Schmid und Halden über die postfetale Differenzierung und Größenentwicklung der Extremitätenknochenkerne hingewiesen.

g) Differentialdiagnose zur Haßschen Nekrose

Ähnliche epiphysäre Oberarmkopfveränderungen wie bei der Haßschen Nekrose finden wir auch bei den generalisierten Chondrodysplasien und Dysostosen, z.B. bei Osteochondropathia juvenilis multiloculata (R. Hirsch, Lewin, Paimer, Busch), Osteochondropathia multiplex (Grudzinski), Achondroplasia atypica (Silfverskiöld), Dystrophie spongieuse épiphysaire systématisée Ghimus, Morbus Morquio-Brailsford, Pfaundler-Hurlerscher Krankheit.

Osteochondrosis dissecans der Schulter: s. S. 672.

Posttraumatische Nekrosen treten am Oberarmkopf weniger nach Brüchen am chirurgischen Hals auf als nach Zertrümmerungen und Stauchungen des Oberarmkopfes (Abb. 4). Wesentlich ist wohl das Ausmaß der dabei erfolgten Schädigung der versorgenden Gefäße. Einen Beitrag zur Kenntnis der posttraumatischen Knochennekrose am Oberarmkopf lieferte Kühne (1953). Er beobachtete bei einem 17jährigen Mann nach Sturz auf die linke Schulter das Entstehen einer partiellen Oberarmkopfnekrose. Das Röntgenbild ließ unmittelbar nach dem Unfall keine Knochenverletzung erkennen. Die Epiphysenfuge war noch nicht geschlossen. 4 Wochen nach dem Unfall konnte der Patient die Arbeit als Transportarbeiter wieder aufnehmen. Zunächst war der linke Arm voll gebrauchsfähig, 6 Monate nach der Gesundschreibung stellten sich erneut Schmerzen in der linken Schulter ein. Im Laufe von Jahren nahm die Bewegungseinschränkung der linken Schulter zu, so daß der Patient schließlich 6 Jahre nach dem Unfall erneut den Arzt aufsuchte. Das Röntgenbild zeigte jetzt eine Teilnekrose des Oberarmkopfes, vorwiegend des axillaren Abschnittes mit oberflächlicher Beteiligung auch des metaphysären Teiles, und sekundäre

Tabelle 1. *Ossifikationstermine an der Schulter.* (Nach RAUBER-KOPSCH, RUCKENSTEINER, A. KÖHLER, GRASHEY u.a. Aus: GROSKOPFF und TISCHENDORF, Das normale menschliche Skelet . . . Edition Leipzig 1960)

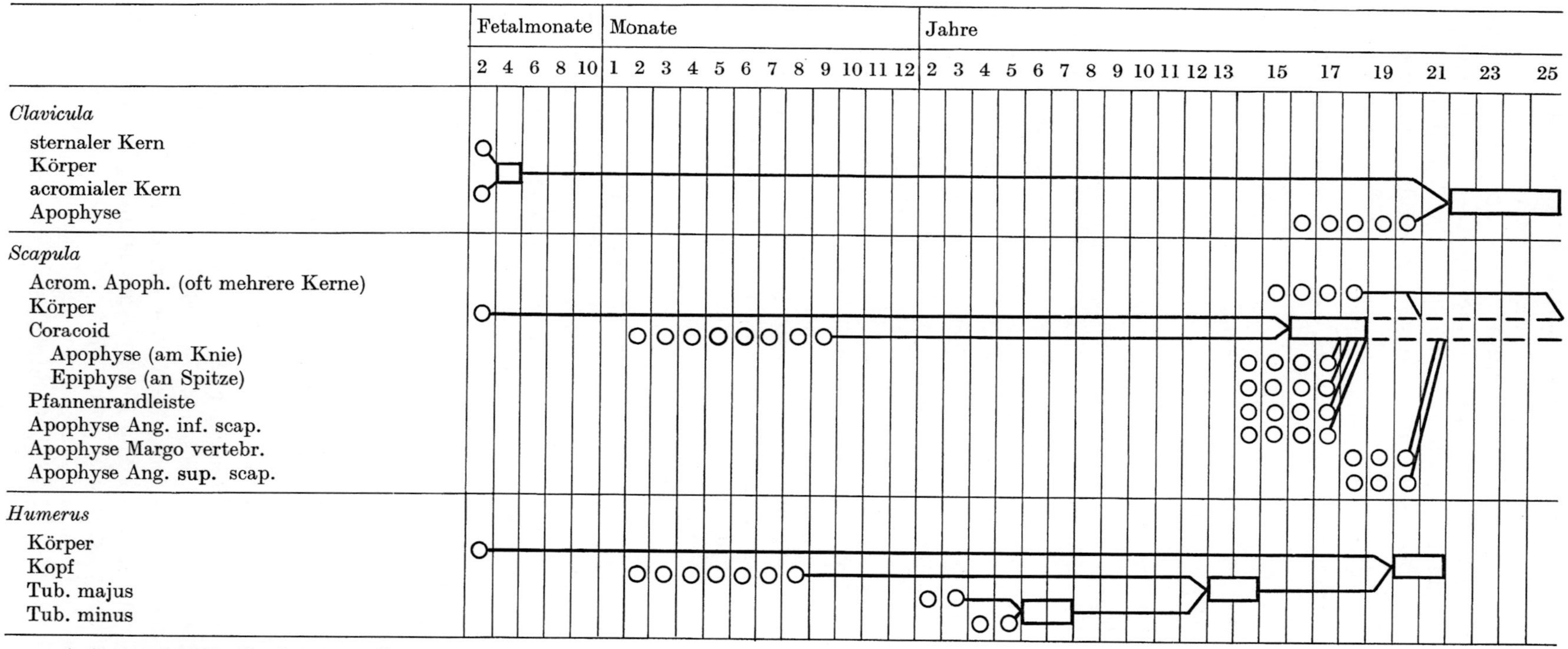

	Fetalmonate	Monate	Jahre
	2 4 6 8 10	1 2 3 4 5 6 7 8 9 10 11 12	2 3 4 5 6 7 8 9 10 11 12 13 15 17 19 21 23 25
Clavicula			
sternaler Kern			
Körper			
acromialer Kern			
Apophyse			
Scapula			
Acrom. Apoph. (oft mehrere Kerne)			
Körper			
Coracoid			
Apophyse (am Knie)			
Epiphyse (an Spitze)			
Pfannenrandleiste			
Apophyse Ang. inf. scap.			
Apophyse Margo vertebr.			
Apophyse Ang. sup. scap.			
Humerus			
Körper			
Kopf			
Tub. majus			
Tub. minus			

o Auftreten der Knochenkerne; ▭ Synostose.

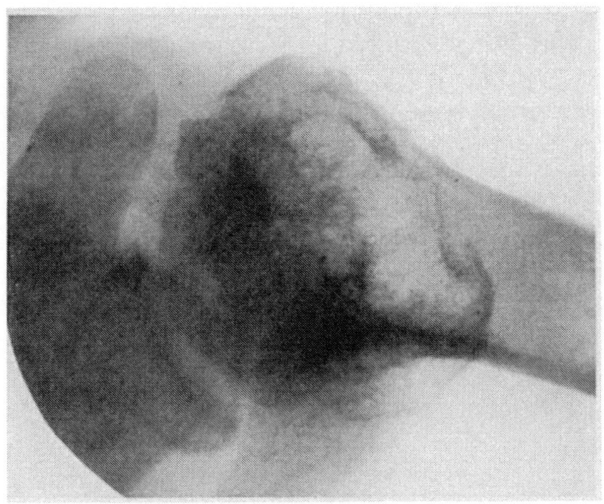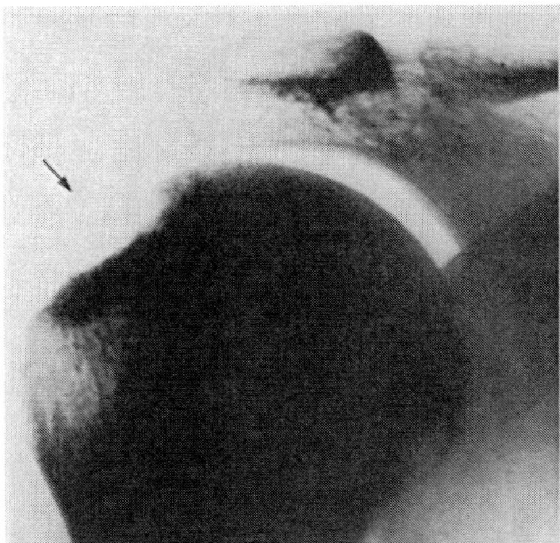

Abb. 4   Abb. 5

Abb. 4. 60jähriger Mann. Langsam entstandene posttraumatische Teilnekrose des Oberarmkopfes, ca. 3 Jahre nach Oberarmkopffraktur

Abb. 5. Umschriebene Nekrose am Oberarmkopf nach Luxatio capitis subcoracoidea

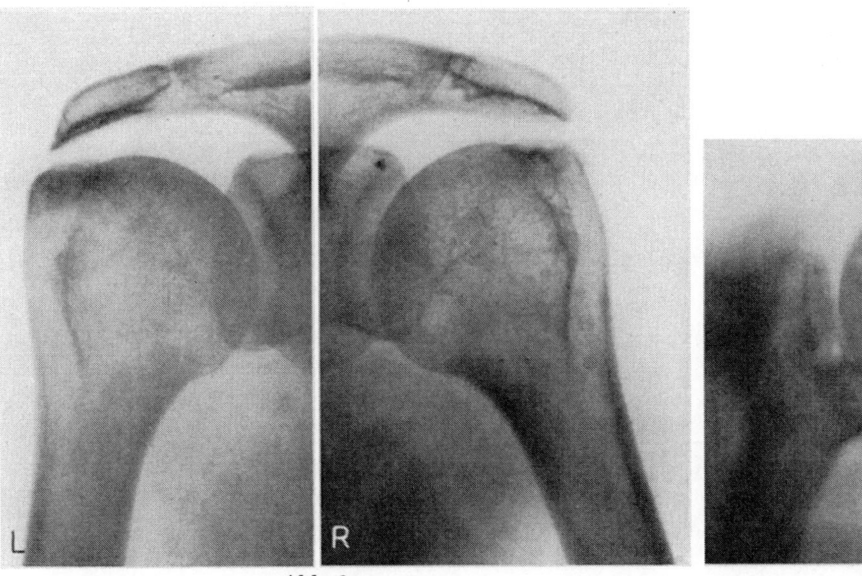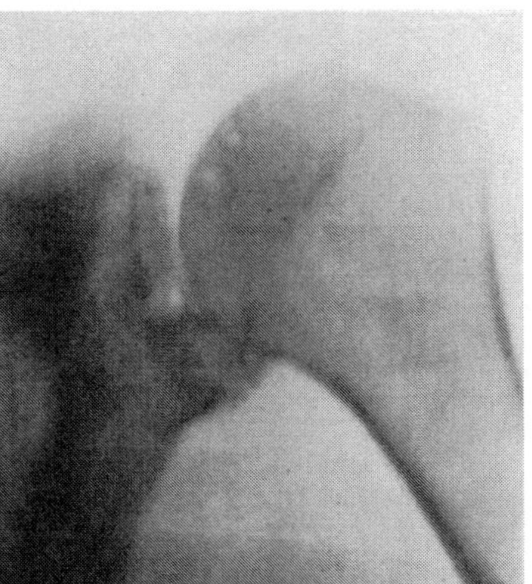

Abb. 6   Abb. 7

Abb. 6. Oberflächliche Nekrose an der Spitze des Tuberculum majus humeri rechts und links bei Pseudo-articulation zwischen Acromion und Tuberculum majus. Leicht dysplastische Schulter

Abb. 7. Caries sicca am Schultergelenk. Herde in Oberarmkopf und -pfanne (Tomogramm). 40jähriger Mann

Veränderungen der Schultergelenkspfanne. Das Bild erinnerte also sehr an das erstmals von HASS gezeigte.

Posttraumatisch entstandene Oberarmkopfnekrosen werden u.a. auch im Gefolge eines Geburtstraumas und nach Behandlung von Geburtslähmungen der Schulter beschrieben (z.B. J. KENDRICK), vermutlich verursacht durch operative Schädigungen.

Relativ häufig findet man nach der axillaren Kopfluxation flache nekrotische Mulden am Übergang der Tubercula-Region zum anatomischen Hals (wohl als Folge einer direkten

Schädigung dieser Knochenpartie beim Vorgang der Luxation, Abb. 5). Etwas weiter
lateral werden manchmal umschriebene, sekundär entstandene Nekroseherde an der
Spitze des Tub. majus hum. beobachtet, wenn ein leicht dysplastischer Oberarmkopf im
Schultergelenk hochsteht und mit einem stark überdachenden Acromion in eine chronische
Pseudoartikulation kommt (Abb. 6).

Auf die Schwierigkeit der Differenzierung von Oberarmkopfnekrosen gegen eine
Caries sicca tuberculosa wurde schon bei der Besprechung der einzelnen Fälle hingewiesen (s. auch WILLEMIN u. PROTAR). Besonders wichtig ist in diesem Zusammenhang
die Tatsache, daß bei der Tuberkulose im Gegensatz zur aseptischen Nekrose häufig die
Gelenkpfanne mitbefallen ist (Abb. 7).

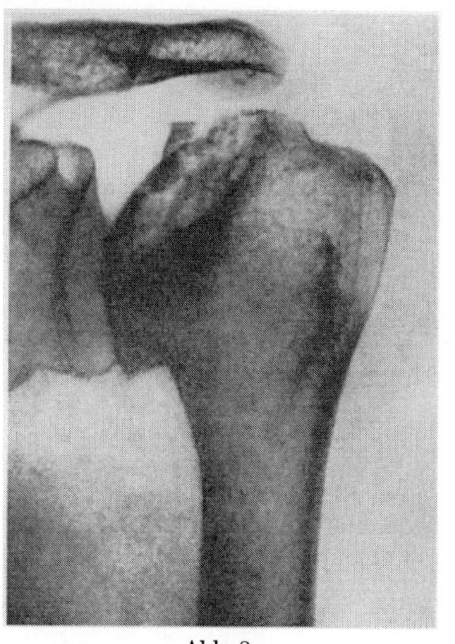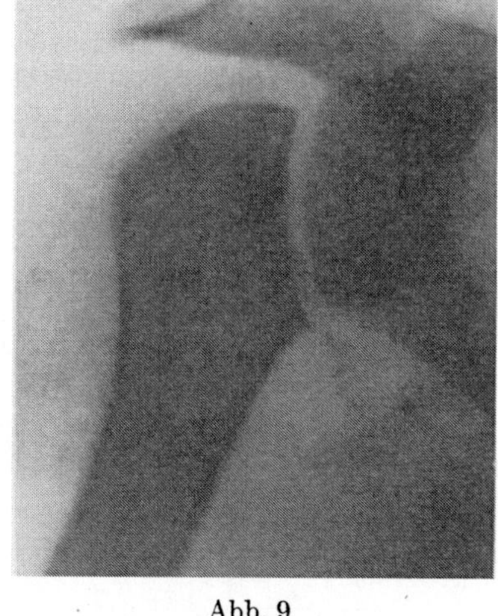

Abb. 8   Abb. 9

Abb. 8. Humeruskopfeinbruch, 5 Jahre nach Beginn einer Cortisonmedikation (CAGNIGIANI u. PUSCH)

Abb. 9. Neurogene Arthropathie am Schultergelenk, hier Syringomyelie

Symmetrische Osteonekrosen an beiden Humerus- und Femurkappen sah PFEIFFER
bei einer 25jährigen Frau im Anschluß an eine Schnittentbindung im 9. Monat wegen
Schwangerschaftstoxikose. Da auch ein Nierenschaden gefunden wurde, denkt PFEIFFER
ätiologisch an eine postpuerperale Osteomalacie oder an eine renale Osteopathie.

Auch bei *Caissonarbeitern* und Tauchern können ähnliche Bilder von Nekrosen am
Humeruskopf vorkommen wie bei der Haßschen Nekrose (s. Schema von REICHELT, JUNG
und HAAS; s.a. Perthes, S. 393). Eine *Steroidnekrose* wird bei Überdosierung von
Corticosteroiden auch am Humeruskopf angetroffen (CAGNIGIANI und PUSCH), allerdings bei weitem nicht so oft wie am Hüftkopf (Abb. 8). Die Herde können auch ein
cystisches Aussehen haben (KINDERMANN, WEBER und WENDEROTH, HEIMANN u. Mitarb.).

Sehr wichtig ist es, differentialdiagnostisch *neurogene Arthropathien* auszuschließen,
von denen die Syringomyelie besonders gerne das Schultergelenk befällt (Abb. 9). Auch
ist mir ein Fall von „kryptogenetischer Osteolyse" am proximalen Humerus begegnet, der
ursprünglich an eine Haßsche Nekrose oder eine neurogene Arthropathie denken ließ. Sind
periartikuläre Verknöcherungen oder Verkalkungen bei solchen Bildern vorhanden, so
kommt eine primäre Haßsche Nekrose kaum in Frage. Für alle derartigen Fälle ist eine
gründliche neurologische Untersuchung unerläßlich.

Ähnliche Röntgenbilder wie bei der Haßschen Epiphyseonekrose kommen am Oberarmkopf auch beim *Morbus Gaucher* vor (ROURKE und HESLIN). Das Leiden ist jedoch multilokulär. Die Diagnose kann durch den bioptischen Nachweis von Gaucher-Zellen im veränderten Knochen einwandfrei geklärt werden.

Radionekrosen entstehen am Oberarmkopf nach entsprechend starker Strahleneinwirkung, auch nach langer Ablagerung radioaktiver Substanzen (z. B. von ^{226}Ra bei Radiumziffernmalern, HASTERLIK, MILLER u. FINKEL), genau so wie an anderen Skelettabschnitten. Für ihre Erkennung ist die Anamnese maßgebend und gegebenenfalls der Nachweis der Radioaktivität.

Literatur zu B. I. (Oberarmkopf)

ANDREASEN, A. T.: Congenital absence of humoral head. J. Bone Jt Surg. B **30**, 33 (1948).

BOZDĚCH, Z.: Humerus varus idiopathicus. Z. Orthop. **101**, 97—101 (1966).

BRANCIFORTI, S., GOIDANICH, J. F.: Contributo allo studio dell'omero varo. Chir. Organi Mov. **39**, 200 (1953). — Minerva ortop. **5**, 3 (1954).

BUETTI, C.: Die aseptische Osteonekrose des Capitulum humeri. Fortschr. Röntgenstr. **79**, 389 (1953).

BURCKHARDT, E.: Zur Histologie der Coxa vara infant. Helv. med. Acta **13**, 28, 123 (1946).

BUSCH: Zit. nach KÜNTSCHER.

CABRAS: Ital. Orthop. Kongr. 1954, S. 249.

CABRAS, G., PUSCH, G.: Radiologische Beiträge zur aseptischen Kopfnekrose im Humerus- und Femurbereich. Radiologe **9**, 222 (1969).

CAGNIGIANI, G.: Siehe CABRAS, G.

CHRYSOPATHES: Humerus varus idiopathicus. Z. Orthop. **64**, Beil.-H., 412—416 (1936).

COMBY, J.: Arch. Méd. Enf. **34**, 241—247.

GROSS: Osteochondritis an beiden Schultern. Zbl. Chir. **1934**, 451—454.

GRUDZINSKI, Z.: Über eine neue mit Achondroplasie (Chondrodystrophie) verwandte Krankheitsform. (Osteochondropathia multiplex Grudzinski, Achondroplasia atypica Silfversskiöld, Dystrophie spongieuse épiphysaire systématisée Glumus.) Fortschr. Röntgenstr. **38**, 873—882 (1928).

GÜTIG, C., HERZOG, A.: Der Beginn der sog. coxa vara cong. Bruns' Beitr. klin. Chir. **156**, 551 (1932).

HÄUPTLI, O.: Die aseptischen Chondro-Osteonekrosen. Chirurgie in Einzeldarstellungen, 18, S. 445. Berlin: W. de Gruyter & Co. 1954.

HASS, J.: Wien. klin. Wschr. **36**, 445 (1921).

HEIMANN, W., FREIBERGER, R.: Avascular necrosis of the femoral and humeral heads after high dosage of corticosteroid therapy. New Engl. J. Med. **263**, 672 (1960).

HILGENREINER, H.: Zur Genese der Coxa vara. Med. Klin. **27**, 159, 200 (1931).

HIRSCH, R.: Über Osteochondropathia juvenilis. Z. orthop. Chir. **58**, 256 (1932).

HOHMANN, G.: Hand und Arm. München: Bergmann 1949.

HOLLAND, CHR.: Beitrag zur Dysplasie des Schultergelenkes. Z. Orthop. **100**, 31 (1965).

KENDRICK, J. I.: J. Bone Jt Surg. **19**, 473—476 (1937).

KINDERMANN, G., WEBER, F., WENDEROTH, H.: Ungewöhnliche Knochenschäden nach Cortison. Med. Klin. **64**, 1919 (1969).

KÖHLER, A.: Grenzen des Normalen und Anfänge des Pathologischen im Röntgenbilde, 103. Leipzig: G. Thieme 1943.

KÜHNE, H.: Beitrag zur Entstehung der posttraumatischen Knochennekrose. Zbl. Chir. **78**, 1181 (1953).

KÜNTSCHER, G.: Röntgenpraxis 11, 95 (1939).

LANG, F. J.: Bruns' Beitr. klin. Chir. **171**, 581 (1941).

LANGE, M.: Lehrbuch der Orthopädie. Stuttgart 1960.

LEXER, NUSSBAUM, DAX: Lit. nach KÜHNE.

LEWIN, PH.: Osteochondritis def. juv. of shoulderjoint. J. Bone Jt Surg. **9**, 456—457 (1927).

LUCAS, L., GILL, J.: Humerus varus following birth injury to the proximal humeral epiphysis. J. Bone Jt Surg. **29**, 367 (1947).

MARIAN, J.: Betrachtungen über einen Fall von Osteochondritis des Schultergelenkes. Spital **52**, 394—396 (1932).

— Bemerkungen zu einem Fall von Osteochondritis der Schulter. Zbl. Chir. **60**, 1222 (1933).

MARIAN, M. L.: Un cas d'ostéochondrite de l'épaule. Rev. Orthop. **22**, 36—40 (1953).

MAUCLAIRE: Bull. Soc. nat. chir. **53**, 1377—1378.

MIAMI, A.: La cura chirurgica dell'omero varo degli adolescenti. Arch. ital. Chir. **53**, Domati Festschr. **4**, 68—79 (1938).

PERACINA, M.: Contributo allo studio dell'omero varo degli adolescenti. Ortop. Traum. Appar. mot. 8.

PFEIFER, W.: Eine ungewöhnliche Form und Genese von symmetr. Osteonekrosen beider Femur-Humeruskappen. Fortschr. Röntgenstr. **86**, 346 (1957).

REICHELT, A., JUNG, J., HAAS, J. P.: Sonderformen asept. Knochennekrosen. Radiologe **6**, 217 (1966).

RIEDINGER, J.: Die Varietät im Schultergelenk. Dtsch. Z. Chir. **54**, 565 (1900).

RIOSALIDO, J.: Osteochondritis des oberen Humerusendes. Arch. esp. Pediat. **16**, 557—565.

ROCHER: Rev. Orthop. **40**, 648 (1913).

ROURKE, J. A., HESLIN, D. J.: Gauchers disease. Amer. J. Roentgenol. **94**, 621 (1965).

SCHMID, F., HALDEN, L.: Die postfetale Differenzierung und Größenentwicklung der Extremitätenknochenkerne. Fortschr. Röntgenstr. **71**, 975 (1949).

SEYSS, R.: Zur Dysplasie des Schultergelenkes. Radiol. Austriaca **15**, 71 (1964).

SIHLOL: Zit. nach MARIAN, J.

SILFVERSKIÖLD, N.: Acta radiol. (Stockholm) 4, 44 (1925).

— Acta radiol. (Stockholm) 5, 23 (1926).

SORREL, É., BUFNOIR, P.: Trois cas d'ostéochondrite de l'épaule. Rev. Orthop. 18, 56—63 (1931).

THOMASEN: Zit. nach HÄUPTLI, O.

TURCO: Zit. nach BRANCIFORTI u. GOIDANICH.

VALENTIN: Med. Klin. H. 30 (1922).

WEIL, S.: Handbuch der Orthopädie, Bd. 3, S. 10' 1959.

WILLEMIN, F., PROTAR, M.: J. Radiol. Électrol. 26, 64 (1944).

WOLF, E.: Beitrag zum Studium des Humerus varus cretinosus. II. Schweiz. med. Wschr. 1934, 792—794.

ZIMMER, E. A.: Grenzen des Normalen und Anfänge des Pathologischen im Röntgenbild, 11. Aufl., S. 148. Leipzig: G. Thieme 1943.

II. Ellenbogen

a) Zur arteriellen Versorgung der Knochen des Ellenbogens

Das Capitulum humeri wird in der Hauptsache durch vorwiegend dorsal gelegene, rückläufige Äste aus der A. recurrens interossea und der A. collateralis media (LÖHR) versorgt (genauere Angaben über die arterielle Versorgung des Ellenbogens s. ULLOA). Auf die arterielle Versorgung des distalen Oberarmendes wird auch bei der Abhandlung der Osteochondrosis dissecans am Ellenbogengelenk eingegangen (s. S. 641).

b) Zur normalen Ossifikation am Ellenbogen (s. Abb. 10)

Der Kern des *Capitulum humeri* erscheint meist schon im 1.—2. Lebensjahr und liegt im Seitenbild auffallend weit vorne. Zwischen dem 4.—10. Lebensjahr tritt der Kern des *Epicondylus medialis* auf, im 8.—12. Lebensjahr das Ossifikationszentrum der *Trochlea*, die anfänglich krümelig und schollig erscheint. Als letzter folgt zwischen dem 8. und 13. Lebensjahr der *Epicondylus lateralis*-Kern. Er hat einen ziemlich großen Spalt zur Metaphyse (nach Tabellen von SCHMID und HALDEN). Die Verschmelzung aller dieser Kerne erfolgt frühestens im 14.—17. Lebensjahr. Mädchen eilen auch hier in der Verknöcherung den Knaben voraus. Der Kern des *Capitulum radii* tritt im 5.—8. Lebensjahr in Erscheinung, die Verschmelzung erfolgt zwischen dem 16. und 19. Lebensjahr.

Normalerweise ist am *Olecranon* die Ossifikation sehr variabel, ein Umstand, der sicherlich zu differentialdiagnostischen Schwierigkeiten Anlaß gibt. Kernschatten werden erst im 8.—12. Lebensmonat sichtbar. Mehrere Ossifikationszentren sind häufig. Die völlige Verknöcherung und Verschmelzung erfolgt im Alter von 14—20 Jahren. Angedeutete Fugenpersistenz ist nicht selten, gelegentlich gibt es auch eine völlige Persistenz des Epiphysenspaltes (SCHMITT, BUSE).

1. Capitulum humeri: Morbus Panner

a) Synonyme

Osteochondritis(-osis) capituli humeri, Morbus Panner, Osteochondrosis deformans juvenilis capituli humeri (nach LINDEMANN).

b) Geschichtliches

1927 wies H. J. PANNER anläßlich einer Röntgenologentagung in Kopenhagen speziell auf die Osteonekrose des Capitulum humeri im Ellenbogengelenk hin (3 Fälle). Daraufhin sprach KREBS (1927), als er ein ähnliches, allerdings posttraumatisch entstandenes Bild, beschrieb, von einem „Morbus Panner", eine Bezeichnung, die dann in der Literatur Eingang fand. PANNER selbst stellte das Krankheitsbild in Parallele zum Morbus Perthes des Hüftgelenkkopfes.

Es ist aber durchaus möglich, daß schon frühere Autoren unter ihren Fällen von Osteochondritis bzw. -osis am Ellenbogengelenk, speziell denen der Osteochondrosis dissecans (O.d.), gleichartige Fälle hatten, ohne genauer diese Krankheitsbilder zu unterscheiden. Dies ist ja auch nicht immer durchführbar, da es Übergangsfälle zwischen dem Morbus Panner und der Osteochondrosis dissecans des Capitulum humeri geben dürfte. Mehrere Autoren treffen überhaupt keine Unterscheidung, wie z.B. HÄUPTLI, der in der geschichtlichen Betrachtung zuerst KAPPIS (1917) nennt, dessen Fälle aber in der Hauptsache eine O.d. des Capitulum humeri darstellen. Bei Durchsicht der Literatur konnte ich feststellen, daß sich die klassischen Fälle von Morbus Panner doch signifikant von dem Bilde der O.d. unterscheiden: Sie zeigen einen meist totalen Befall des Capitulumkernes, bieten ein klinisches

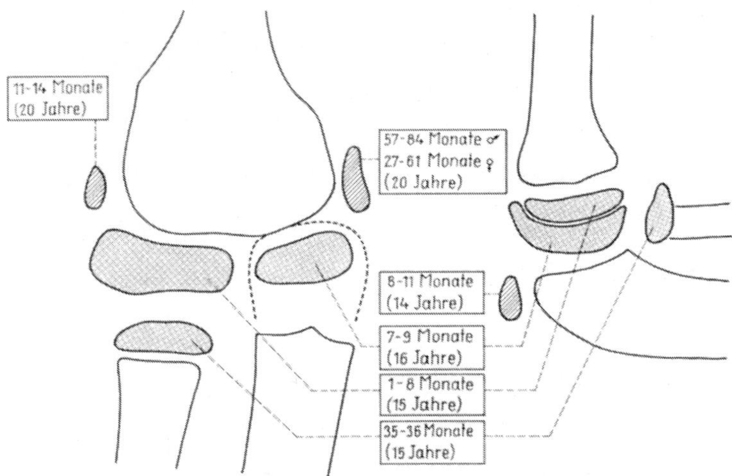

Abb. 10. Schema für die Ossifikation am Ellenbogengelenk. Auftreten der Knochenkerne (in Monaten) und Verschmelzung (in Jahren). [Nach GIRANDY; Abb. aus E. HIPP u. G. THIEMEL: Fortschr. Med. 86 (1968)]

Bild, das dem bei einer leichten Entzündung ähnlich ist, und haben eine relativ kurze Anamnese. Es kommt ganz selten zur Dissezierung, auch ist das Durchschnittsalter bei Manifestation des Krankheitsbildes niedriger als bei der O.d. Derartige Fälle ermöglichen leicht eine Abgrenzung von der O.d., so daß ich es für gerechtfertigt hielt, den Morbus Panner gesondert von der O.d. des Capitulum humeri zu besprechen. Damit folge ich auch der Auffassung, die schon BOOS, WEIL, LINDEMANN, HEGEMANN u.a. vertreten haben. Auch RAVELLI diskutiert dieses Problem, indem er als Parallele auf die Verhältnisse am Kahnbein des Fußes hinweist, wo der klassische Morbus Köhler I als juvenile Osteochondronekrose deutlich von der Osteochondrosis dissecans unterschieden werden könne. Für die Osteochondrosis dissecans sei neben einem typischen Aussehen auch ihre umschriebene Begrenzung und der Sitz am konvexen Gelenkteil charakteristisch.

c) Klinisches Bild

Wie beim M. Perthes, M. Köhler usw. beginnt auch hier die Krankheit schleichend, ohne stärkere Beschwerden. Manchmal wird auch ein kleinerer Unfall ursächlich beschuldigt. Das Ellenbogengelenk kann leicht geschwellt und warm sein. Die Streckung ist dann etwas gehemmt.

Alter der Patienten. LAURENT und LINDSTRÖM stellten bis 1955 anhand der Literatur 21 Fälle zusammen. Die vorwiegend männlichen Patienten standen im 4. und 10. Lebensjahr, im Durchschnitt im 8. Lebensjahr. Der jüngste der mir zugänglich gewordenen

Fälle betraf ein 2jähriges Mädchen (E. W. KLEIN). Im Falle von HEGEMANN handelte
es sich um einen 11jährigen Knaben, im eigenen Beobachtungsgut um einen 9jährigen,
bei SMITH um einen 5- und einen 7jährigen, bei BREITKREUZ um einen 7- und 15jährigen
Jungen. Knaben scheinen bevorzugt befallen zu werden (s. M. G. H. SMITH).

d) Das Röntgenbild

Die röntgenologischen Zeichen sind sehr charakteristisch. Zu Beginn der Erkrankung weist der Kern des Capitulum humeri eine subcorticale Aufhellungszone auf, die
wie ein heller Hof den verdichtet erscheinenden zentralen Teil des Kernes umfaßt. Die
Auflockerung kann aber auch an der fugennahen Knochenzone beginnen. Später, nach
Wochen oder Monaten, sind innerhalb des Kernes multiple Aufhellungen zu sehen, die

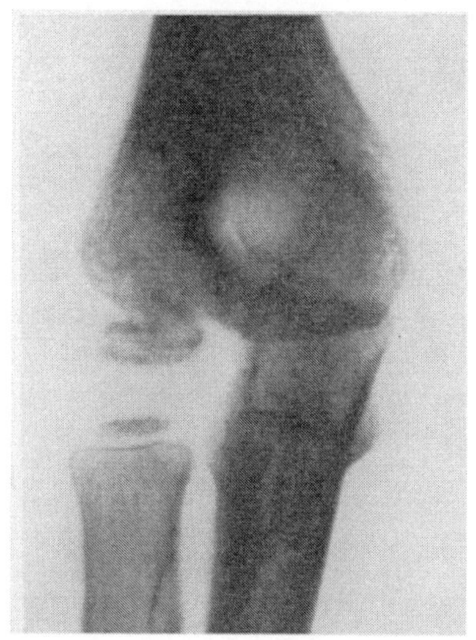
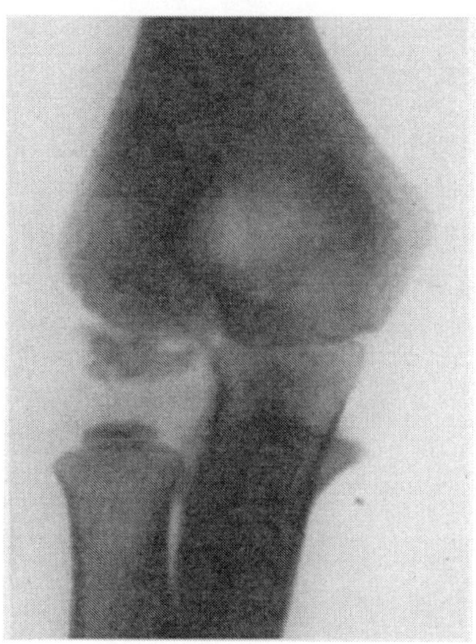

Abb. 11a (18. 10. 57)   Abb. 11b$_1$ (28. 10. 57)

Legende s. S. 15 unten

dazwischenliegenden Knochenpartien erscheinen meist verdichtet, so daß der ganze Kno-
chenkern schollig aufgelockert aussieht (Stadium der „Kernfragmentierung") (Abb. 11).
Im Falle von KLEIN gesellten sich 1 Monat nach der ersten Beobachtung zur fortschreitenden
Demineralisierung des Capitulumkernes auch noch rundliche Aufhellungen am diaphysären
Humerusrand, bis zum Trochleaansatz reichend. 3 Monate nach Krankheitsbeginn war die
Entkalkung des Capitulumkernes so weit fortgeschritten, daß die Kernumrisse röntgeno-
logisch kaum mehr zum Vorschein kamen.

Entsteht das Krankheitsbild in einem weiter fortgeschrittenen Stand der Ossifikation,
so ist das Röntgenbild gekennzeichnet durch das Auftreten kleiner subchondraler Aufhellungen und Verdichtungsherde (Abb. 12). Etwas später glättet sich die Rundung des
Capitulum ab oder seine Kontur wird unregelmäßig und bleibt vielfach so. Sind gröbere
Vertiefungen vorhanden, so ist mit der Möglichkeit der Abstoßung einer Maus zu rechnen.
In einem Falle von HEGEMANN waren mehrere solche Mäuse vorhanden. Während die
klinischen Erscheinungen meistens rasch zurückgehen, können bis zur völligen röntgeno-
logischen Restitution 1—3 Jahre vergehen. Von 2 typischen Fällen dieser Art berichtete
BUETTI (1953). Die Röntgenbilder zeigten zu Beginn der Erkrankung am Kern des
Capitulum humeri eine subcorticale Aufhellungszone, die den verdichtet erscheinenden
Kern wie einen hellen Hof umgab. Nach Wochen und Monaten entstanden multiple
Kernaufhellungen, wobei die dazwischenliegenden Kernreste verdichtet erschienen
(Stadium der sog. „Kernfragmentation"). Die Fälle konnten über Jahre beobachtet

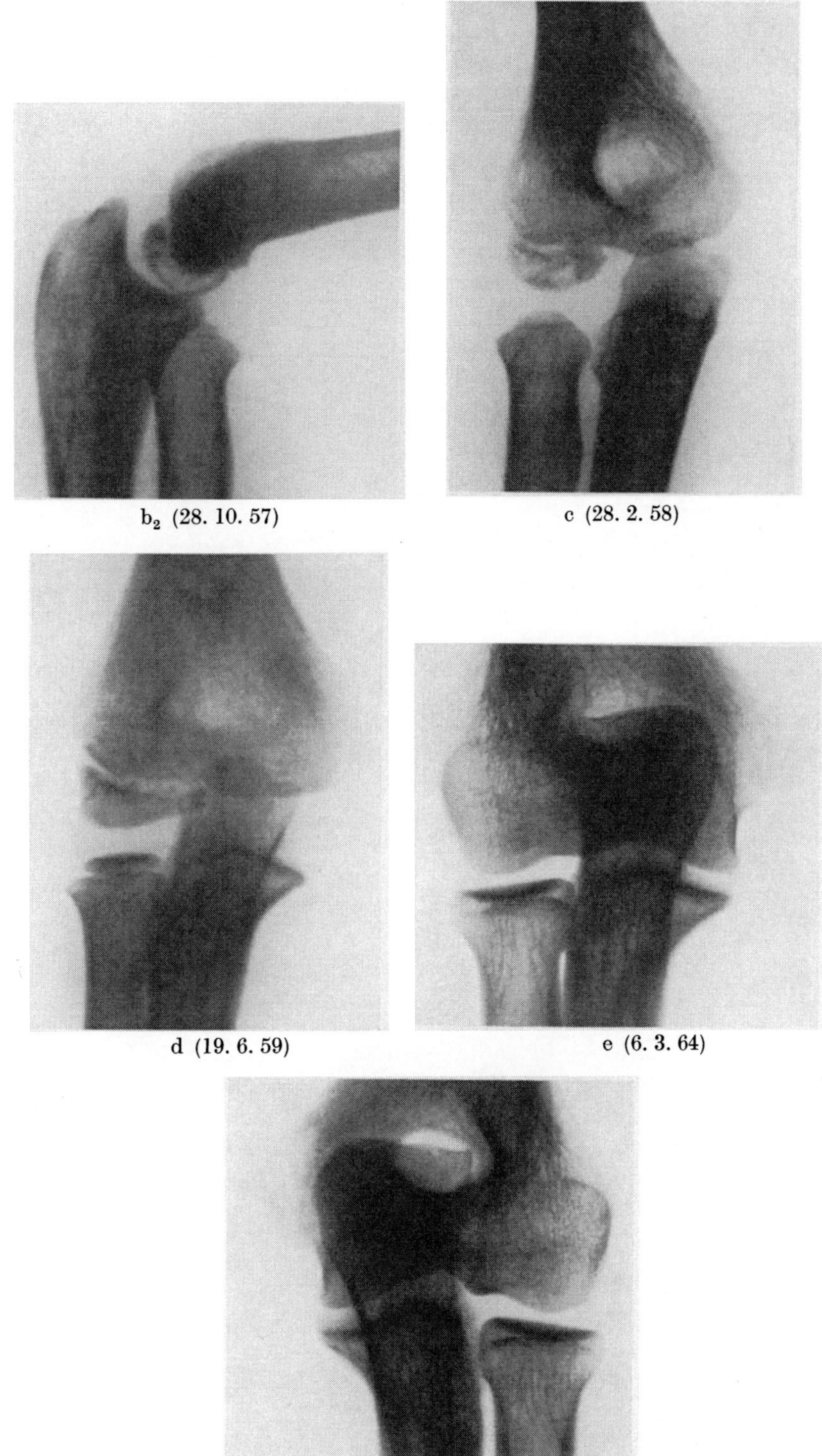

b₂ (28. 10. 57)   c (28. 2. 58)

d (19. 6. 59)   e (6. 3. 64)

f (6. 3. 64) Gesunder Ellenbogen zum Vergleich

Abb. 11a—f. Morbus Panner bei einem Knaben. Krankheitsbeginn mit 9 Jahren. a 18. 10. 57. Akutes Stadium mit diffuser Nekrose und Fragmentationsbezirken. b₁ u. b₂ 28. 10. 57. Leichte Zunahme der Verdichtung, eingeleitete Reparation nach Ruhigstellung. c 28. 2. 58. Geringe Zunahme der Reparation. d 19. 6. 59. Weitgehende Abheilung. Noch unregelmäßige Wachstumszone, flaches Capitulum. e und f 6. 3. 64 (15 Jahre) völlige Ausheilung. Das Capitulum humeri ist jedoch etwas kleiner geblieben als das linke (f). (Chirurgische Abteilung der Univ.-Kinderklinik München, Prof. A. OBERNIEDERMAYR)

werden. Es trat eine völlige Restitutio ad integrum ein unter einer Behandlung, die sich auf Schonung des Ellenbogengelenkes beschränkte. Bei dem 2jährigen Mädchen, das KLEIN beobachtete, schritt die Kernauflockerung innerhalb von ca. 4 Monaten bis zum völligen Verschwinden der Kernfigur fort. Unter Ruhigstellung trat später Regeneration ein. Die klinischen Erscheinungen waren zu diesem Zeitpunkt längst zurückgegangen.

Infolge der langsamen Restitution bleibt die subchondrale Lamina bzw. die Kernoberfläche noch lange zerklüftet und über mehrere Jahre hin unregelmäßig gewellt (Abb. 11d). Selbst im fortgeschrittenen Alter resultiert als Hinweis auf die abgelaufene Krankheit ein flaches und kleines Capitulum (Abb. 13). Außerdem entwickelt sich im Laufe der Jahre ein übergroßer lateraler Rand am Radiusköpfchen. Dies zeigte auch

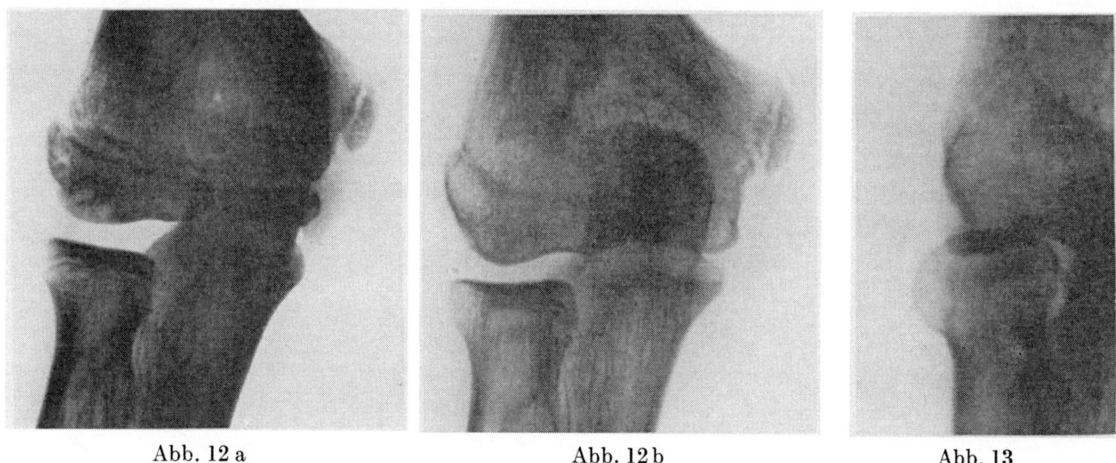

Abb. 12 a
Abb. 12 b
Abb. 13

Abb. 12a u. b. 14jähr. ♂. a Cystische Nekroseherde im Capitulum humeri. b 1 Jahr später Ausheilung

Abb. 13. Abgeglättetes Capitulum humeri bei einem Erwachsenen. Spätzustand nach Morbus Panner

deutlich der Fall von FETZER. Bei diesem (Spätfall) war auch die Trochlea flach und arthrotisch rauh.

JUD berichtet von einem Knaben, der im Alter von 7 Jahren eine Dorsalluxation im Ellenbogengelenk nach hinten und radial erlitten hatte. Nach 8 Monaten stellten sich leichte Schmerzen und eine geringe Schwellung am Ellenbogengelenk ein, so daß eine Nachuntersuchung vorgenommen wurde. Dabei zeigte sich röntgenologisch eine grobe Nekrose des ganzen Capitulum humeri, soweit es schon ossifiziert war. Der Fall wurde längere Zeit beobachtet. Zunächst schritt die Nekrose fort, zeigte röntgenologisch 1 Jahr bis 15 Monate nach der Verletzung einen Höhepunkt und ließ $2\frac{1}{2}$ Jahre nach dem Unfall ein Regenerationsstadium mit geringer Deformierung des Capitulum humeri und nur noch angedeuteten Strukturveränderungen erkennen.

e) Histologie

Die Diagnose eines Morbus Panner wurde meistens aus dem klinischen Bild zusammen mit dem Röntgenbild gestellt. Da die guten Ergebnisse der konservativen Therapie zu einem operativen Vorgehen nicht zwingen, wurde selten Material aus dem Krankheitsherd entnommen, so daß auch selten histologische Befunde mitgeteilt wurden. BREITKREUZ (1969) berichtet von einem 7jährigen Knaben mit Morbus Panner, bei dem durch Stanzung Material aus dem Capitulum humeri gewonnen wurde. Es handelte sich um Kapselgewebe und angrenzenden Knorpel. Das Kapselgewebe war frei von entzündlichen Veränderungen. An der Knorpel-Knochengrenze sah man einen Einbruch des Knorpels in den Knochen. Der Knorpel war dabei von kleinen Spaltbildungen durchsetzt. Der angrenzende Knochen bestand aus Osteoid und war ebenfalls von kleinen Spalten durchsetzt. Entzündungserscheinungen fehlten. Es war also das Bild eines Umbaues an der Knorpel-Knochengrenze mit umschriebener Auflösungszone vorhanden, das für eine subchondrale Knochennekrose spricht.

f) Ätiologie

Die Ätiologie des Morbus Panner ist ebensowenig bekannt wie etwa die des Morbus Perthes. Daß die Entstehung der Krankheit über eine *arterielle Ernährungsstörung* des befallenen Knochens geht, ist hier wie dort sehr wahrscheinlich. Eine solche Störung kann natürlich auch über ein Trauma zustande kommen, entweder durch direkte Gefäßschädigung oder durch traumatisch bedingte Gefäßsperre, oder durch Gefäßdrosselung bei mechanisch bedingter Verschiebung von Knochenkernen, wobei man bei dieser Annahme die Ribbingsche Theorie vor Augen hat. MURK, JANSEN und UHRMACHER halten eine *besondere Verletzbarkeit des schnellwachsenden Knorpels* für gegeben, so daß ihnen die Entstehung einer epiphysären aseptischen Nekrose durch Überlastung oder durch Traumen möglich erscheint. L. F. MILLER glaubt anhand eines Falles mit stark fragmentiertem Capitulumkern an eine primäre Ernährungsstörung durch vorangegangene Erkrankung der Endarterien.

Wenn auch vielfach kleine *Traumen* ursächlich beschuldigt werden, so muß für die gutachtliche Anerkennung des ursächlichen Zusammenhangs mit einem Trauma doch gefordert werden, daß es sich um ein signifikantes Trauma gehandelt hat [s. auch unter M. Perthes (s. S. 362) und Osteochondrosis dissecans und Trauma, S. 611]. JUD, DE CUVELAND, FETZER messen dem Trauma mehr ätiologische Bedeutung bei als HEGEMANN, KLEIN, LAURENT und LINDSTRÖM. Bei DE CUVELANDS und JUDS Fall war ein evidentes Trauma vorausgegangen. Möglicherweise posttraumatisch entstandene Nekrosen sah MARCH (1944) bei einem 8jährigen Knaben, bei dem sich 3 Wochen nach einer Schleuderbewegung mit dem Arm eine Einschränkung der Beuge- und Streckfähigkeit im Ellenbogen eingestellt hatte; röntgenologisch: nekrotische Veränderungen am Capitulum humeri. KREBS fand solche bei einem 8jährigen Knaben, bei dem ein 2 Jahre zurückliegendes Trauma ätiologisch in Betracht kommt, E. LOESCHKE bei einem $6^3/_4$jährigen Jungen, der 2 Monate vorher von der Treppe gestürzt war, MIECZYSTAW und KOSZLA bei einem 10jährigen Jungen, 4 Wochen nach einem Unfall.

JUD setzt sich mit dem Problem der traumatischen Entstehung und der Berechtigung der Einordnung derartiger Fälle unter die juvenilen Osteonekrosen ausführlich auseinander. In differentialdiagnostischen Erwägungen zwischen einem echten Morbus Panner und einer posttraumatischen Osteonekrose weist er auf die altersmäßige Gebundenheit bestimmter Nekrosen hin und glaubt, daß bei einem typischen Bild das Alter allein ausschlaggebend sei für die Einreihung in diese Gruppe von aseptischen Nekrosen. Auch bei dem von ihm veröffentlichten Fall sei die Nekrose genau in dem für den Morbus Panner typischen Lebensalter aufgetreten. Daraus leitet JUD, trotz des evidenten traumatischen Faktors in der Vorgeschichte, die Berechtigung ab, seinen Fall unter die Morbus Panner-Fälle einzureihen.

Zur Begründung seiner traumatischen Entstehungstheorie führt JUD aus: „Wenn wir uns vor Augen halten, daß gerade zum Zeitpunkt der Reifung des Epiphysenkernes das vorher nur äußerst schwach entwickelte und den geringen Bedürfnissen des in der Hauptsache durch die Gelenkflüssigkeit ernährten Knorpels angepaßte epiphysäre Gefäßnetz den erhöhten Anforderungen des Knochenaufbaus keineswegs mehr genügt und deshalb laufend verstärkt werden muß, wobei jedoch der endgültige Anschluß an das diaphysäre Gefäßnetz kaum vor dem Pubertätsalter gefunden wird, so kommen wir unschwer zur Einsicht, daß unter Umständen schon ein bedeutend kleineres Trauma hinreichen kann, das zu diesem Zeitpunkt ziemlich labile Ernährungsgleichgewicht empfindlich zu stören. Es erscheint klar, daß von einer Blutstromunterbrechung primär der auf das Gefäßsystem angewiesene Epiphysenkern betroffen ist, dessen Wachstum sistiert und der einer langsamen Nekrose anheimfällt. Die vikariierende Zunahme des Gelenkknorpels ist durch die Untersuchungen von NUSSBAUM und HOFFMEISTER hinreichend geklärt. Daß sekundär chemischen Vorgängen im Sinne BERNBECKs, bedingt durch das Wechselspiel von saurem Medium (Chondroitin-Schwefelsäure) in der Chondroepiphyse und alkalischem Medium (Kalksalze) in den knöchernen Skeletteilen, eine gewisse Bedeutung zukommen kann, soll nicht unerwähnt bleiben. Wir könnten in unserem Falle damit jedenfalls zwanglos das Auftreten der oben beschriebenen kleinen Aufhellungsherde an der Metaphysengrenze erklären" (das Bild zeigte nämlich 18 Wochen nach der Luxation eine deutliche Verbreiterung der Aufhellungslinien, stellenweise kann bereits von einer beginnenden Hohlraumbildung gesprochen werden; außerdem erschienen kleine Aufhellungsbezirke im Bereiche der Metaphyse bemerkenswert).

JUD vergleicht auch den Morbus Panner mit der Osteochondritis dissecans, da diese am Capitulum humeri ebenfalls einen Lieblingssitz hat. Dieses örtliche Zusammentreffen legt die Annahme nahe, „daß der beiden Leiden eigentümlichen Ernährungsstörung zumindest ein gemeinsamer Entstehungsfaktor zugrunde liegt, wobei wir in erster Linie an die rückläufige Gefäßversorgung des Capitulum denken. Die kindliche Epiphyse fällt bei einer Kreislaufunterbrechung des getrennten Gefäßnetzes halber einer Totalnekrose anheim, während nach Anschluß des epiphysären Gefäßnetzes an das metaphysäre die partielle Nekrose die Regel ist. Bemerkenswert tritt hier auch die Erscheinung zutage, daß beim Kind trotz der Totalnekrose eine Restitution erfolgt, während die umschriebene osteochondritische Nekrose in der überwiegenden Mehrzahl der Fälle abgestoßen wird. Eine Erklärung hierfür zu geben ist schwer. Es mag sein, daß die funktionellen Reize bei Totalnekrosen bedeutend stärker sind als bei Teilnekrosen, der ausschlaggebende Faktor dürfte jedoch wohl endogener Natur sein. Der noch im Aufbau befindlichen Epiphyse sowie dem kindlichen Organismus überhaupt stehen sicherlich bedeutend größere regeneratorische Kräfte zur Verfügung, als dies nach Abschluß des Wachstums der Fall ist. Daß die Regenerationsfähigkeit ganz allgemein bei fortschreitendem Alter mit dem Schwinden der organischen Substanz abnimmt, ist ja eine alte Erfahrungstatsache. Wenn sich damit auch nicht alle diesbezüglichen Fragen befriedigend erklären lassen, so werden bei einer derartigen Betrachtungsweise doch die Verschiedenheiten im Bild und Ablauf von Morbus Panner und Osteochondritis dissecans weitgehend überbrückt und die engen Beziehungen zwischen beiden Leiden aufgedeckt."

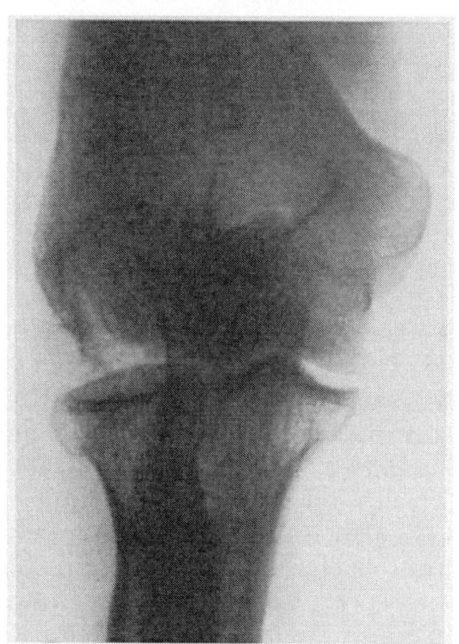

Abb. 14. Posttraumatische Capitulum-Nekrose ca. 3 Monate nach stumpfer Verletzung (und Radiusköpfchenbruch)

An sich sind juvenile Osteochondronekrosen an der oberen Extremität wesentlich seltener anzutreffen als an der unteren, was möglicherweise von statischen Momenten abhängt.

Auch an *endokrine Störungen* wurde ätiologisch gedacht: SCHÄFER, STRICKROOT und PURCELL untersuchten eine Reihe von 91 endokrin gestörten Kindern mit Epiphysenveränderungen. Sie fanden dabei unter 162 pathologisch veränderten Epiphysen 3mal eine Beteiligung des Capitulum humeri. Diese Erhebung erscheint zwar bemerkenswert, doch sind solche Fälle sicherlich vom echten Morbus Panner abtrennbar, ähnlich wie der Morbus Perthes von kretinhaften Epiphysenstörungen am Schenkelkopf.

g) Differentialdiagnose

Normale Ossifikationserscheinungen in Gestalt zerklüfteter oder multipler Kerne sollten nicht mit einer Nekrose verwechselt werden. Vergleichsbilder mit der Gegenseite sind daher in jedem Falle anzufertigen. Anlaß zur Verwechslung könnte vor allem die früh ossifizierte Trochlea mit den scholligen und streifigen, uneinheitlichen Verknöche-

rungszentren geben. Auch muß nicht jede Gelenkmaus auf der Basis einer juvenilen Osteonekrose oder Osteochondrosis dissecans entstanden sein (s. Kapitel: Osteochondrosis
dissecans, S. 620). Tuberkulose, Osteomyelitis und Lues können röntgenologisch ähnliche Bilder machen. Das klinische Bild ist hier entscheidend. Während bei Morbus
Panner nur geringe Störungen örtlicher und allgemeiner Art gegeben sind, auch wenn
röntgenologisch schon der ganze Knochenkern verändert ist, ist bei diesen Krankheiten
unter einem ähnlichen Röntgenbild schon ein fortgeschrittenes Stadium mit schweren
Krankheitszeichen vorhanden. Schwieriger ist die Abgrenzung dysplastischer und konstitutioneller allgemeiner Knorpel-Knochenstörungen. Diese sind aber meistens multilokulär

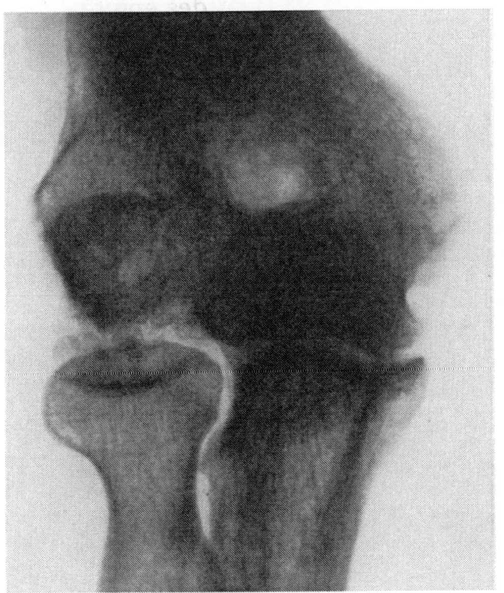
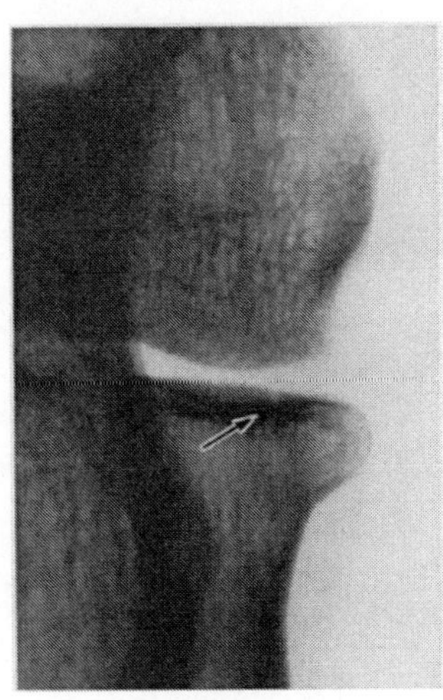
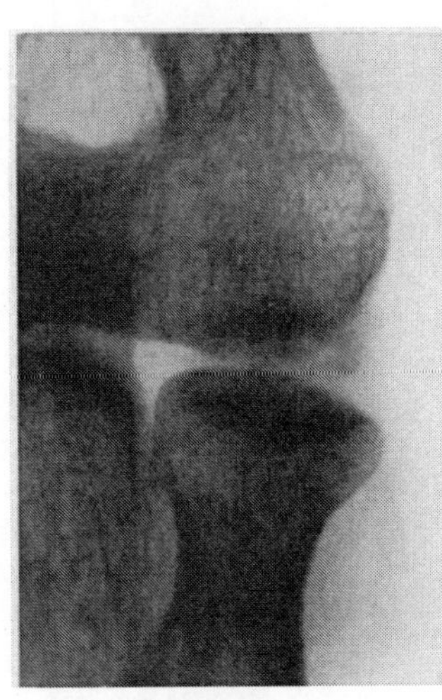

Abb. 15   Abb. 16a   Abb. 16b

Abb. 15. Posttraumatische Nekrose am Capitulum humeri 10 Monate nach Stauchungsfraktur. 50jähriger Mann

Abb. 16a u. b. Posttraumatische Nekrose am Capitulum humeri. a Frische Meißelfraktur am Radiusköpfchen
mit kleiner Knochenaussprengung, 24jähr. ♀. b 3$^1/_2$ Jahre später. Ausheilung der Radiusköpfchenfissur,
Nekrose am Capitulum humeri, wahrscheinlich als Folge einer stumpfen Verletzung, die zusammen mit der
Meißelfraktur stattfand

und mit Wachstumsstörungen allgemeiner Art verbunden. Natürlich können auch intraartikuläre Frakturen, besonders Stauchungsbrüche, Bilder erzeugen, die denen juveniler
Osteonekrosen ähnlich sind, besonders wenn es sich um Spätstadien handelt oder wenn
schon ein Sudeck-Syndrom entwickelt ist (Abb. 14—16). Das Bild der Fraktur und die
Anamnese werden jedoch zur Klärung beitragen.

Die Osteochondritis der Preßluftarbeiter kann zwar ein ähnliches Bild bieten, kommt
aber meistens nur bei Erwachsenen vor und wird auch anamnestisch klar.

Gelenkchondromatose s. Osteochondrosis dissecans, S. 622.

2. Trochlea humeri

Aseptische Nekrosen an der Trochlea humeri sind sehr selten. HEGEMANN hat unter
seinem Beobachtungsgut 3 Fälle. Von einem macht er nähere Angaben (Abb. 17): ,,13jäh-
riger Junge fiel beim Spielen auf den rechten Ellenbogen und kam deswegen am selben
Tag mit geringer Anschwellung in der Ellenbogengegend und geringer Bewegungseinschränkung im Ellenbogengelenk in die Klinik. Die am Unfalltage angefertigte Röntgen-

aufnahme bot einen unklaren Prozeß, der die gesamte Epiphyse der Trochlea ergriffen hat. Die Nachkontrolle in 16 Monaten zeigt ein Fehlen der regelrechten Spongiosastruktur, eine wolkige Verdichtung und unregelmäßig aufgefranste Umrißlinie der Trochlea, kein Fortschreiten des Prozesses über die Trochleaepiphyse hinaus. Keinerlei entzündliche Erscheinungen an den Weichteilen, Senkung normal. Patient ist Schreinerlehrling geworden, hat gelegentlich unklare, wechselnde Schmerzen im Ellenbogen und hat keinerlei Bewegungseinschränkung."

An der Trochlea ist es besonders schwierig, Ossifikationsvarianten von Erscheinungen einer echten Nekrose abzugrenzen, da die Ossifikation der Trochlea über einen oft sehr zerklüfteten Kern vor sich geht, der noch dazu am a.p.-Bild infolge Überlagerung durch das Olecranon eine Kondensierung vortäuschen kann.

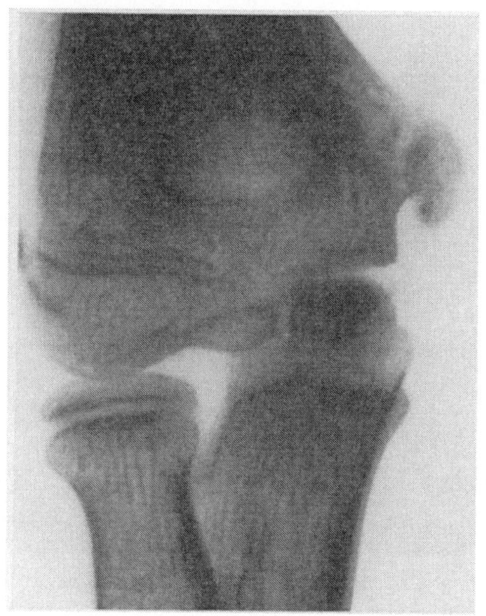
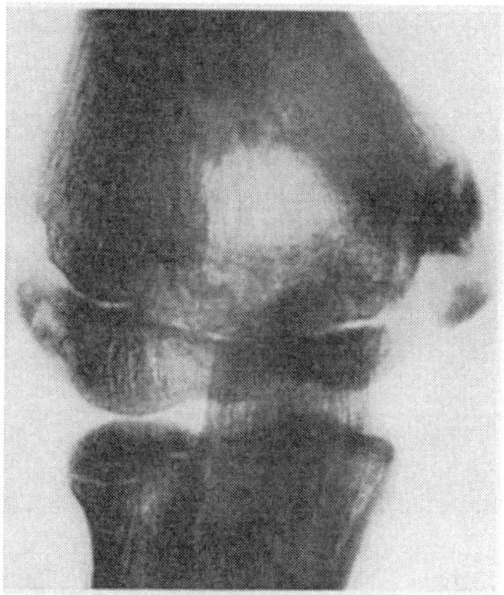

Abb. 17   Abb. 18

Abb. 17. Epiphyseonekrose der Trochlea, 14jähr. ♂ (G. HEGEMANN)

Abb. 18. Aseptische Nekrose am medialen und lateralen Epicondylus humeri. 14jähr. ♂. (Fall von TH. MYGIND und Ø. PETERSEN)

3. Epicondylen des Humerus

Aseptische Knochennekrosen am medialen und am lateralen Epicondylus humeri sind besonders selten und diagnostisch unsicher. Es kommen hier Knochenkerne vor, die unterteilt sind und einen unregelmäßigen Aufbau zeigen, später aber sich wieder normalisieren. So bemerkte WAGNER (1939), daß osteochondroseähnliche Veränderungen am Epicondylus humeri beschrieben worden seien, daß es sich jedoch bei den kontrollierten Fällen um normalgeteilte Kerne gehandelt habe. HARALDSSON weist darauf hin, daß der mediale Epicondylus humeri die häufigste Lokalisation unregelmäßiger Mineralisationen sei, und daß im allgemeinen nur anhand von Kontroll-Röntgenuntersuchungen entschieden werden könne, ob das unregelmäßige Aussehen des Ossifikationszentrums durch destruktive oder konstruktive Prozesse hervorgerufen wurde (zit. nach MYGIND und PETERSEN). Es sei auch erwähnt, daß sowohl in der Nähe des medialen wie des lateralen Epicondylus gelegentlich isolierte Knochenkerne gefunden werden, über deren Entstehung keine einheitliche Auffassung herrscht. A. KÖHLER nahm z.B. an, daß es sich um ein knorpelig vorgebildetes Element handeln könnte, das sich in früheren Entwicklungsstadien abgelöst habe. Bei eigenen Untersuchungen konnte festgestellt werden, daß es sich

in vielen derartigen Fällen um traumatisch abgesprengte Knochenstücke handelte, die
später trotz Isolierung ein eigenes Wachstum aufwiesen (Pöschl). Am lateralen Humerus-
epicondylus beschrieben Köhler-Zimmer auch eine schalenförmige Anlagerung, die
posttraumatisch entstanden war, ähnlich wie ein Köhler-Stieda-Pelegrini-Schatten am
medialen Femurcondylus des Kniegelenks.

Über einen Fall, der mehr Aussicht hat, als aseptische Knochennekrose der distalen
Humerus-Epicondylen anerkannt zu werden, berichten Thorkild Mygind und Øjvind
Petersen (Abb. 18). Es handelte sich um einen 14jährigen Knaben, der vor knapp 1 Jahr
wegen eines doppelseitigen Morbus Osgood-Schlatter in Behandlung war. Ohne voran-
gegangenes Trauma hatten sich beim Ballspielen Schmerzen und Bewegungseinschränkung
am rechten Ellenbogen eingestellt. Das Röntgenbild zeigt eine mäßige Segmentierung des
Apophysenkerns des radialen Humerus-Epicondylus rechts. Der entsprechende ulnare
Kern war dagegen stark fragmentiert, das obere größere Fragment war auch deutlich
sklerosiert. Auf der linken Seite sah man leichte Veränderungen, ähnlich denen des rechten
radialen Kerns. Die übrigen ossären und artikulären Verhältnisse des Ellenbogens waren
normal und die Entwicklung des Knochens dem Alter des Patienten entsprechend.
4 Monate später waren die beiden radialen Kerne auf der rechten Seite verschmolzen. Im
ulnaren Kern der rechten Seite war die Fragmentierung jetzt weniger ausgeprägt. Die
Sklerosierung des oberen Fragmentes war im ganzen unverändert. Weitere 4 Monate
später waren die radialen Kerne zu normalen Primärknochen verheilt. Der ulnare Kern
der rechten Seite umfaßte nun im wesentlichen nur ein kleines und ein großes Fragment;
die Knochenstruktur war fast normal. Der Patient war jetzt selbst beim Sport beschwerdefrei.

Bei der differentialdiagnostischen Diskussion führen die Autoren an, daß es sich trotz
der Seltenheit der Erscheinung um typische Veränderungen handle, die einer aseptischen
Osteonekrose entsprechen könnten. Gegen eine normal vorkommende ,,multizentrische
Ossifikation'' spreche die Deformierung und Sklerosierung im fragmentierten Kern, ferner
das Auftreten der Veränderung zu einem Zeitpunkt, zu dem die übrigen Apophysen des
Ellenbogens vollkommen entwickelt sind und bestimmte Kerne bereits verschmelzen.

Schließlich sei differentialdiagnostisch noch erwähnt, daß Fiedler osteolytische Prozesse am lateralen Epicondylus beider Ellenbogen gemeinsam mit akroosteolytischen Veränderungen am Schultergelenk sah. Ursächlich dachte er an zentrale Störungen mit
dystrophisch-malacischen Prozessen am Knochensystem.

4. Capitulum radii

Eine primäre juvenile Osteonekrose am Capitulum radii ist sehr selten. Climescu,
Roman und Sarbu (1939) waren wahrscheinlich die ersten, die einen derartigen Fall
veröffentlichten. Später folgten Hermodsson, Hegemann, de Cuveland, Camera, Trias
und Ray.

Unter Hegemanns Fällen war die Nekrose des Capitulum radii zweimal vertreten.
Hegemann berichtet über einen 11jährigen Jungen, der nach einer Prellung des Ellenbogens in die Klinik gekommen war. Keine Bewegungseinschränkung, oberflächliche
Schürfwunden an der Ellenbogenhaut. Die Röntgenaufnahme des linken Ellenbogens am
Unfalltage (Abb. 19) ergibt keine Fraktur oder Luxation, jedoch eine Gesamtdeformierung
des Radiusköpfchens mit aufgehobener normaler Spongiosastruktur, cystischen Aufhellungen und unregelmäßigen Verdichtungsherden.

Während in diesem Falle Hegemanns, in gleicher Weise wie bei einem seiner Fälle
von Walzennekrose, das Trauma lediglich mithalf, eine schon bestehende Nekrose aufzu-
decken, zeigt de Cuveland einen Patienten, bei dem ein vor ca. $1^1/_2$ Jahren erlittenes
Trauma tatsächlich als Ursache für eine Nekrose des Radiusköpfchens angesehen wird.
Nach einem Sturz auf dem Eis wurde bei einem 15jährigen Jungen röntgenologisch keine
Knochenverletzung am Ellenbogengelenk gefunden. 1 Jahr und 8 Monate später war das

Radiusköpfchen schollig zerfallen. Im weiteren Verlauf kam es zu einem Wiederaufbau, der allerdings sehr langsam fortschritt. 2 Jahre und 8 Monate später ist die Knochenstruktur im Radiusköpfchen wieder weitgehend hergestellt. Dem vorderen medialen Randbezirk lag noch ein isoliert erscheinendes abgerundetes Knochenelement an. Nach ca. 6 Jahren war auch dieses in das Radiusköpfchen knöchern einbezogen. Das Radiusköpfchen war stark nach lateral und cubital verbreitert und verdickt, die Gelenkfläche abgeschrägt. Das benachbarte Capitulum humeri war abgeflacht. In Übereinstimmung mit Jud und im Gegensatz zur ätiologischen Auffassung, die Hegemann für seine Fälle vertritt, glaubt de Cuveland an eine traumatische Entstehung bzw. Auslösung der Nekrose. Er weist dabei auf die Studien Bernbecks über die Perthessche Erkrankung hin. Für eine Erkrankung dieser Körperstelle speziell im Sinne einer juvenilen aseptischen

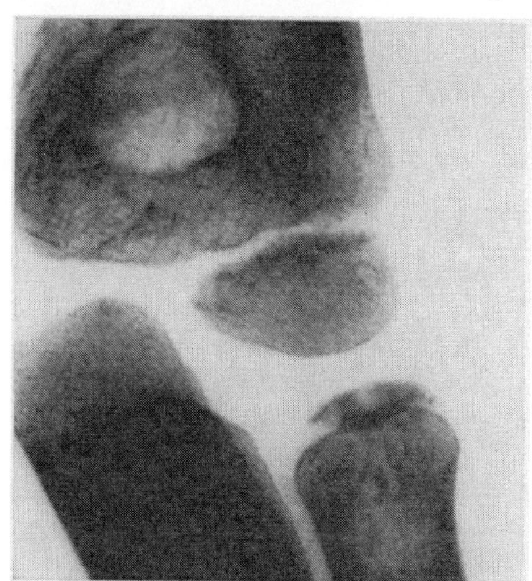

Abb. 19. Epiphyseonekrose am Capitulum radii. 11jähr. ♂. (G. Hegemann)

Nekrose spricht aber die bei den meisten Fällen vorhandene Vergesellschaftung mit einer gleichartigen Nekrose an einer anderen Skeletstelle (Perthes, Schlatter, s. Tabelle 2). Diese Auffassung wird gestützt durch den von Trias und Ray (1963) veröffentlichten Fall, bei dem ein doppelseitiger Befall des Capitulum radii vorlag in Kombination mit einem linksseitigen Perthes (Abb. 20). Der Junge war zum Zeitpunkt der erstmaligen Feststellung der Erkrankung der Ellenbogen 11 Jahre alt und konnte über mehrere Jahre hindurch beobachtet werden. Die nekrotischen Veränderungen waren hauptsächlich an der lateralen und cubitalen Seite des Capitulum radii vorhanden. Nach ca. $3^{1}/_{2}$ Jahren zeigte sich ein deutlicher Ausheilungseffekt. Beschwerden bestanden zu diesem Zeitpunkt nicht mehr, der Patient war jetzt $15^{1}/_{2}$ Jahre alt. Die linksseitige Perthessche Erkrankung wurde bei dem Jungen schon im Alter von $7^{1}/_{2}$ Jahren festgestellt. Anzeichen einer hormonellen Störung waren nicht nachweisbar.

Tabelle 2. *Zusammenstellung der Fälle von aseptischen Nekrosen am Capitulum radii*

Autor	Alter (Jahre)	Geschlecht	Seite	Trauma	Verwandte Skeletaffektionen
Climescu, Roman and Sarbu (1939)	14	♂	links	—	Osgood-Schlatter
Hermodsson (1947)	13 14	♂	rechts links	ja —	Osgood-Schlatter
Hegemann (1951) (2 Fälle, davon wird einer genauer beschrieben)	11	♂	links	ja	
de Cuveland (1954)	15	♂	rechts	ja	—
Camera (1954)	8	♂	links	ja	Tuberkulose am Knie und am oberen Ende der linken Elle
Trias und Ray (1963)	11	♂	links rechts	ja —	Perthes

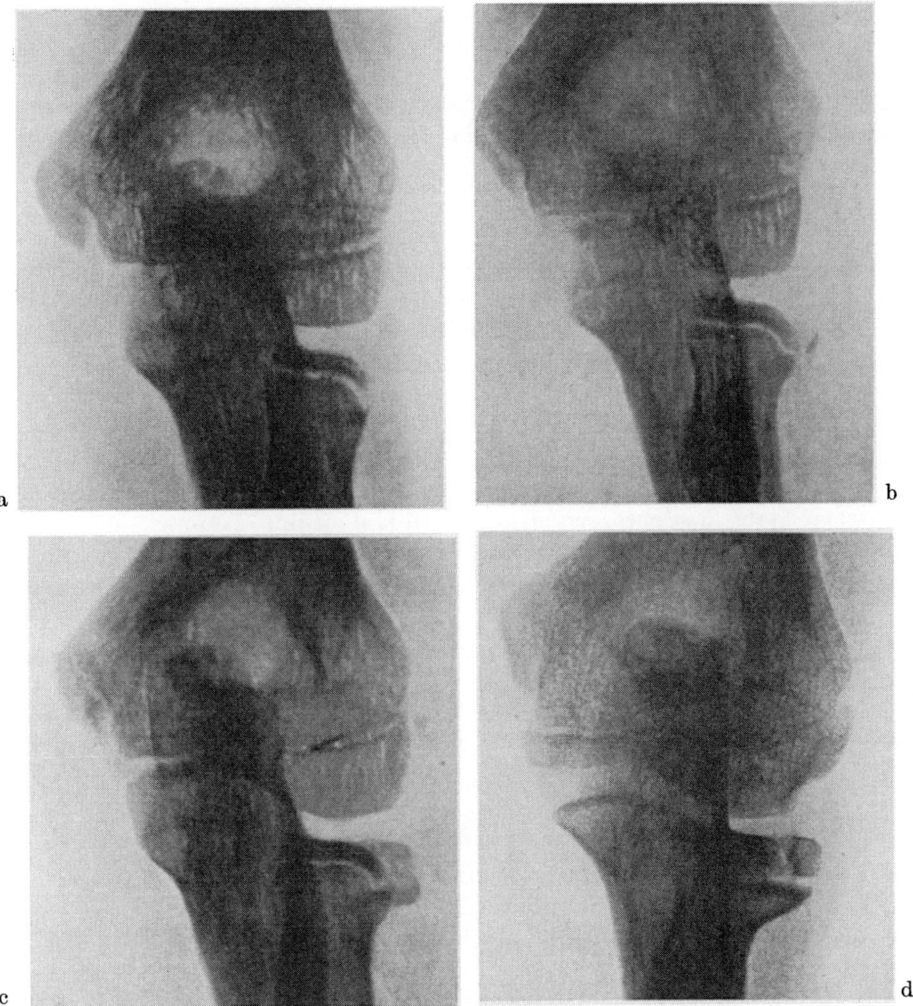

Abb. 20a—d. Juvenile Osteonekrose am Radiusköpfchen (doppelseitig, vergesellschaftet mit einem linksseitigen M. Perthes) (Fall von TRIAS und RAY). Rechter Ellenbogen (seitenverkehrt). a September 1957, 11½jährig; b Oktober 1958; c März 1959; d April 1961. [Aus: J. BONE, Jt Surg. **45** (1963)]

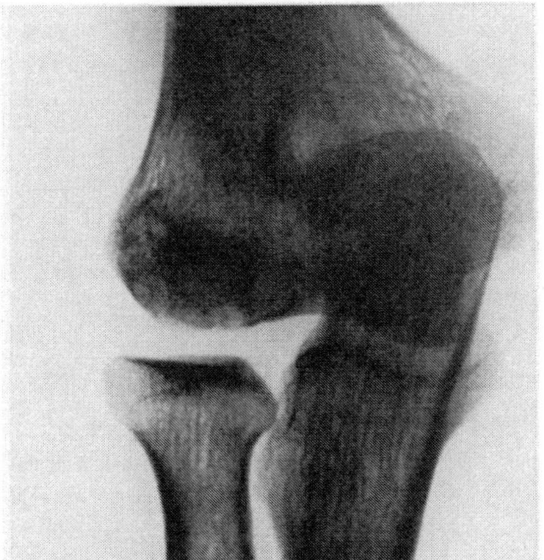

Abb. 21. Umschriebene Nekrose am Capitulum humeri mit Dissektion, Ossifikationsdefekt am Capitulum radii. Allgemeine epiphysäre Dysostose mit Kleinwuchs. 17jähr. ♂

Bei der Differentialdiagnose sollte man sich bemühen, traumatische Nekrosen als solche zu entlarven. Nur dadurch bekäme man mit der Zeit Klarheit in der Frage, ob es wirklich eine primäre juvenile Nekrose an der Epiphyse des Capitulum radii gibt. Auch eine Abgrenzung gegenüber der Osteochondrosis dissecans (O. d.) sollte man anstreben, wenngleich kausalgenetische Zusammenhänge im Hinblick auf die vertretenen ätiologischen Anschauungen hergestellt werden können. Die O. d. am Capitulum radii, die zweifellos häufiger vorkommt als die primäre juvenile Osteochondronekrose capit. radii, wird im Kapitel 'Osteochondrosis dissecans' (S. 645) gesondert besprochen.

Bei allen seltenen Lokalisationen von Osteonekrosen, wie z.B. am Capitulum radii, sollte besonders danach geforscht werden, ob die Nekrosen nicht doch der Ausdruck einer *konstitutionellen epiphysären Dysostose* sind, deren Abortivformen ohne eine allgemeine Skeletkontrolle oft nicht zu erkennen sind (Abb. 21).

5. Olecranon

Schon 1912 teilte ISELIN in seiner Arbeit über Wachstumsbeschwerden an der Tuberositas des 5. Metatarsale („Iselinsche Krankheit") eine Beobachtung an einem Patienten mit, die den Verdacht auf eine aseptische Olecranonnekrose erweckte: Ein 15jähriger war wegen einer Absprengung am Ellenbogengelenk zur Operation eingewiesen worden. ISELIN schreibt:

„Diese Diagnose gründete sich nicht nur auf das Röntgenbild, sondern auch auf die Klagen des Knaben und den Palpationsbefund. Es bestand eine deutliche Schwellung in der Fossa olecrani; die Kapsel schien verdickt; die Gegend des Olecranon und auch die Kapsel waren druckempfindlich. Das Röntgenbild zeigte, daß der obere Knochenkern des Olecranon viel besser entwickelt war als der auf der anderen Seite. Er ist auf dem Bilde so isoliert, daß es nahelag, an eine Absprengung zu denken. Die Operation wurde nicht vorgenommen; der Junge wurde entlassen, bei der Arbeit noch eine Zeitlang geschont, jetzt arbeitet er wieder ohne Beschwerden. Ob es angeht, die Schmerzen durch eine stärkere Dehnung des Periosts infolge der raschen Knochenentwicklung anzunehmen, scheint mir fraglich; immerhin ist der Gedanke doch erwägenswert."

ISELIN bringt diesen Fall in Zusammenhang mit den Beschwerden an der Apophyse der Basis des Metatarsale V und sieht hier eine Parallele zum Morbus Schlatter. Er deutete zweifellos auch diese Krankheitsbilder noch als „Wachstumsbeschwerden" an den Epi- bzw. Apophysen.

Das Röntgenbild des rechten und des linken Olecranon gibt ISELIN in Zeichnungen wieder. Es ist ein deutlicher Entwicklungsunterschied zwischen den beiden Olecranonapophysen zu sehen. Auf der gesunden Seite besteht eine doppelte Kernanlage, auf der kranken Seite ist schon ein großer Olecranonkern entwickelt, der nur noch durch eine schmale Wachstumszone von der proximalen Ulnaepiphyse getrennt ist. Eine stärkere Kernzerklüftung ist nicht eingezeichnet.

D. O'CONNOR berichtete 1933 von einem 13jährigen Jungen, bei dem sich 5 Wochen nach einer Quetschung des Ellenbogens im Röntgenbild eine Fragmentation der Apophyse des Olecranon zeigte. Auf der anderen Seite bestand ein ähnliches Bild. Nach Ansicht von O'CONNOR handelte es sich um eine doppelseitige aseptische Osteochondronekrose, die auf der einen Seite durch eine Quetschung schmerzhaft geworden war. Ausheilung durch konservative Behandlung. MANDL fand am Skelet eines Fußballspielers röntgenologisch Abhebungen der Epiphysen „am Trochanter und Olecranon sowie an der proximalen Calcaneusepiphyse und an der Tuberositas des Metatarsale V".

Im Falle der Abb. 22 (Chirurgische Abteilung der Universitäts-Kinderklinik München, Prof. OBERNIEDERMAYR) handelte es sich um einen 13jährigen Jungen, der neben cystoiden Herden im Capitulum humeri auch einen stark zerklüfteten, mehrfach unterteilten Kern der Olecranonapophyse aufwies. Dabei lag in der inneren Olecranonspitze eine besonders dichte Ossifikationsscholle. Am linken Ellenbogengelenk bestand ein normales Ossifikationsbild. Die Olecranonapophyse wies eine doppelte Kernanlage auf, die aber deutlich einheitlicher strukturiert war als die auf der kranken Seite.

Differentialdiagnose. Entzündliche und *traumatische* Veränderungen sind am Olecranon nicht selten, besonders bei Kindern nach Sturz auf den Ellenbogen. Sie können eine Auflockerung der Kernstruktur und unregelmäßige zentrale und periphere Ossifikationen bewirken. Vor allem müssen entzündliche Prozesse, die vom Schleimbeutel ausgehend auf den Knochen fortgeleitet sind, differenziert werden. Auch *Pseudarthrosenbilder* sind nicht selten, die allerdings klinisch meistens eine synfibrotische Verfestigung aufweisen (Abb. 23).

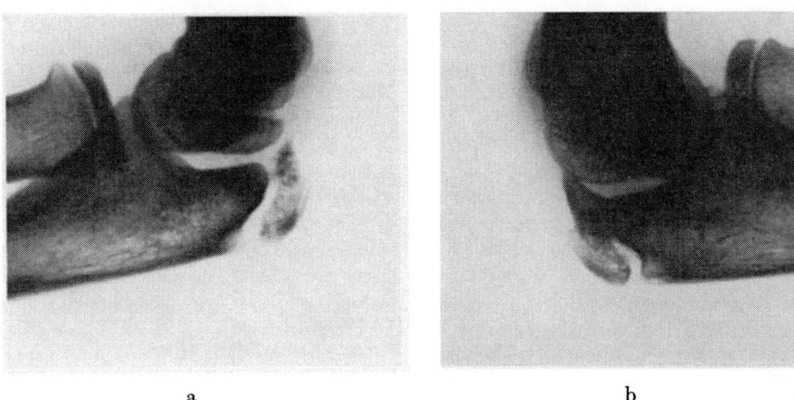

a   b

Abb. 22. a „Apophysitis olecrani" rechts (gleichzeitig Morbus Panner). 13jähr. ♂. b Linker Ellenbogen zum Vergleich

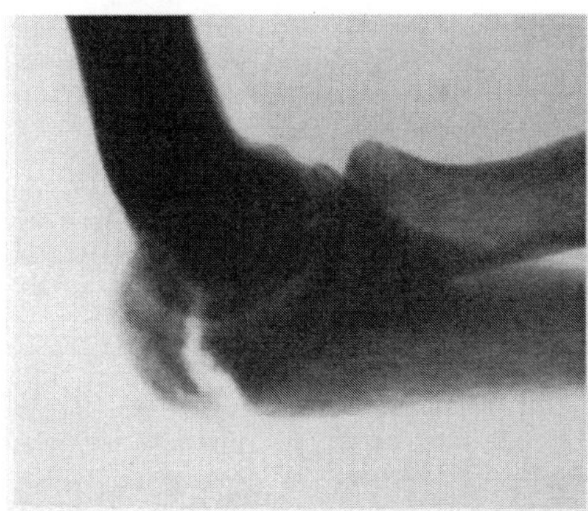

Abb. 23. Pseudarthrose (Synfibrose) am Olecranon, 7 Monate nach dem Unfall. 19jähr. ♂

Bei der Differenzierung von Knochengebilden über der Spitze des Olecranon muß auch das Vorkommen einer sog. „*Patella cubiti*" (oder Os epiphyseos olecrani, Sesamum cubiti) berücksichtigt werden. Ausführlich befaßt sich damit THEISING, der bis 1939 24 Fälle zusammenstellte (s. a. KREMSER, v. BRÜCKE u.a.). Bei diesen Knochengebilden ist die Abgrenzung des anlagebedingten, von PFITZNER schon 1892 erwähnten, Sesambeines gegenüber posttraumatischen Verknöcherungen [Tendinitis ossificans traumatica (FRANGENHEIM) oder Patella cubiti traumatica s. acquisita] oft schwierig oder nicht möglich. Nach unserer Erfahrung handelt es sich meistens um sekundäre Verknöcherungen (frühere Traumen, chronische Traumen, degenerative Verkalkungen). Ein gehäuftes Vorkommen wird bei Preßluftarbeitern und Bergleuten beobachtet. Auch bei mehreren Fällen von THEISING sind sekundäre Verknöcherungen anzunehmen.

Literatur zu B. II. (Ellenbogen)

AXHAUSEN, G.: Langenbecks Arch. klin. Chir. **129**, 341 (1924).

BERNBECK, R.: Arch. Orthop. **44**, 164 (1950).

BLENCKE: Mschr. Unfallheilk. 150 (1933).

BÖHLER, L.: Osteochondritis dissecans und Unfall. Münch. med. Wschr. **1930**, 1189—1190.

BRAILSFORD, J. F.: Osteochondritis. Brit. J. Radiol. **8**, 87—134 (1935).

— The radiology of bones and joints, 5. ed. London: J. & A. Churchill Ltd. 1953.

BREITKREUZ, G.: Morbus Panner, die aseptische Knochennekrose des Capitulum humeri. Z. Orthop. **105**, 257 (1968).

BREITNER, B., LANG, F. J.: Schweiz. med. Wschr. **1949**, 776.

BRICKEY, P. A., GROW, J. B.: Osteochondritis dissec. Report of cases involving elbow, ankle and metatarsophalangeal joints. Amer. J. Surg., N. S. **48**, 463—466 (1940).

BRÜCKE, H. v.: Z. Orthop. **73**, 158 (1942).

BUETTI, C.: Die aseptische Osteonekrose des Capitulum humeri. Fortschr. Röntgenstr. **79**, 388 (1953). Radiol. clin. (Basel) **22**, 241 (1953).

BURKHARDT: Neue Dtsch. Chirurgie **52** (1932).

— Langenbecks Arch. klin. Chir. **186**, 428 (1936).

BURLAN, H. M., NOORDEN, G. K. v., PONSETI, I. V.: Chamber angle anomalies in systemic connective tissue disorders. Arch. Ophthal. **64**, 671—680 (1960).

BUSCH, E.: Pannersche Krankheit. Ugeskr. Læg. **1930**II, 720—721 [Dän.].

BUSE, H.: Beitrag zur Persistenz der Olekranonepiphyse. Fortschr. Röntgenstr. **104**, 867 (1966).

CAMERA, R.: Osteocondrite giovanile del capitello radiale (Presentazione di un caso). Minerva ortop. **5**, 376—379 (1954).

CANIGIANI, TH., PIRKER, H.: Das Gelenkchondrom des Ellenbogens als typische Sportschädigung bei Stemmern. Arch. orthop. Chir. **36**, 192—197 (1936).

CLIMESCU, V., ROMAN, S., SARBU, P.: Sur un cas d'apophysite tibiale antérieure et épiphysite radiale. Rev. Chir. (Bucuresti) **42**, 309—314 (1939).

COLLIN: Arch. Orthop. Mechano-Therap. **33**, 551 (1933).

CUVELAND, E. DE: Zur Epiphyseonekrose des Capitulum radii. Fortschr. Röntgenstr. **81**, 534 (1954).

DEMARK: J. Bone Jt Surg. A **34**, 143 (1952).

DYES, O.: Morbus Perthes und Osteochondritis dissecans König. Zbl. Chir. **60**, 434—441 (1933).

EICHELBAUM: Mschr. Unfallheilk. 231 (1931).

ELWARD, J. F.: Epiphysitis of the capitulum of the humerus. J. Amer. med. Ass. **112**, 705—708 (1939).

ERB: Langenbecks Arch. klin. Chir. **185**, 482 (1936).

FEINBERG, B.: Beiträge zur Klinik der überzähligen Knochen am Ellenbogengelenk. Arch. orthop. Unfall-Chir. **28**, 467—470 (1930).

FETZER, H.: Ein Beitrag zum Krankheitsbild der Epiphysennekrosen im Ellenbogengelenk. Med. Klin. **50**, 1011 (1955).

FIEDLER, J.: Beitrag zur Frage des Krankheitsbildes der Acraosteolysis. Fortschr. Röntgenstr. **74**, 239 (1951).

GEBELE, H.: Zur Frage Unfall und Osteochondritis dissec. Zbl. Chir. **1936**, 2293—2299.

GIRDANY, B. R., GOLDEN: Centers of ossifications of the skeleton. Amer. J. Roentgenol. **68**, 922 (1952).

GOFF, D. W.: Legg-Calvé-Perthes syndrome and related osteochondroses of youth, p. 217. Springfield (Ill.): Ch. C. Thomas.

GREEN, BANKS: J. Bone Jt Surg. A **35**, 26 (1953).

HÄUPTLI, O.: Die asept. Chondro-Osteonekrosen. In: Chirurgie in Einzeldarstellungen, S. 103. Berlin: W. de Gruyter & Co. 1954.

HAGEN, J. F., BICHOP, P.: Osteochondropathia juvenilis des Ellenbogengelenkes des Humerus. Ned. T. Geneesk. **1933**, 4977—4981 [Holl.].

HANSON: Acta. orthop. scand. **1**, 34.

HARALDSSON, S.: On osteochondrosis deformans juvenilis capituli humeri including investigation of intraosseous vasculature in distal humerus. Acta orthop. scand., Suppl. **38**, 1—232 (1959).

HEGEMANN, G.: Die „spontanen" aseptischen Knochennekrosen des Ellenbogengelenkes. Fortschr. Röntgenstr. **75**, 89 (1951).

HEINE: Dtsch. Orthopädenkongr. **1938**, Bd. 22.

HELLSTRÖM: Mschr. Unfallheilk. 59 (1937).

HERMODSSON, I.: On the problem of trauma and aseptic Osteonecrosis. Acta radiol. (Stockh.) **28**, 257 (1947).

HIPP, E., THIEMEL, G.: Zur Diagnose und Differentialdiagnose der aseptischen Epiphyseonekrose, der Osteochondrosis dissecans und der Chondromatose am Ellenbogen. Fortschr. Med. **86**, 6 (1968).

HOPF, A.: Osteochondritis dissecans beider Gelenkköpfchen. Z. Orthop. **91**, 145—152 (1959).

HOWALD: Arch. Orthop. Mechano-Therap. **41**, 730 (1942).

ISELIN, H.: Wachstumsbeschwerden zur Zeit der knöchernen Entwicklung der Tuberositas metatarsi quinti. Dtsch. Z. Chir. **117**, 529 (1912).

JUD, H.: Z. Orthop. **81**, 441 (1951).

— Zur aseptischen Nekrose des Capitulum humeri. Z. Orthop. **84**, 61 (1954).

JUST, E.: Zur Ätiologie der Osteochondritis coxae juvenilis deformans. Wien. klin. Wschr. **1931**II, 889—892.

KAPPIS, M.: Über eigenartige Knorpelverletzungen am Capitulum humeri und deren Beziehung zur Entstehung der freien Ellenbogenkörper. Dtsch. Z. Chir. **142**, 182 (1917).

KARCHER: Dtsch. Z. Chir. **271**, 449 (1952).

KLEIN, E. W.: Osteochondrosis of the capitellum (Panner's disease). Amer. J. Roentgenol. **88**, 466 (1962).

KÖHLER, A., ZIMMER, E. A.: Grenzen des Normalen usw., V., S. 131. Stuttgart: G. Thieme 1953.

KÖHNE, K.: Beitrag zur Ätiologie der Pannerschen Krankheit. Z. Orthop. **94**, 540—545 (Lit.) (1961).

KÖNIG: Über freie Körper in den Gelenken. Dtsch. Z. Chir. **27**, 90 (1887—1888).

KOHLBACH: Fortschr. Röntgenstr. **61**, 310 (1940).

KRAFT, R.: Dtsch. Z. Chir. **233**, 345 (1931).

KREBS, C.: Maladie de Panner. Arch. Franco-Belges de Chir. Discussion of Panner's Report (July 1927).

KREMSER, H.: Röntgenpraxis **6**, 371 (1934).

KREMSER, H.: Röntgenpraxis 10, 841 (1938).
KROH: Entwicklungsgang eines osteochondritischen Herdes der Eminentia capitata humeri. Zbl. Chir. 1935, 2217—2218.
LANG, F. J.: Brun's Beitr. klin. Chir. 171, 581 (1941).
LANGE, J.: Aseptic necrosis of capitellum of humerus (Panner's disease). Acta chir. scand. 108, 301—303 (1954).
LANGE, M.: Operationslehre. München: Bergmann 1951.
LAURENT, L. E., LINDSTRÖM, B. L.: Osteochondrosis od capitulum humeri (Panner's disease). Acta orthop. scand. 26, 111 (1956).
LEHMANN: Mschr. Unfallheilk. 58 (1937).
LINDEMANN, K.: Zit. in Handbuch der Orthopädie, Bd. I, S. 178, 1957.
LINDSTRÖM: Siehe LAURENT.
LÖHR, W.: Langenbecks Arch. klin. Chir. 157, 191 (1929).
— Zbl. Chir. 1929, 45.
— Epiphysenstörungen im Ellenbogengelenk, zugleich ein Versuch der genetischen Erklärung der Osteochondritis dissecans. Langenbecks Arch. klin. Chir. 162, 119, 489 (1930).
— Ref. Zbl. ges. Radiol. 10, 415 (1930).
LOESCHKE, E.: Ein Beitrag zum Krankheitsbild des Panner-Syndroms. Med. Bild 6, 6 (1963).
LOOSER, E.: Schweiz. med. Wschr. 2, 1258 (1929).
MAKOWSKI: Dtsch. Z. Chir. 263, 313 (1949).
MANDL: Zbl. Chir. 1922, 33.
MARCH, H. C.: Osteochondritis of capitellum (Panner's disease). Amer. J. Roentgenol. 51, 682—684 (1944).
MERCER, W.: Orthopaedic surgery, 5. ed., p. 480. Baltimore: Williams & Wilkins Co. 1959.
MEYER-WILDISEN, R.: Osteochondritis diss. u. freie Körper des Ellenbogengelenkes. Schweiz. med. Wschr. 1932I, 579—582.
MIECZYSTAW, KOSZLA, M.: Localisazions rares de la nécrose aseptique. Rev. Chir. orthop. 49, 349 (1963).
MILLER, L. F.: Osteochondritis diss. of the capitulum of the humerus. Radiology 27, 237—239 (1936).
MÜLLER, U.: Z. Orthop. 81, 377 (1951).
MÜLLER, W.: Mschr. Unfallheilk. 417 (1934).
— Mschr. Unfallheilk. 427 (1935).
— HETZLAR: Dtsch. Z. Chir. 421, 793 (1933).
MURPHY, F. G.: Osteochondritis diss. of the elbow joint. J. Bone Jt Surg. 21, 464—466 (1939).
MYGIND, T., PETERSEN, Ø.: Aseptische Knochennekrose im medialen und lateralen Epicondylus humeri. Fortschr. Röntgenstr. 102, 6, 713 (1965).
NIEDERECKER, K.: Beobachtungen nach Gelenkplastik bei Arthrosis deformans der Gelenke. Dtsch. Kongr. Unfallheilk. 1955. Mschr. Unfallheilk. 48, 109—114 (1955).
NIELSEN, N. A.: Osteochondritis dissec. Capituli radii. Hospitalstidende 1931I, 701—706 [Dän.].
— Osteochondritis dissec. capituli humeri. Untersuchung an 168 Fällen. Acta orthop. scand. 4, 307—457 (1933).
— Osteochondritis dissec. capituli humeri. Teil I, Pathogenese und Ätiologie. Chirurg 6, 438—444 (1934).
— Osteochondritis dissec. capituli humeri. Teil II, Verlauf und Prognose. Chirurg 6, 479—481 (1934).
— Chirurg 7, 438 (1936).
NIJST, PH. M. EE.: Morbus Panner. Ned. T. Geneesk. 1937, 1243—1244.
NORDMANN: Z. Orthop. 80, 12 (1951).
NORMAN, R., HUGHES, R.: J. Bone Jt Surg. B 32, 348 (1950).
NUSSBAUM, A.: Brun's Beitr. klin. Chir. 130, 495 (1924).
O'CONNOR, D.: Osteochondritis def. juvenilis of the olecranon. Amer. J. Surg. 21, 227—229 (1933).
OMER, G. E., CONGER, C. W.: Osteochondrosis of capitulum humeri (Panner's disease). U.S. armed Forces med. J. 10, 1235—1241 (1959).
PANNER, H. J.: Acta radiol. (Stockh.) 3, 129 (1924).
— A case of vertebra plana (Calvé). Acta radiol. (Stockh.) 8, 541—554 (1927).
— Peculiar affection of capitulum humeri resembling Calvé-Perthes' disease of hip. Acta radiol. (Stockh.) 10, 234 (1929).
PEZCOLLER, A.: Contributo allo studio dell'osteochonrite diss. dell gomito. Arch. ital. Chir. 43, 257—282 (1938).
PFITZNER, W.: Schwalbe's Morph. Arb. 1, 575 (1892).
PLATZGUMMER, H.: Z. Orthop. 83, 74 (1952).
— Arch. Orthop. Mechano-Therap. 46, 691 (1954) (Lit.).
PÖSCHL, M.: Wachstum an abgesprengten Epiphysen- und Knochenstückchen. Fortschr. Röntgenstr. 87, 756 (1957).
PURCELL, F. H.: Siehe SCHAEFER, R. L.
RAHM, H.: Zur Frage der Disposition bei der Osteochondritis diss. capituli humeri. Zbl. Chir. 1934, 2263—2271. Ref. Zbl. ges. Radiol. 19, 24 (1935).
— Mschr. Unfallheilk. 574 (1935).
RAVELLI, A.: Osteochondr. dissec. am Os naviculare pedis. Z. Orthop. 85, 485 (1955).
RIBBING, S.: Acta radiol. (Stockh.) 732 (1944).
RIESS, E.: Nachuntersuchungen bei Kranken mit Osteochondritis dissecans. Arch. orthop. Unfall-Chir. 30, 217—232 (1931).
ROEPKE: Münch. med. Wschr. 1912, 839.
ROKKANEN, P.: Osteochondrosis of capitulum humeri (Panner's disease). Report of case. Ann. Chir. Gynaec. Fenn. 47, 356—361 (1958).
ROLLY, APPELT: Langenbecks Arch. klin. Chir. 105, 358 (1914).
ROSTOCK, P.: Osteochondrotis dissecans des Ellenbogens und Preßluftwerkzeugsarbeit. Arch. orthop. Unfall-Chir. 33, 449—455 (1933).
— Handbuch der Unfallheilkunde. Stuttgart: F. Enke 1933.
— Mschr. Unfallheilk. 424 (1935).
— Mschr. Unfallheilk. 122 (1937).
— Mschr. Unfallheilk. 115 (1938).
SCHÄFER: Zbl. Chir. 1935, 170.
SCHAEFER, R. L., STRICKROOT, F. L., PRUCELL, F. H.: J. Amer. med. Ass. 112, 1917 (1939).
SCHMID, F., HALDEN, L.: Die postfetale Differenzierung und Größenentwicklung der Extremitätenknochenkerne. Fortschr. Röntgenstr. 71, 975 (1949).
SCHMITT, H. G.: Persistierende Apophyse des Olecranon. Fortschr. Röntgenstr. 74, 241 (1951).

SCHRAMM: Arch. Orthop. **39**, 248.

SCHULTE: Dtsch. Z. Chir. **178**, 398 (1922).

SEMMELROCH, H.: Septische Knochennekrose mit zweifacher Lokalisation. Fortschr. Röntgenstr. **77**, 370 (1952).

SKRYGIN, V.: Epiphysiolyse des Speichenköpfchens. Ortop. Travm. Protez. **9**, 5, 78—83 (1935) [Russ.].

SMILLIE: Soc. Intern. Chir. Orthop. 1957, p. 578.

SMITH, L. A.: Activated ergostrol in radiation sickness. Amer. J. Roentgenol. **22**, 317—322 (1929).

SMITH, M. G. H.: Osteochondritis of the humeral capitulum. J. Bone Jt Surg. B **46**, 50 (1964).

SONNTAG: Mschr. Unfallheilk. 397 (1940).

STEWART, W. J.: J. Bone Jt Surg. **14**, 413 (1933).

STOREN, K.: Freie Körper im Ellenbogengelenk. Verh. chir. Ges. 95—96 (1934).

— Über einzelne freie Körper im Ellenbogengelenk. Norsk. Mag. Lægevidensk. **96**, 1167—1180 (1935).

STRICKROOT, F. L.: Siehe SCHAEFER, R. L.

TAPAVICZA, TH.: Langenbecks Arch. klin. Chir. **198**, 410 (1940).

TEMPSKY, A. v.: Mitteldtsch. Chirurgenkongr. 1930. Zur Klinik der freien Körper des Ellenbogens. Brun's Beitr. klin. Chir. **151**, 521—527 (1931).

THEISING: Zur Kenntnis der Patella cubiti (Ellenbogenscheibe). Röntgenpraxis **11**, 663 (1939) (Lit.).

TRIAS, A., RAY, R.: Juvenile Osteochondritis of the radiol. head. J. Bone Jt Surg. A **45**, 576 (1963).

TUNGUY, R.: Osteochondrite disséquante du coude. J. Radiol. Électrol. **17**, 679—680 (1933). Ref. Zbl. ges. Radiol. **17**, 91.

UHRMACHER, F.: Über Osteochondritis def. juvenilis des Ellenbogengelenkes. Z. orthop. Chir. **59**, 398—411 (1933).

ULLOA, I.: Über die Entwicklung des Gefäßsystems des Ellenbogenskeletes menschlicher Embryonen und Foeten. Morph. Jb. **107**, 444 (1965).

WAGNER, A., FABRICIUS-MØLLER, J.: Aseptisk Knoglenekrose. Lægeforeninges Aarbog, afd. III: Klinisk Aarbog, p. 1—24. København 1939.

WANKE: Chirurg **20**, 614 (1943).

WATERMANN, H.: Dtsch. Kongr. Unfallheilk. Hefte zur Unfallheilkunde 1955. Arthrosen. Mschr. Unfallheilk. **48**, 81—95 (1955).

WEIL, S.: Über doppelseitige symmetrische Osteochondritis dissecans. Bruns Beitr. klin. Chir. **78**, 403 (1912).

— Zbl. Chir. **18**, 1113 (1928).

— Pannersche Krankheit des Ellenbogengelenkes. Fortschr. Röntgenstr. **47**, 96—97 (1933).

WEISS, K.: Radiol. Austriaca **3**, 131 (1950).

WETTE, W.: Arch. Orthop. Mechano-Therap. **27**, 81 (1929).

WILKES, J. B.: Osteochondritis diesecans of the elbow. Amer. J. Surg. **84**, 121—123 (1952).

WINTERSTEIN, O.: Über die Osteochondritis def. juvenilis cubiti. Bruns Beitr. klin. Chir. **157**, 527—535 (1933).

WUSTMANN: Ellbogengelenk. Berlin: W. de Gruyter & Co. 1954 (Literatur).

ZIMMER, E. A.: Mschr. Unfallheilk. 59 (1937).

III. Distales Ellen- und Speichenende

Nekrosen am distalen Ellen- und Speichenende

a) Synonyme

Styloidosis aseptica necroticans ulnae aut radii, Burns-Müller-Syndrom.

b) Kasuistik, Klinik, Röntgenbefunde

BURNS berichtete 1931 von Veränderungen an der distalen Epiphyse der linken *Elle* bei einem 10jährigen Knaben, die als Osteochondritis juvenilis gedeutet wurden. Unter „Styloidosis ulnae necrotisans" veröffentlichte J. H. MÜLLER (1940) 2 Fälle, die er den bekannten aseptischen Nekrosen nach KÖHLER, PERTHES, KIENBÖCK u. a. gleichstellte (Abb. 24). Es handelte sich um zwei 28jährige Schweizer Soldaten, die längere Zeit stärkere Handarbeit zu verrichten hatten. Ohne Unfall stellten sich Druckschmerz und leichte Schwellung am Ellengriffel ein. Der Schmerz trat besonders bei Supination und Radialflexion der Hand auf. Unter Schonung klangen die Beschwerden in 3—4 Monaten ab. Die Röntgenbilder zeigten eine Aufhellung am Processus styloideus ulnae von der Spitze bis über die Basis hinaus. Die Kontur war flachwellig und mehrfach eingekerbt, die Struktur verwaschen und aufgehellt. Die Spitze erschien schollig abgehoben. Gegen den gesunden Knochen fand sich eine schwache sklerotische Abdichtungszone. Nach Monaten ließ sich Ausheilungstendenz feststellen, indem die Kontur wieder deutlicher wurde und der Knochen sich nach der Art einer osteoplastischen Ausheilung verdichtete. Kein histologischer Befund. Daß es sich hier um aseptische Nekrosen handelte, mag nicht bezweifelt werden. Ihre Einbeziehung in die primären aseptischen Nekrosen hingegen schon, da die Patienten das Wachstumsalter des Skeletes schon weit hinter sich hatten und andererseits Nekrosen am Ellengriffel bei Erwachsenen durch Überanstrengung nicht so selten verursacht werden.

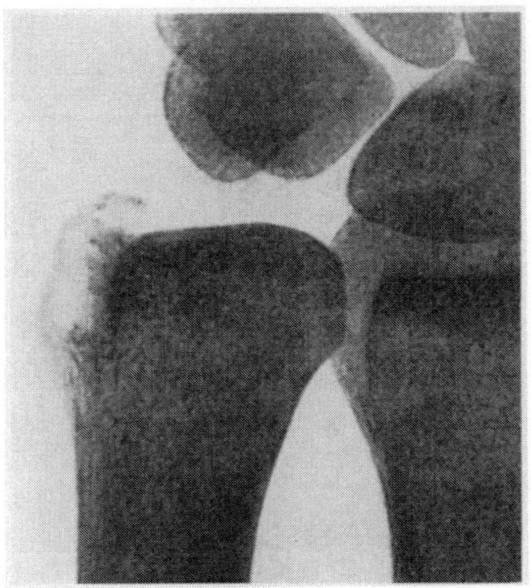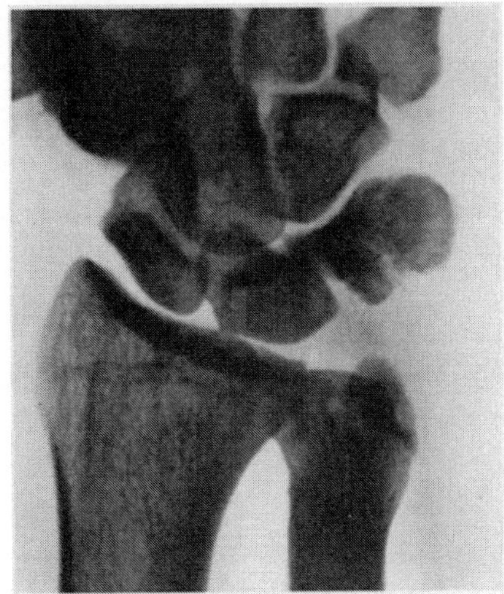

Abb. 24   Abb. 25

Abb. 24. Styloidosis ulnae necroticans (Fall von J. H. MÜLLER)

Abb. 25. Osteonekrotische Veränderungen an der Basis des Ellengriffels, am Triquetrum und am Pisiforme, (Trauma ist nicht gesichert). 26¹/₂jähr. ♂

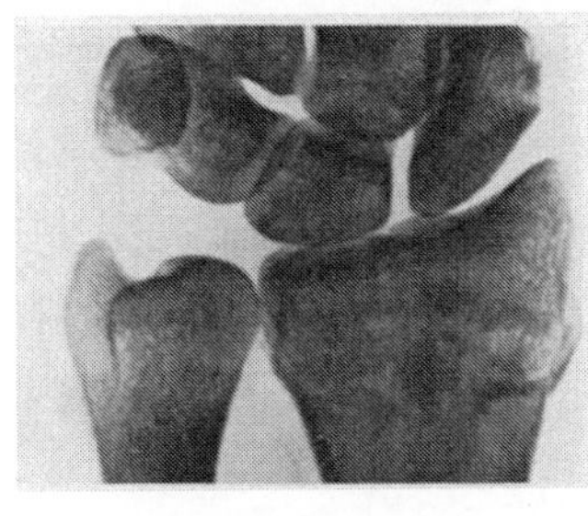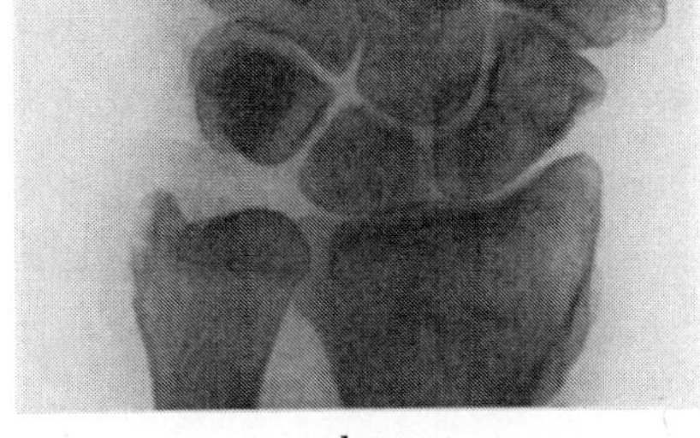

a   b

Abb. 26a u. b. Posttraumatische Nekrose am Ellengriffel nach Radiusbruch. a Kurz nach dem Unfall. Ellengriffel o. B., b 6 Monate später Teilnekrose

Im eigenen Fall der Abb. 25 (26¹/₂jähriger Mann aus dem Gaststättengewerbe) konnte ein früherer Unfall an der Hand nicht ermittelt werden. Es zeigten sich Nekrosen nicht nur am Ellengriffel, sondern auch am benachbarten Os pisiforme und Os trigonum.

Am häufigsten entstehen Nekrosen des Processus styloideus ulnae im Anschluß an Radiusbrüche, und zwar bevorzugt nach Brüchen, die in Radialflexion der Hand ausheilten. Sehr wahrscheinlich kommt es hier zur Entwicklung einer Nekrose durch einen Dauerzug des Ligamentum collaterale carpi ulnare, wobei die Nekrose oft erst mehrere Jahre nach der Radiusfraktur manifest wird (FISCHER u. a., PÖSCHL, Abb. 26). Bei chronischen Beschwerden einer solchen „Styloiditis necrotisans posttraumatica" führt eine Resektion des Fortsatzes oder auch bloß eine Incision meist zur Behebung der Beschwerden. Wir konnten aber auch in einigen Fällen im Laufe der Jahre eine weitgehende Defekt-Restitution beobachten (Abb. 27).

W. GOLLASCH entdeckte bei einer Patientin mit Osteochondrosis dissecans am Ellenbogengelenk anläßlich einer weiteren Skeletuntersuchung auch am linken Handgelenk einen ähnlichen Befund (Abb. 28). Röntgenbefund: kleinbohnengroßer abgeplatteter freier Körper über dem distalen Rande des Ellenköpfchens, in unmittelbarer Nähe des distalen

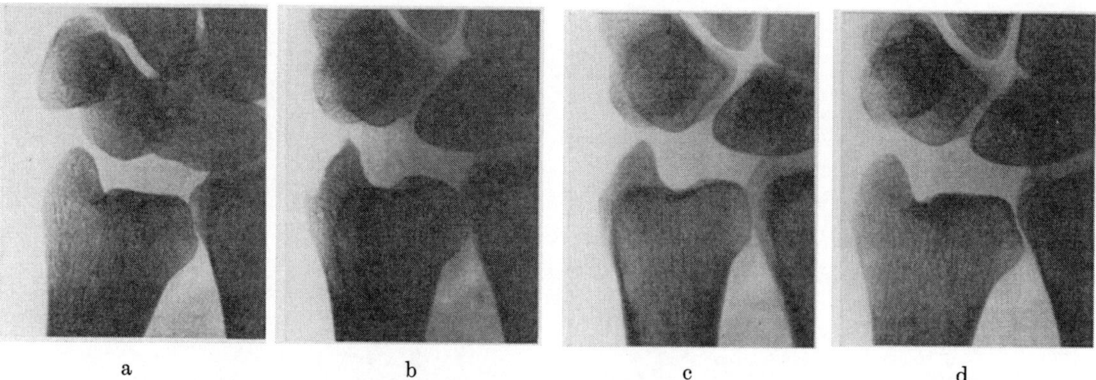

Abb. 27a—d. Sekundäre posttraumatische Nekrose am Ellengriffel entstanden im Gefolge einer Lunatum-
luxation. Nach 5 Jahren weitgehende Restitution

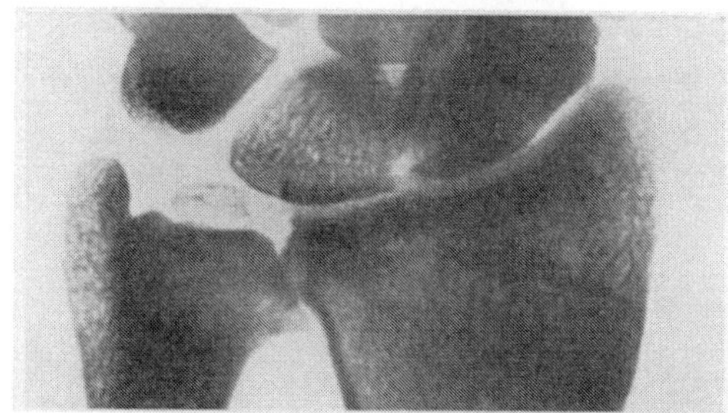

Abb. 28. Osteochondrosis dissecans am distalen Ulna-Gelenk. (W. Gollasch)

Radioulnarspaltes. Am Ellenköpfchen selbst war ein fingerkuppengroßer Bezirk etwas
aufgehellt und schwach sklerotisch umsäumt. Ein Unfall des linken Handgelenkes war
nicht erinnerlich. Der tastbare freie Körper bereitete aber beim Arbeiten Schmerzen
(Differentialdiagnose: verkalkter Discus triangularis ulnae!). Einen weiteren Fall von
Osteochondrosis dissecans am distalen Ulnaköpfchen beschreibt Thoms (1950). Als auslösender Faktor wird ein vor 3 Jahren erlittenes Trauma angenommen. Im Falle von
Schöneich zeigte sich ein etwa linsengroßer osteochondrotischer Herd am Ulnaköpfchen
in Nähe des Processus styloideus. Es handelte sich um ein 18jähriges Mädchen, das seit
3 Monaten heftige Schmerzen am linken Handgelenk hatte. Ein Trauma lag nicht vor.

Einen „Fall von Styloidosis ulnae aseptica necroticans beruflicher Genese" beschreibt
Bugyi (1958). Der Patient war 61 Jahre alt und 33 Jahre lang mit dem Heben von Lasten,
dem Beladen und Schieben eines kleinen Wagens beschäftigt. Die Gegend des distalen
Ellenendes war schmerzhaft und geschwellt. Über der abgeplatteten Basis des Ellengriffels lag der isolierte restliche Teil eines deformierten Ellengriffels. Innerhalb des
Knochens zeigten sich sklerotische und aufgehellte Bezirke. Da keine traumatische Einwirkung nachweisbar war, nimmt Bugyi Ermüdungsveränderungen bzw. einen Zustand
nach Ermüdungsbruch an. Überanstrengung wird wohl auch zur „Styloidosis ulnae
aseptica necroticans" geführt haben, die Wuensch nach Schlägerfechten beobachtete und
Grabiger bei einem 19jährigen Mann, der von Beruf Schweizer war. Bei diesem hatte die
nekrotische Osteolyse die Basis des Griffelfortsatzes durchsetzt (ähnlich wie bei den Fällen
von J. H. Müller), die Spitze war erhalten geblieben.

Am distalen *Speichenende* sind primäre aseptische Nekroseherde noch seltener als am
distalen Ulnaende. de Cuveland beschreibt den Fall eines Mädchens, das Reitsport
betrieb und das mit 10—12 Jahren Funktionsstörungen am rechten Handgelenk bemerkte.
Mit 14 Jahren wurde erstmals eine Röntgenaufnahme angefertigt. Diese ergab einen

flachen Defekt am dorsalen Rande der distalen Radiusepiphyse, gelenknahe. Darüber lag eine strukturlose Verschattung von Reiskorngröße. Im Laufe der Beobachtung vergrößerte sich das Gebilde und ließ auch Struktur erkennen. Nach mehr als 2jähriger Beobachtung kam der Spalt zwischen Radius und diesem Gebilde nicht mehr zur Darstellung. Es blieb ein hakenförmiger Fortsatz, der die Dorsalflexion der Hand behinderte. BERGMANN sah bei einem 6jährigen Knaben an der rechten Radiusepiphyse einen Befund, der sehr stark an eine juvenile Epiphysennekrose erinnerte. Allerdings war das Kind 1 Jahr vorher auf die rechte Hand gefallen. Äußerlich war der rechte Vorderarm etwas dünner als der linke. Das Röntgenbild zeigte, daß die distale Radiusepiphyse im ganzen etwas kleiner war als die der Gegenseite. An der radialen Hälfte war die Struktur rarefiziert, in der Mitte und ulnar fanden sich Verdichtungszonen. An den Handwurzelknochen war die Ossifikation gegenüber der gesunden Seite weiter fortgeschritten. Offensichtlich handelte es sich um eine posttraumatische Epiphysenwachstumsstörung, ähnlich wie bei einer aseptischen Nekrose. Dazu paßt auch die Ossifikationsbeschleunigung an den Handwurzelknochen.

c) Zur Ossifikation

An der distalen *Ulna*epiphyse tritt der Knochenkern im Alter von 6—7 Jahren auf. Auch doppelte Kernanlage kann vorkommen, dabei kann einer der Kerne dem Processus styloideus ulnae angehören. Kernpersistenz ist beobachtet. Der Epiphysenspalt zwischen dem Capitulum ulnae und der Metaphyse ist nicht selten normalerweise verhältnismäßig breit oder zerklüftet. Die Verschmelzung vollzieht sich etwa um das 18. Lebensjahr.

An der distalen *Radius*epiphyse tritt der Kern im Alter von 8—18 Monaten auf. Es scheint auch eine isolierte Kernanlage am Processus styloideus radii vorzukommen. Nicht selten beobachtet man an der Spitze dieses Processus einen kleinen isolierten Kern. Bei Persistenz nimmt ZIMMER eine traumatische Vorschädigung der Fuge an. Die Knorpelfugen sind auch normalerweise mitunter recht unregelmäßig begrenzt. Wie an der distalen Ellenepiphyse, so beobachtet man auch hier nicht selten einen schmalen zentralen zapfenartigen Verschmelzungsbeginn. Die Verschmelzung kommt um das 18. Lebensjahr (zit. nach KÖHLER-ZIMMER) zustande.

d) Differentialdiagnose

In der Differentialdiagnose stehen die *posttraumatischen Nekrosen* im Vordergrund. Sie entstehen — wie schon erwähnt — gar nicht so selten nach Schädigung des Processus styloideus ulnae und radii (die auch latent sein kann) oder nach Schädigung der ansetzenden Bänder. Am Processus styloideus ulnae können sie sich auch langsam über Jahre hin entwickeln, und zwar durch einen Dauerzug des Ligamentum collaterale carpi ulnare, wenn posttraumatisch eine manus radio-flexa zurückgeblieben ist (PÖSCHL). Die Osteolyse kann aber auch auf den Ellenschaft übergreifen. In einem Falle von HALABY und DI SALVO zeigte sich 8 Jahre nach einem Radiusbruch (7jähriger Junge) eine völlige Lyse der distalen Ulnaepiphyse einschließlich einiger Zentimeter des anschließenden Ellenschaftes.

Chronische Mikrotraumen der Hand gehen auch am distalen Ellen- und Speichenende

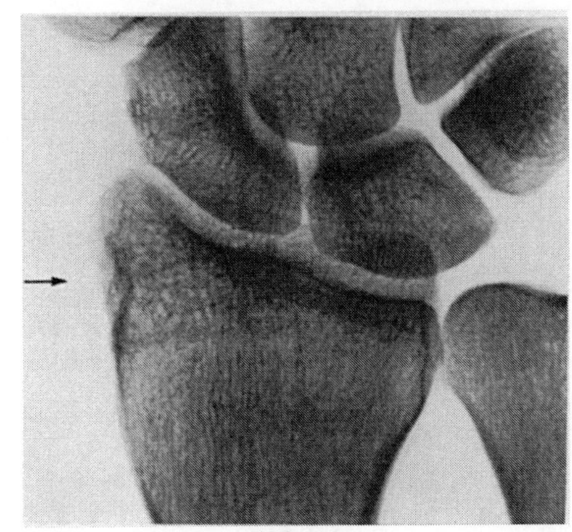

Abb. 29. Aseptische Knochendestruktion am lateralen Rand des Speichengriffels bei chronischer Tendinitis an der Sehne des M. abductor pollicis longus und M. extensor pollicis brevis (Quervainsche Tendinitis stenosans)

Abb. 29

nicht spurlos vorüber (Preßluft-, Steinarbeiter usw.). So beobachteten z. B. Horváth und Kákosy bei Motorsägebedienern pseudocystische und nekrotische Veränderungen am distalen Ellen- und Speichenende, worunter sich auch Abstumpfungen der ulnaren Kante des distalen Speichenendes und Verformungen des Ellengriffels befanden. Die Knochenstruktur war meistens rarefiziert. Weitaus am häufigsten war von der Arthrose das distale Radio-Ulnargelenk befallen (s. auch unter 'Os lunatum-Nekrose', S. 44). Der Fall von de Cuveland (S. 30) erinnert stark an eine primäre oder sekundäre Osteochondrosis dissecans.

Am radialen Rand des Processus styloideus radii kommt die *Quervainsche Tendinitis stenosans* vor, die an der Rinne der Sehnenscheide des Abductor pollicis longus und Extensor pollicis brevis infolge entzündlicher Verdickung der Sehnenscheide Randaufrauhungen, aber auch einen oberflächlichen Knochenabbau verursachen kann (Abb. 29) (,,Styloiditis radialis", Leger und Gauthier-Villars). Schließlich sind noch *Tuberkulose, Schleimbeutelverkalkungen* sowie *Nekrosen und Verkalkungen* am *Discus triangularis ulnae* zu erwägen. Nicht selten findet man auch beim *primären Hyperparathyreoidismus* Verkalkungen im Discus triangularis und in anderen Gelenkknorpeln z. B. am Kniegelenk einschließlich der Menisci, an der Symphyse (Bywaters, Dixon und Scott, Dodds und Steinbach).

Destruktive Veränderungen des Processus styloideus ulnae sind auch bei *chronischen rheumatischen Polyarthritiden* anzutreffen (Dihlmann).

Literatur zu B. III. (Distales Ellen- und Speichenende)

Bergmann, E.: Theoretisches, Klinisches und Experimentelles zur Frage der aseptischen Knochennekrosen. Chirurg 206, 12 (1927) (Lit.).

Bugyi, Bl.: Fall von Styloidosis ulnae aseptica necroticans beruflicher Genese. Fortschr. Röntgenstr. 88, 370 (1958).

Burns, B. H.: Osteochondritis juvenilis of the lower ulnar epiphysis. Proc. roy. Soc. Med. 24, 912—914 (1931). Ref. Zbl. ges. Radiol. 11, 663 (1932).

Bywaters, E. G. L., Dixon, A., Scott, J.: Joint lesions of hyperparathyreoidism. Ann. rheum. Dis. 18, 63—64 (1959).

Cuveland, E. de: Epiphyseonekrose des Radius. Orthop. 83, 279 (1953).

Dihlmann, W.: Der Processus styloides ulnae — ein röntgenologischer Indikator für chronische rheumatische Polyarthritiden. Fortschr. Röntgenstr. 109, 199 (1968).

Dodds, W. J., Steinbach, H. L.: Primäry hyperparathyreoidism. a. articular cartilage calcification. Amer. J. Roentgenol. 104, 884 (1968).

Fischer, E.: Posttraumatische Defekte am Processus styloideus ulnae. Fortschr. Röntgenstr. 111, 687 (1969).

Gollasch, W.: Osteochondrotis dissecans des Handgelenkes. Röntgenpraxis 14, 468—469 (1942).

Gorham, I. W., Stout, A. P.: Massive · osteolysis (acute spontaneous absorption of bone, phantome bone, disappearing bone). J. Bone Jt Surg. A 37, 985 (1955).

Grabiger, R.: Styloidosis ulnae aseptica necroticans. Fortschr. Röntgenstr. 89, 495 (1958).

Häuptli, O.: Die aseptischen Chondro-Osteonekrosen. In: Chirurgie in Einzeldarstellungen etc. Berlin: W. de Gruyter & Co. 1954.

Halaby, F. A., Salvo, E. J. di: Osteolysis, a complication of trauma. Amer. J. Roentgenol. 93, 591 (1965).

Horváth, F., Kákosy, T.: Über strukturelle Veränderungen der Handwurzelknochen von Motorsägebedienern. Z. Orthop. 107, 482 (1970).

Kienböck: Zit. nach Müller, J. H.

Köhler, A., Zimmer, E. A.: Grenzen des Normalen und Anfänge des Pathologischen im Röntgenbilde des Skeletes, X. Aufl. Stuttgart: G. Thieme 1956.

Leger, L., Gauthier-Villars, P.: Presse méd. 74, 858 (1947).

Müller, J. H.: Die Styloidosis ulnae aseptica necroticans. Z. Unfallmed. Berufskr. (Bern) 34, 82—86 (1940).

— Die Styloidosis ulnae aseptica necroticans. Radiol. chir. (Basel) 10, 17—22 (1941). — Röntgenpraxis 13, 419 (1941).

Perthes, G.: Zit. nach Müller, J. H.

Pöschl, M.: Posttraumatische aseptische Osteochondronekrosen im Röntgenbild. 33. Tagg der Dtsch. Röntgenges. Baden-Baden 1951, Zusatzheft zum Programm, S. 23.
Aseptische Osteochondronekrosen als Unfallspätfolge. ,,Sport Medicine" Proceedings nf the Internat. Symposium of the Medicine and Physiology of Sports and Athlethics at Helsinki 17.—18. 7. 1952.

Schöneich, R.: Osteochondritis dissecans am Ulnaköpfchen. Fortschr. Röntgenstr. 76, 268 (1952).

Thoms, J.: Osteochondritis dissecans of the Head of the Ulna. Acta radiol. (Stockh.) 34/3, 161 (1950).

Wuensch, K.: Styloidosis ulnae aseptica necroticans nach Schlägerfechten. Z. Orthop. 89, 506 (1958).

Zimmer, E. A.: Zit. nach Grenzen des Normalen . . . . 10. Aufl., S. 110—111. Stuttgart: G. Thieme 1956.

IV. Handwurzel

1. Os lunatum-Nekrose

a) Synonyme

Nekrose, Malacie oder Osteochondritis des Os lunatum; Mondbeintod; Kienböcksche Krankheit; Köhler-Mouchetsche Krankheit (Maladie de Koehler-Mouchet). Diese letztere Bezeichnung taucht nur einige Male in der französischen Literatur auf, z.B. bei MUTEL, CORRET und ROUSSEAU, COMBIER und MURAD, AMIN EDDINE.

b) Häufigkeit, Alter, Geschlechtsverteilung, Seitenbefall, familiäres Vorkommen

Als erster beschrieb KIENBÖCK im Jahre 1910 die Osteonekrose des Os lunatum der Hand. Daher wurde später dieser Erkrankung der Name „Kienböcksche Krankheit" gegeben. Es handelt sich hier um *eine der häufigsten Lokalisationen* der umschriebenen aseptischen Osteonekrosen, zahlenmäßig hinter dem M. Perthes und dem Köhler II etwa an dritter Stelle rangierend. Im Vergleich zu den übrigen primären Osteonekrosen ist es aber auffallend, daß die Lunatumnekrose äußerst selten in der frühen Jugend beobachtet wird. Nach CHRISTENSEN tritt sie am häufigsten im *Alter* von 16—35 Jahren auf, nach WEBER und GREGEL zwischen dem 20. und 25. Lebensjahr, nach BLENCKE zwischen dem 20. und dem 30. und nach HONKANEN zwischen dem 28. und 38. Lebensjahr. *Männer* sind deutlich häufiger befallen als Frauen (6:1 nach CHRISTENSEN, 57:25 nach WEBER und GREGEL). Auch ist die *rechte* Hand, also die häufig stärkere Gebrauchshand, eindeutig öfter betroffen als die andere Hand. Unter BLENCKEs Fällen war 33mal die rechte Seite, nur 10mal die linke Seite betroffen, bei WEBER und GREGEL 61mal die rechte, 36mal die linke und 3mal beide Seiten; bei COHENs 173 Fällen war das Verhältnis rechts zu links 2:1. Bei den Fällen von WEBER und GREGEL waren die auf der rechten Seite Befallenen alle Rechtshänder, von den linksseitig Betroffenen gaben nur 3 an, Linkshänder zu sein. Da ferner manuelle Schwerarbeiter (bei WEBER und GREGEL 79,9 %), wie Straßenarbeiter, Preßluftarbeiter, Waldarbeiter, Landarbeiter usw., ebenfalls bevorzugt beteiligt sind, liegt die Folgerung nahe, daß es sich ursächlich sehr wahrscheinlich um exogene Faktoren handelt, nämlich um eine akute oder chronische Traumawirkung. Linksseitiges Überwiegen fand sich nur im Beobachtungsgut von STEINHÄUSER u. MERHOF (25 links, 15 rechts).

Doppelseitiges Vorkommen ist relativ selten, wurde aber beobachtet, z.B. von WETTE, WOHLAUER, CHRISTENSEN, BRUCHHOLZ, WEBER und GREGEL (3 Fälle), HEIDENHOFER, WODARZ. Bei letzterem handelte es sich um einen 17jährigen Jüngling, bei dem weder ein akutes noch ein chronisches Trauma nachweisbar war. POGLAYEN und FISCHER sahen Doppelseitigkeit bei ovariellen Störungen. Doppelseitige Mondbeinnekrose fand ferner KIENBÖCK bei Brüdern. Auch BLENCKE fand in seinen 77 beobachteten Fällen, bei denen keinerlei Unfall nachzuweisen war, mehrfachen doppelseitigen Befall. Er unterscheidet demnach zwischen idiopathischen, durch einmaliges Trauma entstandene und durch professionelle kleine Druckinsulte verursachte Mondbeinnekrosen.

Familiäres Vorkommen wurde bisher nur 3mal beschrieben, darunter von WEBER und GREGEL bei zwei Brüdern.

c) Klinisches Bild

Die Krankheit beginnt meistens schleichend und hat eine relativ lange Latenzzeit. Diese beträgt nach HONKANEN 2—6 Monate. Allmählich treten Schmerzen im Handgelenk mit Einschränkung der Beweglichkeit auf. Hinzu kommt dann eine leichte Schwellung, besonders an der Dorsalseite. Bei genauer Palpation der Handwurzel läßt sich aber sowohl dorsal wie auch volar die Stelle der stärksten Druckempfindlichkeit genau über dem Os lunatum lokalisieren. Nach BLENCKE folgt häufig dem ersten Stadium der Schmerzhaftigkeit ein schmerzfreies Intervall. Später kann es auch zu einer Atrophie der Armmuskulatur in mehr oder minder starkem Ausmaß kommen.

In weiter fortgeschrittenen Stadien bildet sich das Krankheitsbild einer starken Arthrosis deformans mit Störungen im Spiel der Handwurzelknochen aus.

d) Das Röntgenbild

Im *Anfangsstadium* werden Lunatum-Malacien nicht sehr häufig erfaßt, da — wie schon erwähnt — das Krankheitsbild meistens schleichend beginnt. In Fällen erfaßter Frühstadien sieht man nicht selten subchondral gelegene Spalten, besonders am radialen Lunatumrand, worauf Köstler und Lang hinweisen. Inwieweit es sich hier um nekrotisch entstandene Spalten oder um primär-traumatische handelt, läßt sich vielfach nicht klären, vor allem nicht in Begutachtungsfällen, bei denen häufig ein Trauma angegeben wird, was aber nicht immer überzeugend wirkt.

Die meisten Bilder werden zu einem Zeitpunkt angefertigt, an dem sich das Os lunatum schon im Stadium der malacischen Zusammensinterung befindet. Der Knochen ist hier in der Richtung der Längsachse der Hand etwas erniedrigt, dorso-volar jedoch verbreitert. Im Inneren ist der Knochen zunächst mehr homogen verdichtet (Abb. 30, 31), später finden sich schollige Verdichtungen, die häufig von querverlaufenden rißartigen Aufhellungen durchsetzt sind (Abb. 32). An einigen Stellen ist meist auch schon die Corticalis eingebrochen, vor allem in Kantennähe. Verdichtete Stellen wechseln mit osteoporotischen ab, das Bild ist fleckig.

In *fortgeschritteneren Stadien* wird die Verformung des Knochens stärker. Er wird vor allem in der Richtung der Längsachse an der Stelle der hauptsächlichsten Druckeinwirkung schmäler (Abb. 31, 32). Damit geht eine Zunahme der Verdichtung einher. Im Rahmen der malacischen Zusammensinterung entsteht vielfach auch eine exostosenartige Ausziehung, evtl. mit konsekutiver Isolierung einer Knochenscholle, besonders häufig an der radialen Seite (Abb. 32a). Im weiteren Verlaufe hellt sich der Knochen wieder auf und zeigt auch wieder Struktur. Diese wird aber im ganzen Knochenbereich nie wieder völlig normal. Es bleiben Verdichtungszonen sowie nekrotische Randabbauten bestehen, ferner bleibt der ganze Knochen kahnförmig deformiert. In der Umgebung treten schließlich als Spätveränderungen arthrotische An- und Abbauten auf.

Honkanen teilt den Krankheitsverlauf nach den Veränderungen, die im Röntgenbild zu sehen sind, in 3 Stadien ein:

Initialstadium, in welchem das Lunatum verdichtet ist, seine Wölbung abgeflacht wird, und der Knochen platter erscheint als sonst. Dann folgt das *floride Stadium*, in welchem zu den vorher genannten Veränderungen Verdichtungen, Aufhellungen und sogar Frakturen kommen. Die Risse verlaufen vorwiegend parallel zur Handgelenksebene. Schließlich folgt das *Reparationsstadium*, in diesem kann der Knochen seine frühere Struktur und Größe wiederbekommen.

Trifft ein Trauma die Hand, so ist das Verhalten der Handwurzelknochen, speziell jener, welche zur Nekrose besonders disponiert sind (Mond- und Kahnbein), im Rahmen eines etwa auftretenden Sudeck-Phänomens, besonders zu beachten. Nach Pöschl und Haslhofer nimmt nämlich der Knochen, der von der Ernährung ausgeschlossen ist, am Sudeck-Phänomen nicht teil (Abb. 36c, 39b), sondern behält seine ursprüngliche Struktur und Kontur über längere Zeit. Später setzen dann die bekannten morphologischen Veränderungen der Knochennekrose ein. Bei chronischen Traumen kommt es meistens nicht zur Entstehung eines „Sudeck".

e) Histologische Befunde

Histologische Untersuchungsergebnisse des malacischen Os lunatum liegen in größerer Zahl vor (Baum, E. Bergmann, Kappis, Axhausen, Zweig, Cordes, Gold, Winkelbauer, Nagura, Hörbst, Hühne, Haslhofer, Hering, Lang, Wydler, Zweig u.a.). Es finden sich die typischen Veränderungen einer Knochennekrose ohne entzündliche Erscheinungen. Vielfach ist der Knorpelüberzug intakt. In Spätfällen sind osteo-arthro-

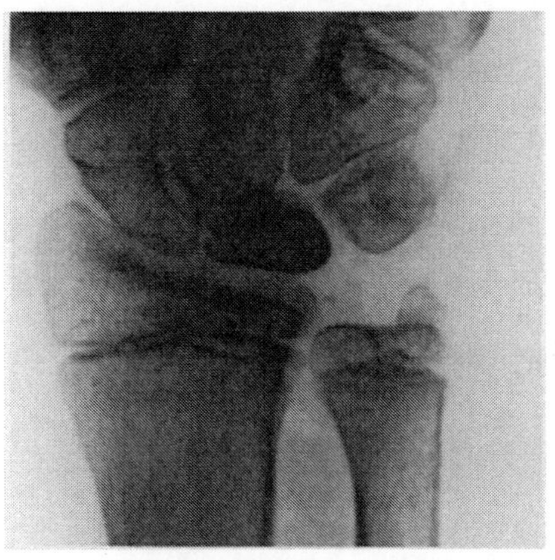 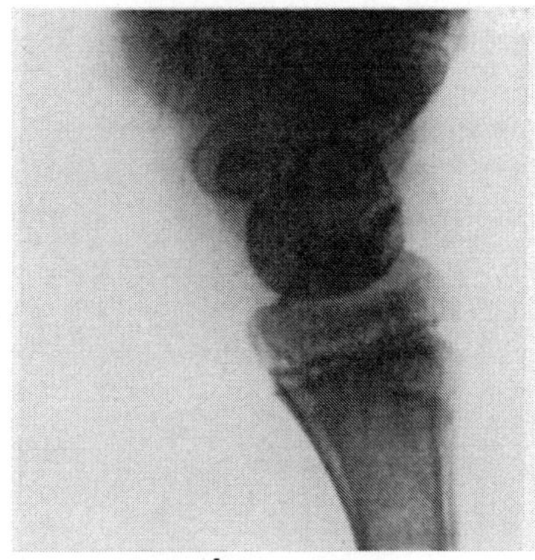

a b

Abb. 30a u. b. Beginnende Lunatummalacie. Kein Unfall. (15jähriger Lithographenlehrling)

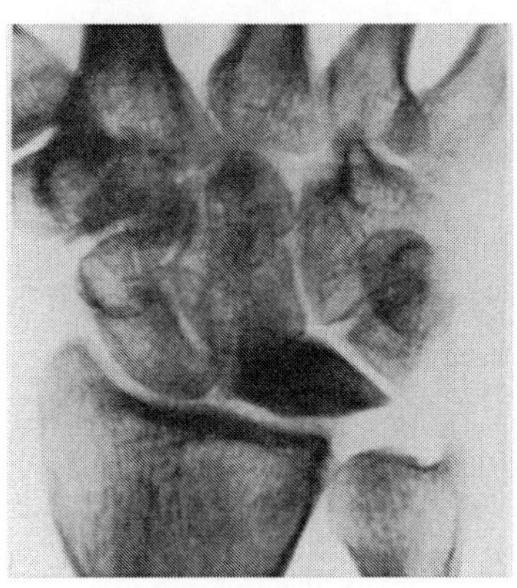 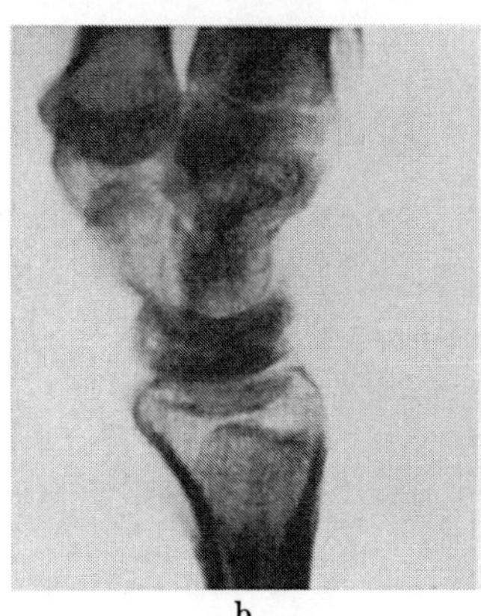

a b

Abb. 31a u. b. Mondbeinmalacie bei einem 20jährigen Kugelstoßer. Kein Unfall. Seit ca. 6 Monaten bestehen unklare Schmerzen am Handgelenk

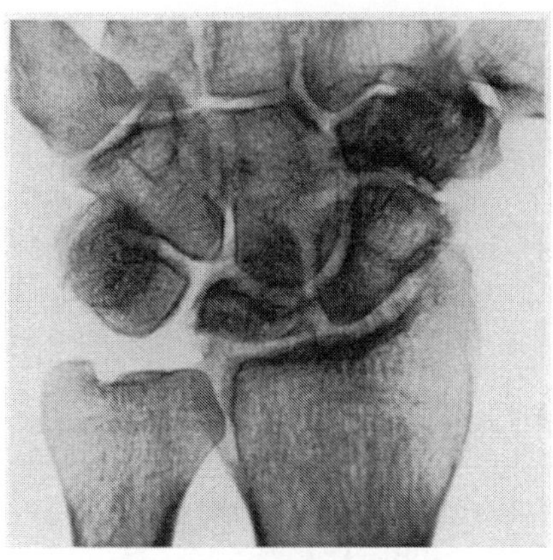 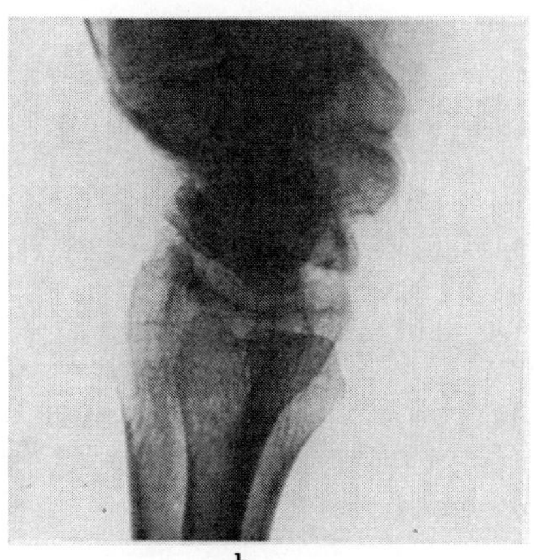

a b

Abb. 32a u. b. Alte Lunatummalacie. Kein Unfall bekannt. (50jähriger Dreher)

tische Veränderungen vorhanden. Im Inneren des Knochens entsteht neben alten Knochenteilchen osteoides Gewebe und später lamellärer Knochen. BAUM brachte 1930 die erste histologische Untersuchung eines nekrotischen Mondbeines und nahm als primären Faktor für die Entstehung der Nekrose eine Fraktur mit pseudarthrotischer bzw. unvollständiger callöser Heilung an. KAPPIS beobachtete eine fast völlige Nekrose der Spongiosa und des Markes bei erhaltenem Knorpel und erklärte diesen Befund mit der Annahme eines Zustandes nach einem Kompressionsbruch. Von den jüngeren Untersuchern führe ich HÖRBST an. Dieser sah kleine Frakturen und damit zusammenhängend Bildung von callösem, faserigem, zellreichem, verschieden differenziertem Gewebe. Außerdem fanden sich Blutungen, Zertrümmerungen, Spalt- und Rißbildungen. Da sich Spaltbildungen vielerorts in neugebildetem Callus zeigten, glaubt HÖRBST annehmen zu müssen, daß sie ihre Entstehung sich öfter wiederholenden funktionell-mechanischen Einwirkungen verdanken. Das Markgewebe ist demnach überwiegend fibrös-zellreich und führt auffallend viele Gefäße.

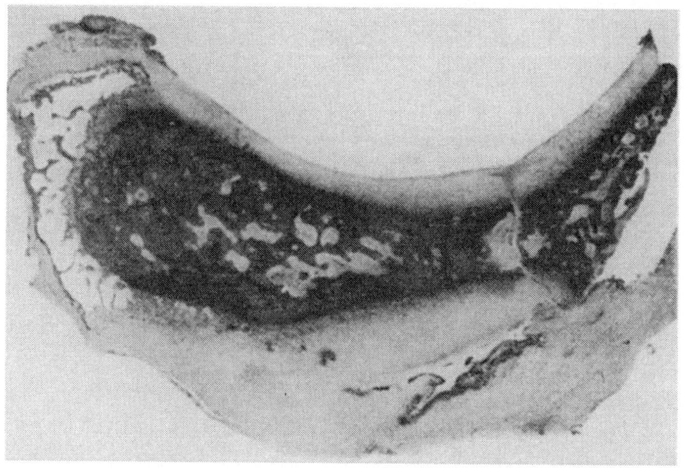

Abb. 33. Lunatummalacie. Die nekrotischen Reste der ursprünglichen Spongiosa sind durch Einbau einer lebenden Zwischenschicht vereinheitlicht und teilweise sklerosiert. Der spongiöse Randzuwachs stellt eine neugebildete „Exostose" dar mit lockerem Fasermark und tätigem An- und Abbau. Frakturspalt durch den Knorpel und toten Knochen in der rechten Bildhälfte. An den Seiten des Spaltes Eindringen von wiederbelebtem Mark und Resorption des angrenzenden Knochens. Anscheinend lag in diesem Fall eine gestörte Reorganisation vor, da auch im sklerotischen und nekrotischen Knochen zwei Perioden unterscheidbar sind: eine zentrale mit vollkommen leeren Knochenhöhlen und eine periphere (d. i. die Markräume der ursprünglichen Spongiosa ausfüllende) mit noch schattenhaft erkennbaren Knochenzellen. [L. HASLHOFER: Radiol. Austr. 7 (1954)]

HÖRBST fand sowohl beim M. Schlatter wie beim nekrotischen Mondbein Verhältnisse, die sich gleichen. Seiner Ansicht nach liegen bei beiden Krankheiten histologische Kennzeichen einer Fraktur vor. Die Frakturen sind allerdings nur mikroskopisch klein, so daß zahlreiche kleine Insulte als Ursache eher in Frage kommen als ein größeres einmaliges Trauma. Diese Gleichheit der Befunde beim M. Schlatter und beim M. Kienböck eröffnet gewisse ätiologische Perspektiven und ist nicht mit der Auffassung von JAROSCHY in Einklang zu bringen, der glaubt, daß es sich beim M. Schlatter nicht um eine Nekrose, sondern um eine Wachstumsstörung handle.

Nach HASLHOFER muß angenommen werden, daß bei den traumatischen Nekrosen, die Reparation in gleicher Weise vor sich geht wie beim freien Knochenimplantat, indem nämlich das tote Gewebe nur das Gerüst abgibt, an dem entlang die Durchwachsung mit ossifikationsfähigem Gewebe aus der Umgebung erfolgt (Abb. 33). SANTOZKI und KOPELMANN fanden bei einem operierten Fall subchondrale Nekrosen, die nach ihrer Ansicht durch eine Endarteriitis obliterans entstanden sind. Sie haben 20 Fälle zusammengestellt. Im wesentlichen schließen sie sich hinsichtlich der Entstehung der aseptischen Osteonekrosen der Ansicht AXHAUSENs (mykotische Embolie) an. KONJETZNY untersuchte 9 Fälle histologisch, die klinisch und röntgenologisch das typische Bild der Lunatummalacie boten. 8 davon zeigten auch histologisch das charakteristische Bild der aseptischen Nekrose. Ein Mondbein, das von einem Mann stammte, der 3 Monate

vorher auf die Hand gefallen war, enthielt eine erbsengroße Höhle mit alten Blutresten.
Die Wand der Höhle war von Spindelzellgewebe mit zahlreichen Riesenzellen und
Capillaren gebildet. Eine weitere kleinere Höhle befand sich in der Nähe. Die Höhlen
waren leicht sklerotisch demarkiert. Dieser Befund ist zweifelsohne auf das anamnestisch
erwähnte Trauma zu beziehen, das an sich kein besonders schweres war (traumatische
Markblutung).

Für die histologische Untersuchung gilt noch mehr als für das Röntgenbild, daß die
meisten gewonnenen Bilder Spätzustände zeigen. Darauf macht auch LANG aufmerksam.
Die meisten Präparate lassen nämlich erkennen, daß die normale Spongiosa bereits einem
„Umbauknochen" gewichen ist. Daher kann auch vom histologischen Untersucher über die
Ursache nichts mehr ausgesagt werden. Die Bilder des Ablaufes der Nekrose am Luna-
tum stimmen mit denen der übrigen aseptischen epiphysären Nekrosen überein. NAGURA
zeigte einen Fall, bei dem sich zwischen den nekrotischen Bezirken und dem restituierten
Knochen eine knorpelige Zone entwickelt hatte.

f) Ätiologie und Pathogenese

Die Anschauungen über die Entstehung der Lunatumnekrose sind sehr vielfältig.
DIETHELM und WINKLER geben eine schematische Zusammenstellung (Abb. 34).
Letzten Endes gehen aber fast alle Erklärungsversuche auf eine Störung der arteriellen
Gefäßversorgung hinaus, selbst dann, wenn man eine traumatische Schädigung, einen
dispositionellen Faktor oder endokrine Momente als primäres Agens annimmt.

α) Die Gefäßversorgung

Es liegt daher nahe, sich eingehender mit der Gefäßversorgung des Os lunatum zu
befassen. Die Mitteilung WETTEs, daß ein völlig aus dem Handgelenk entferntes Lunatum,
wieder eingesetzt, sich ohne nennenswerte Veränderungen seines Aufbaues verhielt, kann
meines Erachtens nicht als Gegenbeweis für die Bedeutung der Ernährungsstörung beim
Zustandekommen der Lunatumnekrose angeführt werden, da es nicht einleuchtet, warum
sich das Lunatum anders verhalten sollte als ein anderer aus der Ernährung ausgeschlossener Knochen. Außerdem fehlen Mitteilungen über eine längere Beobachtungsdauer dieses
Falles.

Nach ANSEROFF erfolgt die Gefäßzuleitung beim Os lunatum hauptsächlich volarseitig.
Nach Untersuchungen von LOGROSCINO u. DE MARCHI ist das Os lunatum verhältnismäßig
gut mit Gefäßen versorgt. Im Durchschnitt weist es 7—8 Öffnungen für Vasa nutritia auf,
das Minimum liegt bei 4, das Maximum bei 24. Es gibt demnach gut und schlechter
ernährte Mondbeine. Letztere scheinen eine erhöhte Bereitschaft zur posttraumatischen
Nekrose zu haben. CORDES fand, daß die Gefäßversorgung von volar her besser ist als von
dorsal her. Durchschnittlich ziehen volar 2—4 und dorsal 1—4 Gefäße in den Knochen.
Es kann sogar vorkommen, daß von einer Seite überhaupt kein Gefäß eintritt. Auch sind
die volaren Foramina in der Regel größer als die dorsalen. Nach KÖSTLER teilen sich die
an der dorsalen Fläche in den Knochen eindringenden 1—2 Gefäße in mehrere kollaterale
Äste und anastomosieren mit den an der Volarseite eindringenden, die sich in der subcorticalen Schicht verteilen. Diese intraossalen Gefäße seien von entscheidendem Volumen
und würden nur selten ein ausgedehntes Netz bilden, das zudem durch Stase des Blutumlaufes
gefährdet sei. Die zarteste und am leichtesten verwundbare Stelle des Gefäßsystems sei
der Winkel, an dem die Vasa afferentia in den Knochen eindringen. Nach VAŇA wirken
auf die an dieser Stelle besonders exponierten Gefäße häufig Zug und Druck, die über ein
Ödem zu einer Thrombosierung führen können. JOECK hält die Ernährung über den Bandapparat für unwichtig, da beobachtet worden sei (WETTE, BÖHLER), daß ein vollkommen
herausgenommenes und wieder eingesetztes Mondbein ohne Nekrose einheilte. Allerdings
muß — wie schon erwähnt — hier hinzugefügt werden, daß Spätkontrollen dieser Fälle
nicht mitgeteilt worden sind. HASLHOFER hat die Gefäßversorgung an 5 wahllos erhaltenen

1. Traumatische Luxation oder Subluxation mit Gefäßzerreißung oder -quetschung (KIENBÖCK, HASLHOFER, BÖHLER).

2. Arbeit mit dorsalflektierter Hand, z.B. Preßluftarbeiten (LAARMANN, WETTE).

3. Physiologische Gefäßinvolution ohne rechtzeitigen Ersatz (BELMONTE).

4. Embolie, eventuell bland-mykotisch (AXHAUSEN).

5. Mechanische Überbeanspruchung, besonders bei Konstitutions- und Regenerationsschwäche und Preßluftarbeiten (GOECKE, HÄUPTLI, MÜLLER, WEISS u.a.).

6. Chronisches Mikrotrauma (professionell), besonders bei Minusvariante der Ulna und Elastizitätsänderung des Discus triangularis (HULTÉN, F. LANG, W. MÜLLER).

7. Traumatische Kompressionsfraktur (RÜTTNER, F. LANG, HÄUPTLI) oder subchondraler Ringbruch (KAPPIS, CORDES, COHEN).

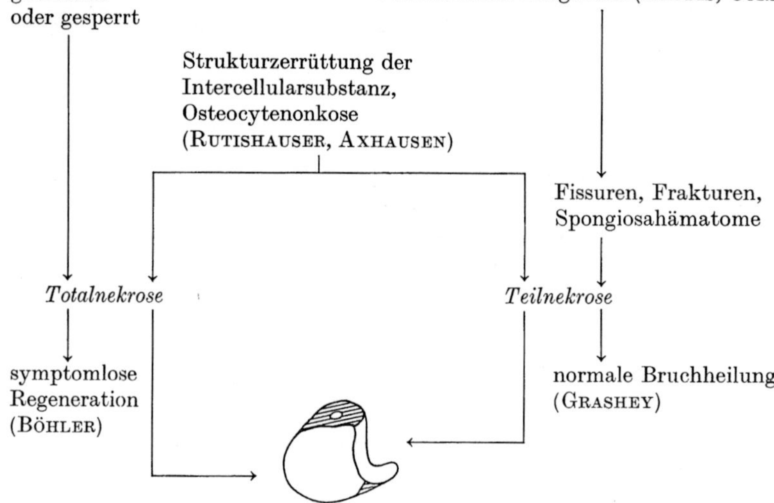

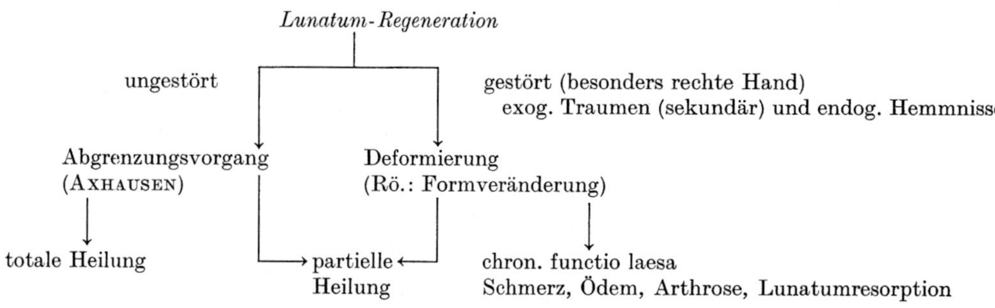

Abb. 34. Zusammenstellung verschiedener Theorien über die Entstehung der „Kienböckschen Krankheit" *(KiK)* am Os lunatum manus (L. DIETHELM u. E. WINKLER)

Mondbeinen untersucht (Abb. 35). Es fiel ihm auf, daß bei 2 Mondbeinen die Blutzufuhr volar praktisch nur über eine einzige Eintrittspforte erfolgte, dorsal dagegen über kleinere, aber weiter verstreute Gefäßlöcher. Im Bereiche der Ligamenta interossea waren praktisch keine mit der Lupe feststellbaren Gefäßöffnungen vorhanden. Es gibt übrigens auch Gefäßlöcher bzw. -kanäle am Os lunatum, in denen nur Venen zu finden sind (persönliche Mitteilung von J. LANG).

GRASSBERGER und SEYSS konnten arteriographische Untersuchungen der Hand bei 5 Fällen von Lunatummalacie vornehmen. Sie fanden eine Minderdurchblutung im Handgelenkbereich und glauben, daß weder eine traumatische noch mechanisch-statische Funktionsstörung (z.B. verkürzte Elle), noch vasculäre Momente (z.B. mykotische Embolien) am Knochen selbst eine Rolle spielen. Ob diese Minderdurchblutung das Primäre ist oder erst sekundär als Folge der Lunatummalacie entstanden ist, bleibt allerdings offen.

β) Die Gefäßtheorien

spielten schon in der älteren Literatur eine Rolle. Bekannt ist vor allem die Theorie AXHAUSENs, der der Ansicht war, daß es über mykotische Embolien, meist im Gefolge von Infektionskrankheiten, zur Mondbeinnekrose komme. Diese Theorie hatte viele Befürworter, z.B. UFFREDUZZI, PHEMISTER-BRUNSCHWIG-DAY. An Störungen der nervösen Steuerung der Strombahn glaubt FRANK. Durch eine derartige Störung komme es zu einem funktionellen Verschluß der Strombahn. Seiner Ansicht nach seien die subchondralen Gefäße reizempfindlicher als die subperiostalen.

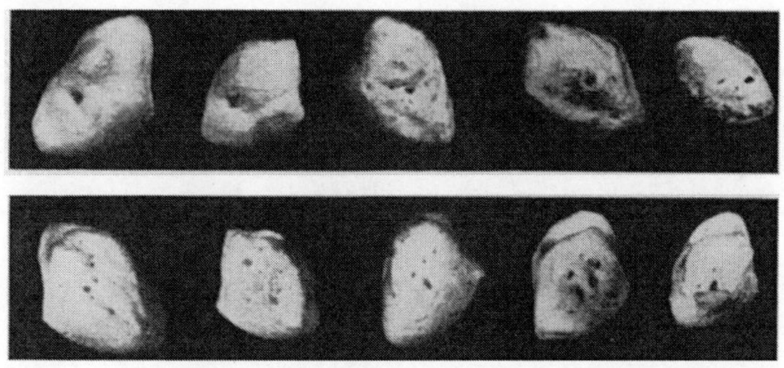

Abb. 35. Zwei rechte und drei linke Mondbeine, maceriert, zur Darstellung der Gefäßöffnungen an der volaren (oben) bzw. dorsalen (unten) Seite. (HASLHOFER)

γ) Das einmalige und chronische Trauma in der Ätiologie

KIENBÖCK selbst nahm an, daß sich die Lunatumnekrose nach einer traumatischen Fraktur mit anschließender rarefizierender Ostitis entwickle; an das chronische Trauma dachten auch schon LERICHE und FONTAINE (1926). Es komme dabei zu einer Schädigung des perivasculären Sympathicus, so daß die aseptischen Epiphyseonekrosen der Ausdruck einer Dysfunktion des Stoffwechsels infolge Läsion vasomotorischer Nerven seien. Im übrigen steht es kaum noch zur Diskussion, daß es nicht posttraumatische Mondbeinnekrosen gibt, worauf F. J. LANG, STÅHL und PÖSCHL hingewiesen haben. Die Zahl jener, die eine lückenlose Bilderreihe der Entwicklung posttraumatischer Nekrosen am Mondbein aufweisen können, ist sehr groß, trotz der gegenteiligen Ansicht von BÖHLER und PERSCHL. Unter dem Unfallmaterial des Verfassers finden sich nicht wenige Fälle, bei denen nach einem erwiesenen Trauma feinste subcorticale Querfissuren oder Strukturverwerfungen am Mondbein mit konsekutiver Malacie beobachtet wurden (Abb. 36 und 37). Wir konnten z.B. an der Chirurgischen Universitäts-Klinik München innerhalb von 4 Jahren 8 Mondbeinverletzungen und 12 Mondbeinluxationen feststellen. Von den ersteren führten 4 und von den letzteren 5 später zu nekrotischen Veränderungen am Mondbein. Nicht immer entsteht eine Totalnekrose des Knochens. So ist es möglich, daß ein einmaliges kleines Trauma nur einen kleinen umschriebenen Nekroseherd hervorruft, der sich röntgenologisch nicht von solchen unterscheidet, welchen man bei Preßluftarbeitern oder bei Arthrosis deformans begegnet (Abb. 38). Es ergibt sich die Notwendigkeit, bei Verdacht auf Mondbeinverletzung neben den Übersichtsaufnahmen auch noch Serienaufnahmen und laufende Kontrollen vorzunehmen. Die Verhältnisse sind hier ähnlich wie bei der Röntgendiagnose der Kahnbeinfraktur. Auch ZIHLMANN (65 Beobachtungen von Lunatummalacie) stellt die posttraumatische Entstehung der Lunatumnekrose in den Vordergrund. Die Ursache sei meistens eine maximale Dorsalflexion der Hand oder ein Schlag auf die

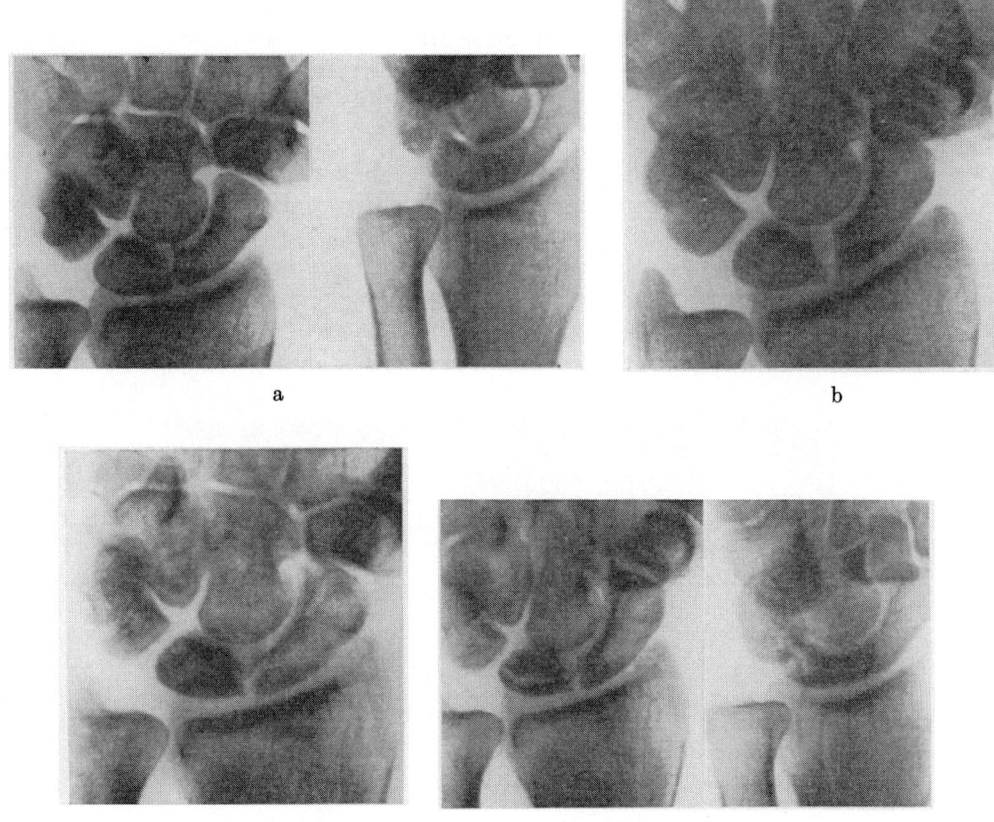

Abb. 36a—d. Distorsion des linken Handgelenkes, zunächst nicht nachgewiesene Mondbeinverletzung. Erstaufnahme 1 Tag nach dem Unfall (31jähr. ♂). Man beachte die Unterbrechung von Knochenbälkchen, die Verdichtung unterhalb der distalen Corticalis und am Seitenbild die Eindellung der distalen Gelenkfläche. Im
weiteren Verlauf nekrotischer Bruchrandabbau, zunehmende Kondensierung und Zusammensinterung.
a 19. April 1956; b 2. Juni 1956; c 27. September 1956; d 9. Januar 1957

Palmarseite. Die Zeitspanne zwischen dem Unfall und dem röntgenologischen Sichtbar-
werden von Malaciezeichen ist relativ lang, COHEN gibt 20—28 Tage an, ZIHLMANN bis zu
3,5 Monate. Ein völlig negativer Röntgenbefund ist kein Beweis dafür, daß keine Verletzung des Lunatum vorlag. Bei 8 von 18 Fällen ZIHLMANNs, bei denen sich im Anschluß
an ein Trauma eine Malacie entwickelte, war die Röntgenaufnahme nach dem Unfall
negativ.

Nach BLENCKE muß das Trauma, wenn es als Ursache für eine Lunatumnekrose in
Frage kommen soll, eindeutig erwiesen sein. Auch müsse man mit der Möglichkeit rechnen,
daß eine schon bestehende Lunatum-Nekrose durch den Unfall verschlimmert worden sei.
OLLER sieht dann den Unfall als Ursache an, wenn er zu einer sofortigen Arbeitseinstellung
geführt hat und später wieder an der gleichen Stelle Beschwerden auftreten, und wenn das
Röntgenbild die typischen Veränderungen zeigt. Nach TRUETA soll die Gefäßschädigung
ihre Ursache in einer Verletzung der Gelenkkapsel haben. MAGNUS meint, daß eine Ent-
stehung der Nekrose durch Unfall nicht in Frage komme, doch könne sich bei vorhandener
Disposition und bei schwerem Trauma an eine Fraktur des Lunatum eine Malacie an-
schließen. Umgekehrt könne auch ein malacisches Lunatum frakturieren. Über nach
Luxation auftretende Nekrosen am Lunatum (Teil- und Totalnekrosen) berichteten HASL-
HOFER und DUDIAK-PÖSCHL, die Ernährungsstörungen im Gefolge der Verletzung des
Bandapparates für die Entstehung anschuldigen (Abb. 39). Bei der verhältnismäßig

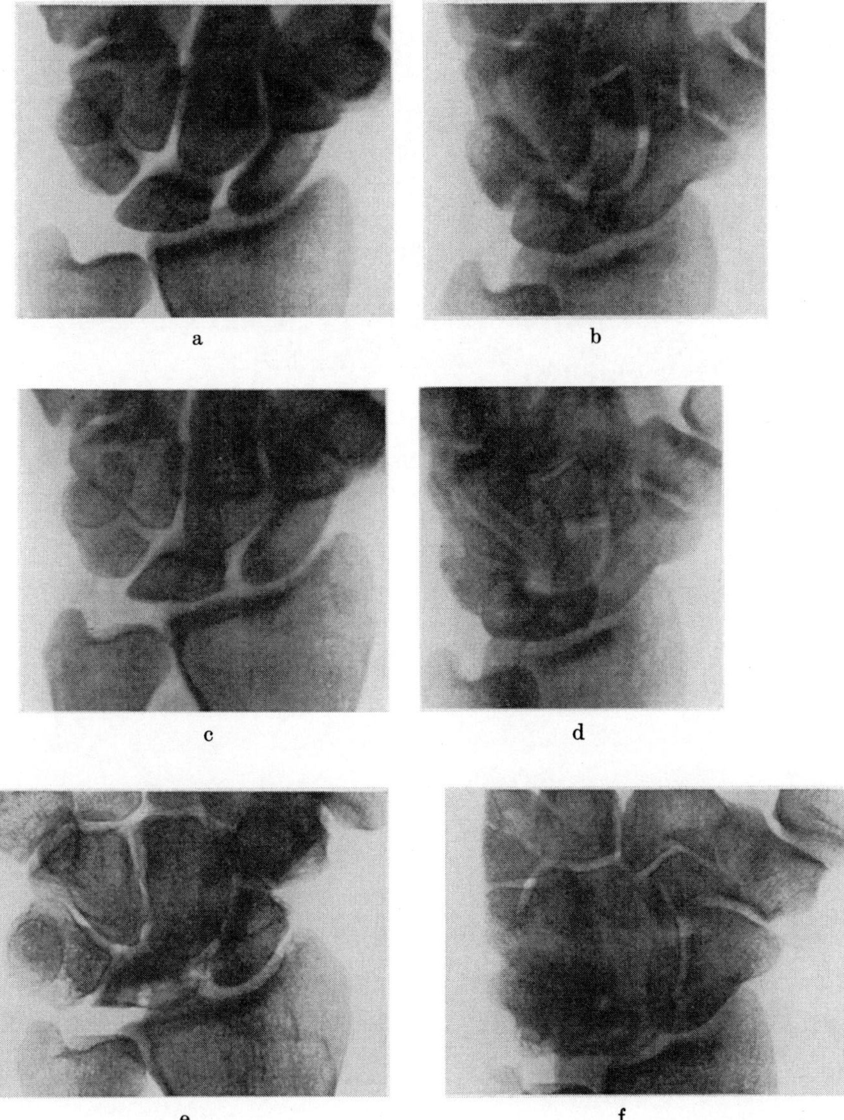

Abb. 37a—f. Mondbeinnekrose, entstanden über eine nicht erkannte Fraktur (22jähr. ♂). a u. b 1 Tag nach einem Sturz auf die Hand, leichte Impression am proximalen Knochenrand; c u. d Stadium der Nekrotisierung, 4 Monate nach dem Unfall; e u. f Spätstadium der Nekrose, $1^8/_{12}$ Jahre nach dem Unfall

häufigen Volar-Dislokation des Mondbeines wird die dorsale Bandverbindung durchtrennt, so daß der anatomisch dorsale Mondbeinabschnitt besonders nekrosegefährdet ist. Bei der totalen Luxation ist meistens auch die volare Bandverbindung abgerissen, dadurch ist eine ausgedehnte Mondbeinnekrose zu erwarten (Abb. 40). Nach HASLHOFER können schon allein durch eine akute Distorsion (Subluxation des Os lunatum) derartige Störungen der Gefäßversorgung des Lunatum über die dorsalen und volaren Ligamente zustande kommen, so daß daraus Mondbeinnekrosen entstehen. Für einen anderen Teil der Fälle möchte er als Ursache eine Art „chronische Distorsion" annehmen, die sich besonders bei Dauerbeanspruchung der Hand mit Dorsalflexion vollziehe. Es komme dabei zur Abdrosselung der ernährenden Gefäße im gedehnten, gepreßten und vielleicht auch zerschlissenen Band, sei es durch mechanische Einwirkung allein oder auf dem Umweg über eine dadurch ausgelöste reaktive Gefäßveränderung. Bei bestimmten Berufsarten sei

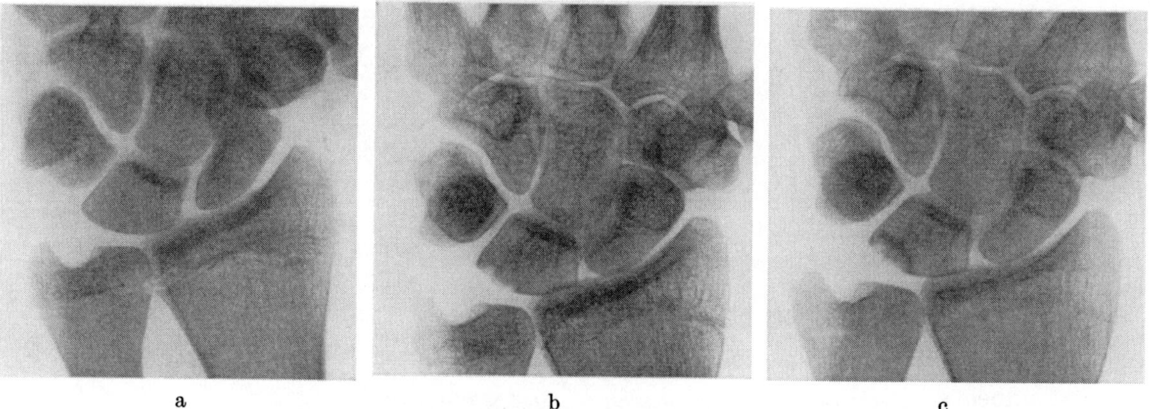

a   b   c

Abb. 38a—c. Posttraumatisch entstandener Nekroseherd am Lunatum: a unmittelbar nach dem Unfall (Distorsion), kein sicherer pathologischer Befund; b ca. 4 Monate später, nach Ruhigstellung und angeschlossener Nachbehandlung; c 11 Monate nach dem Unfall 19jähr. ♂

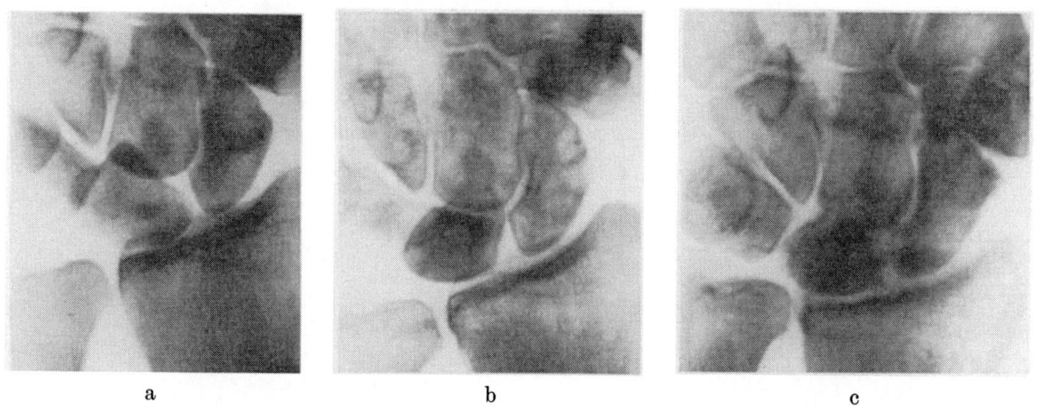

a   b   c

Abb. 39a—c. Mondbeinnekrose nach Volar-Luxation. a Am Unfalltag; b 4 Monate nach dem Unfall. Verdichtung des nekrotisierenden Knochens, der nicht am „Sudeck" teilnimmt; c 4½ Jahre nach dem Unfall. Grobe Nekrose

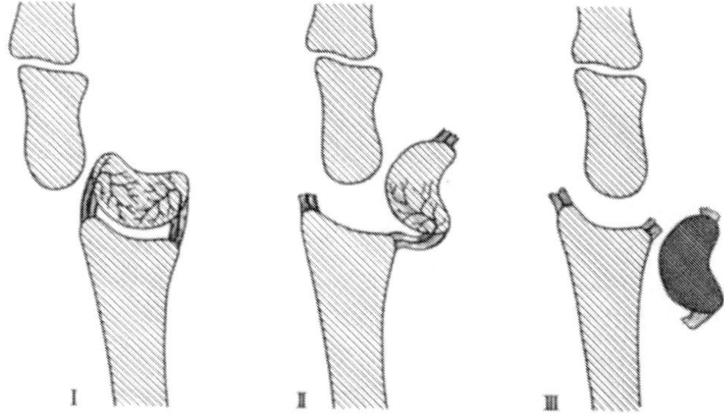

Abb. 40. Blutversorgung des Os lunatum bei den 3 Typen der Dislokation. Eintritt der Gefäße an der Dorsal- und Volarseite. Typ I (retrolunäre Dislokation des Os capitatum): keine avasculäre Nekrose, Typ II (Volardislokation), Abriß der dorsal eintretenden Gefäße, Gefahr der avasculären Nekrose des dorsalen Knochenteils. Typ III (totale Dislokation): avasculäre Nekrose ist unvermeidlich. (Nach R. WATSON-JONES: Fractures and Injuries. Edinburgh-London: E. & S. Livingstone, Ltd. 1957)

in dieser Hinsicht die Gefährdung besonders groß. In gleicher Weise wie bei den posttraumatischen Nekrosen des Os lunatum hält HASLHOFER auch bei der primären Kienböckschen Malacie die Unterbrechung der Blutzufuhr für den entscheidenden kausalen Faktor.

Auch COHEN führt die Mehrzahl der Mondbeinnekrose seiner Fälle auf ein einmaliges oder chronisches Trauma zurück. Durch das Trauma komme es beim Mondbein vielfach zu irreparablen Störungen der Zirkulation mit konsekutiver Gewebsnekrose. In seinem Beobachtungsgut von 176 Mondbeinveränderungen befanden sich 57 Lunatumbrüche, die durch ein einmaliges Trauma entstanden waren. In 29 Fällen entwickelte sich im Anschluß daran eine Nekrose, 92mal handelte es sich nach Ansicht von COHEN um Ermüdungsbrüche, die alle in Nekrose übergingen. Davon waren 60% verhältnismäßig junge Leute im Alter von 16—30 Jahren. In 27 Fällen von Mondbeinnekrose fand sich kein Trauma in der Anamnese. Aus diesen Feststellungen folgert COHEN, daß die Theorie, die Mondbeinnekrose sei eine aseptische Nekrose unbekannten Ursprungs, nicht länger zu halten sei. PEINE hat aus der für ihn erreichbaren Literatur 130 Fälle von Lunatumnekrose zusammengestellt und sich zu der Frage geäußert, ob Trauma-Nichttrauma-Disposition ätiologisch herangezogen werden können. Weitaus die größte Gruppe der Erkrankungen war mechanischen Ursprunges, und zwar häufiger verursacht durch ein einmaliges als durch ein chronisches Trauma. Bei einer weiteren Gruppe war eine Disposition durch eine anatomische Variante gegeben und bei der 3. Gruppe lag ein besonders minderwertiges schwächliches Skelet vor. Bei einigen waren keine ätiologischen Hinweise zu gewinnen. HONKANEN beschreibt 9 Fälle: 5 waren deutlich traumatischen, 3 professionellen und 1 idiopathischen Ursprungs. Er hält an der Möglichkeit einer idiopathischen Malacie fest.

Unter den *experimentellen* Ergebnissen stehen sich jene von F. LANG (1944) und jene von DIETHELM und WINKLER gegenüber. LANG ließ auf 8 im Schraubstock festgehaltene Handwurzelpräparate einen starken Druck in der Längsachse einwirken, so, daß es zu einer punktförmigen Druckbelastung des Lunatum kam. Die während der Belastung erheblich deformierten, nach dem Versuch jedoch durch die Elastizität des Knochens wieder normal geformten Mondbeine zeigten bei der Biopsie eine viel stärkere Zerstörung, als man nach dem Röntgenbild erwartet hatte, auch subchondrale Fissuren. LANG vertrat daher die Auffassung, daß man die Lunatumfraktur nicht mehr als etwas extrem Seltenes darstellen dürfe und daß die Annahme an Wahrscheinlichkeit gewinne, daß eine Anzahl von Lunatummalacien echte traumatische Folgezustände seien.

DIETHELM und WINKLER sind der Auffassung, daß die Versuchsanordnung von LANG nicht den physiologischen Verhältnissen entspreche und daher keine Schlüsse auf die wahren Verhältnisse für das Zustandekommen der Lunatummalacie zulasse. In ihren Experimenten belasteten die Autoren 12 Handgelenk-Präparate in Dorsalflexion und in Streckstellung mit hohen statischen Drucken (bis zu 500 kg). Dazu kommen 2 Belastungsversuche am Schraubstock. Bei den unter diesen Versuchsbedingungen zustande gekommenen Handwurzelverletzungen standen solche des Os lunatum im Hintergrund, insbesondere kam es zu keinem Stauchungsbruch am Os lunatum, auch wurden keine rein subchondralen Knochenzerstörungen gefunden. Radius und Naviculare waren dagegen am häufigsten und am stärksten betroffen. Die Autoren glauben daher, daß man aufgrund ihrer Versuchsergebnisse berechtigt sei, anzunehmen, daß die traumatische Entstehung einer Lunatummalacie sehr selten sei. Die Kompression des Os lunatum im Verlaufe einer Kienböckschen Malacie lasse sich nach DIETHELM und WINKLER auch ohne Trauma, allein durch den physiologischen Muskelzug, besonders beim Faustschluß, erklären. Dabei drücke die Sehne des Mittelfingers ihr Hypomochlion, das Köpfchen vom Metacarpale III, nach proximal. Fortgeleitet über das Os capitatum, erreiche die Belastung das „erkrankte" Mondbein und könne es langsam deformieren. Das Köpfchen des Metacarpale III finde man dann zurückverlagert. Beklopfen löse ebenso wie der Faustschluß einen charakteristischen Lunatumschmerz aus.

In diesem Zusammenhang ist auch anzuführen, daß PERSCHL unter 811 Handwurzelknochenverletzungen keine Lunatumfraktur fand.

Als erwiesen kann gelten, daß auch das dauernd sich wiederholende *Mikrotrauma* zur Entstehung einer Mondbeinnekrose über eine Gefäßschädigung führen kann (Abb. 31) (ROSTOCK, F. J. LANG, POGLAYEN, NEVINNY-STICKEL, CORDES, WYDLER, JAROSCHY, WETTE, TILLMANN u. a.). Der Mondbeintod bei Preßluftarbeitern und Bergarbeitern bedarf keiner genaueren Besprechung mehr, da bei diesen das Mikrotrauma als Ursache allgemein anerkannt und das Leiden in die Reihe der Berufsschäden aufgenommen ist (s. ROSTOCK). Außerdem sind Holzarbeiter (CIEZA), Ziegelarbeiter (COHEN), Dreher, Schlosser (ROSTOCK), Mineure (POKORNY), Fabrikarbeiter im allgemeinen (FUCHS), Putzfrauen (COHEN), Turner (BONNET-SARROSTE), Steinarbeiter (KOUBA) gefährdet. Eine Schädigung *beider* Handgelenke ist bei Preßluftarbeitern nicht selten. Die von KOUBA untersuchten Steinarbeiter (Rö-Kontrollen über 4 Jahre) wiesen Schäden hauptsächlich an den Handgelenken, weniger an den Schulter- und Ellenbogengelenken auf.

HORVÁTH und KÁKOSY fanden bei der Untersuchung von 274 in der Forstwirtschaft tätigen Motorsägebedienern grobe Dystrophie- und Nekroseerscheinungen an den Handgelenksknochen, die auf eine Vibrationswirkung der Sägen zurückzuführen ist. Im Vordergrund der Erscheinungen stehen eine starke chronische Knochenatrophie, Nekrosen, Pseudocysten und allgemeine arthrotische Veränderungen. Die Pseudocysten („Vibrationscysten") waren pfefferkorn- bis bohnengroß. Sie lagen in der Mehrzahl der Fälle subchondral. Am stärksten befallen war das Os lunatum, dann folgten in der Reihenfolge das Os naviculare, die distale Ulnaepiphyse, das Os capitatum. Bemerkenswert ist der weitaus überwiegende linksseitige Befall des Os lunatum und des distalen Ellenendes, wahrscheinlich bedingt durch die Körperhaltung bei der Arbeit.

δ) Besondere mechanische Verhältnisse

Anatomisch-physiologisch und konstitutionell bedingte Faktoren. Bei Fällen, deren Anamnese weder ein entsprechendes akutes noch chronisches Trauma aufweisen und die auch sonst keine belastenden Momente erkennen lassen, mögen zur Erklärung ihrer Ursache besondere mechanische Verhältnisse am Handgelenk herangezogen werden. So wird vielfach das Zusammentreffen mit der sog. Hulténschen *Minusvariante der Elle* erwähnt (z. B. AXELSON, COHEN u. a.). Es handelt sich hier um eine anlagebedingte Verkürzung der Elle am Handgelenk, die meistens nur einige Millimeter beträgt. Die Inkongruenz der Elle wird ausgeglichen durch einen Discus articularis (Dreiecksknorpel, Fibrocartilago triangularis), der an der Kante zwischen Incisura ulnaris und Facies carpalis des Radius einerseits und Processus styloideus ulnae andererseits angewachsen ist. POGLAYEN und NEVINNY-STICKEL geben anhand von 9 Fällen der Meinung Ausdruck, „daß die erste zur Lunatumnekrose führende Veränderung das Knorpelgewebe (Elastizitätsveränderung!) der die Inkongruenz zwischen Ulna und Os lunatum ausgleichenden dreieckigen Faserknorpelplatte (Discus triangularis) betrifft". Im weiteren Verlauf komme es durch dauernd und wiederholt einwirkende Traumen über eine Gefäßschädigung zur Nekrose. Diese Hulténsche Minusvariante der Elle ist an sich nicht selten. Nach HEIDENHOFERs Feststellungen kann man sie bei über 30 % aller Handgelenke finden (s. auch WETTE, JOECK), und zwar rechts und links annähernd gleich häufig (STEINHÄUSER und MERHOF). Folgende Ziffern des Zusammentreffens einer Lunatumnekrose mit einer Minusvariante der Elle werden angegeben: HULTÉN 60 %, WETTE 21,2 %, JOECK 63 %, PERSSON 60 %, THERKELSEN 42 %, MAU 36,6 %, VIERNSTEIN und WEIGERT 49 %, STEINHÄUSER und MERHOF (eigene Meßmethode) 57,5 % (s. Zusammenstellung Abb. 41). WEBER und GREGEL untersuchten an 83 Fällen von Mondbeinnekrosen die Speichen-Ellendifferenz nach der Methode von JOECK und stellten einen Vergleich mit einem Kollektiv von 64 gesunden Handgelenken an. Der Mittelwert lag bei den kranken Handgelenken bei −1,04 mm (Standardabweichung ± 1,40 mm), bei den gesunden +0,23 mm (± 1,79 mm). Die Ziffern sind also für eine etwaige Begünstigung des Entstehens der Lunatummalacie durch eine Minusvariante der Elle nicht signifikant. J. LANG und M. PÖSCHL konnten anhand von 31 anatomischen

Präparaten zeigen, daß Lochbildungen und Risse im Discus triangularis eine sehr häufige Aufbraucherscheinung sind (68 %) und meistens auch mit nekrotischem Abbau der anliegenden Lunatumzone einhergehen (63 %). Bei der Minusvariante der Elle ist die Gelenkfläche meistens durch verstärkte Dicke des Discus weitgehend nivelliert. Da aber der Discus an sich ein locus minoris resistentiae ist, wird bei seinem Aufbrauch das artikulierende Mondbein angegriffen, bei der Minusvariante besonders wirkungsvoll. Aus den Befunden ging aber auch hervor, daß auch die primär weniger häufig vorkommende Plusvariante der Elle (posttraumatisch jedoch relativ häufig), das Handgelenk gefährdet, wobei ebenfalls besonders das Os lunatum betroffen wird. Typische Mondbeinnekrosen werden aber zusammen mit einer Plusvariante nicht gehäuft angetroffen (s. Abb. 41). Einen Erklärungsversuch für die Entstehung der Kienböckschen Lunatummalacie über derartige abnorme anatomische Verhältnisse am Handgelenk macht ROSSACK aufgrund von

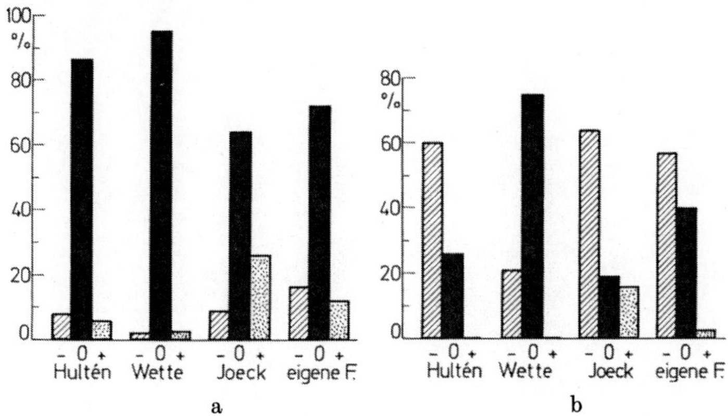

Abb. 41a u. b. Vergleich der Häufigkeitsverteilung von Minus-, Null- und Plusvarianten an normalen Handgelenken (a) und solchen mit Mondbeinnekrose (b). Material der Autoren HULTÉN, WETTE, JOECK, STEINHÄUSER-MERHOF (= eigene). [Aus STEINHÄUSER u. MERHOF; Z. Orthop. 107 (1969)]

Druckmessungen am Handgelenk. Er fand, daß beim Vorliegen einer Minusvariante das Mondbein schon unter physiologischer Beanspruchung vermehrt belastet wird, vor allem partiell überlastet wird.

W. MÜLLER und FRANK machen auf *normale anatomisch-physiologische* Verhältnisse aufmerksam, die die Rolle des chronischen Traumas am Mondbein erklären können. Infolge seiner Lage im Scheitel der Konvexität der proximalen Handwurzelreihe sei das Lunatum somit am stärksten den Einwirkungen der in der Längsrichtung der Handwurzel wirksamen Druckkräfte ausgesetzt. Ferner sei das proximale Widerlager ungleich, da der Discusanteil über der Elle weicher ist als die Knorpelfläche der Speiche. Dadurch komme es zu ungleichmäßigen Abfederungen, besonders beim Vorliegen einer Minusvariante der Elle. Ähnlich wirke sich auch der „Konsolen-Radius" nach SCHNECK aus (verstärkte Volar- und Ulnarneigung der Speichengelenkfläche), wobei der volare Speichenrand konsolenartig palmarwärts vorragt („abortiver Madelung"). Bei der *Madelungschen Deformität* liegt eine extreme Abdachung der Radiusgelenkfläche nach diesen Richtungen vor. Die ungünstige Einwirkung des distalen Radio-Ulnarspaltes auf das Mondbein scheint in dem Maße zuzunehmen, als das Mondbein nach ulnar gelagert ist, d.h. das Mondbein ist durch die Einwirkung des Spaltes um so weniger gefährdet, je breitflächiger es mit dem Radius artikuliert. So konnten wir sogar gröbere Mondbeinnekrosen beobachten bei geringgradigen Madelungschen Deformitäten, bei denen das Mondbein wie in einer Grube mitten über dem Spalt lag (Abb. 42). Im Rahmen aller dysostotischen Wachstumsstörungen am distalen Unterarmende, bei denen die Elle zu kurz ist, kann es am Mondbein zu einem gleichen Effekt kommen wie bei der Hulténschen Minusvariante (MAU).

Unter Berücksichtigung derartiger physiologisch-anatomischer Verhältnisse wird die Möglichkeit der Entstehung von Mondbeinnekrosen über kleine mechanische Insulte noch plausibler und bei entsprechenden beruflichen Gegebenheiten die Einordnung des Leidens unter die Berufskrankheiten noch mehr gerechtfertigt.

An ein *konstitutionelles Leiden* glaubt auch RINGSTEDT (1933). CAMERER sieht in genotypischen Faktoren die Ursache. MARCIER (1935) nimmt an, daß es infolge einer besonderen individuellen Prädisposition durch ungenügenden Kreislauf im jugendlichen Alter zu einer Art lokalen Kreislaufversagens komme, woraus sich eine Lunatum-Malacie entwickeln könne. Ein Zusammenhang zwischen anlagebedingten Entwicklungsfaktoren und Gefäßversorgung erscheint nicht so abwegig, wenn man den Ausführungen von MORDEJA und RAVELLI über die multizentrische Kernanlage an Handwurzelknochen folgt:

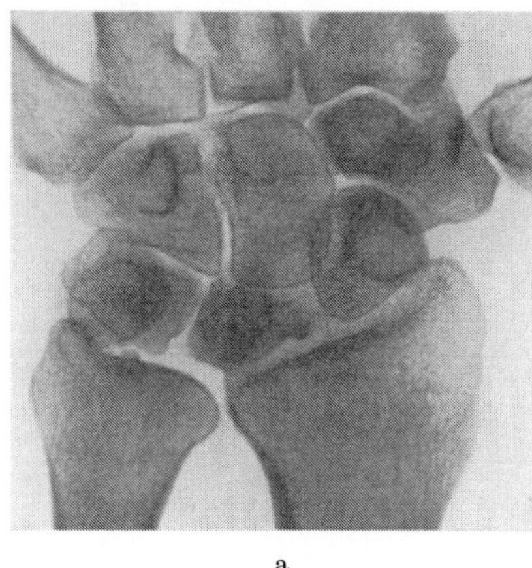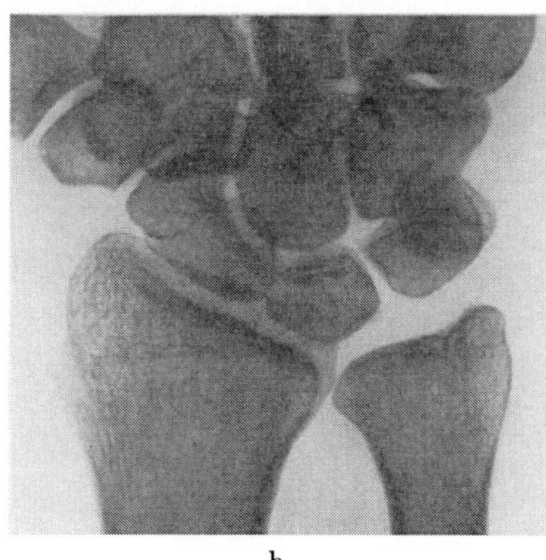

a   b

Abb. 42a u. b. Teilnekrose des Os lunatum bei Madelungscher Deformität (geringgradig), wahrscheinlich infolge mechanisch ungünstiger Lage des Os lunatum. Kein Trauma (a). Andere Hand zum Vergleich (b). (47jähr. ♂)

„Werden am Os lunatum während der Ossifikation zwei Kerne sichtbar, so sollte man nach RAVELLI eine bifocale Ossifikation von einer bipolaren Ossifikation unterscheiden. Bei der bifokalen Ossifikation bestehen zwei getrennte Knochenkerne, bei der bipolaren handelt es sich um zwei Ossifikationszentren in einer gemeinsamen Knorpelanlage. Die Unterscheidung zwischen beiden ist entweder histologisch möglich oder durch röntgenologische Verlaufskontrolle. Bei der bifokalen Ossifikation entstehen zwei Knochen, bei der bipolaren Ossifikation verschmelzen die beiden Knochenkerne zu einem einheitlichen Knochen.“

Interessant ist in diesem Zusammenhang, daß SCHMID und MOLL die Bipartition bei den Handwurzelknochen nicht auf eine Teilung der Knorpelanlage zurückführen, sondern auf eine mangelhafte Verschmelzung verschiedener Ossifikationsknospen. Sie machen neben dieser fehlerhaften Anlage des Knorpelhofes eine abnorme Gefäßversorgung für das Zustandekommen mehrerer Knochenkerne verantwortlich, ohne diese näher zu kennzeichenen (zit. nach MORDEJA). MORDEJA beobachtete bei einem 12jährigen Jungen an beiden Handwurzeln eine doppelte Kernanlage der Lunata, zerbröckelte Kernanlagen der Pisiformia und Pseudoepiphysen mehrerer Mittelhandknochen. Die Kernanlagen der Lunata waren offensichtlich in Verschmelzung begriffen, so daß eine bipolare Ossifikation anzunehmen sei. Da es noch nicht völlig geklärt sei, ob das Lunatum normalerweise von einem oder von zwei Gefäßgebieten ernährt werde, bedürfe die Frage, ob bei einem Kern nur eine einseitige und bei zwei Kernen eine doppelseitige Gefäßversorgung bestehe, einer weiteren Untersuchung. MORDEJA verweist auch auf die Feststellungen von GOURRY, der nur eine einseitige Ernährung des Lunatums von der Volarseite festgestellt hat und der daraus den Schluß zog, daß deswegen das Lunatum regelmäßig nur einen Ossifikationskern habe, was aber eindeutig im Gegensatz steht zu den Feststellungen von LOGROSCINO und DE MARCHI, CORDES, KÖSTLER (S. 37). Bemerkenswert ist, daß der Fall von MORDEJA auch einen Kryptorchismus aufwies. Damit erscheint die Möglichkeit eines Einflusses einer endokrinen Störung auf den Ablauf und auf die Form der Ossifikation an der Handwurzel von dieser Seite aus gegeben — wie dies bei Hypothyreosen bekannt ist. Konstitutionelle Momente für das Entstehen der Lunatum-Malacie scheinen zumindest dort eine Rolle zu spielen, wo das Vorkommen doppelseitig ist (S. 33), wo familiäres Auftreten nachweisbar ist (z.B. 2 Brüder nach WEBER und GREGEL) oder eine offensichtliche Kombination mit anderen ähnlichen Nekrosen vorliegt, bei der einzelnen Person oder familiär (z.B. WEBER und GREGEL: 15jährige Patientin hatte zugleich einen Morbus Schlatter, der Vetter eine Osteochondrosis dissecans am Ellenbogengelenk. Der Bruder einer anderen Patientin litt an einem ,,Calvé-Legg-Perthes'').

ε) Weitere Entstehungstheorien

Im Gefolge einer *Infektionskrankheit* sahen das Auftreten von Mondbeinnekrosen VALENTI (1932), CALVI (1935) und SKOLARI (1946); UFFREDUZZI (1923) hat die Gegenwart von Bakterien festgestellt. Trotzdem hat es den Anschein, als ob der infektiöse Prozeß in diesen Fällen nur sekundärer Natur sei. Anhänger der *Infektions*-Theorie sind ferner COMBIER und MURAD. Zusammen mit LECÈNE und MOUCHET glauben sie hier, ebenso wie BLAIR u. Mitarb., an das Vorliegen einer chronischen Osteomyelitis. Das Trauma allein spiele sicherlich nicht die ausschlaggebende Rolle. SMETS (1936) meint, daß dem Bilde der Mondbeinnekrose eine Variation der physiologischen Knochenbildung zugrunde liege, die er ,,paranormale Ossifikation'' nennt. Deren Ursache seien akute, chronische oder spezifische Entzündungen.

BLOCK denkt an *chemische und physikalische Schädigung*, die zusammen eine unspezifische Spongiosa-Erkrankung veranlassen. WAGNER beschreibt einen Fall von Mondbeintod nach *elektrischer* Schädigung.

g) Zur Therapie

Die Beseitigung einer mechanischen Irritation kann zur Heilung der Malacie bzw. zum Stillstand des Prozesses führen, z.B. durch Korrektur der Hulténschen Minusvariante durch Ellenverlängerung (AXELSON) oder durch Radiusverkürzung (z-förmige Osteotomie, B. CALANDRIELLO und C. PALANDRI, MOBERG). WEBER und GREGEL sehen die günstigsten therapeutischen Erfolge bei möglichst früher Erkennung des Krankheitsbildes (wenn noch keine gröbere Zusammensinterung vorliegt) und relativ langer Ruhigstellung des Handgelenkes (8 Wochen genügen nicht, die Erfahrung spricht für 16 Wochen). (Weitere Behandlungsmethoden: s. Arbeit von VIERNSTEIN u. WEIGERT.)

h) Ossifikation (Tabelle 3, S. 48)

Die Ossifikation des Os lunatum beginnt mit dem 4. und 5. Lebensjahr. Sie vollzieht sich nach PFITZNER über 3 Kernelemente: Lunatum proprium (Hauptmasse) und den zwei gelegentlich selbständig bleibenden Ecken: Epilunatum (dorso-radio-distaler Kantenbezirk) und Hypolunatum (radio-disto-volarer Kantenbezirk). Bei Selbständigbleiben aller 3 Kerne resultiert nach GRUBER ein Os lunatum tripartitum, bei Persistenz eines Kernes ein Lunatum bipartitum. PFITZNER hingegen spricht von Lunatum bipartitum nur, wenn beide Teile annähernd gleich groß sind. Aber auch alleinige Doppelkernbildung kommt vor (SERRES und THILENIUS, BUSCHKE, LASSICH, PREVOT und SCHAEFER, SCHMID u.a.) und Persistenz eines der Kerne (EGGIMAN, RUCKENSTEINER) (zit. nach RAVELLI). Die Kerne liegen bei Zweiteilung in dorsovolarer Richtung hintereinander. Als Varianten gibt es scheinbare zentrale Kernverdichtung (durch Projektion bedingt), ferner Kerbenbildung an der Dorsalseite (ZIMMER). RAVELLI hat auch einen persistierenden sklerotischen Saum an der Stelle der Verschmelzung bei ursprünglich doppelter Kernanlage beobachtet.

Tabelle 3. *Ossifikationstabelle für das Handskelet.* (Nach GRASHEY, A. KÖHLER, SCHINZ, RUCKENSTEINER, BRAILSFORD, RAUBER-KOPSCH, GIRDANY und GOLDEN; zusammengestellt von GROSKOPFF-TISCHENDORF in: Das normale menschliche Skelet . . ., Edition Leipzig 1960)

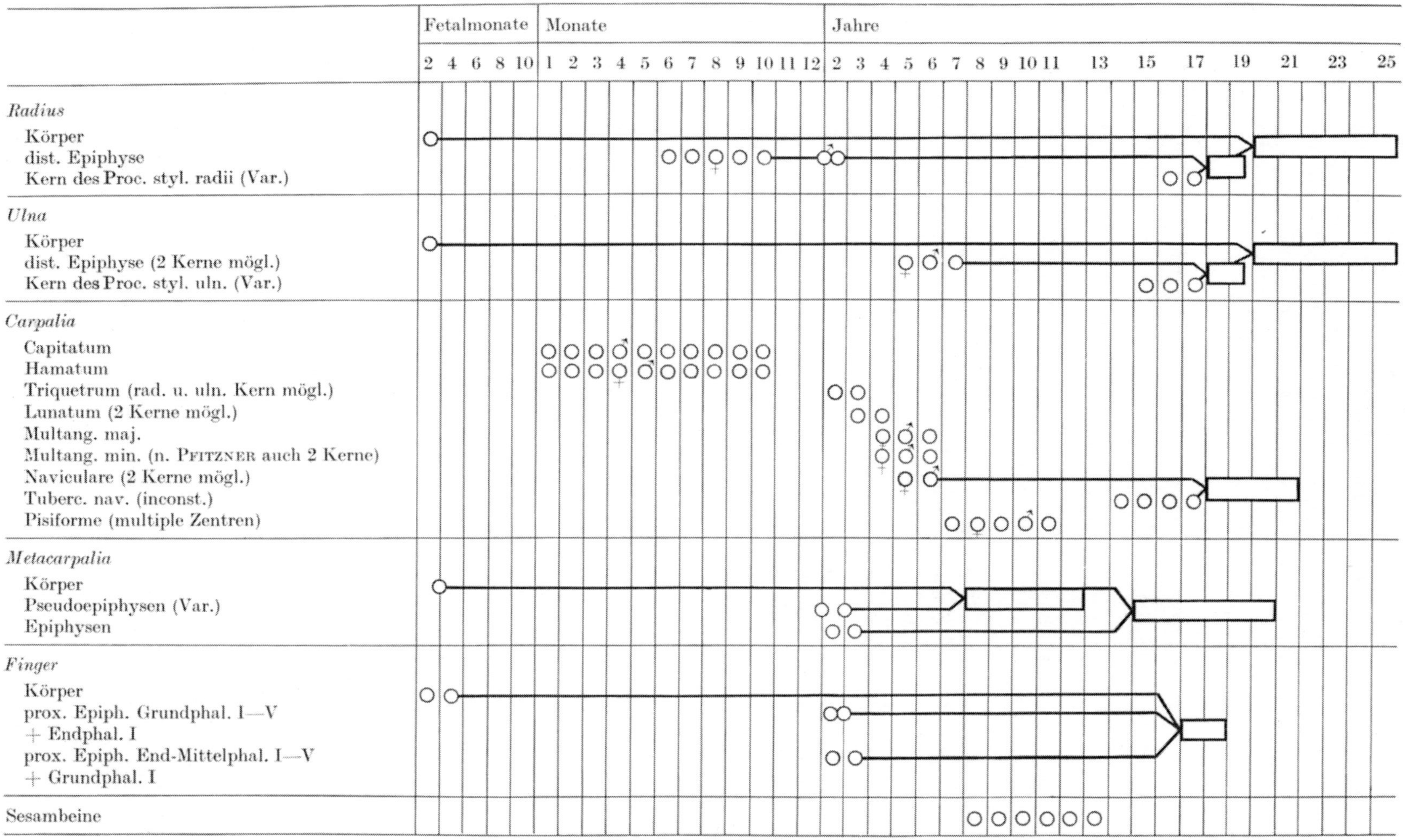

Fetalmonate
Monate
Jahre
2 4 6 8 10
1 2 3 4 5 6 7 8 9 10 11 12
2 3 4 5 6 7 8 9 10 11 13 15 17 19 21 23 25
Radius
Körper
dist. Epiphyse
Kern des Proc. styl. radii (Var.)
Ulna
Körper
dist. Epiphyse (2 Kerne mögl.)
Kern des Proc. styl. uln. (Var.)
Carpalia
Capitatum
Hamatum
Triquetrum (rad. u. uln. Kern mögl.)
Lunatum (2 Kerne mögl.)
Multang. maj.
Multang. min. (n. PFITZNER auch 2 Kerne)
Naviculare (2 Kerne mögl.)
Tuberc. nav. (inconst.)
Pisiforme (multiple Zentren)
Metacarpalia
Körper
Pseudoepiphysen (Var.)
Epiphysen
Finger
Körper
prox. Epiph. Grundphal. I—V
+ Endphal. I
prox. Epiph. End-Mittelphal. I—V
+ Grundphal. I
Sesambeine

o Auftreten der Knochenkerne; ▭ Synostose.

i) Differentialdiagnose

Differentialdiagnostisch ist auf das häufige Vorkommen von Compactainseln hinzuweisen. Umgekehrt liegen auch sehr häufig — ähnlich wie bei den anderen Handwurzelknochen — sog. cystoide Aufhellungen in Ein- und Mehrzahl im Mondbein. Diese entsprechen natürlich nicht echten Cysten, die zwar auch vorkommen, aber doch relativ selten sind (Abb. 43). Meistens handelt es sich um umschriebene Nekrosen oder um sog.

Preisersche Markfibrosen[1]. Gröbere Geröll- und Abbaucysten findet man bei der Arthrosis deformans, umschriebene Abbauten bei Infektarthritiden und bei der Polyarthrosis rheumatica chronica. Tuberkulose (Ostitis multiplex cystica Jüngling) und Morbus Boeck führen am Handgelenk zur Entwicklung multipler Destruktionsherde, die gelegentlich eine gewisse Ähnlichkeit mit primär malacischen Herden haben. Am häufigsten muß man sich aber mit der diagnostischen Abtrennung der posttraumatischen Nekrose befassen. Anamnestisch unklare Spätzustände bereiten hier oft besonders große Schwierigkeiten. Der Befund einer Teilnekrose in Gruppierung um den alten, pseudarthrotischen Spalt ist jedoch ein Befund, der fast mit Sicherheit für eine

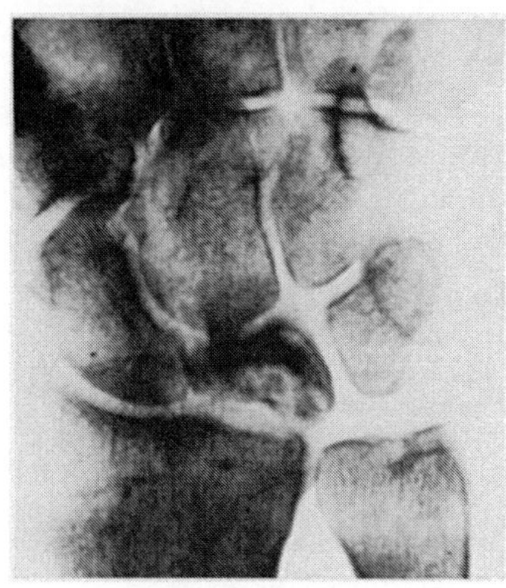

Abb. 43. Eingebrochene Mondbeincyste

alte unfallbedingte Pseudarthrose spricht und nicht für eine primäre Malacie. Doch resultiert bei der Mondbeinfraktur als Spätzustand weniger häufig das klinische Bild der Pseudarthrose, als das einer ganzen oder teilweisen Zusammensinterung mit lacunärem Abbau, im Gegensatz zur Kahnbeinfraktur.

Zu unterscheiden sind auch die akzessorischen Knochen „Epilunatum" und „Hypolunatum" (DWIGHT, GRUBER, JOHNSTON, PFITZNER, THILENIUS, BOGART und O'RAHILLY, MORDEJA u. a.).

Literatur zu B. IV. 1. (Os lunatum)

AMIN EDDINE, B.: Le syndrome de Kienböck-Mouchet. Diss. Genf.

ANSEROFF, N. J.: Z. Anat. Entwickl.-Gesch. **103**, 793 (1934).

— Z. Anat. Entwickl.-Gesch. **106**, 193 (1937).

AXELSON, R.: Kan lunatummalacie behandlas. Nord. Med. **75**, 747 (1966).

AXHAUSEN, G.: Nicht Malacie, sondern Nekrose des Os lunatum carpi. Langenbecks Arch. klin. Chir. **129**, 341 (1924).

BAUM, E. W.: Brun's Beitr. klin. Chir. **87**, 568 (1913).

BERGMANN, E.: Theoretisches, Klinisches und Experimentelles zur Frage der aseptischen Knochennekrosen. Dtsch. Z. Chir. **206**, 12 (1927).

BLAIR, H. C.: Carpal osteitis. Ann. Surg. **89**, 748—751 (1929).

BLENCKE, A.: Die Lunatumnekrose der Hand und ihre Beziehungen zum Unfall. Acta chir. scand. **67**, 91—133 (1930).

— Arch. orthop. Unfall-Chir. **31**, 188 (1932).

BLOCK, W.: Zur Pathogenese unspezifischer Spongiosaerkrankungen der Knochen, insbesondere der nach PERTHES-CALVÉ-LEGG, KÖNIG, KÖHLER, KIENBÖCK, OSGOOD-SCHLATTER, AXHAUSEN u.a. benannten und verwandten Krankheitsbilder. Versuch einer einheitlichen Deutung. Langenbecks Arch. klin. Chir. **174**, 172—207 (1933).

BÖHLER, L.: Handbuch der Orthopädie, Bd. III, S. 524. Stuttgart: G. Thieme 1959.

BOGART, F. B.: Amer. J. Roentgenol. **28**, 638 (1932).

BONNET-SARROSTE: Rev. Chir. (Paris) **50**, 267 (1931).

BRUCHHOLZ: Zit. nach POGLAYEN, C.

BUSCHKE, F.: Röntgenpraxis **6**, 385 (1934).

CALANDRIELLO, B., PALANDRI, C.: Die Behandlung der Lunatummalazie durch Speichenverkürzung. Z. Orthop. **101**, 531 (1966).

CALVI: Boll. Soc. piemont Chir. **7**, 353 (1937).

CAMERER: Dtsch. med. Wschr. **1**, 713 (1935).

CHRISTENSEN, L. O.: 40 Fälle von „Malacia ossis lunati". Hospitalstidende **1936**, 537—552.

CIEZA: Zit. nach POGLAYEN, C.

COHEN, A. J.: New points of view on the nature of lunatummalacie. Arch. chir. neerl. **9**, 309 (1957). Ref. Zbl. ges. Radiol. **58**, 125 (1958).

---

1 Auch hernienartige Gewebsimpressionen machen solche Bilder. (Siehe Studien der Makro- und Mikrostruktur der Handwurzelknochen von HORVÁTH, F., JUHÁSZ, J., SEBÖCK, J., Fortschr. Röntgenstr. **115**, 325 (1971).

COMBIER, V., MURAD, J.: Maladie de Koehler-Mouchet au niveau du semi-lunaire. Bull. Soc. nat. de chir. **53,** 1411—1414 (1927).

CORDES: Über die Entstehung der subchondralen Osteonekrosen. Die Lunatumnekrose. Brun's Beitr. klin. Chir. **149,** 28 (1930).

DIETHELM, L., WINKLER, E.: Belastungsexperimente an Handgelenkpräparaten im Hinblick auf die Lunatummalacie Kienböck. Mschr. Unfallheilk. **65,** 457 (1962).

DUDAN: Rev. Méd. (Paris) 656 (1923).

DUDIAK, ST.: Posttraumatische, aseptische Chondro-osteonekrosen am Handgelenk. Diss. Univ. München 1950.

DWIGHT, TH.: Variations of the bones of the hands and feet. Philadelphia and London: J. B. Lippincott 1907.

EGGIMAN: Zit. nach RAVELLI, A.

ESPARCEL, I.: La condensation du semi-lunaire. Montpellier 1934.

FISCHER, H. H.: Doppelseitige Lunatummalacie bei ovariellen Störungen. Zbl. Chir. **67,** 1773—1777 (1940).

FRANK, P.: Brun's Beitr. klin. Chir. **164,** 200 (1936).

FUCHS: Zit. nach POGLAYEN, C.

GOLD, E.: Über das Vorkommen und das klinische Bild der dissezierenden Osteochondritis am Hüftgelenk. Dtsch. Z. Chir. **225,** 296—307 (1930).

GOURRY, J.: C. R. Ass. Anat. **34,** 220 (1947).

GRASSBERGER, A., SEYSS, R.: Die Weichteilgefäße der Hand bei der Lunatummalacie. Arch. chir. neerl. **10,** 184 (1958).

GRUBER, W.: Virchows Arch. path. Anat. **94,** 349 (1885).

HÄUPTLI, O.: Die aseptischen Chondro-Osteonekrosen. In: Chirurgie in Einzeldarstellungen usw., Bd. 18. Berlin: W. de Gruyter & Co. 1954.

HASLHOFER, L.: In: Henke-Lubarsch, Handbuch der speziellen pathologischen Anatomie und Histologie, Bd. 9/3, S. 87, 1937.

— Wien. klin. Wschr. **63,** 789 (1951).

— Luxation und Nekrose des Os lunatum in pathologisch-anatomischer Schau. Radiol. Austriaca **7,** 15 (1954).

HEIDENHOFER, J.: Fortschr. Röntgenstr. **71,** 473 (1949).

HENDERSON: J. Bone Jt Surg. **8,** 504 (1926).

HENKE, A.: Acta chir. scand. **67,** 91 (1930).

— Arch. orthop. Unfall-Chir. **31,** 188 (1932).

HERING: Zbl. Chir. **14**a, 505 (1924).

HONKANEN, P.: Über die sog. Kienböcksche Krankheit und ihre Beziehung zum Unfall. Duodecim (Helsinki) **53,** 766—795 (1937) [Finn.].

— Ref. Zbl. ges. Radiol. **27,** 94 (1938).

HÖRBST, L.: Mikroskopische Befunde bei der sog. Schlatter-Osgoodschen Erkrankung (Apophysitis tibiae) und bei der Osteochondritis des Mondbeines. Arch. orthop. Unfall-Chir. **33,** 229—247 (1933).

HORVÁTH, F., KÁKOSY, T.: Über strukturelle Veränderungen der Handwurzelknochen von Motorsägebedienern. Z. Orthop. **107,** 482 (1970).

— JUHÁSZ, J., SEBÖK, J.: Angaben zur Makro- und Mikrostruktur der Handwurzelknochen. Fortschr. Röntgenstr. **115,** 325 (1971).

HÜHNE: Brun's Beitr. klin. Chir. **132** (1924).

HULTÉN, O.: Über anatomische Veränderungen der Handgelenkknochen. Ein Beitrag zur Kenntnis der Genese zwei verschiedener Mondbeinveränderungen. Acta radiol. (Stockh.) 9/2, 155—168 (1928).

— Acta chir. scand. **76,** 121 (1935).

JAROSCHY, W.: Die sogenannte Malacie des Os lunatum carpi und ihre Beziehungen zu anderen lokalisierten Skelettkrankheiten. Brun's Beitr. klin. Chir. **143,** 75—117 (1928).

JOECK: Der Einfluß der Minusvariante Hulténs auf die Entstehung der Lunatummalacie. Arch. orthop. Unfall-Chir. **37,** 618 (1937).

JOHNSTON, H. M.: J. Anat. (Lond.) **41,** 59 (1907).

KAPPIS, M.: Arch. orthop. Unfall-Chir. **21,** 3 (1923).

KIENBÖCK: Fortschr. Röntgenstr., H. 2, **16,** 77, 103 (1910).

KÖSTLER: Anatomische Beobachtungen zur Frage der Entstehung des Mondbeintodes. Arch. orthop. Unfall-Chir. **36,** 34—40 (1936).

KONJETZNY, G. E.: Welche Stellung nimmt die Lunatumnekrose in der Unfallchirurgie ein? Z. Chir. **3,** 929—931 (1931).

KOPELMANN, SANTOZKI: Fortschr. Röntgenstr. **39,** 4 (1930).

— — Fortschr. Röntgenstr. **39,** 1060 (1930).

KOUBA, R.: Preßluftschäden bei Steinarbeitern. Ergebnisse der Röntgenkontrolle nach 4 Jahren. Zbl. Arbeitsmed. **17,** 67 (1967).

LANG, F. J.: Über die Bedeutung des Traumas für die Entstehung der Osteochondritis coxae juvenilis deformans der Köhlerschen Krankheit, der Osteochondritis dissecans, der Apophysitis tibialis, sowie der Osteochondritis des Mondbeins. Zbl. Chir. **1931,** 770—772.

— Brun's Beitr. klin. Chir. **171,** 581 (1941).

— Pathologie der chronischen Gelenkleiden. Th. Steinkopff 1943.

— Schweiz. Z. Unfallmed. **38,** 1 (1944).

— Z. Unfallmed. Berufskr. **37,** 23—44 (1944).

— Sem. Hôp. Paris 2458 (1951).

LANG, J., PÖSCHL, M.: (Ref. Bay. Röntgenvereigg in München, Frühjahrstagg 1961). Ärztl. Prax. **13,** Nr 41, 2107 (1961).

LASSICH, M., PREVOT, R., SCHAEFER, K. H.: Pädiatrischer Röntgenatlas. Stuttgart: G. Thieme 1955.

LECÈNE, P., MOUCHET, A.: J. Radiol. Électrol. **8,** 357 (1924).

LERICHE: Zit. nach POGLAYEN u. FONTAGNE.

LOGROSCINO u. DE MARCHI: Chir. Organi Mov. **23,** 449 (1938).

MAGNUS: Dis.-Bemerkungen zu OLLER: Die Lunatumnekrose der Hand als Folge eines Arbeitsunfalles. Verh. 6. Internat. Kongr. gewerbl. Unfälle und Berufskrankh. 1931, S. 911.

— Fortschr. Röntgenstr. **58,** 117 (1938).

MARCIER: Zit. nach POGLAYEN, C.

MOBERG, E.: Aseptische Knochennekrosen, Vortrag 84. Tagg Dtsch. Ges. Chir. München 1967.

MORDEJA, J.: Das Lunatum bipart. und die multizentrische Kernanlage des Os pisiforme. Z. Orthop. **95,** 496 (1962).

MOUCHET: Siehe LECÈNE, P.

MÜLLER, W.: Über die Erweichung und Verdichtung des Os lunatum, eine typische Erkrankung des Handgelenkes. Brun's Beitr. klin. Chir. **119,** 664 (1920).

MÜLLER, W.: Arch. orthop. Unfall-Chir. **22**, 4, 401 (1924).

MUTEL, CORRET, ROUSSEAUX: A propos d'un cas de scaphoide carpien pommelè. (Maladie de Koehler-Mouchet.) Rev. Orthop. **16**, 419.

NAGURA, S.: Zbl. Chir. **1937**, 2049.

— Zbl. Chir. **1938**, 417.

— Die Pathologie und Pathogenese der sog. Lunatummalacie. Langenbecks Arch. klin. Chir. **197**, 405—427 (1939).

NEVINNY-STICKEL: Siehe POGLAYEN, C.

OLLER, A.: Die Lunatumnekrose der Hand als Folge eines Arbeitsunfalles. Verh. 6. Internat. Kongr. gewerbl. Unfälle und Berufskrankh. 1931, S. 905.

O'RAHILLY, R.: J. Bone Jt Surg. A **35**, 626 (1953).

PERSCHL, A.: Behandlung und Behandlungsergebnisse perilunärer dorsaler Verrenkungen des Mondbeines nach volar. Berlin-Göttingen-Heidelberg: Springer 1949.

PERSSON, M.: Pathogenese und Behandlung der Kienböckschen Lunatummalacie. Acta chir. scand. **92**, Suppl. 98 (1945).

— Causal treatment of lunatummalacia. Acta chir. scand. **5**, fasc. VI (1950).

— Acta chir. scand. **100**, 531 (1956).

PFITZNER, W.: Schwalbes Morph. Arb. **4**, 347 (1895).

— Z. Morph. Anthrop. **2**, 77, 365 (1900).

PHEMISTER, BRUNSCHWIG-DAY: J. Amer. med. Ass. **95**, 995 (1930).

PÖSCHL, M.: Aseptische Osteochondronekrosen als Unfallspätfolge. „Sport Medicine" Proceedings of the Internat. Symp. of the Med. and Physiol. of Sports at Helsinki 1952. Ed. by Karvonen Finnish Assoc. of Sports Medicine Helsinki 1953. Siehe auch LANG, J.

POGLAYEN, C., NEVINNY-STICKEL, H. B.: Z. Orthop. **83**, 45 (1953).

POKORNY: Zit. nach POGLAYEN, C.

PREISER, G.: Fortschr. Röntgenstr. 17, 360 (1910/11).

RAVELLI, A.: Öst. Z. Kinderheilk. **2**, 150 (1948).

— Zur Mondbeinossifikation. Fortschr. Röntgenstr. **76**, 265—266 (1952).

— Fortschr. Röntgenstr. **83**, 852 (1955).

REHBEIN, M.: Dtsch. Z. Chir. **174**, 416 (1922).

RINGSTEDT, A.: Fortschr. Röntgenstr. **49**, 185 (1932).

— Doppelseitiger M. Kienböck bei 2 Brüdern. Acta chir. scand. **69**, 185—195.

— Jahrbuch Radiologie VII, 1932.

ROSSACK, K.: Druckverhältnisse am Handgelenk unter besonderer Berücksichtigung von Frakturmechanismen. Verh. Dtsch. Orthop. Ges. 1966, S. 296.

ROSTOCK, P.: Ergebnisse operativer und konservativer Behandlung der Mondbeinnekrose. Arch. orthop. Unfall-Chir. **31**, 439—450 (1932).

— Langenbecks Arch. klin. Chir. **173**, Kongr.-Ber., 221-222 (1932).

— Gelenkschäden durch chronische Erschütterungen. Zbl. Chir. **1934**, 630—634.

RUCKENSTEINER, E.: Die normale Entwicklung des Knochensystems im Röntgenbild. Radiol. Praktika, Bd. 15. Leipzig: G. Thieme 1931.

— Röntgen-Bl. **4**, 237 (1951).

RÜBSAM, H.: Ergebnisse nach operativer Behandlung der Lunatummalacie. Diss. Gießen 1933.

RZICHA, W.: Pol. Przegl. chir. **29**, 1113 (1957).

SANTOZKI, M., KOPELMANN, S.: Ein Beitrag zur sogenannten Malacia ossis lunati et navicularis (Kienböck-Preisersche Krankheit). Fortschr. Röntgenstr. **39**, 1060—1066 (1929).

SCHMID, F., MOLL, H.: Atlas der normalen und pathologischen Handskelettentwicklung. Berlin-Göttingen-Heidelberg: Springer 1960.

SCHNECK, F.: Federnde Dorsalluxation der Elle-Konsolenradius - Madelungsche Deformität. Z. orthop. Chir. **53**, 101 (1930).

SCHNEIDER, E.: Zbl. Chir. **1936**, 2569.

SMETS: J. Chir. (Brux.) **7**, 389 (1936).

STÅHL, F.: Acta chir. scand. **95**, H. 126, 133 (1947).

STEINHÄUSER, J.: Beitrag zur operativen Behandlung der Navikularpseudarthrose der Hand. Z. Orthop. **101**, 361—369 (1966).

— Verh. Dtsch. Orthop. Ges. 53. Kongr. 1966, S. 289.

— Die Totalresektion des Radiusköpfchens bei Brükken am oberen Speichenende. Arch. orthop. Unfall-Chir. **63**, 162—175 (1968).

— Verh. Dtsch. Orthop. Ges. 55. Kongr. 1968.

— MERHOF, G.: Röntgenstudien an Handgelenken zur sogenannten Minusvariante der Elle (Hultén). Z. Orthop. **107**, 11 (1969).

THERKELSEN, F., ANDERSEN, K.: Acta chir. scand. **97**, 503 (1949).

THILENIUS, G.: Anat. Anz. **9**, 665 (1884).

TILLMANN, G.: Welche Stellung nimmt die Lunatumnekrose in der Unfallchirurgie ein? Chirurg **3**, 815—818 (1931).

TRUETA, J.: Handbuch der Orthopädie, Bd. I. 1957.

UFFREDUZZI, C.: Chir. Organi Mov. **7**, 149 (1923).

VAUBEL: Dtsch. med. Wschr. **73**, 366 (1948).

VIERNSTEIN, K., WEIGERT, M.: Die Radiusverkürzungsosteotomie bei Lunatummalacie. Münch. med. Wschr. **109**, 1992 (1967).

WAGNER, W.: Lunatummalacie bei elektrischem Unfall. Langenbecks Arch. klin. Chir. **170**, 483—487 (1932).

— Jahrbuch Radiologie VII, 1932.

WATSON-JONES, R.: Fractures and joint injuries, vol I. Edinburg-London: E. & S. Livingstone LTD 1957.

WEBER, H. G., GREGEL, A.: 100 Beobachtungen von aseptischen Mondbeinnekrosen der Handgelenks-Spätergebnisse. Vortr. Dtsch. Ges. Chir. 84. Tagg München 1967.

WETTE, W.: Die Begutachtung der Lunatummalacie und verwandter Krankheitsbilder. Mschr. Unfallheilk. **35**, 336—342 (1928).

— Lunatummalacie als Unfallfolge und Berufskrankheit. Arch. orthop. Unfall-Chir. **29**, 299 (1930).

— Mschr. Unfallheilk. **39**, 78 (1932).

— Jahrbuch Radiologie VII, 1932.

— Arch. orthop. Unfall-Chir. **36**, 41 (1935).

— Mschr. Unfallheilk. **48**, 289 (1941).

WINKELBAUER, A., GOLD, E.: Langenbecks Arch. klin. Chir. **146**, 510 (1927).

WINKLER, E.: Belastungsexperiment an Handgelenkpräparaten im Hinblick auf die Lunatummalacie Kienböck (mit ausführlichem Literaturverzeichnis). Diss. Kiel 1958.

WODARZ, W.: Mondbeintod und Unfall. Mschr. Unfallheilk. **43**, 425—428 (1936).

WOHLAUER: Zit. nach POGLAYEN, C.
WYDLER, M.: Diss. Zürich 1935.
ZIHLMANN, J.: Schweiz. med. Wschr. 84, 1246 (1954).
ZIMMER, E. A., KÖHLER, A.: Grenzen des Normalen und Anfänge des Pathologischen usw. Stuttgart: G. Thieme 1956.

ZORN, G.: Concerning fractures of the semilunar bone and its comparison to the necrosis of the semilunar joint. Über Brüche des Semilunar-Knochens und ihre Heilung im Vergleich zu der Nekrose des Semilunarknochens. Mschr. Unfallheilk. 63, 254—259 (1960).
ZWEIG: Zbl. allg. Path. path. Anat. 35 (1925).

2. Os naviculare manus-Nekrose

a) Synonyme

Malacie oder Nekrose des Os naviculare, bzw. Os scaphoideum („Ostitis des Naviculare carpi", PREISER), Preisersche Krankheit, Morbus Köhler-Mouchet (nach JAQUET und OLTRAMARE, zit. nach HÄUPTLI), womit eine Malacie des Carpus allgemein gemeint ist, welche auch noch die Malacie anderer Handwurzelknochen umfaßt, von MUTEL, CORRET und ROUSSEAUX jedoch für die Malacie des carpalen Scaphoids (Hand-Kahnbeines) angewendet wird („Maladie de Koehler-Mouchet").

b) Geschichtliches

Erstmals beschrieb PREISER 1911 die Nekrose des Os naviculare manus, die wesentlich seltener ist als die des Mondbeins. In Frankreich hat zuerst MOUCHET auf dieses Leiden aufmerksam gemacht (zit. nach HÄUPTLI).

c) Klinisches Bild

An der Handwurzel bestehen mehr oder minder starke Schmerzen, nicht selten verbunden mit einer leichten Schwellung am Rücken der Handwurzel, über dem Os naviculare. Schmerzen und Schwellung können bei längerem Bestehen des Leidens intermittierend auftreten. Das Allgemeinbefinden ist selten gestört, in einigen Fällen aus der Literatur soll auch das Bild einer entzündlichen Ostitis bestanden haben. Ob diese Fälle hier aber mit Recht einzuordnen sind, bleibt fraglich.

d) Röntgenbild

Selten bietet sich die Gelegenheit, eine Nekrose im Anfangsstadium zu erfassen (Abb. 44). Man sieht dann meistens einen Bezirk des Kahnbeines leicht verdichtet, der diffus in normale Struktur übergeht. Der ganze Knochen erscheint auch etwas formverändert, häufig leicht verlängert oder auch nur an einem Ende etwas ausgezogen. Die Verdichtung nimmt im weiteren Verlauf an Intensität und Ausdehnung zu. Der Knochen wird allmählich durchsetzt von fleckigen Aufhellungen und dazwischenliegenden Verdichtungen. Die sonst glatte Oberfläche wird rauh und sinkt später ein, so daß eine Verkleinerung und Verdichtung des Knochens durch Zusammensinterung zustande kommt, wobei die Verkleinerung des Knochens vorwiegend in der Richtung der Längsachse der Hand vor sich geht und eine leichte Verbreiterung dorsovolar am Seitenbild sichtbar wird. In vielen Fällen wurde schon sehr früh ein Durchtrennungsspalt sichtbar, schräg- oder querverlaufend. Dem Spalt entlang entwickelten sich cystische Nekrosegruben und sklerotische Abdeckelungszonen, so daß Bilder entstehen, die einer posttraumatischen Nekrose bzw. Pseudarthrose gleichen, durch welche die Theorie der traumatischen Entstehung in Erinnerung gebracht wird.

Abb. 44a—f. Naviculamalacie als Überanstrengungsfolge. 41jähriger Mann. Kein Unfall. Patient arbeitete in einer Glashütte seit 11 Jahren mit großen Zangen. a Erstaufnahme 17 Tage nach der Krankmeldung. Leichte Verdichtung des Kahnbeins, unregelmäßige Randkontur am Tuber; b 3. 8. 62, Aufhellung am Tuber als Zeichen der beginnenden Nekrose; c 25. 9. 62, leichte Zunahme der Verdichtung am Tuber, d 30. 10. 62, abgehobene Randlamelle am Tuber, sich verbreiternde quere Verdichtungszone, e 29. 11. 62, nekrotischer Randzerfall am Tuber, zunehmende Verdichtung, Unterbrechung der capitalen Gelenkskontur; f 27. 5. 63, Trümmerzone an der Stelle der früheren Verdichtung, Verlängerung des Kahnbeines

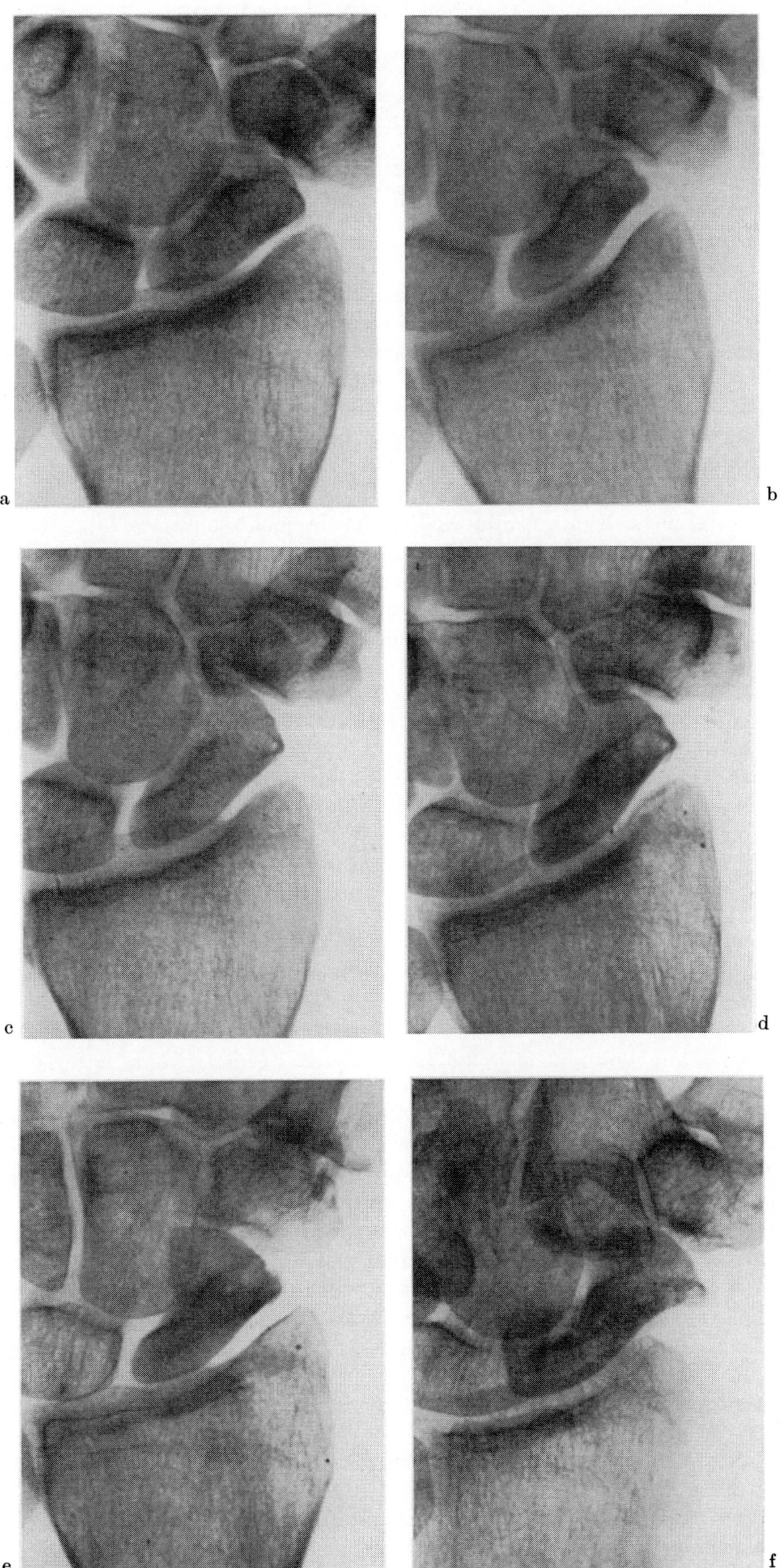

Abb. 44a—f (Legende s. S. 52 unten)

Es kommen aber auch mehr cystische Formen vor. Während in der distalen Navicularepartie, die hauptsächlich vom Navicularehöcker gebildet wird, die Veränderungen vorwiegend oberflächlich sind, ist im mittleren und lunaren Teil die Nekrose meistens stärker und tiefergreifend, gelegentlich bis zum Zerfall des Knochens in einzelne Stückchen und Krümelschatten gehend. Dies gilt auch für den proximalen Teil des Naviculare bipartitum (ANDREESEN).

Im Verlaufe der Ausheilung habe ich selbst eine restitutio ad integrum nie beobachten können, wenn schon deutliche Areale der Nekrose röntgenologisch nachweisbar waren. Es kommt dann höchstens zu einer teilweisen Synostosierung. Mit der Verbesserung der Behandlung der Kahnbeinverletzungen und der Handdistorsionen sind auch die Fälle okkulter Kahnbeinnekrosen seltener geworden, was wiederum für die traumatische Genese spricht. Auch in der Literatur sind nur wenige Fälle von Preiserscher Krankheit beschrieben, bei denen es durch die therapeutische Maßnahme einer Ruhigstellung der Hand wieder zu einer weitgehenden Restitution kam. ZIMMER zitiert den Fall eines 11jährigen Kindes, bei dem nach einem Unfall cystische Aufhellungen im Kahnbein auftraten, die später wieder ausheilten. Zurück blieb ein Verdichtungsstreifen in der Mitte des Kahnbeins. Schließlich muß auch noch auf das Sudeck-Bild bei Navicularenekrosen hingewiesen werden. Ein „Sudeck" entsteht nämlich sehr häufig im Gefolge der Ruhigstellung, oder, wenn es sich um eine Navicularefraktur handelt, im Verlaufe der Ausheilung, wobei die Ruhigstellung beim Entstehen des Sudeck „mitwirken" kann. Nicht selten hebt sich beim Sudeck-Bild der Handwurzel ein von der Ernährung ausgeschlossener Knochenbezirk durch eine homogene Verdichtung besonders ab. Bei der Kahnbeinfraktur ist es meistens das proximale Fragment (PÖSCHL, ANDREESEN, VIETEN, HASLHOFER). Später verschwindet diese Verdichtung meistens wieder, ohne daß besondere Nekrose-Residuen bleiben, wie wir durch unsere Nachuntersuchungen wissen.

Schließlich kommen im Gefolge einer Kahnbeinnekrose auch Bilder einer Osteochondrosis dissecans (O.d.) zur Entwicklung. Möglicherweise gibt es auch am Kahnbein der Hand eine Osteochondrosis dissecans als selbständiges Leiden. RAVELLI hat eine O.d. am Hand-Kahnbein 18 Monate nach einem Trauma gesehen.

e) Ätiologie und Pathogenese

α) Akutes Trauma

Ein akutes Trauma ist, wie schon ausgeführt, sehr häufig in der Anamnese von Patienten, die eine Kahnbeinnekrose haben, anzutreffen. Die Frage nach einem etwaigen Unfallzusammenhang kann aber nicht beantwortet werden, wenn unterlassen wurde, unmittelbar nach dem Unfall Röntgenaufnahmen anzufertigen.

Schon PREISER stellte bezüglich der Ätiologie posttraumatische Ernährungsstörungen durch Zerreißung von Gefäßen und Bändern in den Vordergrund. Durch die besonderen Verhältnisse der Gefäßversorgung am ulnar-proximalen Kahnbeinstück ist es nach BAYER zu verstehen, daß hier Malacien bevorzugt auftreten. Im übrigen muß im Rahmen der Traumatologie des Kahnbeins darauf hingewiesen werden, daß die Disposition zur posttraumatischen Pseudarthrosenbildung dadurch erklärt wird, daß die Prädilektionsstelle der Frakturen (Naviculare-Mitte in 62% unter 101 von uns zusammengestellten Fällen, bei DEHMEL, CARSTENSEN u. Mitarb. in 60%, bei BÖHLER in 65%) meistens mit der Eintrittsstelle der für die Ernährung des Knochens wichtigsten arteriellen Gefäße zusammenfällt; bei CARSTENSEN u. Mitarb. waren 50% der im mittleren Drittel beobachteten Frakturen pseudarthrotisch geworden (s. Schema der typischen Lage der Frakturen am Kahnbein der Hand, Abb. 45).

Auch JAQUET und OLTRAMARE sind der Auffassung, daß es sich hier ätiologisch meistens um Folgen eines latenten Traumas handelt, das, ähnlich wie bei der Kümmel-Verneuilschen Krankheit am Wirbelkörper, erst nach einer längeren Latenz zur manifesten Knochennekrose führe (diese Auffassung gelte nicht nur für die Entstehung der

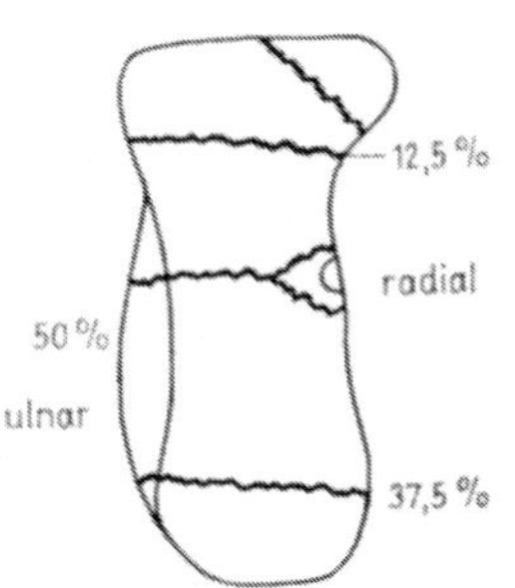

Abb. 45. Typische Lage von Bruchlinien am Kahnbein der Hand. [Nach Ružicka und Heublein: Amer. J. Roentgenol. 58 (1947)]

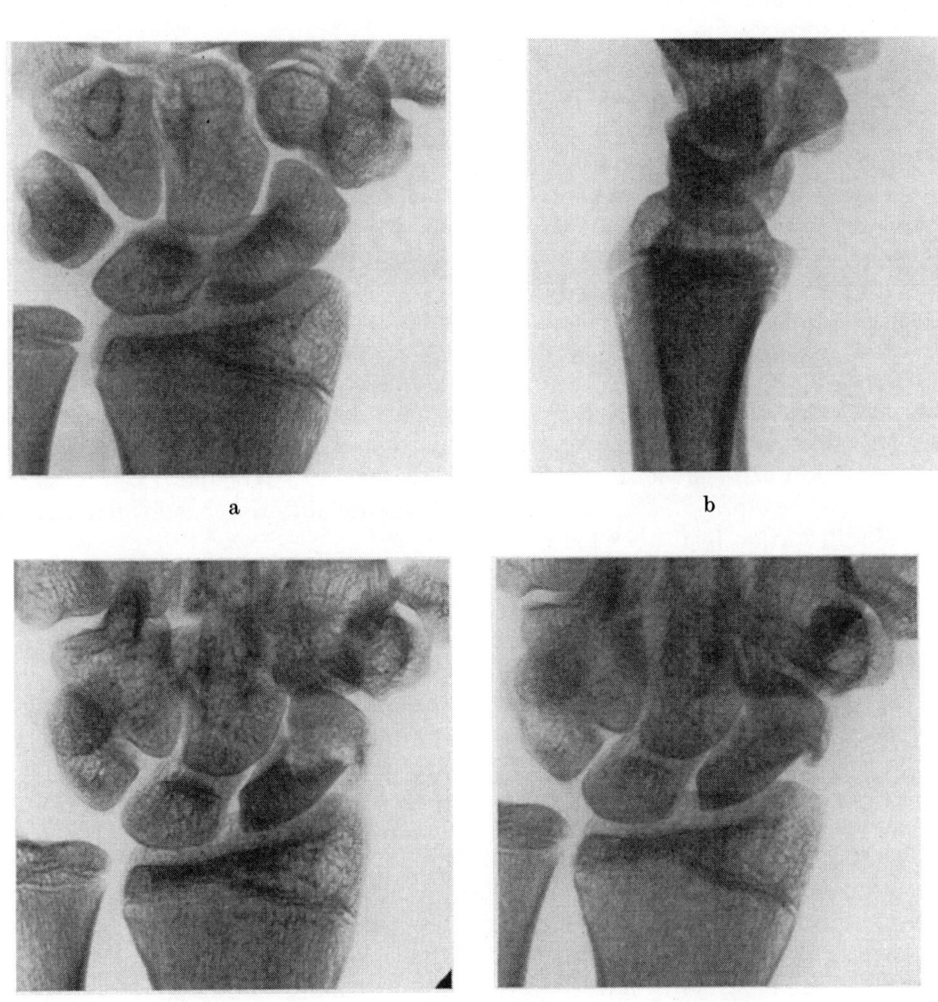

Abb. 46. a u. b Zunächst okkulte Naviculare-Fraktur. Am Unfalltag. c 2 Monate später: nekrotischer Abbau der Bruchränder, leichte Verdichtung des proximalen Fragmentes, d erkennbare Ausheilungstendenz

Nekrose am Kahnbein, sondern auch für die an den übrigen Handwurzelknochen). Ein derartiger Ablauf des Geschehens muß m. E. auch für den Fall von Bade angenommen werden, einen 13jährigen Jungen, der 10 Monate vor der Feststellung der Naviculare-nekrose ein Trauma erlitten hatte.

Nach unseren eigenen Erfahrungen und denen der meisten Autoren, denen ein größeres chirurgisches Beobachtungsgut zur Verfügung steht, spielt ebenfalls das Trauma, sei es ein akutes mit erkennbaren oder zunächst nicht erkennbaren Folgen, sei es ein chronisches, die überragende Rolle in der Entstehung der partiellen oder der totalen Kahnbeinnekrose. Soweit ich das Schrifttum und mein eigenes Beobachtungsmaterial überblicke, finde ich keinen einwandfrei erwiesenen Fall einer primären juvenilen Nekrose am Kahnbein, wenn man von dem Kreis der Chondrodystrophiker und dem der endokrin Gestörten absieht. Mit Zunahme der Röntgenkontrollen bei Handgelenkverletzungen, insbesondere der Anwendung von Serienaufnahmen, wird die Zahl der Kahnbeinnekrosen unbekannten Ursprunges immer kleiner. Auch wird durch röntgenologische Verlaufskontrollen anfangs negativer Röntgenbefunde aufgedeckt, daß feinste Fissuren gar nicht so selten an den Bildern, die unmittelbar nach dem Unfall gemacht worden sind, schwer oder nicht zu erkennen sind (Abb. 46). Die dominierende ätiologische Rolle des Traumas kommt auch darin zum Ausdruck, daß Kahnbeinnekrosen im Zeitraum der erhöhten körperlichen Betätigung des Menschen am häufigsten angetroffen werden, das ist die Zeit der maximalen Sport- und Arbeitsaktivität und der größten Unfallgefährdung. Dieser Zeitraum ist nach meiner Schätzung etwa zwischen dem 15. und 35. Lebensjahr anzusetzen. Andere Autoren finden die häufigsten Kahnbeinnekrosen zwischen dem 20. und 30. Lebensjahr.

Von M. HIRSCH und SCHNEK u. a. wird die Ansicht vertreten, daß das Primäre eine kleine, meist nicht sichtbare Spontanfraktur sei, in deren Bereich es zu Resorptionen und cystischen Auflösungen komme. Nach anderen (ROSTOCK, WETTE) stellt die Cystenbildung das Anfangsstadium dar, anschließend komme es erst zur Spontanfraktur und dann zur Pseudarthrosenbildung. Obwohl F. SCHERER einen solchen Fall bildmäßig belegen konnte, halte ich eine derartige Entstehungsweise der Kahnbeinpseudarthrose aufgrund eines umfangreichen, über mehr als 3 Jahrzehnte sich erstreckenden Beobachtungsmaterials für äußerst selten. Die Mehrzahl der „cystischen" Veränderungen entsteht erst posttraumatisch durch nekrotischen Gewebsabbau und Resorption („Resorptionscysten"). Nach SCHNEK können solche Resorptionscysten schon 3 Wochen nach dem Trauma röntgenologisch ausgeprägt sein, was wir an unserem Material bestätigen können. Die häufigste Manifestation liegt aber bei ca. 6 Wochen.

β) Chronische Trauma, Materialermüdung, embolische Vorgänge

Daß das chronische Trauma für die Entstehung der Kahnbeinnekrose ähnlich wie bei der Mondbeinnekrose eine ursächliche Rolle spielen kann, ist arbeitsmedizinisch gesichert. Von ROSTOCK, MÜLLER, ANDREESEN u. a. wurde auf diese „Ermüdungserscheinung" besonders hingewiesen. Gefährdet sind Handarbeiter, die vielfach kleinen Traumen und Erschütterungen ausgesetzt sind, wie z. B. Terrazzoarbeiter (REICH), Bergarbeiter, Pickel- und Schaufelarbeiter, Sportler (BAETZNER), darunter besonders Boxer. Ferner werden Lenkraderschütterungen bei Kraftfahrern (PIWKO), chronische Erschütterungen der dorsalflektierten Hand bei Preßluftarbeitern (Abb. 47, ROSTOCK, WETTE) und übermäßige Druckbelastungen im allgemeinen (OLTRAMARE) als Ursachen genannt. Auch der Liegestütz soll begünstigend wirken (REISCHAUER). Bei den theoretischen Erörterungen über die Pathogenese dieser Kahnbeinnekrosen wird die Entstehung über eine Gefäßschädigung aber auch über eine primäre Materialzerrüttung (Ermüdungsfraktur nach HENSCHEN, Osteolysie silencieuse) am häufigsten vertreten.

KONJETZNY und TONTHEIM machen für das Entstehen der Kahnbeinnekrose sui generis vorwiegend embolische Vorgänge verantwortlich, in gleicher Weise wie für die häufigere Mondbeinnekrose.

γ) Konstitutionelle Faktoren, Disposition und hormonelle Störungen

sind nicht selten zusammen mit dem Auftreten von Kahnbeinnekrosen festzustellen. Nach diesen Richtungen besteht vor allem dann ein Verdacht, wenn eine totale Kahnbeinnekrose vorliegt. Am häufigsten wurden bei Hypothyreolytikern (Abb. 48) und bei Kretins Kahnbeinnekrosen beobachtet. In solchen Fällen ist eine totale Skeletüberprüfung angezeigt. Doppelseitiges Vorkommen spricht natürlich auch für eine endogene Störung,

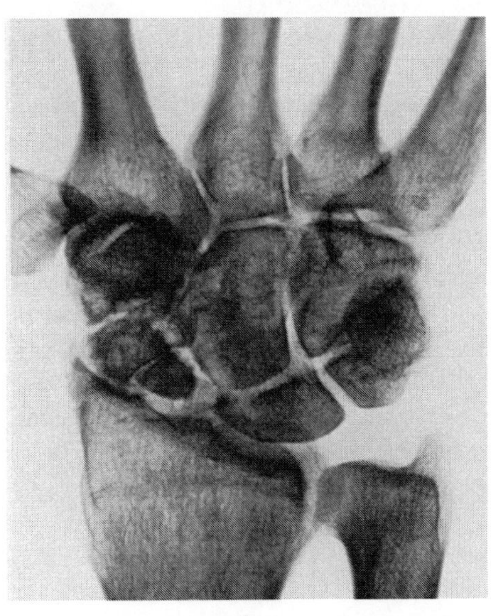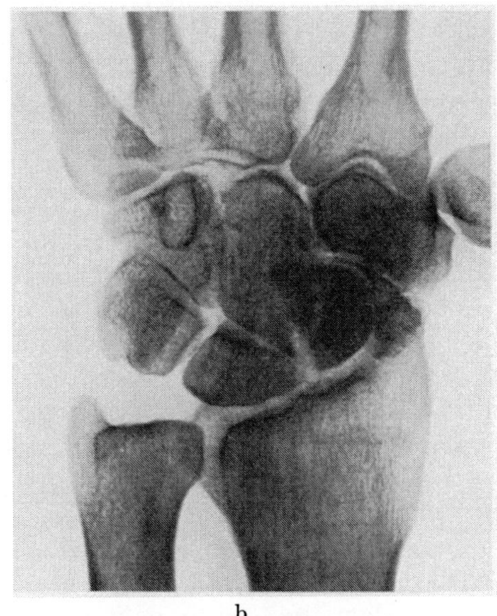

a   b

Abb. 47a u. b. 52jähr. ♂. Doppelseitige Naviculare-Nekrose mit Pseudarthrose der Hauptfragmente bei einem Preßluftarbeiter (2 Jahre Preßluftarbeit, kein Unfall)

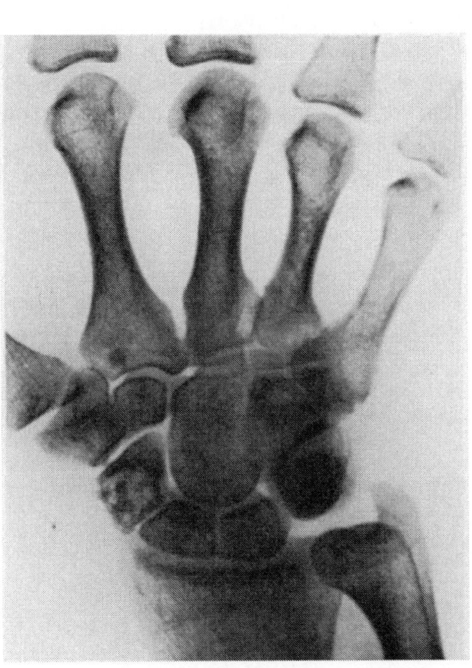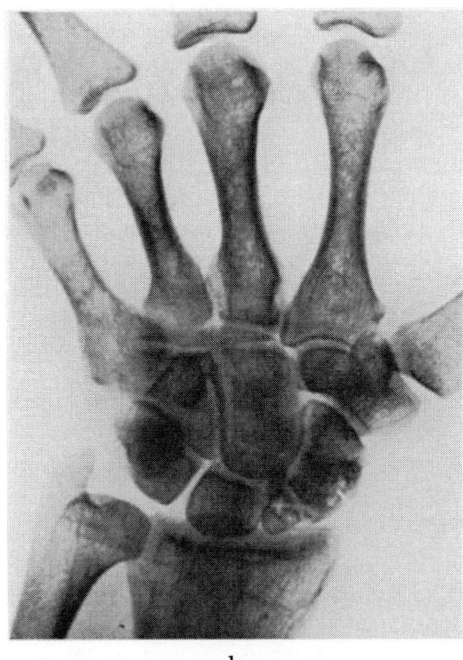

a   b

Abb. 48a u. b. Unterteiltes Kahnbein mit Nekrosen (beidseits) bei hypothyreotischer Wachstumsstörung

z. B. Fälle von ZIMMER, ANDREESEN, GOLLASCH, KAUTSCH und ROSTOCK, SCHERER; desgleichen Kombination mit einer Nekrose an einem anderen Knochen (z. B. am Mondbein).

f) Die arterielle Versorgung des Os naviculare manus

Beiträge zur arteriellen Versorgung des Os naviculare manus sind von JUCH (1901), WOLFF (1902), LEXER u. Mitarb. (1904), DELKESKAMP (1906), PREISER (1911), HIRSCH

(1914), Schinz (1922), Weil (1927), Schnek (1930), Lützeler (1932), Obletz und Halbstein (1938), Köstler (1939), Cave (1940), R. Watson-Jones (1944), Geissendörfer
(1950), Carstensen, Keichel und Schlüter (1962) erschienen. Die Gefäße kommen über
die volaren und dorsalen Bänder an den Knochen heran (Abb. 49). Ihre Zahl, Größe und
Lage scheint ziemlich variabel zu sein. Daß es sich in der Hauptsache um 2 Hauptgefäße
handelt, wovon eines am Tuberculum, das andere am Taillen-Teil des Knochens eindringe,
wie Schnek meint, scheint keine allgemeine Gültigkeit zu haben. Dafür sprechen die
klinischen Beobachtungen bei der Frakturausheilung. Genauere Details wurden in jüngerer
Zeit durch anatomische Knochenuntersuchungen von Watson-Jones und von Carstensen, Keichel und Schlüter gewonnen. Bei Watson-Jones erfolgte in $^2/_3$ der
Knochen seines Untersuchungsmaterials die Gefäßversorgung gleichmäßig über die ganze
Länge des Ligamentansatzes. Im anderen Drittel traten keine Gefäße direkt in der proximalen Hälfte ein. Sie durchsetzten vielmehr die Rinde in der distalen Hälfte und wandten
sich innerhalb des Knochens nach rückwärts. Dabei können die Foramina nutritia auf
das Tuberculum beschränkt sein, oder es dringen noch einige wenige kleinere oder 1—2
größere am Taillenteil des Naviculare ein (Abb. 50). Aus dieser Verteilung erklärt Watson-
Jones das variable Auftreten der avasculären posttraumatischen Nekrosen am Kahnbein
und den variablen Befall des Handgelenkes durch sekundäre Arthrosis nach Verletzungen.
Carstensen, Keichel und Schlüter haben 100 macerierte menschliche Naviculare-Kno-
chen hinsichtlich Lokalisation und Anzahl der Gefäßeintrittslöcher untersucht. In der peripheren Hälfte des Knochens traten dorsal durchschnittlich 11, volar 2,8 Gefäße ein. In der
proximalen Hälfte sah man dorsal in keinem Fall einen Gefäßeintrittspunkt, volar nur in
66 % der Fälle (durchschnittlich 2,4), in 34 % keinen. Die meisten Foramina lagen im Bereiche
der Naviculare-Taille. Sie hatten einen Durchmesser von höchstens 0,2—0,8 mm; die hier
eintretenden Gefäße müssen demnach sehr dünn sein. Im ganzen gesehen erfolgt die
arterielle Versorgung des Kahnbeines über das Rete carpi dorsale und volare, wobei die
Zufuhr zum größeren Teil aus der A. radialis erfolgt, zum kleineren Teil aus der A. ulnaris.
Genauere Angaben machen aufgrund ihrer Injektionsuntersuchungen an 9 frischen
Leichenhänden Carstensen u. Mitarb. Von der A. radialis zogen 1—2 Gefäße zum Kahn-
beinrücken und verzweigten sich dort über dem Taillenbereich. Volarseitig verlief ein
Gefäß, aus der A. radialis kommend, an die Taillenseite heran, ein anderes an die Tuberositas. Nicht unerwähnt bleiben soll auch noch die früher anhand von Tusche-Injektionen
gemachte Beobachtung von Lützeler (1932), daß zwischen dem Gefäßsystem der proximalen und dem der distalen Hälfte des Knochens intraossale Anastomosen bestehen, daß
aber auch außerhalb des Knochens innerhalb der Bänder ebenfalls Gefäßverbindungen
vorhanden sind.

g) Ossifikation des Kahnbeins der Hand

[siehe Ossifikationstabelle der Hand (Tabelle 3, S. 48) und Schema beobachteter
Mehrkernigkeit und Pseudoepiphysen (Abb. 51)]

Die Ossifikation des Kahnbeines der Hand beginnt im 5.—6. Lebensjahr, meistens mit
einem Kern, mehrere Kerne sind aber nicht selten. Von einer doppelten Kernanlage berichtet
auch Boyd. Zuerst vergrößert sich die ulnare, dann erst die radiale (Tuberculum-)Seite. Auch
gibt es persistierende isolierte Kerne, z.B. ist ein selbständiger Kern im Tuberculum des
Naviculare mit verspäteter oder mit völligem Ausbleiben der Ossifikation beobachtet worden.
An seiner Stelle kann auch eine exostosenartige Ausziehung oder ein isoliertes Knochenstückchen entstehen (Os radiale externum ?). Doch sind nach persönlicher Erfahrung des
Verfassers die meisten kleinen isolierten Knochen in der Nähe des Navicularehöckers der
Ausdruck eines traumatischen Knochenabrisses.

Auf folgende benachbarten akzessorischen Knochen möchte ich hinweisen: Os centrale
(zwischen Multangulum minus und Capitatum), Os radiale externum (am Tuberculum
naviculare), Epitrapezium (zwischen Multangulum maius und Naviculare).

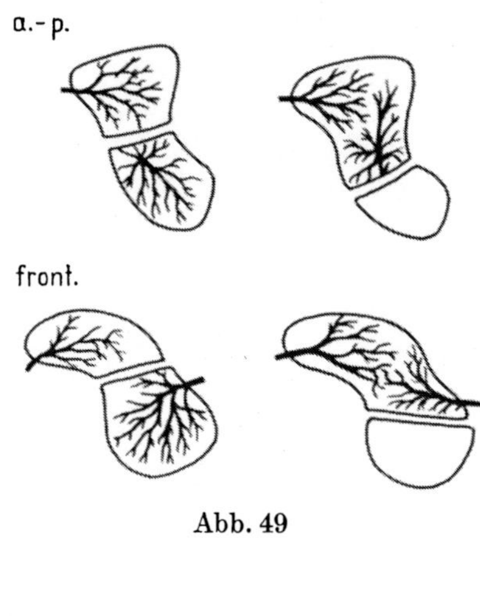

Abb. 49

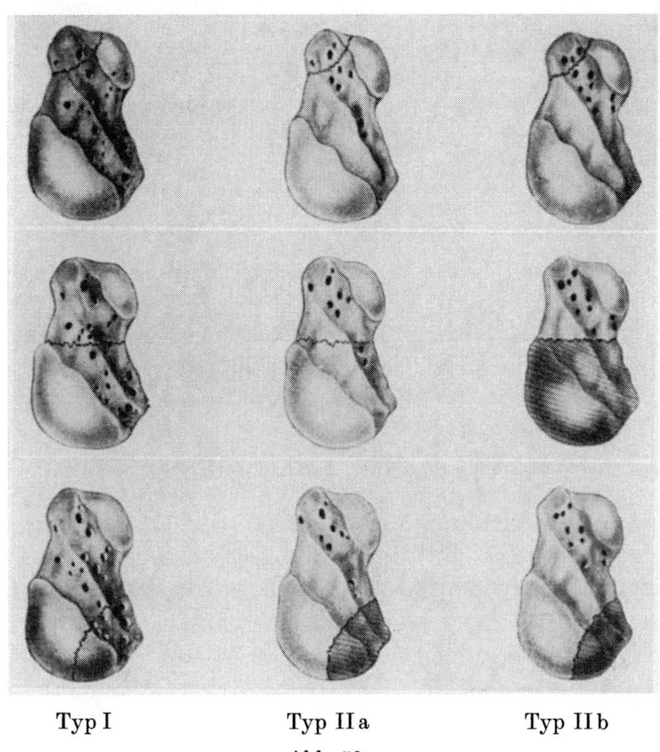

Abb. 50

Abb. 49. Arterielle Versorgung des Os naviculare manus und Frakturlokalisationen. (Aus: Böhler, Technik der Knochenbruchbehandlung. Wien: W. Maudrich)

Abb. 50. Schematische Darstellung der Gefäßversorgung des Os naviculare manus durch Wiedergabe der Foramina nutritia (nach R. Watson-Jones). Erklärung der Häufigkeit der posttraumatischen Nekrosen im Hinblick auf arterielle Versorgungsvarianten des Knochens. *Typ I*: $^2/_3$ der von Watson-Jones untersuchten Knochen. Eintritt der Gefäße in der ganzen Länge des Knochens. Geringe Nekrosegefahr. *Typ II*: $^1/_3$ der Fälle. Die Foramina nutritia treten in der distalen Hälfte des Knochens ein. IIa Die meisten Foramina nutritia befinden sich im distalen Drittel des Knochens (Tuberculum). Dazu kommen noch einige kleinere oder 1—2 größere im Mittelstück. Posttraumatische Nekrosen sind dann vor allem bei Frakturen im proximalen Drittel, nur selten bei Frakturen im mittleren Drittel anzutreffen. IIb Die Foramina nutritia sind fast ausschließlich auf das distale Kahnbeindrittel (Tuberculum) beschränkt. Posttraumatische Nekrosen entstehen, wenn die Fraktur im mittleren oder proximalen Drittel liegt

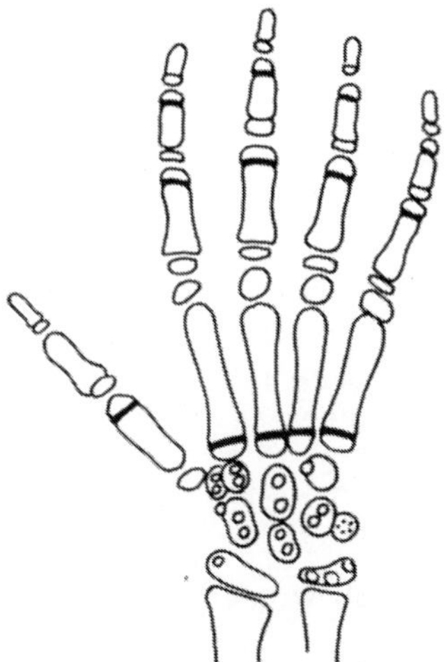

Abb. 51

Abb. 51 Beobachtete mehrkernige Knochenanlagen (o) und Pseudoepiphysen (—). Persistenz möglich. (Aus: Groskopff-Tischendorf: Das normale menschliche Skelet . . . , Edition Leipzig, 1964)

h) Histologischer Befund

Histologische Untersuchungen wurden von Raspall vorgenommen mit dem üblichen Befunde nekrotischen Knochengewebes. Auch ist histologisch kein unterschiedlicher Befund zu erwarten bei Nekrosen, die posttraumatisch, durch Überlastung oder durch Mikrotraumen entstanden sind. Eine spezielle ätiologisch-genetische Differenzierung ist daher aus dem histologischen Befund allein nicht möglich. Es liegt also eine äußerst spärliche histologische Fundierung der Preiserschen Krankheit vor. Die meisten histologischen Untersuchungen betreffen Nekrosen, die nach Traumen entstanden sind.

i) Differentialdiagnose

Es ist vielfach schwierig, eine posttraumatische Nekrose von einer solchen sui generis zu differenzieren, wenn man hier überhaupt einen Unterschied machen will. Kommt es im Anschluß an ein Trauma zu einer stärkeren Nekrose (bei mangelhafter Ruhigstellung!), so entwickelt sich meistens das Bild einer gewöhnlichen Pseudarthrose, während bei der primären Nekrose wohl der Untergang eines breiteren Knochenbezirkes zu erwarten ist. Knochentuberkulose, Morbus Besnier-Boeck-Schaumann und chronische Polyarthritis rheumatica ergreifen im Rahmen des Handwurzelbefalles meistens auch das Kahnbein. Zur Differenzierung muß das gesamte klinische Bild berücksichtigt werden. Bei Zweiteilung des Kahnbeines ist nach SCHERER an die angeborene partielle oder komplette Zweiteilung (echtes Naviculare bipartitum), an die häufigere posttraumatische Pseudarthrose und an die Möglichkeit einer Spontanfraktur bei einer Malacie zu denken (s. auch Fälle von H. VIETEN, KRAUSE, GAUL). ANDREESEN weist darauf hin, daß beim Os naviculare bipartum die einander zugekehrten Flächen konvex geformt sind (bei der posttraumatischen Nekrose dagegen meistens konvex-konkav). Während kleinere cystische Aufhellungen im Kahnbein[1] häufig sind, kommen größere Cysten selten vor. Wenn sie einbrechen, können Bilder entstehen, die denen einer primären Malacie ähnlich sind, auch wird dann die Unterscheidung gegen veraltete Kahnbeinbrüche schwierig (ANDREESEN). Streng genommen müssen auch Störungen der Kahnbein-Ossifikation bei endokrin Gestörten von der echten primären Malacie unterschieden werden, z.B. bei Hypothyreotikern und Kretins. ZIMMER zeigt das Bild eines Naviculare multipartitum eines Kretins, HASSELWANDER eine Zweiteilung bei einem hypothyreotischen Zwerg (nach HÄUPTLI).

Literatur zu B. IV. 2. (Os naviculare manus)

ANDREESEN, R.: Aseptische Nekrose des Os naviculare ulnare manus. Zbl. Chir. **64**, 393—395 (1937).
— Fortschr. Röntgenstr. **60**, 253 (1939).
— Die Entstehung, Begutachtung und Behandlung der Kahnbeinpseudarthrose der Hand. Langenbecks Arch. klin. Chir. **309**, 56 (1965).
BADE, H.: Traumatische, aseptische Nekrose des Os naviculare der rechten Hand. Röntgenpraxis **11**, 573 (1939).
BAETZNER, W.: Gelenk und Beruf. Med. Welt **1932**, 1821—1823, 1861—1863.
BAYER, F.: Os naviculare bipartitum. Z. Anat. Entwickl.-Gesch. **103**, 634—644 (1934).
BOYD, G. J.: Bipartite carpal navicular bone. Brit. J. Surg. **20**, 455—458 (1933).
BÜRKLE DE LA CAMP, L.: Med. Welt **39** (1937).
CAFFEY, J.: Pediatric X-ray diagnosis. Chicago: The Year Book Publ. 1950.
CARSTENSEN, E., KEICHEL, F., SCHLÜTER, O.: Ursachen der Kahnbeinpseudarthrosen. Bruns Beitr. klin. Chir. **204**, 115 (1962).
CAVE, E. F.: Arch. Surg. **40**, 54 (1940) (Zit. von JANIK).
CORACHAN LLORT, M.: Siehe RASPALL, J.
CORRET: Siehe MUTEL.
DEHMEL, H. J.: Untersuchungen über das Verhalten der Kahnbeinfrakturen der Hand. Diss. München 1958.
DELKESKAMP, C.: Das Verhalten der Knochenarterien bei Knochenerkrankungen und Frakturen. Fortschr. Röntgenstr. **10**, 219 (1906/07).
FONTHEIM, L.: Diss. Hamburg 1936.
GAUL, M.: Fortschr. Röntgenstr. **90**, 644 (1951).

GEISSENDÖRFER, H.: Die Ergebnisse der Nagelung bei veralteten Kahnbeinbrüchen der Hand. Chirurg **15**, 638 (1943).
— Zbl. Chir. **75**, 906 (1950).
GOLLASCH, W.: Röntgen- u. Lab.-Prax. **11**, 544 (1939).
— 102. Tagg Niederrhein.-Westf. Chirurgen 1950.
HAEHNER, A.: Doppelseitige, nicht traumatische Zweiteilung des Kahnbeines. Mschr. Unfallheilk. **39**, 210—221 (1932).
HÄUPTLI, O.: Die aseptischen Chondro-Osteonekrosen. Berlin: W. de Gruyter & Co. 1954.
HALLMANN, C.: Naviculare bipartitum manus. Diss. Gießen 1938.
HASLHOFER: Siehe Lunatum-Nekrose.
HASSELWANDER, A.: Ergebn. Anat. Entwickl.-Gesch. **23**, 535—645 (1921).
HENSCHEN, C.: Langenbecks Arch. klin. Chir. **186**, 98 (1936).
HIRSCH, M.: Die Verletzungen der Handwurzel. Ergebn. Chir. **8**, 718 (1914).
— GOLDHAMER, K.: Langenbecks Arch. klin. Chir. **151**, 793 (1928).
HIRSCH, R.: Über Osteochondropathie juvenilis. Z. orthop. Chir. **58**, 256 (1932).
JACQUET, OLTRAMARE, J. H.: Zit. nach HÄUPTLI, O., Die aseptische Chondro-Osteochondrose, S. 97, 1954.
JENNY, F.: Z. Unfallmed. Berufskr. **37**, 313 (1944).
— Über traumatisch entstandene Knochennekrosen. Röntgenpraxis **46**, 1023 (1949).
JUCH, O.: Über die Blutversorgung der Handwurzelknochen. Inaug.-Diss. Göttingen 1901.
JULIA, M.: J. Radiol. Électrol. **28**, 402 (1947).
KAPPIS, K.: Arch. orthop. Unfall-Chir. **21** (1923).

[1] Siehe Differentialdiagnose zur Sunatum-Nekrose, S. 49.

Kautsch, E.: Ärztl. Fortschr. **3**, 602 (1942).

Köhler, A.: Siehe Zimmer, E. A., Grenzen des normalen . . . Stuttgart: G. Thieme 1956.

Köstler, J.: Traumatische Teilnekrose des Kahnbeins der Hand. Zbl. Chir. **66**, 2623 (1939).

Konjetzny, A.: Siehe Lunatum-Nekrose, s. Fontheim.

Krause, G. P.: Os naviculare bipartitum beider Hände. Fortschr. Röntgenstr. **71**, 359 (1949).

Lange, R.: Röntgen- u. Lab.-Prax. **11**, 566 (1939).

Lexer, E.: Dtsch. Z. Chir. **133**, 170 (1915).

— Langenbecks Arch. klin. Chir. **119**, 520 (1922).

— Chirurgenkongreß Wien 1922.

— Kuliga, M., Türk, W.: Untersuchung über Knochenarterien. Berlin: A. Hirschwald 1904.

Lützeler, H.: Die Entstehungsursachen der Pseudarthrosen nach Bruch des Kahnbeines der Hand. Dtsch. Z. Chir. **226**, 404 (1930).

Mouchet, A.: Mem. Acad. Chir. Paris, Séance 15 février, **6**, 264 (1939).

Müller: Bruns' Beitr. klin. Chir. 130 (1921).

Mutel, Corret, Rousseaux: A propos d'un cas de scaphoide sarpien pommele (Maladie de Koehler-Mouchet). Rev. Orthop. **16**, 419.

Obletz, B. E., Halbstein, B. M.: Non-union of fractures of carpal navicular. J. Bone Jt Surg. **20**, 424 (1938).

Oltramare, J. H.: Schweiz. med. Wschr. **2**, 956—957 (1933).

— Zit. nach Häuptli, O., Die aseptische Chondro-Osteochondrose 96 (1954).

Piwko, N.: Arch. orthop. Unfall-Chir. **26**, 650 (1928).

Pöschl, M.: Posttraumatische aseptische Osteo-Chondronekrosen im Röntgenbild. 33. Tagg der Dtsch. Röntgenges. Baden-Baden 1951. Beilageheft S. 23.

— Aseptische Osteochondronekrosen als Unfallspätfolge. Sport Medicine. Proceedings of the Internat. Symposium of the Medicine and Physiology of Sports an Athletics at Helsinki 17.—18. 7. 1952. Ed. by M. J. Karvonen. Finnish Association of Sports Medicine, Helsinki 1953.

Preiser, G.: Eine typische posttraumatische und zur Spontanfraktur führende Ostitis der Naviculare carpi. Fortschr. Röntgenstr. **15**, 180 (1910).

— Zur Frage der typ. traumat. Ernährungsstörungen der kurzen Hand- und Fußwurzelknochen. Fortschr. Röntgenstr. **17**, 360 (1911).

Raspall, J., Trueta, Corachan Llort, M.: Une lésion rare du scaphoidcarpien. Rev. Orthop. **22**, 53—57 (1935).

Ravelli, A.: Osteochondritis dissecans am Kahnbein der Hand. Radiol. clin. (Basel) **24**, 97 (1955).

Reckling, F.: Hefte Unfallheilk. H. 29 (1940).

Reich, B.: Arch. orthop. Unfall-Chir. **32**, 247—253 (1932).

Reischauer: Bruns' Beitr. klin. Chir. **160**, 315 (1934).

Rose, Th.: Aust. N. Z. J. Surg. **16**, 149 (1946).

Rostock, P.: Über die Naviculare-Pseudarthrose. Arch. orthop. Unfall-Chir. **34**, 318—320 (1933).

— Die Naviculare-Pseudarthrose. Arch. orthop. Unfall-Chir. **35**, 192—223 (1935).

— Handbuch der gesamten Unfallheilkunde (König-Magnus), Bd. 2. Stuttgart: F. Enke 1956.

Rousseaux: Siehe Mutel.

Ruckensteiner, E.: Röntgen-Bl. **4**, 237 (1951).

Ružicka, Heublein: Amer. J. Roentgenol. **58** (1947).

Scherer, F.: Seltene Handgelenksbefunde. Zugleich ein Beitrag zur Malacie des Kahnbeines. Arch. orthop. Unfall-Chir. **47**, 481 (1955).

Schinz, H. R.: Navicularefrakturen mit Höhlenbildung. Zbl. Chir. **49**, 857 (1922).

Schnek, F.: Zur Entstehung, Behandlung und Verhütung der sogenannten posttraumatischen Navicularecyste. Fortschr. Röntgenstr. **39**, 1016—1025 (1929).

— Bruns' Beitr. klin. Chir. **146**, 333 (1929).

— Die Verletzungen der Handwurzel. Ergebn. Chir. Orthop. **23**, 1/46 (1930).

— Zbl. Chir. **57**, 1215, 2015, 2600, 2690 (1930).

— Verh. Dtsch. Orthop. Ges. 1930.

— Zbl. Chir. **5**, 1954 (1933).

— Jkurse ärztl. Fortbild. **21**, H. 12, 96.

Trueta: Siehe Raspall, J.

Vieten, H.: Naviculare bipartitum oder alte, nicht erkannte pseudarthrotisch verheilte Navicularfraktur. Fortschr. Röntgenstr. **71**, 358 (1949).

Watson-Jones, R.: Fractures and joint injuries. Edinburg: E. & S. Livingstone, Ltd. 1944.

Weil, S.: Über die Verletzungen und traumatischen Erkrankungen der Handwurzelknochen. Bruns' Beitr. klin. Chir. **140**, 230 (1927).

Wette, W.: Die Lunatumnekrose als Unfallfolge und Berufskrankheit. Arch. orthop. Unfall-Chir. **29**, 299—319 (1931).

— Arch. orthop. Unfall-Chir. **33**, 194 (1933).

Wolff, J.: Die Frakturen des Os naviculare carpi nach anatomischen Präparaten. Dtsch. Z. Chir. **69**, 401 (1902).

Zimmer, E. A., Köhler, A.: Grenzen . . . Stuttgart: G. Thieme 1956.

3. Seltene Lokalisationen von Osteo-Chondro-Nekrosen an der Handwurzel

Os capitatum

Der Franzose Destot, der sich mit der Handwurzel anatomisch befaßte (Destotscher Zwischenraum zwischen Os capitatum und lunatum), soll als erster auch eine Capitatum-Nekrose beschrieben haben. Nach Tontheim wurde bei einem 26jährigen Mann, der über 3 Jahre an Schmerzen im Handgelenk litt, ein cystischer Herd im Capitatum ausgeräumt, der histologisch nekrotische Knochenveränderungen aufwies. Fast am ganzen Os capitatum fanden sich nekrotische Veränderungen im Falle Jonssons (22jährige Frau). Der

Knochen war hier stellenweise porotisch und sklerotisch und insgesamt etwas zusammengesintert. Die Ätiologie konnte nicht geklärt werden. Anhaltspunkte für eine traumatische Entstehung waren nicht gegeben. Bei 3 Fällen von RODHOLM und PHEMISTER war das Os capitatum neben anderen Handwurzelknochen (Triquetrum, Lunatum, Naviculare) beteiligt. In einem Falle (58jähriger Fleischschneider) fand sich kein Trauma in der Vorgeschichte. Die Nekrose war vorwiegend cystisch. Mikroskopisch bot sich das Bild einer zentralen aseptischen Knochennekrose, das den Verdacht auf eine alte Fraktur erweckte, für Tuberkulose bestand kein Anhalt. Die Autoren erinnern an die Ähnlichkeit der cystischen Herde der Metacarpalknochen mit denen, die bei der chronischen degenerativen Arthritis des Hüftgelenkes an den meist belasteten Stellen des Hüftkopfes und der Pfanne entstehen.

Sekundäre Nekrosen entstehen gelegentlich am navicularen Rand des Os hamatum im Gefolge einer Kahnbeinpseudarthrose, wenn die Scheuerwirkung der Kahnbeinfragmente besonders groß ist. Dies ist der Fall, wenn der Pseudarthrosenspalt sehr weit ist oder ein Fragment besonders großen Spielraum hat, z.B. bei Muldenbildung oder gleichzeitiger Pseudarthrose am Processus styloideus radii (Abb. 47a und 52).

Die Ossifikation des Os capitatum beginnt schon relativ früh in den ersten Lebensmonaten.

Os hamatum

Eine Nekrose dieses Knochens ist äußerst selten. In einem Falle von BRAINARD war neben dem Capitatum und einem Multangulum auch das Os hamatum nekrotisch. K. H. VOGEL bringt das Bild einer Hamatumnekrose bei einem 23 Jahre alten Studenten. Vor einem Jahr hatte dieser durch einen Hockeyschläger ein stumpfes Trauma am ulnaren Carpalbereich der linken Hand erlitten. Es bildete sich hier eine etwa hühnereigroße Schwellung aus, die aber nicht als Hämatom anzusprechen war. Eine anschließend angefertigte Röntgenaufnahme des linken Handgelenkes ergab keinen sicheren pathologischen Befund, insbesondere war kein Anhalt für eine etwa bestehende Fraktur gegeben. Die Beschwerden waren nicht stark, nahmen in der Folgezeit nicht zu, hörten aber auch nicht völlig auf, die Schwellung blieb bestehen. Ein Jahr nach dem Unfall zeigten sich auffallende Strukturunregelmäßigkeiten und Sklerosierungen am linken Os hamatum, an der rechten Hand war der Befund völlig normal. VOGEL ist der Ansicht, daß es sich hier um eine aseptische Nekrose handle.

Differentialdiagnostisch muß an eine häufig vorkommende zentrale Compactainsel gedacht werden. Auch sind am Hamatum kleine cystoide Aufhellungen, die harmlos sind, oft zu beobachten, ähnlich wie an den übrigen Handwurzelknochen. Solche kleine Aufhellungen sind fast an jedem Handskelet erwachsener Personen anzutreffen, besonders häufig aber am Os capitatum und hamatum. Manchmal sind diese Aufhellungen von einem zarten Verdichtungssaum umgeben. Es handelt sich um Markfibrosen, nach SCHOLDER und BUGNION auch um Herniationen von Synovialmembranen[1] in den Knochen hinein oder um nekrobiotische Pseudocysten durch Ernährungsstörungen, arthrotische Randgruben oder auch lediglich um orthograd getroffene Nutritiakanäle (RAVELLI). Auch wurden einige Male posttraumatische Blutungscysten gefunden. Nach lange bestehender Kahnbeinpseudarthrose können als Scheuerwirkung auch am benachbarten Hamatum gröbere Randnekrosen entstehen (Abb. 52). Über einen weiteren Fall von Hamatumnekrose berichtet BUCHMANN.

Die Ossifikation des Os hamatum setzt normalerweise im 1. Lebensjahr ein.

Os multangulum maius

HARMS berichtet von einer symmetrischen Malacie mit Bildung kleiner, verschieden großer Cysten im Os multangulum maius bei einer 50jährigen Frau. Beteiligt waren noch die Basis des Metacarpale I und II, das Os naviculare beiderseits und die distale Radius-

---

1 Siehe auch Fußnote S. 49.

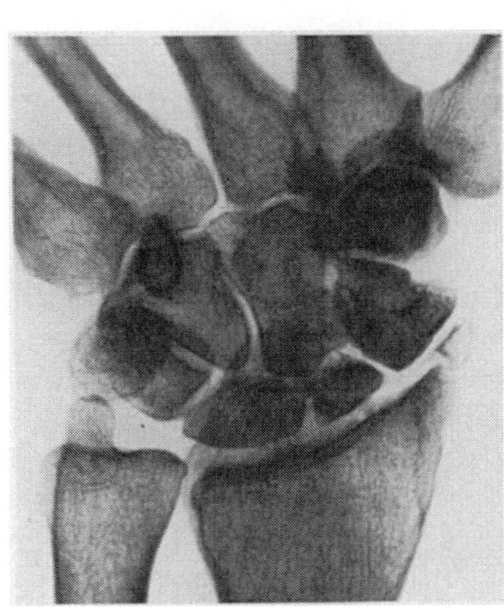

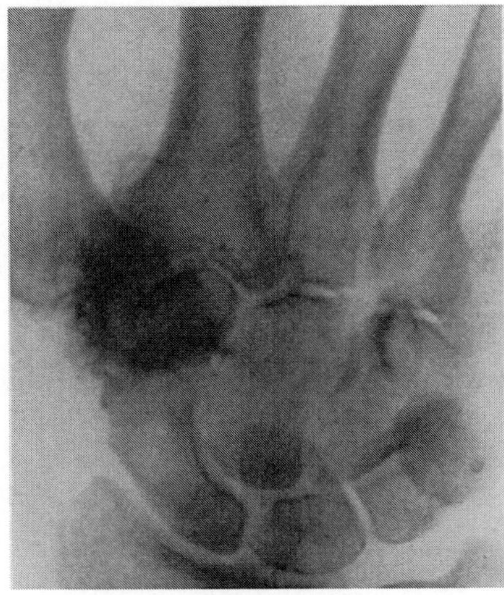

Abb. 52   Abb. 53

Abb 52 Gröberer nekrotischer Abbau am Os hamatum als Scheuerwirkung bei einer 12 Jahre bestehenden Kahnbeinpseudarthrose

Abb. 53. Ausgedehnte nekrotische Veränderungen am Carpo-metacarpal-Gelenk I und dessen Nachbarschaft, entstanden im Rahmen einer Arthrosis deformans („Rhizarthrosis", besonders bei Hausfrauen.). Ca. 55jährige Hausfrau

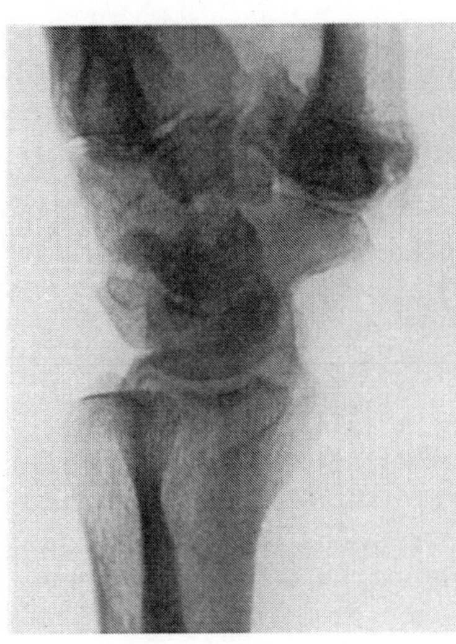

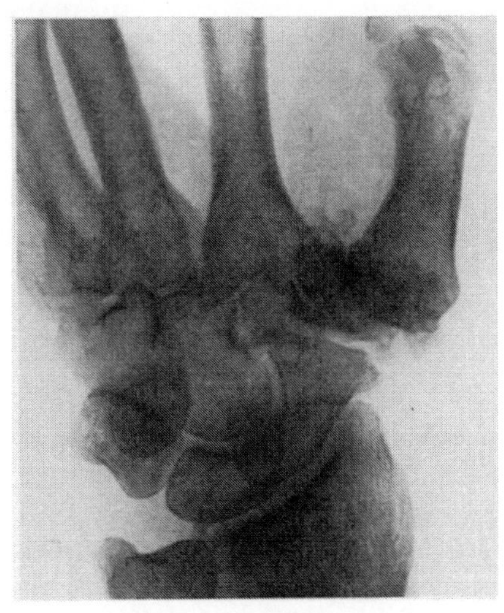

a   b

Abb. 54a u. b. Teilnekrose — möglicherweise auch Dysplasie — des Os multangulum maius mit einer konsekutiven Luxation der Basis des Metacarpale I. Arthrosis deformans, Doppelseitigkeit. Der Befund einer Subluxation am Carpo-metacarpal-Gelenk besteht von Jugend auf. Kein Trauma. 76jähriger Mann. (Fall von U. SCHNEIDER)

epiphyse links. Ein vorausgegangenes leichtes Trauma wird nur als auslösendes Moment betrachtet. GÖCKE hat einen ähnlichen Fall mit symmetrischen Veränderungen am Carpo-Metacarpalgelenk I bei einem 42jährigen Bergmann ausführlicher beschrieben. Der Prozeß betraf hauptsächlich das Multangulum maius, schloß aber auch die gelenknahen Abschnitte des zugehörigen Metacarpus ein. Gegen die Annahme einer erst sekundären Beteiligung des Matacarpus spricht nach Auffassung von GÖCKE das gleichzeitige Auftreten der Strukturveränderungen und ihre Normalisierung nach Ruhigstellung (wobei man erwähnen muß, daß links keine Ledermanschette getragen wurde). Ein entzündlicher Gelenkprozeß konnte sowohl klinisch als auch im Hinblick auf den Verlauf ausgeschlossen werden. Das doppelseitige Vorkommen spreche gegen eine posttraumatische Nekrose, zumal der Patient ein Trauma an der linken Hand negierte (rechts bestand ein geringes Trauma). Je einen weiteren Fall sollen BUCHMANN und ASCENTI veröffentlicht haben.

H. GEIST und L. SIECKEL beschrieben bei einer 61jährigen Frau doppelseitige Veränderungen am 1. Carpo-metacarpalgelenk, die sie einer aseptischen Knochennekrose zuordnen, in Analogie zum Fall von GÖCKE. Die Röntgenbilder zeigten verschmälerte Gelenkspalten im Artikulationsbereich des Os multangulum maius und minus, Randappositionen, Sklerosierungen und cystoide Aufhellungen. Ferner befand sich die Basis des Metacarpus I in leichter Subluxationsstellung. Im Hinblick auf die gezeigten Röntgenbilder, auf das symmetrische Vorkommen und das geschilderte Krankheitsbild möchte ich aber weniger an die Folge einer aseptischen Knochennekrose denken, wie GEIST und SIECKEL es tun, sondern an eine banale sog. „Hausfrauenarthrose" der Carpo-metacarpal I-Region. Derartige Bilder sehen wir in unserer Ambulanz sehr häufig bei älteren Frauen („Rhizarthrose" des Daumens nach FORESTIER) (Abb. 53). Von U. SCHNEIDER wurden mir Röntgenbilder eines alten Mannes zur Verfügung gestellt (Abb. 54), die eher für das Bild einer Nekrose am Os multangulum maius sprechen als jene von GEIST und SIECKEL. Im Vergleich zur normalen Form und Größe des Os multangulum maius hat man den Eindruck eines Fehlens des radialen Anteiles des Knochens, so daß die Basis des Metacarpale-I nach radial subluxiert erscheint. Der Knochen ist nach radial abgeflacht und mit rundlichen Aufhellungen (Nekrosestellen) und groben Anlagerungen versehen. Da das Bild doppelseitig und seit Kindheit besteht, liegt es nahe, an eine Nekrose oder Hypoplasie mit sekundären arthrotischen Veränderungen zu denken.

Die *Ossifikation* des Os multangulum maius beginnt bis zum 5. Lebensjahr. Manchmal wird eine angeborene Brückenbildung zu einem Nachbarknochen beobachtet. Größen- und Formvarianten sind nicht selten.

Differentialdiagnostisch sind posttraumatische Nekrosen in vielgestaltigen Erscheinungsformen am Carpo-metacarpalgelenk I mit Beteiligung des Multangulum maius in Erwägung zu ziehen. Auch müssen die an diesem Gelenk relativ häufigen groben arthrotischen Veränderungen von den echten primären Nekrosen unterschieden werden. Beim Falle von HODGSON und dem von RUSHFORTH liegt u.a. auch eine kongenitale Formabnormität des Os multangulum maius und Metacarpale I vor.

Os multangulum minus

Frakturen des Os multangulum minus sind selten. AGATI beschreibt einen Fall mit fleckigen und lacunären Strukturerscheinungen. Das ganze Multangulum minus war etwas verkleinert. Die darüber befindlichen Weichteile waren leicht geschwellt. Da ein Trauma vorausgegangen war, wird man eher eine posttraumatische als eine primäre aseptische Nekrose annehmen müssen. Die sog. „Carpe bossue" muß hier differentialdiagnostisch erwähnt werden. Es handelt sich dabei um eine Vorwölbung am Handrücken, die das zwischen dem Capitatum und der Basis des Metacarpale II und III eingebettete akzessorische Os styloideum hervorruft. Im Seitenbild der Hand kann man bei einer „Carpe bossue" nicht selten grobe degenerative Veränderungen an den Berührungsflächen des Os styloideum zu den Metacarpalknochen finden. ZIMMER hat auch cystische Aufhellungen im Styloid und an der angrenzenden Basis des Metacarpale III beobachtet.

Das Os multangulum minus ossifiziert etwa gleichzeitig mit dem Multangulum maius gegen das 5. Lebensjahr. Geteiltes Vorkommen ist berichtet.

Os triquetrum

Die häufigen dorsalen schalenförmigen Ausrisse führen zur Höckerbildung oder heilen nicht mehr knöchern an. Aseptische Nekrosen sind sehr selten beobachtet worden. ZIMMER bringt das Bild einer solchen mit Kontrolle nach 8 Jahren. Bei einem Fall von RODHOLM und PHEMISTER war neben dem Os triquetrum auch das Capitatum cystisch verändert (s. Os capitatum). WITT und RETTIG sahen bei einer Frau mittleren Alters eine Malacie des Triquetrum nach einem Handgelenkstrauma.

Die Ossifikation des Os triquetrum beginnt im 2. Lebensjahr, gelegentlich über 2 Knochenkerne. Rillenbildung am seitlichen Rand und Compactainseln sind nicht selten.

Os pisiforme

Eine bilaterale Osteochondrosis dissecans bei einem 12jährigen Knaben beobachteten SCHMIER und MEYERS. Schmerzen bestanden aber nur linksseitig. Ausheilung nach Ruhigstellung. Die *Ossifikation* des Os pisiforme geht von multiplen, ungleich großen Zentren aus und erfolgt relativ spät, im 9.—10. Lebensjahr. Fehldeutungen der normalen Ossifikation sind daher möglich. Infolgedessen steht ZIMMER dem Falle von SCHMIER und MEYERS skeptisch gegenüber. J. OLÁH (1968) sah bei einem 12jährigen Knaben eine bilaterale Nekrose am Os pisiforme. Da zugleich ein Zwergwuchs mit vertebraler Dysostose (Platyspondylie) bestand, wird ätiologisch einem hereditären konstitutionellen Faktor eine wesentliche Rolle zugesprochen.

Differentialdiagnostisch muß an die nicht seltene Arthrosis deformans zwischen dem Os pisiforme und dem Os triquetrum gedacht werden, sowie an eine kalkbildende Bursitis einer vorgelagerten Bursa. Eine zerbröckelte Kernanlage des Os pisiforme ist mehrfach beschrieben worden (Bilder finden sich schon im „GRASHEY-BIRKNER" und im „KÖHLER-ZIMMER"), auch durch RUCKENSTEINER und SWOBODA. MORDEJA hat eine solche zusammen mit einem Lunatum bipartitum und mit Pseudoepiphysen bei einem 12jährigen Jungen beobachtet, der auch noch den Befund eines Kryptorchismus aufwies. Beschwerden von seiten des Os pisiforme bestanden nicht, der Befund wurde zufällig entdeckt.

Multiloculäre Malacien an der Handwurzel

Multiloculäre Malacien an ein und derselben Handwurzel kommen gelegentlich vor. JAQUET und OLTRAMARE gebrauchen für die Osteonekrose des Lunatum, Naviculare und Capitatum sogar den Sammelbegriff der „Malacien des Carpus" und legen ihnen die einheitliche Auffassung der Entstehung durch ein Trauma zugrunde, wobei allerdings eine unmittelbare Traumafolge (Fraktur oder Fissur) unerkannt bleibt. ROSTOCK fand bei ein und demselben Patienten eine Naviculare-Malacie links und eine Lunatum-Malacie rechts, ohne daß ein Trauma vorausgegangen war. MALONE beobachtete in 3 Fällen cystenartige osteochondristische Herde im Naviculare und Lunatum. Von diesen war aber in 3 Fällen eine Fraktur am Naviculare nachweisbar. Bei einem 28jährigen Mühlenarbeiter stellte BRAINARD eine Malacie des Os capitatum, eines Os multangulum und des Os hamatum fest, die angeblich nach Ruhigstellung ausheilten (zit. nach HÄUPTLI). Im Falle von R. HIRSCH bestand bei einem $5^1/_2$ Jahre alten Knaben eine allgemeine „Osteochondropathia juvenilis". Im Rahmen dieser waren Ossifikationsstörungen auch am Naviculare, Capitatum und Hamatum vorhanden. ESAU beobachtete bei einem 70jährigen Mann, der gelegentlich eines leichten Traumas eine Röntgenaufnahme bekommen hatte, Aufhellungsherde in sämtlichen Knochen der rechten Handwurzel und in den benachbarten Enden der Unterarmknochen. Links waren ähnliche Herde in geringerer Ausdehnung vorhanden, aber mit Beteiligung der Basis des Metacarpale III und IV. Einen ähnlichen Befund erhob ESAU bei einer 20jährigen Frau und bei einem 70jährigen Mann. Bei diesem war der Verdacht auf eine Akromegalie gegeben. ESAU vermutete bei diesen Fällen eine trophoneurotische Störung als Ursache.

Differentialdiagnose. Angeborene Fehl- und Mißbildungen an den Handwurzelknochen, z.B. Fälle von BOTREAU-ROUSSEL und HODGSON (bei letzterem: rudimentäres Os naviculare, Fehlen des Processus styloideus radii, atypisch geformtes Os multangulum maius, kleine runde Basis des Metacarpale I mit Fehlen des Tuberculum für den Ansatz des M. abductor pollicis longus) sind differentialdiagnostisch auszuschließen.

Literatur zu B. IV. 3.
(Seltene Lokalisationen von Osteo-Chondro-Nekrosen an der Handwurzel)

AGATI, D.: Malacie post traumatiche di ossa del carpo. Arch. Radiol. (Napoli) **9**, 205—246 (1933).

ANDREESEN, R.: Zbl. Chir. **7**, 393 (1937).

— Fortschr. Röntgenstr. **60**, 253 (1939).

ASCENTI, E.: Ref. Kongr. Zbl. Radiol. **71**, 39 (1961/62).

BEYER, W.: Arch. orthop. Unfall-Chir. **42**, 581 (1943).

BLOCK, W.: Traumatische aseptische Metaphysennekrose des Radius und ihre Beziehungen zu anderen gelenknahen Knochenerkrankungen. Langenbecks Arch. klin. Chir. **142**, 626—633 (1926).

BOTREAU-ROUSSEL, M.: Bull. Soc. anat. (Paris) **92**, 33 (1922).

BRAINARD, C. W.: Traumatic malazia of carpal bones. A Case reported J. Bone Jt Surg. **20**, 486—487 (1935).

BUCHMANN, J.: Osteochondritis of the intern. cuneiforme. J. Bone Jt Surg. **15**, 225 (1933).

— Zit. nach KÜNTSCHER: Röntgenpraxis **11**, 95 (1939).

BÜRKLE DE LA CAMP, H.: Med. Welt **39** (1937).

BUGNION, J. P.: Thèse Genf 1951. Acta radiol. (Stockh.) Suppl. **90**.

CANET, L.: Siehe FORESTIER, J.

DESTOT: Zit. nach HÄUPTLI, O.

ESAU: Juvenile Epiphysenstörungen an den Fingern. Röntgenpraxis **2**, 374 (1930).

— Röntgenpraxis **4**, 544 (1932).

FORESTIER, J., JAQUELINE, F., CANET, L.: Aspects radiologiques des poignes et des mains. J. Radiol. Électrol. **33**, 341 (1952).

GEIST, H., SIECKEL, L.: Ein Beitrag zur Frage der symmetrischen Knochennekrose im Bereich des 1. Carpo-Metacarpalgelenkes. Z. Orthop. **93**, 586 (1960).

GIESEKING, H.: Die Spaltbildung im Kahnbein als posttraumatische Pseudarthrose. Fortschr. Röntgenstr. **74**, 596 (1951).

GOECKE, H.: Symmetrische, aseptische Knochennekrose im Bereich des 1. Karpo-Metakarpalgelenkes. Fortschr. Röntgenstr. **81**, 372 (1954).

GOLLASCH, W.: Röntgen- u. Lab.-Prax. **11**, 544 (1939).

HAEHNER, A.: Mschr. Unfallheilk. **39**, 210 (1932).

HÄUPTLI, O.: Die aseptischen Osteochondronekrosen. In: Chirurgie in Einzeldarstellungen. Berlin: W. de Gruyter & Co. 1954.

HARMS, C.: Fortschr. Röntgenstr. **36**, 1051—1052 (1927).

— Fortschr. Röntgenstr. **50**, 550 (1934).

HENSCHEN, C.: Langenbecks Arch. klin. Chir. **186**, 98 (1936).

HIRSCH, R.: Über Osteochondropathie juvenilis. Z. orthop. Chir. **58**, 256 (1932).

HODGSON, A. R.: Congenital retardation in development of the carpal navicular, first metacarpal and styloid process of the radius. Brit. J. Surg. **31**, 95 (1943).

HÜBNER, A.: Mschr. Unfallheilk. **56**, 193 (1953).

JAQUELINE, F.: Siehe FORESTIER, J.

JACQUET, N., OLTRAMARE, J. H.: Schweiz. Z. Unfallmed. **27**, 173—192 (1933).

JONSSON, G.: Aseptic bone necrosis of the os capitatum (os magnum). Acta radiol. scand. **23**, 562—564 (1942).

KAPPIS, M.: Langenbecks Arch. klin. Chir. **121**, 67 (1922).

— Arch. orthop. Unfall-Chir. **21**, 317 (1923).

KATUZSCH, E.: Ärztl. Fortschr. **3**, 602 (1942).

KÖHLER, E., ZIMMER, E. A.: Grenzen des Normalen und Anfänge des Pathologischen im Röntgenbild des Skeletes. Stuttgart: G. Thieme 1953.

KRAUSE, G. P.: Os naviculare bipartitum beider Hände. Fortschr. Röntgenstr. **71**, 359 (1949).

LANGE, R.: Röntgen- u. Lab.-Prax. **9**, 566 (1939).

MALONE, L. A.: Post traumatic cystic disease of the carpal bones. Amer. J. Roentgenol. **29**, 612—616 (1933).

MORDEJA, J.: Das Lunatum bipartitum und multizentrische Kernanlage des Os pisiforme. Z. Orthop. **45**, 492 (1962).

MÜLLER, W.: Die normale und pathologische Physiologie der Knochen. München: J. A. Barth 1924.

OLÁH, J.: Bilaterale aseptische Nekrose des Os pisiforme. Z. Orthop. **104**, 590 (1968).

OLTRAMARE, J. H.: Schweiz. med. Wschr. **2**, 956—957 (1933).

POKROWSKY, S. A.: Arch. orthop. Unfall-Chir. **35**, 313 (1935).

PRWKO, N.: Arch. orthop. Unfall-Chir. **26**, 650 (1928).

RAVELLI, A.: Radiol. clin. (Basel) **22**, 461 (1953).

RECKLING, F.: Mschr. Unfallheilk. **46**, 146 (1939).

— Hefte Unfallheilk. **29** (1940).

REICH, B.: Arch. orthop. Unfall-Chir. **32**, 247 (1933).

RODHOLM, A. K., PHEMISTER, D. B.: J. Bone Jt Surg. **30**, 151 (1948).

ROSTOCK, P.: Die Navikulare-Pseudarthrose. Arch. orthop. Unfall-Chir. **35**, 193—223 (1935).

RUSHFORTH, B. C.: J. Bone Jt Surg. **31**, 543 (1949).

SCHMIER, A., MEYERS, M. P.: Bilaterale osteochondritis of the pisiform. Report of a case. J. Bone Jt Surg. **21**, 789—791 (1939).

SCHNECK, F.: Die Verletzungen der Handwurzel. Ergebn. Chir. Orthop. **23**, 46 (1930).

SCHOLDER, D.: Rev. Chir. orthop. **39**, Suppl. 1 (1953).

TONTHEIM: Zit. nach HÄUPTLI, O.

VIETEN, H.: Naviculare bipartitum oder alte, nicht erkannte pseudarthrotisch verheilte Navicularfraktur. Fortschr. Röntgenstr. **71**, 358 (1949).

VOGEL, K. H.: Aseptische Nekrose am Os hamatum. Fortschr. Röntgenstr. **99**, 112 (1963).

WETTE, W.: Die Lunatumnekrose als Unfallfolge und Berufskrankheit. Arch. orthop. Unfall-Chir. **29**, 299—319 (1931).

WITT, A. N., RETTIG, H.: Aseptische Knochennekrosen. In: Handbuch der Orthopädie, Bd. III, S. 524. Stuttgart: G. Thieme 1959.

ZIMMER, E. A.: Schweiz. med. Wschr. **67**, 534 (1937).

— Fortschr. Röntgenstr. **61**, 187 (1940).

ZWERG, H. G., HEIDEMANN, H.: Langenbecks Arch. klin. Chir. **185**, 395 (1936).

V. Mittelhandknochen

Aseptische Osteo-Chondro-Nekrosen der Metacarpalia

a) Synonyme

Köhlersche Krankheit der Metacarpalia, Dieterichsche Krankheit, juvenile Osteochondrodystrophie an den Metacarpalia (JOCHELSON).

b) Geschichtliches

Parallel zum Befall der Metatarsalia (Köhler II) kommt es auch an den Metacarpalia zu epiphysären aseptischen Nekrosen, allerdings weniger häufig. In gleicher Weise wie bei den Metatarsalia scheint auch bei den Metacarpalia das weibliche Geschlecht jüngeren Alters bevorzugt zu sein. H. DIETERICH machte 1932 erstmals auf den Befall der Metacarpalia aufmerksam. Nach ihm wird daher diese Erscheinung vielfach benannt.

c) Lokalisation

Unter den 8 Fällen DIETERICHs, die im 2.—4. Lebensjahrzehnt standen, waren 7 Frauen. 7mal war das Metacarpale III und einmal das Metacarpale IV betroffen. An letzterem waren 5 bis linsengroße freie Gelenkkörper vorhanden, die operativ entfernt wurden. Das Köpfchen des Metacarpale war stark deformiert. GROSSEKETTLER teilt 2 Beobachtungen mit, eine betraf Metacarpale II, die andere das Metacarpale III. Es handelt sich um Spätdeformierungen. JOCHELSON beobachtete eine einschlägige Veränderung am Metacarpale III und gebrauchte die Bezeichnung „Köhlersche Erkrankung am Metacarpale III". HELLSTRÖM (1934) sah die Erscheinung an einem Metacarpale II. Im eigenen Untersuchungsmaterial haben wir mehrfach ein abgeplattetes oder muldenförmig deformiertes Köpfchen auch am I. Mittelhandknochen beobachtet, nicht selten doppelseitig. Ein entsprechendes Trauma war nicht erinnerlich. Es liegt nahe, bei solchen Fällen an Spätzustände von juvenilen aseptischen Köpfchennekrosen zu denken. Allerdings müßte man voraussetzen, daß eine atypische „Pseudoepiphyse" am Metacarpale I vorlag, da die Epiphyse dieses Knochens normalerweise an der Basis sitzt.

BRAILSFORD, STAPLES u. a. haben im Frühstadium Verdichtungen an der Epiphyse der Fingerphalangen, besonders der Endphalangen, aber auch der Metacarpalia, beschrieben, die als Erscheinungen einer Osteochondritis aufgefaßt wurden. Diese „Marmorepiphysen" verschwinden meist wieder, ohne besondere Veränderungen zu hinterlassen und ohne das Wachstum zu stören (BRAILSFORD, STAPLES, BIZERRO, BURMANN). Nach U. MARX scheinen sie mit einem klinischen Symptomenkomplex gekoppelt zu sein (s. S. 79). In einigen Fällen waren neben Handwurzelknochen auch korrespondierende Basen von Mittelhandknochen beteiligt, und zwar bei ESAU am Metacarpale III und IV (s. S. 65), bei HARMS am Metacarpale I und II, bei GÖCKE am Metacarpale I (s. S. 63).

LAQUA berichtet von einem 16jährigen Jungen, der am 3. und 4. Finger in der Gegend des 1. Interphalangealgelenkes Veränderungen aufwies, die er zu den aseptischen Nekrosen vom Typ des Morbus Perthes und Morbus Köhler usw. rechnet.

d) Klinisches Bild

Zunächst besteht eine schmerzhafte Schwellung an der Streckseite des Fingergrundgelenks, verbunden mit Bewegungseinschränkung. Gelegentlich ist die Haut auch leicht gerötet. Mechanische Belastung wirkt verschlimmernd. Fieber ist in der Regel nicht vorhanden, die Blutkörperchensenkungsgeschwindigkeit ist nicht erhöht.

e) Röntgenbild

Das Röntgenbild ist für die Diagnose entscheidend. Im akuten Stadium muß nicht unbedingt eine Veränderung wahrnehmbar sein. Initial ist einige Male eine geringe Periostitis beobachtet worden. An diese schloß sich dann eine Auflockerung und Verbreiterung des Epiphysenspaltes und eine Kerbenbildung ulnarseitig an. Später resultiert ein flaches, verbreitertes Köpfchen, das vacuolige Aufhellungsherde aufweisen kann (Abb. 55 und 56). Der Rand des Köpfchens ist meistens krausenartig verformt, wobei die Verformung vielfach auch noch die Metaphyse betrifft. Meistens ist die Kopfrundung im Spätstadium wellig abgeflacht. Nekrotische Reste können in vielgestaltiger Erscheinungsform, krümelig oder als discoidale Körper, frei abgestoßen werden. Spätstadien zeigen ein pilzförmig verbreitertes oder nur abgeplattetes Metacarpalköpfchen mit einer mehr oder minder starken Arthrosis deformans (Abb. 57 und 58). Der ganze Knochen kann etwas verkürzt sein.

f) Ätiologie und Pathogenese

Das *Trauma* als provozierendes Moment gibt JOCHELSON bei seinen Fällen von „juveniler Osteochondrodystrophie" an, unter denen sich auch 1 Fall mit Veränderungen am Metacarpale III befand. DIETERICH neigt mehr zur Auffassung AXHAUSENs über die Ursache der Entstehung der Nekrose an den Mittelhandknochen (Gefäßtheorie). Aufgrund seiner histologischen Befunde hält er eine subchondrale herdförmige Knochennekrose für das Primäre. Später komme Ersatz des Knochendefektes durch zellreiches Bindegewebe und callusartigen Knochen zustande. Nach subchondraler Entwicklung breche der Gelenkknorpel ein.

g) Histologischer Befund

DIETERICH gibt einen ausführlichen histologischen Befund, der dem einer subchondralen Knochenkernnekrose in der Epiphyse des Metacarpalköpfchens III mit Ausfüllung des Knochendefektes durch zellreiches Bindegewebe, Bildung cystisch abgegrenzter Hohlräume und Lädierung des Gelenkknorpels gleicht. In seiner Mitteilung heißt es:

„… in einer fast erbsengroßen Ausdehnung fehlt die Knochensubstanz. Bindegewebe mit relativ großen Kernen und Fasergewebe mit zahlreichen Blutgefäßen hat sich bis dicht an die Ossifikationsgrenze gegen den Gelenkknorpel herangeschoben, bzw. an einer Stelle dessen Kontinuität unterbrochen. Kleine Reste von nekrotischen Knochenbälkchen ungefähr in der Mitte sind von zellreichem Bindegewebe umlagert. Die benachbarten Knochenbälkchen lassen stellenweise lacunäre Resorption am inneren Abschnitt bzw. appositionell neugebildete Knochenschichten mit dicht gelagerten Osteoblasten erkennen. Die geflechtartige Anordnung der Knochenbälkchen ist nach der ulnaren Seite zu verwischt durch gesteigerte Knochenneubildung bei relativ kleinen Markräumen und trägt callusartigen Charakter. Der Gelenkknorpel ist auf Höhe des Herdes verschmälert und an der der Gelenkhöhle zugekehrten Fläche eingedellt. Schnitte von der radialen Seite des Köpfchens weisen gleichfalls in nahezu Erbsengröße eine Zerstörung der Knochenbälkchen auf, wobei auch hier zellreiches Bindegewebe die untergegangene Knochensubstanz ersetzt hat. Der Gelenkknorpel ist an dieser Stelle vollkommen aus der Kontinuität gelöst und eingesunken. Ein breiter Bindegewebszapfen setzt sich in Richtung der Epiphyse fort. An einigen anderen Schnitten ist ein cystenartig abgekapselter Hohlraum neben dem eigentlichen Knochenherd bemerkenswert."

h) Ossifikation der Metacarpal-Epiphysen (s. Tabelle 3, S. 48)

Im Alter von 1—2 Jahren treten die ersten Verknöcherungserscheinungen an den distalen Epiphysen der Metacarpalia II mit V auf, im 2.—3. Lebensjahr an der Basisepiphyse des Metacarpale I. Bei Mädchen erscheinen die Kerne ca. $^1/_2$ Jahr früher als bei Knaben, ferner am Metacarpale II etwas früher als am Metacarpale III usw. Die Fugenverknöcherung erfolgt bei Mädchen um das 15., bei Knaben um das 17. Lebensjahr. Bei fortgeschrittener Ossifikation darf man den oft normalerweise winkeligen Verlauf der Wachstumsfuge nicht verkennen. An Ossifikationsvarianten sind die kubischen Verformungen der Kerne an der distalen Epiphyse des Metacarpale II mit V zu berücksichtigen (zit. nach ZIMMER). Auch Epiphysenpersistenz sowie Pseudoepiphysen mit früher Synostosierung kommen vor (Abb. 51).

i) Differentialdiagnose

Die enchondralen Dysostosen (z. B. die Ribbingsche Krankheit) führen ebenfalls über eine krümmelige Kernnekrose zu breitflächigen Deformierungen an den Metacarpalköpfchen, beschränken sich aber auf diese nicht allein. Sind epiphysäre enchondrale Dys-

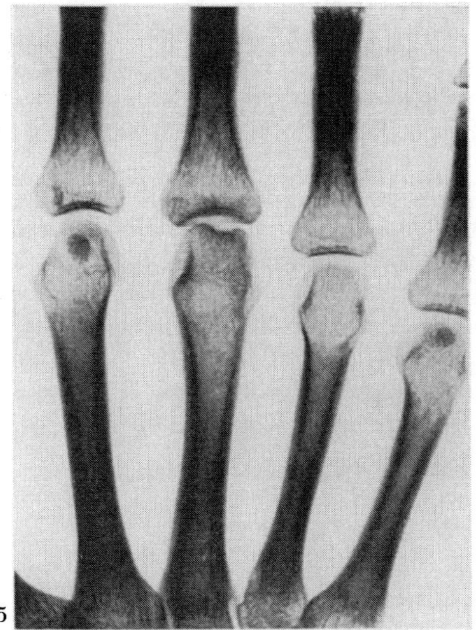
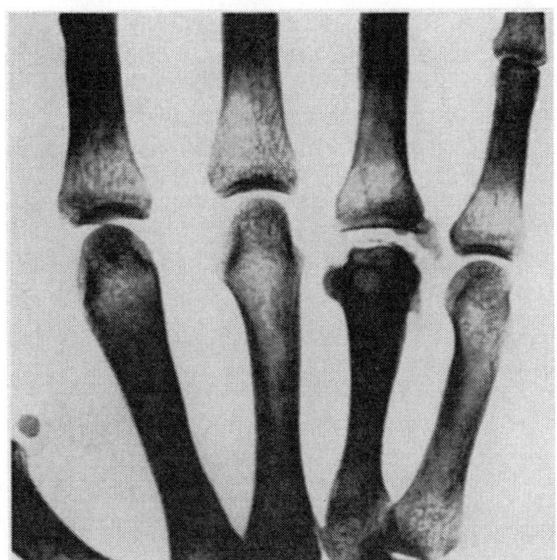

Abb. 55

Abb. 56

Abb. 55. Osteochondrose am Köpfchen des Metacarpale III (18jähriges Mädchen). (Fall von H. DIETERICH)

Abb. 56. Nekrose am Köpfchen des Metacarpale IV (22jährige Frau). 4 Jahre nach Beginn der Beschwerden. (Fall von H. DIETERICH)

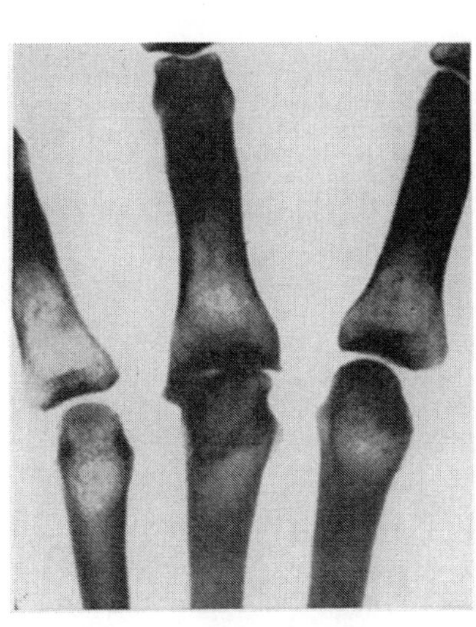

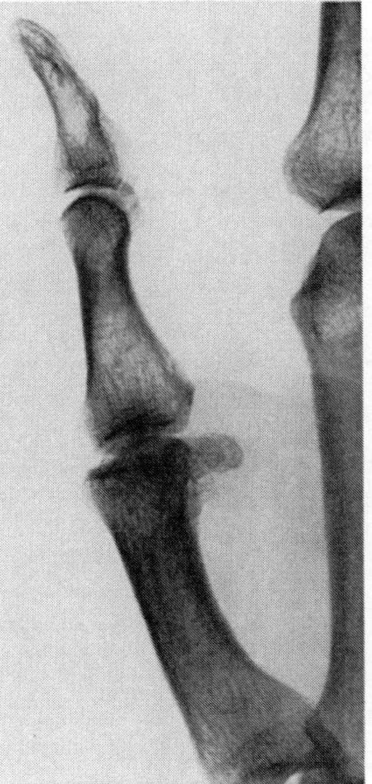
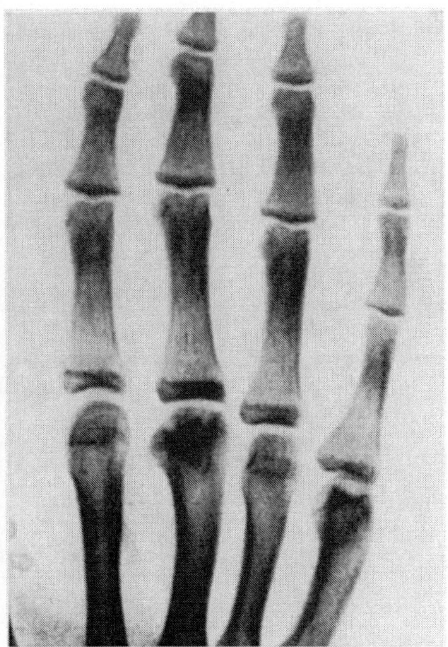

Abb. 57

Abb. 58

Abb. 59

Abb. 57. Osteo-chondro-Nekrose am Köpfchen des Metacarpale III („Köhlersche Krankheit" am Metacarpale). Spätzustand (31jähriger Mann). (Fall von FR. GROSSEKETTLER)

Abb. 58. Sehr wahrscheinlich Spätbild einer aseptischen Nekrose am Capitulum des Metacarpale I. Gleichartiges Bild auch an der anderen Hand. (60jähriger Mann)

Abb. 59. Osteochondrosis dissecans am Köpfchen des Metacarpale III und V. (Zugleich Herde an der anderen Hand und an beiden Kniegelenken.) 18jähriger Mann. (Fall von K. ZOBEL)

ostosen mit unspezifischen Arthritiden kombiniert, so treten im veränderten Knorpel-Knochen cystische Aufhellungen gehäuft auf, in Verbindung mit rheumatischen Entzündungen auch Ankylosierungen (DIHLMANN und CEN). DIETERICH will vor allem die Tuberkulose, Lues und primäre Arthritiden diagnostisch abtrennen. Natürlich sind auch posttraumatische Nekrosen mit gleichartigen Spätbildern wie bei der primären aseptischen Nekrose nicht selten.

Bilder einer Osteochondritis(-osis) dissecans kommen ebenfalls gelegentlich an den Köpfchen der Metacarpalia vor (Abb. 59). Eine genaue Trennung dieser Erscheinungsform der Osteo-Chondro-Nekrose von der klassischen „Dieterichschen Krankheit" ist bei Jugendlichen nicht immer möglich. Multiloculäres Vorkommen der Osteochondrosis dissecans mit Befall der Metacarpalia beschrieb im jüngeren Schrifttum K. ZOBEL (s. auch SMILLIE). 4 Mittelhandknochen und beide Kniegelenke waren befallen. Ein konstitutioneller Faktor stand bei der ätiologischen Betrachtung im Vordergrund, obwohl kleine Traumen in der Anamnese zu finden waren. Auffallend war eine verstärkte Gelenkigkeit des Patienten.

Literatur zu B. V. (Mittelhandknochen)

ANDREESEN, R.: Zbl. Chir. 7, 393 (1937).
— Fortschr. Röntgenstr. 60, 253 (1939).
AXHAUSEN, G.: Zit. in Handbuch der Orthopädie, Bd. III. Stuttgart: G. Thieme 1959.
BEYER, W.: Arch. orthop. Unfall-Chir. 42, 581 (1943).
BIZARRO, H. J.: Lancet 1938I, 668.
BLOCK, W.: Traumatische aseptische Metaphyseonekrose des Radius und ihre Beziehungen zu anderen gelenknahen Knochenerkrankungen. Langenbecks Arch. klin. Chir. 142, 626—633 (1926).
BOPP, J.: Röntgenpraxis 10, 764 (1938).
BRAILSFORD, J. F.: Brit. J. Radiol. 19, 127 (1946).
BÜRKLE DE LA CAMP, H.: Med. Welt 1937, 39.
BURMAN, M. S., POMERANZ, M.: J. Bone Jt Surg. 14, 177 (1932).
DIETERICH, H.: Die subchondrale Herderkrankung am Metac. III. Langenbecks Arch. klin. Chir. 171, 555 (1932).
DIHLMANN, W., CEN, M.: Die ankylosierende dysostotische Arthritis. Fortschr. Röntgenstr. 110, 246 (1969).
ESAU: Fortschr. Röntgenstr. 37, 889 (1928).
FRANCK, S.: Acta radiol. (Stockh.) 23, 449 (1942).
GEIST, H., SIECKEL, L.: Beitrag zum Problem der symmetrischen aseptischen Knochennekrose im Bereich des 1. Carpometacarpalgelenkes. Z. Orthop. 93, 586—588 (1960).
GIESEKING, H.: Die Spaltbildung im Kahnbein als posttraumatische Pseudarthrose. Fortschr. Röntgenstr. 74, 596 (1951).
GOECKE, H.: Symmetrische aseptische Knochennekrose im Bereich des 1. Karpo-Metakarpalgelenkes. Fortschr. Röntgenstr. 81, 372 (1954).
GOLLASCH, W.: Röntgen- u. Lab.-Prax. 11, 544 (1939). 102. Tagg Niederrhein-Westf. Chirurgen 1950.
GROSSEKETTLER, FR.: „Köhlersche Erkrankung" am 2. und 3. Metacarpale. Röntgenpraxis 7, 606—607 (1935).
HAEHNER, A.: Mschr. Unfallheilk. 39, 210 (1932).
HÄUPTLI, O.: Die aseptischen Chondro-Osteonekrosen. In: Chirurgie in Einzeldarstellungen. Berlin: W. de Gruyter & Co. 1954.
HASSELWANDER, A.: Ergebn. Anat. Entwickl.-Gesch. 23, 535—645 (1921).

HELLSTRÖM, J.: Acta chir. scand. 55, 190 (1928).
— ÖSTLING, K.: Ein klinischer Beitrag zur Kenntnis der Osteochondrosis dissec. Acta chir. scand. 75, 273 (1934).
HENSCHEN, C.: Langenbecks Arch. klin. Chir. 186, 98 (1936).
HÜBNER, A.: Mschr. Unfallheilk. 56, 193 (1953).
KAPPIS, M.: Langenbecks Arch. klin. Chir. 121, 67 (1922).
— Arch. orthop. Unfall-Chir. 21, 317 (1923).
KATUZSCH, E.: Ärztl. Forsch. 3, 602 (1942).
KÖHLER, A., ZIMMER, E. A.: Grenzen des Normalen... Stuttgart: G. Thieme 1953.
KRAUSE, F.: Os naviculare bipartitum beider Hände. Fortschr. Röntgenstr. 71, 359 (1949).
LANGE, R.: Röntgen- u. Lab.-Prax. 9, 566 (1939).
LAQUA: Multiple Epiphysenstörungen an den Händen. Bruns' Beitr. klin. Chir. 145, 670 (1929).
MÜLLER, W.: Die normale und pathologische Physiologie der Knochen. J. A. Barth 1924.
— Bruns' Beiträge klin. Chir. 130, 459 (1924).
POKROWSKY, S. A.: Arch. orthop. Unfall-Chir. 35, 313 (1935).
PRWKO, N.: Arch. orthop. Unfall-Chir. 26, 650 (1928).
RECKLING, F.: Mschr. Unfallheilk. 46, 146 (1939).
— Hefte Unfallheilk. 29, 1940.
REICH, B.: Arch. orthop. Unfall-Chir. 32, 247 (1933).
RIBBING, S.: Familiäre multiple Epiphysenveränderungen und ossale aseptische Nekrosen. Upsala Läkare-förhandlingar. Ny földj, 39/5—6. Acta radiol. (Stockh.) 31, 522 (1949).
RIEDL, E.: Röntgenpraxis 6, 133 (1934).
ROSTOCK, P.: Arch. orthop. Unfall-Chir. 35, 193 (1935).
SCHNECK, F.: Die Verletzungen der Handwurzel. Ergebn. Chir. Orthop. 23, 46 (1930).
SMILLIE: Osteochondr. Diss. Loose bodies in joints: Etiology, pathology, treatment. Edinburgh: E. & S. Livingstone Ltd. 1960.
STAPLES, O. S.: J. Bone Jt Surg. 25, 917 (1943).
VIETEN, H.: Fortschr. Röntgenstr. 71, 358 (1949).

WETTE, W.: Die Lunatumnekrose als Unfallfolge und Berufskrankheit. Arch. orthop. Unfall-Chir. **29**, 299—319 (1931).
— Arch. orthop. Unfall-Chir. **33**, 194 (1933).

ZOBEL, K.: Osteochondritis dissecans beider Kniegelenke und von dem 4. Metacarpale. Z. Orthop. **94**, 321—324 (1961).
ZWERG, H. G., HEIDEMANN, H.: Langenbecks Arch. klin. Chir. **185**, 395 (1936).

VI. Finger und Zehen

1. Thiemannsche Krankheit

a) Geschichtliches

THIEMANN beschrieb das Vorkommen von aseptischen Osteochondronekrosen an den Basis-Epiphysen der Phalangen erstmals im Jahre 1909 unter dem Titel „Juvenile Epiphysenstörungen", dann folgten Berichte von FLEISCHNER (1923), REINBERG, KLOIBER (1926), LAQUA und WEIL (1929), GÖTTSTEIN (1930), DESSECKER (1930) u.a. Das Leiden ist relativ selten, nach HÄUPTLI sind bisher etwa 20 Fälle beschrieben.

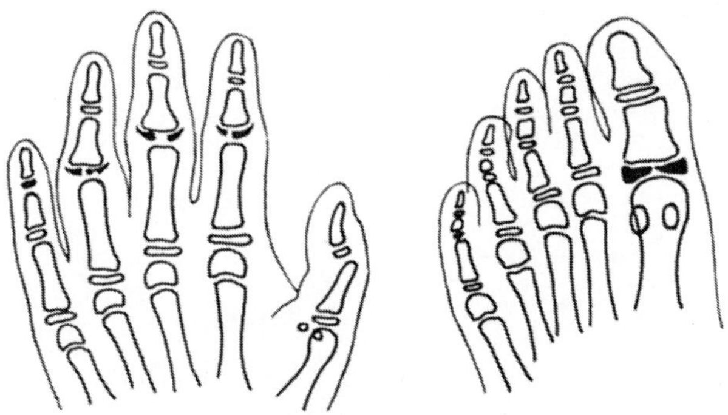

Abb. 60. Juvenile Epiphysenstörungen an Fingern und Zehen (16jähr. ♂). (Nach THIEMANN, aus: SCHINZ-BÄNSCH-FRIEDL)

b) Kasuistik

THIEMANN machte seine Beobachtung an einem 16jährigen (Abb. 60), FLEISCHNER bei einer 14jährigen. Bei DESSECKER war es eine 16jährige Feldarbeiterin mit Befall der Basis-Epiphyse an den Mittelphalangen beider Hände (ausschließlich der Daumen). Nach THIEMANN, HETZER und RYFFEL können neben den Fingerphalangen auch die Zehenphalangen befallen sein, so daß an eine konstitutionelle Störung gedacht wird. Am Fuße wurde übrigens auch ein Befall des Grundgliedes der großen Zehe (im Gegensatz zum Nichtbefall des Daumens) beobachtet, wie aus einem Fall von BOPP zu ersehen ist. Auch eine Osteochondrosis dissecans wurde am Großzehengrundgelenk gefunden (G. LAVNER, G. CARELL und H. M. CHILDRESS). SUNDT bringt unter „Osteochondritis phalangum manus" 2 Fälle (männlich, 17 und 19 Jahre alt) mit Veränderungen an der proximalen Wachstumsscheibe des Fingermittelgliedes. Betroffen war jeweils der Mittelfinger, bei dem jüngeren Patienten einseitig, bei dem älteren beidseitig. Der Jüngere hatte außerdem noch einen Morbus Scheuermann. Die Fingerepiphysenscheiben zeigten sich im Röntgenbild abgeflacht und zertrümmert, der Phalanxschaft verbreitert. Klinisch bestand Schwellung, Schmerzhaftigkeit und verminderte Beweglichkeit des Gelenks. ESAU konnte seinen Fall, einen 18jährigen Gärtner, über $2^1/_4$ Jahre kontrollieren. Die befallene Mittelgliedbasis des linken 3. Fingers hatte sich bis auf eine leichte Unebenheit der Gelenkfläche und eine leichte Verbreiterung normalisiert. Der Gelenkumfang blieb vergrößert. Der Finger wurde wieder gut gebrauchsfähig. ESAU sieht an dem zuletzt gewonnenen Bild „im wesentlichen normale Verhältnisse" (seitliche Aufnahme). Meiner Beurteilung nach ist aber eine deutliche Verbreiterung der Mittelgliedbasis mit Stufenbildung in der Gelenkfläche zurückgeblieben. REINBERG und GRACIANSKIJ bringen 6 eigene Fälle. Nach ihnen

sind Männer häufiger befallen als Frauen. Bei DAHS war die Basisepiphyse der Mittelphalanx des 3. Fingers eines 17jährigen Jünglings abgeglättet, schalenförmig ausgezogen
und in der Mitte geteilt. Keine Periostbeteiligung. Abheilung unter konservativer Behandlung mit Phosphor-Lebertran- und Heißluftverabreichung. Nach 5 Jahren soll röntgenologisch eine Restitutio ad integrum eingetreten sein.

Weitere Fälle: LEHMANN (Mittelphalangen), BRANDES (Epiphyse der Endphalanx),
LAQUA (Gegend des 1. Interphalangealgelenkes am 3. und 4. Finger, 16jähriger Junge),
KONJETZNY.

c) Familiäres Vorkommen, Alter der Patienten

Familiäres Vorkommen fanden RYFFEL (2 Brüder, s. Abb. 61) und HEISE (Vater und
Sohn). SYLVEST beobachtete zugleich mit den Fingerphalangenveränderungen eine Patellarnekrose. LIESS hielt einen 16jährigen Knaben, der Ossifikationsstörungen auch an

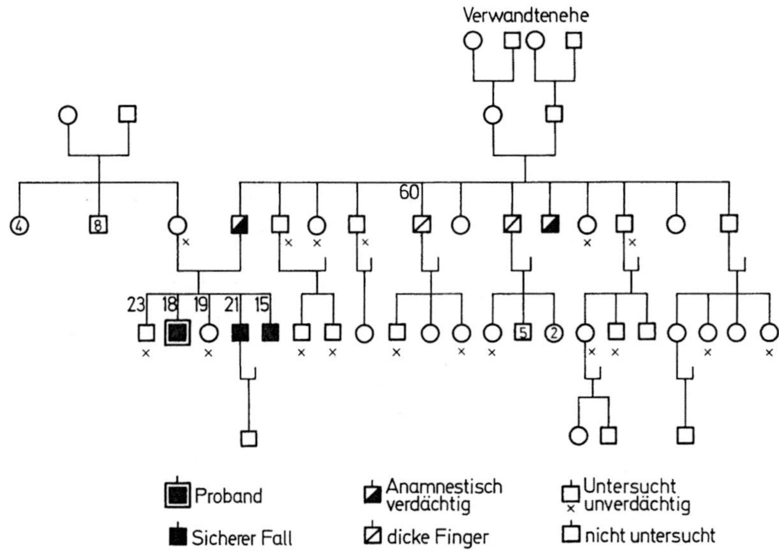

Abb. 61. Sippentafel bei Thiemannscher Erkrankung. (Nach RYFFEL, aus: SCHINZ-BÄNSCH-FRIEDL)

anderen Stellen des Skeletes hatte, über längere Zeit in Kontrolle. STEINGRÄBER konnte
6 Fälle beobachten, darunter 2 Brüder (13 und 18jährig) und aus einer anderen Familie
4 Schwestern (14, 16, 18, 23jährig). Diese Patientinnen wiesen verschiedene Stadien der
Krankheit auf. An den von STEINGRÄBER gezeigten Bildern fällt ebenso wie an den Bildern
anderer Autoren die bevorzugte Beteiligung des dorsalen Abschnittes der Basisepiphyse
der Mittelphalanx auf, wobei die dorsale Kante fragmentiert und auf einigen Bildern auch
nach dorsal verlagert war. Des weiteren sind hier anzuführen die Fälle von HERTZIG,
HEISE, TRIPPEL, SHAW (s. auch unter 'Ätiologie und Genese'). Es scheint eine dominante
Vererbung mit starker Penetranz vorzuliegen.

Alter der Patienten. Das floride Stadium der Thiemannschen Krankheit wird ungefähr
zwischen dem 13. und 19. Lebensjahr angetroffen. Beobachtungen, die an Menschen mit
abgeschlossenem Körperwachstum gemacht worden sind, dürften mit sehr großer Wahrscheinlichkeit ein Spätstadium darstellen.

d) Klinisches Bild

Das Leiden beginnt mit einer leichten spindeligen Schwellung an den Fingergliedern,
besonders an den Mittelgelenken und hier bevorzugt am 3. und 4. Finger, ohne Rötung
der Haut (Abb. 62 und 63). Manchmal ist auch eine leichte Achsenabweichung der Phalanx
vorhanden. Im Falle DESSECKERs zeigte sich auch eine geringe Ulnardeviation. Alsbald

wird die Schwellung schmerzhaft und die Beweglichkeit des Fingers leidet, besonders die Streckfähigkeit. Im Falle DESSECKERs traten die Beugesehnen der Grundglieder bei aktiver und passiver Streckung des Fingers besonders deutlich hervor, so daß eine gewisse Ähnlichkeit mit einer Dupuytrenschen Kontraktur entstand. Fieber tritt nicht auf, die Blutkörperchensenkungsgeschwindigkeit ist nicht erhöht, das Blutbild bleibt unauffällig. Nach DESSECKER liegt mehr eine „Scheinschwellung" vor, bedingt durch eine Art Subluxationsstellung, durch welche die Haut durch das nach dorsal etwas subluxierte Capitulum der Grundphalanx vorgewölbt wird. Im Endstadium findet man grobe Gelenkdeformierungen mit Arthrosis deformans, eingeschränkter Fingerbewegung, Fehlstellungen.

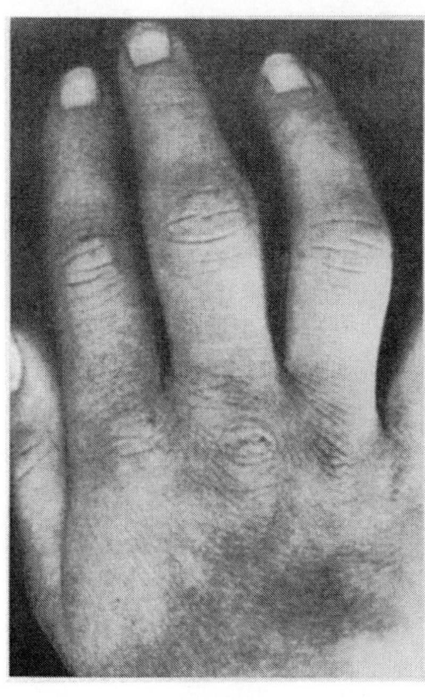 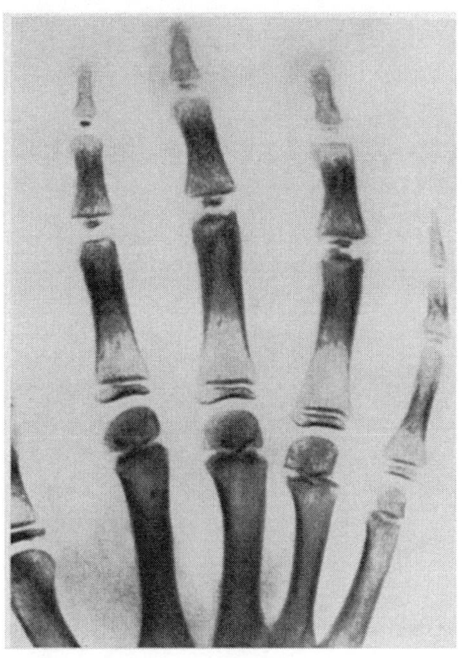

Abb. 62   Abb. 63

Abb. 62. Thiemannsche Erkrankung an den Mittelgelenken der Finger III und IV, Schwellung. 15jähriger Maurerlehrling. (Fall von S. WEIL) (s. Abb. 63)

Abb. 63. Röntgenaufnahme zum Fall der Abb. 62. Nekrotische Veränderungen an Phalanxköpfchen und Basis des Mittelgelenkes der Finger III und IV

e) Röntgenbild

Die Basis der Fingerphalangen ist etwas erniedrigt und verdichtet, besonders in der Mitte und dorsal, so daß zur Erkennung des *Anfangsstadiums* vor allem die Seitenaufnahme wichtig ist (STEINGRÄBER, s. Abb. 64). Strukturell steht eine leichte Verdichtung im Vordergrund. Bei genauem Besehen ergibt sich, daß diese Verdichtung durch eng beisammen liegende quere Verdichtungsstreifen bewirkt wird, die flachwellig verlaufen. Die Epiphysenränder sind zugespitzt und leicht aufgebogen. Die Finger stehen in Beugestellung im befallenen Gelenk, wobei man den Eindruck einer Subluxation der Mittelphalanx nach volar bekommt, bzw. des Capitulums der Grundphalanx nach dorsal. DESSECKER beobachtete, daß der volare Anteil der Epiphyse etwas dicker war als der dorsale, ersterer war auch etwas besser durchstrukturiert, während letzterer mehr kondensiert war. Der Spalt zwischen dem Kern und der Diaphyse klaffte demnach dorsal etwas weiter als volar. Beim Fall von THIEMANN und von FLEISCHER herrschte das Bild der „Aufbröckelung", „Fragmentation" an den Mittel- und Endphalangen der Finger 2—5 vor. Die Basisepiphyse erschien zusammengepreßt mit seitlich überragenden Rändern,

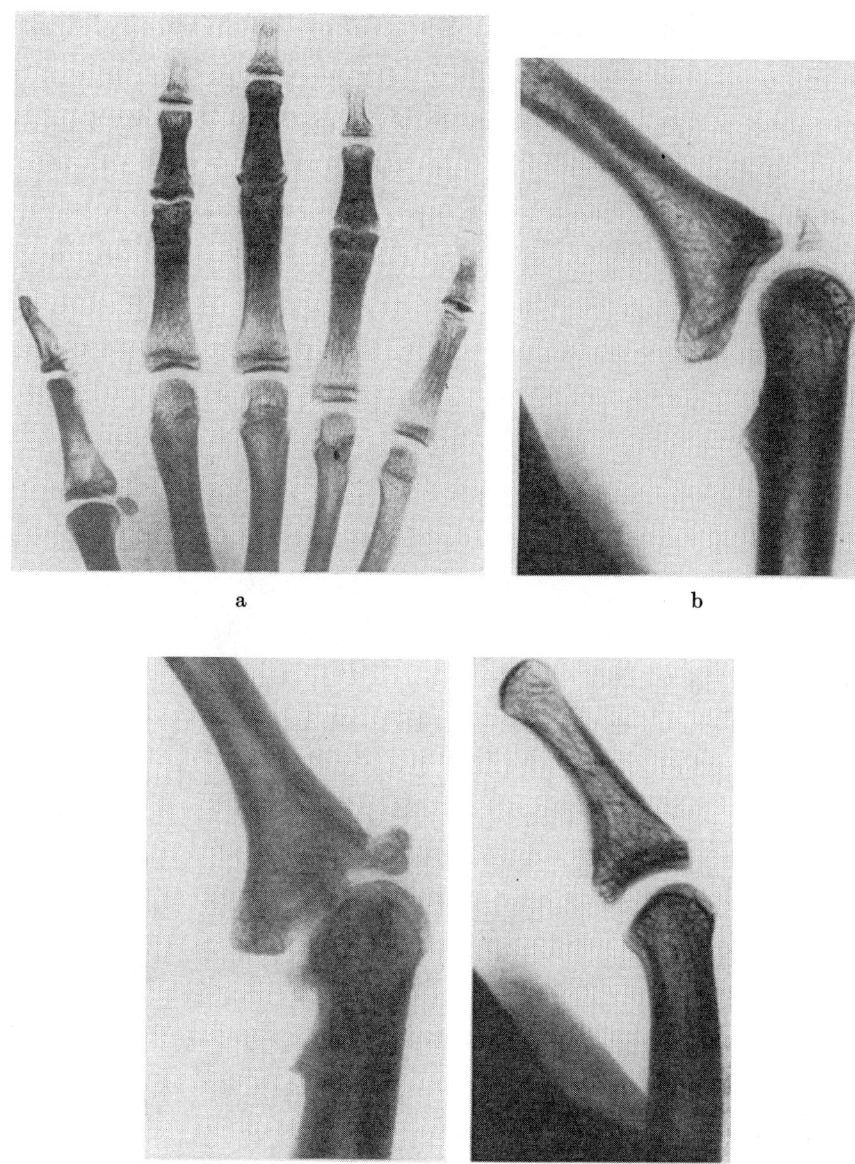

Abb. 64. a Aseptische Nekrosen der Fingergelenke. Verdichtung, Zerklüftung und Abplattung der Basisepiphyse der Mittelphalangen II mit V (18jähr. ♂). b 3. Finger, volare Kantenausziehung, dorsaler Kantenabbruch. c 4. Finger, allgemeine Deformierung der Gelenkflächen, dorsaler Kantenabbruch. d 5. Finger,
volare Abplattung des Metacarpalköpfchens. (Fall von M. STEINGRÄBER)

besonders streckseitig. Nicht selten ist in Spätstadien die dorsale Kante fragmentiert und
disloziert (Abb. 64b und c). STEINGRÄBER glaubt in seinen Fällen auch an den Fingerphalangen die von AXHAUSEN für den Köhler II aufgestellten Phasen erkennen zu können:
    1. Stadium. Beginn mit Verdichtung der Epiphyse. Nach einjährigem Bestehen ist
neben der Verdichtung auch eine Abplattung der Epiphyse zu beobachten.
    2. Stadium. Nach zweijährigem Bestehen zeigt sich eine Verdichtung der Epiphyse und
eine Verbreiterung der anschließenden Diaphyse.
    3. und 4. Stadium. Nach 3—5 Jahren ist das Bild der Nekrose und der Regenerations-
vorgänge mit Verdickung der Metaphyse und Ausbildung sekundärer arthrotischer Veränderungen am Grundgliedköpfchen gegeben.

Spätstadium. Nach vollendeter Regeneration bleibt die Verbreiterung der Metaphyse. Die Epiphysenfuge ist geschlossen, arthrotische Veränderungen sind am ganzen Gelenk vorhanden. Auch Restitutio ad integrum wurde röntgenologisch nach Jahren festgestellt (z. B. bei einem Fall von DAHS). Meist bleiben auch die Phalangen im Wachstum zurück (Brachyphalangie) (Abb. 65). Brachyphalangie ist demnach eine häufige Folgeerscheinung, worauf besonders THIES hinweist.

Etwas abweichend von dem häufigen Befall der Basisepiphyse sind die Beobachtungen von THIES und FRANCK. Die osteochondrotischen Veränderungen waren hier an den Mittelgelenken der Finger lokalisiert unter Beteiligung beider Gelenksubstituenten, nämlich der Basis des Mittelgliedes und des Köpfchens des Grundgliedes. Eine Beteiligung des Phalanx-Köpfchens war auch im Falle von WEIL (Abb. 63) und von STEINGRÄBER (Abb. 64) gegeben. Letzterer macht vor allem auf die volare Abflachung des Köpfchens aufmerksam (Abb. 64 d). Möglicherweise handelt es sich hier um eine Auswirkung der länger dauernden Beugehaltung des Gelenkes, also um eine sekundäre Folge der primären Nekrose an der Basisepiphyse.

f) Histologie

DESSECKER hat eine abgerissene, entsprechend veränderte Knochenkante am Mittelgelenk des 3. Fingers entfernt und histologisch untersucht. Im Knochen fanden sich die üblichen nekrotischen Veränderungen. Entzündliche Erscheinungen waren nirgends vorhanden. Ebenso fehlten Blutungen oder tumoröse Erscheinungen. Das einfache Bild der subchondralen Knochennekrose fand auch HETZER.

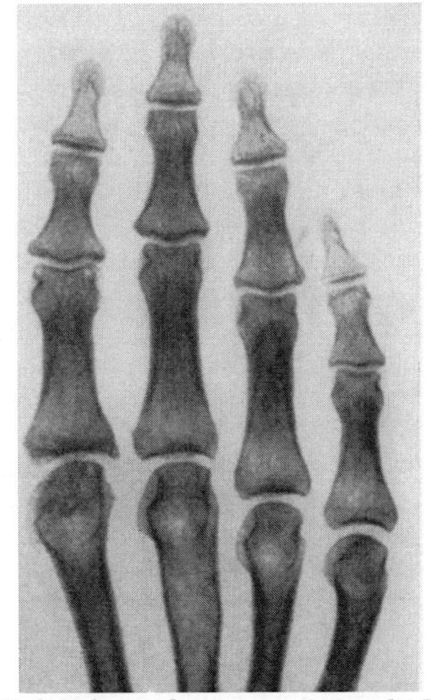

Abb. 65. Gelenkveränderungen am 2., 3. und 4. Finger bei abgeheilter Thiemannscher Krankheit (21 jähr. ♂). (Aus: SCHINZ-BÄNSCH-FRIEDL)

g) Ätiologie und Pathogenese

Nach DESSECKER kommt das Trauma für die Entstehung nicht in Betracht. Er teilt die Ansicht AXHAUSENs und meint, daß ursprünglich sicher ein krankhafter Ablauf der enchondralen Verknöcherung vorliege, der aber nicht ununterbrochen zu bestehen brauche, sondern mit Perioden normaler Ossifikation abwechseln könne. Das Ergebnis sei dann eine gewisse Schichtung der Epiphysenkerne. Von den jüngeren Bearbeitern halten HÄUPTLI und LIESS, ähnlich wie bei den übrigen Osteonekrosen, die *Überlastung* für das wesentliche Entstehungsmoment. Dispositionelle und familiäre Komponenten sind sicher gelegentlich gegeben unter Hinweis auf die familiären oder multiloculären Befunde der Fälle von RYFFEL, HERTZIG, HEISE und SYLVEST. RYFFEL hat bei einer Verwandtenehe eine Sippentafel aufgestellt (Abb. 61). Bei TRIPPEL fanden sich in einer Sippe Veränderungen an den Metacarpal- und Phalanxepiphysen. In einem Falle wurde bei einem Knaben im Alter von 5 Jahren ein Morbus Perthes am rechten Femurkopf beobachtet und 5 Jahre später eine Thiemannsche Erkrankung beider Hände (zit. nach SCHINZ, BAENSCH, FRIEDL — Fall aus der orthopädischen Anstalt Baalgrist, Zürich). Auch KRALL und KRAUSPE nehmen eine Erblichkeit der Erkrankungsbereitschaft an. Eine solche ist zweifellos bei den familiären Fällen von SHAW gegeben, der die Erkrankung als eine „Osteochondritis der wachsenden Epiphysen" bezeichnet. Unter SHAWs Fällen sind 4 gesicherte und 17 wahrscheinliche Erkrankungen unter den Mitgliedern einer einzigen Familie über 4 Generationen.

LIESS beschrieb einen 16jährigen Jungen mit multiplen Störungen der epiphysären Verknöcherung (Hände, Hüftgelenk, Kniegelenk, Patella, Olecranon, Basis des Metatarsale V). In diesem Falle war der Ossifikationsmodus durch das Auftreten von Nebenkernen um den eigentlichen, entwicklungsrückständigen Epiphysenkern herum gestört. Aseptische Nekrosen waren an den Hauptbelastungsstellen am Mittelgelenk der befallenen Finger II und III sowie an der Epiphyse der Grundphalanx III entwickelt (Abb. 66 und 67). Beteiligt waren aber nicht nur die eigentlichen Epiphysen, sondern auch die anepiphysäre Zone. LIESS sieht in der *Überlastung* konstitutionell schwacher Epiphysen das wesentliche Element für das Entstehen der aseptischen Nekrose, wobei zwei Faktoren bestimmend seien (in Anlehnung an SCHINZ):

1. Die *Lokalisation* von Nebenkernen an den Stellen der stärksten Belastung und
2. eine besonders vulnerable *Phase*, welche die Nebenkerne zum Zeitpunkt der beginnenden Verschmelzung untereinander und mit dem Hauptkern durchmachen.

In einer laufenden Kontrolle konnte LIESS die Ossifikation der bloß mit Nebenkernen versehenen als auch der nekrotischen Epiphysen vergleichen.

Schließlich wird auch die Entstehung über endangitische Veränderungen, ausgelöst durch Überlastung mit Unterbrechung des arteriellen Zuflusses, diskutiert (CHANDRIKOFF), denn das Leiden ist nicht immer familiär, es erkranken nicht immer mehrere Finger und die Reihenfolge der Erkrankung der Finger ist verschieden. SUNDT denkt bei seinen 2 Fällen an eine konstitutionelle oder endokrine Grundlage des Leidens. Verletzung oder Infektion könnten vielleicht auslösend wirken. REINBERG und GRACIANSKIJ (6 Fälle) sind der Meinung, daß die exogene Ursache der Erkrankung meist in einer Kälteeinwirkung zu suchen sei.

h) Ossifikation, Gefäßversorgung

Ossifikation: Die Kerne der Basisepiphysen der Finger-Phalangen werden (nach den Standardtafeln von GREULICH und PYLE) sichtbar beim männlichen Geschlecht an der Phalanx I mit ca. $1^1/_2$ Jahren, an der Phalanx II mit 2 Jahren, an der Phalanx III mit $2^1/_2$ Jahren, beim weiblichen Geschlecht ungefähr $1/_2$ Jahr früher. Die Verschmelzung der Basisepiphyse mit dem Diaphysenteil erfolgt beim männlichen Geschlecht an der Phalanx I um das 16., an der Phalanx II um das 17. und an der Phalanx III um das $15^1/_2$. Lebensjahr, beim weiblichen Geschlecht etwa 2 Jahre früher [s. auch Ossifikationsschema (Tabelle 3, S. 48) und Schema der atypischen (Pseudo-)Epiphysen der Mittelhand und Finger (Abb. 51)].

Bezüglich der *Gefäßversorgung* muß angeführt werden, daß das Foramen nutritium volarseitig in der Mitte des Diaphysenkörpers liegt. Das Hauptgefäß verläuft von hier aus nach distal. Die Blutversorgung des distalen Anteiles ist daher besser als die des proximalen und ebenso günstiger für die volare Fläche als für die dorsale. Vielleicht liegt liegt hierin die Ursache dafür, daß der volare Teil der Epiphyse besser ossifiziert, während im dorsalen die Krankheit meistens beginnt und zur Fragmentation führt.

i) Ähnliche Bilder

Schwierig ist die Differenzierung einer noch als normal anzusehenden Ossifikation über *Y-Nebenkernbildung*. Es ist daher unbedingt notwendig, vergleichende Röntgenaufnahmen der anderen Seite und laufende Kontrollen durchzuführen. Generalisierte endokrine Skeletstörungen und erhebliche multiple Störungen der Epiphysenverknöcherung (RIBBING, SILFVERSKIÖLD, MORQUIO, FAIRBANK, CATEL usw.) können an den Phalanxepiphysen ähnliche Erscheinungen machen.

Auch die „*Zapfenepiphysen*" (mit entsprechender becherförmiger Vertiefung der Metaphyse), wie sie BRAILSFORD (1948), LIESS, RAVELLI, LINDEMANN, LAURENT und BROMBART, MAES, GIEDION gesehen haben, müssen von der Thiemannschen Krankheit

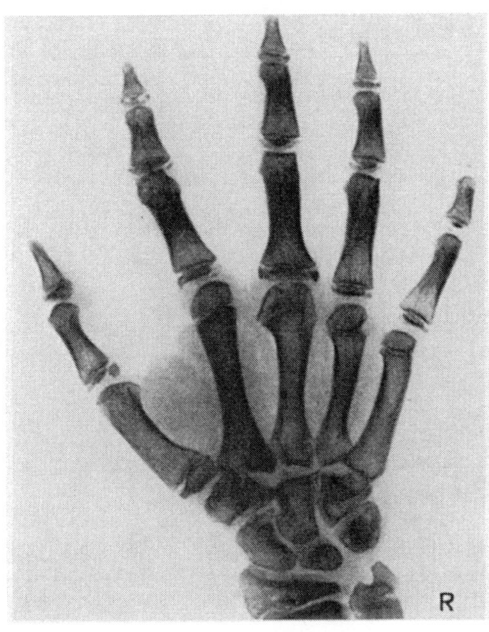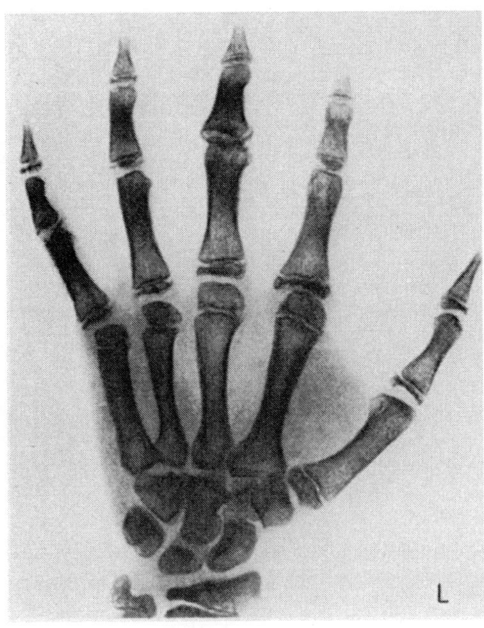

a   b

Abb. 66a u. b. 16jähr. ♂. Multiple Störungen der Epiphysenverknöcherung. Vortäuschung eines Morbus Thiemann durch ausgedehnte Nebenkernbildungen der Fingerepiphysen. Echte aseptische Nekrosen der zentralen Epiphysenkerne am Mittelgelenk III links und II rechts. Verknöcherungsdefekt am Köpfchen des Metacarpale III rechts. (Fall von G. Liess)

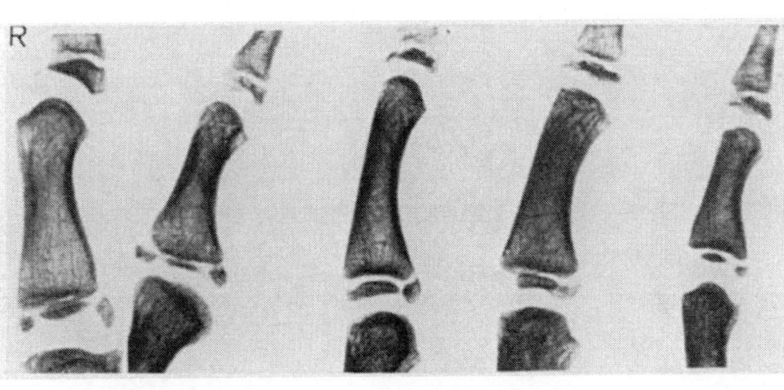

a

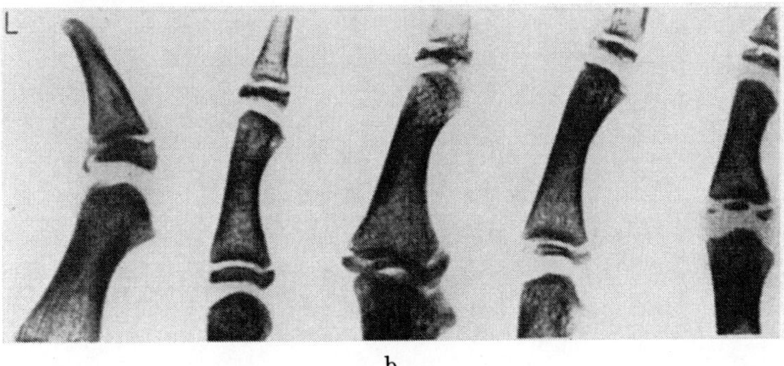

b

Abb. 67a u. b. Mittel- und Grundgelenke der Finger des Falles der Abb. 66. Ventral und dorsal vom eigentlichen Epiphysenkern halbringförmige Nebenkerne. Dagegen Nekrosen des zentralen Kerns der Epiphyse der Mittelphalanx II rechts, III links und des Grundgliedköpfchens III links. (Fall von G. Liess)

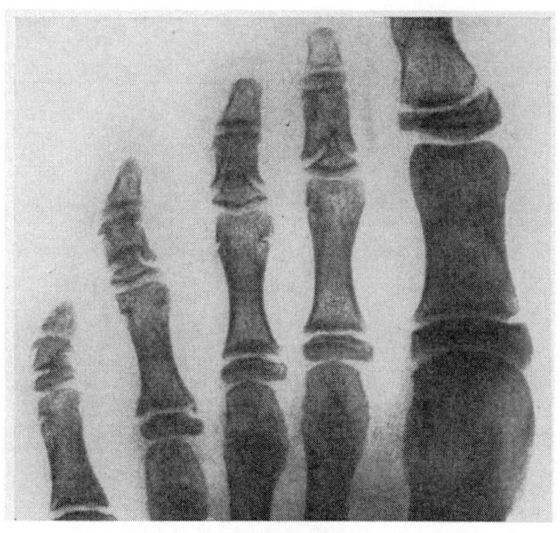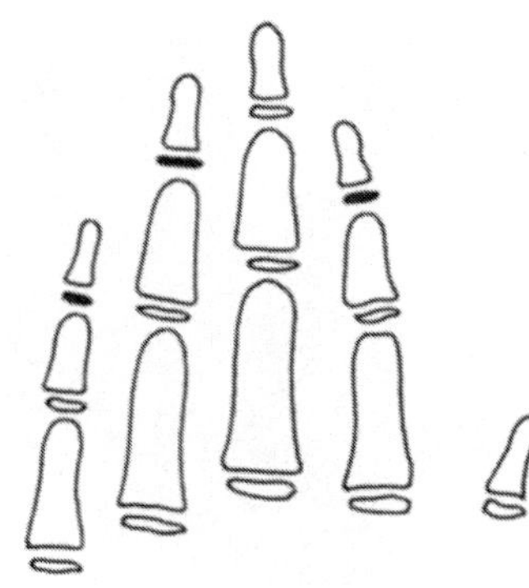

Abb. 68   Abb. 69

Abb. 68. „Zapfenepiphysen" an der Basis der Mittelphalanx II mit V. Ansätze einer „Pseudoepiphyse" am Köpfchen der Grundphalanx II mit V (11jähriges Mädchen). [Fall von J. H. MAES, Fortschr. Röntgenstr. **108** (1968)]

Abb. 69. Selektiv sklerosierte Fingerendglied-Epiphysen am Skelet eines 7jährigen Knaben. (Nach BRAILSFORD, U. MARX)

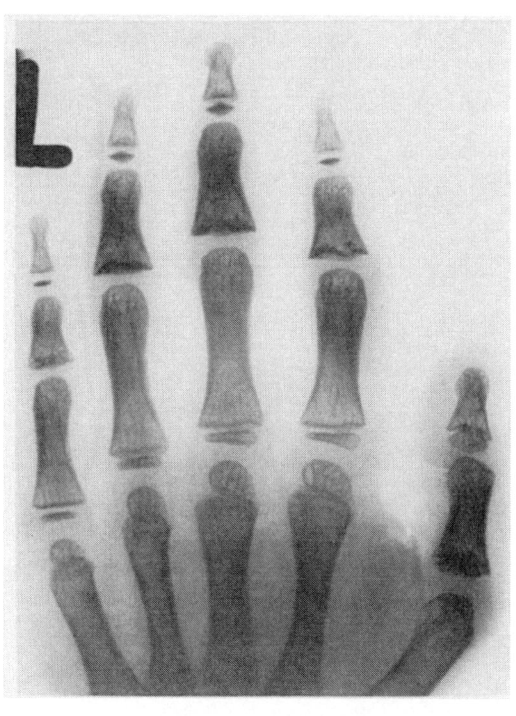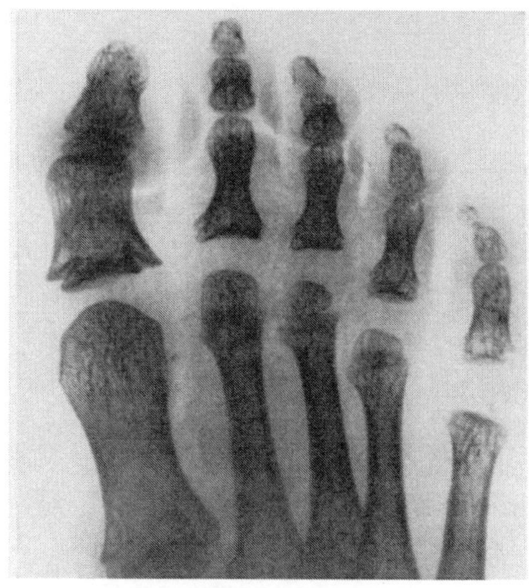

a   b

Abb. 70a u. b. 7jährig. ♀. Chondrodysplastische Entwicklungsstörung mit angedeuteten Zapfenepiphysen an den Mittelphalangen der Finger und Grundphalangen der Zehen. Kondensierte Basisepiphysen an den Endphalangen der Finger

unterschieden werden (Abb. 68). Die „Zapfenepiphyse" („Glockenepiphyse", „Konusepiphyse", „épiphyse en cone", „en bouchon de carafe") stellt eine atypische Störung der basalen Phalanx-Epiphyse dar, ohne daß typische Veränderungen einer Osteonekrose auftreten. Es handelt sich um eine zeitliche Entwicklungsstörung: Stillstand der enchondralen Ossifikation, und zwar im Zentrum der Epiphyse, während die Metaphyse peripher weiterwächst. Die basale Epiphyse wölbt sich zapfenförmig gegen die Mitte des anliegenden Schaftteiles vor und ist ziemlich scharf abgesetzt. Die meisten Beobachtungen betreffen die Grundgliedbasis der 2.—4. Zehe, und zwar doppelseitig. MAES fand eine solche aber auch an der 5. Zehe, RAVELLI an Mittelphalangen und BROMBART sogar an der Basis der Mittelphalanx des 2. und 5. Fingers. Nach LIESS sind die Zapfenepiphyse, die er unter den „peripheren Dysostosen" beschreibt, nicht das Kennzeichen einer selbständigen Krankheit, sondern können verschiedene Ursachen haben (entzündliche, traumatische Schädigung der Wachstumszone, hormonelle Dysfunktion [KASCHIN-BECK], atypische Achondroplasie). GIEDION (1969) bringt eine Zusammenstellung von Typen phalangealer Zapfenepiphysen, wie sie bei verschiedenen Formen von „peripherer Dysostose" angetroffen werden.

Eine seltene Lokalisation von *Nebenkernbildung der Hand*, beschrieben von ARENZ, ist hier noch anzuführen. Es fanden sich bei einem 40jährigen Mann *am radialen Rand der Basis der Grundphalanx des II. und III. Fingers* je ein hanfkorngroßes, abgeplattetes, selbständiges Knochengebilde mit deutlich erkennbarer Struktur. ARENZ hält diese Gebilde, die klinisch keine Beschwerden machten, für persistierende Nebenkerne der Basisepiphyse als Ausdruck einer von der Norm abweichenden Ossifikation der Epiphysen. Bei einer Skeletkontrolle der beiden Kinder des Patienten fand man bei dem 13jährigen an der Tibiakopfapophyse ein Bild, ähnlich einem Morbus Schlatter und beim 11jährigen eine Patella bipartita. ARENZ weist auf die Arbeiten von RIBBING, LIESS u. a. hin, in denen der Nebenkernbildung im Rahmen des Fragenkomplexes der Epi- und Apophyseonekrosen eine wichtige Rolle zugeschrieben wird (s. auch 'Osteochondrosis dissecans', S. 609).

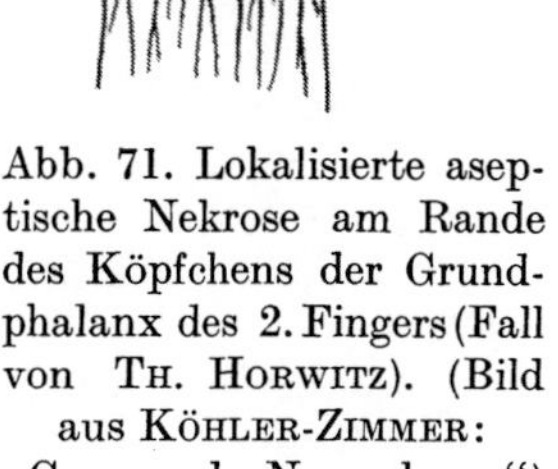

Abb. 71. Lokalisierte aseptische Nekrose am Rande des Köpfchens der Grundphalanx des 2. Fingers (Fall von TH. HORWITZ). (Bild aus KÖHLER-ZIMMER: „Grenzen des Normalen ...")

Epiphysenscheibenbrüche an Fingerphalangen mit Beteiligung der basalen Epiphyse und mit Trichterbildung gegen die Diaphyse zu treten bei der Hämoglobin-SC-Krankheit auf, die BARTON und COCKSHOTT gehäuft in Afrika (z. B. in Nigeria) antrafen. Die Skeleterscheinungen entstehen hier über Markhyperplasie sowie Infarzierungen und Infektion des Knochens. An anderen Gelenken können gleichartige Bilder auftreten, die am Hüftgelenk das Aussehen eines Morbus Perthes oder einer Osteochondrosis dissecans haben können.

„*Punktierte Epiphysen*" und Mißbildungen kommen bei Neugeborenen und Kleinkindern vor, die an der Dysplasia epiphysalis (Chondrodystrophia calcificans congenita, E. MOSKILDE, H. FAIRBANK u. a.) leiden.

Völlige oder weitgehende *Verdichtungen der Epiphysen* sieht man gelegentlich an den Fingern. CAFFEY hält solche *selektiven sklerotischen Epiphysen* für physiologische Varianten. STAPLES, BRAILSFORD, BURMANN und POMERANZ sprechen bei derartigen Epiphysen von einer Osteochondritis. Der Verlauf ist klinisch jedoch symptomlos, die Knochenverschmelzung normal. Die Verdichtung kann auch verschwinden (Abb. 69). Bei chondrodysplastischen Entwicklungsstörungen wird gemeinsames Vorkommen mit Zapfenepiphysen und diaphysären Trichterbildungen gefunden (Abb. 70).

U. MARX macht darauf aufmerksam, daß eine *selektive Epiphysenekrose an Fingern* nicht so selten ist, wie bisher angenommen (11 Fälle). Beobachtet wurden sie an den Endphalangen der Finger 2 mit 5, überwiegend an 2 und 5. Einmal waren auch die Epiphysenkerne der Mittelphalangen abgeflacht. Da die Untersuchung bei den 3 Probanden ein ziemlich einheitliches klinisches Bild einer mäßigen Oligophrenie als Leitsymptom ergab, dazu in der Häufigkeitsreihenfolge folgende Befunde gegeben waren: Knick-Senkfuß,

Rundrücken, Sitzkyphose, leicht erethisches Verhalten, Ein- und Durchschlafstörungen, Adipositas, Ehlers-Danlos-Syndrom u. a. und bei den übrigen 8 Kindern eine Cerebralschädigung bzw. verzögerte Entwicklung vorlag, wird an eine bis jetzt noch nicht näher beschriebene ätiologisch unklare nosologische Einheit gedacht.

HORWITZ beschreibt eine nicht weiter qualifizierbare *Osteonekrose unweit des Köpfchens der Grundphalanx* des Zeigefingers (Abb. 71). Es befand sich dort eine *Randzone* mit aufgelockerter Struktur und breiter muldenförmiger Aufhellung, die vom Rande des Köpfchens bis zum angrenzenden Teil des Schaftes reichte. Die Untersuchung ergab eine lokalisierte aseptische Nekrose und eine postnekrotische Randrarefikation des Knochens (s. auch E. S. J. KING).

k) Differentialdiagnose

Differentialdiagnostisch muß die Thiemannsche Krankheit nach F. SCHMID auch abgegrenzt werden gegen die juvenile Osteomalacie der Kleinfingerphalangen, die zu einer doppelseitigen krallenartigen Verkürzung der Kleinfingergrundphalangen führt („Dystrophie des 5. Fingers", THOMAS und WILSON). Osteonekrosen ähnlichen Aussehens können an Fingern bzw. Zehen ferner entstehen bei Akroosteolysen verschiedener Kausalität, z. B. bei Störungen mit verminderter oder vermehrter Durchblutung, beim Ainhum-Syndrom, bei Sklerodermie, Psoriasis, traumatischer Schädigung der Epiphyse (z. B. bei jugendlichen Boxern).

Literatur zu B. VI. 1 (Thiemannsche Krankheit)

ARENZ, J.: Seltene Lokalisation von Nebenkernbildungen der Hand. Fortschr. Röntgenstr. 82, 552 (1955).

AXHAUSEN, G.: Bruns' Beitr. klin. Chir. 126 (1922).

BAENSCH, W. E.: Zit. Lehrbuch der Röntgendiagnostik, 5. Aufl. Stuttgart: G. Thieme 1952.

BARTON, C. J., COCKSHOTT, W. P.: Bone changes in hemoglobin S C disease. Amer. J. Roentgenol. 88, 523 (1962).

BOPP, J.: Röntgenpraxis 15, 379 (1943).

BRAILSFORD, J. F.: The radiology of bones and joints. London: J. A. Churchill 1948.

BRANDES, M.: Zit. nach KÜNTSCHER.

BROMBART, M.: Zit. nach ZIMMER, E. A., in: KÖHLER/ ZIMMER . . . , 11. Aufl., S. 76. 1967.

BURMAN, M. S., POMERANZ, M. J.: J. Bone Jt Surg. 14, 177 (1932).

CAFFEY: Zit. nach MARX, U.

CARELL, M. D., CHILDRESS, H. M.: J. Bone Jt Surg. 22, 442 (1940).

CATEL: Mschr. Kinderheilk. 89, 301 (1942).

— Diff.-Diagn. Symptomat. v. Krankht. d. Kindes.

CHANDRIKOFF: Ref. Z. orthop. Chir. 92, 191 (1929).

DAHS, W.: Zur Osteochondritis deformans juvenilis der Fingerphalangen. Dtsch. med. Wschr. 56, 1439—1440 (1930). Ref. Zbl. ges. Radiol. 10, 16 (1931).

DESSE, G.: Troubles épiphysaires des phalanges (Maladie de Thiemann). Ref. rheumat. Oct. 1949.

DESSECKER: Zur Epiphyseonekrose der Mittelphalangen beider Hände. Dtsch. Z. Chir. 229, 327—336 (1930).

DYES, O.: Zbl. Chir. 22 (1941).

ENDTER, H.: Diss. Hamburg 1935.

ESAU: Röntgenpraxis 2, 374 (1930).

— Röntgenpraxis 4, 544 (1932).

FAIRBANK, H. A. T.: Dysplasia epiphysialis punctata. J. Bone Jt Surg. B 31, 114 (1949).

FLEISCHNER: Fortschr. Röntgenstr. 31, 206 (1923).

FORCHER-MAYER, O., LUTZ, P.: Dtsch. Arch. klin. Med. 199, 87 (1952).

FRANCK, S.: Aseptic necroses in the epiphyses of digital phal. a. metac. bones. Acta radiol. (Stockh.) 23, 449 (1942).

FRIEDL: Zit. Lehrbuch der Röntgendiagnostik, 5. Aufl. Stuttgart: G. Thieme 1952.

GIEDION, A.: Die periphere Dysostose — ein Sammelbegriff. Fortschr. Röntgenstr. 110, 507 (1969).

GÖTTSTEIN: Zbl. Chir. (1930).

GRACIANSKIJ, W. P.: Siehe REINBERG.

GREULICH, W., PYLE, S. J.: Radiographic atlas of skeletal development of the hand and wrist. London: Oxford University press 1959.

HÄUPTLI, O.: Die aseptischen Chondro-Osteonekrosen. In: Chirurgie in Einzeldarstellungen, Bd. 18. Berlin: W. de Gruyter & Co. 1954.

HEISE, A.: Familiaer optraeden af Fleischner's syndrom. Dansk rad. Selsk 45 (1952).

HETZER: Zbl. Chir. 1937, 2712—2713.

HORWITZ, TH.: Radiology 38, 364 (1942).

JANSEN, K. F.: Acta radiol. scand. 24, 285 (1943).

KING, E. S. J.: Localized rarefying conditions of bone as exemplified by Legg-Perthes disease, Osgood-Schlatter disease and related conditions. Baltimore: William Wood & Co. 1935.

KLOIBER: Symmetrische Epiphysenerkrankung der Hände. Fortschr. Röntgenstr. 34, 500—506 (1926).

KÖHLER, A., ZIMMER, E. A.: Grenzen des Normalen... 10. Aufl., S. 51/52. Stuttgart: G. Thieme 1956.

KONJETZNY: Zit. nach KÜNTSCHER.

KRALL, J., KRAUSPE, C.: Über Thiemannsche Erkrankung. Chirurg 25, 352 (1954).

KÜNTSCHER: Röntgenpraxis 11, 95 (1939).

LAQUA: Multiple Epiphysenstörungen an den Händen. Bruns' Beitr. klin. Chir. 145, 670 (1929).

LAURENT, Y., BROMBART, M.: J. belge Radiol. **36**, 102 (1953).

LAVNER, G.: Amer. J. Roentgenol. **57**, 56 (1947).

LEHMANN: Zit. nach KÜNTSCHER.

LIESS, G.: Die Nebenkernbildung bei der normalen und gestörten Epiphysenossifikation und ihre Beziehung zu den aseptischen Nekrosen. Fortschr. Röntgenstr. **80**, 153 (1954).

LINDEMANN, K.: Z. Orthop. **64**, 391 (1936).

MAES, H. J.: Seltene Form der Zapfenepiphyse. Fortschr. Röntgenstr. **108**, 125 (1967). Zit. nach ZIMMER, E. A. u. KÖHLER, A., Grenzen des Normalen und Anfänge des Pathologischen, 11. Aufl., S. 555. Stuttgart: G. Thieme 1968.

MARX, U.: Selektive Epiphysensklerose. Mitteilung durch Rundschreiben. Strahleninst. d. Univ. Mainz (Prof. Dr. L. DIETHELM).

MORQUIO, R.: Sur une forme de dystrophie osseuse familiale. Arch. Méd. Enf. 129 (1929); **38**, 5 (1935).

MOSEKILDE, EY.: "Slipped epiphyses" in the newborn and infants. Acta radiol. (Stockh.) **37**, 291 (1952) (Literatur).

PAPARELLA-TRECIA, R.: Contributo alla conoscenza del Morbo di Thiemann. Ortop. Traum. Appar. mot. **13**, 91 (1943).

RAVELLI, A.: Eine seltene Ossifikationsanomalie an den Grundphalangen der Zehen (Zapfenepiphysen). Fortschr. Röntgenstr. **76**, 261 (1952).

— Fortschr. Röntgenstr. **84**, 498 (1956).

REINBERG, S.: Die Röntgendiagnostik der Osteochondropathien. Fortschr. Röntgenstr. **34**, 406 (1926).

— Amer. J. Roentgenol. 617 (1935).

— GRACIANSKIJ: Amer. J. Roentgenol. 155 (1935). Ref. Zbl. ges. Radiol. **23**, 644 (1936).

RYFFEL, H.: Zur Thiemannschen Epiphysenerkrankung. Röntgenpraxis **5**, 423 (1933).

SCHINZ, H. R., UEHLINGER, E.: Aus der Gelenkpathologie. Ärztl. Mh. berufl. Fortb. **3**, 43 (1947).

— WEIL, S.: Fortschr. Röntgenstr. **40**, 670 (1929).

SCHMID, F.: Eine juvenile Osteomalacie der Kleinfingerphalangen. Fortschr. Röntgenstr. **86**, 766 (1957).

SHAW, E. W.: Avascular necrosis of the phalanges of the hand (Thiemann disease). J. Amer. med. Ass. **156**, 711 (1954).

SILFVERSKIÖLD, N.: A "forme fruste" of chondrodystrophia with changes simulating several of the known "local malacies". Acta radiol. (Stockh.) **4**, 44 (1925).

STAPLES, O. S.: J. Bone Jt Surg. **25**, 917 (1943).

STEINGRÄBER, M.: Fortschr. Röntgenstr. **73**, 220 (1950).

SUNDT, H.: Über „Osteochondritis phalangum manus". Acta orthop. scand. **7**, 1 (1936).

SYLVEST, O.: Ugeskr. Læg. **102**, 1270 (1940) [Dän.].

SZUDERGAARD, R.: De aseptiske Epifisenekroser. Dansk. Rad. Selsk. **19** (1932).

THIEMANN, H.: Fortschr. Röntgenstr. **14**, 79 (1909/10).

THIES, O.: Chirurg 8, 807—813 (1936). Ref. Zbl. ges. Radiol. **24**, 363.

THOMAS, A. R.: Lancet **1936**, 1412.

— Zit. Fortschr. Röntgenstr. **86**, 766 (1957).

— Zit. Handbuch für Orthopädie, Bd. III, S. 528, 1959.

TRIPPEL, J. G.: Eine Sippe mit Thiemannscher Erkrankung. Helv. med. Acta **17**, 59 (1950).

WEIL, S.: Eine ungewöhnliche Form der multiplen Wachstumsstörungen der Finger im Adolescentenalter; siehe Schinz II, S. 820; ebenso Fortschr. Röntgenstr. **40**, 671—673 (1929).

WILSON, J. N.: J. Bone Jt Surg. **34**, 236 (1952).

— Fortschr. Röntgenstr. **86**, 766 (1957).

— Zit. Handbuch für Orthopädie, Bd. III, S. 528, 1959.

2. Juvenile Osteomalacie der Kleinfingerendphalange

a) Synonyme

„Doppelseitige Verkrümmung des Kleinfingerendgliedes" (KIRNER), „Dystrophie des 5. Fingers" (THOMAS, WILSON), „krallenartige Verkrümmung der Endphalange" (HIPPE), juvenile Osteomalacie der Kleinfingerendphalangen (SCHMID), Kirner-Deformität (BLANK und GIRDANY), Brachytelephalangie digiti V.

b) Kasuistik

Diese Art von Osteonekrose wurde 1927 von KIRNER-WALDSHUT und 1928 von TOMESKU beobachtet. F. SCHMID hat anhand eines eigenen Falles 13 Fälle (bis zum Jahre 1957) übersichtlich wiedergegeben und als Osteonekrosen herausgestellt.

BLANK und GIRDANY (1965) geben ebenfalls eine Zusammenstellung aus der Weltliteratur und bringen es einschließlich ihrer 7 eigenen Beobachtungen auf 18. LÜNING und BIEDERMANN (1967) sahen bei einem 12jährigen Mädchen eine Kombination mit einer doppelseitigen Brachymetacarpie. Insgesamt sind bis jetzt nach eigener Zusammenstellung 28 Fälle zur Veröffentlichung gekommen (s. Tabelle 4, S. 82).

Tabelle 4. *Zusammenstellung der veröffentlichten Fälle von Kirnerscher Deformität*
(unter Benützung der Tabelle von BLANK und GIRDANY sowie von F. SCHMID)

Autor	Alter	Ge-schlecht	Bemerkung	Familiäres Vorkommen
KIRNER (1927)	13	♀	habituelle Kyphose, genua valga, orthostat. Albuminurie	—
TOMESKU (1928)	14	♂	—	—
	11¹/₂	♂	—	nein
THOMAS (1936)	8	♀	mongoloides Aussehen	—
	11	♀	—	nein
	12	♀	—	—
WILSON (1952)	11	♂	pes cavus	nein
	11	♀	—	Trommelschlegelzehen (nicht -finger), mütterlicherseits und väterlicherseits
	5	♀	—	Bruder, Vater und Großmutter väterlicherseits
	18	♀	—	nein
BRAILSFORD (1953)	10	♂	—	—
	9	♀	—	—
	13	♂	5. Finger rechts und links und Zeigefinger in Trommel-schlegelform	—
	15	♀	—	Mutter und Tante mütterlicherseits
HIPPE (1953)	12	♀	—	—
SCHMID (1957)	9	♀	—	—
MERCER (1959)	11	♀	—	—
KAUFMANN und	9	♀	—	nein
TAILLARD (1961)	10	♂	—	—
TAYBI (1963)	11	♂	Neger ?	—
BLANK und GIRDANY (1965)	8	♂	—	Geschwister
	16	♂	—	Geschwister
	54	♂	—	Onkel
	56	♂	—	Vater
	14	♀	—	Geschwister
	19	♀	—	Geschwister
	83	♀	—	Großmutter väterlicherseits
LÜNING und BIEDER-MANN (1967)[a]	12	♀	Brachymetacarpie beider-seits, geistig zurückgeblieben, hyperoper Astigmatismus	—

[a] Dazu kommt noch ein Fall, den H. WEYERS in Kombination mit einer Kampodaktylie in Bd. V/3 dieses Handbuches zeigt (9jähriges Mädchen mit arachnodaktyler Stigmatisation).

c) Klinisches Bild

Es entwickelte sich schmerzlos und allmählich über Monate eine Verdickung mit Volar-Radialkrümmung des Kleinfingerendgliedes, die schließlich zu einer Funktionsbehinderung führte, zumal im fortgeschrittenen Stadium die Endphalanx nach dorsal subluxiert stand (Abb. 72). Die Volarkrümmung ist als eine Zugwirkung des M. flexor digitorum auf den weichen Knochen zu verstehen. Die Krümmung blieb bei den beobachteten Fällen nach Ausheilung bestehen, sie kann zu einer Behinderung bei Berufsarbeiten führen (z.B. beim Maschinenschreiben, Klavierspielen usw.).

Die Erkrankung war mit wenigen Ausnahmen doppelseitig und fast symmetrisch ausgeprägt.

Das Alter der erfaßten Erkrankten ist mit 8—18 Jahren angegeben; die Mädchen sind mit 10:3 in der Überzahl.

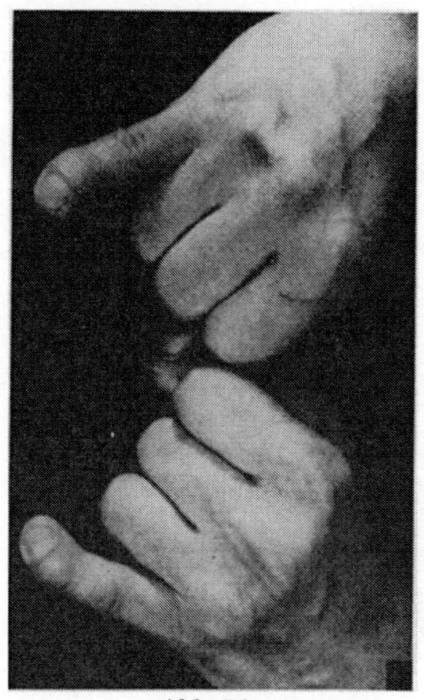

Abb. 72. Äußeres Bild der Kirner-Deformität, doppelseitig (19jähr. ♀). (Aus der von BLANK und GARDANY untersuchten Familie)

Abb. 72

d) Das Röntgenbild

zeigt deutlich eine krallenartige Volarabwinkelung der Kleinfingerendphalange mit Radialabwinkelung der Längsachse dieser Phalange von 10—50° (Abb. 73—75). Die Basisepiphyse der Endphalange scheint noch normal zu stehen. Die Radialverkrümmung und die Volarflexion sind im Einzelfall und je nach Krankheitsstadium verschieden stark ausgeprägt. Die Kontur des Knochens ist uneben und unscharf, vor allem radial. Im Inneren weist die Struktur Verdichtungen und andeutungsweise auch osteolytische Aufhellungen auf, ähnlich wie bei den bekannten aseptischen Osteonekrosen. Bei 2 Fällen

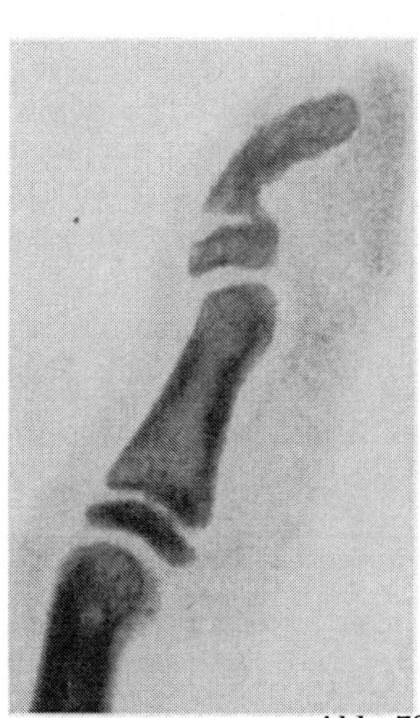
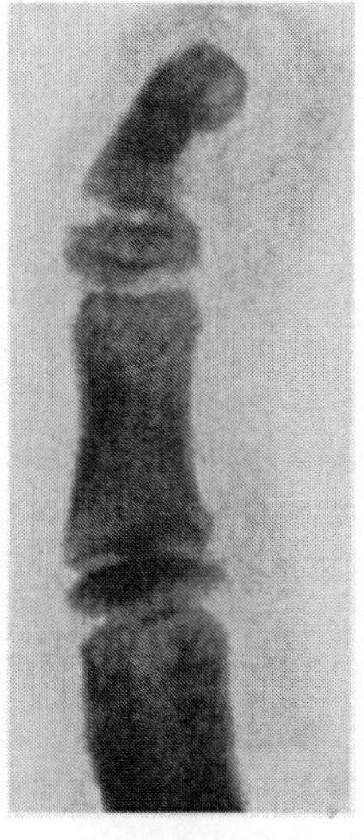
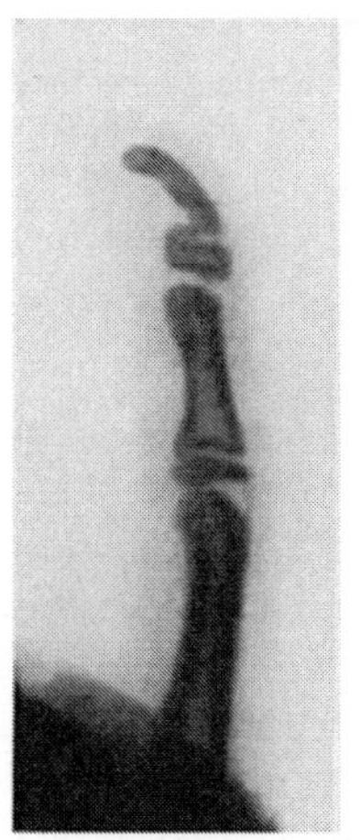
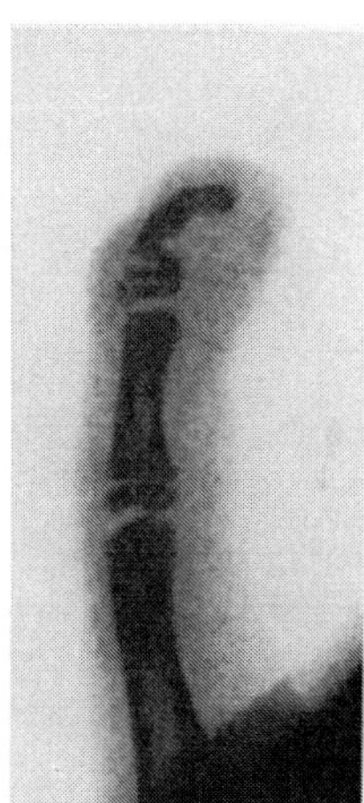

Abb. 73 Abb. 74

Abb. 73. Röntgenbilder der Kirner-Deformität (14jähr. ♀). (Fall 1 der von BLANK u. GARDANY untersuchten Familie)

Abb. 74. Juvenile Osteomalacie am Endglied des V. Fingers. (Fall von H. HIPPE; 12jähriges Mädchen)

von BLANK und GIRDANY war die Ossifikation vor dem Auftreten der Fingerdeformität retardiert. Auch die Weichteilschwellung ging dem Erscheinen der Deformität voraus. Die Ausheilung vollzieht sich unter Wiederherstellung der Knochenstruktur, die allerdings gegenüber der Norm etwas abweicht, unter Hinterlassung der Volar- und Radialverkrümmung (Abb. 76).

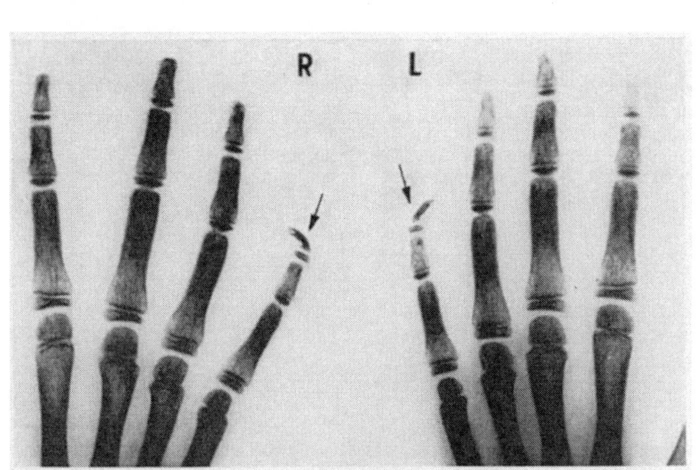

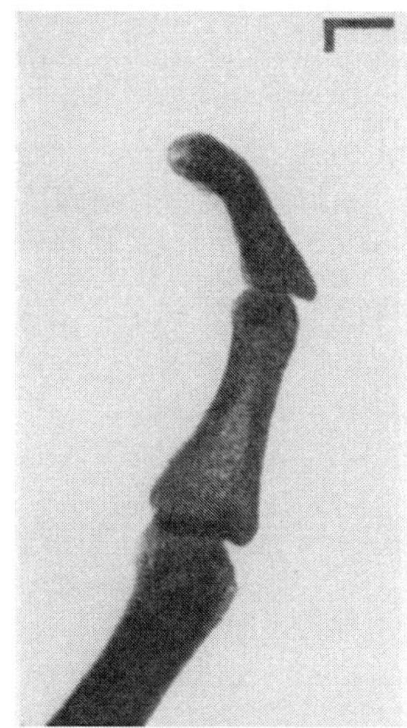

Abb. 75

Abb. 76

Abb. 75. Juvenile Osteomalacie am Kleinfingerendglied. (Fall von F. SCHMID; 9jähriges Mädchen)

Abb. 76. Fall der Abb. 75, jedoch 12 Jahre später (im Alter von 21 Jahren). Ausgeheiltes Kirner-Syndrom. Volargekrümmte Endphalange, die völlig ossificiert ist. Abgeflachte Basis mit leichter Dorsalluxation. (Fall von F. SCHMID)

e) Ätiologie

Da bis jetzt keine histologische Untersuchung vorgenommen worden ist, haben ätiologische Deutungen keinen gesicherten Boden. Nach SCHMID lassen Manifestationsalter und Verlauf am ehesten an eine aseptische Chondro-Osteonekrose denken. Dagegen spreche allerdings die strenge Symmetrie (nur in dem von BRAILSFORD publizierten und in einem Fall von THOMAS war die Läsion einseitig) und der diaphysäre Sitz der Knochenveränderungen, da ja die aseptischen Nekrosen vorwiegend meta-, epi- und apophysäre Knochenpartien betreffen. Eine traumatische Entstehung sei wegen der Doppelseitigkeit und der zeitlichen Korrespondenz beider Seiten äußerst unwahrscheinlich, entzündliche Zeichen fehlten in allen bisherigen Beobachtungen. Mechanische Faktoren könnten nur in Einzelfällen eine begünstigende Rolle gespielt haben. Als auslösende Momente scheiden mechanische Faktoren aus, weil sie beide Seiten gewöhnlich nicht gleichzeitig betreffen. SCHMID denkt bei der Symmetrie der Veränderungen, der Beschränkung auf das Präpubertätsalter und bei der eindeutigen Bevorzugung des weiblichen Geschlechtes an eine konstitutionelle Disposition, auf deren Boden sich in einer bestimmten Entwicklungsperiode, vielleicht unter hormonellen Einflüssen, diese Störung ausbilden könne. Das Wesen dieser Knochenveränderungen scheine primär in einer Erweichung zu liegen, so daß SCHMID entsprechend den bisherigen Kenntnissen eine klinische Einheit für gegeben hält und hierfür die Bezeichnung „juvenile Osteomalacie der Kleinfingerendphalange" vorschlägt. Aufgrund der Feststellung von 7 Fällen in einer Familie, die über 3 Generationen untersucht worden war, kommt BLANK zur gleichen Auffassung wie BRAILSFORD, nämlich, daß ein autosomal dominanter Erbgang vorliege (Abb. 77). Im Falle von LÜNING und BIEDERMANN konnte der Nachweis der Erblichkeit nicht geführt werden; es wies aber die gleichzeitig vorliegende Brachymetacarpie am zugehörigen Fingerstrahl auf angeborene Veränderungen mit kausalem Zusammenhang hin. Ferner bestand bei diesem Mädchen ein hyperoper Astigmatismus und eine geistige Retardierung. Die Summe der Befunde spricht also für eine angeborene Mißbildung. Damit wäre es nicht verwunderlich, wenn eine gleichartige Erscheinung auch an anderen Fingern oder an den Zehen aufträte, wie denn auch schon WILSON bei einem seiner Fälle Trommelschlegel-Zehen bei Mutter und Vater festgestellt hat.

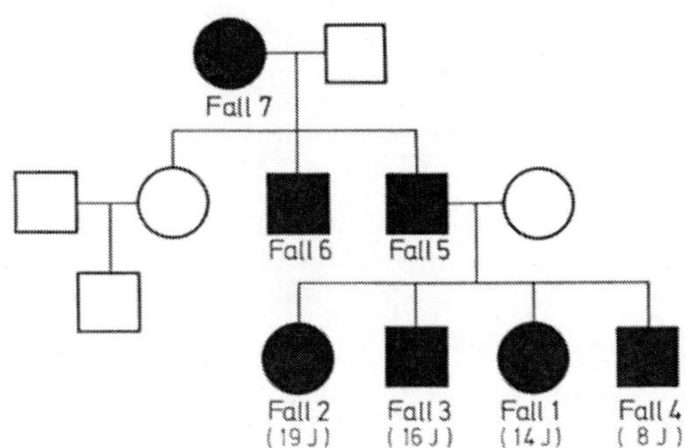

Abb. 77. Dominante Vererbung der Kirner-Deformität. (Fall 1 von BLANK und GARDANY.) □ Männlich, ○ weiblich

f) Differentialdiagnose

In der Differentialdiagnose sind vor allem Fingermißbildungen abzugrenzen, wie z.B. die Brachimesophalangie V (angeborene Klinodaktylie), Kamptodaktylie usw. Die Unterscheidung gelingt meistens mittels Röntgenaufnahmen.

Arterielle Durchblutungsstörungen jeder Art können bei Befall von Finger- und Mittelhandarterien Nekrosen an den Fingern hervorrufen unter Beteiligung des Knochens (besonders der Endphalangen). Bekannt geworden sind solche auch nach längerer Beschäftigung mit Preßluftwerkzeugen. Auszuschließen sind vor allem ähnliche Befunde bei Halsrippe, Diabetes mellitus, Raynaud-Symptom (R. DENK).

Literatur zu B. VI. 2. (Juvenile Osteomalacie der Kleinfingerendphalange)

BLANK, E., GIRDANY, B. R.: Symmetric bowing of the terminal phalanges of the fifth fingers in a family (Kirner's deformity). Amer. J. Roentgenol. **93**, 367—373 (1965).

BRAILSFORD, J. F.: The radiology of bones and joints, 5. ed., p. 64. Baltimore: Williams & Wilkins Co. 1953.

DENK, R.: Fingerkuppennekrose bei einem Preßluftwerkzeugarbeiter. Med.Welt **30**, 1595—1596 (1966).

HIPPE, H.: Krallenförmige Verkrümmung der Endglieder beider Kleinfinger. Fortschr. Röntgenstr. **78**, 745 (1953).

KAUFMANN, H. J., TAILLARD, W. F.: Bilateral incurving of terminal phalanges of the fifth fingers: isolated lesion of epiphyseal plate. Amer. J. Roentgenol. **86**, 490—495 (1961).

KIRNER, J.: Doppelseitige Verkrümmungen des Kleinfingerendgliedes als selbständiges Krankheitsbild. Fortschr. Röntgenstr. **36**, 804—806 (1927).

LÜNING, M., BIEDERMANN, F.: Doppelseitige Verkrümmung des Kleinfingerendgliedes. Fortschr. Röntgenstr. **107**, 813 (1967).

MERCER, W.: Orthopaedic surgery, 5. ed., p. 96—97. Baltimore: Williams & Wilkins Co. 1959.

SCHMID, F.: Eine juvenile Osteomalacie der Kleinfingerendphalangen. Fortschr. Röntgenstr. **86**, 766 (1957).

— WEBER, G.: Röntgendiagnostik im Kindesalter, S. 101. München: J. F. Bergmann 1955.

TAYBI, H.: Bilateral incurving of the terminal phalanges of the fifth fingers (Osteochondrosis?). J. Pediat. **62**, 431—432 (1963).

THOMAS, A. R.: New dystrophy of the fifth finger. Lancet **1936 I**, 1412—1413.

TOMESKU: Kongenitale Deviationen der Phalangen (angeborene Kontrakturen der Finger und Klinodaktylen). Arch. orthop. Unfall-Chir. **26**, 126—131 (1928).

WEYERS, H.: Erbliche Gelenkleiden. In: Handbuch der medizinischen Radiologie, Bd. V/3, S. 487. Berlin-Heidelberg-New York: Springer 1968.

WILSON, J. N.: Dystrophy of the fifth finger: Report on four cases. J. Bone Jt Surg. B **34**, 236—239 (1952).

C. Schlüsselbein, Schulterblatt, Rippen, Brustbein

I. Clavicula

1. Sternales Schlüsselbeinende: Friedrichsche Krankheit, Friedrich-Syndrom

a) Kasuistik

FRIEDRICH beschrieb 1924 erstmals eine Epiphyseonekrose am sternalen Schlüsselbeinende, die er in Analogie zur Perthesschen Nekrose des Schenkelkopfes entstanden betrachtete. Er fand sie bei einem Lastträger, ferner bei einem Studenten, der viel gefochten hatte. Es handelte sich also um schon erwachsene Personen, bei denen die Vermutung auf Überlastung des betroffenen Knochens nahelag. FRIEDRICH schuldigte demnach als Ursache eine funktionelle Überlastung an. Die Gegend des Sternoclaviculargelenkes war etwas geschwollen und schmerzhaft. Am Resektionspräparat konnte eine dünne Knorpelschicht und darunter aseptisch-nekrotischer Knochen gefunden werden.

SCHÄFER (1930) beobachtete einen ähnlichen Fall: bei einem 16jährigen Mann war am rechten Sternoclaviculargelenk äußerlich eine teigige Schwellung vorhanden. Die Röntgenaufnahme ergab einen Defekt am unteren Rand des Schlüsselbeines, den der Röntgenologe für wahrscheinlich tuberkulös hielt. Klinisch sprach jedoch nichts für eine Tuberkulose. Der Defekt heilte im Laufe von $3^1/_2$ Jahren unter Hinterlassung einer flachen Knochenmulde ab. ZIMMER, der von ,,Friedrichscher Krankheit" spricht, veröffentlicht ebenfalls einen Fall eines 17jährigen mit Röntgenbildern, GANGLER teilt 3 Fälle mit.

b) Allgemeine Symptomatik

Die subjektiven Beschwerden sind meistens nur gering. Doch veranlaßt das gleichzeitige Auftreten einer teigigen Schwellung an der Extremitas sternalis des Schlüsselbeines den Patienten, den Arzt aufzusuchen. Bei der Mehrzahl wird aus der Anamnese eine Überbeanspruchung des Gelenkes ersichtlich (Sportler, Fechter, Holzarbeiter u. dgl.). Die Laboruntersuchungen ergeben meistens keine Anhaltspunkte, Temperatursteigerungen fehlen.

c) Röntgenbild

Das Röntgenbild zeigt an der Schlüsselbeinepiphyse unregelmäßige Verdichtungen, die manchmal keilförmig gestaltet sind. Die Umgebung dieser verdichteten Stellen ist etwas demineralisiert. Auch umschriebene lacunäre Aufhellungen kommen vor (Abb. 78).

Abb. 78. Nekroseherd am medialen Ende des rechten Schlüsselbeins und wahrscheinlich auch an der Ansatzstelle des Lig. costo-claviculare. Druckempfindliche Schwellung in dieser Gegend, ohne Trauma entstanden. Sonst klinisch o. B. Bandansatzgrube beidseits (7jähr. ♂).

d) Histologischer Befund

Die histologische Untersuchung von excidiertem Gewebe ergab Knorpelauffaserungen und -quellungen an der Gelenkfläche sowie nekrotische Veränderungen, die ein „perthesähnliches" Bild boten.

e) Lacunäre Verformungen am unteren Rand des sternalen Schlüsselbeinendes

Am unteren Rand des sternalen Schlüsselbeinabschnittes wurde auch eine lacunäre Verformung beschrieben, die gelegentlich als Erscheinung der Friedrichschen Krankheit gedeutet wurde. Obwohl derartige Randmulden meistens den *Ansatz des Ligamentum costo-claviculare* kennzeichnen (s. u. Differentialdiagnose), gibt es doch Fälle, bei denen man aufgrund des klinischen Befundes annehmen muß, daß es sich nicht um eine normale Erscheinung handelt, sondern um die Folge eines pathologischen Geschehens. Schon FRIEDRICH und SCHÄFER haben einen ähnlichen Fall beschrieben unter der Annahme einer bestehenden Osteonekrose und ohne das Krankheitsbild von der aseptischen Nekrose des sternalen Schlüsselbeinendes (Friedrichsche Krankheit) zu trennen. Auch KNETSCH glaubt an hier vorkommende aseptische Knochennekrosen als Zeichen eines Überlastungsschadens. Er hat systematisch Thoraxübersichtsaufnahmen untersucht und solche Bandgruben in 12,2% gefunden. Bei Jugendlichen ist der Defekt teils flach, teils ausgedehnt entwickelt. Die hintere Wand des Defektes ist caudalwärts unregelmäßig begrenzt. Ein wichtiges Kriterium ist die Randsklerose, die mitunter nur angedeutet zu erkennen ist. Manchmal finden sich im Defektgrund schmale Knochenlamellen, die keinen oder nur einen losen Zusammenhang mit der lateralen knöchernen Wand der Mulde erkennen lassen. Selten sind die Defekte nach oben tiefergreifend. In solchen Fällen sind dann meistens sequesterartige Knochenlamellen innerhalb der Mulde zu erkennen. Gelegentlich werden auch Kombinationen mit selbständigen Apophysenkernen am Sternum, mit Rippenanomalien usw., angetroffen. Nach Abschluß des Wachstumsalters ist der Defekt mehr abgeglättet und schärfer begrenzt. Der Sklerosewall tritt deutlicher hervor. Sequesterähnliche Knochenlamellen sind nicht mehr vorhanden, dagegen findet sich gelegentlich an der Stelle der Randsklerose eine breite, unregelmäßig verknöcherte Zone, die Ähnlichkeit mit einer Chondrombildung hat (KNETSCH). SIMON weist auf die Ähnlichkeit mit der Bandgrube am dorsalen Abschnitt des Malleolus tibialis fibulae hin, wo das Ligamentum talo-fibulare anterius ansetzt.

Aufgrund unserer eigenen Beobachtungen schließen wir uns der Auffassung KNETSCHS an. Im Falle der Abb. 79 handelte es sich um einen 7jährigen Knaben, der eine Schwellung am sternalen Schlüsselbeinrande hatte, gleichzeitig bestand ein Morbus Perthes und eine Osteochondrosis ischiopubica van Neck. Bei einem weiteren 7jährigen Knaben konnte

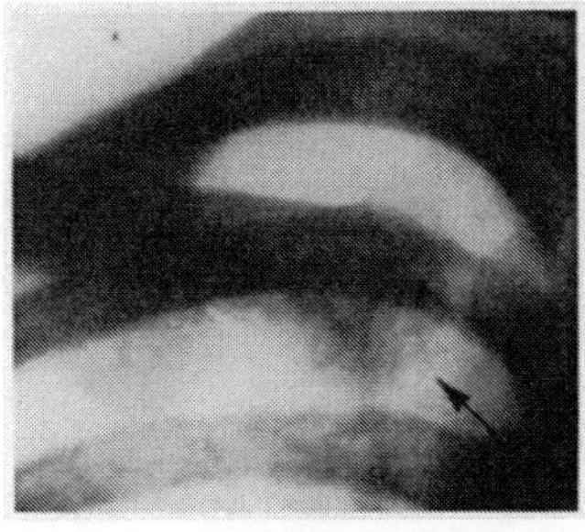
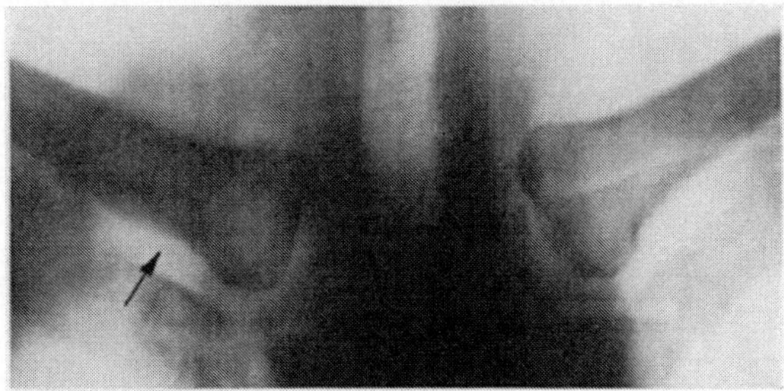

Abb. 79   Abb. 80

Abb. 79. Nekrose am medialen Schlüsselbeinende (7jähr. ♂). Gleichzeitig bestanden ein Morbus Perthes und eine Osteo-chondro-nekrosis ischio-pubica (VAN NECK). Ferner: Auffallend große Bandansatzgrube am unteren Clavicula-Schaftrand (Nekroseherd ?)

Abb. 80. Wahrscheinlich nekrotisch vergrößerte Bandansatzgrube am unteren Rand des medialen Claviculaabschnittes rechts (Ansatz des Lig. costo-claviculare). Rechts bestand auch eine leichte schmerzhafte Subluxation des distalen Claviculaendes nach vorne. Kein Trauma (52jähr. ♀)

man schon bei der äußeren Untersuchung feststellen, daß die Schwellung vom unteren Schlüsselbeinrand ausging, genau von der Stelle, an der das Röntgenbild die Knochengrube zeigte (Abb. 80). In beiden Fällen war die Erscheinung einseitig aufgetreten. In Anbetracht der mechanischen Beziehungen, die zwischen Clavicula und der 1. Rippe bestehen und über das Ligamentum costo-claviculare vermittelt werden, erscheint es mir durchaus möglich, daß es hier zu einer Insertionsüberlastung mit umschriebener Nekrose am Knochenansatz kommen kann, da ähnliche Bilder an anderen Ansatzstellen von Sehnen und Bändern relativ häufig vorkommen (Tendo- und Ligamentopathien, nach BURCKHARDT auch „Ligamentosen" genannt). Besonders bekannt sind solche an der Tuberositas tibiae, am Achillessehnenansatz, an den Epicondylen des Humerus usw. (s. H. SCHNEIDER). Bei solchen „Ligamentopathien" kann es an den Ansatzstellen zu Anlagerungen, aber auch zu grubenartigen Nekrosen kommen.

f) Ossifikation des sternalen Schlüsselbeinendes

Im Mittelstück des Schlüsselbeines treten gegen Ende der 6. Woche ein medialer und ein lateraler Kern auf, die bald verschmelzen. Verhältnismäßig spät erhält die Extremitas

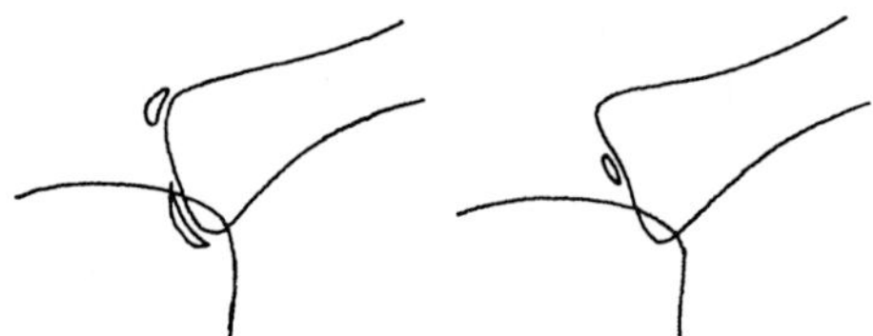

Abb. 81 a—d. Entwicklung des sternalen Schlüsselbeinendes nach KÖHLER-ZIMMER. a Pilzform (1. Dezennium). b Becherform (2. Dezennium). c Verknöcherung der medialen Epiphyse (Ende des 2. Dezennium bis Mitte des 3. Dezennium). d Stempelform mit medialer Einkerbung (ab Mitte des 3. Dezennium)

Abb. 82. Persistierende Epiphysenkerne am medialen Claviculaende. (Nach E. FISCHER)

sternalis eine Epiphyse (weiblich $14^1/_2$—20 Jahre, männlich 18—21 Jahre). Ihre Verschmelzung mit dem Schlüsselbeinkörper erfolgt bei Frauen bis zum 23. Lebensjahr, bei Männern bis zum 25. Lebensjahr. Im Sterno-Claviculargelenk befindet sich auch ein Discus, der als bindegewebiges Rudiment des Episternum gilt (ebenso wie das gelegentlich über dem oberen Rand des Manubrium vorkommende Ossiculum suprasternale). Während der Entwicklung macht das sternale Schlüsselbeinende auch Formabwandlungen durch (Pilz-Becher-Stempelform, Abb. 81). Gelegentlich persistieren Epiphysenkerne (Abb. 82).

g) Differentialdiagnose

Nach ZIMMER muß vor allem berücksichtigt werden, daß im ersten Dezennium das sternale Schlüsselbeinende pilzförmig verdickt und wegen unregelmäßiger Verknöcherung der Kerne auch einen zerklüfteten Rand aufweisen kann. Im zweiten Dezennium finden sich immer noch Unebenheiten am Rande sowie eine Becherform. Erst gegen das 20. Lebensjahr kommt es zur völligen Verknöcherung. Ferner darf es zu keiner Verwechslung mit der am unteren Rande des medialen Schlüsselbeinendes vorkommenden Mulde kommen — „Notchlike defect", „rhomboid depression", „rhomboid fossa of the clavicle" (PENDERGRASS und HODES) — (Abb. 80). Es handelt sich hier um eine Knochenkerbe, an welcher das Ligamentum costoclaviculare einstrahlt (von der 1. Rippe her) (SHULMAN, SCHWARTZ, PENDERGRASS, u. HODES; s. a. Ausführungen auf S. 87). E. FISCHER, weist anhand von zwei Bildern darauf hin, daß nicht nur das sternale Schlüsselbeinende sondern auch der Apophysenkern erhebliche Form- und Größenvariationen aufweist, auch könne die Apophyse mehrkernig sein.

Von den entzündlichen Krankheiten steht die Tuberkulose differentialdiagnostisch im Vordergrund (SIKRIN und BAUMGARTNER). Ferner können ähnliche Erscheinungen posttraumatisch entstehen (Abb. 83). Auch Tumordestruktionen kommen gelegentlich in dieser Gegend vor (z.B. Metastasen beim Mammacarcinom, Myelome, Chondrome usw.).

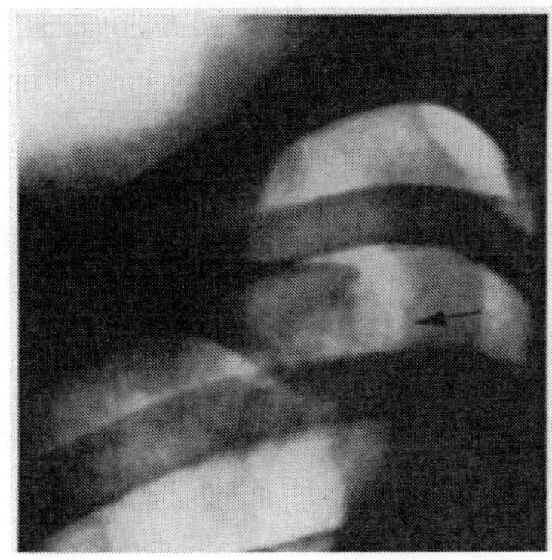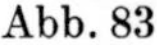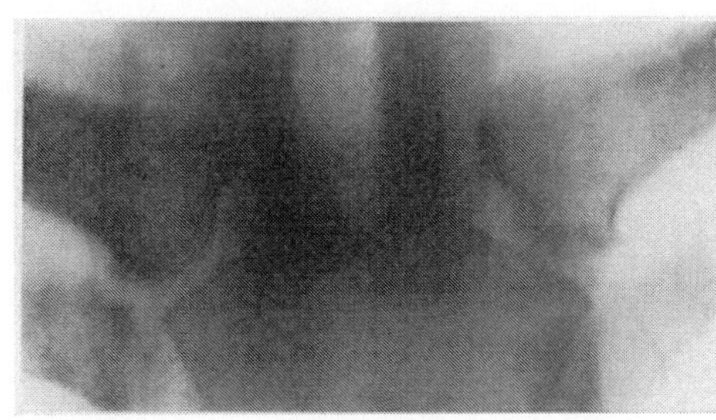

Abb. 83Abb. 84

Abb. 83. Posttraumatische Nekrose am medialen Schlüsselbeinende ca. 2 Monate nach Kontusion dieser Stelle beim Fußballspiel (19jähr. ♂)

Abb. 84. Arthrosis deformans an beiden Sterno-claviculargelenken (52jähr. ♀)

Das benachbart auftretende Tietze-Syndrom kann manchmal von der Friedrichschen Krankheit kaum getrennt werden, besonders wenn es von der 1. Rippe ausgeht, an der es auch meistens auftritt (s. S. 97).

Altersveränderungen und Abnützungserscheinungen (LANGEN) sind am Sternoclaviculargelenk oft sehr deutlich ausgeprägt; die Betroffenen sind jedoch für gewöhnlich über das für die Friedrichsche Krankheit einschlägige Alter hinaus (Abb. 84).

Mit der Differentialdiagnose der Erkrankungen des Schlüsselbeines haben sich speziell HOHMANN und PARHOFER befaßt. Siehe auch unter „Osteochondris disscans", S. 672.

h) Zur röntgenologischen Darstellung des Sternoclaviculargelenks

ist nicht einfach (BLUMENSAAT, E. A. ZIMMER). Das Summationsbild fertigt man als Schräg- oder Nahaufnahme an, wobei man mit Vorteil die Einstellung unter Schirmbildkontrolle ausführt. Sehr gute Bilder gewinnt man durch die Schichtaufnahmeverfahren. Der Vergleich mit der Gegenseite erleichtert die Deutung der Befunde erheblich.

2. Nekrosen am lateralen Schlüsselbeinende

Hier gibt es normalerweise keine Epiphyse. Nekrotische Vorgänge stellen sich aber am lateralen Schlüsselbeinende verhältnismäßig häufig nach Traumen ein (Abb. 85) (ALNOR und WERDER, PÖSCHL, NELL, VIEHWEGER, MORDEJA, SCHROTH, GÄRTNER und SCHWIER, HASSELMANN, HALABY und DI SALVO u. a.). Die posttraumatische Osteolyse kann sogar so weit gehen, daß einige Monate nach dem Unfall ein größeres Schlüsselbeinstück fehlt, obwohl anfangs der Röntgenbefund nur geringfügig oder völlig negativ war (Abb. 86). EHRICHT berichtet auch über eine Osteolyse im lateralen Claviculaende als Preßluftschaden. Im übrigen macht die häufige Arthrosis deformans am Acromioclaviculargelenk

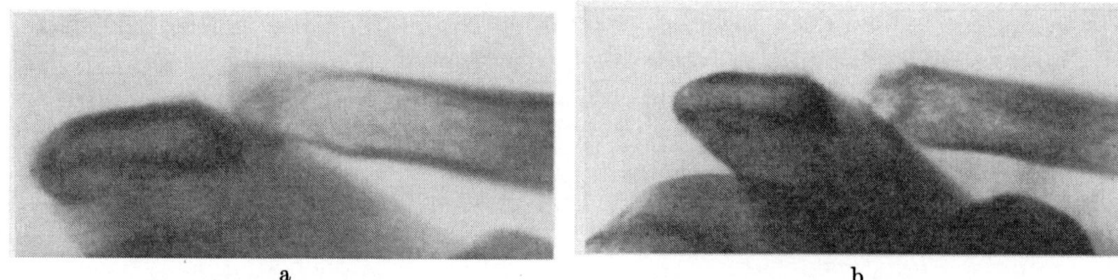

a   b

Abb. 85a u. b. Posttraumatische Osteonekrose am lateralen Schlüsselbeinende. a Kurz nach dem Unfall
war keine Verletzung des Knochens sichtbar. b Nekrose, 5 Monate nach dem Unfall

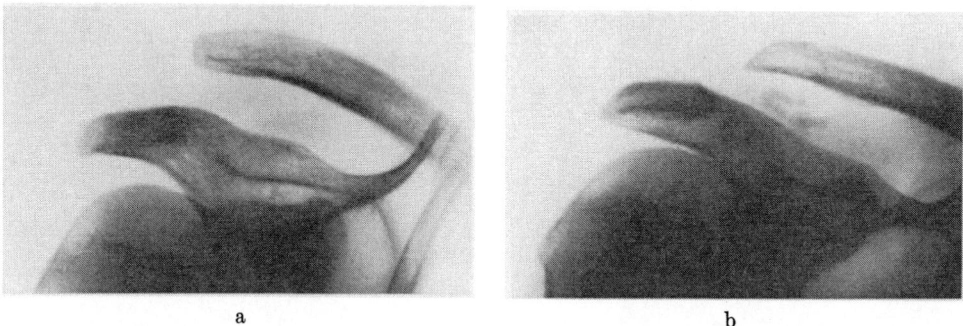

a   b

Abb. 86a u. b. Nekrose des lateralen Schlüsselbeinendes nach Luxation. a Unmittelbar nach dem Unfall;
b 6 Monate später

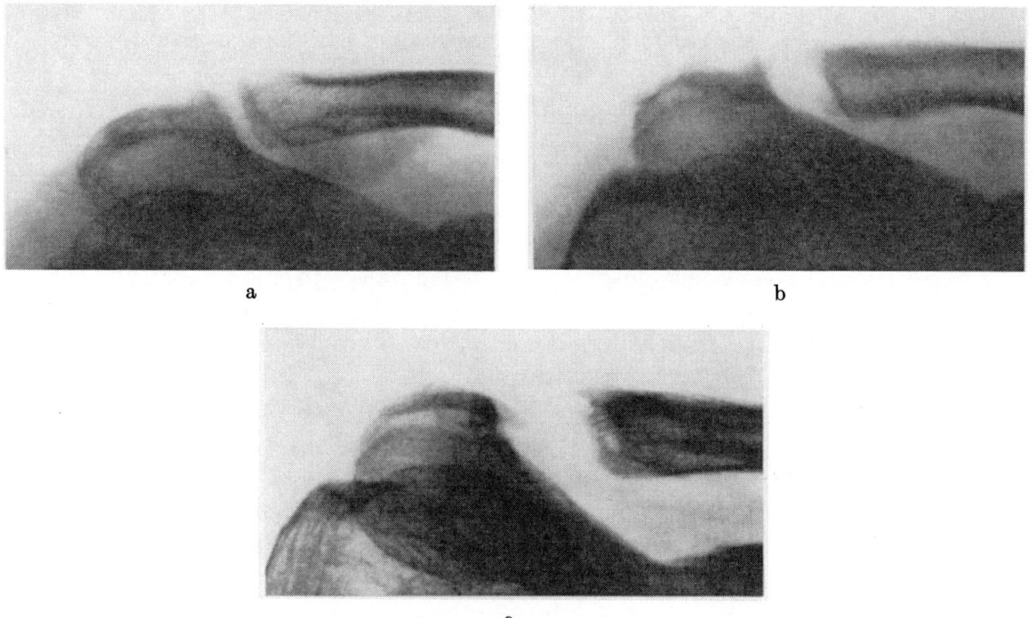

a   b

c

Abb. 87a—c. Osteolytische Herde einer Tuberkulose am Acromioclaviculargelenk (histol. gesichert) (65jähr. ♂).
a Anfangsstadium; b 2 Jahre später; c ca. 4 Jahre nach Beginn (Fistelbildung)

ebenfalls nekrotische Veränderungen, die mehr oder minder tief in den Knochen hineinreichen (ERKES). Beim allgemeinen Krankheitsbild der *Akroosteolysen* ist der Befall des
Acromioclaviculargelenkes nicht selten. Derartige Fälle teilen mit: HARNASCH (endokrine Störung, Gegenstück zur Akromegalie?), KLEINSORGE (Osteomalacie), FIEDLER,

NATHANSON (sekundärer Hyperparathyreoidismus), JESSERER (primärer und sekundärer Hyperparathyreoidismus).

Eine Osteochondrosis dissecans ist am Schlüsselbein selten. In einem einzigen eigenen Fall eines erwachsenen Mannes konnten wir eine solche operativ und histologisch am lateralen Ende der Clavicula sichern (s. Abb. 548, S. 673). PERUSSIA erwähnt die posttraumatische Osteochondritis dissecans des Schlüsselbeines.

Bilder, die denen einer aseptischen Knochennekrose ähnlich sind, entstehen bei der Tuberkulose; am Acromioclaviculargelenk kommt es dabei häufig zur Absceß- und Fistelbildung. Im Falle der Abb. 87 waren distales Schlüsselbeinende und Acromion von einer Tuberkulose befallen.

Literatur zu C. I. (Clavicula)

ALNOR, P.: Die posttraumatische Osteolyse des lateralen Claviculaendes. Fortschr. Röntgenstr. **75**, 364 (1951).

BLUMENSAAT, C.: Röntgendarstellung des Brustbeins. Bruns' Beitr. klin. Chir. **163**, 128 (1936).

CAFFEY, J.: Pediatric X-ray diagnosis (1950).

DAHM: Ref. 2. Nachkriegstagg Rhein.-Westf. Röntgenges. 1950.

EHRICHT, H. G.: Die Osteolyse im lateralen Claviculaende nach Preßluftschaden. Arch. orthop. Unfall-Chir. **50**, 537 (1959).

ERKES, F.: Die Arthritis acromio-clavicularis, ihre Diagnose und Therapie. Bruns' Beitr. klin. Chir. **144**, 270 (1928).

FIEDLER: Zit. nach DAUBENSPECK. In: Handbuch der Orthopädie, Bd. II, S. 962, 1958.

FISCHER, E.: Persistierende Claviculaapophyse. Fortschr. Röntgenstr. **86**, 532 (1957).

FRIEDRICH, H.: Über ein noch nicht beschriebenes, der Perthesschen Erkrankung analoges Krankheitsbild des sternalen Claviculaendes. Dtsch. Z. Chir. **187**, 385 (1924).

— Langenbecks Arch. klin. Chir. **133**, 62.

— Fortschr. Röntgenstr., Kongreßheft **1**, 48 (1924).

— Fortschr. Röntgenstr. **33**, 136 (1925).

GÄTNER, W., SCHWIER, V.: Die posttraumatische Osteolyse des Schlüsselbeines. Zbl. Chir. **80**, 953 (1955).

GANGLER, F.: Über 3 Fälle von aseptischer Nekrose am Schlüsselbein. Zbl. Chir. **56**, 49 (1929).

HALABY, FA., SALVO, E. J. DI: Osteolysis a complication of trauma. Amer. J. Roentgenol. **94**, 591 (1965).

HARNASCH, H.: Die Akroosteolysis, ein neues Krankheitsbild. Fortschr. Röntgenstr. **72**, 352 (1950).

HASSELMANN, W.: Die sog. posttraumatische Osteolyse des lateralen Claviculaendes. Mschr. Unfallheilk. **58**, 242 (1955).

HOHMANN, H. G., PARHOFER, R.: Zur Differentialdiagnose der Erkrankungen des Schlüsselbeines. Münch. med. Wschr. **102**, 471 (1960).

JESSERER, H.: Zum Erscheinungsbild der Akroosteolyse. Fortschr. Röntgenstr. **77**, 545 (1952).

— Nil nocere. Gelenkschäden durch Cortison. Münch. med. Wschr. **113**, 655 (1971).

KLEINSORGE, H.: Akroosteolytische Erscheinungen der Osteomalacie. Fortschr. Röntgenstr. **73**, 471 (1950).

— THIELE: Akroosteolyse. Dtsch. med. Wschr. **81**, 1725 (1956).

KÖHLER, A., ZIMMER, E. A.: Grenzen des Normalen, S. 172. Stuttgart: G. Thieme 1956.

LANGEN, P.: Untersuchungen über die Altersveränderungen und Abnutzungserscheinungen am Sternoclaviculargelenk. Virchows Arch. path. Anat. **293**, 381 (1934).

MORDEJA, J.: Die posttraumatische Osteolyse des lateralen Schlüsselbeinendes. Arch. orthop. Unfall-Chir. **49**, 289 (1957).

NATHANSON, L., SLOBODKIN, S.: Acromio-clavicular Changes in primary and secundary Hyperparathyreoidism. Radiology **55**, 30 (1950).

NELL, W.: Die posttraumatische Osteolyse des Schlüsselbeins und ihr Verlauf. Mschr. Unfallheilk. **44**, 151 (1953).

PENDERGRASS, E. P., HODES, P. J.: Amer. J. Roentgenol. **38**, 152 (1937).

PERUSSIA, F.: Dystrophiés méta-épiphysaires, desformités par charge et malacies post-traumatiques des Os. Vestn. Rentgenol. Radiol. **10**, 118 (1932).

— Ref. Zbl. ges. Radiol. **14**, 342 (1933).

PÖSCHL, M.: Siehe Literatur: Nekrose am distalen Ellen- und Speichenende, S. 32 in diesem Band.

RITRO, M., RITRO-MEYER, M.: Roentgen study of the sternoclavicular region. Amer. J. Roentgenol. **5** (1947).

SCHÄFER, H.: Über das Auftreten von Erweichungsherden im Schlüsselbeinkopf. Chirurg **2**, 71—72 (1930).

SCHNEIDER, H.: Die Abnutzungserkrankungen der Sehnen und ihre Therapie. Stuttgart: G. Thieme 1959.

SCHROTH, R.: Beitrag zum Problem der sog. lokalisierten posttraumatischen Osteolysen. Zbl. Chir. **8**, 601 (1956).

SCHWARTZ, C. W.: An interesting anomaly. Amer. J. Roentgenol. **41**, 376 (1939).

SHULMAN, S.: Radiology **37**, 489 (1941).

SIKRIN, J., BAUMGARTNER, E. A.: Schlüsselbeintuberkulose. J. Amer. med. Ass. **107**, 2 (1936).

SIMON: Eine Bandgrube des sternalen Schlüsselbeinendes. Röntgenpraxis **10**, 412 (1938).

VIEHWEGER, G.: Die posttraumatische Claviculaosteolyse. Chirurg **30**, 313 (1959).

WERDER, H.: Posttraumatische Osteolyse des Schlüsselbeinendes. Schweiz. med. Wschr. **80**, 912 (1950).

ZIMMER, E. A.: Das Brustbein und seine Gelenke. Leipzig: G. Thieme 1939.

II. Scapula

1. Aseptische Osteochondronekrosen am Acromion

Einwandfreie aseptische Osteochondronekrosen sind am Acromion verhältnismäßig selten. Dies gilt auch für posttraumatische Nekrosen, obwohl das Acromion infolge seiner exponierten Lage traumatischen Insulten und Dauerbelastungen vielfach ausgesetzt ist.

a) Kasuistik

GRASHEY (1935) zeigte bei einem 13jährigen Mädchen beiderseits Acromionkerne, die nach der Art der aseptischen Nekrosen zusammengeschrumpft und verkleinert erschienen (Abb. 88). CLEAVES (1940) bringt den Fall eines 17jährigen Mannes, ROLLANDI (1953) den

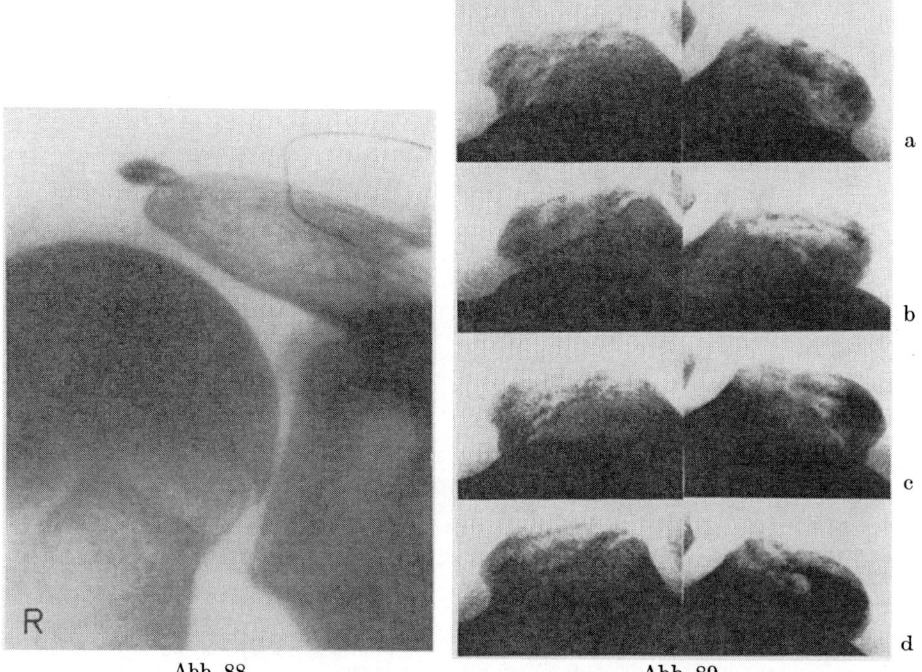

Abb. 88   Abb. 89

Abb. 88. Auffallend kleiner, förmlich zusammengeschrumpfter Apophysenkern des Acromion (doppelseitig) bei einem 13jährigen Mädchen (GRASHEY). Apophyseonekrose?

Abb. 89a—d. Schmerzen und Ossifikationsstörungen am linken Acromion ($18^{10}/_{12}$jähr. ♂). a Erste Aufnahme; b nach 3 Wochen; c nach 5 Wochen; d nach 4 Monaten. (Fall von A. RAVELLI)

eines 14jährigen Knaben, LANDGRAF (1954) eines 16jährigen Bäckerlehrlings, E. DE CUVELAND (1955) eines 12jährigen Mädchens, RAVELLI (1956) eines 18 Jahre und 10 Monate alten Mannes. RAVELLI hält den von GRASHEY, ROLLANDI und DE CUVELAND gebrachten Fall aufgrund der gezeigten Röntgenbilder nicht für eine einwandfrei erwiesene aseptische Nekrose, vor allem nicht den von DE CUVELAND, unter Hinweis auf die vielgestaltigen Bilder der normalen Ossifikation des Acromion (uni- und multiloculaere, sowie mono- und multizentrische Ossifikation). RAVELLI zeigt auch zerklüftete Ossifikationsfiguren der Acromionepiphyse im Rahmen der normalen Ossifikation. Von seinem eigenen Fall bringt er eine Serie mit Vergleich zur Gegenseite (Abb. 89).

b) Klinisches Bild

Es handelte sich um 12—19jährige Personen beiderlei Geschlechtes, die über Schmerzen in der Schulter klagten, die auch auf den Arm ausstrahlen können. Im Falle RAVELLIS machten sich die Schmerzen besonders beim Hochheben des Armes bemerkbar. Deutlicher Druckschmerz direkt über dem Acromion. An der Acromionepiphyse fielen unregelmäßige wolkige Ossifikationszentren auf, die etwas verwaschen gezeichnet und stellenweise auch etwas dichter waren als jene der Gegenseite. Im übrigen ist der Vergleich mit der beschwerdefreien Gegenseite für die Stellung der Diagnose wohl am wichtigsten. Die Ossifikation ist auf der gesunden Seite meistens einheitlicher und auch ein klein wenig weiter fortgeschritten. Nach Schonung des Armes verschwanden im Falle RAVELLIS die Schmerzen nach 4 Wochen. Die röntgenologisch sichtbaren Veränderungen verringerten sich allmählich — bei Kontrollen nach 3 Wochen, 5 Wochen, 4 Monate — wie auch für die Fälle von CLEAVE und ROLLANDI angegeben worden ist. MARCACCI und SANQUIRICO besprechen anhand eines Falles die Ossifikation des Acromion und die Beziehung der Ossifikationsbilder zu den Bildern von aseptischen Epiphyseonekrosen. Bei einem 14jährigen Jungen stellten sie ein einschlägiges Krankheitsbild fest, das sie bei Vergleich mit zahlreichen Bildern gleichartiger Kinder als ,,Osteochondrodystrophie des Acromion" bezeichnen möchten.

c) Ossifikation des Acromion

Die Verknöcherung des Acromion erfolgt meist über mehrere Kerne, 1—6 werden angegeben. Nach ROLLANDI beginnt die Ossifikation bei Mädchen im 12., bei Knaben im 14. Lebensjahr und ist bei den ersteren im 15. und bei den letzteren im 17. Lebensjahr abgeschlossen. Nach PERNKOPF verknöchert das Acromion im 15.—18. Lebensjahr von einem oder auch von 2 Kernen aus. ZIMMER gibt an, daß im 15.—18. Lebensjahr 2—3, manchmal auch noch weitere Kerne auftreten, die vorerst miteinander und erst im 20. Lebensjahr mit der Spina scapulae verschmelzen.

d) Pathogenese

Da für das Auftreten von Osteochondronekrosen meist 2 Zeitpunkte prädestiniert sind, nämlich jene, an denen die Epi- und Apophysen eine gewisse Schwäche gegenüber mechanischer Beanspruchung aufweisen (Zeit der Durchsetzung des Knorpels mit Gefäßen und Bildung der Markräume), muß man nach LANDGRAF mit einer Osteochondropathie des Acromion zwischen dem 15. und 18. Lebensjahr (Termin der Kernverschmelzung untereinander) oder 21. bis 24. Lebensjahr (Termin der Kopulation mit dem Schaftteil) rechnen. LANDGRAF setzt somit den Termin der Endsynostosierung ziemlich spät an (Näheres bei RAVELLI). In gleicher Weise wie bei den anderen juvenilen Apophysitiden (z. B. bei der an der Synchondrosis ischio-pubica) ist dem klinischen Befund eine wichtige Rolle zuzubilligen, d.h. der röntgenologische Befund einer zerklüfteten Kernform ohne bestehende Beschwerden berechtigt noch nicht zur Diagnose einer ,,Apophysitis" als Überlastungsschaden. Die Vielgestaltigkeit des Ossifikationsvorganges am Acromion und die häufig zu beobachtenden Unterschiede der Ossifikationsbilder bei den einzelnen Individuen (auch zwischen der rechten und der linken Seite) lassen an sich eine gewisse Empfindlichkeit des sich entwickelnden Knochens gegenüber Insulten von außen verständlich erscheinen, besonders gegenüber chronischen Mikrotraumen und einer Dauerbelastung. Trotzdem muß aber noch einmal hervorgehoben werden, daß eine ,,Apophysitis" am Acromion verhältnismäßig selten auftritt.

e) Differentialdiagnose

Die Tuberkulose befällt meistens das ganze Acromio-Claviculargelenk, wobei als Ausgangspunkt auch ein benachbarter Schleimbeutel in Frage kommen kann. Absceß- und Fistelbildung ist nicht selten (s. Abb. 87). Ferner ist an Acro-Osteolysen zu denken, und zwar an kryptogenetische Formen (HARNASCH), sowie an solche, die im Rahmen einer hormonellen Osteomalacie entstehen, z.B. beim primären und sekundären Hyperparathyreoidismus (JESSERER, KLEINSORGE u. a.). Denkbar sind auch posttraumatische Osteolysen, wie sie am benachbarten distalen Schlüsselbeinende gar nicht so selten beobachtet worden sind (ALNOR und WERDER, PÖSCHL, VIEHWEGER u. a.). Tumoren sind im Kindesalter in dieser Gegend nicht häufig. Die Lues III macht zwar am Acromio-Clavicculargelenk nicht selten unregelmäßige Destruktionen, wir haben sie aber an dieser Stelle nur bei Erwachsenen beobachtet.

2. Nekrose am inter-acromialen Spalt

Das *Os acromiale*, erstmals von CRUVEILHIER (1833) beobachtet, wird persistierend in 7—15% beobachtet. Die *Verbindung des Os acromiale mit dem übrigen Acromion* kann durch ein echtes Biarthron mit knorpeligen Gelenkenden und Synovia (GRUBER, BERNARDEAU) oder durch eine Synchrondose aus Faserknorpel hergestellt sein. Letztere kann nekrotisch werden, etwa nach der Art der nekrotischen Spaltbildungen an den

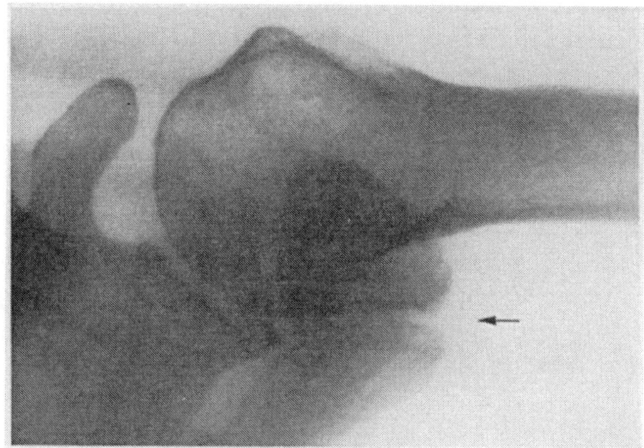

Abb. 90. Nekrotische Veränderungen am interacromialen Spalt („Arthrosis deformans interacromialis")
(63jähr. ♂)

Rippen oder am Os tibiale externum. Die klinische Bedeutung des Os acromiale haben SCHÄR und ZWEIFEL anhand von 26 eigenen Beobachtungen näher untersucht. Es fanden sich Patienten, die durch Traumatisierung und solche, die spontan Schulterbeschwerden am Os acromiale bekommen hatten. Nekrotische und arthrotische Veränderungen waren häufig das röntgenologische Signum der letzteren Gruppe. Die Autoren sprechen bei solchen Veränderungen von einer „Arthrosis deformans interacromialis" (Abb. 90), auch der Ausdruck „schmerzhaftes Os acromiale" kommt vor (s. KÖHLER-ZIMMER).

Klinisch ist kennzeichnend ein örtlicher Spontan- und Druckschmerz, manchmal ein knarrendes Geräusch auf Druck und bei Bewegungen, eventuell verbunden mit einer Verschieblichkeit des Acromion. Die Schmerzhaftigkeit gewisser Bewegungen ist typisch. Es handelt sich dabei um Bewegungen, die auf die gelenkige Verbindung des Os acromiale distrahierend oder komprimierend wirken: Elevation des Armes über die Horizontale, seitliche Herabnahme des Armes gegen Widerstand, Rotation und Extension nach hinten. Trotz oft langdauernder Schmerzhaftigkeit wird fast nie eine Muskelatrophie beobachtet, im Gegensatz zur "Periarthritis humeroscapularis". Auch kommt es fast nie zu einer Schulterversteifung.

Die Differentialdiagnose ist am häufigsten gegenüber Arthrosis deformans, rheumatische Schultererkrankungen, den Komplex der sog. „Periarthritis humeroscapularis" und gegen eine Verletzung des Supraspinatusansatzes zu stellen. Eine anaesthesierende Injektion am interacromialen Spalt kann ex juvantibus zur Unterscheidung beitragen.

Es sei noch erwähnt, daß auch ein *Os acromiale secundarium* beschrieben worden ist (LILIENFELD, NEUMANN). A. KÖHLER und E. ZIMMER bringen in ihrem Buch „Grenzen des Normalen usw." Bilder eines freien Knochengebildes in der Nähe des *Acromion*, bei dem sie an einen akzessorischen Knochen oder an eine Osteochondrosis dissecans denken.

3. Spina scapulae

An dieser Stelle sei der von mir einmalig erhobene röntgenologische Befund einer queren Durchtrennungszone am mittleren Teil der Spina scapulae mitgeteilt. Der Spalt war nach der Art einer Pseudarthrose sklerotisch demarkiert und mit Anlagerungen versehen (Abb. 91). Angeblich bestanden chronisch Beschwerden an dieser Stelle. Ein Trauma wurde von der etwa 60jährigen, etwas beschränkten und rentenbegehrlichen Landfrau zwar behauptet, konnte aber nicht erwiesen werden. Bei der Überprüfung des anderen Schulterblattes fand sich dort ein ähnlicher Befund. Es wurde aufgrund der Röntgenbilder an eine Nekrosezone gedacht, die möglicherweise durch Überlastung oder über eine persistierende atypische Apophysenfuge entstanden war. Für die Annahme

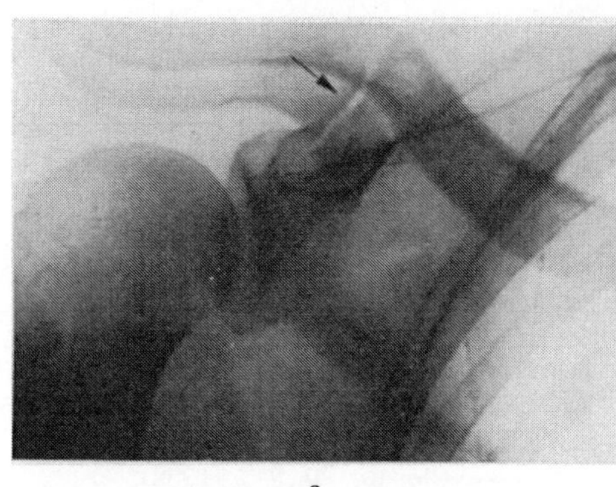 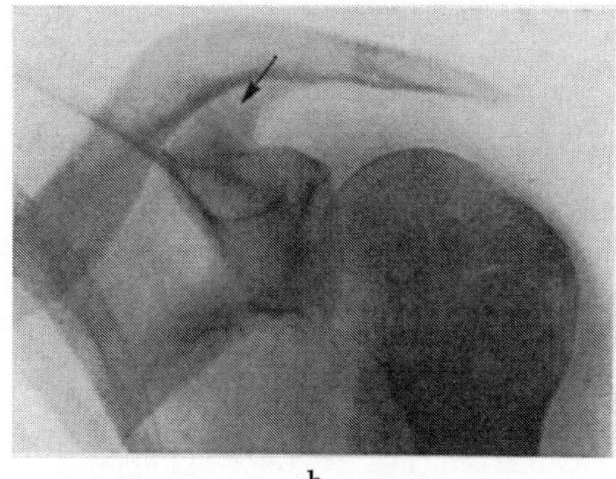

a b

Abb. 91a u. b.. Doppelter Querspalt in der Spina scapulae, atypische Apophyse? Umbauzone? (ca. 60jähr. ♀)

einer Überlastungsfolge konnte keine Begründung gefunden werden (s. a. Fall von HORN im folgenden Abschnitt 'Processus coracoideus').

4. Processus coracoideus

Der Knochenkern am Processus coracoideus erscheint im ersten Lebensjahr, verschmilzt aber erst in der Pubertätszeit mit dem übrigen Schulterblatt. Pesistierende Coracoidkerne wurden beobachtet (GÜNZEL). Auch wurden Nebenkerne gesehen, runde und schalenförmige. HÄUPTLI zählt einen von HORN mitgeteilten Fall mit Überlastungsschaden am Schulterblattrand zu den aseptischen Nekrosen. Der Befund glich aber eher einer Looserschen Umbauzone am Coracoid und an der Spina scapulae als einer typischen aseptischen Osteochondronekrose; außerdem wurde er bei einem schon 49 Jahre alten Lastträger erhoben.

Differentialdiagnose. Von der typischen aseptischen Osteochondrose sind eine Tendopathie an den Sehnenansätzen des Coracoids, eventuell verbunden mit Kalkeinlagerungen oder Verknöcherungen sowie rein degenerative Kalkeinlagerungen bei älteren Personen abzugrenzen. Ebenso ist zu denken an ein isoliertes anlagebedingtes „Os coracoidesum", wie es bei Reptilien und Vögeln noch vorkommt, an eine persistierende Coracoidapophyse und eine Bursitis.

Literatur zu C. II. (Scapula)

ALNOR, P.: Die posttraumatische Osteolyse des lateralen Claviculaendes. Fortschr. Röntgenstr. **75**, 364 (1951).

BERNARDEAU: L'os acromial. Thèse Bordeaux 1907.

CLEAVES, E. N.: An unusual shoulder lesion. J. Bone, Jt Surg. **22**, 182 (1940). Ref. Zbl. ges. Radiol. **32** 109 (1941).

CRUVEILHIER: Traité d'anatomie descriptive. Paris 1843—1845. Zit. nach SCHÄR u. ZWEIFEL.

CUVELAND, E. DE: Zur aseptischen Knochennekrose der Acromioapophyse. Fortschr. Röntgenstr. **83**, 120 (1955).

FIEDLER, J.: Beitrag zur Frage des Krankheitsbildes der Acroosteolysis. Fortschr. Röntgenstr. **74**, 239 (1951).

GRASHEY: Ossifikationskerne der Schultergelenksgegend. Röntgenpraxis 7, 852 (1935).

GÜNZEL, E.: Das Os coracoideum. Fortschr. Röntgenstr. 74, 112 (1951).

HÄUPTLI, O.: Die aseptischen Chondro-Osteonekrosen. In: Chirurgie in Einzeldarstellungen, Bd. 18, S. 113. Berlin: W. de Gruyter & Co. 1954.

HARNASCH, H.: Die Akroosteolysis, ein neues Krankheitsbild. Fortschr. Röntgenstr. 72, 352 (1949).

HORN, K.: Mschr. Unfallheilk. 49, 53 (1934).

JESSERER, H.: Zum Erscheinungsbild der Akroosteolyse. Fortschr. Röntgenstr. 77, 545 (1952).

KING, E. S. J.: Localized rarefying conditions of bone as exemplified by Legg-Perthes disease. London: Edward Arnold & Co. 1935.

KLEINSORGE, H.: Akroosteolytische Erscheinungen der Osteomalacie. Fortschr. Röntgenstr. 73, 471 (1950).

KÖHLER, A., ZIMMER, E. A.: Grenzen des Normalen und Anfänge des Pathologischen im Röntgenbild des Skeletes, 10. Aufl., S. 165. Stuttgart: G. Thieme 1956.

LANDGRAF, F. K.: Die Apophysitis acromialis, eine Osteochondropathie seltener Lokalisation. Fortschr. Röntgenstr. 81, 797 (1954).

LILIENFELD: Fortschr. Röntgenstr. 21 (1914).

MARCACCI, G., SANQUIRICO, G.: Osteo-chondrodistrofia dell'acromion. Radiologia (Roma) 9, 847 (1953). Ref. Zbl. ges. Radiol. 46, 38 (1955).

NEUMANN: Fortschr. Röntgenstr. 25, 188 (1918).

NIEBER, O.: Röntgenologische Studien über einige Epiphysennebenkerne des Becken- und Schultergürtels. Fortschr. Röntgenstr. 22, 226 (1914—1915).

PÖSCHL, M.: Posttraumatische aseptische Osteo-

Chondronekrosen im Röntgenbild. 33. Tagg der Dtsch. Röntgen-Ges. Baden-Baden (Beiheft), S. 23 (1951).

RAVELLI, A.: Röntgenpraxis 7, 852 (1935).

— Persist. Apophyse am Proc. coracoideus. Röntgenphot. 4, 500 (1956).

— Zur aseptischen Knochennekrose der Acromionepiphyse. Fortschr. Röntgenstr. 85, 88 (1956) (Literatur).

ROLLANDI, A.: Necrosi osses asettica spontanea dell'apofisi acromiale. Rass. ital. Chir. Med. 2, 571—589 (1953).

RUCKENSTEINER, E.: Die normale Entwicklung der Knochensysteme im Röntgenbild. In: Radiol. Praktika, Bd. 1. Leipzig: G. Thieme 1931.

SCHÄFER, H.: Über das Auftreten von Erweichungsherden im Schlüsselbeinkopf. Chirurg 2, 71 (1930).

SCHÄR, W., ZWEIFEL, C.: Das Os acromiale und seine klinische Bedeutung. Bruns' Beitr. klin. Chir. 164, 101 (1936).

SCHINZ, H. R.: Die Schulter, eine anatomische und röntgenologische Studie. Arch. orthop. Unfall-Chir. 22, 352 (1924).

SPEHLER, H.: L'apophysite acromiale: une nécrose aseptique de l'os de localisation rare. J. Radiol. Électrol. 46, 751 (1965).

VIEHWEGER, G.: Die posttraumatische Clavicula-osteolyse. Chirurg 30, 313 (1959).

WERDER, H.: Schweiz. med. Wschr. 80, 912 (1950).

WERTHEMANN, A.: Handbuch der speziellen Anatomie und Histologie, Bd. 9, Teil 6, 1952.

ZIMMER, E. A.: Grenzen des Normalen und Anfänge des Pathologischen im Röntgenbild des Skeletes, S. 163. Stuttgart: G. Thieme 1956.

III. Costae

Das Tietze-Syndrom

a) Synonyme

Dystrophie der Rippenknorpel (TIETZE). Dauerbruch der oberen Rippen, akute Knorpelgeschwulst, Chondropathia tuberosa (CHANTRAINE), Costal-Chondritis, isolierte Perichondritis rheumatica, costal syndrome; non-suppurative, non specific swelling of rib cartilage; tuméfaction douloureuse de la jonction chondrocostale.

b) Zur Geschichte und Kasuistik

ALEXANDER TIETZE (Breslau), beschrieb 1921 als erster dieses Syndrom. Weitere Arbeiten liegen von KNUTSSON (1936), KUBAT und NEUGEBAUER (1936), SKARBY (1938), STAEHELIN (1940), LINDBLOM (1944), GEDDES (1945), LEGER und MAINNEREAU (1950), MORTON, JONES und POLLACK (1942), CHANTRAINE (1952), WOLFF und CHANTRAINE (1952), GUKELBERGER (1953), ZWICKER (1954), RASPE (1964), KUPSCH (1965) vor.

CHANTRAINE beobachtete 14 einschlägige Fälle, GUKELBERGER 10, KUPSCH 14.

Strenggenommen kann dieses Krankheitsbild nicht unter die primären aseptischen Osteochondronekrosen eingereiht werden, da es sich nicht um eine Epi-Apophysennekrose handelt, sondern mehr um eine Osteochondritis oder Osteochondrose, deren aktives Stadium auch nicht auf das wachsende Skelet beschränkt ist.

c) Lokalisation und klinisches Bild

Meistens ist das Krankheitsbild am parasternalen Abschnitt der 1. Rippe lokalisiert, wobei eine Verwechslungsmöglichkeit mit einer Nekrose am sternalen Schlüsselbeinende (Friedrichsche Nekrose) gegeben ist. Es können aber auch die parasternalen Enden der Rippen II mit IV erkranken. Unter den Fällen CHANTRAINEs war einmal auch der untere Rippenbogen betroffen. Auch gibt es einen gleichzeitigen Befall mehrerer Rippen, rechts wie links. Die Krankheit beginnt schleichend mit einer leichten schmerzhaften Schwellung am sternalen Rippenabschnitt, gelegentlich kann damit sogar eine entzündliche Rötung verbunden sein. Akute entzündliche Erscheinungen werden dagegen vermißt. Auch kam es nie zu einer Einschmelzung. Die Schwellung nimmt allmählich zu und wird äußerlich gut als Tumor sichtbar. Vielfach treten Schmerzen bei Bewegung, bei Husten, Niesen, tiefem Atmen usw. auf. Manchmal strahlen sie auch in den Arm aus, ähnlich wie beim Schulter-Handsyndrom.

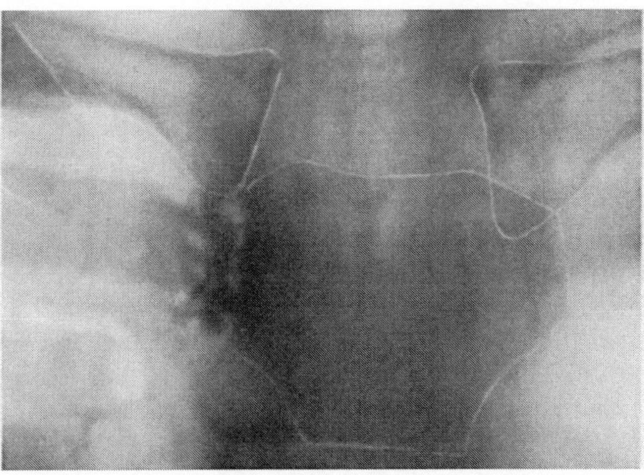

Abb. 92. Tietze-Syndrom mit degenerativen Knorpelverkalkungen am costo-sternalen Übergang der 1. Rippe rechts (22jähriger Soldat). Leichtes indirektes Trauma vor 4$^1/_2$ Monaten. (Tomogramm)

Die Krankheit ist sehr hartnäckig, sie trotzt meistens jeder medikamentösen Therapie, auch der Röntgenentzündungs- oder Arthrosenbestrahlung. Bei letzterer gibt allerdings KUPSCH eine günstige Wirkung an. Auch ohne Versuch einer speziellen Therapie nehmen die Schmerzen allmählich ab und es bleibt nur noch ein Höcker zurück, der im Laufe der Jahre bis auf Unebenheiten am Knorpel zurückgehen kann. Das Krankheitsbild wird in jedem Alter beobachtet, bevorzugt bei Frauen. Man hat den Eindruck, daß es besonders dann auftrat, wenn schwere körperliche Armarbeit verrichtet wurde. Eine erhöhte Blutkörperchensenkung wurde in den Fällen, in denen sie geprüft wurde, nicht gefunden.

d) Röntgenbild

Da sich der Prozeß am Knorpel abspielt, ist am Röntgenbild meistens nichts zu sehen, vor allem, wenn es sich um jugendliche Personen und um das akute Stadium der Krankheit handelt. Später können Verkalkungen auftreten, die meistens unregelmäßig schollig sind, ferner lochartige Defekte im Knorpelkalk und perichondrale Anlagerungen (Abb. 92). Bei älteren Leuten müssen aber Verkalkungen unterschieden werden, die auf Altersdegeneration des Knorpels beruhen. An der 1. und 2. Rippe treten solche relativ früh auf, teilweise wohl auch über chronische Knorpelschäden, die aber nicht zur Ausbildung eines Tietze-Syndroms führen. Hierher gehören auch die typisch angeordneten Verkalkungen bei den relativ harmlosen Chondro-Pseudarthrosen der oberen Rippen. Auch die bei einigen Fällen beschriebenen lokalen Osteoporosen sind nicht charakteristisch, da sie eine allzu häufige altersphysiologische Erscheinung sind. Manchmal zeigt der benachbarte Knochen oberflächliche destruktive Veränderungen (KUPSCH).

e) Ätiologie und Pathologie

Die Mehrzahl der Autoren denkt an einen Überlastungsschaden durch Mikrotraumen, möglicherweise auch Makrotraumen, zumal es sich vorwiegend um Leute handelt, die körperliche Arbeit verrichten. Ein ähnliches Krankheitsbild wurde übrigens früher an der 1. Rippe bei Fluß-Schiffern beobachtet, die ihre Schiffe längere Zeit stromaufwärts ziehen mußten (Ermüdungsbruch). CHANTRAINE denkt aufgrund der Feststellung von entzündlichen Herden bei einigen seiner Patienten an eine toxische bzw. infektiöse Ursache (Focussuche!). Es erscheint fraglich, ob Deformitäten am Thorax und an der Wirbelsäule ätiologisch eine Rolle spielen können, im Einzelfall wäre aber zu prüfen, ob sie nicht eine funktionelle Überlastung der ein Tietze-Syndrom zeigenden Rippenstelle fördern. Ein einmaliges Trauma wird nur in seltenen Fällen eindeutig als Ursache erkennbar. Wegen der unbestimmten Ätiologie schlug CHANTRAINE vor, dem Krankheitsbild den Namen „Chondropathia tuberosa" zu geben, da das auffälligste Zeichen die starke Schwellung des Knorpels ist.

CHANTRAINE hat bei einem Fall ein Knorpelstückchen excidiert. Er gibt als Befund, den er vom Pathologischen Institut Düsseldorf erhalten hatte, an: „Die übersandten Knorpelstückchen wurden in mehreren Stufen untersucht. Sie bestanden aus typisch gebautem Knorpelgewebe, dessen Zellen sehr regelmäßig sind und die teilweise Verkalkungsherde erkennen lassen. Auch an der Knorpel-Knochengrenze ist kein pathologischer Befund zu erheben. Das Perichondrium fehlt allerdings." Nach RASPE sind die den Rippenknorpel bedeckenden Weichteile (Perichondrium, Muskulatur, Fascien, Bänder) verdickt. Im ossalen Rippenteil finden sich umschriebene Markfibrosen, im knorpeligen Bereich hingegen circumscripte Verknöcherungen. Manchmal sind periostal calzifizierende Veränderungen in der Nähe eines Frakturspaltes an der Knorpel-Knochengrenze der Rippen zu finden. In solchen Fällen liegt es nahe, pathogenetisch an Erscheinungen einer mechanisch-funktionellen Überlastung mit Ermüdungsbruch zu denken.

A. TAGLIAVINI konnte bei 3 Fällen, bei denen eine Verdickung des Sternoclaviculargelenkes vorlag und bei denen er ein Tietze-Syndrom annahm, eine Probeexcision aus der Gelenkkapsel und deren Nachbarschaft vornehmen. Es ergab sich eine unspezifische Entzündung, an der auch der benachbarte M. sternocleidomastoideus teilnahm. TAGLIAVINI ist der Ansicht, daß unter der Bezeichnung „Tietze-Syndrom" allzu verschiedenartige Veränderungen zusammengefaßt werden, so daß man eine andere Benennung wählen sollte. Es ist aber fraglich, ob die von TAGLIAVINI mitgeteilten Fälle von chronisch-entzündlichen Veränderungen an diesem Gelenk nach der üblichen Auffassung mit dem Tietze-Syndrom identisch sind (nach Ref. von HELLNER). Nach der in diesem Handbuch getroffenen Einteilung gehören sie eher zur Friedrichschen Nekrose.

f) Zur Therapie

Neben anderen therapeutischen Maßnahmen kommt auch Röntgenbestrahlung mit kleineren Dosen in Frage (KUPSCH).

g) Differentialdiagnose

Meistens wird an eine Tuberkulose gedacht. Es kommt aber nie zur Einschmelzung und zur Entwicklung eines entsprechenden klinischen Bildes. Bei Befall der 1. Rippe ist die Erkrankung häufig nicht von einer sog. Friedrichschen Nekrose zu unterscheiden, die aber am sternalen Claviculaende lokalisiert ist. Des weiteren ist man nie sicher, ob nicht doch ein bösartiger Tumor, vor allem ein Sarkom, dahintersteckt. Beim Typhus entwickelt sich manchmal auch eine Perichondritis typhosa, die aber nicht so streng lokalisiert ist.

Literatur zu C. III. (Costae)

CHANTRAINE, H.: Dtsch. med. Wschr. 77, 401 (1952).

GEDDES, A. K.: Canad. med. Ass. J. 53, 571 (1945).

GUKELBERGER, M.: Schweiz. med. Wschr. 83, 288 (1953).

KNUTSSON, F.: Fortschr. Röntgenstr. 54 (1936).

KUBAT, A., NEUGEBAUER, W.: Fortschr. Röntgenstr. 53, 53 (1936).

KUPSCH, D.: Die Tietzesche Erkrankung in der Sicht des Röntgenologen. Dtsch. Gesundh.-Wes. 20, 390—394 (1965).

LEGER, L., MAINNEREAU, R.: Presse méd. 58, 336 (1950).

LINDBLOM, K.: Acta radiol. scand. 25, 610 (1944).

MORTON, GILL, A., JONES, R., POLLACK, L.: Brit. med. J. 1942 II, 155.

RASPE, R.: Das Tietze-Syndrom. Z. ärztl. Fortbild. 11, 924 (1964).

SKARBY, H.: Acta radiol. scand. 19, 259 (1938).

STAEHELIN, R.: Schweiz. med. Wschr. 70, 593 (1940).

TAGLIAVINI, A.: Considerazioni sull ethiopathogenesi della considdetta sindrome di Tietze. Bassini 9, 217 (1964). Ref. Zbl. ges. Radiol. 90, 246 (1966) (HELLNER).

TIETZE, A.: Über eine eigenartige Häufung von Fällen mit Dystrophie der Rippenknorpel. Berl. klin. Wschr. 58, 829 (1921).

WOLFF, K., CHANTRAINE, H., HAMBURG, H. J.: Dtsch. med. Wschr. 1579 (1952).

ZWICKER, M.: Über das Tietzesche Syndrom. Dtsch. Gesundh.-Wes. 9, 492 (1954).

IV. Sternum

Eine typische juvenile Osteochondronekrose wurde am Brustbein meines Wissens bis jetzt nicht beschrieben. Doch treten auch hier nekrotische Veränderungen auf, ähnlich wie an den übrigen Brustknorpeln (s. Tietze-Syndrom!).

1. Synchondrosis sternalis superior

ZIMMER machte auf ein Krankheitsbild aufmerksam, das er „schmerzhafte Chondrosis und Perichondrosis der Synchondrosis sternalis superior" nannte. Zwei Fälle konnte er klinisch und röntgenologisch beobachten.

Klinisch bestand eine harte Schwellung über dem Angulus Ludovici, die bei der Atmung und hauptsächlich bei der Palpation schmerzte.

Röntgenologisch waren die Konturen des Manubrium-Corpus-Gelenkes unregelmäßig, verwaschen, entkalkt und verkalkt. Man hatte den Eindruck eines destruktiven Prozesses. Klinisch dachte man in erster Linie an eine entzündliche Schwellung.

Das histologische Bild erinnerte aber stark an die Osteochondrosis bei einem degenerativen Prozeß des Knorpels.

Über einen gleichartigen Fall berichteten FERENZ HORVÁTH und TIBOR GALLÉ (Abb. 93). Bei diesem handelte es sich um einen 27jährigen Maschinenschlosser. Im Alter von 7 Jahren hatte er ein Trauma erlitten. Er war bei einem Fall aus 2 m Höhe direkt am Sternum getroffen worden. Seit etwa 9 Jahren betrieb er Sport, vor allem Boxen. Die Erkrankung setzte etwa 2 Jahre vor der jetzigen Untersuchung ein mit Schmerzen in der Sternalgegend. In den letzten 6 Monaten hatten die Beschwerden zugenommen. Besonders beim Vorbeugen und beim Heben einer größeren Last, später aber auch schon bei den Atembewegungen, traten im Bereiche des Manubrium sterni stechende Schmerzen auf. Hier ist ein kleiner druckempfindlicher Tumor tastbar. Blutbild und Blutkörperchensenkungsgeschwindigkeit o. B.

Im Röntgenbild sahen die Autoren, daß die Synchondrose zwischen Manubrium und Corpus sterni auf das Dreifache verbreitert war. Linksseitig und vorn zeigte der manubriale Rand eine etwa pfefferkerngroße Rarefizierung (Abb. 93).

Differentialdiagnostisch sei auf die degenerativen Knorpel-Knochenveränderungen an der Synchrondrosis zwischen Manubrium und Corpus sterni verwiesen, die im Laufe des Alterns sehr häufig auftreten und die Ähnlichkeit haben mit Erscheinungen einer Arthrosis deformans und den Nekrosen am Knorpel der 1. Rippe. Nicht selten entstehen auch nach traumatischer Einwirkung am Angulus Ludovici nekrotische Veränderungen, z.B. nach Autounfällen (steering-wheel injury; Steuerrad-Verletzung). Es besteht pathogenetisch ein gewisser Parallelismus mit traumatischen Läsionen der Rippenknorpel. Am Angulus begegnet man aber auch relativ häufig entzündlichen Erkrankungen, die ähnliche Bilder machen, z.B. die Tuberkulose (Abb. 94). Auch die Spondylitis ankylo-poetica Bechterew greift hier an, wie aus den Untersuchungen von SAVILL bekannt wurde, der in 72 % seiner Bechterew-Fälle (61 Fälle) pathologische Veränderungen an der Synchondrosis sterni superior fand. Diese traten schon verhältnismäßig frühzeitig auf und hatten eine gewisse Ähnlichkeit mit den „Bechterew"-Veränderungen an den Sacro-Iliacalgelenken. Der obere Rand des Manubrium sterni kann auch unregelmäßig geformt sein durch koalescierende

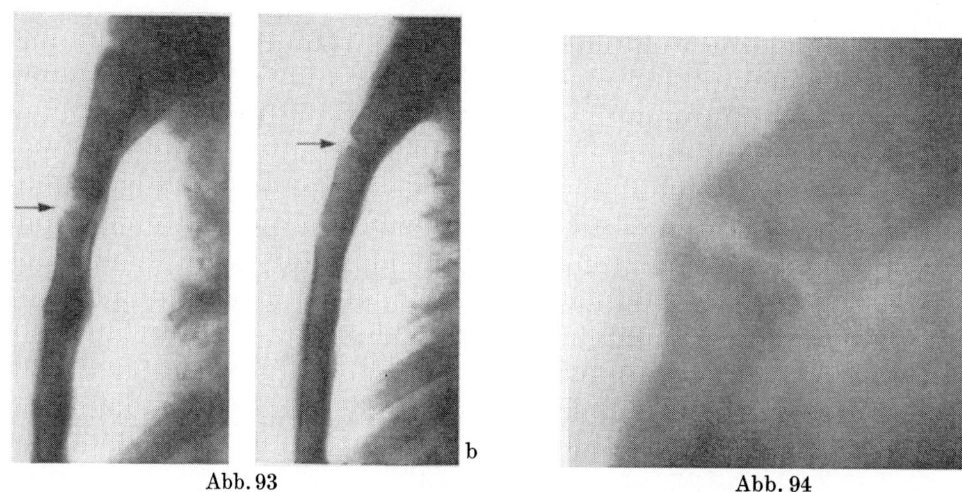

Abb. 93   Abb. 94

Abb. 93. a Osteochondrosis sternalis superior. Erweiterte und unscharf begrenzte Synchondrosis zwischen Manubrium und Corpus sterni (27jähr. ♂). b Bild einer normalen Synchondrosis sternalis superior zum Vergleich (Bilder von F. HORVÁTH u. T. GALLÉ)

Abb. 94. Tuberkulose am Angulus sternalis superior (LUDOVICI). Beginn vor 4 Jahren (48jähr. ♂). Gleichzeitig besteht eine doppelseitige Lungen-Tuberkulose. (Schichtbild)

oder isolierte kleine Knochenelemente (s. E. A. ZIMMER in „Köhler-Zimmer", ferner SCHINZ, KIPSHOVEN, NÈGRE, LOSSEN und HOFER, DIHLMANN u. a.). Man erinnere sich auch, daß Lochbildungen im Corpus sterni vorkommen (Varietät) und seltener Spaltbildungen (Anomalie).

2. Synchondrosis sternalis inferior

Schmerzhafte nekrotische Veränderungen sind an dieser Synchondrose häufiger als an der oberen. Man spricht dann meistens von einer „Xyphoiditis" oder „Xyphoidodynie". Neben einmaligen Traumen kommen vor allem chronische Traumen bei der Ausübung bestimmter Berufe ursächlich in Frage (Schuster, Schlosser, Tischler, Büroarbeiter u.a.). Aber nicht alle Fälle von „Xyphoidodynie" weisen im Röntgenbild erkennbare nekrotische Veränderungen an der unteren Sternalsynchondrose auf. Umgekehrt findet man manchmal auch stark ausgeprägte degenerative arthrotische Veränderungen, ohne daß Beschwerden vorhanden sind.

Tabelle 5. *Ossifikationsschema für Sternum und Clavicula.* (Aus: GROSKOPFF und TISCHENDORF, Das normale menschliche Skelet... Edition Leipzig 1960)

	Fetalmonate	Monate	Jahre
	2 4 6 8 10	1 2 3 4 5 6 7 8 9 10 11 12	2 3 4 5 6 7 8 9 10 11 13 15 17 19 21 23 25

Sternum
Manubrium (2 Kerne möglich)
Körper:
  1. Segment
  2. Segment
  3. Segment
  4. Segment
Xiphoid (proc. ens.)

Clavicula
sternaler Kern
Körper
Apophyse

o Auftreten der Knochenkerne; □ Synostose.

Auf die Monographie von BURMAN und SINBERG über die Pathologie des Xyphoids wird hingewiesen. Bekannt ist der Formenreichtum des Xyphoids, der immer wieder Schwierigkeiten bei der Abgrenzung gegenüber pathologischen Deformierungen bereitet (s. Skizze von E. A. ZIMMER in „Köhler-Zimmer ").

Ossifikation des Sternum. Siehe Tabelle 5. Segmentkerne des Corpus können persistieren (Corpus sterni partitum).

Literatur zu C. IV. (Sternum)

BURMAN, M. S., SINBERG, S. E.: Injury of the xiphoid. New York: Columbia University Press 1952.

DIHLMANN, W.: Spondylitis ankylopoetica. Stuttgart: G. Thieme 1968.

HORVÁTH, F., GALLÉ, T.: Osteochondrosis sternalis superior. Z. Orthop. **101**, 117 (1966).

KIPSHOVEN, H. J.: Die röntgenologische Darstellung der Ossa suprasternalia. Fortschr. Röntgenstr. **74**, 320 (1951).

LOSSEN, H., HOFER, R.: Ossa suprasternalia im Röntgenbild. Röntgenpraxis **3**, 34—36 (1931).

NÈGRE, A.: J. Radiol. Électrol. **33**, 53 (1952).

SAVILL, D. L.: J. Bone Jt Surg. B **33**, 56 (1951).

SCHINZ, H. R.: Röntgenpraxis **6**, 22 (1934).

SOVOLAY, J., GARDNER, C.: Amer. J. Roentgenol. **65**, 749 (1951).

ZIMMER, E. A.: Grenzen des Normalen ... Stuttgart: G. Thieme 1956 und 1967.

D. Wirbelsäule

I. Wirbel

a) Vorbemerkung

Die *Scheuermannsche Krankheit* (Adoleszentenkyphose), deren Ätiologie unbekannt ist, führe ich an dieser Stelle an, weil eine ganz erhebliche Anzahl von Autoren annimmt, daß es sich um eine den juvenilen Osteochondronekrosen gleichzustellende Krankheit handelt. Diese Auffassung vertrat anfangs SCHEUERMANN selbst („Osteochondritis deformans juvenilis dorsi"). Wenn auch die nekrotischen Vorgänge nicht allein auf die Wirbelkörpere piphyse (Randleiste) beschränkt sind, sondern auch die benachbarte Deckplatte betreffen, so hat der „Scheuermann" doch mit den juvenilen Osteochondronekrosen einen gleichartigen histologischen Befund, den Befall der Epiphyse und ihrer Nachbarschaft und das Auftreten während der Wachstumzeit des Skeletes gemeinsam.

Heute neigt man eher dazu ätiologisch eine hereditär-konstitutionelle Grundlage zu sehen, die möglicherweise mit einer endokrinen Dysregulation verbunden ist.

Die ausführliche Abhandlung des Morbus Scheuermann erfolgt in Band VI/1 dieses Handbuches.

Die *Spondylolysthesis* wird von einigen Autoren, z.B. HÄUPTLI, ebenfalls zu den aseptischen Knochennekrosen gerechnet, meines Erachtens nicht ganz zu Unrecht, denn die häufigste Form ist jene, die über eine Nekrose an anlagebedingten Bogenspalten entsteht. Ich habe keinen Zweifel, daß sich im Laufe der Jahre durch örtliche Überlastung der knorpelig, fibrös oder rudimentär knöchern verbundenen Spaltgegend eine Nekrose entwickelt, wenn nicht schon von vornherein ein freier Spalt vorlag. Eine ausführliche Besprechung der Spondylolysthesis erfolgt in Bd. VI/2. Die meisten Lehrbücher bringen sie ebenfalls bei der speziellen Abhandlung der Wirbelsäule.

Vertebra plana osteonecrotica Calvé (maladie de Calvé). Diese seltene Form der Plattwirbel beschrieb 1925 der französische Chirurg CALVÉ als „Ostéochondrite vertebrale infantile"; sie soll im Mittelpunkt der nun folgenden Ausführungen stehen.

b) Übersicht über Plattwirbel im allgemeinen

HARRENSTEIN brachte die Bezeichnung „Vertebra plana" auf. Diese, wie auch der Ausdruck „Platyspondylie" sagen aber über Herkunft und Genese des Plattwirbels nichts aus. Zur Unterscheidung gibt POLGAR folgende Einteilung (zit. nach HÄUPTLI):

1. *Angeborene Plattwirbel.* a) Vertebra plana congenita simplex (Mikrospondylie),

b) Vertebra plana congenita larga (echte Platyspondylie Putti; der Wirbel ist verkleinert und im horizontalen Durchmesser verbreitert),

c) vertebra plana chondrodystrophica (chondrodystrophischer Plattwirbel bei Systemerkrankung).

2. *Erworbene Plattwirbel.* a) Vertebra plana osteonecrotica (juvenile vertebra plana Calvé; der Wirbelkörper ist schmal, verdichtet. Die Bandscheiben sind erhalten, evtl. sogar höher als normal. Weitgehende Reorganisation. Differentialdiagnostisch gegenüber Tuberkulose abzugrenzen),

b) Vertebra plana osteoporotica (praesenile und senile Vertebra plana),

c) Vertebra plana traumatica (gewisse Fälle der heute noch problematischen Kümmel-Verneuilschen Krankheit).

Dazu kommen noch Plattwirbel, die bei anderen Krankheiten, vor allem System-erkrankungen, beschrieben worden sind, z.B. bei der Schüller-Christianschen Lipoid-Speicherkrankheit, bei der Rachitis (Vertebra brevis), bei der Osteopsathyrosis und Osteo-fibrosis usw. (s. Differentialdiagnose).

Da sich die Fälle mehren, bei denen ein eosinophiles Granulom als Ursache der Vertebra plana gesichert wurde, darf man die Ansicht nicht ohne weiteres abweisen, daß manchem der früher als Vertebra plana Calvé veröffentlichten Fälle ein solches zugrunde lag. Es wäre aber meines Erachtens voreilig, heute schon behaupten zu wollen, daß die klassische vertebra plana Calvé generell auf einem eosinophilen Granulom beruhe, besonders im Hinblick auf manche Ausheilungsergebnisse mit fast völliger Wiederherstellung des Wirbelkörpers.

1. Vertebra plana osteonecrotica Calvé

a) Synonyme

Vertebra plana osteonecrotica, Maladie de Calvé, Osteochondrite vertebral infantile, infantile Pseudospondylitis, Platyspondylie Calvé.

b) Geschichtliches

Nach SUNDT, TEILMANN und MARQUARDT sollen der Norweger BÜLOW-HANSEN und HEYERTAL mit NIKOLAYSEN schon 1924 eine Beschreibung der „Köhlerschen Krankheit eines Dorsalwirbels" gesehen haben. Auch BRACKETT (Boston) soll vor Calvé schon einen Fall veröffentlicht haben (zit. nach HÄUPTLI). Calvé beschrieb den Wirbel 1925 in zwei Ar-beiten und später in weiteren.

c) Häufigkeit, Alter der Patienten

Es handelt sich um eine seltene Erkrankung, die aber sicher öfter vorkommt, als man nach Angaben verschiedener Autoren annehmen möchte. SUNDT hat bis 1935 nur 21 Fälle in der Weltliteratur erfaßt. MARQUARDT (1937) und MEZZARI (1938) überblickten 27 Fälle. A. MEZZARI führt jedoch an, daß gemäß einer auf Vorschlag von NILS LINDSTRÖM ge-machten Rundfrage davon nur 17 diagnostisch zu rechtfertigen seien, bei anderen sei die Diagnose unsicher. FEDERSCHMIDT sah in der Volksheilstätte Sonnwende 50 Fälle von Spondylitis durch und fand darunter 2, die ihrem Verlauf nach als vertebra plana Calvé (V. p. C.) zu betrachten sind.

Alter der Patienten. Hauptsächlich befallen sind Kinder vom 2.—15. Lebensjahr (SUNDT). Der älteste Patient der erfaßbaren Mitteilungen war 22 Jahre alt (PANNER). SUNDT weist darauf hin, daß fast alle Erkrankungen vor dem 9. Lebensjahr der Patienten, die meisten sogar schon vor dem 5. Lebensjahr, beobachtet wurden.

Hierin unterscheidet sich die Calvésche Krankheit von der Scheuermannschen, die später, in der Pubertätszeit, bevorzugt auftritt. Mädchen wie Knaben sind vom Morbus Calvé annähernd gleich häufig befallen; es sind überwiegend unterentwickelte, schlanke Typen (HECKER und THEWS). Familiäres Vorkommen wurde nicht beobachtet.

d) Lokalisation

In den meisten Fällen ist die Vertebra plana Calvé in Höhe Th/7 bis L/2 lokalisiert (Abb. 95). Aber auch an anderen Wirbelkörpern trifft man sie an, z.B. an L/1, L/2, L/3, L/4 (WESTON und GOODSON), L/5 (HANSON), sogar an der Halswirbelsäule C/6 (SCHRA-DER). G. DAHMEN berichtet über einen Fall von Vertebra plana totalis beim Vorhanden-sein von 8 Halswirbeln. Obwohl isoliertes Auftreten typisch ist, wurde doch einige Male der Befall mehrerer Wirbel beobachtet. (SCHRADER: C/6, Th/7 und 9 sowie L/1 und L/2, ALLENBACH u. Mitarb.: Th/6, 7, 9, HANSON: Th/10 und L/5, eigener Fall: Th/4 und Th/7). Es muß sorgfältig geprüft werden, ob es sich bei mehrfachem Wirbelbefall jedesmal tatsächlich um ein echtes Calvésches Leiden handelt (s. Differentialdiagnose!).

W. Marquardt findet in den von ihm überblickten Fällen einen Zusammenhang zwischen dem Alter der Kinder, also der Wachstumsperiode der Wirbelsäule, und dem Sitz der Erkrankung. Vor Beginn der Gehperiode der Kinder wurde bisher noch kein Erkrankungsfall bekannt. In den ersten 6 Lebensjahren, einem Abschnitt, der durch das Wachsen der verschiedenen Knochenkerne charakterisiert ist, seien alle Wirbelsäulenabschnitte von der Erkrankung betroffen. In den sich anschließenden Wachstumsperioden der Wirbelsäule wird die Erkrankung offensichtlich seltener. Bei den beschriebenen Fällen fand sich eine Häufung der Erkrankung am Übergang Brust-Lendenwirbelsäule, vor allem am 12. Brustwirbel, und zwar in der Wachstumsperiode vom 6. Lebensjahr an.

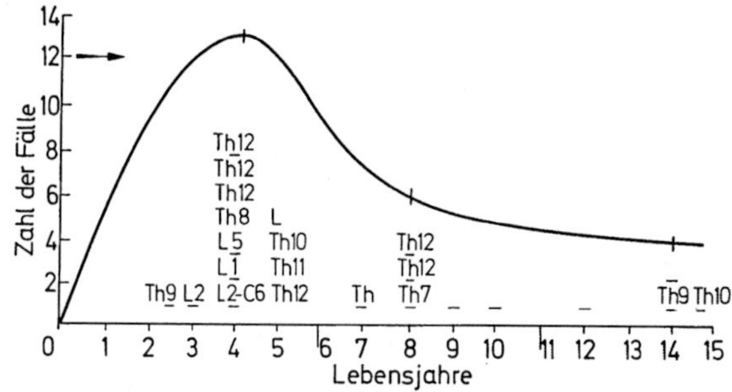

Abb. 95. Alterskurve von Erkrankungen an Vertebra plana Calvé, zusammengestellt von W. Marquardt. Häufung der Erkrankung am Brust-Lenden-Wirbelsäulen-Übergang im Alter von 4—6 Jahren. (Diese Alterskurve wurde dadurch gewonnen, daß von 3 Altersgruppen die Summen errechnet und diese Punkte zu einer Kurve vereinigt wurden. Der Sitz der Erkrankung wurde — soweit bekannt — eingetragen)

Mit zunehmendem Alter sei der häufigste Sitz in den mittleren Abschnitten der Brustwirbelsäule festzustellen. Es könne somit die Bevorzugung der einzelnen Wirbelabschnitte im Zusammenhang mit den statischen Verhältnissen der Wirbelsäule, insbesondere durch die zunehmende Fixierung und Ausbildung der normalen Krümmungen an der Wirbelsäule verstanden werden. Auffallend sei vor allem, daß mit zunehmendem Alter die Lendenwirbelsäule als Erkrankungssitz (Abb. 95) zurücktritt.

e) Klinisches Bild

Durch Tragschwäche der Wirbelsäule, spontane Rückenschmerzen, Druckempfindlickeit über einer gibbusartigen Vorwölbung wird zunächst Verdacht auf eine Spondylitis tuberculosa erweckt, zumal gelegentlich auch leichtes Fieber sowie Beschwerden einer leichten Enteritis vorhanden sind. Die Senkungsgeschwindigkeit der Blutkörperchen ist jedoch normal. Nicht selten wird auch ein mehr oder minder weit zurückliegendes Trauma angegeben. Neurologisch liegt meistens kein besonderer Befund vor. Ausmaß und Ort der Raumbeengung werden aber hier bestimmend sein. E. Janzen konnte in seinem Falle folgende neurologischen Symptome feststellen: Rossolimo- und Babinski-Reflex, Differenz der Hodenreflexe sowie gesteigerte Knie- und Achillessehnenreflexe. Er erklärt diese Symptome durch Ödembildung.

f) Röntgenbild

Das Röntgenbild ist nach Calvé bezeichnend, und zwar durch folgende Merkmale:
1. es ist nur ein Wirbelkörper ergriffen,
2. der Wirbelkörper ist abgeplattet (regelmäßig, bzw. unregelmäßig, u. U. leicht keilförmig) (Abb. 100a),
3. die Zwischenwirbelscheibe ist nie verschmälert, eher verbreitert (Abb. 96 u. 97),
4. die Dichte des sichtbaren Wirbelkörperrestes ist erhöht (Abb. 96 u. 97),
5. eine völlige Regeneration des Knochenkernes konnte festgestellt werden.

Im Laufe der Beobachtungen mußten einige dieser Angaben CALVÉs korrigiert werden. So wurde — wie schon erwähnt — der Befall mehrerer Wirbelkörper beobachtet, außerdem tritt auch gelegentlich eine Verschmälerung der benachbarten Bandscheiben ein, wie ja an sich das Problem der Bandscheibe beim Morbus Calvé nicht einwandfrei geklärt ist. Einige Autoren äußern sich hinsichtlich der Verbreiterung des Zwischenwirbelspaltes dahin, daß diese wahrscheinlich nur vorgetäuscht ist durch das Vorhandensein besonders strahlendurchlässiger, pathologisch veränderter Gewebsschichten an der oberen und unteren Grenzschicht des Wirbelkörpers im aktiven Stadium der Krankheit und später durch das Ausbleiben einer Restitution mit Ersatz durch fibröses Gewebe (HÄUPTLI).

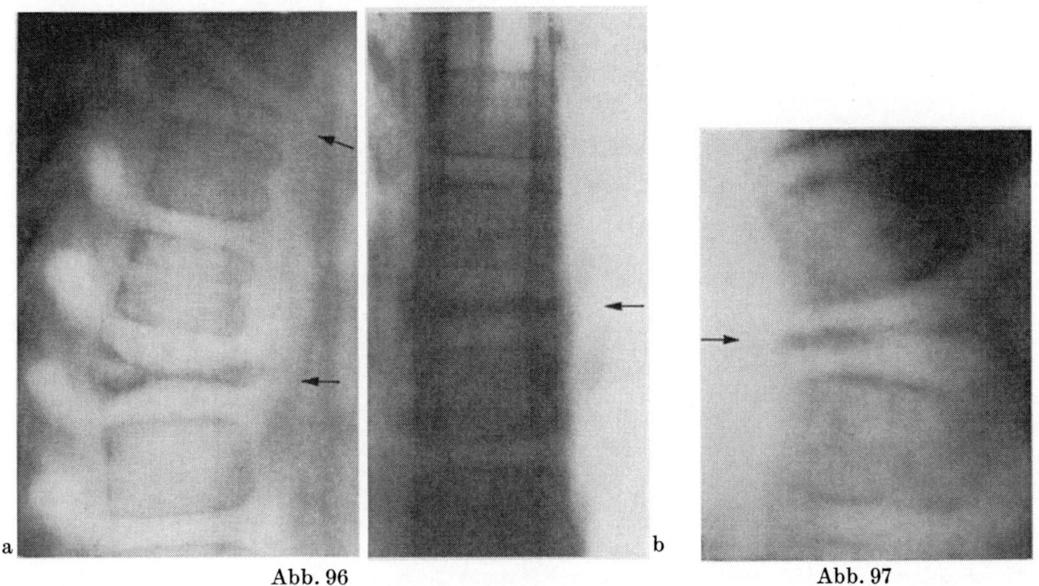

Abb. 96   Abb. 97

Abb. 96a u. b. Calvé-Wirbel: Th$_4$ und Th$_7$ (11jähr. ♂). (Tomogramme.) Ausheilung s. Abb. 98

Abb. 97. Calvè-Wirbel: Th$_7$ (8jähr. ♀)

CALVÉ selbst denkt an die Knorpelbildung, verbunden mit Knochenrückbildung, nach DENKS liegt eine Entkalkungszone an der Peripherie des Wirbelkörpers vor. Eine verminderte Höhe der benachbarten Bandscheiben ist nach PASSEBOIS besonders bei Befall eines Brustwirbels beobachtet worden. MARQUARDT geht ausführlich auf den Degenerationsmodus bei V. p. C. ein (Abb. 99). Im *Anfangsstadium* (1. Stadium) kann röntgenologisch unter Umständen noch keine Veränderung bemerkbar sein. CALVÉ hat im Frühstadium eine flüchtige Knochenatrophie gesehen (Osteoporose momentanée, zit. nach J. BROCHER). Die Manifestierung beginnt meistens erst mit einem konzentrischen oder unregelmäßigen Knochenabbau, am Rande mit einer Abschrägung der Wirbelkante. Der Abbau kann sich sehr langsam, aber auch rapide vollziehen. Im Falle von HANSON wurde der Körper des 5. Lendenwirbels im Laufe von 40 Tagen auf eine nur einige mm hohe kalkdichte Scheibe resorbiert. Nach FEDERSCHMIDT vollzog sich ein derartiger Vorgang innerhalb von 6 Monaten, nach SUNDT sogar innerhalb einiger Wochen. ROSSELET sah im Frühstadium im Gegensatz zu den meisten Mitteilungen, den Beginn der Entkalkung des Wirbelkörpers in der Äquatorialgegend, während die äußere Wirbelkontur erhalten war. Später sinterte der Wirbelkörper plattenförmig zusammen. Im *akuten Stadium* (2. Stadium, Höhepunkt der Krankheit) steht die plattgedrückte Form des Wirbelkörpers mit scholligen und streifenförmigen Verdichtungen in der Mitte des Wirbelkörpers im Vordergrund (planparallele Lamellen). Die obere und untere periphere Schicht, die sich der Bandscheibe anschließt, ist aufgehellt, der sich anschließende Bandscheibenspalt erscheint relativ weit. Nach der Seite zu werden die normalen Wirbelkörpergrenzen vielfach überschritten (horizontale Verbreiterung), so daß neurologische Kompressionssymptome erwartet werden können. Die ziemlich gleichmäßige plattenartige Verschmälerung ist zwar charakteristisch, doch zeigt die dorsale Randpartie des Wirbelkörpers eine geringere Tendenz zum Zusammensintern, wohl infolge geringerer Druckeinwirkung (Abb. 96a und 100a). Ausgesprochene Keilform kommt vor, ist aber selten (KUHLMANN, 2 Fälle). Aus der Verschmälerung resultiert eine Gibbusbildung.

Mit Beginn der *Regeneration* (3. Stadium) lockert sich die dichte Platte des Knochenkernes auf und am Übergang vom Knochenkern zum Knorpel bilden sich kalkdichte Säume. Zentral von diesen Säumen entsteht wieder Knochenstruktur. Von nun an verkalken die knorpeligen Anteile des Wirbelkörpers zunehmend, indem sich die Grenzsäume immer mehr gegen die Peripherie zu verlagern. Dieses 3. Stadium mit schon eingeleiteter

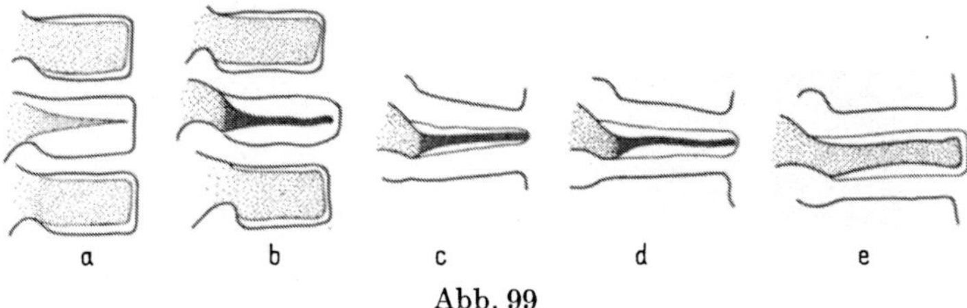

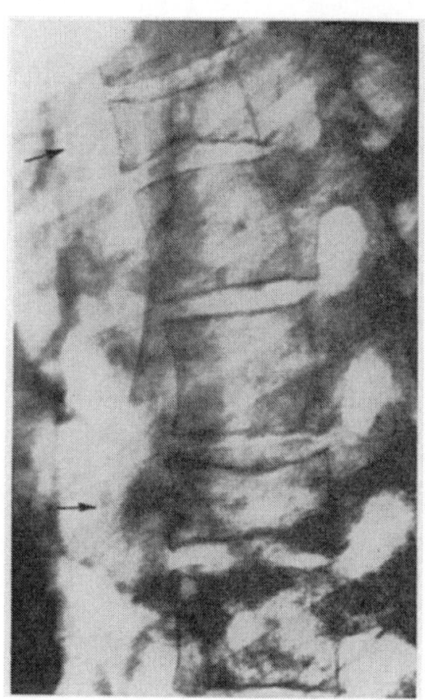

Abb. 98

Abb. 99

Abb. 98. Unter Höhenminderung ausgeheilter Calvé-Wirbel an Th$_4$ und Th$_7$. Fall der Abb. 96, 12$^1/_2$ Jahre später

Abb. 99a—e. Schema des morphologischen Krankheitsverlaufes bei Vertebra plana Calvé (MARQUARDT). a Stadium 1: Zusammensinken und Verdichtung des Knochenkernes. b Zusammensinken und Verbreiterung des ganzen Wirbels. Übergang zum Stadium 2. Knochenschicht immer noch relativ breit. c Stadium 2: Extreme Höhenabnahme des Knochens und Knorpels mit Kyphosierung der Wirbelsäule. Außerordentliche Dichte-Zunahme des Knochenkernes. d Stadium 3: Regenerationsvorgänge. Lockerung der Knochenplatte, die durch Ablagerung dichter Platten gegen den Knorpel zu wieder höher wird. e Knochenwachstum ist wieder in normale Richtung geleitet

Regeneration scheint das empfindlichste zu sein, es kann leicht zu Rezidiven kommen. Die Dauer dieses Stadiums ist verschieden, im Durchschnitt jedoch mindestens 1—2 Jahre (MARQUARDT).

Im *Spätstadium* ist eine teilweise bis weitgehende Restitution beobachtet worden (CALVÉ, LINDSTRÖM, ALLENBACH, WIEST und MAURE, HAUBERG). Vielfach bleiben eine Höhenminderung und leichte Verformung des Wirbelkörpers zurück (Abb. 98). Im Falle PANNERs war kaum eine Regeneration festzustellen. Die Restitution vollzieht sich jedenfalls langsam, über Jahre. Nach TÖRSTE ist sie mit der Pubertät beendet. Über längere Beobachtungszeiten verfügen SCHRADER (2$^1/_2$ Jahre), DALE (4 Jahre), PANNER (9 Jahre), ALLENBACH (16 Jahre), HANSON, SUNDT. Einen 11jährigen konnte ich nach 12 Jahren kontrollieren (Abb. 96a u. b und 98). Die befallenen Wirbelkörper hatten wieder ca. $^2/_3$ der normalen Höhe erreicht (Abb. 98). Auch JENTSCHURA konnte einen Jungen, dessen Erkrankung an L/2 im Alter von 5$^1/_2$ Jahren erstmals festgestellt worden war, nach 13 Jahren nachuntersuchen. Der Wirbel war fast wieder völlig aufgerichtet. Als besonderer Befund wurde eine Verbreiterung und blasenartige Struktur am rechten Querfortsatz dieses Wirbels beobachtet und ein pathogenetischer Zusammenhang dieser Erscheinungen mit der Wirbelkörpererkrankung für möglich gehalten.

Ein Defizit der Restitution kann auf vorzeitige Belastung zurückgeführt werden (MEZZARI, NILS LINDSTRÖM).

Man kann demnach in Ergänzung der Einteilung von MARQUARDT folgende Stadien unterscheiden (Abb. 99):

1. Einschmelzung und Verdichtung.
2. Höhenabnahme und Verbreiterung des Wirbelkörpers.
3. Lockerung der dichten Platte des Knochenkernes, Einbeziehung der kernnahen knorpeligen Anteile des Wirbelkörpers in den Kalkeinbau.
4. Weitere Regeneration der Knochenneubildung und Zunahme der Höhe des Wirbelkörpers.
5. Endstadium, das einen mehr oder minder verbildeten, aber durchossifizierten Wirbelkörper zeigt.

Über eine „forme fruste" der vertebra plana osteonecrotica mit nur unvollständiger Zusammensinterung des Wirbelkörpers berichten HANSON und DENKS.

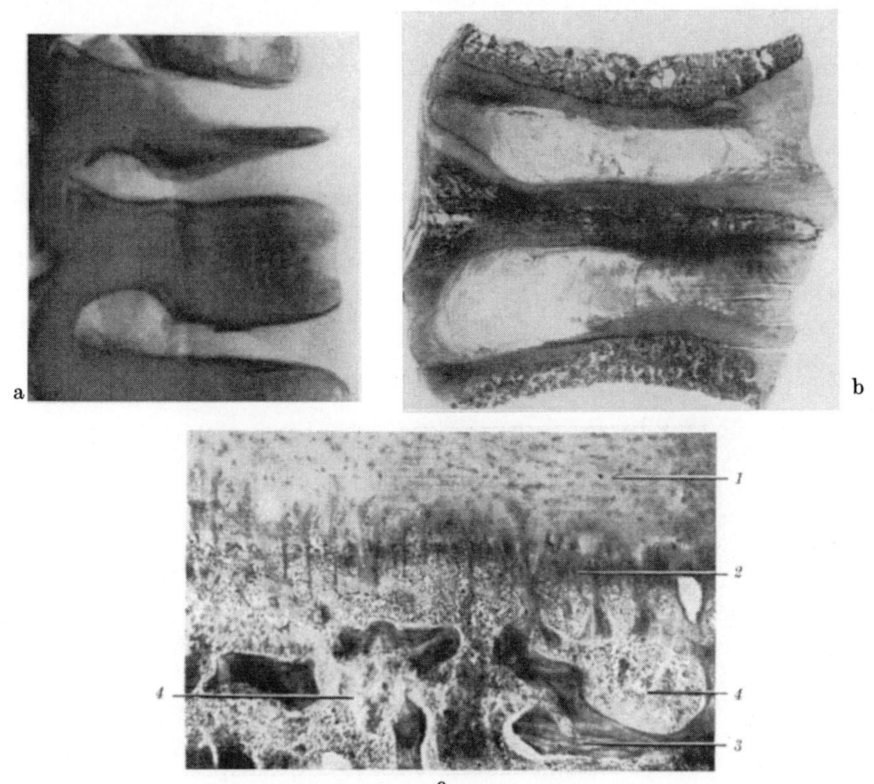

Abb. 100a—c. Calvé-Wirbel: 12. Brustwirbelkörper (8jähr. ♂) (Fall von MEZZARI, A.) (s. Text). a Röntgenbild des anatomischen Präparates, ca. 1¹/₂ Jahre nach Krankheitsbeginn. b Makroskopisches Schnittbild. c Mikrophotographie. *1* Normale Bandscheibe. *2* Zone des Wachstumsknorpels, die stellenweise erniedrigt ist und dort Inaktivität erkennen läßt. Der physiologische Ossifikationsprozeß ist hier aufgehalten. *3* Knochentrabekel mit lamellärer Struktur, jedoch nekrotisch und der Kerne beraubt. *4* Markräume gefüllt mit cellulärem Mark von normalem Aussehen [Fortschr. Röntgenstr. **57**, 275 (1938)]

g) Histologie

Eine genauere histologische Untersuchung eines Falles war MEZZARI möglich (Abb. 100). Ein 8jähriger Junge starb 1 Jahr nach Feststellung der typischen Wirbelveränderungen am Körper von Th/12 an einer Diphtherie. Der untersuchte Wirbel befand sich schon im Stadium beginnender Restitution, war aber noch eindeutig nach der Art einer aseptischen Osteochondronekrose verändert. Der mikroskopische Befund wurde von ERDHEIM erhoben und wird wegen seiner Ausführlichkeit am besten in der Originalarbeit nachgelesen (MEZZARI: Röfo **575**, 27 (1938). Obwohl die Eltern des Jungen luisch mit positiver serologischer Reaktion waren und das Kind bis zum 5. Lebensjahr ebenfalls eine positive Wassermannsche Reaktion aufwies, lassen die Untersuchungen ERDHEIMs den Schluß zu, daß wirklich eine Vertebra plana osteonecrotica vorlag und nicht eine syphilitische Veränderung. Die Befunde führen zu der Folgerung, daß zunächst ein Stadium der Malacie entsteht, dem ein destruktives und schließlich ein rekonstruktives folgen. Die Regeneration dürfte vom zentralen Knochenkern aus unter Resorption des fibrösen Gewebes und langsamer Bildung neuen Knochens vonstatten gehen. NAGURA überträgt seine bei den aseptischen Knochennekrosen gewonnenen histopathologischen Ergebnisse auch auf die Vertebra plana necrotisans (ohne jedoch eine solche histologisch selbst untersucht zu haben).

h) Ätiologie

Die Einreihung der Vertebra plana Calvé unter die aseptischen Osteochondronekrosen und ihre Gleichstellung mit der Erkrankung nach Perthes, Kienböck, Köhler, Schlatter usw. wird heute von den meisten namhaften Autoren anerkannt (SCHINZ, BAENSCH, FRIEDL, NAGURA, HÄUPTLI, SIMONS, ZIMMER, LIECHTI, GROSS, SCHMID und WEBER, SWOBODA u.a.). Ausführlicher befaßt sich mit ätiologischen und pathogenetischen Fragen ROSSELET.

Vielfach wird in der Vorgeschichte ein Trauma angegeben (z.B. im Falle von HANSON, SCHRADER). Dieses wirkt aber nicht überzeugend, da es entweder zu gering war oder zu weit zurücklag. Mehrfach wird eine Überlastungsfolge angenommen, vor allem eine Dauerüberlastung, z.B. durch langes Stehen (HECKER). Dabei soll der im Wachstum befindliche Knochen besonders empfindlich sein. Unter diesem Aspekt wären auch die röntgenologischen Erscheinungen verständlich, besonders das anfängliche Auftreten oberflächlicher Aufhellungszonen, die als Umbauzonen zu deuten wären, entsprechend den Looserschen Zonen, an welche sich auch immer sklerotische und nekrotische Gebiete anschließen (entsprechend den Befunden von RUTISHAUSER).

Auch der Ausheilungsvorgang läßt eher an einen Überlastungsschaden als an eine andere Ursache denken. Möglicherweise sind auch die von BRAUER und ÜBERSCHÄR gezeigten „Artistenwirbel" eine Überlastungsfolge (s. S. 117).

In zahlreichen Fällen führen auch vorausgegangene oder gleichzeitig bestehende andere Krankheiten zu kausal genetischen Überlegungen: so findet MEZZARI zwar in seinem Fall nur Nekrosen, die ausschließlich aseptischen Charakter haben, macht aber mit großer Wahrscheinlichkeit die hereditäre Lues seines Patienten letztlich verantwortlich, und zwar über Einwirkung auf „die vasomotorischen Fasern des Circulus vertebralis, so daß das zirkulatorische Gleichgewicht gestört wurde". Im Falle von ROEDERER war eine Lues bei den Großeltern nachweisbar. Auch war die vertebra plana in diesem Falle vergesellschaftet mit multiplen Spontanfrakturen. Die Wassermannsche Reaktion wurde in 13 Fällen nach Angaben von PLATT geprüft, sie fiel in 11 Fällen negativ und in einem Fall zweifelhaft aus.

R. ZANOLI denkt bei der Vertebra plana an die Auswirkung einer konnatalen Rachitis. Ferner wurden folgende Krankheitskombinationen beobachtet: Scharlach 1 Jahr vorher (PLATT), Varicellen und Masern (HARRENSTEIN), akute kindliche Diarrhoen (ADDISON), Appendicitis (SIPPEL), endokrine Störungen (BUCHMANN, die Einreihung dieses Falles ist umstritten), Bronchitis (LINDSTRÖM).

In jüngerer Zeit taucht die Meinung auf, daß der Calvé-Wirbel durch ein eosinophiles Granulom verursacht werde, wegen des häufigen gleichartigen Wirbelbefundes bei diesem (s. Differentialdiagnose).

i) Zur Gefäßversorgung des Wirbelkörpers

Über die arterielle Versorgung des Wirbelkörpers arbeiteten u.a.: LEXER, SOLOTUCHIN, ADACHI, BELOU, WAGONER und PENDERGRASS, FORSSMANN und PETRÉN, WILLIS, FERGUSON, CLEMENS, NOESKE und ROLL, über die Venensysteme der Wirbelsäule

H. J. Clemens und M. H. v. Lüdinghausen. Für unsere Zwecke genügt es, sich hinsichtlich der arteriellen Versorgung der Wirbelkörper anhand des auf Abb. 101 wiedergegebenen Schemas zu orientieren, das Clemens in Anlehnung an Forssmann und Petrén (1939) gibt. Dabei ist bemerkenswert, daß fast von jeder Stelle des den Wirbelkörper zirkulär umgebenden arteriellen Ringes Nutritia-Äste in den Wirbelkörper eindringen. Die bei Jugendlichen sichtbaren Wirbelkanäle, die als sog. Hahnsche Spalten am Röntgenbild bekannt sind, dürften, wenn man die Studien von Vonwiller heranzieht, mit großer Wahrscheinlichkeit den größeren Kanälen der Vv. basivertebralis entsprechen (Abfluß aus dem Wirbelkörper im Brustbereich rechts in die V. azygos, links in die V. hemiazygos bzw. V. hemiazyg. access., im Lumbalbereich rechts und links je in die V. lumbalis ascendens).

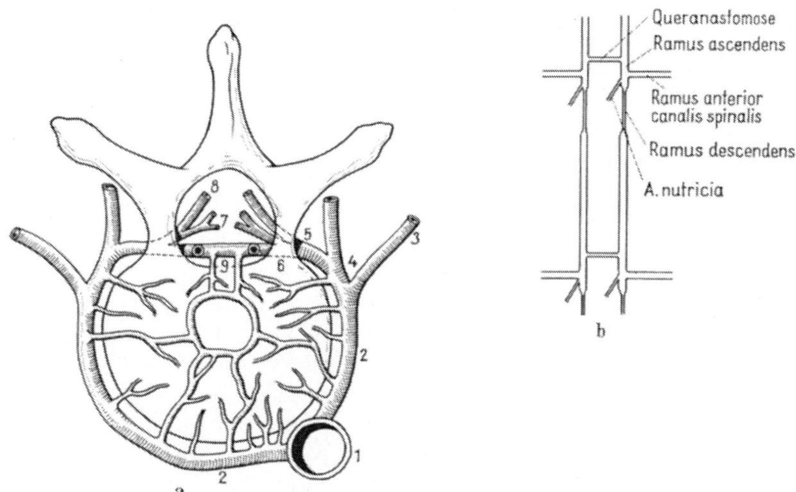

Abb. 101. a Die arterielle Versorgung der Wirbelkörper mit Berücksichtigung der Aufzweigung des R. spinalis (schematisiert in Anlehnung an Forssmann und Petrén, 1939). *1* Aorta; *2* Aa. intercostales seu lumbales; *3* R. ventralis a. intersostalis seu lumbalis; *4* R. dorsalis a. intercostalis seu lumbalis; *5* R. spinalis; *6* R. anterior canalis spinalis; *7* A. nervomedullaris mit Aufzweigung in A. radicularis anterior und A. radicularis posterior; *8* R. posterior canalis spinalis; *9* Queranastomose. b Schematische Darstellung der Aufzweigung des R. anterior canalis spinalis und der anastomotischen Verbindungen seiner Zweige. (Aus Clemens, H. J.: Die Venensysteme der menschlichen Wirbelsäule. Berlin: W. de Gruyter 1961)

k) Ossifikation (Tabelle 6)

Die Verknöcherung des Wirbels beginnt am Ende des 2. Fetalmonats (oder später) gleichzeitig an 3 gesonderten Stellen der knorpeligen Anlage, und zwar verknöchert der Körper enchondral, die beiden Bogenhälften perichondral. Ein Knochenkern liegt im Zentrum des Körpers, je einer seitlich im Anfangsstück des Bogens. Der unpaare Kern in der Körpermitte und die seitlich gelegenen paarigen Kerne verdrängen den Knorpel allmählich ganz und vereinigen sich während des 3.—6. Lebensjahres miteinander ventral vom Rückenmark, die paarigen untereinander dorsal vom Rückenmark während des 1.—13. Lebensjahres. Bei den Wirbeln der Brustregion ist die Verschmelzung zuerst vollzogen; von da aus schreitet sie nach oben und unten allmählich fort. Vom 12. Lebensjahr ab verknöchern die Ränder der beiden Endflächen des Körpers gesondert als glatte, ringförmige Knochenscheiben (Epiphysen)[1] und verschmelzen vom 15.—25. Lebenjahr

---

1 Eine umfangreiche Abhandlung über die Problematik der Bezeichnung: Wirbelkörperepiphyse — Apophyse — Nebenknochenkerne etc. hat K. Runge verfaßt. Siehe auch die Arbeiten von J. Erdheim, R. Galeazzi und L. Diethelm. Übrigens hat diese Epiphyse kaum eine Bedeutung für das Wachstum des Wirbelkörpers (Schmorl u.a.).

Tabelle 6. *Ossifikationstermine an der Wirbelsäule.*

(Nach RAUBER-KOPSCH, RUCKENSTEINER, GIRDANY, A. KÖHLER u.a. Aus: GROSKOPFF und TISCHENDORF, Das normale menschliche Skelet ... Edition Leipzig 1960)

o Auftreten der Knochenkerne; □ Synostosen.

ab mit dem knöchernen Wirbelkörper. Innerhalb des Epiphysenringes bleibt der Knorpel erhalten. In diesem Bereich wird keine knöcherne Corticalis gebildet (zit. nach C. ELZE). Dazu kommen noch die Knochenkerne der Fortsätze der Wirbel (Apophysenkerne), auf die hier nicht näher eingegangen werden soll (Abb. 102).

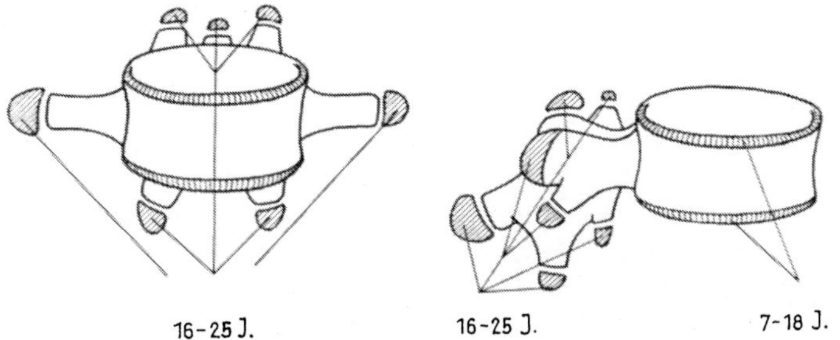

Abb. 102. Epi- und Apophysen am Wirbel, Termine des Fugenschlusses. (Aus: GROSKOPFF u. TISCHENDORF, „Das normale menschliche Skelet . . .", Edition Leipzig 1964)

l) Röntgenologische Beurteilung jugendlicher Wirbelsäulen

Für die röntgenologische Beurteilung der Wirbelsäulenaufnahmen von Jugendlichen ist noch folgendes hinzuzufügen: Im frühkindlichen Alter zeigen die Profilaufnahmen eine Einschnürung des Wirbelkörperkernes. Der Kern scheint sich sanduhrartig in eine obere und untere Hälfte zu teilen, so daß in der Mitte des vorderen und hinteren Wirbelkörperrandes eine Kerbe sichtbar wird (s. WAGONER und PENDERGRASS). Beim Säugling hat der Wirbelkörper eine Ei- bis Zwetschgenform, beim Kleinkind die eines Rechteckes. Die Wirbelkörperkanten sind beim wachsenden Wirbelkörper gewöhnlich abgestumpft, zunächst rundlich, später am vorderen Rand auch kantig. Dieser scheinbare Defekt wird aber von der zunächst noch nicht verknöcherten Randleiste (Epiphyse) eingenommen, deren vorderer Anteil verdickt ist. Die treppenförmige, ventrale Kantenaussparung des Wirbelkörpers ist besonders häufig an den Lumbalwirbeln ausgeprägt. Eine Persistenz der Randleistenkerne soll vorkommen, meistens handelt es sich aber bei solchen Bildern um eine nekrotische Kantendissektion (s. unter 'Wirbelkörperkantenabtrennung' im Kapitel 'Osteochondrosis dissecans'). Wichtig erscheint mir auch noch die Folgerung von EHRENHAFT (1943) anhand von Studien an der Wirbelsäule während und nach der embryonalen Entwicklung, daß der Epiphysenring für das vertikale Wachstum des Wirbelkörpers keine Rolle spielt. Das Höhenwachstum vollzieht sich vielmehr enchondral über die Knorpelplatten, die zentral vom Epiphysenring liegen und die obere und untere Fläche des Wirbelkörpers darstellen (EHRENHAFT, BICK und COPEL).

m) Differentialdiagnose

In der Differentialdiagnose steht die Abgrenzung gegenüber der *Wirbel-Tuberkulose* im Vordergrund. Im Gegensatz zur Tuberkulose bleiben jedoch beim Calvé-Wirbel die Zwischenwirbelscheiben meist unbeteiligt, wenigstens im groben Ausmaß. Ferner kommt es vielfach zu einer Wiederherstellung der groben Form. Auf die Differentialdiagnose gehen besonders MATZNER, der 2 Fälle veröffentlicht, BISCHOFSBERGER, MEZZARI, LIECHTI, HÄUPTLI, SIMONS ein.

Beim *Morbus Scheuermann* ist der Prozeß mehr auf die Randleistenepiphysen beschränkt und hinterläßt auch eine dauernde Verbildung der epiphysären Wirbelkörperanteile („Epiphysitis" nach CALVÉ und amerikanischen Autoren). Ferner tritt die Scheuermannsche Krankheit meist in der Pubertätszeit auf, während der Calvé-Wirbel meist viel früher gefunden wird. Auch ist die benachbarte Bandscheibe beim Morbus Scheuermann vielfach mitbeteiligt und der Prozeß auf größere Abschnitte der Wirbelsäule ausgedehnt.

Bei der *Akromegalie* (CURSCHMANN, FRÄNKEL, STERNBERG, ERDHEIM u. a.) und beim hypophysären Hochwuchs (v. DRIGALSKI und DIETHELM) kommen Perthes-ähnliche Bilder am Knochen und an Gelenken vor, auch an den Wirbelkörpern (als Folge einer übermäßigen Produktion von Wachstumshormon durch den Hypophysenvorderlappen ?). Den Wirbelkörperveränderungen fehlt aber das Phänomen einer plattenförmigen Zusammensinterung, wie es der Calvé-Wirbel aufweist. Es tritt vielmehr eher eine leichte Vergrößerung des Wirbelkörpers ein und zwar durch übermäßige Knorpelwucherung an der oberen und unteren Wachstumszone (v. DRIGALSKI und DIETHELM) (s. auch unter 'Morbus Perthes', S. 384).

Da in der Anamnese der Fälle mit Calvé-Wirbel oft ein Trauma angegeben wird, ist differential-diagnostisch auch die *Kümmel-Verneuilsche Krankheit* der Wirbelkörper zu erwägen. Eine weitgehende schollige Zusammensinterung des Wirbelkörpers ist zwar für den Calvé-Wirbel typisch, eine exakte Trennung des Calvé-Wirbels vom Kümmel-Verneuil-Wirbel ist aber nicht durchführbar, da auch beim Kümmel-Verneuil-Wirbel die Ätiologie und Genese weitgehend ungklärt sind. So ist es z. B. durchaus offen, ob die Veränderungen im Falle von LAMY und LEPENTIER als Vertebra plana necrotisans oder als Kümmel-Verneuil-Wirbel eingeordnet werden sollen.

Schließlich muß auch noch auf einige *Sonderformen der Vertebra plana* aufmerksam gemacht werden, die schon in der Einteilung nach POLGAR erfaßt worden sind: die leukämische Spondylopathie (meistens zusammen mit anderen Skeletveränderungen, Fall von GOUGLERIS, SWOBODA, WOLF, KRAUSLER und SEYSS), die Ostitis fibrosa localisata, das Hämangiom, das Myelom, die Xanthomatose (P. DAVIES), die Osteochondropathia generalisata (FEDERSCHMIDT), das eosinophile Granulom, das LICHTENSTEIN 1940 erstmals am Knochen beschrieben hat. BISCHOFSBERGER weist anhand eines Falles von Vertebra plana am 7. und 12. Brustwirbel, bei dem am Hinterhauptsbein ein eosinophiles Granulom histologisch gesichert werden konnte, darauf hin, daß man bei multiloculärem Vorkommen der Vertebra plana mit der Diagnose eines Morbus Calvé äußerst vorsichtig sein sollte. Auch im Falle von SIMONS, der multiloculäre Plattwirbel aufwies, sei zunächst an einen Morbus Calvé gedacht worden. Der klinische Verlauf und der histologische Befund einer excidierten Halsdrüse ergaben jedoch die Diagnose einer Erkrankung an einem Plattenepithelcarcinom. BISCHOFSBERGER stellt daher die Frage, ,,ob man nicht anhand dieses Falles und der Simonschen Befunde wieder zur Ansicht CALVÉs und HARRENSTEINs zurückkehren sollte, daß das typische Zeichen für die Vertebra plana osteonecrotica die *univertebrale* Lokalisation sei" ?

Die Zahl der Fälle, bei denen es sich um ein *eosinophiles Granulom* gehandelt hat, ist auffallend stark angestiegen (BISCHOFSBERGER, COMPERE u. Mitarb., FAIRBANK, FRIPP, GHISLANZONI-PORRO, GRATSIANSKY, GRENN, FAURÉ u. Mitarb., SNAPPER, POUYANNE, WALKO, FOWLES u. BOBECHKO). POUYANNE empfiehlt deshalb auch bei anderen Fällen, die wie Epiphysenekrosen aussehen, nach einem primären eosinophilen Granulom zu suchen. MAGGI und GRASSI weisen differentialdiagnostisch auf einen spindelförmigen Weichteilbegleitschatten hin, den sie bei Tuberkulose, aber auch beim eosinophilen Granulom des Wirbelkörpers beobachtet haben (sie bestrahlen den Granulomwirbel mit einer relativ niedrigen Gesamtdosis von Röntgenstrahlen). Auch COMPERE, JOHNSON und COVENTRY teilten 4 Fälle mit, die bioptisch sich als eosinophiles Granulom entpuppten. KIEFFER, NESBIT und D'ANGIO berichteten über 48 Patienten mit generalisierter oder lokalisierter Reticuloendotheliose (Histiocytose X), 10 davon mit Wirbelbefall. Insgesamt waren 35 Wirbel ergriffen, von denen 18 über einen Zeitraum von 6 Monaten bis 11 Jahren beobachtet werden konnten. Unabhängig von der angewandten Therapie (Röntgenbestrahlung, Chemotherapie oder Steroidbehandlung) kam es zu einer Wiederzunahme des Höhenwachstums des Wirbelkörpers, ohne daß er jedoch die volle Normalhöhe erlangte. Dabei ging teilweise das Höhenwachstum der befallenen Wirbel rascher vor sich als das der benachbarten gesunden Wirbel. Der von DICKEY, HOBBS und SHERILL publizierte Fall eines 3jährigen Negerknaben, wies neben einer Platyspondylie sämtlicher Halswirbel und einiger Brust- und Lendenwirbel auch noch Destruktionsherde über das Skelet verstreut auf. 2 Jahre später war der Junge ohne Behandlung beschwerdefrei geworden, die Wirbel der HWS waren fast normal, die der Brust- und Lendenwirbelsäule hatten nur teilweise eine normale Höhe wiedergewonnen. Möglicherweise handelte es sich auch hier um eine eosinophile Granulomatose, da diese Krankheit, die ätiologisch zum Formenkreis der Reticulo-Endotheliosen vom Typ Schüller-Christian zu rechnen ist, über spontane Vernarbung oder sekundäre Verknöcherung ausheilen kann.

Erwähnt sei noch die Beobachtung einer „Vertebra plana totalis" von G. SCHMID. Der Plattwirbel war vergesellschaftet mit Epiphyseonekrosen an beiden Schenkelköpfen, so daß es sich um eine *generalisierte Skeleterkrankung* gehandelt haben muß.

Unter den generalisierten Skeleterkrankungen ist das Vorkommen von Flachwirbeln an der Brustwirbelsäule, u. a. bei der Osteogenesis imperfecta bekannt geworden (FRANCILLON, FAIRBANK). Die platten Wirbelkörper zeigen hier kaum eine Verdichtung, können auch Fischwirbelform haben wie bei der Altersosteoporose und sind von relativ hohen Bandscheiben begrenzt. Eine spätere Aufrichtung wurde beobachtet. Ferner müssen unterschieden werden Wirbelbilder bei *Dysostosen* und bei *Mißbildungen* am Wirbelkörper (z. B. der dorsale Keilwirbel).

2. Unco-vertebrale Wirbelkörperkanten-Nekrose

Eine andere Form einer allerdings fraglichen aseptischen Teilnekrose an der Halswirbelsäule sei hier noch erwähnt. Sie wurde von J. MUNK 1951 zur Diskussion gestellt. Es handelt sich um einen 54jährigen und einen 37jährigen Mann mit separiertem kleinen Knochenstück am hinteren Teil des seitlichen unteren Wirbelkörperrandes, bei dem einen Patienten an C/4, bei dem anderen an C/5, also um Veränderungen an den sog. *uncovertebralen Wirbelkörperkanten*. MUNK hält auch eine posttraumatische Entwicklung des Bildes für möglich. Einen ähnlichen Befund konnten wir an unserer Klinik bei einem 26jährigen Mann erheben, den HARDER näher beschrieben hat. Eine posttraumatische Entstehung kann hier nicht mit Sicherheit ausgeschlossen werden (s. S. 668 u. Abb. 544).

Morphologisch gehören die Fälle von MUNK und HARDER eher zum Bilde der Osteochondrosis dissecans (Nekrotische Abtrennung von Wirbelkörperkanten s. S. 667).

Defekte am ventralen Wirbelkörperrand kommen vor bei Chondrodystrophie, bei den spondylo-epiphysären Dysplasien (z. B. beim Typ Morqio-Brailsford) und auch bei der juvenilen Osteochondrosis vertebrae (Morbus Scheuermann). Beim Morbus Scheuermann kann ein stufenförmiger ventraler Kantendefekt auch lediglich der Ausdruck einer Ossifikationshemmung sein (s. Fälle von KNUTSSON, BROCHER, EDGREN und VAINIO), die sich im Laufe der Zeit wieder behebt. Bei stark gestörter Ossifikation kann aber dieser marginale Defekt bleiben und mit dem Wirbelkörper sogar mitwachsen (es besteht hier eine gewisse Ähnlichkeit mit dem stufenförmigen Nekrosedefekt am oberen Rand der Hüftkopfmetaphyse beim Morbus Perthes).

Wirbelbogenspaltbildungen werden hier nicht abgehandelt. Sie haben nur in jenen Fällen eine histologische und ätiologische Verwandtschaft zu den in diesem Bande zur Sprache kommenden aseptischen Nekrosen, bei denen das Entstehen des Spaltes über eine Umbauzone (Ermüdungsfraktur, chronische Mikrotraumen) diskutabel ist.

3. Querfortsatz

Eine *Querfortsatzveränderung* (Verbreiterung und blasenartige Aufhellung) zusammen mit einem Calvé-Wirbel an L/2 sah JENTSCHURA (s. S. 106). Er hält es für möglich, daß bei diesem Patienten auch im Querfortsatz nekrotische Vorgänge abgelaufen sind. Ursächlich müsse man dann mehr an eine Zugwirkung bei einer reflektorisch hypertonen Stamm-

Muskulatur denken, als an eine Druckeinwirkung (in Analogie zum Morbus Schlatter). Verdichtete Apophysenkerne werden an Wirbelquerfortsätzen, insbesondere an solchen der oberen BWS, gelegentlich beobachtet, ohne daß geklärt werden kann, ob es sich um eine Nekrose oder um eine normale oder harmlose Erscheinung handelt (Abb. 103).

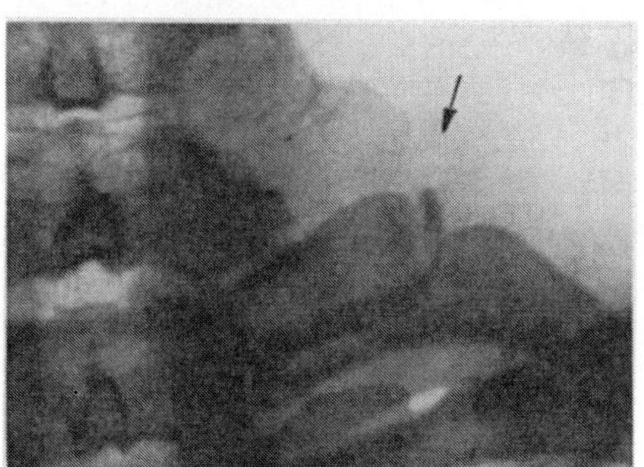

Abb. 103. Fragliche Nekrose der Querfortsatzapophyse des 1. Brustwirbels (19jähr. ♂)

4. Dornfortsatz

Eine Epiphyseonekrose am Dornfortsatz eines Lendenwirbels zeigt RAVELLI. Eine 27jährige Patientin hatte immerwiederkehrende Kreuzschmerzen. An der Unterseite des Dornfortsatzes L4 fand sich ein muldenförmiger Defekt mit 2 kleinen isolierten Knochenschatten, die wie „Mäuse" aussahen. RAVELLI glaubt an das Restbild einer in der Jugend durchgemachten aseptischen Knochennekrose. Differentialdiagnostisch bespricht RAVELLI die Osteoarthrosis interspinosa (STEHR) und die Baastrupsche Krankheit, bei der es auf degenerativer Basis ebenfalls zu einer Art „Mausbildung" kommen kann.

Als aseptische Apophyseonekrose betrachten SCHMITT und WISSER Aufrauhungen, Arrosionen im Bereiche der Apophysenlinie des ersten Brustwirbeldornes bei männlichen Jugendlichen, die nach Überlastung aufgetreten sind. Die Veränderungen lagen vornehmlich proximal von der Apophysenlinie, d. h. also an der Dornfortsatzspitze, in der Zeit vor dem Auftreten des Apophysenkernes. Der Apophysenkern selbst ist unregelmäßig geformt und nach unten verlagert. Die Autoren glauben, daß es sich um nichts anderes handle als um die Jugendform der Schipperkrankheit. Während diese beim Erwachsenen sich in der Mitte des Dornfortsatzes präsentiere, finde man bei den jugendlichen Personen den Schaden in der Spitze, nämlich proximal und distal von der Apophysenlinie. Die Verfasser sind der Ansicht, daß man im Hinblick auf andere Osteonekrosen Ähnliches findet, z. B. am Metatarsale II.

An diesem trete vor Eintritt der Skeletreife bei Überlastung das Bild des Köhler II auf, nach der Skeletreife die Marschfraktur. „Ob diese Erkrankung der Dornfortsatzspitze eine Sonderstellung insofern einnimmt, als sie zum großen Teil sich proximal vom Apophysenkern, ja sogar vor seinem Auftreten abspielt, wäre noch zu untersuchen." In diesem Zusammenhang muß noch Erwähnung finden, daß Apophysenleisten unter der Dornfortsatzspitze häufig anzutreffen sind, besonders um das 16. Lebensjahr. Ihre Verschmelzung erfolgt gegen das 25. Lebensjahr (nach ZIMMER). Gelegentlich wird Persistenz beobachtet (der Verfasser).

5. Dens epistrophei

Der Spitzenbereich des Dens epistrophei ist manchmal, abgesehen von den häufig vorkommenden degenerativen Anlagerungen, unregelmäßig geformt, oberflächlich zerklüftet und leicht pilzförmig verbreitert. Da in der Densspitze ein Apophysenkern vorkommt, der etwa im 2. Lebensjahr auftritt und ungefähr im 12. Lebensjahr mit der

Hauptmasse des Dens verschmilzt, erinnern solche Bilder an einen Spätzustand nach Apophyseonekrose, zumal die Densspitze durch ihren Bandapparat und ihre Gelenkfunktion einer gewissen Beanspruchung ausgesetzt ist. Auch sind Verknöcherungsatypien in der Densspitze gar nicht so selten, indem z.B. epiphysäre oder möglicherweise durch selbständige Anlage bedingte Knöchelchen (Os odontoideum, Os terminale) vorkommen, die verschiedene Größe, Form und Lage haben können (z.B. asymmetrisches Ossiculum terminale, Fall MAURER). Ferner kann der Dens selbst isoliert (NACHTWEY) oder hypoplastisch sein oder ganz fehlen. Röntgenbilder oder sonst glaubhaft gemachte Fälle einer aseptischen Nekrose der Densspitze sind allerdings noch nicht mitgeteilt worden.

Literatur zu D. I. (Wirbel)

ADACHI, B.: Das Arteriensystem der Japaner, Bd. 1/1 u. 2. Kyoto 1928.

ADDISON, C. L.: Calvé disease of the eight dorsal vertebra. Proc. roy. Soc. Med. 22 (1929).

ALLENBACH, E., WIEST, E., MAURE, E.: Rev. Orthop. 35, 435 (1949).

ALLENDE, G.: Osteochondrite vertebrale. Bol. Soc. Chirurg. B. Aires (1933).

BAERWOLFF, G., BRANDT, H.: Berl. Med. 7, 441 (1956).

BELOU, P.: Revision anatomica del sistema arterial (B. Aires) 1, 31 (1934).

BERGMANN, C.: Göttinger Studien, S. 19, 1845.

BICK, E. M., COPEL, J. W.: Longitudinal growth of the human vertebra. J. Bone Jt Surg. 32, 803—814 (1950).

BISCHOFSBERGER, C.: Zur Differential-Diagnose der vertebra plana. (Morbus Calvé.) Z. Orthop. 84, 96 (1953).

BOORSTEIN, S. W.: Osteochondritis of the spine. J. Bone Jt Surg. (1927).

BRACKETT: Zit. nach HÄUPTLI, O.

BROCHER, J. E. W.: Die Wirbelsäulentuberkulose und ihre Differentialdiagnose. Stuttgart: G. Thieme 1953.

— Die Wirbelsäulenleiden, 2. Aufl. Stuttgart: G. Thieme 1959.

BUCHMANN, J.: Platyspondylie. Arch. Surg. 34, 23—81 (1937).

BÜLOW-HANSEN, K.: Köhlersche Krankheit eines Dorsalwirbels. Forh. Oslo Kir. Foren 14 (1924).

CALVÉ, J.: Atti della British Orthopedic Assoc. Bologna (Settembre 1924).

— Sur une affection particulière de la colonne vertébrale chez l'enfant simulent le mal de Pott. Ostéochondrite vertebrale infantil ? J. Radiol. Électrol. 9, 22—27 (1925).

— A localized affection of the spine suggesting osteochondritis of the vertebral body with clinical aspects of Pott's disease. J. Bone Jt Surg. 7, 4 (1925).

— J. Bone Jt Surg. (Januar 1927).

— Osteo-chondrite vertébrale infantile. Bull. Soc. Pédiat. Paris 25, 489—501 (1927).

— Osteochondrité vertébrale infantile. Press therm. clin. (15. aprile 1931).

— GALLAND, M.: Les diagnostics radiographiques vertébraux difficiles. Scalpel (Brux.) 40 (1932).

CLEMENS, H. J.: Beitrag zur Histologie der Plexus venosi vertebrales interni. Z. mikr.-anat. Forsch. (1961).

CLEMENS, H. J., NOESKE, K., ROLL, D.: Die arterielle Versorgung der menschlichen Wirbelsäule und des Rückenmarks. In: Zur funktionellen Pathologie und Therapie der Wirbelsäule. Berlin: K. H. Heine 1957.

COMPERE, E. L., JOHNSON, W. E., COVENTRY, M. B.: Vertebra plana (Calvé disease) due to eosinophilic granuloma. J. Bone Jt Surg. A 36, 969 (1954).

— — — Zit. nach K. IDELBERGER. Orthopädische Erkrankungen des Kindesalters, S. 247. Berlin-Göttingen-Heidelberg: Springer 1959.

DAHMEN, G.: Isolated arthrosis deformans of a small vertebral joint with a persistent apophysis of an articular apendage. Z. Orthop. 93, 214 (1960).

DALE, A.: Osteochondritis of the vertebral body (Calvé's disease). Brit. J. Surg. 25, 457—459 (1937).

DAVIES, F. W. T.: Xanthomatosis with vertebra plana. Brit. J. Radiol. 22, 725 (1940).

DENKS, H.: Vertebra plana Calvé. Zbl. Chir. 1936, 2684—2685.

— Über den Grad des Wiederaufbaues bei der Vertebra plana Calvé. Zbl. Chir. 1938, 338—349.

DICKEY, L. E.: Zit. nach IDELBERGER, K., Orthopädische Erkrankungen des Kindesalters, S. 247. Berlin-Göttingen-Heidelberg: Springer 1959.

— HOBBS, R. J. W., SHERILL, J. D.: Vertebra plana and the histiocytosis. J. Bone Jt Surg. A 37, 1261 (1956).

DIETHELM, L.: Fortschr. Röntgenstr. 68, 17 (1943).

DRIGALSKI, W. VON, DIETHELM, L.: Regressive Skeletveränderungen bei hypophysärem Hochwuchs. Klin. Wschr. 18, 628 (1937).

EDGREN, W., VAINIO, S.: Osteochondrosis juvenilis lumbalis. Acta chir. scand. 227, Suppl., 1—47 (1957).

EHRENHAFT, J. L.: Development of the vertebral column. Surg. Gynec. Obstet. 76, 282—292 (1943).

ELZE, C.: Anatomie des Menschen (H. BRAUS, S. 68). Berlin: Springer 1929.

ERDHEIM, J.: Fortschr. Röntgenstr. 52, 234 (1935).

FAIRBANK, TH.: An atlas of general affections of the skeleton. London: Livingstone, Edinburgh 1951.

FAURÉ, C., MICHEL, J., BUSSIÈRE, H.: La vertebra plana type Calvé. Ann. Radiol. 3, 585 (1960).

FAWCITT, R.: Brit. J. Radiol. 22, 172 (1940).

FEDERSCHMIDT, K.: Das Röntgenbild der vertebra plana Calvé und seine Deutung. Röntgenpraxis 5, 801—805 (1933).

— Demonstration einer Vertebra plana Calvé. Z. orthop. Chir. 58 (1933).

— Verh. Dtsch. Orthop. Ges. 1933.

8*

FERGUSON, W. R.: J. Bone Jt Surg. **32**, 640 (1950).

FORSSMANN, G., PETRÉN, T.: Die arterielle Versorgung der Brustwirbelkörper. Anat. Anz. **88**, 167 (1939).

FOWLES, J. V., BOBECHKO, W. P. (Toronto): J. Bone Jt Surg. B **52**, 238 (1970).

FRIPP: Zit. nach BROCHER, Die Wirbelsäule und ihre Differentialdiagnose. J. Bone Jt Surg. B **40**, 378 (1958).

GALEAZZI, R.: Ref. Z. orthop. Chir. **74**, 695 (1935).

GALLAND, M.: A propos des vertebres plates. Bull. Soc. méd. Hôp. Paris **5** (1933).

— Introduction à l'étude des épiphysitis et osteochondrites. Cure Marine 1 (1933).

GHISLANZONI-PORRO: Zit. nach BROCHER, Die Wirbelsäule und ihre Differentialdiagnose, 3. erw. Aufl., S. 392. Stuttgart: G. Thieme 1962.

GOUGLERIS, K., SWOBODA, W., WOLF, H. C.: Veränderungen der Wirbelsäule im Verlauf von Leukämie beim Kind. Fortschr. Röntgenstr. **88**, 309 (1958).

GRATSIANSKY, V. P.: Some contributions to the so-called Calvé's disease (plana vertebra). (Orig. russisch.) Vestn. Rentgenol. Radiol. **38**, 12 (1963).

— RAYLLO: Osteochondropathy of the vertebra (Calvé disease). Vestn. Rentgenol. Radiol. **32/3**, 58 (1957).

GRENN, W. T.: Eosinophylic or solitary granulome of bone. J. Bone Jt Surg. **24**, 499 (1942).

— Zit. nach BROCHER, Die Wirbelsäule und ihre Differentialdiagnose, 3. erweit. Aufl., S. 392. Stuttgart: G. Thieme 1962.

GROSKOPFF, K. W., TISCHENDORF, R.: Das normale menschliche Skelett in Röntgenskizzen. Edition Leipzig 1964.

HÄUPTLI, O.: Die aseptischen Chondro-Osteonekrosen. Chirurgie in Einzeldarstellungen, Bd. 18. Berlin: W. de Gruyter & Co. 1954.

HALL, R. D., McKELLER, J.: Bone Jt Surg. **22**, 63 (1940).

HANSON, R.: Ein Fall von Vertebra plana, der verschiedenen Entwicklungsphasen dieses Leidens beleuchtet. Acta chir. scand. **67**, 461—475 (1930).

HARDER, J.: Osteochondritis dissecans-artige Veränderungen an einem Proc. uncinatus. Fortschr. Röntgenstr. **96**, 423 (1962).

HARRENSTEIN, R. J.: Eine eigentümliche Krankheit der Wirbelsäule beim Kinde. Z. orthop. Chir. **48**, 77 (1927).

HAUBERG, G.: In: HOHMANN-HACKENBROCH-LINDEMANN, Handbuch der Orthopädie, Bd. II, S. 136. Stuttgart: G. Thieme 1958.

HECKER, V., THEWS, K.: Röntgenpraxis **11**, 300 (1939).

HELLNER, H., POPPE, H.: Röntgenologische Differentialdiagnose der Knochenerkrankungen. Stuttgart: G. Thieme 1956.

HEYERTAL: Zit. nach HÄUPTLI, O.

HOHL, K.: The os odontoideum (partial dens aplasia). Fortschr. Röntgenstr. **91**, 518 (1959).

INGELRANS, VENDEUVRE, J.: J. Radiol. Eléctrol. **28**, 398 (1947).

JANZEN, E., KRYPERS: Un cas de vertébra plana (Calvé) avec symptômes neurologiques. Rev. neurol. **35/1**, 368—575 (1939).

JENTSCHURA, G.: Zum Heilungsverlauf der Vertebra plana. Z. Orthop. **99**, 211 (1964).

JUST: Handbuch der Erbbiologie des Menschen, Bd. 3/1 (Stützgewebe, Haut und Auge).

KEHL: Arch. clin. Chir. **138** (1925).

KIEFFER, ST. A., NESBIT, M. E., D'ANGIO, G. J.: Vertebra plana due to histiocytosis. Acta radiol. Diagn. 8, 241 (1969).

KNUTSSON, F.: Observations on the growth of the vertebral body in Scheuermann's disease. Acta radiol. (Stockh.) **30**, 97 (1948).

KRAUSLER, J., SEYSS, R.: Ein Fall von leukämischer Infiltration in einem kindlichen Wirbelkörper. Fortschr. Röntgenstr. **86**, 401 (1957).

KRAYENBÜHL, H., WYSS, TH., ULRICH, S. P.: Bandscheibenschäden durch Leibesübungen und ihre Verhütung. Sportarzt u. Sportmedizin 8/3, 92 (1967).

KUHLMANN, F. Y.: Amer. J. Roentgenol. **46**, 203 (1941).

LAMY, M. L.: Un nouveau cas d'ostéochondrite vertébrale infantile. Bull. Soc. nat. Chir. (1933).

— LEPENTIER: Malformation vertébrale posttraumatique d'aspect ostéomalicique. Ostéopoicilie vertébrale. Bull. Soc. Radiol. méd. France **17**, 268—269 (1929).

LEXER, E.: Langenbecks Arch. klin. Chir. **71**, 1 (1903).

— Langenbecks Arch. klin. Chir. **73**, 481 (1904).

LICHTWITZ, A.: Presse méd. (1946/47).

LIECHTI, A.: Röntgendiagnostik der Wirbelsäule, S. 137. Stuttgart: G. Thieme 1948.

LINDSTRÖM, N.: Vertebra plana Calvé. Acta orthop. scand. **6**, 208—221 (1935).

— Ref. Zbl. ges. Radiol. **21**, 268 (1936).

LÖHR, W.: Die Vertebra plana osteonechrotica (Calvé). Chirurg (1933).

LÜDINGHAUSEN, M. H. v.: Die Venen des menschlichen Wirbelkanals und ihre Funktion. Münch. med. Wschr. **110/1**, 20 (1968).

MAGGI, G. C., GRASSI, E.: Vertebra plana caused by eosinophilie granuloma and radiotherm rapentic considerations on 2 additional cases of sceletal localization in the ischium. [Ital.] Minerva med. **51**, 2801—2811 (1960).

MAHR, R.: Zur Lokalisation der vertebra plana Calvé. Z. Orthop. **93**, 444 (1961).

MARQUARDT, W.: Z. Orthop. **66**, 343—352 (1937).

MASSARO, A. F.: Radiology **45**, 284 (1945).

MATZNER, R.: Das Krankheitsbild der vertebra plana Calvé. Z. Orthop. **85/4**, 553 (1955).

MAURER, H. J.: Zur Frage einer Apophyse an der Spitze des Dens axis. Fortschr. Röntgenstr. **87**, 123 (1957).

MEZZARI, A.: Sulla malattia del rachide infantile descritte da Calvé. Boll. Assoc. med. (Triest) **26**, 657 (1935).

— Über die Calvésche vertebra plana infantile Pseudospondylitis. Fortschr. Röntgenstr. **57**, 275 (1938).

MITCHELL, J.: Vertebral osteochondritis. Arch. Surg. **25**, 544—549 (1932).

MUNK, J.: Aseptic necrosis in a cervical vertebra. Brit. J. Radiol. **24**, 103 (1951).

NAGURA, S.: Die Ätiologie und das Wesen der sog. vertebra plana. Z. Orthop. 71, 213—224 (1940).

NEISS, A.: Gibt es wirklich eine Apophyse der Spina ossis ischii? Fortschr. Röntgenstr. 84, 256 (1956).

NERADOVÁ, O., HRBEK, V., ZEMÁNEK, J.: Z. Orthop. 89, 457 (1958).

NIKOLAYSEN, N. A.: Zit. nach HÄUPTLI, O.

PANNER, H. J.: A case of vertebra plana (Calvé). Acta radiol. (Stockh.) 8, 547—554, 615—617 (1927).

— Int. Clin. 1/38, 21—27 (1928).

— Hospitalstidende 2, 1359—1365 (1928) [Dän.].

PASSEBOIS, P., BÉTOULIÈRES, P.: Ostéochondrite vertébrale infantile (vertebra plana Calvé). J. Radiol. Électrol. 23, 397—400 (1939).

PÉCHOND, P.: Contribution à l'étude de l'ostéochondrite vertébrale infantile. Thèse de la Fac. Méd. Lyon 1926, p. 72.

PLATT: Zit. nach HÄUPTLI, O.

POLGAR, F.: Über Plattwirbel (Platyspondylie, praesenile Osteoporose). Röntgenpraxis 3, 346—357 (1931).

— CSILAG, V.: Fortschr. Röntgenstr. 45, 613 (1935).

POUYANNE: Rev. Orthop. 40, 25 (1954).

RAVELLI, A.: Epiphyseonekrose an einem Lendenwirbeldornfortsatz. Z. Orthop. 84, 661 (1954).

— Radiol. clin. (Basel) 23/3, 162 (1954).

ROEDERER, C.: Un cas d'ostéochondrite vertébrale associé à une fragilité osseuse congénitale. Bull. Soc. Pédiat. Paris 34, 311—321 (1936).

ROSSELET, E.: Radiol. clin. (Basel) 18, 371 (1949).

RUNGE, K.: Wirbelkörperepiphyse-Apophyse-Nebenknochenkerne etc. Fortschr. Röntgenstr. 60, 323 (1939).

RUTISHAUSER, E.: Ernährungsstörungen des Knochens. Ärztl. Mh. berufl. Fortb. I B, 1/2 (1947).

SCHMID, G.: Röntgenpraxis 13, 320 (1941).

— Röntgenpraxis 14, 116 (1942).

— Vertebra plana totalis. Fortschr. Röntgenstr. 76, 358 (1952).

SCHMITT, H. G., WISSER, P.: Langenbecks Arch. klin. Chir. 268, 333 (1951).

SCHMORL, G.: Über bisher nur wenig beachtete Eigentümlichkeiten ausgewachsener und kindlicher Wirbel. Langenbecks Arch. klin. Chir. 150, 420 (1928).

SCHRADER, R.: Osteochondritis der Wirbel. Zbl. Chir., S. 335—339 (1931).

— FEDERSCHMIDT: Demonstration. Z. orthop. Chir. 58, Beilageheft.

SEYSS, R., WIESNER, E.: Wien. med. Wschr. 101, 951 (1951).

SIMONS, B.: Röntgendiagnostik der Wirbelsäule, S. 321. Jena: G. Fischer 1951.

SIPPEL: 86. Jber. der Paulinenhilfe 1933.

SOLOTUCHIN, A. S.: Die Blutversorgung der Wirbelsäule des Menschen. Fortschr. Röntgenstr. 47, 175 (1933).

SNAPPER, I.: In BROCHER: Die Wirbelsäule und ihre Differentialdiagnose, 3. erw. Aufl., S. 392. Stuttgart: G. Thieme 1962.

STUPNICKI, A.: Z. Orthop. 81, 455 (1952).

SUNDT-HALFDAS: Vertebra plana Calvé. Eine Übersicht und zwei kasuistische Mitteilungen. Acta chir. scand. 76, 501—550 (1935).

SWOBODA, W.: Anguläre, dorsolumbale Kyphose als unbekanntes Skelettzeichen beim kongenitalen Myxödem. Fortschr. Röntgenstr. 73, 740 (1950).

TEILMANN, F.: Ein Fall von Vertebra plana. 22. Sitzg des Nord. Chirurgenvereins Oslo 1939.

TÖRSTE, H.: Beobachtungen der Ausheilungsvorgänge bei einem Fall von Vertebra plana osteonecrotica (Calvé). Zbl. Chir. 1939, 635—641.

VONWILLER, P.: Anatomische Untersuchungen über die Wirbelsäule mit besonderer Berücksichtigung der Form der Knochen. 1. Der Einfluß der Venen auf die Form der Wirbelkörper. Z. Anat. Entwickl.-Gesch. 69, 264 (1923).

WAGONER, G., PENDERGRASS, E. P.: Intrinsic circulation of the vertebral body. Amer. J. Roentgenol. 27, 818 (1932).

— — The extrinsic circulation of the vertebra. 5. Internat. Congr. Radiology, Chicago 1937.

— — Amer. J. Roentgenol. 42, 663 (1939).

WALKO, R.: Vertebra plana und das eosinophile Granulom. Magy. Radiol. 19, 359 (1967).

WALLER, J. B.: Twee niewe vormen van ronde ryggen op jengdigen leeftijd. Ned. T. Geneesk (1928).

WESTON, W. J., GOODSON, G. M.: Vertebra plana Calvé. J. Bone Jt Surg. B 41, 477—485 (1959).

WILLIS, T. A.: J. Bone Jt Surg. 31, 537 (1949).

ZANOLI, R.: Cifose congenite. Arch. Med. Chir. 5, 3—15 (1936).

Anhang: Artistenschäden an der Wirbelsäule

Starken Traumen, Mikrotraumen und Überlastungen ist die Wirbelsäule bei entsprechenden Übungen im Sport (Bodenturnen, Flick-Flack-Übungen) und in der Artistik ausgesetzt. Dabei treten auch gröbere nekrotische Veränderungen auf. Bekannt ist das Vorkommen von Wirbelsäulenschäden bei „Schlangenmenschen" („Kontorsionisten", „Plastikern") als beruflich bedingte Überlastungsschäden. Von derartigen „Kontorsionistenschäden" berichteten W. BRAUER und K. H. ÜBERSCHÄR.

Zu unterscheiden sind 2 funktionell verschiedene Arbeitsweisen: Die „Klischnigg"-Arbeit („Klischnigg" war der Name eines Artisten, der in der Mitte des 19. Jahrhunderts in Europa in einem Affenkostüm auftrat und für den NESTROY den Einakter „Affe und Bräutigam" als Gelegenheitsstück schrieb. Zit. nach W. BRAUER), die aus Darbietungen mit exzessiver Ventralflexion der Wirbelsäule besteht (Abb. 104) und die „Kautschuk"-

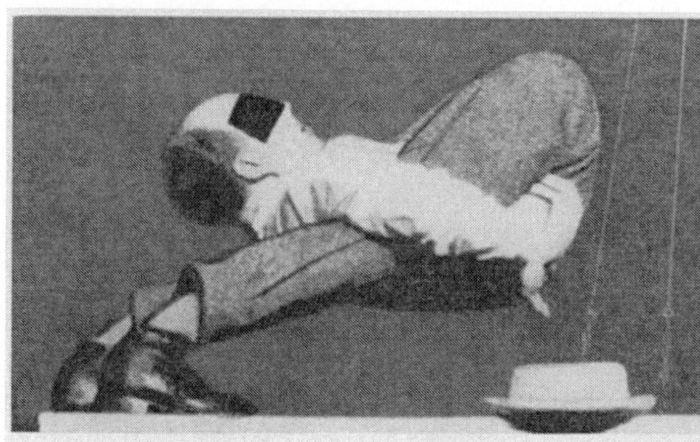

Abb. 104. „Klischnigg"-Kontorsionist bei der Arbeit. [Aus: BRAUER, W., Z. Orthop. **93** (1960); Photo: Weitzer, Berlin]

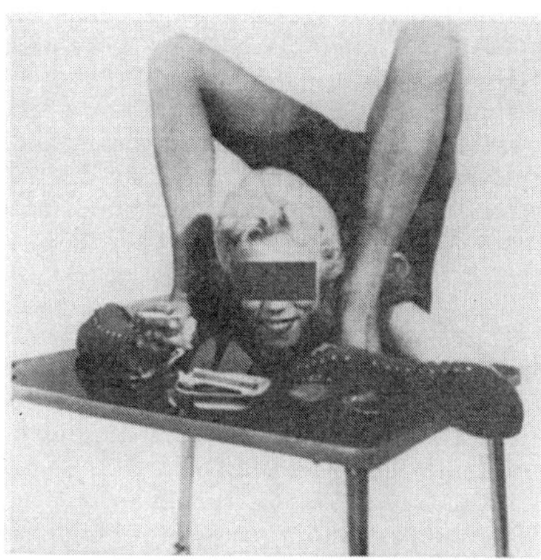
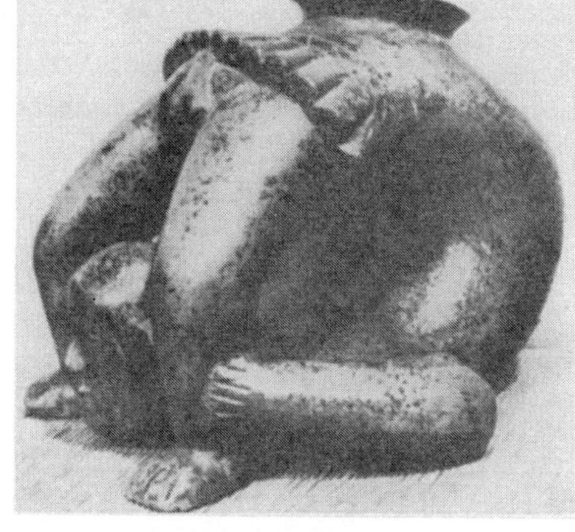

Abb. 105   Abb. 106

Abb. 105. „Kautschuk"-Kontorsionistin. Nekrotischer Wirbelherd bei L_5 (s. Abb. 108) und neurologische Störungen

Abb. 106. Kontorsionist, dargestellt in Form eines Keramikgefäßes aus der vorspanischen Zeit Mexikos. (Aus: GUTIERREZ, Image 1968, Hoffmann-La Roche)

Arbeit, bei der der Artist auf exzessive Dorsalflexion trainiert (Abb. 105 u. 106). Da letztere einen publikumswirksameren Effekt besitzt, wird sie von den „Schlangenmenschen" bevorzugt. Die Ausbildung beginnt schon im frühen Kindesalter (3. bis 4. Lebensjahr) und führt zu einer Dehnung des Bandapparates der Wirbelsäule und der Hüftgelenke (Ostasiaten sollen zu einer hochgradigen Hyperflexibilität der Hüftgelenke besonders veranlagt sein). Ein Trainingsbeginn in einem späteren Lebensalter birgt eine größere Schädigungsgefahr, wie z.B. der Fall von BRAUER und ÜBERSCHÄR zeigt, bei dem erst mit 12 Jahren mit der Ausbildung begonnen wurde. Ein mehrstündiges tägliches Training, aktives aber auch passives („Weichmachen"), intensive Vorbereitung vor der Schau und diese selbst verursachen neben gelegentlich einmaligen gröberen Traumen hauptsächlich Dauertraumen an allen Bestandteilen der Wirbelsäule, vornehmlich aber an der unteren Brustwirbelsäule und an der oberen Lendenwirbelsäule (Abb. 107). Nach den Mitteilungen von BRAUER ist das Auftreten eines Gibbus auch in diesen Fällen das erste Zeichen einer Bandscheibenschädigung. Diese verstärkt sich meistens im Laufe der Zeit und kann Herniierungen und neurologische Störungen zur Folge haben. Der Überdehnungszug führt zu Bänderdehnung, Bandscheibennekrose („Vakuumphänomen") mit Wirbelverschiebungen, zu Wirbelkörperkantenabtrennungen (bei „Kautschuk"-Arbeit am ventralen oberen Wirbelkörperrand, Zug des Lig. longit. ant.) und Randusuren an den Wirbelkörpern (ähnlich wie beim Morbus Scheuermann). Bei einem selbst beobachteten Fall bestand ein grubenartiger Defekt am vorderen unteren Anteil des Körpers von L/5, ausgehend von der Grundplatte. Das Krankheitsbild stand vor der Abtrennung der vorderen unteren Wirbelkörperkante (Abb. 108). Zu solchen Veränderungen am Wirbelkörper kommen Destruktionen, Frakturierungen, Sklerosierungen und Dislokationen an den Gelenkfortsätzen der Wirbel. Im späteren Lebensalter sind fast regelmäßig grobe Haltungsabweichungen der Wirbelsäule und ausgedehntere Spondylochondrosen anzutreffen. BRAUER fand auch, daß sich unter 8 „Kautschuk"-Kontorsionisten zwei mit Bogenspaltbildungen befanden (der eine hatte 2 doppelseitige Spondylolysen an der Lendenwirbelsäule, der andere sogar 4 mit einer Spondylolysthesis des 5. Lendenwirbelkörpers). BRAUER denkt hier an eine traumatische Genese der Spondylolyse im Sinne der Bildung von Umbauzonen und Dauerbrüchen.

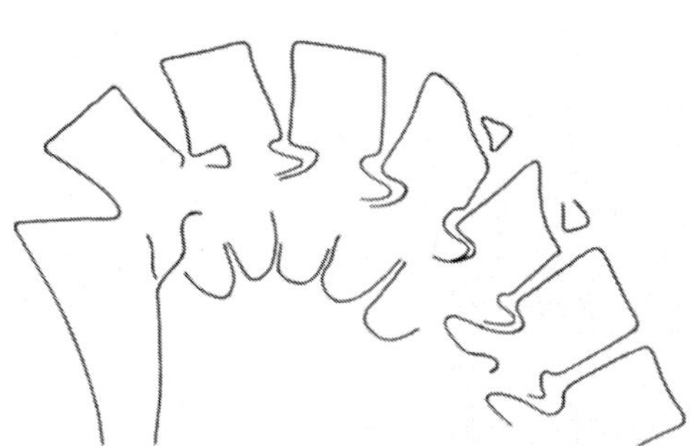

Abb. 107. Schematische Nachzeichnung der Lendenwirbelsäule einer „Kautschuk"-Kontorsionistin in maximaler Dorsalflexion. Erhebliche ventrale Wirbelkörperkantenschäden an L_1 und L_2. (BRAUER, W., UEBERSCHÄR, K. H.)

Abb. 108. Nekrose-Herd im unteren vorderen Abschnitt des Körpers von L_5 bei einem „Schlangenmenschen" (28jähr. ♀, Abb. 105), („Kautschuk"-Arbeit). (Fall von A. SOLLMANN)

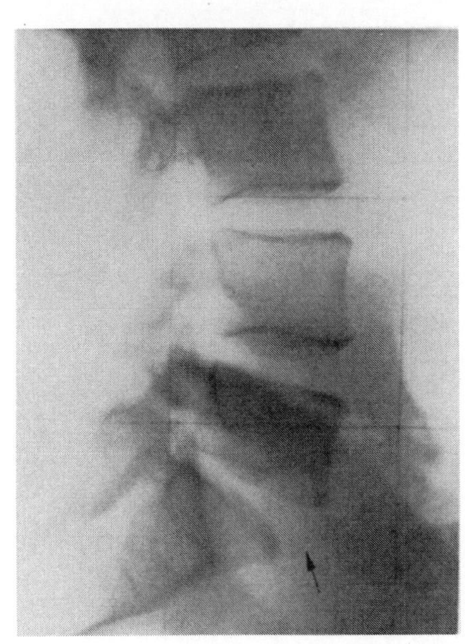

Abb. 108

Weniger bekannt geworden sind grobe Wirbelsäulenschäden bei „Klischnigg"-Kontorsionisten. Unter den Fällen BRAUERs standen im Vordergrund Bandscheibenschäden, über welche es schließlich am Wirbelkörper zu Deckplattenusuren und Kantenabscherungen gekommen war. Nach BRAUER (persönliche Mitteilung) spielen neben den von SCHMORL angegebenen Momenten wahrscheinlich aseptische Nekrosen (abortive Knochenkerne) eine entscheidende Rolle. Dafür spreche die Diskrepanz der Untersuchungsbefunde bei den einzelnen Artisten. Auf das Auftreten vorzeitiger Bandscheibenschäden bei Schlangenmenschen und einer vertebralen Dekompensation beim Sport weisen auch KRAYENBÜHL, WYSS und ULRICH hin.

Literatur zu D. I. (Anhang: Artistenschäden an der Wirbelsäule)

BRAUER, W.: Beitrag zur Kasuistik der Kontorsionsschäden. Z. Orthop. 86, 140 (1953).
— Röntgenkongr. der DDR. Leipzig-Berlin: Akademie-Verlag 1955.
— Artistik 1, 2 (1955).
— Zur Ätiologie der juvenilen Kyphose (M. Scheuermann). Fortschr. Röntgenstr. 83, 839 (1955).
— Kontorsionsschäden bei „Kautschuk-Artisten". Z. ärztl. Fortbild. 53, 570 (1959).
— Wirbelsäulenschäden bei „Klischnigg"-Kontorsionisten. Z. Orthop. 93, 46 (1960).
BRAUER, W.: Ein Beitrag zur Ätiologie der Spondylosen. Beitr. Orthop. Traum. 7/8 (1960).
— Wirbelsäulenschäden bei Kontorsionisten. Medizin u. Sport 7, 33 (1967).
— ÜBERSCHÄR, K. H.: Ein Kontorsionistenschaden. Fortschr. Röntgenstr. 79, 524 (1953).
GUTIÉRREZ TONATIUH: Mexikanischer Sport in vorspanischer Zeit. Image 3, 19 (1968). (Z. der Fa. Hoffmann-La Roche.)
KRAYENBÜHL, H., WYSS, TH., ULRICH, S. P.: Bandscheibenschäden durch Leibesübungen und ihre Verhütung. Sportarzt u. Sportmedizin 18 (3), 92 (1967).

II. Kreuzbein

Osteochondrosis am Os sacrum

Wenig bekannt ist das Vorkommen von Epi-(Apo-)physen am Rande der Massa lateralis des Kreuzbeines. Von röntgenologischer Seite wurden auf die Apophysenkerne erstmals von GRASHEY, REISNER und SAUPE aufmerksam gemacht, R. LÖHR und später W. DIHLMANN haben sich mit diesen Apophysen näher befaßt. Die dünne längliche Form der Knochenkerne hat zur Folge, daß ihr Schatten in den mannigfaltigen Kontrasten der Kreuzbein-Darmbeingelenke meistens unerkannt bleibt. Noch weniger bekannt ist auch das Vorkommen einer aseptischen Osteonekrose an diesen Apophysen, das vermutlich häufiger ist, als bis jetzt beschrieben worden ist. Als erste berichteten darüber ROGERS und CLEAVES 1935.

a) Synonyme

Aseptische Nekrose der lateralen Sacrumapophyse; sacro-iliacale Osteochondritis; Osteochondritis am Os sacrum; Osteochondrose, Apophysitis, Epiphysitis am Kreuzbein-Darmbeingelenk.

b) Kasuistik

INGELRANS (1950) beschreibt 6 Fälle bei Jugendlichen beiderlei Geschlechts (11 bis 21 Jahre alt), die ein Krankheitsbild aufweisen, das dem von ROGERS und CLEAVES beschriebenen glich.

Sogar (spärliche) histologische Befunde werden mitgeteilt (BONNARD und DRIESSENS), die nach Ansicht des Autors im Sinne einer Osteochondritis verwertbar sind. Eine Tuberkulose konnte ausgeschlossen werden. Ausheilung trat nach Ruhigstellung ein.

Im deutschen Schrifttum hat DIHLMANN (1965) auf dieses Krankheitsbild im Rahmen seiner ausführlichen Abhandlung über das Kreuzbein-Darmbeingelenk hingewiesen. Auch er bringt das Röntgenbild einer solchen Apophysitis, das auf der Abb. 109 wiedergegeben ist.

Die Krankheit tritt bei Jugendlichen auf, wenn die Kernverschmelzung an der Apophyse noch nicht erfolgt ist.

c) Röntgenbefund

Röntgenologisch zeigen sich an der Apophyse, die das Randgebiet der Facies auricularis an der Massa lateralis des Kreuzbeines bildet, eine unregelmäßige und unscharfe Kontur, der Apophysenkern ist fragmentiert und stellenweise auch kondensiert. Ein gleichzeitiges Vorkommen dieser Osteochondritis am Sacrum mit aseptischen Nekrosen an anderen Körperstellen erscheint durchaus möglich. Im Falle von DIHLMANN bestand zugleich ein Morbus Scheuermann an der Brustwirbelsäule.

d) Zur Klinik

Schmerzen im Kreuzbeinbereich, die sich im Laufe des Tages verstärken, nachts oder sonst im Liegen wieder abklingen. Die klinischen Erscheinungen einer Entzündung sind meistens nicht gegeben.

e) Ätiologie

Sie ist wahrscheinlich ebenso problematisch wie die der anderen juvenilen aseptischen Osteonekrosen. Im Vordergrund steht die Annahme einer Überlastung der Kreuzbein-Darmbeingegend (Überanstrengung, primäre und sekundäre Störungen der Beckenstatik und -mechanik). (s. a. 'Statik des Beckens' und 'Symphyse', S. 140 sowie 'Osteochondrosis ischiopubica', S. 152).

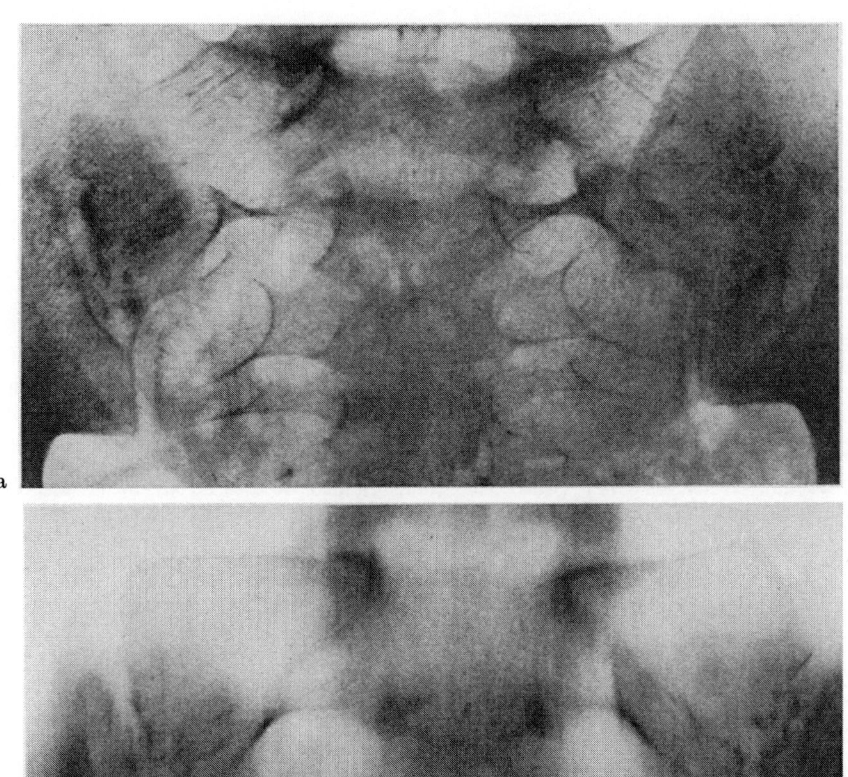

Abb. 109a u. b. Aseptische Osteochondrosis (sog. Osteochondritis sacri) der lateralen Sacrumapophyse rechts und links (16jähr. ♂). Summationsaufnahme (a) und Tomogramm (b) (W. DIHLMANN)

f) Aufnahmetechnik

Apophysen, isolierte Knochenbildungen, Randdestruktionen können am Kreuzbein-Darmbeingelenk nicht selten durch eine tangential-longitudinale Strahlenrichtung (bei leicht aufgestelltem Becken) erfaßt werden. Eine spezielle „Spaltenaufnahme" wurde von Akos v. KOVÁCZ, BRIDGMAN und CORNWELL angegeben. Zur Ergänzung der v.d. Aufnahme ist oft die einfache d.v. Aufnahme sehr dienlich (BARSONY, LEICHNER-WEIL und VACZÓ).

g) Differentialdiagnose

Wichtig ist die Differenzierung dieses Krankheitsbildes gegenüber Variationen der Entwicklung und Ossifikation der lateralen Kreuzbein-Apo-(Epi-)physe.

α) Variationen der Entwicklung und Ossifikation der lateralen Kreuzbein-Apo-(Epi-)physe

Zwischen dem 16. und 20. Lebensjahr erscheint der längliche Apophysenkern in der Pars lateralis des Sacrum. Es bilden sich zu jeder Seite 2 flache, unregelmäßige, längliche Kerne, von denen der obere dem ersten und zweiten Kreuzbeinwirbel, der untere dem 3., 4. und 5. Kreuzbeinwirbel seitlich anliegt (Abb. 110 und 111). Die Kernmasse kann mehrfach unterteilt sein. Am cranialen Ende geht der Schatten der Apophyse häufig in das Sacrum über. Hier erfolgt die knöcherne Verschmelzung also schon frühzeitig (DIHLMANN). Das untere Ende der Apophyse verschmilzt erst mit zunehmender Verknöcherung. Die Knochenkerne zeigen manchmal ein unterschiedliches Wachstum. In diesen Stellen kann

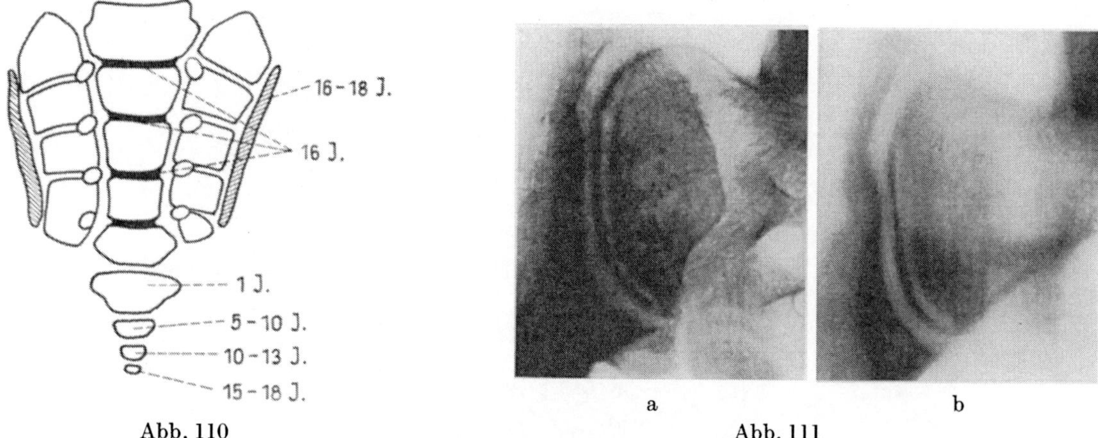

Abb. 110   Abb. 111

Abb. 110. Entwicklung des Kreuz- und Steißbeines (nach Schinz u. Mitarb., Girdany und Golden. Aus: Groskopff und Tischendorf: „Das normale menschliche Skelet . . .“, Edition Leipzig, 1964). Seitlich angelagert ist die laterale Sacrumapophyse; Unterteilungen sind nicht selten

Abb. 111a u. b. Apophyse der Pars lateralis des Kreuzbeines beiderseits (20jähr. ♂). Normaler Befund. a Übersichtsaufnahme. b Tomogramm in 6 cm Schichttiefe (W. Dihlmann)

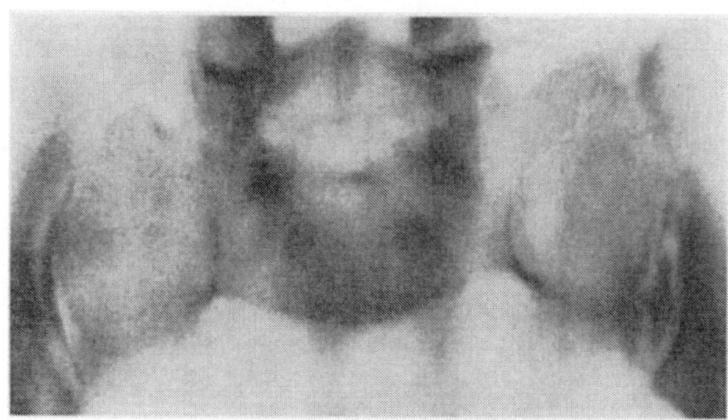

Abb. 112. Asymmetrische Apophyse der rechten und linken Pars lateralis des Os sacrum, kein pathologischer Befund (17jähr. ♂). Tomogramm. (W. Dihlmann)

die Apophyse ebenso wie das unmittelbar benachbarte Sacrum unregelmäßig geformt sein. Auch Asymmetrien zur anderen Seite kommen vor (Abb. 112). Es besteht damit eine gewisse Parallele mit der Verknöcherung anderer Apophysen, z.B. mit der am Calcaneus. Die Schattendichte der verknöchernden Apophyse ist größer als diejenige der benachbarten Sacrumteile (Dihlmann). Bei Entwicklungsstörungen können Teile der Sacrumapophyse isoliert verknöchern, so daß der Rand am Röntgenbild scheinbar einen muldenförmigen „Defekt“ aufweist. Am gegenüberliegenden Randgebiet des Darmbeines ist keine Apophyse angelegt. Hier kommt es zur Bildung einer subchondralen Ossifikationszone, so daß beim Zusammentreffen mit den erwähnten Entwicklungsstörungen Bilder entstehen können, die mit entzündlichen Usuren Ähnlichkeit haben. Dihlmann bringt auch das Bild einer Kernpersistenz (Abb. 113), ja sogar das eines dislozierten persistierenden Apophysenkernes, ein Befund, der praktisch dem einer Osteochondrosis dissecans gleicht (Abb. 541, S. 666).

Mit vollendetem Knochenwachstum verschwindet auch der knorpelige Spalt zwischen der Apophyse und der Hauptmasse des Kreuzbeines. Der laterale apophysäre Rand ist gedeckt vom Gelenkknorpel, der dicker ist als auf der am Os ilium. Der Gelenkspalt hat im Alter des Auftretens der Apophyse und bei Erwachsenen an den anterior-posterioren

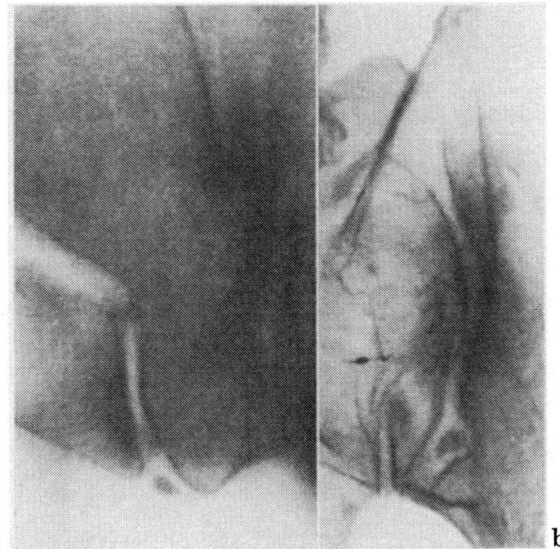

Abb. 113a u. b. Persistierender Teil der iliacalen Ossifikationszone am Kreuzbein-Darmbeingelenk. a 45jähriger
Mann; b 58jähriger Mann. (W. DIHLMANN: Fortschr. Röntgenstr. 101)

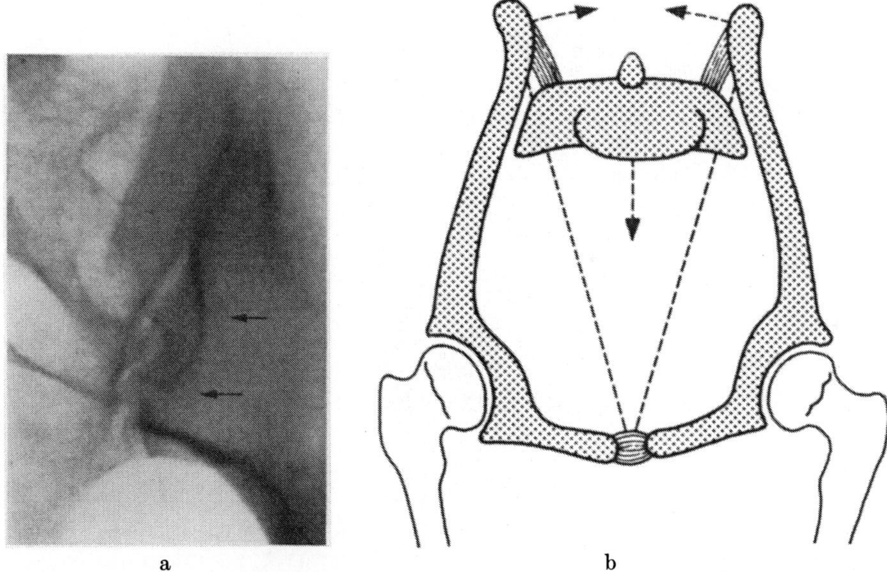

Abb. 114. a Anlagebedingte Kerben- und Muldenbildung am Sacro-iliacalgelenk (encoche sacrée) (21jähr. ♀).
b Das Kreuzbein ist als umgekehrter Schlußstein im Beckenring aufgehängt. Belastung bewirkt Straffung
der dorsalen Bänder und damit festeres Aufeinanderpressen der Gelenkflächen (KAMIETH u. REINHARDT)

Röntgenaufnahmen etwa die Breite von 3 mm. Im Wachstumsalter kann er etwas breiter
und auch flachwellig geformt sein. Der Befund eines normalen Apophysensaumes an der
Massa lateralis des Kreuzbeines wird als solcher erhärtet, wenn er doppelseitig vorkommt.
Es ist auch noch darauf hinzuweisen, daß es akzessorische Gelenkspalten am Sacro-
iliacalgelenk gibt (HADLEY). Ferner kommen am sacralen wie iliacalen Rand Kerben und
Stufenbildungen vor, besonders am unteren Rande des Gelenkabschnittes, die praktisch
belanglos sind (z. B. die Erscheinung des „encoche sacrée"). Es handelt sich bei diesen um
die Folge einer geringen Assimilationsstörung des Sacrum, also um eine entwicklungsbedingte Kerbenbildung am Kreuzbein, an die sich der korrespondierende Rand des Os
ilium adaptiert hat (DIHLMANN) (Abb. 114).

β) Arthrotische Veränderungen

Sehr häufig kommen an der Articulatio sacro-iliaca arthrotische Veränderungen vor in Gestalt von Verknöcherungen, Verkalkungen, Zacken (Abstützungszacken), Abkammerungen von nekrotischem Material. Auch auf den nicht seltenen „Sulcus paragenoidalis" am unteren Rande des Gelenkes wird hingewiesen. Degenerativ entstandene Randmulden sind meistens flach und auch sklerotisch demarkiert. Der Gelenkspalt kann gelockert sein (degenerative Gefügelockerung). Gröbere degenerative Veränderungen an den Sacroiliacalgelenken können auch vergescllschaftet sein mit ebensolchen Veränderungen an der Symphyse. Wahrscheinlich haben diese infolge Lockerung des Beckenringes sogar eine ursächliche Bedeutung für die Arthrose der Kreuzbeingelenke. Nach KAMIETH und REINHARDT soll nämlich eine Belastung des Beckenringes zu einer Straffung der dorsalen Kreuzbeinbänder führen und dadurch die ilio-sacralen Gelenkflächen fester aufeinanderpressen, was bei gelockerter Symphyse zu unphysiologischen Einwirkungen führe (Abb. 114b, s. auch S. 134).

γ) Umschriebene Kondensierungen

Umschriebene Kondensierungen am beidseitigen Rande der Kreuzbein-Darmbeingelenke sind nach DIHLMANN meistens örtliche *Überlastungsfolgen.* Im Rahmen dieser treten metaplastisch Verknöcherungen an Ansatzzellen des Bandapparates auf, auch können höckerförmige metaplastische Verknöcherungen entstehen, die sogar den Gelenkspalt überbrücken. Derartige Brücken sowie streifige Ausläufer in den Knochen hinein lassen nach DIHLMANN eine Unterscheidung gegen die Ostitis condensans zu, die sehr ähnlich aussieht. Sehr wahrscheinlich gehören hier auch W. SCHUBERTs Beobachtungen eingereiht, der verhältnismäßig häufig bei Patienten, die statische Abweichungen am Beckenring hatten (Coxarthrosen, Skoliosen, Gravidität, Adipositas u.a.), derartige Verdichtungen an den Kreuzbein-Darmbeingelenken fand, die er allerdings für Zeichen einer Ostitis condensans hielt.

δ) Infektiöse Erkrankungen

Nicht selten ist das Kreuzbein-Darmbeingelenk von infektiösen Erkrankungen befallen. Bei der Tuberkulose wird kein Gelenkbestandteil geschont, sie führt zur Usurierung des Knorpels und des Knochens sowohl auf der Seite des Sacrums wie des Iliums.

Beim Morbus Bechterew, der sich schon im Frühstadium am Kreuzbein-Darmbeingelenk manifestiert, kommt es meist zu Destruktionen und später zur Synostose. Als Frühzeichen des Morbus Bechterew am Sacro-Iliacalgelenk sind nach DIHLMANN zu beobachten: Zarte Konturunregelmäßigkeiten, Konturdefekte mit Pseudoerweiterung des Gelenkspaltes, rundliche Aufhellungen in perlschnurartiger Anordnung (selten auch mit kleinen zentralen Sequestern), wolkige Sklerosierungen (oft in Gestalt kugeliger Verdichtungen längs des Gelenkspalts), Pseudoverbreiterung des Gelenkspaltes infolge einer subchondralen bandförmigen Knochenatrophie (Abb. 115). Die Unterscheidung zwischen der Osteochondritis sacri und den Bechterew-Frühveränderungen an den Kreuzbein-Darmbeingelenken ist vor allem aus therapeutischen Gründen wichtig, denn die Osteochondritis sacri erfordert Immobilisation, während bei der Bechterewschen Erkrankung gerade die Bewegungstherapie im Verein mit antiphlogistischen Maßnahmen dem zur Verknöcherung führenden Prozeß entgegenwirkt (DIHLMANN). (Klinisch wichtige Zeichen bei M. Bechterew: Nächtliche oder morgendliche Kreuzbein-Sitzbein-Rückenschmerzen und Steifheit, entzündliche Serum-Eiweißveränderungen, gute Reaktion auf Phenylbutazon, männliche Patienten im 3. und 4. Lebensjahrzehnt.) Übrigens wird beim M. Bechterew (Marie-Strümpell-Arthritis) auch eine Rückbildung der Kondensierungen und Durchstrukturierung am Os ilium beobachtet (SHIPP und HAGGART, BAKER, COONRAD, REEVES und HOYT).

Hingewiesen sei auch noch auf die nicht seltene Beteiligung des Kreuzbein-Darmbeingelenkes am Geschehen der primären Polyarthritis rheumatica sowie der akuten und chronischen (sekundären) Polyarthritis rheumatica.

ε) *Iliitis condensans* (= Ostitis condensans ossis ilii)

Bei der Iliitis condensans (I.c.) (SICARD, GALLY und HAGUENAU, 1926) entstehen zu beiden Seiten des Ilio-sacralgelenks großflächige, eckige Verdichtungs-Areale (Abb. 116) im Gegensatz zu den kleineren, mehr rundlichen Verdichtungen beim initialen M. Bechterew.

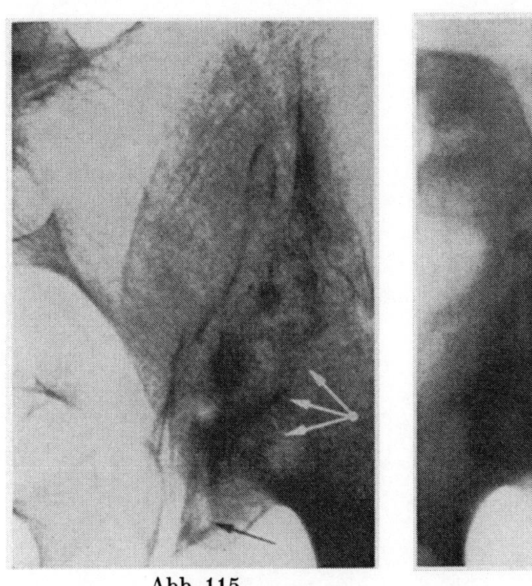

Abb. 115   Abb. 116

Abb. 115. Sehr früher Morbus Bechterew. Kugelige Aufhellungen und Verdichtungen am Sacro-iliacalgelenk. Beginnende subchondrale Knochenatrophie und unscharfe Iliumkontur am unteren Spaltbereich (Vorläufer der Pseudoerweiterung). (Abgeleitet aus klinischem und röntgenologischem Befund.) (W. DIHLMANN)

Abb. 116. Ostitis condensans ossis ilii. Dreieckiger Verdichtungsbezirk (37jähr. ♀)

Ätiologisch werden Entzündung, Trauma, Kapselbandüberlastungsschaden bei der Gravidität u. a. angenommen. SHIPP und HAGGART (1950) halten die I.c.I.c. für eine Folge eines langdauernden abnormen Beanspruchungsdruckes des Gelenkes, der zu einer überstarken Osteoblastentätigkeit (vereinzelt auch zur Bildung kleiner Osteoclastenhaufen) führt. Mechanisch spiele auch eine Rolle die Besonderheit einer rotierenden Krafteinwirkung auf das Kreuzbein, deren Achse etwa in Höhe des zweiten Kreuzbeinwirbels liegt und auch an der auriculären Gelenkfläche des Darmbeines wirksam wird (Abb. 117). (S. a. die oben erwähnte, statisch bedingte Ostitis condensans von W. SCHUBERT.) Nach HELLNER, BROCHER und DIHLMANN handelt es sich bei der Iliitis condensans um eine vieldeutige Röntgenerscheinung. Auf ein ähnliches Bild wie die Ostitis condensans machen DIHLMANN und SCHULER erstmals aufmerksam, für das folgende Bezeichnungen gebraucht werden: Umschriebene, primär ossifizierende, nicht ankylosierende Iliosacralarthritis oder Sacroiliitis circumscripta (Abb. 118 und 119). Es kommt bei dieser Krankheit zu einer umschriebenen, mehr kleinherdigen Verdichtung am Rande des Sacroiliacalgelenkes, ohne daß eine Ankylosierung erfolgt. Der Prozeß breitet sich dem Gelenkspalt entlang aus. Gelegentlich liegt zentral ein kleiner Aufhellungsbezirk, der einen kleinen Sequester enthalten kann. Ätiologisch wird meistens eine unklare entzündliche Erkrankung angenommen (3 bioptisch gesicherte Fälle). Therapeutisch wird bei älteren Patienten Entzündungsbestrahlung empfohlen.

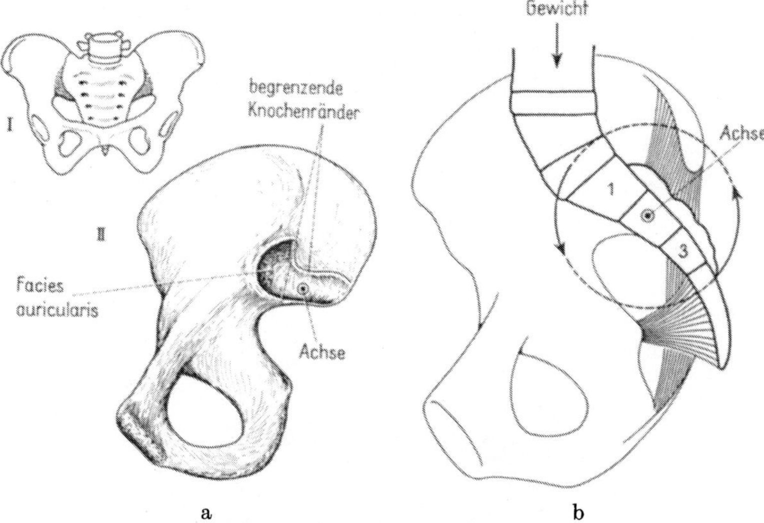

Abb. 117a u. b. Lage der Rotationsachse im Kreuzbein (sie trifft die auriculäre Gelenkfläche der Darmbeine).
(SHIPP und HAGGART)

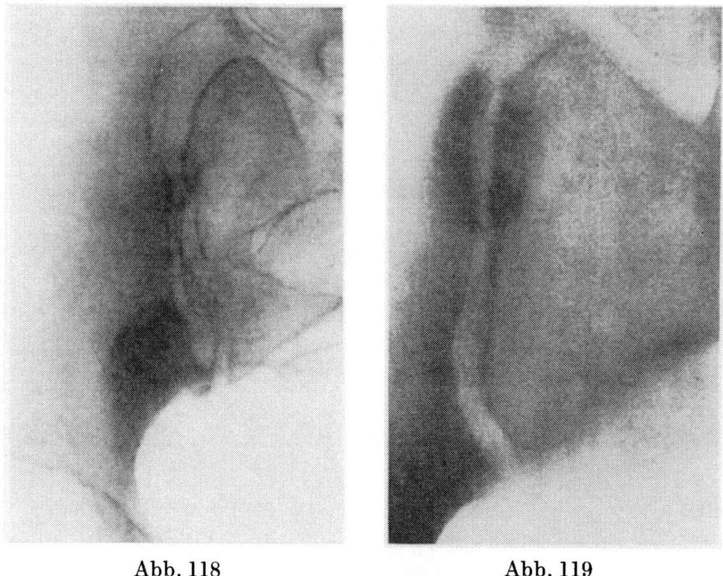

Abb. 118   Abb. 119
Abb. 118. Sacroiliitis circumscripta (57jähr. ♀)

Abb. 119. Sacroiliitis circumscripta, bioptisch untersucht (♀, geb. 1928). [Fall von W. DIHLMANN: Z. Rheumaforsch. **24**, 125 (1965)]

Persistierende Apophysenteile von der Pars lateralis des Kreuzbeines sollten nicht mit
einer entzündlichen Sequesterbildung oder mit Osteochondrosis dissecans verwechselt
werden. Bei allen entzündlichen Erkrankungen kommt dem klinischen Befund eine entscheidende Rolle in der Abgrenzung gegenüber der Apophysen-Nekrose zu.

ζ) Endokrine Einflüsse

Endokrine Einflüsse auf die Kreuzbein-Darmbeingelenke und die Symphyse während
des Menstruationscyclus und der Gravidität sind bekannt (SNELLING, HENLE, MARTIUS,

VON MASSENBACH u. a.). Ferner sei an die endokrine Osteo-arthritis erinnert, die im Klimakterium auftritt (manchmal aber auch schon früher), destruierende Veränderungen intra- und periartikulär verursacht und die Spongiosa demineralisiert (s. UMBER, MUNK). Es handelt sich um Lockerungsvorgänge an den Beckenverbindungen, bei deren Entstehen vor allem die oestrogenen Hormone und das Relaxin mitwirken (MARTIUS, MÖHLE, HASLHOFER, v. MASSENBACH, PUCK und HÜBNER, HISAW, FRIEDEN, HALL u.a.).

η) Generalisierte Dysostosen

Bei generalisierten Dysostosen, deren Veränderungen hauptsächlich an den Hüftgelenken, Kniegelenken, an der Wirbelsäule anzutreffen sind, können auch an den Kreuzbein-Darmbeingelenken osteochondrotische Nekrosen vorkommen, und zwar an der sacralen wie an der ilialen Begrenzung. Während die Konturen der unmittelbaren Randgebiete

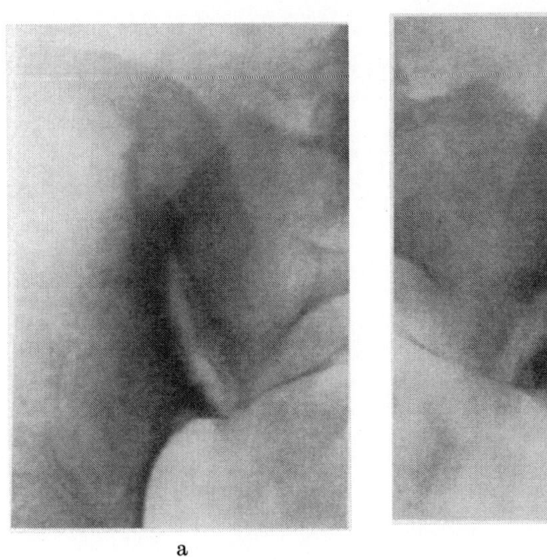

a					b

Abb. 120a u. b.. Osteo-chondronekrosen an den Ileosacralgelenken bei allgemeiner konstitutioneller Osteochondrodysplasie (24jähr. ♀)

der Knochen unscharf aufgerauht und aufgefasert erscheinen, schließt sich gegen das Knocheninnere zu eine Zone von sklerosiertem Knochen an. Der Gelenkspalt sieht erheblich verbreitert aus. Im Falle der Abb. 120 (24jährige Frau) waren neben den iliosacralen Gelenken auch die Wirbelsäule, die Symphyse und die Kniegelenke stärker verändert; letztere in Form einer Osteochondrosis dissecans. Das ganze Skelet war dysplastisch.

ϑ) Chronische Arthritiden am Sacroiliacalgelenk (Einteilung nach INGELRANS)

Einteilung der chronischen Arthritiden am Sacro-iliacalgelenk nach INGELRANS, wobei er sich bewußt ist, daß manche in ihrer Natur rätselhaft bleiben:

I. Mechanisch bedingte
   a) durch Traumen, Mikrotraumen, begünstigt durch Deformitäten (Überlastung);
   b) durch Erschlaffung des Gelenkkapsel-Bandapparates: Konstitutionell, in der Gravidität und nach einer Schwangerschaft.
II. Osteochondritiden (aseptische).
III. Infektiöse Arthritiden: spezifische, unspezifische.
IV. Parasitäre Sacro-Coxitis: z.B. Echinococcus.

Hinzuweisen ist hier auf die Untersuchungen über die Sacroiliacalgelenke durch K. MAIER und auf die Arbeiten von COHEN, McNEILL, CALKINS, SHARP und SCHUBART.

III. Steißbein

Osteonekrosis am Os coccygis

Einen „dichten" Knochenkern am Platze vom Os coccygis II bei einem 7jährigen Jungen sah RAF VAN DRIESSCHE. Es bestanden seit 8 Monaten leicht zunehmende Beschwerden und später Schmerzen am unteren Rande vom Os sacrum, besonders im Sitzen und beim Stuhlgang. Bei Palpation war die Spitze des Steißbeines druckempfindlich. Die Laboratoriumsuntersuchungen ergaben negative Befunde. Die histologische Untersuchung eines excidierten Knochenstückchens ergab keine Anzeichen einer Fraktur, keine abgestorbenen Zellen, keine systematisch gerichteten Spongiosabälkchen, keine Zeichen von Infektion. RAF VAN DRIESSCHE hält das Vorliegen einer traumatischen Nekrose hier nicht für ausgeschlossen, es fehlt aber in der Anamnese ein Trauma. Auch hält er eine sog. aseptische Nekrose für möglich, einen nicht entwickelten Wirbelkern für am wahrscheinlichsten.

Literatur zu D. II. und D. III. (Kreuzbein und Steißbein)

BAKER, L. D.: Rhizomelic spondylosis. Orthopaedic and roentgen therapy. J. Bone Jt Surg. **24**, 827—830 (1942).

— COONRAD, R. W., REEVES, R. J., HOYT, W. A., JR.: Marie-Strümpell-Arthritis. J. Bone Jt Surg. A **32**, 848 (1950).

BARSONY, TH.: Über eine typische Form der lumbosacralen Osteochondropathie. Fortschr. Röntgenstr. **38** (1), 92—96 (1928).

— POLGAR, F.: Ostitis condensans ilii — ein bisher noch nicht beschriebenes Krankheitsbild. Fortschr. Röntgenstr. **37**, 663—669 (1928).

BERENT, F.: Beiträge zur Pathologie der Kreuzdarmbeinfugen. Arch. orthop. Unfall-Chir. **32**, 642—646 (1933).

BRIDGMAN, CORNWELL: Med. Radiogr. Photogr. **29**, 78 (1953).

CASTEN, G. G., BOUCEK, R. J.: Use of relaxin in the treatment of scleroderma. J. Amer. med. Ass. **166**, 319—324 (1958).

COHEN, A. S., MALCOLM, J., MC. NEILL, CALKINS, E., SHARP, J. T., SCHUBART, A.: The "normal" sacroiliac joint. Analysis of 88 sacroiliac roentgenograms. Amer. J. Roentgenol. **100**, 559—563 (1967).

DIETHELM, L.: Zur Kenntnis der Entwicklungsgeschichte der Wirbelsäule und der Wirbelkörperfehlbildungen. Fortschr. Röntgenstr. **69**, 143 (1944).

DIHLMANN, W.: Röntgendiagnostische Studien an den Kreuzbeindarmbeingelenken. I. Degenerative Veränderungen. Fortschr. Röntgenstr. **96**, 812 (1962).

— Die Diagnostik des sehr frühen Morbus Bechterew. Fortschr. Röntgenstr. **97**, 716 (1962).

— Typische Überlastungsschäden der vorderen iliosacralen Gelenkkapsel und ihrer Bänder. Fortschr. Röntgenstr. **99**, 667 (1963).

— Entwicklungsstörungen der Kreuzbeindarmbeingelenke. Fortschr. Röntgenstr. **101**, 285 (1965).

DRIESSCHE, R. VAN: Ein seltener Befund am Steißbein. Fortschr. Röntgenstr. **88** (1958).

EYMER, H., LANG, F. J.: Arch. Gynäk. **137**, 886 (1929).

FERGUSON, A. B.: Roentgen-diagnosis of the extremities and spine . . ., 2. ed. New York: Paul B. Hoeber 1949.

FORESTIER, J.: The importance of sacro-iliac changes in the early diagnosis of ankylosing spondylarthritis. Marie - Strümpell - Bechterew disease. Radiology **33**, 389—402 (1939).

GIRDANY, B., GOLDEN, R.: Centers of ossification of the skeleton. Amer. J. Roentgenol. **68**, 922 (1952).

GRANT, J. C. B.: A method of anatomy, 2. ed. Baltimore: Williams & Wilkins Co. 1940.

HADLEY, L.: Radiology **55**, 403 (1950).

HAPPEL, P.: Das Sacroiliacalgelenk im Röntgenbild. Arch. orthop. Unfall-Chir. **20**, 576 (1922).

HARE, H. F., HAGGART, G. E.: Osteitis condensans ilii. J. Amer. med. Ass. **128**, 723—772 (1945).

HASLHOFER, L.: Zbl. Gynäk. 2317 (1930).

— Arch. Gynäk. **147**, 169, 229 (1931).

HELLNER, H.: Entzündungen des Iliosakralgelenkes. Med. Klin. **54**, 573—590 (1959).

HENLE, F.: Handbuch der systematischen Anatomie des Menschen, 3. Aufl. Braunschweig 1871.

HISAW, F. L.: Proc. Soc. exp. Biol. (N.Y.) **23**, 661 (1926).

INGELRANS, P.: Formes chirurgicales des arthralgies et arthrites sacro-iliagues non tuberculeuses. Rev. Rhum. **17**, 387 (1950).

JANKER, R.: Fraktur oder Ossifikationsstörung an der Sitzbein-Schambeingrenze? Röntgenpraxis **2**, 501 (1930).

KAMIETH, H.: Die Mechanik der Beckenringlockerung und ihre statischen Rückwirkungen auf die Wirbelsäule. Fortschr. Röntgenstr. **87**, 499—511 (1957).

— Distorsionen der Iliosacralgelenke (IS) in der Chiropraktik. Fortschr. Röntgenstr. **89**, 339—345 (1958).

— Geburtraumen des Beckenringes vom Standpunkt des Röntgenologen. Fortschr. Röntgenstr. **89**, 694—701 (1958).

— Eine posttraumatische Beckenringlockerung. Z. Orthop. **90**, 226 (1958).

— Die Beckenringlockerung: Aufnahmetechnik und Beurteilung. Hippokrates (Stuttg.) **29**, 372—376 (1959).

— Ossifikationsstörungen an der Symphyse und den Iliosacralgelenken. Z. Orthop. **91**, 297—303 (1959).

KOVÁCZ, A. v.: Röntgenpraxis **7**, 11/763 (1935).

LEICHNER-WEIL, S., VACZÓ, G.: Die Darstellung des Sacroiliacalspaltes auf Röntgenaufnahmen in dorso-ventraler Strahlenrichtung. Röntgenpraxis 18, 170 (1965).

LÖHR, R.: Epiphysenkerne der Massae laterales des Kreuzbeins. Röntgenpraxis 7, 642 (1935).

MAIER, K.: Röntgenanatomische Untersuchungen an Sacroiliacal-Gelenken. Fortschr. Med. 85, 943—946 (1967).

MARTIUS, H., MASSENBACH, W. v.: Tagg Nordwestdtsch. Ges. Gynäk. 1938. Zit. nach v. MASSENBACH 1938.

MASSENBACH, W. v.: Untersuchungen über die Beweglichkeit der Schamfugenverbindung in und außerhalb der Schwangerschaft. Inaug.-Diss. Göttingen 1933.

— Zbl. Gynäk. 1938, 2422.

MUNK, F.: Über Pathologie, Diagnostik und Therapie der chronischen Gelenkerkrankungen. Med. Klin. 1924, 135, 171, 204; ferner Dtsch. med. Wschr. 51 (1925).

PUCK, A., HÜBNER, K. A.: Die Wirkungen des Oestriols auf Uterus und Vagina des Kaninchens und Meerschweinchens und auf die Symphyse des Meerschweinchens. Acta endocr. (Kbh.) 22, 3, 191—202 (1956).

PUTSCHAR, W.: Entwicklung, Wachstum und Pathologie der Beckenverbindungen des Menschen. Jena: G. Fischer 1931.

REISNER: Fortschr. Röntgenstr. 44, 732 (1931).

RENDICH, R. A., SHAPIRO, A. V.: Osteitis condensans ilii. J. Bone Jt Surg. 18, 899—908 (1936).

ROGERS, M. H., CLEAVES, E. N.: The adolescent sacroiliac joint syndrome. J. Bone Jt Surg. 17, 759 (1935).

SAUPE, E.: Über einige seltene Röntgenbefunde. Röntgenpraxis 4, 435 (1932).

SCHINZ, BAENSCH, FRIEDL: Lehrbuch der Röntgendiagnostik. Stuttgart: G. Thieme 1952.

SCHUBERT, W.: Ein Beitrag zur Ostitis condensans ilii. Z. Orthop. 100, 325 (1965).

SHIPP, F. L., HAGGART, G. E.: Further experience in the management of osteitis condensans ilii. J. Bone Jt Surg. A 32, 841 (1950).

SICARD, GALLY, HAGUENAU, J.: Ostéites condensantes, à étiologie inconnue. J. Radiol. Électrol. 10, 503—507 (1926).

SNELLING, F. G.: Amer. J. Obstet. 2, 561 (1870).

UMBER: Die endokrine Periarthritis. Dtsch. med. Wschr. (1926).

VOLKERT, R.: Z. Orthop. 80, 146 (1950/51).

WILLIS, T. A.: Sacro-iliac arthritis. Surg. Gynec. Obstet. 57, 147 (1933).

ZIMMER, E. A.: Grenzen des Normalen und Anfänge des Pathologischen . . . Stuttgart: G. Thieme 1967.

E. Übriges Becken

I. Symphyse und Nachbarschaft

1. Osteochondronekrose der Symphyse

a) Synonyme

Osteochondro-nekrosis symphysis, Osteitis pubis, Ostitis pubis, Osteochondrosis pubis (pubica), Osteochondritis pubis, Osteoarthropathia symphysis, Pubalgie, vorderes pelvi-arthrotisches Syndrom.

b) Kasuistik

In der Literatur wird vielfach, besonders in Lehrbüchern, eine Osteochondropathie der Symphyse im Rahmen der juvenilen aseptischen Osteochondronekrosen angeführt. Gelegentlich wird die Erstbeschreibung E. PEIRSON JR. zugeschrieben. Ich konnte jedoch keinen einzigen Fall entdecken, der den Erfordernissen der Diagnose eines derartigen speziellen Krankheitsbildes einwandfrei genügt hätte. Vor allem muß man fordern, daß

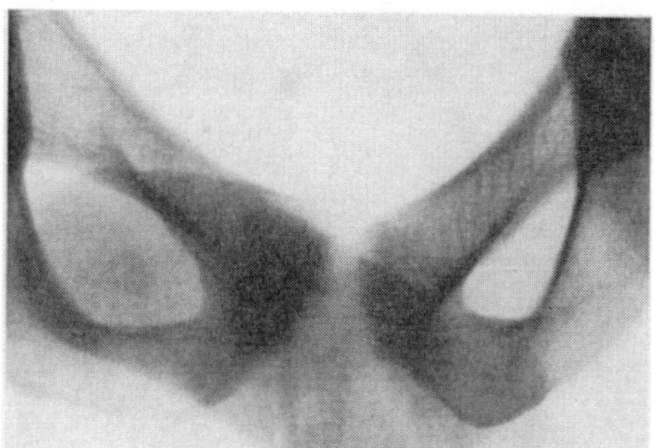

Abb. 121. Verdacht auf juvenile Osteo-chondronekrosis pubis. Unfallunabhängig entstandene Beschwerden. Aufgefaserte, schmerzhafte Knorpel-Knochengrenze (10jähr. ♂). (Fall von K. KREMSER)

es sich um jugendliche Personen mit noch offenen Apophysen handelt, auch, daß das Krankheitsbild im Bereiche von Apophysen beginnt, also am Rande der Symphyse und nicht an der Bandscheibe, wenigstens nicht zu Beginn. Trotzdem soll die Möglichkeit der Entstehung einer speziellen Osteochondronekrose in dieser Gegend nicht völlig abgelehnt werden, einmal wegen der dort vorkommenden kleinen Apophysen, zum anderen deswegen, weil aufgrund der heutigen Erkenntnisse über das Wesen bzw. die Entstehung der Osteo-chondronekrosen auch an der Symphyse gelegentlich dispositionelle und örtliche Voraussetzungen hierfür anzutreffen sind (Abb. 121).

Bei den folgenden veröffentlichten Fällen muß man unterscheiden zwischen entzündlichen, posttraumatischen, altersdegenerativen und juvenilen osteochondrotischen bzw. osteochondritischen Veränderungen der Symphyse.

Bei den 4 von PEIRSON mitgeteilten Fällen handelte es sich einwandfrei um eine entzündliche Erkrankung der Symphyse mit operativ nachgewiesener Eiterung. PEIRSON selbst spricht von einer „Osteochondritis of symphisis pubis". Im übrigen ist die entzündliche Osteochondritis pubis gar nicht so selten, besonders nach suprapubischen Operationen an der Harnblase und Prostata (s. urologische Literatur). Die Symphysenbandscheibe und der angrenzende Knochen sind im Rahmen einer derartigen Entzündung aufgelockert und können, je nach Art der Entzündung, auch entsprechende reaktive Veränderungen an Knochen und Periost aufweisen.

BURMANN berichtet von einem 17jährigen Mann, der durch einen unbedeutenden Sturz eine Quetschung der Symphysengegend ohne Fraktur erlitten hatte. Nach 4 Monaten entwickelte sich eine „Osteochondritis" (zit. nach HÄUPTLI), und zwar soll es sich um eine aseptische subchondrale Nekrose gehandelt haben, die wahrscheinlich durch den Sturz ausgelöst worden ist. Die Möglichkeit einer echten primären aseptischen Osteochondronekrose muß hier zugestanden werden, wenn man an den „locus minoris resistentiae" der noch nicht geschlossenen Apophysen denkt.

Zu den degenerativen und posttraumatischen Nekrosen sind meines Erachtens die Beobachtungen von JUNGE und HEUCK zu rechnen. Sie sahen bei Sportlern, besonders bei Spitzenspielern im Fußball, osteochondrotische Bandscheibenzermürbungen der

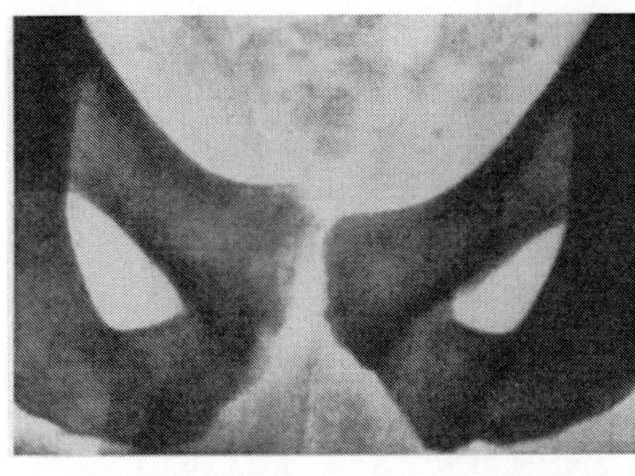 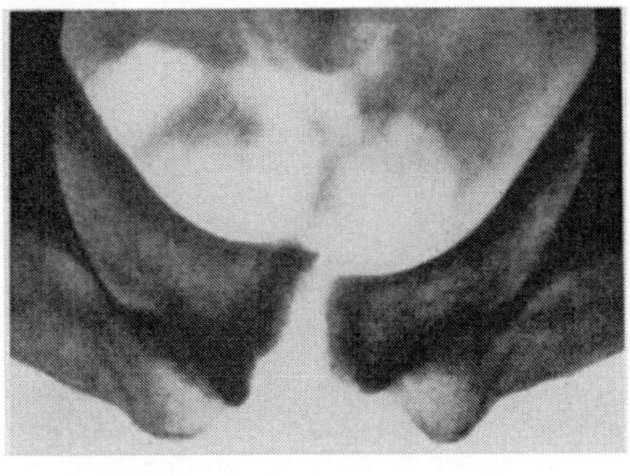

a   b

Abb. 122a u. b. Schambeinsyndrom bei einem 20jährigen Fußballspieler. Seit 3 Jahren Schmerzen (Fall von F. P. RISPOLI). a Standard a.p.-Aufnahme der Symphyse. b Symphysendarstellung in „Halbachsenstellung" des Beckens (RISPOLI)

Symphyse, dazu auch Knochenablagerungen an den unteren Schambeinästen (Ansatzstelle der Adductoren). RISPOLI beschrieb 5 typische Fälle von spezifischer Osteo-Arthropathie der Schambeinfuge bei Fußballspielern. Er hält das Schambeinsyndrom für eine besondere Sportschädigung (Abb. 122). Dabei weist er auf die Röntgen- und Bewegungsstudien beim Fußballspiel hin, die GRAZIADEI und POLACCO durchgeführt haben: Im Augenblick des Stoßes des Fußes gegen den Ball wird der vordere Teil des Beckens einer zweifachen Bewegung unterworfen. Der Beckenring der „tragenden" Seite wird vom M. rectus abdominis anterior nach oben gezogen, der Ring der gleichen Seite wird dagegen von den Adductoren nach unten gezogen. Es entstehe so ein Vorgang des Auseinanderziehens an der Symphyse. Auch werde eine Überbeanspruchung des Schambeingelenkes beim Fußballspieler durch den Gegenschlag beim Ballstoß und durch Bodenverhältnisse begünstigt. Weitere ähnliche Beobachtungen bei Fußballspielern machte CZIPOTT, der von einer „Pubalgie" der Fußballspieler spricht, ferner BARDINI, PERAZZINI, GRAZIADEI und POLACCO (vorderes pelviarthrotisches Syndrom) u.a.

Auch bei Fechtern wurde der Schambeinschmerz als Sportkrankheit beobachtet (SPINELLI, 1932). Die betroffene Stelle liegt aber nicht ganz an der Symphyse, sondern an der proximalen Ansatzstelle der Adductoren (Ausfallsbewegungen der Fechter!). Schmerzempfindliche und röntgenologisch sichtbare Rand- und Strukturveränderungen sind meistens nur am Schambeinast jener Körperseite ausgeprägt, auf deren Bein die Überlastung stattgefunden hat (z.B. auf der Seite des Schußbeines des Fußballspielers). Der Symphysenspalt ist fast in allen Fällen etwas verbreitert.

9*

c) Apophysen an der Symphyse

Da verschiedene Apophysenbildungen an der Symphyse vorkommen, ist deren Kenntnis zur Differenzierung gegenüber pathologischen Verhältnissen wichtig (Abb. 123). Ob es sich dabei jedesmal strenggenommen um Apophysen im Sinne ihrer Definition handelt und nicht lediglich um Varianten oder Störungen der Ossifikation, ist fraglich. Ein „unterer Apophysenkern" sowie etwas lateral davon ein kommaförmiger Knochenkern kann rechts und links dem Schambein anliegend röntgenologisch zur Darstellung kommen (Abb. 124) und darf nicht mit Konkrementen verwechselt werden [Prostata-Samenblasenkonkremente, symmetrische Verkalkung in den Crura clitoridis. Das Vorkommen letzterer ist allerdings fraglich (Saupe)]. Diese „untere Apophyse" wurde bis über das 20. Lebensjahr

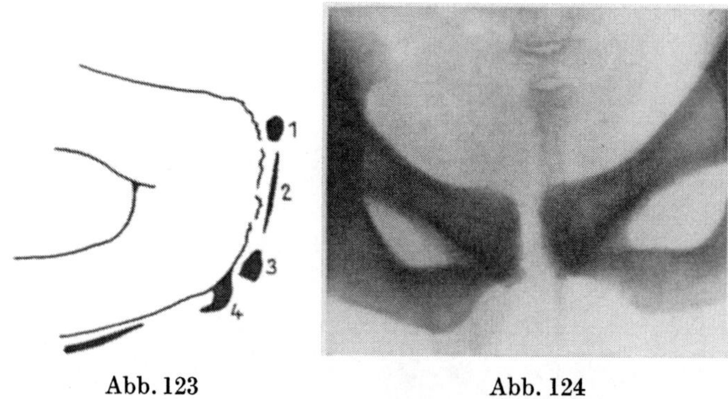

Abb. 123   Abb. 124

Abb. 123. Schematische Darstellung von randständigen Knochenkernen (Apophysen?) an der Symphyse. *1* „Oberer" Apophysenkern des Schambeines an der Symphyse; *2* längliche „Spätapophyse" (Schinz); *3* „unterer" Apophysenkern; *4* kommaförmiger Knochenkern

Abb. 124. „Unterer Apophysenkern" rechts und links am Symphysenrand (20jähr. ♂)

hinaus beobachtet. Seltener sind kleine rundliche obere Apophysenkerne, die dem oberen Schambeinast am Angulus pubicum ventral anliegen (Schinz). Es scheint sich hier um den Ausdruck einer Ossifikationsstörung zu handeln (E. A. Zimmer). Die obere Symphysenbegrenzung kann zusammen mit dem Auftreten solcher Kerne abgeschrägt sein. Die Abschrägung selbst kann der Ausdruck einer Apophysenstörung sein. Ferner ist die von Schinz erwähnte längliche „Spätapophyse" zu beachten, die rechts und links vom absteigenden Schambeinast — dem Symphysenrand entlang — als längliche Scheibe vorkommen kann. Der Symphysenrand selbst ist während der Entwicklung und auch später, besonders aber um das 10. Lebensjahr, mehr oder minder stark geriffelt (Abb. 272).

Auch das Tuberculum pubicum (Ansatz des M. adductor longus und des Lig. inguinale Pouparti) kann einen apophysären Kern zeigen, den Schinz erstmals röntgenologisch gesehen hat. Dieser Kern tritt im 18.—20. Lebensjahr auf und verschwindet bald wieder.

Eine nach Abschluß des Wachstums noch bestehende Riffelung oder Verzahnung ist aber wahrscheinlich der Ausdruck einer Verknöcherungsstörung (Kamieth).

d) Breite des Symphysenspaltes

Die Breite des Symphysenspaltes beträgt nach Schinz 4—6 mm, nach Allan und Kindred bis zu 15 mm. Nach Krauss verringert sich die Spaltbreite mit zunehmendem Alter, sie mißt z. B. im 4. Lebensjahr durchschnittlich 4—8 mm, im 10. Lebensjahr 6 mm, im 20. Lebensjahr 5 mm und im 40. Lebensjahr 4 mm. An dysplastischen Becken ist sie — ähnlich wie bei der Synchondrosis ischiopubica — etwas größer als an normalen Becken (Seyss, s. S. 149).

e) Zur röntgenologischen Darstellung der Symphyse

Manche Ossifikationszentren am Symphysenende des Os pubis stellen sich im a.p.-Bild nicht dar. SCHINZ empfiehlt daher die axiale Aufnahme (nach STAUNIG), RISPOLI die „halbaxiale" Aufnahme (s. Abb. 122). Die Technik nach CHASSARD und LAPINÉ liefert eine Projektion von dorsal (s. Abb. 289).

f) Zur Anatomie und Physiologie der Symphyse

α) Anatomie und Mechanik

Die Symphyse stellt *anatomisch* einen Übergang zwischen einer Synchondrose und einem echten Gelenk dar. Die mit hyalinem Knorpel überzogene Pars symphysica rami ossis pubis ist durch eine innere Knorpellage, einer Art Bandscheibe, die aus Faserknorpel besteht, von der Gegenseite getrennt. Bei jugendlichen Individuen überwiegt der hyaline Knorpel, während im späteren Alter der Faserknorpel zunimmt und den hyalinen Knorpel vollständig ersetzen kann (zit. nach FOCHEM).

Mechanisch stellt die Symphyse eine elastische Ausgleichsfuge am relativ starren Beckenring dar. Diesem Ausgleichmechanismus kommt bekanntlich bei der gebärfähigen Frau eine besondere Bedeutung zu, indem die Symphyse während der Schwangerschaft eine Erweichung und bei der Geburt eine Erweiterung der Gelenkbildung erfährt, vielfach mit bleibenden morphologischen Veränderungen. Nach Angaben von SACK stellt sich meistens schon im 1.—2. Lebensjahr durch Anpassung an die Belastung ein feiner Spalt im Faserknorpel ein (Cavum symphyseos), der sich im Laufe der Jahre vergrößert, bis es schließlich zu einer Art Diarthrosenbildung kommen kann, die nicht der Ausdruck degenerativer Vorgänge ist (HASLHOFER, LOESCHKE, PUTSCHAR).

β) Beanspruchungsarten der Symphyse

Seit den Untersuchungen von LÜHKEN und von PAUWELS wissen wir, daß die Symphyse beim Gehen und Stehen erheblichen und varianten Beanspruchungen ausgesetzt ist. PAUWELS (und auch KUMMER) fand unter Berücksichtigung der Beanspruchung in der X- und Y-Ebene (Abb. 141) des Beckens folgende Beanspruchungsarten der Symphyse:

1. „Beim Stand auf beiden Beinen tritt in der Symphyse *Zug- und Biegebeanspruchung* auf. Infolge Überlagerung der Zugbeanspruchung ist es möglich, daß auch beim Stand auf beiden Beinen trotz der Zugbeanspruchung im oberen Abschnitt der Symphyse Druckbeanspruchungen auftreten. Eine ähnliche Auffassung vertraten schon MEYER (1875), R. FICK und KRUCKENBERG. Nach LÜHKEN u. METZ hingegen besteht an der Symphyse beim Stehen ein Druck.

2. Während der *Standbeinperiode des Ganges* (= Stand auf *einem* Bein) tritt in der Symphyse ein *hoher Schub* in zwei aufeinander senkrecht stehenden Richtungen gleichzeitig auf; ferner *Druck- und Biegebeanspruchung*, die zu Zugspannungen im unteren, zu Druckspannungen im oberen Abschnitt führt. Infolge der Überlagerung der Druckbeanspruchung mit Biegebeanspruchung können im oberen Teil der Symphyse auch Zugspannungen auftreten, also in einem Teil, in welchem beim Stand auf beiden Beinen Druckbeanspruchungen auftreten können.

3. Im *Sitzen* wird die Symphyse auf *Druck* beansprucht."

R. SEYSS hat unter Zuhilfenahme der Pauwelschen Formel (s. S. 147) Messungen an 200 normalen Becken vorgenommen, um einen Einblick in den Einfluß der Zugspannung auf die Symphyse zu bekommen. Er fand, daß die Zugspannung im Bereiche der Symphyse mit zunehmendem Alter abnimmt, die Schambeine selbst werden horizontaler gestellt, die Symphysenbreite nimmt ab. Ebenso stellt sich der laterale Schenkel des Sitzbeines schräger, wodurch ein großer Teil des Druckes auf die Symphyse übertragen wird.

Beim dysplastischen Becken besteht eine hohe Zugspannung. Es wird das kleine Becken nach caudal verlängert, die Schambeinäste stehen schräger, die Symphyse ist über die Norm breit, anscheinend bedingt durch die vermehrte Zugspannung. Ähnlich beeinflußt wie die Symphyse wird auch die Synchondrosis ischiopubica (s. S. 154 und 162).

(Eine ausführliche Wiedergabe einschlägiger Pauwelscher Ausführungen erfolgt auf S. 140.)

γ) Menstruation und Schwangerschaft

Bekannt ist schon seit langem, daß es während des Menstruationscyclus und bei der Schwangerschaft zu Lockerungsvorgängen an den Beckenverbindungen kommt, auch an der Symphyse (SNELLING, 1870; HENLE, 1871; MARTIUS, v. MASSENBACH u. a.). Als Hauptursache wird ein Zusammenwirken von oestrogenen Hormonen und dem Relaxin (HISAW, PERKOFF u. Mitarb.; chemisch handelt es sich um ein Polypeptid) mit dem Ansatzpunkt am Bindegewebe angenommen (Vermehrung des Wassergehaltes im Bindegewebe und Neubildung kollagener Fasern, CASTEN u. Mitarb.). Bei Frauen soll die Spaltbildung in der Symphyse größere Dimensionen haben als bei Männern (LOESCHKE, EŸMER und LANG) als natürliche Vorsorge für den Geburtenakt.

Bei der Schwangerschaft kommt es zu einem Wachstum des Knorpels an der Symphyse. Allerdings nimmt diese Wachstumsfähigkeit des Knorpels mit der Anzahl der Geburten ab. Schon ab 2. Monat der Gravidität ist eine Knorpelzellvermehrung und eine Wucherung in den Markräumen festzustellen. 10 Wochen nach der Entbindung stellt sich am Knorpel wiederum ein Ruhezustand ein. Aufgrund dieser Vorgänge ist auch die beschriebene Weitstellung der Symphyse post partum zu verstehen (MÜLLER), die aber nicht immer beobachtet wird. FOCHEM konnte bei 100 Frauen nur in 8 Fällen post partum eine Weiterstellung der Symphyse erkennen, die sich nach einigen Wochen wieder vollkommen zurückbildete.

δ) Symphyse und Geburt

In vielen Fällen erleidet die Symphyse beim Durchtritt des kindlichen Kopfes durch den inneren Beckenring ein Trauma. Schon anfänglich kann örtlich ein Hämatom festzustellen sein, später können reaktive produktive Entzündungen auftreten und als Endzustand kann schließlich ein Bild entstehen, das einer Arthrosis deformans ähnlich ist. Man findet dann typische Osteophyten, Geröllcysten und Querspalten.

g) Röntgenbefunde

α) Die Symphyse prä- und post partum (FOCHEM)

FOCHEM hat bei 150 Fällen die Symphyse prä und post partum röntgenologisch untersucht. Bei 7 Fällen konnten pathologische Veränderungen post partum gefunden werden, die er folgendermaßen charakterisiert: Der Symphysenrand ist aufgefranst, im Symphysenspalt kann man kleine Knochensplitter sehen, so daß mitunter der Eindruck einer Abrißfraktur besteht. Neben einer Weiterstellung der Symphyse findet man Usuren an der Knorpel-Knochengrenze und Abbauvorgänge im Knochen. Auch kann eine Höhenverschiebung der Symphysenäste gegeneinander resultieren. Die Abheilung kann zur Restitutio ad integrum oder zur Entwicklung arthrotischer Veränderungen führen. Das Auftreten des Vakuum-Phänomens gilt als Zeichen der Degeneration (MAYALL).

β) Symphysenruptur

Zu direkten Rupturen der Symphyse kommt es während der Geburt selten (HEDBERG, 0,2%; RUMPF 0,8%; FOCHEM 0,3%). Charakteristisch hierfür ist die Höhenverschiebung der beiden Schambeine gegeneinander und eine Erweiterung des Symphysenspaltes. Letztere muß aber nicht immer vorhanden sein. Zur röntgenologischen Erfassung der Symphysenruptur ist es notwendig, eine a.p. Aufnahme bei stehender Patientin anzufertigen und ein Bein abduzieren zu lassen. Der Symphysenast der Standbeinseite steht im Falle einer Symphysensprengung dann immer höher als der der anderen Seite.

γ) Degenerative Alters- und Abnützungserscheinungen

Wie bei jeder Bandscheibe, so treten auch an der Symphyse und in ihrer Nachbarschaft degenerative Alters- und Abnützungserscheinungen auf: Fleckige und streifenförmige Verkalkungen, Randosteophyten, Brückenbildungen, Vakuumphänomen, vacuolige Randnekrosen, sogar Ankylosen usw. (Abb. 125 und 126). Besonders ist dies bei erwachsenen Frauen der Fall. Eckige Knochenbegrenzungen der Symphyse sollen nach KAMIETH und REINHARDT das Entstehen degenerativer Veränderungen begünstigen (s. Abb. 126b).

H. KAMIETH u. REICHARDT finden derartige Veränderungen bei Frauen meistens vergesellschaftet mit ähnlichen Erscheinungen an den Iliosacralgelenken, ähnlich wie COVENTRY und MITCHELL. Sie sind ihrer Ansicht nach der Ausdruck einer Beckenringlockerung durch gestörte Statik (Abb. 127). Das sicherste Zeichen hierfür sei im fortgeschrittenen Stadium der ungleiche Stand der Symphysenschenkel, besonders bei Stand auf einem Bein (s. auch S. 144, Abb. 146 und 148).

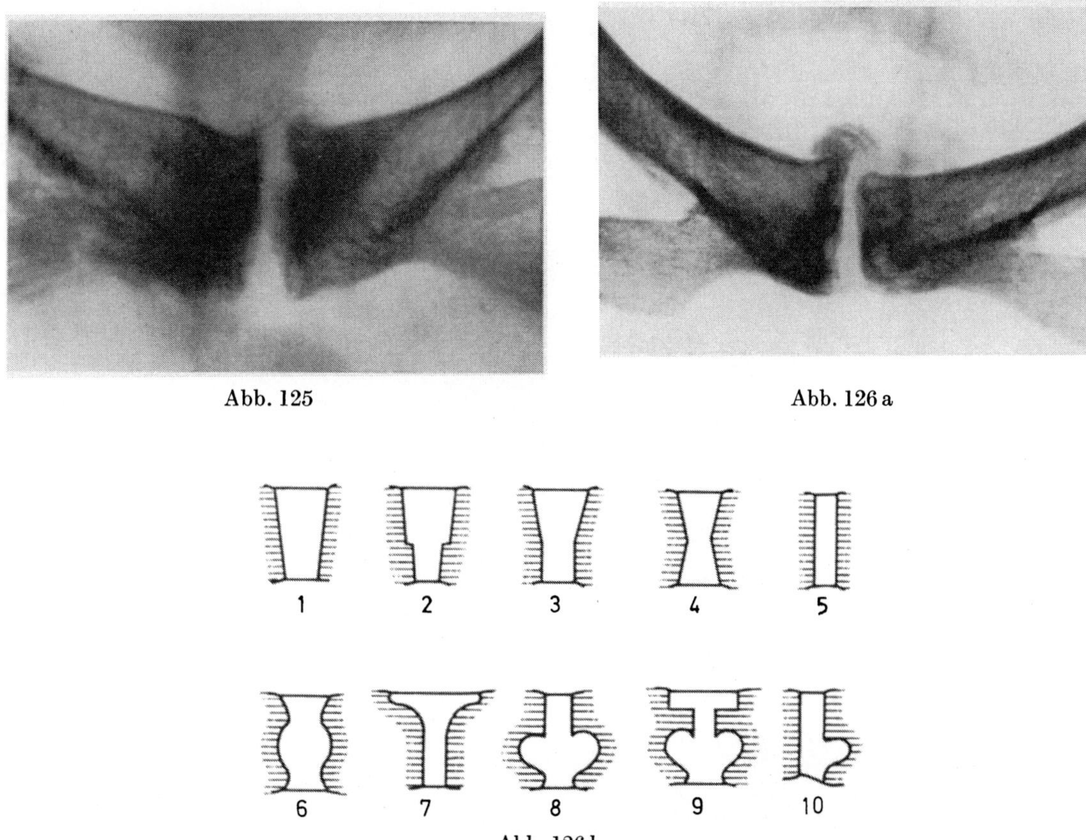

Abb. 125   Abb. 126 a

Abb. 126 b

Abb. 125. Osteo-chondronekrose an der Symphyse, unfallunabhängig entstanden. Umbauzone am rechten Schambein-Sitzbeinübergang (65jähr. ♀)

Abb. 126. a Osteonekrosis symphysis (zusammen mit einer stärkeren Iliosacralarthrose, s. Abb. 127) (44jähr. ♀). Ungleicher Stand der Symphysenschenkel. b Schematische Darstellung der variablen Formgestaltung des Symphysenspaltes. Die Formen, welche Kantenbildungen aufweisen, disponieren zu frühzeitigem degenerativem Verschleiß des Symphysengewebes. (KAMIETH u. REINHARDT)

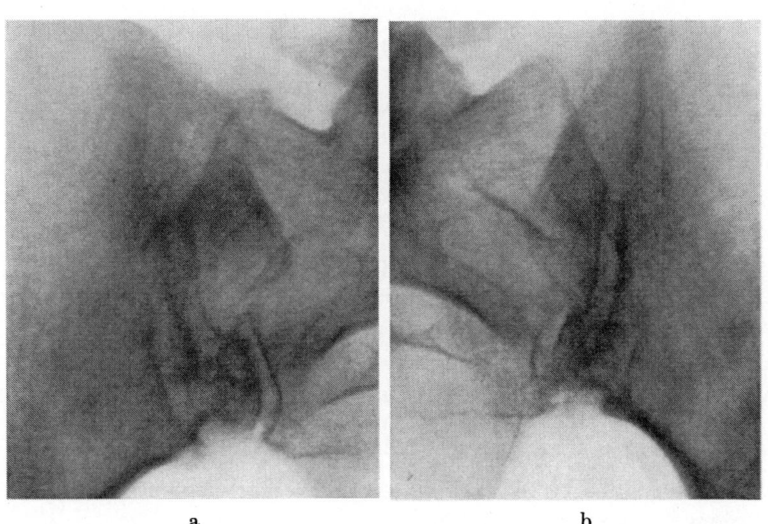

a   b

Abb. 127a u. b. Stärkere Nekrosen an den Iliosacralgelenken bei gleichzeitigen Nekrosen an der Symphyse. (Gleiche Patientin wie in Abb. 126a)

h) Differentialdiagnose

Die *pyogenen und tuberkulösen Osteochondritiden der Symphyse* sind gar nicht so selten (Abb. 128 und 129), erstere — wie schon erwähnt — vor allem im Gefolge suprapubischer urologischer Operationen (BEER, 1916). Nach DÖTZEN und BÖMINGHAUS hat ihre Häufigkeit seit Einführung der retropubischen Methode der Prostatektomie nach VAN STOCKUM und MILLIN zugenommen (ca. 1,5% nach der Operation).

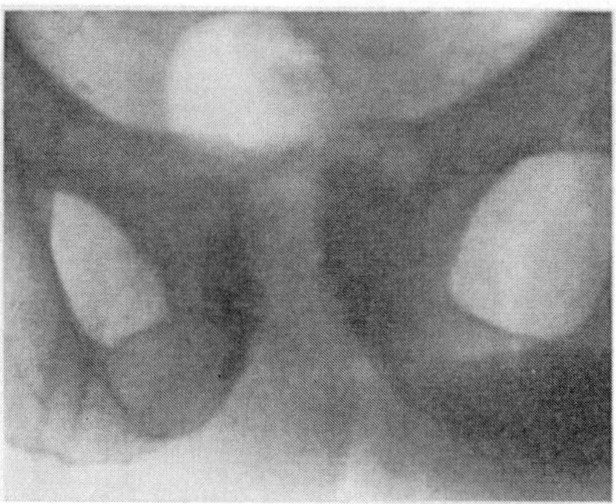

Abb. 128. Entzündlich-destruktiver Prozeß an der Symphyse eines jungen Mannes, wahrscheinlich Tuberkulose

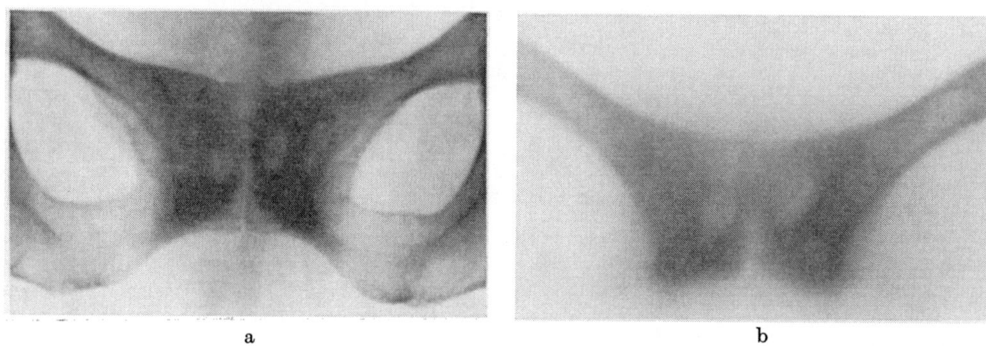

a   b

Abb. 129 a u. b. „Osteitis pubis". Seit 8 Jahren unklare Beschwerden an der Symphyse (46jähr. ♀)

COVENTRY und MITCHELL berichten über 45 Patienten (18 männliche und 27 weiblichen), die an „Osteitis pubis" litten. Als Ursachen wurden beobachtet Infektionen und sekundäre venöse Durchblutungsstörungen nach Operationen (20), nach Infektionen des Urogenitalsystems (10), sowie nach Schwangerschaften (3); unbekannt blieb die Ursache bei 12 Fällen. Die Autoren gebrauchen im Hinblick auf die Ätiologie die Bezeichnung *„Osteitis pubis" als Sammelbegriff.*

Beschwerden bestanden in Form von Schmerzen an der Symphyse, am vorderen Beckenanteil und im Bereiche der Adductoren beim Husten, Gehen, Beugen, Sitzen, bei Druck- und Beckenkompression. Röntgenologisch zeigten sich Sklerosen, Rarefizierung, cystische Veränderungen oder Erweiterung des Symphysenspaltes mit degenerativen Erscheinungen an den Iliocöcalgelenken. Unter den angegebenen Behandlungsmethoden befindet sich auch die Röntgentherapie („Entzündungsbestrahlung").

Die *gutachterliche Problematik* des Krankheitsbildes der „Ostitis pubis", insbes. die Frage, ob sie die Folge eines Unfalles oder einer transvesicalen Prostatektomie ist, bespricht anhand eines eigenen Falles E. BOSE.

Entzündliche Veränderungen mit groben Nachbarschaftsreaktionen, vor allem mit Sklerosierung, treten an der Symphyse auch im Rahmen des *Morbus Bechterew* auf.

Aber auch an allen anderen „*rheumatischen*" Erkrankungen kann die Symphyse beteiligt sein.

Zu *Kalkeinlagerungen* in der Symphyse kann es bei der Chondrocalcinosis polyarticularis (Chondrocalcinose articulaire diffuse) kommen, meist in der typischen Form von längsgerichteten Streifen (s. ZITNAN, D. J. McCARTY, H. L. TWIGG, R. W. MOSKOWITZ und KATZ u. a.). Knorpelverkalkungen sind auch beim primären Hyperparathyreoidismus nicht selten. Sie sind zwar hauptsächlich am Kniegelenkknorpel einschließlich der Menisci und am Meniscus triangularis des Handgelenkes anzutreffen, aber auch an der Symphyse (BYWATERS, DIXON und SCOTT, DODDS und STEINBACH u. a.).

Von den *Stoffwechselerkrankungen*, die an der Symphyse Nekrosen erzeugen können, seien genannt der Diabetes mellitus, die Gicht (Uratablagerungen) und die Alkaptonurie (Homogentisinsäureablagerungen).

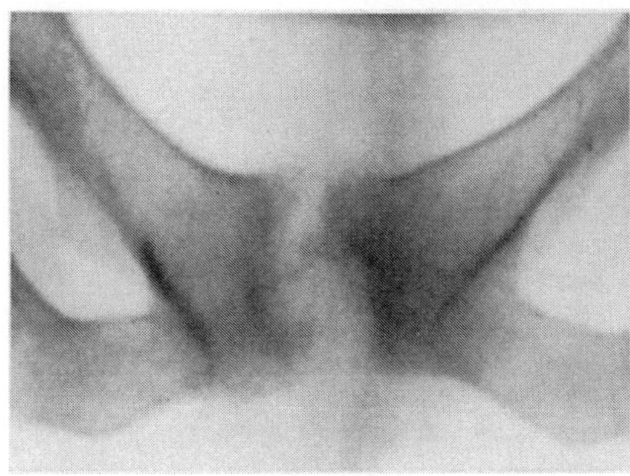 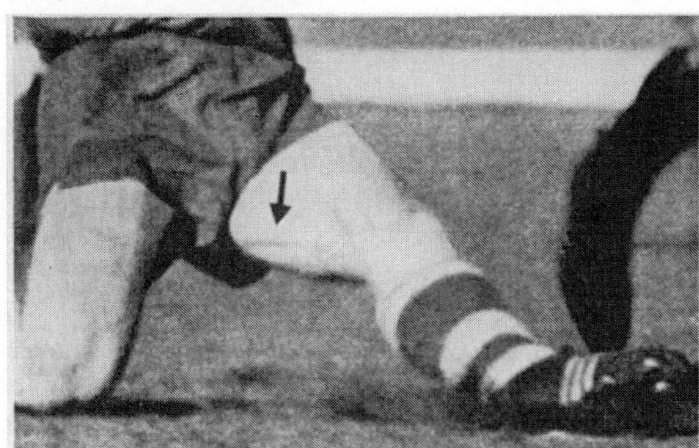

Abb. 130   Abb. 131

Abb. 130. Osteochondronekrose der Symphyse bei einer allgemeinen konstitutionellen Osteo-chondrodysplasie (24jähr. ♀)

Abb. 131. „Sliding tackling", beim Fußballspiel begünstigt das Entstehen des „Gracilis Syndroms" und der Insertionstendopathie am Adductorenansatz. (Nach P. G. SCHNEIDER)

Bilder, die denen einer primären juvenilen aseptischen Osteochondronekrose der Symphyse ähnlich sind oder gleichen, trifft man auch bei *konstitutionellen generalisierten Osteochondrodysplasien* an. Im Falle der Abb. 130 handelt es sich um eine 24jährige Frau mit allgemeiner Skeletdysplasie, wobei osteochondrotische Veränderungen gröberen Ausmaßes an der Wirbelsäule, an den Kreuzbein-Darmbeingelenken und an den Kniegelenken vorhanden waren, an letzteren in Gestalt von Osteochondrosis-dissecans-Herden. Die Hüftköpfe waren dysplastisch und mit einer vergrößerten Kopfmulde versehen, das Handwurzelskelet war unterentwickelt.

2. Syndrome in der Nachbarschaft der Symphyse

Gracilis-Syndrom, Pubalgie

Unmittelbar distal von der Symphyse befindet sich am medialen Rand des absteigenden Schambeinastes die Ansatzstelle des M. gracilis. Bei Sportlern (besonders bei Fußballspielern), aber auch bei Frauen nach der Geburt, kann hier eine „Insertionstendopathie" auftreten, ausgelöst durch abnorme Abspreizbewegungen des Beines (Abb. 131), („Gracilis-Syndrom" nach P. G. SCHNEIDER, „Schambein-Syndrom" nach RISPOLI, „*Pubalgie*").

Am Röntgenbild kann man beim chronischen Gracilis-Syndrom gelegentlich eine Knochenrandarrosion an der Ansatzstelle des Muskels finden.

Osteonekrosis pubica posttraumatica

Luschnitz, Riedeberger und Bauchspiess fanden bei 24 Hochleistungsfußballspielern 11 mal den Befund einer Osteonekrosis pubica posttraumatica (Abb. 132). Sie konnten vier Stadien dieser Überlastungsosteonekrose oder Insertionstendopathie unterscheiden (Abb. 133).

I. Florides Stadium: Es finden sich am Os pubis, bevorzugt auf der Seite des Spielbeines, in der Nähe der Symphyse, größere halbovale oder halbkreisförmige Aufhellungsfiguren, deren Basis symphysenwärts gerichtet ist. Sie erstrecken sich auf den Ursprungsort des M. gracilis, aber auch auf das des Mm. adductur longus und brevis. In der Symphysenrandzone können sich größere und kleinere, auch streifenförmige Verschattungen

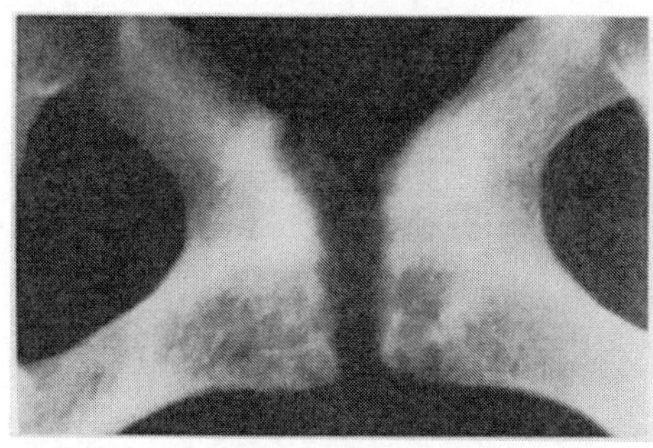

Abb. 132. Osteonekrose an der Ansatzstelle des M. gracilis links, häufig beim Gracilis-Syndrom. (Nach P. G. Schneider)

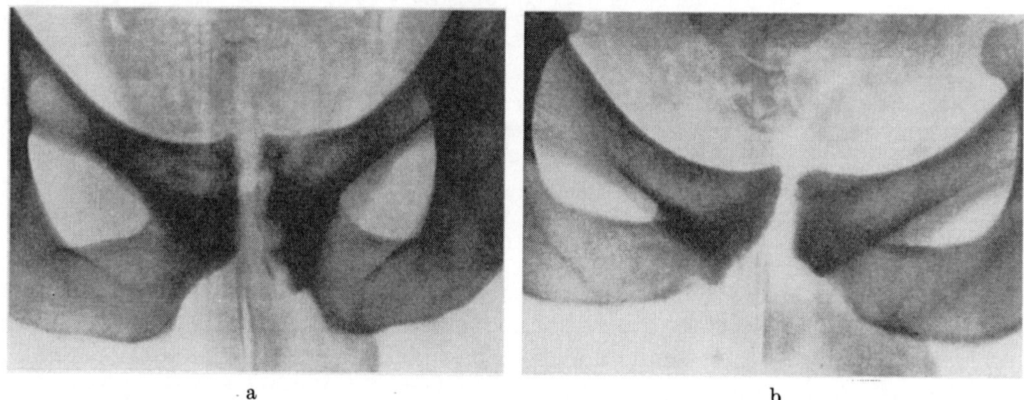

a   b

Abb. 133a—e. Osteonekrosis pubica posttraumatica. Bilder von Fußballspielern, die die vier von Luschnitz, Riedeberger und Bauchspiess unterschiedenen Stadien zeigen. a Florides Stadium. b Übergangsstadium. c Abheilungsstadium. d und e Abheilung und sekundäre Ossifikationen z.B. Myositis ossificans im Bereiche der Mm. adductores. (Bilder aus: Luschnitz, Riedeberger u. Bauchspiess)

befinden, die das Aussehen von Sequestern oder Apophysen haben. Auf der Gegenseite können ähnliche Veränderungen vorhanden sein, meistens aber weniger ausgeprägt. Eine Asymmetrie der Symphysenregion besteht zu diesem Zeitpunkt noch nicht.

II. Stadium: Die symphysennahe Region ist von einem mehr oder weniger breiten sklerosierten Randsaum umgeben. Im Ursprungsgebiet des M. gracilis und M. adductor brevis zeichnen sich in einem dreieckigen, knochenstrukturfreien Bezirk mehrere kommaförmige Schattenfiguren ab, die nekrotisch gewordenem Knochengewebe entsprechen. Die Symphysenregion ist jetzt deutlich asymmetrisch geworden. Auf der Gegenseite ist der Rand des Os pubis unscharf.

III. Stadium: Die Symphysenregion beider Schambeine weist eine unregelmäßig wellige, teilweise höckerige Randbegrenzung auf, innerhalb der Knochenstruktur finden sich deutliche Verdichtungen. Im Ursprungsgebiet des M. gracilis kann einseitig ein sklerosierter Bezirk bis zu 5 mm Länge und 5 mm Breite vorhanden sein. Auch an den Ansatzstellen des Ligamentum pubicum beiderseits können wulstige oder zackenförmige Knochenappositionen vorkommen (Abb. 134). Der Symphysenspalt kann senkrecht oder auch schräg verlaufen.

IV. Stadium: Zusätzlich zu den Veränderungen, die man im Stadium III antrifft, stellen sich streifen- oder tropfenförmige Verknöcherungsbezirke in der Projektion auf

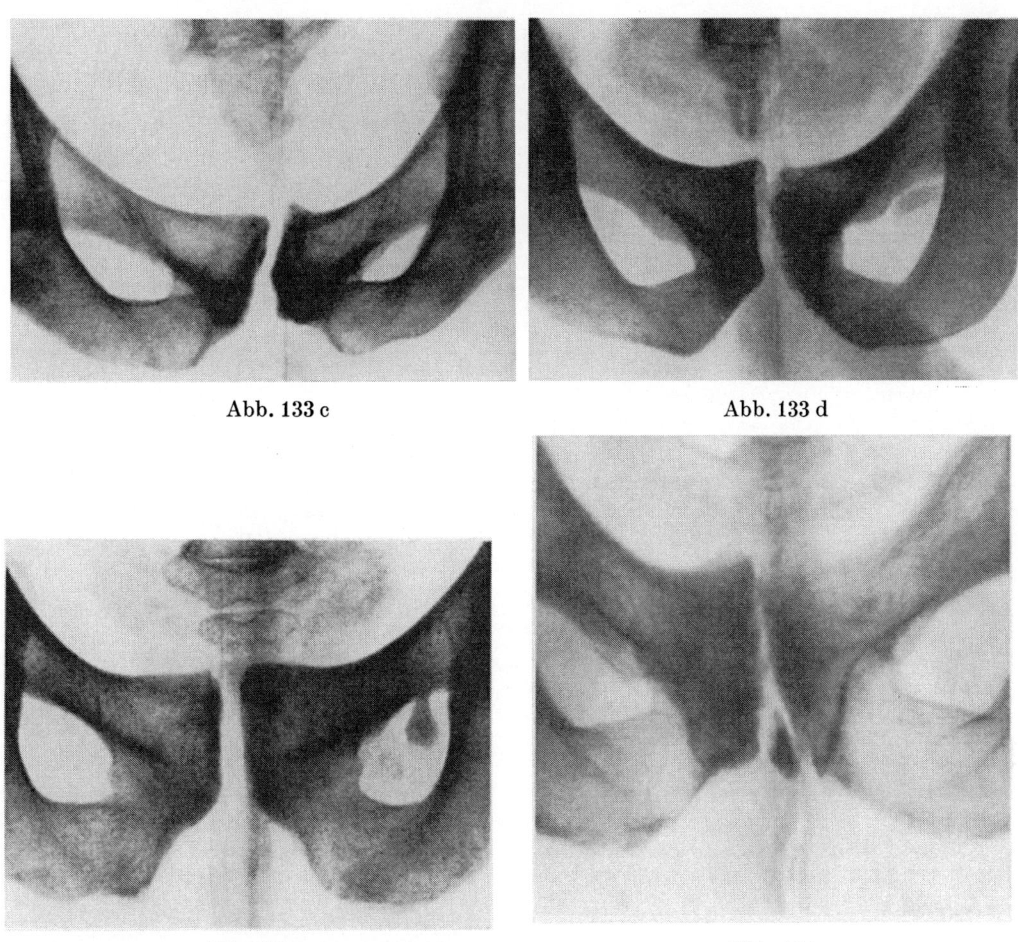

Abb. 133 c   Abb. 133 d

Abb. 133 e   Abb. 134

Abb. 134. Osteo-chondronekrose an der Symphyse eines langjährigen Fußballspielers und späteren Turnlehrers. Arthrosis deformans an den Iliosacralgelenken (62jähr. ♂)

das Foramen obturatum oder auf die Pars symphysica rami ossis pubis auf. Die Autoren halten diese Veränderungen für das Ergebnis einer umschriebenen Myositis ossificans, die am ehesten in das Gebiet des M. obturator externus oder M. obturator internus bzw. des M. adductor brevis zu lokalisieren sei. Bei 11 Spielern war auch das Ursprungsgebiet des M. gracilis beidseits fast homogen schattendicht.

Schambein-Adductoren-Syndrom

Luschnitz u. Mitarb. sind der Auffassung, daß es sich bei diesem Krankheitsbild um die Folge einer chronischen Überforderung handelt, die in analoger Form auch beim Entstehen des Reiterknochens, Exerzierknochens, Tennisellenbogens usw. bekannt ist. Gegenüber Befunden früherer Autoren ist bei den Fällen von Luschnitz u. Mitarb. das deutliche

Auftreten von Verknöcherungen in den benachbarten Weichteilen der Symphyse im Sinne einer sekundären posttraumatischen Myositis ossificans bemerkenswert. Da es sich um krankhafte Veränderungen in der Symphysenregion beider Schambeine, an mehreren Adduktorenansätzen und später auch in den Adductorenmuskeln selbst handelt, bringen die Autoren die Benennung „Schambein-Adductoren-Syndrom" in Vorschlag. Differential-diagnostisch kommen aber auch Insertionstendopathien und Verletzungen anderer benachbarter Muskeln in Frage (Abb. 135) sowie die Hernia inguinalis incipiens (LÜTH).

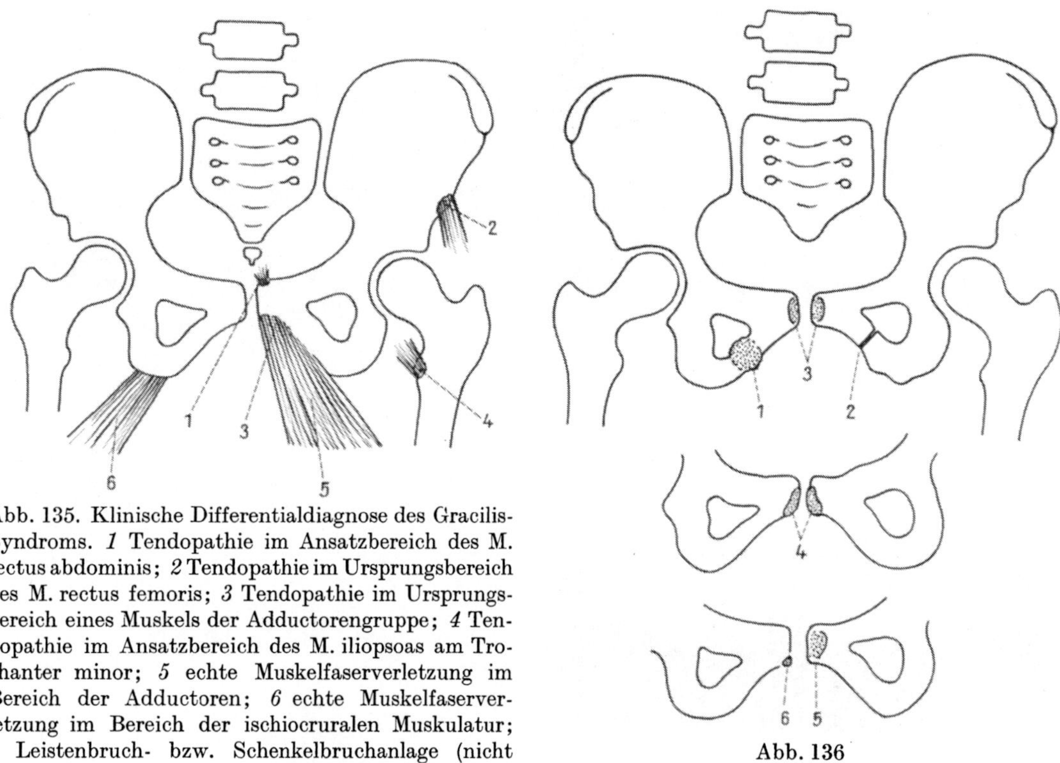

Abb. 135. Klinische Differentialdiagnose des Gracilis-Syndroms. *1* Tendopathie im Ansatzbereich des M. rectus abdominis; *2* Tendopathie im Ursprungsbereich des M. rectus femoris; *3* Tendopathie im Ursprungs-bereich eines Muskels der Adductorengruppe; *4* Tendopathie im Ansatzbereich des M. iliopsoas am Trochanter minor; *5* echte Muskelfaserverletzung im Bereich der Adductoren; *6* echte Muskelfaserver-letzung im Bereich der ischiocruralen Muskulatur; *7* Leistenbruch- bzw. Schenkelbruchanlage (nicht eingezeichnet). (Nach P. G. SCHNEIDER)

Abb. 136

Abb. 136. Röntgenologische Differentialdiagnose: *1* Osteochondrosis ischiopubica (hauptsächlich bei Kindern im 9.—12. Lebensjahr); *2* Ermüdungsfraktur an typischer Stelle (Nahtstelle zwischen Schambein und Sitz-bein); *3* Ostitis pubis (blande Osteomyelitis); *4* Ostitis pubis rheumatica (beim Morbus Bechterew); *5* Ostitis pubis tuberculosa; *6* persistierender Apophysenkern. Dazu kommen noch Tumoren ohne spezielle Lokalisation. (P. G. SCHNEIDER)

Osteochondrosis ischiopubica (van Neck), Ermüdungsfraktur

Weitere Erkrankungen der Nachbarschaft der Symphyse: Die Osteochondrosis ischiopubica (VAN NECK) und die Ermüdungsfraktur, beide an der Nahtstelle zwischen absteigendem Schambeinast und Sitzbein (Abb. 136). Mit Knochen-Veränderungen am vorderen Beckenring bei Leistungssportlern haben sich PETER und JUNGE befaßt, LA CAVA mit den „inguinalen Enthesitiden". (Osteochondrosis ischiopubica, s. S. 152.)

Anhang: Zur Statik des Beckens, besonders im Hinblick auf die Beanspruchung der Symphyse

Aus den Ausführungen von PAUWELS, SEYSS, u. a. wird die Einwirkung der Körperstatik auf Symphyse, Kreuzbein-Darmbeingelenke und Synchondrosis ischiopubica ersichtlich. Es werden daher im folgenden die wichtigsten einschlägigen Ausführungen von PAUWELS (auszugsweise) und von SEYSS wiedergegeben, und zwar im Hinblick auf die Rolle der Überlastung in der Frage der Ätiologie der aseptischen Osteonekrosen, die in diesen Gegenden auftreten.

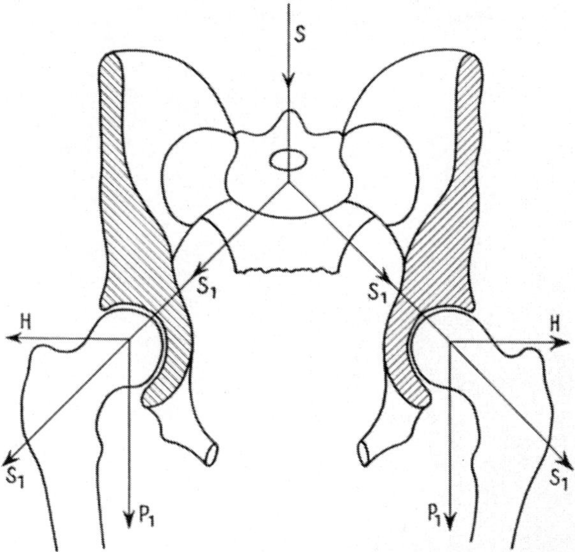

Abb. 137. Schema der statomechanischen Kräftezerlegung am Becken beim Stehen auf beiden Beinen. (Nach v. MEYER. Aus: B. METZ). Danach ist eine Zugeinwirkung an der Symphyse anzunehmen

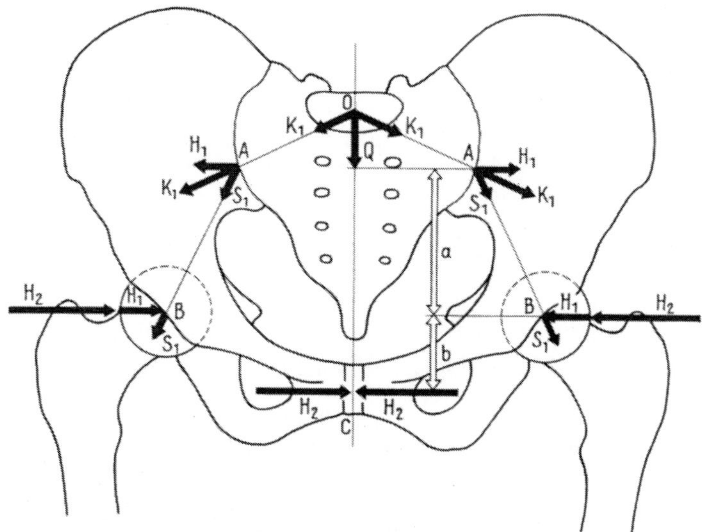

Abb. 138. Schema der statomechanischen Kräftezerlegung am Becken beim Stand auf beiden Beinen. (Nach H. LÜHKEN. Aus: B. METZ). Danach steht — abweichend von der Auffassung von PAUWELS — die Symphyse unter Druck der Kräftekomponenten H_2

v. MEYER (1875) (Abb. 137), BRAUS, FICK und KRUCKENBERG hatten die Beanspruchung des Beckens beim symmetrischen Stand auf beiden Beinen untersucht und waren zu dem Ergebnis gekommen, daß die Symphyse auf Zug beansprucht werde. Dies schien LÜHKEN (1935) (Abb. 138) nicht richtig. Er versuchte nachzuweisen, daß die Symphyse beim Stehen und Gehen auf Druck beansprucht wird und nur im Sitzen auf Zug. Auch das Vorhandensein von Knorpelgewebe in der Symphyse und die charakteristische Deformierung des malacischen Beckens (Schnabelform) würden für diese Auffassung sprechen, nach METZ auch das Entstehen von „Streßfrakturen" (Ermüdungsbrüche) am vorderen Beckenringanteil. Wie aus den folgenden Ausführungen hervorgeht, kommt PAUWELS zu anderen Ergebnissen.

PAUWELS hat der auf Abb. 139b wiedergegebenen Zeichnung das Schema des Beckens von LÜHKEN zugrunde gelegt. PAUWELS geht bei seinen Überlegungen in gleicher Weise wie BRAUS von der Vorstellung aus, daß der Beckenstatik eine Gewölbekonstruktion zugrunde liege oder ein Ringrahmen, der 3 Gelenke besitzt (beide Sacroiliacalgelenke und die Symphyse (Abb. 139a). Beim Stand auf *einem* Bein gelte allerdings die Vorstellung vom Gewölbe nicht (s. S. 144).

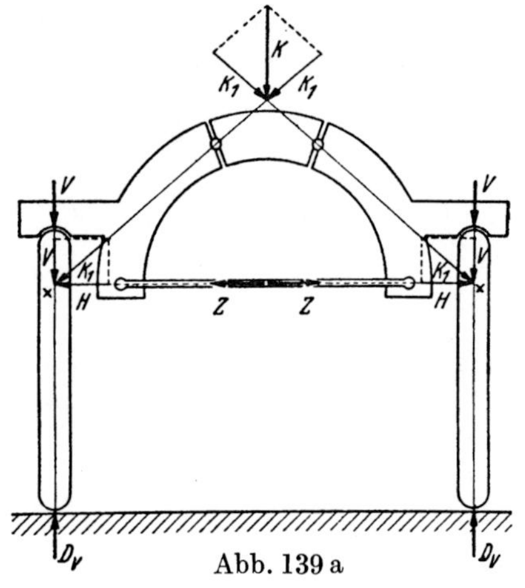

Abb. 139 a

Abb. 139. a Pauwels' Grundschema für die Gewölbekonstruktion des Beckens. Das Oberkörpergewicht K wird am Kreuzbein in die zwei schrägen Komponenten K_1 zerlegt. Die Wirkungsrichtung von K_1 ist bestimmt durch das Dreh- bzw. Druckzentrum (○) in der Kreuzbein-Darmbeinfuge und durch die Punkte ×. (Nur im Schnittpunkt × kann der Vertikalkomponente V und dem Horizontalschub H durch eine schräge Kraft das Gleichgewicht gehalten werden.) Die Größe von V und von Z (= Horizontalschub) ergibt sich aus der Zerlegung von K_1 im Punkt ×. Die Symphyse wird demnach bei symmetrischem Stand auf beiden Beinen auf *Zug* beansprucht.

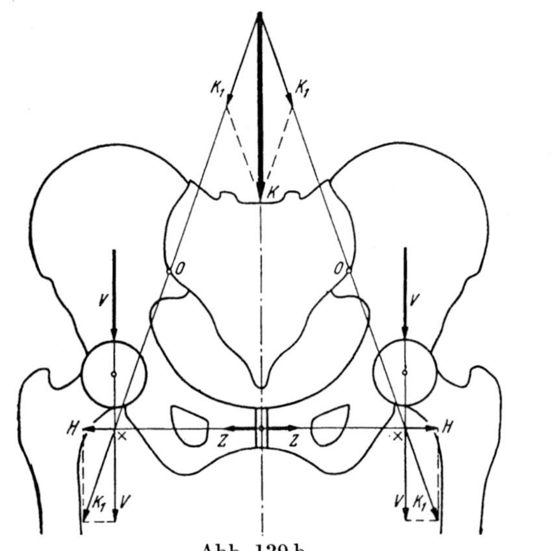

Abb. 139 b

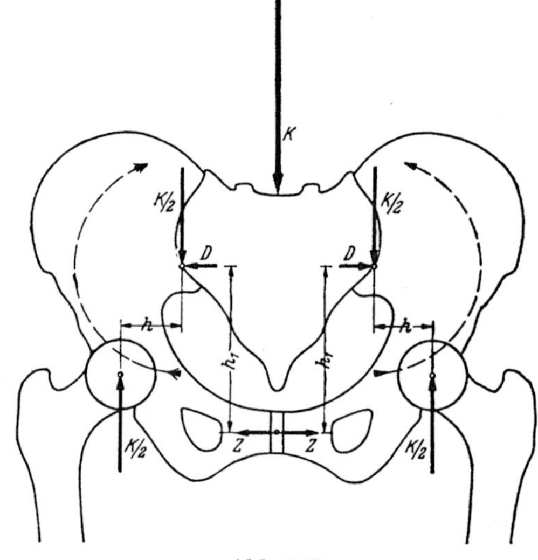

Abb. 140

Abb. 139 b. Dieser Abbildung ist das Schema von Lühken zugrunde gelegt (s. Abb. 138). Es soll aber die Kräftezerlegung angeben, wie sie Pauwels (nicht Lühken) für den *Stand auf beiden Beinen* annimmt, entsprechend der auf Abb. 139a wiedergegebenen Auffassung von einer Gewölbekonstruktion des Beckens. ○ Druckzentrum der Kreuz-Darmbeinfuge. × Schnittpunkt der Vertikalkomponente V und des Horizontalschubes H. K_1 ergibt sich aus Zerlegung der Körperschwere K im Schnittpunkt der Wirkungslinien der beiden schrägen Komponenten K_1. Die Größe der Vertikalkomponente V und des Horizontalschubes Z ergibt sich durch Zerlegung von K_1 im Punkt ×. Danach besteht beim Stand auf beiden Beinen eine Zugwirkung an der Symphyse

Abb. 140. *Beanspruchung der Symphyse beim Stand auf beiden Beinen nach* Pauwels. Auf jede Beckenhälfte kommt als vertikale Kraft aus Symmetriegründen das halbe Körpergewicht $K/_2$ zur Einwirkung; der Schenkelkopf leistet dieser Widerstand. An der Symphyse entsteht ein Zug

a) Beanspruchung der Symphyse beim Stehen und Sitzen

α) Stand auf beiden Beinen

Das Körpergewicht K ist in eine gleichgroße rechte und linke Komponente zu zerlegen (Abb. 139b). Die Wirkungsrichtung der schrägen Komponente K_1 ist durch den Punkt 0 (Druckzentrum der Kreuzbein-Darmbeinfuge) und den Punkt X (Schnittpunkt der Vertikalkomponente V und des Horizontalschubes H) gegeben. Die Größe von K_1 ergibt sich durch Zerlegung der Körperschwere K im Schnittpunkt der Wirkungslinien der beiden schrägen Komponenten K_1. Die Größe der Vertikalkomponente V und des Horizontalschubes Z ergibt sich durch die Zerlegung von K_1 im Punkte X. Aus dieser Ableitung geht hervor, daß die Symphyse beim symmetrischen Stand auf beiden Beinen auf *Zug* beansprucht wird.

Die Beanspruchung der Symphyse beim Stand auf beiden Beinen kann auch noch aus dem Drehmoment der äußeren Kräfte um den Schenkelkopfmittelpunkt abgeleitet werden (Abb. 140). Es ist hier die Wirkung der auf jede Beckenhälfte einwirkenden vertikalen Kraft eingesetzt, weil der Schenkelkopf einer vertikalen Kraft Widerstand leisten kann (PAUWELS).

Die Größe der auf jede Beckenhälfte wirkenden vertikalen Kraft ist aus Symmetriegründen gleich dem halben Körpergewicht ($K/2$). Dieses wird durch eine Reaktionskraft von gleicher Größe im Schenkelkopfgleichgewicht gehalten. In jeder Beckenhälfte bildet $K/2$ mit ihrer Reaktionskraft ($K/2$) ein Kräftepaar, dessen Drehmoment $K/2 \cdot h$ ist. Dem Drehmoment der Vertikalkräfte muß ein gleichgroßes Drehmoment von Horizontalkräften das Gleichgewicht halten. Die beiden Horizontalkräfte D und Z greifen im Druckzentrum der Kreuzbein-Darmbeinfuge bzw. in der Symphyse an. Aus Gleichgewichtsgründen müssen in jeder Beckenhälfte die beiden Horizontalkräfte gleichgroß und umgekehrt gerichtet sein und stellen ein Kräftepaar dar mit den Hebelarmen h_1. Aus dem Drehsinn des Momentes von $K/2$ ergibt sich, daß beim Stand auf beiden Beinen in der

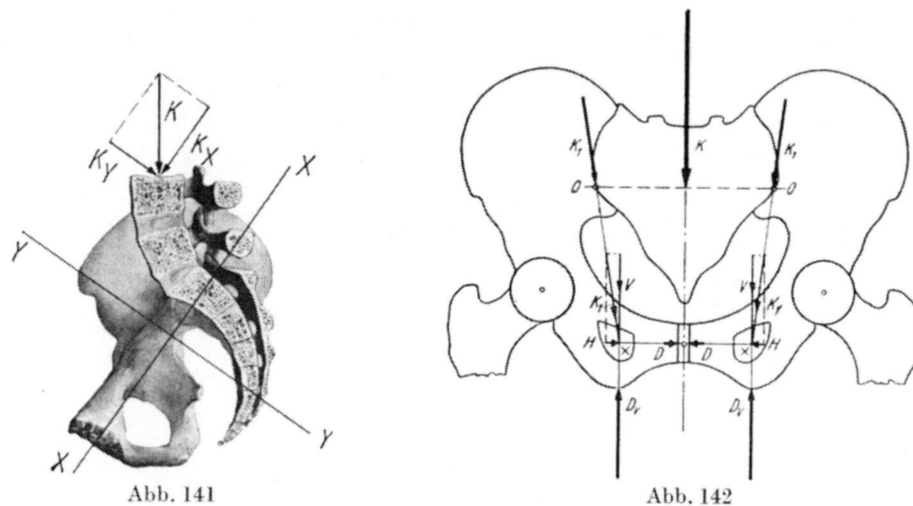

Abb. 141   Abb. 142

Abb. 141. K_x, K_y Komponenten des Körpergewichtes K. X—X Ringebene des Beckens. Auf sie wirkt das Körpergewicht mit der Komponente K_x. Y—Y Ebene, die senkrecht zur Ringebene steht. Auf sie wirkt das Körpergewicht mit der Komponente K_y. (F. PAUWELS)

Abb. 142. Ableitung der Beanspruchung des *Beckens im Sitzen* nach PAUWELS. Es ist ein Druck an der Symphyse anzunehmen. (F. PAUWELS)

Symphyse ein *Zug* wirkt und im Kreuzbein-Darmbeingelenk ein *Druck*. Die Größe des Zuges in der Symphyse ergibt sich aus der Größe des Drehmomentes von $K/2$ nach folgender Formel:

$$K/2 \cdot h = Z \cdot h_1$$

$$Z = \frac{K \cdot h}{2\,h_1}$$

Aus dieser Formel leitet SEYSS auch die Beanspruchung der Synchondrosis ischiopubica ab (s. S. 149).

Für die Beanspruchung der Fugen und der Symphyse ist die Wirkung des Körpergewichtes K in der Ringebene X—X des Beckens zu berücksichtigen (Abb. 141). Da diese Ebene aber gegen die Vertikale geneigt liegt, die Körperschwere dagegen vertikal wirkt, so wirkt das Körpergewicht nur mit der Komponente K_X in der Ringebene X—X, während es mit einer zweiten Komponente K_Y in der Y—Y-Ebene wirkt, die senkrecht auf der Ringebene steht. Die Wirkung der Komponente K_Y des Körpergewichtes ist somit ebenfalls von Bedeutung für die Beanspruchung der Fugen.

β) Im Sitzen

Auch für die Ableitung der Beanspruchung des Beckens im *Sitzen* kann das Becken als Gewölbekonstruktion aufgefaßt werden. PAUWELS nimmt hierfür folgende Kräftezerlegung an (Abb. 142):

Der Vertikalkomponente V von K_1 kann nur am Tuber ischii durch den Bodendruck D_V Widerstand geleistet werden, der Horizontalkomponente H nur in der Symphyse. Infolgedessen ist die Wirkungslinie K_1 durch den Schnittpunkt X der beiden Komponenten und die Lage des Druckzentrums der Kreuzbein-Darmbeinfuge O bestimmt. Die Größe der Horizontalkomponente H und des Vertikaldruckes V ergibt sich durch die Zerlegung von K_1 im Punkte X. Wenn die Entfernung der Aufstützungspunkte der Sitzbeine kleiner ist als der Abstand der Druckzentren der Kreuzbein-Darmbeinfugen, so verläuft die Wirkungsrichtung von K_1 von oben außen nach unten innen, so daß die Horizontalkomponente H als Druck (D) auf die Symphyse wirkt, die Symphyse also im Sitzen auf *Druck* beansprucht wird (und nicht auf Zug).

γ) Stand auf einem Bein

Für diese Situation gelten für die Fugen des Beckens die gleichen Verhältnisse wie an einem Dreigelenksrahmen (Abb. 143). Das Becken darf man nicht mehr als Gewölbe auffassen. Die Kräftezerlegung muß unter anderen Gesichtspunkten erfolgen. Maßgebend für diese ist, daß in den Beckenring drei nachgiebige Fugen eingeschaltet sind, die in mechanischer Hinsicht als Gelenke aufgefaßt werden müssen, ferner, daß das Becken nur an einer Seite unterstützt, also einseitig eingespannt ist. Beim Stand auf einem Bein ist das Becken demnach einem in sich geschlossenen einseitig getragenen Rahmen zu vergleichen, in welchen, der Lage der Beckenfugen

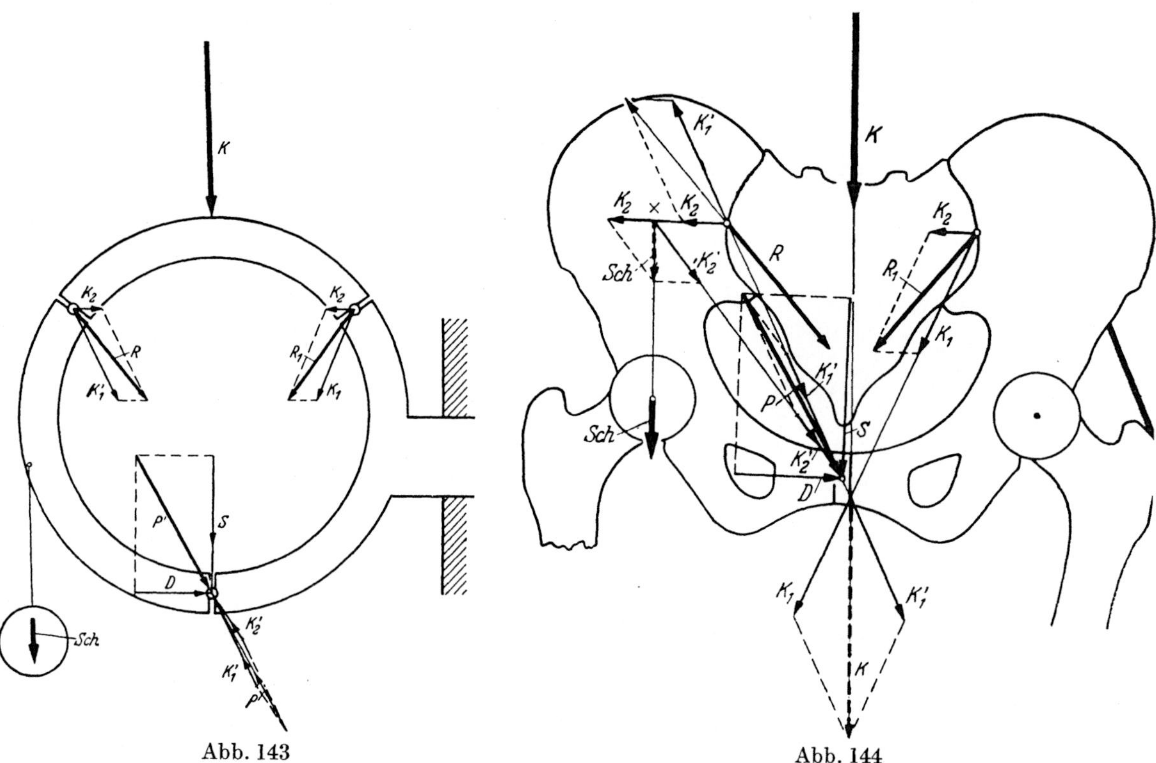

Abb. 143	Abb. 144

Abb. 143. Pauwels Schema für die Kräftezerlegung am Becken bei Stand auf *einem* Bein. Für die Fugen des Beckens werden jetzt nicht mehr die Verhältnisse eines Gewölbes zugrunde gelegt, sondern die eines Dreigelenkrahmens (s. Text)

Abb. 144. Belastung der Fugen des Beckens bei Stand auf einem Bein. Die Verhältnisse des Dreigelenkrahmens der Abb. 143 sind auf das Becken übertragen (F. Pauwels)

entsprechend, 3 Gelenke eingeschaltet sind und dessen freie Seite gegen die symmetrische Lage zur Kraftrichtung leicht angehoben ist. Die Beanspruchung des Rahmens erfolgt 1. durch die vertikale Last K (Oberkörpergewicht) und 2. durch ein an seiner freien Seite hängendes Gewicht Sch (Schwungbein). Unter der Voraussetzung eines Standes auf dem linken Bein ergibt sich folgendes: Die Kraft Sch zerlegt sich in die beiden Komponenten K_2 und K_2, weil durch die beiden Gelenke der linken Rahmenseite die ganze Kraft Sch auf den übrigen Rahmen übertragen werden muß. Wenn nun beide äußeren Kräfte K und Sch gleichzeitig auf den Rahmen wirken, dann wirken auch die Komponenten von K und von Sch gleichzeitig auf die Gelenke und müssen demnach in jedem Gelenk zu je einer resultierenden zusammengefaßt werden.

Die Erörterungen Pauwels' über die Verhältnisse am Rahmenschema sollen hier nicht gebracht werden, sondern lediglich jene, die er über das Beckenschema ausführte (Abb. 144). Zunächst werden die in den beiden Kreuzdarmbeinfugen wirkenden Komponenten des Körpergewichtes K ermittelt, also die Komponente K_1, die im rechten, und die Komponente K_1', die gleichzeitig im linken Kreuzdarmbeingelenk und in der Symphyse wirkt. Von diesen Komponenten ist, wie beim Dreigelenkrahmen, nur die Richtung von K_1' bekannt, weil die Komponente K_1' gleichzeitig durch die beiden Fugen der linken Beckenhälfte, also durch die linke Kreuzdarmbeinfuge und die Symphyse verlaufen muß. Der Schnittpunkt der Wirkungsrichtung von K_1' mit der Wirkungslinie des Körpergewichtes K ist der Punkt, durch welchen auch die im rechten Kreuzdarmbeingelenk angreifende Komponente K_1 verlaufen und die Zerlegung des Körpergewichtes K in seine beiden Komponenten K_1' und K_1 erfolgen muß, wie in dem untenstehenden Diagramm durchgeführt ist. In analoger Weise, wie beim Dreigelenkrahmen wird weiter die Richtung und Größe der Komponente K_2

gefunden mit welcher das Schwungbein auf die Kreuzdarmbeinfugen wirkt, sowie die Größe und Richtung von K_2', mit welcher das Schwungbein (*Sch*) auf die Symphyse wirkt. Da das Körpergewicht K und das Gewicht des Schwungbeines *Sch* gleichzeitig auf das Becken wirken, so müssen im Druckzentrum jeder Fuge die dort wirkenden Komponenten von K und *Sch* zu einer Resultierenden zusammengesetzt werden, im rechten Kreuzdarmbeingelenk also die Komponenten K_1 und K_2 zur Resultierenden R_1, im linken Kreuzdarmbeingelenk die Komponenten K_1' und K_2 zur Resultierenden R und in der Symphyse die Komponenten K_1' und K_2' zur Resultierenden P. (Die Zusammensetzung der Resultierenden R ist der besseren Übersicht wegen mit den umgekehrt gerichteten Gegenkräften durchgeführt.) Die Resultierende P wirkt auf die Symphyse mit der Komponente reinen Druckes D und mit der Schubkomponente S.

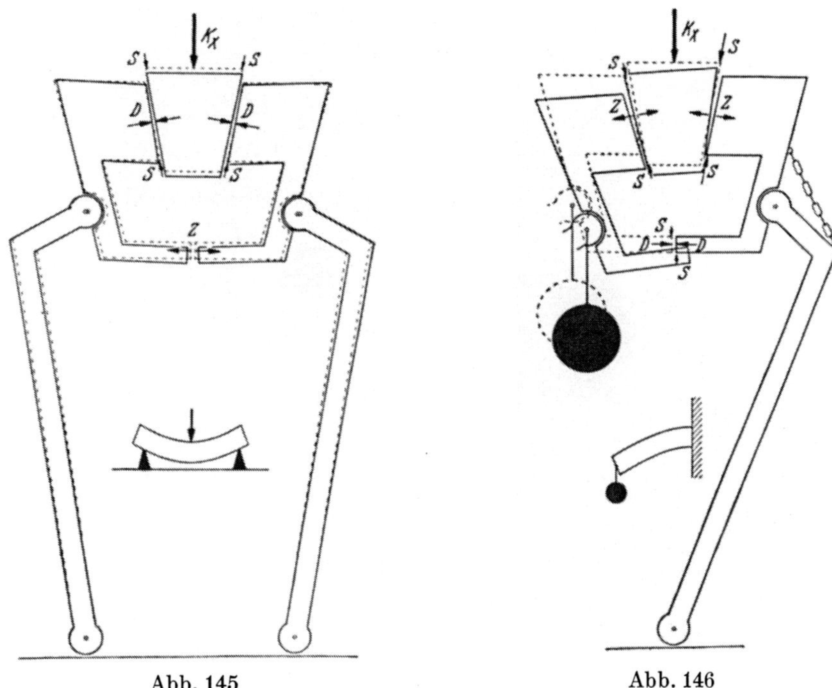

Abb. 145. Verformungen in der Ringebene X—X beim Stand auf *beiden* Beinen. Es kommt zur Zugwirkung an der nicht durchtrennten Symphyse, der durch Druck an den Kreuzbein-Darmbeingelenken das Gleichgewicht gehalten wird. (F. PAUWELS)

Abb. 146. Verformung der Ringebene X—X beim Stand auf *einem* Bein. Die nicht durchtrennte Symphyse wird auf Druck und Schub beansprucht. (F. PAUWELS)

Aus dieser Ableitung ergibt sich, daß die Symphyse während der Standbeinperiode des Ganges auf Druck und Schub beansprucht wird.

Unter diesem Aspekt kommt PAUWELS bezüglich der Ringebene X—X und der senkrecht dazu verlaufenden Ringebene Y—Y für den Stand auf beiden Beinen und für den Stand auf einem Bein zu Ergebnissen, die hier hinsichtlich ihrer Auswirkung auf die Symphyse kurz wiedergegeben werden. In den Abb. 145 bis 148 sind die Verformungen dargestellt, welche das Becken in der Ringebene erleidet. (In diesen sowie in allen folgenden Abbildungen sind die Kräfte eingezeichnet, die bei geschlossener Symphyse, also auf die Fugen des nicht verformten Beckens wirken; die Kontur des nicht verformten Beckens ist gestrichelt gezeichnet.)

δ) Einwirkung auf die Ringebene X—X
αα) Stand auf beiden Beinen (Abb. 145)

Das Kreuzbein tritt tiefer und die beiden Beckenhälften verkanten sich in den Kreuzbein-Darmbeinfugen derart, daß sich die Fugen oben verengen, unten erweitern. Die Schnittufer der Symphysenfuge weichen auseinander, ohne sich in vertikaler Richtung gegeneinander zu verschieben.

Aus den Verformungen ergibt sich, daß bei nicht durchtrennter Symphysenfuge in der Symphyse ein Zug eintritt, dem durch Druck in den Kreuzbein-Darmbeinfugen Gleichgewicht gehalten wird.

$\beta\beta$) Stand auf einem Bein (Abb. 146)

Beim Stand auf einem Bein treten in der Ringebene $X—X$ die nachstehenden Verformungen auf (Abb. 146):

Die rechte Beckenhälfte steht fest. Das Kreuzbein, welches unmittelbar durch das Körpergewicht K_X und unmittelbar durch das Gewicht des Schwungbeines belastet wird, verschiebt sich gegen die feststehende rechte Beckenhälfte nach unten und verkantet sich gleichzeitig derart, daß sich die rechte Kreuzbein-Darmbeinfuge oben öffnet und unten schließt. Der linke Schambeinast tritt infolgedessen nach unten und wird nach rechts über den rechten Schambeinast hinausgeschoben.

Aus der Verformung ergibt sich, daß bei nicht durchtrennter Symphyse die Symphyse auf Druck und Schub beansprucht wird. Auch die Kreuzdarmbeinfugen werden auf Schub beansprucht und außerdem auf Zug, der aus Gleichgewichtsgründen die Größe haben muß, wie der Druck in der Symphysenfuge.

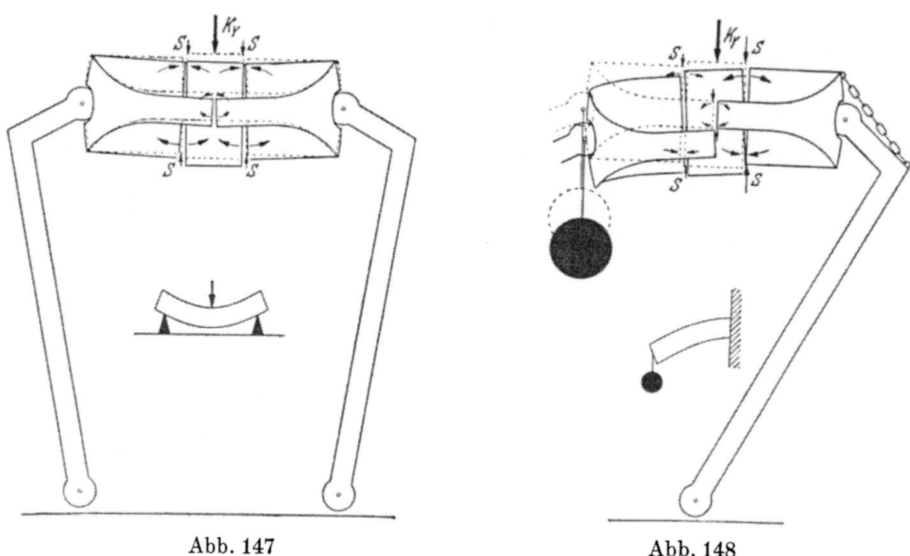

Abb. 147   Abb. 148

Abb. 147. Verformungen in der $Y—Y$-Ebene beim Stand auf *beiden* Beinen. Die nicht durchtrennte Symphyse wird nur auf Biegung beansprucht, die im oberen Abschnitt Druckspannungen, im unteren Abschnitt Zugspannungen hervorruft. (F. PAUWELS)

Abb. 148. Verformungen in der $Y—Y$-Ebene beim Stand auf *einem* Bein. Die geschlossene Symphyse wird in hohem Maße auf Schub beansprucht und außerdem auf Biegung, wobei die Zugspannungen am oberen, die Druckspannungen am unteren Abschnitt auftreten. (F. PAUWELS)

ε) *Einwirkung auf die Ebene* $Y—Y$

$\alpha\alpha$) Stand auf beiden Beinen (Abb. 147)

Das Kreuzbein verschiebt sich nach unten und die Beckenteile verkanten sich in allen Fugen derart, daß sich sowohl die Kreuzdarmbeinfugen als auch die Symphysenfuge oben schließen und unten öffnen. In der Symphysenfuge tritt keine gegenseitige Verschiebung der Schnittufer auf.

Bei nicht durchtrennter Symphyse wird dementsprechend die Symphyse nur auf Biegung beansprucht, die im oberen Abschnitt Druckspannungen, im unteren Abschnitt Zugspannungen hervorruft. Die Symphyse wird nicht auf Schub beansprucht. Die Kreuzdarmbeinfugen werden ebenfalls auf Biegung beansprucht, die im oberen Abschnitt Druckspannungen, im unteren Abschnitt Zugspannungen bedingt; außerdem werden die Kreuzdarmbeinfugen auf Schub beansprucht.

$\beta\beta$) Stand auf einem Bein (Abb. 148)

Die rechte Beckenhälfte steht fest. Das Kreuzbein tritt nach unten und verkantet sich unter der gemeinsamen Last von Körpergewicht und Schwungbein derart gegen die festgestellte rechte Beckenhälfte, daß sich die rechte Kreuzdarmbeinfuge oben öffnet und unten schließt. Die linke Beckenhälfte verschiebt sich unter der Last des Schwungbeines gegen das Kreuzbein nach unten und verkantet sich derart, daß sich die linke Kreuzdarmbeinfuge oben öffnet und unten schließt. Da das Schwungbein räumlich vor den beiden Kreuzdarmbeingelenken liegt, so tritt in diesen außerdem noch eine Verdrillung in sagittaler Ebene auf, und zwar in der Art, daß sich das linke Ufer jeder Kreuzdarmbeinfuge oben nach vorne und unten nach hinten verdreht. Die Verschiebung, Verkantung und Verdrillung in den Kreuzdarmbeinfugen hat zur Folge, daß sich das linke Symphysenufer gegen das rechte stark nach unten verschiebt. Außerdem tritt infolge der Verkantung in den

Kreuzdarmbeinfugen eine entsprechende Verkantung der Symphysenufer gegeneinander auf, wodurch die Symphysenufer oben auseinanderweichen und sich unten nähern.

Bei geschlossener Symphyse wird infolgedessen das Symphysengewebe in hohem Maße auf Schub beansprucht und außerdem auf Biegung, wobei jetzt aber die Zugspannungen im oberen, die Druckspannungen im unteren Abschnitt auftreten. In geringerem Maße werden auch die Kreuzdarmbeinfugen auf Schub beansprucht, ebenso auf Biegung, die auch hier im oberen Abschnitt Zugspannungen und im unteren Abschnitt Druckspannungen hervorruft. Eine Verdrillungsbeanspruchung in den Kreuzdarmbeinfugen wird dagegen durch den Schluß der Symphyse verhindert. In keiner Fuge tritt eine Zug- oder Druckkraft auf.

ζ) Zusammenfassung

Ein vollständiges Bild der an der Symphyse auftretenden Beanspruchungen ergibt sich erst aus der Überlagerung der durch die gleichzeitige Beanspruchung in beiden Ebenen hervorgerufenen Beanspruchungsarten:

1. Beim Stand auf beiden Beinen tritt in der Symphysenfuge Zug- und Biegebeanspruchung auf. Infolge der Überlagerung der Zugbeanspruchung durch Biegebeanspruchung ist es möglich, daß auch beim Stand auf beiden Beinen trotz der Zugbeanspruchung im oberen Abschnitt der Symphyse Druckspannungen auftreten.

2. Während der Standbeinperiode des Ganges tritt in der Symphyse hoher Schub in zwei aufeinander senkrecht stehenden Richtungen gleichzeitig auf; ferner Druck- und Biegebeanspruchung, die zu Zugspannungen im unteren, zu Druckspannungen im oberen Abschnitt führt. Infolge der Überlagerung der Druckbeanspruchung mit Biegebeanspruchung können im oberen Teil der Symphyse auch Zugspannungen auftreten, also in dem Teil der Symphyse, in welchem beim Stand auf beiden Beinen Druckspannungen auftreten können.

PAUWELS folgert aus diesen Ableitungen, daß *die Symphyse auf Schub beansprucht wird und infolge des Wechsels der Beanspruchungsarten beim Stehen und Gehen außerdem überall abwechselnd auf Druck und Zug.*

PAUWELS zieht auch den Schluß, daß die Verformung des erweichten Beckens durch Kräfte erfolgt, die keinen Einfluß auf die Beanspruchung der Symphyse haben, selbst wenn man die am Becken wirksamen Muskelkräfte in Ansatz bringe. Infolgedessen bestehe auch kein direkter Zusammenhang zwischen der Verformung des erweichten Beckens und der Beanspruchung der Symphyse.

b) Auswirkung der Muskelkräfte

Für die Auswirkung der Muskelkräfte an der Symphyse bringt PAUWELS folgende Überlegungen (Abb. 149):

Der Körperschwere S_5 wird Gleichgewicht gehalten durch die Abductoren M_1 und die Reaktionskraft im Hüftgelenk R_1. Da bei der Stabilisierung des Beckens über dem Hüftgelenk in der Sagittalebene auch noch die Adductoren M_a mitwirken, so wird der Druck im Hüftgelenk noch erhöht um die Größe R_2, so daß der gesamte Gelenkdruck in der Standbeinperiode des Ganges die Größe R_3 erreicht. Dieser hohe Gelenkdruck wirkt mit der Komponente D als Druck gegen die beiden Zugkomponenten Z auf das Becken, ohne die Symphyse irgendwie zu beanspruchen und muß das erweichte Becken in der gleichen Art verformen, wie oben an einem Balken vereinfacht dargestellt ist. In ähnlicher Weise wirkt auch der Muskeltonus im Liegen, wo der Druck im Hüftgelenk durch die antagonistische Wirkung der Abductoren M_1 und Adductoren M_a hervorgerufen wird, der allerdings wesentlich kleiner ist, aber ununterbrochen wirkt.

c) Histologisches Bild der Symphyse

Im histologischen Bild der Symphyse ist aufgrund der ermittelten Art der Beanspruchung folgende Gewebsbildung zu erwarten:

1. Fibrillenzüge, die schräg von einem Ufer zum gegenüberliegenden Ufer nach allen Richtungen des Raumes verlaufen und zur Aufnahme der Schubspannungen dienen.

2. Fibrillenzüge, die vorwiegend in horizontaler Richtung die beiden Symphysenufer verbinden und zur Aufnahme der Zugspannungen dienen.

3. Knorpelgewebe zur Aufnahme der Druckspannungen.

Da das histologische Bild wirklich dem entspricht, so besteht kein Widerspruch zwischen der ermittelten Beanspruchung und der Gewebsbildung.

(Anatomie und Physiologie der Symphyse s.a. bei KAMIETH u. REINHARDT.)

d) Statik der Scham- und Sitzbeine des frühkindlichen Beckens

R. SEYSS hat Untersuchungen über die Statik der Scham- und Sitzbeine des frühkindlichen Beckens durchgeführt, da diese Knochen, ebenso wie das ganze Becken, in den ersten Lebensjahren deutlich umgestaltet werden, wobei statische Kräfte einen biologischen Reiz darstellen.

Da im frühkindlichen Alter vor allem die Statik im Liegen und Sitzen, weniger im Stehen und Gehen, in Frage kommt und hier die Schambeine mehr eine Zugspannung, die Sitzbeine dagegen mehr eine Druckspannung aufnehmen, wurden diese beiden Kräfte grob schematisch untersucht (anhand von 200 normalen Becken

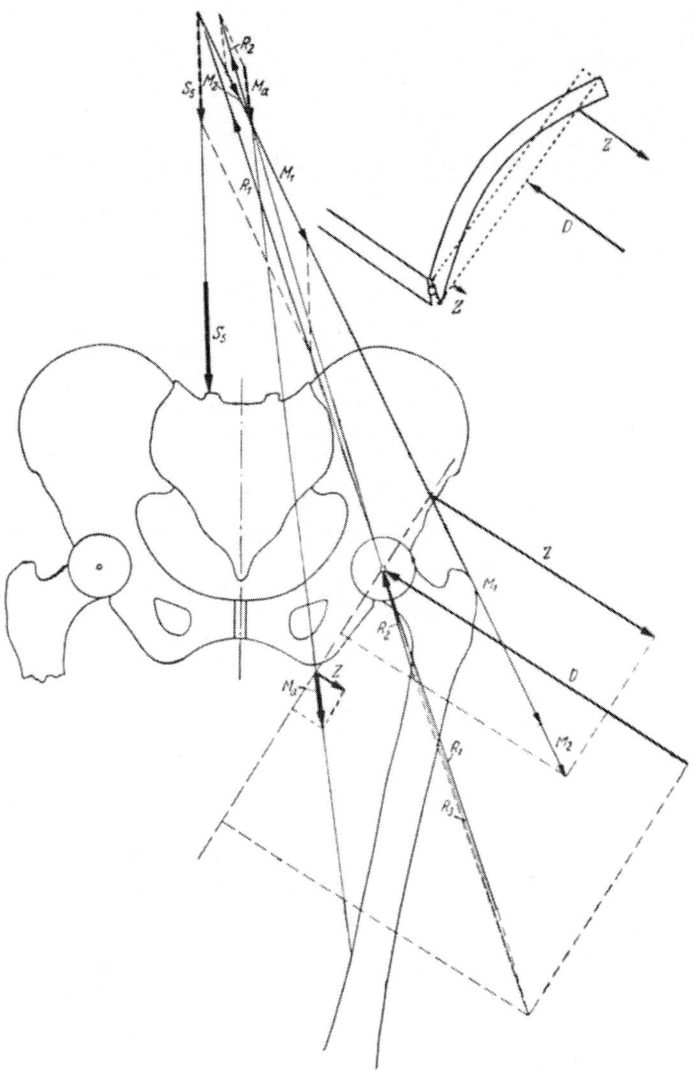

Abb. 149. Graphische Darstellung der Einwirkung der Muskeln, die das Becken während der Standbeinperiode des Ganges über dem Schenkelkopf des Standbeines feststellen und der Reaktionskraft im Hüftgelenk. *D* Druckkomponente; *Z* Zugkomponenten. Die Symphyse wird also auch durch diese Kräfte nicht durch Zug beansprucht
(F. PAUWELS)

von Kindern, die bis zu 2 Jahre alt waren). Die Ergebnisse wurden im Vergleich zu jenen gestellt, die an dysplastischen Becken gewonnen wurden.

Zur Ermittlung der *Zugspannung* an der Symphyse wurde die Gleichung von PAUWELS herangezogen $(Z = \dfrac{K \cdot h}{2h_1})$ (Abb. 140). Der Quotient h/h_1 gibt den relativen Wert für die Zugspannung an (der absolute Wert wird erhalten durch Einsetzen des Körpergewichtes). Die Werte für h und h_1 wurden durch Messungen am Röntgenbild ermittelt: $h/h_1 = \dfrac{a-b}{e+d}$. (Siehe auch Text zur Abb. 150.)

Die Berechnung der Zugspannung erfolgte über die Ermittlung der Neigungswinkel des oberen Schambeinastes (Winkel α) und des lateralen Schambeinastes (Winkel β) zur Horizontalen (Abb. 150).

Wie aus Tabelle 7 hervorgeht, nimmt der Quotient h/h_1 mit zunehmendem Alter ab. Dies ist bedingt durch eine Zunahme der Differenz $a-b$ und durch die Zunahme des Wertes d, d.h. das kleine Becken nimmt an Höhe zu. Anderseits bedeutet die Abnahme des Quotienten h/h_1, daß mit zunehmendem Alter die relative Zugspannung abnimmt. Im Erwachsenenalter erreicht er schließlich Werte von 0,22 bis 0,25.

Konform mit dem Quotienten h/h_1 wird auch die lichte Weite des Symphysenspaltes kleiner (Tabelle 7). Der Schrägstand des Schambeines nimmt deutlich gegen Ende des 2. Lebensjahres ab, was aus den Werten des Winkels hervorgeht. Dies deutet darauf hin, daß die Zugspannung während der Neugeborenenperiode durch die Schambeine aufgenommen wird, später jedoch nachläßt, wodurch auch der Schrägstand der Schambeine verringert wird.

Der Umbau des Sitzbeines ergibt sich nach Seyss auch aus den folgenden Werten. Während der laterale Schenkel zur Zeit der Geburt fast senkrecht zur Horizontalen steht (Winkel β), nimmt er bis zum 2. Lebensjahr auf etwa 60° ab. In der Neugeborenenperiode wird dadurch fast der gesamte Druck auf das Hüftgelenk übertragen, später verteilt sich der Druck auf die Symphyse und das Hüftgelenk fast gleichmäßig. Dieser Druck bewirkt auch einen formativen Reiz auf den medialen Schenkel, wodurch auch die Weite der Synchrondrosis ischiopubica abnimmt (Tabelle 7). Durch diese Druckübertragung auf den medialen Schenkel kommt es zu einem Maximum des Druckes annähernd in der Mitte des medialen Schenkels. Dies zeigt sich nach R. Seyss

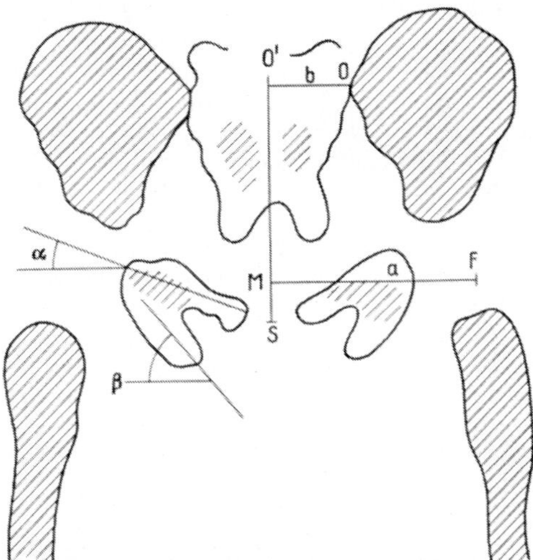

Abb. 150. Schema zur Erklärung der Formel $h/h_1 = (a-b):(c+d)$ (nach R. Seyss). α = Winkel des oberen Schambeinastes zur Horizontalen (Neigung des Schambeines). β = Winkel (Neigung des lateralen Sitzbeinschenkels zur Horizontalen). $a = MF$ (Abstand des Mittelpunktes des Femurkopfes zur Medianebene. Wenn der Femurkopf noch nicht verknöchert ist, wird der Mittelpunkt mit Hilfe des Parallelogramms von Kopitz bestimmt). $b = OO'$ (halbe Distanz der Mittelpunkte O der Kreuzbeindarmbeingelenke. Die Lage von O wird am Röntgenbild geschätzt). $c+d = SO'$ ($SM = c$; $MO' = d$; S = geschätzte Symphysenmitte)

durch eine Verbreiterung der Vereinigungsstelle. Dadurch wird der Druck durch entsprechende Verbreiterung auf den einzelnen Quadratzentimer verringert. Diese Verbreiterung bedeutet demnach lediglich noch eine normale Variante, worauf auch schon Schinz hinwies. Nach Seyss wäre es möglich, daß bei noch stärkerer Neigung des lateralen Schenkels des Sitzbeines mehr Druckspannung auf den medialen Schenkel verlagert wird und es dadurch zu einer abnormen Verbreiterung der Verknöcherungszone kommt, etwa im Sinne einer Verknöcherungsstörung nach van Neck, für die statische Einflüsse ursächlich geltend gemacht werden könnten, ähnlich wie für das Entstehen des Morbus Osgood-Schlatter. Aus den Darlegungen von Pauwels und von Seyss geht auch hervor, daß Symphyse, Synchrondrosis ischiopubica und Kreuzbein-Darmbeingelenke in engen dynamischen Beziehungen stehen.

Tabelle 7. *Maße bei normalen Becken.* (Tabelle von R. Seyss)

Alter	h/h_1 Quotient	Symphysenweite s in mm	Winkel α Neigung des Schambeines	Winkel β Neigung des lateralen Schenkels des Sitzbeines	Synchondrosis ischiopubica ch in mm
bis 3 Monate	0,40 ($\pm$0,04)	6,5 ($\pm$0,2)	30° ($\pm$5)	85° ($\pm$5)	6,2 ($\pm$0,3)
bis 6 Monate	0,37 ($\pm$0,03)	7,0 ($\pm$0,2)	30° ($\pm$6)	80° ($\pm$6)	6,0 ($\pm$0,2)
bis 9 Monate	0,35 ($\pm$0,05)	7,5 ($\pm$0,3)	25° ($\pm$3)	75° ($\pm$5)	6,0 ($\pm$0,2)
bis 1 Jahr	0,34 ($\pm$0,03)	7,5 ($\pm$0,3)	25° ($\pm$5)	70° (5)	5,0 ($\pm$0,4)
bis 2 Jahre	0,27 ($\pm$0,05)	6,4 ($\pm$0,2)	20° ($\pm$5)	60° ($\pm$6)	3,0 ($\pm$0,5)

Tabelle 8. *Maße bei dysplastischen Becken.* (Tabelle von R. SEYSS)

Alter	Symphysenweite s in mm	Winkel α Neigung des Schambeines	Winkel β Neigung des lateralen Schenkels des Sitzbeines	Synchondrosis ischiopubica ch in mm
bis 3 Monate	7,2 ($\pm$ 0,2)	35° ($\pm$ 5)	85° ($\pm$ 10)	8,0 ($\pm$ 0,3)
bis 6 Monate	8.2 ($\pm$ 0,4)	30° ($\pm$ 6)	85° ($\pm$ 9)	7,0 ($\pm$ 0,4)
bis 9 Monate	7,3 ($\pm$ 0,2)	30° ($\pm$ 5)	80° ($\pm$ 10)	8,0 ($\pm$ 0,2)
bis 1 Jahr	7,5 ($\pm$ 0,2)	30° ($\pm$ 4)	75° ($\pm$ 5)	8,0 ($\pm$ 0,4)
bis 2 Jahre	8,0 ($\pm$ 0,5)	25° ($\pm$ 5)	70° ($\pm$ 10)	7,5 ($\pm$ 0,5)

Der Vergleich mit den Ergebnissen gleicher Messungen an 152 dysplastischen kindlichen Becken kann mit Tabelle 8 erfolgen.

Die Ergebnisse, die SEYSS gewonnen hat, lassen sich folgendermaßen zusammenfassen:

Die Messungen zeigen, daß Scham- und Sitzbeine im frühen kindlichen Alter einem raschen Umbau unterliegen. Mit zunehmendem Alter nimmt an der Symphyse die Zugspannung ab, ebenso die Symphysenweite. Die Schambeine selbst werden horizontaler gestellt. Der laterale Schenkel des Sitzbeines stellt sich schräger, wodurch ein großer Teil des Druckes auf die Symphyse übertragen wird. Im Gefolge damit verknöchert die Synchondrosis ischiopubica.

Im Gegensatz zu diesen normalen Verhältnissen zeigt der hohe Quotient h/h_1 beim *dysplastischen Becken* eine hohe Zugspannung an. Dabei wird das kleine Becken nach caudal zu verlängert. Die Schambeinäste stehen schräger. Die Symphysenspalte ist über die Norm breit, anscheinend bedingt durch eine vermehrte Zugspannung. Der laterale Schenkel des Sitzbeines bleibt steiler stehen, wodurch die Druckspannung vornehmlich auf das Hüftgelenk übertragen wird. Die Synchrondrosis ischiopubica bleibt abnorm lange offen und breit, bedingt durch die Herabsetzung der Druckspannung. Im späteren Leben führen diese Veränderungen bei unbehandelten Fällen zum bekannten Luxationsbecken. An einzelnen Beispielen konnte SEYSS die Auswirkung der Therapie auf den Quotienten h/h_1 aufzeigen, dessen Werte bei den gutansprechenden Kindern nach der Richtung der Normalisierung beeinflußt wurden.

e) Lage der Drehachse im Kreuzbein

Lagebeziehung der Rotationsachse zur auriculären Gelenkfläche des Darmbeines s. 'Kreuzbein', S. 126 (Schema von SHIPP und HAGGART, Abb. 117a und b).

f) Muskelmechanische Einwirkungen an der Synchondrosis ischiopubica

Auf die muskelmechanischen Einwirkungen an der Synchondrosis ischiopubica wird auf S. 154 und 162 im Kapitel Osteochondrosis ischiopubica eingegangen.

(Siehe auch: 'Zur normalen Statik des Hüftgelenkes und ihrer Abwandlung durch Folgen der juvenilen Kopfkappenlösung und des Morbus Perthes', S. 226; ferner: 'Theorie der Entstehung einer Osteochondrosis am Hüftkopf durch Überlastung des oberen Hüftkopfsegmentes bei kleinem Auftreffwinkel', S. 657.)

Literatur zu E. I. und Anhang. (Symphyse, Beckenstatik)

ADAMS, R. J., CHANDLER, F. A.: J. Bone Jt Surg. A **35**, 685 (1953).

ALLAN, J. H., KINDRED, R. C.: Clin. Orthop. 1, 80 (1953).

BARDINI: Zit. nach POLACCO.

BEER, E.: Int. Med. Surg. Surv. **37**, 224 (1924).

BOSE, E.: Gutachterliche Problematik bei dem Krankheitsbild der Ostitis pubis. Radiologe **10**, 248 (1970).

BRAUS: Zit. nach PAUWELS.

BURMAN, M. S.: Amer. J. Roentgenol. **31**, 224.

BYWATERS, E. G., DIXON, A. S., SCOTT, J. T.: Joint lesions of the hyperparathyreoidism. Ann. rheum. Dis. 18, 63—64 (1959).

— — — Joint lesions of hyperparathyreoidism. Ann. rheum. Dis. **22**, 171—187 (1963).

CASTEN, G. G., BOUCEK, R. J.: Use of relaxin in the treatment of scleroderma. J. Amer. med. Ass. **166**, 319—324 (1958).

COVENTRY, M. B., MITCHELL, W. C.: Osteitis pubis observations based on a study of 45 patients. J. Amer. med. Ass. **178**, 898—905 (1961).

CZIPOTT: Hydrocortisone therapy in pubialgia of soccer players. Orv. Hetil. (1958).

DODDS, W. J., STEINBACH, H. L.: Primary hyperparathyreoidism a articular cartilage calcification. Amer. J. Roentgenol. **104**, 884 (1968).

EYMER, H., LANG, F. J.: Arch. Gynäk. **137**, 886 (1929).

FARBOT, E.: Acta radiol. scand. **38**, 403 (1952).

FICK, R.: Zit. nach PAUWELS.

FOCHEM: Der heutige Stand der geburtshilflichen Röntgendiagnostik. Radiol. Austriaca **15**, 7 (1965).

GÖTZEN, F., BÖMINGHAUS, H.: Zbl. Chir. **78**, 1 (1953).

GRAZIADEI, P., POLACCO, A.: La sindrome pelviartrosica dei calciatori. Roma: Ed. FMSI 1951.

GRUNERT, A.: Die Tuberkulose des Beckengürtels. Röntgenpraxis **4**, 237 (1932).

HAEGER, G.: Ärztl. Prax. **6**, 41 (1954).

HÄUPTLI, O.: Chirurgie in Einzeldarstellungen, Bd. 18. Berlin: W. de Gruyter & Co. 1954.

HASLHOFER, L.: Zbl. Gynäk. **37**, 2317 (1930).

— Arch. Gynäk. 147 (1931).

HEDBERG: Zit. nach FOCHEM.

HELLNER, H.: Entzündungen des Ileosacralgelenkes. Med. Klin. **54**, 573—590 (1959).

HENLE, F.: Handbuch der systematischen Anatomie des Menschen, 3. Aufl. Braunschweig 1871.

HISAW, F. L.: Proc. Soc. exp. Biol. (N.Y.) **23**, 661 (1926).

JUNGE, H.: Sportmedizin **7**, 263 (1956).

— HEUCK, F.: Die Osteochondropathia ischiopubica (gleichzeitig ein Beitrag zur normalen Entwicklung der Scham-Sitzbeingruppe im Wachstumsalter). Fortschr. Röntgenstr. **78**, 664 (1953).

KAMIETH, H.: Die Mechanik der Beckenringlockerung und ihre statischen Rückwirkungen auf die Wirbelsäule. Fortschr. Röntgenstr. **87**, 499—511 (1957).

— Distorsionen der Ileosakralgelenke (JS) in der Chiropraktik. Fortschr. Röntgenstr. **89**, 339—345 (1958).

— Die Beckenringlockerung; Aufnahmetechnik und Beurteilung. Hippokrates (Stuttg.) **29**, 372—376 (1958).

— Eine posttraumatische Beckenringlockerung. Z. Orthop. **90**, 226 (1958).

— Ossifikationsstörungen an der Symphyse und den Ileosacralgelenken. Z. Orthop. **91**, 297 (1959).

— REINHARDT, K.: Der ungleiche Symphysenstand. Ein wichtiges Symptom der Beckenringlockerung ... usw. Fortschr. Röntgenstr. **83**, 530 (1959).

KLINEFELTER, E. W.: Amer. J. Roentgenol. **63**, 368 (1950).

KRAUSS, FR.: Über Symphysensprengung. Zbl. Chir. **1** (1930).

KUMMER, B.: Biomechanik des Säugetierskeletts. In: KÜKENTHALS Handbuch der Zoologie, Bd. 8, 6, 1959.

LA CAVA: Muskelverletzungen. 1. Sportkongr. 1957.

LOESCHKE, H.: Arch. Gynäk. **96**, 525 (1912).

LOPEZ ENGELKING, R.: Rev. Urol. (Méx.) **7**, 317 (1949).

LÜHKEN, H.: Die Statik des menschlichen Beckens. Z. Anat. Entwickl.-Gesch. **104** (1935).

LÜTH, H. F.: Die Pubalgie, der Schambein- und Leistenschmerz der Fußballer (Gracilis-Syndrom). Sportarzt u. Sportmedizin **21**, 161 (1970).

LUSCHNITZ, E., RIEDEBERGER, J., BAUCHSPIESS: Das röntgenologische Bild der Osteonecrosis pubica posttraumatica. Fortschr. Röntgenstr. **107**, 113 (1967).

— Dtsch. Gesundh.-Wes. **23**, 1466 (1968).

MARTIUS, H., v. MASSENBACH, W.: Tagg Nordwestdtsch. Ges. Gynäk. 1938. Zit. nach v. MASSENBACH 1938.

MASSENBACH, W. v.: Untersuchungen über die Beweglichkeit der Schambeinfugenverbindung in- und außerhalb der Schwangerschaft. Inaug.-Diss. Göttingen 1933.

— Zbl. Gynäk. **1938**, 2422.

MAYALL, G. F.: The vacuum phenomenon as evidence of degeneration in the pubic symphysis. Brit. J. Radiol. **37**, 608 (1964).

McCARTY, D. J., JR.: The significance of calciumphosphate crystals in the synovial fluid of arthritic patients: the "pseudogout syndrome". Ann. intern. Med. **56**, 711—737 (1962).

— HASKIN, M. E.: The roentgenographic aspects of pseudogout (articular chondrocalcinosis). Amer. J. Roentgenol. **90**, 1248—1251 (1963).

METZ, B.: Ein Beitrag zum Studium über die Statodynamik des Beckenringes. Z. Orthop. **104**, 381 (1968).

MEYER, v.: Zit. nach METZ u. PAUWELS.

MICHALZIK, K.: Geburtsh. u. Frauenheilk. **14**, 177 (1954).

MOSKOWITZ, R. W., KATZ, D.: Chondrocalcinosis ... J. Amer. med. Ass. **188**, 867 (1964).

MÜLLER, J. H.: Strahlentherapie **32**, 613 (1929).

— Zbl. Gynäk. 981 (1947).

PAUWELS, F.: Z. Anat. Entwickl.-Gesch. **144**, 167 (1949/50).

PEIRSON, E. L., JR.: Osteochondritis of the Symphisis pubis. Surg. Gynec. Obstet. **49**, 834—838 (1929).

PERAZZINI: Zit. nach POLACCO.

PETER, R.: Sportmedizin **6**, 166 (1956).

POLACCO, E.: Über die Osteoarthropathie der Schambeinfuge bei Fußballspielern. Sportärzte-Kongr. 1953, Frankfurt/Main, S. 70. Frankfurt/Main: Wilhelm Limpert 1954.

PUCK, A., HÜBNER, K. A.: Die Wirkung des Oestriols auf Uterus und Vagina des Kaninchens und Meerschweinchens und auf die Symphyse des Meerschweinchens. Acta endocr. (Kbh.) **22**, 191—202 (1956).

PUTSCHAR, W.: Entwicklung, Wachstum und Pathologie der Beckenverbindungen des Menschen. Jena: Fischer 1931.

RISPOLI, F. P.: Schambeinsyndrom bei Fußballspielern. Z. Orthop. **99**, 87 (1964). (Lit.)

RUBIN, E. L.: Brit. J. Radiol. **12**, 649 (1939).

RUMPF, E.: Geburtsh. u. Frauenheilk. **9**, 402 (1949).

SACK, G. M.: Zur Pathologie der Symphyse. Röntgenpraxis **5** (1952).

SAUPE, E.: Über einige seltene Röntgenbefunde. Röntgenpraxis **4**, 435 (1932).

SCHINZ: Altes und Neues zur Beckenossifikation. Fortschr. Röntgenstr. **30** (1922/23).

SCHNEIDER, G. P.: Das Gracilisyndrom. Z. Orthop. **98**, 43 (1963).

SEYSS, R.: Zur Statik der Scham- und Sitzbeine des frühkindlichen Beckens. Fortschr. Röntgenstr. **103**, 210 (1965).

SNELLING, F. G.: Amer. J. Obstet. Gynec. **2**, 561 (1870).

SPINELLI: Ortop. Traum. Appar. mot. **4**, 3 (1932).

STAUNIG, K.: Fortschr. Röntgenstr. **27** (1919/21).

TWIGG, H. L. et al.: Radiology **83**, 468 (1964).

WILLIAMS, J. L.: Amer. J. Roentgenol. **73**, 403 (1955).

ZIMMER, E. A.: Grenzen des Normalen, S. 445. Stuttgart: G. Thieme 1957.

ZITŇAN, D., SIT' AY, S.: Chondrocalcinosis articularis, Section I. Clinical and radiological study. Ann. rheum. Dis. **22**, 142—152 (1963).

— Radiol. diagn. (Berlin) **1**, 498 (1960).

II. Synchondrosis ischiopubica

Osteochondropathia ischiopubica

a) Synonyme

Osteochondritis ischiopubica (VAN NECK), Osteochondropathia ischiopubica (O.i.p.) (CORPER), Osteochondrosis ischiopubica (ZEITLIN), Osteochondronecrosis ischiopubica, van Necksche Krankheit, van Neck-Odelbergsche Krankheit (maladie de van Neck-Odelberg), Neck-Odelberg-Valtancolische Krankheit, van Necksches Syndrom (Vorschlag des Autors).

b) Geschichtliches und Kasuistik

An der Synchondrosis ischiopubica (S.i.p.) ist von VAN NECK, 1923 eine aseptische Osteochondronekrose beschrieben worden, so daß dieses Krankheitsbild vielfach als van Necksche Krankheit geführt wird (Abb. 151). In gleichen Jahr hatte auch ODELBERG über 4 Fälle berichtet, die sehr wahrscheinlich das gleiche Krankheitsbild betrafen. Es wird daher gelegentlich auch von einer van Neck-Odelbergschen Krankheit gesprochen.

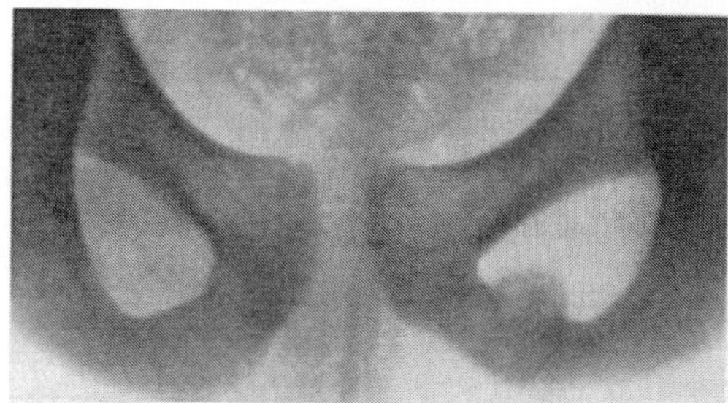

Abb. 151. Osteochondrosis ischiopubica links (8¹/₂jähr. ♂)

Einige fügen auch noch den Namen VALTANCOLI hinzu wegen seiner 1925 erfolgten Veröffentlichung, in der das gleiche Leiden, offenbar unabhängig von anderen Autoren, beschrieben wird. Um der Priorität gerecht zu werden, muß ferner erwähnt werden, daß schon 1923 DELITALA auf eine derartige Veränderung aufmerksam gemacht hatte, die er bei gleichzeitig bestehender Coxa plana beobachtet hatte. Bis 1942 waren nach CAMERER 60 Fälle veröffentlicht worden, nach KOCH und WAGNER waren es 1952 ca. 100. Bei manchen ist es aber zweifelhaft, ob es sich um eine echte primäre aseptische Osteochondronekrose gehandelt hat. Der Zweifel wird bestärkt, wenn man die sehr umfangreiche Studie über die S.i.p. von L. HÜBNER (1965) liest. Aus dieser wird ersichtlich, daß bei morphologischer Betrachtungsweise der Erscheinung der Auftreibung und des knorpelig-knöchernen Umbaues an der S.i.p. verschiedenen Ursachen und auch eine unterschiedliche Genese zugrunde liegen können.

In der historischen Betrachtung ist es mir bei Abfassung dieses Kapitels unmöglich, die meisten der früher veröffentlichten Fälle nachträglich nach der Hübnerschen Einteilung genauer zu differenzieren, so daß diese auch in der vorliegenden Arbeit noch entsprechend der Auffassung ihrer Autoren eingegliedert wurden. In zukünftigen Publikationen sollte aber der Versuch gemacht werden, die Fälle nach den Hübnerschen Richtlinien zu unterscheiden, unbeschadet der Schwierigkeit der Trennung zwischen Ossifikationsvarianten und Ossifikationsstörungen (was nicht nur an der S.i.p., sondern auch bei juvenilen aseptischen Osteochondro-Nekrosen anderer Lokalisation ein Problem darstellt).

Weitere Autoren: ASPLUND (1930), BRANDT (1941), BURMAN, WEINKLE und LANGSAM (1934), CALANDRA (1925), CIANCIO (1930), CORPER (1938), DAINELLI (1931), DELITALA (1923, 1925, 1926), DÜBEN (1950), DURHAM (1937), ENGELMANN (1933), ERHART (1960),

FORGERSEN (1936), GIULIANI (1932), HABERLER (1933), HEEREN (1932), HEIDENHOFER (1949), HIRSCH (1933), HOLSTI (1956/57, 1958), INGBER (1934), JUNGE und HEUCK (1953), KIND (1947), KNY (1962), KOHLER (1954), LATHION und CHRISTEN (1956), LODI (1953), LONGHI (1953), MALVENTI (1948), MANFREDI (1933), PEIRSON (1929), POLLAK (1934), SALVATI (1937), VANDEUVRE, HYRONIMUS und MME. HYRONIMUS (1938), WHITELY (1930), WILKEN (1940), WÜLFING (1926) und ZEITLIN (1936).

c) Lokalisation

Das Leiden ist an der Synchondrosis ischiopubica lokalisiert. Da aber dort normalerweise keine Apo- oder Epiphyse vorhanden ist, erscheint strenggenommen eine Einordnung unter juvenilen Epi- und Apophyseonekrosen nicht gerechtfertigt. In diesem Sinne sprechen sich auch HÄUPTLI und ELIASEN aus. Eine gewisse Berechtigung der Einbeziehung ist aber doch gegeben, wenn man berücksichtigt, daß nicht selten ein isolierter Apophysenkern an der Synchondrosis auftritt (PRATJE, ZEITLIN). Ganz abgesehen davon kann im Hinblick auf die Vielgestaltigkeit der Entstehungsweise und Lokalisation der aseptischen Osteochondronekrosen eine erweiterte Betrachtungsweise im allgemeinen gebilligt werden.

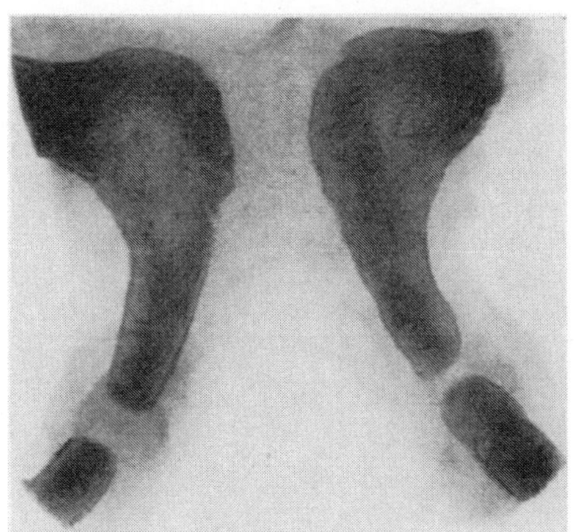
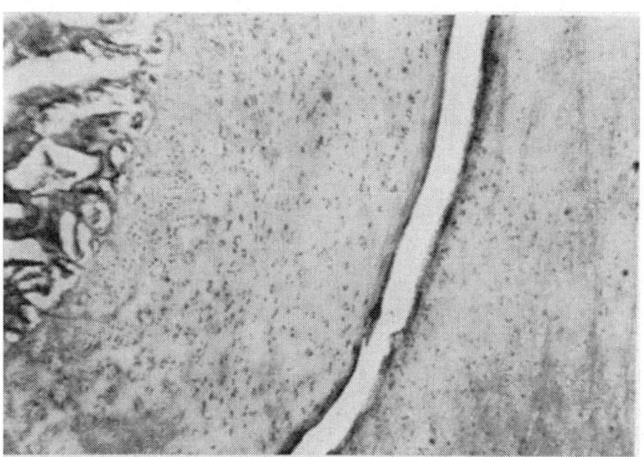

Abb. 152   Abb. 153

Abb. 152. Röntgenbild von Scham- und Sitzbein mit Synchondrosis ischiopubica eines $1^1/_2$jährigen Knaben (Histologisches Präparat: Abb. 153.) (L. HÜBNER: Z. Orthop. **99**)

Abb. 153. Histologisches Präparat einer noch offenen Synchondrosis ischiopubica eines $1^1/_2$jährigen Knaben (s. Abb. 152). Links im Bild enchondral vorwachsender Knochen des Schambeines. Anschließend Knorpel, durch den ein bogenförmiger Spalt zieht, den L. HÜBNER nach Färbung und Zellanordnung für eine vorübergehende Gelenkbildung hält („vorübergehende Ausbildung eines Primitivgelenkes" ?) (L. HÜBNER)

d) Anatomisches und Physiologisches

Die Verbindung der nicht synostosierten Synchondrosis ischiopubica besteht aus hyalinem Knorpel, ebenso wie die Randzone der sie begrenzenden Knochenschenkel des absteigenden Schambeinastes und des Sitzbeines. L. HÜBNER hat die Verhältnisse an der Synchondrosis beim wachsenden Skelet histologisch untersucht. Bemerkenswert erscheinen ihm folgende Befunde (erhoben an der Synchondrosis eines $1^1/_2$jährigen Knaben (Abb. 152): „Im Synchondrosenknorpel dieser noch offenen S.i.p. liegt quer zur Längsachse ein schmaler, beidseits spitz zulaufender Spalt, der gleich einem echten Gelenk einen Streifen stärkerer Färbbarkeit zum Spalt hin zeigt. Die Knorpelzellen selbst werden von außen zum Spalt hin flacher und länger und ihre Längsachse stellt sich zum Spalt parallel ein." HÜBNER glaubt, „daß es sich bei dieser bisher nicht beschriebenen Beobachtung um die vorübergehende Ausbildung eines Primitivgelenkes handelt (Abb. 153). Postmortale Spaltbildungen anderer Präparate unterscheiden sich in typischer Weise."

Für diese Spaltbildung, aber auch für spätere Ossifikationsstörungen oder Umbauzonen, die nach Verknöcherung der S.i.p. oder in deren Umgebung auftreten, werden von HÜBNER besondere mechanische Gegebenheiten verantwortlich gemacht, vor allem muskel-mechanische Einwirkungen, wie sie schon WACHSMUTH für das Zustandekommen von Ermüdungs-(Marsch-)Frakturen in dieser Gegend beschuldigte (Abb. 154). Es sind näm-lich im Sinne der Beugung im Hüftgelenk vornehmlich die Muskeln der vorderen Gruppe der Adductoren tätig (Mm. adductor longus, brevis, minimus und gracialis), im Sinne der Streckung hingegen die hintere Gruppe (vor allem der M. adductor magnus). Es wirken somit beide Muskelgruppen schon beim physiologischen Gehen dauernd aktiv

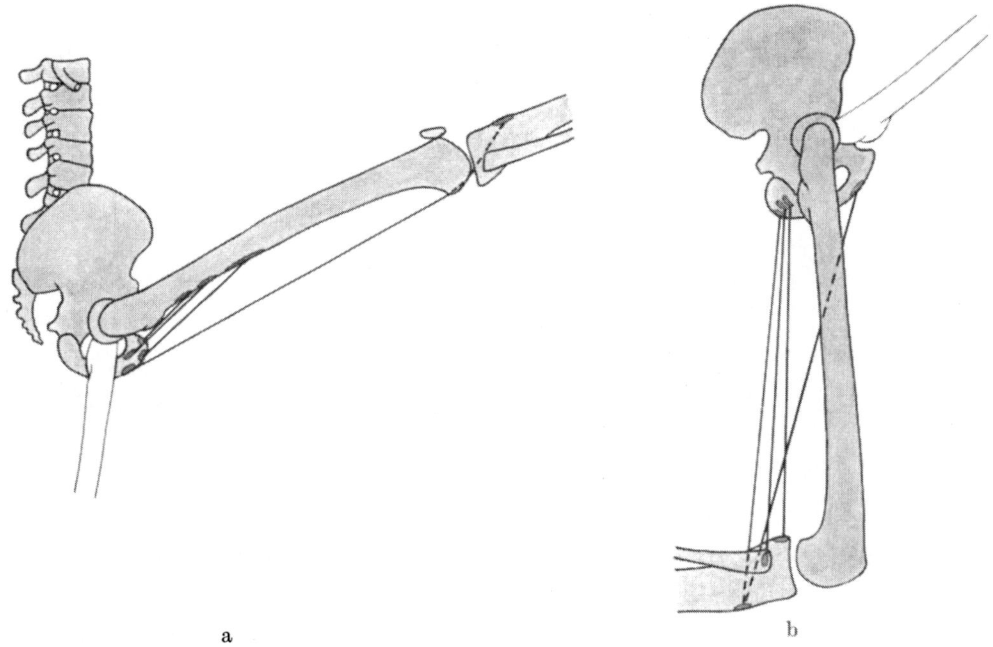

a   b

Abb. 154. a Die Muskelwirkung der vorderen Abductorengruppe bei der Beugung im Hüftgelenk. b Die Muskelwirkung der hinteren Abductorengruppe bei der Streckung im Hüftgelenk. (v. LANZ-WACHSMUTH, Praktische Anatomie. Lfg.: Bein)

bzw. passiv gegeneinander, so daß es zu Schaukelbewegungen auf beiden Seiten der Synchondrosis kommt. Aber auch beim Stehen und beim Sitzen wird die S.i.p. durch Schub- und Druckkräfte beansprucht (L. HÜBNER). Schließlich sind auch noch die Ver-hältnisse der Fixation des Hüftgelenkes (z.B. vermehrte Kapselspannung bei Luxations-zuständen) und die Einwirkung des M. iliopsoas auf das Becken in diesem Zusammenhang nicht ohne Bedeutung.

Zum Verständnis des Verhaltens der S.i.p., besonders während der Wachstumszeit, ist es auch wichtig, sich mit der Frage zu befassen, welche Rolle die Synchondrosis ischio-pubica im Rahmen der *Statik des Beckens* spielt. Ausführungen über die Statik des Beckens finden sich auf S. 140, die sich hauptsächlich auf die Arbeiten von PAUWELS und SEYSS stützen.

Die *arterielle Versorgung* der S.i.p. ist relativ gut, sie erfolgt von vorne und hinten her über Äste aus der A. obturatoria (R. superficialis und R. profundus).

e) Alter, Geschlecht, Seitenbefall

Es handelt sich um junge Leute im Alter von 7—14 Jahren, wobei die untere Grenze etwa bei 5 Jahren, die obere bei 16 Jahren liegt.

Knaben sind in der Überzahl, sowohl hinsichtlich des klinischen Befalles als auch der röntgenologischen Befunde von Auftreibungen an der Synchondrosis ischiopubica, die an sich noch nicht der Ausdruck einer Verknöcherungsstörung sein müssen.

Auch Doppelseitigkeit ist nicht selten, doch erfordert die Anerkennung als Ossifikationsstörung nicht nur den Röntgenbefund einer doppelseitigen Auftreibung, sondern auch einen entsprechenden doppelseitigen klinischen Befund (M. Manfredi fand unter 8 Fällen einen doppelseitigen Befall, Chiariello bei einem 16jährigen Mann).

f) Klinisches Bild

Im klinischen Bild stimmen die meisten mitgeteilten Fälle im wesentlichen überein. Allmählich treten Schmerzen in der Leiste, in der Hüfte, selten auch in der Symphysengegend auf. Das Hüftgelenk behält seine Beweglichkeit. Abductionsschmerz, Beckenkompressionsschmerz, sowie Schmerzen beim Gehen, Sitzen, Beugen im Hüftgelenk und Husten können vorhanden sein. Leichte Temperaturerhöhung ist nicht selten. Über der Synchondrosis ischiopubica tastet man eine mehr oder minder deutliche Verdickung, die auf Druck schmerzhaft ist, ein Befund, der auch rectal erhoben werden kann. In zahlreichen Fällen bestand auch eine örtliche Schwellung, die sich bei Mädchen gelegentlich bis auf die Schamlippe erstreckte (z.B. im 1. Fall von van Neck). Die Blutkörperchensenkungsgeschwindigkeit war in den meisten Fällen normal, selten etwas erhöht. Das Blutbild zeigte manchmal eine relative Lymphocytose (z.B. im Falle von Ledoux-Lebard u. Mitarb.). Leukocytose (mit Linksverschiebung) bestand in einigen Fällen (z.B. im 1. Falle von Junge und Heuck, Augustin).

Unter den mitgeteilten Fällen finden sich solche, bei denen operativ oder durch Punktion Eiter festgestellt wurde. Für diese ist aber die Diagnose einer primären aseptischen Nekrose sehr fraglich.

Es drängt sich demnach die Einteilung in 2 Gruppen auf:

a) entzündliche Erkrankung der S.i.p.,

b) nichtentzündliche Erkrankung der S.i.p.

Eine derartige Unterteilung wird auch von einigen Autoren durchgeführt (Zeitlin, Eliasen).

Camerer teilt folgendermaßen ein:

1. Akute Osteomyelitis; 2. chronische Osteomyelitis; 3. Osteochondrosis ischiopubica.

Nach Zeitlin haben die entzündlichen Fälle eine längere Krankheitsdauer als die nichtentzündlichen.

Die umfassendste Gliederung der Abweichungen der Ossifikationsbilder an der S.i.p. bringt Hübner; sie wird ausführlich im Abschnitt 'Ossifikation und Ossifikationsstörungen an der S.i.p.' besprochen (s. S. 156).

g) Das Röntgenbild

Ganz zu Beginn der Krankheit sieht man häufig nichts Auffälliges an der Synchondrose. Nach ca. 14 Tagen ist dann eine kleine cystische Aufhellung zu erkennen (Abb. 157), die allmählich eine sklerotische Randzone bekommt. Die cystische Auftreibung kann den normalen Knochenquerschnitt überschreiten. Bei einem unserer Fälle war der Synchondrosenspalt weiter offen als auf der Gegenseite, möglicherweise bedingt durch Umbau. Im floriden Stadium zeigt sich meist eine spindelige, etwa mandel- oder haselnußgroße Verdickung an der S.i.p. (Abb. 151). Das Zentrum ist aufgehellt, der periphere Bezirk verdichtet wie bei einer vermehrten Sklerose (Abb. 156). Die angrenzenden Knochenbezirke können auch entkalkt sein (Zeitlin). Lathion und Christen beschreiben neben einer Wulstung der Knorpelfuge auch wabige Aufhellungsbezirke (Abb. 155). Die Wulstung ist besonders am oberen Rand und gegen das Foramen obturatum ausgeprägt.

Nach ZEITLIN findet man gelegentlich auch ein knöchern-knorpeliges Dreieck, das sich in das Foramen obturatum projiziert. Wahrscheinlich entspricht dieses dem von PRATJE gefundenen Apophysenkern. Sequesterbildung wurde ebenfalls in einigen Fällen beobachtet. In einem Falle ODELBERGs erstreckte sich die Veränderung bis auf das Tuber ischiadicum. Die klinischen Beschwerden gehen relativ schnell zurück, ebenso die röntgenologischen Erscheinungen. Bei den beiden Fällen von KNY wurde therapeutisch über 5 Wochen eine Gipshose angelegt. Nach dieser Zeit war bei dem ca. 7jährigen Knaben Beschwerdefreiheit und röntgenologisch eine beginnende Sklerosierung des Herdes zu beobachten, bei dem anderen, ca. 8jährigen Patienten, zeigte die Röntgenkontrolle eine „Normalisierung der rechten Sitz-Schambeinfuge".

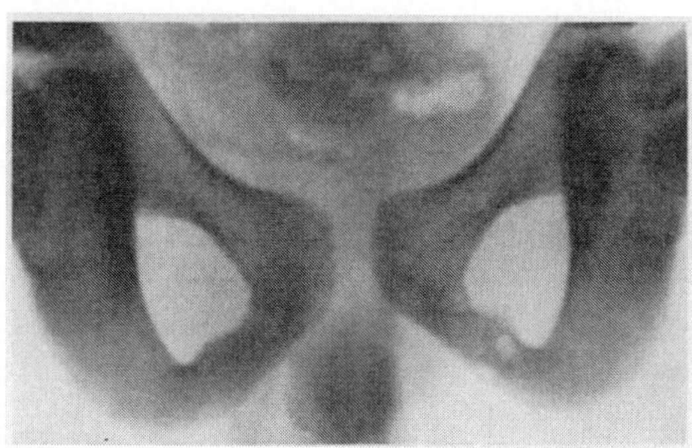

Abb. 155. Klein-cystische Veränderungen bei einer van Neckschen Nekrose (7jähr. ♂)

h) Ossifikation und Ossifikationsstörungen

Zur Beurteilung des Röntgenbildes ist die Orientierung über die Verknöcherungsverhältnisse an der Synchondrosis ischiopubica notwendig, da nach umfangreichen Untersuchungen die Ossifikationsvorgänge an der S.i.p. mit der Problematik des Krankheitsbildes der Osteochondropathia ischiopubica eng verknüpft sind.

Normalerweise schließt sich die Fuge nach LANZ-WACHSMUTH, KOPSCH im 4. bis 6. Lebensjahr, nach HASSELWANDER, KÖHLER, SCHINZ, VALTANCOLI, WALDEYER im 6. bis 8., nach TOLDT im 8. bis 12., nach RUCKENSTEINER bis zum 6., nach HÜBNER vom 3. bis 6. Lebensjahr. Im Zuge der Diskussion um die Osteochondropathia ischiopubica haben sich JUNGE und HEUCK, HEEREN und insbesondere HÜBNER näher mit der Ossifikation an der S.i.p. befaßt. PRATJE hat sie als Anatom bearbeitet. Er hat Röntgen-Reihenuntersuchungen von 335 kindlichen Becken (151 normale Kinder, 184 hüftkranke Kinder) verschiedener Altersstufen durchgeführt und verschiedene Verknöcherungsstadien gefunden, die er in 4 Gruppen einteilte. Die Kenntnis dieser Gruppen ist für die Beurteilung der Röntgenbilder äußerst wichtig, so daß ich sie hier wiedergebe (nach JUNGE und HEUCK), zumal diese Stadieneinteilung später von anderen Autoren übernommen wurde. Allerdings können — wie die späteren Untersuchungen von L. HÜBNER ergeben haben — die Bilder der hüftkranken Kinder nicht für die Ermittlung des normalen Verhaltens der S.i.p. verwertet werden, da sie vielfach Abweichungen zeigen.

α) Stadien der Ossifikation an der Synchondrosis ischiopubica (nach PRATJE)

1. Zwischen den Enden der miteinander verschmelzenden Knochen ist eine schmale Knorpelfuge vorhanden, die durch Knochenwachstum weiter verengt wird, bis sich die beiden Knochenenden berühren.

2. Man sieht einzelne Knochenbrücken zwischen den Knochenenden auftreten. Die Verschmelzung weist aber insofern eine Besonderheit auf, als an der Verschmelzungsstelle häufig eine Verdickung, eine Art Callus, auftritt, der sich später wieder zurückbilden kann, meist aber noch im folgenden 3. Stadium erhalten bleibt.

3. Die knöcherne Verbindung ist vollständig geworden, doch ist die Stelle der Verschmelzung als verdichtete Zone noch deutlich erkennbar.

4. Im letzten Stadium verschmelzen die knöchernen Enden, so daß keine Reste einer Knorpelfuge mehr zu sehen sind.

Die röntgenologisch auffallendsten Bilder liefert demnach das 2. und 3. Stadium, das bei Knaben die Zeit vom 5.—6., bzw. 7.—10. Lebensjahr, bei Mädchen vom 4.—5., bzw. 7.—10. Lebensjahr umfaßt. Es ergibt sich ferner, daß das weibliche Geschlecht einen gewissen zeitlichen Vorsprung in der Entwicklung hat. Außerdem ist bemerkenswert, daß sich von caudal her an die Verschmelzungsstelle noch ein weiterer kleiner Knochenkern anlagert, eine Art Apophyse, die zwischen dem 16. bis 20. Lebensjahr sichtbar wird und erst im 3. Dezennium mit dem Hauptknochen verschmilzt.

JUNGE und HEUCK haben 358 Schulkinder ab dem 8. Lebensjahr auf die Bedeutung der sog. ,,Auftreibungen'' an der Schambein-Sitzbeingrenze untersucht. Von diesen Kindern hatten insgesamt 50 derartige Verdickungen (32 Knaben, 18 Mädchen). Ausgesprochen einseitig waren die Befunde in 6 Fällen, ohne daß hierfür eine Ursache gefunden werden konnte. Fast immer waren die Auftreibungen in das Foramen obturatum hinein entwickelt. Dem Aussehen nach konnten die Autoren 3 Formen unterscheiden: 1. eine knospenartige Auftreibung der Knorpelfuge mit einzelnen, unregelmäßig verteilten und begrenzten Ossifikationszentren darin, 2. eine Auftreibung ohne besondere Strukturveränderungen, 3. einfache knöchern durchstrukturierte Verdickungen des Knochenrahmens.

Die Hauptzahl der Befunde mit Auftreibungen war sowohl bei Knaben wie bei Mädchen im 9.—11. Lebensjahr anzutreffen. In einer weiteren Untersuchungsreihe an 132 Kindern im Alter von 5—12 Jahren wurden 23 derartige Auftreibungen beobachtet mit dem Maximum im 7.—8. Lebensjahr, männlich und weiblich im Verhältnis 5:8, die klinisch beschwerdefrei waren. Sechs konnten für längere Zeit beobachtet werden. ,,Hierbei wurden alle Bilder eines allmählichen Überganges von einer kleinfleckigen oder scholligen Struktur der Wachstumszone über eine Auftreibung mit sog. ,,Sklerosierungsring'' bis zur knöchernen Durchstrukturierung gesehen, d.h. die typischen Stadien einer fortlaufenden normalen Ossifikation. Bei einer rein einseitigen Auftreibung war nach 3 Jahren kein Seitenunterschied mehr zu erkennen.''

LATHION und CHRISTEN untersuchten 270 Kinder im Alter von 5—12 Jahren. In 194 Fällen sah man eine leichte ins Foramen obturatum vorspringende Knochenwulstung, die als normal bezeichnet wird. Bei den restlichen 22 wurden die typischen Vorwulstungen und wabigen Aufhellungen beobachtet, aber nur 2 von diesen hatten auch klinische Symptome.

JUNGE und HEUCK kommen aufgrund ihrer Untersuchungen zu dem Ergebnis, daß eine Auftreibung oder Verdickung der S.i.p. als eine besondere Form der normalen Ossifikation angesehen werden kann (worauf JANKER schon 1930 hingewiesen hat). Nur zusammen mit einem entsprechenden klinischen Befund könne die Diagnose einer Osteochondropathie dieser Gegend gestellt werden. Das Röntgenbild allein sei wegen des varianten Ossifikationsbildes nicht beweisend. Die gleiche Ansicht vertreten auch HOLSTI sowie LATHION und CHRISTEN. Ein Beweis hierfür kann auch in einem Falle von WÜLFING gesehen werden, bei dem eine kirschgroße aufgehellte Stelle vorhanden war. Sie war aber auch noch 1 Jahr später nach Verschwinden der Beschwerden zu sehen. Auch frühere Autoren haben schon betont, daß eine Auftreibung an der S.i.p. nicht unbedingt als pathologisch zu gelten habe (KÖHLER, GRASHEY).

HEEREN hat 100 Kinderbecken untersucht. In $^1/_3$ aller Fälle bestanden an der S.i.p. ,,Veränderungen''. Röntgenologisch wie auch klinisch glaubt er 2 Gruppen einteilen zu können. Bei der 1. Gruppe waren sklerosierte Knochenzonen vorhanden (9 Fälle, darunter einer ohne Beschwerden). Bei der 2. Gruppe sah er keine Kalkeinlagerungen (20 Fälle, davon 13 ohne Beschwerden, 4 mit Beschwerden, die auf eine Osteochondropathie bezogen werden, 3 hatten Beschwerden durch andere Krankheiten). HEEREN hält die Gruppe 1 für behandlungsbedürftig. Die röntgenologischen Nachkontrollen ergaben eine völlige Rückbildung der Veränderungen.

β) Störungsmöglichkeiten der Ossifikation (nach HÜBNER)

L. HÜBNER hat 714 hüftgesunde Kinder aus dem Alter von 1—18 Jahren untersucht und das Bild ihrer S.i.p. nach der Pratjeschen Tabelle eingestuft (Tabelle 9). Aus dieser Tabelle, die sich auch auf die Durchsicht von 4500 Röntgenaufnahmen des kindlichen Beckens stützt, kommt HÜBNER zur Feststellung, daß alle jene Becken, bei welchen die Verschlußzeit der S.i.p. (Pratje II) jenseits des 6. Lebensjahres liegt, als abnorm anzusehen sind, desgleichen Fälle, bei denen der völlige Fugenverschluß schon vor dem 3. Lebensjahr erfolgt ist. Bezüglich der zeitlichen Ausdehnung des Synostosierungsvorganges kann man für das gesunde Kind nach PRATJE für das Stadium II und III durchschnittlich 4 Jahre annehmen. Fälle, bei denen jenseits des 10. Lebensjahres noch Stadium III anzutreffen ist, sind nicht mehr zur Norm zu rechnen (nach L. HÜBNER).

Tabelle 9. *Formen der Synchondrosis ischiopubica nach der Einteilung von* PRATJE, *gewonnen an 714 hüft-gesunden Kindern.* (L. HÜBNER: Z. Orthop. **100**)

Alter	Synchondrosis ischiopubica offen	Pratje I	Pratje II	Pratje III	Pratje IV	Gesamtzahl
1 Jahr	40	1	—	—	—	41
2 Jahre	28	10	3	1	—	42
3 Jahre	45	17	16	8	—	86
4 Jahre	17	25	19	5	—	66
5 Jahre	3	5	22	10	2	42
6 Jahre	2	8	19	10	3	42
7 Jahre	2	2	8	19	13	44
8 Jahre	—	1	8	13	12	34
9 Jahre	—	—	6	9	18	33
10 Jahre	—	—	6	8	27	41
11 Jahre	—	—	—	6	22	28
12 Jahre	—	—	—	5	29	34
13 Jahre	—	—	1	1	41	43
14 Jahre	—	—	—	1	24	25
15 Jahre	—	—	—	—	28	28
16 Jahre	—	—	—	—	29	29
17 Jahre	—	—	—	—	31	31
18 Jahre	—	—	—	—	25	25
Gesamtzahl der untersuchten hüftgesunden Kinder						714

Die Störungsmöglichkeiten, die während der Synostosierung an der S.i.p. wirksam werden können, lassen sich nach HÜBNER in 2 Gruppen einteilen:

1. Störungen des *zeitlichen Ablaufes* der Synostosierung:

a) Verspäteter bzw. verfrühter Eintritt der Synostosierung (Stadium Pratje II = Kriterium für den Beginn der Verknöcherung).

b) Verzögerung des Ablaufes des Synostosierungsvorganges selbst, d.h. des Überganges von Stadium I über II bis IV.

2. *Formale Störungen* an der Synchondrosis ischiopubica vor und während des Synostosierungsgeschehens.

a) Formabweichungen an den aufeinander zuwachsenden Knochenschenkeln von Scham- und Sitzbein (Primäre Störungen des enchondralen Knochenwachstums).

b) Größe, Häufigkeit und Seitenlokalisation der als „callusartige Auftreibung" beschriebenen Veränderungen im Synostosierungsbezirk zwischen Scham- und Sitzbein.

c) Ausdehnung, Häufigkeit und Seitenlokalisation von Umbaubezirken an der S.i.p. oder in ihrer unmittelbaren Nachbarschaft in Scham- bzw. Sitzbein.

Das genauere Studium des Verhaltens der S.i.p. hat ergeben, daß an dieser Fuge Anomalien des Synostosierungsprozesses sehr häufig sind. Es ist das Verdienst HÜBNERs, hier eine systematische Übersicht gegeben zu haben. Drei große Gruppen von Störungen an der S.i.p. lassen sich herausstellen: Synostosierungsanomalien endogener Natur, exogener Natur und schließlich die juvenile Osteochondronekrosis (VAN NECK) als selbständiges Krankheitsbild (wenn man von der ätiologischen Problematik dieses Leidens zunächst absieht). Das gleichartige Verhalten der S.i.p. bei Ossifikationsstörungen endogener Natur wie andere Ossifikationszonen des Beckens oder des ganzen Skeletes und die reaktive Beeinflußbarkeit der S.i.p. durch abwegige mechanische Verhältnisse am Becken, insbesondere am benachbarten (aber auch am anderseitigen) Hüftgelenk, veranlaßten HÜBNER, die S.i.p. als einen *Testbezirk* für die Integrität des Beckens zu bezeichnen.

Im einzelnen wird von HÜBNER folgende Zusammenstellung im Hinblick auf das Verhalten der Verknöcherung der S.i.p. gegeben:

αα) Synostosierungsanomalien endogener Natur

1. Dysostosis cleido-cranialis. Schwere Retardierung von Sitz- und Schambein, teils mit Defektbildung, meist doppelseitig.

2. Enchondrale Dysostosen. Bei den rein metaphysären enchondralen Dysostosen: Extreme Retardierung der Synostosierung der S.i.p. Bei den reinen epiphysären Dysostosen: Leichte bis mittelgradige Retardierung. Bei Mischformen: Extreme Retardierung.

3. Coxa vara congenita: Schwere Retardierung, wohl als Zeichen einer endogen verankerten Knochenwachstumshemmung. Statisch-dynamischen Verhältnissen schreibt HÜBNER nur eine untergeordnete Rolle für die Synostosierungsstörung an der S.i.p. zu.

4. Morbus Perthes und sog. Luxations-Perthes (die Einordnung erfolgt unter der Annahme, daß das Perthesleiden endogener Natur ist) (Abb. 156 u. 157).

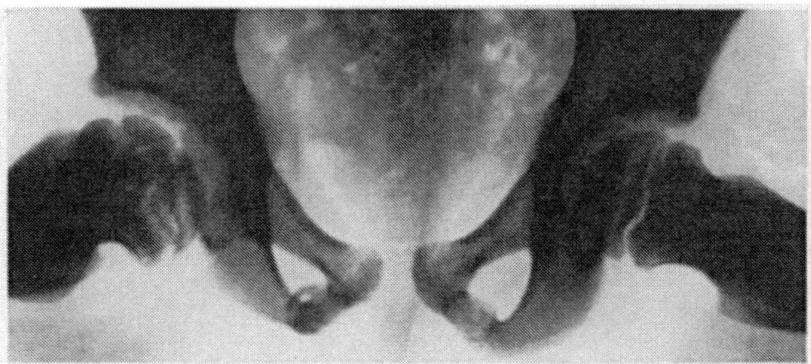

Abb. 156. Doppelseitige Auftreibung der Synchondrosis ischiopubica bei einem 6jährigen Knaben, der seit 2 Jahren am rechten Hüftkopf einen Morbus Perthes hat

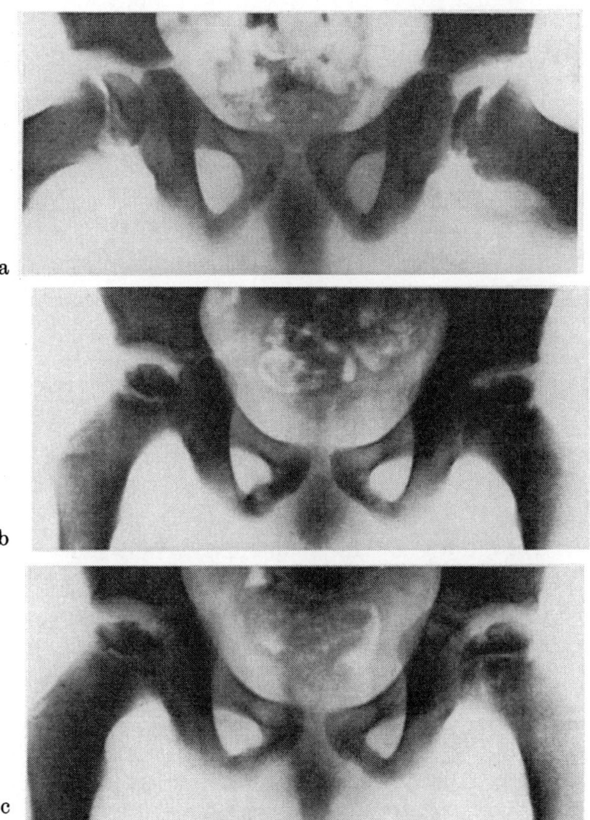

Abb. 157a—c. Entwicklung einer van Neckschen Nekrose bei einem 5jährigen Knaben. Zugleich besteht ein beidseitiger Morbus Perthes und eine umschriebene Nekrose am unteren Rand des linken Schlüsselbeines. a Anfangsstadium mit schmalem Aufhellungsspalt an der Synchondrosis ischiopubica. b 11 Monate später: florides Stadium, aufgetriebene Syndrochondrosis. c Nach weiteren 7 Monaten ($1^1/_2$ Jahre nach a) Ausheilung unter leichter Verdickung des Knochens

Tabelle 10. *Formen der Synchondrosis ischiopubica nach der Einteilung nach* PRATJE *bei 108 „. Perthes"-Patienten. Im Vergleich zu den Normwerten Tabelle 9 wird eine deutliche Tendenz zu einem späten Verschluß der Fuge ersichtlich (besonders in Anbetracht der hohen Frequenz von Stadium II). (L.* HÜBNER: Z. Orthop. 100)

Alter	Sychondrosis ischiopubica offen	Pratje I	Pratje II	Pratje III	Pratje IV	Gesamtzahl
1 Jahr	—	—	—	—	—	—
2 Jahre	—	—	—	—	—	—
3 Jahre	—	—	—	—	—	—
4 Jahre	—	—	—	—	—	—
5 Jahre	—	1	5	2	1	9
6 Jahre	3	7	7	1	—	18
7 Jahre	—	3	7	3	2	15
8 Jahre	—	3	6	6	2	17
9 Jahre	—	1	7	1	4	13
10 Jahre	—	3	6	5	2	16
11 Jahre	—	1	1	3	—	5
12 Jahre	—	—	6	3	1	10
13 Jahre	—	—	2	—	1	3
14 Jahre	—	—	—	1	1	2
15 Jahre	—	—	—	—	—	—
16 Jahre	—	—	—	—	—	—
17 Jahre	—	—	—	—	—	—
18 Jahre	—	—	—	—	—	—
Gesamtzahl der untersuchten Perthes-Patienten						108

a) Morbus Perthes: Eindeutige Retardierung (s. Tabelle 10). Der Zeitpunkt des Verschlusses der S.i.p. lag bei den Perthes-Patienten um rund 3 Jahre später als der Norm entsprechend zu erwarten.

b) Luxations-Perthes: Nur geringe Verzögerung (wenn der Hüftkopf reponiert wurde). Es besteht somit ein deutlicher Ossifikationsunterschied an der S.i.p. zwischen dem „echten" Perthes und dem Luxationsperthes. Das Stadium Pratje II wird beim Luxations-Perthes ca. 3 Jahre früher erreicht als beim „echten" Perthes. Auch liegt ein Unterschied vor hinsichtlich der Art der Veränderung, indem nämlich „van Neck-artige" Veränderungen beim Luxations-Perthes seltener sind als beim „echten" Perthes. Übrigens treten beim „echten" Perthes die „van Neck-artigen" Veränderungen meistens an der Gegenseite auf.

5. Endokrin bedingte Epiphyseolysis capitis femoris und Myxödem: Bei sehr schweren hormonellen Dysregulationen ist eine sichtbare Retardierung an der S.i.p. vorhanden, dagegen fehlt eine besondere Häufigkeit an Umbaubezirken und callusartigen Reaktionen (Ergebnis der Untersuchung von 61 Patienten).

6. Zur Hübnerschen Einteilung ist noch das „dysplastische Becken" hinzuzufügen, aufgrund der Untersuchungen von R. SEYSS. Dieser fand, daß die S.i.p. bei dysplastischen Becken abnorm lange offen und breit bleibt, bedingt durch eine mit der Beckenform zusammenhängende Herabsetzung der Druckspannung an der S.i.p. (Tabelle 8, S. 150; s. dort auch andere Maßabweichungen am dysplastischen Becken).

ββ) Synostosierungsanomalien exogenen Ursprungs

Sie werden hauptsächlich ausgelöst über eine verstärkte oder verminderte Zug- und Biegebeanspruchung der S.i.p.

1. Bei Luxation und Subluxation des Hüftgelenkes: Erfolgt die Reposition bis zum 3. Lebensjahr, so besteht an sich die Tendenz zum rechtzeitigen Abschluß der Synostosierung der S.i.p., bei gleichzeitigem Vorliegen von Hüftkopfaufbaustörungen ist die Neigung zu geringgradiger Verzögerung gegeben. Ist aber die Reposition bis nach dem

3. Lebensjahr unterblieben, so zeigt sich eine starke Retardierung, die doppelseitig sein kann. Auch eine pathologische Antetorsion und eine Valgusstellung wirken im Sinne der Retardierung. Nach Reposition bis zum 3. Lebensjahr war durchschnittlich in der Zeit von $2^4/_{12}$ Jahren auf beiden Seiten ein gleicher Synostosierungsgrad an der S.i.p. wieder erreicht.

2. Coxa valga: Leichte bis schwere Retardierung. Sie zeigte sich bei 56 Patienten von 110 Untersuchten. Meist war sie unilateral. Die Verspätung betrug 3—5 Jahre.

3. Coxa vara symptomatica (bei Rachitis, Dysplasie, Morbus Perthes): Meist frühzeitiger Verschluß der Fuge. Umbauerscheinungen und callusartige Auftreibungen sind selten. Die Annäherung von Scham- und Sitzbein findet vielfach schon im 2. Lebensjahr statt. Ursache: Verminderte Hüftkapsel- und Adductorenspannung?

4. Schlaffe Lähmungen der unteren Gliedmaßen nach Poliomyelitis a. a.: Retardierung ohne Knochenauftreibung und Umbauzonen (Fehlen eines trophischen Reizes?).

5. Bei spastischen Lähmungen einer oder beider Extremitäten, bei Hemi- oder Diplegia infantilis: Frühzeitige Synostosierung, gelegentlich mit Auftreibung der Fuge.

6. Bei chronischen und akuten Entzündungen des Hüftgelenkes: Initiale Synostosierungsbeschleunigung, der vielfach eine relative Retardierung folgt. Manchmal ist diese mit einem Umbau und mit einer Auftreibung der Fuge verbunden. Bevorzugt wurde die der kranken Hüfte gegenüberliegende S.i.p. (die Ergebnisse wurden gewonnen an 194 Einzelbefunden und 17 Verlaufsserien).

7. Nach operativen Eingriffen, die eine Änderung der Hüftgelenkmechanik bezweckten.

Nach Aufrichtung und Valgisierung: Verzögerung des Fugenschlusses an der S.i.p.

Nach Varisierung und Derotation: Beschleunigung des Fugenschlusses an der S.i.p.

8. Willkürliche Überlastungsschäden, z.B. beim Sport, unter normalen anatomischen Gegebenheiten oder bei primärer Gewebsminderwertigkeit an der S.i.p. Eine derartige Ossifikationsstörung mit Umbauvorgängen und callusartiger Auftreibung, Retardierung der Synostosierung erscheint dem Verfasser durchaus möglich, weswegen er diesen Punkt der Hübnerschen Tabelle anfügt. Dabei bleibt offen, ob man solche Fälle zu den Überlastungsschäden am Skelet rechnet (wie z.B. W. Müller) oder sie unter einem eigenen Krankheitsbild zusammenfaßt, wofür unter Berücksichtigung der ätiologischen Problematik auch die van Necksche Krankheit in Frage kommt.

γγ) Die sog. „Osteochondritis(-osis) ischiopubica" van Neck-Odelberg-Valtancoli

Hübner glaubt nicht fehlzugehen mit der Annahme, daß feingeweblich wie im Röntgenbild kein grundsätzlicher Unterschied zwischen den im Rahmen der Synostosierung an der S.i.p. gesehenen Umbauerscheinungen und jenen Befunden besteht, die man bei dem klinischen Erscheinungsbild der sog. Osteochondrosis ischiopubica van Neck erhoben hat. Morphologisch sei eine Trennung somit nicht möglich, wohl aber könnten graduelle Unterschiede erwartet werden in Form des zunächst destruierenden Ab- und Umbaues und der Reparationsvorgänge. Dies werde auch aus zahlreichen Arbeiten früherer Autoren ersichtlich. Schmerzmanifestationen und reaktive Gelenkfixation müßten nicht unbedingt mit dem Erscheinungsbild zusammenhängen und seien auch an sich selten, würden aber bei jenen Synostosierungsstörungen mit Umbauerscheinungen verständlich werden, bei welchen es infolge gesteigerter Beweglichkeit zwischen Scham- und Sitzbein zu einer erheblichen Zugwirkung am Periost kommt. Die Gegenüberstellung histologischer Befunde aus der Synostosierungsphase hüftgesunder Kinder mit solchen, die bei Erkrankung an sog. Osteochondritis ischiopubica gewonnen wurden, ergibt nach Hübner keinen grundsätzlichen, wahrscheinlich aber einen graduellen Unterschied für die schweren Formen der Synostosierungsanomalien. Dies führte zu der Annahme, daß diesen Störungen Krankheitswert beizumessen sei und daß sie in die Gruppe der jugendlichen Osteochondrosen einzureihen seien.

i) Die Prognose

Es kommt immer zu einer Abheilung und zwar verhältnismäßig schnell, besonders bei Ruhigstellung. Die Veränderungen bilden sich zurück und später normalisiert sich die Ossifikation, wie vielfache Kontrollen ergaben (z. B. Heeren, Junge und Heuck, Koch und Wagner, Zeitlin). Eine leichte Knochenverdickung kann für dauernd oder vorübergehend bestehen bleiben (Abb. 157c); diese ist aber klinisch ohne Bedeutung.

k) Zur Pathologie

Einwandfreie histologische Befunde liegen nur wenige vor. Van Neck übergab bei seinem ersten Fall entnommenes Gewebe zur Untersuchung an 2 Histologen: der eine stellte die Diagnose eines kleinzelligen Sarkoms, ein Befund, der sich im weiteren Verlauf nicht bestätigte, der andere die Diagnose einer Osteochondritis. Auch im 2. Falle von van Neck wurde histologisch die Diagnose Osteochondritis gestellt. Odelberg fand bei der Operation dunkelbraune Massen vorwiegend aus zellreichem Gewebe bestehend: Rundzellen, Plasmazellen und vereinzelte Leukocyten. Bakterielle Untersuchung und Tierversuche fielen negativ aus. In einem Falle von Junge und Heuck wurde bei einem $6^1/_2$jährigen Mädchen die einseitig aufgetriebene S.i.p. operativ freigelegt. Es fand sich keine entzündliche Veränderung, obwohl eine Leukocytose von 11 300 bestand (Blutkörperchensenkungsgeschwindigkeit 10/27). Histologisch zeigte sich normale Ossifikation. Weitere Veröffentlichungen liegen von Gruber (Fall Nr. 5 von Düben) und Hübner vor. Bei den Befunden dieser Autoren stehen deutliche Umbauerscheinungen an der S.i.p. im Vordergrund (s. Hübner).

l) Ätiologie

Für die *Ursache* der Osteochondrosis ischiopubica besteht ebenso wie für die anderen Osteochondronekrosen keine einheitliche Auffassung. Überanstrengung, leichtes Trauma, Wachstumsstörungen ohne erkennbare Ursache, vielleicht auf endokriner Basis, blande Infektionen usw. werden vermutet. Die Entstehung durch Überanstrengung und dadurch bedingte Störung der Ossifikation findet wohl die meisten Anhänger. Schon Delitala glaubte an die Folge einer mechanischen Belastung am Ursprung der Adductoren. Die Fälle, bei denen durch sportliche Betätigung das Krankheitsbild ausgelöst wurde, sind nicht selten (z. B. Schwimmen im Falle von Wülfing, Buzzi). Junge und Heuck stellen ebenfalls Überlastung in den Vordergrund der ätiologischen Momente. Schon rein anatomisch gesehen ist die Gegend der S.i.p. erhöhter Spannung ausgesetzt („Spannungsspitze" nach Küntscher) durch die Funktion der benachbart ansetzenden Muskeln (M. adductor longus, magnus, gracilis, pectineus, quadratus femoris), so daß auch beim Erwachsenen hier bevorzugt Ermüdungsfrakturen und Umbauzonen auftreten, deren Entstehungsmechanismus Wachsmuth genauer analysiert hat (s. auch S. 154).

Junge und Heuck haben Röntgenbilder von 200 länger bestehenden einseitigen Hüftgelenkerkrankungen (z. B. Perthes, Luxatio coxae congenita, Coxitis) im Alter von 6—16 Jahren durchgesehen und dabei gefunden, daß an der S.i.p. der Gegenseite häufiger Veränderungen vorhanden waren als homo- und bilateral, wohl deswegen, weil die Gegenseite bei einseitiger Hüftgelenkerkrankung stärker belastet wird. Statische Überlastung kann somit ursächlich eine Rolle spielen (worauf auch schon Manfredi aufmerksam gemacht hat).

Auch Hübner hat bei jenen Ossifikationsabweichungen der S.i.p., die er als exogen entstanden ansieht, ursächlich eine örtliche mechanische Fehlwirkung angenommen (s. a. R. S. Seyss). Es könne bei Funktionsanomalien des Hüftgelenkes (z. B. bei der Luxation) zu einer Störung des funktionellen Zusammenspieles zwischen dem coxalen Femurende und dem noch nicht gefestigten Gefüge der vorderen Beckenwand kommen, wobei die Wirksamkeit des M. quadratus femoris und der Mm. Gemelli sowie der zum Os pubis und Os ischii ziehenden Verstärkungsbänder der Gelenkkapsel (Ligamentum pubo- und ischiocapsulare) bedeutsam seien. Dies sei um so mehr einleuchtend, als das antetorquierte proximale Femurende und die Schambein-Sitzbein-Wand eine geometrische und funktionelle Ebene bilde, wie GIUNTINI gezeigt habe (Abb. 158). In den häufig zusammen mit dem Morbus Perthes auftretenden Veränderungen (retardierte Ossifikation und callusartige Auftreibung) an der S.i.p. sieht HÜBNER allerdings den Ausdruck einer anlagebedingten Gewebsminderwertigkeit oder aber die Folge einer Minderdurchblutung des ganzen weiteren Hüftbereiches. STREDA bringt die Aufteibung der S.i.p. mit einer Unfallverletzung in Verbindung.

Bezüglich der entzündlichen Erkrankung der S.i.p. muß noch die Ansicht erwähnt werden (ASPLUND), daß die noch wachsende Knorpelfuge einen locus minoris resistentiae für eine Infektion darstelle. Auch dieser Auffassung kann man sich nicht ohne weiteres verschließen in Anbetracht der bekannten Lokalisation der Knochen-Tuberkulose oder anderer entzündlicher Erkrankungen des jugendlichen Skeletes an Wachstumsfugen. Auch wird aus der Literatur ersichtlich, daß entzündliche Erkrankungen der S.i.p., bei denen ein äußerer Infektionsweg nicht nachweisbar ist, tatsächlich nicht so selten sind und — wie schon beschrieben — zusammen mit osteochondrotischen Veränderungen auftreten. ODELBERG äußert bei der Beurteilung seiner 4 Fälle die Ansicht, daß es sich um nichtspezifische Entzündungsvorgänge unbekannter Ursache handle. AUGUSTIN (3 Fälle), der in einem Falle Staphylococcus haemolyticus aureus in der Blutkultur nachweisen konnte, ist geneigt, das Vorliegen einer atypischen Osteomyelitis anzunehmen, besonders im Hinblick auf den klinischen Verlauf und die Erfolge einer antibiotischen Behandlung.

Aus der Vielfalt der Möglichkeiten der Entstehung „van Neckscher Bilder" an der

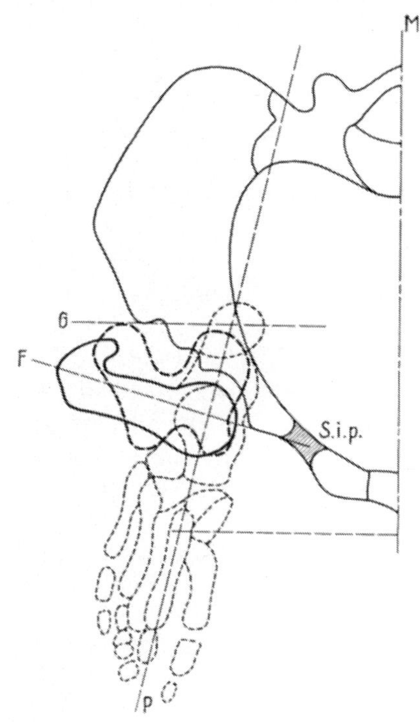

Abb. 158. Das antetorquierte proximale Femurende und die Scham-Sitzbeinwand bilden eine funktionelle Ebene (GIUNTINI). Daraus werden Störungen an der Synchondrosis ischiopubica bei Funktionsanomalien der Hüfte verständlich. (L. HÜBNER: Z. Orthop. 100)

S.i.p., wie sie aus den Hübnerschen Beobachtungen zu ersehen sind, ist zu folgern, daß es sich röntgenbildmäßig lediglich um ein Syndrom handelt, dem verschiedene Ursachen zugrunde liegen können. Unter diesen stehen wohl die exogen verursachten Ossifikationsabweichungen der S. i. p. dem „reinen" Bild der van Neckschen Krankheit am nächsten oder sind mit diesem identisch. Das sind hauptsächlich jene Formen, die nach örtlicher Überlastung der Fuge auftreten.

m) Differentialdiagnose

Schon aus der Einteilung in entzündliche und nichtentzündliche Erkrankungen der S.i.p. durch verschiedene Autoren wird ersichtlich, daß die Abgrenzung gegenüber entzündlichen Erkrankungen, besonders gegen *eitrige Ostitis* und *Tuberkulose*, notwendig ist. OTTENJANN zeigt an 4 Fällen von Tuberkulose dieser Gegend, daß gerade die Tuberkulose dort nicht selten lokalisiert ist und daß eine Verwechslungsmöglichkeit sehr groß ist. Zur Unterscheidung sind die üblichen Untersuchungen auf Tuberkulose, wie Hautproben, Organuntersuchungen usw. unerläßlich. Röntgenologisch ist die Tuberkulose, meistens durch unscharf abgesetzte Destruktionen gekennzeichnet, die sich auch auf Bezirke neben der Synchondrose erstrecken können, sowie durch allgemeine Knochenatrophie

11*

(MADLENER, DÜBEN). Es kommen aber auch knospenartige Auftreibungen der S.i.p. eventuell mit einer kalkdichten elliptischen Randzone vor, die tuberkulöse Herde enthalten. Dabei ist nach OTTENJANN nicht auszuschließen, daß sich in solchen Fällen die Tuberkulose auf die Osteochondropathie aufpfropfte. Jene Fälle aus der Literatur, bei denen eine Eiterung manifest wurde [z. B. in einem Falle von VAN NECK, LAME und CHANG, KROH, ASPLUND (1. Fall), DÜBEN (Fall 6), DAINELLI, PETERSEN, ENGELMANN (5. Fall)] können meines Erachtens nicht als echte aseptische Nekrosen betrachtet werden, sondern als Fälle von infektiöser Osteochondritis. Mit der röntgenologischen Differentialdiagnose, besonders gegenüber entzündlichen Erkrankungen dieser Gegend, haben sich auch HEUCK und OTTENJANN eingehend beschäftigt.

Abzugrenzen ist das Krankheitsbild auch gegenüber *Ostitis fibrosa, Lues* und *Tumoren* verschiedener Art, sowie *cartilaginäre Exostosen* (E. FÖRSTER).

Bei Erwachsenen treten in dieser Gegend — wie schon erwähnt — auch *Ermüdungsfrakturen* bzw. Loosersche Umbauzonen als Folge von Dauerüberlastungen auf (WACHSMUTH).

Beim „*Gracilissyndrom*" (nach P. G. SCHNEIDER), das durch Überbeanspruchung oder traumatische Reizung an der Ansatzstelle des M. gracilis entsteht (durch extremes Beinspreizen bei Sportlern und bei Frauen während der Geburt) liegt die schmerzhafte Stelle etwas oberhalb der S.i.p., direkt unterhalb der Symphyse. Der mediale Rand des absteigenden Schambeinastes kann bei einer derartigen „Insertionstendinitis" oberflächlich usuriert sein. Auch die distal sich anschließende Ansatzstelle der Adductorengruppe kann mitbefallen oder allein ergriffen sein (s. a. „Symphyse"). Im übrigen wird auf die Hübnersche ätiologische Unterteilung des van Neckschen Syndroms verwiesen (S. 157).

Eine direkte traumatische Sprengung der S.i.p. bleibt bei Kindern meistens unerkannt, wenn nicht gleichzeitig eine Verletzung oder Verschiebung der begrenzenden Knochenschenkel stattgefunden hat. Im Zuge der Ausheilung erfolgt an der geschädigten S.i.p. relativ rasch eine vorzeitige Verknöcherung, z.B. bei der eigenen Beobachtung eines 2jährigen Kindes schon 5 Monate nach dem Unfall.

Literatur zu E. II. (Synchondrosis ischiopubica)

ARON, H.: Osteochondritis ischiopubica. Fortschr. Röntgenstr. **45**, 105 (1936).

ASPLUND, G. A.: A few cases of ischio-pubic osteochondritis. Acta chir. scand. **67**, 1—13 (1930).

AUGUSTIN, V.: Zur Ätiologie der Osteochondritis ischiopubica. Mschr. Kinderheilk. **110**, 454 (1962).

BOSCH, O. v.: Necrobiosis juvenil isquiopúbica. Rev. esp. Reum. **6**, 165—168 (1955).

BRANDT, G.: Ergebn. Chir. Orthop. **33**, 1 (1941).

BREVET, W. K.: Ein Fall von Osteochondrosis ischiopubica. J. belge Radiol. **38**, 521—524 (1955) (dtsch. Zus.fass.).

BURMAN, M. S., WEINKLE, I. N., LANGSAM, M. J.: Adolescent osteochondritis of the symphysis pubis. With a consideration of the normal roentgenographic changes in the symphysis pubis. J. Bone Jt Surg. **16**, 649 (1934).

BUZZI, F. G.: Osteocondrodistrofie pubiche da sport. Radiologia (Roma), **14**, 799—816 (1958).

CAFFEY, J.: Pediatric X-ray diagnosis, 1. ed. Chicago: The Year Book Publ. 1945.

CALANDRA, E.: Arch. Ortop. (Milano) **41**, 517 (1925).

CAMERER, J. W.: Zur Differentialdiagnose der isolierten Erkrankung des Schambeines. Kinderärztl. Prax. **13**, 186—190 (1942).

CHIARIELLO, A. G.: Ann. ital. Chir. **13**, 590 (1934).

CIANCIO, M.: Ortop. Traum. Appar. mot. **2** (3), 17 (1930).

CORPER, F. J.: Amer. J. Dis. Child. **56**, 957—964 (1938).

COVENTRY, M. B., MITCHELL, W. C.: Osteitis pubis. Observations based on a study of 45 patients. J. Amer. med. Ass. **178**, 898—905 (1961).

DAINELLI, M.: Ann. Fac. Med. Perugia 31 (1931).
— Ann. Fac. Med. Perugia **31**, 165—182 (1932).
— Zentr.-Org. ges. Chir. **58**, 121 (1932).

DAUBENSPECK: Münch. med. Wschr. **1939**, 17.

DAVIDSON, W.: Acta paediat. (Uppsala) **11**, 233—326 (1930).

DELITALA, F.: Radiol. med. (Torino) **10**, 68 (1923).

DÜBEN, W.: Amer. J. Roentgenol. **5**, 867 (1950).
— Umbauzone an der kindlichen Sitz-Schambeinverbindung und ihre differentialdiagnostische Bedeutung. Chirurg **21**, 148 (1950).

DURHAM, R. H.: Arch. intern. Med. **42**, 467 (1928).
— Ischiopubic Osteochondritis. J. Bone Jt Surg. **19**, 937—944 (1937).

ELIASEN, P. N. B.: Bemerkungen über die sog. O.i.p. Nord. Med. **11**, 2312—2321 (1941).

ENGELMANN, G.: Z. orthop. Chir. **59**, 264 (1933).

ERHART, O.: Neue öst. Z. Kinderheilk. 1, 69 (1960).

FAIRBANK, H. A. T.: Ischiopubic osteochondritis. Brit. med. J. **1938**, 148.

FÖRSTER, E.: Solitäre cartilaginäre Exostose oder solitäres Osteochondrom mit seltener Lokalisation. Fortschr. Röntgenstr. **73**, 371 (1950).

FORGERSEN, J.: Osteochondrosis ischiopubica. Norsk. Mag. Lægevidensk. **97**, 951—959 (1936).

GIULIANI, G.: Chir. Organi Mov. 105 (1932).

GIUNTINI, L.: Etio patogenesi della displasia congenita dello anca. Bologna: L. Capelli 1951.

HABERLER, G.: Langenbecks Arch. klin. Chir. **175**, 625—637 (1933).

HÄUPTLI, O.: Die aseptischen Chondro-Osteonekrosen. In: Chirurgie in Einzeldarst. Berlin: W. de Gruyter & Co. 1954.

HASSELWANDER, A.: RIEDER-ROENTHAL, Lehrbuch der Röntgenkunde, 2. Aufl. Leipzig 1924.

HEEREN, J.: Normale und pathologische Aufhellungszonen im Schambein. Roentgenpraxis **4**, 123 (1932).

— Über röntgenologisch nachweisbare Veränderungen der Scham-Sitzbeinepiphyse und ihre klinische Bedeutung. Röntgenpraxis **5**, 12—16 (1933).

HEIDENHOFER, J.: Zur Ätiologie, Röntgenologie und Therapie der Umbauzonen. Fortschr. Röntgenstr. **71**, 2, 287 (1949).

HEUCK, F., JUNGE, H.: Osteochondropathia ischiopubica. Fortschr. Röntgenstr. **78**, 656 (1953).

— OTTENJANN, R.: Feststellungen zur röntgenologischen Differentialdiagnostik von Veränderungen im Bereich der Scham-Sitzbein-Fuge. Fortschr. Röntgenstr. **83**, 855 (1955).

HIRSCH, A.: Über die O.i.p. Kinderärztl. Prax. **4**, 458—461 (1933).

HOLSTI, R.: Osteochondritis ischiopubica. Acta radiol. scand. **45**, 178—184 (1956).

— Beitrag zur Differentialdiagnostik der Osteochondritis ischiopubica. Ann. Chir. Gynaec. Fenn. **46**, 458—468 (1957).

— Zentr.-Org. ges. Chir. **150**, 230 (1958).

HÜBNER, L.: Verh. Dtsch. Orthop. Ges., 48. Kongr. Beilageheft Z. Orthop. **94**, 466 (1961).

— Der Verschlußrhythmus und die Verschlußstörungen der Synchondrosis ischiopubica sowie deren Abhängigkeit von der Pathologie des Hüftgelenks. Z. Orthop. **100**, 38 (1965).

— Über Untersuchungen zur Entwicklung der Gewebsqualität der Beckenknochen bei der Pertheschen Erkrankung. Verh. Dtsch. Orthop. Ges. 54. Kongr. Köln, Beilage Z. Orthop. **104** (1968).

INCLÁN, A.: Osteochondrose des Ramus ischiopubicus des Hüftbeines. Cirurg. orthop. Traum. **7**, 99—109 (1939).

INGBER, E.: Quad. Radiol. **5**, 3 (1934).

JANKER, R.: Fraktur oder Ossifikationsstörung an der Sitzbein-Schambeingrenze? Röntgenpraxis **2**, 499 (1930).

JONES, D. B.: March fracture of the inferior pubic ramus: A report of three cases. Radiology **41**, 586 (1943).

JUCEAN, A.: Cirurg. ortop. Traum. **7**, 94—109 [Span.].

JUNGE, H., HEUCK, F.: Osteochondropathia ischiopubica. Fortschr. Röntgenstr. **78**, 656 (1953).

KIND, A.: Schweiz. Z. Path. **10**, 143 (1947).

KNY, W.: Beitrag zur sog. Osteochondrosis ischiopubica. Zbl. Chir. **87**, 2154 (1962).

KOCH, FR., WAGNER, H.: Mschr. Kinderheilk. **100**, 323 (1952).

KÖHLER, A., ZIMMER, E. A.: Grenzen des Normalen... Leipzig: G. Thieme 1943.

KOHLER, M.: Osteochondropathia ischiopubica. Kinderärztl. Prax. **22**, 5—8 (1954).

KROH: Osteochondritis ischiopubica. Zbl. Chir. **61**, 2392—2393 (1934).

KÜNTSCHER, G.: Langenbecks Arch. klin. Chir. **182**, 489 (1935).

— Bruns' Beitr. klin. Chir. **169**, 557 (1939).

LAME, E. L., CHANG HON CHONG: Pubic and ischial necrosis following cystostomy and prostatomy (osteitis pubis). Amer. J. Roentgenol. **71**, 193—212 (1954).

LATHION, G., CHRISTEN, J. P.: L'ostéochondrose ischiopubienne, maladie de van Neck et Odelberg. Radiol. clin. (Basel) **25**, 282 (1956).

— Ref. Zentr.-Org. ges. Chir. **145**, 240 (1956/57).

LEDOUX-LEBARD: J. Radiol. Électrol. **35**, 419 (1954).

LODI, R.: Chir. Organi Mov. **39**, 118 (1953).

LONGHI, L.: Sulla osteochondrite ischio-pubica. Arch. Ortop. (Milano) **57**, 119—145 (1942).

— Ref. Zentr.-Org. ges. Chir. **107**, 383 (1942/43).

MADLENER: Die Tuberkulose des Schambeins. Dtsch. Z. Chir. **196**, 329—335 (1926).

MALVENTI, N.: Radiol. med. (Torino) **34**, 857 (1948).

MANFREDI, M.: Arch. Ortop. (Milano) **41**, 781—787 (1933).

— Ref. Zentr.-Org. ges. Chir. **65**, 632 (1933/34).

MAU, H., SCHMITT, H. W.: Constitutional dysostotic Perthes disease and sceletal maturation disorder in specific Perthes disease. Z. Orthop. **93**, 515—530 (1960).

McFADDEN, G. D. F.: Ischio-Pubic osteochondritis: with report of a case. Brit. med. J. **1938**, 1309.

MEISSNER, K.: Osteochondritis ischiopubica. Tuberk.-Arzt **5**, 390 (1951).

NECK, M. VAN: Arch. franco-belg. chir. **27**, 238 (1924).

— Ostéochondrite du pubis. Ref. Zentr.-Org. ges. Chir. **29**, 469 (1925).

NITTER, L.: Osteochondritis ischiopubica. Nord. Med. **37**, 184 (1948) [Norwegian].

NORDENTOFT, J.: Zit. von ELIASEN.

ODELBERG, A.: Acta chir. scand. **56**, 3 (1923).

— Acta chir. scand. **16**, 273 (1924).

OTTENJANN, R.: Osteochondropathia ischiopubica und Tuberkulose im Bereich der Scham-Sitzbein-Fuge. Fortschr. Röntgenstr. **81**, 503 (1954).

PARISEL, F.: L'ostéochondrite ischio-pubienne. Brux.-méd. **35**, 438 (1955).

PAUWELS, F.: Beitrag zur Klärung der Beanspruchung des Beckens, insbesondere der Beckenfugen. Z. Anat. Entwickl.-Gesch. **114**, 167 (1949/50).

PEIRSON, E. L., JR.: Osteochondritis of the symphysis pubis. Surg. Gynec. Obstet. **49**, 834—838 (1929).

PETERSEN, K. E.: Osteochondritis ischiopubica. Nord. Med. **13**, 17—19 (1942).

POLLAK, R.: Wien. med. Wschr. **84**, 777 (1934).

PRATJE, A.: Anat. Anz. **78**, 53 (1934) (Erg.-H.).

RUCKENSTEINER, E.: Zit. nach SEYSS, R.

SALVATI, A.: Osteochondrosi de crecimiento (osteochondritis). El Ateno (Buenos Aires) 1937.

SCHINZ, H. R.: Fortschr. Röntgenstr. **30**, 68 (1922).

— Lehrbuch der Röntgendiagnostik, 5. Aufl. Stuttgart: G. Thieme 1952.

SCHMITT, G. H.: Symmetrische Umbauzonen (sog. Milkmansche Krankheit). Fortschr. Röntgenstr. **71**, 304 (1949).

SCHNEIDER, P. G.: Das Gracilissyndrom. Z. Orthop. 98, 43 (1963).

SCHRÖDER, W.: Arch. orthop. Unfall-Chir. 42, 413 (1943).

SEYSS, R.: Zur Statik der Scham- und Sitzbeine des frühkindlichen Beckens. Fortschr. Röntgenstr. 103, 210 (1965).

STŘEDA, A.: Osteochondritis ischiopubica found in conjunction with injury. Čs. Rentgenol. 10, 58—60 (1956) [Tschech. mit engl. Zus.fass.].

TORGERSEN, J.: Osteochondritis ischiopubica. Norsk. Mag. Lægevidensk. 97, 951 (1936).

VALTANCOLI, G.: Ref. Zentr.-Org. ges. Chir. 32, 122 (1925).

VANDEUVRE, A., HYRONIMUS, R., MME. HYRONIMUS: Bull. Soc. belge Orthop. 10, 83 (1938).

WACHSMUTH, W.: Zur Ätiologie der schleichenden Frakturen. Chirurg 9, 16 (1937).

WACHSMUTH, W., LANZ, T. VON: Bein und Statik. Berlin: Springer 1938.

WALDEYER: Zit. nach SCHINZ, H. R.

WHITELY DAVIDSON: Acta paediat. (Uppsala) 2, 233 (1930).

WILKEN, W.: Über die Osteochondritis ischiopubica. Z. Kinderheilk. 61, 127—129 (1940).

WRIGHT, A. D.: Generalized osteo-chondritis. Proc. roy. Soc. Med. 24, 283 (1931).

WÜLFING, M.: Über die Osteochondritis Ischio-pubica. Dtsch. Z. Chir. 199, 413 (1926). Ref. Zbl. ges. Radiol. 3, 173 (1927).

ZEITLIN, A.: Osteochondrosis-osteochondritis ischiopubica. Radiology 27, 722—731 (1936).

III. Tuber ischiadicum

Nekrose am Tuber ischiadicum

a) Synonyme

Ischionekrosis, Morbus Neck-Valtancoli an der Tuberositas ossis ischii, Sitzbeintuber-Osteochondropathie.

b) Kasuistik

Es wurden bisher nur ganz wenige Fälle beschrieben, die als Osteochondronekrosen am Tuber ischiadicum gedeutet wurden oder bei denen Verdacht auf das Vorliegen einer solchen bestand. Als erster machte KREMSER (1934) auf dieses Krankheitsbild als Erscheinung einer aseptischen Osteochondronekrose aufmerksam, nachdem ein Jahr zuvor schon GUTSCHANK eine beidseitige Lösung der Tuberapophyse (kombiniert mit Humerusepiphyseolyse) beschrieben hatte. Weitere Mitteilungen stammen von ISELIN, RASPE, HOMSA, CAFFEY, KNETSCH, MACMASTER und PAUL, SCOTT, GOFF, CRISTINI und MARANGONI, CHESTER und STAYTON, MILCK, RINONAPOLI, CASTELLANA, CAPELLI und GAROSI, NEHRKORN (1964), HOFEREITER (1968).

In manchen Fällen ist eine saubere diagnostische Abtrennung gegenüber Frakturen, Marschfrakturen und entzündlichen Veränderungen nicht möglich. Anläßlich einer Mitteilung von zwei eigenen Fällen lieferten CAPELLI und GAROSI (1963) eine gute Übersichtsdarstellung der Ischionekrosen, ferner HOFEREITER in seiner Dissertation (1965).

Aus der Kasuistik seien folgende Fälle näher angeführt: Bei PAUL und MCMASTER (1945) handelte es sich um einen 19jährigen Mann, der nach einem Sturz Druckempfindlichkeit in der Gegend des linken Tuber ischiadicum hatte. Das Röntgenbild zeigte, daß links die Ossifikation der Tuber-Apophyse ausgeblieben war. Der Apophysenkern war vergrößert, die Fuge breit, die dem Rande angrenzende Knochenzone unregelmäßig und sklerosiert. Da der Patient vor 5 Jahren bei einem Sprung heftige Schmerzen an der gleichen Stelle bekommen hatte und deswegen 4 Monate bettlägerig gewesen war, kann man annehmen, daß es damals zu einer traumatischen Schädigung der Tuber-Apophyse und anschließend zu einer (teilweisen) aseptischen Apophyseonekrose gekommen ist.

SCOTT (1946) berichtet von einem Fall mit fehlender Verschmelzung der Tuber-Apophyse mit dem Corpus. Gleichzeitig lag ein Morbus Scheuermann vor und eine Femurverkürzung unklarer Ursache. Die Erkrankung wurde als allgemeine Osteochondrodysplasie angesehen, die sich im Gefolge einer Schilddrüsenstörung entwickelt hatte.

CASTELLANA sah bei einem 9jährigen Patienten eine Apophysenlösung am Tuber ischiadicum mit osteochondritischer Strukturveränderung an den proximalen Enden des Femur und an den Kniescheiben. Obwohl die Erscheinungen unmittelbar nach dem Unfall

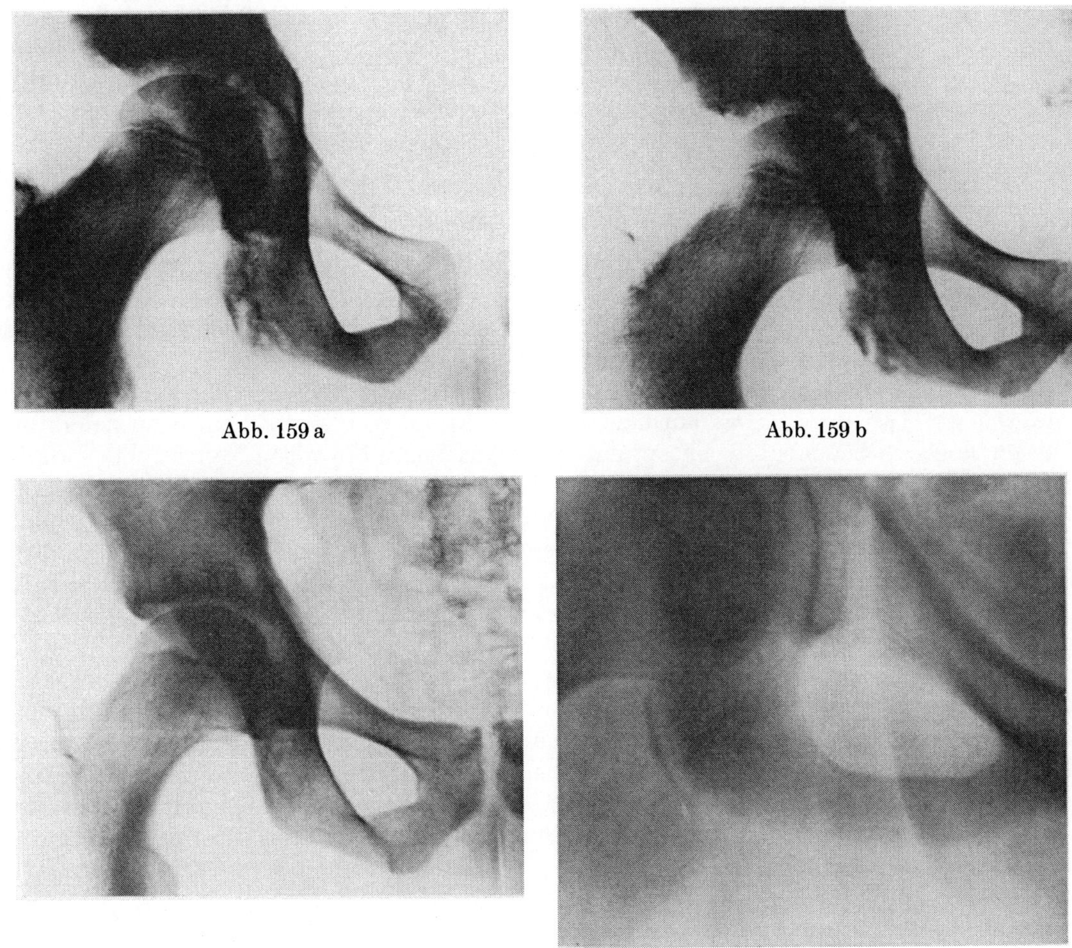

Abb. 159 a   Abb. 159 b

Abb. 160

Abb. 159. a Aktives Stadium einer Tuber ischiadicum-Nekrose (14jähr. ♂). b 4 Monate später: leichter Fortschritt der Nekrose am Tuberrand. c Nach 6 Jahren: Vollständige knöcherne Ausheilung unter leichter Verdickung des Knochens. (Fall von K. KREMSER)

Abb. 160. Beginnende Osteo-chondronekrose am Tuber ischiadicum (16jähriger Fechter). Kein Unfall

röntgenologisch festgestellt worden waren, ist der Autor der Ansicht, daß diese Veränderungen bereits vorher bestanden.

GOFF (1954) fand bei einem 15jährigen Fußballspieler eine Lösung der Tuberositas-Apophyse bei gleichzeitig vorhandenen Erscheinungen einer aseptischen Nekrose.

CRISTINI und MARANGONI beschrieben 1955 eine doppelseitige aseptische Nekrose, für die sie die Bezeichnung „Morbus di van Neck-Valtancoli" wählten. In der Anamnese fand sich kein Trauma. Heilung trat nach 7 Monaten ein.

CHESTER und STAYTON (1956) berichten über 2 Fälle von asymptomatischer Epiphysenlösung an der Tuberositas ischiadica, bei denen kein Trauma vorausgegangen war. Bei NEHRKORN (23jähriger Mann) glich das Bild dem eines alten Abrisses der Apophyse mit anschließender Vergrößerung, ähnlich wie im Falle der Abb. 163b. Ein entsprechendes Trauma konnte allerdings nicht festgestellt werden.

Die Abb. 159 stellte mir freundlicherweise KREMSER zur Verfügung. Es handelte sich um einen 14jährigen Knaben, der über 6 Jahre beobachtet werden konnte. Es kam zur völligen knöchernen Ausheilung. Nur eine leichte Verdickung des Sitzbeines am Übergang zum Darmbeinkörper blieb zurück.

Bei einem 16jährigen Fechter (eigene Beobachtung), der infolge eines intensiven Trainings Schmerzen in der rechten Leistengegend bekommen hatte, zeigt das Röntgenbild (Abb. 160) am Rand der Tuberischiadicum-Apophyse, gegen das Knocheninnere zu, unscharf abgegrenzte Aufhellungen, die wie Destruktionsherde aussehen. Die Apophysensichel erschien verdichtet. Auf Druck war die Apophyse schmerzhaft. Sonst bestand klinisch kein besonderer Befund.

c) Anatomisches

Die Apophysis ischiadica stellt eine atavistische Apophyse dar (MARTIN und PIPKIN), die in der Vorgeschichte dem Ursprung von Schwanzmuskeln diente, besonders bei Reptilien. Sie entsteht über ein konstantes sekundäres Ossifikationszentrum am Becken. Es wird angegeben, daß der Knochenkern der Apophyse zwischen dem 12. und 16. Lebensjahr auftritt und die Verschmelzung der Apophyse zwischen dem 20. und 25. Lebensjahr erfolgt (Tabelle 11). Das normale Bild des Apophysenkernes, von SCHINZ erstmals röntgenologisch beobachtet, entspricht einer halbmondförmigen, nach oben konkav geformten Verdichtung, die die Tuberositas ischiadica umgreift. In verschiedenen Wachstumsperioden kann man Veränderungen im Bereiche des Ossifikationszentrums beobachten, z.B. Fragmentation, Unregelmäßigkeit in den Umrissen, bei Vergleich mit der Gegenseite auch fehlende Strukturgleichheit. Auch weitergehende Ossifikationsirregularitäten kommen vor, ohne daß man berechtigt wäre, von einer Osteochondritis zu sprechen, vor allem dann, wenn klinisch kein krankhafter Befund erhoben werden kann. Es wurde hier der Ausdruck „falsche Osteochondrosen" geprägt (s. CAPELLI und GAROSI). Bei Kretinismus kann die Entwicklung der Tuber-Apophyse ausbleiben, bei Hyperthyreose wurde eine frühere Differenzierung und Synostose beobachtet. Ein ähnliches gegensätzliches Verhalten besteht bei Keimdrüsenüber- und -unterfunktion, so ist z.B. bei hypophysärem Riesenwuchs und bei Dystrophia adiposogenitalis der Fugenschluß verzögert.

Die *Gefäßversorgung* der Apophysis ischiadica erfolgt über den Ramus posterior der A. obturatoria (Aa. nutritiae ischiadicae).

Tabelle 11. *Zeit des Auftretens und der Verschmelzung des Kernes der Sitzbeinapophyse.* (Aus: CAPELLI und GAROSI)

Autor	Auftreten im Alter von	Verschmelzung im Alter von
BALLI BERTELLI	15 Jahren	24 Jahren
BRANAM	14 Jahren	—
CHIARUGI	15—16 Jahren	24—25 Jahren
CUNNINGHAM	16 Jahren	22—25 Jahren
GEGEMBAUER	—	24 Jahren
GRAY	12—13 Jahren	25 Jahren
PARSON	14 Jahren	—
QUAIN	15—18 Jahren	18—25 Jahren
RAMBAULT	12—13 Jahren	20—25 Jahren
RENAULT	12—13 Jahren	20—25 Jahren
SAPPEY	15—16 Jahren	20—24 Jahren
TESTUT	15—16 Jahren	20 Jahren

d) Alter der Betroffenen, Seitenbefall

Analog dem Verhalten anderer Apo- und Epiphysen darf man bis zum Zeitpunkt der Verknöcherung, also bis zum 25. Lebensjahr, mit dem Auftreten einer echten Apophyseonekrose am Tuber ischii rechnen. Bei der Beobachtung in späteren Lebensjahren müßten die Zeichen einer abgelaufenen, jetzt inaktiven Apophyseonekrose gegeben sein. Eine derartige genaue Unterscheidung der ihnen zugänglichen Fälle führen auch CAPELLI und GAROSI durch. Aus der Kasuistik ergibt sich folgendes Alter der Patienten: im Falle von ISELIN: 15 Jahre, CAFFEY: 10 Jahre, KNETSCH: 13 Jahre, KREMSER: 23 Jahre, CRISTINI und MARANGONI: 15 Jahre, GOFF: 14 Jahre, MILCK: 12 Jahre, RINONAPOLI: 16 Jahre, SCOTT: 23 Jahre, HAMSA: 24 Jahre.

Über bilateralen Befall haben GUTSCHANK, KREMSER und CRISTINI sowie MARANGONI berichtet. Im Falle von GUTSCHANK (1933) lag auch noch Humerusepiphyseolyse vor.

e) Symptomatologie

Im Initialstadium, das einige Wochen dauern kann, bestehen leichte Schmerzen in der Hüfte. Diese verstärken sich bei Anstrengungen, können aber bei Ruhe wieder verschwinden. Röntgenologisch ist zu diesem Zeitpunkt noch kein besonderer Befund zu erheben. Nicht selten handelt es sich um junge Leute, die durch irgendeine Betätigung die Hüften besonders beanspruchen, z.B. Tänzer (im Falle MILCK), Fußballspieler (im Falle RINONAPOLI), Fechter (im Falle von GOFF). Im Höhepunkt des Krankheitsbildes besteht eine beträchtliche Funktionseinschränkung des Gelenkes durch Schmerzen bei Anstrengung, bei der Prüfung zeigt sich eine Abwehrspannung, beim Gehen hinkt der Patient, auf der kranken Seite kann er schlecht sitzen. Röntgenologisch sind in diesem Stadium schon deutliche osteochondrotische Veränderungen vorhanden. Sowohl im Anfangsstadium wie im Höhepunkt des Krankheitsbildes kann man durch Ruhigstellung und orthopädische Maßnahmen, die die betroffene Seite entlasten, in einigen Wochen eine Beruhigung des klinischen Bildes herbeiführen. Röntgenologisch sind aber die Veränderungen an der Apophyse noch über längere Zeit nachweisbar.

Bei den Fällen, die durch eine traumatische Apophysenlösung kompliziert sind, wie z.B. bei dem von MILCK, GOFF und RINONAPOLI, bestand anfänglich nur ein geringer Schmerz, so daß weiterhin Sport betrieben werden konnte. Plötzlich trat später ein starker Schmerz der befallenen Hüfte auf. Im Röntgenbild zeigten sich dann neben typischen osteochondritischen Erscheinungen an der Apophyse auch Anzeichen einer Fraktur bzw. Lösung der Apophyse.

f) Röntgenbild

Im *Anfangsstadium* ist meist kein besonderer Befund zu erheben. Gegen den *Höhepunkt des klinischen Stadiums* zu stellen sich unregelmäßige Aufhellungszonen in der Umgebung des Apophysenspaltes ein. Der Kern zeigt osteodystrophische Strukturveränderungen mit Fragmentationen. Schließlich werden die Konturen des Apophysenspaltes aufgefranst, der Spalt selbst kann sich verbreitern. Die grobscholligen Knochenveränderungen können mehr oder minder tief in den Knochen hineinreichen und später sklerotisch umsäumt werden. In einfachen Fällen ist nach 2—4 Monaten mit einem Rückgang des Nekrose-Prozesses zu rechnen, nach 4—7 Monaten kann sich wiederum ein normales Bild am Tuber ischiadicum zeigen. Nicht selten bleibt die Verdickung des Knochens mit etwas unregelmäßiger Randkonfiguration und Strukturkondensierung bestehen.

Die Veränderungen betreffen zwar meistens auch die unmittelbare *Nachbarschaft* der Apophyse, können aber auch weiter in die Umgebung hineinreichen, vor allem am aufsteigenden Tuberast. Im Falle von KNETSCH war nur der laterale Anteil der Apophyse beteiligt. Die Veränderungen erstreckten sich aber auch auf den Hauptast des Sitzbeines. KNETSCHs Mitteilung ist deshalb besonders wertvoll, weil sich die Beobachtung über 10 Monate erstreckte. Nach 4 Monaten war ein deutlicher Rückgang feststellbar. Im Bereiche der muldenförmigen Strukturauflockerung war schon eine verstärkte Sklerosierung eingetreten. Nach 10 Monaten war nur noch eine leichte Konturunschärfe und eine leicht verstärkte Sklerosierung vorhanden. Bei einem Falle KREMSERs hatte man den Eindruck grober isolierter scholliger Verknöcherungen an der Apophyse beiderseits, wobei die Kontur der Schollen glatt, der Knochen insgesamt im Bereiche des veränderten Bezirkes jedoch verdickt war. Der Patient war 23 Jahre alt.

CAFFEY zeigte ein ähnliches Bild am aufsteigenden Sitzbeinast (einseitig). Auch CAPELLI und GAROSI bringen von ihren 2 Fällen Bilder verschiedener Stadien. Bei einem

Patienten vollzog sich die Ausheilung unter Verdickung des Knochens (Abb. 161), beim anderen isolierte sich ein Knochenstück (Abb. 162).

Wird das Bild der aseptischen Tubernekrose durch ein Trauma kompliziert, (z. B. Fall von Goff, Milck, Rinonapoli und wahrscheinlich auch von Pastremoli), so findet man ein isoliertes lamelläres Knochenstück, das eine unregelmäßige Begrenzung hat. Gleichzeitig bestehen osteochondritische Veränderungen. Strenggenommen ist bei derartigen Bildern ätiologisch zu unterscheiden:

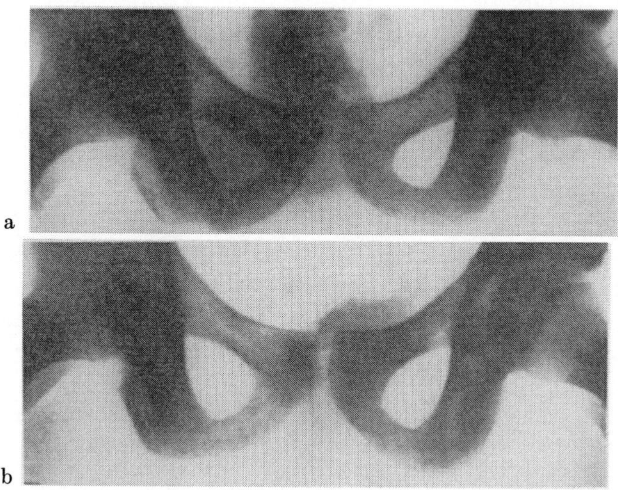

Abb. 161 a u. b. Nekrose der Tuberositas ischii (16jähr. ♂) (F. Capelli u. Garosi, Fall 1). a Entwicklungsstadium der Nekrose. b Rückbildung der Nekrose 3—6 Monate später, Verdickung des Knochens bleibt bestehen

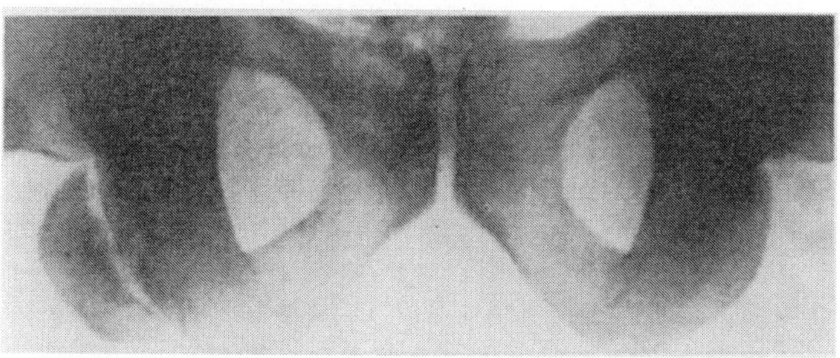

Abb. 162. Spätstadium einer Tuber ischiadicum-Nekrose mit einem sekundären, isolierten Ossifikationszentrum (30jähr. ♂). (Capelli, Garosi, Fall 2)

a) Eine Knochen-(Apophysen)-Lösung, die lediglich auf der Basis des nekrotischen Prozesses erfolgt ist (Osteochondropathie, „Apophyseose"). Ein Trauma findet sich nicht in der Anamnese. Nach Auffassung von Capelli und Garosi ist eine derartige nekrotische Apophysenlösung schon im akuten Stadium des Krankheitsbildes durch Mikrotraumen und Resistenzminderung des Fugenmaterials möglich.

b) Apophysenlösung auf rein traumatischer Basis. Posttraumatische Veränderungen können ein Bild hervorrufen, das dem einer primären Apophysennekrose ähnlich ist. Im weiteren Verlauf kommt es dann meistens zu umfangreicheren Verknöcherungen nach der Art einer Myositis ossificans posttraumatica. Das Trauma beherrschte die Anamnese. Im Falle der Abb. 163 war das Trauma erwiesen und der Apophysenabriß röntgenologisch gesichert.

c) Kombinationsfälle, bei denen ein Trauma die schon erkrankte Tuberapophyse getroffen hat. Eine genaue Abgrenzung ist aber nicht immer möglich, da ätiologisch das chronische Mikrotrauma auch bei der primären Tuber-Nekrose eine Rolle spielt. Im Falle von PASTREMOLI (13jähriger Patient) führte ein nur geringes Trauma zu einer leichten Lateralverschiebung der Apophyse. Nach 15 Jahren hatte sich diese in ein breites, mehr nach lateral sich ausdehnendes Knochenstück umgewandelt.

Ist das Krankheitsbild der Tuber-Nekrose *abgelaufen*, so beobachtet man Knochenfragmente mit Halbmondform, die dem Knochenkern der Tuberositas ischiadica entsprechen, aber wesentlich größer sind, und mit unregelmäßiger Begrenzung und sklero-

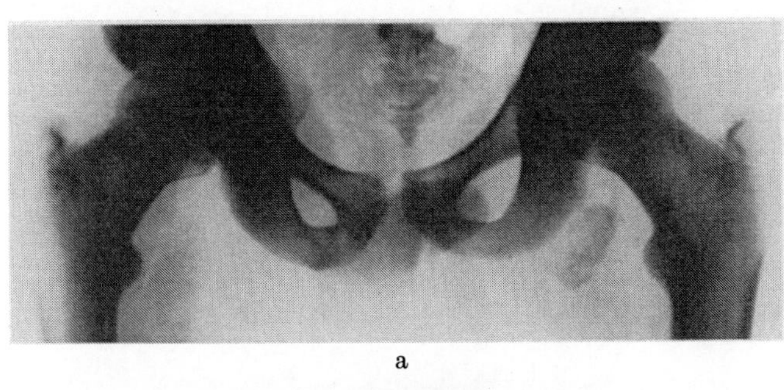

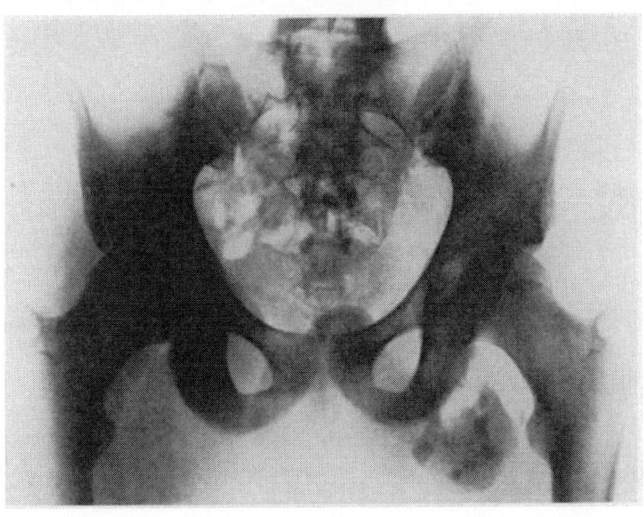

Abb. 163. a Traumatische Apophysenlösung am linken Tuber ischiadicum (14jähr. ♂). Unfall beim Turnen. b Nach 10 Monaten: Abheilung unter Vergrößerung des Fragmentes nach der Art einer örtlichen posttraumatischen Myositis ossificans

tischen Verdichtungen versehen sind. Ähnliche Randveränderungen weist auch das Os ischii auf. Der Endausgang kann in Heilung oder Pseudarthrosenbildung bestehen, letztere stellt sich besonders dann gerne ein, wenn es zur Apophysenlösung während des Krankheitsbildes gekommen war.

Für die *röntgenologische Darstellung* der Tuberositas-Apophyse sei vermerkt, daß man anhand von Beckenübersichtsaufnahmen allein nicht immer ein gutes übersichtliches Bild bekommt. Bei seitlicher oder schräger Projektion kommt der Apophysenkern meistens übersichtlicher zur Darstellung.

g) Ätiologie und Pathogenese

Die Ätiologie ist auch bei der Osteochondronekrose des Tuber ischiadicum problematisch. Ein Trauma spielt in der Anamnese vielfach eine Rolle, allerdings keine überzeugende, eher schon Überanstrengung, besonders beim Sport, Militärdienst usw. CAPELLI und GAROSI machen Mikrotraumen als Ursache verantwortlich und denken dabei vor allem an den Zug, der am Tuber ischiadicum ansetzenden kräftigen Muskeln (M. adductor magnus, M. semimembranosus, M. semitendinosus und langer Bicepskopf). Diese Muskeln werden auch bei vielen Sportarten stark beansprucht (Abb. 164). Für die Entstehung durch Überanstrengung spricht auch die Feststellung, daß sich unter den veröffentlichten Fällen ein Tänzer, Fußballspieler, Fechter, Soldat befindet.

Tabelle 12. *Zusammenstellung der Fälle von Osteonekrosis ischiopubica.* (Nach CAPELLI und GAROSI, ergänzt)

Autor	Alter (Jahre) und Geschlecht der Patienten	Form	Stadium	Ausgang
CRISTINI und MARANGONI	15, ♂	einfache aseptische Nekrose	aktiv	Ausheilung
GOFF	14, ♂	aseptische Nekrose mit traumatischer Apophysenlösung (eifriger Fechter)	aktiv	Ausheilung
MILCK	12, ♀	aseptische Nekrose mit traumatischer Apophysenlösung (eifrige Tänzerin)	aktiv	Ausheilung
RINONAPOLI	16, ♂	aseptische Nekrose mit traumatischer Apophysenlösung (eifriger Fußballspieler)	aktiv	Ausheilung
CHESTER STAYTON	37, ♂	einfache Form	Spätstadium	Pseudarthrose
CHESTER STAYTON	47, ♂	einfache Form	Spätstadium	Pseudarthrose
HAMSA	24, ♂	einfache Form	Spätstadium	Pseudarthrose
SCOTT	23, ♂	Zufallsbefund (Baseballspieler)	Spätstadium	Pseudarthrose
KREMSER	— ♂	einfache Form	—	—
CAPELLI und GAROSI	16, ♂	einfache Form	aktives Stadium	Ausheilung
CAPELLI und GAROSI	30, ♂	(vom 6.—12. Lebensjahr einen Herniengürtel getragen)	Spätstadium	Pseudarthrose
H. STEIN (R. HEEP)	21, ♂	(Fußballspieler seit dem 10. Lebensjahr)	Abheilungsstadium	—
PASTREMOLI (1967)	13, ♂	aseptische Nekrose und kleines Trauma	aktiv und nach 15 Jahren	Ausheilung —
PÖSCHL (eigener Fall)	16¹/₂, ♂	Fechter (kein Trauma) einfache Form	aktiv	

Manche Fälle werden auch rein zufällig entdeckt, wohl deswegen, weil das Krankheitsbild abgelaufen war ohne stärkere Beschwerden zu verursachen. CAPELLI und GAROSI haben auch derartige zufällig entdeckte Fälle miterfaßt (Tabelle 12). Allerdings wird im Falle von SCOTT ein Unfall beim Baseballspielen angegeben, der sich im Alter von 15 Jahren zugetragen haben soll. Bei CAPELLI und GAROSI war der eine Patient ein Fußballspieler, bei dem die Autoren Mikrotraumen als Ursache annahmen, beim anderen Patienten handelte es sich um einen 30jährigen Mann, der im Alter von 6—12 Jahren einen Herniengürtel getragen hatte. Ein Bruder und eine Tante hatten eine Hüftgelenkluxation. Die Autoren führen daher die Nekrose am Tuber ischiadicum im ersten Fall auf eine angeborene Anomalie, im zweiten auf Durchblutungsstörungen infolge Tragens des Herniengürtels zurück. Die Mitteilung STEINS (Fall von Dr. R. HEEP) ist wegen einzelner Details besonders interessant. Der 21jährige Patient war seit seinem 10. Lebensjahr ein eifriger Fußballspieler. Er hatte sich dabei 1956 einen Muskelriß am rechten Oberschenkel zugezogen, der mit Kurzwellen und Massagen behandelt worden war. Beim Spiel wurde er meistens als „rechter Halbstürmer" eingesetzt. Dabei mußte er vorwiegend mit dem rechten Bein den Ball nach links schießen. Obwohl er in den letzten Jahren beim Fußballspiel fast immer Schmerzen im rechten Oberschenkel verspürte, die nach dem Sitzbein zu ausstrahlten, hatte er weitergespielt und dabei auch mehrfach Prellungen an der rechten Gesäßhälfte erlitten. Im April 1961 bemerkte er eine Höckerbildung am rechten Sitzbein, weswegen er den Arzt aufsuchte. Die am 24. 4. 61 angefertigten Röntgenaufnahmen zeigten am rechten Sitzbein eine hühnereigroße Knochenwucherung, die sich vom Tuber ischiadicum bis zur Hüftpfanne erstreckte. Das Gebilde besaß eine unregelmäßige Dichte, einzelne Trabekelzüge waren noch gut abgrenzbar. Die Oberfläche war uneben, aber scharf konturiert. Zum Ausschluß eines malignen Tumors wurde eine Probeexcision durchgeführt, die unter anderem folgenden *histologischen* Befund ergab: „... mikroskopisch findet sich insbesondere in den größeren Gewebsstücken als Überkleidung ein derb-fibröses bis ausgesprochen hyalin-fibröses Gewebe, das einem kompakten Knochen aufliegt, der regelrechte Schichtung erkennen läßt ohne Zeichen von Wucherung. Ebenso sind entzündliche Veränderungen nicht nachweisbar. Beurteilung: Osteomartige Bildung ohne sicheren Tumorcharakter. Es dürfte eher eine hyperplastische Bildung vorliegen. Für Malignität findet sich kein Anhalt." Wie bei den übrigen derartigen Fällen ist auch hier eine Schädigung des Ansatzes des M. adductor magnus und der Oberschenkelflexoren anzunehmen. Nach STEIN ist in diesem Falle eine besondere Belastung dieser Stelle gegeben, da der Fußballspieler in seiner Aufgabe als rechter Halbstürmer besonders oft den Ball mit der Innenseite des rechten Fußes nach links schießen mußte, wobei durch plötzliche Kontraktion der Muskelgruppe ihre Ansatzstelle am Tuber besonders beansprucht wurde. Am jugendlichen Skelet dürfte dadurch ein verstärkter Wachstumsreiz ausgelöst werden, der zu einer überschießenden Knochenbildung führte.

Es drängt sich demnach die Frage auf, ob es sich primär um eine aseptische Nekrose (Osteochondropathie, Apophyseose u. dgl.) handelt oder um einen Überlastungs- bzw. Insuffizienzschaden. Auch eine Kombination beider, eventuell unter Mitwirkung eines mehr oder minder starken Traumas, erscheint möglich. Die Problematik ist etwa die gleiche wie beim Morbus Schlatter. Autoren wie RENFER, STEIN, TEICHERT sehen in der Mannigfaltigkeit des Bildes, also in den Umbauzonen, Erscheinungen einer gestörten Ossifikation und periostalen Reaktionen, lediglich eine unterschiedliche Manifestationsform der örtlichen Gewebsinsuffizienz als Folge einer örtlichen chronischen Überlastung. Es gibt aber zweifellos Fälle, bei denen nichts für eine Überlastung der Tuberapophyse spricht, sondern alles für eine primäre Ossifikationsstörung mit Nekrose. Dazu gehören die Fälle mit einem doppelseitigen Befund. Auch die gelegentliche Kombination mit anders lokalisierten oder mit generalisierten Ossifikationsstörungen und hormonellen Abweichungen weisen auf die Beteiligung genetischer und endokriner Faktoren hin (GUTSCHANK, RENFER, TEICHERT, zit. nach HOFEREITER).

HOFEREITER stellt bei der Osteo-Chondropathie eine verminderte Belastbarkeit der Apophyse in den Vordergrund und geht hinsichtlich seiner ätiologischen Vorstellung von dem dualistischen Prinzip der Osteogenese nach WASCHULEWSKI aus. Die Ossifikation der Sitzbeinapophyse sei als Summationsvorgang von angiogen-mesenchymalen Ossifikationszentren und einem verbindenden desmalen osteogenen Faktor aufzufassen. Unter pathologischen Bedingungen könne dieser Synergismus wie auch jeder Faktor der Knochenbildung einzeln gestört sein, woraus die persistierenden Knochenkerne bzw. Ossifikationslücken resultierten. Endogene Faktoren würden gelegentlich zur Persistenz der knorpeligen Apophysenfuge (Apophysenpersistenz) führen. Sie hätten auch als Teilursache der ebenfalls im Apophysenfugenbereich lokalisierten, vornehmlich mechanisch bedingten Apophyseolyse, der Läsionsform der unizentrisch erscheinenden Apophyse, zu gelten. Die Osteochondropathie könne als aseptische Nekrose angiogener

Ossifikationszentren mit konsekutiver Reaktion des desmalen Ossifikationssystems aufgefaßt werden, die auf dem Boden einer vorwiegend endogen bedingten angiogensegmental
betonten Abweichung des Ossifikationsvorganges, der sog. multizentrischen Apophysen-
kernanlage, entstehe.

h) Differentialdiagnose

Traumatische Abrisse kommen, wie aus den obigen Ausführungen hervorgeht, in
erster Linie differentialdiagnostisch zur Erwägung, besonders wenn eine Sportart ausgeübt wurde, die schnelle oder ruckartige Beinbewegungen erfordert (z.B. Kurzstreckenlauf, Weitsprung, Hürdenlauf; z.B. Fall von H. ZATZKIN u. LA VINE, 15jährig, ♂, Sturz

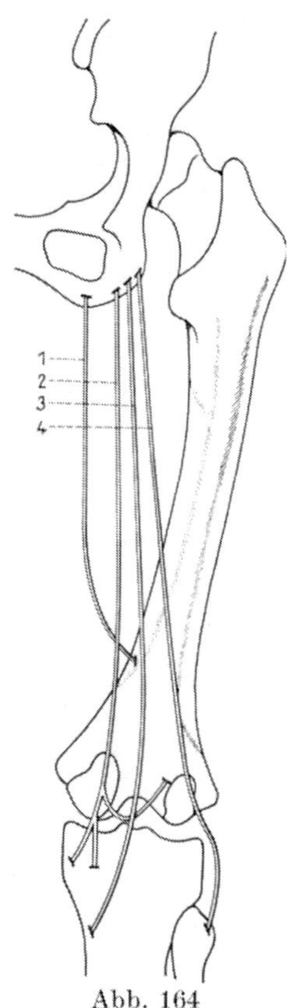

Abb. 164

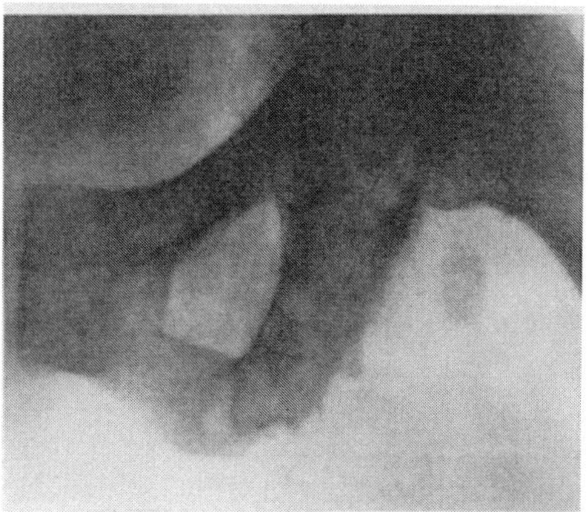

Abb. 165

Abb. 164. Muskelansatzstellen am Tuber ischiadicum.
(Aus: CAPELLI u. GAROSI.) *1* M. adductor magnus, *2* M. semimembranosus, *3* M. semitendinosus, *4* Langer Bicepskopf

Abb. 165. Chronische Osteomyelitis am linken Tuber ischiadicum
(mehrere kleine Sequester!)

nach dem Nehmen einer Hürde). Es treten bei solchen Sportarten nicht selten ,,Abriß-
brüche'' am Tuber ischiadicum auf (BERRY, MILCK, MCLEOD u. LEWIN, KARFIOL, HELL-
MER, CORDS, LABUZ, WATSON-JONES, ABBATE, WINKLER u. RAPP, HOFEMEISTER u. a.).
Unter den 15 Fällen von E. JONASCH waren die Abrisse 7mal beim Kurzstreckenlauf,
4mal beim Fußballspiel, 1mal beim Baseballspiel, 2mal beim Hochsprung, 1mal beim
Spagat entstanden. Meistens handelte es sich um Patienten männlichen Geschlechts
(s. a. LUSCHNITZ u. BEYER). Im Anschluß an die traumatische Tuber-Schädigung kann
hier in gleicher Weise wie an anderen Skeletstellen eine (posttraumatische) aseptische
Osteonekrose entstehen (Fall von PAUL). In solchen Fällen bestehen starke Schmerzen und
die Erscheinungen eines verkürzten Schrittes (,,sintomo del passo corto'', CASTELLANA).
Liegt ein solches Ereignis weiter zurück, so ist die röntgenologische Differentialdiagnose
sehr erschwert. Bei Sportlern kommen auch an den Muskelursprungsstellen des Tuber
ischii Insertionstendopathien vor, in gleicher Weise wie am Gracilis-Ursprung (Abb. 164).
Auch *Marschfrakturen* gibt es am Sitzbein (JONES, MCCARTHY, SELAKOVICH). Das Bild
der Marschfraktur ist jedoch röntgenologisch deutlich abzugrenzen wegen der meistens

quer durchgehenden Umbauzone. Natürlich kann auch einmal ein *entzündlicher Prozeß* am Tuber ischiadicum lokalisiert sein (kryptogene Osteiitis, Abb. 165, Tuberkulose). Über eine Tuberkulose am Tuber ischiadicum berichtet TUPMAN. Bei einem eigenen Fall glaubten wir längere Zeit an eine Apophyseonekrose. Nach längerem Bestehen der Beschwerden konnte jedoch operativ eine Tuberkulose nachgewiesen werden (Abb. 166). Schließlich müssen differentialdiagnostisch auch Muskelverknöcherungen im Bereich der Adductoren (Reiterknochen, meist doppelseitig), *degenerative Verkalkungen* an Muskelansatzstellen ähnlich wie die „Gracilisexostose" (Ansatzstelle des M. gracilis) berücksichtigt werden. Bei Verletzungen des Rückenmarkes, sowie bei Tabes und Syringomyelie können parostale Muskelverknöcherungen an Muskelsehnen und -kapseln sowie am Periost entstehen. Diese *neurogenen Verknöcherungen* sind nicht selten an den Muskelansatzstellen der Tuberositas ischiadica lokalisiert, wobei die Verknöcherungen auch

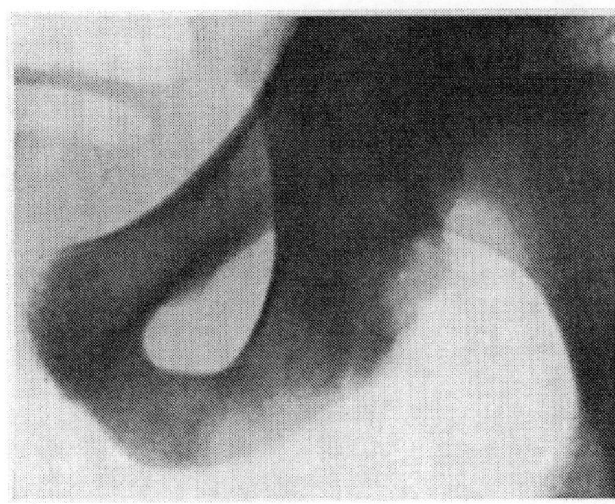 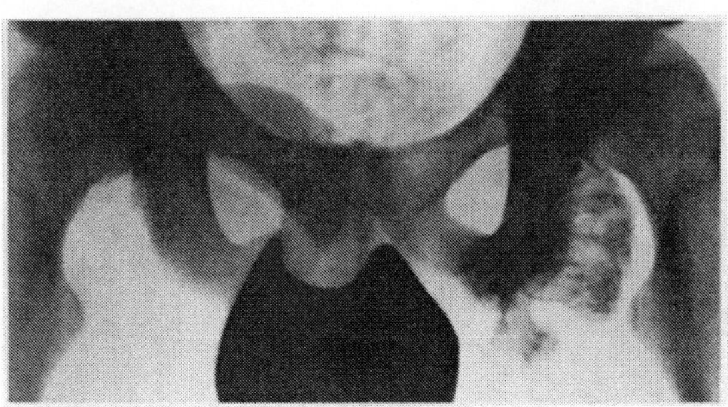

Abb. 166   Abb. 167

Abb. 166. Zur Differentialdiagnose: Sitzbein-Tuberkulose, die ursprünglich als Apophyseonekrose angesehen wurde. Operativ und histologisch verifiziert. (16jähr. ♂)

Abb. 167. Cartilaginäre Exostose am Sitzbein (operativ und histologisch verifiziert)

schalenförmig sein können. In solchen Fällen sind jedoch multiple derartige Verknöcherungen zu finden. Im Falle der Abb. 167 war eine *cartilaginäre Exostose* am Sitzbein entstanden und zu einem erheblichen mechanischen Hindernis geworden, besonders bei Sportausübung. Gelegentlich kann auch eine unscharfe oder sklerotische Randzeichnung der oberhalb des Tuber ischiadicum befindlichen lateralen Knochenmulde (Incisura ischiadica minor) Anlaß zur Verwechslung mit einer aseptischen Tubernekrose geben (Abb. 272, s. S. 305). Diese Mulde tritt ab dem 3. Lebensjahr stärker hervor (H. J. KAUFMANN).

i) Zur Therapie

Bei frühzeitiger Erfassung und strikt durchgeführter Ruhigstellung (bis zu einem Monat) sollen die osteonekrotischen Veränderungen verhältnismäßig schnell zurückgehen, so daß sich nach ungefähr 6 Monaten das Röntgenbild normalisiert hat. Bei Nichtbeachtung einer entsprechenden Ruhigstellung kann es, wie schon erwähnt, zu einer traumatischen Lösung der Apophyse kommen. In solchen Fällen ist Ruhigstellung in Gips notwendig. Die Ausübung von Sport soll grundsätzlich 4—5 Monate lang unterlassen werden. Eine operative Entfernung eines über die Nekrose entstandenen pseudarthrotischen Knochenstückes wurde von keinem der Autoren vorgenommen. Traumatisch losgetrennte Knochenstücke wurden früher operativ entfernt (BERRY, PIPKIN, KARFIOL, WINKLER und RAPP) (zit. nach CAPELLI und GAROSI). Da es hier aber postoperativ nicht selten zu weiteren Verknöcherungen kommt, möchte ich zu einem operativen Vorgehen erst dann raten, wenn der Verknöcherungsprozeß abgeschlossen ist und der entstandene Knochen mechanisch stört. Die Verknöcherungen sind meistens so in die mächtige Masse des M. adductor magnus eingebettet, daß man sie selbst bei Kinderfaustgröße kaum tasten kann, wie z.B. im Falle der Abb. 162.

Literatur zu E. III. (Tuber ischiadicum)

ABBATE, C. C.: Avulsion fracture of the ischial tuberosity. J. Bone Jt Surg. 27, 716—717 (1945).

BERRY, J. M.: Fracture of the tuberosity of the ischium due to muscular action. J. Amer. med. Ass. 59, 1450 (1912).

CAFFEY, J.: Pediatric X-ray diagnosis. Chicago: The Year Book Publ. 1950.

CAPELLI, B., GAROSI, G.: La necrosi asettica della tuberosità ischiatica. Riv. Radiol. 2, 153 (1962).

CASTELLANA, A.: Rev. Orthop. 34, 145 (1948).

— Les apophisiolyses de l'ischion. Rev. Orthop. 34, 145—155 (1948).

— Su di un caso di apofisiolisi dell'ischio. Arch. Orthop. (Milano) 63, 417—423 (1950).

CASUCCIO, C.: Le osteochondriti (Generalità Eziopatogenesi). Atti Soc. ital. O. T. 39, 1—180 (1945).

CHESTER, A., STAYTON, JR.: Ischial epiphisiolysis. Amer. J. Roentgenol. 76, 1161 (1956).

COHEN, H. H.: Avulsion fracture of the ischial tuberosity. J. Bone Jt Surg. 19, 1138—1140 (1937).

CORDS, H.: Arch. Orthop. Unfall-Chir. 35, 563 (1935).

CRISTINI, V., MARANGONI, L.: Osteochondropatia delle tuberosità ischiatiche. Rad. Med. 41, 451 (1955).

DE LUCCHI, G.: Distacco epifisario della tuberosità ischiatica. Clin. ortop. 6/4, 245—248 (1945).

FRANCIOSI, A.: Raro caso di distacco del nucleo di ossificazione della tuberosità ischiatica. Ann. Diagn. 19, 63 (1947).

GRAZIATI, G.: Il distacco della tuberosità ischiatica. Clin. ortop. 12, 79 (1960).

GUTSCHANK, A.: Doppelseitige Abrißfraktur des Tuber Ossis Ischii. Arch. orthop. Unfall-Chir. 33, 256 (1933).

HÄUPTLI, O.: Chirurgie in Einzeldarst. Die aseptischen Chondro-Osteonekrosen, Bd. 18. Berlin: W. de Gruyter & Co. 1954.

HELLMER, H.: Ein Fall von traumatischer Ablösung der Epiphyse des Os Ischii. Arch. orthop. Unfall-Chir. 34, 1, 45—47 (1934).

HOFEREITER, F.: Pathologische Veränderungen der Sitzbeinapophyse. Inaug.-Diss. Humboldt-Univ. Berlin 1965.

— Zur Ätiopathogenese der Sitzbeintuber-Osteochondropathie und Apophyseolyse, Radiol. diagn. (Berl.) 9, 621 (1968).

ISELIN, H.: Schweiz. med. Wschr. 60, 7 (1930).

JONASCH, E.: Traumatische Lösung der Epiphyse des Os ischii. Z. Unfallheilk. 68, 288 (1965).

JONES, O. B.: Radiology 41, 586 (1943).

KARFIOL, G.: Zbl. Chir. 1930, 2466.

— Abrissfractur des Tuber Ischiaticum. Sportverletzung. Zbl. Chir. 57, 2456 (1940).

KAUFMANN, H. J.: Röntgenbefunde an kindlichen Becken bei angeborenen Skeletaffektionen und chromosomalen Aberrationen. Stuttgart: G.Thieme 1964.

KNETSCH, A.: Aseptische Knochennekrose ungewöhnlicher Lokalisation. Fortschr. Röntgenstr. 87, 548—549 (1957).

KÖHLER, A.: Grenzen des Normalen ... Stuttgart: G. Thieme 1956.

KREMSER, K.: Röntgen- u. Lab.-Prax. 6, 6 (1934). Fortschr. Röntgenstr. 78, 4 (1953).

— Zit. bei A. KÖHLER, E. ZIMMER, S. 475.

LABUZ, E. F.: Avulsion of ischial tuberosity. J. Bone Jt Surg. 28, 388—389 (1946).

LAPIDARI, M.: Un raro caso di distacco traumatico del nucleo di ossificazione della tuberosità ischiatica. Atti Mem. Soc. lomb. Chir. 5 (1937).

LEOD, M., SIDNEY, L.: J. Amer. med. Ass. 92, 1957 (1929).

LERICHE, R.: Rev. Orthop. 34, 145 (1948).

LIESS, G.: J. Bone Jt Surg. 8, 832 (1926).

— Dtsch. Gesundh.-Wes. 9, 1181 (1954).

LUSCHNITZ, E., BEYER, W.: Die seltene traumatische Epiphysenlösung am Os ischii. Fortschr. Röntgenstr. 105, 589 (1966).

McLEOD, S., LEWIN, P.: Avulsion of the epiphysis of the ischium. J. Amer. med. Ass. 92, 1597 (1929).

MARTIN, T. A., PIPKIN, G.: Treatment of avulsion of the ischial tuberosity. Clin. orthop. 1954.

McCARTHY, DENMARK, VAN: Milit. Surg. 98, 233 (1946).

McMASTER, P. E.: Epiphysitis of the ischial tuberosity, a case report. J. Bone Jt Surg. 27, 493—494 (1945).

MILCK, H.: Avulsion fractures of the tuberosity of the ischium. J. Bone Jt Surg. 8, 832 (1926).

— Ischial apophysiolysis. A new syndrome. Clin. orthop. 184 (1953).

MONTICELLI, G., PERUGIA, L.: L'osteochondrite giovanile a localizzazioni multiple. Atti Soc. ital. OT 39 (1954).

— TUCCI, R.: L'osteocondrite acetabolare. Ortop. Traum. Appar. mot. 33, 3 (1955).

MOONEY, V.: Avulsion fracture of the tuberosity of the ischium. Penn. med. J. 50, 1072—1073 (1947).

NEHRKORN, O.: Ungewöhnliche Apophysenentwicklung des hinteren Sitzbeines. Fortschr. Röntgenstr. 101, 100 (1969).

ORR, H. W.: Treatment of compound fracture of the pelvis. Surg. Gynec. Obstet. 54, 673—679 (1932).

PALTRINIERI, M.: Le osteocondriti giovanili. Atti Soc. ital. OT 39, 1—127 (1954).

PASTREMOLI, A.: Contributo allo studio della necrosi assetica della tuberosità ischiatica ... Radiol. med. (Torino) 53, 246 (1967). Ref. Zbl. ges. Radiol. 93, 125 (1968).

PAUL, E., McMASTER: Epiphysitis of the ischial tuberosity. J. Bone Jt Surg. 27 (July 1945).

RASPE, R.: Über eine seltene Veränderung am Tuber ischii durch Sport. Röntgenpraxis 9, 124—126 (1937).

RECINE, A.: Le osteocondriti. Anat. Pat. Quadri clinici e radiologici. Atti Soc. ital. OT 39, 1—200 (1954).

RENFER, H. R.: Radiol. clin. (Basel) 30, 340 (1961).

RINONAPOLI, E.: Distacchi apofisari da trauma sportivo. Clin. ortop. 7, 337—345 (1955).

ROGGE, E. A., ROMANO, R. L.: Avulsion of the ischial apophysis. J. Bone Jt Surg. 29, 38, 442 (1954).

SCHINZ, H.: Fortschr. Röntgenstr. 30, 66 (1922/23).

SCOTT, W.: Non-union of the ischial tuberosity associated with epiphysitis vertebralis. J. Bone Jt Surg. 28, 862 (1946).

SELAKOVICH, W., LOVE, L.: J. Bone Jt Surg. 36, 573 (1954).

STEIN, H.: Medizinische 18, 876 (1959).

STEIN, H.: Tumorartige Knochenhyperplasie als Folge sportlicher Überlastung. Radiologie 3, 501 (1963).

TEICHERT, G.: Arch. orthop. Unfall-Chir. 49, 169 (1957).

TESTUT, J.: Radiol. Brux. 668 (1912).

TUPMAN, G. S.: J. Bone, Jt Surg. B 35, 590 (1953).

VACIRCA, M.: Fratture de strappamento a sede rara in adolescenti sportivi. Minerva chir. 9, 89, 154.

WASCHULEWSKI, H.: Langenbecks Arch. klin. Chir. 302, 810 (1963).

— Z. Orthop. 98, 1, 14 (1963).

— Beitr. Orthop. Traum. 12 (1965).

WATSON-JONES, R.: Zit. nach WINKLER u. RAPP sowie MCMASTER.

WINKLER, H., RAPP, H. I.: Ununited apophysis of ischium; case. J. Bone Jt Surg. 29, 234 (1947).

ZATZKIN, H.: The roentgen diagnosis of trauma. New York: Year Book Medical Publ. INC., 1965.

IV. Spina iliaca anterior superior und Crista iliaca
1. Spina iliaca anterior superior

Sehr problematisch sind die Fälle, die als aseptische Osteonekrosen der Spina iliaca anterior superior (Sp.i.a.s.) mitgeteilt worden sind.

a) Kasuistik

J. DUPAS (1935) schildert 3 Fälle aus dem Marinelazarett Toulon, bei denen im Anschluß an direkte oder indirekte Traumen beim Sport Schmerzen an der Sp.i.a.s. mit Schwellung und funktioneller Behinderung aufgetreten waren. Das Röntgenbild zeigte einen abgetrennten Knochenkern der Spina. Die Beschwerden verschwanden bald unter Ruhigstellung. Aus meiner eigenen sportärztlichen Erfahrung heraus muß ich den dringenden Verdacht äußern, daß es sich bei diesem Fall lediglich um Verletzungsfolgen gehandelt hat, da solche Absprengungen und Einrisse über eine unphysiologische Beanspruchung des M. sartorius und M. tensor fasciae latae beim Sport relativ häufig sind. Dabei ist es geradezu die Regel, daß eine kleine Knochenschale an der Spina abreißt (Abb. 168). Dieser Abriß entsteht meist nicht durch direkte Gewalteinwirkung sondern durch Überdehnung in der Hüfte (vom Oberkörper oder vom Bein aus), ähnlich wie beim Abriß des Aussatzes des M. vastus rectus femoris an der Spina iliaca anterior inferior.

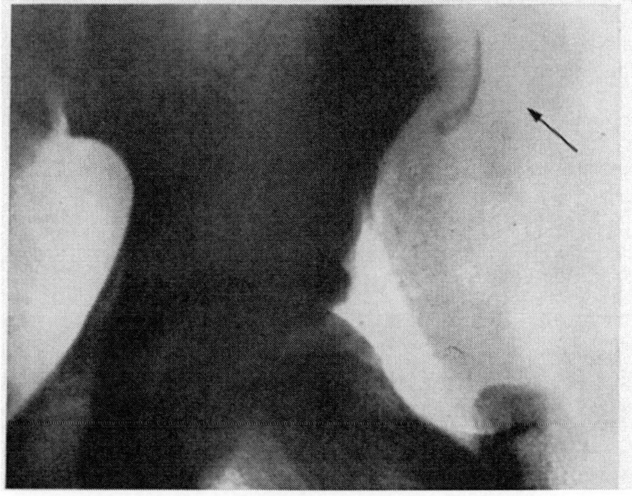

Abb. 168. Frischer schalenförmiger Knochenabriß von der Spina iliaca anterior superior beim Fußballspiel (17jähr. ♂)

Bei der von SORELL, DARIEUX und BOELLE beschriebenen „Apophysitis" an der Sp.i.a.s. handelt es sich ebenfalls um eine Traumafolge. Ein $14^1/_2$jähriges Mädchen soll beim Hochsprung gestoßen worden sein. Röntgenologisch fand sich ein offener Apophysenspalt. Der Kern war zerklüftet und aufgeteilt. Die angrenzende Beckenschaufel wies ebenfalls unregelmäßige Kontur und Struktur auf. Die Gegenseite zeigte allerdings ziemlich gleichartige Verhältnisse. Die Autoren glauben an eine doppelseitige aseptische Osteonekrose, wobei die Beschwerden durch das Trauma ausgelöst worden seien. Als Nebenbefund bestand eine leichte Kyphoskoliose sowie eine Epiphysitis vertebralis adolescentium. Wenn man die normale Vielgestaltigkeit der Apophysenkerne und Fugen kennt (es sei an die Arbeit von

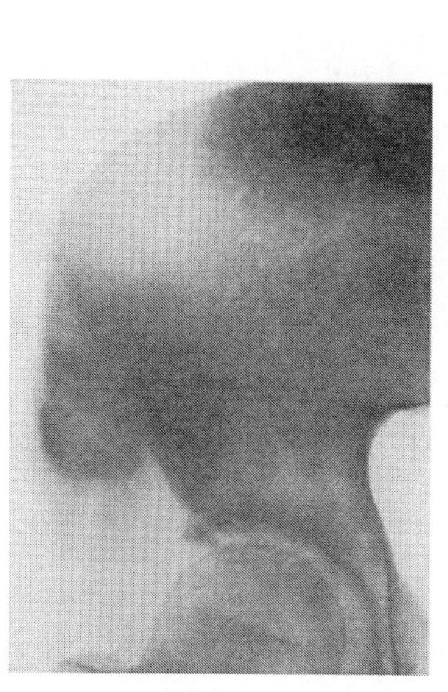
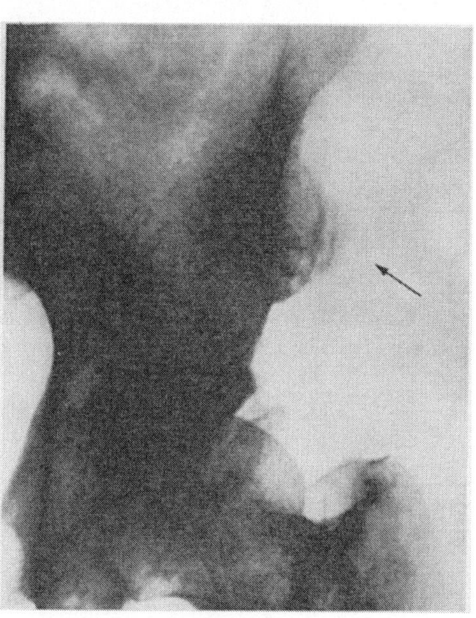

Abb. 169   Abb. 170

Abb. 169. Exostosenartige Ossifikation an der Spina iliaca anterior superior (Ansatz des M. sartorius und des M. tensor fasciae latae). 8 Wochen nach Unfall beim Fußballspiel (15jähr. ♂). Keine primäre Osteonekrose

Abb. 170. Nekrose-Anlagerungen an der Spina iliaca anterior superior und am Pfannendach (62jähr. ♂). (Fall von K. KREMSER)

DE CUVELAND und HEUCK über die Spina iliaca anterior inferior und die von PRATJE über die Synchondrosis pubis erinnert), so wird man auch hier Zweifel an der Richtigkeit der Diagnose einer „Apophysitis" bekommen und lediglich an eine alleinige Traumafolge glauben, zumal seither die Traumatologie dieser Gegend erheblich angewachsen ist und zeigt, daß gerade bei Jugendlichen Sehnen-, Muskel- und Knochenabrisse in dieser Gegend relativ häufig sind.

HÄUPTLI erwähnt 2 Fälle von WIBERG, bei denen es sich ebenfalls um traumatische Abrisse handelte. Er denkt aber an die Möglichkeit einer primären osteochondritischen Apophysenlockerung, wahrscheinlich auf dem Boden einer aseptischen Osteonekrose entstanden.

b) Differentialdiagnose

Wie bei der Besprechung der einzelnen Fälle schon erwähnt, ist das Hauptaugenmerk auf eine traumatische Beeinträchtigung der S.i.a.s. zu richten (LÖHR, KAHNT, HANKE, WEITZER, JANKER, IMRE, NABE u. BÖTTGER u. a. berichten von Abrissen). Im Rahmen der Ausheilung des Spinaabrisses kommt es häufig zu einer Art Exostosenbildung von mehr oder minder starkem Ausmaß (GEHLER; zahlreiche eigene Beobachtungen, Abb.169). Diese Verknöcherungen darf man meiner Ansicht nach nicht einer Myositis ossificans posttraumatica gleichstellen, da ihre Entstehung über eine Periostknochenregeneration geht. Zur Beurteilung der Verhältnisse an den Apophysen sollte man auch jeweils die Gegenseite untersuchen. Ferner muß an degenerative und entzündliche Verkalkungen (Band- und Schleimbeutelverkalkungen) gedacht werden. Nekrotische Altersveränderungen mit Vergrößerung der Spina iliaca anterior superior sind nicht selten (Abb. 170).

2. Crista iliaca
a) Kasuistik

MOUCHET, SORELL und STEFANI beschrieben eine Epiphysitis am Rande des Darmbeinkammes bei einem 16jährigen Jüngling. Die noch nicht verknöcherte Apophyse war druckempfindlich. Außerdem bestand eine Kontraktion der paravertebralen Muskulatur mit funktioneller Skoliose. Auf Ruhe und Novocaininfiltration trat Ausheilung ein. Weitere Mitteilungen: SORREL, DERIEUX und BOELLE, BUCHMAN (1925) (nach GLANVILLE, HICKS), G. WIBERG (zwei Fälle von Epiphysenlösung an der Crista iliaca). HÄUPTLI hält es für auffällig, daß es sich fast ausschließlich um junge Männer handelte.

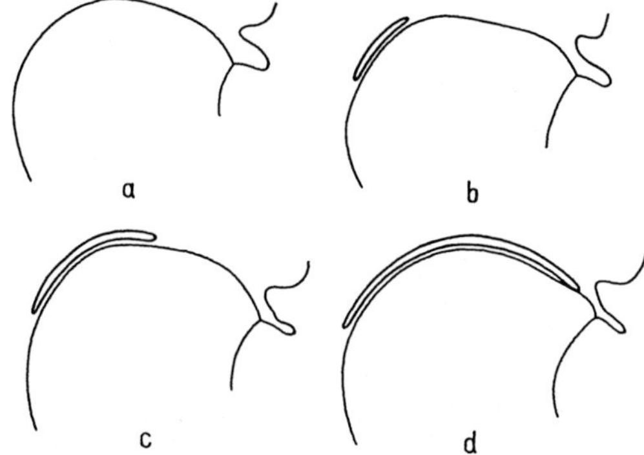

Abb. 171a—d. Schema der Verknöcherung der Darmbeinkammapophyse: a röntgenologisch noch nicht sichtbar, b sie erscheint lateral am Darmbeinkamm, c erstreckt sich von lateral her bis zur Darmbeinkammmitte, d erstreckt sich bis ganz nach medial und zeigt dort beginnende Verknöcherung mit dem Darmbeinkörper. (Nach MAU und KRAMER)

b) Das Rissersche Darmbeinkamm-Apophysenzeichen

Ein asymmetrischer Ossifikationsstand ist an der Darmbeinkamm-Apophyse nicht unbedingt ein pathologisches Zeichen. Doch scheinen funktionelle Einflüsse auf die Entwicklung nicht ohne Einfluß zu sein (H. MAU u. KRAMER). Auch ZAOUSSIS und JAMES haben festgestellt, daß bei Skoliosen in einem hohen Prozentsatz asymmetrische Verknöcherungen der Darmbeinkamm-Apophyse vorkommen (,,Rissersches Zeichen"), ohne daß sich jedoch eine Parallele zwischen der Seite der skoliotischen Verkrümmung und der Apophysenverknöcherungsstörung ergab. Dieses Rissersche Zeichen gewinnt Bedeutung für die prospektive Beurteilung der Wachstumspotenz der Wirbelsäule. Wenn nämlich die Darmbeinkammapophysen voll ausgeprägt sind und im medialen Anteil eine beginnende Verknöcherung mit der Beckenschaufel zu sehen ist, so ist mit einem weiteren Wirbelsäulenwachstum nicht mehr zu rechnen. Es ist demnach bei idiopathischen Skoliosen zu diesem Zeitpunkt, d.h. bei Abschluß des Wachstums der Wirbelsäule, in der Regel keine Verschlechterung des Wirbelsäulenbefundes mehr zu erwarten, so daß dann auch keine Indikation mehr zur Versteifungsoperation gegeben ist.

3. Zur Ossifikation der Spina iliaca anterior superior und der Darmbeinkammapophyse

Die normale Ossifikation der Spina iliaca anterior superior (S.i.a.s.) vollzieht sich über die Epiphysis marginalis (Crista iliaca und Spina iliaca anterior superior) des Darmbeines. Der oder die Kerne treten auf bei weiblichen Personen mit 13—14 Jahren, bei männlichen im 14.—15. Lebensjahr und verschmelzen alsbald. Die Epiphysis (Apophysis) marginalis ossis ilii hält sich am längsten, bis zum 21.—25. Lebensjahr nach SPALTEHOLZ. Gewöhnlich verknöchert sie von lateral her (Abb. 171). Der Rand der Beckenkamm-Apophyse kann auch normalerweise ziemlich stark geriffelt sein, etwa vom 3. Lebensjahr an bis zur Pubertät (s. a. Abb. 272). Auch eine Persistenz der Apophyse kommt nicht selten vor (z.B. PETERSEN).

4. Die arterielle Versorgung der Spina iliaca anterior superior und des Darmbeinkamms

erfolgt durch die Nutrition des R. profundus der A. glutaea cranialis (s. 'Morbus Perthes', Abb. 319).

Literatur zu E. IV. (Spina iliaca anterior superior und Crista iliaca)

BUCHMAN: Zit. nach einer Tabelle von GLANVILLE, HICKS. Brit. J. Radiol. **26**, 214 (1953).

DUPAS, J.: Apophysite de l'épine iliaque antéro-supérieure. Bull. Soc. nat. Chir. **61**, 1155 (1935).

GEHLER, P.: Exostosenähnliche Knochenbildungen an der vorderen Kante der Darmbeinschaufel. Diss. Basel 1947.

GLANVILLE, HICKS: Brit. J. Radiol. **26**, 214 (1953).

HÄUPTLI, O.: Die aseptischen Chondro-Osteonekrosen. In: Chir. in Einzeldarstellungen. Berlin: W. de Gruyter & Co. 1954.

HANKE: Arch. Orthop. Unfall-Chir. **31**, 377 (1932).

IMRE, G.: Sportverletzungen der Hüftgegend bei Jugendlichen. Zbl. Chir. H 26, 1008 (1967).

JANKER, R.: Dtsch. Z. Chir. **241**, 377 (1933).

KAHNT, E.: Chirurg 2057 (1930).

LÖHR: Dtsch. med. Wschr. **1930**, 958.

MAU, H., KRAMER, W. G.: Arch. Orthop. Unfall-Chir. **49**, 231 (1957).

MOUCHET, A., SORREL, E., STEFANI: Scoliose par contracture douleureuse des muscles lombaires au cours d'une épiphysite du rebord iliaque. Mém. Acad. Chir. **65**, 160—162 (1939).

MÜHR, H.: Über eine generalisierte primäre Kalkeinlagerung in die Gelenkknorpelgrenzflächen mit Demonstrierung der nahen Gelenkspalte. Fortschr. Röntgenstr. **88**, 625 (1958).

NABE, R., BÖTTGER, E.: Abrißfrakturen der Spina iliaca ant. inf. und sup. Fortschr. Röntgenstr. **111**, 583 (1969).

PETERSEN, J.: Mschr. Unfallheilk. **55**, 109 (1952).

RISSER, J. C.: Wachstum der Wirbelsäule und seine Beeinflussung durch versteifende Operationen. Mitt. auf 45. Kongr. Dtsch. Orthop. Ges. 1957.

— Clin. Orthop. **11**, 111 (1958).

SORREL, E., DERIEUX, BOELLE: A propos d'une épiphysite de la crête iliaque et de quelques centres dystrophies osseuses de l'adolescence. Mém. Acad. Chir. **61**, 1455—1461 (1935).

SPALTEHOLZ, W.: Handatlas und Lehrbuch der Anatomie des Menschen, I. Bd. 2, S. 168. Amsterdam-Zürich-Stuttgart: S. Hirzel 1953.

WANDERSCHNEIDER, H.: Zur Frage des Wirbelsäulenwachstums nach operativer Versteifung. Z. Orthop. **98**, 429 (1964).

WEITZER, J.: Amer. J. Roentgenol. **33**, 39 (1935).

WIBERG, G.: Zwei Fälle von Epiphysenlösung der Crista iliaca. Acta chir. scand. **78**, 329—334 (1936).

ZAOUSSIS, A. L., JAMES, J. I. P.: J. Bone Jt Surg. B **40**, 442 (1958).

V. Spina iliaca anterior inferior, Hüftgelenkspfannendach

1. Osteochondropathie der Spina iliaca anterior inferior

a) Kasuistik und Klinik

E. HÄSSLER, veröffentlichte 1934 das Bild eines $13^1/_2$jährigen Knaben, der seit 3 Monaten über Schmerzen in der Hüfte klagte, die beim Laufen und bei sportlicher Betätigung außerordentlich stark wurden (Abb. 172). Oberhalb des Pfannendaches, in der Gegend der Spina iliaca anterior inferior (Sp. i. a. i.), — Tuberculum ilicum —, fand sich eine s-förmige Aufhellungslinie und wolkige Struktur des Apophysenkernes. Die Aufnahme der anderen Seite ergab das gleiche Röntgenbild. HÄSSLER erhebt zwar die Frage, ob es sich nicht um die Folge einer Sportverletzung handle, glaubt aber doch an eine juvenile Osteochondropathie, vor allem wegen der Doppelseitigkeit des Befundes (im Alter von 7 Jahren hatte das Kind eine Tuberkulose-Primärerkrankung mit Pleuritis).

Im Falle von FIEDLER konnte eine Trennung des Befalles der Sp. i. a. i. und des oberen Pfannenrandes nicht durchgeführt werden. Der obere äußere Pfannenrand war disseziert.

Die anschließende Pfannenpartie wies eine hypoplastische Form und eine unregelmäßige Ossifikation auf.

De Cuveland und Heuck berichteten zuerst von 3 Fällen und später von weiteren 2, die klinisch und röntgenologisch das Bild einer Osteochondropathie zeigten. Sie nennen folgende bezeichnende klinische Befunde:

1. Druckschmerz oberhalb der Hüftpfanne, ventral.
2. Schmerzprovokation (aktiv) durch den M. quadriceps:
    a) beim Vorwärts-Aufwärtsheben des gestreckten Beines gegen Widerstand,
    b) bei Kniebeuge, speziell beim Übergang zum Wiederaufrichten.

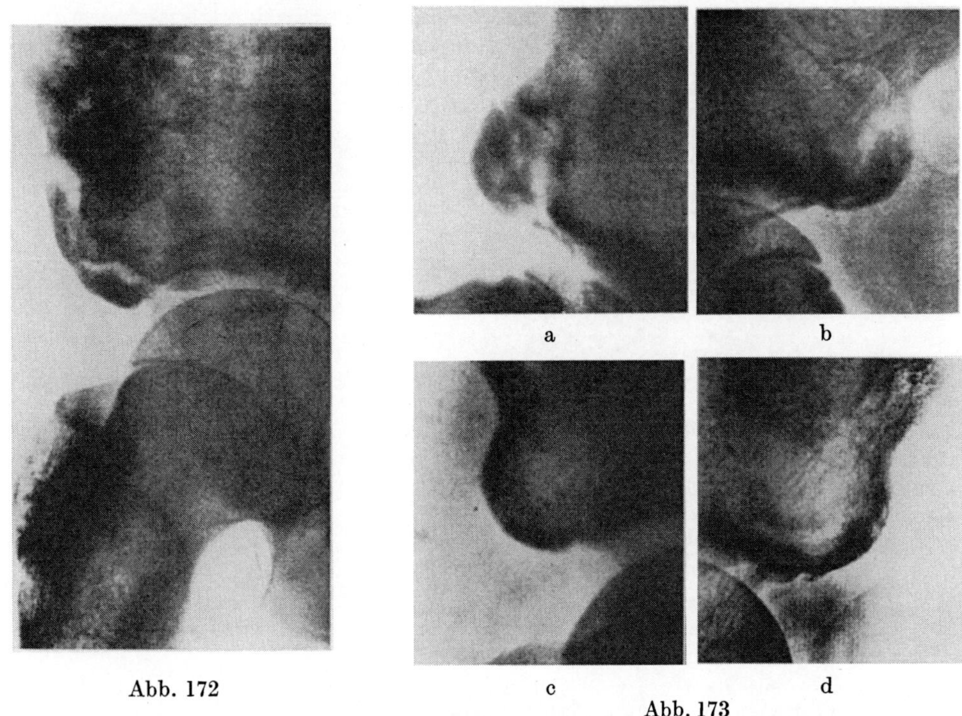

Abb. 172

Abb. 173

Abb. 172. Juvenile „Osteochondropathie" am Hüftgelenkspfannendach mit Beteiligung der Spina iliaca anterior inferior (13jähr. ♂). [Fall von E. Hässler, Röntgenpraxis 6 (1934)]

Abb. 173a—d. 15$^{10}/_{12}$jähr. ♂. Rechtsseitige Apophysitis an der Spina iliaca anterior inferior. a Unfallunabhängig entstandener Hüftschmerz mit Druckpunkt an der Spina iliaca anterior inferior, Spannungsschmerz des M. quadriceps. b Linke Seite. c Rechte Seite: nach 10 Monaten klinische Abheilung, vergrößerte Spina. d Linke Spina zum Vergleich. [De Cuveland und Heuck)

3. Schmerzprovokation beim Spannen des M. quadriceps (passiv): in Hüftüberstreckung bei maximal gebeugtem Kniegelenk.

4. Schmerzen bei Rotations-, Ab- und Adduktionsbewegungen im Hüftgelenk können geringgradig vorhanden sein, sie sind jedoch nicht eindeutig verwertbar.

5. Dazu möchte ich noch anführen: Beim Abriß der Spina, sei er rein traumatisch oder auf der Basis einer Nekrose erfolgt, fällt das Gehen nach rückwärts leichter als das nach vorwärts.

Die Blutkörperchensenkungsgeschwindigkeit war nur in einem Fall erhöht (32/70 nach Westergreen).

Alter der Patienten. Bei Hässler handelte es sich um einen 13$^1/_2$jährigen Knaben (Abb. 172), bei De Cuveland u. Heuck um ein Mädchen von 11 Jahren und 2 Monaten, einen Knaben von 13 Jahren und 4 Monaten sowie einen von 15 Jahren und 10 Monaten (Abb. 173), bei einer späteren Veröffentlichung um einen 13- und 15jährigen

Knaben; KREMSER: 14jähriger Junge (Abb. 174), eigener Fall: 13$^1/_2$jähriger Junge
(Abb. 175).

b) Das Röntgenbild

Röntgenologisch zeigte sich in allen Fällen eine Verbreiterung der Knorpelfuge, was
als Folge einer degenerativen Knorpelverquellung nach BERNBECK gedeutet werden kann.
Die Randkontur war wellig geformt und unscharf gezeichnet. In einem Falle von DE CUVE-
LAND und HEUCK, bei dem die Beschwerden schon 1$^1/_2$ Jahre bestanden, war die Chondrophyse der befallenen Seite unregelmäßig fleckig verdichtet und unscharf begrenzt. Im
Verlaufe der Behandlung trat eine Verdichtung der Chondrophyse ein, die sich nach
lateral stark vorwölbte. Für das Zustandekommen solcher pathologischer Zustandsbilder
an den Wachstumszonen spielen nach DE CUVELAND und HEUCK wahrscheinlich mechanische Momente eine entscheidende Rolle (ähnlich wie beim Morbus Schlatter).

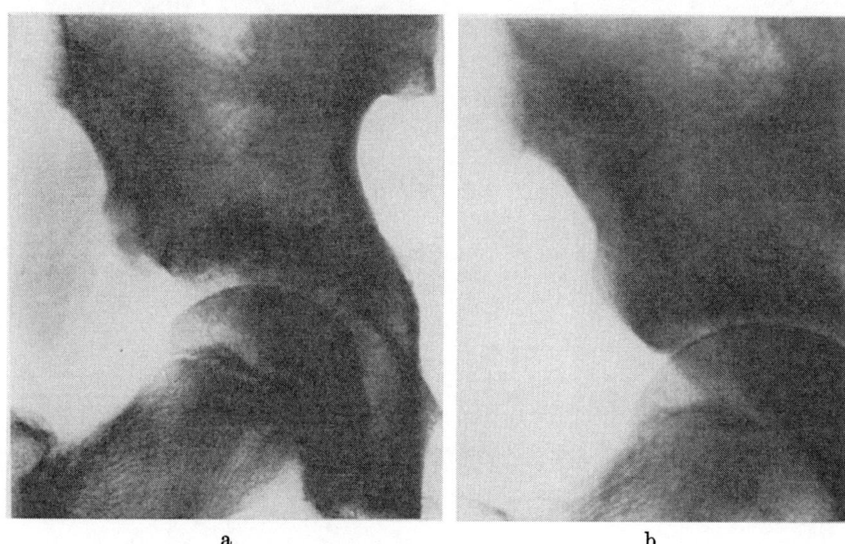

a   b

Abb. 174. a Nekrose-Aufhellungen an der Spina iliaca anterior inferior (gleichzeitig bestand eine Nekrose des
Tuber ischiadicum) (14jähr. ♂). b Nach 6 Jahren völlige Ausheilung, vergrößerter Höcker.
(Fall von K. KREMSER)

c) Verlauf

Im Falle eines 15 Jahre alten Knaben konnte die Kontrolle über 10 Monate durchgeführt werden. Nach funktioneller Ruhigstellung über 14 Tage und Wärmeapplikation
verschwanden die akuten Beschwerden. Nach 10 Monaten waren die Apophysenfugen
nicht mehr nachweisbar. Normale Knochenstruktur, glatte Oberfläche. Die Spina iliaca
anterior inferior erschien lediglich auf der befallenen rechten Seite etwas stärker ausgezogen als auf der linken (Abb. 173). Nach den Beobachtungen von DE CUVELAND und
HEUCK ist demnach das akute Krankheitsbild nur von kurzer Dauer, auch verlieren sich
die röntgenologischen Veränderungen schnell. Möglicherweise bleibt eine höckerartige
Vergrößerung der Spina zurück (Abb. 173 u. 176), wie sie DE CUVELAND und HEUCK in
2 Fällen sahen. Damit wäre eine gewisse Parallele zum Morbus Schlatter gegeben.

d) Pathogenese

Es ergeben sich keine anderen Gesichtspunkte als bei den übrigen aseptischen Osteonekrosen. Nach DE CUVELAND und HEUCK wird man aber bei dieser Osteochondropathie
keine so ausgeprägten Veränderungen erwarten dürfen wie etwa beim Morbus Perthes, da
es an der Spina zu keiner so starken Dauerbelastung durch Druck kommt wie am Hüftkopf.

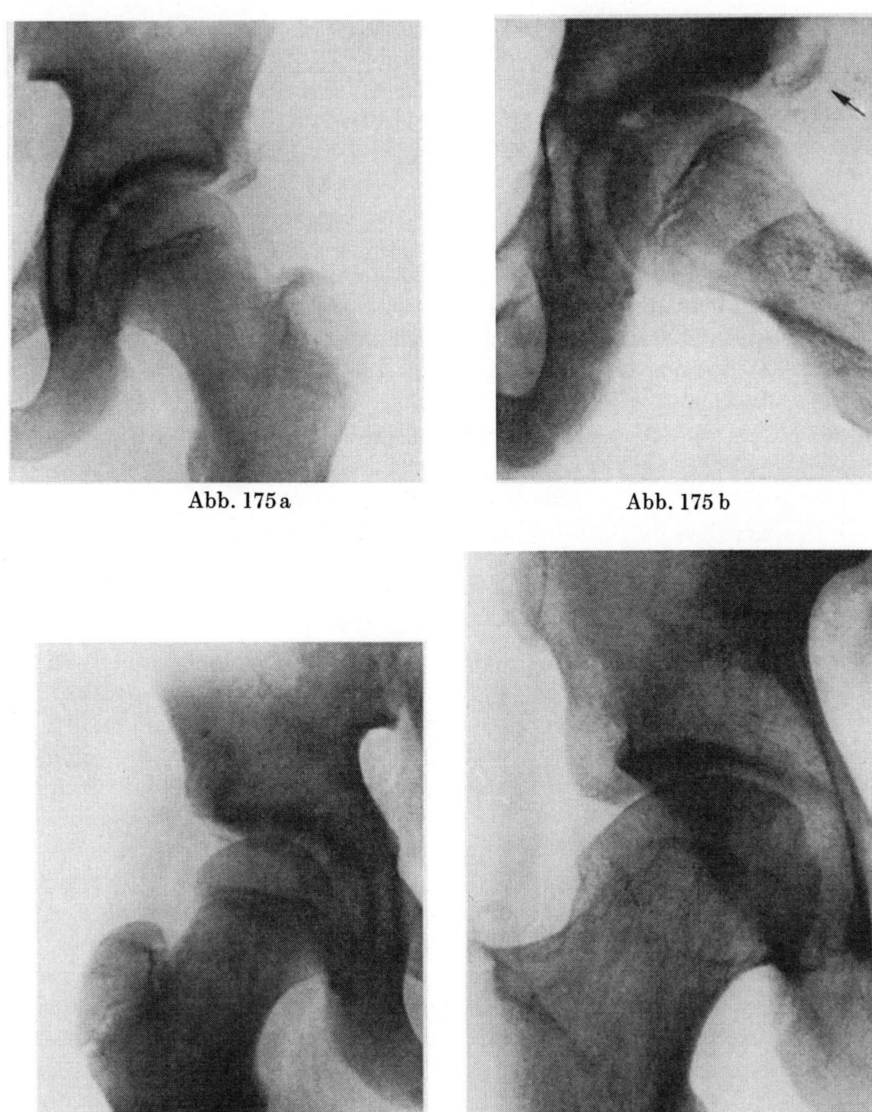

Abb. 175 a   Abb. 175 b

Abb. 175 c   Abb. 176

Abb. 175. a u. b. Aseptische Osteonekrose der Spina iliaca anterior inferior links. Schmerzen beim Fußballspielen ohne Trauma (13¹/₂jähr. ♂). c Gesunde rechte Seite zum Vergleich. (Fall von Dr. DETZEL)

Abb. 176. Spätzustand nach Osteochondropathie der Spina iliaca anterior inferior. Verstärkte Entwicklung
des Höckers an der Spina, Zustand nach doppelseitigem Morbus Perthes

Doch wird man wohl auch hier die Auffassung von einer Überlastungskrankheit einer
besonders empfindlichen Wachstumsregion zur Diskussion stellen dürfen (Zug durch den
M. rectus femoris), wobei im Sinne von LUTTEROTTI, ähnlich wie bei der Schlatterschen
Krankheit, eine etwa vorhandene Köhlersche „Ossifikationsvariante" die Basis für eine
Osteochondritis abgibt. DE CUVELAND und HEUCK vertreten ebenfalls die Ansicht, daß
mit Auswirkungen einer Über- oder Fehlbelastung im Wachstumsalter an der Stelle des
oberen Quadricepsansatzes zu rechnen ist.

Anläßlich eines weiteren Falles erörtert DE CUVELAND die Frage nach einem Zusammenhang mit einem Trauma. Er kommt schließlich zu der Annahme einer primären
Osteochondropathia an der Spina. Es handelte sich um ein ca. 13 Jahre altes Mädchen,
das beim Wettlauf in der Schule plötzlich ein Knacken in der linken Hüfte verspürt

hatte und vor Schmerzen nicht mehr weiterlaufen konnte. Die an den ersten Röntgen-aufnahmen sichtbare zarte Verdichtung über dem Pfannendach beschreibt DE CUVELAND als mandelgroße, segmentartige, strukturlose Verkalkung einer Osteochondropathie. Nach ca. $2^1/_2$ Monaten ist an einer Stelle eine zapfenartige Höckerbildung aufgetreten, die DE CUVELAND für eine kräftige Spinaausbildung im Rahmen der Kernverschmelzung hält. Aufgrund meiner eigenen sportärztlichen und chirurgisch-röntgenologischen Erfahrung kann ich aber nicht umhin, den von DE CUVELAND mitgeteilten Befund nach der Richtung eines rein traumatischen Abrisses zu interpretieren, da mir ähnliche Beobachtungen bei Jugendlichen zur Verfügung stehen, bei denen es beim Sport zu einem Muskelabriß gekommen war. Die Strukturlosigkeit des abgehobenen schalenförmigen Gebildes spricht keineswegs gegen einen Abriß. Allerdings erscheint es im Hinblick auf die ätiologische Problematik der aseptischen Nekrosen möglich, daß es Fälle gibt, bei denen der Abriß der Spina durch eine sich vorbereitende Nekrose begünstigt wurde. So berichten z.B. ZSEDÉNYI und ARETÓ von einem 15jährigen Schüler, bei dem die linke und ein halbes Jahr später die rechte Spina iliaca anterior inferior abgerissen war, jedesmal bei Laufübungen mit plötzlichem Anhalten. Aufgrund der Anamnese könnte nach Ansicht der Autoren eine kongenitale Dysplasie der Spina vorgelegen haben.

e) Differentialdiagnose

Für die Differentialdiagnose ist es wichtig, daß bei der aseptischen Nekrose der Spina iliaca anterior inferior Klopf- und Stauchungsschmerz am Hüftgelenk fehlen und daß keine Sperrung der Innenrotation vorliegt. In erster Linie muß die Osteochondrose wohl gegen *traumatische Schädigungen* der Spina unterschieden werden (s. den vorhin erwähnten Fall von DE CUVELAND). Aus eigener Erfahrung muß ich anführen, daß solche trauma-tischen Schädigungen der Spina bei Jugendlichen nicht so selten sind, besonders bei der Sportausübung (Fußballspiel, s. unter anderem IMRE). Vor allem sind vielfach Abrisse des Ansatzes des M. rectus femoris beobachtet worden. Ähnlich wie beim Sartoriusabriß von der Spina iliaca anterior superior kommt es beim Abriß des Vastus rectus-Ansatzes von der Sp.i.a.i. bei der Ausheilung sehr häufig zur Bildung einer mehr oder minder großen posttraumatischen Exostose (s. a. Beispiel I von NABE u. BÖTTGER).

Bei der Nekrose des Pfannenlimbus sind differentialdiagnostisch ein *persistierendes Os acetabuli* von einer Absprengung, einem Sequester oder von arthrotischen Anlagerun-gen abzugrenzen (FIEDLER, CONRADY). Auch durch Dissektion des oberen Pfannenrandes bei arthrotischer Cyste im Pfannendach können isolierte Knochenstücke in dieser Gegend entstehen. Schließlich ist hier noch der 'Pfannenperthes' zu erwähnen.

Am schwierigsten ist die Unterscheidung von *Ossifikationsvarianten*. Auch wird man akzeptieren, daß es Übergangsbilder gibt, gleichgültig ob man annimmt, daß sich die Apophyse primär und von innen heraus unregelmäßig entwickelte und nekrotisch wurde, oder erst sekundär unter der chronischen Einwirkung von außen her (z.B. durch Zug des M. rectus femoris). Es ist daher verständlich, daß die Autoren auch auf die Besprechung der Ossifikation großen Wert legen.

f) Ossifikation

α) *Spina iliaca anterior inferior*

E. DE CUVELAND und HEUCK haben anläßlich der Beobachtung ihrer Fälle von Osteo-chondropathie an der Sp.i.a.i. auch die Ossifikationsverhältnisse näher untersucht, deren Ausführungen ich im wesentlichen folge: In Reihenuntersuchungen an 433 gesunden Schulkindern beiderlei Geschlechtes im 2. Lebensjahrzehnt wurden mit einer besonderen Aufnahmetechnik (Seitenlage des Patienten mit zurückgezogenem Bein der Gegenseite) die Verknöcherungsvorgänge der Sp.i.a.i. und des lateralen Pfannenrandes beobachtet. Es zeigte sich, daß die Vielfalt der Möglichkeiten der Variationen und der Übergangsbilder eine Abgrenzung echter primärer aseptischer Osteonekrosen an dieser Stelle sehr er-schweren können (Abb. 177).

Ein eigener Knochenkern der Apophyse der Sp.i.a.i. ist in der Regel nachweisbar, wenngleich Schinz (1922) dies bestritt und die Angabe von Langer-Toldt für zutreffend hielt, daß nämlich die Sp.i.a.i. zum Teil vom Acetabulum aus ossifiziere und zum Teil vom Os ilium aus. Zweifellos irrt hier Schinz, wie zahlreiche Feststellungen von Anatomen und Röntgenologen beweisen. E. M. Zimmer zeigte am Skeletpräparat einen isolierten Knochenkern an dieser Spina. Nach Waldeyer tritt der Knochenkern zwischen dem

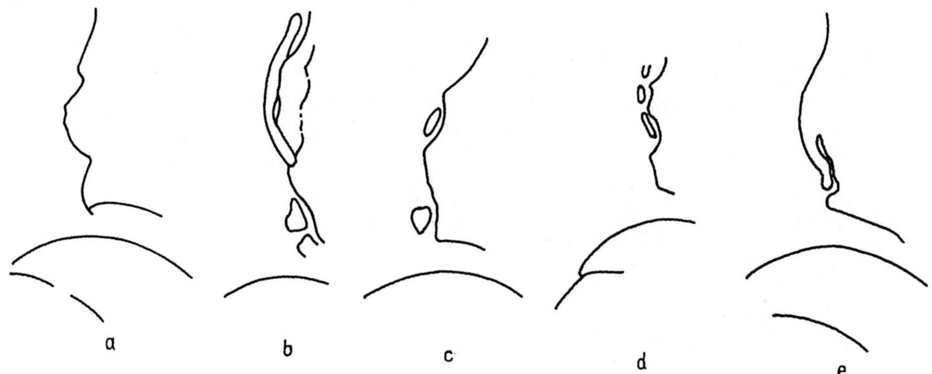

Abb. 177a—e. Skizzen normaler Ossifikationsbilder an der Spina iliaca anterior inferior (Sp.i.a.i.) und an der Apophyse des lateralen Pfannenrandes (A.l.Pf.) (nach de Cuveland u. F. Heuck). a 10jähriger Junge. Ein kalkdichter Vorsprung in der Art eines Höckers innerhalb der Chondrophyse ist dargestellt, ohne eine erkennbare Demarkierung gegen die Beckenschaufel. b 16jähriger Junge. Saumartiger Apophysenkern der Sp.i.a.i., Kern der A.l.Pf. c 12jähriges Mädchen. Linsengroßer Apophysenkern der Sp.i.a.i. bei gleichzeitig vorhandenem Kern der A.l.Pf. d 14jähriger Junge. Geteilter, unregelmäßig gestalteter Knochenkern der Apophyse der Sp.i.a.i. e 16jähriges Mädchen. Kurz vor dem Abschluß der Synostosierung der Apophyse

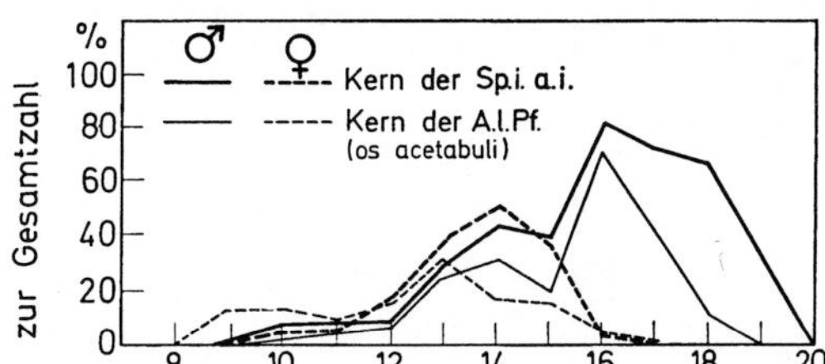

Abb. 178. Häufigkeit der röntgenologisch sicher nachweisbaren Knochenkerne der Spina iliaca anterior inferior (Sp.i.a.i.) und des lateralen Pfannenrandes (A.l.Pf.) bei den Reihenuntersuchungen im Verhältnis zu der Gesamtzahl der Jugendlichen beiderlei Geschlechts (insgesamt 433 Schulkinder im 2. Lebensjahrzehnt). Bei den Mädchen ist die Verknöcherung früher abgeschlossen. Die zweigipfelige Kurve bei den Jungen ist möglicherweise nur ein Fehler der kleinen Zahl (de Cuveland und F. Heuck)

15. und 16. Lebensjahr auf und verschmilzt im 16. und 17. Lebensjahr. Nach Lanz und Wachsmuth erscheint er im 13. und 15. Lebensjahr und verschmilzt im 16. und 17. Lebensjahr. Nach E. A. Zimmer: Auftreten zwischen dem 13. und 15. Lebensjahr, Verschmelzung zwischen dem 16. und 18. Lebensjahr. Nach Corning tritt der Kern im 15. Lebensjahr auf, die Verschmelzung soll im Alter von 25 Jahren für gewöhnlich abgeschlossen sein. Bei dem Untersuchungsgut von de Cuveland und Heuck wurde bei *Mädchen* der Kern der Sp.i.a.i. ab dem 9. Lebensjahr sichtbar, im Maximum um das 14. Lebensjahr, nicht mehr nachweisbar war er ab dem 17. Lebensjahr. Von da ab ist also eine vollzogene Kernverschmelzung anzunehmen. Bei *Knaben* wurde der Kern sichtbar ebenfalls ab dem 9. Lebensjahr, im Maximum zwischen dem 16. und 17. Lebensjahr. Nicht mehr nachweisbar war er ab dem 20. Lebensjahr. Die Ossifikation vollzieht sich also bei den Mädchen entsprechend dem üblichen Verhalten der Verknöcherung am Skelet im allgemeinen etwas rascher als bei den Knaben (im Endeffekt um ca. 2 Jahre) (Abb. 178).

DE CUVELAND und HEUCK beobachteten bei den Knaben im Alter von 9 Jahren in der Gegend der Chondroepiphyse der Sp. i. a. i. oft eine eigenartige Unregelmäßigkeit, die an Epiphysen der Wirbelkörper erinnert. Es handelt sich hier um die Knorpelknochengrenze, von der sich die präparatorische Verkalkungszone als etwas dichterer Bezirk gegen den Spongiosaknochen des Os ilium abhebt. Bei Mädchen waren solche Bilder seltener. Als weitere Form der Sp. i. a. i. konnte bei beiden Geschlechtern eine Art Höckerbildung innerhalb der Chondroepiphyse erkannt werden. Der eigentliche Kern der Apophyse läßt ebenfalls verschiedene Formen unterscheiden. In einigen Fällen stellt er einen schmalen Saum dar, in anderen einen linsenförmigen Kern. Im weiteren Verlauf der Entwicklung nimmt der Saum der Apophyse an Breite und Länge zu. Der Kern wird in einzelnen Fällen unregelmäßig geteilt oder geformt. Mit zunehmender Synostosierung wird der Spalt zwischen ihm und dem Hauptkörper des Darmbeines schmäler.

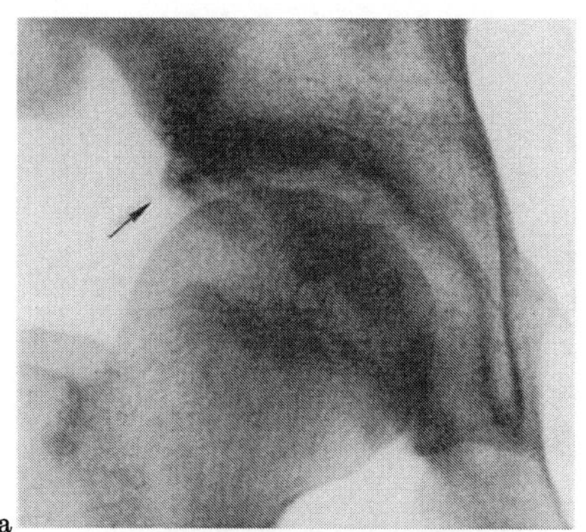
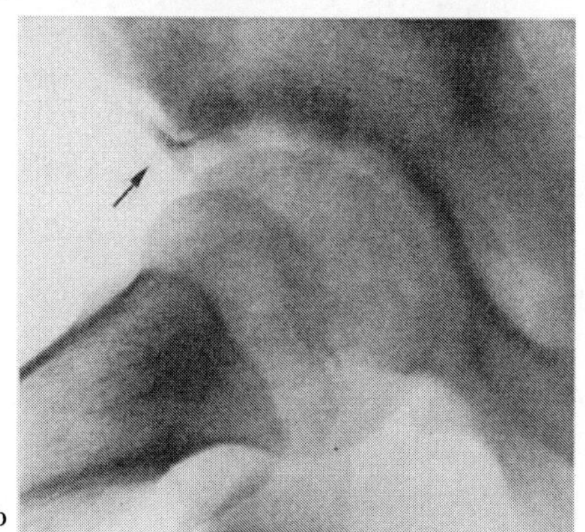

Abb. 179a u. b. Normaler Kern des lateralen Pfannenrandes (a.p.- und Lauensteinaufnahme) (15jähr. ♂)

β) Hüftpfannendach

Bei der Behandlung des Problems der Nekrose der Sp. i. a. i. und ihres Zusammenhanges mit der Ossifikation dieser Gegend muß auch ein Blick auf das benachbarte Pfannendach geworfen werden, da die Möglichkeit einer Nekrose am Pfannendach nicht mit absoluter Sicherheit ausgeschlossen werden kann (s. a. 'Pfannen-Perthes'), zumal die Entwicklung dort vorkommender Ossifikationskerne als selbständige Anlage sehr wahrscheinlich ist (Abb. 179). Die Mehrzahl der Autoren, z. B. TESTUT, WALDEYER, tendiert nach dieser Richtung, darunter auch SCHMIDT und PRATJE, deren jüngere Untersuchungen für das Vorkommen eines selbständigen epiphysären Pfannenrandkernes sprechen. LANGER-TOLDT sowie SCHINZ vertreten hingegen die Ansicht, daß der Apophysenkern der Sp. i. a. i. zur Knochenplatte des Os acetabuli gehöre. Bei den Affen, Anthropoiden und Menschen sind 2 oder noch mehr Ossa acetabuli beobachtet worden. In der Regel sind es beim Menschen 3, doch wird nur das größte, ventrale, als eigentlicher Pfannenknochen bewertet (HASSELWANDER, zit. nach DE CUVELAND und HEUCK) (s. a. Abb. 538, Ausführungen über das Os acetabuli, S. 661).

DE CUVELAND und HEUCK möchten diesen ventralen Knochenkern (Os acetabuli anterius) als den Kern des lateralen Pfannenrandes oder der Apophyse des lateralen Pfannenrandes bezeichnen (s. a. RUCKENSTEINER). Sie unterscheiden also zwischen einem Knochenkern der Sp. i. a. i. und dem Knochenkern des lateralen Pfannenrandes.

Bei ihren Untersuchungen (Abb. 178) zeigte sich an der Apophyse des lateralen Pfannendaches folgende zeitliche Reihenfolge der Verknöcherung:

Knaben: Beginn der Ossifikation um das 9. Lebensjahr, Maximum des Kernnachweises um das 16. Lebensjahr, Verschwinden des Kernes (Verschmelzung) gegen das 19. Lebensjahr.

Mädchen: Beginn der Ossifikation gegen das 8. Lebensjahr, Maximum des Kernnachweises im 13. und 14. Lebensjahr und Verschmelzung gegen das 16. und 17. Lebensjahr.

Die Ossifikation des lateralen Pfannendaches vollzieht sich demnach schon etwas früher als die der benachbarten Sp. i. a. i. (Genaueres über das sog. Os acetabuli erfährt man bei NIEBER, PRATJE, CONRADY. Letzterer hat sich an unserem Institut damit mehr vom röntgenologischen Gesichtspunkt aus befaßt, s. auch S. 661).

Das Studium der Ossifikationsvorgänge führte auch zu der Feststellung, daß das Auftreten der Knochenkerne sowohl an der Sp. i. a. i. als auch am Pfannendach sowie die Synostosierung dieser Kerne nicht bilateral gleichzeitig zu erfolgen brauchen. Auch konnte nicht in allen Fällen ein Apophysenkern nachgewiesen werden, sei es, daß er nicht angelegt war, sei es, daß er infolge technischer Schwierigkeiten nicht zur Darstellung kam.

g) Die arterielle Versorgung

Die arterielle Versorgung der Spina iliaca anterior inferior ist reichlich und mehrfach gesichert, sie erfolgt hauptsächlich durch Nutritien von Zweigen der A. supraacetabularis, die aus der A. glutaea cranialis kommt.

Ebenfalls gut versorgt wird vom gleichen Gefäßgebiet aus das Pfannendach (LOGROSCINO und DOTTI, F. MATTICK) (s. a. „Perthes," S. 357).

Literatur zu E. V. (Spina iliaca anterior inferior, Hüftgelenkspfannendach)

BACHMANN, W.: Schweiz. med. Wschr. 71, 721 (1941).

BENNINGHOFF, A.: Lehrbuch der Anatomie des Menschen. München-Berlin: J. F. Lehmann 1944.

BERNBECK, R.: Arch. orthop. Unfall-Chir. 44, 164 (1950).

BRAUS, H.: Die Anatomie des Menschen, 2. Aufl., Bd. I, S. 438. Berlin: Springer 1929.

CONRADY, E.: Das Os acetabuli usw. Diss. Univ. München 1957.

CORNING, H. K.: Lehrbuch der topographischen Anatomie. Wiesbaden 1907.

CUVELAND, E. DE, HEUCK, F.: Arch. orthop. Unfall-Chir. 44, 155 (1949).

— — Osteochondropathie der Spina ilica ant. inf. unter Berücksichtigung der Ossifikationsvorgänge der Apophyse des lateralen Pfannenrandes. Fortschr. Röntgenstr. 75, 430 (1951).

— — Ein weiterer Beitrag zur normalen und gestörten Ossifikation der Spina iliaca ant. inf. (Tuberculum ileum). Fortschr. Röntgenstr. 80, 622 (1954).

— — Arch. orthop. Unfall-Chir. 47, 45 (1955).

— — Zur Osteochondropathie der Spina ilic. ant. inf. unter Berücksichtigung traumatischer Entstehungsmöglichkeit. Arch. orthop. Unfall-Chir. 47, 552 (1955).

FIEDLER, J.: Osteochondrosis dissec. am oberen Pfannenrand des Hüftgelenkes. Fortschr. Röntgenstr. 74, 207 (1951).

HÄSSLER, E.: Röntgenpraxis 6, 548 (1934).

HASSELWANDER, A.: Z. Morph. 12 (1909).

IMRE, G.: Sportverletzungen der Hüftgegend bei Jugendlichen. Zbl. Chir. H. 26, 1008 (1967).

LANGER-TOLDT: Zit. nach SCHINZ, H. R.

LANZ, T. VON, WACHSMUTH, W.: Bein und Statik. Berlin: Springer 1938.

LOGROSCINO, D., DOTTI, E.: Vascolarizzazione e patologia della cavità cotiloide. Chir. Organi Mov. 22, 285—308 (1936). Ref. Zbl. ges. Radiol. 24, 658 (1937).

LUTTEROTTI, M. VON: Z. Orthop. 77, 160 (1950).

MATTICK, FR.: Über das Gefäßsystem und die Knorpelgefäße des fetalen Hüftgelenkes. Z. Anat. Entwickl-Ges. 120, 492 (1958).

NABE, R., BÖTTGER, E.: Abrißfrakturen der Spina ilica ant. inf. und sup. Fortschr. Röntgenstr. 111, 583 (1969).

NIEBER: Fortschr. Röntgenstr. 22, 226 (1914).

PRATJE: Anat. Anz. 78, 53 (1934).

RUCKENSTEINER, E.: Die normale Entwicklung des Knochensystemes im Röntgenbild. Radiol. Practica, Bd. 15. Leipzig: G. Thieme 1931.

SCHINZ, H. R.: Fortschr. Röntgenstr. 30, 66 (1922/1923).

SCHMIDT, H., BRAUN, S.: Med. Welt 36, 1843 (1961).

TESTUT, L.: Traité d'anatomie humaine. Paris: Octave Doin 1905.

WALDEYER: Das Becken, 1899.

ZIMMER, E. A.: Grenzen des Normalen ... 10. Aufl., S. 437. Stuttgart: G. Thieme 1956.

ZSEDENYI, G., ARATO, K.: Traumatische Apophyseolysen der Hüft- und Kniegegend. Z. Orthop. 102, 558 (1967).

F. Hüftgelenk und proximaler Femurabschnitt
I. Oberschenkelkopf und Hüftgelenkpfanne
1. Die juvenile Hüftkopfkappenlösung (Epiphyseolysis capitis coxae juvenilis)

Die juvenile Oberschenkelkappenlösung erfolgt über eine krankhafte Auflockerung der Epiphysenfuge am proximalen Femurabschnitt, die eine Verschiebung und Kippung der Kopfkappe ermöglicht. Die Epiphysenlösung am Hüftkopf wird schon 1572 bei AMBROISE PARÉ erwähnt und 1867 genauer beschrieben von M. BOUSSEAU.

a) Synonyme

Coxa vara adolescentium (BADE), Epiphyseolysis capitis femoris, Coxa anteverta (im Anfangsstadium des Leidens, nach MILCK), Coxa vara idiopathica, Coxa valga adolescentium (in jenen seltenen Fällen, bei denen die Kopfkappe nach lateral abglitt), jugendliche Gleithüfte, slipped capital femoral epiphysis. Eine strenge Unterscheidung gegenüber der Coxa vara congenita (infantum) scheint nicht immer durchgeführt worden zu sein.

b) Normale Ossifikation der Epiphyse am Femurkopf

Der Kern des Femurkopfes erscheint im 2.—8. Lebensmonat, der des Trochanter maior zwischen dem 2. und 7. Lebensjahr, der des Trochanter minor zwischen dem 6. und 11. Lebensjahr (s. Tabelle 30, S. 345 und Tabelle 31, S. 347). Die Verschmelzung der Epiphysenfuge tritt beim männlichen Geschlecht zwischen dem 15. und 21. Lebensjahr, beim weiblichen zwischen dem 14. und 19. Lebensjahr ein, nachdem sich vorher schon die Trochanterkerne der Verknöcherung der Diaphyse bzw. des Halsteiles angeschlossen hatten. Bei der Epiphyseolysis capitis ist im zeitlichen Ablauf der Ossifikation im Bereiche der befallenen Hüfte häufig eine Abweichung zu beobachten, indem nämlich der Schluß der Y-Fugen $1—1^1/_2$ Jahre früher erfolgt, als der der oberen Schenkelepiphysen (dissoziierter Schluß der Wachstumsfugen nach IMHÄUSER. Bei der Protrusio acetabuli wurde eine umgekehrte Fugenschlußdissoziation beobachtet).

c) Alter, Geschlecht, Seitenbefall, Familiäres Vorkommen

Alter und Geschlecht. Die Zeit des häufigsten Befalles an juveniler Kopfkappenlösung liegt zwischen dem 13. und 16. Lebensjahr (Abb. 180). FÜRMAIER ermittelte ein durchschnittliches Alter der Erkrankten von $15^1/_2$ Jahren. Die Mädchen waren entsprechend ihrer früheren Skeletreife 2 Jahre früher betroffen. Bei Jungen finden RÜTHER ein Durchschnittsalter von 15,7 Jahren, bei Mädchen von 13,5 Jahren, JERRE bei Knaben von 16 Jahren, bei Mädchen von 12,2 Jahren, VIERNSTEIN und KEYL bei Knaben von 14,1 Jahren, bei Mädchen von 12,1 Jahren. Dabei darf der wirkliche Beginn der Krankheit ca. $^1/_4$ Jahr vor dem Auftreten der ersten Symptome angesetzt werden. Von den beobachteten Fällen JERRES war der jüngste ein 5,6jähriges Mädchen, der älteste eine 24jährige Frau. Die Abgrenzung nach oben ist schwierig, da man die vollendete Ausheilung nur histologisch ersehen kann. Bemerkenswert ist und sprechend für eine hormonelle Grundlage des Leidens, daß eine Epiphysenlösung bei Mädchen nie mit Sicherheit nach dem Auftreten der 1. Periode beobachtet worden ist (JACKSON-BURROWS). Knaben sind eindeutig bevorzugt befallen. Das Verhältnis von Knaben und Mädchen geben KLEIN mit 14:3, VIERNSTEIN und KEYL mit 78:35 an. Bei FÜRMAIER waren 80,5% männlichen Geschlechtes, bei RÜTHER 60%, bei JERRE 83%. Im großen Durchschnitt kann man mit einem Verhältnis der Knaben zu den Mädchen von 3:2 rechnen.

Doppelseitigkeit ist häufig. FÜRMAIER findet sie in 50% der Fälle, KLEIN in 40%, JERRE in 41%, VIERNSTEIN und KEYL in 34,5%, W. MÜLLER in 20%, WALDENSTRÖM in 15%. Unter den einseitig Befallenen überwiegen die Rechtsseitigen (VIERNSTEIN u. KEYL): rechts 56, links 18, doppelseitig 39. Mit der Annahme, daß es sich um kein örtliches Leiden handelt, sondern um eine allgemeine „Epiphysenschwäche", die auch der Entwicklung der Coxa vara adolescentium zugrunde liegt, halten mehrere Autoren (z. B. IMHÄUSER) bei der Epiphyseolysis capitis stets einen doppelseitigen Vorgang für gegeben. Das Ausmaß des Prozesses und der Kopfkappenlockerung, bzw. Lösung, braucht dabei nicht immer gleich zu sein. Auch kann ein mehr oder minder langes zeitliches Intervall zwischen dem Befall der einen und dem der anderen Seite liegen (bis zu mehreren Jahren). Die jüngeren Autoren sind sich einig, daß es sich hier um ein und dasselbe Krankheitsbild handelt, ob es bloß zu einer nicht sichtbaren Lockerung der Epiphyse, zu einer geringen und langsamen Verschiebung im Sinne einer Coxa vara oder unter dem Einfluß einer mehr oder minder starken Gewalteinwirkung von außen zu einer schnellen oder langsamen kompletten Lösung der Epiphyse gekommen ist.

Der hohe Prozentsatz beidseitigen Auftretens der Epiphyseolysis veranlaßte SCHREIBER (1963) und DEBRUNNER (1965), IMHÄUSER u. a. eine prophylaktische Spikkung bzw. Nagelung der nicht befallen erscheinenden Seite vorzunehmen.

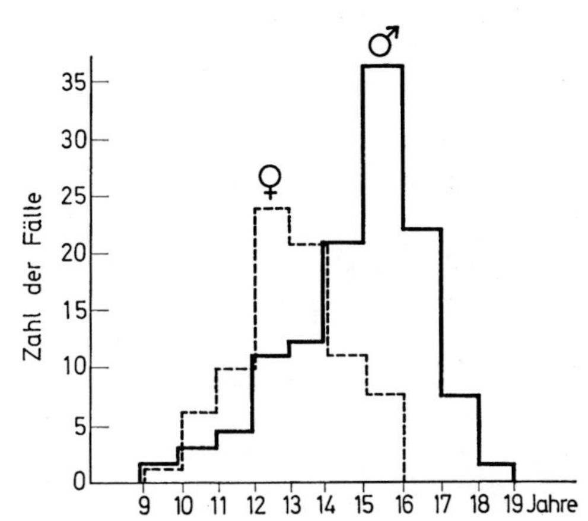

Abb. 180. Häufigkeit der Epiphysenlösung am Hüftgelenk nach Alter und Geschlecht. (Nach TAILLARD, MÉGEVAND, SCHOLDER-HEGI und MORSCHER)

Familiäres Vorkommen. Schon 1909 fand O. FITTIG eine doppelseitige Epiphysenlösung bei 12jährigen Zwillingsschwestern. Ellenbogengelenk und Kniegelenk waren auffallend schlaff. M. E. KIRMISSON (1918) sah eine einseitige Epiphysenlösung bei einer Mutter, 2 Schwestern und 1 Sohn. Alle 4 waren auffallend adipös. Bei einer anderen 9köpfigen Familie hatten 2 Brüder eine einseitige Epiphysenlösung. E. SAALMANN (1926) berichtete von 2 Schwestern und 1 Bruder, die eine einseitige Epiphyseolysis aufwiesen. Die Eltern waren gesund. G. ENGELMANN und B. ASCHNER (1928): Vater und Sohn, H. THRAP-MEYER (1940): Vater und Sohn, W. PACHER (1944): 2 Brüder (14köpfige Bergbauernfamilie, ausgesprochen lange und zur Varusform neigende Schenkelhälse bei der Mutter und der Mehrzahl der Kinder). W. T. GREEN (1945): Unter 26 Fällen von Epiphyseolysis sei die familiäre Disposition bei 2 Patienten mit je 1 Geschwister vorhanden gewesen. T. JERRE (1950) fand unter 153 Fällen einige familiäre Fälle: Vater und Sohn mit einseitiger Lösung, 2 Brüder mit ein- und beidseitiger Lösung, je 2 Geschwister aus verschiedenen Familien mit einseitiger Lösung, Mutter mit einseitiger und Sohn mit beidseitiger Lösung. Weitere Mitteilungen existieren von H. RÜTHER (1954): Mutter und 2 Töchter mit einseitiger Lösung, W. S. SMITH (1935): 2 Brüder (Neger) mit einseitiger Epiphysenlösung (8 gesunde Geschwister), M. R. FRANCILLON (1956): von 4 Geschwistern hatten 3 eine schwere Epiphyseolyse, 2 davon doppelseitig. H. J. BURROWS (1957): unter 100 Fällen fanden sich 2 Brüder mit einseitiger Epiphysenlösung, SCHWENKERT (1957): 2 Geschwisterpaare, DROUMAQUET (1963): Bruder und Schwester, E. BECK (1968): zwei Schwestern, beide im Alter von 13 Jahren. Über das familiär gehäufte Vorkommen der Epiphyseolysis capitis femoris haben besonders ausführlich H. R. SCHMIED sowie A. SCHREIBER berichtet. Sie teilen 2 eigene Beobachtungen mit (s. Stammbaum Abb. 181a u. b).

d) Klinisches

α) Örtliche Symptome

Bei der Epiphyseolysis *lenta* macht sich das Krankheitsbild durch anfänglich leichte Ermüdbarkeit, Beschwerden in der Leistengegend, in der Trochantergegend, an der Streckseite der Oberschenkel bemerkbar. Das zunächst geringe Ausmaß der Beschwerden führt DAUBENSPECK darauf zurück, daß die Erweichung im periostfreien Gebiet stattfindet. Im weiteren Verlauf veranlassen schmerzhafte Reizzustände zum Hinken. Vor allem sind Patienten, deren Habitus auf eine hormonelle Dysregulation schließen läßt und die im Pubertätsalter über Beschwerden im Hüftgelenk klagen, dringend darauf verdächtig, daß eine Epiphyseolyse vorliegt (KRAKOVITS und ZSEDÉNYI). Sehr früh ist auch die *Innenrotation* des Beines eingeschränkt, während die Außenrotation verstärkt ist.

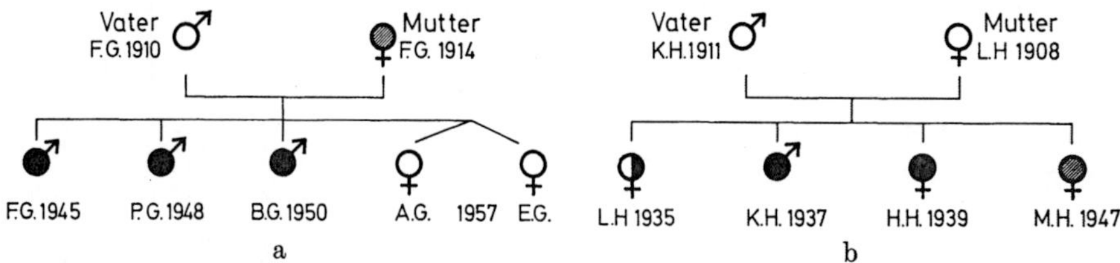

Abb. 181. a Familie mit Epiphysenlösungen (G. SCHREIBER u. H. R. SCHMIED). ● Beidseitiger Befall; ◍ röntgenologische Veränderungen, die ein einseitiges minimales Gleiten vermuten lassen. b Familie H. mit Epiphysenlösungen (mitgeteilt von G. SCHREIBER u. H. R. SCHMIED). ● Beidseitiger Befall; ◑ einseitiger Befall; ◍ keine Anhaltspunkte für manifeste Lösung, aber Röntgenzeichen, die man mit der Lyse vergesellschaftet sieht

Eine Einwärtsdrehbehinderung in der Pubertätszeit ist äußerst verdächtig auf eine Kopfkappenlösung (IMHÄUSER). Die Abduktion ist leicht behindert, der Trochanter maior kann hochtreten. Nach NEUMEYER werden anfangs oft nur Knieschmerzen angegeben. Später sind auch Beugung und Streckung im Hüftgelenk eingeschränkt. Das Trendelenburgsche Zeichen wird positiv, auch das sog. *Drehmannsche Zeichen* tritt oft auf: Beim Abrutsch des Kopfes nach hinten ist eine Flexion im Hüftgelenk nur in Begleitung einer Abduktion und Außenrotation möglich. Beim seltenen Abrutsch nach vorne ist das *Drehmannsche Zeichen umgekehrt:* Die Flexion erzwingt eine Adduction und Innenrotation. Von rein mechanischen Gesichtspunkten aus gilt, daß die Art und das Ausmaß der Dislokation und Deformität bestimmend sind für die Funktionseinschränkung am Hüftgelenk (s. Symptomatik der Epiphyseolysis capitis von G. CHAPCHAL, Tabelle 13).

Tabelle 13. *Zur Symptomatik der Epiphyseolysis capitis femoris.* (G. CHAPCHAL, Orthop. Chirurgie ... Stuttgart: F. Enke 1965)

Dislokation		Deformität		Collo-diaph. ∢ nach IMHÄUSER	Funktions-einschränkung	Drehmannsches Zeichen
Metaphyse	Epiphyse (relativ)	Caput femoris	Collum femoris			
Ventrocranial	dorsocaudal	Coxa vara epiphysaria	Ante-kurvation	140°	Abduktion Endorotation Flexion	+
Dorsocranial	ventrocaudal	Coxa vara epiphysaria	Retro-Kurvation	90°	Abduktion Exorotation Flexion	umgekehrtes Drehmannsches Zeichen
Lateroventro-cranial	mediodorso-caudal	Coxa vara epiphysaria	Ante-kurvation	120°	Abduktion Endorotation Flexion	+
Medioventro-cranial	laterodorso-caudal	Coxa valga epiphysaria	Ante-kurvation	160°	Adduktion Endoratation Flexion	+

Bei der Epiphyseolysis *acuta* können vorher die angeführten Initialsymptome bestanden haben. Ein unbedeutender Anlaß, z. B. Sprung beim Turnen, Sprung vom Fahrrad, Ausrutschen mit einem Bein usw., führt dann zu einem plötzlichen Abgleiten der Schenkelkopfepiphyse, wobei ein stichartiger Schmerz in der Hüftgegend empfunden wird.

β) Allgemeinerscheinungen

Klinisch wichtig ist die häufige Vergesellschaftung mit *endokrinen Störungen* der folgenden Art: Dystrophia adiposogenitalis, Adiposo-Gigantismus, eunuchoider Hochwuchs und Langgliedrigkeit, Pubertas praecox, aber auch genitale Hypoplasie (s. M. LANGE, FÜRMAIER, GARDEMIN, WALDENSTRÖM). Einige Autoren sehen sogar die primäre Ursache der Epiphyseolysis capitis in innersekretorischen Störungen (G. HABERLER, J. FRITZSCH, O. STRACKER, TAILLARD). SAEGESSER konnte auch häufig ein Zusammentreffen mit Adolescentenkyphose beobachten, so daß er einen analogen ätiologischen Schluß zieht (Bauernrücken, Bauernbein). Die Sella turcica ist bei den betroffenen Patienten nicht verändert, ebenso der Grundumsatz und das Blutbild. Manchmal wurde eine erhöhte Blutkörperchensenkungsgeschwindigkeit gefunden, erklärbar durch einen entzündlichen Reizzustand am Gelenk.

H. ERNST hat bei 6 Patienten mit Coxa vara adolescentium biochemische Untersuchungen vorgenommen. Er fand gleich zu Beginn der Erkrankung eine sehr stark erhöhte alkalische Phosphatase als Ausdruck vermehrter Umbauvorgänge im Knochen. Calcium und organischer Phosphor waren im Blutserum nur gering vermindert, das Calcium-Phosphor-Produkt war etwas herabgesetzt. Blutbild, Blutsenkung, Elektrophorese und Antistreptolysin-Titer zeigten normale Werte.

Ähnliche Untersuchungen hat ERNST auch beim sog. Wachstumsschmerz der Hüfte angestellt. Bei 7 Kindern, die daran litten, und die im Alter von 6—10 Jahren waren, zeigte die alkalische Phosphatase eine Erhöhung von 300% und mehr. Er konnte Werte von 10—15 m Mol-E (Bessey-Einh.) beobachten. Blutbild, Blutsenkung, Elektrophorese und Antistreptolysin-Titer zeigten normale Werte. Der Calcium-Phosphorspiegel war gering herabgesetzt. Die Erhebungen ERNSTs bedürfen einer Bestätigung durch andere Untersucher.

Vielleicht ist auch der von IMHÄUSER beobachtete dissoziierter Schluß der Wachstumsfugen im Hüftbereich einer Epiphyseolysis der Ausdruck einer hormonellen Störung (s. S. 233).

e) Röntgenologisches

α) Der Krankheitsablauf im Röntgenbild (Einteilungsschemata)

Bei der juvenilen Epiphyseolysis lassen sich gemäß Tempo und Ausmaß des Vorganges vier Gruppen unterscheiden: Die Epiphyseolysis acuta und lenta, die Epiphyseolysis incompleta und completa. Manche Autoren unterscheiden nur zwei Stadien: Das der Präepiphyseolyse und das des eigentlichen Abgleitens, der Epiphyseolyse (z. B. CANEPA und DE BENEDETTI). Über das Tempo der Entwicklung der krankhaften Veränderungen an der Epiphysenfuge ist damit noch nichts gesagt.

BRAGARD empfiehlt folgende Einteilung des Krankheitsablaufs:

1. Vorstadium der Erweichung — Epiphyseolysis imminens.
2. Frühstadium der Lösung — Epiphyseolysis incipiens.
3. Vollstadium der Lösung — Epiphyseolysis progrediens.
   Bei dieser kann es kommen:
   a) zu einem plötzlichen Abrutschen der Epiphyse (Epiphyseolysis praecox) oder
   b) zu einer langsamen Wanderung des Kopfes (Epiphyseolysis lenta).
4. Endstadium Epiphyseolysis inveterata.

Eine vollständige Ablösung ist äußerst selten, zumindest bleibt die Verbindung zum Hals über das Periost und Bindegewebe erhalten, das vom Hals zum Kopf hinwächst und zur Verknöcherung führt. Unter Einbeziehung auch des weiteren Verlaufes des Krankheitsbildes kann man folgende *fünf Stadien* unterscheiden (nach SCHULZE):

1. Stadium. Beginnende Lockerung der Epiphysenfuge. Auf der gewöhnlichen a.p.-Röntgenaufnahme ist meistens noch keine Veränderung zu sehen, besonders wegen der Variation der Epiphysenfugenbreite und des Schenkelhalswinkels (SCHANZ, SPRINGER). In der Lagerung nach LAUENSTEIN kommt aber bereits eine keilförmige Spaltbildung am oberen Rand der Kopffuge sowie eine Strukturverwaschung der benachbarten Knochenbezirke zum Vorschein.

2. Stadium. Fortschreitende Lockerung und beginnende Lösung der Epiphysenfuge. Röntgenologisch zeigt sich eine Verbreiterung des Fugenspaltes sowie eine deutliche Verschiebung des Hüftkopfes, meistens nach lateral.

3. Stadium. Knöcherne Ausheilung. Die Knochenstruktur normalisiert sich (Endstadium der Krankheit).

4. Stadium. Sekundäre Nekrose des Schenkelkopfes und beginnende Arthrosis deformans. Die Gelenkbeschwerden sind noch gering.

5. Stadium. Im Laufe der Zeit kommt es zur Entwicklung einer stärkeren Arthrosis deformans, wobei die erhalten gebliebene Coxa vara auf die Ursache hinweist. Dieses Stadium fügen wir der Einteilung nach SCHULZE als 5. Stadium (Spätstadium) hinzu.

IMHÄUSER unterscheidet *drei Typen der Epiphysenlösung*: Die langsame und die plötzliche Dislokation der Kopfkappe (s. Abb. 182) sowie eine Kombination beider. Bei der *langsamen* Dislokation bleibt die Kontinuität des Gewebes zunächst erhalten, erst bei einem Abkippwinkel von 30—40° kommt es zu einer Zusammenhangsdurchtrennung im distalen Teil der Epiphysenscheibe mit Entwicklung des Bildes der Kippung bis Abscherung des Hüftkopfes (s. Abb. 184). Es bleibt aber eine Verbindung zur Epi- und Metaphyse, selbst wenn die Dislokation der Epiphyse bis zum Trochanter minor herab erfolgt. Die Gefäßversorgung der Epiphyse wird nicht oder nur wenig gestört.

Bei der *plötzlichen* Epiphysendislokation (= Abrutsch) liegt zunächst eine völlige Durchtrennung der Verbindung der Epiphyse mit der Metaphyse vor, wobei beim Zustandekommen des Abrutsches dramatische Umstände gegeben sind, die an einen Schenkelhalsbruch erinnern (z. B. beim Absteigen vom Fahrrad, Stolpern etc.).

Der Abrutsch ist von der Abscherung im Röntgenbild deutlich zu unterscheiden (IMHÄUSER), da beim Abrutsch die Epiphyse auf der Metaphysenkante reitet.

Beim dritten Dislokationstyp *(Kombination des ersten und zweiten Typs)* liegt zunächst ein langsames Abgleiten vor, aus dem in einer Kippstellung der Epiphyse ein plötzlicher Abrutsch mit völliger Gewebsdurchtrennung erfolgt.

β) Besprechung der einzelnen Erscheinungen

αα) Initial-Zeichen

Erste Anzeichen einer Epiphyseolysis treten als Auflockerung und Verbreiterung der Epiphysenscheibe (Abb. 183) oder auch nur als ein zentraler Herd in Erscheinung. Die Begrenzung gegen den Schenkelhals wird unscharf oder wolkig aufgehellt. Die beginnende Kopfkappenverschiebung offenbart sich auf einer der Röntgenaufnahmen durch einen überstehenden Kopfrand, durch Höhenminderung der Kopfkalotte, sichelförmiges Aussehen des unteren Kopfpoles, der den angrenzenden Halsrand krallenartig zu umfassen scheint (Abb. 189). Nach BILLING kann es initial auch zu einer Neigung der Epiphysenknorpellinie kommen als Ausdruck der Erweichung. Bei einer Neigung von 70—80° spricht er vom „pre-slipping state", bei weniger als 70° vom Abgleiten der Fuge. Auch die Nachbarschaft nimmt meistens an der Erweichung teil. Die benachbarte Halspartie kann verdickt sein und cystische Auflockerungen zeigen (Abb. 184). Eine bevorzugte Nachbarschaftsbeteiligung wurde im dorsalen metaphysären Gebiet beobachtet. Die mediale

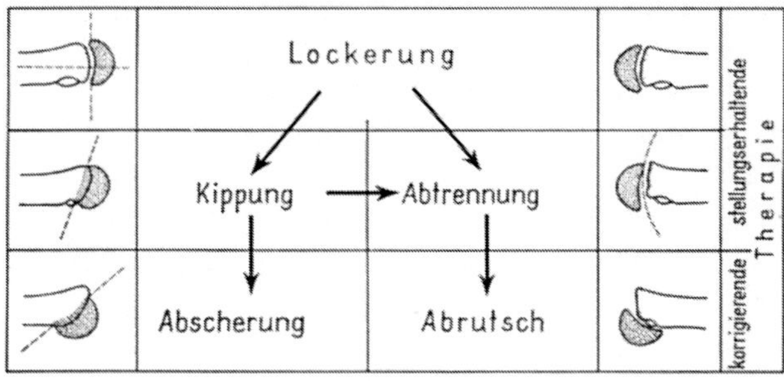

Abb. 182

Langsame Dislokation
Kontinuität erhalten
Nicht reponibel
Gefäßversorgung: intakt
Unbehandelt: Fusion vorzeitig
Akute Gefahr: keine

Latente Gefahr: Arthrose

Plötzliche Dislokation
Kontinuität aufgehoben
Anfänglich reponibel
Gefäßversorgung: labil oder unterbrochen
Unbehandelt: Fusion vorzeitig falls nicht Pseudarthrose
Akute Gefahren: Hüftkopfnekrose, Knorpeldegeneration,
Pseudarthrose
Latente Gefahr: Früharthrose
(G. IMHÄUSER)

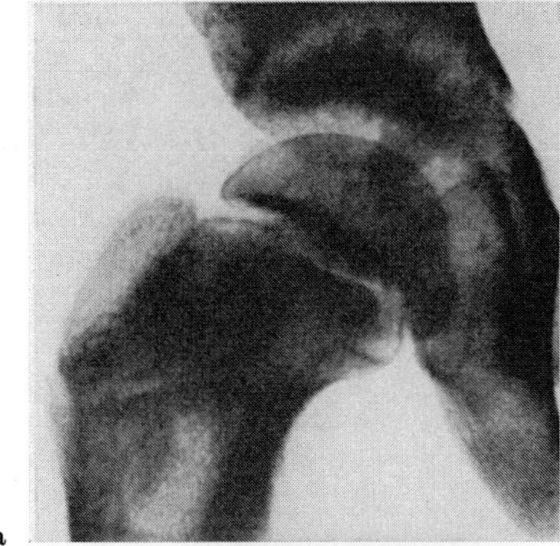

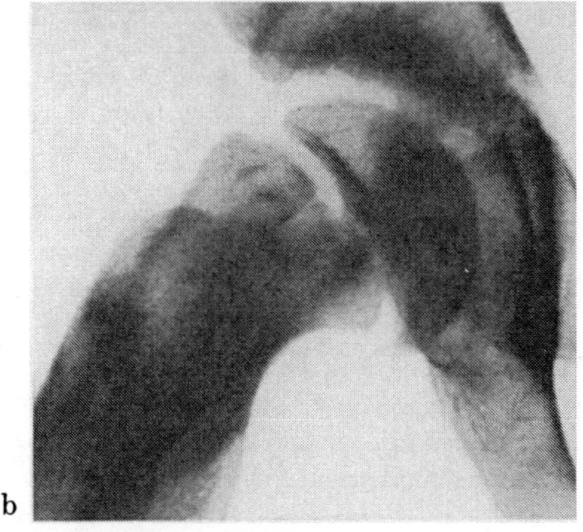

Abb. 183

Abb. 183a u. b. Epiphyseolysis capitis femoris im Frühstadium. Die Verlagerung des Epiphysenkerns kommt hauptsächlich in Lauensteinlage zur Darstellung (I. BERGSTRAND und O. NORMAN)

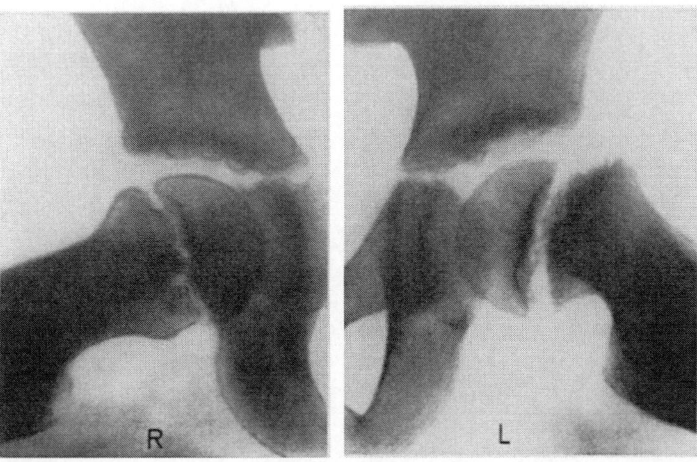

Abb. 184. Epiphyseolyse links. Zwei Monate lange Anamnese. Kräftiger Umbau auf der Dorsalseite des Collum, beginnende Resorption der Metaphysenkante auf der Ventralseite (I. BERGSTRAND und O. NORMAN)

Halspartie weist vielfach ebenfalls fleckige Aufhellungen auf. Daneben kommen aber auch verdichtete Partien vor, die als reaktive Sklerosen oder als zusammengesinterte Abschnitte zu deuten sind. Eine Differenzierung in dieser Hinsicht ist röntgenologisch oft nicht möglich. Bei einer solchen deutlichen Halsbeteiligung kann sich auch schon initial,

bevor eine Epiphysenverschiebung sichtbar wird, eine leichte varisierende Metaphysen-
verbiegung einstellen.

Geringe Epiphysen-Verschiebungen kann man auch durch einen genauen Vergleich
beider Hüftgelenke erkennen, wenn das Leiden nicht beidseits entwickelt ist. WOLF
empfiehlt zu diesem Zwecke Pausen auf durchsichtigem Papier anzufertigen und übereinander zu legen. Manchmal ist auch das *Kleinsche Zeichen* gegeben: Die Tangente
des oberen Randes des Schenkelhalses schneidet nicht die Kopfkappe, sondern zieht
oberhalb vorbei (Abb. 195). JOPLIN macht zusätzlich zur gewöhnlichen a.p.-Aufnahme
des Beckens noch eine andere mit maximal gebeugten Hüften und voneinander entfernten
Knien bei geschlossenen Fußsohlen. Damit gelingt besonders der Nachweis eines eingeleiteten Abgleitens nach medial oder dorsal. Siehe auch die schematische Zusammenstellung der charakteristischen Frühveränderungen auf Abb. 185 (TAILLARD).

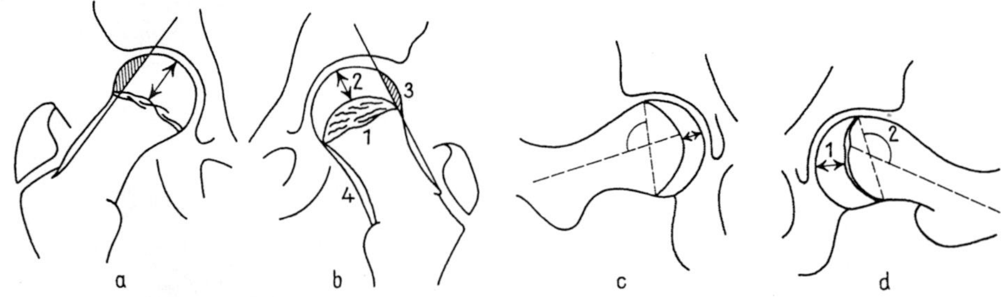

Abb. 185a—d. Röntgenologische Frühdiagnose der Epiphysenlösung. Schema der charakteristischen Veränderungen, die auf der Aufnahme von vorn und von der Seite nach DUNN zu sehen sind. Aufnahme von vorn:
a normale Hüfte; b Epiphysenlösung. *1* Verbreiterung der Wachstumsfuge, *2* Höhenverminderung der Epiphyse
infolge Abgleitens nach hinten, *3* Oberflächenverminderung des gelösten Kopfes außerhalb einer Linie, die
vom oberen Rand des Halses ausgeht, *4* Doppelkontur bzw. Knochenauflagerung am unteren Halsumfang.
Seitenaufnahme: c normale Hüfte; d Epiphysenlösung. *1* Deutliche Höhenzunahme der Epiphyse, *2* zunehmende
Öffnung des Winkels zwischen Hals und Kopf (TAILLARD)

Sehr bemerkenswert ist die Feststellung von KRAKOVITS und ZSEDÉNYI, daß selbst
dann, wenn die Kopfepiphyse auf dem gewöhnlichen a.p.-Bild des Beckens eine normale
Lage hat, bei der Aufnahme nach LAUFENSTEIN eine Gleitverschiebung zum Vorschein
kommen kann. Dies braucht nicht nur eine Folge der Projektionsverhältnisse zu sein,
es kann vielmehr durch die Krafteinwirkung, die zur Einnahme der Beinstellung bei der
Lauenstein-Lage notwendig ist, der Gleitvorgang der Kopfepiphyse verursacht werden.
Untersuchungen unter Fernsehdurchleuchtung bestätigen diese Beobachtung.

KRAKOVITS und ZSEDÉNYI benützen daher die *Fernsehdurchleuchtung* zur Untersuchung auf *Frühfälle* von Hüftkopflösung. Ihr Verfahren ist folgendes: Zum Durch-
leuchten wird ein Televisions-Röntgengerät mit einem Maquet-Tisch mit Beckenhalter
benützt. Nach Einspannung der unteren Gliedmaße der entgegengesetzten Seite werden
an der verdächtigen Seite die Verhältnisse zwischen Schenkelkopf und -hals überprüft,
wobei von einer 180gradigen Extension und einer anterio-posterioren Lage bei einer
Abduktion von 25—30° bis zu einer Seitenlage von 90° ausgegangen wird (Abb. 186a—d).

Wenn bei diesem Vorgehen keine pathologische Abweichung wahrgenommen wird,
empfehlen die Autoren folgendes Vorgehen:

1. Während man die untere Ecke des Schenkelhalses unterstützt, adduziert man den
Oberschenkel und übt mit der anderen Hand einen Druck in lateraler Richtung aus.
Darauf öffnet sich der craniale Teil der Fuge (Abb. 186b).

2. Während man die obere Ecke des Halses unterstützt und den Schenkel abduziert,
übt man mit der anderen Hand einen Druck nach medial aus. Darauf öffnet sich der
caudale Teil der Epiphysenfuge (Abb. 186c).

3. Dreht man den Hals in frontaler Richtung, so bleibt die Kopfkappe zurück und gleitet ab. Wurde die Bewegung durch Rotation des Halses durchgeführt, so trat das Gleiten leichter ein (Abb. 186d).

Es wurde folgende Photo-Technik angewendet: Die photographischen Aufnahmen wurden mit gewöhnlichem Film in verdunkeltem Raum von den auf den Bildschirm des Fernsehgerätes projizierten Bildern gemacht. Es ist notwendig, die Aufnahme sofort zu machen, wenn die Symptome auf dem Bildschirm sichtbar werden, da die Verschiebung innerhalb von Sekunden nach der Einstellung durch die Spannungsverhältnisse am Hüftgelenk wieder reponiert wird (6 Fälle). Zweifellos trägt dieses Verfahren dazu bei, die für die Therapie so wichtige Früherfassung der Epiphyseolysis capitis zu fördern.

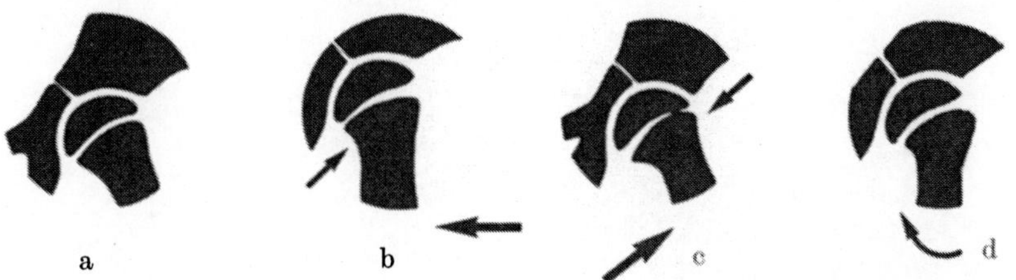

Abb. 186a—d. Darstellung des Klaffens des Epiphysenspaltes bei Epiphyseolysis capitis incipiens durch entsprechende Druckeinwirkung bzw. Rotation am Oberschenkel. Beobachtung vor dem Televisions-Röntgengerät (G. KRAKOVITS u. G. ZSEDÉNYI) (s. Text)

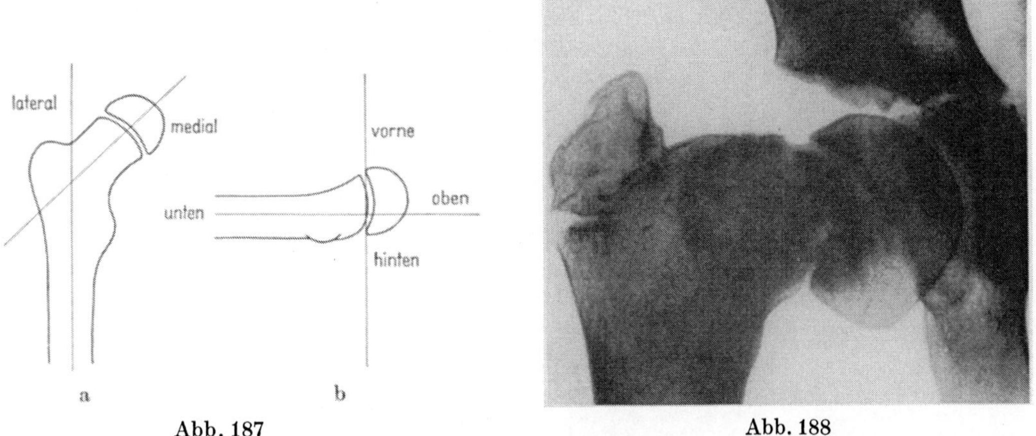

Abb. 187   Abb. 188

Abb. 187a u. b. Richtungen für einen möglichen Kopfkappenabrutsch. a an a.p.-Aufnahme; b an Lauensteinaufnahme. Die Epiphysenlinie soll senkrecht zur Schenkelschaftachse stehen (G. IMHÄUSER)

Abb. 188. Epiphysenlösung rechts mit metaphysärer Auflockerung, ähnlich einer Ermüdungsfraktur (I. BERGSTRAND und O. NORMAN), sklerotische Demarkierung nekrotischer Zonen

$\beta\beta$) Abgleiten der Hüftkopfkappe

Das Abgleiten der Hüftkopfkappe kann nach 4 Richtungen erfolgen (Abb. 187). Mit dem Abgleiten verbunden ist meist eine Kippung oder sogar Abscherung der Epiphyse (s. Abb. 182). Diese Kippung ist eine Folge der Hebelwirkung der Kräfte, die über das Hüftgelenk auf die über die metaphysäre Kante verlagerte Kopfkappe wirken. Aber auch die metaphysäre Erweichung spielt beim Zustandekommen der Kippung eine Rolle, besonders im Anfangsstadium (PITZEN). Nicht selten entstehen Bilder, die einer Umbauzone gleichen, die später nach der Art einer langsam sich entwickelnden Pseudarthrose sklerotisch demarkiert wird (Abb. 188), schließlich aber unter Behandlung in Varusdeformierung doch noch ausheilt. Eine echte Pseudarthrose entwickelt sich sehr selten.

13*

Selbst bei sehr starkem Kopfabrutsch kommt es im Laufe der Zeit vom Schenkelhals her zur *Regeneration*, besonders am unteren Rande, während am oberen Rand der Knochenabbau längere Zeit überwiegt (Abb. 189). Auf diese Weise wird das Zustandekommen der „Hirtenstabform" begünstigt (Abb. 190). Im Verlaufe der Ausheilung tritt allmählich die Kontur der Epiphysenfuge wieder deutlicher hervor. Das Ausmaß der Festigkeit der Fuge kann aber aus dem Röntgenbild bei offener Fuge *nicht* ersehen werden. In Fällen, bei denen der Prozeß weit fortgeschritten ist, kommt es später meist auch zu einer Ausweitung der Hüftgelenkspfanne nach oben mit Abflachung der Pfannenrundung (Abb. 190). Ein Sudeck-Syndrom kann im akuten und subakuten Stadium auftreten (KAPPIS, WALTER, FÜRMAIER, SEPP-PÖSCHL).

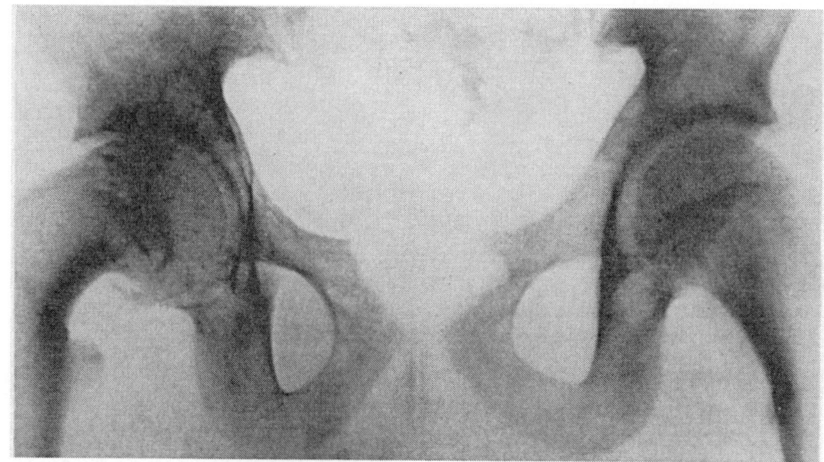

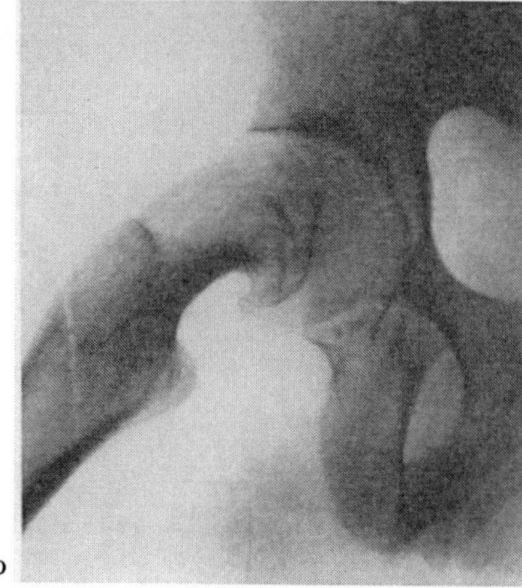

Abb. 189. a Coxa vara epiphysarea (juvenile Hüftkopfkappenlösung). 16jähriger Bäckerlehrling. Aufnahme ca. 3 Jahre nach Beginn der Hüftbeschwerden und 22 Monate nach einem angeblich erlittenen Unfall. b Aufnahme nach LAUENSTEIN, metaphysäre Beteiligung, krallenartiger Überstand des unteren Kopfrandes

γγ) Endstadium

Gewöhnlich heilen die nichtbehandelten Fälle aus mit mehr oder minder starker Deformierung des Hüftkopfes, Verkürzung des Schenkelhalses, Verkleinerung des Schenkelhalswinkels und Trochanterhochstand (Abb. 191 und 192). Der Gleitvorgang kann in jedem Verschiebungsausmaß haltmachen. Bei späten Abortivformen kam es manchmal nur zu einer minimalen Kopfverschiebung, die sich nur durch eine Abplattung der oberen lateralen Kopfpartie verriet. Diese ging flach in den oberen Halsrand über. An der Übergangsstelle kann sich auch ein Knochenwulst befinden. In Fällen mit stärkerem Kopfabrutsch ist manchmal ein größerer derartiger Wulst vorhanden (SUDECK, KOCHER, LAUENSTEIN, HOFMEISTER). Bei einem anderen Typ ist der Kopf gegen den Hals so stark abgesunken, daß das obere Femurende geschweift aussieht. Entsprechend der Häufigkeit der einzelnen Dislokationsrichtungen überwiegen die Varus- und Valgusdeformitäten (in Kombination eventuell mit Dorso- oder Anteroverlagerung des Kopfes). Aber auch eine rundliche Makroform des Kopfes ist nicht selten. Diese Formveränderungen bewirken natürlich auch eine Störung der Gelenkmechanik, ähnlich wie bei der Kopfdeformität des „Perthes". Auf die Verhältnisse bei derart pathologisch veränderter Hüftgelenksmechanik geht HACKENBROCH näher ein. Sinngemäß gelten hier auch die im Kapitel über Morbus Perthes (S. 288) gemachten Ausführungen.

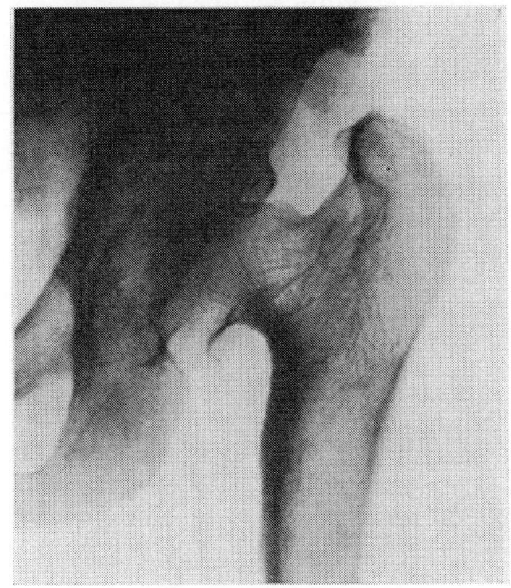

Abb. 190

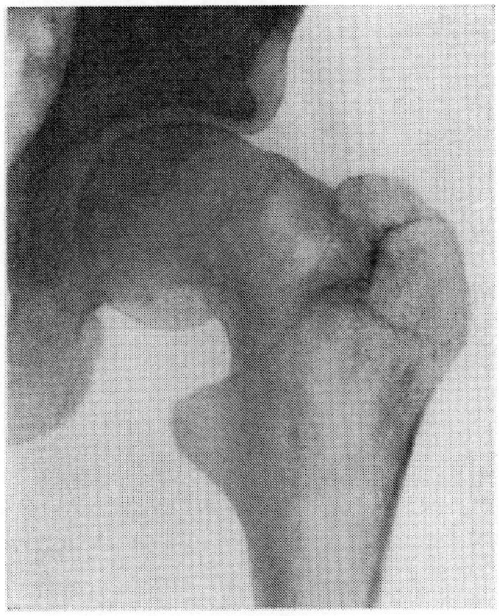

Abb. 191

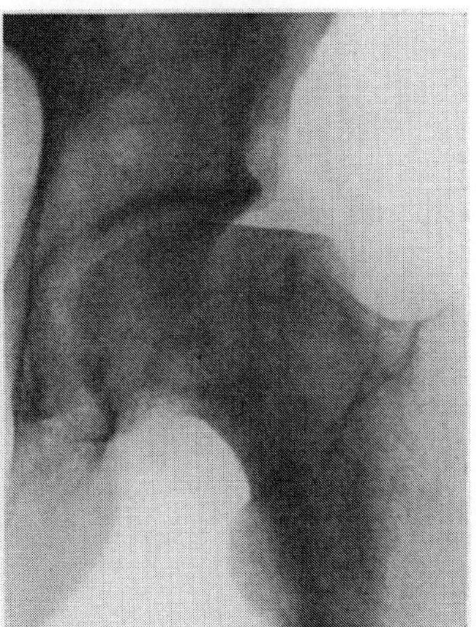

Abb. 190. Spätzustand nach juveniler Lösung der Hüftkopfkappe, Hirtenstabform, Arthrosis deformans. 56jähriger Mann

Abb. 191. Unter Verschließung der Epiphysenfuge knöchern ausgeheilte Kopfkappenlösung. Aufnahme ca. 2 Jahre nach Beginn der Krankheit

Abb. 192. Spätbild einer ausgeheilten Epiphyseolysis capitis coxae. 26jähriger Mann. Abflachung von Kopf und Pfanne, beginnende Arthrosis deformans am Pfannendach

Abb. 192

δδ) Das Spätstadium

ist durch die Kopf-Halsdeformierung und eine sekundäre Arthrosis deformans am Hüftgelenk gekennzeichnet (Abb. 193). Das Ausmaß der entstehenden Arthrosis hängt ab von der Größe, Form und Richtung der zurückgebliebenen Kopfdeformierung und einer eventuell dadurch bewirkten sekundären Pfannenverformung. Die Arthrose wird schon relativ früh, im 3. oder 4. Jahrzehnt, deutlich und beschwerlich. Im höheren Alter erreicht sie in vielen Fällen das extreme Ausmaß eines Malum coxae senile. Nicht selten wird man erst durch die vorzeitige Arthrosis deformans in Verbindung mit einer Coxa vara auf das stumm gebliebene Leiden der Epiphyseolysis capitis aufmerksam. Diese Früharthrosis-Fälle lassen vermuten, daß das Leiden der juvenilen Kopfkappenlösung viel häufiger ist, als man bisher annahm. Nach FRANCILLONS statistischen Erhebungen sollen 31% aller Fälle von Coxarthrosen letztlich eine juvenile epiphysäre Erweichung als Grundlage haben. Als Spätfolge zeigt sich vielfach auch bloß ein kurzer breiter Schenkelhals sowie ein flacher Schenkelkopf mit gewulstetem und überstehendem Rand (s. auch Arbeiten von M. LANGE, HACKENBROCH, DAUBENSPECK, FRITZSCH, KAPPIS u. a.). Nach GRUETER und RÜTT hängen die Spätformen der Coxarthrose nach Epiphyseolysis capitis von den stattgehabten Gleitvorgängen der Kopfkalotte ab. An sich kommt es nach jedem Gleitvorgang zu einer Deformierung des Kopfes und Halses. Besonders werden jedoch die Konturen am Übergang des Kopfes zum Hals deformiert. Es entsteht hier eine Art Stufe, die sowohl nach dorso-lateral als auch ventro-medial vorspringt. In diesem Bereich kommt es dann später

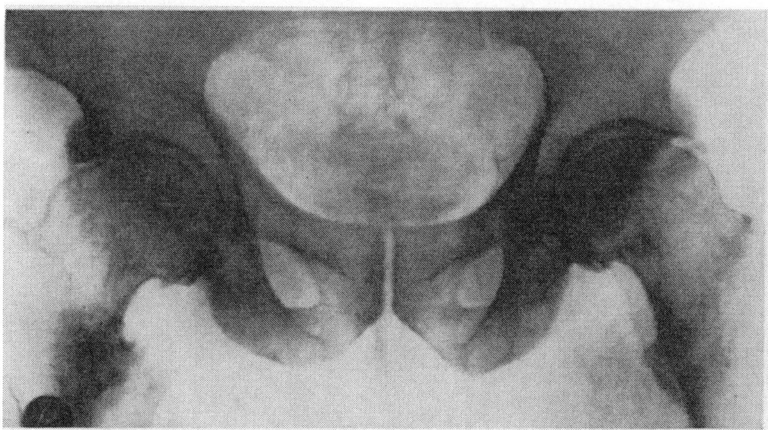

Abb. 193. Spätzustand einer doppelseitigen Epiphyseolysis capitis mit Arthrosis deformans. 57jähriger Mann

erfahrungsgemäß zu Randwulstbildungen. Auch sonst sind im Spätbild der juvenilen Kopfkappenlösung die arthrotischen Veränderungen je nach Kopfform und Gleitvorgang und den entsprechenden Druckaufnahme- und Entlastungszonen zu erklären, so daß schon makroskopisch oder röntgenologisch eine Unterscheidung von Arthrose-Hüften anderer Grundlagen in pathologischer Hinsicht meistens möglich ist. Dagegen besteht im histologischen Bild kein wesentlicher Unterschied gegenüber nicht entzündlich oder traumatisch bedingten Coxarthrosen. Dies betrifft insbesondere Veränderungen im ehemaligen Epiphysenbereich.

εε) Kopfnekrosen

Nach weitgehender und nach totaler Lösung der Epiphyse kann es zu Nekrosen am Hüftkopf und am benachbarten Halsteil (Abb. 184) kommen, auch nach gelungener Reposition. Für die Kopfnekrose, die im Zusammenhang mit der Kopflösung entsteht (und nicht auf dem Boden der späteren Arthrosis deformans), gilt folgendes: Ähnlich wie beim sog. „Luxations-Perthes" muß auch hier die Nekrose ursächlich meistens mit der angewandten Therapie in Verbindung gebracht werden, vor allem mit Repositions-manövern (bei FÜRMAIER in zwei Drittel der Fälle, BADGLEY in 17%, JERRE in 41,7% der gelungenen Repositionen, jedoch nur in 7,5% der nicht gelungenen), besonders nach der Reposition von Spätfällen (GLAESSNER). Nur selten verursacht allein der Vorgang der akuten Lösung der Epiphyse eine Gefäßschädigung mit Kopfnekrose. Noch weniger wurden beim langsamen Gleitvorgang konsekutive nekrotische Veränderungen beobachtet.

Schon 1922 hatte AXHAUSEN die Möglichkeit der Entstehung nekrotischer Vorgänge am Schenkelkopf nach Lösung der Epiphyse bei Jugendlichen erwogen.

WALDENSTRÖM (1930) hat auf eine besondere Form der Begleit-Nekrose aufmerksam gemacht, nämlich auf die isolierte Nekrose des Hüftgelenk*knorpels*. Diese ist aber sehr selten. LOWE hat bis 1961 nur 16 Fälle aus der Literatur zusammengestellt und über 15 weitere berichtet (s. a. MOORE, PONSETI und BARTA, JERRE).

In jüngerer Zeit hat sich mit den Kopf- und Knorpelnekrosen bei Epiphyseolysis capitis femoris ausführlicher W. LEGER (1964) befaßt und folgende Einteilung vorgenommen.

1. Kopfnekrosen allein:
   a) totale (verhältnismäßig selten),
   b) partielle (häufiger).
2. Kopfnekrosen, kombiniert mit Knorpelnekrosen.
3. Knorpelnekrosen allein:
   a) transitorische Knorpelschrumpfung (OTTE),
   b) reine Knorpelnekrose (WALDENSTRÖM),
   c) Knorpelnekrose mit begleitenden entzündlichen Veränderungen.

Tritt im Gefolge einer juvenilen Kopfkappenlösung eine partielle oder totale Kopfnekrose auf, so unterscheidet sich das Röntgenbild des Hüftkopfes kaum von dem bei „Perthes" und der posttraumatischen Nekrose. Ist aber bei Erkrankungen an Epiphyseolysis der Gelenkknorpel mitbeteiligt, so wird als röntgenologisches Signum der Gelenkspalt verschmälert. Die Prognose ist bei dieser Knorpelnekrose für gewöhnlich schlecht und es resultieren präarthrotische Veränderungen mit Konturaufrauhung der Kopfkappe („traumatische Arthritis") und Osteoporose, später auch schwere arthrotische Deformierungen des Gelenkes und sogar Ankylosen. In gleicher Weise wie bei posttraumatischen Nekrosen sind bei den konsekutiven Nekrosen der Epiphyseolysis die Latenzzeiten von einigen Monaten bis 1—2 Jahren die Regel, ehe das Krankheitsbild röntgenologisch manifest wird. In seltenen Fällen wurde aber auch sowohl bei der Knochen- wie bei der Knorpelnekrose eine Restitutio ad integrum beobachtet, wenn rechtzeitig und lange genug eine Entlastung des Gelenkes durchgeführt wurde (LEGER). Meistens entstehen aber im Laufe der Zeit sekundäre Gelenkdeformierungen, bedingt durch die mit der Epiphyseolysis zusammenhängende Lageveränderung des Hüftkopfes, wenn keine vollkommene Reposition erreicht wurde.

Zum Nachweis von Nekroseherden im Knochen und Knorpel des Hüftgelenkkopfes wird auch die *Szintigraphie* herangezogen (ADAMS: ^{51}Cr, FEINE und HENKEL: ^{85}Sr, PIRKER und FUEGER, BOYD u. Mitarb.: ^{32}P, u.a.). BOYD, ZILVERSMIT und CALANDUCCIO konnten infolge der Durchströmungsstörungen Kopfnekrosen schon relativ früh feststellen, schon nach einigen Wochen.

Die bisherigen Ergebnisse mahnen also dazu, brüske Einrichtungsversuche zu unterlassen. Bei operativen Maßnahmen ist auf die Schonung der für die Kopfernährung wichtigen Arterien, der Rami proximales capitis (vom Ramus profundus der A. circumflexa femoris medialis) am oberen Schenkelhalsrand, zu achten. Aber auch durch die konservative Maßnahme des Dauerzuges bei Einstellungen, in welchen der Bandapparat und die Gelenkskapsel des Hüftgelenkes unter Spannung stehen, kann es durch Gefäßabdrosselung zu Schenkelkopfnekrosen kommen (ähnlich wie bei Verbänden, die nur zur Beseitigung der angeborenen Hüftluxation angewendet werden, z.B. bei einer „ultraphysiologischen Retentionsstellung", BERNBECK). Weitere Ausführungen über Schädigung der arteriellen Versorgung und über Kopfnekrose finden sich auf S. 242.

ζζ) Beteiligung des Beckens

Die Beteiligung des Beckens ist primär selten, aber denkbar, wenn man dem Krankheitsbild eine allgemeine Ursache, etwa eine innersekretorische Störung, zugrunde legt. DAUBENSPECK sah eine Schädigung des Pfannendaches. Der Pfannenboden erschien ihm in das Becken hineingedrückt. GICKLER und TEUFEL beobachteten sogar eine Baßgeigenform des Beckens. Wenn die Reposition des Kopfes nicht vollständig sei, könne beim erwachsenen Menschen auch keine Normalform der Pfanne entstehen, da sich die Pfanne der Kopfform anpasse. Eine spätere Arthrosis deformans sei dann nicht mehr aufzuhalten.

Diese Ansicht teilen namhafte Autoren. Wachstumsbedingte, adaptive Veränderungen entstehen an der Hüftpfanne besonders dann, wenn das Leiden der Epiphyseolysis relativ früh auftritt und grobe Kopfdeformitäten hinterläßt. Ähnlich wie beim „Perthes" können sich dann korrekturbedürftige Hüftpfannen formen. Am häufigsten begegnet man der weiten Pfanne und dem steilgestellten Pfannendach (s. „Neigung der Pfanneneingangsebene", S. 321).

$\eta\eta$) Gleichzeitige Erkrankung anderer Wachstumszonen

(s. Ausführungen nach TAILLARD, S. 237 und Abb. 232)

f) Zur Röntgenuntersuchung des Hüftgelenks bei der Hüftkopfkappenlösung[1]

Bei Verdacht auf eine Epiphyseolysis capitis coxae soll das Hüftgelenk in mehreren Ebenen dargestellt werden, am besten gleich unter Wahrung der für die Messungen üblichen Gesichtspunkte (s. S. 203). Auch der Vergleich mit der Gegenseite soll mindestens in 2 Ebenen erfolgen.

α) Strahlenschutz/Strahlenbelastung der Patienten

Der Strahlenschutz muß, da es sich durchweg um jugendliche Personen handelt und häufige Röntgenkontrollen zu erwarten sind, sorgfältig beachtet werden. HÄUPTLI läßt bei der therapeutischen Kontrolle einer Kopfkappenlösung ungefähr alle 3 Monate eine Röntgenuntersuchung durchführen. Die genetische Strahlenbelastung des Patienten bleibt damit praktisch unterschwellig, ganz sicher bei Knaben. Für eine a.p.-Beckenübersichtsaufnahme ohne Gonadenschutz werden sehr abweichende Gonadendosen angegeben. SEELENTAG u. Mitarb. ermittelten folgende Werte (die m. E. unter einwandfreien Aufnahmebedingungen und maßtechnischen Voraussetzungen gewonnen sind): männlich 370—480 mR, weiblich 240 mR. Nach WACHSMANN beträgt die Eintrittsdosis bei einer Beckenübersichtsaufnahme unter fachgerechten Bedingungen 2—2,5 R.

Wenn klinisch ein dringender Verdacht auf eine Epiphyseolysis incipiens vorliegt, die Röntgenaufnahmen aber keinen entsprechenden Befund liefern, so sind Durchleuchtungsuntersuchungen nach dem Vorgehen von KRAKOVITS und ZSEDÉNYI ratsam (s. S. 194).

β) Richtung und Ausmaß der Hüftkopfkappenverschiebung

Für die Beurteilung der Stellung der Hüftkopfepiphyse zum Schenkelhals sei daran erinnert, daß am proximalen Femurende die Epiphysenplatte normalerweise nicht senkrecht zur Schenkelhalslängsachse steht, sondern nach cranial abgedreht ist, wodurch der sog. Epiphysenwinkel gegeben ist (Abb. 194, s. auch S. 222). Bei der Epiphyseolysis capitis coxae wird im akuten Stadium das Verschiebungsausmaß der Epiphyse an der Epiphysenebene des Schenkelhalses direkt gemessen. (Exakt ausgedrückt erleidet nicht die Kopfepiphyse eine Verschiebung als vielmehr die proximale Femurmetaphyse, da die Kopfepiphyse in der Pfanne fixiert bleibt. Es ist aber üblich, vom Abgleiten und der Verlagerung der Kopfepiphyse zu sprechen. Medialabdrehung der Kopfepiphyse = Lateralabdrehung der Metaphyse, s. auch Abb. 186.) Die „normale" a.p.-Aufnahme des Beckens liefert schon bei gewöhnlicher Betrachtung der Lagebeziehung zwischen Schenkelhals und -kopfepiphyse einen groben Hinweis auf eine vorliegende Epiphyseolysis capitis, auch bei geringeren Verschiebungsgraden, wenn nämlich die obere Halstangente in ihrer Verlängerung den Kopf nicht mehr schneidet (Abb. 195). Normalerweise zieht diese Tangente in das craniale Kopfsegment hinein. Da eine Verschiebung der Epiphyse nach 4 Richtungen möglich ist, ist es notwendig, röntgenologisch das Hüftgelenk entsprechend räumlich zu erfassen, worauf bei der Besprechung der röntgenologischen Messungen genauer eingegangen wird (a.p.-Aufnahme, Antetorsionsaufnahme, Aufnahme nach LAUENSTEIN). Aus diesen Aufnahmen wird auch die Kippung

---

1 Weitere Angaben über röntgenologische Untersuchungsmethoden des Hüftgelenks befinden sich im Kapitel „Perthes".

der Kopfkappe gegen die Epiphysenebene ersichtlich (gemessen an dem oben erwähnten „Epiphysenwinkel" (Abb. 194) oder am Winkel der zwischen der Metaphysen- und der Epiphysenendplatte entstanden ist, oder am Winkel zwischen der Epiphysenendplatte und der Horizontalen, Abb. 198, 206, 207). Die Richtung, nach welcher die Epiphysendislokation von Fall zu Fall erfolgt, wird von den anatomischen Verhältnissen und den

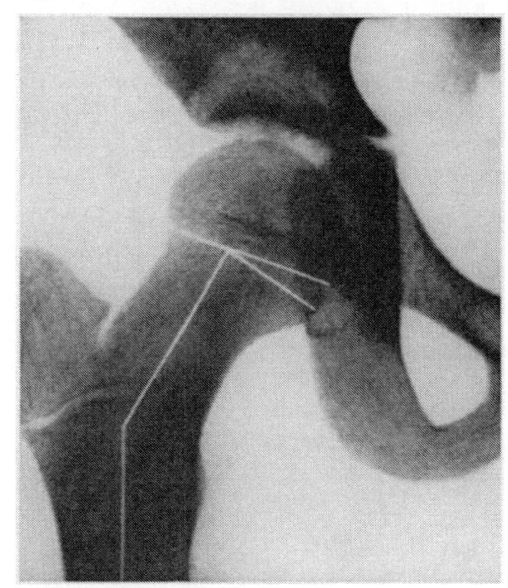

Abb. 194. Normaler Epiphysenwinkel bei einem 10jährigen. Normwerte liegen zwischen 17 und 27° (GLOGOWSKI)

Abb. 195a u. b. Beurteilung der Lage der Hüftkopfepiphyse zum Schenkelhals mit Hilfe der oberen Halstangente. a Normale Lagebeziehung. Die Kopfepiphyse überragt nach cranial den Schenkelhals, so daß die obere Halstangente in ihrer Verlängerung durch den Kopf zieht. b Beginnende Epiphysenlösung. Verbreiterte und unregelmäßige Fugenkonturen. Der Schenkelhals rutscht an der Epiphysenfuge nach oben, die obere Halstangente trifft nur mehr den oberen Kopfrand (Kleinsches Zeichen). Die Höhe des Kopfes erscheint — infolge des Abrutsches nach hinten — vermindert. (Aus M. E. MÜLLER, Die hüftnahen Femurosteotomien. Verlag G. Thieme 1957)

Abb. 194

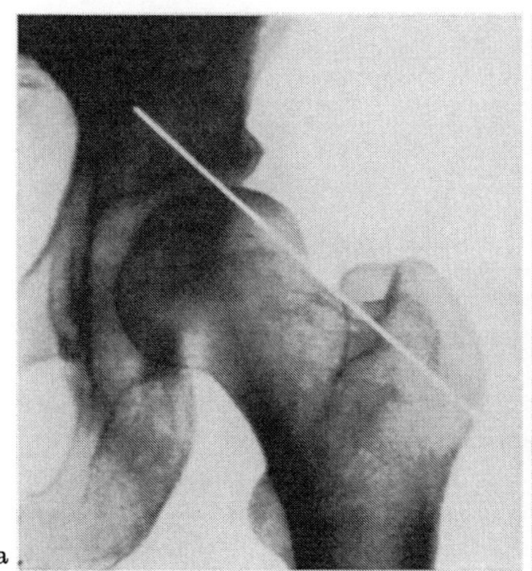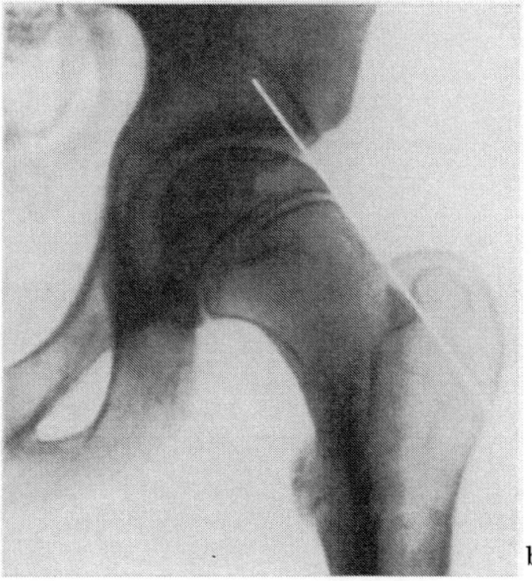

a   b

Abb. 195

einwirkenden Kräften bestimmt, d. h., mechanische Gegebenheiten spielen die hauptsächlichste Rolle (z. B. steiler Schenkelhalswinkel, X-Beine, Außendrehgang). Nach IMHÄUSER ist besonders der primäre Schenkelhalswinkel für die Richtung der Dislokation der Epiphyse maßgebend (Tabelle 14). Am häufigsten ist die Verschiebung nach *dorsal-unten* (ca. 98% nach W. TAILLARD, 85% nach IMHÄUSER). Sie wird besonders bei steilem Schenkelhalswinkel angetroffen (bei ca. 140°, IMHÄUSER, FINCH, HOWORTH und JERER,

Tabelle 14. *Schenkelhals-Schaftwinkel und Richtung der Hüftkopfkappendislokations-Häufigkeit.* (Nach IMHÄUSER)

Schenkelhals-Schaftwinkel von 155 bis 160°	nach lateral-hinten-unten	(10%)
Schenkelhals-Schaftwinkel von 140°	nach hinten-unten	(85%)
Schenkelhals-Schaftwinkel von 120°	nach medial-hinten-unten	(5%)
Schenkelhals-Schaftwinkel von 90°	nach vorne-unten	(5%)

SPRENGEL u. a.). Für das Zustandekommen dieser Form der Epiphyseolysis ist auch die Erweichung der dorsalen epiphysennahen Schenkelhalsanteile bedeutungsvoll, die möglicherweise beim Vorhandensein eines relativ großen Schenkelhalswinkels über besondere mechanisch-statische Verhältnisse ausgelöst oder begünstigt wird (IMHÄUSER). Natürlich sind auch Zwischenformen der Richtung des Epiphysenabrutsches nicht selten. Der kritische Winkel der Kippung zum Abrutsch soll bei 30° Abdrehung der Epiphyse von der normalen Fugenebene liegen. Das Abgleiten der Epiphyse nach *vorne-unten* ist selten und wird meist nur bei sehr kleinen Schenkelhalswinkeln (ca. 90°) angetroffen (s. Fall von D. PETERSEN). Bei solchen Fällen ist meistens ein ventraler, metaphysärer

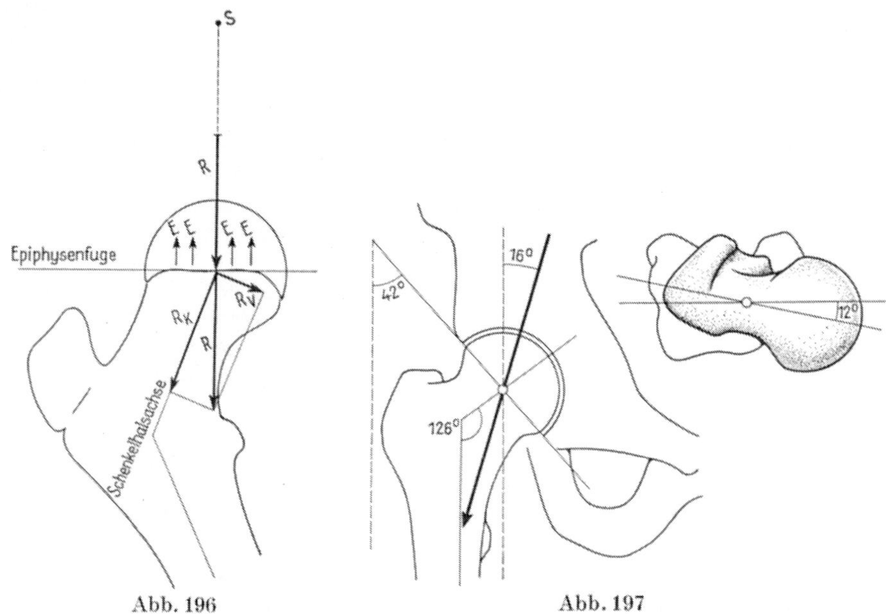

Abb. 196. Druckeinwirkung auf die Epiphysenfuge des Schenkelkopfes. Auf das proximale Femurende wirkt die resultierende, aus dem Teilschwerpunkt des Körpers (S) einfallende Druckkraft R. Diese steht senkrecht zur Epiphysenfuge und ruft in ihr somit reine Druckkräfte hervor. Dadurch wächst die Epiphysenfuge in Richtung dieser Resultantendruckkraft (E). Zum Femurhals steht die Druckkraft R in einem gewissen Winkel und wirkt auf diesen nach dem Parallelogramm der Kräfte einerseits im Sinne der Längskompression (R_K), andererseits im Sinne der Varisation (R_V). Es sind dies die bekannten Druck- und Zugspannungen, welche für den trajektoriellen Aufbau des Trabekelsystems im Femurhals verantwortlich sind. Die varisierende Kraft (R_V) bewirkt vorwiegend in der noch relativ weichen Metaphyse eine während des Wachstumsalters zu beobachtende Varisierung des Schenkelhalses. Der Femurkopf „wandert" somit dauernd etwas nach caudal. Da sich die Epiphysenfuge aber immer wieder senkrecht zur resultierenden Druckkraft stellt (durch intensiveres Wachstum im medio-caudalen Bezirk), kommt es zu einer mindestens teilweisen Kompensation des Varisationsprozesses (E. MORSCHER)

Abb. 197. Die wichtigsten Winkelmaße am Hüftgelenk. Neigungswinkel der Pfanneneingangsebene: 42°. Mittlerer Schenkelhalswinkel: 126°. Einfallswinkel der Druckresultante: 16°. Antetorsionswinkel des Femurs: 12°. (G. CHAPCHAL, Orthopädische Chirurgie und Traumatologie der Hüfte. Verlag F. Enke, 1965)

Abbau anzutreffen, welcher der Anlaß zur Kippung der Epiphyse nach vorne unten sein kann (WALTER, FÜRMAIER, IMHÄUSER). Bei weniger kleinen Schenkelhalswinkeln (ca. 120°) wurde auch die relativ seltene Dislokation nach *medial-hinten/unten* gefunden (IMHÄUSER). Nicht ganz so selten ist die Dislokation nach lateral-hinten/unten. Es kann hier eine Valgusstellung zustande kommen, die man analog zur Coxa *vara* adolescentium mit Coxa *valga* adolescentium bezeichnen kann. Dabei soll der Collum-Diaphysenwinkel mehr als 140° betragen. Das Bild eines relativ großen normalen „Epiphysenwinkels", dessen Werte zwischen 17 und 27° liegen, sollte nicht mit dem einer lateralen Kopfkappenverschiebung verwechselt werden (Vergleich mit der anderen Hüfte, s. Abb. 201a, Text S. 204).

Die mechanischen Verhältnisse des Hüftgelenkes und ihre Beziehung zum Hals-Schaftwinkel während der Entwicklungsjahre untersuchte E. MORSCHER. Er arbeitete die für das Verständnis der Epiphyseolysis capitis wichtigen dynamischen Verhältnisse am jugendlichen Hüftgelenk besonders heraus (die ,,Varisierung'' und ,,Detorquierung'' des Schenkelhalses, die ,,Valgisierung'' der Epiphysenfuge, die ,,Interferenz'' der Knochenbälkchen) (Abb. 196).

In einer klinischen und röntgenologischen Studie über die gleitende Hüftkopfepiphyse gehen BILLING und SEVERIN auf die röntgenologische Untersuchungstechnik zur Bestimmung von Richtung und Ausmaß der Kopfkappenverschiebung in Winkelgraden

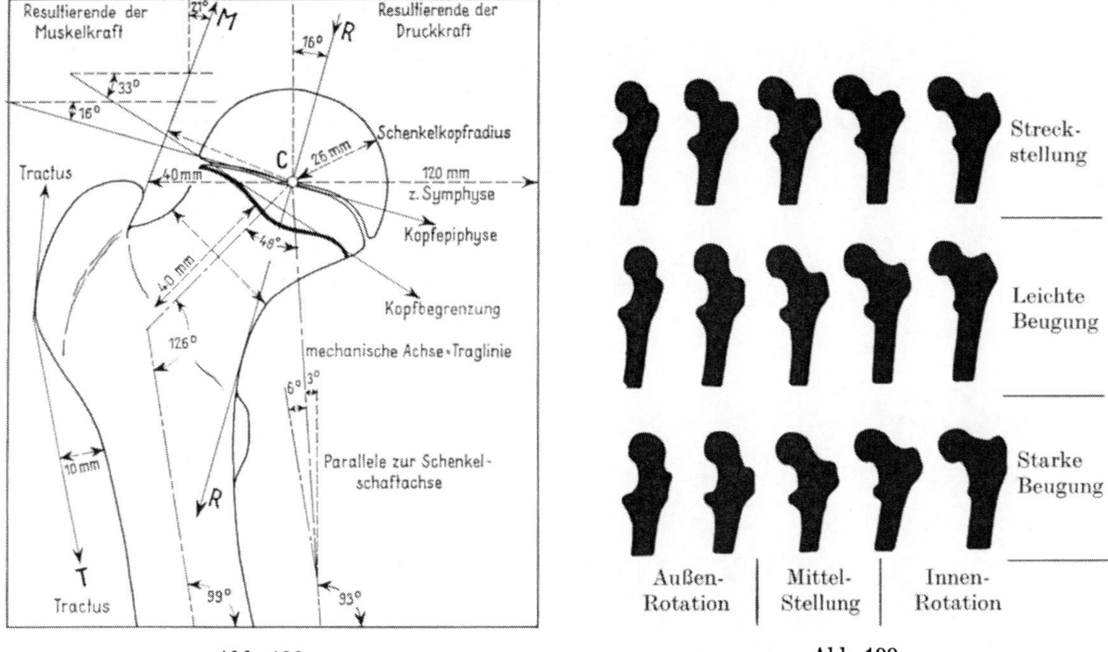

<table>
<tr><td>Abb. 198</td><td>Abb. 199</td></tr>
</table>

Abb. 198. Wichtige mittlere Winkel und Abstände am proximalen Femurende bei einem 18jährigen Mann. *M* Resultierende der Muskelkraft, *R* Resultierende der Druckkraft, D Tractus iliotibialis. → Richtungen, ← - - - → Distanzen, - - - - - - Achsen, ······ vertikale und horizontale Hilfslinien. (Aus MÜLLER, M. E.: Die hüftnahen Femurosteotomien. Stuttgart: G. Thieme 1957)

Abb. 199. Projektion ein und desselben Femur im a.p.-Bild bei verschiedenen Rotations-, Streck- und Beugestellungen (nach H. STORCK). Es können verschiedene Größen des Schenkelhals-Schaftwinkels und Längen des Halses vorgetäuscht werden

genauer ein, desgleichen M. E. MÜLLER. Im folgenden wird auf die Röntgenuntersuchung des Hüftgelenkes im Hinblick auf die Probleme, welche die juvenile Kopfkappenlösung und der Morbus Perthes stellen, näher eingegangen.

γ) Röntgenbild und Messungen am Hüftgelenk
(in Anlehnung an M. E. MÜLLER)

Anhand eines Schemas von CHAPCHAL und eines von M. E. MÜLLER werden die gebräuchlichen Winkel und Maße am Hüftgelenk in Erinnerung gebracht (Abb. 197 und 198). Es ist wichtig, daß die Messungen in genau festgelegten Stellungen des Beines, des Beckens oder beider zueinander, erfolgen, damit die Achsen und Winkel in jeweils vergleichbaren Positionen festgestellt werden können. Infolge der flächenhaften Projektion auf den Röntgenbildern werden nämlich bei verschiedenen Rotations- und Beugestellungen des Femurs im Hüftgelenk auch die Winkel projektorisch abgewandelt, wie z.B. für den Schenkelhalswinkel aus den Schattenbildern von H. STORCK (Abb. 199)

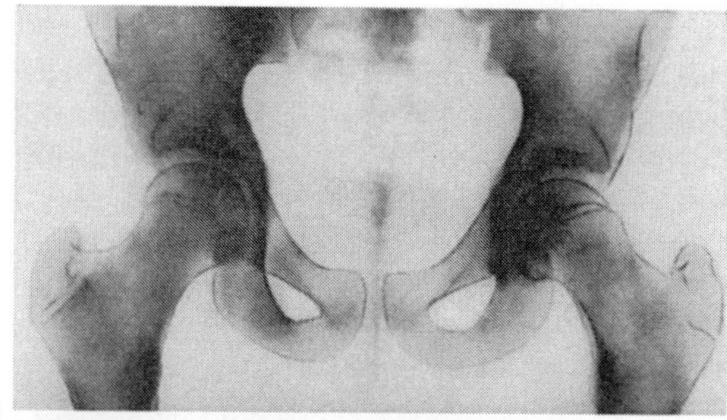

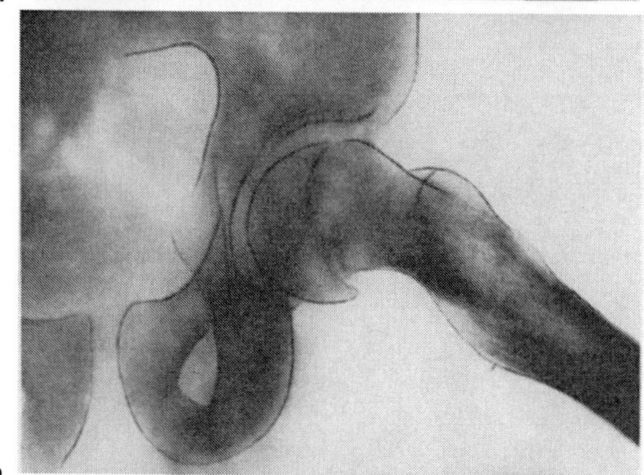

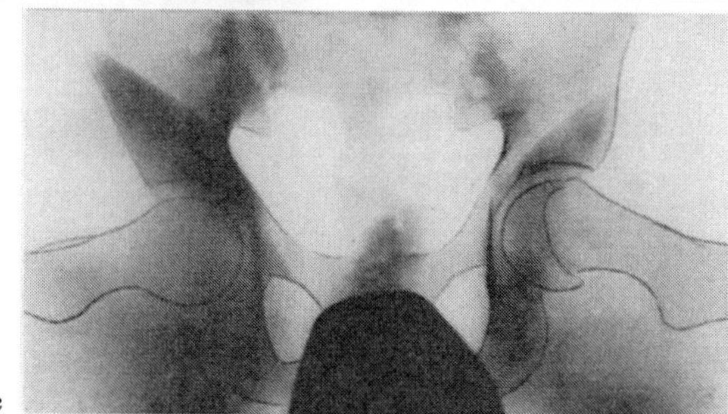

Abb. 200 a—c

ersichtlich wird. Will man daher Messungen am Hüftgelenk vornehmen, so sind die entsprechenden Standardpositionen bei den Aufnahmen einzustellen. Hauptsächlich von orthopädischer Seite werden hier als Standardaufnahmen empfohlen: die Aufnahme in a.p. „Normalstellung" (Abb. 200a), die Aufnahme nach LAUENSTEIN (Abb. 200b), die Antetorsionsaufnahme (Abb. 200c) und eventuell die Korrekturaufnahme in Bauchlage (Abb. 208b). Bei der Behandlung der kongenitalen Hüftluxation spielen auch Aufnahmen in der Lorenz-Primärstellung oder in der Lange I-Stellung eine Rolle, je nach der Behandlungsart.

αα) Aufnahme in Normalstellung (a.p.-Aufnahme, Abb. 201a und b) und Messungen an Hand dieser Aufnahme

Patient in Rückenlage. Gestreckte Hüftgelenke, die Kniegelenke berühren sich, die Unterschenkel hängen über die Tischkante parallel zueinander herab. Der

Abb. 200a—c. Frisches Stadium einer Epiphyseolysis capitis bei einem 15jährigen Jungen; Abrutsch nach caudal-dorsal, Beschwerden seit 2 Monaten. Leichter Sudeck. Dystrophia adiposo-genitalis. a Normal-Aufnahme a.p.; b Lauenstein-Aufnahme; c Antetorsionsaufnahme. (M. E. MÜLLER, Die hüftnahen Femurosteotomien. Verlag G. Thieme, 1957)

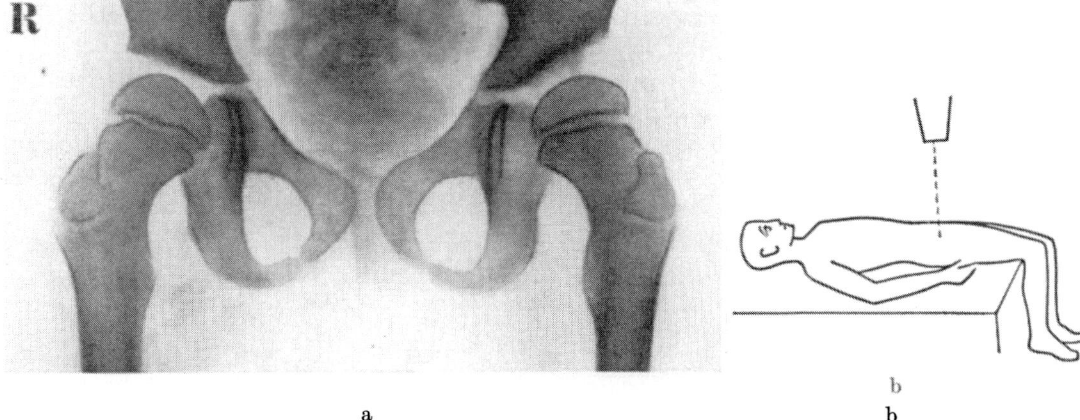

a　　　　　　　　　　　　　　　　　　　b

Abb. 201. a Aufnahme in a.p. „Normalstellung" zur Bestimmung des projizierten CCD- und CE-Winkels. Es zeigt sich ein valgisierter und verstärkt antetorquierter Schenkelhals bei residueller Hüftluxation. b Lagerung des Patienten zu dieser Aufnahme. Siehe auch Text S. 204. (Aus M. E. MÜLLER, Die hüftnahen Femurosteotomien. Verlag G. Thieme 1957)

Zentralstrahl ist auf den oberen Rand der Symphyse gerichtet, wie beim gewöhnlichen Beckenübersichtsbild. Diese Aufnahme und die Antetorsionsaufnahme fordert DUNN zur Darstellung der Hüfte bei Epiphyseolysis capitis. Der Focusabstand vom Patienten soll mindestens 80 cm betragen. An Hand solcher Aufnahmen sollen hauptsächlich die physiologischen Hüftgelenksverhältnisse in Mittel- oder Gangstellung beurteilt werden.

Es genügen aber auch die gebräuchlichen a.p.-Aufnahmen, angefertigt auf einem gewöhnlichen Flachblendentisch in Rückenlage des Patienten mit ausgestreckten Beinen. Die Kniescheibe muß aber senkrecht nach oben gerichtet sein (IMHÄUSER). Dabei wird zwar der Antetorsionswinkel nicht berücksichtigt und der Schenkelhals-Schaftwinkel etwas vergrößert dargestellt, es ist aber diese Technik mit Hilfe der üblichen Röntgeneinrichtungen leichter realisierbar.

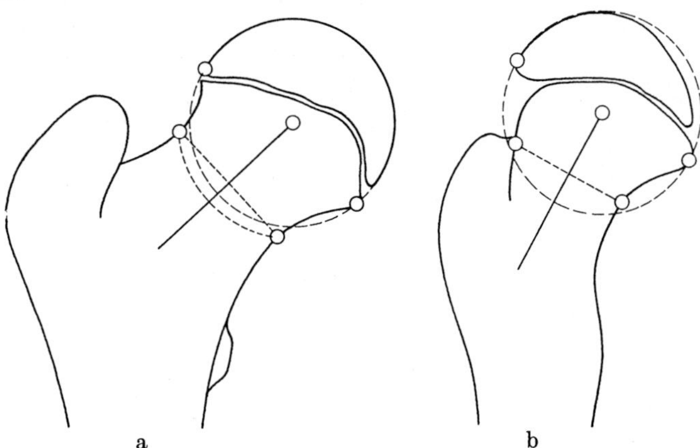

Abb. 202a u. b. Bestimmung des Schenkelkopfzentrums und der Schenkelhalsachse (nach M. E. MÜLLER). a Bezugspunkte am Schenkelkopf und am Schenkelhals bei einem normalen proximalen Femurende. b Bezugspunkte am subluxierten Schenkelkopf. Der äußere obere Bezugspunkt zur Bestimmung des Kopfmittelpunktes liegt am äußersten oberen Rand der Kopfepiphyse. Der untere mediale Bezugspunkt liegt am kopfbildenden Anteil des Schenkelhalses, am sog. Diaphysenstachel[1]. Diese Bezugspunkte erlauben, auch bei einer Coxa valga, trotz leichter Kopfdeformierung und Kopfverschiebung, zuverlässig den Mittelpunkt des Schenkelkopfes zu finden. Für die Bestimmung der Richtung der Schenkelhalsachse wird als Bezugspunkt der tiefste Punkt des oberen Halsumrisses und ein zweiter Punkt auf der Konkavseite des Schenkelhalses gewählt, der röntgenologisch gleich weit vom Kopfzentrum entfernt liegt wie der obere Bezugspunkt. Die Schenkelhalsachse geht durch Kopfzentrum und Mittelpunkt der Ebene, die durch die zwei Bezugspunkte am Schenkelhals begrenzt wird

Wenn bei stärkerer Epiphysendislokation eine kontrakte Außenrotationsstellung des Oberschenkels mit erheblicher Bewegungsstörung vorliegt, so muß bei der a.p.-Aufnahme meistens die kranke Beckenseite unterlagert werden, und zwar so stark, bis die Kniescheibe dieser Seite exakt nach oben steht (also parallel zur Tischplatte liegt). Bei Aufnahme des Hüftgelenkes in Bauchlage ist die gesunde Seite soweit anzuheben, bis der gebeugte Unterschenkel der kranken Seite senkrecht nach oben steht. Diese Position liefert auch technisch bessere Bilder, weil der Abstand des Hüftgelenkes vom Film kleiner ist (IMHÄUSER).

1. Bestimmung der Schenkelhalsachse. Die anatomische Schenkelhalsachse ist die Gerade, die den Mittelpunkt des Schenkelhalsquerschnittes am Hals-Trochantermassiv-Übergang mit dem Hals-Kopf-Übergang verbindet. Der Einfachheit halber wird aber meist als Bezugspunkt das Kopfzentrum und die Mitte der engsten Stelle des Schenkelhalses gewählt (VON LANZ). In der Praxis wird diese Linie am Röntgenbild meistens lediglich mit dem Augenmaß bestimmt. Objektivere Methoden haben ALSBERG, F. LANGE, GRÜNEWALD und M. E. MÜLLER ausgearbeitet. Die Methoden der beiden zuletzt genannten Autoren sind sich ähnlich. Auf Abb. 202 wird das Verfahren von M. E. MÜLLER veranschaulicht.

---

1 Diaphysenstachel (HILGENREINER), Schenkelhalsspitze (DREHMANN), hängende Lippe (GAUGELE).

2. Die Halstangente. Sie ist geeignet für die grobe Überprüfung der Stellung der Kopfepiphyse zum Hals am a.p.-Bild (s. Abb. 195).

3. Bestimmung der Oberschenkelschaftachse. Bei sagittaler Bildbetrachtung wählt man als Längsachse des Femurschaftes am besten die Verbindungslinie zwischen dem Mittelpunkt des oberen Schaftquerschnittes und dem Mittelpunkt des distalen Schaftquerschnittes (VON LANZ). Wegen der Schaftkrümmung ist diese Linie streng genommen keine Mittellinie (Abb. 230).

4. Bestimmung des Mittelpunktes des Schenkelkopfes (Abb. 202). Beim Erwachsenen ist die Kopfrundung deutlich entwickelt, sie entspricht im Röntgenbild fast einem idealen Kreissegment. Dessen Mittelpunkt kann daher nach der Art der geometrischen Ermittlung des Kreismittelpunktes ziemlich genau gefunden werden. Hierzu müssen mindestens

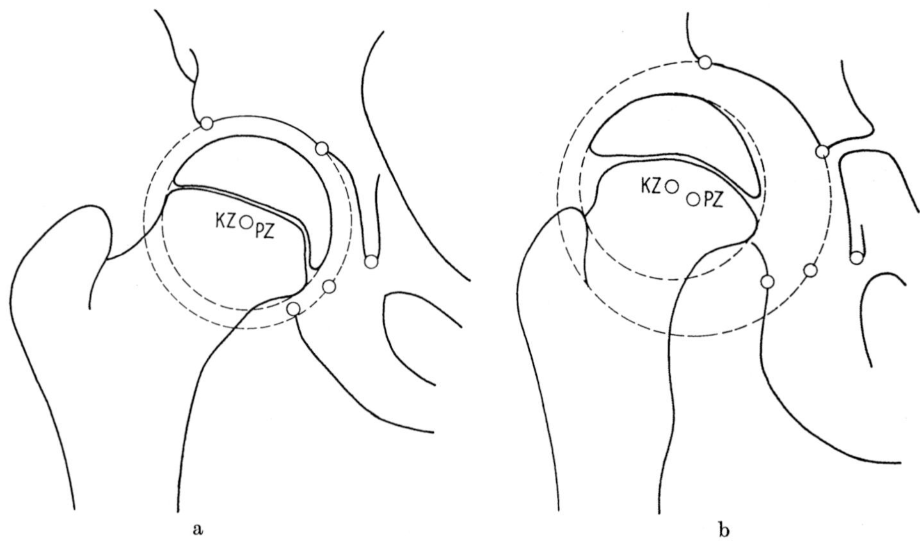

Abb. 203a u. b. Bestimmung des Pfannenzentrums (BARDET u. PERROT). a Bei physiologischen Verhältnissen stimmen Kopfzentrum (KZ) und Pfannenzentrum (PZ) überein. b Bei einer Subluxation sind Kopfzentrum (KZ) und Pfannenzentrum (PZ) verschieden. Zur Festlegung des Mittelpunktes der Hüftpfanne sind 3 Bezugspunkte zu wählen: Der obere liegt an der Pfannendachecke, der mittlere an der medialen unteren Ecke des Os ilium beim Kinde, an der unteren Begrenzung der Tragfläche am Acetabulum beim Erwachsenen. Der untere Bezugspunkt befindet sich in der Mitte zwischen unterem Bogen der „Tränenfigur" von KÖHLER und lateraler Begrenzung des Os ischii. (Aus: M. E. MÜLLER, Die hüftnahen Femurosteotomien. Verlag G. Thieme 1957)

3 Meßansatzpunkte an der Kreisperipherie festgelegt werden. Die Senkrechten, die man in der Mitte der Verbindungslinie dieser Punkte errichtet, schneiden sich im Kreismittelpunkt. Als praktisch brauchbare Bezugspunkte haben sich erwiesen: Der laterale Punkt der Kopfepiphyse, die mediale Halsecke (sog. Schenkelhalsspitze nach HOFFA, Diaphysenstachel nach HILGENREINER oder hängende Metaphysenlippe nach GAUGELE und ein oder mehrere beliebige Punkte an der Peripherie der knöchernen Kopfrundung. Fallen Kopfzentrum (KZ) und Pfannenzentrum (PZ) nicht auf einen Punkt zusammen, so ist eine pathologische Abweichung gegeben, die meistens in einer Kopfkappenverschiebung besteht (Abb. 203).

Beim Gebrauch des Röntgenischiometers von M. E. MÜLLER genügen die zwei zuerst aufgeführten Bezugspunkte am oberen und am unteren Rande des Schenkelkopfes sowie die Schenkelhalsachse, um die Kopfrundung zu bestimmen.

5. Bestimmung des Pfannenzentrums (Abb. 203). Nach BARDET und PERROT werden 3 Bezugspunkte ausgewählt: Der oberste Punkt wird vom höchsten Punkt des Pfannenrandes dargestellt (Pfannenecke), obwohl anatomisch diese Stelle nur dem erhöhten Rand der Hüftgelenkspfanne entspricht (ROHLEDERER, IDELBERGER, FRANK). Außerdem wird die Ossifikation des Pfannenerkers erst im 17.—19. Lebensjahr vollendet. Der tiefste Punkt liegt in der Mitte einer Linie, die die untere Kontur der „Tränenfigur" von Köhler mit dem hinteren Pfannenrand am Os ischii verbindet. Als Zwischenpunkt wird beim Kind die tiefste Ecke des Os ilium auf der Höhe der Y-Fuge und beim Erwachsenen die mediale Begrenzung der Tragfläche, die der sklerotischen Zone am Acetabulum entspricht, gewählt. Da das Substrat für diese Punkte im Laufe des Knochenwachstums einer Entwicklung unterworfen ist, kann es bei entsprechenden Altersstufen unter Umständen schlecht oder gar nicht kontrastieren. Dadurch wird die Bestimmung des Pfannenzentrums erheblich erschwert (Ausführungen nach M. E. Müller). Die angeführten röntgenanatomischen Bezugspunkte werden auch zur Ermittlung des Pfannendachwinkels herangezogen (s. S. 325), s. a. unter „Pfannen-Index", S. 334.

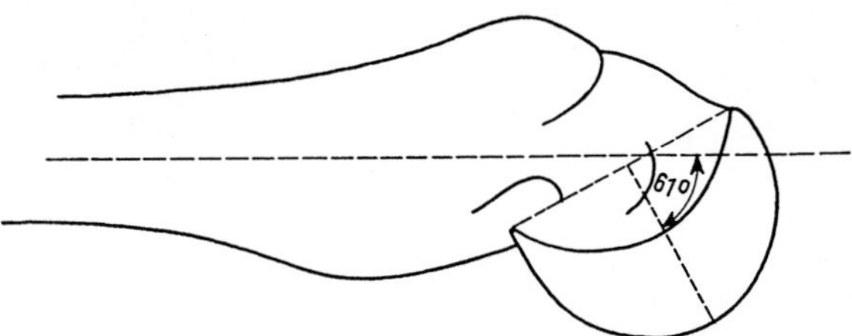

Abb. 204. Aufnahme nach Lauenstein zur Darstellung der Ausdehnung des Abrutsches der Epiphyse nach hinten. Der Winkel zwischen der verlängerten Längsachse des Schenkelschaftes und der Senkrechten zur Basislinie der Kopfepiphyse gibt ungefähr das Ausmaß der Verschiebung wieder (hier 61°)

6. Bestimmung des projizierten Schenkelhals-Schaftwinkels (CCD-Winkel). (Ausführliche Besprechung s. S. 212.)

7. Bestimmung des Epiphysenwinkels am Hüftkopf nach Glogowski und des Epiphysenneigungswinkels nach Cramer (s. S. 222).

8. Bestimmung des Centrum-Eckenwinkels (CE-Winkel nach Wiberg). (Ausführliche Besprechung s. Kapitel „Perthes", S. 324.)

9. Der Auftreffwinkel nach v. Lanz. Hier handelt es sich um den Winkel zwischen Schenkelhalslängsachse und Pfannenneigungsebene, gemessen am Frontalbild des Hüftgelenks (s. S. 321). Der Winkel gibt über die Ausdehnung der Belastungsfläche des Hüftkopfes Auskunft. Es besteht Abhängigkeit von der Größe des Schenkelhalswinkels und des Neigungswinkels der Pfanneneingangsebene (s. Abb. 197). Fragen der Belastung an den druckübertragenden Bezirken von Hüftpfanne und Kopf hängen mit der Größe dieses Winkels zusammen (s. auch Kapitel „Osteochondrosis dissecans", S. 657).

ββ) Hüftgelenkaufnahme nach Lauenstein

Diese Aufnahme (Abb. 200b) wird meistens zusätzlich zur Sicherung der Diagnose eines pathologischen Prozesses am Hüftgelenk vorgenommen, vielfach dient sie zunächst als Ersatz für die schwieriger einzustellende axiale Aufnahme. Sie ist auch bei der juvenilen Kopfkappenlösung beim „Perthes" und den Schenkelhalserkrankungen unerläßlich, weil sie Einblick in den ventralen und dorsalen Abschnitt des Hüftgelenkes gibt. Der Winkel zwischen der verlängerten Schaftlängsachse und der Senkrechten zur Basislinie der Kopfkalotte (Epiphysenlinie) liefert einen groben Hinweis für das Ausmaß der Verschiebung der Kopfkalotte nach dorsal oder ventral (Abb. 204 und 205). Dabei wird aber bei der gewöhnlichen Lauenstein-Aufnahme der Einfluß des Antetorsionswinkels auf die Projektion des Schenkelhalses und -kopfes nicht berücksichtigt. Erst mit Ausgleich des Antetorsionswinkels — wenn also die Schenkelhalslängsachse parallel zur Filmebene verläuft — wird das wahre Maß einer Dorsalverschiebung der Kopfkappe ersichtlich

(s. Abb. 206). Dazu ist es notwendig, vorher den AT-Winkel zu bestimmen (S. 215). In der Praxis genügt es meistens, den Oberschenkel bei Beugung im Hüftgelenk soweit zu abduzieren, bis der laterale Winkel zwischen der Längsachse des Oberschenkelschaftes und der Horizontalen die Größe des Komplementärwinkels des Schenkelhalswinkels erreicht hat. Der Schenkelhals liegt dann horizontal, d.i. parallel zur Tischplatte.

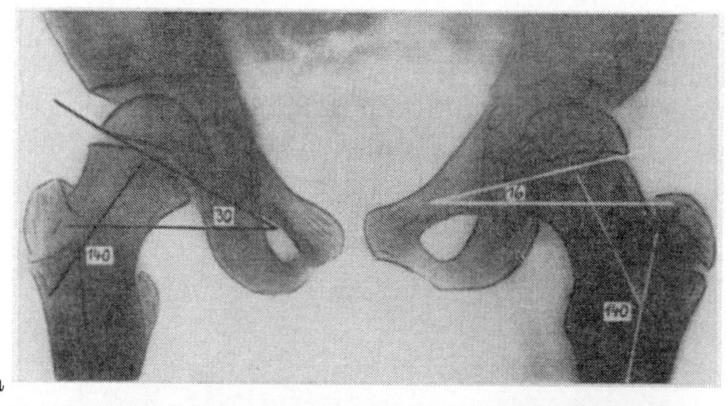

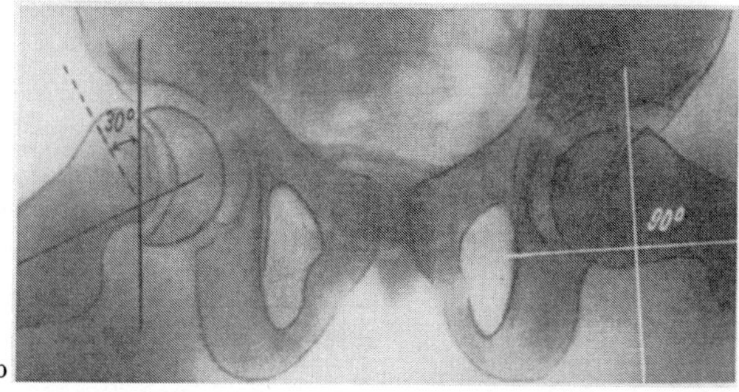

Abb. 205a u. b. Kopfkalottenabrutsch rechts bei einem 12jährigen Jungen. Grobe Feststellung des Ausmaßes der Abdrehung der Kopfkappe: a in der a.p.-Aufnahme mit Hilfe des Winkels, den die Kopfkappe zur Horizontalen bildet (Epiphysenneigungswinkel nach CRAMER); aus dem Vergleich mit der gesunden linken Seite ergibt sich eine Abdrehung von 14° (30°—16° = 14°); b in der Aufnahme nach LAUENSTEIN durch den Winkel, den die Kopfkappe mit der verlängerten Femurschaftlängsachse bildet. Normal beträgt dieser Winkel 90°. Rechts liegt eine Kopfkappenabdrehung nach dorsal von 30° vor, gemessen am Ergänzungswinkel zum Lot auf die verlängerte Femurlängsachse. (Nach A. FÜRMAIER)

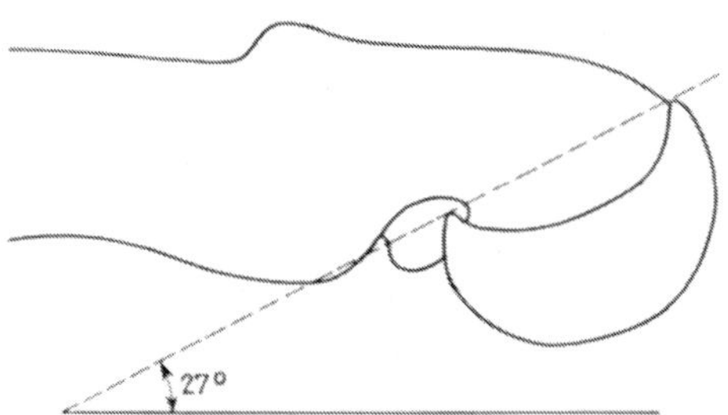

Abb. 206. Antetorsionsaufnahme zur genauen Feststellung der Retrotorsion des Schenkelhalses und des Ausmaßes der Verschiebung der Kopfepiphyse nach hinten. Ist der Winkel zwischen der Verbindungslinie der Epiphysenfuge und der projizierten Femurkondylenquerachse kleiner als 60° (hier nur 27°), so erscheint (nach M. E. MÜLLER) eine blutige Reposition angezeigt. (Aus: M. E. MÜLLER, Die hüftnahen Femurosteotomien. Verlag G. Thieme)

IMHÄUSER und FÜRMAIER haben eine solche Technik angegeben (Abb. 207 und 208a). Am besten ist es, wenn die Hüftbeugung 90° beträgt, damit der Hüftkopf ziemlich genau in der vertikalen Richtung wiedergegeben wird in Orientierung am aufrecht stehenden Menschen und somit im Röntgenbild der obere Hüftkopfrand anatomisch dem ventralen und der untere anatomisch dem dorsalen entspricht.

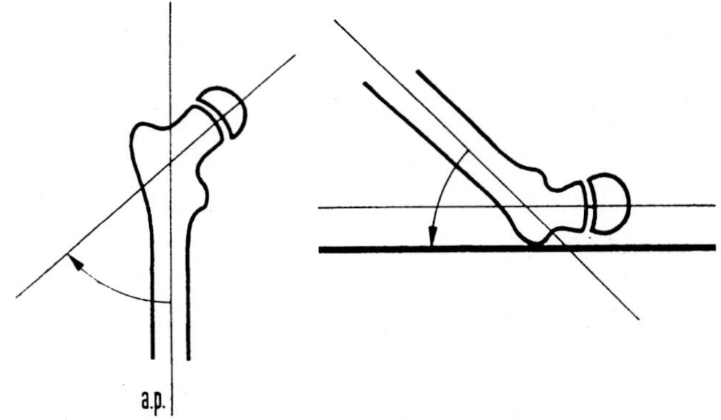

Abb. 207. Lagerung nach LAUENSTEIN für die Untersuchung auf Kopfkappenlösung. Das Bein wird so gelagert, daß der Winkel zwischen Röntgentisch und dem abduzierten Bein dem Supplementwinkel des Schenkelhalsschaftwinkels entspricht. In dieser Position liegt der Schenkelhals parallel zur Röntgenkassette. Um eine Verdrehung zu vermeiden, muß der im Kniegelenk gebeugte Unterschenkel parallel zum Röntgentisch liegen.
(G. IMHÄUSER)

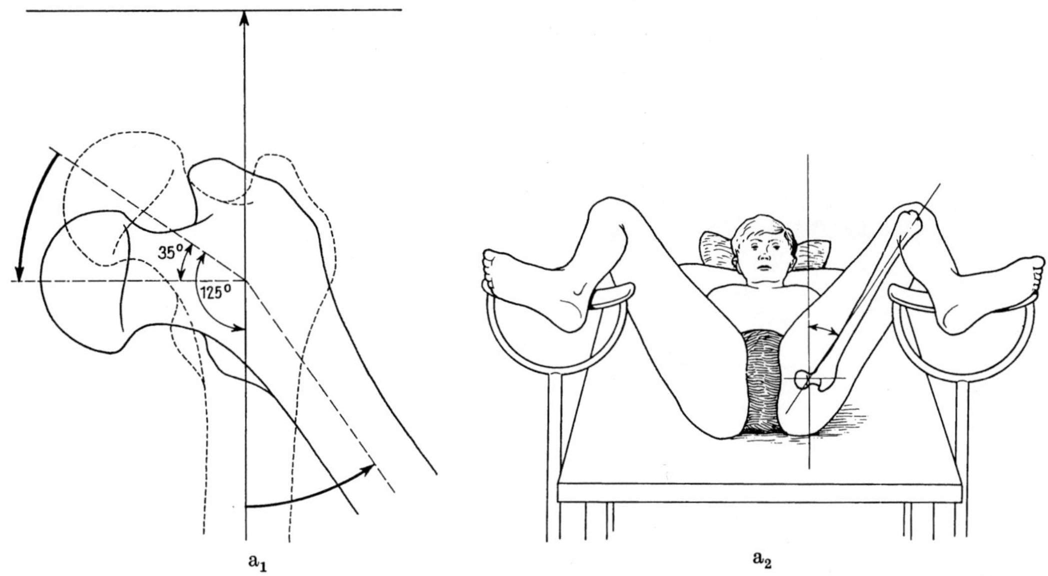

Abb. 208a. a₁ Zur Technik der Aufnahme des Schenkelhalses in Lauensteinposition nach A. FÜRMAIER. Beispiel: Bei einem Schenkelhalswinkel von 125° (punktiert) ist es notwendig, den Oberschenkel um 35° (125° minus 90°) zu abduzieren, um den Schenkelhals parallel zum Film einzustellen (ausgezogene Linie), s. auch Abb. 207. a₂ Lagerung des Patienten: Beugung im Knie- und Hüftgelenk 90°, Abduktion der Oberschenkel 35°. Keine Rotation der Oberschenkel (A. FÜRMAIER). Es kann an dem auf diese Weise gewonnenen Röntgenbild eine etwaige Dorsal- oder Ventralverlagerung des Hüftkopfes erkannt und zugleich die Größe des Antetorsionswinkels bestimmt werden

Eine bestehende Außenkontraktur des Beines stellt für die Einstellung der Lauensteinlage kein Hindernis dar. Bei teilversteiftem Hüftgelenk wird die gesunde Seite unterlagert. Dazu macht B. G. WEBER folgende Angaben:

Wenn bei starkem Kopfabrutsch und stark eingeschränkter Hüftbeweglichkeit eine symmetrische Lagerung des Patienten nicht mehr möglich ist (meistens bei einem Kopfabrutsch von über 30°), so ist das erkrankte Gelenk einzeln zu untersuchen. Dabei ist nach M. E. MÜLLER in der a.p.-Sicht zum Ausgleich der Außenrotationsfehlstellung und der physiologischen Antetorsion solange ein Keil unter das Gesäß der gesunden Seite des Patienten zu schieben, bis das Kniegelenk dieser Seite leicht nach medial gerichtet ist: Jetzt zeigt das Röntgenbild das Ausmaß der Gleitung nach unten. In der axialen Sicht ist das Bein solange zu abduzieren, bis der Schenkelhals parallel zur Filmkassette liegt. Diese Forderung ist praktisch erfüllt — sofern einigermaßen normale Winkelverhältnisse vorliegen — wenn um 45° abduziert wird[1]. Jetzt kann das Ausmaß der Dorsalabgleitung ersehen werden. Ausführlichere Angaben über die Bestimmung des Antetorsionswinkels s. S. 215.

$\gamma\gamma$) Antetorsionsaufnahmen

Sie dienen zur Bestimmung des Antetorsionswinkels des Schenkelhalses (s. Abb. 201, ausführliche Besprechungen auf S. 217).

$\delta\delta$) Korrekturaufnahme in Bauchlage

Die Korrekturaufnahme in Bauchlage (Abb. 208b) ist nicht allgemein gebräuchlich. Sie wird von einigen Autoren, z.B. M.E. Müller, zur unmittelbaren Kontrolle der postoperativen Stellung des proximalen Femurendes gegenüber der Pfanne benützt. Der

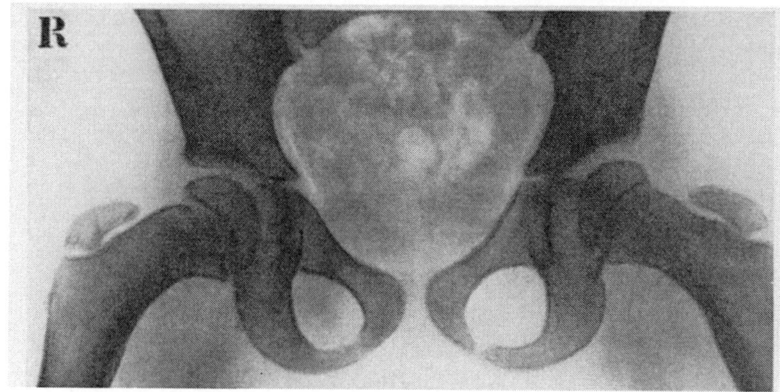

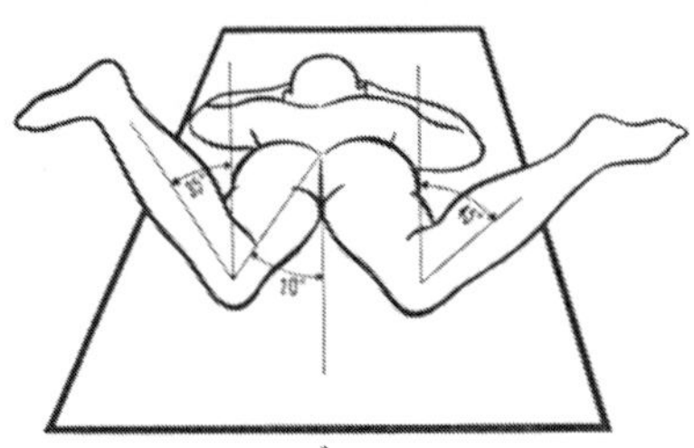

Abb. 208b. b₁ Korrekturaufnahme in Bauchlage. b₂ Lagerung des Patienten zu dieser Aufnahme. Durch Innenrotation werden die AT und der zu korrigierende Valgus ausgeglichen. Die Einstellung des Schenkelkopfes in der Pfanne und die Richtigkeit des errechneten CCD-Winkels können geprüft werden. (Aus: M. E. Müller, Die hüftnahen Femurosteotomien. Verlag G. Thieme 1957)

Patient befindet sich in Bauchlage. Die Beine sind so sehr gespreizt, wie die errechnete notwendige Varisierung des Schenkelhalses, die Oberschenkel sind so stark innenrotiert, wie die errechnete notwendige Detorquierung. Bei guter Beweglichkeit des Hüftgelenks wird eine frontale Einstellung des Schenkelhalses erstrebt, so daß die Innenrotation ungefähr dem Wert der Antetorsion entspricht. Man will hauptsächlich die Frage überprüfen, ob nach der Korrektur der Fehlstellungen des Schenkelhalses wesentlich bessere Artikulationsverhältnisse zwischen Kopf und Pfannen erhofft werden können.

$\varepsilon\varepsilon$) Weitere brauchbare Aufnahmepositionen

Gute Übersicht über die Beziehung des Hüftkopfes zur Pfanne liefert die Aufnahmetechnik nach Gickler und Teufel sowie die „leapfrog-position" (s. „Perthes", S. 317).

Die „Faux-Profilaufnahme" des Hüftgelenks stellt den vorderen Pfannenerker dar (s. „Perthes", S. 317).

---

1 Diese Aufnahme kann auch in der Beinhaltevorrichtung (Abb. 216) durchgeführt werden (in Abduktion von 45°).

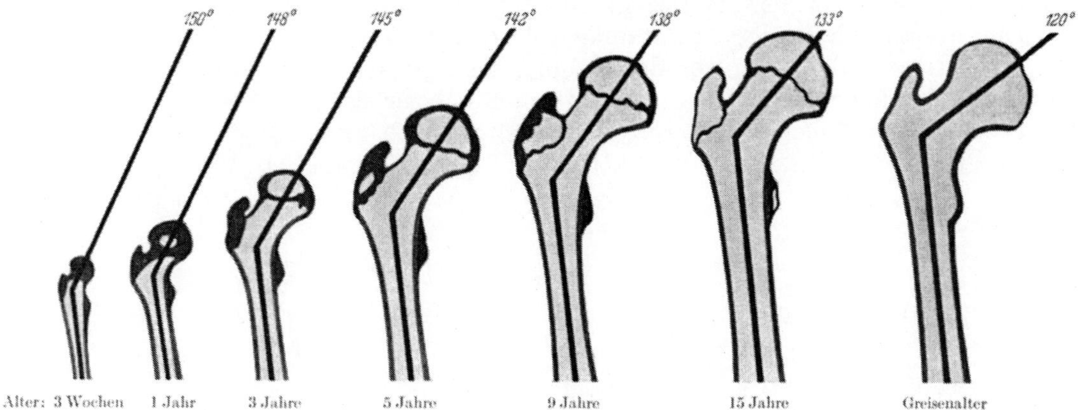

Abb. 209. Entwicklung des Schenkelhalswinkels. (Aus: LANZ-WACHSMUTH, Praktische Anatomie. Berlin: Springer)

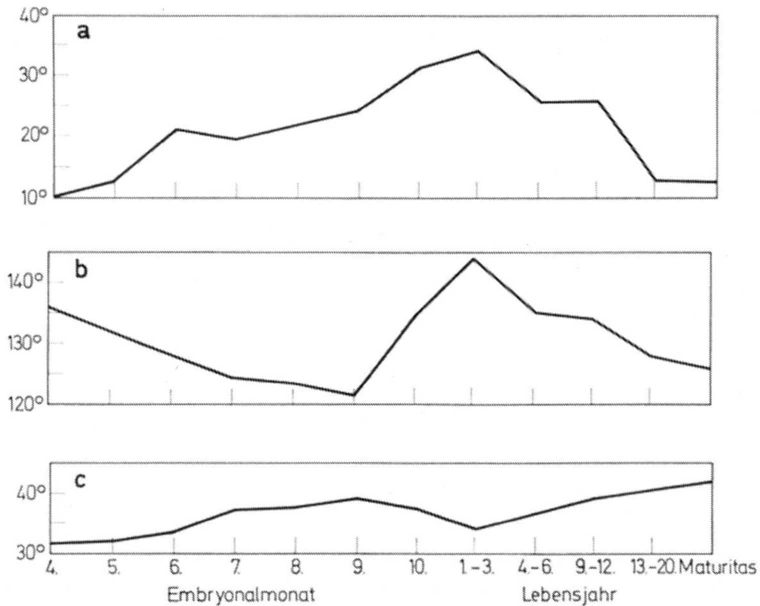

Abb. 210a—c. Winkel von Femur-Antetorsion (a), Schenkelhalsschaft (b) und Pfanneneingangsebene (c) in Alters- bzw. Entwicklungsabhängigkeit. Man beachte die „umwegige" Entwicklung (Ausformung). [Nach v. LANZ und A. MAYET; aus: GLOGOWSKI, Z. Orthop. Beiheft zu Bd. **95** (1962)]

ζζ) Einschlägige Winkel am Hüftgelenk

Die wichtigsten Winkel und Abstände, die für die Diagnostik und Therapie am Hüftgelenk in Frage kommen, sind aus den Abb. 197 und 198 ersichtlich. Die mittleren Werte dieser Winkel sind im allgemeinen geläufig, weniger aber bekannt ist die Tatsache, daß einige Winkel während des Skeletwachstums ebenfalls eine *Entwicklung* durchmachen. Auf den Abb. 209 und 210 ist nach Angaben von v. LANZ und MAYET die Altersabhängigkeit des Schenkelhalswinkels, des Antetorsionswinkels und des Neigungswinkels der Pfanneneingangsebene zur Sagittalen dargestellt (GLOGOWSKI). Dazu sei aus den Feststellungen von v. LANZ und MAYET noch folgendes angefügt:

Die Ausformung (Entwicklung) der oben erwähnten Winkel erfolgt während des untersuchten Zeitraumes umwegig (NAUCK). Bei der Femurtorsion ist diese umwegige Ausformung zweiphasig. Die ganze Embryonalzeit ist ihrer progredienten Phase zuzurechnen. Schon im 6. Embryonalmonat beginnt sie den maturen Endwert zu überschreiten, um ihn in den beiden letzten Embryonalmonaten um das $2^{1}/_{2}$fache zu über-

14*

treffen. Der Schenkelhalswinkel zeigt eine 3phasige umwegige Ausformung. Die progrediente Anfangsphase der Ausformung gehört vollständig der Embryonalzeit an. In den beiden letzten Monaten vor der Geburt, die eine regressive Mittelphase einleiten, kehrt sie zur frühembryonalen Coxa-valga-Stellung zurück. Die Pfanneneingangsebene läßt ebenfalls eine 3phasige umwegige Ausformung erkennen. Die progressive Anfangsphase liegt, wie beim Schenkelhalswinkel, ganz in der Embryonalzeit. Während des letzten

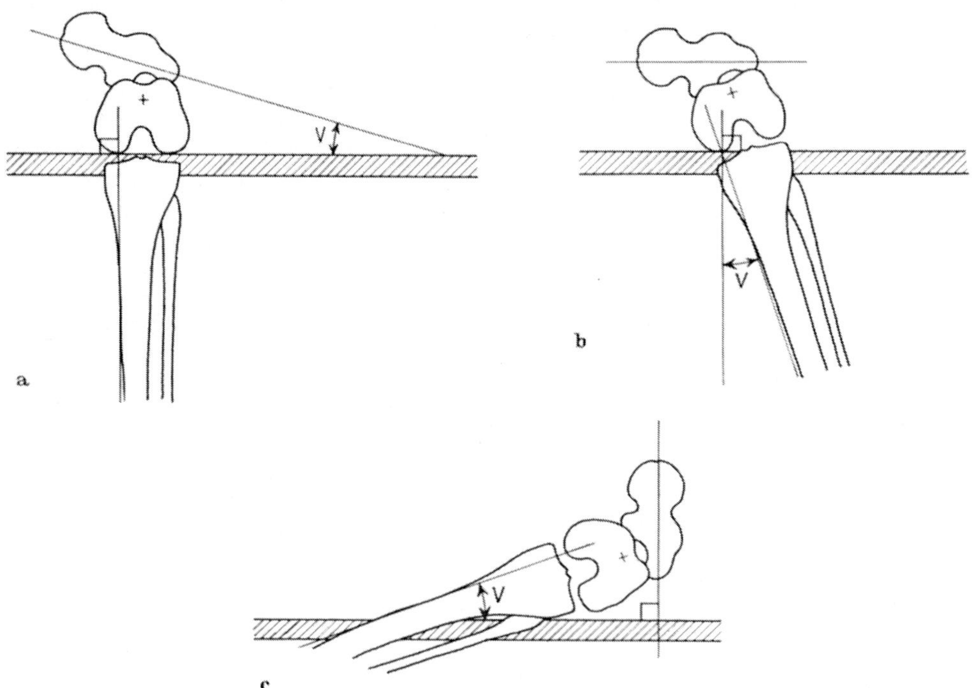

Abb. 211 a—c. Beziehung der Femurkondylenebene zur Schenkelhalslängsachse im sog. Anteversions (=Antetorsionswinkel. Normal 12° beim Erwachsenen). a Bei Frontalaufnahme ohne Berücksichtigung des Winkels V. b Bei korrekter Frontalaufnahme mit Berücksichtigung des Winkels V. c Projektion zur Bestimmung des Anteversionswinkels V. (Nach I. Bergstrand und O. Norman)

Schwangerschaftsmonates leitet sich ihre regressive Mittelphase ein. Ein wesentlicher Seitenunterschied konnte in der Ausformung der 3 Winkel nicht beobachtet werden, dagegen ist es wahrscheinlich, daß sie sich in der Embryonalzeit geschlechtsdimorph entwickeln (genaueres s. v. Lanz und A. Mayet).

Auf folgende Winkel soll im Rahmen unserer Abhandlung näher eingegangen werden:

1. Winkel am proximalen Femurabschnitt.

a) Der projizierte Schenkelhals-Neigungswinkel im Röntgenbild. [Schenkelhals-Neigungswinkel (Mikulicz); projizierter Centrum-Collum-Diaphysenwinkel = CCD-Winkel; Schenkelhalswinkel; Hals-Schaftwinkel (v. Lanz); Collum-Diaphysenwinkel (CDW, Valentin).] Es handelt sich um den Winkel, den die Längsachse des Femurschaftes mit der Längsachse des proximalen Femurhalses bildet. Die wahre anatomische Größe dieses Winkels wird im Röntgenbild dann nicht erfaßt, wenn der Schenkelhals nicht parallel zur Röntgenplatte und senkrecht zur Richtung der Röntgenstrahlen liegt, er erfährt dann eine mehr oder weniger starke Verzeichnung, wie aus den Schattenbildern der Abb. 199 ersichtlich wird. Bei stärkerer Antetorsion erscheint der Schenkelhals verdickt und verkürzt und wird mehr oder weniger vom Trochantermassiv bedeckt. Eine Aufnahme, die in Innenrotationsstellung des Oberschenkels, der Größe der der Antetorsion entsprechend (normales Ausmaß 12°), angefertigt wird, liefert unter normalen anatomischen Verhältnissen für die Ermittlung des CCD-Winkels die besten Werte (Abb. 211 b), weil in dieser Position der Schenkelhals parallel zur Filmebene liegt (Abb. 211). Da man aber die wirkliche

Tabelle 15. *Diagramm zur Ablesung errechneter reeller Werte des CCD-Winkels und des Antetorsionswinkels. Die Ausgangsziffern wurden nach der Methode von* DUNLAP *gewonnen.* (Aus: M. E. MÜLLER)

Projizierter Antetorsionswinkel = Proj. AT ∡

Projizierter Centrum-Collum-Diaphysenwinkel = Proj. CCD ∡

	5°	10°	15°	20°	25°	30°	35°	40°	45°	50°	55°	60°	65°	70°	75°	80°
100°	4	9	15	20	25	30	35	40	45	50	55	60	65	70	75	80
	101	100	100	100	100	99	99	98	97	96	95	94	94	93	92	91
105°	5	9	15	20	25	31	35	41	46	51	56	60	65	70	75	80
	105	105	104	104	103	103	102	100	100	99	98	97	96	95	94	92
110°	5	10	16	21	27	32	36	42	47	52	56	61	66	71	76	80
	110	110	109	108	108	106	106	105	104	103	101	99	98	97	95	93
115°	5	10	16	21	27	32	37	43	48	52	57	62	67	71	76	81
	115	115	114	112	112	111	110	109	107	105	104	102	101	99	96	94
120°	6	11	16	22	28	33	38	44	49	53	58	63	68	72	77	81
	120	119	118	117	116	115	114	112	110	108	106	104	103	101	98	95
125°	6	11	17	23	28	34	39	44	50	54	58	63	68	72	77	81
	125	124	123	121	120	119	118	116	114	112	109	107	105	103	100	95
130°	6	12	18	24	29	35	40	46	51	55	60	64	69	73	78	82
	130	129	127	126	125	124	122	120	117	116	112	109	107	104	101	96
135°	7	13	19	25	31	36	42	47	52	56	61	65	70	74	78	82
	135	133	132	131	130	129	126	124	120	118	114	112	109	105	102	96
140°	7	13	20	27	32	38	44	49	53	58	63	67	71	75	79	83
	139	138	137	135	134	132	130	127	124	120	117	114	111	107	103	97
145°	8	14	21	28	34	40	45	50	55	59	64	68	72	75	79	83
	144	142	141	139	138	136	134	131	128	124	120	117	114	110	104	98
150°	8	15	22	29	35	42	47	52	56	61	65	69	73	76	80	84
	149	147	146	144	143	141	138	136	134	129	124	120	116	112	105	100
155°	9	17	24	32	38	44	50	54	58	63	67	71	74	77	81	84
	154	152	151	149	148	145	142	139	137	132	128	124	119	115	108	103
160°	10	18	27	34	44	46	52	57	61	65	69	73	76	79	82	82
	159	158	157	155	153	151	147	144	141	134	132	128	122	116	111	105
165°	13	23	33	40	47	53	57	62	67	69	73	76	78	81	83	86
	164	162[a]	160[a]	159	158	156	153	148	144	140	135	130	122	119	113	106
170°	15	27	37	46	53	58	63	67	70	73	76	78	80	83	84	87
	169	167	166	164	163	159	157	154	150	145	142	134	130	122	118	113

Obere Zahl = Reeller AT ∡. Untere Zahl = Reeller CCD ∡. [a] Diese Werte wurden vom Verfasser geschätzt.

Größe des Antetorsionswinkels von vorneherein nicht kennt, ist man bei der exakten Bestimmung des CCD-Winkels gezwungen, vorher den Antetorsionswinkel zu bestimmen (s. S. 217). Erlangt man hier Normalwerte oder nur geringere Abweichungen davon, so kann mittels einer a.p.-Aufnahme, bei der das Knie mit dem Winkelwert der Antetorsion nach innen rotiert eingestellt war, praktisch ausreichend genau der CCD-Winkel bestimmt werden. M. E. MÜLLER berechnet aus den Werten des projizierten CCD-Winkels die reellen Werte des CCD-Winkels mittels einer Korrekturformel (cotg β = cotg $\beta_2 \cdot$ cotg α, s. S. 220) und stellt für den praktischen Gebrauch Kurven und ein Diagramm her (Tabelle 15). Von Autoren, die über ihre Untersuchungen des Schenkelhalswinkels berichteten, sind ALSBERG, F. LANGE, M. E. MÜLLER, v. LANZ, P. MARTIN, MIKULICZ, PITZEN u.a. zu nennen. F. LANGE will einer durch Rotation bedingten projektorischen Winkeltäuschung in der Praxis dadurch begegnen, daß er für die Beurteilung, ob eine Normal-, eine Varus- oder Valgusstellung vorliegt, die Abstandsbeziehung Schenkelkopf-Trochanter minor heranzieht. Diese bleibt nämlich in der Längsrichtung des Körpers in allen Rotationsgraden des Oberschenkels gleich (s. Abb. 212). Zu beachten ist auch, insbesondere bei Vergleichsaufnahmen im Verlauf pathologischer Prozesse oder postoperativer Kontrollen, daß sich bei Anwendung der üblichen Meßmethode (Heranziehung der Mittellinie des Schenkelhalses) der Winkel ändert, wenn es am oberen oder unteren Rand des proximalen oder distalen Halsabschnittes zu einer Verdickung oder Verdünnung des Knochens kommt (s. H. STORCK). Normale Maße für den Schenkelhalswinkel: Nach MIKULICZ beträgt der Mittelwert 126°, die mittlere Schwankungsbreite 120—133°, der äußerste Grenzwert 115 und 140°. Beim Kind ist der Winkel größer als beim Erwachsenen (s. v. LANZ und A. MAYET). Beim Neugeborenen gibt RAVELLI ca. 140° an, v. LANZ und MAYET: beim männlichen Kind 133°, beim weiblichen 131°. Ein Geschlechtsunterschied ist vorhanden (auch in der Entwicklung des Winkels), er ist aber praktisch unbedeutend. Mit zunehmendem Alter wird der Winkel kleiner, im Greisenalter bis zu 120° nach v. LANZ

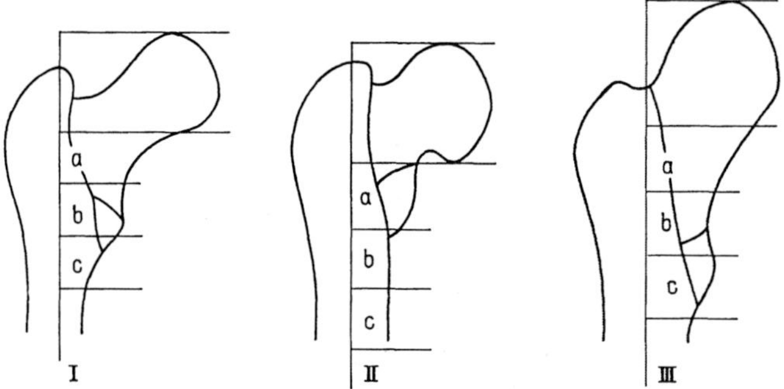

Abb. 212. Die Meßmethode von F. LANGE zur groben Feststellung einer Coxa normalis (I), Coxa vara (II) und Coxa valga (III). Richtobjekt ist der Trochanter minor. Der auf die Diaphysenachse bezogene Längsdurchmesser des Schenkelkopfes (2 r) wird halbiert (r). Diese Strecke (r) wird an der Diaphysenlängsachse wie an der Höhe des unteren Kopfrandes 3mal nach distal abgetragen. Normalerweise befindet sich der Trochanter minor im Feld b, liegt er im Feld a, so liegt eine Coxa vara vor, liegt er im Feld c, so besteht eine Coxa valga. [Aus: RAVELLI, Radiologia Austr. 6 (1953)]

(s. a. GLOGOWSKI: „Die Pathophysiologie des oberen Femurendes"). Die Altersabhängigkeit dieser Winkel wird in den v. Lanzschen Kurven der Abb. 210 wiedergegeben (s. a. Tabelle der Normalwerte von SCHMID und BLASSMANN: Tabelle 24, S. 320).

Es erscheint wahrscheinlich, daß am wachsenden Skelet eine Normalisierungstendenz für Winkelabweichungen besteht, die durch pathologische Prozesse verursacht wurden. Jedenfalls sah PAPADOPULOS eine derartige Normalisierungstendenz des CCD-Winkels bei Kindern nach gelungenen Varisierungs- und Drehosteotomien, und zwar in 83,3 % seines Beobachtungsgutes.

Bestimmung des Schenkelhalswinkels mittels der kinematographischen Methode von SCHWETLICK. SCHWETLICK gibt eine Methode zur Bestimmung des Schenkelhalswinkels und des Antetorsionswinkels durch Kinematographie an, und zwar durch synchrone Darstellung der Unterschenkelabduktion (mittels Photo-Filmkamera) und der damit einhergehenden Schenkelhalsdrehung (mittels Röntgen-Filmkamera). Der Patient wird gelagert, wie auf Abb. 213a zu sehen ist. In der Ausgangsstellung hängt der Unterschenkel des Patienten in Mittelstellung herab, so daß praktisch die Femurcondylenebene parallel zur Bildwandlertischplatte gebracht wird und der Unterschenkel senkrecht zur Richtung der Photo-Filmkamera steht. Röntgen-Kamera und Photokamera laufen synchron. Am Röntgenfilm zeigt die Stellung des kleinsten Schenkelhalswinkels an, daß in dieser Situation der Schenkelhals parallel zur Unterlage liegt (Abb. 213b). Der in der gleichen Aufnahmephase festgehaltene Abduktionswinkel des Unterschenkels (am Photofilm) gibt die Größe des Antetorsionswinkels an. Der kleinste Schenkelhalswinkel entspricht dem wirklichen Schenkelhalswinkel. Diese Methode ist auch wegen der wesentlich geringeren Strahlenbelastung des Patienten empfehlenswert.

Abb. 213. a Kinematographische Bestimmung des Schenkelhalswinkels und des Antetorsionswinkels nach SCHWETLICK. Patient liegt mit herabhängenden Unterschenkeln am Aufnahmetisch für die röntgen-kinematographische Darstellung der Hüfte. Die Unterschenkelabduktion wird synchron zu den Hüftaufnahmen mit einer Photo-Kamera gefilmt. b Skizzen zu Abb. 213a. In der Ausgangsposition muß die Tangente der dorsalen Femurcondylenebene (s. Abb. 211) parallel zur Bildwandlertischplatte liegen. Der Wendepunkt des kleinsten Projektionswinkels Schenkelhals-Schenkelschaft (hier 120°) gibt den reellen Schenkelhalswinkel wieder. Gleichzeitig entspricht der Abduktionswinkel des Unterschenkels (hier 30°) dem reellen Antetorsionswinkel des Schenkelhalses (W. SCHWETLICK)

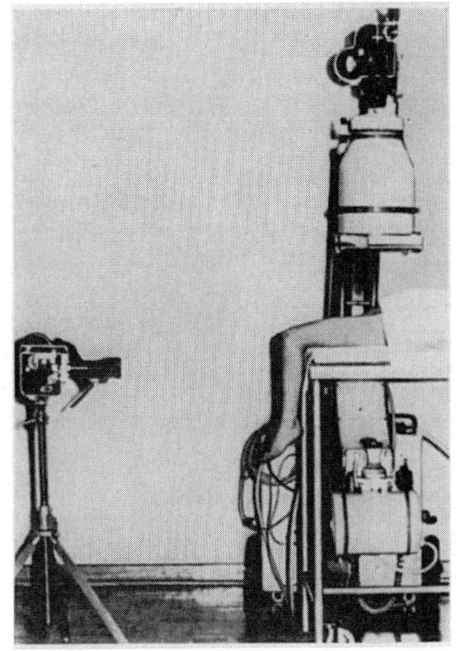

a

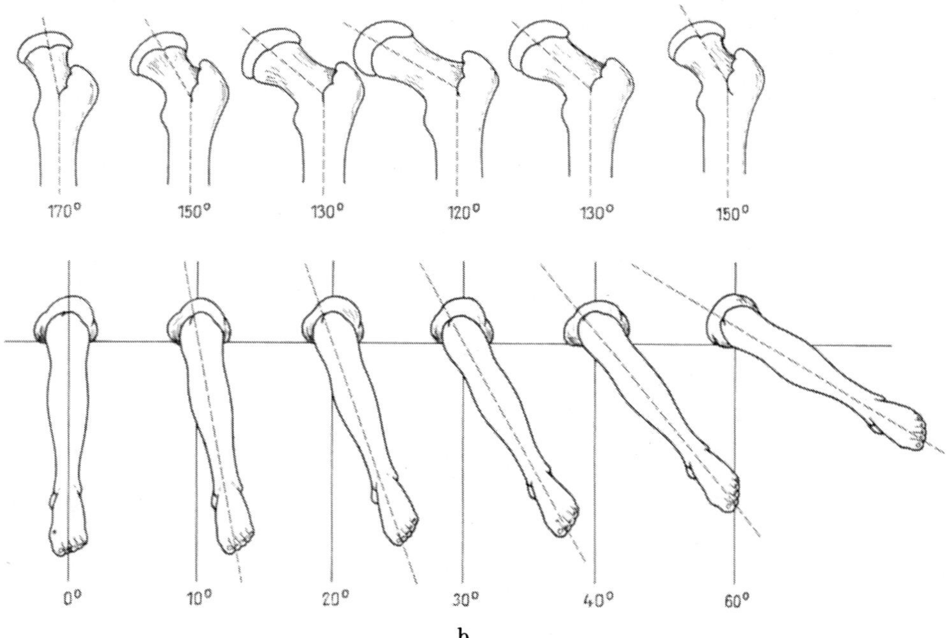

b

b) Antetorsionswinkel und Antetorsionsaufnahmen. Der Antetorsionswinkel (AT-Winkel) des Schenkelhalses ist jener Winkel, in welchem der Schenkelhals vom Hüftgelenk aus nach dorsal-lateral wegzieht (Abb. 214). In der anatomischen Beziehung wird dieser Winkel gemessen als der Winkel, den die Schenkelhalsachse zur Kniecondylenquerachse bildet. Er beträgt im 3. Fetalmonat 5°, progrediert im 1.—3. Lebensjahr bis zu 35°, um dann eine Regression durchzumachen, bis er schließlich beim Erwachsenen den Durchschnittswert von 12° erlangt („umwegige Entwicklung", Abb. 210). Die Abwandlung der Größe der Einwirkung von außen- und innenkreiselnden Momenten während der menschlichen Entwicklung und die Gegensätzlichkeit der am proximalen und distalen Femurende einwirkenden Kräfte werden für die Erklärung der Entstehung des Antetorsionswinkels und seiner umwegigen

Entwicklung herangezogen. Schon HOHMANN hat erkannt, daß die Antetorsion hauptsächlich durch Momente der Außenkreiselung am coxalen Femurende hervorgerufen
wird. Während der Embryonal- und Kriechzeit soll es die Beugung im Hüftgelenk sein,
bei welcher außenkreiselnde Momente besonders wirksam werden. Die regressive Phase
der Antetorsion setzte dann ein, wenn die Streckung der Hüfte erfolgt und damit innen-
und außenrollende Kräfte am proximalen und distalen Femurende sich ausgleichen.
v. LANZ gibt eine genauere Zergliederung der muskulären Kräfte, die für das Zustandekommen der osteoplastischen Torsion des proximalen Femurendes maßgeblich sind.

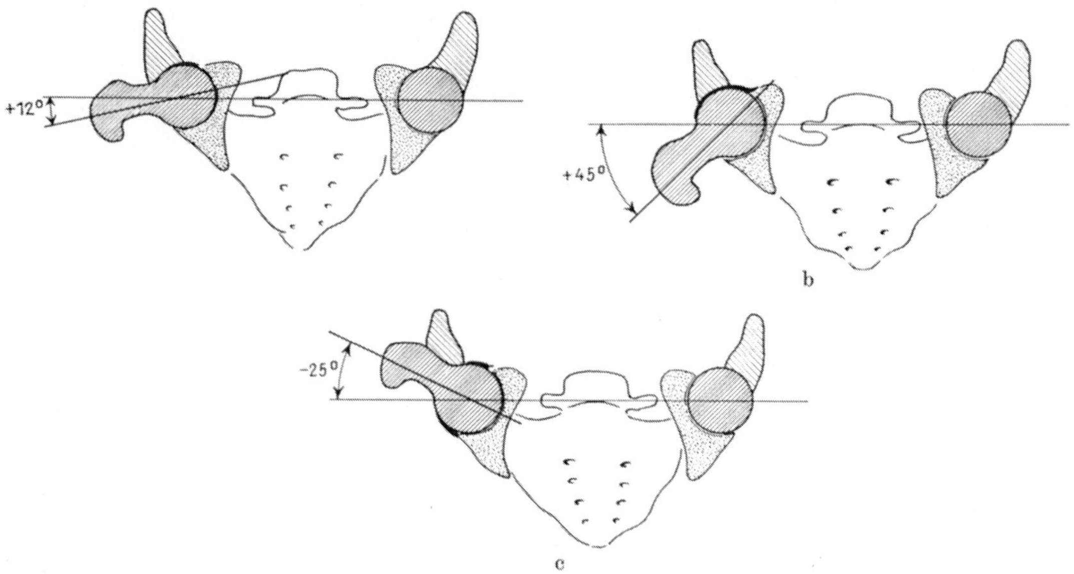

Abb. 214a—c. Auftreffwinkel und Schenkelhalstorsion (AT). Schematischer Schnitt durch das Hüftgelenk in
der Horizontalebene. Die Verbindungslinie der Kopfmittelpunkte entspricht der Projektion der Kniegelenkachse und der Schwerpunktsebene (nach v. LANZ). a Bei physiologischer AT von 12° trifft der Auftreffwinkel das
Gelenk ungefähr in der Mitte. Dorsaler und ventraler Pfannenanteil werden gleichmäßig beansprucht. b Bei
erhöhter AT wird der ventrale Anteil der Pfanne übermäßig beansprucht. Schwerpunktsebene ventral vom
Schaft. c Bei Retrotorsion (negativer AT) wird der ventrale Gelenkanteil entlastet und die Schwerpunktsebene liegt dorsal vom Schenkelschaft

Auch die tierexperimentellen Untersuchungen von H. J. HAIKE sprechen dafür, daß
bei der Entwicklung der Antetorsion des proximalen Femurabschnittes Kräfte des Muskelzuges eine Rolle spielen. Er beobachtet bei jungen Kaninchen, bei denen einseitig eine
Schwächung der am Hüftgelenk vorwiegend als Außenrotatoren wirkenden Muskulatur
vorgenommen worden war (hintere Anteile der Mm. glutaeus medius, minimus et superficialis sowie des M. quadratus femoris), daß auf der operierten Seite eine leichte Innenrotation im Hüftgelenk mit einer allmählichen Verformung des coxalen Femurendes im
Sinne der Antetorsion auftrat.

Deformierungen der proximalen Femurabschnitte sind häufig mit Abweichungen des
Antetorsionswinkels vom Normbereich verbunden. Dadurch kommt es, ähnlich wie beim
pathologischen Schenkelhalswinkel, zu einer erheblichen Verlagerung der Druckübertragung am Hüftgelenk. Eine kritische Stellung zum Problem der Torsion am proximalen
Femurende nimmt KAISER. Er weist darauf hin, daß mit der Antetorsion ausgleichende
oder verstärkende Veränderungen der Nachbarschaft kombiniert vorkommen können,
z. B. Stellungsabweichungen von seiten der Hüftpfanne (verstärkte frontale oder laterale
Stellung, leichte Retrovertierung usw.) und von seiten des Femur (z. B. Anteversion oder
Retroversion des Kopfes usw.). LODES hat als häufigste Veränderung folgende 2 Kombinationen beschrieben: 1. Das Trochantermassiv steht weit hinten, der stark antetorquierte

Schenkelhals weist im Bereiche des Kapselansatzes einen starken Knick nach hinten auf.
2. Bei einer verstärkten Antetorsion des meist plumpen Schenkelhalses kann der Hüftkopf
in der Epiphysenfuge nach hinten gewendet sein, gewissermaßen zum Ausgleich der
Antetorsion des Halses. Die Epiphysenfuge klafft dann in ihrem vorderen Teil etwas.

Vielfach liegt bei der Femurtorsion nicht eine reine Torsion vor, sondern eine Summe
von Komponenten der Verbiegung und Verdrehung des oberen Femurendes. In der
Hauptsache handelt es sich um eine versio und flexio capitis und colli, nicht selten um
eine Kombination beider (Schema nach LANGE-PITZEN, Abb. 215).

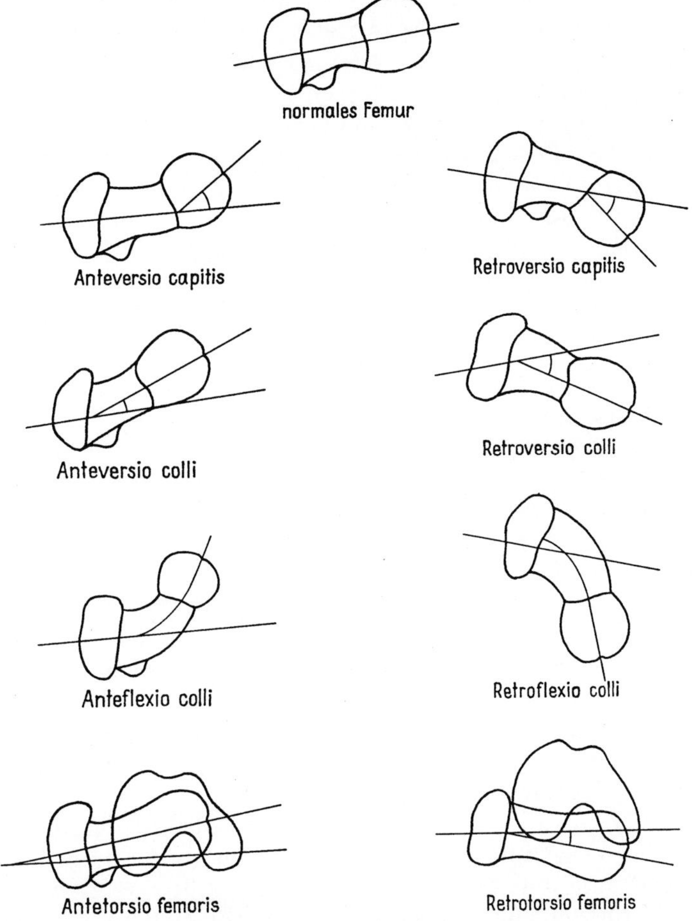

Abb. 215. Skizzen des proximalen Femurendes nach LANGE-PITZEN. [Aus: A. RAVELLI,
Radiologia Austr. 6 (1953)]

(α) Röntgenologische Methoden zur Ermittlung des Antetorsionswinkels. Über die Bestimmung des Torsionswinkels des proximalen Femurabschnittes liegen zahlreiche Angaben
vor, z. B. von SOUTTER (1903), DREHMANN (1909), HOHMANN (1910), BRANDES und
ROGERS (1921, in Lorenz-Stellung), LEVEUF und BERTRAND, STEWARD und KARSCHNER
(mit Hilfe einer Winkelbestimmung bei Durchleuchtung), RICHARD (1950), LEGER (1952),
A. HUGGLER und C. WIESER (1963, 2 Aufnahmen im Stehen, Trochanter maior wird
jeweils um 45° nach vorne und hinten gedreht).

Es müssen aber jene Verfahren als ungenau bezeichnet werden, bei denen die Verzeichnung nicht korrigiert wird, die sowohl durch den Schenkelhals-Neigungswinkel als
auch durch die Abspreizung des Oberschenkels zustande kommt.

Genauere Methoden veröffentlichten DUNN (1953, 2 Röntgenbilder und Korrekturfaktor für die Abduktion), SCHULTZ, RYDER (1954), CRANE, SUDBRACK-BAYERLEN (sterometrisch), DUNLAP und SHANDS (1953, Röntgenbilder und Korrekturzahlen), WEBER u. Mitarb. (1954), RIPPSTEIN (1955), M. E. MÜLLER (Röntgenischiometer und Hilfsschiene, Korrekturzahlen) u. a. Bei der Errechnung der von M. E. MÜLLER angegebenen Formel für die Bestimmung des reellen AT- und CCD-Winkels hat die Mathematikerin Dr. GAUTIER mitgewirkt. Diese Formel ist der Weberschen Formel der Amerikaner ähnlich (zit. nach M. E. MÜLLER). Das Schichtverfahren zogen DUNN und METZ heran.

Eine ausführlichere Besprechung findet man bei RAVELLI (1953), BILLING (1954), BERTRAND (1962), EVERS (1965). Im folgenden werden einige der geläufigeren röntgenologischen Verfahren zur Ermittlung des Antetorsionswinkels näher besprochen.

Die Methode von BRANDES hat A. MEYER weiter ausgearbeitet und hierfür eine Bestimmungsskala gezeichnet. SCHULTZ fertigte ein Röntgenbild des Oberschenkels in seiner Längsrichtung bei rechtwinkelig gebeugtem Hüft- und Kniegelenk an und versuchte auf diese Weise die Schenkelachse auf die quere Condylenachse zu projizieren. Brauchbare Bilder ergaben sich erst bei einer gleichzeitigen Abduktion im Hüftgelenk von mindestens 20°. Dadurch kommt es aber zu einer Verzeichnung der wahren Winkelwerte (SCHERTLEIN).

Für den praktischen Gebrauch genügt auch die Methode nach IMHÄUSER und FÜRMAIER (Abb. 208). Es ist aber notwendig, daß der für die Berechnung des Abduktionsausmaßes herangezogene Schenkelhalswinkel von seiner reellen Größe nicht allzustark abweicht.

RICHARD arbeitete 3 Methoden aus. Bei der 3. wird der Torsionswinkel aus dem Seitenbild in der Lagerung von SVEN JOHANSSON abgelesen. Dabei wird zur Markierung der Condylenebene auf der Kassette ein Kirschnerdraht parallel zum unteren Kassettenrand befestigt. Der Winkel zwischen Schenkelhalsachse und der durch den Kirschnerdraht gebildeten Horizontalen entspricht dem gesuchten Torsionsgrad.

Dieses 3. Verfahren von RICHARD wurde von W. LEGER erweitert, der aus Messungen an der Sagittalaufnahme (Ermittlung des projizierten CCD-Winkels) und der seitlichen Aufnahme nach SVEN JOHANSSON (Ermittlung des projizierten AT-Winkels) die reellen Werte des CCD- und des AT-Winkels errechnet. Die auf diesen Berechnungen basierende Tabelle LEGERS liefert ähnliche Werte wie jene von M. E. MÜLLER (Tabelle 15), so daß auf die Wiedergabe der Legerschen Tabelle verzichtet wird.

Nach LEGER versagt diese Methode, wenn der Schenkelhalswinkel sich dem rechten Winkel nähert, auch wenn eine extreme Valgität besteht, da in diesen Fällen die seitliche Projektion kaum oder nicht ausführbar ist.

Ähnlich wie diese Methode von RICHARD-LEGER ist auch jene von RYDER und CRANE. Der Patient wird mit einem Hilfsgerät in Lorenzhaltung mit Abduktion von 30° gelagert, bei Hüft- und Kniebeugung von 90°. BERNBECK (1951) läßt eine Aufnahme in Rückenlage bei rechtwinkeliger Hüftbeugung, maximaler Innenrotation und Abduktion der Beine anfertigen. Diese Projektion ergibt eine Ansicht der Schenkelhalsfigur von „unten" nach „oben", d.h. der obere Rand der so gewonnenen Röntgenfigur des Hüftkopfes entspricht anatomisch dem ventralen Hüftkopfrand, der untere Rand der Röntgenfigur anatomisch dem dorsalen. Das Ausmaß der Femurtorsion läßt sich unmittelbar aus dem leicht abzumessenden maximalen Einwärtsdrehwinkel der im Kniegelenk abgebeugten Unterschenkel, die gleichsam Zeiger darstellen, ablesen. Diese Projektion eignet sich auch zum Nachweis der bei der Luxationshüfte vorkommenden Verbiegung des Schenkelhalses nach hinten (Retroflexion) sowie einer nach hinten erfolgten Verschiebung des Hüftkopfes (Retroversio capitis).

DUNN (1952), DUNLAP und SHANDS, M. E. MÜLLER (1956) lagern den Patienten ähnlich. Das Vorgehen von M. E. MÜLLER (das ähnlich ist wie das von DUNLAP), sei näher ausgeführt, da es durch sein vielbeachtetes Buch „Die hüftnahen Femurosteotomien" vielerorts Eingang fand. Der Patient befindet sich in Rückenlage (Abb. 216a—d). Hüft- und Kniegelenke werden auf 90° gebeugt, die Oberschenkel auch noch 20° abduziert.

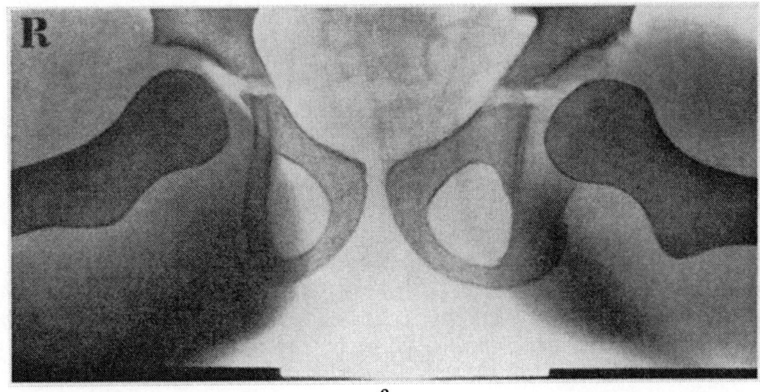

a

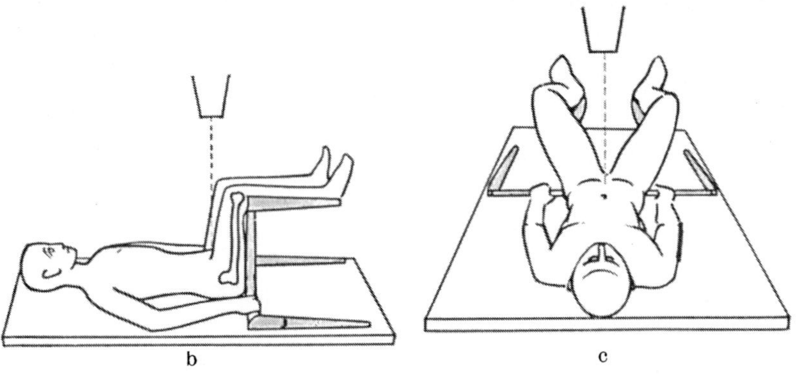

b   c

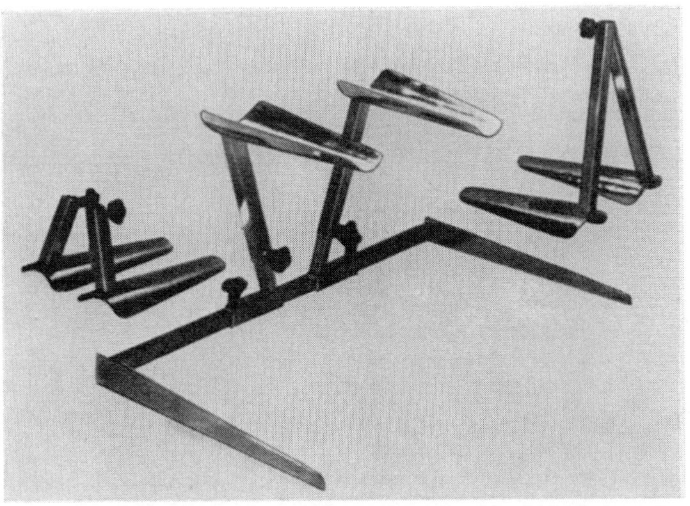

d

Abb. 216. a Antetorsionsaufnahme zur Bestimmung des projizierten Antetorsions (AT)- und Acetabulum (AC)-Winkels. b und c Lagerung des Patienten mit der Beinhaltevorrichtung (Technik nach Dunlap, s. Text S.218). Auf die am unteren Bildrand (s. Bild a) sichtbare, horizontal verlaufende Metallstange (= Basislinie) wird der AT-Winkel bezogen. d Beinhaltegerät zu dieser Aufnahme. Drei verschieden große Unterschenkelhalter können bei der Anfertigung der Aufnahme a) verwendet werden. Die seitlichen Stangen passen sich in die seitlichen Rinnen des Röntgentisches ein. Die breite Verbindungsstange liegt parallel zur Kniegelenksachse und projiziert sich auf die Röntgenaufnahme. Je nach Breite des Beckens und je nach Länge des Oberschenkels können die senkrechten, um 20° von der Mittellinie abgewinkelten Stangen seitlich und nach oben verlängert werden (FRANCILLON, MÜLLER, RIPPSTEIN). (Aus: M. E. MÜLLER, Die hüftnahen Femurosteotomien. Verlag G. Thieme 1957)

Die Unterschenkel sollen genau parallel zur Horizontalebene liegen, damit es nicht zu einer Rotation der Oberschenkel kommt. Der Winkel, den jetzt die Schenkelhalslängsachse mit der horizontal verlaufenden Condylenquerachse (fällt zusammen mit der Horizontalen am Bild) bildet, kann praktisch als Antetorsionswinkel betrachtet werden. Zur Erleichterung der Einstellung geben M. E. MÜLLER, FRANCILLON und RIPPSTEIN ein Beinhaltegerät an (Abb. 216d), das dem von RYDER und CRANE ähnlich ist. Seine Hauptbestandteile sind 2 nach der Seite und nach oben verstellbare Beinhalter für die Unterschenkel. Diese bilden einen nach oben offenen Winkel von 40°. Die Querstange des Apparates entspricht der dorsalen Femurcondylenachse und wird automatisch auf der Unterseite der Röntgenaufnahme abgebildet (Abb. 201b u. d). Die beiden seitlichen Schienen sind so konstruiert, daß sie in die seitlichen Rinnen des Röntgentisches passen. Der Patient zieht die Querschiene des Halteapparates kräftig nach oben, so daß die Oberschenkel in eine senkrechte Stellung zum Aufnahmetisch kommen (Kontrolle mittels Bleischnur oder Winkelschiene). Die Mitte des Beinhaltegerätes muß mit auf die Körpermittelachse eingestellt sein. Der Zentralstrahl trifft auf den oberen Rand der Symphyse, der Focusabstand soll mindestens 80 cm betragen. Da in dieser Körperhaltung der Schenkelhals von vorne her von einer dicken Weichteilschicht überlagert ist, muß eine wesentlich wirksamere Belichtung gewählt werden als auf den Normalaufnahmen (vor allem hinsichtlich der Härte der Strahlung). Ist ein Hüftgelenk in seiner Bewegung eingeschränkt, so kann für jedes Hüftgelenk je eine Aufnahme angefertigt werden. Hierbei ist es unwichtig, ob das Becken verdreht oder schief liegt, weil die Messung nur am Femur vollzogen wird und sich nicht auf das Becken bezieht. Es ist praktisch unmöglich, bei rechtwinkelig gebeugtem Ober- und Unterschenkel die distalen Femurcondylen in die Achse des Schenkelschaftes im Röntgenbild hineinzuprojizieren, wie dies auf Abb. 211 zeichnerisch geschehen ist. Die Überlagerung durch Knochen- und Weichteilschatten ist zu groß.

Nach der Technik nach M. E. MÜLLER dient der Schatten der Metallquerstange des Halteapparates als Ersatz für die Condylenquerachse (Abb. 216 a u. d). Für die Genauigkeit der Darstellung ist es also wesentlich, daß die Condylenquerachse tatsächlich parallel zu dieser Schiene eingestellt wird. Für die Praxis hat sich die Aufnahmetechnik nach M. E. MÜLLER als hinreichend brauchbar erwiesen. Dabei wird besonders der Gebrauch des Röntgenischiometers empfohlen, wodurch die Ermittlung der Meßwerte noch mehr vereinfacht wird.

Zur Ermittlung des *reellen Antetorsionswinkels* bedarf der abgelesene Winkel noch einer Korrektur, durch welche die durch die Beinabspreizung bedingte Verzeichnung des Schenkelhalses ausgeglichen wird. Für die Ermittlung dieses „reellen Antetorsionswinkels" gibt M. E. MÜLLER folgende Formel an (die unter Mitwirkung der Mathematikerin GAUTIER entstanden ist):

$$\text{tg}\ \alpha = \frac{\alpha_2 \cdot \cos\left(\beta_2 - 90 - \gamma\right)}{\cos\beta_2 - 90}$$

(α = reeller AT-Winkel; α_2 = projizierter AT-Winkel; β = reeller CCD-Winkel; β_2 = projizierter CCD-Winkel; γ = Abduktionswinkel der Oberschenkel = 20°).

An Hand von Kurven, einer Tabelle oder einer Drehscheibenskala erleichtert MÜLLER die Ermittlung der von ihm gewonnenen reellen Werte des Schenkelhals- und Antetorsionswinkels (Tabelle 15). Die Werte weichen nur wenig von denen ab, die an der Legerschen Tabelle abzulesen sind.

(β) Schichtaufnahmen (DUNN, METZ). METZ untersuchte in Transversal- und in Längsrichtung (letztere bei liegendem Patienten). Es wird folgende Darstellungstechnik angegeben:

(I.) Transversale Schichtaufnahmen durch das Becken, etwa 2—3 cm unterhalb der tastbaren Spitze des Trochanter maior bei Erwachsenen. Man erhält einen Schnitt durch beide Hüftköpfe, die Schenkelhälse und die Trochanteren. Die Ebene dieses Schnittes kann man sich vorher auf der a.p.-Aufnahme des Beckens vorzeichnen. Die Kopfzentren lassen sich gut festlegen, desgleichen die Achsen der Horizontalschnitte durch die Schenkelhälse. Wenn der Patient in den Drehstuhl des Transversal-Planigraphen achsengerecht mit waagrechtem Beckenkamm hineingestellt wird, die Femurcondylenachsen in die Frontalebene gebracht werden, dann sind auf dem Schichtbild die Bezugspunkte zu finden: Die Symphyse und das Steißbein sind dargestellt, so daß die Sagittalebene festliegt. Die Frontalebene kann dann senkrecht dazu durch beide Kopfzentren gezogen werden. R. METZ gibt auch noch eine Tabelle zur Bestimmung des reellen Antetorsionswinkels bei, die unter Zuhilfenahme der folgenden Formel (HÜBNER, Gießen) ermittelt worden ist (Tabelle 16).

Diese Formel lautet:

$$\text{tg}\ \alpha = \text{tg}\ \alpha_2 \cdot \cos\beta_2$$

(α = reeller A.T.; α_2 = projizierter A.T.; β_2 = projizierter CCD-Winkel = 90°).

Tabelle 16. *Tabelle zur Berechnung des reellen Antetorsionswinkels nach* R. METZ *unter Benützung der Formel nach* HÜBNER (s. Text S. 220)

$\beta_2 = 10°$ $\cos\beta_2 = 0{,}9848$		$\beta_2 = 20°$ $\cos\beta_2 = 0{,}939$		$\beta_2 = 30°$ $\cos\beta_2 = 0{,}866$		$\beta_2 = 40°$ $\cos\beta_2 = 0{,}766$		$\beta_2 = 45°$ $\cos\beta_2 = 0{,}707$		$\beta_2 = 50°$ $\cos\beta_2 = 0{,}642$		$\beta_2 = 60°$ $\cos\beta_2 = 0{,}5$		$\beta_2 = 70°$ $\cos\beta_2 = 0{,}342$		$\beta_2 = 80°$ $\cos\beta_2 = 0{,}173$		$\beta_2 = 90°$ $\cos\beta_2 = 0{,}$	
α_2	α	α_2	α	α_2	α	α_2	α	α_2	α	α_2	α	α_2	α	α_2	α	α_2	α	α_2	α
0°	0°	0°	0°	0°	0°	0°	0°	0°	0°	0°	0°	0°	0°	0°	0°	0°	0°	90°	90°
10°	9,9°	10°	9,4°	10°	8,7°	10°	7,7°	10°	7,1°	10°	6,5°	10°	5,1°	10°	3,5°	10°	1,8°		
20°	19,7°	20°	18,9°	20°	17,5°	20°	15,6°	20°	14,4°	20°	13,2°	20°	10,3°	20°	7,1°	20°	3,6°		
30°	29,6°	30°	28,5°	30°	26,6°	30°	23,8°	30°	22,2°	30°	20,4°	30°	16,1°	30°	11,1°	30°	5,7°		
40°	39,6°	40°	38,2°	40°	36,0°	40°	32,7°	40°	30,7°	40°	28,3°	40°	22,8°	40°	16,0°	40°	8,3°		
50°	49,6°	50°	48,2°	50°	45,9°	50°	42,4°	50°	40,1°	50°	37,5°	50°	30,8°	50°	22,2°	50°	11,7°		
60°	59,6°	60°	58,4°	60°	56,3°	60°	53,0°	60°	50,7°	60°	48,1°	60°	40,9°	60°	30,5°	60°	16,7°		
70°	69,7°	70°	68,8°	70°	67,2°	70°	64,6°	70°	62,8°	70°	60,5°	70°	53,9°	70°	43,2°	70°	25,5°		
80°	79,9°	80°	79,4°	80°	78,5°	80°	77,0°	80°	76,0°	80°	74,6°	80°	70,6°	80°	67,7°	80°	44,5°		
90°	90,0°	90°	90,0°	90°	90,0°	90°	80,0°	90°	90,0°	90°	90,0°	90°	90,0°	90°	90,0°	90°	90,0°		

Leider lassen die vorhandenen Vorrichtungen zur Transversal-Schichtaufnahme ein Abspreizen in den Hüftgelenken nicht zu. Wäre dies möglich, so könnten die Schenkelhälse in die Bildebene gebracht werden und der reelle Antetorsionswinkel könnte dann direkt dargestellt werden.

(II.) Schichtaufnahme in der Längsrichtung des Körpers: Der Patient wird auf den Tisch flach gelagert, mit parallel gestellten Unterschenkeln bei 90° Beugung in Hüft- und Kniegelenken. Für die Lagerung kann auch das auf Abb. 37 gezeigte Gestell herangezogen werden. Eine *vollständig* durchgeführte Schichtung mit einem Abstand von 10 cm von der Platte würde bei Erwachsenen infolge des Oberschenkel-Knieschattens keine brauchbaren Bilder liefern. Man kann aber den Apparat so einstellen, daß die Belichtung ausgeschaltet wird, wenn der Zentralstrahl die Senkrechte erreicht. Dadurch werden Hüftkopf und Schenkelhals differenzierbar. Die Schenkelhalsachse kann, wie bei der Methode nach M. E. MÜLLER, zur Ermittlung des projizierten Antetorsionswinkels auf die Basislinie bezogen werden, die sich bei Benutzung des Beinhaltegerätes auf der Röntgenaufnahme abbildet (Abb. 201). Die Berechnung der reellen AT erfolgt wie bei der Aufnahmetechnik der transversalen Schichtung. Die Schichtaufnahmen erfassen sehr steil aufsteigende bzw. abfallende Schenkelhälse nicht. Bei Kindern wird die Anwendung der Schichtverfahren infolge der Strahlenbelastung eingeschränkt, da meistens mehrere Aufnahmen erforderlich werden. Mit dem Gebrauch einer Simultan-Kassette wird die Zahl der Strahlenschüsse geringer (aus der Arbeit von R. METZ).

(γ) Die gewöhnliche axiale Hüftaufnahme. Die Erfassung des Antetorsionswinkels mittels der gewöhnlichen axialen Aufnahme dürfte für die orientierende Diagnostik die einfachste Methode sein (s. a. Methode von MAGILLIGAN in der Projektionsrichtung nach D'ARCELIN). Die Filmkassette wird parallel zum Schenkelhals des Patienten aufgestellt. Der Zentralstrahl läuft von der Leiste aus von medial nach lateral, in der frontalen Fläche senkrecht auf den Schenkelhals (Abb. 217). Auch hierbei kann man das Unterbein über den Rand des Tisches

abhängen lassen, um sicher zu sein, daß die bicondyläre Achse parallel zur frontalen Ebene verläuft (s. Abb. 211). Bei einer guten Aufnahme wird die Epiphysenlinie frei vom Hüftkopf projiziert.

Auch EVERS betont die gute Brauchbarkeit der axialen Aufnahme. Die Antetorsions-Werte, die man damit bekommt, sind zwar im allgemeinen etwas höher als die berechneten Werte anderer Methoden, jedoch auf 3° genau, vorausgesetzt, daß der Schenkelhals-Schaftwinkel nicht geringer als 120° ist (nach Untersuchungen von W. TH. EVERS). Zur Korrektur der mittels der axialen Aufnahme gewonnenen Werte können die Tabellen oder Nomogramme von LEGER und M. E. MÜLLER herangezogen werden (z.B. Tabelle 15).

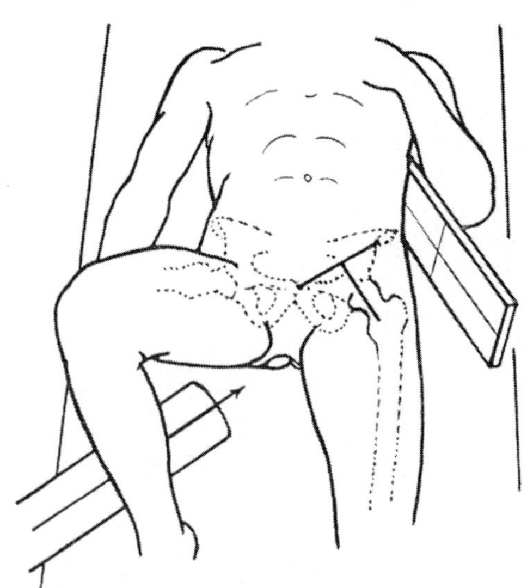

Abb. 217. Lateralprojektion des Schenkelhalses (nach SVEN JOHANNSON, DANELIUS-MILLER, D'ARCELIN, WITTEK-SALTZBERG). Der Film liegt parallel zur Längsachse des Schenkelhalses. Der Verlauf der Hals-längsachse ist bei vorangegangener Durchleuchtung zu markieren. (Aus: V. MERRILL, Atlas of Roentgeno-graphic Positions. St. Louis: Mosby Comp., 1949)

(δ) Bestimmung des Antetorsionswinkels durch Kinematographie nach W. SCHWETLIK (s. S. 214).

c) Der Epiphysenwinkel am Hüftkopf. Damit ist jener Winkel gemeint, den die Epiphysenplatte am Schenkelhals mit der Senkrechten zur Schenkelhalslängsachse bildet (GLOGOWSKI, Abb. 194). Die Untersuchungen von GLOGOWSKI ergaben, daß dieser „Epiphysenwinkel" auch am wachsenden Skelet nur eine geringe Schwankungsbreite hat (17—27°). Mit ca. 35° wird der pathologische Wert für die Coxa-valga-luxans erreicht. Der Winkel steht auch in enger Beziehung zur Pfanneneingangsebene. Es ist nämlich für die Belastung des Schenkelkopfes um so günstiger, je mehr die Querachse der coxalen Epiphyse in der Pfanneneingangsebene steht (Abb. 197, 241 u. 242). Zur Horizontalen nimmt die Epiphysenbasislinie durchschnittlich einen Winkel von 16° ein. Diese Angaben von GLOGOWSKI weichen von denen CRAMERs etwas ab. CRAMER sieht im *Epiphysenneigungswinkel* jenen Winkel, den die Epiphysenfuge zur Horizontalen gemessen (nach lateral offen) bildet. An 68 kindlichen Becken fand er horizontalen Verlauf in 11%, einen Winkel von 15° in 54%, von 32° in 29%, von 50° in 3%.

2. Winkel an der Hüftpfanne (s. Kapitel „Perthes", S. 320).

3. Hilfsmittel für Winkelmessungen am Hüftgelenk.

a) Das Röntgenischiometer von M. E. MÜLLER. Dieses Instrument hat M. E. MÜLLER zur Erleichterung von Messungen am Hüftgelenk angegeben (Abb. 218). Es besteht aus einer 2 mm dicken Plexiglasplatte, in der 4 Winkelmaße, 2 Kreissysteme mit je 5 konzentrischen Kreisen mit einem Radius von 1—3 cm, je um 0,5 cm größer, eingraviert sind. Auf den Mittelpunkten der beiden Kreissysteme sind bewegliche Segmente angebracht. Die Mitte der Kreise ist durchstochen, damit auf Röntgenpausen das Kopfzentrum eingezeichnet werden kann (Abb. 219).

Jeder korrekten Messung mit dem Röntgenischiometer sollte eine möglichst genaue Bestimmung des Schenkelkopfmittelpunktes (auch bei Entrundung und Verschiebung der Epiphyse), des Pfannenmittelpunktes, der Schenkelhalslängsachse und der Femurschaftlängsachse vorausgehen.

Zusammenstellung der mit dem Röntgenischiometer auf den beiden Standard-Röntgenbildern des Beckens möglichen Messungen (nach M. E. MÜLLER, Abb. 220).

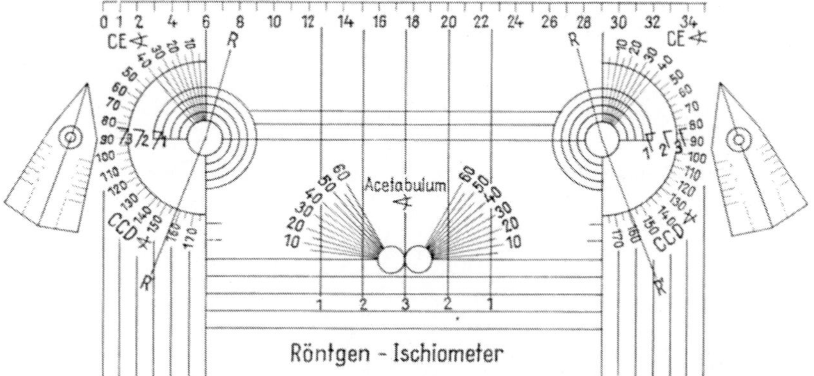

Abb. 218. Röntgen-Ischiometer (R.I.) nach M. E. MÜLLER. Standardmodell mit den abmontierten beweglichen Zeigern auf der Seite. (Aus: M. E. MÜLLER, Die hüftnahen Femur-Osteotomien. Verlag G. Thieme, 1957)

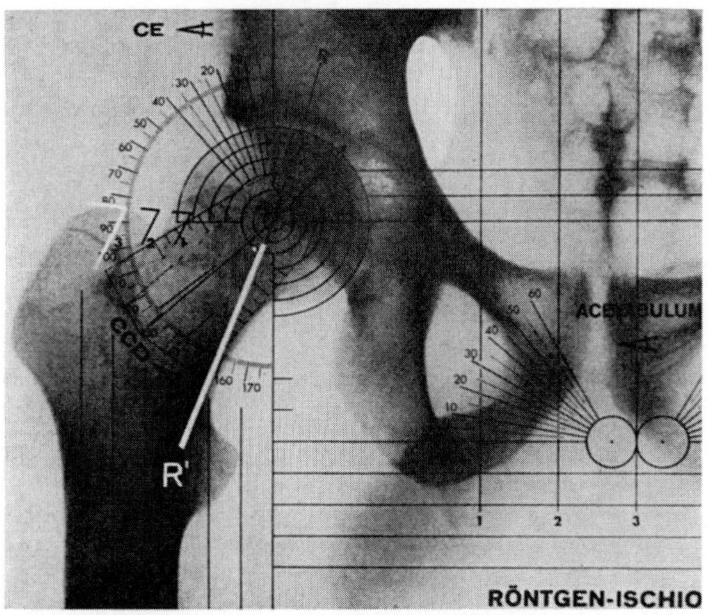

Abb. 219. Praktische Verwendung des Röntgen-Ischiometers von M. E. MÜLLER. Bestimmung des CCD-Winkels (hier 131°), Bestimmung des CE-Winkels (hier 25°). Unter physiologischen Verhältnissen, wie hier, befindet sich die Spitze des Trochanter maior auf der Höhe des Zentrums des Hüftkopfes (= Drehpunkt) und entspricht dem horizontalen Schenkel der eingezeichneten Winkelfahnen. Wenn die Symphyse zwischen den Senkrechten 2 und 3 liegt, befindet sich die mediale Begrenzung des Trochanter maior außerhalb des schrägen Schenkels der Winkelfahne 2, dessen Richtung der Resultierenden des abduktorisch wirkenden Muskels entspricht. Die resultierende Druckkraft R trifft den Schenkelkopfmittelpunkt in einem Winkel von 16° mit der Vertikalen. Vom Drehpunkt an bildet die R'-Linie einen Winkel von 22° mit der Oberschenkelschaftachse (= R', weil die Schaftachse im vorliegenden Falle einen Winkel von etwa 6° mit der Traglinie oder mechanischen Achse bildet). Bei normaler Biegebeanspruchung des Schenkelhalses tangiert die R'-Linie wie im vorliegenden Fall den Adambogen (Schenkelsporn). (Aus: M. E. MÜLLER, Die hüftnahen Femurosteotomien, Verlag G. Thieme, 1957)

A. Aus der Aufnahme in „Normalstellung" (Abb. 220a).

    I. Der projizierte Schenkelhals-Neigungswinkel. Es wird vorgeschlagen, diesen Winkel als CCD-Winkel zu bezeichnen (Centrum-Collum-Diaphysenwinkel).

    II. Der Centrum-Eckenwinkel oder CE-Winkel von WIBERG.

    III. Die Höhe der Spitze des großen Rollhügels gegenüber dem Kopfmittelpunkt und die Distanz seiner medialen Kante vom Drehpunkt (= Länge des Muskelhebelarmes).

    IV. Die Ausdehnung der Tragfläche am Femurkopf und an der Hüftgelenkspfanne.

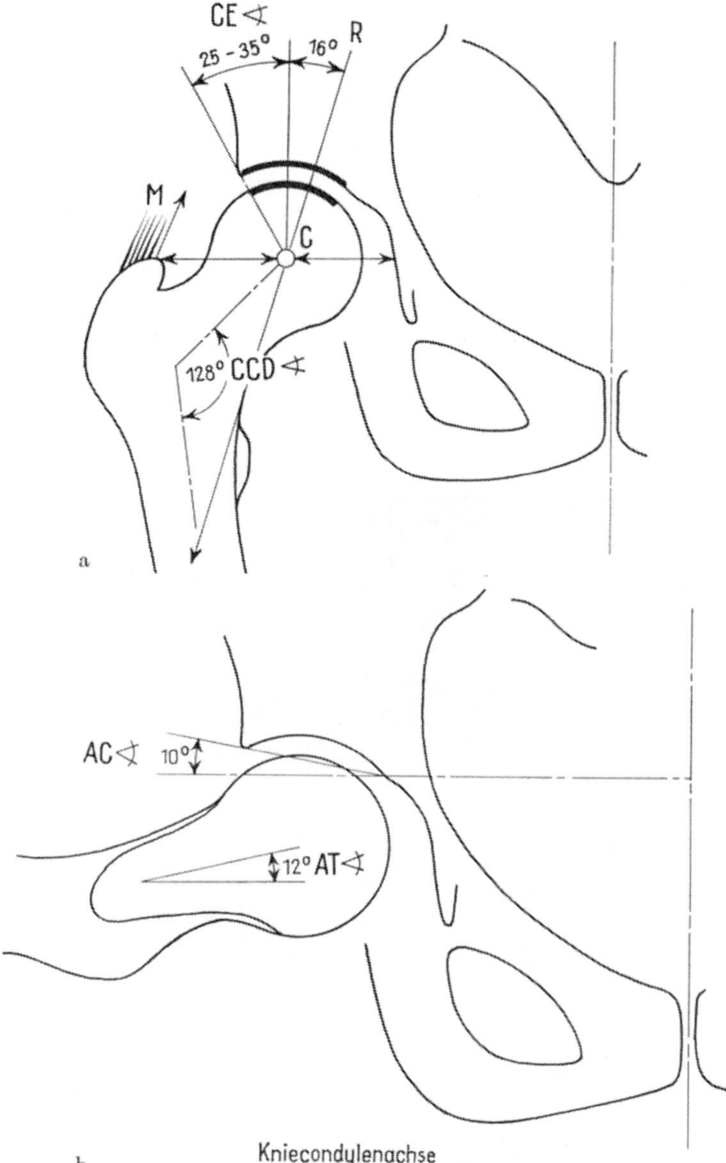

Abb. 220a u. b. Zusammenstellung der Messungen, die mit dem Röntgen-Ischiometer auf den beiden Standard-Röntgenbildern des Beckens möglich sind. a An der Aufnahme in Normalstellung (Abb. 201): Projizierter CCD-Winkel (Centrum-Collum-Diaphysenwinkel), CE-Winkel nach Wiberg (Centrum-Eckenwinkel), Höhe der Spitze des Trochanter maior gegenüber dem Kopfmittelpunkt und Länge des Muskelhebelarmes, Lage der Mittelpunkte des Schenkelkopfes und der Hüftgelenkpfanne, Kongruenz der Hüftgelenkflächen, Größe des Schenkelkopfes gegenüber der Beckengröße, Ausdehnung der Tragflächen am Femurkopf und an der Hüftgelenkpfanne, Distanz zwischen Kopfmittelpunkt und „Tränenfigur" von Köhler, Einfallsrichtung der Druckkraft R und ihre Beziehung zum Adambogen. b An der Antetorsionsaufnahme (Abb. 201): Man mißt den projizierten AT-Winkel (Antetorsionswinkel) und den AC-Winkel (Acetabulum- oder Pfannendachwinkel)

   V. Die Lage des Mittelpunktes des Schenkelkopfes und der Hüftgelenkpfanne.

  VI. Die Kongruenz der Gelenkflächen.

 VII. Die Verhältnisse zwischen Kopf- und Beckengröße.

VIII. Die Distanz zwischen Kopfzentrum und äußerem Schenkel der Tränenfigur nach Köhler.

  IX. Die Einfallsrichtung der resultierenden Druckkraft R und ihre Beziehung zum Adam-Bogen.

B. Aus der Antetorsionsaufnahme (Abb. 220b).

X. Die projizierte Antetorsion des Schenkelhalses gegenüber der Kniecondylen-achse (AT-Winkel).

XI. Der Acetabulum- oder Pfannendachwinkel nach HILGENREINER (AC-Winkel).

b) Das Coxometer von M. LEQUESNE (Abb. 221). Mit dieser Meßvorrichtung aus durchsichtigem Plastikmaterial können die auf Tabelle 23 („Perthes", S. 316) geforderten Werte ermittelt werden. Man benötigt dazu

I. Eine Übersichtsaufnahme des Beckens, die allein die Horizontal- und damit die Vertikalachse des Beckens festzulegen erlaubt. (Jede Messung, die nur von einem der

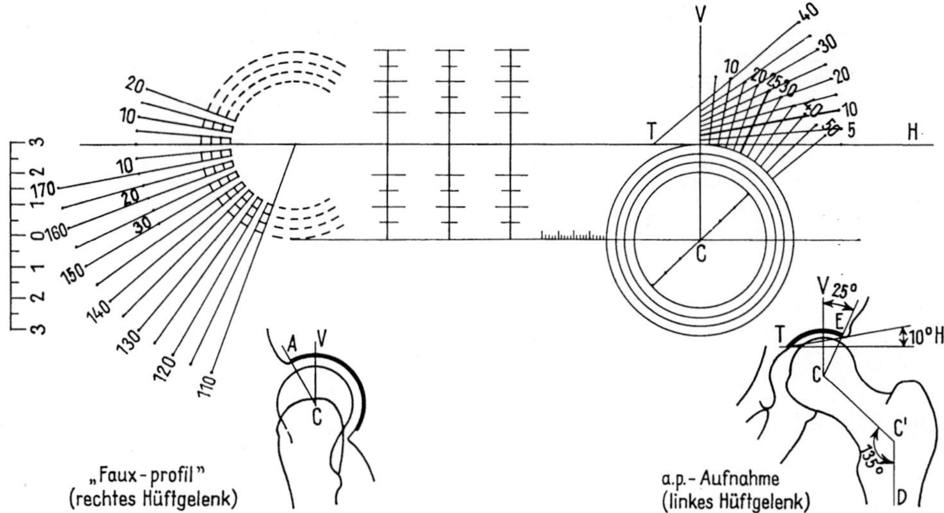

Abb. 221. Das Coxometer nach LEQUESNE[1]. Es ist auf einem biegsamen, durchsichtigen Film aufgedruckt und kann sowohl an a.p.- wie auch an „Faux-profil"-Aufnahmen der Hüfte zur Messung aller in Tabelle 23 angegebenen Winkel verwendet werden (Einzelheiten der Anwendung des Coxometers s. Kapitel Morbus Perthes, S. 316)

beiden Hüftgelenke stammt, ist abzulehnen.) Die Horizontalachse des Beckens wird bestimmt, indem man die Horizontallinie des durchsichtigen Coxometers durch 2 symmetrische Punkte des Beckens legt, z. B. durch die beiden Punkte T. Das Röntgenbild muß bei einer Innenrotationsstellung beider Beine von 20° aufgenommen worden sein. Dies wird durch 2 Anhaltspunkte verifiziert: Der Trochanter maior überlagert nicht den Schenkelhals, sondern projiziert sich deutlich außerhalb des Halses, und der wenig vorspringende Trochanter minor wird von der medialen Corticalis der Femurdiaphyse „geschnitten".

II. Mindestens eine rechte und eine linke „Faux-profil"-Aufnahme des Beckens müssen angefertigt werden, um die vordere Pfannendachpartie und eine allfällige Schenkelhalsantetorsion beurteilen zu können (Abb. 284 und 285).

Beim geringsten Anschein einer übermäßigen Antetorsion muß man diese nach der Methode von DUNLAP, von MAGILLIGAN oder sonst einer brauchbaren trigonometrischen Methode messen. Schließlich soll der Vollständigkeit halber bei der coxometrischen Bestandsaufnahme des dysplastischen Hüftgelenkes noch der Repositionsversuch in Abduktionsstellung vorgenommen werden, um die Erfolgsaussichten einer Varisationsosteotomie beurteilen zu können.

---

1 Hergestellt von der Fa. Collin-Gentile, 49, rue Saint-André des-Arts, Paris VIe.

Liegen die Röntgenbilder (mindestens 6: a.p., linkes und rechtes „Faux-profil", a.p.-und Antetorsionsaufnahme nach MAGILLIGAN[1], Reposition) und die angegebenen Messungen vor, kann und soll für jeden Krankheitsfall die erwähnte präoperative coxometrische Tabelle (Tabelle 23, S. 316) aufgestellt werden.

c) Die Meßvorlage nach PAUL EDHOLM *(1967)* ermöglicht es, am Hüftgelenk graphische Messungen aus 2 radiographischen Projektionen durchzuführen. Es können auch Winkel zwischen 2 Linien, zwischen 1 Linie und 1 Fläche, oder zwischen 2 Flächen gemessen werden, wobei die projizierenden Strahlen nicht rechtwinkelig zueinander oder zum Film zu sein brauchen (Lieferant: AB Kifa, Solna 1, Schweden).

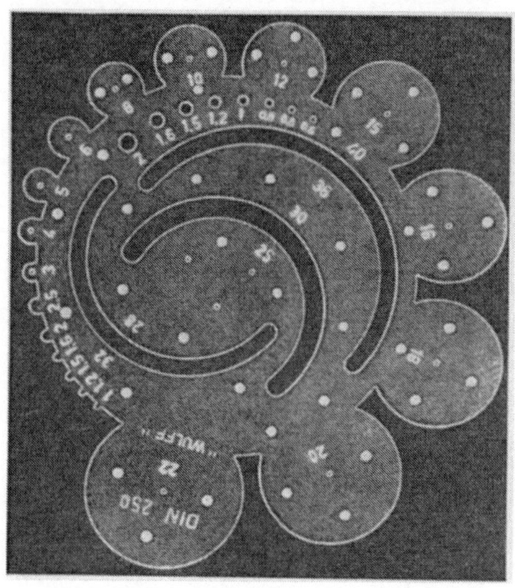

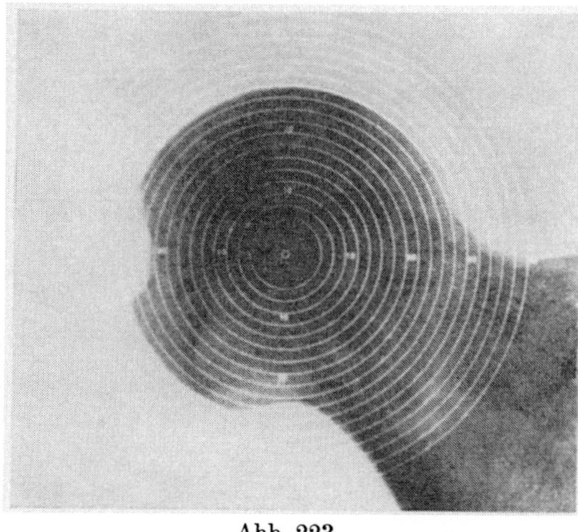

Abb. 222   Abb. 223

Abb. 222. Durchsichtige Plastikvorlage von EDGREN (modifiziert nach GOFF), die zur Beurteilung der Form des Hüftkopfes und zur Messung des Radius bei sphärisch ausgeheilten Hüftköpfen verwendet werden kann. (Aus: W. EDGREN)

Abb. 223. Durchsichtige Kreisplatte von MOSE zur Ermittlung des Radius der Hüftkopfrundung. Abstand der Kreise 2 mm, Radius bis 40 mm

d) Die Plastik-Kreisplatten von GOFF, EDGREN *(Abb. 222),* MOSE *(Abb. 223).* Sie dienen hauptsächlich zur Feststellung einer etwaigen Entrundung des Hüftkopfes und der Hüftpfanne sowie zur Bestimmung des Kopfmittelpunktes (s. Kapitel „Perthes", S. 288).

g) Zur normalen Statik des Hüftgelenks und ihrer Abwandlung durch Folgen der juvenilen Oberschenkelkopfkappenlösung und des Morbus Perthes

Schenkelkopf und Hüftpfanne sind normalerweise konzentrisch geformt. Die Rundung des Kopfes ist etwas größer als die der Pfanne, die etwa einer halben Hohlkugel entspricht. Der Radius der Pfanne beträgt beim Erwachsenen ca. 3 cm. Die Dicke des Knorpelüberzuges des Kopfes schwankt zwischen 1 und 3,7 mm, entsprechend der Stärke der Belastung. Der Pfannenknorpel ist am dicksten am Außenrand der Facies lunata (2—3 mm). Die Breite des röntgenologisch sichtbaren Gelenkspaltes schwankt zwischen 3 und 5 mm. Am Pfannendach, der Stelle der stärksten Knorpelbelastung, ist er gewöhnlich am schmalsten. Die Fossa acetabuli ist 4—5 cm lang, 2—3 cm breit und 3—4 mm tief. Der Schenkelkopf

1 A.p.-Aufnahme des Hüftgelenkes nach MAGILLIGAN (zur Ermittlung des projizierten CCD-Winkels): Man zentriert etwa auf die Mitte des Schenkelhalses, der sich im Schnittpunkt folgender zweier Linien befindet: Einer Horizontalen, die einen Finger breit unterhalb des oberen Randes des Trochanter maior verläuft und einer Vertikalen, die einen Finger breit medial der Spina iliaca anterior superior zu denken ist. Die Kniescheibe zeigt nach oben. Antetorsionsaufnahme nach MAGILLIGAN (zur Ermittlung des projizierten AT-Winkels): Axiale Schrägaufnahme des Hüftgelenks, wie auf Abb. 217 dargestellt. Die Kniescheibe zeigt nach oben.

geht zum größten Teil aus der Kopfepiphyse hervor, zum kleineren besteht er aus der Metaphyse des Schenkelhalses. Es ist also die Epiphysenlinie nicht die Grenze des Kopfes zum Schenkelhals, sie erreicht vielmehr nur cranio-lateral den Kopfrand (Abb. 224). Sie verläuft senkrecht zur Richtung der Druckkraft, mit der Horizontalen bildet sie einen

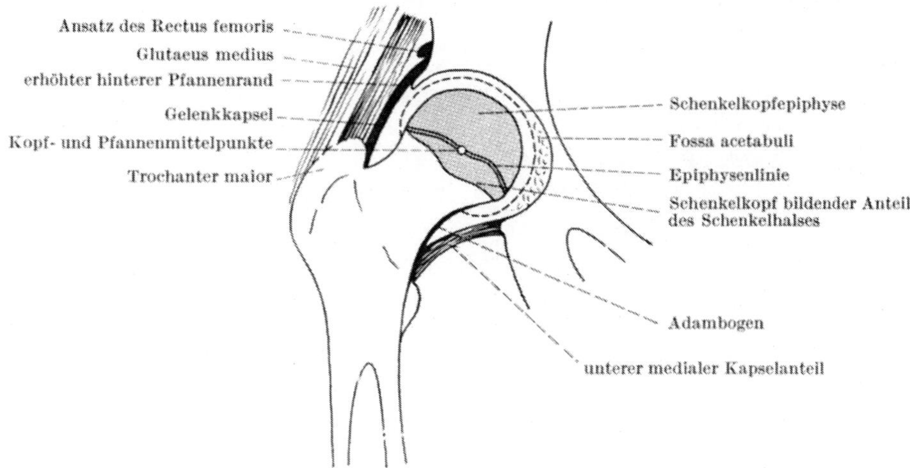

Abb. 224. Frontaler Längsschnitt durch das Hüftgelenk. Beachte die Lage des gemeinsamen Mittelpunktes von Kopf und Pfanne: Der distale Kopfabschnitt wird vom metaphysären Halsteil gebildet. (M. E. MÜLLER, Die hüftnahen Femurosteotomien. Verlag G. Thieme, 1957)

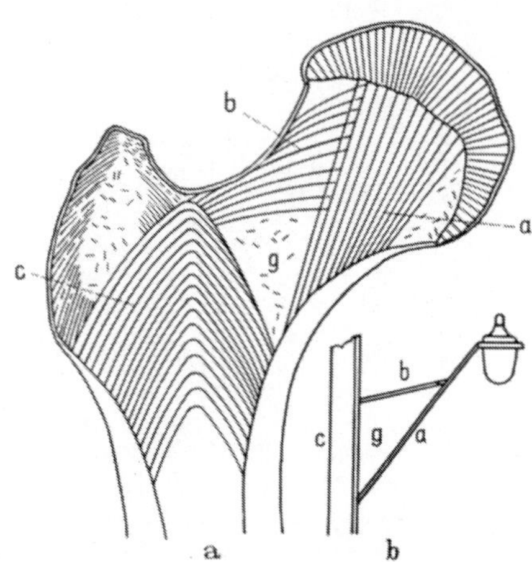

Abb. 225. a Schematische Darstellung der inneren Architektur des proximalen Femurendes (WARD, 1838) b Vergleich mit der an einer Wand befestigten Lampe (J. WOLFF). a Hauptträger (Druckbündel der Trajektoren), b Querbalken (Zugbündel der Trajektoren) c Bogenwerk, g Wardsches Dreieck. (Aus: M. E. MÜLLER Die hüftnahen Femurosteotomien. Verlag G. Thieme 1957)

nach unten offenen Winkel von durchschnittlich 16° (Abb. 206). Zur Schenkelhalslängsachse steht sie nicht senkrecht, sondern in einem nach caudal offenen Winkel von 17 bis 27° (GLOGOWSKI, Abb. 194). Die Distanz Kopfzentrum (C)—Symphyse mißt durchschnittlich 120 mm, die Entfernung Kopfzentrum (C)—Trochanter-maior-Spitze 40 mm (wirksame Ansatzstelle der Abduktoren, Abb. 198).

Zur Beurteilung der für die Gelenkmechanik wichtigen Faktoren sind Röntgenaufnahmen des Hüftgelenkes unerläßlich. Die wichtigsten, gelenkmechanisch wirksamen Faktoren sind folgende (nach HACKENBROCH):

Muskelkraft — Hebelarmlänge — Körpergewicht — Kongruenz
Druckrichtung — Druckbeanspruchung — Druckfläche — Kontaktsicherung.

Auf Abb. 225 ist die schon im vergangenen Jahrhundert (BOURGERY, 1832; WARD, 1838) studierte Innenarchitektur des proximalen Femurabschnittes schematisch wiedergegeben. Bekannt sind auch die Studien von PAUWELS hinsichtlich der Abhängigkeit der

Sklerose des Pfannendaches von der Richtung der Druckkraft und die von JANSEN und GRÜNEWALD (1920), in welchen die Rolle der Muskeln für das Verständnis der Innenarchitektur des Knochens untersucht wird.

Weitere Autoren, die Beiträge über Statik- und Knochenstruktur veröffentlicht haben sind HUMPHRY (1848), H. MEYER (1861, 1867), C. CULMANN (1866, graphische Statik), J. WOLFF (1889, Lit.), H. TRIPLE (1902), H. J. CAREY (1929) (s. a. Kapitel „Symphyse“).

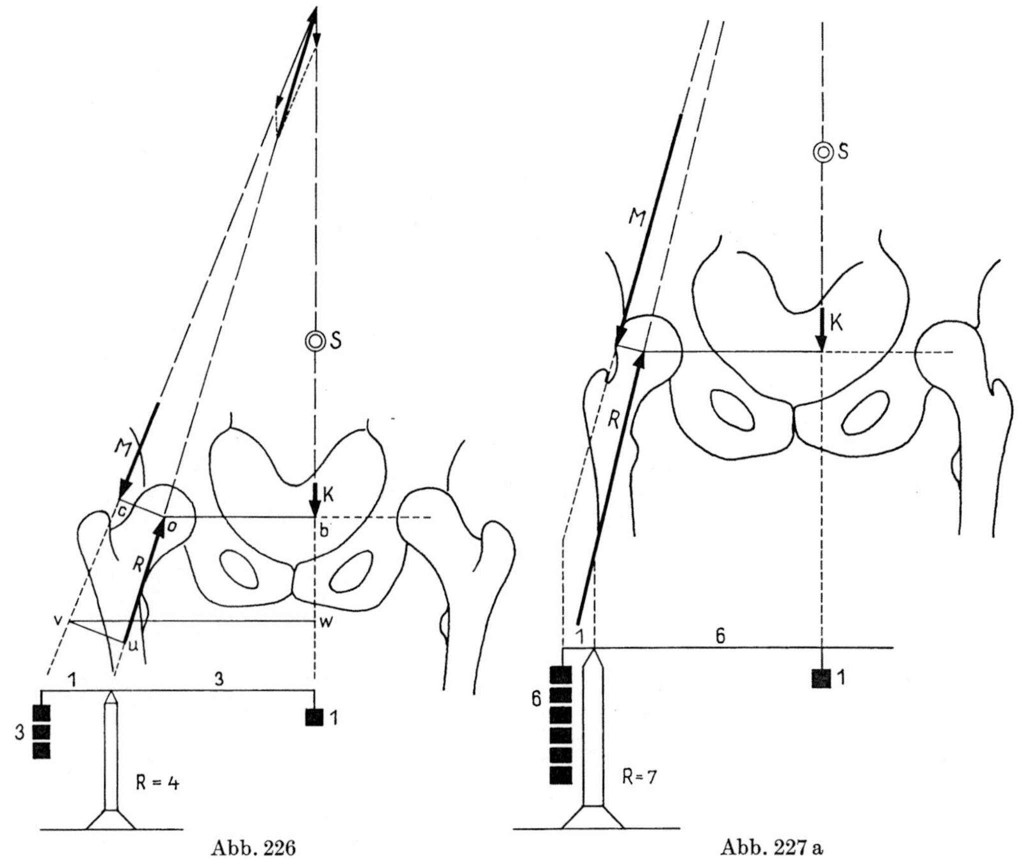

Abb. 226   Abb. 227a

Abb. 226. Vereinfachtes Schema zur Ermittlung der normalen Größe und Richtung der statischen Druckbeanspruchung des Schenkelkopfes bei der Standbeinperiode rechts, zusammengestellt nach Schemata von PAUWELS (aus: M. E. MÜLLER mit Text). Bei einseitiger Belastung des Beines ist bei physiologischen Verhältnissen der Hebelarm der Muskelkraft dreimal kürzer als der Hebelarm des Körpergewichtes. Um dem Drehmoment der Schwere das Gleichgewicht zu halten, müssen die Hüftabduktoren nach dem Hebelarmgesetz eine dreimal so große Spannung aufweisen wie das Körpergewicht K. Auf dem Schenkelkopf oder schematisch auf der Säule der Waage kommt somit das Vierfache des Gewichtes K zur Auswirkung. Beim Gehen erhöht sich die Druckbeanspruchung fast um die Hälfte infolge der Auswirkung der zusätzlich auf den Schwerpunkt S vertikal gerichteten dynamischen Kräfte. Auf der Zeichnung sind nach den Regeln der graphischen Statik (CULMANN) die in Betracht kommenden Beanspruchungen nicht in Zahlen, sondern maßstäblich als Strecken angegeben. Durch die Dicke der Säule der Waage ist die Größe der Druckbeanspruchung des Schenkelkopfes veranschaulicht. S Lage des Schwerpunktes des freien Beines und des Rumpfes mit dem Kopf und beiden oberen Extremitäten. K Richtung der Einwirkung des Körpergewichtes oder Lot vom Schwerpunkt. M Resultierende Wirkungslinie der abduktorisch wirkenden Muskeln. R Resultierende Richtung des auf den Schenkelkopf wirkenden Druckes. R verbindet den Mittelpunkt des Schenkelkopfes und den Schnittpunkt des nach oben verlängerten Lotes vom Schwerpunkt S mit der Wirkungslinie der Abduktorenmuskeln. R bildet mit der Vertikalen einen Winkel von 16°. Normalerweise tangiert R den Schenkelsporn (Adambogen). o Drehpunkt oder Mittelpunkt des Schenkelkopfes. co Hebelarm der Muskelkraft. bo Hebelarm der Körperschwere

Abb. 227a u. b. Statische Druckbeanspruchung des Schenkelkopfes bei Coxa valga und Coxa vara und deren Abhängigkeit von der Länge des Hebelarmes der Muskelkraft und des Hebelarmes der Körperschwere, zusammengestellt nach Schemata von PAUWELS (nach M. E. MÜLLER). a Je stärker die Coxa valga und je kürzer der Hebelarm der Muskelkraft, desto größer die Belastung des Schenkelkopfes. b Bei einer Coxa vara ist der Muskelhebelarm länger. Die Belastung des Schenkelkopfes nimmt ab

Die Belastungsfläche von Hüftkopf und Pfanne ergeben sich aus dem Auftreffwinkel, der gebildet wird durch die Schenkelhalsachse und die Pfanneneingangsebene. Bei mittlerem Schenkelhalswinkel von 126° und zugleich mittlerer Pfanneneingangsebene ist er fast rechtwinkelig (Abb. 287). Den Belastungsflächen bzw. der Einwirkung der Druckkraft entsprechend formieren sich auch die strukturellen Knochenelemente von Kopf und Pfanne oder werden bei einer sekundären Belastungsänderung beeinflußt.

Die Druckbelastung des Hüftkopfes setzt (R) sich zusammen aus der Einwirkung des Körpergewichts (K) und aus der Muskelkraft (M) der Abduktoren (PAUWELS). (Als Ansatzpunkt wird der Trochanter maior genommen, wirksam wird die Kraft der Mm. glutaeus maximus, medius, minimus, piriformis, tensor fasciae, rectus femoris, sartorius).

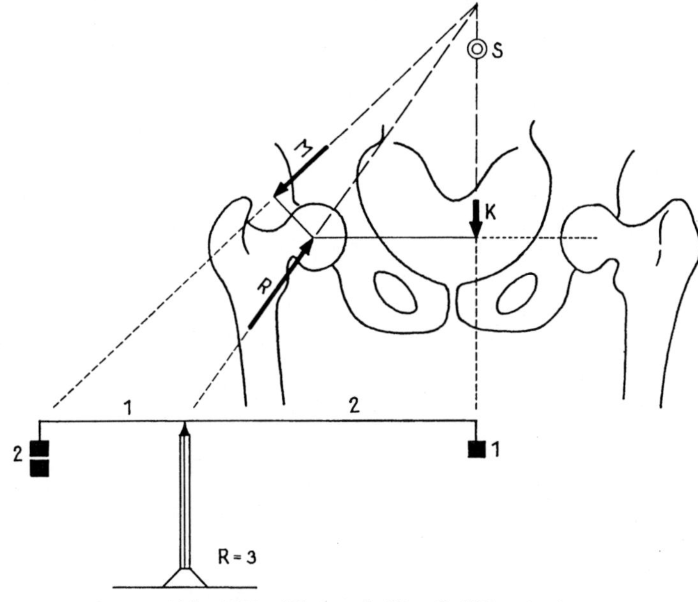

Abb. 227 b. (Unterschrift s. S. 228 unten)

Auf Abb. 226 wird nach einem Schema von PAUWELS die statische Druckbeanspruchung des Schenkelkopfes veranschaulicht, wie sie unter normalen Verhältnissen gegeben ist. Als Drehpunkt für die wirksamen Kräfte gilt der Mittelpunkt des Schenkelkopfes (O). Aus den Hebelbeziehungen der Muskelkraft (M) und des Körperschwerpunktes (K) wird ersichtlich, daß bei Valgisierung der Hebelarm der Muskelkraft verkürzt wird, was eine Zunahme der Belastung des Schenkelkopfes bedeutet (Abb. 227). Bei Varisierung ist es umgekehrt (Abb. 227). Derartige Belastungsänderungen werden auch durch die beim „Perthes" und bei der juvenilen Kopfkappenlösung auftretenden Formveränderungen von Schenkelkopf und Hüftpfanne bewirkt. Die beim „Perthes" meistens zustande gekommene Abplattung und Walzenform des Schenkelkopfes und die Ausweitung der Hüftpfanne bedeuten eine Lateralisation des Mittelpunktes des Hüftkopfes. Damit entsteht anatomisch eine Varisierung, funktionell aber eine Valgisierung, die eine stärkere Belastung des Hüftgelenkes zur Folge hat. Resultiert lediglich eine Varisierung, so nimmt die Belastung des Schenkelkopfes, wie oben angeführt, ab. Auch praktische Beobachtungen bestätigen, daß varisierende Formen in der Regel bessere Druckbeanspruchungsverhältnisse haben als valgisierende.

Schon durch Veränderung der Kopfgröße allein kann die Länge des Hebelarmes der Muskelkraft beeinflußt werden. Bei der Makroform wird die Kopfmitte lateralisiert und damit der Hebelarm der Muskelkraft verkürzt (Abb. 228). Bei der Mikroform, die beim „Perthes" allerdings selten vorkommt, wird die Kopfmitte nach medial und oben verlagert. Es wird somit der Hebelarm der Abduktoren wie der der Körperschwere verkürzt.

Dies bedeutet, daß beide Kräfte geschwächt am Gelenk zur Einwirkung kommen. Die pathologischen Kopfformen sind meistens aber auch noch deformiert, vor allem oben abgeplattet und unten medial ausgezogen (Einrollungskopf). Zugleich hat sich häufig die Pfanne angepaßt, indem sie nach lateral oben abgeflacht und ausgeweitet ist. Kopfabplattung und Pfannenausweitung gehen aber ebenfalls meistens mit Lateralisation einher, mit der dann noch eine Cranialverschiebung verbunden ist.

Beim jugendlichen Epiphysengleiten entstehen nicht selten die erwähnten varisierenden Makroformen des oberen Femurendes, oft verbunden mit Retrotorsion. Da die Ausheilung sehr häufig in Subluxation der Epiphyse erfolgt, bildet sich vielfach auch der sog. „Einrollungskopf" aus, der meistens auch abgeplattet ist. Eine entsprechende Verformung der Hüftpfanne ist damit fast immer verbunden.

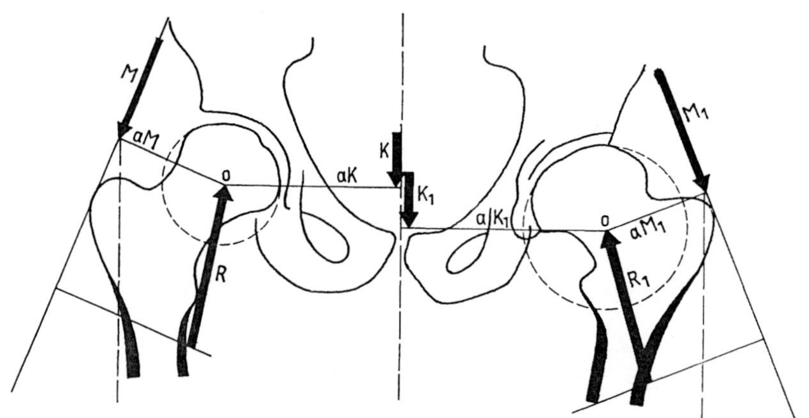

Abb. 228. Schematische Wiedergabe des Endstadiums eines Morbus Perthes am linken Hüftkopf. Makroform des Kopfes mit Abplattung und Lateralisierung der Kopfmitte. Zur Equilibrierung ist eine größere Muskelkraft (M_1) erforderlich als auf der gesunden Seite, da $K_1 \cdot a\,K_1 > K \cdot a\,K$. M Muskelkraft; a Hebelarmlänge; $M \cdot aM = K \cdot aK$; $M = \dfrac{K \cdot aK}{aM}$. (Nach M. HACKENBROCH u. P. BOHNE, Handb. Orthop., Verlag G. Thieme)

Für die Funktion und das Verhalten des Hüftgelenkes ist also die Kongruenz zwischen Kopf und Pfanne besonders wichtig (PERROT und BARDET), die röntgenologisch gut kontrollierbar ist. Kopf und Pfanne haben normalerweise denselben Krümmungsmittelpunkt (Abb. 203). Jede Dislokation (wie z. B. bei der Kopfkappenlösung) und jede Formabweichung (wie z. B. beim „Perthes") gefährdet den Kontakt zwischen Kopf und Pfanne und führt zur Inkongruenz. Damit werden Druckübertragung und Belastungsverhältnisse geändert, was sich im Laufe der Zeit an einem vorzeitigen Materialverschleiß am Gelenk bemerkbar macht. Besonders kommt es dabei auf die Breite der Kontaktfläche an. Schmale lateralisierte Berührungsflächen (meist am Pfannendach) führen wegen einer umschriebenen örtlichen Überlastung in der Regel sehr bald zu einer Arthrosis deformans (Abb. 203b).

Zur Beurteilung der Beanspruchung des *Schenkelhalses* ist die Ermittlung der Richtung der Wirkungslinie der Druckkraft in der Standphase überaus wichtig. M. E. MÜLLER hat deshalb die R-Linie von PAUWELS, d. h. die resultierende aus Körpergewicht und Muskelkraft (s. Abb. 218 und 198) auf dem Röntgenischiometer eingezeichnet. Sie bildet nach PAUWELS bis zum Kopfzentrum einen Winkel von 16° mit der Vertikalen. Unterhalb des Kopfzentrums bildet sie einen Winkel von 22° mit der Schenkelschaftachse, weil die Abwinkelung der Oberschenkelschaftachse von 6° gegenüber der Traglinie hinzugerechnet werden muß. Bei allen Messungen am Femur werden übrigens die senkrechten Linien des Röntgenischiometers parallel zur Schenkelschaftachse eingestellt.

Die Beanspruchung des Schenkelhalses kann durch Vergleich der Beziehungen zwischen der R-Linie und dem Adambogen (= calcar femorale = Schenkelsporn, Abb. 229) beurteilt werden. Verläuft die R-Linie weit lateral vom Schenkelsporn, so wird der Schenkelhals fast nur auf Druck wie bei der Coxa valga beansprucht (Abb. 227). Tangiert die R-Linie den Schenkelsporn, dann liegen physiologische Verhältnisse vor und die Druckspannungen werden etwa 3mal stärker als die Zugspannungen sein. Dementsprechend sind auch das Zugbündel der Trajektoren (b) und die obere Halscorticalis schwächer als das Druckbündel (a) und die untere Halscorticalis (s. Wardsches Schema, Abb. 225). Liegt dagegen die R-Linie weit medial von der Konkavseite des Schenkelhalses, so wird diese stärker durch

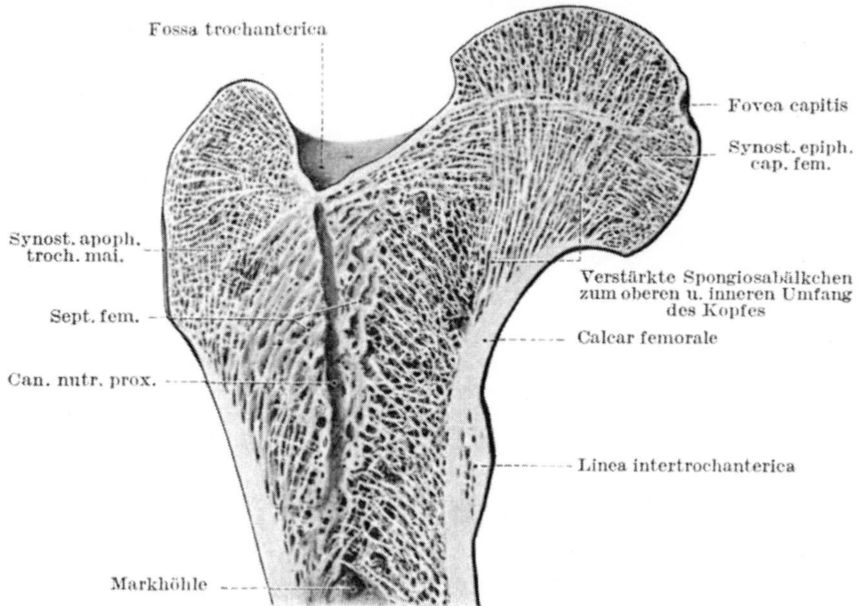

Abb. 229. Innenstruktur des Schenkelhalses eines Erwachsenen. (Aus: Lanz-Wachsmuth, Praktische Anatomie. Verlag J. Springer, Berlin)

Biegung beansprucht, wie dies bei der Coxa vara der Fall ist (Abb. 227). Diese Beziehungen der R-Linie sind für die Aufstellung des Operationsplanes besonders wichtig, denn es sollte das Ziel der Stellungskorrektur sein, daß die R-Linie den Adambogen möglichst tangiert (zit. nach M. E. Müller, s. a. Abb. 226 und 198).

Die Form- und Stellungsverhältnisse an Schenkelkopf und -hals kommen natürlich am ganzen Bein zur Auswirkung. Wichtig ist die Lagebeziehung der mechanischen Achse (= Traglinie) des Beines zu den großen Beingelenken (Abb. 230). Es sind daher bei pathologischen Achsenabweichungen, aber auch bei deren Korrektur, z.B. durch varisierende und valgisierende Osteotomien, die Fernwirkungen zu beachten, die eine Verlagerung oder Richtungsänderung der Traglinien mit sich bringen (Abb. 231) und damit auch meistens eine Überbelastung eines umschriebenen Gelenkareals. [Über die Bedeutung der Größe des Auftreffwinkels für das Zustandekommen einer örtlichen Überbelastung am Hüftkopf und die Ausführungen über die Hüftgelenksbeanspruchung (Amtmann und Kummer) s. S. 657.]

Zusammenfassend sei festgestellt, daß die beim Morbus Perthes und bei der juvenilen Kopfkappenlösung vorkommenden Hüftgelenksdeformitäten zu folgenden pathologischen Abwandlungen der gelenkmechanisch wirksamen Faktoren führen können: Inkongruenz von Kopf und Pfanne, Verschlechterung der Hebelverhältnisse der am Hüftgelenk wirksamen Kräfte, Veränderung der Druckrichtung von Körpergewicht und Muskelkraft, Verkleinerung der Druckflächen am Gelenk.

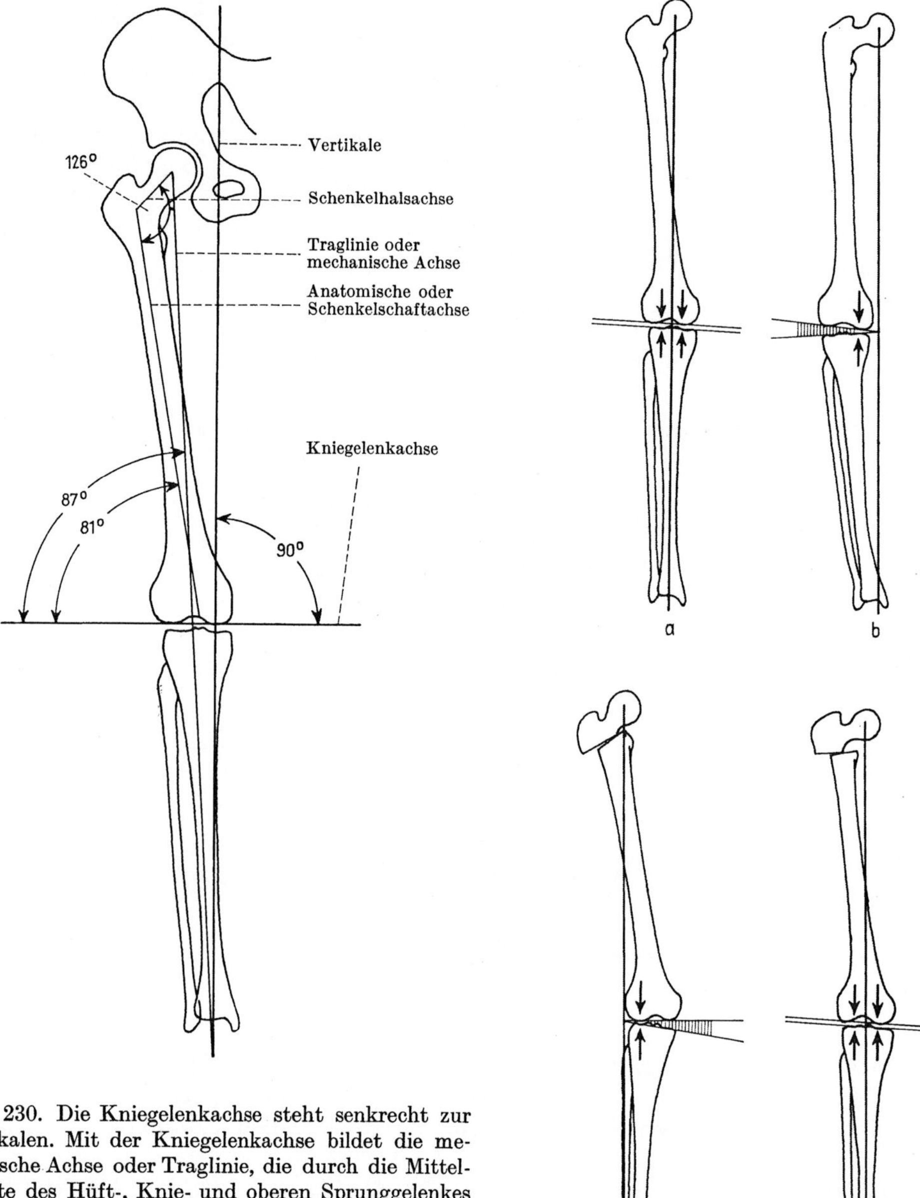

Abb. 230. Die Kniegelenkachse steht senkrecht zur Vertikalen. Mit der Kniegelenkachse bildet die mechanische Achse oder Traglinie, die durch die Mittelpunkte des Hüft-, Knie- und oberen Sprunggelenkes führt, einen Winkel von 87°. Mit der Oberschenkelschaftachse bildet die Kniegelenkachse einen solchen von 81°. Der Winkel zwischen mechanischer Achse und Schaftachse beträgt 5 bis 7°, zwischen Schenkelschaft und Schenkelhals 126° (nach STRASSER). (Aus: M. E. MÜLLER, Die hüftnahen Femurosteotomien. Verlag G. Thieme, 1957)

Abb. 231 a—d

Abb. 231 a—d. Mechanische Achse und Kniegelenk. a Normalerweise steht die Kniegelenkachse senkrecht zur Vertikalen und bildet mit der Traglinie einen Winkel von 86°. Die mechanische Achse trifft das Kniegelenk in der Mitte und beide Kniegelenkkantenteile werden gleichmäßig belastet (nach v. LANZ-WACHSMUTH). b Bei einem Genu varum (z. B. nach Varisationsosteotomie) fällt die Traglinie medial vom Kniegelenk und der tibiale Gelenkanteil wird überlastet. c Bei einem Genu valgum (z. B. nach einer Verschiebungsosteotomie nach medial) kommt es zu einer Überbelastung des fibularen Kniegelenkanteils. d Normale Verhältnisse werden wieder hergestellt, wenn nach einer Varisationsosteotomie der Schenkelschaft zusätzlich nach medial verschoben wird. In diesem Falle werden beide Kniegelenke gleichmäßig belastet. (Aus: M. E. MÜLLER, Die hüftnahen Femurosteotomien. Verlag G. Thieme, 1957)

An dieser Stelle verweise ich auf das Kapitel über Mechanik und Festigkeit des Knochengewebes, das K. H. KNESE für dieses Handbuch bearbeitet hat. Es werden dort auch die Arbeiten über Festigkeit des Femurkopfes und -halses, deren Spongiosa und Compacta, referiert (s. Handbuch d. Med. Radiol., Bd. IV/1, S. 469 ff.).

h) Ätiologie und Pathogenese der juvenilen Hüftkopfkappenlösung

α) Hormonelle Störungen

Es kann als erwiesen gelten, daß hormonelle Störungen eine Rolle spielen, bzw., daß die Epiphyseolysis capitis coxae bei hormonellen Störungen gehäuft vorkommt (LIEK, 1922, u. a.). Nur ist kein einheitlicher Typ der Störung festzulegen. Die meisten Probanden weisen nur einzelne Symptome einer endokrinen Störung auf. Relativ viele gehen nach der Richtung der Dystrophia adiposogenitalis, wobei nach TAILLARD, MÉGEVAND, SCHOLDER-HEGI u. MORSCHER, GARDEMIN HEPP, MATTHIASH u. a. die Hypogonodalen überwiegen (Pubertäts-Eunuchoidismus nach JULIUS BAUER). Unter RÜTHERs 110 Fällen befanden sich 20 %. Häufig ist auch eine hyperpituitäre Langgliedrigkeit vertreten (Adiposo-Gigantismus nach CZERNY-OPITZ). IMHÄUSER fand mehrfach eine Parallele zwischen der Epiphysenlösung und der Protrusio acetabluli coxae. Auch die Dissoziierung des Schlusses der Wachstumsfugen an den Knochen der Hüftgegend spreche im Sinne einer endokrinen Störung. M. LANGE konnte in 46 % diesen oder einen ähnlichen Typ nachweisen. Daß auch primäre Keimdrüsenstörungen die Epiphyse lockern können, zeigen die Untersuchungen von TANDLER und GROSS bei den Skopten, die aus rituellen Gründen kastrieren. Bei hypogonadal Stigmatisierten trifft man auch auf eine Steilstellung der Schenkelhälse (infolge des vermehrten Längenwachstums), die nach PITZEN, RÜTHER, STIEDA aus statischen Gründen zur Epiphyseolyse disponiert. MATTHIASH macht darauf aufmerksam, daß die oben bezeichneten Konstitutionstypen, wie die Adiposo-genitalis-Dystrophie usw., bei denen die Epiphyseolysis capitis femoris gehäuft vorkommt, Extremvarianten darstellen. Der große Anteil der von einer Kopfkappenlösung Befallenen stellt jedoch Mischtypen dar.

Aufgrund seiner Beobachtungen kommt MATTHIASH zu folgenden Ergebnissen:

1. Der Körperbau ist bei Patienten mit Epiphysenlösungen nicht einheitlich. Es zeichnen sich zwei Wuchstendenzen ab, die pyknisch-dysplastische und die athletisch-asthenische Variationsreihe. Es konnte der Nachweis geführt werden, daß es sich hier um in sich geschlossene Variationsreihen handelt.

2. Zwischen der mechanisch ungünstigen Steilstellung des Schenkelhalses und den Besonderheiten des Körperbaues besteht eine deutliche positive Beziehung.

3. Die Epiphysenlösung erfolgt in einer Phase gesteigerter Empfindlichkeit der Wachstumsfugen, im Zusammenhang mit dem Pubertätswachstumsschub.

4. Die Tatsache der Häufung verzögerter Pubertätsentwicklungen (also bei den Retardierten) läßt vermuten, daß durch die Verzögerung der Reifung die mechanische Widerstandsfähigkeit der Wachstumszone vermindert wird.

5. Die Epiphyseolysis capitis coxae muß als echte Konstitutionskrankheit aufgefaßt werden. Dafür spricht die Häufung extremer Körperbautypen sowie die Tatsache, daß die Epiphysenstörungen nicht allein auf den Hüftkopf beschränkt sind, sondern auch gleichzeitig ähnliche Epiphysenstörungen im Bereich des Kniegelenkes und der Wirbelsäule auftreten.

Die normalen hormonellen Beziehungen zwischen der Hypophyse, den Keimdrüsen und den Wachstumsfugen hat TAILLARD im Schema der Abb. 232 veranschaulicht.

Es ist anzunehmen, daß bei der juvenilen Kopfkappenlösung die primäre manifeste Schädigung in einer Resistenzminderung des Materials der Epiphysenfuge zu suchen ist. Wie Tierexperimente zeigten (W. R. HARRIS, RÜTHER), kommt dem somatotropen Hypophysenvorderlappenhormon und dem Keimdrüsenhormon in der Pathogenese der Epiphyseolysis eine gegensätzliche Bedeutung zu. Unter der Einwirkung des somatotropen

Hormons wird die Zellproliferation an der Epiphysenfuge verstärkt, während das Keimdrüsenhormon zur Verknöcherung anregt. Bei kastrierten, mit Wachstumshormon behandelten Tieren, wird die epiphysäre Wachstumszone deutlich verbreitert, insbesondere die Schicht der Zellreifung mit hypertrophen Knorpelzellen (3. Schicht)[1], bedingt durch rasche Proliferation des Säulenknorpels (2. Schicht), an dem das somatotrope Hormon angreift. Durch Schwerkraftbelastung kommt es bei diesen Tieren zu einer vorzeitigen Epiphysenlösung, nach HARRIS wegen Verminderung der Intercellulärsubstanz, insbesondere der kollagenen Fasern. Nach W. LEGER sprechen diese Beobachtungen dafür, daß es sich

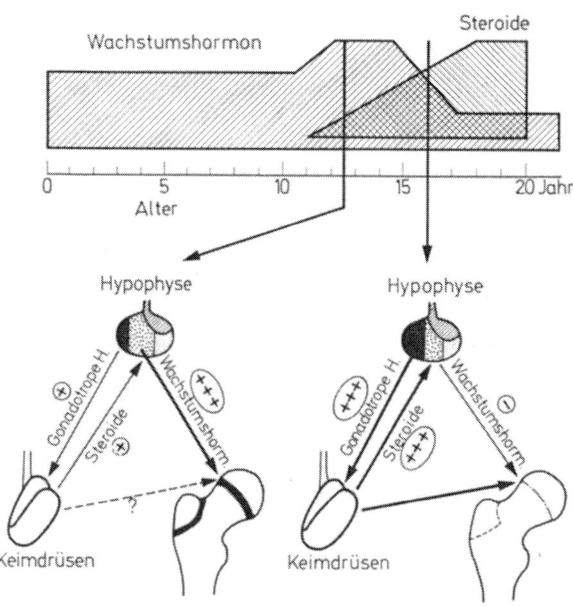

Abb. 232. Schema der hormonellen Beziehungen zwischen Hypophyse, Keimdrüsen und Epiphysenfugen während des Wachstums (W. TAILLARD)

sehr wahrscheinlich um eine Gleichgewichtsstörung mit relativem Überwiegen des Wachstumshormones und einer Unterfunktion des Sexualhormones handelt, aus der eine verminderte Widerstandsfähigkeit der Epiphysenfugen gegen mechanische Beanspruchung resultiert. Es kann nämlich angenommen werden, daß die Steroidhormone (Oestrogene, Androgene) in kleinen Dosen die Hypophyse stimulieren, das Wachstum reizen und beschleunigen (SIMPSON u. Mitarb., LICHTWITZ, KINSELL, GARDNER, PFEIFFER), in hohen Dosen dagegen die Wirkung der Hypophyse bremsen und zum Verschluß der Wachstumsfugen führen. W. MÜLLER beobachtete einen Fall von generalisierter Epiphyseolyse, deren Entstehen er einem Hypophysenvorderlappentumor und einer gleichzeitigen Epithelkörperchen-Hyperplasie zuschrieb. In die bislang noch recht unklare Rolle der anderen inkretorischen Drüsen im Wachstumsproblem des Skeletes brachten erst Untersuchungsergebnisse der jüngeren Zeit etwas Licht (z.B. jene von MORSCHER).

Von therapeutischem Interesse sind auch die Ergebnisse von MATTHIASH und KELLER, die junge Kaninchen mit Testosteron und Methandrostenolon behandelten. Die histologischen Befunde zeigten, daß beide Substanzen eine Beschleunigung der enchondralen Ossifikation, also eine vorzeitige Knochenreife, auslösten. Methandrostenolon verbesserte auch die mechanische Widerstandsfähigkeit des Fugenknorpels auf Scherbelastung, unabhängig von der Reifung und der Höhe der Knorpelfuge.

E. MORSCHER (1961 und 1969) hat sich speziell mit dem Einfluß der Hormone auf das Wachstumsknorpelgewebe befaßt. In der Reihe der Steuerungsmechanismen, denen die

---

1 Die 4 Schichten der Wachstumsfuge: 1. Schicht der ruhenden Knorpelzellen; 2. Schicht der säulenförmig proliferierenden Knorpelzellen; 3. Schicht der reifen hypertrophischen Knorpelzellen; 4. Schicht der Knorpelzellauflösung und der beginnenden Ossifikation.

Funktion des Wachstumsknorpelgewebes unterliegt, spielt das endokrine System eine sehr wesentliche Rolle. Es gibt kaum eine endokrine Krise, die nicht auf irgendeine Weise den Stoffwechsel des Knochens beeinflußt und beim wachsenden Organismus auf den Wachstumsknorpel einwirkt. Die Kenntnisse über die Angriffspunkte der Hormone auf molekularer Ebene sind aber noch sehr lückenhaft. Grundsätzlich kommen 3 Möglichkeiten für ihre Einwirkung in Frage: 1. An der Oberfläche der Zelle kann an der Membran der Austausch intra- und extracellulärer Substanzen gefördert oder gehemmt werden. 2. Hormone können Enzyme aktivieren oder hemmen. 3. Die Entwicklung genetischer Informationen kann durch Veränderungen des Kernstoffwechsels, also durch Veränderungen der Proteinsynthese, beeinflußt werden.

β) Wirkung der Hormone auf den Epiphysenknorpel

In bezug auf den Epiphysenknorpel läßt sich aus den Ausführungen MORSCHERS bezüglich der Wirkung der einzelnen Hormone Folgendes hervorheben:

Sexualhormone. Androgene haben einen stoffwechselanabolen Effekt, der zumindest vorübergehend das Längenwachstum der Knochen stimuliert, was für eine Aktivitätserhöhung des Wachstumsknorpels spricht. Ein reifungsfördernder Einfluß kommt aber erst bei höherer Dosierung zum Durchbruch. Die mechanische Festigkeit der Epiphysenfuge (untersucht auf Zugfestigkeit an der proximalen Tibiaepiphysenfuge der Ratte) wird durch physiologische Dosen von Testosteron herabgesetzt.

Oestrogene haben keinen anabolen Effekt, in höheren Dosen sogar einen katabolen. Sie wirken auf den wachsenden Knochen im allgemeinen stark reifungsfördernd, ein Effekt, der beim Menschen zur Bremsung des Längenwachstums hochschüssiger Mädchen klinisch angewendet werden kann. Morphologisch zeigt sich die reifungsfördernde Wirkung des Oestrogens in einer Verschmälerung der Wachstumsfuge, vor allem der Zone der hypertrophen Knorpelzellen. Die mechanische Festigkeit der Epiphysenfuge nimmt unter Oestrogeneinfluß entsprechend der Verminderung der Aktivität und der Verschmälerung der Knorpelplatte deutlich zu. Parallel-Versuche mit kastrierten weiblichen und männlichen Versuchstieren bestätigten die gegensätzliche Wirkung von Androgenen und Oestrogenen auf den Wachstumsknorpel, ebenso Cyclusbeobachtungen (z.B. Zunahme der Festigkeit des Wachstumsknorpels zwischen Dioestrus und Oestrus und eine Abnahme der Festigkeit bei herabgesetzter Ovarialtätigkeit zwischen Oestrus und Metoestrus).

Wachstumshormon. Das somatrope Hormon des Hypophysenvorderlappens (STH) wirkt eindrucksvoll am Wachstumsknorpel. Bei Ausfall dieses Hormones kommt es zum Wachstumsstillstand (Verbreiterung der Epiphysenfuge bei hypophysektomierten jungen Tieren). Bei Überproduktion beim eosinophilen Hypophysen-Vorderlappen-Adenom entwickelt sich ein Gigantismus. An normalen Ratten konnte erst nach längerer (3wöchiger) Verabreichung von STH eine signifikante Verbreiterung der Knorpelplatte beobachtet werden. Die mechanische Festigkeit zeigte unter der Wirkung des STH keine stärkere Abnahme, es entstand vielmehr das Bild einer gewissen Verzögerung bzw. Verlängerung der Pubertät. (Siehe auch O. BUTENANDT[1].)

Schilddrüsenhormon. Dieses Hormon ist für den Ablauf des physiologischen Längenwachstums erforderlich und wirkt diesbezüglich im Synergismus mit dem somatotropen Hormon des Hypophysenvorderlappens. Demgemäß führt eine Schilddrüsenentfernung bei wachsenden Ratten zu einer Verlangsamung des Längenwachstums (hypothyreoter Zwergwuchs!). Bei den Versuchen von MORSCHER kam unter Thyroxinzufuhr nach anfänglich leichter Stimulation des Längenwachstums schließlich vor allem die katabole Stoffwechselwirkung zum Durchbruch, die mit einer beschleunigten Reifung des Wachstumsknorpelgewebes einhergeht. Daraus resultiert eine Verkürzung der Wachstumsdauer und eine geringere Körpergröße. Morphologisch manifestiert sich der Ausfall des Thyroxins am Wachstumsknorpel in einer sehr deutlichen Verschmälerung der Knorpelplatte. Aber auch Thyroxinzufuhr führt schließlich — infolge der reifungsfördernden Wirkung dieses Hormons — zu einer Verschmälerung der Fuge. Analog der biphasischen Wirkung des Thyroxins bezüglich Morphologie und Aktivität des Wachstumsknorpels kommt es bei der Prüfung der mechanischen Festigkeit anfangs — entsprechend der leichten Stimulation des Wachstums und der Verbreiterung der Epiphysenfuge — zu einer leichten Abschwächung, die aber sehr bald — entsprechend der nachfolgenden Wachstumsbremsung und Verschmälerung der Knorpelplatte — einer signifikanten Verfestigung Platz macht.

Nebennierenrindenhormon. Infolge der katabolen Wirkung der Cortisone blieb das Körpergewicht der behandelten Tiere gegenüber dem der nichtbehandelten deutlich zurück. In gleicher Weise wurde auch das Längenwachstum gehemmt. Morphologisch findet man eine Verschmälerung der Epiphysenfuge mit Verminderung der Zahl der hypertrophischen Knorpelzellen. Damit verschiebt sich aber das prozentuale Volumenverhältnis zwischen Knorpelzellen und Intercellularsubstanz zugunsten der letzteren, was eine Verfestigung der Knorpelplatte bedeutet. Möglicherweise tragen auch Dehydrierungsvorgänge zur Verfestigung der Knorpelsubstanz bei. Die Cortisonwirkung tritt sehr rasch ein. Nach einiger Zeit setzte bei den Tieren, speziell bei den männlichen, eine „Normalisierung" ein und zwar sowohl bei geringerer, als auch bei höherer Dosierung. Nach MORSCHERS Ansicht kommt hier der für die Festigkeit des Knorpels mitverantwortliche Faktor in Betracht,

---

1 BUTENANDT, O.: Die Wirkung von humanem Wachstumshormon auf Wachstum und Stoffwechsel minderwüchsiger Kinder. Habil. Schrift, München 1970. Ref. Fortschr. Med. **89**, 385 (1971).

wonach sich der hemmende Einfluß des Cortisons auf die Bildung der Intercellularsubstanz bemerkbar macht. Die offensichtliche qualitative Minderwertigkeit des von den Knorpelzellen ausgeschiedenen Kollagens und der Mucopolysaccharide hebt damit die durch die relative quantitative Vermehrung der Intercellularsubstanz bedingte Verfestigung wieder auf.

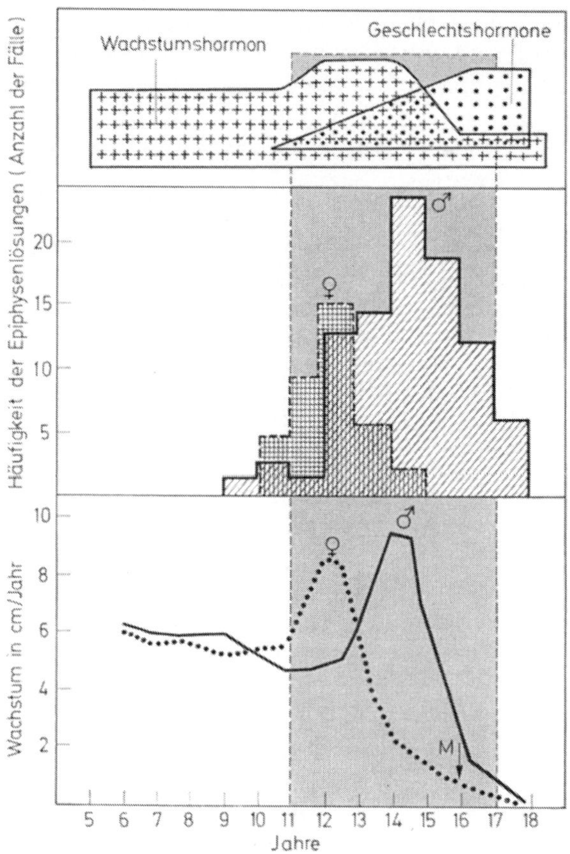

Abb. 233. Schema der Häufigkeit der Epiphysenlösung in Verbindung mit dem Knochenalter, der Wachstumsgeschwindigkeit und der Produktion der Wachstums- und Geschlechtshormone (nach den Angaben von LICHTWITZ, KINSELL und TANNER). Die größte Frequenz der Lysen fällt genau in die rascheste Wachstumsperiode. Nach dem Auftreten der 1. Menses wurde keine mehr beobachtet (W. TAILLARD)

Zusammenfassend ergibt sich aus den Untersuchungen von MORSCHER, „daß die Hormone, die einen ausgesprochenen stoffwechsel-anabolen Effekt aufweisen, wie STH und Testosteron, auch eine auf den Wachstumsknorpel aktivitätsstimulierende Wirkung aufweisen, was sich morphologisch in einer Verbreiterung der Knorpelplatte manifestiert. Umgekehrt geht eine katabole Hormonwirkung, wie sie Oestrogene, Thyroxine und das Cortison entfalten, mit einer Aktivitätshemmung und Verschmälerung der Knorpelplatte einher. Verschmälerung und Verdichtung des Knorpels sind mechanisch gesehen gleichbedeutend mit Verfestigung, vorausgesetzt, daß die Qualität der für die mechanische Festigkeit des Knorpels verantwortlichen Intercellularsubstanz gleich bleibt. Von klinischer Sicht sind die Ergebnisse bedeutsam für die Pathologie der Epiphyseolysis capitis coxae, des Morbus Scheuermann, der traumatischen Epiphysenlösungen und wahrscheinlich auch des Morbus Perthes. Sie geben auch eine fundierte Erklärung dafür, warum die Pubertät eine an sich kritische Periode der Skeletentwicklung ist und warum auch ohne Vorliegen einer manifesten endokrinen Störung die genannten Läsionen am Wachstumsknorpel auftreten können. [Siehe auch SCHMID, F.: Auswirkungen von endokrinen Störungen auf die Handskeletossifikation (Folge 7: Handskeletossifikation), Fortschr. Med. **89**, 381 (1971)].

γ) Vorgänge an der Wachstumsfuge des Hüftkopfes

Nach TAILLARD hängen Auftreten und Entwicklung der Epiphysenlösung eng mit *zwei Gruppen von Faktoren* zusammen, deren Bedeutung durch human-pathologische und experimentelle Forschungen aufgezeigt werden konnte.

Bei der *ersten* Gruppe handelt es sich um Faktoren, auf deren Boden eine Schädigung des Wachstumsknorpels vor sich geht, wobei die Epiphysenlösung während der für die

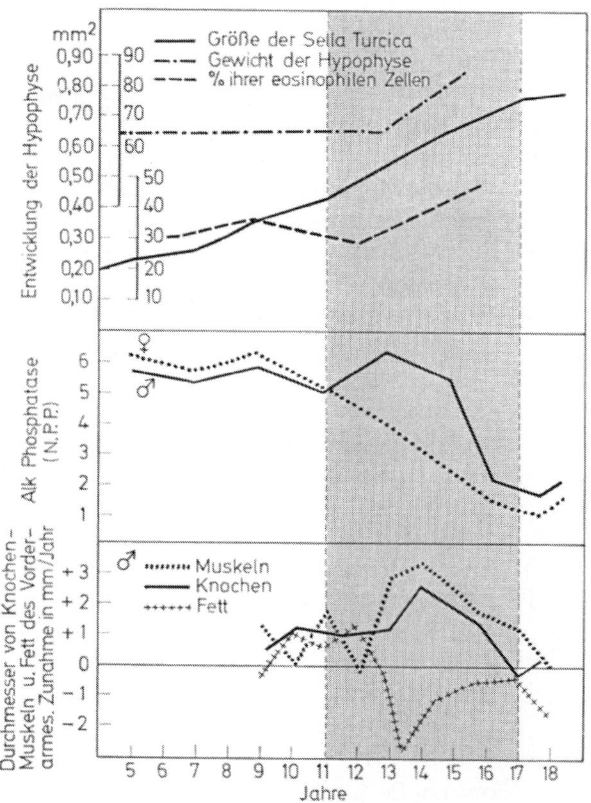

Abb. 234. Schema der Entwicklung der Hypophyse und des Bewegungsapparates im Laufe der Wachstums-periode, in der die Epiphysenlösungen auftreten. (Aus: W. TAILLARD)

Adoleszenz charakteristischen raschen Wachstumsperiode auftritt, d.h. zwischen dem 12. und 16. Jahr beim jungen Mann und zwischen dem 10. und 14. Jahr beim Mädchen. Die Altersgruppe der Befallenen ist hier charakteristisch (Abb. 233) und das Zusammen-fallen mit einem Anstieg der Entwicklung der Hypophyse, der Knochen und Muskeln und einer Rückbildung des jugendlichen Unterhautfettes (Abb. 234).

Die *zweite* Gruppe ist gekennzeichnet durch den Befund einer deutlich erkennbaren Störung des hormonellen Gleichgewichtes, z.B. den einer Dystrophia adiposo-genitalis. Die Epiphyseolyse tritt hier aber auch bei Erwachsenen auf, z.B. bei Erkrankungen der Hypophyse, der Nebennieren, der Schilddrüse, der Geschlechtsdrüsen. Hierunter fallen Epiphysenlösungen bei Riesenwuchs, bei hypophysärem Zwergwuchs (KINSELL u. Mitarb., IHLENFELDT). Bei diesen Fällen blieben die Wachstumslinien auch beim Erwachsenen größtenteils offen (SCHLÜTER und PETER, TRAMER). Ferner sind hier Epiphysenlösungen bei Eunuchen oder anderen Formen des Hypogenitalismus (R. D. MOORE, KINSELL u. Mitarb.) zu erwähnen. Die Störung des endokrinen Gleichgewichtes führt nach TAILLARD zu einer Umwandlung der mechanischen Eigenschaften des Epiphysenknorpels. Aus den Ver-suchen von HARRIS, MATHIEU und MORSCHER könne man folgern, daß der mechanische

Widerstand der Epiphysenfuge während der Pubertätszeit sehr deutlich abnehme. Bei männlichen Tieren sei dies stärker ausgeprägt als bei Weibchen. Bei kastrierten Männchen jedoch sei dies nicht der Fall, während die Resistenzabnahme bei ovarektomierten Weibchen noch stärker in Erscheinung trete. Durch Verabfolgung von Androgenen bzw. Oestrogenen könne die charakteristische Stabilität bei beiden Geschlechtern wiederhergestellt werden. Durch Verabfolgung von somatotropem Hormon habe sich jedoch bisher eine signifikante Veränderung des mechanischen Widerstandes der Epiphysenfugen nicht herbeiführen lassen.

Besonders wichtig aber ist nach TAILLARD die Feststellung, daß sich die Veränderungen der mechanischen Eigenschaften der Epiphysenfugen nicht auf die Hüftkopfepiphyse beschränken. Sie würden sich vielmehr *auch an anderen Wachstumsfugen* zeigen, z. B. am Trochanter minor, an Dornfortsatzapophysen, Randleisten der Wirbelkörper usw., also an Wachstumsfugen, an denen man ebenfalls eine spontane Lösung beobachten könne. TAILLARD konnte durch systematische Untersuchung des Wachstumsknorpels des Trochanter maior nachweisen, daß der Wachstumsknorpel des Trochanter maior bei allen Fällen, die wegen Epiphyseolysis capitis femoris operiert worden waren, pathologische Veränderungen aufwies, die denen des Knorpels der Epiphysenfuge des Hüftkopfes glichen. Dies ergab sich aus den bioptischen Kontrollbildern. Die Befunde stimmten auch mit denen früherer Autoren überein, die histologische Befunde bei Epiphyseolysis capitis veröffentlicht hatten (SCHLÜTER und PETER, LACROIX, PONSETI, WAGNER). Es zeigten sich morphologische Frühstadien einer Schädigung des Epiphysenknorpels sowie spätere Stadien der Knorpellyse mit charakteristischen Kontinuitätsunterbrechungen, die fast immer die mechanisch schwächste Knorpelzone, d.h. die Zone des hypertrophierten Knorpels, betrafen, in welcher die Grundsubstanz bereits durch hypertrophierte Chondrocyten beinahe völlig „ersetzt" ist.

Die Bevorzugung der Hüftkopfepiphyse durch diesen Prozeß während der Pubertät erklärt TAILLARD auf die gleiche Weise wie MORSCHER. Die Epiphysencalotte des Femurkopfes werde der Einwirkung von Kräften unterworfen, die sich dadurch äußere, daß die Calotte beim Gehen nach unten und nach hinten verschoben werde. Am Ende der Wachstumsperiode, und wenn der Knorpel sich im Zustand der „Lysis" befinde, sei die Calotte auf dem Schenkelhals nur noch mittels einer dünnen, vom Periost des Halses gebildeten Manschette verankert. Dieser Zylinder verdünne sich, entsprechend der Ossifikation der Wachstumsfuge, zusehends und stelle am Ende der Wachstumsperiode nur noch eine fibröse Membran dar, die nicht im Stande sei, einer stärkeren mechanischen Beanspruchung Widerstand zu leisten. Die Untersuchungen von RYDELL hätten gezeigt, daß die Kräfte, die sich im Verlauf der normalen Hüftgelenksbewegungen entwickeln, äußerst stark seien, womit sich ganz einfach die Lokalisation der Epiphysenlösung am Femurkopf beim Jugendlichen erklären lasse. Ein kleines Trauma, ein einfacher Fehltritt, könne genügen, um das Abgleiten der Kopfcalotte vom Femurhals herbeizuführen. Selbst das bloße Aufrechtstehen oder in noch größerem Ausmaße das Gehen und Laufen könnten den Beginn einer progressiven Verschiebung auslösen. Es sei übrigens möglich, derartige Gleitprozesse experimentell zu erzeugen und zwar durch Änderung der mechanischen Bedingungen, unter denen sich die Wachstumsfuge befinde. So könne man durch Überbelastung regelrechte Epiphysenlösungen herbeiführen; der zugrunde liegende Entstehungsmechanismus gleiche dabei in jeder Hinsicht demjenigen der klassischen Ermüdungsfrakturen (TSCHANTZ und RUTISHAUSER, TSCHANZ und TAILLARD).

Gröbere und längerdauernde Epiphysenverschiebungen würden auch die Ausheilung stören. Das Abgleiten der Epiphyse gehe außerdem mit mehr oder minder starken Durchblutungsstörungen einher, die bei schweren Fällen zu einer aseptischen Nekrose des Femurkopfes oder zu einer fibrösen Ankylose führen würden und zwar am Femurkopf infolge Zerstörung des Gelenkknorpels, an der Gelenkpfanne durch einen gefäßhaltigen, aus der Synovialmembran und aus dem Knochenmark eindringenden fibrösen Pannus (TAILLARD und GRASSET).

δ) Mechanische Momente

stellt FRANCILLON in den Vordergrund, indem er auf die Schwerkraftwirkung an der Epi-Metaphysenzone hinweist, die zur Beeinflussung des Wachstums und der Form schon normalerweise führt. Der von SCHERB als Interferenz bezeichnete Vorgang an der Knochenstruktur wird besonders herangezogen, auch von E. MORSCHER. Das starke Überwiegen der Fälle mit Dorsalabgleiten des Kopfes könne in Analogie zum physiologischen Vorgang der im Rahmen des Wachstums stattfindenden Dorsalverschiebung des Epiphysenkopfes (Epiphysenlösung im Zeitlupentempo nach E. MORSCHER, physiologische Retroversio capitis) verstanden werden. Nach der gleichen Richtung weisen auch die Befunde beim sog. „Interferenzschmerz" nach SCHERB. Der einmal eingeleitete Vorgang könne zu einem Circulus vitiosus führen, da mit zunehmender Gleitung die Scherkräfte auf Kosten der Druckkraft zunehmen. Auch IMHÄUSER macht einen Schrägstand der Wachstumslinie zur Belastungsrichtung verantwortlich. Diese Auffassungen stehen aber nach W. LEGER in einem gewissen Gegensatz zu der Beobachtung von PAUWELS, daß mit zunehmender Valgisierung die varisierende Komponente immer kleiner wird, d. h. daß sich die Wachstumsfuge immer mehr senkrecht zur Druckrichtung einstellt. Nach BREITENFELDER, FÜRMAIER, RÜTHER ist die beim Stehen und Gehen auf das Hüftgelenk einwirkende kinetische Energie geeignet, einen Kopfabrutsch nach hinten auszulösen. GICKLER und TEUFEL machen die veränderte Statik bei ventral verlagerter Hüftpfanne verantwortlich. Beim sagittalen Auftreten des Fußes muß hier das Bein stark nach außen rotiert werden, dabei werde die hintere Schenkelkopfpartie bevorzugt belastet. Baßgeigenform des Beckens könne ein Frühzeichen sein, könne aber später wieder verschwinden. Andere Autoren sehen in der Kopfkappenlösung einen reinen

ε) Überlastungsschaden,

der auch ohne statische Abwegigkeit entstehen könne (gehäuftes Vorkommen bei jugendlichen Landwirten, Bäckern, Metzgern, Käsern usw.). Diese Ansicht wird gestützt durch die Feststellung von BENEKE, daß die Epiphysenfuge im Verlauf der normalen Entwicklung ein Stadium der mechanischen Resistenzminderung durchmacht. In diesem seien die Knorpelzellsäulen fast flüssig und die Zwischensubstanz fast schleimig. Ein sehr leichtes Trauma genüge, in diesem Stadium die Epiphyseolysis zu verursachen. Damit wäre in diesem Stadium jeder wachsende Mensch nach der Richtung einer Epiphyseolysis gefährdet. Diese Auffassung geht ohne Zweifel zu weit, zumal auch gegenteilige Untersuchungsergebnisse vorliegen, nach denen die Epiphysenfuge bei Jugendlichen besonders fest sei (s. Leichenuntersuchungen von GÜTIG und HERZOG). Auch die Versuche von BERGENFELDT sowie von GELBKE und EBERT (Hunde und Kaninchen) sprechen dafür, daß der gesunde Fugenknorpel eine große Widerstandskraft besitzt.

Nach neueren histologischen Untersuchungen von RUTISHAUSER, F. SAEGESSER und BURCKHARDT kann die juvenile Hüftkopfkappenlösung im Sinne eines *Überlastungsschadens* an der Epiphysenfuge gedeutet werden, wie dies mehrere Autoren auch für den Morbus Perthes tun, bei dem der Schaden hauptsächlich in der Epiphyse selbst auftritt. Über aseptische Nekrosen, regressive und produktive Veränderungen würden sich bei fortdauernder Belastung Umbauzonen ausbilden, in welchen der Knochen durch fibröses Gewebe mit osteoidem und chondroidem Anteil ersetzt wird (zit. nach HÄUPTLI). Diese fibröse Zone halte den mechanischen Anforderungen des Schenkelhalses nicht stand und führe je nach Art der mechanischen Einwirkung zu einer mehr oder minder raschen Lösung der Epiphyse. Besondere schon erwähnte konstitutionelle Momente sprechen nicht gegen eine solche Deutung.

ζ) Traumatische Entstehung und Begutachtung

Trotz der Problematik der Epiphyseolysis capitis coxae muß man die *rein traumatische Entstehung* in der Regel ablehnen. Es ist aber jeder Fall einzeln zu prüfen. Der Verfasser hat in zwei Fällen einen Unfall als Ursache einer Hüftkopfkappenlösung anerkannt, auch MATZEN und H. BECK bejahen die Möglichkeit der traumatischen Entstehung. RÜTHER sah unter 110 Fällen nur einmal die Voraussetzung für die Anerkennung einer unfallbedingten Epiphysenkopflösung gegeben.

Bei der *Begutachtung* ist *für* die Anerkennung eines Unfalls als Ursache einer Epiphyseolysis capitis coxae zu fordern:

1. Ein geeignetes Unfallereignis und keine früheren Hüftbeschwerden.

2. Der unmittelbar nach dem Unfall erhobene Röntgenbefund einer frischen Durchtrennung der Epiphysenfuge. Sehr wertvoll ist dabei der Befund eines zusätzlichen kleinen Knochenabrisses an der Metaphyse, ähnlich wie beim metaphysären Radiusbruch Jugendlicher.

3. Das Fehlen einer hormonellen Stigmatisation.

4. Die Hüfte der anderen Seite muß normal aussehen.

Schwierig ist es, wenn ein richtiges Trauma zwar vorliegt, andere Momente aber an eine echte Epiphyseolysis infantum (Coxa vara congenita) denken lassen.

Die Angaben der Patienten hinsichtlich der Ursache sind sehr kritisch aufzunehmen. Irgendein Trauma wird fast immer ursächlich beschuldigt, vielfach sind es aber nur geringe Gewalteinwirkungen bei üblichen Verrichtungen: Absteigen vom Fahrrad, Sprung beim Turnen usw. Dabei wird angegeben, daß z.B. bei diesen Bewegungsvorgängen plötzlich ein Schmerz in der Hüfte verspürt wurde. Gleichzeitig sei das Bein kraftlos geworden, so daß es zum Sturz kam. Schon aus der genauen Zergliederung des Herganges läßt sich meistens vermuten, daß die Lockerung des Knochens schon vor dem Sturz erfolgt war.

Gegen einen Unfallzusammenhang sprechen nach RÜTHER folgende Punkte:

1. Nachweis endokriner Störungen, Grundumsatzminderung, Konstitutionstypen des Pubertätseunuchoidismus, Hochwuchs, Adiposo-Gigantismus und Dystrophiea adiposogenitalis;

2. röntgenologische Veränderungen an den Wachstumszonen, Verbreiterung und Auflockerung der Epiphyse, Einrollung des Adamsschen Bogens, Strukturveränderungen des Knochens am epiphysennahen Anteil des Schenkelhalses und Atrophie;

3. prämonitorische Beschwerden in der Anamnese vor dem Unfall;

4. fehlende Anzeichen einer Gewalteinwirkung;

5. angeschuldigte Vorgänge, die sich nicht mit der Definition eines Arbeitsunfalles decken, wie extreme Rotation, Abduktion und Hyperextension, Belastungen des täglichen Lebens, Gehen, Springen und Bagatellunfälle wie Stolpern, Fall auf das Gesäß usw.;

6. der Nachweis ähnlicher Veränderungen an der Epiphyse des anderen Hüftgelenkes, die gleichzeitig bestehen, abgelaufen sind oder in der Folgezeit auftreten;

7. eine Valgusstellung des coxalen Femurendes und lange, schlanke Schenkelhälse als disponierender Faktor;

8. das Verhalten nach dem sog. Unfall: Weiterarbeiten, Nichtaufsuchen des Arztes und sehr verspätete oder nachträgliche Krankmeldung;

9. der Nachweis von Kalkstoffwechselstörungen, Hypophysentumor und Epiphysenlösungen an anderen Röhrenknochen.

Besonders *wichtig* ist es natürlich im Rahmen der Beurteilung eines etwaigen Zusammenhanges mit dem Unfall anamnestisch nach Erscheinungen zu forschen, die auf eine etwa beginnende Hüftkopflösung hinweisen. Nach BREITENFELDER ist dabei folgendes zu beachten:

1. Das Alter des Patienten (11.—17. Lebensjahr);

2. Unterentwicklung des Genitalapparates und der sekundären Geschlechtsmerkmale, Fettsucht, relativ abnorm lange Beine, X-Beine (hypopituitärer Hypogandismus);

3. ständiges oder gelegentliches Hinken;

4. vorzeitige Ermüdung des ganzen Beines;

5. ständige oder gelegentliche Schmerzen in der Hüftpartie, manchmal ausstrahlend bis zum Knie oder auch bis zum Fuß, oft nur im Knie allein;

6. Bewegungseinschränkungen in der Hüfte (Abduktionsbehinderung, eingeschränkte Innenrotation, Flexion oft nur in Außenrotation möglich, manchmal auch schmerzhafte Bewegungsaufhebung = Coxa contracta);

7. mehr oder weniger ausgeprägte Muskelatrophie des Oberschenkels.

J. PROBST (Unfallkrankenhaus Murnau/Obb.) geht anhand von 5 eigenen Fällen näher auf gutachterliche Behandlung der *Zusammenhangsfrage* zwischen Hüftkopflösung bei Jugendlichen und Unfall näher ein:

Die Hüftkopflösung der Jugendlichen sei eine echte konstitutionelle Erkrankung des Pubertätsalters. Äußere Bedingungen wirken an der Entstehung und Ausprägung des Leidens nicht mit. Auch eine wesentliche Verschlimmerung im Sinne des Unfallversicherungsrechts durch äußere Einwirkungen könnten nach allen klinischen und gutachterlichen Erfahrungen nicht angenommen werden, weil die Mitwirkung äußerer Vorgänge sich höchstens darauf beschränke, das gesetzmäßig ablaufende Leiden zufällig, bei einer austauschbaren Gelegenheit, erstmals hervortreten zu lassen, d.h. erkennbar zu machen, auch wenn dieser Vorgang als „schwer" anzusehen sei. Genau zu unterscheiden von der Hüftkopflösung der Jugendlichen sei der — übrigens bemerkenswert seltene — Schenkelhalsbruch, der stets die typischen Kennzeichen der Gewalteinwirkung aufweise, die man bei der Hüftkopflösung vermißt.

Fünf Entscheidungen von Landessozialgerichten hätten diese Auffassung bestätigt.

Für die *Wertung der Verschlimmerung* habe dieselbe Kausalitätsnorm der „wesentlich mitwirkenden Ursache" oder der „wesentlichen Teilursache" zu gelten wie für die Verursachung an sich (ASANGER; BSG, 11. 11. 59, Breith. 1960/1945); denn die Verschlimmerung sei nichts anderes als der auf einen Teil der Gesamterscheinungen begrenzte Ursachenzusammenhang (ASANGER, BSG 18. 12. 57, BSG 6/192; BSG 3. 7. 58, BSG 7/288).

Nichtsdestoweniger bleiben Begutachtungsfälle, die in ihrer Beurteilung *nicht so einfach* liegen, wie man nach den Ausführungen von PROBST meinen möchte. Dies gilt vor allem in Anbetracht folgender Punkte:

1. Ein gradueller Unterschied im Ausmaß der Veränderungen ist bei der juvenilen Kopfkappenlösung oft sehr eklatant. Die Möglichkeit einer Komplikation durch ein Trauma muß zugestanden werden.

2. Die dem Hüftgelenk eigenen statischen Verhältnisse können sich verschiedenartig auf das Krankheitsbild der juvenilen Fugenerweichung wie auf eine larvierte traumatische Fugenschädigung auswirken.

3. Auch durch eine traumatische Schädigung der arteriellen Versorgung des Hüftkopfes können verschieden gestaltete Bilder am ganzen Hüftkopf hervorgerufen werden.

4. In manchen Fällen muß eine röntgendiagnostische Unsicherheit in der Trennung einer spontanen Hüftkopffugenerweichung von einer traumatischen Fugenlösung zugegeben werden.

η) Chemische Beeinträchtigung der Epiphysenfugen

Interessant sind auch die Ergebnisse von Versuchen der chemischen Beeinträchtigung der Epiphysenfugen bei Ratten durch Aminonitrile (s. auch unter „Osteolathyrismus", S. 730). Der epiphyseolysierende Effekt der Aminonitrile konnte durch das Wachstumshormon verstärkt werden. ANDRÉN und BERGSTRAND weisen darauf hin, daß mehrere Lathyrusarten Aminonitrile enthalten und daß der Mensch über die Kuhmilch diese Stoffe aufnehmen kann. Bei besonders disponierten Jugendlichen könne dadurch die Epiphyseolysis begünstigt werden. Auch könne darin eine Erklärung für die Saison-Variation der Erkrankung und die Prädisposition für das Pubertätsalter gegeben werden (zit. nach I. BERGSTRAND und O. NORMAN). BURGMANN, HILLEBRAND, LAUBER, E. SCHNEIDER sahen bei Vitamin-A-frei ernährten Ratten Störungen am Fugenknorpel mit Nekrose. Die Epiphysenlinien waren aber verschmälert, während sie bei der menschlichen Coxa vara infantum eher verbreitert sind. An alimentäre Stoffwechselstörung denkt auch SNELLMANN, wenn er glaubt, daß die Hüftkopflösung in Hungerzeiten gehäuft auftrat. Untersuchungen des Calcium- und Phosphor-Spiegels im Blut lieferten durchwegs normale Werte.

ϑ) Pathologische Ossifikationsvorgänge, Dysostose

Es gibt auch namhafte Autoren, die in der juvenilen Kopfkappenlösung ein Leiden sehen, das in pathologischen Ossifikationsvorgängen seine Ursachen habe, etwa nach der Art der Ribbingschen Dysostose, wobei das Vorhandensein eines Erbfaktors durchaus möglich sei (häufiges familiäres Vorkommen!). Dieser Auffassung folgen offensichtlich in jüngster Zeit auch GRUETER und RÜTT, wenn sie die Epiphyseolysis capitis femoris zusammen mit der Osteochondropathia dissecans coxae und den enchondralen Dysostosen (MORQUIO-RIBBING) unter die Fehlossifikationen einreihen. Das Zusammenwirken mit anderen ursächlichen Faktoren, wie endokrinen Störungen oder Überlastung, mit dem Endeffekt einer Kopfkappenlösung, erscheint im Hinblick auf ähnliche Erwägungen bei den juvenilen Nekrosen anderer Skeletabschnitte durchaus möglich.

R. BAUER hat sich mit dem Anteil der *Konstitution* an Ätiologie und Pathogenese des Morbus Perthes, der juvenilen Kopfkappenlösung und der Osteochondrosis dissecans befaßt. Aus seinen literarischen Zusammenstellungen, seinen somatometrischen, somatoskopischen und hormonellen Untersuchungen ist anzunehmen, daß bei den genannten Krankheitsbildern in einem großen Teil der Fälle konstitutionelle Faktoren eine wesentliche Rolle spielen (s. dort auch Literatur).

ι) Epiphyseolysis capitis und Störung der arteriellen Versorgung des Hüftkopfes

Über die anatomischen Verhältnisse der arteriellen Gefäßversorgung des Hüftkopfes und deren Abweichungen bei den Nekrosen geben am besten die Arbeiten von NUSSBAUM, TRUETA und HIPP Aufschluß (s. a. Kapitel „Perthes", S. 349). HIPP konnte im Rahmen seiner Untersuchungen auch Fälle von Coxa vara epiphysaria, die sich in verschiedenen Stadien der Epiphyseolyse befanden, angiographisch untersuchen (bis jetzt liegen nur sehr wenige Mitteilungen vor!). Im Anfangsstadium waren an den Gefäßen keine wesentlichen Veränderungen nachzuweisen. Es fiel aber zu diesem Zeitpunkt manchmal schon eine unregelmäßige Darstellung der Rr. nutritii capitis proximales aus dem R. profundus der A. circumflexa femoris medialis auf (s. Abb. 235). Sobald die Umbauvorgänge zunahmen, wurden die Gefäßveränderungen ausgeprägter. Es traten Wandveränderungen und Teilverschlüsse auf. Weniger ausgeprägt waren die Befunde meist am R. nutritius capitis distalis oder am R. profundus der A. circumflexa medialis. Nach Ausheilung der Coxa vara epiphysaria wurde nicht selten ein Teil der Rr. nutritii capitis proximales wieder durchgängig. Selbst bei hochgradigen Coxarthrosen, die sich im Anschluß an eine Coxa vara epiphysaria entwickelt hatten, kann ein Teil der Hüftkopfgefäße noch erhalten sein.

HIPP weist darauf hin, daß die Befunde vor allem für therapeutische Maßnahmen wichtig sind (besonders für die Schenkelhalsosteotomie). Wenn es nämlich bei der Operation zu einer weiteren Schädigung der Rr. nutritii capitis proximales und zusätzlich zu einer Unterbrechung der Blutzufuhr durch das Ligamentum capitis femoris infolge Verwindung des Ligamentum komme, so sei die Voraussetzung für das Absterben des Hüftkopfes gegeben.

Die Erhaltung der Blutzufuhr am Schenkelkopf ist für alle therapeutischen Maßnahmen bei den Epiphyseolysen zu beachten, und zwar sowohl bei konservativen Repositionsversuchen (Gefahr der Gefäßdehnung) als auch bei der blutigen Einrenkung, einschließlich der kopfnahen Osteotomien. Bei Unterbrechung von arteriellen Strombahnen bei diesen Maßnahmen sind spätere Kopfnekrosen zu erwarten. Ein schwerer Gelenkschaden ist auch stets dann zu befürchten, wenn eine ausgeprägte Dislokation die Statik empfindlich stört, vor allem bei einer Varusstellung unter 120° und einer Antekurvation über 40° (MEZNIK). Selbst eine Unterbrechung der Arteria ligamenti teres capitis führt zu einer deutlich abgrenzbaren Kopfnekrose, wenn dieses Gefäß, dessen Entwicklungsausmaß sehr variiert, entsprechenden Anteil an der Kopfversorgung hat.

Einschlägige Beobachtungen hat hier WALDENSTRÖM mitgeteilt, die er nach operativer Durchtrennung des Ligamentum teres bei Operationen der Epiphyseolysis capitis femoris machte. Er faßt seine Beobachtungen folgendermaßen zusammen:

1. Durchschneidet man alle Verbindungen zum Caput und setzt dieses darnach an seinem Platz ein, so heilt es am Collum fest, nekrotisiert aber sonst zum größten Teil.

2. Durchschneidet man alle Verbindungen vom Collum zum Caput, schont aber das Ligamentum teres mit seinen Gefäßen und setzt das Caput auf seinen Platz, so heilt es nicht nur am Collum fest, sondern es bleibt auch lebend. Das Caput kann also — in wie großer Prozentzahl weiß ich nicht — gänzlich von den Gefäßen des Ligamentum teres ernährt werden.

3. Die Ursachen der Caputnekrose nach Repositionsversuchen bei Epiphyseolysis capitis femoris liegt in der Abreißung des Ligamentum teres bei den Repositionsmanövern, ab und zu vielleicht in mangelhafter Entwicklung der Gefäße des Ligamentes. Die Ursache der Caputnekrose nach medialer Collumfraktur ist im Fehlen einer zureichenden Blutzufuhr durch die Gefäße des Ligamentum teres zu suchen; entweder fehlen diese Gefäße, oder sie wurden bei der Fraktur geschädigt.

Wie wir aus den neueren Gefäßuntersuchungen, vor allem jenen von TRUETA und HIPP, wissen, gehen diese Folgerungen WALDENSTRÖMs hinsichtlich der Bedeutung der Ligamentarterie etwas zu weit, da die über-

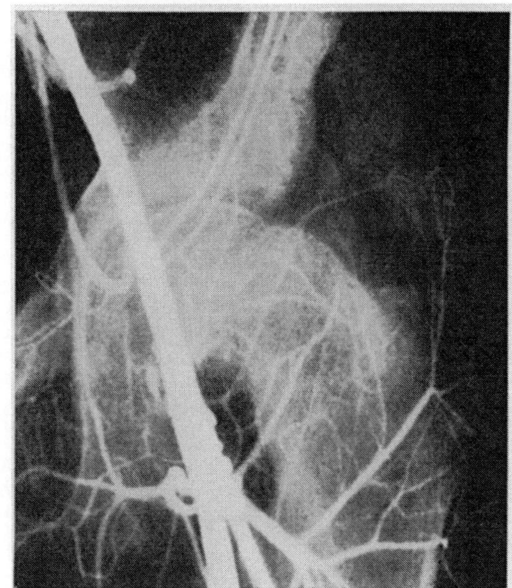

Abb. 235. Angiographie bei Epiphyseolysis capitis coxae. Deutliche Umbauvorgänge im metaphysären Kopfanteil und Abrutsch der Epiphyse, Einengung der Rr. nutritii capitis femoris und Verzögerung des Kontrastmitteldurchflusses. (E. HIPP)

ragende Rolle der Versorgung über die Kapselgefäße damals noch nicht hinreichend geklärt war. Weitere Ausführungen über die Ligamentgefäße s. S. 351.

A. HULTH stellte mit Hilfe der intraossären Kontrastmittelinjektion in den Schenkelkopf die efferenten Venen dar und zeigte, daß die Venen innerhalb des Caput-Collum-Gebietes parallel mit den Arterien verlaufen, so daß das Venogramm auch für die arterielle Zirkulation aufschlußreich ist. Es läßt sich ebenfalls ersehen, daß die für die Versorgung des Schenkelkopf-Halsgebietes vor allem wichtigen Arterien im unteren-hinteren und oberen-hinteren Teil der Capsula reflexa am Schenkelhals verlaufen und nur in geringem Umfang im vorderen Anteil des Schenkelhalses.

i) Pathologische Anatomie und Histologie

Hierher gehörende pathologisch-anatomische Befunde sind in den Arbeiten von C. J. SUTRO (1935), M. B. HORWORTH (1949), W. R. HARRIS (1950), E. LACROIX und J. VERBRUGGE (1951), E. V. PONSETI und R. McCLINTOCK (1956), H. WAGNER (1959), JUDET (1961) (zit. nach G. CHAPCHAL) zu finden.

Es handelt sich um eine Krankheit, bei der der Ablauf der normalen Verknöcherung gestört ist. Die Erscheinungen spielen sich hauptsächlich an der metaphysären Seite der Epiphysenknorpelscheibe ab, wo sich infolgedessen auch der Gleitvorgang einleitet. Die dort befindlichen Reihenknorpel-Zellformationen werden in der hypertrophischen Knorpelschicht umgeordnet, Kalkeinlagerungen bleiben aus, Nekrosen und Fibrosen stellen sich ein. Bei einem bestimmten Ausmaß der Veränderungen und der von außen einwirkenden Belastung beginnt die Lösung der Epiphyse. Etwaige Veränderungen des Schenkelhalses und -kopfes sind sekundärer Natur.

H. Barthel und B. Howorth unterscheiden grob anatomisch 4 Krankheitsstadien:

1. Im Vorstadium des Gleitens zeigt die Synovia eine starke ödematöse Schwellung. Hypervascularisation und perivasculäre Infiltration von Lymphocyten kennzeichnen das Bild. BSG und Leukocytenzahl können erhöht sein. Rißlinien finden sich hauptsächlich in der mit spärlicher Knorpelgrundsubstanz ausgestatteten Zone des Säulenknorpels (Abb. 236).

2. Im Stadium des Gleitens disloziert die Epiphyse meistens nach dorsal und distal in Beziehung zum Schenkelhals. Nur ganz selten ist Valgusstellung vorhanden. Die Epiphyse löst sich nie vollständig vom Hals ab, sondern es sind immer beide durch Periost und Bindegewebe miteinander verbunden, das von der Halspartie zum abgeglittenen Kopf hinwächst.

3. Im Heilungsstadium bildet sich aus dem erwähnten Bindegewebe sehr schnell Callus. Während an der *oberen* Begrenzung des Schenkelhalses, solange der Kopf abgleitet, ein Knochenabbau stattfindet, wird an seiner *unteren* Begrenzung immer neuer Knochen angebaut. Durch diesen Umbau wird die Kontur von Hals und Kopf hirtenstabähnlich verändert. Die entzündlichen Erscheinungen klingen nach mehreren Monaten wieder ab; bis zur festen Vereinigung von Epiphyse und Hals kann es aber 2—3 Jahre dauern.

4. Im Residualstadium ist die Vereinigung eingetreten. Eine erhebliche Fehlstellung des Kopfes und Umwandlung des Halses ist meist das formelle Endergebnis der Krankheit. Es entwickelt sich nun bei Belastung im Laufe der Zeit eine sekundäre Arthrosis des Gelenkes. Die Synovialmembran, das Periost und die Kapsel werden sklerotisch umgewandelt und unelastisch.

Es sei hier auch speziell auf die Untersuchungen von Burckhardt, F. Saegesser, Rutishauser verwiesen. Über das Mikrotrauma im Rahmen der Ermüdung können nach diesen Autoren Veränderungen entstehen, wie sie bei den landläufigen aseptischen Nekrosen, einschließlich der Epiphyseolysis, anzutreffen sind. Burckhardt spricht von einem osteochondritischen Umbauprozeß (s. frühere Ausführungen auf S. 239). Die Arbeiten von M. E. Müller, Lacroix und Verbrugge führen zu der Annahme, daß bei der Epiphyseolysis capitis coxae der Krankheitsprozeß in früheren Stadien auf die Epiphysenfuge beschränkt sei. Später überschreite der Prozeß sicher diese Grenze und greife auf die Nachbarschaft über, besonders metaphysenwärts. Howorth fand degenerative Veränderungen an der Trennungslinie der Knorpelscheibe zum Hals neben Regenerationszeichen, Bergström solche, die bis zu den Kernen des Trochanter maior zu verfolgen waren. Im akuten Stadium ist die verbreiterte Fuge manchmal durch Zerfall unterteilt. Der Knorpel ist zellreich bei unregelmäßiger Anordnung der Zellen. Dazwischen finden sich Bindegewebsinseln. Knorpelinseln sind dia- und epiphysenwärts verlagert. Die benachbarte Spongiosa zeigt Osteolysen, aber auch Neubildungen. In der Epiphyse und im Randgebiet des Schenkelhalses wurden auch entzündliche Erscheinungen sowie Nekrosen und kleine Blutungsstellen gefunden (ausführlicher bei Frangenheim, Friedrich, Haedke, Lauenstein, M. E. Müller, Sudeck, Zeiss u.a.).

k) Differentialdiagnose

α) *Traumatische Schenkelhalsfraktur*

In der Praxis ist die Abgrenzung gegen die traumatische Schenkelhalsfraktur sehr wichtig. Die Bruchlinie liegt bei der Schenkelhalsfraktur lateral von der Epiphysenlinie des Hüftkopfes.

β) *Morbus Perthes*

Die Unterscheidung zwischen Morbus Perthes und Epiphyseolysis capitis femoris ist morphologisch dann kaum zu führen, wenn Übergangsformen beider Krankheitsbilder vorliegen, nämlich ein mehr metaphysärer Perthes oder eine Epiphyseolysis mit epiphysärer Nachbarschaftsbeteiligung. Die durchschnittliche unterschiedliche Entstehungszeit von Morbus Perthes und Epiphyseolysis capitis femoris ist differentialdiagnostisch verwertbar: der Perthes tritt nämlich meistens wesentlich früher auf (4.—8. Lebensjahr) als die juvenile Kopfkappenlösung (16.—17. Lebensjahr) (Abb. 237). Bei Spätbildern mit deformiertem Hüftkopf und ausgeweiteter Pfanne ist die Unterscheidung der beiden Krankheitsbilder oft äußerst schwierig und fast nur von wissenschaftlichem Interesse. Auch gutachtlich hat die Lösung dieser Frage keine besonders praktische Bedeutung, da sowohl hinsichtlich des „Perthes" als auch hinsichtlich der Epiphyseolysis capitis in der Frage des Unfallzusammenhanges gleichartige Grundsätze gelten (s. a. Kapitel Perthes, S. 362 u. 384).

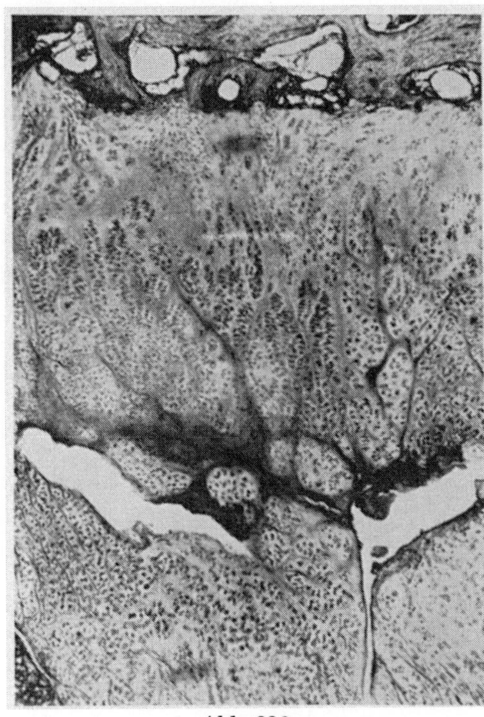

Abb. 236

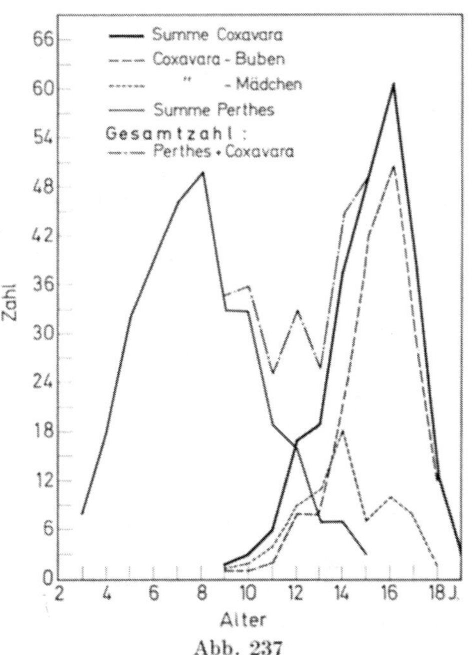

Abb. 237

Abb. 236. Mikroskopisches Bild einer Epiphysenfuge des Femurkopfes mit der typischen Lyse in Höhe des Säulenknorpels (nach Ponseti und McClintock). (Aus: W. Taillard)

Abb. 237. Vergleichende graphische Darstellung des „Perthes"-Materials mit den Coxavara-Fällen der Münchener Orthopädischen Klinik während desselben Zeitraumes (Gesamtzahl von Knaben und Mädchen) (R. Bernbeck). Der zeitliche Gipfel liegt beim „Perthes" im Alter von 8—9 Jahren, bei der Coxa vara adolescentium im Alter von 16—17 Jahren

γ) Tuberkulose

In der Abgrenzung gegen Tuberkulose ist das Verhalten des Gelenkspaltes aufschlußreich. Während bei der Tuberkulose eine Gelenkspaltverschmälerung schon sehr früh auftritt, bleibt bei der Epiphyseolyse der Spalt gut erhalten, auch bei Spätbildern, es sei denn, daß es bei diesen durch eine stärkere Arthrosis deformans schon zu Knorpelabschleifungen gekommen ist. Gelegentlich beginnt die Tuberkulose auch am Schenkelhals (Hohmann), führt aber zu keiner Epiphyseolysis.

δ) Ermüdungsfrakturen

Ermüdungsfrakturen am Schenkelhals unterscheiden sich durch die Lage der Durchtrennung. Diese liegt meist lateral von der Wachstumsfuge. Die Fuge selbst ist zu diesem Zeitpunkt fast immer schon geschlossen, da der betroffene Personenkreis meist schon erwachsen ist, zumindest aber zeitlich sich schon an der obersten Grenze des Auftretens der Epiphyseolysis bewegt. Für Umbauzonen, die beim Milkmansyndrom (Schmitt), bei Osteomalacie (Heidenhofer), Störungen der Ovarialfunktion und beim Hyperparathyreoidismus am Schenkelhals vorkommen können, gilt das gleiche. In Zweifelsfällen ist eine allgemeine Skeletdurchforschung auf der Suche nach anderen derart veränderten Stellen erforderlich.

ε) Coxa vara

Beim Erscheinungsbild der Coxa vara sind die einzelnen Coxa vara-Formen anatomisch je nach dem Sitz der hauptsächlichsten Verbiegung abzugrenzen: Coxa vara epiphysarea, Coxa vara cervicalis, Coxa vara trochanterica.

Vom ätiologischen Gesichtspunkt aus bringt W. Leger folgende Einteilung in Anlehnung an jene von Stauss:

I. Idiopathische Coxa vara
  a) Coxa vara congenita (= infantum) (s. gesonderte Abhandlung auf S. 693),
  b) Coxa vara abdolescentium (jugendliche Hüftkopflösung).
II. Symptomatische Coxa vara
  a) als Folge von Systemerkrankungen:
    Rachitis, Osteomalacie, Osteodystrophia fibrosa generalisata, Chondrodystrophia, senile Osteoporose, Syringomyelie,
  b) als Folge lokaler Schädigung:
    aa) Perthes, kongenitale Hüftgelenksluxation mit Folgeerscheinungen, Arthrosis deformans,
    bb) entzündliche Prozesse, z.B. Tuberkulose, Osteomyelitis,
    cc) Tumoren,
    dd) traumatische Schäden, z.B. Schenkelhalsfraktur.

ζ) Coxa valga

Beim Erscheinungsbild der Coxa valga, das auch bei der Epiphyseolysis nach der seltenen Lateraldislokation des Kopfes resultieren kann, sind folgende Formen zu unterscheiden (nach F. Lange, ergänzt durch Bade, Drehmann und B. Simons):
  I. die angeborene Coxa valga (umstritten),
 II. die rachitische Coxa valga (umstritten),
III. die Coxa valga adolescentium,
 IV. die Entlastungs-Coxa valga (bei Lähmungen, Amputationen, Muskelkrankheiten),
  V. die Coxa-valga durch Muskelzug der Adduktoren.

l) Kurze Orientierung über therapeutische Maßnahmen bei der Epiphyseolysis capitis coxae juvenilis

Da die Heilergebnisse um so besser sind, je früher das Leiden zur Behandlung kommt, ergibt sich die Forderung, im Falle eines klinischen Verdachtes auf eine jugendliche Kopfkappenlösung mit Röntgenuntersuchungen keinesfalls zu sparen. Bei erkannter Kopfkappenlösung ist es wichtig, das Ausmaß und die Richtung der Verschiebung festzustellen sowie den Stand der Skeletossifikation. Die Operation wird unter Röntgenkontrollen vor sich gehen. Hierzu empfiehlt z.B. B. G. Weber in Rückenlage des Patienten auf einem strahlendurchlässigen Operationstisch die Intertrochantergegend und den lateralen Schenkelhals nach Watson-Jones darzustellen. Auch die Beurteilung operativer Ergebnisse ist weitgehend an Röntgenkontrollen gebunden.

α) Behandlung des Grundleidens

Die Behandlung des Grundleidens mit Hypophysen- oder Geschlechtshormonen hat bis jetzt noch zu keinen überzeugenden Resultaten geführt, auch ist die genaue Analyse der ursächlich vermuteten hormonellen Störung noch nicht gelungen. Trotzdem sollten alle Kinder, die aufgrund ihrer Konstitution gefährdet erscheinen, prophylaktisch so behandelt werden, daß das Wachstum von Knochen- und Stützgewebe gefördert wird (KAISER: U.V.-Bestrahlung!).

β) Orthopädische Behandlungsmethoden

Die orthopädischen Behandlungsmethoden weichen zum Teil wesentlich voneinander ab. IMHÄUSERS Therapieplan (1969) ist auf Tabelle 17 wiedergegeben. Die gebräuchlicheren Verfahren seien kurz skizziert:

1. Ruhigstellung und Entlastung. Sie kommen in Anwendung hauptsächlich bei der Epiphyseolysis incipiens, wenn noch keine wesentliche Kopfkappendislokation erfolgt ist (M. E. MÜLLER, J. SCHULZE u. a.). Wichtig ist hier die Sicherung der Diagnose durch Aufnahmen in mindestens 3 Richtungen (a.p., Lauenstein-Lage, axial), damit man einen Einblick in das wirkliche Ausmaß der schon vorhandenen Dislokation bekommt. Nach RÜTHER, JERRE, WILSON bedarf die Stellung keiner Korrektur, wenn am a.p.-Bild die Verschiebung nach unten weniger als 0,5 cm, am axialen Bild weniger als ein Drittel des Kopfdurchmessers nach hinten beträgt (nach KLEIN, JOPLIN weniger als 1 cm). Bei Verlagerungen solchen Ausmaßes wird erfahrungsgemäß die Hüftgelenksfunktion nicht erheblich beeinträchtigt und die Gefahr der Entstehung einer stärkeren und frühzeitigen Arthrosis deformans ist nicht sehr groß. Es ist auch besonders darauf zu achten, wie groß die Kippung der Epiphyse zur Schenkelhalsachse ist. IMHÄUSER rät zur Aufrichtung, wenn sie mehr als 30° beträgt.

2. Zusätzliche Fixierung. Zur Erhöhung der Sicherheit gegen ein etwa doch noch fortschreitendes Abrutschen wenden viele Autoren eine zusätzliche Fixierung durch Nagelung bzw. Verschraubung oder Drahtung an (z.B. TAILLARD), ferner auch die Bolzung und die Becksche Bohrung.

Tabelle 17. *Therapieplan bei der juvenilen Hüftkopfkappenlösung* (nach G. IMHÄUSER)

Lockerung	innere Fixation in situ od. Epiphyseodese
Kippung	
Epiphys.-Fuge offen	innere Fixation in situ oder Epiphyseodese
Epiphys.-Fuge geschlossen	keine Therapie notwendig
Abscherung	
Epiphys.-Fuge offen	Entlastung (Thomas-Schiene) bis zur Teilfusion
Epiphys.-Fuge geschlossen	intertrochantere Aufrichtungsosteotomie
Abtrennung	innere Fixation in situ oder Epiphyseodese
Akuter Abrutsch	
frisch	Längsextension mit Innendrehung
nach knöcherner Verlötung	intertrochantere Aufrichtungsosteotomie
Gelenkspaltverschmälerung nach Epiphyseolyse	längere Entlastung; evtl. korrigierende Osteotomie bzw. Arthrodese
Kopfnekrose	längere Entlastung, evtl. Arthrodese
Pseudarthrose	Arthrodese

Die *Nagelung* wurde erstmals von FELSENREICH, dann von BÖHLER, bei der Epiphyseolysis capitis coxae angewendet. Sie findet hier immer mehr Eingang, vor allem im Hinblick auf die guten Erfolge bei der Behandlung der traumatischen Schenkelhalsbrüche. Ausnahmsweise soll eine abgeglittene Kopfkappe nicht verschraubt werden, sondern nur mit dicken Kirschnerdrähten gespickt werden, wenn es sich um Kinder handelt, die noch fern vom Wachstumsabschluß stehen (B. G. WEBER, Abb. 238). Es soll damit eine gröbere Wachstumshemmung möglichst vermieden werden. Nach der Spickung geht nämlich — im Gegensatz zur Verschraubung — das Längenwachstum bis zu einem gewissen Grad weiter (SIFFERT, MORSCHER, B. G. WEBER), es wird also bei der Drahtspickung die Wachstumsfuge weniger geschädigt. Die mechanische Verfestigung ist aber geringer. Es werden aber auch stabilere Nägel verwendet (z.B. Nyström-, Moore-, Smith-Petersen-Nägel, Dreilamellen-Nagel).

Durch die Nagelung, Spickung etc. soll die Stabilität erhöht werden, aber auch die Ossifikation der Epiphysenfuge angeregt werden (PITZEN, BREITENFELDER). Von manchen Autoren, z.B. von PITZEN, wird die Anregung der Ossifikation sogar in den Vordergrund gestellt; so trieb z.B. PITZEN den Nagel nur bis zum Beginn der Epiphysenfuge ein. Allerdings wird die beschleunigende Wirkung auf die Fugenfusion von namhaften

Autoren nicht anerkannt, z. B. von HOWORTH, KLEIN und JOPLIN, WIBERG, RÜTHER, IMHÄUSER. Nach diesen ist für das Zustandekommen der Verfestigung ein relativ breitflächiger und enger Kontakt der Fragmente das wichtigste Erfordernis. Da bei klaffender Fuge auch trotz Nagelung die Ausheilungsbedingungen ungünstig sind, wird von einigen Autoren eine Druckosteosynthese mittels Verschraubung bevorzugt, z. B. mit der Schanzschen Schraube. M. E. MÜLLER verwendete diese aber nur bis zum 8. Lebensjahr. Keinesfalls darf ein Nagelüberstand am Kopfkappenrand hingenommen werden. Bei Kontrolle ist auch auf eventuelle fremdkörpernahe Osteolysen oder auch etwaige Ostitiden zu achten.

Da histologische Untersuchungen ergeben haben, daß sich bei der juvenilen Kopfkappenlösung die primären pathologischen Veränderungen in der Epiphysenfuge selbst abspielen, indem statt enchondralem Knochen fibröses Gewebe gebildet wird (alle anderen Veränderungen entstehen sekundär), wird von den meisten Autoren gefordert, mit der Operation nicht mehr zu warten bis der Erweichungsprozeß ausgeheilt ist, sondern möglichst frühzeitig die Epiphysenfuge zu fixieren, es sei denn, es ist schon eine Tendenz zur Knorpel- oder Kopfnekrose erkennbar.

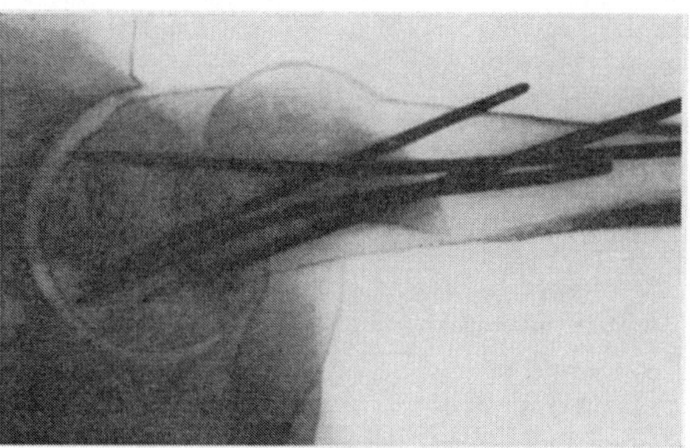

b

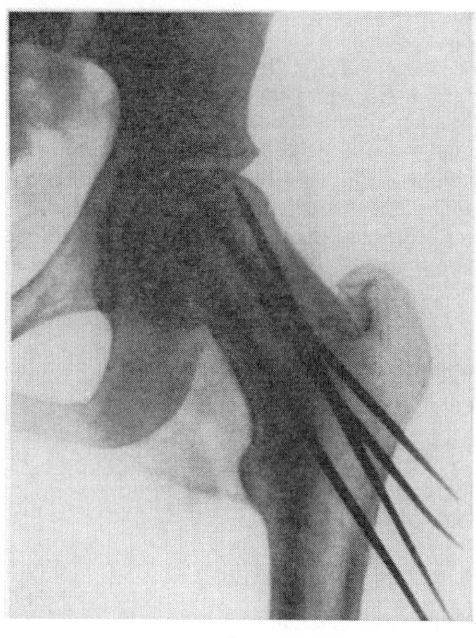

a

Abb. 238a u. b. Zustand nach Spickung der gelösten Kopfepiphyse mit vier dicken Kirschnerdrähten. (M. E. MÜLLER: Die hüftnahen Femurosteotomien Verlag G. Thieme)

Von wesentlicher Bedeutung für die Auswahl der Operationsmethode ist der gegebene Grad der Oberschenkelkopfkappenverschiebung bzw. Kippung. M. E. MÜLLER und LEDERMANN stellen hierzu folgende Regeln auf (zit. nach B. G. WEBER): I. Bei Epiphyseolysis (E.) imminens und incipiens mit weniger Kippung als 25° erfolgt eine Spickung oder Verschraubung der Epiphysenfuge in der Achse des Schenkelhalses. HOWORTH empfiehlt Fixierung durch Verschraubung, Nagelung oder Span, wenn der Gleitwinkel 30° nicht überschreitet. Die Spickung wählt M. E. MÜLLER (1971) dann, wenn noch ein Wachstum erwünscht ist, also bei Mädchen unter 10 Jahren und Knaben unter 12 Jahren. Bei Spickung mit Kirschner-Drähten ist über 2—3 Jahre eine sechsmonatige Röntgenkontrolle erforderlich, da während dieser Zeit noch die Gefahr eines sekundären Abrutsches besteht. II. Bei E. mit Gleitung von mindestens 20°, aber nicht mehr als 50°, wird die von WEBER modifizierte Imhäuser-Osteotomie gewählt (unter Verwendung der Kinderhüftplatte). III. Bei E. mit Gleitung von mehr als 50° erfolgt die subkapitale Schenkelhals-Resektions-Osteotomie mit Zugschrauben-Osteosynthese.

Durch diese Verfahren werde eine so gute mechanische Stabilität im Operationsgebiet erreicht, daß auf eine äußere Fixation durch Gipsverband verzichtet werden könne. Dies sei für die funktionelle Nachbehandlung von wesentlichem Vorteil und verhindere die Entwicklung von Ruheschäden. Es wird aber darauf aufmerksam gemacht, daß bei jeglichem operativen Vorgehen peinlichst auf Schonung der Gefäßversorgung des Femurkopfes geachtet wird, besonders bei der subkapitalen Osteotomie (Rr. nutritii proximales capitis).

WEBER weist besonders darauf hin, daß die von ihm modifizierte Imhäuser-Osteotomie bei noch offener Fuge vorgenommen werden kann, so daß es möglich sei, schon verhältnismäßig früh, bei noch relativ geringer Kopfkappenverschiebung, die Krankheit aufzuhalten und einen weiteren Abrutsch zu verhindern. Die Ausheilung vollziehe sich ziemlich rasch: die Stelle der Osteotomie sei innerhalb von 3 Monaten durchgebaut, nach spätestens einem Jahr seien die Epiphysenfugen verknöchert. Mitteilungen über eine etwaige Beeinflussung des Knochenwachstums lagen zum Zeitpunkt der Fertigstellung des Artikels nicht vor. Auch VIERNSTEIN und KEYL sahen am Material der Orthopädischen Universitätsklinik München gute Ergebnisse mit der (modifizierten) Imhäuser-Methode (80% zufriedenstellende Ergebnisse). Da nach ihren Beobachtungen erst bei einem Abgleiten der Epiphyse von über 30% das Bild einer „präarthrotischen Deformität" mit der Erwartung einer stärkeren späteren Arthrose gegeben sei, sollte bis zu diesem Ausmaß des Abgleitens der Kopf belassen werden, jedoch zum Sistieren des Gleitvorganges mit einem Nagel oder Span fixiert werden. Bei einem Epiphysenabrutsch über 30° sollte eine Korrekturosteotomie vorgenommen werden, und zwar nicht nur bei allen fixierten Fällen, sondern auch bei noch floriden Gleitprozessen.

FRANCILLON und M. E. MÜLLER empfehlen auch eine Bolzung. Die Bolzung soll den Vorteil haben, eine schnellere Fusion von Epiphyse und Metaphyse zu bewirken. Nach HEYMAN vollzog sich nach einer Bolzung die Fusion in durchschnittlich 2,3 Monaten. Der Nachteil der Bolzung, die seltener angewendet wird, liegt in der Schwierigkeit, den Bolzen (gewonnen aus dem Beckenkamm oder aus dem Tibiaschaft) bis in die Kopfepiphyse vorzutreiben.

Mit der *Knochenbohrung* wird die Absicht verfolgt, einen Reiz zur rascheren Verfestigung des Spaltes zu setzen, ähnlich wie bei den Knochenpseudarthrosen; die Bohrung wurde für die Epiphyseolysis capitis coxae empfohlen durch MERVEILLE, KLEINBERG, KIENZEL, HACKENBROCH, RÜTT u. a. Nach KLAER soll damit in durchschnittlich 12 Wochen eine Verknöcherung sichtbar werden. Die Bohrung wurde übrigens auch beim floriden „Perthes" therapeutisch versucht.

Der vorzeitige Fugenschluß (als Folge der Lyse und der operativen Maßnahmen) führt meistens auch zu einem Wachstumsrückstand. Dieser bleibt aber in einem noch tragbaren Ausmaß, wenn die Operation kurz (bis einige Jahre) vor der Skeletreife durchgeführt wird (im Material RÜTHERS betrug er 0,5—1 cm, 1—2 cm nach KLEIN). Gröbere Fugenschädigungen sollten aber, wie die Erfahrungen beim „Perthes" zeigen, unter allen Umständen verhindert und vermieden werden (s. S. 342 in Kapitel Perthes).

Prophylaktische Spickung des Hüftkopfes der anderen Seite. Nach Durchsicht der Literatur und aufgrund der eigenen Beobachtungen kamen SCHREIBER und SCHMIED, DEBRUNNER zu dem Eindruck, daß eine familiäre Häufung und Doppelseitigkeit des Leidens doch nicht so selten ist, wie allgemein angenommen wird, IMHÄUSER hält sie stets für gegeben. Im Hinblick auf die schwerwiegenden Folgen einer starken Epiphyseolyse halten sie eine prophylaktische Spickung oder Nagelung der anderen Seite für gerechtfertigt, denn dadurch werde es gelingen, in einzelnen Fällen die Erkrankung im frühesten Stadium zu erfassen und die Ausbildung einer schweren Coxarthrose zu verhindern.

3. Die unblutige Reposition ist bei frischen Fällen eines akuten Kopfkappenabrutsches mit deutlicher Epiphysenverschiebung angezeigt. Eine Epiphyseolysis gilt als „frisch", wenn höchstens 2 Wochen seit dem akuten Ereignis vergangen sind. Eine Mobilisierung schon teilweise oder ganz verfestigter Fälle durch Repositionsmanöver wird vielfach abgelehnt (z. B. durch M. E. MÜLLER), weil es dabei fast immer zu einer Schädigung der wichtigen Schenkelhalsgefäße, des schon vorhandenen Callus und des Bindegewebes kommt (MARTINI). Versucht man trotzdem eine Reposition, so wird dadurch dem Entstehen einer Kopfnekrose Vorschub geleistet, die an sich schon häufig genug konsekutiv auftritt. Auch die Fälle mit schleichender Lösung der Epiphyse (Epiphyseolysis lenta) sind nach M. E. MÜLLER zu den veralteten Fällen zu rechnen, da der Beginn der Kopfkappenlösung bei diesen Fällen nicht erfaßt werden kann und die Patienten erfahrungsgemäß immer erst verhältnismäßig spät in die Behandlung kommen.

Nach Reposition erfolgt Fixation:

a) Durch Verbände, die das Bein in typischer Position festhalten, wobei die Position des Beines diktiert wird von dem Ausmaß und der Richtung der Kopfdislokation. Entsprechend der weitaus häufigsten Kopfkappendislokation nach dorsal-caudal wird das Bein auch meistens in Abduktion und Innenrotation und eventuell auch noch in Überstreckung mit gleichzeitiger Extension festgehalten. Nachteile dieser Methode: Lange Dauer der Behandlung bis zur Verfestigung der Epiphyse, die oft erst nach Jahren eintritt (nach CLEVELAND im Durchschnitt 19,8 Monate), Gefahr eines neuerlichen oder weiteren Abrutsches, ferner Drosselung der Durchblutung des Schenkelkopfes durch Zug oder Druck des Bandapparates und Entstehung einer dadurch bedingten Kopfnekrose.

b) Durch operative Stabilisierung der Epiphyse (mittels Nagelung, Drahtung, Bolzung u. dgl.).

4. Operative blutige Einrichtung mit Gelenkeröffnung im akuten oder im Spätstadium. Dieses Vorgehen hat nur wenige Anhänger. Es ist mit allen Gefahren der Gelenkeröffnung behaftet, außerdem kommt es dabei leicht zu einer Schädigung der den Kopf ernährenden Gefäße und damit zur Nekrose. Die Ergebnisse sind verhältnismäßig schlecht.

5. Korrigierende Eingriffe bei Spätfällen (schematische Wiedergabe einiger in Frage kommender Operationsmethoden s. Abb. 239). Solche operativen Maßnahmen werden mit wenigen Ausnahmen nur dann ausgeführt, wenn anzunehmen ist, daß der Krankheitsprozeß an der Epiphysenfuge völlig abgelaufen und die Fuge geschlossen ist. Sonst resultieren schlechte Ergebnisse (Versteifung, Kopfnekrosen). Es ist das Ziel dieser Operationen, gröbere Lageabweichungen des Kopfes, des Antetorsionswinkels und des Schenkelhalswinkels auszugleichen. In Anwendung kommen vorwiegend Verfahren der Knochenresektion mit keilförmigen Resekaten. Dabei ist die Lage der Keilbasis so auszurichten, daß die gewünschte Richtungsänderung von Kopfkappe oder Schenkelhals erreicht wird (Abb. 240 u. 241). Auch ist es nach M. E. MÜLLER wichtig, die Osteotomielinie senkrecht zur resultierenden Druckkraft zu legen, um Scherkräfte zu vermeiden. Je nach der Gegend der Keilentnahme spricht man von subkapitaler keilförmiger Osteotomie (COMPERE, KLEINBERG und BUCHMANN, KLEIN und JOPLIN), keilförmiger Resektion am Schenkelhals (P. MARTIN, BADGLEY, WIBERG), intertrochanterer Osteotomie, subtrochanterer keilförmiger Osteotomie (Abb. 239). Während bei der Keilentnahme am Schenkelhals die Stellung der Kopfkappe ausgeglichen wird, wird bei den weiter peripher vorgenommenen Osteotomien mehr die Antetorsion und der Schenkelhalswinkel geändert (Varisierung bzw. Valgisierung). Bei dem am häufigsten vorkommenden Kopfabrutsch nach hinten-unten wird demnach meistens am Schenkelhals die Osteotomie

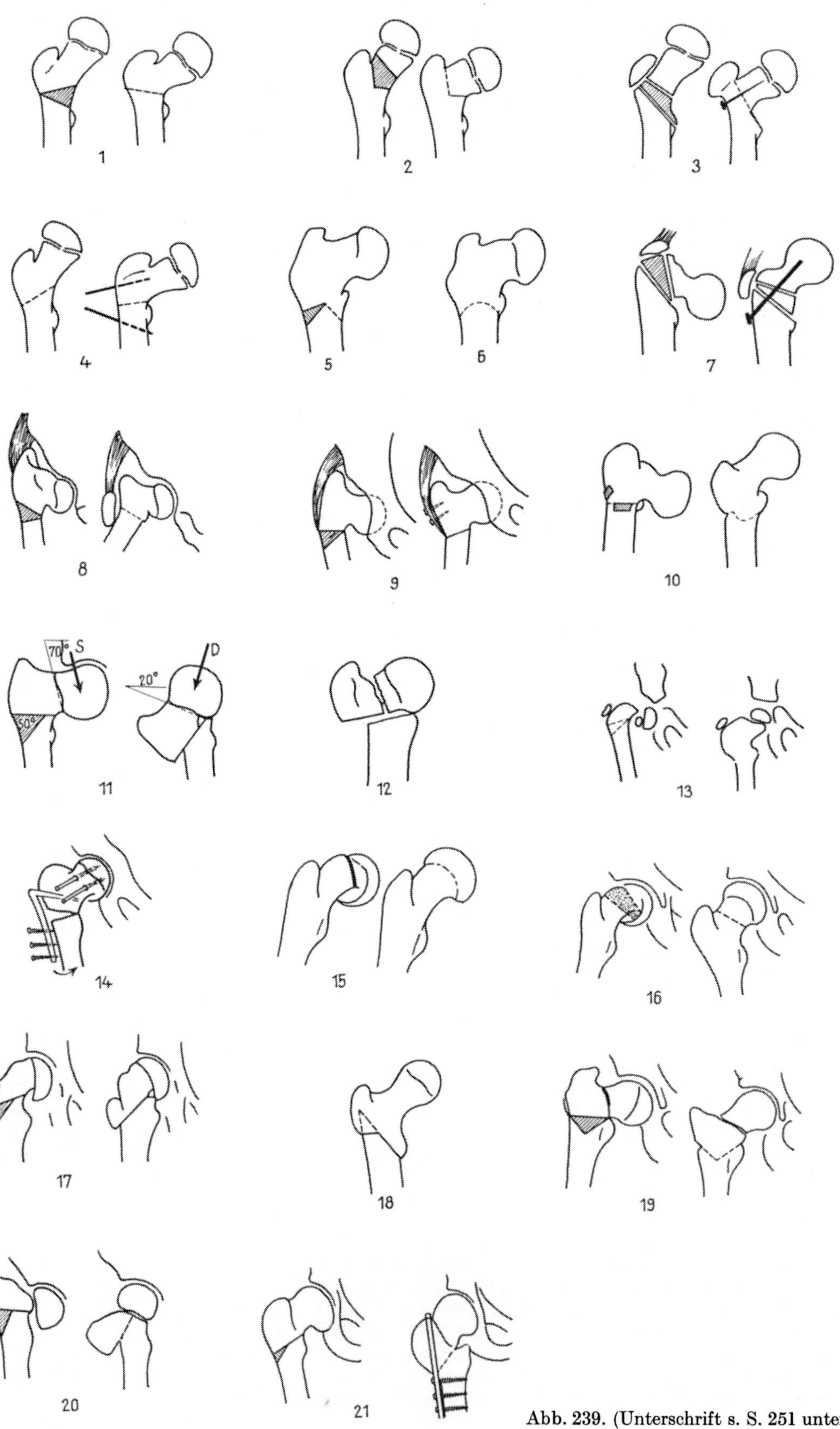

Abb. 239. (Unterschrift s. S. 251 unten)

vorgenommen, wobei die Basis des excidierten Teiles nach oben und vorne gerichtet ist (Abb. 240 u. 241). Die genannten Osteotomien werden zur Sicherung der Fragmentstellung häufig mit einer Nagelung oder Drahtung kombiniert (z. B. TAILLARD). Hinsichtlich der Auswirkung dieser extraarticulären Operationen, sei es einer subtrochanteren oder intertrochanteren Osteotomie, darf man nicht übersehen, daß es zwar möglich ist, durch sie die Fehlstellungen, Außenrotation und Abduktion, zu korrigieren, daß man aber dadurch weder eine normale Gelenkkongruenz noch ein physiologisches Muskelgleichgewicht erzielen kann (FÜRMAIER). Diese Operationen sind auch mit der Gefahr von konsekutiven Kopfnekrosen behaftet; so sah G. WIBERG unter 24 Fällen von Keilosteotomie am Collum femoris später in 4 Fällen Kopfnekrosen (15%).

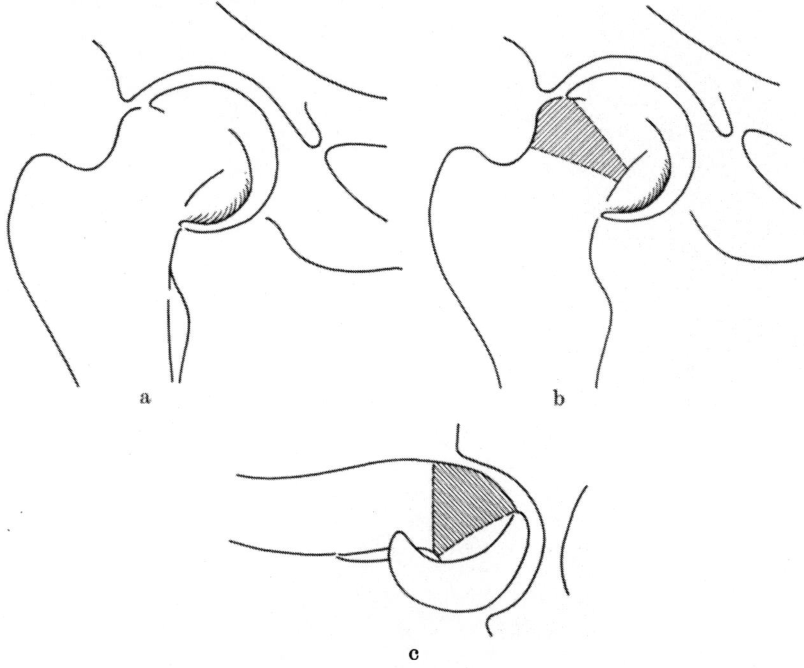

Abb. 240a—c. Schematische Darstellung der subcapitalen Resektionsosteotomie des Schenkelhalses bei veralteter Epiphysenlösung mit Kopfabrutsch nach hinten und unten (a). Formung des Knochenkeiles nach den aus dem Röntgenbild ersichtlichen Verhältnissen. Mit der cranialen Basis des Knochenteiles soll die Kopfverschiebung nach unten korrigiert werden (b), mit der ventralen Basis die Verschiebung nach dorsal (c). Nach der Reposition wird die Kopfepiphyse mittels drei dünner Steinmann-Nägel fixiert. (Zeichnungen nach M. E. MÜLLER: Die hüftnahen Femurosteotomien. Verlag G. Thieme, 1957)

Abb. 239. Häufige hüftnahe Femurosteotomien, die u. a. zu Korrekturen bei der Coxa vara congenita, beim Morbus Perthes und bei der Epiphyseolysis capitis coxae in Anwendung kommen. Zusammenstellung unter Verwendung von Zeichnungen und Angaben von M. E. MÜLLER und G. CHAPCHAL. 1 Intertrochantere mediale Keilexcision nach PAUWELS. 2 Subcapitale trapezförmige Osteotomie nach LEVEUF. 3 Pertrochantere Osteotomie nach ZAHRADNICEK. 4 Schräge intertrochantere Varisations- und Derotationsosteotomie nach BERNBECK. 5 V-förmige Osteotomie nach F. LANGE. 6 Bogenförmige Osteotomie nach ALBEE. 7 Pertrochantere Osteotomie nach ZAHRADNICEK. 8 Subtrochantere Osteotomie mit Trochanterversetzung. 9 Subtrochantere keilförmige Osteotomie mit Verlagerung des Ansatzes der pelvitrochanteren Muskulatur nach distal (Hauptindikation: Coxa vara congenita, fortgeschrittene Fälle). 10 Subtrochantere Osteotomie mit Nutenbildung nach MOMMSEN-M. LANGE. 11 Y-förmige Aufrichtungsosteotomie mit medialer Abstützung nach PAUWELS. Indikation: Coxa vara congenita, fortgeschrittene Fälle. S Scheerkraft, D Druckkraft. 12 Intertrochantere Verschiebungsosteotomie nach MC MURRAY-PUTTI. 13 Y-förmige intertrochantere Osteotomie (bei der Coxa vara congenita). 14 Nach B. G. WEBER modifizierte Imhäuser-Osteotomie: bei Epiphyseolysis capitis coxae (doppelte Verschraubung der Gleitzone von der ventralen Halsseite her mit zusätzlicher Keilosteotomie bei anterolateraler Keilbasis. Korrektur der Torsion durch Rotation an der Osteotomiestelle und Fixation mittels Metall-Rechtwinkelplatte) (s. auch Zusammenstellung von Umlagerungsosteotomien auf S. 705, Coxa vara congenita). Anwendung bei Schenkelhalspseudarthrose und Schenkelkopfnekrose. 15 Subcapitale Osteotomie bei Epiphyseolysis capitis femoris nach WILSON. 16 Subcapitale Schenkelhalsresektionsosteotomie. 17 Intertrochantere Osteotomie bei der veralteten Epiphysenlösung. 18 Intertrochantere Verkürzungsosteotomie. 19 Umlagerungsosteotomie bei straffer Pseudarthrose mit Lateralisierung des Schenkelschaftes. 20 Y-förmige Osteotomie bei der Schenkelhalspseudarthrose mit nach cranial verschobenem Trochantermassiv. 21 Valgisierende Verschiebungsosteotomie nach MCMURRAY bei einseitiger Coxarthrose

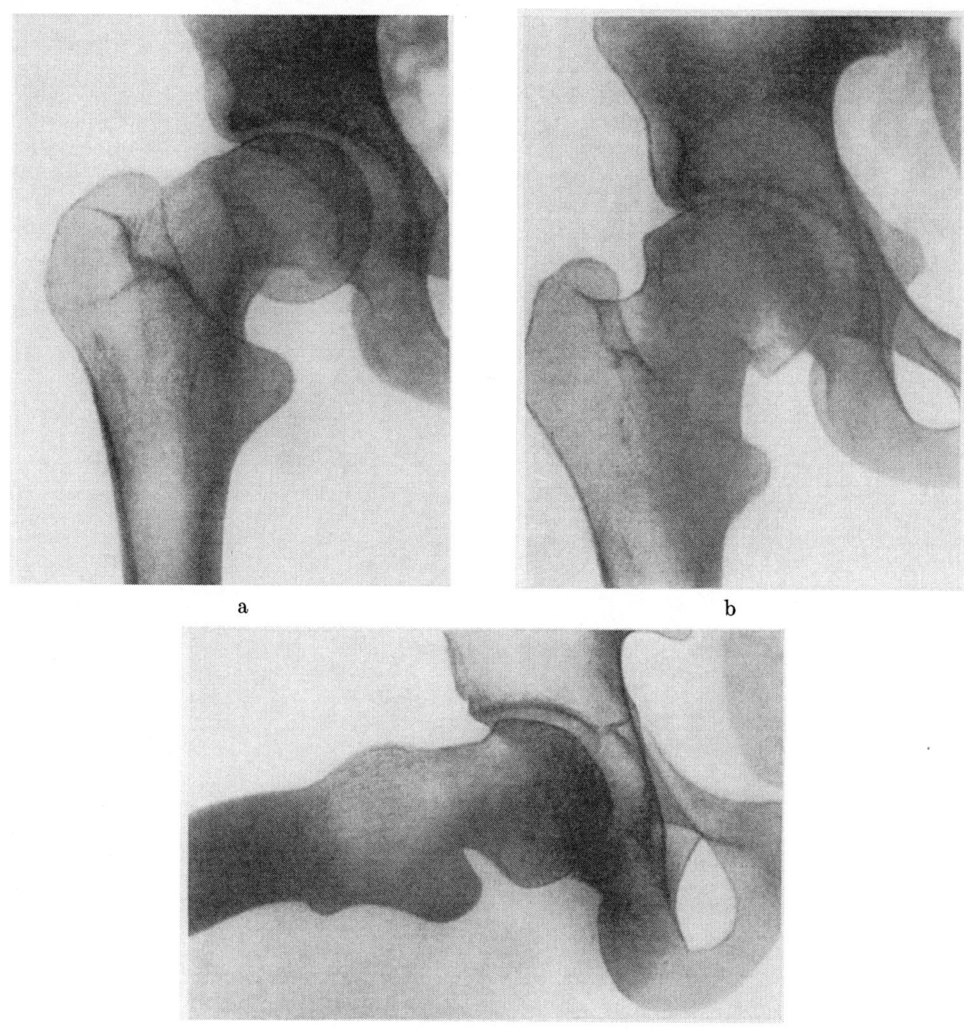

Abb. 241 a—c. Resektionsosteotomie am medialen Anteil des Schenkelhalses bei veralteter Epiphyseolysis capitis (Bilder aus E. M. MÜLLER: Die hüftnahen Femurosteotomien, Verlag G. Thieme, 1957). a 2 Jahre nach Beginn der Krankheit. b 14 Monate nach Osteotomie (a.p.-Aufnahme). Bessere Stellung des Kopfes, Schenkelhals etwas kürzer. c Gute Kopfstellung auf der Antetorsionsaufnahme

a) *Zur Achsenkorrektur am proximalen Femurabschnitt.* Ist bei der Epiphyseolysis capitis die Kopf- (eventuell Hals-)*Retrotorsion* so groß, daß der Winkel zwischen der Epiphysenfugenlinie und der projizierten Querachse der Femurcondylen (Kniegelenk) kleiner als 60° ist, so ist nach M. E. MÜLLER eine blutige Reposition angezeigt (Abb. 207).

b) Auch ist es meistens das Ziel operativer Maßnahmen, eine *verstärkte Antetorsion zu beseitigen.* Die Antetorsion kann aber auch, besonders wenn gleichzeitig eine Hüftdysplasie mit vergrößertem Antetorsionswinkel vorliegt, weitgehend ausgeglichen (d.h. überkorrigiert) werden (0—5° nach der Operation), weil (a) gelegentlich Rezidive vom Ausmaß von 10—15° im Laufe der Jahre nach einer intertrochanteren Osteotomie beobachtet wurden (M. E. MÜLLER, BERNBECK) und (b) durch diese Überkorrektur der stets gut entwickelte hintere Pfannenteil verstärkt belastet wird, während der vordere entlastet wird und sich somit besser entwickeln kann, wenn er hypoplastisch ist. Die Korrektur der Antetorsion soll aber nicht größer sein, als der klinische Wert der möglichen Innenkreiselung des Beines (M. E. MÜLLER).

c) Die *Valgusstellung* soll nach IMHÄUSER nur korrigiert werden, wenn der Schenkelhalsneigungswinkel mehr als 135—140° beträgt, nach LINDEMANN und JENTSCHURA bis höchstens 130°. M. E. MÜLLER und BERNBECK neigen unter Hinweis auf die Erzielung eines längeren Muskelhebelarmes (= geringere Beanspruchung des Schenkelkopfes, s. Schema von PAUWELS) dazu, stärker zu varisieren (beim Kleinkind zwischen dem 3. und 5. Lebensjahr auf einen CCD-Winkel von 105—110°, bei älteren Kindern von 115—120°). Im Verlaufe des späteren Knochenwachstums sei nämlich mit einer weiteren Aufrichtung des Schenkelhalses zu rechnen, da die Epiphysenfuge darnach tendiere, sich wieder senkrecht zur resultierenden Druckkraft einzustellen (s. auch PAPADOPULOS, S. 214).

Die stärkere *Coxa vara*, z. B. mit einem CCD-Winkel von weniger als 110°, soll möglichst frühzeitig operativ korrigiert werden. Für solche Fälle, denen meistens eine Coxa vara congenita zugrunde liegt, kommt die intertrochantere, y-förmige Osteotomie nach PAUWELS in Frage, oder bei einseitigen Fällen die intertrochantere Osteotomie mit Korrektur der Retrotorsion, Aufrichtung des Schenkelhalses und Lateralisierung des Schenkelschaftes (M. E. MÜLLER).

Bei der intertrochanteren Osteotomie verschiebt M. E. MÜLLER zusätzlich immer das distale Femurfragment nach medial, entsprechend dem *Verlauf der Druckkräfte*. Es soll damit nicht nur eine postoperative unschöne Genua vara-Stellung und eine Verbreiterung des Ganges vermieden werden, sondern auch eine übermäßige Beanspruchung des tibialen Kniegelenkcondylus (s. Beinbelastungslinien nach PAUWELS) und besonders des Schenkelhalses verhindert werden. Normalerweise verläuft die mechanische Achse — Traglinie — des Beines durch den Mittelpunkt des Hüftgelenkes, den des Kniegelenkes und den des oberen Sprunggelenkes (s. Abb. 231a).

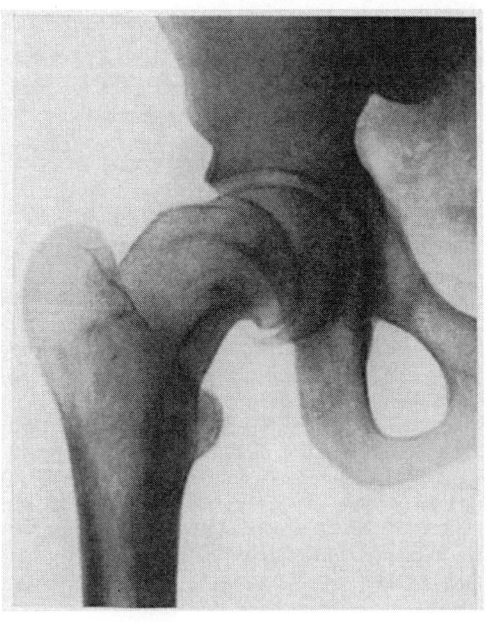
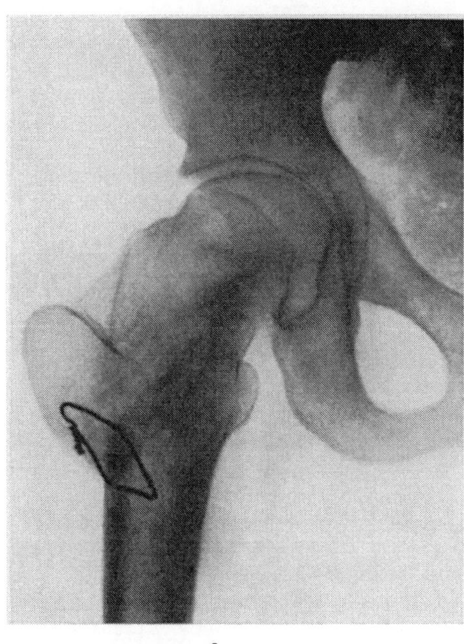

a   b

Abb. 242. a Chronische Epiphysenlösung. Geringe Dislokation des Kopfes nach hinten. b 3 Monate nach der intertrochanteren Y-förmigen Umlagerungsosteotomie. Die artikulären Verhältnisse konnten nahezu normalisiert werden (M. E. MÜLLER: Die hüftnahen Femurosteotomien. Verlag G. Thieme, 1957)

6. Operative Maßnahmen zur Korrektur von Abweichungen der Stellung des Trochanter maior. Im Rahmen von Erkrankungen des Schenkelkopfes und der Epiphysenfuge kommt es meistens auch zu Stellungsabweichungen des Trochanter maior (der zum Schenkelhals normalerweise in einem Winkel von 25° steht): Lateralisierung, Medialisierung, Hochstand, Tiefstand, Torquierung. Es wird versucht, gröbere derartige Abweichungen zusammen mit der Kopf-Hals-Operation zu korrigieren. Zur Verbesserung der statischen und dynamischen Situation empfiehlt M. LANGE die Tiefersetzung des Trochanter maior nach F. LANGE und LEXER (s. auch W. LEGER). Meistens wird dieser Eingriff in Verbindung mit einer Osteotomie vorgenommen. Zur Beseitigung der ungünstigen Auswirkung der Verkürzung des Schenkelhalses, die auch die Folge einer vorgenommenen Osteotomie sein kann, sowie der Dorsalabdrehung des Trochanter maior, führt M. E. MÜLLER eine Lateralisierung des Trochanter durch Dazwischenschaltung eines Knochenstückes durch, meistens in Verbindung mit einer intertrochanteren Osteotomie (y-förmige Abstütz-[= Umlagerungs-]osteotomie). MÜLLER empfiehlt diese besonders bei Kopfverschiebung nach distal ohne wesentlichen Abrutsch nach hinten (Abb. 242).

7. Die operative Korrektur von konsekutiven Pfannenveränderungen (z. B. steilgestellte, weite Pfanne). Die operative Korrektur mittels einer Pfannendachplastik wird in der Regel erst später, nach der Behandlung der Achsenfehler des Schenkelhalses, durchgeführt (z. B. von M. E. MÜLLER), denn über Achsenfehler alleine kann es schon zu einer Hemmung der Entwicklung und Ossifikation des Pfannendaches kommen.

8. Maßnahmen bei schweren Deformierungen des Hüftgelenks mit Arthrosis. Valgisierende Verschiebungs-osteotomie nach McMurray bei einseitiger Coxarthrose (Abb. 239), operative Hüftkopfplastik, eventuell Arthro-plastik (nach dem bekannten Verfahren von E. Payr, M. Lexer, M. Lange u. a.), Kopfersatz durch Kunststoff-prothesen (Walch, Verbrugge), z.B. durch Acryl- oder Vitalliumkappe nach Smith-Petersen, Resektions-plastik nach den Gebrüdern Judet (Paris) wären hier anzuführen.

Im Laufe der Zeit wurden Prothesen mit längerem Stiel bevorzugt, z.B. Ersatz von Hüftkopf und Schenkel-hals nach Gosset, Anwendung von Spezialprothesen nach M. Lange, Witt, Rettig, Matchett. Etwas bessere Resultate wurden bei Anwendung der intramedullären Endoprothese von R. D. Moore erzielt (Mitteilungen über Ergebnisse mit Prothesen liegen vor von Chapchal, Witt, H. Mittelmeier und L. Singer, J. K. Viernstein und E. Hipp). Bei schweren Fällen besteht jetzt der Trend nach einem Gelenkersatz durch eine Total-Endoprothese, deren Pfanne und Schaft mit einem Kunststoff einzementiert werden. Zur Erzielung eines rein symptomatischen Erfolges hat man sich in manchen Fällen mit einer Dekompressionsoperation begnügt (z.B. mit der „Hängehüfte" nach Voss) oder mit einer Hüftgelenksversteifung in leichter Beugestellung. Der Wert der Dekompressionsoperation ist hier aber umstritten.

Literatur zu F. I. 1. (Epiphyseolysis capitis coxae juvenilis)

Abrahamssen, H.: Epiphysenlösungen des Femur-kopfes mit besonderer Berücksichtigung der Coxa vara. Acta chir. scand. **53**, 230—260 [Engl.].

Adams, J. P.: ^{51}Cr, its use in the study of avascular necrosis of the hip. Proc of the Confer. o. Asept. necr. of the Fem. Head 1964, p. 185.

Albert, E.: Dysplasie und Hüftarthrose unter be-sonderer Berücksichtigung der Subluxation. Z. Orthop. **82**, 23—29 (1952).

Alsberg, A.: Anatomie und klinische Betrachtungen über Coxa vara. Z. orthop. Chir. **6**, 106 (1899).

Andrén, W., Rosen, S. v.: Acta radiol. scand. **49**, 89 (1958).

Arcelin, de: Zit. nach Lequesne, M.

Armstrong, J. R.: A case of infantile coxa vara with notes on the aetiology. Lancet **1935 I**, 1498—1500.

Ars, N.: Über Epiphysiolysis capitis femoris und deren Behandlung. Nord. Med. **1940**, 733—741.

Aschner, B., Engelmann, G.: Konstitutionspatho-logie in der Orthopädie. Wien: Springer 1928.

Asshoff, W.: Die Nagelung der Coxa vara adolescen-tium. Z. orthop. Chir. 488 (1949).

Bade, A.: Zur Abgrenzung der verschiedenen Formen von Coxa vara. Z. Orthop. **59**, 53 (1933).

— Die Nagelung der Coxa vara adolescentium. Z. Orthop. **59** (1933).

Bade, P.: Coxa vara und Coxa valga. In: Lehrbuch der Orthopädie v. F. Lange. Jena: G. Fischer 1922.

Badgley, C. E.: Displacement of the upper femoral epiphysis. Summary of twenty studied cases. J. Amer. med. Ass. **92**, 355—358 (1929).

— Operative therapy for slipped upper femoral epi-physis. J. Bone Jt Surg. A **30**, 19 (1948).

Bardet, P., Perrot, A.: Les centres articulaires de la hanche. J. Radiol. Électrol. **18**, 361—375 (1934).

Barthel, H.: Bolzung der jugendlichen Epiphysen-lösung des Schenkelkopfes mit Fibula. Langen-becks Arch. klin. Chir. **278**, 319—327 (1954).

Bauer, J.: Zbl. Chir. **1941**, 48.

Bauer, R.: Konstitution und Hüftgelenkserkran-kungen. Aktuelle Orthopädie 1. Stuttgart: G. Thieme 1970.

Bayerlen: Siehe Sudbrack-Bayerlen.

Beck, E.: Ein Beitrag zum familiären Vorkommen der Epiphyseolysis capitis femoris. Z. Orthop. **105**, 112 (1968).

Beck, H.: Epiphyseonekrosen des Hüftgelenks und ihre Beziehung zum Unfall. Med. Welt **1933**, 1423.

Bédoulle, J.: Le développement du cotyle normal. Rev. Orthop. **40**, 526—541 (1954).

Benedetti, M. de: Siehe Canepa.

Beneke, R.: Coxa vara traumatica (eine Reminiszenz). Arch. orthop. Unfall-Chir. **43**, 50 (1944).

Bentzon, P. G.: Epiphyseolysis capitis femoris. Acta orthop. scand. **10**, 278—285 (1939).

Bergstrand, I., Norman, O.: Die Krankheiten des Hüftgelenkes im Kindesalter. Radiologe **1**, 76 (1961).

Bernbeck, R.: Einführung in die klinische Röntgen-diagnostik der Femurtorsion bei Luxationshüften. Fortschr. Röntgenstr. **75**, 331 (1951).

— Über die Bedeutung der Geschlechtshormone in der Skeletpathologie. Verh. Dtsch. Orthop. Ges. 42. Kongr. 1954, S. 308.

— Kinderorthopädie. Stuttgart: G. Thieme 1954.

Bernstein, A.: Über die Technik bei Inforatio colli et capitis femoris. Ugeskr. Læg. **1936**, 622—626 [Dän.].

Bianco, A. J.: Treatment of mild slipping of the capital femoral epiphysis. J. Bone Jt Surg. A **47**, No 2 (1965).

Bibergeil: Z. Orthop. **25**, 184 (1910).

— Z. Orthop. **30**, 163 (1912).

Billing, L.: Roentgen examination of the proximal femur end in children and adolescents. Acta radiol. (Stockh.), Suppl. **110** (1954).

— Severin, E.: Slipping epiphysis of the hip. Acta radiol. (Stockh.), Suppl. **174** (1959). Ref. Fortschr. Röntgenstr. **92**, 719 (1960).

Bircher, E.: Zur operativen Therapie der Coxa vara statica. Zbl. Chir. **43**, 1583 (1922).

Block, W.: Über Coxa valga luxans mit wechselnder Kopfstellung. Die „schlotternde Hüfte". Langen-becks Arch. klin. Chir. **123**, 704—715 (1923).

Blum, R.: Über Epiphysenlösungen am Femurkopf und ihre Frühdiagnose. Diss. 1939.

Bocchi, L., Marcer, E.: Sulla meta-epifisite superiore del femore e la coxa vara cosidetta congenita. Anteneo parmense **2**, 329—358 (1941).

Böhler, L.: Zur Frühdiagnose der jugendlichen Epi-physenlösung. Verh. Dtsch. Orthop. Ges. 34. Kon-gr. 1940.

— Technik der Knochenbruchbehandlung, 12. bis 13. Aufl. Wien: Wilh. Maudrich 1951—1954.

Bourgery: Zit. nach Wolff.

Bousseau, M.: Bull. Soc. anat. Paris **42**, 283 (1867).

BOYD, H. B., ZILVERSMIT, J. B., CALANDUCCIO, R. A.: The use of radiactiv phosphorus (P 32) to determine the viability of the head of the femur. J. Bone Jt Surg. A 37, 260—269 (1955).

BRAGARD, O.: Über die Frühdiagnose der jugendlichen Epiphysenlösung am Oberschenkel. Verh. Dtsch. Orthop. Ges. 39. Kongr. 1940, S. 174.

— 34. Tagg Dtsch. Orthop. Ges. Berlin 1940.

— Z. Orthop. 72, Beilageheft, 174—186 (1941).

— Z. Orthop. 74 (1941).

BRAILSFORD, J. F.: Slipping of the epiphysis of the head of the femur, its relation to renal richets (Renale Rachitis). Lancet 1933 I, 16—19.

BRANDES, M.: Über die praktische Bedeutung der Antetorsion bei der Luxatio coxae congenita und ihre Korrektur. Dtsch. Z. Chir. 161, 295 (1921).

— Zur Behandlung der Coxa vara. Z. orthop. Chir. 44, 266—269 (1923).

— Vorschlag zu einer physiologischen Behandlung der Coxa vara. Arch. orthop. Unfall-Chir. 22, 409—417 (1924).

— Zur Behandlung der Coxa vara. Arch. Orthop. Unfall-Chir. 28, 179—181 (1930).

— Über Coxa valga und Coxa vara. Zbl. Chir. 1930, 2320—2322.

— ROGERS: Zit. nach GLOGOWSKI, Beilageheft z. Z. Orthop. 95, 36 (1962).

BRAUNIG, K.: Coxa vara im Kindesalter. Sitzg der Nordwestdtsch. Verigg. Zbl. Chir. 25, 1475 (1935).

BREITENFELDER, H.: Zur Therapie der Coxa vara adolescentium. Z. Orthop. 78, 185 (1949).

— Ergebnisse der Nagelung bei Epiphyseolysis capitis femoris. Verh. Dtsch. Orthop. Ges. 40. Kongr. 1952, S. 286—289.

BRODERICK, TH. F.: Complementary roentgenographic views of the hip. J. Bone Jt Surg. A 37, 295 (1955).

BROGDEN, W. E.: Review of the end results of fifty-seven cases of slipped upper femoral epiphyses. J. Bone Jt Surg. 17, 179—183 (1936).

BURCKHARDT, E.: Zur Klinik und pathologischen Anatomie der Coxa vara infantum. Helv. chir. Acta 13, 28 (1946).

BURGMANN: Handbuch der Orthopädie, Bd. IV, 1, S. 430. Stuttgart: G. Thieme 1961.

BURROWS, H.-J.: Slipped upper femoral epiphysis. J. Bone Jt Surg. B 39, 641 (1957).

BUTENANDT, O.: Die Wirkung von humanem Wachstumshormon auf Wachstum und Stoffwechsel minderwüchsiger Kinder. Habil.-Schrift Univ. München 1970, S. 385 (1971). Ref. Fortschr. Med. 89 (1971).

CAFFEY, J.: Contradiction of the congenital dysplasie-predislocation of the hip through a study of the normal variation in the acetabular angles at successiv periods in infancy. Pediatrics 17, 632 (1956).

CAMERA, U.: Sopra un nuovo trattemento chirurgico della coxa vara. R. acc. d. med. di Torino 23. XI. 1923.

— A propos du traitement chirurgical de la «Coxa vara» de l'enfance. Arch. franco-belg. 33, 268—272 (1932).

— Sul distaco epifisaria dell' estremità superiore del femore nell' adolescenza. Boll. Soc. piemont. Chir. 9, 255—290 (1939).

CAMITZ, H.: Über die Behandlung der traumatischen Epiphysenlösung am Caput femoris. Acta chir. scand. 65 (1929).

CANEPA, G., BENEDETTI, M. DE: Considerazione sulla terapia dell' anca. Minerva ortop. 11, 310 (1960).

CAREY, E. J.: Studies in the Dynamics of Histogenesis. Radiology 149, 13 (1929).

CARPENTER, E. B., POWELL, D. O.: Osteonecrosis of Capital Epiphysis of Femur. J. Amer. med. Ass. 172, 525 (1960).

CHANDLER, KREUSCHNER: J. Bone. Jt Surg. (1932).

CHAPCHAL, G.: Ergebnisse der Endoprothesenplastik der Hüfte unter besonderer Berücksichtigung der Mißerfolge. Verh. dtsch. orthop. Ges. 44, 66 (1957).

— Klinik der Epiphysenlösung. Z. Orthop., Beiheft 96, 229 (Verh. Dtsch. Orthop. Ges. 49. Kongr. 1961).

— Orthopädische Chirurgie und Traumatologie der Hüfte. Stuttgart: Ferd. Enke 1965.

— KERKHOFE, W. VAN DE: Le traitment opératoire de l'épiphyseolyse des adolescents. Presse méd. 1943 I, 164—165

CHARPY: Études d'anatomie appliquée. Paris 1892. Zit. nach v. LANZ.

CHASSARD, LAPINÉ: Étude radiographique de l'arcade pubienne chez la femme enceinte. J. Radiol. Électrol. 7, 113 (1923).

CHEYNEL, J.: Introduction à la pratique chirurgical de la hanche. Paris: Doin 1954.

CLEVELAND: Handbuch der Orthopädie, Bd. IV/1, S. 443. Stuttgart: G. Thieme 1961.

COCG, J. F. LE: Siehe EIHENBARY, C. F.

COHEN: Dysplasie of the hip joint. Springfield: Ch. C. Thomas 1952.

COLEMAN, S. S.: Diagnosis of congenital dysplasie of the hip on the newborn infant. J. Amer. med. Ass. 162, 448 (1952).

COMPERE, C. L.: Correction of deformity and Prevention of aseptic necrosis in late cases of slipped femoral epiphysis. J. Bone Jt Surg. A 32, 351 (1950).

— MONROE, G., FAHEY, J.: Deformities of the femur resulting from arrestement of growth of the capital and greater trochanteric epiphysis. J. Bone Jt Surg. 22, 909—915 (1940).

CORSI, G.: Il distacchi epifisari dell' estremità prossimale del femore. Chir. Organi Mov. 27, 208—230 (1942).

CRAMER, K.: Über die Stellung der Knorpelfuge des Schenkelhalses. Z. orthop. Chir. 40, 366 (1920).

CULMANN, C.: Die graphische Statik. Zürich 1966.

CZERNY, OPITZ: Handbuch der Orthopädie, Bd. IV/1, S. 429. Stuttgart: G. Thieme 1961.

DAUBENSPECK, K.: Zur Coxa vara adolescentium. Münch. med. Wschr. 2, 866—869 (1941).

— Zur Therapie der Coxa vara adolescentium. Z. Orthop. 82, 339 (1952).

DEBRUNNER, A. M.: Prophylaktische Spickung der „gesunden" Seite bei Epiphyseolysis capitis femoris. Arch. orthop. Unfall-Chir. 57, 243—257 (1965).

DREHMANN, G.: Beiträge zur Lehre der Coxa valga. Z. Orthop. 17, 431 (1906).

— Beiträge zur Ätiologie und Therapie der Coxa vara. Verh. Dtsch. Orthop. Ges. 8. Kongr. 1909, S. 360.

DREHMANN, G.: Die Coxa vara. Ergebn. Chir. Orthop. 2, 455 (1911).
— Zur Coxa vara adolescentium und ihre Behandlung. Z. Orthop. 45, 421 (1924).
— Die Coxa vara und ihre Behandlung. Zbl. Chir. 1925, 378.
— Zit. nach GLOGOWSKI, Beilageheft z.Z. Orthop. 95, 32, 36 (1962).
DREYFUSS, J. R.: Sur quelques données nouvelles du traitement opératoire de la coxa vara. Rev. Chir. (Paris) 56, 378—389 (1937).
— Bolzung oder Bohrung des Schenkelhalses bei Coxa vara Jugendlicher. Schweiz. med. Wschr. 1, 473—474 (1937).
DROUMAQUET, M.: Contribution à l' étude de l' épiphysiolyse de la hanche de l' adolescent et de ses séquelles. Bordeaux: Delmas 1959. Zit. nach LACROIX, P. Bruxelles: Arsca S. A. 1963.
DUBOIS, D.: Comment améliorer les résultats tardifs dans le traitement des fractures du fémur. Rev. Orthop. 38, 246—253 (1952).
DÜBEN, W., GELBKE, H.: Epiphysendurchnagelungen (Tierversuch zum Problem des Wachstums und zur Ergänzung der Hansschen Experimente). Z. Orthop. 87, 108 (1955).
DUNCAN, G. A.: Congenital and developmental coxa vara. Surgery 3, 741—765 (1938).
DUNLAP, K., SHANDS, A.: A new method for determination of torsion of femur. J. Bone Jt Surg. A 35, 289 (1953).
DUNN, J. M.: Anteversion of the neck of the femur. A method of menagement. J. Bone Jt Surg. B 34, 181—186 (1952).
— Zur Rolle der Antetorsion in der Luxatio coxae congenita. Schweiz. med. Wschr. 35, 114 (1953).
— Siehe SCHULZ-DUNN.
EBERT: Siehe GELBKE.
EGGER, J.: Über Epiphyseolysis capitis femoris und Coxa vara adolescentium. Balgrist. Krüppelführer 9, 211—235 (1936).
EHRENGUT, W.: Über hormonelle Dysregulationen bei Epiphyseolysis femoris. Klin. Wschr. 32, 990 (1954).
EIHENBARY, C. F., COCG, J. F. LE: Separation of the upper femoral epiphysis. Summary of fourteen cases. West. J. Surg. 40, 433—437.
ELLIS, V. H.: Adolescent coxa vara. Lancet 1935 I, 1440—1441.
ELMSLIE, R.: Injury and deformity of the epiphysis of the head of the femur. Lancet 1907, 410.
ENDHOLM, P.: Instrument of measuring angles from roentgenograms. Acta radiol. (Stockh.) 6, 156 (1967).
ERNST, H.: Ein Beitrag zur biochemischen Frühdiagnose ossärer Erkrankungen. Z. Orthop. 100, 25 (1965).
ETZERT: Zur Therapie der Coxa vara adolescentium. Z. Orthop. 82, 339 (1952).
EVERS, W. TH.: Die röntgenologische Beurteilung der Formabweichungen des Hüftgelenkes. Fortschr. Röntgenstr. 104, 243 (1966).
EXNER, G.: Zur operativen Behandlung der Epiphyseolysis capitis femoris durch intraartikuläre Keilosteotomie aus dem Schenkelhals. Z. Orthop., Beiheft 96, 279 (Verh. Dtsch. Orthop. Ges. 49. Kongr. 1961).

FABER, A.: Z. Orthop. 62, 358 (1935).
— Z. Orthop. 66, 140 (1937).
— Untersuchungen über Ätiologie und Pathogenese der angeb. Hüftverrenkung . . . Leipzig: G. Thieme 1938.
— Zur Pathologie der angeborenen Dysplasie des Hüftgelenkes. Z. Orthop. 67, Beilageheft, 251, 259—274 (1938).
FAHEY, J.: Siehe COMPERE, E.:
FAIRCHILD, R. W.: Siehe GHORMLEY, R.
FEINE, HENKEL: 50. Tagg. Dtsch. Röntgenges. Stuttgart 1969.
FELSENREICH, F.: Osteosynthese frischer und veralteter Epiphysenlösungen der Hüfte. Chirurg 8, 247—251 (1936).
— Die operative Behandlung frischer und veralteter Epiphysenlösungen der Hüfte. Arch. Kinderheilk. 114, 227—236 (1938).
FERGUSON, A., HOWORTH, B.: Slipping of the upper femoral epiphysis. J. Amer. med. Ass. 97, 1867—1872 (1931).
FINCH, A.: ROBERTS, W., Epiphyseal coxa valga. J. Bone Jt Surg. 28, 869 (1946).
— Handbuch der Orthopädie, Bd. IV/1, S. 433. Stuttgart: G. Thieme 1961.
FISCHER, H.: Langenbecks Arch. klin. Chir. 178, 541 (1934).
FITTIG, O.: Die Epiphysenlösung des Schenkelhalses und ihre Folgen. Langenbecks Arch. klin. Chir. 89, 912 (1909).
FLEISSNER, H.: Zur Epiphyseolysis capitis femoris. Z. Orthop., Beiheft 96, 266 (Verh. Dtsch. Orthop. Ges., 49. Kongr.) (1961).
FOLEY, W. B.: Treatment of slipped upper femoral epiphysis. Proc. roy. Soc. Med. 39, 201 (1945).
FORESTER, B. M.: Slipping of the upper femoral epiphysis. J. Bone Jt Surg. 23, 256—262 (1941).
FRANCILLON, M. R.: Z. orthop. Chir. 57, 392 (1932).
— Schweiz. med. Wschr. 68, 7, 341 (1938).
— Beilageheft z.Z. orthop. Chir. 66 (1937).
— Zur Rolle der Antetorsion in der Luxatio coxae congenita. Schweiz. med. Wschr. 35, 114 (1953).
— Zur Prophylaxe der Arthrosis def. coxae: Diagnose und Therapie der Epiphyseolysis capitis femoris. Schweiz. med. Wschr. 86, 86 (1956).
— Orthopädie der Coxarthrose. Docum. rheumatol. Nr 13. Basel: Geigy 1957.
FRANGENHEIM, P.: Zur Pathologie der Osteoarthritis def. juv. des Hüftgelenkes über Coxa vara und traumatische Epiphysenlösung etc. Bruns' Beitr. klin. Chir. 65, 19 (1909).
FREUND, E.: Some considerations on subtrochanteric osteotomy and intraarticulare Arthrodesis of the hip joint. J. Bone Jt Surg. 18, 654—658 (1936).
FREYKA, B.: Ursachen der Coxa vara adolescentium. Vjesn. 61, 534—536 (1939) [Tschech./Lijen].
FRIEDRICH, K.: Coxa vara epiphysaria. Langenbecks Arch. klin. Chir. 168, 132 (1928).
— Coxa vara adolescentium. Zbl. Chir. 23, 1470 (1931).
FRITZSCH, J.: Arch. orthop. Unfall-Chir. 42, 502 (1943).
FÜRMAIER, A.: Behandlungsergebnisse der Coxa vara epiphysarea. Z. Orthop. 78, 462 (1949).

FÜRMAIER, A.: Zur Diagnose und Therapie der Coxa vara epiphysarea. Med. Klin. **1950**, 690.
— Handbuch der Orthopädie, Bd. I, S. 845. Stuttgart: G. Thieme 1957.
FURLONG, R. J.: The treatment of adolescent coxa vara. Thom. Hosp. Rps. 2, 1, 173—177 (1936).
GALEAZZI, R.: Über die Torsion des verrenkten Femurendes und ihre Beseitigung. Verh. dtsch. Orthop. Ges. **9**, 334 (1910).
GARDEMIN, H.: Coxa vara und innere Sekretion. Verh. dtsch. Orthop. Ges. 29. Kongr. 1934, S. 114.
— Coxa vara adolescentium und innere Sekretion. Z. orthop. Chir. **62**, 114—117 (1935).
GAUGELE, K.: Gibt es eine Subluxatio coxae congenita? Z. orthop. Chir. **44**, 569—591 (1924).
GAUTIER: Zit. nach MÜLLER, M. E.:
GEISER, M.: Die Frühdiagnose der oberen Femurepiphyse und ihre Bedeutung. Praxis **38**, 865 (1959).
GELBKE, H., EBERT, G.: Siehe DÜBEN, W. 1965.
— — Tierexperimentelle Studie aus der verletzten Epiphysenfuge. Z. Orthop. **83**, 201 (1958).
GHORMLEY, R., FAIRCHILD, R. W.: The diagnosis and treatment of slipped epiphysis. J. Amer. med. Ass. **114**, 229—235 (1936).
GICKLER, TEUFEL: Z. Orthop. **68**, 67 (1938).
GIULIANI, K.: Erfahrungen bei der Kopfkappenlösung mit der Dauerextension im Zinkleimgipsverband. Z. Orthop., Beiheft **96**, 219 (Verh. Dtsch. Orthop. Ges., 49. Kongr. 1961).
GLAESSNER: Studie über den Ausgang von Hüftgel.-Erkrankungen. Verh. Dtsch. Orthop. Ges. 23. Kongr. 1929, S. 290.
GLOGOWSKI, G.: Die Pathophysiologie des oberen Femurendes. Z. Orthop., Beiheft **95** (1962).
GÖTZE, J.: Abortivformen des jugendlichen Hüftkopfgleitens. Dtsch. med. Wschr. **81**, 196 (1956).
GREEN, W. T.: Slipping of the upper femoral epiphysis. Arch. Surg. **50**, 19—33 (1945).
GROSS: Siehe TANDLER.
GROSSE: Z. Orthop. **69**, 75 (1939).
GRÜNEWALD, J.: Über Beanspruchungsdeformitäten. Z. orthop. Chir. **38**, 449—508 (1918).
— Beanspruchung der langen Röhrenknochen. Z. orthop. Chir. **39**, 27—49, 129—147, 257—286 (1920).
GRUETER, H., RÜTT, A.: Zur Morphologie der in die Coxarthrose einmündenden Hüftgel.-Erkrankungen. Z. Orthop. **95**, 401 (1962).
GUERIN, R.: Siehe GRUETER, H.
GÜTIG, C., HERZOG, A.: Der Beginn der sog. Coxa vara congenita. Bruns' Beitr. klin. Chir. **156**, 551 (1932).
— — Die aseptische Schenkelhalsnekrose bei Jugendlichen. Osteoch. juv. des Schenkelhalses. Röntgenpraxis **4**, 504—554 (1932).
— — Die Epiphysenlösung am Schenkelhals bei Jugendlichen. Bruns' Beitr. klin. Chir. **166**, 85—95 (1937).
— — Die genuine Epiphysenlösung im Schenkelhals bei Jugendlichen. Med. Klin. **1**, 649—651 (1938).
HABERLER, G.: Beitrag zur Pathologie der Epiphysiolysis capitis femoris. Wien. klin. Wschr. **1**, 490—492 (1934).
— Oberschenkelkopfkappenlösung Jugendlicher nach Unfall. Münch. med. Wschr. **84**, 664 (1937).

HACKENBROCH, M.: Coxa valga luxans, Perthessche Krankheit und Arthritis def. Z. orthop. Chir. **47**, 96—101 (1926).
— Die Bedeutung der Epiphysenwanderung des Schenkelkopfes. Zbl. Chir. **1936**, 1616—1619.
— Bedeutung von Wachstumsstörungen aus der Femurkopfepiphyse für die spätere funktionelle Leistungsfähigkeit des Hüftgelenkes. Die Arthrose der Hüfte. Z. Orthop. **68**, 178 (1938).
— Zur Behandlung der Wachstumsstörungen des oberen Femurendes. Verh. Dtsch. Orthop. Ges. 34. Kongr. **1940**, S. 222.
— Zur operativen Behandlung bestimmter Formen von Arthrosis def. des Hüftgelenkes. Z. Orthop. **71**, 238 (1941).
— Die Arthrosis def. der Hüfte, S. 64. Leipzig: G. Thieme 1943.
— Die Arthrosis deformans im Bilde der angeborenen Hüftverrenkung. Z. Orthop. **79** (Beilageheft), S. 294 (Verh.-Kongr. 1949).
— Über Pfannendachplastik am Hüftgelenk. Z. Orthop. **79** (Beilageheft), S. 222 (Verh.-Kongr. Dtsch. Orthop. Ges. 1949).
— Arthrolyse und Arthroplastik. Verh.-Kongr. Dtsch. Orthop. Ges. 1951.
— Zur Problematik der Arthroplastik. Schweiz. med. Wschr. **84**, 35 (1954).
— Die Hüftgelenksplastik mit der Femurkopf-Ersatz-Prothese nach JUDET. Dtsch. med. Wschr. **80**, 1282—1287 (1955).
— Über Erfahrungen mit der modellierenden Resektion des Femurkopfes bei der Arthros. def. coxae. Atti del XL congr. della Soz. Ital. di Ortop. et Traum. Roma 1955.
— L'artrolisi dell' articolazione del Ginocchio. Minerva orthop. 235 (1959).
— Handbuch der Orthopädie, Bd. IV/1, S. 1—64, Stuttgart: G. Thieme 1960.
— Zur Frage der operativen Behandlung des formalfunktionell defekten Hüftgelenkes. Z. Orthop. **92** (1960).
— Arthrodese, Arthroplastik, Arthrolyse. Arch. orthop. Unfall-Chir. **51**, 549—566 (1960).
— Zur Entstehung der Coxa valga. Zbl. Chir. **53**, 2411—2413.
HAEDKE, M.: Zur Ätiologie der Coxa vara. Dtsch. Z. Chir. **66**, 89 (1903).
HÄUPTLI, O.: Die aseptischen Chondro-Osteonekrosen. Berlin: W. de Gruyter & Co. 1954.
HAFERLAND, H.: Beitrag zum Wesen und zur Behandlung des jugendlichen Hüftkopfabrutsches. Chirurg **26**, 257 (1955).
HAIKE, H. J.: Tierexperimentelle Untersuchungen zur Frage der Entstehung der Osteochondrose des Schenkelkopfes der Coxa vara und valga sowie der pathologischen Antetorsion des coxalen Femurendes. Z. Orthop. **100**, 416 (1965).
HALL, J. E.: The results of treatment of slipped femoral epiphysis. J. Bone Jt Surg. B **39**, 659 (1957).
HANELIN: Siehe KLEIN, A.
HARRIS, W. R.: The endocrine basis for slipping of the upper femoral epiphysis. J. Bone Jt Surg. B **23**, 5 (1950).
— The early diagnosis of slipped femoral epiphysis. Cand. med. Ass. J. **72**, 835 (1955).

HARUIS, W. R.! Zit. nach KLEIN, A.

HASS, J.: Die konstitutionelle Disposition zur sog. Coxa vara adolesc. Hundertjahrfeier dtscher Naturforscher und Ärzte in Leipzig vom 17.—24. 9. 1922. Verhandlungsber. Zbl. Chir. **7**, 283 (1923).

— Zur Behandlung der Coxa vara infolge Epiphyseolysis capitis femoris. Verh. Dtsch. Orthop. Ges. 24. Kongr. 1930, S. 61.

HAUBERG: Spätbefunde unblutig behandelter angeborener Hüftverrenkungen. Z. Orthop. **81**, 1 (1951).

— Die angeborene Hüftverrenkung und ihre Behandlung. Heidelberg-Frankfurt: Alfred Hüthig 1958.

HEIDENHOFER, J.: Fortschr. Röntgenstr. **71**, 287 (1949).

HELBING, C.: Z. Orthop. (1906).

HENLE: Zit. nach IMHÄUSER, G.

HEPP: Handbuch der Orthopädie, Bd. I, S. 348. Stuttgart: G. Thieme 1957.

HERNDON, C. H.: Siehe HEYMAN, C. H.

HERZOG, A.: Siehe GÜTIG, C.

HEYMAN, C. H.: Treatment of slipping of the upper femoral epiphysis. Surgery **89**, 559 (1949).

— HERNDON, C. H.: Epiphyseodesis for early slipping of the upper femoral epiphysis. J. Bone Jt Surg. A **36**, 539—554 (1954).

HIERTONN, T.: Wedge osteotomy in advanced femoral epiphyseolysis. Acta orthop. scand. **25**, 44 (1955).

HILGENREINER, H.: Med. Klin. **21**, 1385—1425 (1925).

— Zur Genese der Coxa vara. Med. Klin. **27**, 159, 200 (1931).

— Z. Orthop. **56**, 259 (1932).

— Z. Orthop. **60**, 44 (1934).

— Z. Orthop. **63**, 344 (1935).

— Z. orthop. Chir. **65**, 58 (1936).

— Z. orthop. Chir. **69**, 30, 488 (1938).

— Z. Orthop. **70**, 212 (1940).

HILLEBRAND: Zur operativen Behandlung nicht knöchern geheilter Schenkelhalsfrakturen. Zbl. Chir. **51**, 119 (1924).

HIPP, E.: Die Gefäße des Hüftkopfes. Beilageheft zu Bd. **96**, Dtsch. Orthop. Stuttgart: Ferd. Enke 1962.

— Zur Entstehung der posttraumatischen Hüftkopfnekrosen. Fortschr. Med. **80**, 553 (1962).

— Die Nekrose des Hüftkopfes, eine Komplikation nach verschiedenen Hüftverletzungen und die Möglichkeiten zur Wiederherstellung einer Geh- und Belastungsfähigkeit. Ther. d. Gegenw. **102**, 534 (1963).

HOFFA, A.: Die angeborene Coxa vara. Dtsch. med. Wschr. **1905**, 1257.

— Eine Meßmethode zur Beurteilung von Fünfjahresergebnissen der Hüftluxationsbehandlung. Verh. Dtsch. Orthop. Ges. **37**. Kongr. 1949, S. 122—125.

HOFMEISTER, F.: Beitr. klin. Chir. **12** (1894).

HOHMANN, G.: Zur Diagnose und Pathologie der Antetorsion und Retrotorsion bei der congenitalen Hüftverrenkung. Z. Orthop. **25**, 157 (1910).

— Zbl. Chir. **1936**, 1269.

— Bericht über die Sammelforschung der angeborenen Hüftverrenkung. Verh. dtsch. Orthop. Ges. **39**, 140 (1951).

— Med. Klin. **48**, 545, 563 (1953).

HORVÁTH: Z. orthop. Chir. **22** (1908).

HOWORTH, B.: Slipping of the upper femoral epiphysis. Surg. Gynec. Obstet. **73**, 723 (1941).

— Coxa plana. J. Bone Jt Surg. A **30**, 601 (1948).

— Slipping of the upper femoral epiphysis. J. Bone Jt Surg. A **31**, 734 (1949).

— Treatment of slipping of the upper femoral epiphysis. J. int. Coll. Surg. **20**, 716 (1953).

HUC, G.: La coxa vara de adolescence. Rev. Orthop. **17**, 397 (1930).

HUGGLER, A., WIESER, C.: Aufnahmetechnische Probleme bei der dysplastischen Hüfte. Radiol. clin. (Basel) **32**, 533 (1963).

HULTH, A.: Coxa plana in the dog. A report of a clinical roentgenographic histological and microangiographic study. J. Bone Jt Surg. A **44**, 918 (1962).

HUMPHRY, G. M.: On the angle of the neck of the thigh bone with the shaft at various ages and under various circumstances. Lancet **1888** II, 971.

IDELBERGER, K., FRANK, A.: Über eine neue Methode zur Bestimmung des Pfannenwinkels beim Jugendlichen und Erwachsenen. Z. Orthop. **82**, 571—577 (1952).

IHLENFELDT, G.: Ärztl. Wschr. **5**, 365 (1950).

IMHÄUSER, G.: Zur Versteifung führende Hüfterkrankungen in der Pubertät. Verh. Dtsch. Orthop. Ges. 41. Kongr. 1952, S. 268—270.

— Zur Pathogenese und Therapie der jugendlichen Hüftkopflösung. Z. Orthop. **88**, 3 (1957); **89**, 547 (1958).

— Die jugendliche Hüftkopflösung bei steilem Schenkelhals. Z. Orthop. **91**, 403 (1959).

— Über das Wesen der Epiphysendislokation am coxalen Femurende und ihre operative Spätbehandlung. 5. Jb. für Wiederherstellungs-Chirurgie und Traumatologie, S. 203. Basel-New York: Karger 1960.

— Münch. med. Wschr. **103**, 1034 (1961).

— Therapie der Epiphysenlösung unter Zugrundelegung ihrer Pathogenese. Z. Orthop., Beiheft Bd. **96**, S. 241 (Verh. Dtsch. Orthop. Ges. 49. Kongr. 1961).

— Therapiewoche **19**, 810 (1969).

JACKSON, BURROWS: Zit. nach TAILLARD.

JAHSS, S. A.: Slipping of the upper femoral epiphysis treatment in the preslipping stage. J. Bone Jt Surg. **15**, 477—482 (1933).

JANEK, J.: Operative Behandlung der Coxa vara infantilis. Čas. Lék. česk. **1936**, 1468—1472 [Tschech.].

— Operative Behandlung der Coxa vara infantilis. Zbl. Chir. **1937**, 277—279.

— Coxa vara adolescentium. Bratisl. lek. Listy **17**, 442—450 (1937).

JANSEN, M.: On bone formation. London: Manchester Univ. Press 1920.

JENTSCHURA, G.: Über die praktische Anwendung der Methode WIBERGS für die Beurteilung der congenitalen Dysplasie des Hüftgelenkes bei Erwachsenen. Z. Orthop. **80**, 24—39 (1951).

JERRE, T.: Slipping of the upper femoral epiphysis. J. Bone Jt Surg. **23**, 723—732 (1941).

— A study in slipped upper femoral epiphysis. Acta orthop. scand., Suppl. **6** (1950).

JERRE, T.: Early complications after osteosynthesis with a three flanged nail in situ for slipped epiphysis. Acta orthop. scand. 27, 126 (1957).

JOHANNESSEN, CHR.: Ein Fall von Coxa vara infantium. Norsk. Mag. Lægevidensk. 96, 493—496 (1935).

JONSÄTER, ST.: Coxa plana. A histo-pathologic and arthrographic study. Acta orthop. scand., suppl. 12 (1953).

JOPLIN, H. J.: Slipped capital femoral epiphysis. The still unsolved adolescent hip lesion. J. Amer. med. Ass. 188 (1964).

JOPLIN, R. H.: Siehe KLEIN, A.

JOSSERAND: Siehe NOVÉ.

JUDET: Behandlung der Coxa vara indolesc. Z. orthop. Chir. (1930).

JUDET, J., JUDET, R.: The use of an artifical femoral head for arthroplasty. J. Bone Jt Surg. B 32, 166 (1950).

— — „Coxa vara“ des adolescents. Epiphyseolyse. Arch. franç. Pédiat. 20, 2 (1963).

KAISER, G.: Die angeborene Hüftluxation. Jena: Fischer 1958.

— Wesen und Behandlung der Epiphyseolyse. Z. Orthop., Beiheft 96, 274 (Verh. Dtsch. Orthop. Ges. 49. Kongr. 1961).

KAPPIS, M.: Arch. orthop. Unfall-Chir. 21, 317 (1923).

— Klinische und röntgenologische Dauerergebnisse der Epiphysenlösung am Oberschenkelhals. Zbl. Chir. 51, 113 (1924).

KERHOFE, W. v. D.: Siehe CHAPCHAL, G.

KEY, J. A.: Epiphyseal coxa vara or displacement of the capital epiphysis. J. Bone Jt Surg. 8, 53—117 (1926).

KIENBÖCK, R.: Über juvenile Schenkelhalsmalazien hypophysären Ursprungs. Z. orthop. Chir. 57, 408 (1932).

KIENZLE, L.: Die Behandlung der Coxa vara epiphysaria und der Perthesschen Erkrankung durch die Becksche Bohrung. Z. Orthop. 83, 270 (1953).

KING, D.: Siehe WRIGHT.

KINSELL, L.W., MICHAELS, G. D., CHOH HAO LI, LARSEN, W. E.: J. clin. Endocr. 8, 1013 (1948).

KIRMISSON, M. E.: Coxa vara et obésité. Bull. Acad. Méd. 79, 183 (1918).

KISTLER, M.: Radiol. clin. (Basel) 13, 169 (1944).

KLAER, S.: Epiphyseolysis capitis femoris treated with inforation. Acta orthop. scand. 17, 81 (1947).

KLEIN, A., JOPLIN, R. J., REICHY, J. A., HANELIN, J.: Roentgenogr. changes in nailed slipped capital femoral epiphysis. J. Bone Jt Surg. A 31, 1—22 (1949).

— — — — Amer. J. Roentgenol. 66, 361 (1951).

— — — — Slipped capital femoral epiphysis. Springfield (Ill.) 1953.

— — — — Management of the contralateral hip in slipped capital femoral epiphysis. J. Bone Jt Surg. A 35, 81 (1953).

KLEINBERG, S.: Ablösung der Epiphyse des Oberschenkelkopfes. Chir. orthop. y Traumatol. (Madr.) 6, 105—120 (1938).

— BUCHMANN, J.: The operative versus the manipulative treatment of slipped femoral epiphysis. J. Amer. med. Ass. 107, 1545 (1936).

KLEMME, H. O.: Zur röntgenologischen Differential-Diagnose. Hüftgelenk-Luxationen und trauma-

tische Epiphysenlösungen bei Neugeborenen. Arch. Gynäk. 153, 213—223 (1933).

KLIEM, G.: Über traumatische Epiphysenlösungen am oberen Femurende und deren Folgeerscheinungen. Diss. Leipzig 1936.

KOCH, W.: Verh. Dtsch. Orthop. Ges. 40. Kongr. S. 291, Aussprache 1952.

KOMZA, J.: Beitrag zur Erweichung des Schenkelhalskopfes bei Kindern (Kienböck). Chir. Narzad Ruchu 8, 181—186 (1935) [Poln.].

— Coxa vara und ihre Behandlung. Chir. Narzad. Ruchu 11, 107—129 (1938) [Poln].

KOPITZ: Z. Orthop. 41, 385 (1921).

— Z. Orthop. 69, 167 (1939).

— Z. Orthop. 70, 287 (1940).

KRAKOVITS, G., ZSEDÉNYI, G.: Neue Methode zum frühzeitlichen Erkennen der Lösung der Hüftkopfepiphyse. Z. Orthop. 102, 3, 406 (1967).

KRATZERT, G.: Die Ursache und Behandlung von Schenkelkopfepiphysenlösungen. Diss. Königsberg 1937.

KREUSCHNER: Siehe CHANDLER.

LACKMANN, TH.: Über coxa valga adolescentium. Z. Orthop. 28, 211 (1911).

LACROIX, P.: The organisation of bones. London: Churchill 1951.

— L'epiphyseolyse de la hanche. Paris: Masson 1963.

— VERBRUGGE, J.: Slipping of the upper femoral epiphysis. J. Bone Jt Surg. A 33, 371 (1951).

LANDRES, Z.: Zur Frage der Coxa valga. Ortop. Travm. 9 H. r. 82, 96 (1935) [Russ.].

LANG, F. J.: Handbuch der Orthopädie, Bd. IV, 1, S. 328, 378, 1961.

LANGE, F.: Die Diagnose der Coxa vara und Coxa valga. Z. orthop. Chir. 41, 105, 135—146 (1921).

— Die Behandlung der Schenkelhalsbrüche. Münch. med. Wschr. 74, 1562 (1932).

— PITZEN, P.: Zur Anatomie des oberen Femurendes. Z. Orthop. 41 (1921).

LANGE, M.: Eine neue Form der subtrochanteren Osteotomie zur Behandlung der schweren Coxa vara. Z. orthop. Chir. 61, 355—364 (1934).

— Die verschiedenen Formen und die Behandlung der Coxa vara. Zbl. Chir. 1937, 1898—1899.

— Die Coxa vara, ihr klinisches Bild und ihre heutige Behandlung. Münch. med. Wschr. 85 II, 1637—1641 (1938).

— Arthrolyse und Arthroplastik. Verh. dtsch. orthop. Ges. 39, 62 (1952).

— Orthopädische chirurgische Operationslehre, S. 472.

LANZ, T. v.: Anatomie und Entwicklung des menschlichen Hüftgelenkes. Verh. Dtsch. Orthop. Ges. 37. Kongr. 1949, S. 7.

— Über umwegige Entwicklungen am menschlichen Hüftgelenk. Schweiz. med. Wschr. 43, 1053 (1951).

— HENNING, A.: Die Rollwirkungen des M. iliopsoas und Femurtorsion. Z. Anat. Entwickl.-Gesch. 117, 382 (1953).

— — Acta anat. (Basel) 24, 5 (1955).

— — Acta anat. (Basel) 30, 420 (1957).

— MAYET, A.: Die Gelenkkörper des menschlichen Hüftgelenkes in der progredienten Phase ihrer umwegigen Ausformung. Z. Anat. Entwickl.-Gesch. 117, 317 (1953).

LANZ, T. v., WACHSMUTH, W.: Praktische Anatomie, Teil I/4 (Bein u. Statik). Berlin: Springer 1938.

LASSERRE, CH.: Coxa vara adolescentium. Arch. franco-belg. Chir. **35**, 108—109 (1936).

LAUBER, H. J., REIN, A.: Beitrag zur Pathogenese der Epiphyseolysis capitis femoris. Dtsch. Z. Chir. **257**, 396—405 (1943).

LAUENSTEIN, W.: Bemerkungen zum Neigungswinkel des Schenkelhalses. Langenbecks Arch. klin. Chir. **40**, 93 (1890).

— Coxa vara. Münch. med. Wschr. **45** (1900).

LAWENSON, R. D.: The acetabular index. J. Bone Jt Surg. B **41**, 702—718 (1959).

LEDERMANN: Z. Orthop. **100**, 320 (1965).

LEEMANS, M.: Contribution à l'étude de la coxa vara essentielle Rev. Orthop. **23**, 333—344 (1936).

LEGER, W.: Torsionsbestimmung des Schenkelhalses. Z. Orthop. **81**, 583 (1952).

— Die Valgus- und Varusdeformitäten der Hüfte. Handbuch der Orthopädie, Bd. IV/1, S. 247, 404, 455. Stuttgart: G. Thieme 1961.

— Zur Kopf- und Knorpelnekrose bei der Epiphyseolysis capitis femoris. Z. Orthop. **98**, 155 (1964).

LEQUESNE, M.: Erkrankungen des Hüftgelenkes III. Folia rheumatologica, Documenta Geigy, 17c.

LEFEUF, J., BERTRAND, P.: Luxations et subluxations congénitales de la hanche. Paris: Doin 1946.

LEXER, E.: Die Verwertung der freien Gewebsverpflanzung zur Wiederherstellung der Gelenkbeweglichkeit. Dtsch. Z. Chir. **139**, 389 (1916).

LICHTENAUER, K.: Die Lösung des Femurkopfes in der Epiphysenlinie und ihre Behandlung. Zbl. Chir. **28**, 1306 (1931).

LIEK: Arch. klin. Chir. **119**, 329 (1922).

LINDEMANN, K.: Das Wachstum des Schenkelhalses bei der sog. Entlastungs-Coxa valga. Dtsch. Z. Chir. **228**, 249—260 (1930).

— Zur Pathogenese der Coxa valga. Z. orthop. Chir. **60**, Beilageheft, 329—336 (1934).

— Die Frühdiagnose der Coxa vara adolescentium. Z. Chir. **15**, 887— 896 (1934).

— Die Coxa valga bei der kongenitalen Muskelatonie. Z. Orthop. **64**, Beilageheft, 401—412 (1936).

— Erbliches Vorkommen der angeborenen Coxa vara. 34. Tagg Dtsch. orthop. Ges. Berlin 1940.

LODE: Verh. Dtsch. Ges. Orthop. 1961. Zit. nach KAISER, G.

LOEPP, W., MÜLLER, W.: Fortschr. Röntgenstr. **60**, 295 (1939).

LOGROSCINO, D.: Inflammatory localized lesions of the juxta epiphyseal zone of the neck of the femur. J. Bone Jt Surg. **18**, 671—684 (1936).

LORENZ, A.: Über den Abriß der Kopfkappe, ihre Beziehungen zur sog. Coxa vara statica und ihre rationale Therapie. Verh. Dtsch. Orthop. Ges. 8. Kongr. 1909, S. 365.

LOWE, H. G. J.: J. Bone Jt Surg. B **43**, 688 (1961).

LÜTKEN, O.: Epiphyseolysis capitis femoris (Coxa vara epiphysarea) with special reference to bloodless reposition treatment. Acta orthop. scand. **10**, H. 1/2 (1939).

— Epiphysiolysis capitis femoris (Coxa vara epiphysarea) with special reference to bloddless reposition treatment. Acta orthop. scand. **10**, 119—154 (1939).

MACAUSLAND, A. R.: Separation of the capital femoral epiphysis. J. Bone Jt Surg. **17**, 353—369 (1935).

MAGILLIGAN: Zit. nach LEQUESNE, M.

MANZONI, A.: Coxa vara adolescentium. Liječn. Vjesn. **58**, 193—196 (1936).

— Beitrag zur Behandlung der Epiphyseolyse des Oberschenkelkopfes im Adolescentenalter. Med. Pregl. **14**, 54—56 (1939) [Serbo-Kroat.].

MARCER, E.: Siehe BOCCHI, L.:

MARTIN, H.: Coxa vara congenita bei eineiigen Zwillingen. Arch. orthop. Unfall.-Chir. **42** (2) 230 (1942).

MARTIN, P.: Slipped epiphysis in the adolescent hip. J. Bone Jt Surg. A **40**, 9 (1948).

MATCHETT, F.: Long-stem intramedullary Vitallium hip prothesis. J. Bone Jt Surg. A **47**, 43 (1965).

MATHIESEN, F. R.: Slipping of the proximal femoral epiphysis. Acta orthop. scand. **27**, 115 (1957).

MATHIEU, G.: Les troubles endocriniens dans la coxa vara essentielle des adolescents. Thèse Toulouse 1951.

MATTHIASH, H. H.: Pubertätsverlauf und Störungen der Skeletentwicklung. Z. Orthop. **86**, 410 (1955).

— Körperbau und Reifung bei Epiphyseolysis capitis femoris. Z. Orthop. **96**, Beilageheft, 236 (Verh. Dtsch. Orthop. Ges., 49. Kongr. 1961).

— KELLER, H.: Die Wirkung von Methandrostenolon auf die Wachstumsfugen und ihre Bedeutung für die Behandlung der Epiphyseolysis capitis femoris. Z. Orthop. **101**, 83 (1966).

MATZEN, P. F.: Schenkelhalsnagelung nach PITZEN. Z. Orthop. **82**, 436 (1952).

— Zum Krankheitsbild der Epiphyseolysis capitis femoris. Zbl. Chir. **78** (II), 828 (1953).

MAU, C.: Zur Frage der Reposition der traumatischen Apiphysenlösung am Oberschenkelhals. Arch. orth. Unfall-Chir. **24**, 53 (1926/27).

— Frühbehandlung der beginnenden Epiphysenwanderung etc. Dtsch. Z. Chir. **248**, 214—223 (1936).

— Die Frühdiagnose der Epiphysenwanderung am Oberschenkelkopf im Adolescentenalter. Med. Klin. **1936** II, 1160—1171.

— Wachstumsfaktoren und Reaktionen des gesunden und kranken kindlichen Hüftgelenkes. Arch. orthop. Unfall-Chir. **49**, 427 (1957).

MAUCLAIRE: Les inflexions de la tête et du col fémorale avec ou sans ostéoporose. Les coxa hyperflecta. Mém. Acad. Chir. **64**, 470—480 (1938).

MAYR, O.: Die Coxa vara epiphysarea und die unblutige Aufrichtung. Z. orthop. Chir. **61**, 365—371 (1934); **66** (1937).

METZ, R.: Siemens-Reiniger-Werk (SRW), H. 25, 5 (1965).

MEYER, A.: Über die Torsion des Schenkelhalses und ihre Bedeutung für die Behandlung der angeborenen Hüftgelenkverrenkung. Arch. orthop. Unfall-Chir. **22**, 240 (1924).

— Unsere Behandlungsergebnisse bei Epiphysenabrutsch und -wanderung. Verh. Dtsch. Orthop. Ges. 40. Kongr. 1952, S. 289.

MEYER, H. VON: Die Architektur der Spongiosa. Reichert u. Du Bois-Reymonds Arch. 615—628 (1967).

MEYER-BURGDORF: Frühdiagnose der Coxa vara. Zbl. Chir. **1935**, 2806—2808.

MEZNIK, F.: Zur Behandlung der jugendlichen Hüftkopflösung. Z. Orthop. **95**, 170 (1961); Ref. Münch. med. Wschr. **49**, 2425 (1962).

MIKULICZ: Über individuelle Formdifferenzen am Femur und an der Tibia des Menschen. Arch. Anat. Entw.-Gesch., Anat. Abt. d. Arch. Anat. u. Physiol. 1878, S. 351.

MILCK, H.: Epiphysiolysis or epiphyseal coxa anteverta. J. Bone Jt Surg. **19**, 97—116 (1937).

— Internal-rotation-brace treatment of epiphyseal coxa anteverta (early epiphyseolysis). J. Bone Jt Surg. **21**, 752—760 (1939).

— Epiphyseal pseudarthrosis. J. Bone Jt Surg. **24**, 653 (1942).

MIRKULA, M.: Coxa vara im Kindesalter. Sborn. lék. **43**, 308—317 (1941).

MITTELMEIER, H., SINGER, L.: Anatomische und histologische Untersuchung von Arthroplastikgelenken mit Plexiglasendoprothese. Arch. orthop. Unfall-Chir. **49**, 519 (1958).

MONROE, G.: Siehe COMPERE, E.

MOORE, A. T.: Metal hip joint: A new self-locking vitallium prothesis. Sth. med. J. (Bgham, Ala.) **45**, 1015 (1952).

MOORE, R. D.: Aseptic necrosis of the capital femoral epiphysis etc. Surg. Gynec. Obstet. **80**, 199 (1945).

MORQUIO, R.: Sur une forme de dystrophie osseuse familiale. Arch. Méd. Enf. **32**, 129 (1929).

MORSCHER, E.: Die operative Therapie der Epiphyseolysis capitis. Z. Orthop. **92**, 152 (1960).

— Die operative Therapie der Epiphyseolysis capitis femoris. Z. Orthop. **92**, 152 (1960).

— Zur Pathogenese der Epiphyseolysis capitis fem. Arch. orthop. Unfall-Chir. **53**, 331 (1961).

— Die mechanischen Verhältnisse des Hüftgelenkes und ihre Beziehung zum Halsschaftwinkel und insbesondere zur Antetorsion des Schenkelhalses während der Entwicklungsjahre. Z. Orthop. **94**, 3, 374 (1961).

— Resultate der subcapitalen Keilosteotomie bei der Epiphyseolysis capitis femoris. Z. Orthop., Beilageheft **96**, 256 (Verh. Dtsch. Orthop. Ges. 49. Kongr. 1961).

— Z. Orthop. 96 (1962), Beilageheft, Verh. Dtsch. orthop. Ges. 49, 256 (1961).

— Strength and morphology of growth cartilage under hormonal influence of puberty. Basel-New York: Karger 1968.

— Das Wachstumsknorpelgewebe unter dem Einfluß von Hormonen. Orthop. Gemeinschaftskongr. 7. u. 8. Juni 1968 in Wiesbaden. Bücherei des Orthopäden, Bd. 4. Stuttgart: F. Enke 1969.

— DESAULLES, P. A.: Schweiz. med. Wschr. **94**, 582 (1964).

MORVILLE, P.: Epiphyseolysis capitis femoris (Entstehung, Entwicklung, Spätschäden, Behandlung). Zbl. Chir. **1940**, 1646—1648. Zit. nach RÜTHER.

MOSEBACH, H.: Beitrag zur Entstehung der Coxa valga. Z. Orthop. **64**, 281 (1936).

MÜLLER, A.: Zur Therapie der Epiphyseolysis capitis femoris. Schweiz. med. Wschr. **68**, 346—350 (1938).

MÜLLER, M. E.: La maladie de Calvé-Legg-Perthes-Waldenström. Inaug.-Diss. Zürich 1946.

— Ischiométrie radiologique. Schweiz. med. Wschr. **40**, 971 (1955).

— Les Ostéotomie intertrochanteriennes et souscapitales dans le traitement de la coxa vara. Schweiz. med. Wschr. **40**, 971 (1955).

— Ischiométrie radiologique. Rev. Orthop. **42** (1956).

— Die hüftnahe Osteotomie. Stuttgart: G. Thieme 1957.

— Die hüftnahen Femurosteotomien. Stuttgart: G. Thieme 1957 u. 1971.

— Slipped capital epiphysis. In: Xième Congr. de la Soc. internat. de Chirurgie Orthopédique et de Traumatologie Paris 1966. Les publications: Acta med. belg. (Brux.) 544 (1967).

— LEDERMANN, K. L.: Die Epiphysenlösung am Schenkelkopf. Ther. Umsch. **19**, 441 (1962).

MÜLLER, W.: Die Entstehung der Coxa valga durch Epiphysenverschiebung. Bruns' Beitr. klin. Chir. **137**, 148 (1926).

— Die Entstehung von Coxa valga durch Epiphysenverschiebung, Bruns' Beitr. klin. Chir. **137**, 148—164 (1927).

— Latent verlaufende angeborene Coxa valga luxans als Ursache einer typischen Späterkrankung des Hüftgelenkes. Bruns' Beitr. klin. Chir. **137** 148—164 (1927).

— Siehe LOEPP.

— Generalisierte Epiphyseolysis adolesc. etc. Arch. orthop. Unfall-Chir. **40**, 1 (1939).

— Die Epiphysenstörungen. GRAGARD: Zur Frühdiagnose bei jugendlichen Epiphysenlösungen. SCHÄFER: Zur Genese der subchondralen Nekrosen. STRECKER, H.: Coxa vara adolescentium. LINDEMANN: Erbliches Vorkommen der angeborenen Coxa vara. MARQUARD: Angeborene Epiphysenwachstumsstörung. Zbl. Chir. **1**, 22—24 (1941). 34. Tagg Dtsch. Orthop. Ges. v. 16.—18. 9. 1940 Berlin.

MÜLLER-WEBER: Z. Orthop. **100**, 320 (1965).

MÜNZENBERG, K. J.: Statistische Untersuchungen zur Tiefe der Hüftgelenkspfanne. Z. Orthop. **99**, 218 (1964).

NAGURA, S.: Zur Ätiologie der Coxa vara, zugleich Beitrag zur Kenntnis der Transformation des Knochens. Langenbecks Arch. klin. Chir. **199**, 533—549 (1940).

NAUCK, E. TH.: Gelenkontogenese und Femurtorsion. Verh. dtsch. anat. Ges. **63**, 81 (1927).

— Gegenbauers Jb. **66**, 65 (1931).

NEUMEYER, G.: Zur Therapie der Epiphyseolysis capitis femoris. Zbl. Chir. **80**, 905 (1954).

NICOD, L.: Die Behandlung der Epiphyseolysis lenta durch eine subcapitale Osteotomie. Z. Orthop., Beilageheft **96**, 281 (verh. Dtsch. Orthop. Ges. 49. Kongr. 1961).

NICOLAYSEN, N. A.: Epiphysiolysis capitis femoris und Coxa vara. Med. Rev. **49**, 97—110 (1932).

NILLE, W.: Zur Frage der Coxa vara adolesc. Z. orthop. Chir. **61** (II), 169 (1934).

NOLTE, H.: Ergebnisse der unblutigen Behandlung der Coxa vara. Diss. München 1940.

NORMAN, O.: Siehe BERGSTRAND, J.

Nové-Josserand: Coxa valga héréditaire compliquée d' arthrite. Zbl. Chir. **1925**, 378.

Nurra, A., Manzi, A.: L' epifisolisi dell' anca. Minerva ortop. **5**, 6—13 (1954).

Nussbaum, A.: Über die Gefäße des unteren Femurendes und ihre Beziehung zur Pathologie. Bruns' Beitr. klin. Chir. **129**, 245—281 (1923).

— Die arteriellen Gefäße der Epiphysen des Oberschenkels und ihre Beziehungen zu normalen und pathologischen Vorgängen. Bruns' Beitr. klin. Chir. **130**, 3, 495 (1924).

Opitz: Siehe Czerny.

Oram, V.: Epiphyseolysis of the head of the femur. Acta orthop. scand. **23**, 100 (1953/54).

Otte, P.: Der röntgenologische Gelenkspalt im weiteren Verlauf der Epiphysenlösung. Verh. Dtsch. Ges. Orthop. 49. Kongr. 1961. S. 269.

Pacher, W.: Familiäres Auftreten von Varusdeformität und Epiphysenlösung des oberen Femurendes. Z. Orthop. **75**, 80 (1944).

Pacini, D.: Sulla patogenesi dell' epifisiolisi essentiale de collo femorale. Chir. Organi Mov. **25**, 245—268 (1939).

Papadopoulos, J. S.: Die Entwicklung des Schenkelhals-Schaft-Winkels (CCD-Winkel) kindlicher Hüftgelenke nach Varisierungs- und Detorsionsosteotomie. Z. orthop. Chir. **109**, 244—254 (1971).

Paré, A.: Cinq livres de la chirurgie. Paris: Wechel 1572.

Parere, V.: Perthes und juvenile Kopfkappenlösung („bilaterale Osteodystrophie"). Zit. Köhler/Zimmer S. 484.

Pauwels, F.: Der Schenkelhalsbruch, ein mechanisches Problem. Stuttgart: Enke 1935.

— Zur Frage der den Schenkelhals aufrichtenden Kräfte. Z. Orthop. **64**, Beilageheft, 361—371 (1936).

— Zur Therapie der kindlichen Coxa vara. Verh. Dtsch. Orthop. Ges. 30. Kongr., **64**, Beilageheft, 372—388 (1936).

— Die Bedeutung der Bauprinzipien des Stütz- und Bewegungsapparates für die Beanspruchung der Röhrenknochen. Z. Anat. Entwickl.-Gesch. **114**, 129—166, 525—538 (1948/1950).

— Des affections de la hanche d' origine mécanique et leur traitement par l' osteéotomie d'adduction. Rev. Orthop. **37**, 22—30 (1951).

— Über die Bedeutung der Bauprinzipien des Stütz- und Bewegungsapparates für die Beanspruchung der Röhrenknochen. Acta anat. (Basel) **12**, 207—227 (1951).

Pavlansky, R.: Lysis des Schenkelkopfes im Mannesalter. Sborn. lék. **43**, 377—386 (1941) [Tschech.].

Pellegrini, O.: Sulla patogenesi del distacco dell' epifisi superior del femore. Arch. Ortop. (Milano) **48**, 713—744 (1932).

Petersen, D.: Z. Orthop. **108**, 206 (1970).

Piergrossi, A.: Sulla metafisite femorale di Bertolotti (Coxa vara infantile). Arch. Radiol. (Napoli) **15**, 636—646 (1939).

Pirker, Fueger: Dtsch. Röntgenkongr. 1969 Stuttgart.

Pitzen, P.: Das menschliche Femur während der Entwicklung. Arch. Antrop., N. F. 19/57 (1923).

— Behandlungsergebnisse der Coxa vara. Verh. Dtsch. Orthop. Ges. 1929.

Pitzen, P.: Die operative Behandlung der Coxa vara. Chirurg **2**, 97 (1930).

— Die Behandlung der Coxa vara. Z. orthop. Chir. **52**, 39—58 (1930).

— Coxa valga adolesc. Verh. Dtsch. Orthop. Ges. 30. Kongr. **64**, Beilageheft, 389—401 (1936).

— Coxa vara, ihre Ursachen und ihre Behandlung. Med. Klin. **1**, 344—347 (1940).

— Beschleunigung der Heilung von aseptischen Knochennekrosen im coxalen Femurende durch Nagelung. Z. Orthop. **81**, 7 (1951).

— Verh. Dtsch. Orthop. Ges. 40. Kongr. 1952, S. 292, Aussprache.

— Zur operativen Behandlung der aseptischen Knochennekrosen. Dtsch. med. Wschr. **78**, 1355 (1953).

Pöschl, M.: Siehe Sepp.

Pomeranz, M.: Epiphysiolysis or separation of the capitel epiphysis of the femur in adolescence. Amer. J. Roentgenol. **40**, 580—597 (1938).

Ponseti, I. V., McClintock, R.: The pathology of slipping of the upper femoral epiphysis. J. Bone Jt Surg. A **38**, 71—83 (1956).

Ponseti, J., Barta, C.: Surg. Gynec. Obstet. **86**, 87 (1948).

Putti: J. Bone Jt Surg. **11**, 798 (1929).

— Die Anatomie der angeborenen Hüftverrenkung. Stuttgart: F. Enke 1937.

Rabinowitz, M. S.: Slipping of the upper femoral epiphysis. J. Bone Jt Surg. **22**, 992—998 (1940).

Ravelli, A.: Radiol. Austriaca **6**, 177 (1953).

— Die Richtungslinie der Y-Fuge als Hilfslinie zur Früherkennung der angeborenen Hüftluxation. Z. Orthop. **84**, 28 (1953).

— Über die Neigung des Schenkelhalses beim Menschen. Z. Orthop. **83**, 586 (1953).

Reichy, J. A.: Siehe Klein, A.

Rein, A.: s. Lauber, H. J.

Rendel, N.: Zur Pathogenese der Epiphysenlösung des Schenkelkopfes. Fortschr. Röntgenstr. **54**, 517—519 (1936).

Rennie, A. M.: The pathology of slipped upper femoral epiphysis. J. Bone Jt Surg. **42**, 273 (1960).

Rettig, H.: Die Hüftarthroplastik mit Spezialendoprothese. Z. Orthop. **82**, 290 (1952).

Ribbing, S.: Studien über hereditäre multiple Epiphysenstörungen. Acta radiol. (Stockh.), Suppl. **34** (1937).

— Hereditary multiple diaphyseal sclerosis. Acta radiol. (Stockh.) **31**, 522 (1949).

Ricciardi, M.: Contributo alla conoscenza della fissura verticale nella Coxa vara (Umbauzone di Looser). Ortop. Traum. Appar. mot. **11**, 254—267 (1939).

Richard, G.: Methodik der Torsionsbestimmung mit Hilfe des Röntgenbildes. Z. Orthop. **79**, 636—644 (1950).

Richardson, J. L.: Renal Rickets. J. Bone Jt Surg. **29** (1947).

Riedel, G.: Zur Frage der Coxa vara statica. Zbl. Chir. **1923**, 312—313.

Rippstein, J.: Zur Bestimmung der Antetorsion des Schenkelhalses mittels zweier Röntgenaufnahmen. Z. Orthop. **86**, 345 (1955).

RIPPSTEIN, J.: Zit. nach GLOGOWSKI, Beilageheft Z. Orthop. **95**, 36 (1962).

ROCHER, H. L., GUERIN, R.: Coxa vara de l' enfante. Traitement par greffe osseuse. Arch. franco-belg. Chir. **35**, 103—107 (1936).

ROEGHOLT, M. N.: Epiphyseolyse mit Epiphysenfraktur der Spina i. ant. Ned. Maandschr. Geneesk. **13**, 288—291 (1925) [Holl.].

ROHLEDERER, O. v.: Z. Orthop. **74**, 2, 2 (1943).

— Zur Röntgendiagnostik der Hüftluxation. Verh. Dtsch. Orthop. Ges. 35. Kongr. 1947, S. 95—99.

ROTT, Z.: Der CE-Winkel (WIBERG) und seine Messung. Z. Orthop. **102**, 461 (1967).

RUCKENSTEINER, E.: Die normale Entwicklung des Knochensystems im Röntgenbild. Radiol. Praktika, Bd. XV. Leipzig: G. Thieme 1931.

RÜTHER, H.: Zur Behandlung der Epiphyseolysis capitis femoris. Z. Orthop. **80**, 347 (1951).

— Ursachen und Behandlung der jugendlichen Hüftkopflösung. Beilageheft Z. Orthop. **84** (1954).

— Ursachen und Behandlung der jugendlichen Hüftkopflösung. Stuttgart: F. Enke 1954.

— Ursachen und Behandlung der juvenilen Kopfkappenlösung. Zbl. Chir. **1954**, 991 (Besprechung).

RÜTT, A.: Kritisches zur operativen Behandlung der Epiphyseolysis capitis femoris etc. Verh. Dtsch. Orthop. Ges. 41. Kongr. 1953, S. 258.

— Siehe GRUETER, H.

RUSCHENBURG, F.: Die geburtstraumatische Epiphysenlösung am oberen Femurschaft. Z. Orthop. **71**, 1, 81 (1940).

RUTISHAUSER, E.: Ernährungsstörungen der Knochen. Ärztl. Mh. berufl. Fortb. **3**, H. 4 (1947).

RYDELL, N. W.: Forces acting on the femoral head prothesis. Göteborg: Trickery 1966.

RYDER, C. T., CRANE, L.: Measuring femoral Anteversion. J. Bone Jt Surg. A **35**, 321 (1953).

SAALMANN: Zur traumatischen Entstehung der Coxa vara adolescentium vom Standpunkt des Unfallbegutachters. Mschr. Unfallheilk. **33**, 108 (1926).

SAEGESSER, F.: Knochenveränderungen an bestimmten Diaphysen, hervorgerufen durch Mikrotraumen. Schweiz. med. Wschr. **28**, 1302 (1947).

SAEGESSER, M.: Kyphosis und Coxa vara adolescentium. Münch. med. Wschr. **2**, 1141—1142 (1940).

SALEM, G.: Nagelungen und Spätresultate kindlicher Schenkelhalsbrüche und Epiphysenlösungen. Wien. klin. Wschr. **1949**, 152.

SAVALA, A.: Coxa vara. Bratisl. lek. Listy **17**, 296—300, 326—329 (1937).

SCHANZ, A.: Coxa vara, die statische Belastungsdeformität des Schenkelhalses. Z. Orthop. **12**, 99 (1904).

— Zur Behandlung der Coxa vara. Münch. med. Wschr. **40**, 1247 (1923).

SCHAPIRA, C.: Distacco epifisario dell' anca e coxa vara adolescentium. Arch. Ortop. (Milano) **49**, 419—453 (1932).

SCHERB, R.: Verh. Dtsch. Orthop. Ges. 24. Kongr. **1929**, S. 74.

— Kinetisch-diagnostische Analyse von Gehstörungen. Beilageheft Z. Orthop. **82** (1952).

SCHEUERMANN, H.: Coxa valga caused by a separation of the epiphysis. Acta orthop. scand. **1**, 178—182 (1930).

SCHIELE, E.: Traumatische Epiphysenlösung. Chirurg 703 (1948).

SCHLESINGER: Zit. nach RÜTHER.

SCHLÜTER, K., PETER: Epiphyseolysis capitis femoris bei einem 46jährigen hypophysären Zwerg. Arch. orthop. Unfall-Chir. **48**, 270 (1956).

SCHMID, A.: Zur Ätiologie der Coxa vara und der Perthesschen Krankheit. Z. orthop. Chir. **48**, 229 (1927).

SCHMID, F.: Röntgen-Diagnostik im Kindesalter. Tabelle S. 7, 1955.

— HALDEN, L.: Die postfetale Differenzierung und Größenentwicklung der Extremitätenknochenkerne. Fortschr. Röntgenstr. **71**, 975 (1949).

SCHMID, FR.: Handskeletdiagnostik im Kindesalter. Fortschr. Med. **89**, 381 (1971).

SCHMITT, G. H.: Symmetrische Umbauzonen (sog. Milkmansche Krankheit). Fortschr. Röntgenstr. **71**, 304 (1949).

SCHMUCK, J. A.: Spätergebnisse der operativen Behandlung der Coxa vara. Diss. Köln 1934.

SCHNEIDER, E.: Zur Pathogenese der regulatorischen Wachstumsmalacien. Langenbecks Arch. klin. Chir. **188**, 91 (1937).

SCHOLDER, C.: Le traitement orthopédique des dystrophies de l'extrémité supérieure du fémur. Rev. Orthop. **41**, 73—91 (1955).

SCHRAMM: Ein Beitrag zur sog. traumatischen Coxa vara. Z. Orthop. **67**, Beilageheft, 142—149 (1938).

SCHREIBER, A.: Epiphyseolysis capitis femoris. Beitrag zur Frage der Beidseitigkeit. Z. Orthop. **97**, 4 (1963).

— SCHMIED, H. R.: Beitrag zur Kenntnis der Epiphyseolysis capitis femoris. Z. Orthop. **104**, 3, 368 (1968).

SCHROP, F. J.: Zur Wiederherstellung der normalen Gelenkmechanik bei der jugendlichen Epiphysenlösung. Chirurg **23**, 317 (1952).

SCHULTZ, PH. J.: Röntgenologische Darstellung des Torsionswinkels vom Femur. Verh. dtsch. orthop. Ges. **18**, 362 (1923).

— Z. Orthop. **43**, 528 (1924); **44**, 325 (1924).

SCHULZ-DUNN: Zit. nach GLOGOWSKI, Beilageheft Z. Orthop. **95**, 36 (1962).

SCHULZE, H., HAIKE, H.: Über die Vorverlegung des Erkrankungsalters bei der juvenilen Osteochondrose der Hüftgelenke. Z. Orthop. **101**, 114 (1966).

— — Stellungnahme zu den Bemerkungen von PEIC zu unserer Arbeit: Über die Vorverlegung des Erkrankungsalters bei der juvenilen Osteochondrose der Hüftgelenke. Z. Orthop. **102**, 464 (1967).

SCHULZE, J.: Die Darstellung der Torsion vom Femur mit Hilfe von Röntgenstrahlen. Z. Orthop. **44**, 325 (1924).

— Med. Welt **1961**, 466.

SCHWAIGER, M.: Das Ligamentum teres femoris und seine Gefäße. Z. Orthop. **65**, 297 (1936).

SCHWARZ, E.: Zur Frage der spontanen Epiphysenlösung (intrakapsulären Schenkelhalsfraktur ?) im Kindesalter. Bruns' Beitr. klin. Chir. **87**, 709 (1913).

SCHWENKERT, E.: Zur Frage der operativen oder konservativen Behandlung der jugendlichen Hüftkopflösung. Z. Orthop. **88**, 488 (1957).

SCHWETLICK, W.: Eine Methode zur Bestimmung der Schenkelhalsneigungs- und Antetorsionswinkels durch die Röntgenkinematographie. Z. Orthop. **104**, 288 (1968).

SCOTT, W.: Epiphysiolysis of the upper femur. A report of thirty-eight cases. J. Bone Jt Surg. **18**, 743—750 (1936).

SEELENTAG, W., DANKWART, A. v., KLOTZ, E.: Zur Frage der genetischen Belastung der Bevölkerung durch Anwendung ionisierender Strahlen in der Medizin. II. Messungen über die bei röntgendiagnostischen Untersuchungen an die Gonaden gelangenden Dosen. Strahlentherapie **105**, 169 (1958).

SELMER, B.: Die Spätfolgen bei 10 Fällen von Coxa vara epiphysarea adolescentium auf Grund von Nachuntersuchungen. Diss. Hamburg 1941.

SEPP, R.: Die Ausheilung der juvenilen Kopfkappenlösung. Diss. Univ. München 1957.

SEVERIN, E.: Siehe BILLING.

SIFFERT, R. S.: J. Bone Jt Surg. A **38**, 1077 (1956).

— Z. Orthop. **100** (III), 320 (1965).

SIMONS, B.: Zur Entstehung der Coxa valga. 56. Tagg Dtsch. Ges. Chir. Berlin 1932.

— Untersuchungen zur Entstehung der Coxa valga, insbesondere der Entlastungs- und Adduktoren-Coxa valga. Arch. orthop. Chir. **32**, 32—60 (1932).

SIMPSON, LICHTWITZ, KINSELL, GARDNER, PFEIFFER: Zit. nach TAILLARD u. WASCHULEWSKI.

SMITH, W. S.: Slipped upper femoral epiphysis in siblings. Ohio St. med. J. **51**, 1200 (1955).

SMITH-PETERSEN, M. N., CUVE, E. F., GORDER, G. W. VAN: Intracapsular fractures of the neck of the femur. Treatment by internal fixation. Arch. Surg. **23**, 715 (1931).

SNELLMANN: Zit. nach LAUBER.

SOUTTER, R., BRADFORD: Zit. nach DUNLAP.

SPRENGEL: Das unblutige Redressement in der Behandlung der Coxa vara und valga traumatica. Zbl. Chir. **36**, 1745 (1909).

SPRINGER, C.: Knochenspannung bei den Malazien des oberen Femurendes. Z. Orthop. **71**, 67 (1940).

STAUSS, A.: Beilageheft Z. Orthop. (1909).

STEN, F.: Blutige Reposition der Epiphysiolysis femoris. Acta orthop. scand. **17**, 189 (1948).

STEWARD, S. F., KARSCHNER, R. G.: A method of determining the degree of antetorsion of the femoral neck. Amer. J. Roentgenol. **15**, 258 (1926).

STIEDA, A.: Zur Coxa vara. Langenbecks Arch. klin. Chir. **63**, 743 (1901).

— Langenbecks Arch. klin. Chir. **87**, 243 (1908).

— Verh. Dtsch. Orthop. Ges. 8. Kongr. 1909, S. 31.

STORCK, H.: Coxa valga ein Beitrag zur Frage der den Knochen formenden Kräfte. Arch. orthop. Chir. **32**, 133—224 (1932).

— Die Röntgenraumbildmessung in der Orthopädie. Fortschr. Röntgenstr. **51**, 369 (1935).

— Coxa valga. Z. Orthop. **64**, Beilageheft, 345—361 (1936).

— Antetorsion, Retroversion und Entstehungsmechanismus der Hüftverrenkung. Z. Orthop. **79**, 282 (1950).

STRACKER, O.: Behandlung der Coxa vara adolesc. mittels Epiphysensprengung. Z. Orthop. **69**, 327—339 (1939).

STRACKER, O.: Tagg Dtsch. Orthop. Ges. Berlin 1940.

STUDEMEISTER, A.: Coxa valga luxans. Bruns' Beitr. klin. Chir. **164**, 370—394 (1936).

SUDBRACK-BAYERLEN: Verh. dtsch. orthop. Ges. **24**, 220 (1930).

— — Zit. nach GLOGOWSKI, Beilageheft Z. Orthop. **95**, 36 (1962).

SUDECK, P.: Zur Anatomie und Ätiologie der Coxa vara adolescentium. Langenbecks Arch. klin. Chir. **59**, 504 (1899).

— Statische Schenkelhalsverbiegung nach Trauma. Zbl. Chir. **26**, 482 (1899).

— Coxa vara. Münch. med. Wschr. **12** (1901).

SUTRO, CH. J.: Slipping of the capital epiphysis of the femur in adolescence. Arch. Surg. **31**, 345—360 (1935).

TAILLARD, W.: Z. Orthop., Verh. Dtsch. Orthop. Ges. 49. Kongr. 1961, S. 219.

— Die Epiphysenlösung der Hüfte.Triangel(De.)8,217.

— Z. Orthop. **96**, Beilageheft, Verh. dtsch. orthop. Ges. **49**, 219 (1961).

— GRASSET, E.: Rev. Chir. orthop. **50**, 159 (1964).

— MÉGEVAND, A., SCHOLDER-HEGI, P., MORSCHER, E.: L'épiphysiolyse de la tête du fémur. Acta rheumatologica, Documenta Geigy No 21 (1964).

TANDLER: Handbuch der Orthopädie, Bd. I, S. 347. Stuttgart: G. Thieme 1961.

TAYLOR, V. J. M.: Displacement of the upper femoral epiphysis. Report on twenty-three cases. Brit. med. J. **1932** I, 1003—1006.

TEUFEL: Siehe GIEHLER.

THRAP-MEYER, H.: Epiphyseolysis capitis femoris in two generations. Acta orthop. scand. **11**, 1—10 (1946).

TÖNNIS, D.: Angeb. Hüftdysplasie. Dtsch. Ärztebl. Nr 23, 1727 (1969).

TORSTEN, J.: Acta orthop. scand., Suppl. **6** (1950).

TRIPLE, H.: Einführung in die physikalische Anatomie. Wiesbaden: Bergmann 1902.

TRUETA, J.: The normal vascular anatomy of the human femoral head during crowth. J. Bone Jt Surg. B **39**, 358 (1957).

— HARRISON, M. H. M.: The normal vascular anatomy of the femoral head in adult man. J. Bone Jt Surg. B **35**, 442—461 (1953).

TSCHANTZ, P., RUTISHAUSER, E.: Ann. Anst. path. **12**, 223 (1967).

— TAILLARD, W.: Etude expérimentale de la surchage des cartilages de croissance. (Noch nicht erschienen.)

TSCHOPP, F. J.: Zur Wiederherstellung der normalen Gelenkmechanik bei der jugendlichen Epiphysenlösung. Chirurg **23**, 317—320 (1952).

ULLMANN: Z. Orthop. **69**, Beilageheft, 268 (1939).

VERBRUGGE, J.: Siehe LACROIX.

— Discussion à propos de l'opération de Judet. Acta orthop. belg. **16**, 110—111 (1950).

VERTH, M. ZUR: Hüftepiphysenlösungen im Entwicklungsalter (Coxa vara adolesc.) und ihre Beziehungen zum Unfall. Jkurse ärztl. Fortbild. **28**, 28—30 (1937).

VIERNSTEIN, K., JANTZEN, P. M.: Die Behandlung der Hüftkopfnekrose nach Verletzungen. Wiederherstellungschir. u. Traum. **5**, 117 (1960).

— KEYL, W.: Die operative Behandlung der Epiphyseolysis capitis femoris. Z. Orthop. **106**, 129 (1969).

Voss, G.: Nagelung der Epiphysenlösungen am Schenkelhals. Ther. d. Gegenw. **81**, 201—205 (1940).

Voss, O.: Zur Behandlung der Coxa vara epiphysarea (adolescentium). Dtsch. Z. Chir. **252**, 511—528 (1939).

Wachsmann, F.: Dosisbelastung des Patienten bei röntgendiagnostischen Untersuchungen. Fortschr. Röntgenstr. **75**, 728 (1951).

Wachsmuth, W.: Siehe Lanz, T. v.

Wagner, H.: Z. Orthop. **96** (1962), Beilageheft, Verh. dtsch. orthop. Ges. **49**, 261 (1961).

Wagner, L. C., Donovan, M. M.: Amer. J. Surg. **78**, 281 (1949).

Walch, A.: A propos du traitement de l'épiphyseolys du col femoral. Acta orthop. belg. **16**, 103 (1950).

Waldenström, H.: Nord. Med. Ark. 1910.

— Acta radiol. (Stockh.) **1**, 384 (1921).

— A necrosis of the joint cartilage by epiphyseolysis capitis femoris. Acta chir. scand. **67**, 936 (1930).

— Necrosis of the femoral epiphysis owing to insufficient nutrition from the ligamentum teres. A clinical study manily based on experiences of the treatment of epiphyseolysis capitis. Acta chir. scand. **75**, 185 (1934).

— Z. 22. Sitzung des Nord. Chir. Vereins in Oslo, 29. 6.—1. 7. 1939.

— Slipping of the upper femoral epiphysis. Surgery **71**, 198—210 (1940).

— Epiphyseolysis cap. fem. Zbl. Chir. **35**, 1646—1648 (1940).

— Epiphysiolysis capitis femoris (Entstehung, Entwicklung, Spätstadien und Behandlung). Chirurg 559 (1940).

Walter, H.: Umlagerung der Aufhellungszone des Schenkelhalses nach Osteotomie bei sog. congenitaler Coxa vara. Zbl. Chir. **60**, 1322—1323 (1933).

— Sog. angeborene Coxa vara durch Umlagerung der Pseudarthrosenzone geheilt. Zbl. Chir. **60**, 2359—2361 (1933).

— Unblutige Aufrichtung des Schenkelkopfes bei Coxa vara adolescentium. Verh. Dtsch. Ges. 29. Kongr. 1934, S. 125.

Ward, F. O.: Outlines of human osteology. London: H. Renshaw 1938.

Wardle, E. N.: Etiology and treatment of slipped epiphysis of the femur. Brit. J. Surg. **21**, 313—328 (1933).

Waschulewski, H.: Zum Ossifikationsvorgang in den Epi-Metaphysen unter Berücksichtigung des dualistischen Prinzips der Osteogenese. Z. Orthop. **98**, 14 (1963).

Watermann, R.: Gefäßdurchtrittsöffnungen und Arthrose am Oberschenkel. Z. Orthop. **98**, 492 (1964) (Schrifttum).

Watson-Jones, R.: Fractures and joint injuries. Edinburgh-London: Livingstone 1962.

Weber, B. G.: Inwieweit sind isolierte extreme Torsionsvarianten der unteren Extremitäten als Deformitäten aufzufassen und welche klin. Bedeutung kommt ihnen zu? Z. Orthop. **94**, 287 (1961).

— Die Imhäuser Osteotomie bei floridem Gleitprozeß. Z. Orthop. **100**, 312 (1965).

Weber, R., Coeuilliez, A., Dermaond, J.: Arthrodèse ischio-fémorale. Rev. Orthop. **40**, 495—513 (1954).

Whitman, R.: Further observations on injuries of the neck of the femur in early life. Med. Rec. **75**, 1 (1909).

Wiberg, G.: Studies on dysplastic acetabula and congenital subluxation of the hip joint. Acta chir. scand. **83**, Suppl. 58 (1939).

— Behandlung der Epiphysiolysis capitis femoris mittels „Nagelung". Acta orthop. scand. **12**, 179—213 (1941).

— Mechanisch funktionelle Faktoren als Ursache der Arthritis deformans im Hüft- und Kniegelenk. Z. Orthop. **75**, 260 (1945); s. ebenfalls Acta chir. scand., Suppl. **58**, (1939).

— Epiphysenlösung mit Hüftgelenk. Schweiz. med. Wschr. **84**, 1020 (1954).

— Collumosteotomie in fortgeschrittenen Fällen von Epiphyseolysis capitis femoris. Z. Orthop. **96**, Beilageheft S. 252 (Verh. Dtsch. Orthop. Ges. 49. Kongr. 1961).

— Collum-Osteotomie in fortgeschrittenen Fällen mit Epiphysiolysis capitis femoris. Z. Orthop. **95**, 456 (1962).

Wigand, W.: Ankylose nach jugendlicher Epiphysenlösung der Hüfte. Z. Orthop. **96**, Beilageheft, S. 272 (Verh. Dtsch. Orthop. Ges. 49. Kongr. 1961).

Wilhelm, R.: Neue Beiträge zur Ätiologie der Schenkelhals- und Schenkelkopfverbindungen. Arch. orthop. Unfall-Chir. **26**, 537 (1928).

Willner, Ph.: Slipped femoral capital epiphysis. J. int. Coll. Surg. **24**, 215 (1955).

Wilson, P. D.: Displacement of upper epiphysis of femur treated by open reduction. J. Amer. med. Ass. **83**, 1749 (1924).

— Conclusions regarding the treatment of slipping etc. Surg. Clin. N. Amer. **16**, 733—752 (1936).

— The treatment of slipping of the upper femoral epiphysis with minimal displacement. J. Bone Jt Surg. **20**, 379—399 (1938).

Witt, A. N.: Die Alloarthroplastik bei Schenkelhalspseudarthrose mit Kopfnekrose. Wiederherstellungschir. u. Traumat. **8**, 1940 (1964).

Wolf, P.: Le Diagnostic précoce de l'epiphysiolyse de la tête fémorale. Rev. méd. Suisse rom. **67**, No 7, 821 (1947).

Wolff, J.: Die Lehre von der funktionellen Knochengestalt. Virchows Arch. path. Anat. **155**, 256—315 (1889).

Wolkas, M.: Epiphyseolyse aigue du col femoral. Acta orthop. belg. **20**, 582 (1954).

Wright, W., King, D.: The treatment of slipping femoral epiphysis. Amer. J. Surg. **91**, 894 (1956).

Zadek, I.: Congenital Coxa vara. Arch. Surg. **30**, 62—102 (1935).

Zaremba, J.: Über Formen der Coxa vara infolge der Geburt. Abreißung der primären oberen Epiphyse während der Geburt. Chir. Narzard Ruchu **11**, 267—270 (1938) [Poln.].

Zeiss: Zit nach Rüther.

Zimmermann, M.: Bemerkungen zu den Arbeiten von Fürmaier u. Asshoff. Z. Orthop. **79**, 755 (1950).

Zseböck, Z., Molnar, E., Nagy, E.: Z. Orthop. **82**, 556 (1952).

Zurria, G.: Esiti di distacchi epifisari. Boll. Soc. med.-chir. Catania **4**, 54—59 (1936).

2. Morbus Perthes-Legg-Calvé und ähnliche Krankheitsbilder am Hüftgelenk

a) Synonyme

Osteochondritis deformans coxae juvenilis (PERTHES, der auch noch andere Bezeichnungen gebrauchte, sowie FL. MOLLER, 1914), juvenile Osteochondrose des Hüftgelenkes, Perthessche Erkrankung, Arthrotis deformans juvenilis, Osteochondropathia deformans coxae juvenilis, malum coxae infantile (FL. MOLLER, 1924), Coxa vara capitalis, quiet hip disease, Coxa magna (FERGUSON und HOWORTH), Osteochondritis dissecans juvenilis coxae. Schließlich wurde das Leiden nach den Autoren benannt, die sich zuerst und ausführlicher damit befaßt haben, nämlich nach PERTHES-LEGG-CALVÉ. Weitere Bezeichnungen: Osteochondropathia juvenilis parosteogenetica capitis femoris (J. H. ZAAIJER, s. S. 363), Epiphysitis capitis femoris, Pseudotuberculosis epiphysaire (HOFFMANN), Pseudocoxalgie (CALOT u.a.), Calvé-Legg-Perthes- (Waldenström-)Syndrom (oder Perthes-Syndrom). Maydlsche Krankheit (österreichischer Chirurg), Leggs disease, Legg-Calvé-Perthes disease (= LCPD, EDGREN, 1966), Coxalgia infantilis seu juvenilis (FRANGENHEIM), idiopathische Hüftkopfnekrose bei Kindern, Dysplasia epiphysealis capitis femoris (J. MEYER, 1964). Im neueren skandinavischen Schrifttum wird vielfach die schon von WALDENSTRÖM 1920 gebrauchte Bezeichnung ,,Coxa plana'' bevorzugt (z.B. von EDGREN, 1966), womit man in der Zuerkennung der Priorität Schwierigkeiten aus dem Wege geht. Ferner werden folgende Bezeichnungen benutzt: Spontane Epiphyseonekrose vom ,,Typ Perthes'' (,,Typ König'' = Osteochondrosis dissecans coxae), Perthes-Syndrom (GARDEMIN, KAISER, MATTNER, MAU), Perthes-Phänomen (BERNBECK). Es muß an dieser Stelle auch angeführt werden, daß es Autoren gibt, die den Morbus Perthes (im folgenden kurz: Perthes), die juvenile Oberschenkelkopfkappenlösung, die Osteochondrosis dissecans u.a., unter den Sammelbegriff der Hüftgelenksdysplasien einreihen.

b) Geschichtliches

Der Erkennung des Leidens der primären jugendlichen aseptischen Osteochondronekrose des Schenkelkopfes war erst mit der diagnostischen Anwendung der Röntgenstrahlen die Tür geöffnet worden. Vor der Röntgenära liefen diese Krankheitsbilder meist unter der Diagnose einer jugendlichen Arthrosis deformans, blanden Hüftgelenks-Tuberkulosen usw. (SIOVANI, 1881; HOFFMEISTER, 1894; MAYDL, 1897; HOFFA, 1901; v. BRUNN, 1903; NEGRONI, 1905; PREISER, 1907). Schon A. KÖHLER zeigte 1905 in seinem Buch ,,Grenzen des Normalen . . .'' Röntgenbilder der Perthesschen Krankheit, allerdings unter der Diagnose einer Hüftgelenks-Tuberkulose. WALDENSTRÖM veröffentlichte im März 1909 seine Arbeit: ,,Der obere tuberkulöse Collumherd''. Im Juni 1909 zeigte LEGG in Hartford der Amerikanischen Orthopädischen Gesellschaft 5 Fälle, die er 1910 veröffentlichte, ohne die Natur des Leidens erkannt zu haben (,,an obscure affection of the hip joint''). Im Juli 1909 brachte SOURDAT eine Arbeit mit dem Titel ,,Etude radiographique de la hanche coxalgique'' heraus, und CALVÉ veröffentlichte im Juli 1910 seine Arbeit ,,Sur une forme paticulière de pseudocoxalgie'', worin er 10 Fälle beschrieb. LUDLOFF ging auf das Leiden in seinem Beitrag ,,Diagnostik der Hüftaffektionen'' ein, die im September 1910 erschien, und PERTHES (1869—1927, Deutscher Chirurg, Tübingen) befaßte sich damit ausführlich erstmals in der im Oktober 1910 erschienenen Arbeit ,,Über Arthritis deformans juvenilis''. Obwohl nicht an der Spitze der zeitlichen Reihenfolge stehend, muß PERTHES das Verdienst zugeschrieben werden, das Krankheitsbild scharf umrissen und abgegrenzt zu haben, besonders als er 1913 erstmals über histologische Untersuchungen berichtete und das Leiden differentialdiagnostisch vor allem von der Hüftgelenks-Tuberkulose abtrennte. Seine damals gewählte Bezeichnung ,,Osteochondritis deformans coxae juvenilis'' ist heute noch in Gebrauch. Man möchte lediglich wegen des Fehlens der Entzündungsmerkmale besser ,,Osteochondrosis'' statt ,,Osteochondritis'' setzen. PERTHES selbst behielt aber den Ausdruck ,,Osteochondritis'' bei, in Analogie zu der bislang allgemein üblichen Bezeichnung der Osteochondritis dissecans. Um einen

Prioritätsstreit zu beenden, hat man in Würdigung der Verdienste von CALVÉ, LEGG und PERTHES das Krankheitsbild mit den Namen dieser Autoren in aphabetischer Reihenfolge bedacht.

Weitere wichtige Arbeiten sind erschienen von FRANGENHEIM (1909), LEVY (1911), BIBERGEIL (1910 und 1912), DREHMANN (1914), SCHWARZ (1914), BRANDES (1914), LEGG (1916), TAYLOR und FRIEDER (1916), SUNDT (1920), PHEMISTER (1921), STRÄHLE (1922), RIEDEL (1922 und 1923), AXHAUSEN (1923), FRÖLICH (1923), MOLLER (1924) (74 Fälle), CAAN (1924), KIDNER (1926), BOCKEMER (1927), FERGUSON und HOWORTH (1934), NAGURA (1937 und 1938), SJÖVALL (1942 und 1943), SUNDT (1949, 153 Fälle), JONSÄTER (1953), HELBO (1953, 204 Fälle), GOFF (1954), PERTTILÄ (1954), WOROBEC und NORWOOD (1956), RYDER u. Mitarb. (1957, 104 Fälle), KATZ (1957, 100 Fälle), EVANS (1958), WANSBROUGH u. Mitarb. (1959, 129 Fälle), O'GARRA (1959), M. YAMAGUCHI (1959), BEINBECK (369 Fälle), CARPENTER und POWELL (100 Fälle), IDELBERGER, IMHÄUSER, H. MAU; SCHULZE und HAIKE (80 Fälle), LEVY (102 Fälle), KEMP und BOLDERO, PYLKKANEN (1960), BETTE (1960), PONSETI und COTTON (1961), RALSTON (1961), BERGSTRAND und NORMAN (1961), GOFF (1962), MOSE (1964), W. EDGREN (1965, 276 Fälle, ausführliches Schrifttum), JOH. MEYER (1966), OTTE (1967), HÜBNER (1967), STEINHAUSER (1967), WEIGERT (1967, 435 Fälle, die wahrscheinlich einen Teil der Fälle BERNBECKs enthalten) u. a.

c) Erkrankungsalter, Seitenbefall, Geschlechtsverteilung, Familiäres Auftreten

Erkrankungsalter. Die juvenile Osteochondropathie des Hüftgelenkes wird im aktiven Stadium bei Jugendlichen beiderlei Geschlechts beobachtet, solange das Wachstum des Knochens noch nicht abgeschlossen ist. Es gibt demnach keinen aktiven „Perthes" beim Erwachsenen, wenn die Schenkelkopfepiphyse geschlossen ist. Ist jedoch durch pathologische Verhältnisse der Epiphysenschluß verzögert oder gestört, so sind perthesähnliche Bilder auch noch im späten Alter beobachtet worden, z.B. durch HERZOG bei einem 42jährigen dyscerebralen Zwerg. Man darf aber derartige Fälle nicht zum „reinen Perthes" rechnen. Vielmehr handelt es sich bei diesen um den Ausdruck von Systemerkrankungen anderer Richtungen, z.B. epiphysärer Wachstumsstörungen bei enchondraler Dysostose, Myxödem, Chondrodystrophie usw. An solche sollte man besonders dann denken, wenn die Erkrankung an beiden Hüftgelenken gleichzeitig entsteht, worauf K. KIRSCH hinweist. Dagegen ist ein doppelseitiger, aber zeitlich verschiedener Befall des rechten und des linken Hüftgelenkes beim reinen Perthes nicht selten.

Wie aus der graphischen Darstellung von BERNBECK (1951) zu ersehen ist, liegt das Maximum der Erkrankungshäufigkeit bei beiden Geschlechtern zwischen dem 6. und 9. Lebensjahr (Abb. 243). Weitere Angaben über das Erkrankungsalter stammen von STÅHL (1948): 6,6 Jahre Durchschnittsalter; IDELBERGER: 5.—10. Lebensjahr; KAISER: 5.—12. Lebensjahr; KIRSCH: 2.—14. Lebensjahr (Maximum 6.—8. Lebensjahr); M. LANGE: 3.—12. Lebensjahr (Maximum 5.—10. Lebensjahr); EDGREN: $2^8/_{12}$—14 Jahre, häufigster Befall 6.—7. Lebensjahr (39,3%); CARPENTER und POWELL (100 Fälle): 7 Jahre, 10 Monate; GOFF (1954): 6 Jahre; WANSBROUGH u. Mitarb. (1959): 7 Jahre; NEURATH: 3. bis 11. Lebensjahr, Häufung zwischen 4. und 8. Lebensjahr; WEIGERT (435 Patienten): Häufung zwischen 5. und 8. Lebensjahr. Von einem „Früh-Perthes" spricht man bei einer Erkrankung im Alter von 3—9 Jahren, von einem „Spät-Perthes" bei einer Erkrankung im Alter von 10—15 Jahren. Das Bild eines „Spät-Perthes" kann sich auch aus einer Epiphyseolysis capitis entwickeln, wenn als Komplikation sekundär eine Kopfnekrose auftritt. Derartige Fälle bringt HACKENBROCH. Die früheste Feststellung eines „Perthes" wurde etwa bei Patienten im 2. Lebensjahr, die späteste bei solchen im 15. Lebensjahr gemacht. Beim weiblichen Geschlecht liegt der Gipfel entsprechend der früheren Skeletreifung etwas früher als bei den Knaben (ca. 2 Jahre). Die zeitliche Manifestation des „Perthes" ist also deutlich früher als die der Epiphyseolysis capitis femoris.

Bei letzterer liegen die frühesten Beobachtungen etwa um das 10. Lebensjahr, das Maximum zwischen dem 13. und 16. Lebensjahr; gegen das 19. Lebensjahr klingt die Frequenz aus. Die Altersabhängigkeit der Häufigkeitskurve beider Krankheiten läßt einen Zusammenhang mit der Skeletentwicklung und der damit verbundenen Faktoren (Gefäßversorgung, Materialfestigkeit usw.) vermuten und dient den meisten Forschern hinsichtlich der ursächlichen Deutung zum Ausgangspunkt. Der zeitliche Einfall kritischer

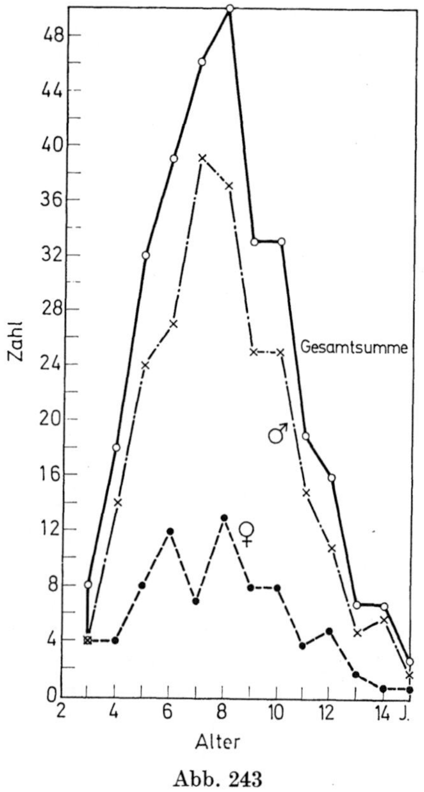

Abb. 243

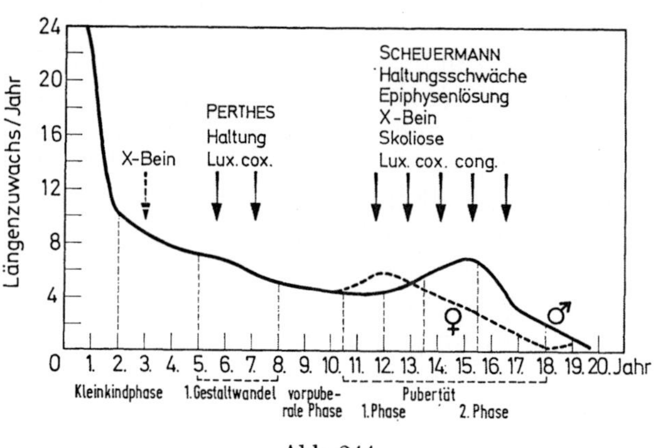

Abb. 244

Abb. 243. Graphische Darstellung des „Perthes-Alters" bei Knaben und Mädchen, sowie insgesamt, an Hand eines klinisch-röntgenologischen Krankenmaterials von 369 Fällen (R. BERNBECK, 1951)

Abb. 244. Kritische Phasen der Skeletentwicklung und allgemeine Entwicklungsphasen (H. H. MATTHIASH, Handbuch der Orthopädie, Bd. I. S. 133: Verlag Georg Thieme 1957)

Phasen in die allgemeine Skeletentwicklung ist in der Abb. 244 von MATTHIASH wiedergegeben.

Es fällt auf, daß in den letzten Jahrzehnten immer mehr Mitteilungen erscheinen, bei denen das durchschnittliche Alter der Erkrankung an einem „Perthes" verhältnismäßig niedrig liegt, z. B. SCHEIDT (1953) im 6. Lebensjahr; LOERBROKS (1955), JACOBS (1960) und REIMANN (1961) im 5. und 6. Lebensjahr; KEMP und BOLDERO (1966): Gipfel im 5. Lebensjahr (Abb. 245); IMHÄUSER (1967): 3.—6. Lebensjahr (persönliche Mitteilung); E. STEINHAUSER (1967): 3.—6. Lebensjahr; O'GARRA (1959): 5 Jahre; PONSETI und COTTON (1961): 5—6 Jahre; HERZOG (1961): 5 Jahre; PEIC (1962): 4—6 Jahre; MOSE (1964): 5 Jahre; LÖWE (1969): 5,8 Jahre. Dies veranlaßte SCHULZE und HAIKE (aus der Klinik von H. IDELBERGER, Düsseldorf), das Durchschnittsalter der Kinder mit Perthesscher Erkrankung der Jahre 1946—1964 zusammenzustellen und in Parallele zum Erkrankungsalter früherer Jahrgänge zu stellen (s. Abb. 246). Der Vergleich der Geburtsjahrgänge von 1935—1961 zeigt, daß das durchschnittliche Erkrankungsalter bei Knaben von 7,1 Jahren vor 1954 bis auf das von 4,7 Jahren nach 1955 zurückging (69 Fälle); bei den Mädchen (11 Fälle) verlagerte sich der durchschnittliche Krankheitsbeginn vom Alter von 7 Jahren auf das von 5,6 Jahren. Ob diese Vorverlegung etwas mit der sog. Acceleration zu tun hat, läßt sich nach Auffassung der Autoren nicht beweisen, sondern nur vermuten, da Vergleichsuntersuchungen fehlen. PEIC nimmt zu dieser Arbeit Stellung und lehnt einen möglichen ursächlichen Zusammenhang mit der Acceleration ab.

Nach meinen eigenen Beobachtungen müßte aber in dieser Frage das Augenmerk auf die „Retardierten" und „Endokringestörten" geworfen werden, da deren Skelet nicht nur zurückgeblieben, sondern vermutlich auch besonders belastungsgefährdet ist (Pöschl, Michaelis, Rott, Renner). Peic, Mau und Schmitt, Ralston, Goff, Hirthe fanden jedenfalls bei „Perthes"-Kranken einen Wachstumsrückstand und nicht eine Acceleration (s. „Ätiologie und Pathogenese", S. 364).

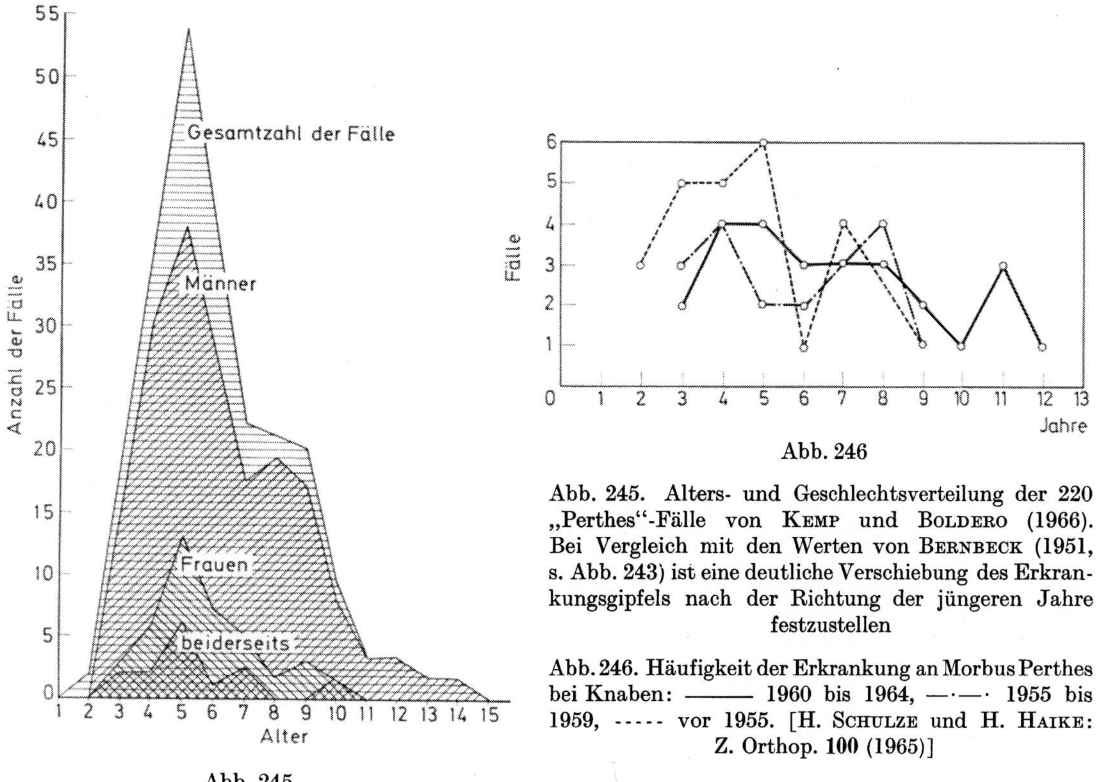

Abb. 246

Abb. 245. Alters- und Geschlechtsverteilung der 220 „Perthes"-Fälle von Kemp und Boldero (1966). Bei Vergleich mit den Werten von Bernbeck (1951, s. Abb. 243) ist eine deutliche Verschiebung des Erkrankungsgipfels nach der Richtung der jüngeren Jahre festzustellen

Abb. 246. Häufigkeit der Erkrankung an Morbus Perthes bei Knaben: ——— 1960 bis 1964, —·— · 1955 bis 1959, ----- vor 1955. [H. Schulze und H. Haike: Z. Orthop. 100 (1965)]

Abb. 245

Von „Pubertäts-Perthes" spricht man in jenen Fällen, bei denen das Leiden zur Zeit der Pubertät und Präpubertät auftritt (s. „Prognose und Ausheilung", S. 286). Sein Anteil am Gesamtmaterial ist verhältnismäßig gering, die steil abfallende Kurve der Altersverteilung des Perthes wird durch ihn nur ein klein wenig plateauartig angehoben. Eine spezielle Abgrenzung des zu dieser Zeit auftretenden „Perthes" ist aber wegen der anderen (schlechteren) Prognose gerechtfertigt. Es könnte auch sein, daß ein prinzipieller Unterschied zwischen dem frühkindlichen („normalen") „Perthes" und dem des Pubertätsalters besteht. Zu dieser Auffassung neigt Imhäuser.

Seitenbefall. Ein unterschiedlicher Befall des rechten und des linken Hüftgelenkes ist nicht evident. In der Tabelle 18 überwiegt bei den meisten Autoren der Befall des rechten Hüftgelenkes ein klein wenig. Nach Peić ist bei Männern der rechtsseitige Befall überwiegend (56,0%), bei Frauen der linksseitige (56,4%). Doppelseitigkeit ist — wie schon erwähnt — nicht selten. Sie wurde in bis zu 58% der Fälle gefunden (Schneider). Andere Autoren geben niedrigere Ziffern an: Bernbeck 25%, Bitter-Goff 25%, Krukenberg 15%, Legg 12%, Levy 11%, Severin 10%, Schulze und Haike 8,75%, Kemp und Boldero 10%, Edgren ca. 18%, Weigert 13%. Das Intervall zwischen dem Befall der beiden Hüften kann Monate bis Jahre betragen (Brandes, W. Müller).

Geschlechtsverteilung. Aus allen größeren Statistiken ist zu ersehen, daß Knaben häufiger befallen sind als Mädchen, im großen gesehen etwa 4mal so häufig (Tabelle 19). Umfangreichere Zusammenstellungen bringen folgende Ziffern: Bernbeck (369 Fälle)

77% Knaben und 23% Mädchen, SUNDT (153 Fälle) 28% Knaben und 22% Mädchen, GOFF (103 Fälle) 83% Knaben und 17% Mädchen, LEVY (102 Fälle) 91% Knaben und 9% Mädchen, CARPENTER und POWELL (100 Fälle) 76% Knaben und 24% Mädchen, SCHULZE und HAIKE (80 Fälle) 86% Knaben und 14% Mädchen, EDGREN 4 männlich, 1 weiblich, KEMP und BOLDERO: 5:1, WEIGERT (435 Fälle): 4:1, NEURATH ca. 3:1, EDGREN 4:1.

Tabelle 18. *Morbus Perthes. Seitenbefall* (Aus: W. EDGREN)

Untersucher	Zahl der Fälle	Rechte Seite (%)	Linke Seite (%)	Beide Seiten (%)
SUNDT	153	40,5	47,0	12,5
HELBO, Literaturübersicht	250	57,0	38,0	5,0
HELBO, eigene Serien	204	48,0	44,6	7,4
GOFF	103	42,5	40,0	17,5
RYDER et al.	104	42,3	42,3	15,4
EVANS	58	48,2	41,5	10,3
WANSBROUGH et al.	129	?	?	17,8
PEIĆ, männliche Patienten	150	56,0	38,7	15,3
PEIĆ, weibliche Patienten	39	33,4	56,4	10,2
MOSE	257	?	?	10,9
EDGREN	276	38	44	18

Tabelle 19. *Morbus Perthes. Geschlechtsverteilung beim Beobachtungsgut verschiedener Autoren* (nach W. EDGREN)

Untersucher	Zahl der Fälle	Männlich (%)	Weiblich (%)
LEVY et al. (1942)	102	91,0	9,0
BERNBECK (1951a)	369	77,0	23,0
SUNDT (1949)	153	78,0	22,0
KITE et al. (1952)	165	86,0	14,0
HELBO (1953)	204	77,4	22,6
GOFF (1954)	103	83,0	17,0
RYDER et al.	104	82,2	17,8
EVANS (1958)	52	75,0	25,0
WANSBROUGH et al. (1959)	129	81,4	18,6
CARPENTER (1960)	90	84,5	15,5
PEIĆ (1962)	189	79,4	20,6
MOSE (1964)	257	80,6	19,4
EDGREN	276	80,8	19,2

Familiäres Auftreten des Perthes ist vielfach beobachtet worden. Jede größere Statistik von Perthesfällen zeigt einige Prozente familiären Vorkommens, wenn danach geforscht wurde [z.B. bei HELBO (1953) unter 200 Patienten in 3,5%, GOFF (1954) unter 103 Fällen in 20%, WANSBROUGH u. Mitarb. bei 129 Fällen in 20%, EDGREN (1965) bei 172 Fällen in 6,4%]. Die ersten Mitteilungen über erbliches Vorkommen reichen schon in die Zeit zurück, bevor PERTHES das Krankheitsbild als ein selbständiges umrissen hatte, da z.B. 1906 KÜTTNER in 3 Generationen Familienmitglieder gefunden hatte, die unter „Perthes" einzureihen sind. CALVÉ (1910) sah eine Perthessche Erkrankung bei Bruder und Schwester, PERTHES (1913) bei zwei Brüdern, HAMSA und CAMPBELL bei 3 Brüdern, W. MÜLLER bei Vater und Tochter, BRANDES bei Bruder und zwei Schwestern, EDEN bei Vater und Sohn, KIRSTE bei zwei Schwestern. Über 3 Generationen konnten WAMOSCHER und FARHI eine Vererbung des „Perthes" verfolgen (Abb. 247), STEPHENS u. KERBY über 5 Generationen. EDGREN fand bei 11 Fällen (6,4% seines Materials) röntgenologisch eine familiäre Belastung, darunter waren 4mal Zwillinge: 3mal eineiig konkordant, einmal zweieiig diskordant). Bei zweieiigen Zwillingen hat Idelberger einen Perthes gefunden, bei nicht näher qualifizierten Zwillingsbrüdern Bosmann. Berichte über Perthes-Erkrankung bei eineiigen Zwillingen liegen vor von Giannestras und Resnik, Goff (1954), Söderberg (1957), Wansbrough u. Mitarb. (1959), Dunn (1960), Inglis (1960) sowie Bernbeck (1967). Bei der Mitteilung von Bernbeck handelte es sich um eineiige Zwillingsschwestern, von denen die eine im Alter von 4 Jahren an der rechten Hüfte und im Alter von 6 Jahren an der linken Hüfte an einem „Perthes" erkrankte, die andere im Alter von 6 Jahren an der linken Hüfte. Beide Mädchen hatten von vornherein eine Steilhüfte. Eine Perthes-Anamnese fand sich in der Familie nicht. Es bestand äußerlich eine große polysomatische Ähnlichkeit mit gleichen Blutgruppen (0 Rh+C c D E e) Komplette Röntgenserien ließen erkennen, daß bei beiden trotz frühzeitiger orthopädischer Entlastungs-Therapie ein

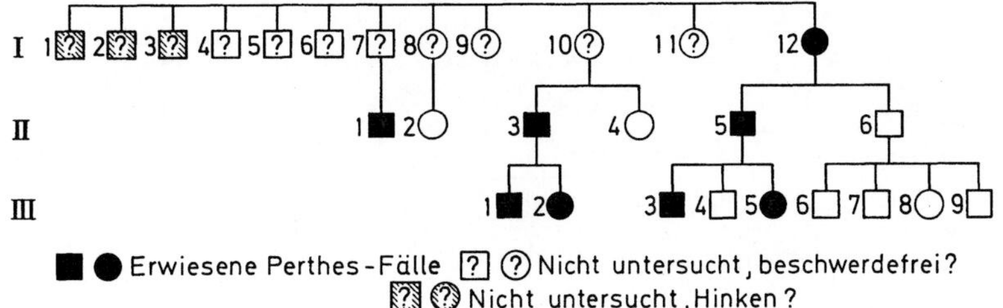

Abb. 247. Stammbaum einer Familie, bei der sich über 3 Generationen ein Morbus Perthes nachweisen ließ. (Z. Wamoscher und A. Farhi: Year Book of Radiology 1964—1965)

erheblicher morphologischer Deformierungszustand im Endresultat nicht verhindert werden konnte, der bei beiden annähernd identisch war, nämlich eine Coxa plana links, eine Coxa valga rechts und ein durch linksseitige Beinlängenverkürzung bedingter Beckenschiefstand (s. a. konstitutionelle Minderwertigkeit, S. 362).

Bettmann berichtet über eine Familie mit eigentümlichen Hüftveränderungen bei 19 Angehörigen. Es handelte sich seiner Auffassung nach um ein heredofamiliäres Leiden, das in das Gebiet der konstitutionell bedingten Fehlformen gehört. Am Hüftgelenk bestand eine gewisse Ähnlichkeit mit den Veränderungen bei der Perthesschen Krankheit, namentlich hinsichtlich der Restzustände in Form von Puffer- und Walzenköpfen. Das Leiden herrschte beim weiblichen Geschlecht vor und machte sich meistens um die Pubertätszeit bemerkbar. Endokrine Störungen (Schilddrüse und Keimdrüsen) waren unverkennbar damit einhergehend. Bettmann glaubt (wie W. Müller), daß wahrscheinlich durch die endokrine Komponente eine veränderte Gewebsdisposition geschaffen wird, über welche andere, großenteils mechanisch bedingte Kräfte, deformierend einwirken. Er verweist dabei auf den von Murk-Jansen aufgestellten Begriff der „Wachstumsschwäche" (s. S. 361).

Kaiser stellte einen „Perthes" bei 10 Mitgliedern einer Sippe, über 4 Generationen verteilt, fest, Wagner und Bernbeck bei Vater und Sohn. Nach Schinz kann ein dominanter oder recessiver Erbgang vorkommen. Dominanten-Typus beschrieben Brill, Jéquier und Fredenhagen, Lindemann, Mautner. Über 7 Generationen mit 251 Individuen reicht die Tafel von Jéquier und Fredenhagen (1948) (Abb. 248). Sie glauben an eine dominante Vererbung der Ursache. Einen recessiven Typus erfaßten Jéquier und Streiff (363 Personen in 9 Generationen). Hier fanden sich neben dem Morbus Perthes (9 Fälle) noch andere Abweichungen (spastische Paraplegie 13, zusammen mit Perthes 6, tapeto-retinale Degeneration 10, Agenesie des Sternum und des Os coccygis 1). Sämtliche Fälle von Perthes zeigten außerdem eine Spina bifida occulta in Höhe L/5 bzw. S/1 (zit. nach Schinz). Ein gleichzeitiges Vorkommen von Morbus Dietrich mit Morbus Perthes beschreiben Brill und Kehl. Letzterer fand in der Familie einen Pertheskranken unter 59 Mitgliedern, die sich auf 6 Generationen verteilten, 26 Angehörige mit Hüftleiden

(wird von BERNBECK angezweifelt, er denkt eher an Chondrodystrophie). Bei einem unserer
eigenen Fälle bestand ein doppelseitiger Perthes, zu dem sich während des Krankheitsverlaufes eine van Necksche Nekrose an der rechten Synchondrosis ischio-pubica (häufige
Kombination) und eine Nekrose am unteren Rand des sternalen Abschnittes der rechten
Clavicula gesellten.

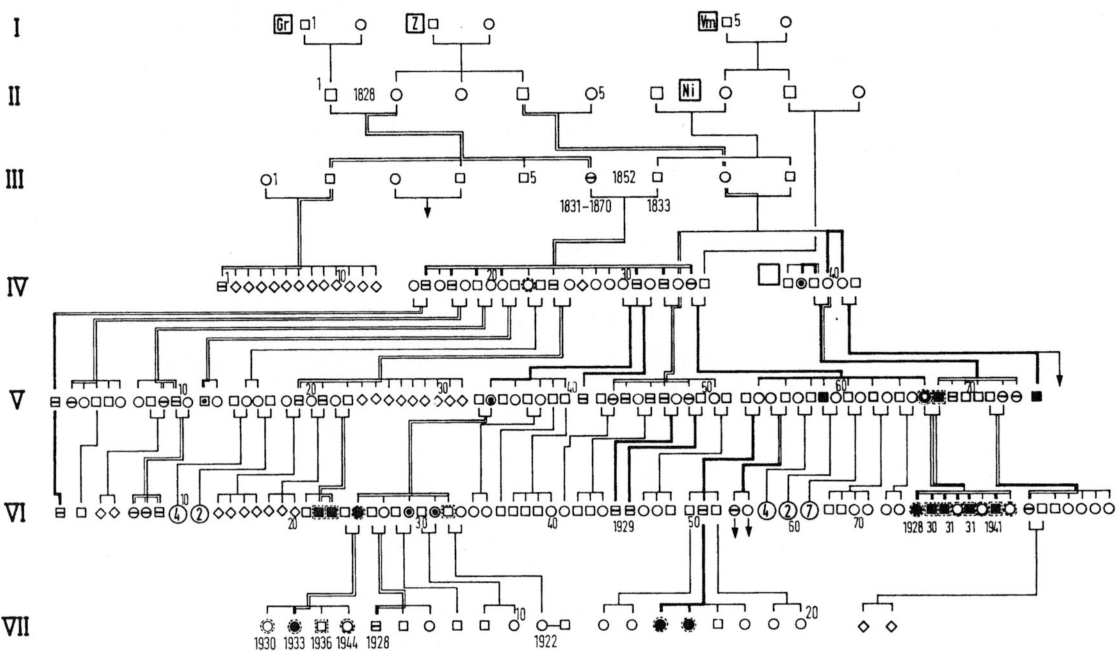

Abb. 248. Sippentafel mit familiärer Häufung von Morbus Perthes (nach JÉQUIER und FREDENHAGEN). ○ normal,
● sicher befallen, ◐ leicht befallen, ⊖ soll nach Bericht befallen sein, ⊙ wahrscheinlich befallen, ◊ unbekannt,
◉ untersucht. (Aus: SCHINZ-BAENSCH-FRIEDEL)

Die erbgenetischen Einflüsse werden besonders deutlich bei der Betrachtung der
Beziehung zwischen angeborener Hüftluxation und „Perthes". Schon BIBERGEIL (1912),
PERTHES (1913) und BRANDES (1916) fiel auf, daß bei einseitiger angeborener Hüftluxa-
tion auf der anderen Seite nicht selten Arthropathien vorlagen. BRANDES fand bei einem
Mädchen sogar eine doppelseitige Hüftluxation und beim Bruder einen doppelseitigen
„Perthes". NIEDER stellte bei einer Mutter eine kongenitale Hüftluxation und bei ihrem
Kind eine „Osteochondritis coxae" fest. Aber auch der Nachweis von gleichzeitigem Vor-
kommen einer angeborenen Hüftluxation mit anders lokalisierten Osteochondrosen weist
nach der gleichen Richtung (PERTHES, KEHL, s. a. konstitutionelle Minderwertigkeit, S. 362).
Unter der Fragestellung „Perthes oder Morquiosche Krankheit" beschreiben SAINZ DE LOS
TORREROS und LACALLE den Fall eines 8jährigen Jungen, bei dem deutlich die Entwicklung
eines doppelseitigen „Perthes" mit Schwund und Teilung der Kopfepiphysen, rechtwinkeliger Umwandlung der Pfannen, Femurhalsverkürzung und -verbiegung zur Coxa vara beiderseits zu erkennen war. Beschwerdefreie Gehfähigkeit konnte durch nicht absolute Bettruhe, Höhensonnenbestrahlung und Vitaminbehandlung erreicht werden. In der Familien-
vorgeschichte fand sich ein als „Rheumatismus" bezeichnetes, meist linksseitiges Hüftleiden bei Urgroßvater, Großvater, Großonkel und Onkel mütterlicherseits sowie bei der
Mutter selbst. Die väterliche Sippe und die beiden jüngeren Geschwister des Patienten
waren erscheinungsfrei.

Möglicherweise besteht auch eine gewisse *Rassenabhängigkeit*. Nach GOFF (1954)
scheint bei Primitiv-Völkern, nämlich bei den negroiden Völkern, den Indianern Amerikas,
den australischen und polynesischen Rassen, der „Perthes" unbekannt zu sein (zit. nach
K. KIRSCH).

d) Einteilungen in Stadien des Krankheitsablaufs

Bei der Einteilung der Krankheit in Stadien spielen klinische und röntgenologische Gesichtspunkte eine Rolle, wobei die Röntgenbilder den wichtigsten Beitrag liefern, da sie die Schenkelkopfform erkennen lassen und gleichzeitig aus der röntgenologisch dargestellten Struktur Schlüsse auf den Festigkeitsgrad gestatten.

Schon WALDENSTRÖM gab eine Einteilung in 4 Stadien:
1. Entwicklungsperiode:
   a) Initialstadium, Dauer $^1/_2$—1 Jahr,
   b) Fragmentationsstadium, Dauer 2—3 Jahre.
2. Regenerationsstadium (= Heilungsperiode): Dauer 1—2 Jahre.
3. Weiteres Wachstum bis Epiphysenschluß.
4. Definitives Stadium (zit. nach K. KIRSCH).

KARGUS teilt ebenfalls in 4 Stadien ein:
1. Stadium der Kompression mit Abflachung und Verbreiterung des Kopfes.
2. Stadium der Resorption mit Schwund, Osteoporose und Aufhellung des Kopfes.
3. Stadium der Fragmentation.
4. Stadium der Wiederherstellung der knöchernen Struktur des Kopfes (zit. nach HÄUPTLI).

BRAILSFORD (1935 u. 1943) brachte die radiologischen und pathologischen Bilder in Beziehung und unterschied ein Stadium der
1. Vorerweichung,
2. Erweichung,
3. Konsolidierung.

GILL sieht einen cyclischen Verlauf mit 2 Hauptphasen:
1. Phase: Degenerative Veränderungen, Dauer $1^1/_2$ Jahre.
2. Phase: Regeneration, Dauer 2—3 Jahre.

GARDEMIN unterteilt in 7 Stadien.

Bei der Einbeziehung der röntgenologischen Erscheinungen in die einzelnen Stadien muß man sich überlegen, was den röntgenologischen Erscheinungsformen tatsächlich zugrunde liegen kann. Vor allem muß man berücksichtigen, daß man osteoides Gewebe als solches röntgenologisch nicht direkt erfassen kann. So kommt es, daß im Stadium der röntgenologischen „Fragmentation" histologisch unter Umständen schon Regenerationsvorgänge nachweisbar sind (JONSÄTER). Ferner eilt, wie schon erwähnt, das Initialstadium mit seinen klinischen Erscheinungen dem Röntgenbild voraus, ähnlich wie bei der Ostitis im allgemeinen. In der Praxis ist es allerdings vielfach umgekehrt, da die leichten klinischen Initialsymptome oft nicht beachtet werden. Dann bilden sich unbemerkt schwere, röntgenologisch deutlich erkennbare Veränderungen aus, ehe der Patient zum Arzt kommt (KRUKENBERG). Im definitiven Stadium sind „Perthesgeschehen" und die Reparation abgeschlossen, es bleiben aber häufig grobe Deformierungen, die im Laufe der Zeit zu einer vorzeitigen Arthrosis deformans führen.

e) Dauer der Krankheit und klinische Bemerkungen

Die *Dauer der Krankheit* ist relativ lang; PERTHES, ERLACHER geben durchschnittlich $4^1/_2$ Jahre an, B. HOWORTH und FERGUSON 4—7 Jahre, HOFF und KRUKENBERG $3^1/_2$ Jahre, ZANOLI 3—4 Jahre, LEVY $2^1/_2$—4 Jahre. Nach GILL hat man für die degenerative Phase $1^1/_2$ Jahre und für die regenerative 2—3 Jahre zu rechnen. LEVY und GIRARD, die das Material von 102 Patienten mit 131 erkrankten Hüften überblickten, berichteten über eine Behandlungsdauer von $2^1/_2$ Jahren, bei ungenügender Behandlung eine solche von 4 Jahren. Die degenerative Phase währte 16—23 Monate, die regenerative $16^1/_2$—21 Monate. Zweifelsohne haben der Zeitpunkt des Beginnes der Behandlung und auch die Art der

Behandlung einen Einfluß auf die Krankheitsdauer des „Perthes". So vermag z. B. eine frühzeitige Ruhigstellung oder eine Spickung oder Bolzung des Hüftkopfes zum geeigneten Zeitpunkt die Krankheitsdauer deutlich abzukürzen (Weiteres s. Therapie, S. 337).

Bis zur einwandfreien Diagnosestellung vergehen selbst bei sorgfältigster Beobachtung des Patienten immerhin einige Monate, wobei der anfangs negative Röntgenbefund hauptsächlich zur Verzögerung beiträgt. Die Zeit zwischen Krankheitsbeginn und Behandlungsbeginn ist demnach relativ lang. Bei den 100 Fällen von CARPENTER und POWELL betrug sie im Durchschnitt 7 Monate und 24 Tage, bei den 276 Fällen von EDGREN vergingen zwischen dem Beginn der Symptome und der Diagnosestellung im Durchschnitt 9,6 Monate.

Im *Frühstadium* („Vorerkrankungszeit"), mit einer Durchschnittsdauer von $3^1/_2$ Monaten (SCHULZE und HAIKE: 4—5 Monate), sind noch keine verläßlichen Röntgenzeichen festzustellen (Abb. 249, 250 und 251). Das Frühstadium ist klinisch gekennzeichnet durch das Auftreten von Hinken (s. Trendelenburgsches Zeichen), nicht sehr eindrucksvollen Schmerzen im Hüftgelenk, vorzeitiger Ermüdbarkeit, Muskelschwund. Laborbefunde wie Blutbild, Senkung usw. sind negativ. Keine Erhöhung der Phosphatase, des Calciumspiegels und des Phosphorspiegels im Serum. DURHAM und OUTLAND fanden bei 6 Fällen von Perthesscher Krankheit, einer Apophysitis calcanei und eine Schlatterschen Krankheit, eine Verminderung von Serumcalcium oder -phosphor oder von beiden. Dabei denken sie an eine Parallele zur Rachitis und Osteomalacie. BUCHMANN und GITTLEMANN haben mehrere Fälle von „Osteochondritis" blutchemisch untersucht. Die Werte für anorganisches Phosphat, Calcium, Natrium, Kalium, Magnesium wurden im Blutserum innerhalb normaler Grenzen gefunden. FRANK und CHIARI berichten von einer deutlichen Herabsetzung der Prothrombinzeit beim floriden „Perthes", was aber nicht nachkontrolliert und bestätigt wurde. Bei Patienten mit anderen aseptischen Nekrosen fehlte dieser Befund. H. ERNST fand bei 5 „Perthes"-Kindern bei Beginn der Erkrankung elektrophoretisch eine Erhöhung der α_2-Globuline und der β-Globuline. Der Antistreptolysin-Titer und die alkalische Phosphatase waren stark erhöht. ERNST deutete diese Erscheinungen dahin, daß zu Beginn der Erkrankung erhebliche entzündliche Erscheinungen eine Rolle spielen. Er empfiehlt hiernach auch die Therapie auszurichten.

Bei der klinischen Untersuchung findet man *später* meist einen positiven „Trendelenburg", typischen Abduktionsschmerz bei noch relativ guter Beweglichkeit im Hüftgelenk (Muskelspasmus, „Synovitis"), verminderte Rotationsfähigkeit in der Hüftbeugung, die hingegen bei gestrecktem Bein frei ist (SCHWARZ).

Wenn es im *Spätstadium* durch Wachstumsstörungen zu einem relativen Hochstand des Trochanter maior gekommen ist, wird die Abduktionsbehinderung auch mechanisch bedingt (s. „Trochanter maior"). Schmerzen und Bewegungseinschränkungen nehmen mit dem Ausmaß der Kopfdestruktion zu. Alsbald wird auch die Muskulatur atrophisch.

Nach der Abheilung des Morbus Perthes ist das Ausmaß der zurückgebliebenen Kopfdeformierung für das weitere Schicksal maßgebend. Eine gröbere „präarthrotische Deformität" führt im Laufe der Jahre fast immer zu einer Arthrosis deformans, für deren Umfang und für die Zeit, die bis zum Auftreten der Beschwerden verstreicht, folgende Faktoren verantwortlich sind: Größe und Art der Hüftgelenkdeformierung, die dadurch bedingten statischen Störungen, das Ausmaß der Belastung des Gelenkes und konstitutionell bedingte Faktoren der Gewebestabilität. Es ist aber erstaunlich, welch lange Zeit manchmal vergeht, bis ein okkult gebliebenes „Perthes-Leiden" durch das Auftreten arthritischer Beschwerden bemerkt wird. Sogar bei Sportlern und bei Soldaten wurde oft erst im 4. Dezennium eine Arthrosis der Hüftgelenke festgestellt, wobei aufgrund des Röntgenbildes gleichzeitig ein Zustand nach Perthesscher Krankheit angenommen werden mußte; differentialdiagnostisch ist in solchen Fällen vor allem an eine sog. „idiopathische Hüftnekrose" zu denken (s. S. 338). Bei solchen „Abortivformen" ist es dann schwer dem Betroffenen den Sachverhalt klar zu machen, vor allem, wenn es sich um eine Begutachtung handelt, bei der Kriegsereignisse oder Unfälle ursächlich beschuldigt werden. Auf alle Fälle ist im großen Durchschnitt ein vorzeitiges und starkes Auftreten von Arthrosis deformans bei den ,,Perthes''-Hüften klar erwiesen. HAUBERG und MATTIASH sahen schon 3 Jahre nach der Krankheit arthrotische Hüften. SCHINZ berichtet bei 25% über bleibende Störungen. Erhebliche Spätschäden sahen ferner HOFF, BRANCIFORTI und MONTINA, SUNDT, RATCLIFF. Letzterer hat 50 Fälle nachuntersucht mit einer Beobachtungszeit von 10—30 Jahren. 18 zeigten einen guten Zustand, die übrigen einen genügenden oder schlechten, 25% äußerten Schmerzen. Unter den fast 1300 behandelten Coxarthrosen der Orthopädischen Universitäts-Klinik Zürich fand KAUFMANN annähernd 5%, bei denen man annehmen konnte, daß sie auf dem Boden eines ,,Perthes'' entstanden waren. Die Beschwerden hatten durchschnittlich schon im Alter von 25 Jahren begonnen.

Bei Untersuchungen[1] von Patienten mit Coxarthrosis deformans unterschiedlicher Genese (84) wurde eine signifikante Erhöhung der Serumglykopolysaccharide (auf durchschnittlich 193 ± 75 mg-%, normal 110 ± 30 mg-%) und der Sialsäuren (nach der Diphenylamin-Reaktion bestimmt, Extinktion $0,179 \pm 0,35$; Normalwert $0,114 \pm 0,012$) festgestellt. Weniger regelmäßig erhöht waren die Mucoproteine und Hexosamine. Zwischen dem Ausmaß der Verschiebung der Serum-Eiweiß-Polysaccharide und der Dauer und Schwere der Erkrankung (Ausbreitung in einem Gelenk, oder beidseitiger Befall) bestand ein direkter Zusammenhang. Beim Morbus Perthes und bei dysplastischen Formen ergaben sich im allgemeinen stärker erhöhte Indices als bei posttraumatischen und postinfektiösen Alterationen.

f) Das Röntgenbild des Morbus Perthes

Dem Röntgenbild kommt für die Feststellung des Krankheitsbildes des Morbus Calvé-Legg-Perthes die entscheidende Bedeutung zu. Es gibt Aufschluß über die Natur des Leidens, das Krankheitsstadium, die Lokalisation und die Ausdehnung.

Zur Technik. Hinsichtlich der Technik der Hüftgelenksdarstellung verweise ich auf die Ausführungen im Kapitel ,,Juvenile Kopfkappenlösung'' sowie auf S. 200ff.

Für die Praxis genügen 2 Röntgenbilder: 1. a.p.-Aufnahme des Beckens unter Innenrotation beider Oberschenkel (Kniegelenke) in ca. 20° zum Ausgleich des Antetorsionswinkels im ,,Perthes''-Alter; 2. Aufnahme im seitlichen Strahlengang bei Hüftbeugung von 25° und Abduktion von 50—60°.

Die Gebote des Strahlenschutzes des Patienten fordern, die Anzahl der Röntgenaufnahmen auf das unbedingt notwendige Maß zu beschränken und den Gonadenschutz nicht zu vernachlässigen. Es gilt im Prinzip das gleiche wie für die Röntgenuntersuchungen bei der Epiphyseolysis capitis femoris. *Röntgenologische Meßmethoden* s. S. 308.

α) Stadien der Erkrankung

Es kann eine Einteilung in Initial-, Fragmentations-, Regenerations-, Endstadium und Spätzustand getroffen werden. Von histologischer Sicht sind natürlich feinere Unterscheidungen möglich, die unter Umständen auch am Röntgenbild zum Ausdruck kommen (s. Schema von BERGSTRAND und NORMAN, Abb. 249). Die Bilder eines größeren Beobachtungsmaterials sind sehr verschieden, je nach dem Ausmaß der Nekrose und den Unterschieden im Krankheitsverlauf. Auch Abortivfälle kommen vor und sollten frühzeitig erkannt werden (s. Schema von MATUMOTO und MIZUNO, Abb. 250). Aus der örtlichen Progredienz des Leidens ergibt sich auch, daß verschiedene Krankheitsstadien nebeneinander anzutreffen sind (s. Histologie). Der Krankheitsablauf ist erheblich beeinflußbar durch das Verhalten des Patienten, wobei vor allem eine konsequente Entlastung des Hüftgelenkes die Krankheitsdauer und das Ausmaß der Veränderungen herabmindert, Immobilisation hingegen eine Verschlimmerung und Verlängerung herbeiführt.

1. Initialstadium. Dauer: etwa 1 Jahr, nach EDGREN 5,6 Monate im Durchschnitt.

---

1 MERKUR'OVA, R. V. et al.: Ortop. Travm. Protez. **30**, Nr. 3, 5—8 (1969). Ref. Dtsch. Ärztebl. **66**, 3231 (1969).

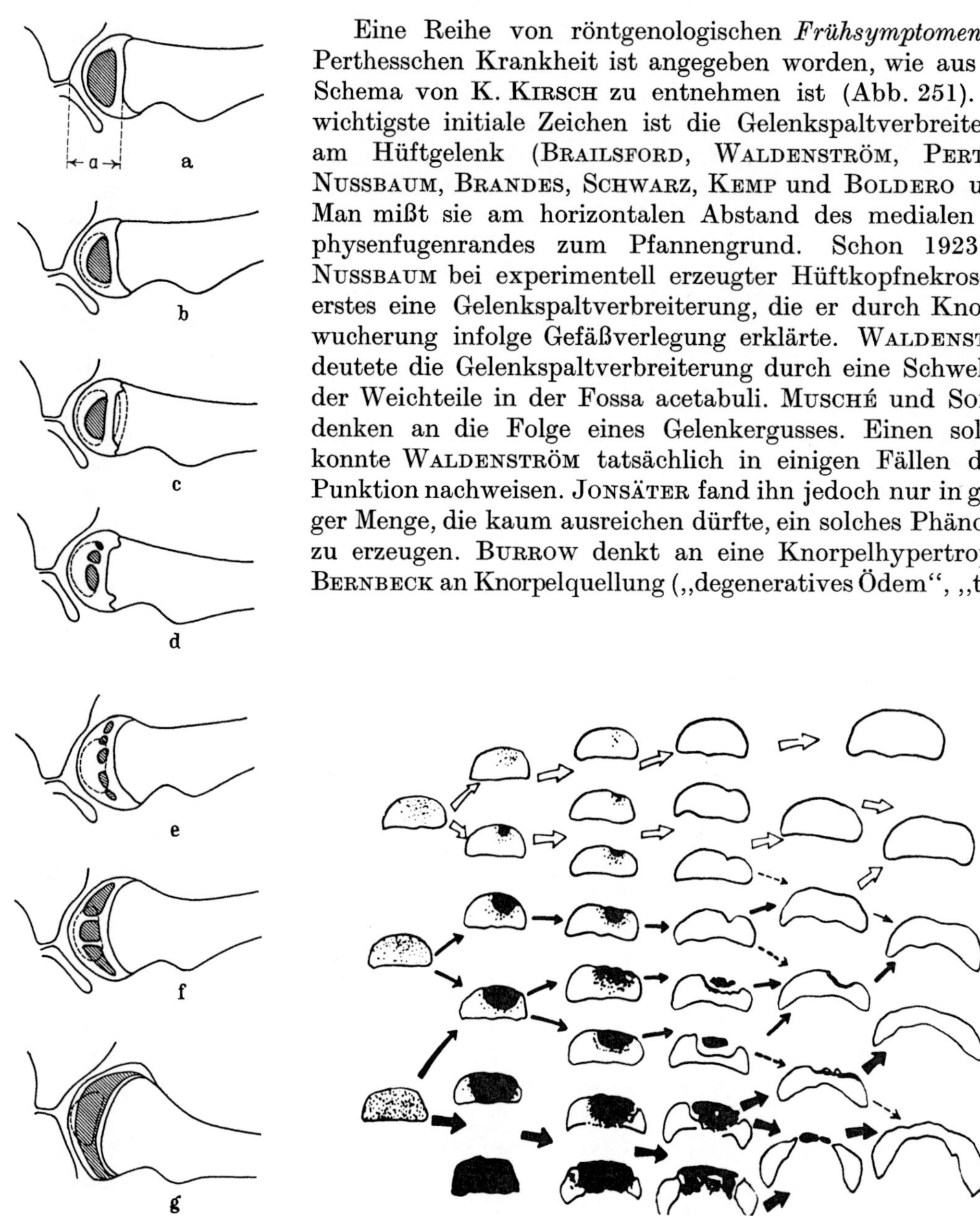

Eine Reihe von röntgenologischen *Frühsymptomen* der Perthesschen Krankheit ist angegeben worden, wie aus dem Schema von K. KIRSCH zu entnehmen ist (Abb. 251). Das wichtigste initiale Zeichen ist die Gelenkspaltverbreiterung am Hüftgelenk (BRAILSFORD, WALDENSTRÖM, PERTHES, NUSSBAUM, BRANDES, SCHWARZ, KEMP und BOLDERO u. a.). Man mißt sie am horizontalen Abstand des medialen Epiphysenfugenrandes zum Pfannengrund. Schon 1923 sah NUSSBAUM bei experimentell erzeugter Hüftkopfnekrose als erstes eine Gelenkspaltverbreiterung, die er durch Knorpelwucherung infolge Gefäßverlegung erklärte. WALDENSTRÖM deutete die Gelenkspaltverbreiterung durch eine Schwellung der Weichteile in der Fossa acetabuli. MUSCHÉ und SORELL denken an die Folge eines Gelenkergusses. Einen solchen konnte WALDENSTRÖM tatsächlich in einigen Fällen durch Punktion nachweisen. JONSÄTER fand ihn jedoch nur in geringer Menge, die kaum ausreichen dürfte, ein solches Phänomen zu erzeugen. BURROW denkt an eine Knorpelhypertrophie, BERNBECK an Knorpelquellung (,,degeneratives Ödem'', ,,trübe

Abb. 249a—g   Abb. 250

Abb. 249a—g. Schematische Darstellung der Entwicklung der röntgenologischen ,,Perthes''-Veränderungen am Hüftkopf (Lateralprojektion). Aus Gründen der Übersichtlichkeit wurde keine Rücksicht auf die normale Wachstumszunahme des Hüftgelenks genommen. a Normalbild. *a* Abstand zwischen Gelenkpfanne und Fugenknorpel. b Nekrose. Verminderte Höhe des Knochenkerns. Subcorticale Spaltbildung. c Beginnende Reparation: Zusätzliche Verminderung der Größe des Epiphysenkerns. Beginnende Entkalkung um die Peripherie der Metaphyse. d Erhöhte Reparation: Aufteilung des Knochenkerns in Fragmente. Vermehrte Usurenbildung in der Metaphyse. e Fortgesetzte Reparation: Auftreten von neuen Knocheninseln rund um den Epiphysenkern. Abnahme der Metaphysenveränderungen. Kuppelform. f Abgeschlossene Reparation: Zusätzliche Breitenzunahme der Epiphyse und Metaphyse durch Knochenbildung. Verschmelzung der Knocheninseln. g Schlußstadium. Das Acetabulum wird nach dem Caput umgeformt. I. BERGSTRAND u. O. NORMAN)

Abb. 250. Schema typischer Verlaufsformen des Morbus Perthes. Unten: Schwere typische Verlaufsform mit totaler oder subtotaler Nekrose des Hüftkopfes. Mitte: Milder oder atypischer Verlauf mit geringerer Nekrose. Oben: Abortivfälle. (Nach MATUMOTO u. MILZUNO. Aus: H. MAU)

Schwellung"), JONSÄTER an eine Schwellung des Lig. teres und der Weichteile im Pfannengrund (ähnlich wie WALDENSTRÖM) und zwar aufgrund seiner arthrographischen Untersuchungen, deren Ergebnisse nicht für eine Knorpelverdickung sprechen. KEMP und BOLDERO fanden bei ihren Tierexperimenten (Kaninchen, Hunde) die Auffassung von WALDENSTRÖM und JONSÄTER bestätigt und schreiben die Gelenkspaltverbreiterung ebenfalls einer festgestellten Weichteilverdickung zu (s. S. 370). Sie weisen darauf hin, daß mit der Spaltverbreiterung als Initialzeichen auch die damit Hand in Hand oder

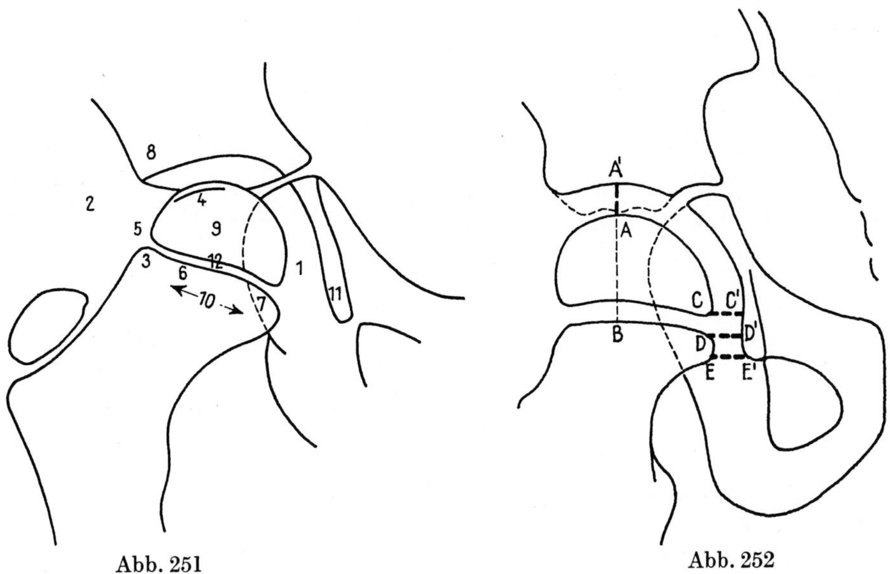

Abb. 251 Abb. 252

Abb. 251. *Radiologische Frühzeichen beim „Perthes"* (in Anlehnung an W. EDGREN und K. KIRSCH). *1* Vergrößerter Kopf-Pfannenabstand (Waldenströmsches Zeichen, 1934, Head-socket-Distance) gemessen: a) am Pfannendach zur Ermittlung der Höhe des Gelenkknorpels, b) am medialen Rand der Kopffuge, zur Ermittlung einer ev. Lateralverlagerung des Kopfes (KEMP und BOLDERO, s. Abb. 252). *2* Vorbuchtung der Gelenkkapsel (FERGUSON und HOWORTH, 1934). *3* Rarefizierung (DREHMANN, 1914) oder Abrundung (GAGE, 1933) des lateralen Randes der proximalen Femurmetaphyse. *4* Eine streifenförmige, subcortical gelegene Aufhellung ventral-lateral in der Epiphyse (FREUND, 1930). *5* Rarefikationszonen am lateralen Rand der Epiphyse, nahe der Epiphysenplatte (FREUND, 1930). *6* Bandförmige Osteoporose in der Metaphyse, nahe der Epiphysenplatte (WALDENSTRÖM, 1923). *7* Aufhellungsbezirk in der medialen Metaphysenzone (GILL, 1940). *8* Veränderungen im Pfannendach (FROMME, 1921). *9* a) Epiphysenkern kleiner als an der nichterkrankten Seite, bei normaler Form und Struktur der Epiphysen (BERGMANN, 1927), b) vereinzelte Aufhellungs- oder Verdichtungsherde. *10* Verbreiterung des Femurhalses in der Nähe der Epiphysenplatte (FÈVRE u. LAGRANGE, 1956). *11* Das „Tränenfigur-Phänomen", (Ausweitung der Köhlerschen „Tränenfigur") (HALKIER, 1956). *12* Verdickung der Epiphysenplatte (HOWORTH, 1956). *13* gelegentliche Pfannenveränderungen (KARGUS, HOFFMANN, FROMME, W. MÜLLER, NUSSBAUM u. a.)

Abb. 252. Messung der „Gelenkspalthöhe und Kopfhöhe" beim „Perthes" (KEMP und BOLDERO). A—A′ Maß zur Ermittlung der Höhe des Gelenkknorpels (Gelenkspalt). A—B Meß-Strecke zur Bestimmung, ob es sich um einen echten oder nur scheinbaren Kopfeinbruch handelt. C—C′ u. D—D′ Ermittlung der Lateralverlagerung des Femurkopfes. D—D′ entspricht der „Tear-Drop-Distance". C und D liegen am Kopfumkreis, bei E ist dies nicht der Fall, weswegen der Abstand E—E′ variabel ist. Die Maße der kranken Seite müssen mit denen der gesunden verglichen werden

vorausgehende Lateralverschiebung des Hüftkopfes zu verwerten sei. Diese Lateralverschiebung könne bis zu 10 mm betragen (Messung s. Abb. 252). Die Distanz zwischen dem lateralen Rand der „Tränenfigur" und dem medialen Rand der proximalen Femurmetaphyse (= TDD = Tear-Drop Distance; der Tear-Drop-Distance entspricht auf Abb. 252 die Strecke D—D′) haben EYRING, BJORNSON und PETERSON anhand von 1070 normalen Hüften und 49 Perthes-Hüften genauer untersucht und gefunden, daß es als feiner Indikator für pathologische Verhältnisse am Hüftgelenk gelten kann, wenn die „Tränenfigurdistanz" größer als 11 mm ist oder 2 mm größer ist als jene der anderen (gesunden) Seite (Abb. 253). Diese Distanzvergrößerung sei aber nicht pathognomonisch für einen „Perthes".

Entsprechend der Richtung der Pfannenöffnung geht die Lateralverlagerung des Hüftkopfes mit einer Anteriorverlagerung einher (Antero-Lateralverlagerung). Die Antero-Verlagerung kommt aber im gewöhnlichen a.p.-Übersichtsbild der Hüften nicht zur Darstellung. In guter Übereinstimmung mit den klinischen Beobachtungen steht auch die experimentelle Feststellung von KEMP und BOLDERO, daß die initiale Lateralverlagerung des Hüftkopfes schon sehr früh einsetzte, schon innerhalb von 48 Std nach der experimentellen Gelenkinjektion. Sie wird erklärt durch die festgestellte intra- und periartikuläre Weichteilhyperämie, der später eine Gewebshypertrophie folgte. OTTE hält die Gelenkspaltverbreiterung für eine Auswirkung der Ischämie am Knorpel, der infolge der ischämisch behinderten enchondralen Ossifikation zwangsläufig dicker werde. Das proliferative Wachstum des Gelenkknorpels, dessen Stoffwechsel von den Capillaren durch Vermittlung der Gelenkflüssigkeit unterhalten werde, erfahre bei Unterbrechung der epiphysären Blutzufuhr keine Unterbrechung (im Gegensatz zum Fugenknorpel).

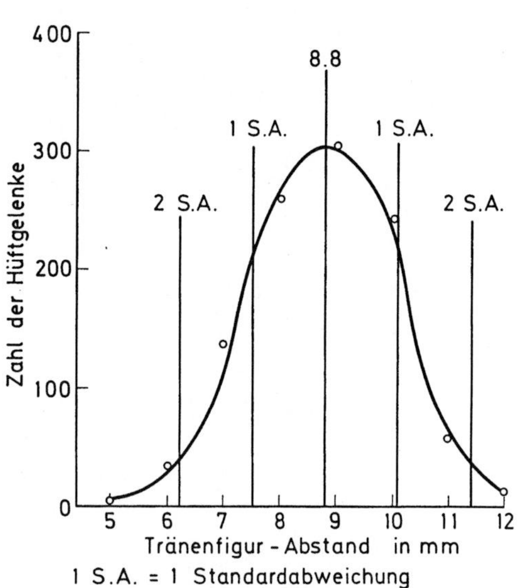

Abb. 253. „Tränenfigur"-Abstand (Tear-Drop-Distance) an 1070 Hüften (535 Personen im Alter von 6 bis 11 Jahren), die keine Anzeichen einer Hüfterkrankung zeigten. Der Durchschnittswert betrug 8,8 mm mit einer Standardabweichung von 1,3 mm (1 S.A.). 95% der Werte liegen zwischen 6 und 11 mm (2 S.A.). Als Tränenfigur-Abstand gilt hier der Abstand zwischen dem lateralen Rand der Köhlerschen Tränenfigur und dem medialen Rand der proximalen Femurmetaphyse. (EYRING, BJORNSON u. PETERSON: Am. J. of Roentg. 93)

Beim schnellwachsenden Kaninchen stellte sich bei den Versuchen von KEMP und BOLDERO in der weiteren Reihenfolge eine Hemmung oder Verlangsamung des Wachstums der Kopfepiphyse ein, eine unterschiedliche Zunahme der Dichte des Kopfkernes und schließlich Zeichen des Kopfeinbruches. Beim Menschen kommt ein Wachstumsrückstand des Epiphysenkopfkernes wegen der langsameren Wachstumsprogredienz im Anfangsstadium kaum zur Beobachtung, wohl aber später. Offenbar handelt es sich um eine Folge der Durchblutungsstörung.

Die Ungleichheit der Bilder der beiden Seiten (wenn nicht ein doppelseitiger Befall vorliegt) täuscht dann eine Größenzunahme des Epiphysenkernes der gesunden Seite und eine Größenzunahme des radiologischen Gelenkspaltes der erkrankten Seite vor. Eine wahre Zunahme der Knorpeldicke konnte aber von KEMP und BOLDERO weder am Hüftkopf noch an der Pfanne gefunden werden und zwar weder im Experiment noch durch Messungen am Patienten.

Der Gelenkspaltverbreiterung und der Kernkondensierung folgt alsbald eine geringe Abflachung des oberen vorderen Kopfteiles (Areal der stärksten Kopfbelastung), die zuerst auf der Röntgenaufnahme in Lauenstein-Position der Hüfte sichtbar wird. Dann kommt es zu einer mehr diffusen Demineralisierung des Kopfes, an welcher auch die benachbarten Pfannen- und Halsabschnitte teilnehmen können.

Diesem Stadium schließt sich dann allmählich eine gröbere Kopfdeformierung an (Abb. 254). WALDENSTRÖM sah sehr früh den Beginn der Veränderungen am oberen Halsrand in Dreiecksform, wobei die Spitze des Dreiecks nach lateral gerichtet war. Eine von

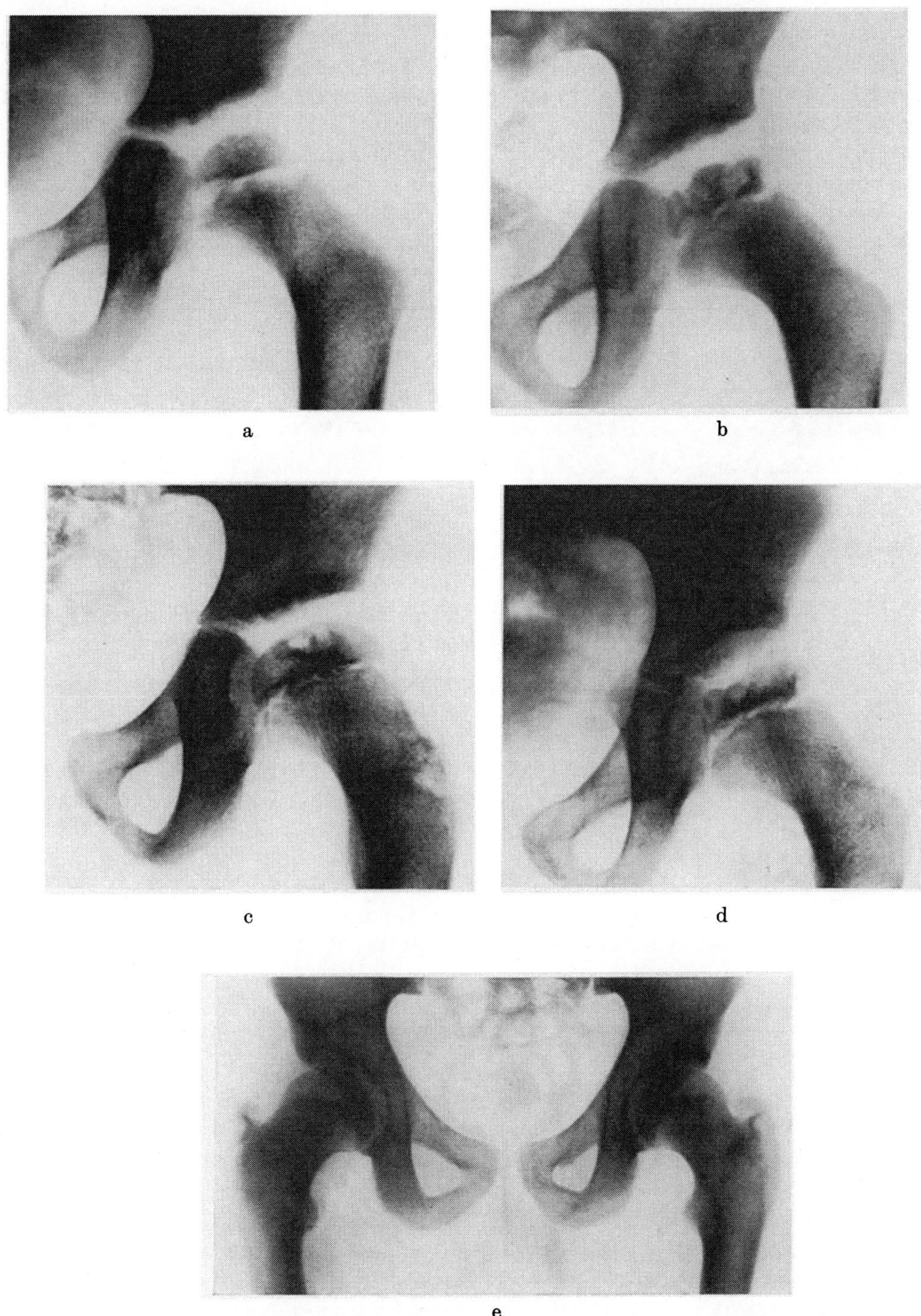

Abb. 254a—e. Verlaufsserie eines „Perthes" bei Früherfassung, guter Entlastung und durchgeführter Bohrung.
a Seit einigen Wochen Schmerzen und leichte Bewegungseinschränkung in der linken Hüfte. Geringe Abflachung des Hüftkopfes und leichte Strukturunregelmäßigkeit im Kopfkern, unregelmäßiger Metaphysenrand (4jähr. Knabe). b Nach $^1/_2$ Jahr völliger Umbau des Kopfes mit massiven Verdichtungen und Fragmentierungen. Metaphysärer Teil eben noch beteiligt. Es wird eine Bohrung durchgeführt. c $^1/_2$ Jahr später, nach durchgeführter Bohrung beginnender Aufbau mit Einlagerung von Kalksalzen, im metaphysären Teil kaum noch Veränderungen. d 11 Monate später, zunehmende Normalisierung, Kopf gut gerundet. Nur noch Aufhellungszone im zentralen Anteil der Kopf-Epiphyse, die leicht abgeflacht ist. e Nach 11 Jahren (Alter des Patienten: 15 Jahre) völlige Wiederherstellung der Kopfkalotte mit guter Rundung und normaler Struktur

FREUND besonders hervorgehobene schmale Aufhellungslinie unter der Gelenkfläche des Kopfes erinnert sehr an gleichartige Erscheinungen beim Sudeck-Syndrom. Er deutete sie aber als Kompressions-Symptom. WEIL und W. MÜLLER machen auf eine Aufhellungslinie etwa in der Kopfmitte aufmerksam. Eine Verbreiterung des Epiphysenfugenspaltes wurde ebenfalls als Frühsymptom angegeben (BERNBECK, RAVELLI), als Zeichen der Knorpelbeteiligung, die nach BERNBECK in gleicher Weise wie beim Kalottenknorpel zunächst auf einem degenerativen Ödem beruhe, aber meistens erst nach der Gelenkspaltverbreiterung auftrete. Initiale fleckige Aufhellungen im Schenkelhals (Metaphyse) sehen GARDEMIN, GILL, BERNBECK, EDGREN, KEMP und BOLDERO u. a. Sie kommen in allen Stadien der Krankheit vor und werden von den einen als Nekroseherde gedeutet, von den anderen (z. B. von EVANS, CAFFEY) als prognostisch unbedeutend angesehen.

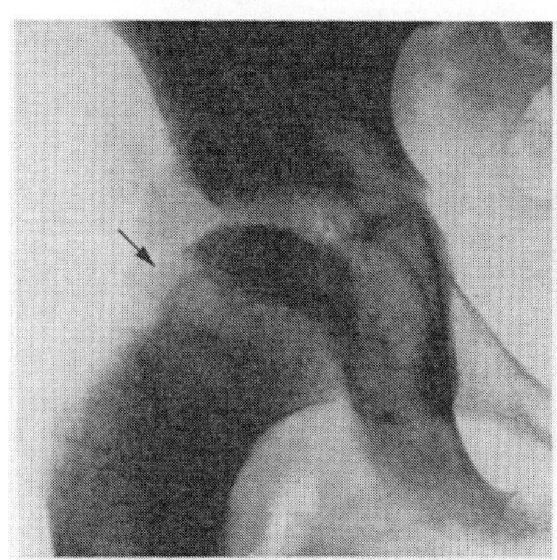

Abb. 255. „Perthes" mit cystischer Metaphysenbeteiligung. Epiphysenverdichtung vor Beginn der Fragmentation (10jähr. ♂)

EYRING, BJORNSON und PETERSON richteten ihr Augenmerk auf die metaphysären Veränderungen, besonders im Hinblick auf die Prognose. Sie teilten die beobachtete metaphysäre Beteiligung in 3 Grade ein:

Minimaler Befall: Ein oder mehrere Defekte mit weniger als 5 mm Durchmesser, nicht isoliert von der Epiphysenlinie.

Mittlerer Befall: Ein oder mehrere Defekte von 5—10 mm Durchmesser, getrennt von der Epiphysenlinie.

Starker Befall: Ein oder mehrere Defekte von mehr als 10 mm Durchmesser, getrennt von der Epiphysenlinie. Die Autoren fanden in ihrem Krankengut, daß die Resultate unabhängig von Alter, Geschlecht und Behandlungsart parallel dem Grade des Metaphysenbefalles verliefen, d.h. je stärker der Metaphysenbefall war, desto schlechter war das Endresultat (Abb. 226).

Dichtezunahme im Initialstadium schreibt KEMP (1966) schon eingeleiteten Reparationsvorgängen zu.

Auch die Köhlersche „Tränenfigur" soll sich nach KÖHLER und HALKIER (1956) frühzeitig verbreitern, entsprechend einer breiten Zunahme des vorderen Pfannenrandes. Wahrscheinlich handelt es sich hier lediglich um eine Projektionserscheinung. Dies gilt nach PERKINS (1925) auch für das „ischium varum", das JANSEN (1925) für das Entstehen des „Perthes" verantwortlich machen wollte.

GAGE (1933) berichtet von einer Rarefikation des lateralen Bezirkes der Metaphyse des Schenkelhalses und GILL (1940) von einer ähnlichen Erscheinung im medialen Bezirk. Diese initialen Veränderungen sind aber sehr inkonstant. Ein verläßlicheres radiologisches Zeichen beobachtete FERGUSON (1954). Er sieht in der Änderung der Außenlinie des Kapselschattens des Hüftgelenkes ein Frühmerkmal, das Ähnlichkeit habe mit einer Erscheinung, die man bei einer vorübergehenden Synovitis beobachten könne. Nach neuesten Untersuchungen von REICHMANN kommen im gewöhnlichen a.p.-Röntgenbild die genauen Konturen der Hüftgelenkskapsel nicht zur Darstellung. Es handle sich vielmehr um einen Kontrast, der durch die 2 benachbarten extrapelvischen Fettschichten verursacht werde. Deren gelenknahe Beziehung ermögliche aber eine Erkennung eines Gelenködems. [Genaueres über Weichteiluntersuchung am Hüftgelenk findet man in der Arbeit SVEN REICHMANNs: Acta radiol. (Stockh.) 6, 167 (1967).]

Den Beginn einer Perthesschen Erkrankung mit *Pfannenveränderungen* sahen KARGUS, HOFFMANN, FROMME, W. MÜLLER, letzterer in Form einer Ausweitung der Pfanne mit Auffransung ihres Randes. Nach BERNBECK kann in seltenen Fällen die Knorpelschwellung ab der Epiphysenscheibe der Pfanne beginnen, so daß eine Verbreiterung der Fugenplatte als erstes Zeichen auftritt.

In vielen Fällen, aber nicht immer, sind initial auch Verdichtungsbezirke im Hüftkopf dargestellt, ohne daß schon ein Kopfeinbruch zu sehen ist. Die Verdichtung kann sogar auf den ganzen Epiphysenkern ausgedehnt sein (Abb. 255). Wahrscheinlich ist eine derartige initiale Verdichtung durch „Avascularität" zustande gekommen, eine Erscheinu g, die man z.B. häufig nach einem Bruch am Os naviculare oder Lunatum beobachten kann, besonders wenn ein Sudeck-Syndrom vorhanden ist. Eine solche Verdichtung kann relativ schnell entstehen, innerhalb einiger Wochen. So zeigt z.B. R. WATSON-JONES einen „Perthes"-Fall mit total kondensierter und leicht abgeplatteter Epiphyse, bei dem 6 Wochen vorher das Röntgenbild noch unauffällig gewesen war. Zusammensinterung von Knochenmaterial scheint demnach wenigstens teilweise am Zustandekommen der Verdichtung eine Rolle zu spielen. EDGREN hält die Verdichtung doch für den Ausdruck einer Nekrose mit verstärkter Calciumkonzentration. Auch BERNBECK hält eine Kalkphanerose für möglich, also eine Mineralablagerung im absterbenden Knochengewebe. Nach KEMP (1966) und auch OTTE beruht diese Erscheinung beim „Perthes" auf schon angeregten Reparationsvorgängen. Es werden schon in diesem Stadium neuer Lamellenknochen an zugrunde gehende Trabekel herangebracht. In diesem Stadium ist übrigens der Prozeß häufig noch reversibel, wenn das Gelenk entlastet wird.

Gelegentlich wird auch die Bezeichnung *„Prä-Perthes"* gebraucht (bes. im skandinavischen Schrifttum) bei Fällen, die eine Abweichung des Kernes der Kopfepiphyse aufweisen, insbesondere wenn der Kern der einen Seite kleiner ist als der normalgroße der anderen Seite. Solche Fälle sind meistens harmlos, wenn keine Hemmung der Skeletreifung vorliegt und auch sonst keine klinischen und röntgenologischen Befunde gegeben sind, die auf ein Perthesleiden verdächtig sind. Eine Überwachung ist aber angezeigt. Vermutlich kommen wirkliche leichte Perthesfälle in der Form dieses „Prä-Perthes" gar nicht so selten vor, bleiben aber meistens unerkannt (H. MAU).

2. Stadium der Fragmentation. Für die Dauer des Stadiums der Fragmentation werden von GILL durchschnittlich $1^1/_2$ Jahre, von EDGREN ca. 11, von HELBO 26 Monate angegeben.

Den initialen Erscheinungen folgt die *Fragmentation*. Sie ist die Folge einer vorangegangenen weitgehenden Gewebszerstörung. Durch den Belastungsdruck kommt es zu einem Zusammensintern der Trümmermassen (Abb. 256). Röntgenologisch äußert sich dies in einer entsprechenden *Formveränderung*, meistens in einer zunächst unregelmäßigen Abplattung des Femurkopfes in der Druckrichtung und einer Verbreiterung senkrecht dazu. Es wirken distrahierende Kräfte auf die Epiphyse ein. Da vom Pfannendach her der größte Druck kommt, tritt diesem gegenüber die Abplattung besonders rasch und stark auf. Nicht selten wird hier die weiche Kopfmasse seitlich aus der Pfanne gedrängt, so daß ein stark pilzförmiger Kopf, evtl. mit einer durch den Pfannenlimbus verursachten Rinne, resultiert. Nach LAARMANN u.a. erfolgt das Einsinken des Knorpels im Ausstrahlungsgebiet der Spongiosakraftlinien des Schenkelhalses an der Stelle, die am meisten belastet wird. Je nach den Winkelverhältnissen an Kopf und Hals liegt diese Stelle an einem anderen Bereich der Kopfrundung, z.B. bei Coxa valga im medialen, bei Coxa vara im lateralen Kopfteil. Im Inneren wird der Knochen durch die Zusammensinterung und möglicherweise auch durch Mineralablagerung in sequestrierten Bezirken weniger strahlendurchlässig und dadurch dichter. Auch schon erfolgte Reparationen erscheinen als dichte Bezirke.

Das Stadium der Fragmentation ist auch durch Aufhellungen im Knochenkern gekennzeichnet (Abb. 256). Diese sind vorwiegend fleckig, können aber auch mehr diffus und streifenförmig sein. Ihre histopathologische Grundlage ist nicht einheitlich: Zunächst entstehen sie im Rahmen des Knochenabbaues, später auch im Rahmen der Regeneration über das noch nicht mit Mineral angereicherte Osteoid. Wenn der Prozeß mehr auf die

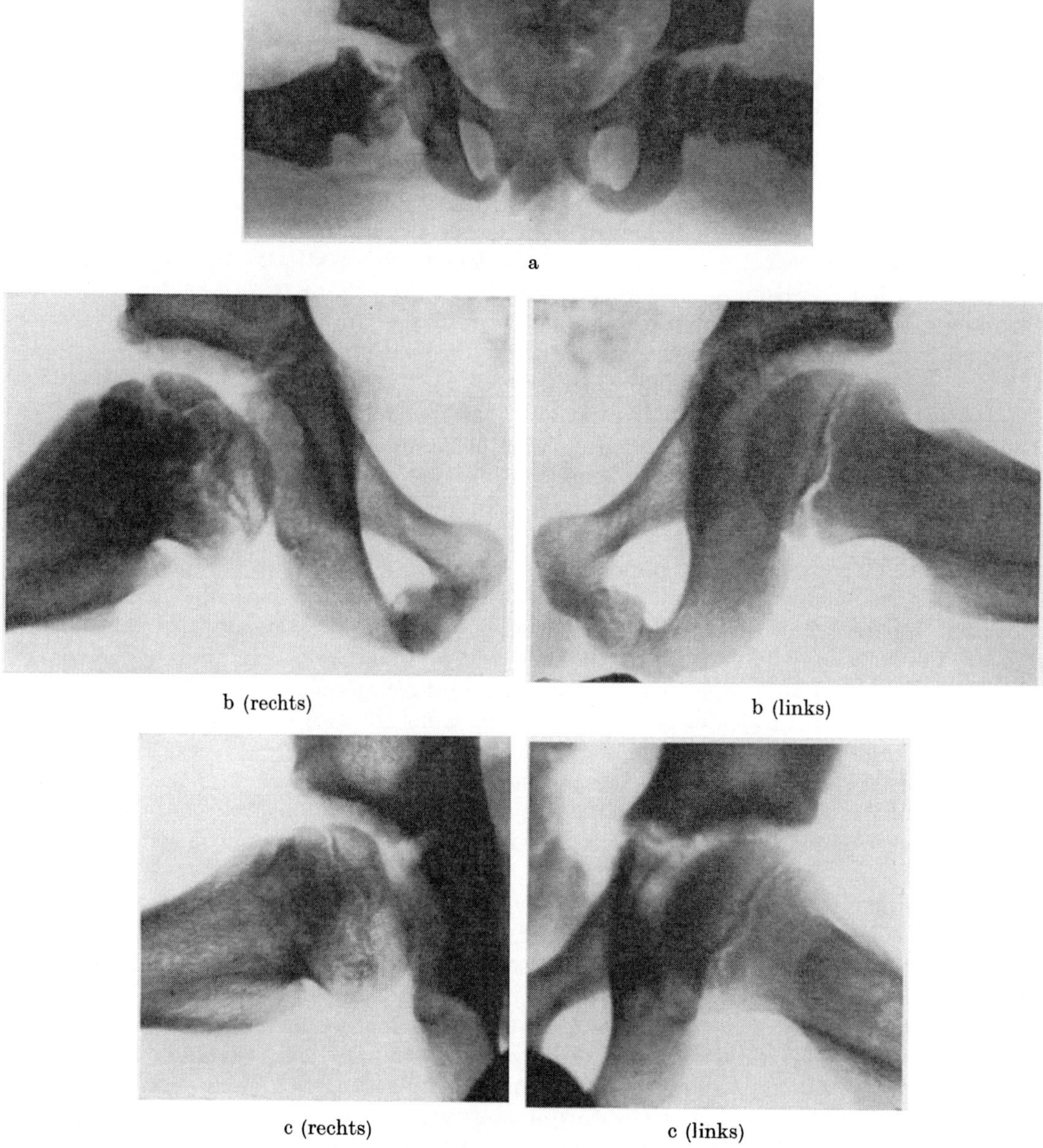

Abb. 256. a Rechtsseitiger „Perthes" im floriden Stadium bei einem 4jährigen Knaben. (Verlaufsbeobachtung über 6 Jahre.) b 3 Jahre später. Deutlicher Fortschritt in der Ausheilung. Epiphysenkern mit engen Zwischenräumen noch mehrfach unterteilt. Doppelseitige Auftreibung der Synchondrosis ischiopubica. c 6 Jahre nach Feststellung der Krankheit. Weiterer Ausheilungsfortschritt. Die Kopfkappenfragmente stehen vor der Verschmelzung

Oberfläche des Kopfkernes beschränkt ist, können durch das Nebeneinander von Aufhellungs- und Verdichtungszonen Bilder entstehen, die denen einer Osteochondrosis dissecans ähnlich sind, ohne in den meisten Fällen zu einer solchen zu führen. Tatsächliche Dissektionen kommen aber vor und komplizieren das Endstadium. Im Anschluß an die Kondensation treten vielfach auch zentral im Kopfkern Aufhellungen auf, wahrscheinlich noch im Rahmen des Abbaues. Die frühzeitig auftretenden Winkelaufhellungen der Randgebiete hingegen sind Ausheilungszeichen, bedingt durch die dort herrschenden günstigeren

Ernährungsverhältnisse über die Collumgefäße. Die breiten Spalten im Kopfkern sind wohl zuweilen durch lokale Entkalkung beim Einsprossen reparativer Blutgefäße entstanden ("Pseudo-Fragmentation" BERNBECK).

Manchmal erscheinen im Schenkelkopf, aber auch im benachbarten Halsteil, schärfer abgesetzte cystische Aufhellungen (Abb. 255). Nach KEMP und BOLDERO können diese schnell entstehen und auch schnell wieder verschwinden. Mehrmals wurde gefunden, daß sie Blut enthalten, in einem Falle sahen KEMP und BOLDERO Granulationsgewebe als Inhalt.

Die Wachstumsfuge gestaltet sich nicht selten unter dem Wachstumsdruck cranial konvex um, wenn sie nicht selbst mitergriffen ist. Ein partieller Befall führt zu einem örtlichen Wachstumsrückstand, was zum Entstehen einer Richtungsabweichung des Kopfes mithilft (z.B. Valgisierung bei vorzeitiger Synostose des oberen lateralen Fugenabschnittes und Varisierung bei solcher des medial-caudalen (s.a. Abschnitt „Kopf-Perthes").

Das Kontrastbild des Fragmentationsstadiums ist sehr unruhig und wechselvoll, weil der örtliche Ablauf verschieden sein kann und die einzelnen Stadien ineinandergreifen. Auch ist es möglich, daß initiale Verdichtungen neben Kompressionsverdichtungen vorhanden sind und Abbau- und Aufbauvorgänge eng nebeneinander liegen. Da der Krankheitsvorgang verschieden örtlich beschränkt sein kann — vom partiellen Kopfperthes bis zum gemeinsamen Befall von Kopf, Hals und Pfanne — und auch das Abbaustadium verschieden intensiv sein d.h. von der regressiven bis zur totalen Nekrose gehen kann, werden von Fall zu Fall röntgenologisch sehr verschiedene Bilder und Abläufe zur Darstellung kommen.

JONSÄTER fand anhand vergleichender röntgenologischer und histologischer Untersuchungen, daß im Fragmentationsstadium histologisch gesehen der Höhepunkt des Krankheitsgeschehens schon überschritten ist. Das Initialstadium ist histologisch deutlich von der Fragmentation abgrenzbar. Fragmentation und Regeneration hingegen fließen ineinander über. Auch OTTE kommt anhand von Röntgenserien zu dem Schluß, daß die oft als Fragmente angesehenen, dichten medialen und lateralen Bezirke zu beiden Seiten eines Nekroserestes bereits Produkte der wiederbelebten enchodralen Ossifikation sind.

Bei der Deutung der Röntgenbilder, die am besten in a.p.-Projektion und Lauenstein-Lage angefertigt werden, muß man sich im klaren sein, daß der Knorpel für gewöhnlich nicht direkt sichtbar ist. Die arthrographischen Untersuchungen von JONSÄTER, WEISS, SCHWETLICK u.a. sprechen dafür, daß die röntgenologisch sichtbare Begrenzung und Form des Schenkelkopfes der Perthes-Hüften nicht immer der wirklichen Knorpeloberfläche entspricht, daß vielmehr bei röntgenologisch erkennbarer Kopfdeformierung im Initialstadium die Kopfrundung noch gut erhalten sein kann. Das spricht mehr für einen zentralen Krankheitsbeginn.

3. Stadium der Regeneration. Die Dauer des Stadiums der Regeneration wird von GILL mit ca. 2—3 Jahre, EDGREN 32 Monate im Durchschnitt, HELBO 42—52 Monate angegeben. Bei EDGRENs Material hatten jüngere Gruppen von Erkrankten ein etwas kürzeres Wiederherstellungsstadium als ältere.

Wie schon erwähnt, besteht keine scharfe Grenze zwischen dem Stadium der Fragmentation und der Regeneration. Im allgemeinen kann gesagt werden, daß mit zunehmendem Ausmaß der Fragmentation die Reparation zurückbleibt und entsprechend starke Deformitäten als Dauerform resultieren. Andererseits wird man bei zur Ausheilung kommenden Initialstadien ebenfalls schon histologische Reparationsvorgänge antreffen (KEMP und BOLDERO). Es ist ein Zeichen für das Überwiegen der Reparation, wenn die Kerne der Kopfepiphyse sich zunehmend schärfer absetzen, innere Struktur annehmen, größer werden und der Konfluenz zustreben (Abb. 256b).

Besonders grobe Deformierungen des Kopfes stellten sich bei Mitbeteiligung des Schenkelhalses ein. Es ist aber doch erstaunlich, wieweit oft die Reparation zustande kommt trotz fortgeschrittener Fragmentation. Bei Metaphysenbeteiligung erfolgt die Reparation in der Hauptsache von der Epiphyse, nach GILL von der Nähe der Metaphyse her. Eine unterschiedliche Ausheilung weisen auch Früh- und Spätformen auf. Beim Frühperthes (3.—9. Lebensjahr) wird die Kugelform des Kopfes selbst bei weitgehender Resorption des Knochenkernes erhalten, da in diesem Alter der Mantel von der dicken Chondroepiphyse gebildet wird. Beim Spätperthes (10.—25. Lebensjahr) persistieren trotz frühzeitiger Behandlung meistens gröbere Kopfdeformitäten, da inzwischen die Knorpelkappe relativ dünn geworden ist.

Wenn Spongiosastruktur wieder weitgehend sichtbar geworden ist, darf angenommen werden, daß der Knochen wieder belastungsfähig geworden ist. Strukturverdichtungen beruhen im Stadium der Regeneration auf anfangs noch vorhandenen, degenerativ bedingten Erscheinungen (s. oben), dann aber auch auf einer echten Sklerosierung, also einer Substanzvermehrung, die man als kompensative Vorgänge erklären kann.

4. Endstadium. Im Endstadium sind die Nekrotisierungsvorgänge abgeschlossen, ebenso die Regeneration (Abb. 256c). Man hat mit einer Gesamtdauer der Krankheit von $2^1/_2$—7 Jahren zu rechnen [BRAILSFORD, BETTE, BECHTOLD, HELBO, EDGREN ($4^4/_{12}$ im Durchschnitt), B. HOWORTH u.a.]. Daraus ergibt sich die Notwendigkeit einer langen Entlastung (EDGREN: im Mittel 2, 3 Jahre). Bei erfolgreicher Behandlung kann die gesamte Krankheitsdauer wie die der einzelnen Stadien wesentlich verkürzt sein, wie z.B. die therapeutischen Ergebnisse von IMHÄUSER ersehen lassen (s. Abschnitt „Therapie", S. 339).

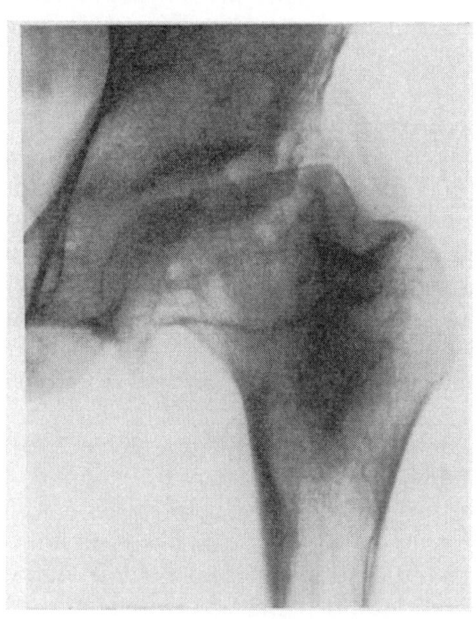

Abb. 257. Spätbild eines „Perthes". Abgeplatteter Schenkelkopf mit Nekroseherd. Adaptive Abflachung und Ausweitung der Hüftpfanne. (35jähr. Mann)

Entscheidend für den Behandlungserfolg und für das weitere Schicksal des betroffenen Hüftgelenkes sind die resultierten Deformierungen an Kopf, Hals, Trochanter maior, am ganzen Bein und an der Pfanne. Auf S. 288 werden diese Deformierungen ausführlich besprochen.

5. Spätzustand. In den meisten Fällen entwickelt sich allmählich eine Arthrosis deformans, die sich vielfach erst relativ spät bemerkbar macht, je nach dem Ausmaß der bleibenden Gelenkdeformierung (Abb. 257). Die Differentialdiagnose gegenüber alter traumatischer Kopfschädigung, Osteochondrosis dissecans, idiopathischer Hüftkopfnekrose, Malum coxae senile und vor allem gegenüber einem Zustand nach juveniler Kopfkappenlösung wird mit Zunahme des zeitlichen Abstandes und der sekundären und primären arthrotischen Veränderungen immer schwieriger (s. „Klinische Bemerkungen", S. 274 und s. Abschnitt „Differentialdiagnose", S. 384).

β) Röntgensymptomatik des „Perthes" (nach BERNBECK und RAVELLI)

Unter Zugrundelegung der pathologischen Verhältnisse hat BERNBECK die röntgenologischen Zeichen bei Perthesscher Erkrankung gedeutet und geordnet. Nach BERNBECK kann man folgende Zusammenstellung der *Röntgensymptomatik* des Perthes geben, die auch RAVELLI aufführt.

1. Die Gelenkspaltverbreiterung. Messungen nach WALDENSTRÖM (s. Abb. 251 u. 252 und Ausführungen auf S. 277).

2. Die Auflockerung der Epiphysenfuge. Sie tritt meistens erst nach dem Phänomen der Gelenkspaltverbreiterung auf. Die Epiphysenfuge erscheint verbreitert, wolkig aufgehellt oder auch fleckig verdichtet. Auch diese Veränderungen sind nach BERNBECK durch ein degeneratives Knorpelödem bedingt.

3. Die initiale Verdichtung des Kopfkerns. Beim nekrotischen Knochen kann es sich anfangs nur um eine scheinbare Verdichtung gewisser Bezirke handeln und zwar um jene Bezirke, die nekrotisch sind oder werden, während die Aufhellung des benachbarten Knochenbezirkes durch Atrophie von lebendem Knochen zustande gekommen ist. Später kann aber auch der nekrotische Knochen eine vermehrte Schattendichte annehmen und zwar durch Zusammensinterung von Knochenmaterial. Nach BERNBECK kann es sich aber auch um eine sog. „Kalk-Phanerose" handeln, also um eine Ablagerung von anorganischen Substanzen, die im Rahmen der Nekrose aus ihren organischen Verbindungen frei werden.

4. Die Winkelaufhellung am Femurkopf. Im Bereich des medialen und lateralen Poles des Femurkopfes, im cranio-lateralen und medio-caudalen Winkel, dort, wo nach den Untersuchungen von NUSSBAUM oberes und unteres Collumgefäß in die Epiphyse eindringen, beginnt die Aufhellung der nekrotischen Kopfepiphyse, und zwar im lateralen Polbereich früher und stärker als im medialen. Ein dritter Aufhellungsherd findet sich im Fovea-Gebiet. Die Aufhellungen kommen zustande durch eine nach der Rekanalisation der Gefäßlichtungen beginnende Schuttabräumung, der dann die knöcherne Substitution folgt (Stadium der produktiven Reparation, zit. nach RAVELLI).

5. Das „Perlschnurstadium". Es kennzeichnet nach BERNBECK den beginnenden knöchernen Wiederaufbau der Epiphyse.

6. Die Abplattung des Kopfkerns. Sie ist eine Folge der statischen Insuffizienz des nekrotischen Knochens. Vielfach wird der Kopf nach lateral ausgewalzt.

7. Die subchondralen Aufhellungen in Hals und Pfanne. Nach BERNBECK beruhen diese auf einem „Entkalkungsvorgang" beim Einströmen des schwefelsäurehaltigen Knorpelsaftes in der Umgebung von Läsionen der Ishidoschen Grenzlamelle, die der verkalkten Knorpelwurzel entspricht, und eine Art Abdichtungssaum zwischen Knorpel und Knochen darstellt. Sie könne durch eine chemische Änderung der Gelenkflüssigkeit, durch Blutgifte und durch mechanische Einwirkung geschädigt werden.

8. Die Fragmentation der nekrotischen Knochenteile. Schon Mikrotraumen im Rahmen der alltäglichen Belastung können zu Impressionsfrakturen des nekrotischen Kopfkernes führen. Daneben bewirken die fortgesetzte Kalkauflösung die Entstehung breiter Spalten („Pseudo-Fragmentation" nach BERNBECK).

9. Die Verbreiterung des Schenkelhalses. Durch Apposition von Knochenlamellen, Ossifikation des geschädigten Fugenknorpels und statisch mechanisch bedingten Formumbau des proximalen Femurendes kommt es zur Verbreiterung des Schenkelhalses (s. a. S. 300).

10. Endstadium. Es kommt zur Entwicklung von zwei typischen Formen des proximalen Femurendes: die Walzenform („Hals ohne Kopf") und die Pilz- oder Hutform („Kopf ohne Hals").

g) Prognose und Ausheilung

Prognostische Äußerungen werden beim „Perthes" abgegeben im Hinblick auf das Ergebnis, das sich nach Abheilung der Krankheit bietet und nach Abheilung im Hinblick auf die zu erwartenden sekundären Gelenkveränderungen. Die Grundlage hierfür liegt in den nach Abheilung der Krankheit resultierten Endveränderungen am Gelenk, den sog. „präarthrotischen Deformierungen". Alle Autoren sind sich einig, daß die Ausheilungschance und die Behandlungsergebnisse um so besser sind, je früher die Behandlung einsetzt.

Aus fast jeder Statistik ist zu ersehen, daß die Prognose um so schlechter wird, je größer der Zeitabstand zwischen dem Beginn der Symptome und dem Beginn der Behandlung ist. Es ist daher die Früherfassung der Patienten sehr wichtig, so daß die Kenntnis der Initialsymptome, insbesondere der Röntgensymptome, unerläßlich ist. Darunter ist die Gelenkspaltverbreiterung bzw. die Lateralverlagerung des Hüftkopfes das früheste und wichtigste Zeichen (KEMP und BOLDERO). Die Prognose ist um so besser, je geringer die Kopfdislokation ist und je früher sie wieder verschwindet. Beim gewöhnlichen Krankheitsfall ist es nun nicht möglich, eine verbindliche Aussage darüber zu machen, in welchem genauen zeitlichen Abstand zum Beginn der Krankheit das radiologische Manifestwerden einer Gelenkspaltverbreiterung steht. Im Experiment an Kaninchen und Hunden sahen KEMP und BOLDERO das Phänomen der Lateralverlagerung des Kopfes ungefähr 4 Wochen nach der Gelenkläsion. Es geht, nach Auffassung der gleichen Autoren, experimentell wie klinisch dem Kollaps des Epiphysenkernes 4—6 Wochen voraus. In diesem Initialstadium scheint die Krankheit noch reversibel zu sein, so daß es bei entsprechender Entlastung möglich ist, eine Kompression des Kopfes zu verhindern. Dazu sei eine Ruhigstellung von ca. 3 Monaten notwendig, in dieser Zeit könne sich genügend sekundärer Lamellenknochen entwickeln, um den Epiphysenkern zu schützen. Beobachtungsfälle ohne sichere Perthes-Zeichen sollten daher über eine solche Zeitdauer kontrolliert werden mit monatlichen Röntgenaufnahmen und genauen Messungen der Gelenkspaltweite bzw. Kopfdislokation (KEMP und BOLDERO).

Auch nach dem Auftreten der initialen Kernverdichtung ist eine restitutio ad integrum noch möglich, wenn der Kopfeinbruch nur gering ist. Für spätere Stadien sind die Ausheilungschancen umso schlechter, je ausgedehnter die Kopfdeformierung ist. Rein radiologisch gesehen ist die Prognose verhältnismäßig ungünstig bei völligem Kopfkollaps, bei partiellem dann, wenn das laterale Drittel des Kopfes betroffen ist. Weniger ungünstig ist die Prognose, wenn das mediale Drittel ergriffen ist. Dies hängt mit der Belastung des Hüftkopfes zusammen, die normalerweise am antero-lateralen Drittel am stärksten ist (HARRISON, SCHAJOWICZ, TRUETA). Dieser Bezirk ist auch am häufigsten Traumen ausgesetzt. Bei der „Perthes-Hüfte" kommt noch dazu, daß der Kopf nach antero-lateral abgedrängt wird, wodurch die obere Pfannenlippe auf den oberen vorderen Kopfbezirk einwirkt. Ungünstig beurteilt wird auch eine während des Krankheitsablaufes lateral vom Epiphysenkern auftretende Verdichtung, die wahrscheinlich auf einer Calcifizierung eines teilweise oder komplett abgetrennten Knorpelfragments beruht. Zugleich ist manchmal auch eine periphere Randossifikation benachbart (KEMP und BOLDERO).

Bei der Beurteilung eines Perthes-Falles ist besondere Aufmerksamkeit etwaigen Wachstumsstörungen zuzuwenden, die am proximalen Femurabschnitt durch den Perthes verursacht wurden oder zu erwarten sind, da sie nicht selten zu Deformierungen führen, durch die die Gelenkmechanik grob gestört wird. Es ist ein prognostisch günstiges Zeichen, wenn die laterale Fugenkante winkelig erhalten bleibt, wenn die Knorpelfuge orthograd darstellbar bleibt und nur eine geringe Wölbung zeigt, und wenn die Distanz zwischen lateraler Fugenecke und Trochanter maior nicht aufhört, größer zu werden (OTTE). Das therapeutische Problem ist nach OTTE weniger eine Frage der Revascularisation als eine Angelegenheit der sekundären Wachstumsstörungen. Prognostisch wichtig ist daher das Verhalten der Epiphysenfuge und der Metaphyse (Abb. 258). Es kann als gesichert angesehen werden, daß die Prognose mit zunehmendem Ausmaß der Metaphysenbeteiligung ungünstiger wird, hauptsächlich wegen der dadurch gestörten oder ausfallenden metaphysären Kompensationsfähigkeit des Wachstums (EYRING, BJORNSON und PETERSON u. a.).

Die Prognose ist auch um so *ungünstiger, je älter* der Patient zum Zeitpunkt der Erkrankung ist. So konnten z. B. JACCHIA und FALDINI verhältnismäßig gute Heilerfolge feststellen bei Patienten, die jünger als 7 Jahre waren. KIRSCH meint, diesem Verhalten liege eine unterschiedliche Gefäßversorgung in den Altersstufen zugrunde. BERNBECK stellt die Korrelation Knorpel-Knochen im Rahmen des Wachstums in den Vordergrund. Meiner Ansicht nach ist dieses Verhalten darauf zurückzuführen, daß die Tätigkeit der formativen Reparation und der morphologischen Adaption der Knochen und Gelenke um so größer ist, je niedriger die Stufe des normalen Skeletwachstums ist. Beim doppelseitigen, aber zeitlich verschiedenen Befall der beiden Hüftgelenke verhält sich die Ausheilungstendenz umgekehrt: An dem zuletzt befallenen Hüftgelenk läuft die Krankheit schneller ab und die Ausheilung erfolgt auch besser als an dem zuerst befallenen Gelenk. Man hat den Eindruck, daß an dem zuletzt befallenen Hüftgelenk das Krankheitsbild des „Perthes" insgesamt nicht so stark zur Entwicklung kommt, wie am zuerst befallenen.

Zu den ungünstigen Spätfällen gehört der während der Pubertätszeit auftretende Perthes („*Pubertäts-Perthes*"). In dieser Lebensperiode wird an sich das Hüftgelenk verstärkt statisch beansprucht und gefährdet (Schule, Sportausübung, erhöhter Bewegungsdrang). Die Epiphysenfuge ist daran sich zu schließen und der Epiphysenknorpel besitzt nicht mehr die Wachstumsenergie, die notwendig ist, um ein lebhaftes kompensatorisches Knochenwachstum hervorzurufen. Jetzt erfolgt die Ausheilung immer unter Hinterlassung eines Defektes. Die schlechten Heilergebnisse dieser Altersgruppe sind weniger einer gröberen Abflachung der Epiphyse zuzuschreiben, als einem mangelnden kompensatorischen Knochenwachstum entlang der Epiphysenlinie (J. MEYER).

Von allen Knochen- und Gelenkveränderungen, die aus dem Perthes-Leiden resultieren, wie Kopfdeformierung, Halsverdickung, Pfannenveränderungen, Subluxation etc., ist für die Prognose die Kopfveränderung der wichtigste Faktor. Nach JACCHIA und FALDINI ist es prognostisch besonders ungünstig, wenn die Destruktion etwa $^2/_3$ des Kopfes erreicht hat, auch wenn am Schenkelhals oder an der Pfanne Veränderungen vorhanden sind. Auch bei doppelseitigem Befall waren die Ergebnisse schlechter, besonders an der später befallenen Hüfte.

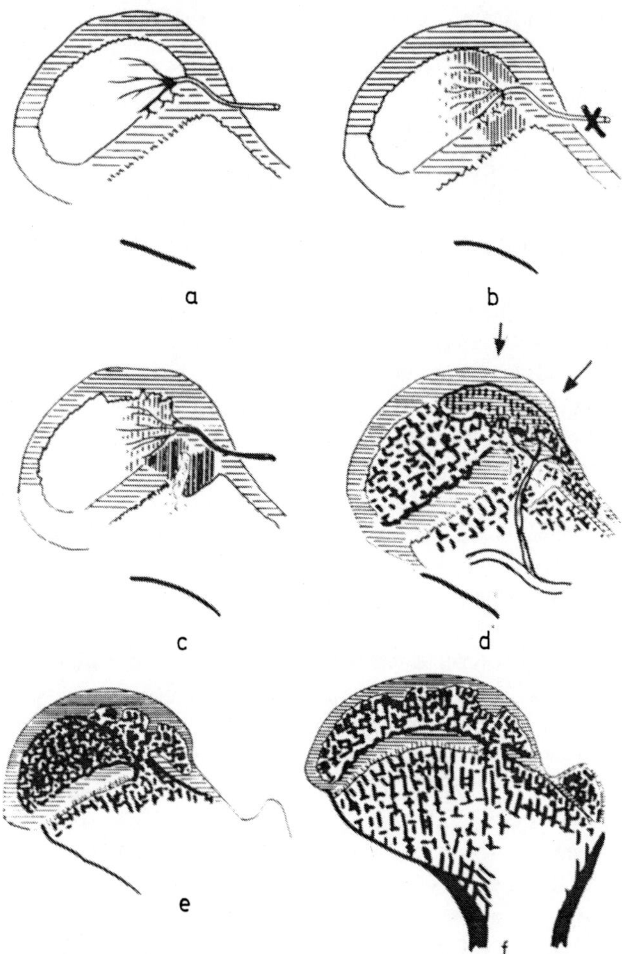

Abb. 258a—f. Skizze (a) verdeutlicht die Versorgung durch laterale Epiphysengefäße und deren Beteiligung an der Fugenknorpelversorgung. Skizze (b) zeigt die Auswirkungen des Gefäßverschlusses in der ersten Phase, in Skizze (c) ist die Schädigung des Fugenknorpels und die sich anbahnende Perforation durch Gefäßbindegewebe angedeutet, in Skizze (d) ist die Knochenbrücke im Bereich des Gefäßdurchbruchs und die wiederbelebte Ossifikation (umrandeter Bezirk unter den Pfeilen) erkennbar. Entwicklung der Kopfdeformierung. Skizze (e) zeigt laterale Verbreiterung der Epiphyse und Überwachsen auf den Schenkelhals durch vermehrte enchondrale Ossifikation. Dunkel schraffiert die originäre Epiphyse. Skizze (f) veranschaulicht die Wirkung der lateralen Epiphysiodese bei fortgesetzter Wachstumsaktivität des Fugenknorpels. (Nach P. OTTE)

Zusammenfassend kann gesagt werden, daß die Prognose des Morbus Perthes um so ungünstiger ist, je länger das Leiden unerkannt bleibt und je länger die Krankheitsdauer ist, je kürzer die Immobilisation und je stärker und irregulärer die Kopfdeformierung ist. Bei der Mitteilung eines Perthes-Befalles von eineiigen Zwillingsschwestern, bei denen die Ausheilung trotz sorgfältiger orthopädischer Entlastungstherapie mit erheblichen gleichartigen Deformierungen erfolgte (s. S. 271), wirft BERNBECK die Frage auf, ob das Perthes-Leiden nicht einen weitgehend von der Behandlung unabhängigen, schicksalsmäßigen „Spontanverlauf" nehme, oder ob die allgemein übliche orthopädische Entlastungstherapie bei den schweren Manifestationen der Krankheit nicht mehr als adäquate

Behandlungsmaßnahme anzusehen sei. Jedenfalls könne man auch aus der bisherigen Welt-literatur ersehen, daß die operativen Spätresultate aufgebohrter, genagelter, gespießter, verschraubter, gepolsterter oder osteotomierter Perthes-Fälle nicht überzeugend oder ermutigend seien.

h) Lokalisationen und Ausdehnung des Morbus Perthes

α) Der „Kopf-Perthes" (besser: Der „Epiphysen-Perthes" des Hüftkopfes)

In den meisten Fällen von Morbus Perthes ist die Schenkelkopfepiphyse befallen und das Leiden auf diese beschränkt (Abb. 256 und 262).

Die spezielle Röntgensymptomatik des „Kopf-Perthes" ist der vorangegangenen Besprechung der einzelnen Stadien des „Perthes" zugrunde gelegt (s. S. 275ff.).

αα) Die Deformierung des Hüftkopfes bei der Perthesschen Krankheit

Die verhältnismäßig niedrigen Ziffern guter Endresultate bei der Perthes-Behandlung besagen, daß die Kopfdeformierung das Endbild beherrscht. Die Deformierung des Hüft-kopfes ist für das Gelenk schicksalhaft, denn das Ausmaß des Spätschadens wird vom Ausmaß der Störung der Gelenkmechanik bestimmt (HACKENBROCH; s.a. Ausführungen über Statik des Hüftgelenkes in Kapitel Juvenile Oberschenkelkopfkappenlösung, S. 226). Man ist daher bestrebt, sowohl für die Prognose als auch für evtl. noch mögliche therapeutische Maßnahmen die Form und das Ausmaß der Deformierungen zu objekti-vieren. Dabei muß auch das Verhältnis des Hüftkopfes zur Hüftpfanne berücksichtigt werden. Bis in die jüngere Zeit erfolgte die Beurteilung der Veränderungen ohne Anwen-dung von Meßmethoden, rein über die Abschätzung der Veränderungen im Röntgenbild. Dabei wird als geläufiges „Perthes-Bild" eine Abflachung des Hüftkopfes registriert (nach NEURATH im Durchschnitt 2—3 mm). In den letzten Jahren haben aber besonders die vergleichenden Untersuchungen der therapeutischen Ergebnisse zur Anwendung von objektiven Meßmethoden geführt, die im einzelnen auf S. 328 besprochen wurden. Die Meßwerte der pathologisch veränderten Hüfte werden bei diesen Methoden in Bezug ge-bracht zu den normalen Durchschnittsmaßen, insbesondere aber zu den entsprechenden Werten der gesunden Seite (EYRE-BROOK, 1936; SJÖVALL, 1943; HEYMAN und HERN-DON, 1950; JONSÄTER, J. MEYER, EDGREN, STEINHAUSER, EBACH u. a.).

Zur Erfassung der prognostisch wichtigen Kopfirregularitäten empfiehlt MEYER die grobe Überprüfung mittels der erwähnten Plastik-Kreisplatten (nach MOSE, EDGREN, M. E. MÜLLER) und die genauere zahlenmäßige Festlegung der Deformitäten mittels der Meßmethoden. Von den letzteren hält MEYER die 3 folgenden Quotienten für die prognostisch aufschlußreichsten: den Epiphysenquotienten, den Gelenkflächenquotienten des Hüftkopfes und den Radiusquotienten. Da die während des Krankheitsprozesses ent-stehende Epiphysenabplattung meist den Weg zur endgültigen Kopfirregularität darstellt (wenn keine Regeneration erfolgt) sollte schon während der Krankheit das Ausmaß der Epiphysenabflachung mittels des Epiphysenquotienten laufend kontrolliert werden, um nötigenfalls noch therapeutischen Einfluß nehmen zu können.

Am fertigen Hüftkopf gibt dagegen am besten der Gelenkflächenquotient des Hüftkopfes über das Ausmaß der Kopfabflachung Auskunft, besser als der Radiusquo-tient, da meist die Höhe des Kopfes (H) kleiner, der Radius (R) dagegen größer geworden ist (s. Abb. 295). Eine Größenzunahme des Kopfes kommt dagegen am Radiusquotienten besser zum Ausdruck, da er keine Beziehung zur Höhe (H) hat (Abb. 295). Diese beiden Quotienten sind daher ein gutes Maß für die „präarthrotische" Deformierung des Hüft-kopfes und damit auch aufschlußreich für die Prognose hinsichtlich des Ausmaßes der zu erwartenden Coxarthrose.

Formen des Hüftkopfes während des Ablaufes der Perthesschen Krankheit

Es kann die Epiphysenabflachung in der gewöhnlichen Zahlenbeziehung zur normalen Epiphysenhöhe zum Ausdruck gebracht werden, z.B. normal bis $^1/_5$ Abflachung, $^1/_5$—$^1/_2$

Abflachung usw. (z. B. EBACH). J. MEYER hat in der Beziehung zwischen Epiphyse und Metaphyse im Ablauf der „Perthes-Krankheit" bestimmte Bilder herausgestellt:

1. Im Frühstadium der Krankheit kommt es bei entsprechender Ausdehnung des Krankheitsprozesses meistens zu einer Abflachung und Ausweitung der Epiphyse.

2. Im weiteren Verlauf nimmt die so veränderte Epiphyse infolge zentraler Vorbuchtung der Metaphyse oft eine Neumondform an (Abb. 259). Die normale Kopfoberfläche, die im a.p.-Röntgenbild ein Ausmaß von 220—240° hat und ca. $^2/_3$—$^3/_4$ einer Kugeloberfläche ausmacht, bleibt bestehen, auch der Kalottenmittelpunkt ändert seine Lage kaum. Der

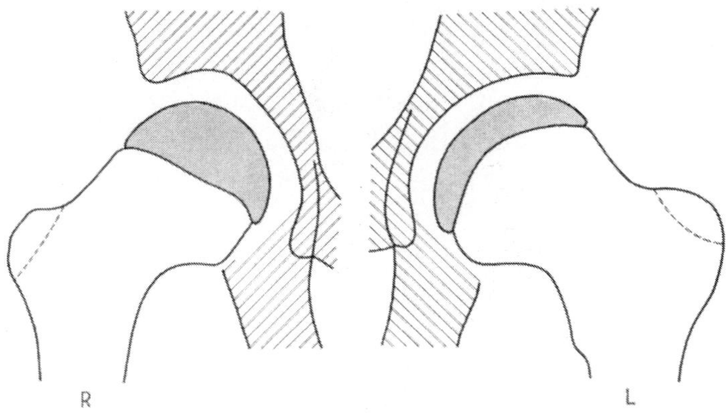

Abb. 259. Neumondform der linken Hüftkopfepiphyse bei Morbus Perthes, 10jähr. ♂. (J. MEYER)

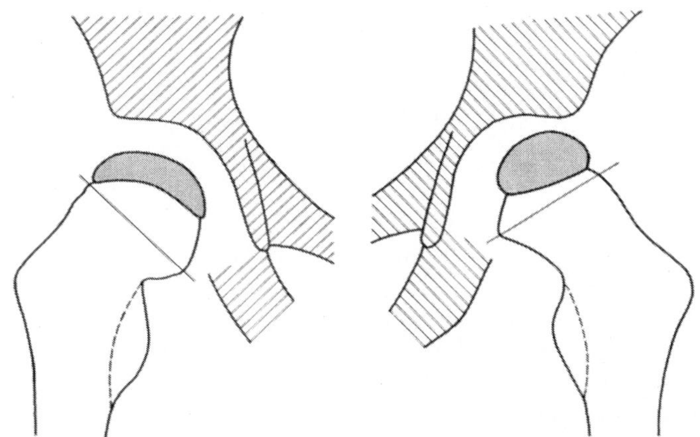

Abb. 260. „Metaphysäre Konsole" rechts bei Morbus Perthes, 5jähr. ♂. (J. MEYER)

Kopf wird insgesamt etwas vergrößert („Caput magnum"), sonst aber kaum verformt, so daß für das Endresultat eine gute Prognose gestellt werden kann. Wahrscheinlich liegt der Entstehung der Neumondform der Epiphyse ein kompensatorisches Wachstum der Metaphyse zugrunde, in welchem gewissermaßen das Bestreben zum Ausdruck kommt, die normale Kopfform zu erhalten. Dieser Form der Kompensation der Epiphysendeformität begegnete MEYER hauptsächlich in höheren Altersgruppen, vom 8. Lebensjahr an aufwärts.

3. Eine Neumondform der Epiphyse zeigt sich weniger häufig als ein schmaler, flacher Epiphysenkern beim „Perthes" jüngerer Altersgruppen etwa vom 5.—8. Lebensjahr. Das entstandene Epiphysendefizit wird kompensiert durch ein verstärktes Wachstum und eine entsprechende Formung der Metaphyse. Es entsteht die „große Metaphysenkonsole", auf der die kleine Epiphyse sitzt (Abb. 260). Auf diese Weise wird aber eine sehr starke Abflachung der Epiphyse meistens nicht völlig kompensiert, so daß zwar die

Kreisform des Kopfes gewahrt bleibt, der Kopfradius aber länger und der Kreismittelpunkt nach der Richtung des Schenkelhalses verlagert wird. Dabei wird das Kopfkalottensegment von normalerweise 220—240° auf ca. 180° und weniger verkleinert (Abb. 261).

4. Irreguläre Kopfformen. Bei stärkerer Epiphysenabflachung bleibt meistens auch die kreisförmige Kontur des Kopfes nicht mehr erhalten. Es entstehen irreguläre Kopfformen mit Kurvenabwandlungen, besonders an den Randgebieten des Kopfes, Eckenbildungen usw.

5. Die metaphysäre Kompensation. Für das Entstehen der Kopfdeformität und ihr Ausmaß ist also nicht allein der Grad der Epiphysendeformität maßgebend, sondern auch der Grad der metaphysären Kompensationsfähigkeit. Es gibt nämlich auch Fälle mit geringer Abflachung der Epiphyse, die von der Metaphyse her keine Kompensation erfahren. Eine deratige Unterschiedlichkeit der Metaphysenreaktion kommt auch in einer verschieden starken Hemmung des Längenwachstums und einer verschieden starken Varisierung oder Valgisierung des Schenkelhalses zum Ausdruck (Abb. 261). Eine

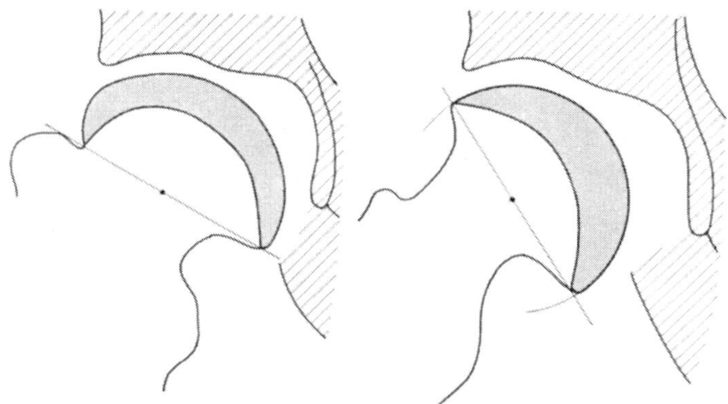

Abb. 261. Breite Hüftkopfkalotte mit großem Radius, verhältnismäßig kleines Kugelsegment, kurzer breiter Hals. 17jähr. ♂. (J. Meyer)

verminderte metaphysäre Kompensationsfähigkeit geht auch mit einem vorzeitigen Schluß der Wachstumsfuge einher.

6. Osteochondrosis dissecans-Formen. Bei nur geringem Perthes-Befall des Hüftkopfes gleicht manchmal das Röntgenbild dem einer Osteochondrosis dissecans (Abb. 262). Eine Trennung dieser beiden Krankheitsbilder ist am Anfang dann schwer, wenn es sich um ältere Jugendliche handelt, bei denen erfahrungsgemäß die Osteochondrosis dissecans schon häufig manifest wird. Für einen „Perthes" spricht im aktiven Stadium der Krankheit der typische progrediente Verlauf, nicht selten ist auch die andere Hüfte deutlich befallen. Spätfälle, bei denen der Herd sklerotisch demarkiert ist, können hinsichtlich ihrer Zugehörigkeit unklar bleiben.

Auch im Endstadium des „Perthes" begegnet man nicht selten solchen Bildern. Es handelt sich um nicht ausgeheilte Fragmentationszonen. Bei Edgren waren es 5,2%. Die arthrotische Gelenkdeformierung erfolgt bei diesen besonders rasch und stark. Es taucht hier der Gedanke an eine ätiologische Identität oder Verwandtschaft von „Perthes" und „Osteochondrosis dissecans" auf.

Bei Spätfällen ist eine Trennung dieser beiden Krankheitsbilder vielfach unmöglich wegen der im Laufe der Zeit bei beiden Krankheiten eintretenden arthrotischen Deformierung des Hüftgelenkes. Morris und McGibbon beobachteten einen Perthesfall, bei dem ein Knochenstück disseziert war, 12 Jahre lang. Der freie Körper bekam trotz einer 4 Jahre dauernden konservativen Behandlung keinen knöchernen Anschluß. Die Autoren sehen die Indikation zur operativen Entfernung solcher Gelenkkörper gegeben: 1. bei Fortdauer der Symptome, 2. bei Dislokation des gelösten Knochenstückes und Entwicklung sekundärer arthritischer Veränderungen, 3. bei mechanischer Behinderung und Sperrung der Beweglichkeit des Hüftgelenkes.

Eine seltene Bildung von freien Körpern, die an Gelenkchondrome erinnerten, haben G. BRANDT und F. KLAGES beobachtet. Sie sahen im Hüftgelenk eines 16jährigen Jungen, der an einem typischen „Perthes" litt, nach einem 5jährigen Intervall zahlreiche freie Gelenkkörper. Außerdem befand sich im Gelenk ein Konglomerat, bestehend aus freien Körpern, die durch Blut und Fibrinmassen verbacken waren. Das Konglomerat füllte fast den ganzen unteren Recessus aus und hatte zu Usuren am unteren Pfannenrand geführt. Der schon bei der Operation erhobene Befund, daß die Knorpelkörper von der Epiphyse des Schenkelkopfes ausgingen, konnte mikroskopisch gestützt werden. Diese exzessive Knorpelneubildung in den Geweben der erkrankten Hüfte wird auf eine meta-

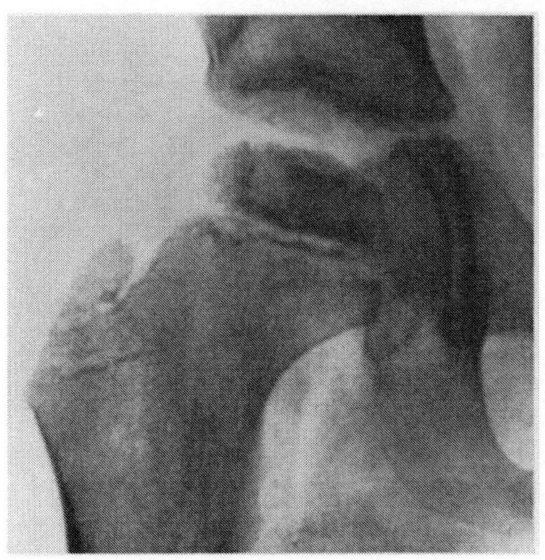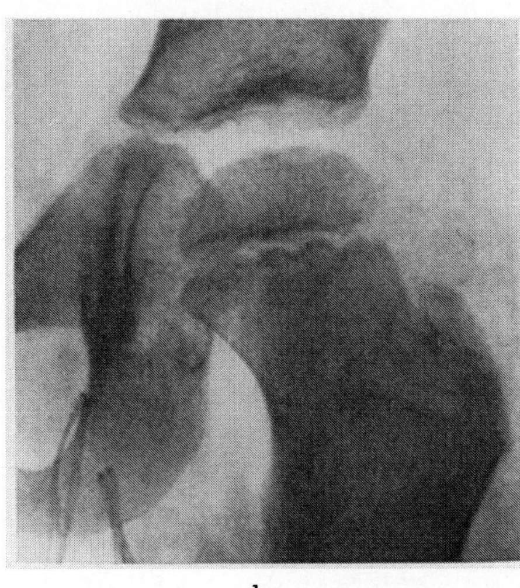

a   b

Abb. 262a u. b. Doppelseitiger Morbus Perthes, Befund einer Osteochondrosis dissecans ähnlich. 7jähr. Junge

plastische Umwandlung von fibrösem Mark im Schenkelkopf zurückgeführt. Die Autoren besprechen ausführlich die Sonderstellung und Abgrenzung ihres Falles gegenüber ähnlichen Bildungen aus der Gelenkkapsel.

$\beta\beta$) Rolle der Hüftpfanne beim Entstehen des „Perthes-Kopfes"

FRENSSEN ist hinsichtlich der Entstehung des „Perthes-Kopfes" der Meinung, daß sich nach einem Morbus Perthes und nach einer traumatischen Hüftkopfnekrose beim Jugendlichen die Hüftkopfform nach der dysplastischen Pfanne ausrichte. Es entstehe also beim Wiederaufbau die Gestalt des „Perthes-Kopfes" nur dann, wenn die Form der dysplastischen Pfanne dazu führe. Dem widerspricht JANTZEN: Man sei nicht berechtigt, zu behaupten, der „Perthes-Kopf" sei stets nur das Abbild einer dysplastischen Pfanne, vielmehr führe die Nekrose zu einer Defektheilung und Deformierung und erst sekundär gleiche sich die Pfanne der veränderten Kopfform an (sowohl bei Jugendlichen wie bei Erwachsenen). Unseren eigenen Beobachtungen zufolge kommt beides vor. Eine zugleich vorhandene Dysplasie wirkt im Ablauf des Geschehens sowohl für den Hüftkopf wie für die Hüftpfanne formbestimmend mit. Es paßt sich aber auch sonst die Pfanne einigermaßen einer zurückgebliebenen groben Kopfdeformität an, und zwar um so mehr, je jugendlicher das Skelet und je stärker die Deformität ist. Neben dieser wachstumsbedingten Pfannenangleichung gibt es auch noch nach Abschluß des Skeletwachstums angleichende Verformungen, z.B. bei arthrotischen Vorgängen, Osteoporosen u. dgl.

Da eine Pfannenanpassung auch bei anderen jugendlichen Prozessen vorkommt, die zur Schenkelkopfdeformierung oder Verlagerung führen, ist die Pfannendeformierung, die meistens in einer unregelmäßigen Ausweitung des oberen lateralen Anteiles besteht, kein charakteristisches Begleitsignum für den „Perthes". Man kann daher später aufgrund des Röntgenbildes der Pfanne und auch des Kopfes oft kaum mehr entscheiden, ob ein Zustand nach Perthes, juveniler Femurkopfkappenlösung, Coxa vara congenita, jugendlicher traumatischer Hüftkopfbeschädigung, kongenitaler Dysplasie, idiopathischer Hüftkopfnekrose u. dgl. vorliegt.

γγ) End-Deformitäten des Hüftkopfes und ihre Beurteilung hinsichtlich Prognose, Therapie und Endergebnis

Die Beurteilung der Spätergebnisse erfolgt nach den Formveränderungen, die auf dem Röntgenbild ersichtlich werden, nach der Gelenkfunktion und nach den subjektiven Beschwerden. Man spricht bei den primär durch die Krankheit bedingten zurückgebliebenen morphologischen Veränderungen in ihrer Gesamtheit von der „präarthrotischen Deformität" (ohne damit die später oft auftretenden arthrotischen Veränderungen selbst zu meinen). Von allen Knochen- und Gelenkveränderungen, die aus dem „Perthes-Leiden" resultieren (Hüftkopfdeformierung, Halsverkürzung, Pfannenveränderung, Subluxationsstellung etc.), ist die Kopfdeformierung der wichtigste Faktor für die Prognose. Eine einigermaßen zutreffende prognostische Beurteilung der Kopfdeformität und des therapeutischen Erfolges ist aber erst nach einer längeren Krankheitsdauer möglich, wenn keine wesentliche Änderung der Hüftkopfform mehr zu erwarten ist, also nicht vor 3—4 Jahren nach Krankheitsbeginn (MEYER).

Für die resultierten Kopfformen werden im morphologischen Vergleich folgende Bezeichnungen am häufigsten gebraucht: Sphärische, ballförmige, ovale, kuboide, elliptische, zylindrische, pilzförmige, viereckige, pyramidenförmige Köpfe, Mikro- und Makroköpfe.

Die Behandlungsergebnisse versuchten mehrere Autoren, die über ein größeres Beobachtungsgut verfügen, qualitativ aufzugliedern (ELTZE und VOGEL, WEIGERT, STEINHAUSER, STÖRIG, HELBO, SUNDT, MOSE, MEYER, EDGREN, JOKISCH und BETTE u.a.).

HELBO teilte ein in sphärische, stark abgeflachte, irreguläre eckige Köpfe. Er fand, daß die sphärisch geformten Köpfe kaum eine Arthrosis deformans bekamen, von den stark abgeflachten Köpfen 66%, von den irregulären alle.

SUNDT nahm eine Einteilung in 4 Gruppen vor (69 Hüftgelenke zur Zeit der primären Heilung):

1. Sphärische Hüftköpfe (6),
2. ovoide Hüftköpfe (25),
3. zylindrische Hüftköpfe (36),
4. eckige Hüftköpfe (2).

Eine Osteoarthritis entstand in keinem Falle der Gruppe 1 und bei allen Fällen der Gruppe 4. Von der 2. Gruppe hatten 48% eine Arthrosis, von der 3. Gruppe 72%. Insgesamt waren 69 Patienten nachuntersucht worden, und zwar alle mehr als 25 Jahre nach Beginn der Krankheit.

EDGREN stufte die Ausheilungsergebnisse seines Beobachtungsmaterials in 3 Grade ab:

Gutes Ergebnis; Wenn die Kontur des Kopfes präzise in einen der Kreise der Plastikvorlage (Modifikation der Plastikvorlage von GOFF, s. S. 226) untergebracht werden kann und wenn die Radien der Kreise, gebildet durch die Kopfkontur in der Frontal- und Lateralsicht, gegeneinander nicht stärker differieren als 1 mm. Eine Differenz von 1 mm zwischen dem Radius der frontalen und der lateralen Sicht wurde auch an der nicht betroffenen Seite in vielen Fällen angetroffen (3,2% im Material EDGRENs).

Zufriedenstellendes Ergebnis: Der Femurkopf wurde als elliptisch eingeschätzt, wenn seine Kontur regulär konvex war, ohne daß sie sich mit irgend einem Kreis der Plastikvorlage deckte und wenn die Differenz zwischen dem Radius der Kopfkontur bei der Frontal- und Lateralsicht 1 mm überschritt (14,5 %).

Mäßiges Ergebnis: Der Kopf wird als irregulär eingeschätzt in jenen Fällen, bei denen er nicht als sphärisch oder elliptisch betrachtet werden kann (82,3 %).

MOSE und MEYER teilten in sphärische und in nicht sphärische Köpfe ein. Wirklich elliptische Hüftköpfe traten im Rahmen der Perthes-Deformitäten nicht auf. Bei sphärischen Köpfen stimmte die Kalottenfläche mit der Rundung eines Kreissegmentes überein, kontrolliert mittels einer transparenten Plastikplatte (z. B. nach MOSE). Eine Variation von 2 mm wird zugestanden. Bei der Prüfung ist aber darauf zu achten, daß auch die lateralen Kalottenabschnitte mit dem Kreis übereinstimmen. Nichtsphärische Köpfe haben verschiedene Krümmungen oder auch eckige Kopfkonfigurationen. MOSE und MEYER rechnen zu den nicht sphärischen Köpfen auch jene, bei denen der größere Teil des Kopfes so abgeflacht ist, daß seine Oberfläche das Segment eines Kreises mit einem größeren Durchmesser darstellt als der Norm entspricht. Der Kalottenmittelpunkt liegt dann nicht — wie normal — in der Nähe der Mitte der Epiphysenfuge, sondern weiter lateral im Schenkelhals (s. Abb. 261). Die Randgebiete derartiger Köpfe besitzen aber meistens eine verstärkte Krümmung, der ein kleinerer Radius entspricht, als der zentralen Krümmung. Somit müssen diese Köpfe als irregulär (nicht sphärisch) gelten. Diese Fälle haben eine verhältnismäßig schlechte Prognose.

WEIGERT unterscheidet bei der *Beurteilung der Endergebnisse* ähnlich wie JOKISCH und BETTE, LÖWE, allerdings in umgekehrter Reihenfolge, *3 Gruppen*:

1. Gruppe (gut): Röntgenologisch normale oder annähernd normale Hüftgelenke. Acetabulum-Kopfquotient nach HEYMAN und HERNDON von über 90 %. Guter Gelenkschluß, freie Beweglichkeit, keine Beschwerden.

2. Gruppe (mittel = befriedigend): Kugelförmige Hüftköpfe bei gutem bis ausreichendem Gelenkschluß, Acetabulum-Kopfquotient 70—90 %, gute Beweglichkeit, geringe Beschwerden.

3. Gruppe (schlecht): Walzenförmig deformierte Hüftköpfe mit schlechtem Gelenkschluß, Acetabulum-Kopfquotient unter 70 %. Gelenkspalt verschmälert, Beweglichkeit gering, arthrotische Beschwerden.

STÖRIG bewertet den Therapieerfolg anhand der Auswertung von Röntgenaufnahmen in 2 Ebenen in Anlehnung an BETTE wie folgt:

Note 1: weitgehend normale Hüftkopfform;

Note 2: fast noch kugelförmiger Hüftkopf mit leichter Abflachung und geringer Verbreiterung;

Note 3: leicht bis mittelstark walzenförmiger Hüftkopf;

Note 4: stark walzenförmiger Hüftkopf.

Außerdem werden von STÖRIG noch die Meßmethoden von HEYMAN und HERNDON (Feststellung der Quotienten) herangezogen.

ELTZE und VOGEL beurteilen das Ergebnis:

als *sehr gut:* wenn Kopf und Hals der gesunden Seite entsprechen, also keine Veränderung mehr erkennen lassen;

gut: wenn angedeutete Kopfentrundung festgestellt wird;

mäßig: wenn eine Coxa plana bis zu $1/4$ der Kopfhöhe und Verbreiterung der Kopfbasis um nicht mehr als 3 mm vorliegt und als

schlecht: wenn alle übrigen Veränderungen, wie ausgeprägte Coxa plana, Schenkelhalsverkürzung, Antetorsion, Basisverbreiterung, Pfannenveränderungen usw. nachweisbar sind.

Prüfung der Funktion des Hüftgelenkes (nach Bewegungsindex von FERGUSON und HOWORTH):

Sehr gut: uneingeschränkte Beweglichkeit;

gut: Einschränkung der Beweglichkeit bis zu 50 % in *einer* Richtung (Abduktion oder Adduktion oder Rotation);

mäßig: Einschränkung der Beweglichkeit in 2 Ebenen oder Aufhebung in *einer* Ebene;

schlecht: darüber hinausgehende Einschränkungen.

An dieser Stelle sei auch auf eine Arbeit von STEINHAUSER (1970) hingewiesen, in der dieser eine Analyse von 132 Perthes-Fällen gibt, die konservativ nach dem Vorgehen von IMHÄUSER behandelt worden waren. Der Beurteilung der Spätergebnisse legt STEINHAUSER mehrere Meßverfahren (Epiphysenquotient, joint-surface-Quotient, Radiusquotient) und klinische Funktionsergebnisse zugrunde.

Im Endergebnis werden auch *Makro- und Mikroformen* des Hüftkopfes unterschieden. Die Makroform, die meist mit einer Abplattung des Kopfes einhergeht, hat eine starke Lateralisierung der Kopfmitte zur Folge und erfordert daher zur Equilibrierung eine größere Muskelkraft als die normale Kopfform, zumal bei ihr meistens auch noch eine Ausweitung des Pfannendaches erfolgt. Unter Zuhilfenahme des Schemas von MASSIE, der auf diese Zusammenhänge besonders hingewiesen hat, ist zu erkennen, daß durch Größenzunahme und Abflachung des Kopfes der Kopfmittelpunkt nach außen und oben rückt. Bei Mikroformen ist es umgekehrt, die Kopfmitte wandert nach oben und medial. Hierdurch wird der Hebelarm der Abductoren und gleichzeitig auch jener, mit dem die Körperschwere arbeitet, verkürzt. Bei den Makroformen wird also das Mißverhältnis der Kräfte größer, bei den Mikroformen kommen beide Kräfte geschwächt zur Einwirkung. Durch die Inkongruenz müssen auch die Druckverhältnisse im Gelenk mehr oder minder stark verändert sein. Es wirken zusammen Inkongruenz, Verschlechterung der Hebelverhältnisse, Veränderung der Druckrichtung, Verkleinerung der Druckflächen (HACKENBROCH). Erwähnt sei an dieser Stelle ferner, daß es Makroformen gibt, die primär keine Inkongruenz zeigen. Solche entstehen aber weniger durch einen Perthes, als im Anschluß an juvenile Epiphysengleitprozesse.

β) Epiphysenfuge und Metaphyse des proximalen Femurabschnitts

Eine Beteiligung der Wachstumsfuge und der benachbarten Metaphyse bei Perthesscher Erkrankung ist nicht so selten. Diesbezügliche Mitteilungen machten schon WALDENSTRÖM (1910), LEGG (1910) und PERTHES (1913); ferner BORCHARD, FRANGENHEIM, HEITZMANN, F. J. LANG, ZESAS, SCHWARZ (1914), DREHMANN (1914), GAGEL (1933), GILL (1940), MINDELL und SHERMAN (1951), WIRTZ (1953), GOFF (1954), HOWORTH (1959), CAFFEY (1961), BERGSTRAND (1961), MOSE (1964), HELBO (1953), EDGREN (1965) u. a. Im Material von NEURATH (73 Patienten) war die Wachstumsfuge in 82 % beteiligt, in 19 % stärker.

αα) Die röntgenologischen Zeichen des Fugen- und Metaphysenbefalls bei Morbus Perthes

Bei einem nur gering ausgeprägten Perthes (Abortivfall) ist eine Fugen- und Metaphysenbeteiligung kaum anzutreffen, besonders wenn der nekrotische Bezirk im proximalen Kopfteil liegt. Sehr selten ist auch ein isolierter Perthes-Befall von Metaphyse und Fuge (Abb. 263). Beim Fugen- und Metaphysenbefall treten die ersten Erscheinungen röntgenologisch schon im Initialstadium der Krankheit auf und sind innerhalb eines gewissen Ausmaßes auch reversibel. Der Fugenspalt kann dann verbreitert sein durch Ödem ? (s. histol. Befunde, S. 397).

Am häufigsten ist eine bandförmige Rarefikation des Knochens, die in der Nähe der Wachstumsfuge quer durch die Metaphyse zieht (MINDELL und SHERMAN, 1951; GOFF, 1954; EDGREN, 1965; MOSE, EYRING u. Mitarb.). Sie gilt als Frühzeichen der Fragmentation. In ihrer Begleitung können sich auch kleincystoide Aufhellungen finden (Abb. 263). Diese Veränderungen erwiesen sich manchmal als rückbildungsunfähig. Unter EDGRENs Fällen konnte dies 20mal beobachtet werden. Die Auffüllung der Aufhellungszone mit dichtem Material erfolgt meistens von der Epiphysenseite her. Im weiteren Verlauf der pathologischen Abweichungen kann es über eine ausgedehntere Fragmentation zu gröberen Aufhellungen kommen, die auch cystischen Charakter haben können und weiter in die Metaphyse hinein vorrücken können (Abb. 255).

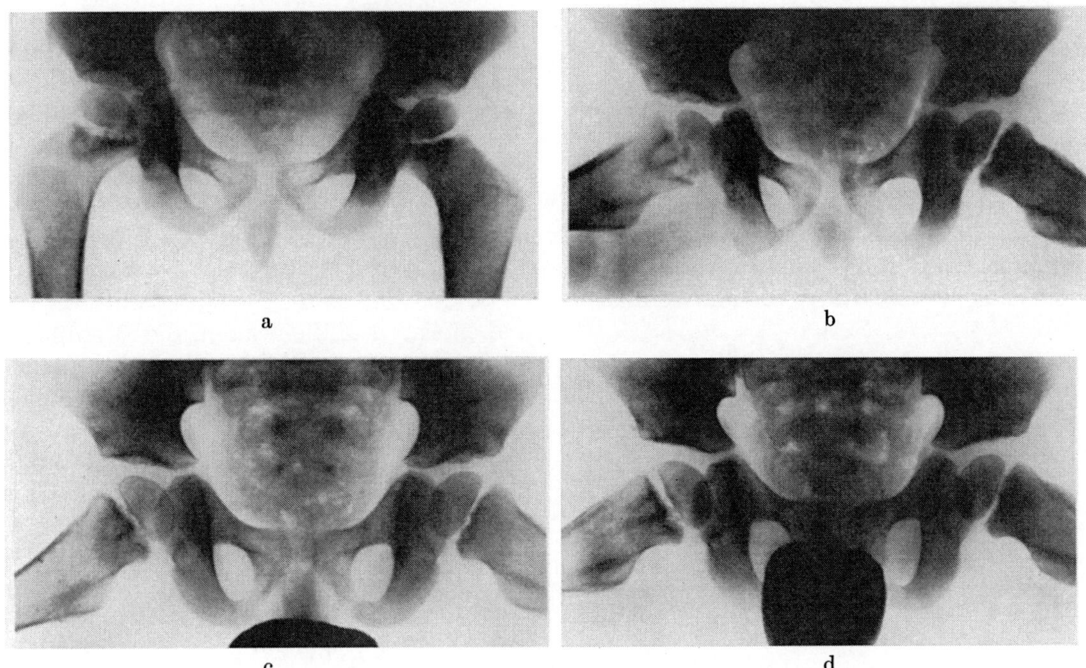

Abb. 263a—d. Isolierter „Halsperthes", der unter Entlastung schnell ausheilt. a und b 3¹/₂jähriger Knabe, bessere Erkennung der Ausdehnung des Herdes an der Aufnahme nach LAUENSTEIN; c nach 4 Monaten, regenerative Verkleinerung des Herdes; d nach 6 Monaten, nur noch fugennahe Kontur- und Strukturunregelmäßigkeiten, verbreiterter Fugenspalt

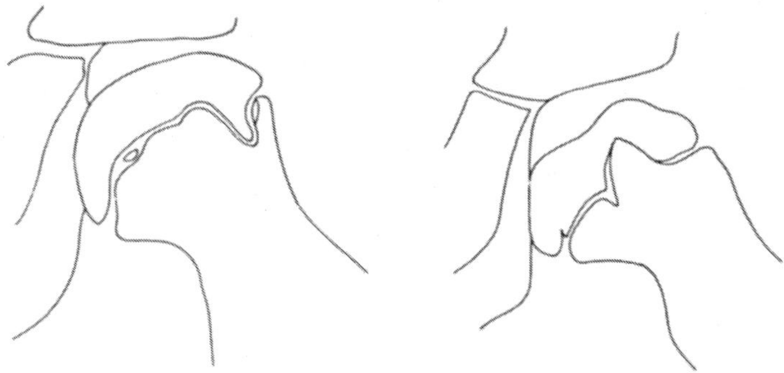

Abb. 264. Unregelmäßiger Verlauf der Wachstumsfuge und der Metaphysenoberfläche im Spätstadium eines Morbus Perthes, 5 Jahre nach Krankheitsbeginn. 11jähr. ♂. Gute Darstellungsmöglichkeit durch Schichtaufnahmen. (Aus: W. EDGREN)

Gewöhnlich sind die Veränderungen im zentralen Teil der Metaphyse nur geringfügig, stärker dagegen an den äußeren Zonen, besonders an der cranialen, seltener an der distalen. Typisch ist eine Gruben- oder Stufenbildung am oberen Metaphysenrand. Gröbere derartige Defekte führen zu dauernden Deformierungen. Auch Abweichungen der Epiphysenfuge von ihrer linearen Form sind nicht selten (Abb. 264). Die winkelförmige Abbiegung der Fuge nach metaphysenwärts wird öfter am ventralen Randgebiet beobachtet. Eine nach cranial gerichtete Konvexität des Fugenspaltes wurde von BERGSTRAND und HOWORTH beschrieben (Abb. 264). Sie entspricht wohl dem zentralen Metaphysenzapfen, der nach EDGREN dadurch entsteht, daß der zentrale Metaphysenteil vom Krankheitsprozeß verschont blieb (wohl wegen der erhalten gebliebenen zentralen arteriellen Versorgung vom Halsinneren aus, nach OTTE unter dem Einfluß des zentralen Wachstumsdruckes (Abb. 265). Innerhalb eines gewissen Ausmaßes ist diese zentrale Fugenkonvexität im Rahmen des Ausheilungsvorganges durch kompensatorisches Wachstum noch remodulierbar, so daß eine regulär gerade Epiphysenlinie wiederhergestellt wird. Auch bei groben durchgehenden, vorwiegend nur metaphysären Defekten kann die Epiphysenfuge ihren regulären Verlauf behalten, wenn eben die Fuge selbst nicht oder nur wenig geschädigt wurde. Der stufenförmige metaphysäre Randdefekt wird häufig vom metaphysären Knochen her aufgefüllt. Nicht selten bleibt aber von dieser Seite die Regeneration aus. In solchen Fällen kann dann der Defekt während des reparativen Stadiums von der Epiphyse her aufgefüllt werden (Überkappung des Randes, ähnlich wie dies bei der Blountschen Epiphyseonekrose am Tibiakopf der Fall ist; EDGREN), womit eine Verbreiterung des Hüftkopfes einhergeht (s. Abb. 258, 264 und 265). Parallel damit wird in den meisten Fällen auch die Metaphyse verbreitert. Zu diesem Zeitpunkt werden auch vorzeitige partielle Fugenverschmelzungen sichtbar.

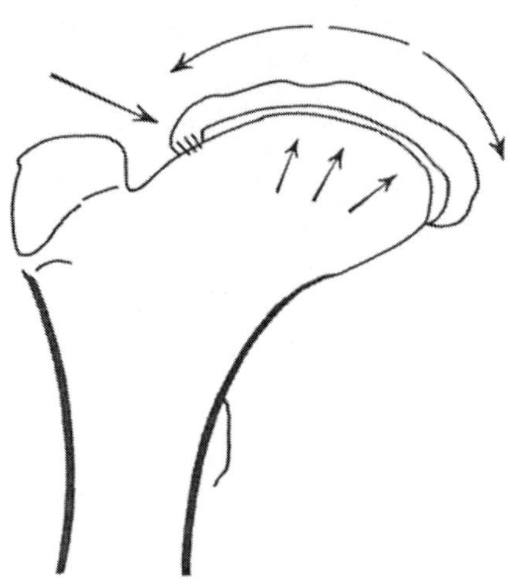

Abb. 265. Pathologische Wachstumskinetik im weiteren Verlauf des Morbus Perthes. Laterale Epiphysiodese verhindert Schenkelhalswachstum bei Fortentwicklung des medialen Anteiles. Die Knorpelfuge wird unter dem Wachstumsdruck konvex. Die Epiphyse unterliegt distrahierenden Kräften. (Nach P. OTTE)

Es kommen auch isolierte zentrale metaphysäre Veränderungen vor, die den Knochen nicht ganz durchsetzen. Sie können fleckig, vacuolig, uni- oder multilokulär sein und (später) konfluieren. Gelegentlich reichen die Veränderungen auch weiter distal in den Schenkelhals hinein (z. B. im Fall von SPRINGER). LOEB und W. MÜLLER sahen kleine Aufhellungen in der Nähe der Epiphysenfuge, die später gegen den Schenkelhals zu einwuchsen und dann schließlich ausheilten. GÜTIG und HERZOG fanden bei einem 16 Monate alten Knaben(!), einem 10jährigen Mädchen (mit genitaler Adipositas) und bei einem 11jährigen Knaben Aufhellungsherde knapp distal neben der Epiphysenscheibe. Es waren somit Zonen befallen, die nach v. LANZ statisch wichtig sind für die spätere Aufrichtung des Schenkelhalses.

Schwer einzuordnende Bilder einer Osteochondritis des Schenkelhalses haben HILGENREINER, FAHRI AREL, und HOHMANN beschrieben.

$\beta\beta$) Zur Pathogenese des Fugen- und Metaphysenbefalls

GILL meint, daß in der Metaphyse der primäre Sitz des Perthes-Leidens zu suchen sei, die Epiphyseonekrose sei eine sekundäre Folge. Auch LEVY (1911) sah in einem destruktiven Prozeß der Epiphysenplatte das Primäre. BERGSTRAND (1961) beschrieb einen lokalen marginalen Decalcifizierungsprozeß in der proximalen Oberfläche der Metaphyse, der dann als Fragmentation der Epiphyse fortschritt.

Für die Anhänger der Theorie der avasculären Nekrose stellt die Fugen- und Halsbeteiligung nur ein quantitatives Problem dar, da sie annehmen, daß bei Fugen- und Metaphysenbeteiligung eben auch die arterielle Fugen- und Metaphysenversorgung geschädigt sei. Dafür sprechen folgende Beobachtungen: Der zentrale Teil der Metaphyse, der durch zentrale Halsnutritien unterhalten wird, nimmt oft am metaphysären Befall nicht teil und fährt auch fort zu wachsen. Auch geht die Regeneration der leichten oberflächlichen Metaphysendefekte meistens vom Rande her aus, wo die Gefäße eindringen.

Unter Hinweis auf Arbeiten von A. HAAS, KISTLER, FOSTER, BRASHEAR, PONSETI u. a. meint OTTE, daß der Epiphysenkern nur ein Teilphänomen im Werdegang der Perthes-Deformität darstellt. Die Ernährung des Fugenknorpels, insbesondere der Proliferations-

Stoffwechsel, hänge von den Gefäßen der Epiphysenseite ab, so daß die Wachstumsaktivität der Fuge in der Nähe epiphysärer Ischämiebezirke aufhöre. Andererseits führe eine Unterbrechung der den Kopf versorgenden metaphysären Gefäße zur Reduzierung der enchondralen Ossifikation und zur Verbreiterung der Fuge (BRASHEAR u. a.). Dieser Vorgang sei bei zeitiger Wiederherstellung der Zirkulation reversibel, indem eine beschleunigte enchondrale Ossifikation einsetze. Der vasculär geschädigte Fugenknorpel könne auch von Gefäßbindegewebe durchwachsen werden und vorzeitig verknöchern (partielle Spontanepiphyseodese). In der Skizzenfolge der Abb. 258 stellt OTTE diesen pathogenetischen Akt dar (s. a. S. 287).

Bei stärker ausgedehnten metaphysären Prozessen scheint die vorzeitige Verschmelzung von Kopf und Hals nicht bloß durch einen vorzeitigen Fugenschluß stattzufinden. Es ist wahrscheinlich auch möglich, daß durch Läsionen der Epiphysenplatte ein Kontakt zwischen dem vasculären System der Epiphyse und dem der Metaphyse hergestellt wird mit dem Ergebnis einer lokalen Verschmelzung (NOVE-JOSSE, 1894; A. LANGENSKIÖLD und EDGREN, 1949; TRUETA und AMATO, 1960). Es scheint, daß auch eine durch Belastung verursachte Kompression eine zusätzliche Ursache für den vorzeitigen Schluß der Epiphysenfuge sein kann, besonders in Fällen, bei denen die zentrale Portion der Metaphyse merklich gewachsen ist und die Zone der Ossifikation nur von einer sehr dünnen Knorpelschicht bedeckt ist (TRUETA und TRIAS, 1961; zit. nach EDGREN).

BERNBECK ist der Auffassung, ,,daß es bei einer pathologischen Durchbrechung der ,Grenzlamelle' nach den Untersuchungen von ISHIDO auch ,Ishidosche Grenzlamelle' genannt — traumatisch oder degenerativ zum Einströmen des sauren Knorpelsaftes ins kalkreiche Knochengewebe und damit zu einer patho-ionischen Degeneration mit Demineralisation, in schweren Fällen sogar zur lokalen chemischen Nekrose komme''. Beim Gehen und Stehen werde die chondrale Flüssigkeit dauernd in die empfindliche junge Knochenspongiosa gepumpt. Nach BERNBECK laufen die Halsveränderungen wegen der besseren Gefäßversorgung des Schenkelhalses schneller ab, auch komme es, im Gegensatz zum Verhalten der Epiphysenkopfkappe, weniger oft zu einer initialen Verdichtung, als zu einer initialen Aufhellung wegen des sofortigen Einsatzes des Blutstromes. Dieser bewirke im Collum eine primäre Demineralisation des säureinfiltrierten Spongiosagerüstes.

γγ) Histologische Befunde an der Epiphysenfuge

Angaben, die das histologische Bild der Epiphysenplatte beim Perthes betreffen, sind spärlich. RIEDEL (1923) beobachtete neben normalem hyalinen Knorpel auch Knorpelinseln, die Zellproliferation, Ödem, fibrilläre Transformation zeigten. Hier und dort waren auch Merkmale von Kernatrophie der Zellen gegeben. PONSETI (1956, 2 Fälle) fand, daß der Knorpel der Epiphysenplatte fibrös umgewandelt oder flüssig war, die Zellen waren haufenweise angeordnet und die Linie der enchondralen Ossifikation war irregulär. Es hatte den Anschein, als sei die Läsion der Epiphysenplatte einem Verlust der Kohäsion in der Knorpelmatrix zuzuschreiben. YAMAGUCHI (1959) beobachtete, daß der Knorpel zuerst teilweise der Degeneration anheimfiel, später gänzlich. Die Reifungszone des Knorpels war verschiedengradig in den verschiedenen Teilen befallen. Die Knochentrabekel waren in der Metaphyse komprimiert, frakturiert oder nekrotisch.

Ähnliche Nekrosen im Fugenknorpel sah schon AXHAUSEN (1922) bei jugendlichen Schenkelhalsbrüchen, die zur Nekrose des proximalen Fragmentes geführt hatten. Ausgedehnte Nekrosen der Epiphysenplatte hatte auch HEIKEL (1960) bei seinen Epiphysentransplantationen an der Epiphysenplatte gesehen, ganz einfach verursacht durch Unterbrechung der Gefäßversorgung.

δδ) Resultierende Deformierungen bei Fugen- und Metaphysenbefall

Bei Beteiligung der Wachstumsfuge und der Metaphyse des proximalen Femurabschnittes am ,,Perthes''-Geschehen kommt es zu Wachstumsstörungen in Gestalt einer

Verzögerung oder völligen Hemmung des Wachstums. Die Prognose ist dabei relativ ungünstig (EYRING u. Mitarb.). Beteiligt ist gelegentlich auch die Fuge des Trochanter maior. Maßgebend für Ausmaß und Form der Wachstumsstörung ist hauptsächlich das Ausmaß der Fugenschädigung (Abb. 266), aber auch das Alter des Betroffenen und eine gewisse zeitliche Korrelation der Fugenschädigungen untereinander. Ein prämaturer Schluß der Epiphysenfuge wurde beim „Perthes" nicht selten beschrieben, im jüngeren Schrifttum von MINDELL und SHERMAN (1951), HELBO (1953), GOFF (1954), EVANS (1958),

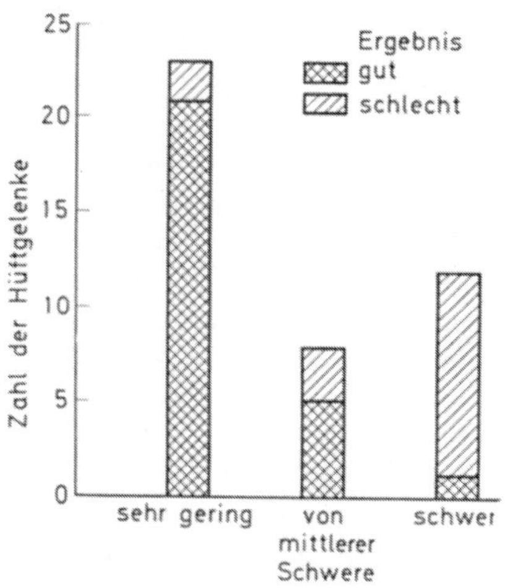

Abb. 266

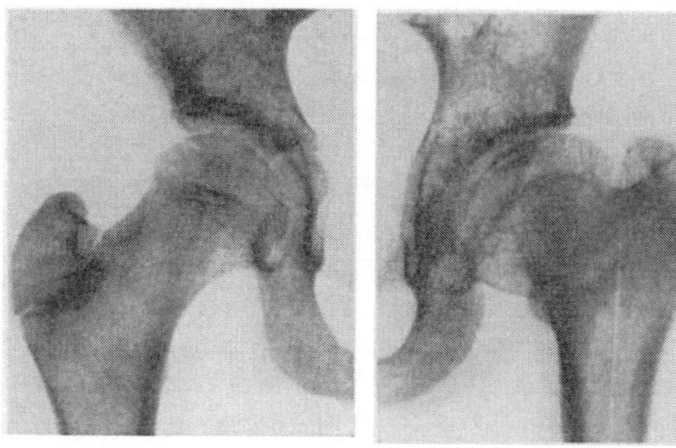

Abb. 267

Abb. 267. Trochanter-Elevation (links) mit positivem Trendelenburgschen Zeichen, ca. 5 Jahre nach Beginn des Perthesleidens. Vorzeitiger Verschluß der Kopffuge, während die subtrochantere Wachstumsfuge noch offen ist. 12jähriges Mädchen. (Aus: W. EDGREN)

Abb. 266. Ausdehnung des Metaphysenbefalles beim „Perthes" und Ergebnis nach 2—14 Jahren. Bei Hüften mit minimalem Metaphysenbefall war das Endergebnis gut in 91%, bei solchen mit ausgedehntem Befall nur in 8%. [EYRING, BJORNSON und PETERSON: Amer. J. Roentgenol. **93** (1965)]

BETTE (1960), EDGREN (1965), NEURATH (1967) u. a. Bei EDGREN war in 42 von 62 Fällen die proximale Femurwachstumsfuge des erkrankten Femur um ca. 1 Jahr früher verknöchert als die des gesunden.

Es können folgende Deformierungen am proximalen Femurabschnitt auftreten:

1. Ein kurzer Schenkelhals. Er entsteht bei Verlangsamung oder völligem vorzeitigen Stillstand des Wachstums an der subkapitalen Wachstumsfuge. Die Verkürzung ist symmetrisch, wenn die Störung alle Abschnitte der Wachstumsplatte gleichmäßig betrifft (Abb. 259).

2. Varisierung des Schenkelhalswinkels (Collum-Diaphysenwinkel) (Abb. 267). Auch sie ist die Folge einer Verlangsamung oder eines vorzeitigen Stillstandes des Längenwachstums des Schenkelhalses an der subkapitalen Epiphysenfuge. Eine Coxa vara entsteht bei einem „Perthes" häufig (z.B. bei STEINHAUSERs Fällen in 77%) und wurde auch von zahlreichenAutoren beschrieben (SOURDAT, 1909; CALVE, 1910; WALDENSTRÖM, 1910; später MOSE, 1954; EDGREN, 1965; STEINHAUSER, 1967 u. a.). Die Varisierung des Schenkelhalses kann freilich kein konstantes Phänomen beim Perthes sein, da sie eben nur dann auftritt, wenn es zu einer Schädigung der subkapitalen Wachstumsfuge kam. Eine „Pseudo"varisierung des Halses kann resultieren, wenn die mediale Portion des Femurkopfes nach der medio-caudalen Richtung wächst (WALDENSTRÖM), z.B. bei vorzeitigem Schluß des medico-caudalen Fugenbezirkes (s. Abb. 268a).

3. Relativer Hochstand des Trochanter maior. Er entsteht als Folge der subkapitalen Wachstumshemmung mit Varisierung des Schenkelhalses bei gleichzeitig normal vor sich gehender Wachstumsprogredienz am Trochanter maior (Abb. 267). Als Folge des Trochanterhochstandes entsteht ein positives Trendelenburgsches Symptom. Neuerdings wird versucht, durch Epiphyseodese an der Trochanterfuge das Entstehen eines relativen Trochanterhochstandes zu verhindern (EDGREN). Der Trochanterhochstand kann gemes-

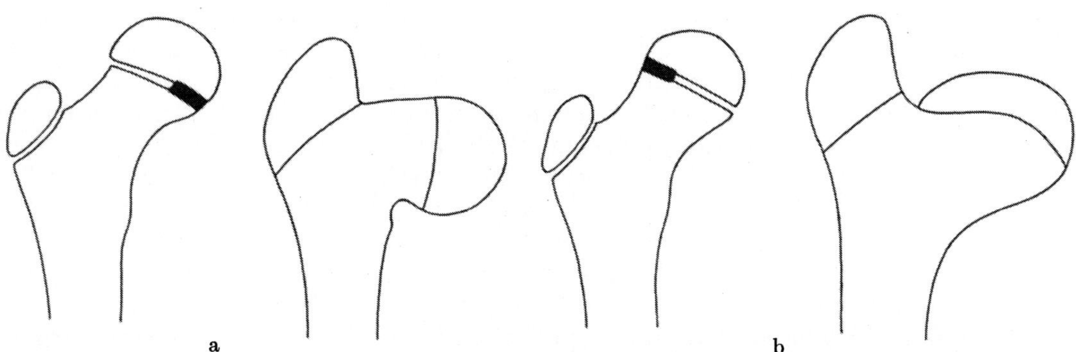

Abb. 268a u. b. Schematische Wiedergabe verschiedener Typen der Varus- u. Valgus-Deformität an der Hüfte. a Wachstumssperre im medialen Teil der Epiphysenplatte führt zu einer Varus-Deformität mit verkleinertem Hals-Schaftwinkel. b Wachstumssperre im lateralen Teil der Epiphysenplatte führt zur Valgusposition der Femurkopfepiphyse gegenüber dem verkürzten Schenkelhals. Der Hals-Schaftwinkel wird nicht wesentlich beeinflußt. Dieser Typ entwickelt sich gewöhnlich bei der Coxa plana („Perthes"). (W. EDGREN)

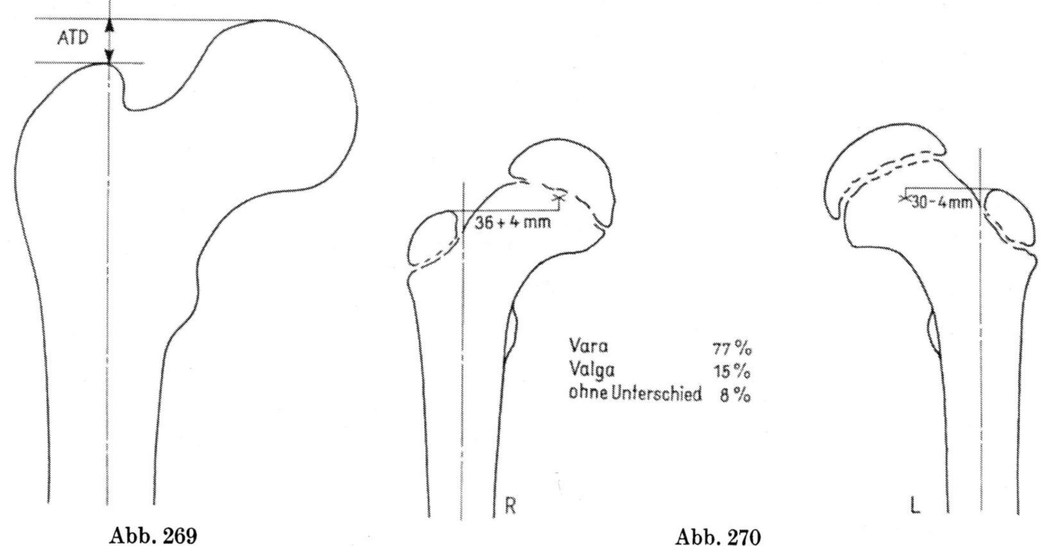

Abb. 269. Bestimmung des Gelenk-Trochanterabstandes (Articulotrochanteric Distance, ATD) nach W. EDGREN

Abb. 270. Lagebeziehung des Kopfmittelpunktes zur Trochanterspitze bei der linken „Perthes"-Hüfte im Vergleich zur gesunden rechten Seite (E. STEINHAUSER)

sen werden nach der Methode nach EDGREN (Abb. 269), aber auch nach der von STEINHAUSER (Abb. 270).

4. Valgisierung des Schenkelhalswinkels (Collum-Diaphysenwinkel). Seltener als die Varisierung des Schenkelhalswinkels wird beim „Perthes" eine Valgisierung beobachtet. Einige Autoren sehen aber eine solche doch recht oft. EVANS (1959) fand z.B. unter 52 Patienten 6mal eine Valgusdeformität im Vergleich zur nichtbefallenen Seite, STEINHAUSER in 15%. SUNDT (1949) glaubt sogar eher eine Tendenz zur Valgisierung als zur Varisierung erkennen zu können, desgleichen PERTILLÄ (1959). Es scheinen aber keine verläßlichen Meßmethoden angewendet worden zu sein.

Wie aus den Ausführungen über den Trochanter maior hervorgeht, kann auch eine Wachstumshemmung des Trochanter zu einer Valgisierung des Schenkelhalswinkels führen.

Von der echten Valgisierung des Halses ist die „scheinbare" zu unterscheiden, die bei vorzeitigem Schluß nur des lateral-cranialen Fugenabschnittes entsteht (s. Abb. 268b).

5. Abweichung der Hüftkopfkappenrichtung. Bei vorzeitiger Verknöcherung der ganzen Epiphysenplatte ist eine Abweichung der Kopfrichtung unwahrscheinlich, bei partieller hingegen häufig. Das Ausmaß, die Lage und die Zeit der Verknöcherung sind maßgebend für die Form und Richtung der Kopfabweichung. Auf den Diagrammen der Abb. 268 wird jeweils das Bild einer partiellen medialen und einer partiellen lateralen Fugenverknöcherung gezeigt. EVANS (1958) berichtete über eine verstärkte Antetorsion des Femurhalses und -kopfes, für die er ein asymmetrisches Wachstum beschuldigt, das durch einen vorzeitigen Epiphysenschluß verursacht worden sei. Nach EDGREN kann es als eine Regel gelten, daß die Fugenfusion zuerst im zentralen Bezirk stattfindet. In diesem Fall ändert sich die Beziehung der Epiphyse zum Schenkelhals wenig. Oft stellte sich die Verknöcherung lateralseitig ein, während die Metaphyse medialseitig weiterwuchs. Die Epiphyse geriet dadurch in eine Valgusposition. Nur einmal schloß sich die Fuge medial, wobei eine Varusposition des Kopfes resultierte. In 14 unilateralen Fällen kam es zu einer Antetorsion, eine Retrotorsion wurde in keinem Fall gesehen. Insgesamt fand EDGREN in seinem Material eine prämature Nahtossifikation in 42 Fällen.

6. Eine Verdickung des Schenkelhalses (Abb. 257 u. 267) kann mehrere Ursachen haben. BERNBECK (1954) gibt folgende Möglichkeiten an: appositionelle Dickenzunahme als Ausgleich einer statisch-mechanischen Insuffizienz, Ossifikationsreiz durch die abgeplattete, über den Metaphysenrand drängende Kopfkalotte bei direkter Halsbeteiligung am Perthes, wohl auch bedingt durch eine malacische Massenverbreiterung (durch Kompression). HELBO (1954) deutet die Dickenzunahme des metaphysären Halsteiles als eine aktive Breitenzunahme durch Belastung, J. MEYER als Ergebnis einer sekundären Adaption, indem beim Sistieren des Längenwachstums des Halses dessen transversales periostales Wachstum anhält. EDGREN gibt folgende Faktoren an: a) Übergreifen der Epiphyse auf einen befallenen Halsrandbezirk im Spätstadium, b) reaktive Verbreiterung des proximalen Metaphysenabschnittes bei einer ebensolchen Verbreiterung der Kopfkappe, c) lamelläre periostale Appositionen, vom Metaphysenrand ausgehend, meistens am cranialen Halsrand. OTTE sieht 3 Möglichkeiten: 1. Eine pathologische Steigerung der enchondralen Apposition am lateralen Schenkelhalsgebiet, 2. eine pathologisch gesteigerte periostale Apposition am medialen Schenkelhalsgebiet[1] und 3. ein Sistieren der metaphysären Reduktion. NEURATH stellte bei seinen Fällen eine Verbreiterung des Hals-Kopfes an der Wachstumsfuge von 5—6 mm (= 10 bis 15 %) im Durchschnitt fest, STEINHAUSER eine Breitenzunahme des Halses bis zu 10 mm. OTTE und STEITZ kommen aufgrund röntgenologischer Verlaufskontrollen (insbesondere nach Nagelung) zu der Auffassung, daß ein röntgenologisch länger, d. h. großflächig werdender Fugenknorpel einen zunehmend breiteren Schenkelhals als Wachstumsprodukt liefern muß. In diesem Zusammenhang sei darauf hingewiesen, daß jede ungleiche stärkere ossäre Apposition am oberen oder am unteren Rand des Schenkelhalses zu einer Änderung des Hals-Schaftwinkels führt (s. CD-Winkel).

7. Hüftgelenkkopfdeformierungen als Folge der Beteiligung der Epiphysenfuge und der Metaphyse bei Perthesscher Erkrankung. Schon während des aktiven Ablaufes des „Perthes" wird der Einfluß der Wachstumsfuge und der Metaphyse auf den Hüftkopf sichtbar, je nach Vitalität oder Schädigungsgrad dieser Gegend: Halbmondform der abgeflachten Epiphyse und breite Metaphysenkonsole infolge kompensatorischer Metaphysentätigkeit, Entstehung von Kopfirregularitäten bei Wachstumsrückstand infolge Fugen- und Metaphysenschädigung.

Wie oben schon erwähnt, kann die Ausheilung eines metaphysären Randherdes dadurch erfolgen, daß die benachbarte Epiphyse in den metaphysären Herd einwächst und diesen auffüllt. Dies geschieht in Gestalt einer kappenartigen Überdeckung des metaphysären Randes durch den Epiphysenrand. Dadurch wird der Hüftkopf breiter und auch flacher. Da die metaphysären Herde zirkulär meistens ungleich stark ausgedehnt sind,

---

1 Solche lamelläre Knochenappositionen beobachtet man auch bei Coxarthrosen, die im Gefolge einer Hüftdysplasie entstehen. [Wiberg-Zeichen. WIBERG, G.: Acta chir. Scand. Suppl. **58** (Stockh.) (1939). — DIHLMANN, W., HOPF, A.: Fortschr. Röntgenstr. **115**, 572 (1971)].

kann dieser Vorgang auch zu einer ungleichen Formung der Randzonen des Kopfes führen. GOFF sah sphärische und pilzförmige Schenkelköpfe bei prämaturem Fugenschluß. Bei irregulären Kopfformen (als Endresultat) war die Fugenfusion verhältnismäßig früh erfolgt.

Eine Kombination von „Perthes" und Epiphyseolysis capitis femoris beschrieb PARERE.

γ) Trochanter maior und Morbus Perthes

Über die normale Ossifikation des Trochanter maior orientieren Ausführungen auf S. 416. Eine Verlangsamung des Längenwachstums des Schenkelhalses und ein prämaturer Verschluß der subkapitalen Epiphysenlinie sind ein häufiges Ereignis beim „Perthes" und führen zu einer Verkürzung und Varisierung des Schenkelhalses. Das Wachstum des Trochanter maior wird dagegen in der Regel nicht beeinträchtigt. Daraus ergibt sich, daß zwischen Femurkopf und -hals einerseits und dem großen Trochanter andererseits eine Wachstumsdiskrepanz resultieren muß. Diese bewirkt zusammen mit der Varisierung und einer eventuell bestehenden Kopfabplattung eine Verminderung der Höhendifferenz zwischen der Spitze des Trochanter maior und dem proximalen Pol des Femurkopfes. Diese Distanz wird von EDGREN als Gelenk-Trochanter-Distanz (Articulo-Trochanteric-Distance = ATD) bezeichnet (Abb. 269). Sie ist meistens um so kleiner, je stärker die resultierte Kopf- und Halsdeformierung ist (Tabelle 20). EDGRENs systematische Messungen ergaben, daß die Reduktion der ATD, wodurch eine „Elevation" des Trochanter maior angezeigt wird, sich spät im reparativen Stadium oder nach der primären Ausheilung einstellt. In vielen Fällen war die Elevation des großen Trochanter so markant, daß die Spitze des Trochanter mehrere Millimeter weiter nach cranial reichte als der obere Pol des Femurkopfes. Es kommen aber auch Fälle vor, bei denen lediglich der Trochanter angehoben ist (ohne nennenswerte Halsvarisierung), so daß gewissermaßen eine „funktionelle" Coxa vara vorliegt (PERTTILÄ, 1954; EVANS, 1958).

Die ATD wird in geringem Ausmaß von der Beinstellung beeinflußt (Tabelle 21). Von der *Normal*stellung des Beines ausgehend nimmt die ATD bei Außenrotation des Beines

Tabelle 20. *ATD bei einseitigem Morbus Perthes in Beziehung zur Form des Hüftkopfes nach Wachstumsstillstand (81 Fälle) (W. EDGREN)*

Form des Hüftgelenk-kopfes	Abstand: Hüftgelenkspalt—Trochanter				Zahl der Fälle
	Kranke Hüften		Gesunde Hüften		
	Durch-schnitt	Streu-breite	Durch-schnitt	Streu-breite	
Spherical	11,7	(+21 — — 9)	16,0	(+24 — + 6)	23
Elliptical	1,7	(+13 — — 4)	15,9	(+28 — +11)	17
Irregular	2,2	(+17 — —19)	15,1	(+28 — + 8)	41

Tabelle 21. *Gelenk-Trochanterabstand (ATD) an gesunden Hüften in normaler Aufnahmeposition (a.p.). 20° Außenrotation und 20° Innenrotation des Oberschenkels, sowie an einem Skelet. (Aus: W. EDGREN)*

	Abstand: Hüftgelenkspalt — Trochanter	
	Durchschnitt bei 12 Normal-personen (mm)	Präparat (mm)
Normale Aufnahmeposition	21	18
Außenrotation	24	20
Innenrotation	19	14

zu und bei Innenrotation ab. Grobe Perthes-Deformitäten, die die ATD am stärksten reduzieren, sind oft vergesellschaftet mit einer leichten Außenrotation des Beines und einer Behinderung der 20%igen Einwärtsrotation (die für die Standardaufnahmetechnik erforderlich ist). Zur Bestimmung des Trochanterstandes benützt STEINHAUSER die Lagebeziehung des Kopfmittelpunktes zur Trochanterspitze im Vergleich zur gesunden Seite (Abb. 270).

Manche Autoren sprechen auch von einer „Hypertrophie" des Trochanter und meinen wahrscheinlich damit die Elevation nach EDGREN. Ob es im Rahmen des „Perthes" eine echte Trochanterhypertrophie gibt, ist nicht erwiesen. Jedenfalls sollten Hypertrophie und Elevation strenger unterschieden werden. Schon PERTHES hatte 1913 darauf hingewiesen, daß bei einigen seiner Fälle der Trochanter maior auffallend groß war, desgleichen BIBERGEIL (1912), WALDENSTRÖM (1922), AXHAUSEN (1923), CAAN (1924), PERTTILÄ (1954), GOFF (1954), HORWITZ (1960). PERTHES und AXHAUSEN sahen in der „Hypertrophie" des Trochanter maior den Ausdruck eines rund um den großen Trochanter bestandenen proliferativen Phänomens; BIBERGEIL deutete sie als Ergebnis einer Wechselbeziehung zwischen der Atrophie des Kopfes und Halses einerseits und dem Wachstum des Trochanter andererseits. Da sich unter SUNDTs Fällen auch solche befanden, bei denen der Trochanter maior der nicht erkrankten Seite vergrößert war, folgerte er, daß die Trochanter-„Hypertrophie" in keiner Beziehung mit dem Krankheitsprozeß des „Perthes" stehe.

Das Trendelenburgsche Zeichen bei Morbus Perthes

Da bei einem kurzen Schenkelhals und einem relativ hohen Trochanter maior die Abduktion des Beines eingeschränkt und die Adductormuskeln insuffizient werden, findet man bei einem Perthes verhältnismäßig oft ein positives Trendelenburgsches Zeichen (EDGREN). Von einem echten Trendelenburgschen Zeichen muß aber das durch Schmerzen allein bedingte Hinken unterschieden werden, das CALVÉ (1939) als „Antalgic gait" beschrieben hat. Dieser „Antalgic gait" stellt sich schon im Initialstadium des Perthes ein. Der echte „Trendelenburg" hingegen entwickelt sich erst später, wenn es über die Verkürzung und Varusdeformität des Halses sowie die Abplattung des Kopfes zu einem relativen Trochanterhochstand gekommen ist (wahrscheinlich kann aber auch über eine alleinige muskuläre Adductorinsuffizienz ein positiver „Trendelenburg" entstehen).

Von einigen Autoren (z.B. EDGREN) wird der Versuch gemacht, den relativen Trochanterhochstand bzw. die Trochanter-„Hypertrophie" durch eine rechtzeitig vorgenommene Epiphyseodese der Trochanterfuge zu verhindern (s. Therapie, S. 343).

Während eine Varusdeformität hauptsächlich bei einer Störung oder einem prämaturen Stillstand der subkapitalen Wachstumsfuge entsteht, entwickelt sich nach LANGENSKIÖLD und SARPIO, LAURENT, PYLKKANEN eine Coxa valga, wenn die Aktivität der Epiphysenplatte des Trochanter maior gestört wird oder die Fuge sich vorzeitig schließt (Tierversuche und klinische Beobachtungen, zit. nach EDGREN).

δ) Hüftpfanne („Pfannen-Perthes")[1] u.a.

Beim „Pfannen-Perthes" ist die Hüftpfanne meistens zusammen mit dem Schenkelkopf, eventuell auch mit dem Hals, verändert. Ein isoliertes Vorkommen von Perthesscher Erkrankung an der Hüftpfanne ist äußerst selten, jedoch entsprechend der epiphysären Bestandteile der Hüftpfanne möglich, besonders im Hinblick auf die beschriebenen Nekrosen in der Gegend der Spina iliaca anterior inferior, deren Ausdehnung bei einigen beschriebenen Fällen gegen die Pfanne zu nicht abgrenzbar ist. Zusammen mit dem

---

1 Der „Pfannen-Perthes" wird im Wörterbuch der kleinen Syndrome von LEIBER-OLBRICH auch als Haessler-Syndrom (1934) bezeichnet. Eine Begründung für diese Benennung konnte ich in der Literatur nicht finden.

üblichen Perthes-Bild sind Pfannenveränderungen, besonders im Spätstadium, nicht selten (bis zu $^3/_4$ aller Fälle, besonders im Spätstadium). Man muß aber unterscheiden eine echte, primäre Beteiligung des Pfannengrundes mit Nekrose seines Knorpel- bzw. Knochenmaterials und die sekundäre Form, die in einer Anpassung der Pfanne an den deformierten Kopf im Laufe der Jahre entsteht. Nur erstere trägt mit Recht die Bezeichnung „Pfannen-Perthes". Der „Pfannen-Perthes" ist nicht allgemein anerkannt, LINDEMANN und SIEMENS rechnen ihn mit WALDENSTRÖM, SCHWARZ, ISELIN, WIDEROE, LEGG nur zu den Sekundärerscheinungen des Kopf-Perthes.

Nach GAUGELE kann man beim „Pfannen-Perthes" ebenso wie beim „Kopf-Perthes" ein Primär- und ein Sekundärstadium unterscheiden. Ersteres ist gekennzeichnet durch das Auftreten kalkloser Zonen, vorwiegend in den lateralen Partien in Form kleiner Höhlen, Cysten und Verdichtungen. Das Primärstadium wird häufig übersehen, weil es klinisch noch weniger Erscheinungen macht als beim „Kopf-Perthes". Bei gleichzeitigem Befall des Kopfes, oder in Anpassung des noch wachsenden Kopfes an die deformierte Pfanne, kann auch der Kopf verbildet werden (Pilz- oder Walzenform). Typisch sei auch eine Abflachung der lateralen Dachpartie, so daß die Pfannenhöhlung die Form einer „halben Citrone" annehme und häufig zu einer Kopfluxation Anlaß gäbe. Ein derartiger Vorgang erscheint im Hinblick auf die Theorie eines Überlastungsschadens beim Perthes durchaus möglich, denn die flache Pfanne ist ja meistens mit einer Coxa valga verbunden. Bei dieser wird nämlich das Pfannendach durch Druck pathologisch beansprucht, was sich beim Erwachsenen durch das Entstehen von Degenerationserscheinungen (Cystenbildung, Sklerosierungen), beim Kind (nach HAUBERG) in Form von Wachstumsstörungen äußert. Auch Ossifikationsstörungen und Umbauten nach der Art eines „Perthes" wären demnach denkbar, sind aber nicht erwiesen. Allerdings ist nichts darüber bekannt, daß etwa bei primärer Coxa valga ein „Perthes" gehäuft vorkommt, wenn man vom sog. „Luxations-Perthes" absieht (bei der kongenitalen Luxationshüfte ist bekanntlich die Pfanne relativ flach und der Collum-Diaphysenwinkel vergrößert). CALVÉ teilt die eben wiedergegebene Ansicht GAUGELES nicht. Nach ihm führt eine primäre Hüftluxation zur Auslösung eines „Perthes". Weitere Fälle von „Pfannen-Perthes" bringen HOFFMANN, FROMME, HACKENBROCH, LIPSCOMP.

FROMME stellte eine unscharfe und wolkige Pfannenbegrenzung fest, die besonders am oberen Pfannenrand ausgeprägt war. Diese — übrigens von FROMME durch Rachitis erklärten Veränderungen — beobachtete er auch ohne gleichzeitige Störungen am Oberschenkelkopf. SPITZY-LANGE richtet die Aufmerksamkeit auf umschriebene Erweichungsprozesse am Pfannengrund und -dach, die zur Pfannenerweiterung führen, gibt aber das Vorliegen einer Osteochondritis coxae deformans juvenilis nur mit Vorbehalt zu. Auch SANDOZ erwähnt derartige Beobachtungen. W. MÜLLER sah eine Abflachung und unregelmäßige Begrenzung der Pfanne bei einem „Perthes", ehe der Kopf Veränderungen erkennen ließ. H. KARGUS fand, daß die Pfannenveränderungen bei kombiniertem Befall von Kopf und Pfanne bald zuerst am Femurkopf, bald — allerdings seltener — an der Pfanne beginnen. Für die Ätiologie der Perthes-Krankheit „beweise das gleichzeitige Vorkommen der Erkrankung an Hüftkopf und Pfanne, daß die Ursache nicht in einem embolischen Gefäßverschluß liegen könne" (wie AXHAUSEN u. a. meinen). CHAPCHAL (1939) gibt für den „Pfannen-Perthes" an, daß die Pfanne nach anfänglicher subchondraler Kalksalzverarmung abflacht und cranial deformiert wird. Eine Abflachung mit Verdickung des Pfannenbodens fand CHAPCHAL in 23%, eine Ausziehung des Pfannendaches in 55%. Da die Deformierung der Pfanne in gleicher Weise wie die des Kopfes für das weitere Schicksal des Hüftgelenkes von größter Bedeutung ist, wird versucht, das Ausmaß der Verbildung durch Messungen zu objektivieren, z. B. durch den Pfannenquotient und den Pfannen-Kopfquotient (Näheres s. S. 335 und 336, Abb. 299, 300 und 301).

Wie schon angedeutet, liegt die Schwierigkeit vielfach in der Diagnostik des „Pfannen-Perthes" und zwar hauptsächlich in der Abtrennung von noch als „normal" zu bezeichnenden Ossifikationsvarianten, dann aber auch in der Erkennung von Projektionserscheinungen. So beurteilen z.B. LINDEMANN und SIEMENS einige publizierte Fälle von CORVIN und KARGUS nicht im Sinne dieser Autoren. Meines Erachtens muß aber das wirkliche Vorkommen eines „Pfannen-Perthes" über eine arterielle Versorgungsstörung der Knochenbestandteile der Hüftpfanne zugestanden werden. Aber auch die Anschauung einer Entstehung über eine bloße Dauerüberlastung (z.B. bei statischen Abweichungen oder erhöhtem Muskeldruck auf den Schenkelkopf) erscheint aufgrund neuerer Untersuchungen diskutabel, z.B. jener von M. FORGON über das Zustandekommen des „Luxations-Perthes" (s. dort) sowie der Arbeiten von W. MÜLLER, RUTISHAUSER u.a. Form- und Stellungsveränderungen am proximalen Femurabschnitt führen bei jugendlichen Personen, und bis zu einem gewissen Grade auch bei Erwachsenen, nicht nur zu adaptiven Formveränderungen an der Pfanne, sondern auch zu kompensierenden Strukturveränderungen in der Umgebung der Pfanne (NEURATH), z.B. Trabekelverstärkung über atypischen Kopfbelastungsspitzen. Derartige sekundäre Umwandlungen dürfen nicht als echte (primäre) Perthes-Veränderungen angesehen werden.

Ossifikation an der Hüftpfanne s. S. 186 und 305.

aa) Dysplastische Hüftpfanne und Perthessche Erkrankung

Rolle der Hüftpfanne beim Entstehen des „Perthes-Kopfes" s. S. 291.

ββ) Ischium varum

MURK-JANSEN macht auf das sog. Ischium varum beim Perthes aufmerksam. Darunter versteht er eine Umgestaltung der Hüftpfanne, die infolge Verdrehung des Os ischii im Verhältnis zur Größe des Hüftkopfes zu weit geworden ist. Das Os ischii erscheint schief nach innen und unten gedreht und der untere Teil der Hüftpfanne nach innen verlagert. Infolge der Drehung entsteht zwischen Pfanne und Femurkopf eine Lücke. Es soll dadurch eine wesentliche Änderung der mechanischen Beziehungen zwischen Schenkelkopf und -hals eintreten (zit. nach LINDEMANN und SIEMENS). BOEREMA glaubt anhand von 25 Fällen von Perthesscher Krankheit eine gleichartige Beobachtung gemacht zu haben. PORT, PERKINS und CHASSARD widersprechen aber, ebenso LINDEMANN und SIEMENS, die im Ischium varum eine Projektionstäuschung sehen, deren Ursache in einer schiefen und asymmetrischen Lage des Beckens bei der Röntgenaufnahme zu suchen sei. Auch sei der Schluß nicht zulässig, daß eine Fehlbildung der Hüftgelenkspfanne im Sinne eines Ischium varum als ursächlicher Faktor für die Entwicklung einer Perthesschen Krankheit in Frage kommt. Die Möglichkeit einer sekundären Umgestaltung der Pfanne bei der Perthesschen Krankheit wird aber zugestanden.

SACHATSCHIEFF glaubt bei seinen 7 Fällen von Osteochondritis coxae auch eine Hemmung der Entwicklung des Os ilium, hauptsächlich des vorderen Teiles, beobachten zu können. Os pubis und Os ischii seien kürzer und gedreht, das Foramen obturatorium kleiner, das Corpus femoris normal gewesen. Dazu nimmt B. SIMONS kritisch Stellung. Er hält die von SACHATSCHIEFF gezeigten Bilder nach dieser Richtung nicht für beweiskräftig, er glaubt hier eher an die Erscheinungen einer Projektionsasymmetrie. Eine tatsächliche Beckenasymmetrie könne sich aber als Folge eines gestörten Gleichgewichtes zweifelsohne entwickeln.

In der Differentialdiagnose sind Täuschungsmöglichkeiten durch Anomalien und Projektionserscheinungen (KIRSCH) zu berücksichtigen. Auch Vacuolenbildung (EDBERG), Cystenbildung (GAUGELE), Unregelmäßigkeiten im Pfannengrund (NUSSBAUM, SPITZY-LANGE) sind zu unterscheiden. Aseptische Pfannenbodennekrosen mit konsekutiver Verbildung des Pfannenbodens können auch auftreten nach plastischen Operationen am Hüftgelenk (auch nach Hüftkopfersatz durch Kunststoffprothese), wenn die Gefäßversorgung der Pfanne stark geschädigt wurde, aber auch durch rein mechanische Auswirkungen. Der Prozentsatz derartiger sekundärer Pfannennekrosen ist verhältnismäßig hoch (38 % nach CHAPCHAL), wenn die biomechanischen Faktoren nicht genügend berücksichtigt wurden.

Einer Erwähnung bedarf an dieser Stelle auch noch das Krankheitsbild der primären Protrusio acetabuli coxae (doppelseitige Erweichung des Hüft-Pfannenbodens, Otto-Becken, Otto-Chrobak-Becken). Die Ursache dieses Leidens ist noch nicht einwandfrei gesichert. Es erscheint aber durchaus möglich, daß ätiologisch Berührungspunkte zum „Pfannen-Perthes" bestehen, denn namhafte Autoren wie z.B. IMHÄUSER, GILMOUR, OVERGAARD glauben, daß der primären Protrusio acetabuli ursächlich eine hormonelle Störung im Pubertätsalter zugrunde liege. GALLI denkt bei diesem Leiden an eine aseptische Osteochondronekrose der Apophysen des Pfannengrundes. Bei einem seiner Fälle zeigte nämlich ein gewonnenes Präparat ein entsprechendes histologisches Bild (s. Kapitel „Protrusio acetabuli coxae", S. 728).

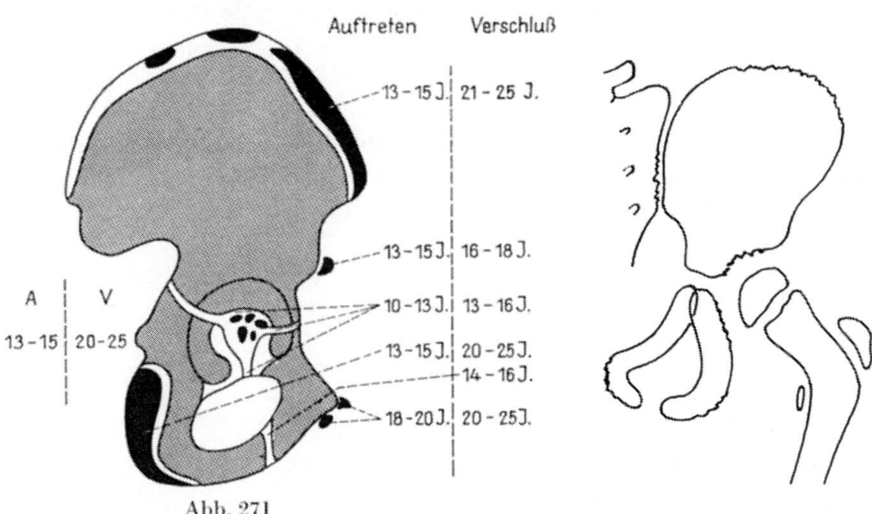

Abb. 271. Auftreten und Verschluß der Beckenapophysen. (H. J. KAUFMANN, Röntgenbefunde am kindlichen Becken... Verlag G. Thieme)

Abb. 272. Normalerweise vorkommende Randunschärfen oder Riffelungen am wachsenden Beckenskelet. Kreuzbein: Unscharfe Kontur am Randgebiet der lateralen Kreuzbeinapophyse, besonders am caudalen Abschnitt (Verknöcherung zwischen dem 16. und 20. Lebensjahr). Beckenkamm: Riffelung der apophysären Begrenzung (vom 3. Lebensjahr bis zur Pubertät). Hüftpfanne: Riffelung der Acetabulumkontur (vom 2. bis 13. Lebensjahr). Sitzbein, dorsaler cranialer Teil: Vertiefung der Incisura ischiadica minor oder Riffelung dieser Gegend. Unscharfe Kontur, manchmal Riffelung am unteren und lateralen Rand des Tuber ischii (vom 8.—12. Lebensjahr). Symphyse: Riffelung des Knochenrandes. (Beginn um das 10. Lebensjahr)

γγ) Zur Ossifikation an der Y-Fuge

Die Variationsbreite der Ossifikation an der Y-Fuge läßt dies verständlich erscheinen (Abb. 271, s. Kapitel „Protrusio acetabuli coxae"). In der Y-Fuge selbst treten während der Skeletreifung die anatomischen Ossa acetabuli auf, regelmäßig 5 an der Zahl (nach E. EHLER ihrer Lage nach folgendermaßen benannt: Os acetabuli iliopectineum, ilioischiadicum, puboischiadicum, centrale, incisurae ischiadicae maioris) und im Limbus acetabuli der Facies lunata 3 (nach EHLER Os limbi acetabuli praepubicum, praeischiadicum, praeiliacum). Dazu können akzesorische Elemente (Schaltknochen) kommen (HEIDENBLUT) und partielle Verknöcherungen am Labrum glenoidale (ZIEGLER) sowie apophysäre Kerne am Rande des Pfannendaches (an der Spina iliaca anterior inferior). Nicht selten sieht man speziell am Pfannendach eine ausgefranste Kontur und schollige Struktur, die man als Erscheinungen eines „Pfannendach-Perthes" deuten könnte, wenn man in der Lage wäre, die bekannten Ossifikationsunregelmäßigkeiten mit Sicherheit davon zu trennen. Eine Riffelung des Acetabulum, die zwischen dem 2. und 13. Lebensjahr zur Beobachtung kommt, kann als normaler Befund gelten, ähnlich wie ein derartiger Befund am Rande der Beckenkammapophyse und der Symphyse des jugendlichen Skeletes (Abb. 272). KÖHLER weist darauf hin, daß auch bei normalen kindlichen Hüften im Alter von 7 bis 12 Jahren der obere Pfannenrand unregelmäßig geformt sein kann. Genauere Untersuchungen stellten DE CUVELAND und HEUCK an, wobei sie die Beziehung zur benachbarten Spina iliaca anterior inferior (S.i.a.i.) besonders berücksichtigten. Zusammen mit anderen Autoren (TESTUT, WALDEYER) halten sie an je einem gesonderten Ossifikationszentrum für die S.i.a.i. und für die Apophyse des lateralen Pfannendaches fest, während LANGER-TOLDT, SCHINZ den Apophysenkern der S.i.a.i. zur Knochenplatte des Os acetabuli rechnen (s. a. Kapitel „Spina iliaca anterior inferior", S. 184).

Auch im Pfannenboden sind gelegentlich unregelmäßige Ossifikationen zu sehen. Ossifikation des Pfannendaches s. S. 186.

ε) Artikuläre und periartikuläre Weichteile

Auch an den Gelenkweichteilen haben die wenigen Untersucher, die beim „Perthes" ihr Augenmerk darauf richteten, entzündliche Veränderungen gefunden. Daß es sich hierbei nicht nur um sekundäre Reaktionen handelte, etwa im Rahmen einer Arthrosis entstanden, besagt der Umstand, daß die Weichteilveränderungen schon im Frühstadium, vor den Knochenerscheinungen, beobachtet wurden. Man deutet sie als sekundäre Entzündungserscheinungen, denen eine primäre Schädigung der Gefäße, der Gelenkkapsel und des pericapsulären Gewebes voranging. EDBERG fand 1919 an Injektionspräparaten eine Synovialverdickung. RIEDEL beobachtete, daß die Kapsel bindegewebig infiltriert war in Gegenwart von Rund- und Plasmazellen. In einer Arterie zeigte sich eine Mediaverkalkung. FERGUSON und HOWORTH sahen eine ödematöse Gewebsschwellung und eine Periostverdickung und dachten an postinfektiöse Erscheinungen, eventuell verbunden mit Gefäßschädigungen.

HOWORTH beschreibt 1949 wiederum eine bei Coxa plana beobachtete Synovialisschwellung mit Zottenbildung, Lymphocyten-, Plasmazellen- und Histiocytenansammlung. Am Kopfrand war Pannusgewebe vorhanden. Die Blutkörperchensenkungsgeschwindigkeit wurde in einigen Fällen erhöht gefunden, andere klinisch erhobene Befunde hingegen waren normal (zit. nach KIRSCH).

ζ) Beinverkürzung bei Morbus Perthes

Die oben beschriebenen Wachstumsstörungen am proximalen Femurabschnitt (Kopfabplattung, Halsverkürzung, Varusstellung des Halses und eventuell Pfannenveränderungen) machen es verständlich, daß das befallene Bein gegenüber dem gesunden verkürzt sein kann.

Schon 1924 hatte CAAN eine Verkürzung der Extremität beim „Perthes" mitgeteilt und zwar bis zu 4 cm. CARPENTER und POWELL (1960) beobachteten eine Verkürzung des Beines in allen Fällen, die eine extensive Änderung des Femurhalses aufwiesen. Die maximale Verkürzung betrug 1,9 cm. EDGREN führte an 50 Patienten nach Ausheilung eines einseitigen „Perthes" orthographische Messungen durch. Er fand eine Verkürzung des Beines von 15—35 mm. Die Femurlänge war in allen Fällen reduziert. Die Reduktion variierte von 2—35 mm (im Mittel 16 mm). In 16 Fällen war die Verkürzung der Extremität vergrößert durch eine gleichzeitige Längenreduktion der Tibia, die von 2—12 mm variierte (im Mittel 4 mm). In 19 Fällen fand sich bei Verkürzung des Femur eine kompensatorische Längenzunahme der Tibia zwischen 2 und 7 mm (im Mittel 3 mm). In 5 Fällen war die Tibia auf beiden Seiten gleichlang. STEINHAUSER fand Verkürzungen des erkrankten Beines von bis zu 3,5 cm bei relativ hohem Prozentsatz von 62,5 %.

Da etwa $^1/_3$ des Längenwachstums des Femur von der subkapitalen Wachstumszone ausgeht (BLOUNT, 1954), wird es klar, daß die meta- und epiphyseale Störung der Ossifikation beim Perthes die Hauptursache der Verkürzung der Extremität ist. In einigen Fällen mag eine generelle Atrophie, die der Entlastungsbehandlung zuzuschreiben ist, eine zusätzliche Ursache sein, was man aus der Tatsache folgern kann, daß auch die Tibia eine Verkürzung aufweisen kann (EDGREN).

Morgan und Sommerville (1960) behaupteten, daß die relativ geringe Verkürzung des Beines beim „Perthes" der Tatsache zuzuschreiben sei, daß das Wachstum der Epiphysenplatte des großen Trochanter nicht gestört sei. Diese Ansicht wird aber nicht gestützt durch die Beobachtung, die von Laurent (1959) an einigen Fällen von kongenitaler Luxation am kindlichen Hüftgelenk machte, bei denen die Wachstumsplatte des Trochanter maior ergriffen war. Bei diesen Fällen entwickelte sich zwar eine extreme Valgusdeformität mit einem langen Hals, es kam aber zu keiner nennenswerten Längenreduktion der Extremität. Diese Beobachtungen lassen vermuten, daß die Wachstumsplatte des Trochanter maior keinen signifikanten Einfluß auf das Längenwachstum des Femur hat. Die wesentlichen Wachstumsimpulse für das Längenwachstum des Femur gehen vielmehr von der Kopffuge und der distalen Femurfuge aus (zit. nach Edgren).

Die Verkürzung des Beines verdient wegen der statischen Ausbiegung der Wirbelsäule besondere Beachtung vor allem im Hinblick auf die Verhütung von Spätschäden an der Wirbelsäule (Steinhauser).

Auch die operativen Maßnahmen können zur Beinverkürzung beitragen, je nach dem Umfang der dabei erfolgten Schädigung der Wachstumsfuge. So zeigten sich beim Beobachtungsgut von Weigert nach operativer Behandlung des „Perthes" vermehrt Beinverkürzungen von 1—3 cm, und zwar in 53 %, während es bei der konservativen Behandlung nur 38 % waren. Dagegen fanden Röhlig u. Sense (102 konservativ und 77 operativ Behandelte) bei den operierten Patienten eine etwas niedrigere Quote der Längenwachstumsstörung als bei den konservativ behandelten.

Das *andere* Bein sollte bei einseitiger Erkrankung an „Perthes" immer mitbeobachtet und mitberücksichtigt werden, da es nicht selten manifest oder latent mitergriffen wird. Es wurde sogar die Ansicht geäußert, daß der latente Mitbefall immer gegeben sei. Daraus ergibt sich die prophylaktische Forderung bei grobem Befall der einen Hüfte die andere keinesfalls statisch zu überlasten. Es gibt übrigens einige Autoren, die beim einseitigen „Perthes" auch eine Verkürzung des anderen Beines beobachtet haben wollen.

η) Morbus Perthes und Synchondrosis ischiopubica

Es häufen sich die Beobachtungen, daß nicht selten gemeinsam mit dem Morbus Perthes eine Störung an der Synchondrosis ischiopubica (S.i.p.) auftritt und zwar nach der Art der sog. van Neck-Odelberg-Valtancolischen Krankheit (Abb. 156 u. 157). In der Literatur berichteten hierüber Delitala (1923), Ponseti (1956) und L. Hübner. Letzterer, der sich besonders ausführlich mit der Synchondrosis ischiopubica befaßt hat (s. a. Kapitel „Osteochondropathia ischiopubica", S. 152) fand, daß bei "Perthes"-Patienten eine eindeutige Tendenz zu einem späten Verschluß der ischiopubischen Fuge besteht und zwar um rund 3 Jahre später, als es der Norm entspricht (s. Tabelle 10, S. 160). Unter seinen 108 „Perthes"-Fällen sah Hübner auch in rund 70 % Auftreibungen und Umbauten an der S.i.p., bei Normalbecken nur in rund 7 %. Es konnte auch bestätigt werden, daß diese van Neck-artigen Veränderungen bei der Perthesschen Erkrankung häufig an der der kranken Hüfte gegenüberliegenden Synchondrosis ischiopubica aufzutreten pflegen. Interessant ist auch die Feststellung Hübners, daß die Verhältnisse beim sog. „Luxations-Perthes" anders sind als beim „echten Perthes". Es wird nämlich das Stadium 2 (nach der Pratjéschen Einteilung) beim „Luxations-Perthes" um etwa 3 Jahre früher erreicht als beim „echten Perthes". Der Unterschied liegt aber nicht nur im Zeitpunkt der Synostosierung, sondern auch in der Art, da die van Neck-artigen Störungen beim „Luxations-Perthes" relativ selten sind, beim „echten Perthes" hingegen relativ häufig (ja sogar am stärksten auch gegenüber den anderen Hüftgelenksaffektionen, die ebenfalls von derartigen Veränderungen an der Synchondrosis ischiopubica begleitet sein können).

Hübner gibt folgende Erklärung: „Da die Retardierung am Scham- und Sitzbein jeweils schon bei Beginn der Behandlung registriert wurde — zu einem Zeitpunkt, an dem nennenswerte Formveränderungen des Hüftgelenkes noch ausstanden und die Funktionen noch wenig gestört waren —, scheidet dafür eine mechanische Ursache aus. Dies gilt um so mehr, als die Retardierung auch beim einseitigen Morbus Perthes immer bilateral auftrat. Sie muß somit als Ausdruck einer geweblichen Funktionsstörung — wahrscheinlich anlagebedingter Natur — angesehen werden. Eine Verbindung zu der Hüftkopferkrankung ist damit diskutabel. Ebenso ist es nicht abwegig, die höhere Frequenz an Umbauerscheinungen und callusartigen Auftreibungen an der Synchondrosis ischiopubica in den Rahmen der anzunehmenden Gewebsminderwertigkeit oder Dysplasie einzugliedern" oder als Folge einer Minderdurchblutung anzusehen. Die Beanspruchungsverhältnisse der Synchondrosis ischiopubica — vielfältig durch Schub und Zug — führen, wie aus HÜBNERs Ausführungen ersichtlich wird, bei Menschen, die an Perthesscher Hüftkopfstörung erkranken, auch mit höherer Frequenz zu sichtbaren Veränderungen am Knorpel und Knochen im Scham-Sitzbeinbereich. Der Annahme zahlreicher Autoren, dem „Perthes" liege eine primäre Wachstumsstörung zugrunde, könne nach HÜBNERs eigenen Erfahrungen mit der Synchondrosis ischiopubica zugestimmt werden. Eine Erklärung für das kontralaterale Auftreten schwerer Auftreibungen beim Morbus Perthes könnte in den besonderen statischen Verhältnissen zu Beginn der Belastung gesehen werden.

i) Röntgenologische Meßmethoden bei Morbus Perthes und bei Hüftdysplasie

Unter Hüftgelenksdysplasie versteht man heute nicht nur die angeborene Hüftluxation, man faßt damit vielmehr eine Reihe von Krankheitsbildern zusammen, in deren Gefolge Gelenkingonkruenzen verschiedenen Ausmaßes vorkommen. Im erweiterten Sinne zählt man zur Hüftgelenksdysplasie auch den kongenitalen Femurdefekt, die Coxa vara congenita, die Coxa vara adolescentium (juvenile Kopfkappenlösung), die Coxa valga congenita, die Coxa plana (Morbus Perthes) und sogar die Osteochondrosis dissecans. Da beim „Perthes" und auch bei der juvenilen Kopfkappenlösung Epiphysenkernveränderungen vorkommen, die denen bei anderen Dysplasien ähnlich sind, seien im folgenden die für diese Krankheitsbilder gebräuchlicheren röntgenologischen Untersuchungsverfahren kurz aufgeführt.

Dabei wird für die Erkennung der einfachen angeborenen Dysplasie der Hüfte („flache Pfanne") vor allem auf das verspätete Auftreten des Epiphysenkernes des Femurkopfes, die Hypoplasie des Kopfkernes, seine Valgusstellung, die perifoveale Abplattung des Kopfes, eine verstärkte Antetorsion sowie auf das steile flache Pfannendach als Hauptsymptome hingewiesen. Da die Hüftdysplasie vielfach doppelseitig vorkommt, ist die Heranziehung der Gegenseite als Normmaß nicht zulässig. (Genaueres über Hüftgelenksdysplasie s. G. THOMAS.)

α) Prüfung der Verhältnisse am proximalen Femurabschnitt

Eine Beurteilung der Verhältnisse am proximalen Femurabschnitt erfordert:

1. Prüfung der Stufe der Ossifikation und des Knochenkernbildes am Hüftkopf und seiner Nachbarschaft (s. S. 344);
2. Berücksichtigung einer Kopfirregularität (Kopf-Indices und -Quotienten, s. S. 328);
3. Bestimmung des Epiphysenwinkels (s. S. 222);
4. Feststellung des Antetorsionswinkels des proximalen Femurabschnittes. Es ist wichtig, daß bei Röntgenuntersuchungen der Hüfte auch der Antetorsionswinkel (= Anteversionswinkel) beachtet wird, da sein Einfluß auf die Hüftgelenksstatik beachtlich ist. Sowohl beim „Perthes" als auch insbesondere bei der Epiphyseolysis capitis femoris kann er eine Veränderung erleiden. (Näheres s. „Epiphyseolysis capitis coxae", S. 215.)
5. Messung des Schenkelhals-Schaftwinkels (s. S. 212 sowie Tabelle 24).

β) Prüfung der Verhältnisse an der Hüftpfanne bei Hüftdysplasie

Bei der angeborenen Hüftdysplasie sind Form und Stellung der Hüftpfanne von der Norm abweichend. Die Verhältnisse sind schwer zu erkennen bei nur geringem Verknöcherungsgrad, also an der kindlichen Hüfte, leichter beim Verknöcherungsstand des Pubertäts- und Erwachsenenalters. Hierzu folgende Ausführungen in Anlehnung an jene von A. RAVELLI.

1. Abweichungen der Pfannenform bei der Hüftdysplasie

a) Die flache Pfanne. Man mißt die Bogengrade der Pfannenlinie. Nach H. FISCHER findet man für die flache Pfanne Werte von 115—118°. Je flacher die Kreislinie der Pfanne erscheint, desto größer wird der dazugehörende Krümmungsradius. Der Mittelpunkt wandert dann aus der Kopfmitte nach lateral. Dadurch wird der Öffnungswinkel der Pfanne kleiner (normal 145—160°, untere Grenze nach H. FISCHER 125°). Bei der flachen Pfanne besteht meist auch eine leichte Inkongruenz zwischen Kopf und Pfanne. Für die Erkennung der flachen Pfanne ist auch die Meßmethode nach ULLMANN gut geeignet, wenn der Verknöcherungsstand schon eine höhere Stufe erreicht hat (s. Epiphyseolysis capitis coxae, S. 322).

b) Die platte Pfanne. Die Pfanne ist im ganzen abgeflacht, das Pfannendach steilgestellt und abgeschrägt. Der Hüftkopf wird nur teilweise überdacht und steht hoch. Auch liegt eine deutliche Inkongruenz zwischen Kopf und Pfanne vor, so daß der Abstand Pfanne-Kopf im unteren Gelenkabschnitt größer ist als im oberen. Die Pfanne ist mehr frontal gestellt, der Kopf zeigt eine leichte Valgität. Im großen ganzen hat man den Eindruck einer geringen Subluxationsstellung. Stärker ausgeprägte Bilder dieser Art hat KLAPP als Coxa valga luxans zu einem eigenen Krankheitsbild zusammengefaßt.

c) Die „Übergangspfanne" liegt zwischen a) und b). H. FISCHER bezeichnete Hüftpfannen, deren Pfannenlinie Bogengrade von nur 118—125° aufwies, als sog. „Übergangspfannen". Diese haben ein steiles Dach, das sich fast stufenförmig vom übrigen Pfannenboden absetzt. Der Hüftkopf ist nur teilweise überdacht.

d) Die angeborene ungenügende Hüftkopfüberdachung. OTTO MAYR hat diese Form innerhalb der dysplastischen Hüften besonders hervorgehoben. Diese Pfanne hat zwar eine normale Wölbung, ist aber gegen den Erker hin zu kurz. $^1/_8$ bis $^2/_3$ des Kopfes sind nicht überdacht. Die Pfanne erscheint deswegen flach, ohne daß ihr Radius vergrößert ist. Messung des Ausmaßes der Überdachung durch den CE-Winkel oder den Kopf-Pfannenquotient (nach HEYMAN und HERNDON).

e) Die Luxationspfanne hat eine typische Form, die hier nicht näher beschrieben werden soll.

2. Stellung der Hüftpfanne bei der Hüftdysplasie

Der Grad der Steilheit (= Winkelstellung zur Horizontalen oder Vertikalen) und die Richtung des Pfanneneingangs (nach ventral, seitwärts, dorsal) liefern ebenfalls Kriterien für eine etwa vorhandene Hüftdysplasie. Streng genommen muß zwischen Pfannenwinkel und Pfannen*dach*winkel unterschieden werden. In der Literatur wird dieser Unterschied häufig nicht beachtet.

a) Feststellung des Grades der Steilheit der Hüftpfanne. Bei der Hüftdysplasie steht die Pfanne steiler zur Horizontalen als normal, der Pfannenwinkel ist daher größer als normal. Der Grad der Steilheit wird am besten durch einen der gebräuchlichen Pfannen- bzw. Pfannendachwinkel festgestellt. Bei Kindern eignet sich hierzu am besten der Pfannendachwinkel von HILGENREINER. Je nach dem Stande der Ossifikation können aber auch andere Meßmethoden herangezogen werden, z.B. der anatomische Pfannenneigungswinkel zur Vertikalen (Abb. 287, s. a. „Acetabulumklination", S. 321), der Pfannenneigungswinkel nach ULLMANN, der Centrum-Ecken-Winkel (CE-Winkel) nach WIBERG, oder der Pfannendachwinkel nach IDELBERGER und FRANK. Genauere Ausführungen über diese Winkel finden sich auf S. 320ff.

b) Die verschiedenen Pfannenstellungen lassen 3 Beckentypen unterscheiden (PREISER).

Typus A (rachitischer Typus): Flache, wenig gewölbte Beckenschaufeln, verkürzte Conjugata, weiter Beckenausgang. Die Pfanne steht frontal-medial, sie ist sehr flach und reicht fast bis zum Foramen obturatum. Kopf- und Pfannenschatten decken sich im Röntgenbild.

Typus B (Normaltypus): Normale Beckenmaße und Proportionen. Die Pfanne steht schräg lateral, ihre Achse liegt ungefähr in der Verlängerung des ersten und zweiten schrägen Durchmessers, sie erscheint im Röntgenbild halbmondförmig. Kopf- und Pfannenschatten decken sich nicht.

Typus C: Schön geschweifte Beckenschaufeln, meist normale oder übergroße Beckenmaße, relativ enger Beckenausgang. Die Pfanne steht rein seitlich (lateral sagittal) bzw. dorso-lateral und erscheint halbmondförmig.

Zur Unterscheidung dieser 3 Typen hat PREISER den *Krümmungsindex J* der vorderen Beckenschaufelhälfte, d. i. den Quotienten zwischen Dist. crist. max. und Dist. spin. ant. sup. angegeben; dieser beträgt beim Typus A 1,019, beim Typus B 1,074 und beim Typus C 1,114. Ist der Krümmungsradius größer als 1,074, so ist auf eine rein seitliche Pfannenstellung zu schließen, je mehr er den Wert von 1,114 des Typus C übersteigt, desto seitlicher, bzw. desto mehr dorso-lateral liegt die Pfanne.

c) Eine Verlagerung der Richtung der Pfannenöffnung geht bei dysplastischen Hüften meist auch mit einer Form- und Neigungsabweichung der Pfanne einher.

(α) Verlagerung nach vorne (Verkleinerung des nach lateral offenen Winkels zur Frontalebene). Meistens ist sie verbunden mit einer verstärkten Seitenneigung, wie GICKLER und TEUFEL nachwiesen. Im gewöhnlichen a.p.-Röntgenbild kommt eine scheinbar tiefe Pfanne zum Vorschein.

(β) Die seitlich stehende Pfanne (Typ C nach PREISER). Im gewöhnlichen Röntgenübersichtsbild erscheint diese Pfanne als flache Pfanne mit verminderter Seitenneigung.

(γ) Verlagerung der Pfanne nach hinten. In diesem Falle wird im gewöhnlichen Röntgenbild die Pfanne als scheinbar flache Pfanne wiedergegeben (GICKLER und TEUFEL).

Die Beziehungen zwischen der Beckenform und der Hüftgelenkspfanne bedürfen noch einer systematischen Bearbeitung, wobei neben den klassischen Beckentypen auch jüngere Einteilungsformen zu berücksichtigen wären, wie z. B. der androide, der anthropoide und der platypeloide Typ nach CALDWELL u. MOLOY (1933) sowie die Typen des „langen Beckens" nach KIRCHHOFF (1949). Bis jetzt wurde das Hauptaugenmerk vorwiegend auf Zusammenhänge mit gynäkologischen Problemen gerichtet, weniger auf solche mit orthopädischen.

3. Winkel an der Hüftpfanne (s. „Bestimmung des Pfannenzentrums", S. 206).

4. Pfannen-Indices und -Quotienten (s. S. 334).

γ) Lage- und Winkelbeziehungen zwischen Hüftkopf-Hüftpfanne und anderen Bestandteilen des Beckens

1. Der Höhenabstand der proximalen Femurdiaphyse (= proximale Femurmetaphyse). Ein Lot von der höchsten Stelle der Femurdiaphyse auf die Hilgenreiner-Linie ergibt den Diaphysenabstand (*h*) (Abb. 273).

A. FABER gibt für den Diaphysenabstand die auf Tabelle 22 ersichtlichen Werte an. Bei Mädchen sind die Werte geringfügig kleiner als bei Knaben. Liegt eine Hüftdysplasie vor, so ist *h* verringert, die Diaphyse rückt hoch (Diaphasenhochstand). Für das Zustandekommen dieses Hochstandes wirkt allerdings auch eine verstärkte Steilstellung der Hüftpfanne mit. Bei Neugeborenen ist der Verdacht auf eine Hüftdysplasie gegeben, wenn der Diaphysenabstand kleiner ist als 6 mm.

2. Der Lateralabstand der proximalen Femurdiaphyse (Diaphysenferne nach HILGENREINER) (Abb. 273). Gemeint ist hier die Entfernung des Fußpunktes des Diaphysenabstandes auf der Horizontalen vom Scheitelpunkt des Pfannenwinkels. Diesen Abstand nennt HILGENREINER die „*Diaphysenferne*" (*d*). Bei der angeborenen Hüftluxation ist ein größerer Abstand gegeben. Normalwerte für die „Diaphysenferne" gibt FABER auf

Tabelle 22 an. Luxationsverdächtig ist bei Neugeborenen eine „Diaphysenferne" von mehr als 16 mm.

3. Die Senkrechte nach Ombredanne (Abb. 274). Man zieht durch den äußeren oberen Pfannenrand eine Senkrechte zur Hilgenreiner-Linie. Der Schenkelkopfkern liegt normalerweise unterhalb der Horizontalen und innerhalb dieser Vertikalen. Bei einer Hüftluxation befindet er sich oberhalb der Vertikalen und außerhalb der Horizontalen. Auch der Diaphysenstachel liegt normalerweise innerhalb der Ombredanneschen Linie.

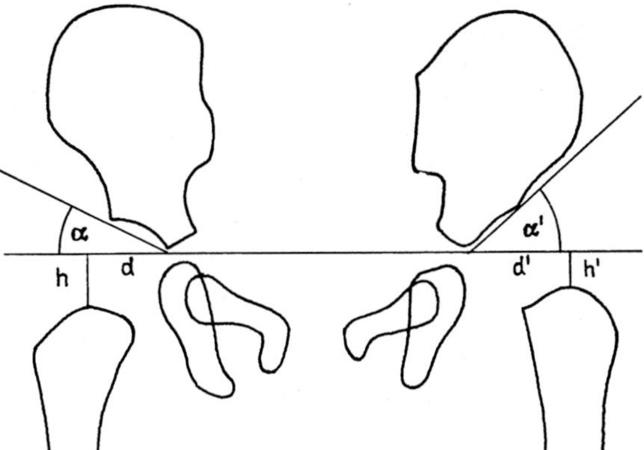

Abb. 273. Die Hilfslinien von Hilgenreiner zur Bestimmung des Pfannendachwinkels und zur Messung des Diaphysenabstandes *h* und der Diaphysenferne *d*. Rechts normale Verhältnisse, links eine angeborene Hüftverrenkung (aus: Ravelli). Normale Werte: knöcherner Pfannenwinkel (α) 30°—12°; Diaphysenabstand von der Horizontalen (*h*) 7—10 mm; Pfannenferne der Diaphyse (*d*) 10—15 mm

Tabelle 22. *Pfannendachwinkel, Diaphysenabstand und Diaphysenferne bei Neugeborenen, $2^3/_4$ Monate nach der Geburt und im Alter von 1 Jahr. Gemessen nach der Methode von Hilgenreiner (A. Faber)*

	Männlich	Weiblich	
Pfannendachwinkel rechts	27,65°	29,56°	Durchschnittswerte bei Neugeborenen (100 Fälle, gemessen nach der Methode von Hilgenreiner)
Pfannendachwinkel links	27,78°	29,62°	
Diaphysenabstand (h) rechts	9,13 mm	8,58 mm	
Diaphysenabstand (h) links	9,18 mm	8,66 mm	
Diaphysenferne (d) rechts	14,23 mm	14,98 mm	
Diaphysenferne (d) links	14,21 mm	14,66 mm	
Pfannendachwinkel rechts	24,79°	27,98°	Durchschnittswerte $2^3/_4$ Monate nach der Geburt (33♂, 53♀)
Pfannendachwinkel links	25,09°	28,38°	
Diaphysenabstand (h) rechts	9,45 mm	8,45 mm	
Diaphysenabstand (h) links	9,45 mm	8,49 mm	
Diaphysenferne (d) rechts	16,06 mm	15,34 mm	
Diaphysenferne (d) links	16,30 mm	15,69 mm	
Pfannendachwinkel rechts	21,02°	23,53°	Durchschnittswerte bei einjährigen Kindern (100 Fälle)
Pfannendachwinkel links	21,28°	23,62°	
Diaphysenabstand (h) rechts	7,38 mm	7,07 mm	
Diaphysenabstand (h) links	7,58 mm	6,83 mm	
Diaphysenferne (d) rechts	18,50 mm	18,37 mm	
Diaphysenferne (d) links	18,65 mm	18,75 mm	

4. Neues Maß für die Diaphysenferne nach Hilgenreiner (Abb. 275). Es handelt sich um die Entfernung zwischen dem Fußpunkt der Ombredanneschen Senkrechten und der Hilgenreinerschen Senkrechten (δ), gemessen auf der Hilgenreinerschen Vertikalen. Dieses neue Maß der Diaphysenferne ist im Gegensatz zum alten (*d*) unabhängig von der Größe des Pfannenwinkels. Der normale Wert liegt zwischen 1 und 4 mm, bei Luxation ist er vielfach vergrößert.

5. Die Menardsche Linie (= Makkasche oder Shentonsche Linie) (Abb. 276). Gemeint ist hier jene bogenförmige Linie, die man in Verfolg des Schenkelspornes und des oberen Randes des Foramen obturatorium bekommt.

6. Orientierung nach der Schenkelhalsspitze nach Hoffa und Drehmann (= Diaphysenstachel nach Hilgenreiner, hängende Schenkelhalslippe nach Gaugele).

Die Schenkelhalsspitze stellt sich normalerweise in Höhe des unteren Pfannenrandes, etwas cranial von der unteren Schleife der Tränenfigur dar. Bei Luxation steht der Diaphysenstachel höher. Die Orientierung nach der Schenkelhalsspitze ist nur bei einem etwas weiter fortgeschrittenen Entwicklungsstand des Beckens möglich, d.h. wenn der Diaphysenstachel schon entsprechend ossifiziert ist (s. auch Messung der Tear-Drop-Distance nach Eyring u. Mitarb., S. 277 und Abb. 252).

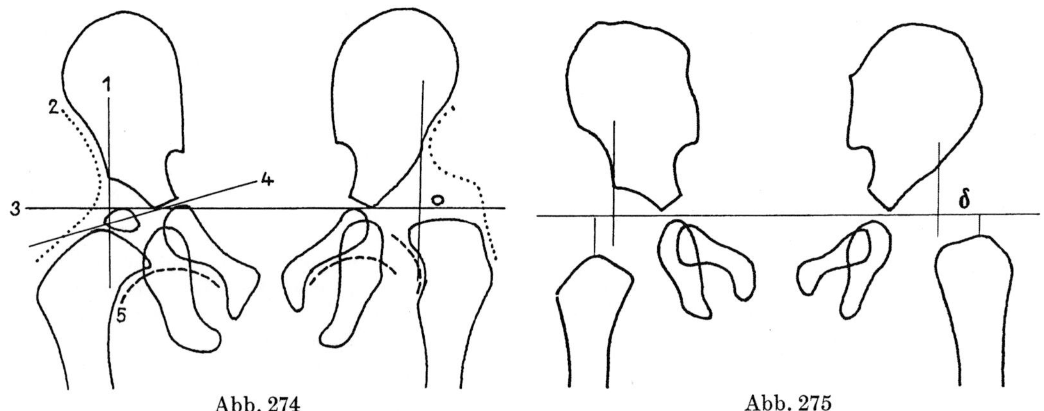

Abb. 274   Abb. 275

Abb. 274. *1* Senkrechte nach Ombredanne. *2* Calvésche Linie. *3* Hilgenreiner-Linie. *4* Richtungslinie der Y-Fuge. *5* Ménardsche Linie. Rechts normale Verhältnisse, links Luxationshüfte. (Zeichnung nach A. Ravelli)

Abb. 275. Das neue Maß von Hilgenreiner für die Diaphysenferne *d* (= Abstand der Diaphysenabstandlinie *h* von der Ombredanneschen Linie, gemessen auf der Hilgenreiner-Linie). Links: Verhältnisse wie bei Hüftgelenksdysplasie. (Zeichnung von A. Ravelli)

7. Das Parallelogramm nach Kopitz (Abb. 277). Pfannendachlinie und Halsmetaphysenlinie verlaufen fast parallel. Verbindet man die einander gegenüberliegenden Endpunkte dieser Linien, so entsteht annähernd ein Parallelogramm, das meistens ein Rechteck oder ein Quadrat ist. Bei Luxationshüften verschiebt es sich zu einem Rhomboid. Der Kern der Kopfepiphyse liegt normalerweise im Mittelpunkt des Parallelogrammes, bei Luxation außerhalb des Rhomboids. Die erwähnten Linien bilden aber auch normalerweise kein einwandfreies Rechteck, da Pfannendachlinie und proximale Femurmetaphysenlinie auch normalerweise meistens nicht genau parallel verlaufen.

8. Die Richtungslinie der Y-Fuge (Abb. 277). Es handelt sich um jene Linie, die etwa in der Mitte der Synchondrosis iliopubica (Y-Fuge) verläuft, hauptsächlich parallel zum cranialen Knochenrand, und in Richtung der Mitte des Kopfkernes zielt. Das gilt nur für den Neugeborenen. Mit zunehmendem Alter des Kindes ist der Wachstumsfortschritt an der Hüfte derart, daß die Richtungslinie die Pfanne in einen kleiner werdenden oberen und einen größer werdenden unteren Abschnitt teilt (Harrenstein). Gleichzeitig wandert der Schenkelkopf zum größeren Teil unter die Richtungslinie.

9. Orientierung nach dem Auftreffpunkt der verlängerten Schenkelhalslängsachse am Pfannenboden (de Seze, Abb. 278). Diese Linie trifft bei einer normalen Hüfte den Pfannenboden unterhalb von *T* (*T* = Übergang des Pfannengrundes zum Pfannendach) in der Fovea, bei Dysplasie oberhalb von *T*. Der Schenkelhals muß schon gut entwickelt sein, um den Achsenverlauf zuverlässig bestimmen zu können.

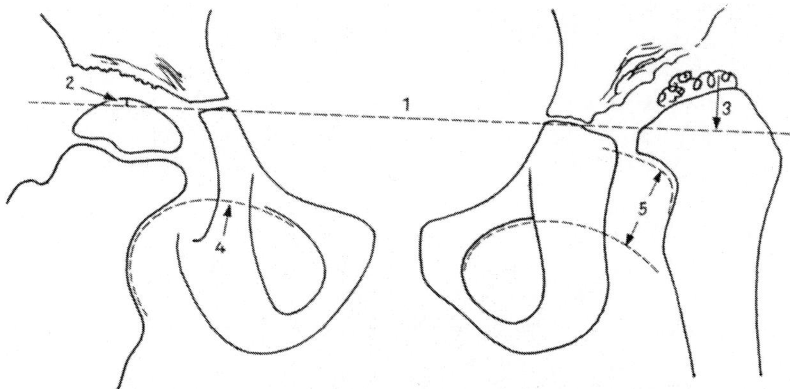

Abb. 276. Meßlinien zur Bestimmung der Stellung des Hüftkopfes bei einem Fall von Morbus Perthes, dargestellt an einer Skizze. (Aus: A. Köhler und E. A. Zimmer, Grenzen des Normalen... Verlag G. Thieme). *1* = Y Fugenlinie. *2* und *3* = Abstand der Hüftkopfkuppe von der Fugenlinie. *4* = Menard'sche Linie, normal (= Makka'sche Linie = Shantonsche Linie). *5* Ménardsche Linie, gebrochen. (Aus: E. A. Zimmer)

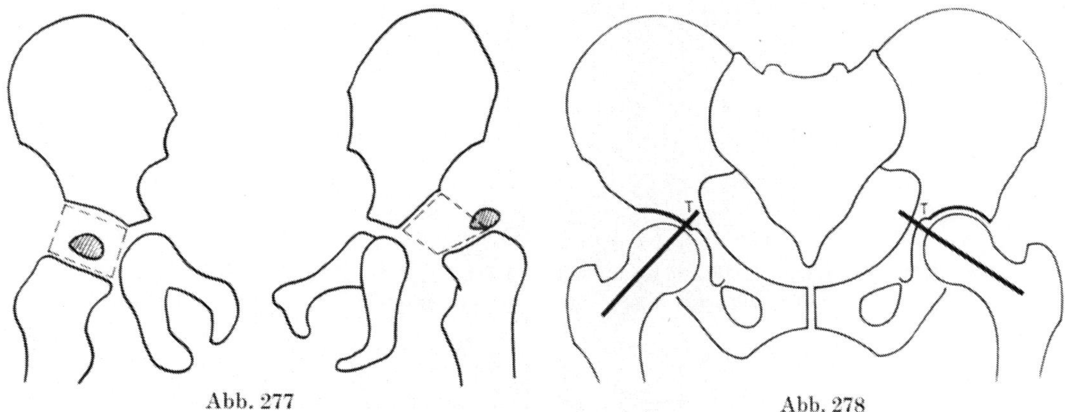

Abb. 277. Das Parallelogramm von Kopitz. Rechts normale Lage der Hüftkopfepiphyse, links Lateral-Cranialverlagerung bei Dysplasie mit Subluxation

Abb. 278. Schnittpunkt der verlängerten Schenkelhalsachse mit dem Pfannenboden, zur Feststellung einer etwa vorliegenden Hüftdysplasie (DE Seze). Bei Dysplasie kommt der Punkt T (= Übergangsstelle des Pfannendaches zur Fovea des Pfannengrundes) unterhalb zu liegen (rechts), bei der normalen Hüfte oberhalb (links)

10. Ischiometrische Prüfung der Rundung von Kopf und Pfanne. Da für eine einwandfreie Gelenkmechanik die Wahrung der Kongruenz, d. h. die Konzentrizität von Kopf und Pfanne (Perrot und Bardet) besonders wichtig ist, darf man bei einem „Perthes", der zur Deformierung des Kopfes führt, im Laufe der Zeit erhebliche Funktionsstörungen erwarten. Am Röntgenbild der Hüfte können die meisten der für operative Maßnahmen und für Vergleiche nötigen Ausmessungen zur Bestimmung der Kongruenz bzw. der Inkongruenz vorgenommen werden. Zur Ermittlung der Kongruenzmaße wird der Gebrauch des Röntgenischiometers von M. E. Müller empfohlen (s. a. Kapitel „Epiphyseolysis capitis coxae", S. 222 und Abb. 218 und 219). Mit Hilfe dieses Instrumentes können beurteilt werden die Kongruenzverhältnisse, der Kontakt zwischen Kopf und Pfanne, der Neigungs- und Verdrehungswinkel, der CE-Winkel nach Wiberg (= Collum-Epiphysenwinkel), ferner die Stellung der Trochanterspitze zur Kopfmitte, die Größe der Druckaufnahmeflächen, die Einfallsrichtung der resultierenden Druckkraft nach Pauwels, ihre Beziehung zum Adamschen Bogen, der Pfannendachwinkel u. a.

BESSLER und M. MÜLLER empfehlen Ischiometermessungen schon für die Frühdiagnose des „Perthes". SCHERB wies darauf hin, daß beim „Perthes" sowohl im Frühstadium als auch während der Floridität der Kopf ischiometrisch oft noch rund ist.
Andererseits ergebe sich ischiometrisch nicht selten, daß kein Kreismittelpunkt vorliege,
wenn man aufgrund des Röntgenbildes noch glaube, mit einer restitutio ad integrum
rechnen zu dürfen (s. a. Ausführungen nach FRANCILLON im Kapitel Osteochondrosis
dissecans, S. 655).

Weitere ähnliche Hilfsmittel für die Messung bzw. Prüfung: Die transparente Kreisplatte nach MOSE und die transparente Plastikvorlage nach GOFF (s. Abb. 222 und 223).
LEQUESNE stellt mit seinem Coxometer eine präoperative coxometrische Bilanz auf und
hat damit eine objektive Vergleichsmöglichkeit mit dem späteren Operationsergebnis
(s. Tabelle 23).

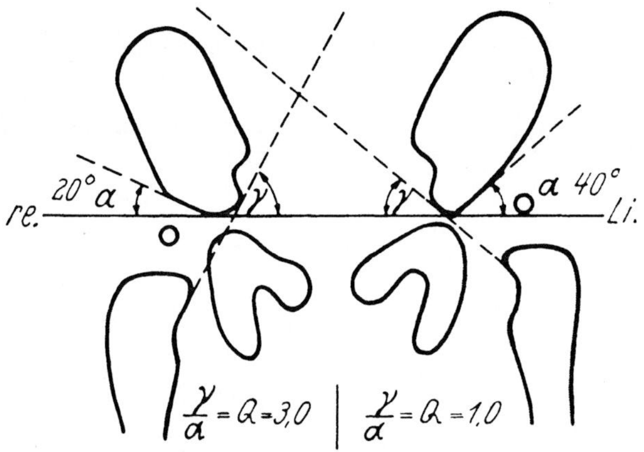

Abb. 279. α Acetabularwinkel (= Pfannendachwinkel nach HILGENREINER). γ Femur-Iliumwinkel nach
H. GROSSMANN; rechts γ = 60° (normal), links γ = 40°. Rechts normale Verhältnisse, links Femurhochstand
bei Hüftdysplasie

11. Der Femur-Iliumwinkel nach H. GROSSMANN (Abb. 279). Bei Abschluß des vorliegenden Artikels erschien eine Arbeit von H. GROSSMANN, in der für die Beurteilung
von Röntgenaufnahmen der Hüften im frühen Säuglingsalter ein Hilfswinkel angegeben
wird, der es ermöglichen soll, die *Lage des Oberschenkels zum Becken* quantitativ festzulegen. Die Messung geht aus von der Y-Y-Linie (Hilgenreiner-Linie), die eindeutig fest-
legbar ist. Die andere Winkelbegrenzung erfolgt von der Hoffaschen Schenkelhalsspitze
aus, und zwar von dem Punkt, wo die Menard-Shentonsche Linie den Schenkelhals ver-
läßt. Der andere Fixpunkt dieser Winkelbegrenzung liegt an der Stelle des Os ilium,
welche die oberen innere Begrenzung der Y-Fuge bildet. Der durch die angegebenen
Schenkel gebildete Winkel γ (= Femur-Ilium-Winkel) muß durch jeden Hoch- oder
Lateralstand des Femur verkleinert werden. Auch das Verhältnis seiner Größe zu der des
Acetabularwinkels α (= Quotient Q) stellt nach Auffassung von GROSSMANN oft die
Gesamtsituation der Hüfte deutlicher dar, als die einzelnen Winkelwerte. Der Winkel γ
wird ebenso wie der Acetabularwinkel α durch die Lage des Kindes bei der Röntgen-
aufnahme beeinflußt, jedoch nicht sehr stark. Im Gegensatz zum Winkel α, der sich
innerhalb des 1. Lebensjahres erheblich verkleinert, wird der Winkel γ innerhalb dieser
Zeit etwas größer. Infolge dieser Winkelveränderung steigt der Quotient Q (= γ/α) recht
erheblich an. GROSSMANN gibt in tabellarischer Zusammenstellung eine Aufteilung der
Winkelwerte von 620 Säuglingen im 2.—6. Lebensmonat (Abb. 280).

12. Das „Dreiecksverfahren" nach OLÁH (Abb. 281). Die Umständlichkeit der Meßmethoden und die Unsicherheit ihrer Ergebnisse führt dazu, daß immer wieder neue
röntgenologische Verfahren zur Untersuchung auf Hüftdysplasie auftauchen. So bringt

OLÁH 1969 das sog. *„Dreieckverfahren"*. Die Zuverlässigkeit dieser Methode wurde von OLÁH anhand von 600 negativen und 300 positiven Hüftgelenksaufnahmen erprobt. OLÁH geht folgendermaßen vor: Er verbindet den cranio-lateralen Rand des rechten und des linken knöchernen Pfannendaches und den lateralen Rand des rechten und linken Os ischii zu einem Dreieck mit der Grundlinie A und den Schenkeln B rechts und links. Es entsteht damit ein gleichschenkeliges Dreieck, dessen Schenkel (B-Linien) sich in der Medianlinie treffen. Die Linie A verläuft parallel mit der Hilgenreiner-Linie. Als Hilfslinie wird eine weitere Linie vom unteren lateralen Rand des Os ileum (Ansatzpunkt für die Hilgenreiner-Linie) senkrecht zur B-Linie gezogen. Die Aufnahmen werden in typischer Einstellung — Extensionslage der Hüften, Parallelhaltung der Schenkel — angefertigt.

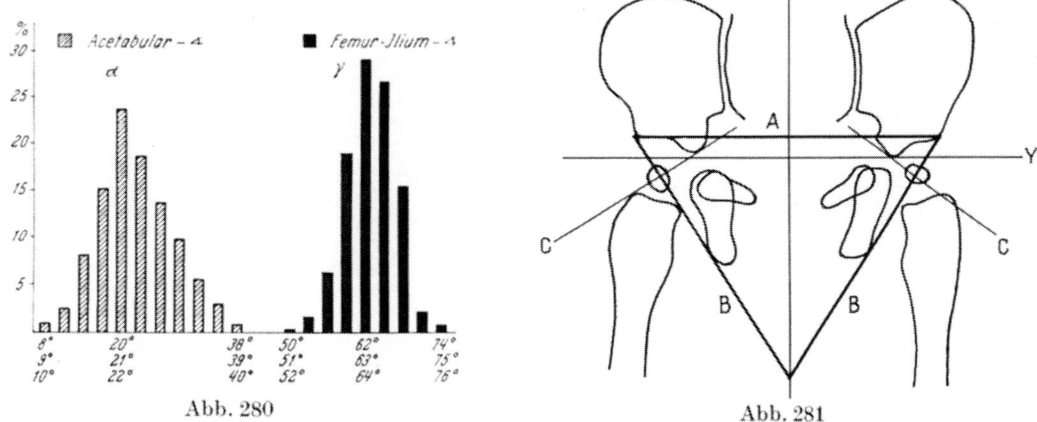

Abb. 280   Abb. 281

Abb. 280. Aufteilung der Werte des Femur-Iliumwinkels bei 620 Säuglingen im 2.—6. Lebensmonat (H. GROSSMANN)

Abb. 281. Das „Dreieckverfahren" nach OLÁH zur Überprüfung der Lage der Hüftkopfepiphyse. Normal liegt sie im Schnittpunkt der Linien B/C, bei Hüftdysplasie dagegen weiter cranial und lateral

Unter normalen Verhältnissen trifft folgendes zu:

1. Die beidseitigen Kopfkerne werden von der B- und C-Linie getroffen.

2. Die beidseitigen Hoffaschen Schenkelhalsspitzen liegen symmetrisch.

3. Die Spitze des Dreiecks liegt in der Medianlinie.

4. Die A-Linie verläuft parallel zur Hilgenreiner-Linie und die Distanz zwischen den beiden Linien ist nicht größer als 8 mm.

5. Der rechte und linke A/B-Winkel sind gleich (gleichschenkeliges Dreieck).

Im Falle einer Dysplasie ergibt sich folgendes:

1. Der Kopfkern ist von der B-Linie nach lateral und von der C-Linie nach cranial verschoben.

2. Die Hoffasche Schenkelhalsspitze ist von der B-Linie entfernt und liegt nicht mehr symmetrisch zu der anderen Seite.

3. Die Dreieckspitze ist nach der pathologischen Seite verschoben.

4. Die A-Linie liegt nicht mehr parallel zur Hilgenreiner-Linie.

5. Es besteht ein Unterschied zwischen dem rechten und dem linken A/B-Winkel, da das Dreieck nicht mehr gleichschenkelig ist.

13. Eine „präoperative coxometrische Bilanz" empfiehlt LEQUESNE als methodisches Vorgehen zur Diagnosestellung der Hüftdysplasie. Es sollen die auf Tabelle 23 zusammengestellten Daten ermittelt werden, wozu mindestens 6 Röntgenaufnahmen der Hüfte erforderlich sind: a.p.-Aufnahme, linkes und rechtes „Faux-profil", a.p.-Antetorsionsaufnahme nach MAGILLIGAN, Aufnahme in einem Repositionsversuch (z.B. in Abduktion nach PAUWELS, oder in Adduktion, oder in Innenrotation mit Aufnahme im „Faux-profil"). Es müssen anhand dieser Bilder der reelle CCD- und der reelle Antetorsionswinkel ermittelt werden, z. B. nach DUNLAP, MAGILLIGAN, M. E. MÜLLER, METZ-HÜBNER [s. „Juvenile Hüftkopfkappenlösung", S. 212ff.; technische Hilfsmittel: Coxometer von LEQUESNE (Abb. 221), Ischiometer von M. E. MÜLLER (Abb. 218).

Tabelle 23. Coxometrische Werte bei Hüftdysplasie (M. LEQUESNE).

Diese Werte sollen ermittelt werden, ehe man zur Operation schreitet (präoperative coxometrische Bilanz nach LEQUESNER)

	Rechts Links	Normales Hüftgelenk	Prädys-plasie	Dysplasie
A. p.-Aufnahme				
Zentrum-Ecken-Winkel (VCE)		$\geqq 25°$	24—21°	$\leqq 20°$
Pfannendachwinkel (*HTE*)		$\leqq 10°$	11—12°	$\geqq 13°$
Collodiaphysenwinkel (*CC'D*)		$\leqq 137°$	138—140°	$\geqq 140°$
Perifoveale Abplattung		—	±	+ bis +++
Valgusstellung des Kopfes		—	±	+ bis +++
Kurzer Hals		—		gelegentlich
Verschiedene Mißbildungen				
Repositionsversuch in Abduktion ⎫ Repositionsversuch in Adduktion ⎭		gut, mittelmäßig oder schlecht		
„Faux-profil"-Aufnahme				
Vordere Kopfüberdachung (Winkel *VCA*)		$\geqq 25°$	24—21°	$\leqq 20°$
Antetorsion		—	±	+ bis +++
Reposition in Innenrotation zur ⎫ Verringerung der Antetorsion ⎭		gut, mittelmäßig oder schlecht		
Antetorsionswinkel		$\leqq 15°$	15—19°	$\geqq 20°$

δ) Übriges Becken

Auf die Verzögerung der Verknöcherung der Synchondrosis ischiopubica im Gefolge einer Hüftdysplasie sei an dieser Stelle hingewiesen (s. S. 159).

ε) Sonstige radiologische Untersuchungsmethoden

Neben Stereoskopie, Schichtaufnahmen und horizontalen Schrägaufnahmen nach SEYSS ist hier

1. die Kontrastfüllung des Hüftgelenks zu nennen (Abb. 296). Von J. W. WEISS wird eine Gelenkfüllung mittels der caudalen Punktion in Lorenz-Haltung nach A. FABER als die einfachste Methode empfohlen. Die Arthrographie des Hüftgelenks wird nicht selten zur Erkennung der Hüftdysplasie bzw. Hüftluxation herangezogen (MITCHELL, WEISS, SCHWETLICK und MUNDORF, SCHWETLICK und RETTIG) und auch beim Perthes (z. B. von JONSÄTER). Dabei werden Methoden für einfache positive Kontraste wie für Doppelkontraste angewendet. SCHWETLICK u. Mitarb. lesen aus guten Arthrogrammen auch Richtlinien für das therapeutische Vorgehen heraus. Sie kombinieren die Doppelkontrastarthrographie mit der Harmonisierung, um auch die Weichteile zur Darstellung zu bringen, insbesondere den Kapselschlauch. Technik: Das Gelenk wird nach FABER von caudal her mit einigen Teilstrichen positiven Kontrastmittels aufgefüllt (nach WEISS). Dadurch erhält man einen hauchdünnen Kopfbelag. Zusätzlich wird dann der ganze Gelenkinnenraum mit Luft aufgefüllt.

2. Die Aufnahme nach Chassard und Lapiné (Abb. 289a und b). Diese Aufnahme in Reitersitz-Position war ursprünglich für gynäkologische Zwecke vorgesehen, und zwar zur Bestimmung der Weite zwischen den beiden unteren Schambeinschenkeln. Broderick (1955) spricht von einer Leapfrog-Position (Leapfrog = Sprungfrosch, Bockspringer). Der Patient sitzt in maximaler Hüftflexion und mit nach vorne gebeugter Wirbelsäule auf dem Aufnahmetisch. Der Zentralstrahl soll auf die Mitte der Verbindungslinie der beiden Hüftköpfe gerichtet sein. Wegen der Dichte und Dicke der Objektmedien wendet man am besten Hartstrahltechnik an. Als sagittale Meßfläche (-linie) kann man die Fläche (Linie) wählen, die durch den Symphysenspalt zieht. Es kann aber jede Hüfte auch für sich gesondert dargestellt werden. Die Richtung der Körpersagittalen muß dann mit

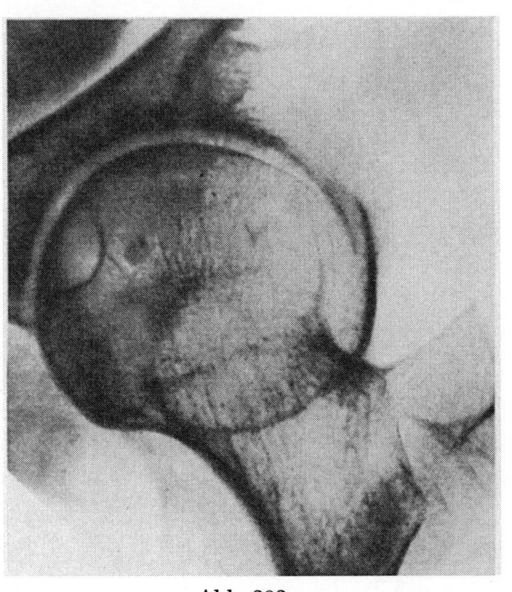
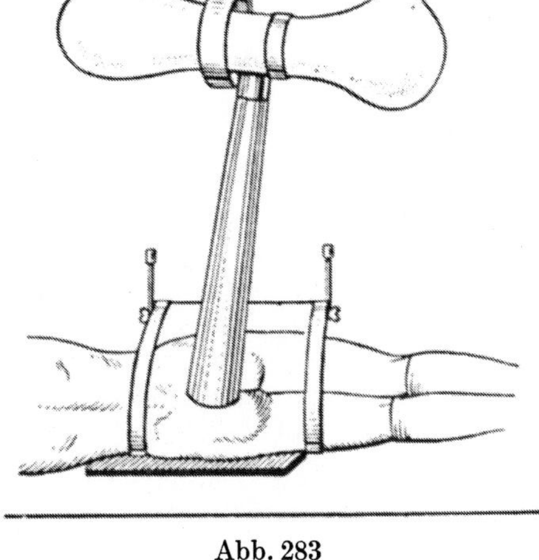

Abb. 282   Abb. 283

Abb. 282. Aufsichtaufnahme der linken Hüftpfanne nach Gickler und Teufel

Abb. 283. Einstellung für die Aufsicht-Aufnahme des Hüftgelenks nach Gickler u. Teufel. (Aus: R. Grashey, Atlas typischer Röntgenbilder. Verlag Urban und Schwarzenberg)

Hilfe eines Metallstabes angezeigt werden. Das so gewonnene Röntgenbild der Beckenaufsicht kann herangezogen werden: Zur Ermittlung der Lagebeziehung des Hüftkopfes zur Hüftpfanne (also besonders bei Verdacht auf congenitale Hüftluxation), zur Feststellung der Ausdehnung eines Herdes oder der Lage eines aus therapeutischen Gründen eingebrachten Nagels, Drahtes u.ä. und zur groben Bestimmung des Winkels, den die Hüftpfanne zur Frontal- und Sagittalebene bildet (Acetabuluminklination, s. S. 321).

3. Eine Aufsichtsaufnahme des Hüftgelenks haben Gickler und Teufel angegeben, da durch die gewöhnliche Röntgenaufnahme des Beckens in sagittaler Strahlenrichtung nur ein ungenügendes Bild über die Form und Stellung der Hüftpfanne erhalten wird (Abb. 282 und 283). Bei dieser Projektion zeigt die Luxationspfanne, die seitlich steht (Typus C nach Preiser), eine „gotische" Form im Gegensatz zur „Eiform" der nach vorne gedrehten Pfanne, die beim Epiphysengleiten zu finden ist (zit. nach A. Ravelli).

4. Aufnahme des Hüftgelenks im „Faux-Profil" (Abb. 284 und 285). Die Querachse des Beckens befindet sich in einem Winkel von 65° zum Film, wobei das zu untersuchende Hüftgelenk unten aufliegt. Diese Aufnahme ist besonders geeignet zur Darstellung des *vorderen Pfannendaches* und wird daher zu Untersuchungen bei Hüftdysplasie angewendet, insbesondere zur Kontrolle auf eine etwa vorliegende Insuffizienz des vorderen

Pfannendaches. Sie ermöglicht es, den hierfür wichtigen vorderen Pfannendachwinkel (VCA-Winkel nach LEQUESNE u. Mitarb.) zu bestimmen sowie eine verstärkte Antetorsion gut zu erkennen [nicht aber die reelle Größe zu ermitteln (LEQUESNE); s. a. „Vorderer Pfannendachwinkel", S. 325].

Die dysplastischen Hüftveränderungen führen — wahrscheinlich infolge Einschränkung der Beweglichkeit im Hüftgelenk — zur Hohlkreuzbildung mit Kippung des Beckens nach vorne. Diese verstärkte lumbo-sacrale Hyperlordosierung wird am besten (besonders im gehfähigen Alter) auf der seitlichen Röntgenaufnahme des Beckens dargestellt (C. FRENSSEN). Das Kreuzbein kann bei Hüftdysplasie bis zu 90° nach vorne geneigt

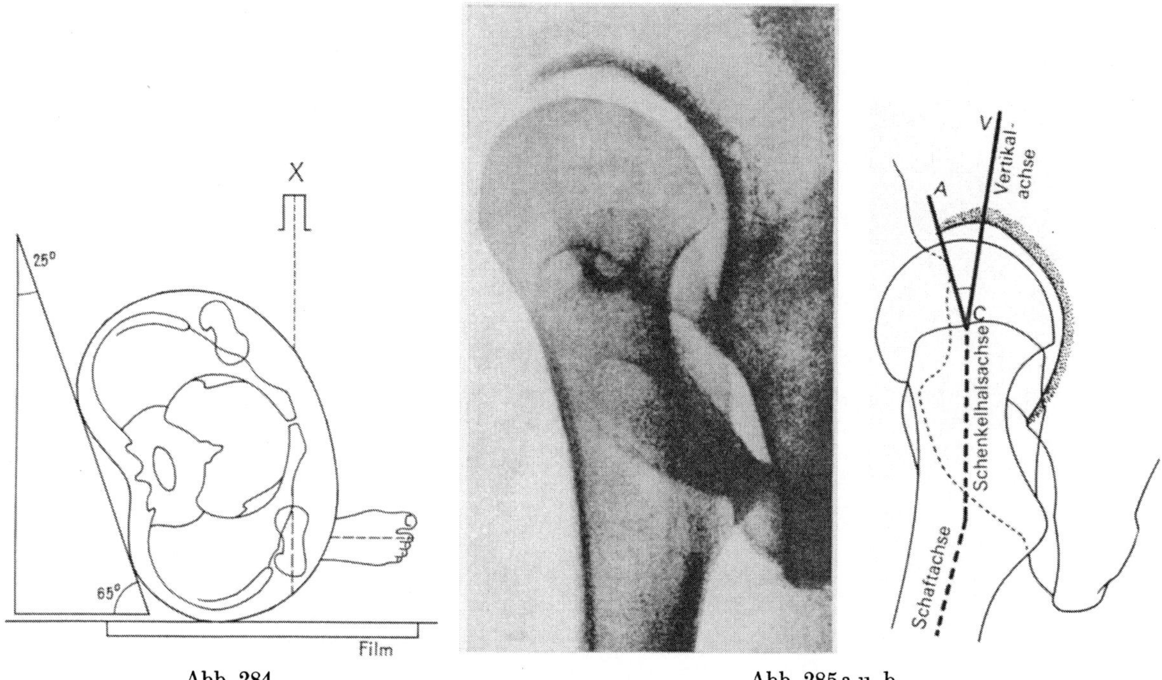

Abb. 284   Abb. 285 a u. b

Abb. 284. Schema der „Faux-profil"-Aufnahme des Beckens (Horizontalschnitt, hier rechte Hüfte). Die Längsachse des Fußes muß parallel zur Filmebene verlaufen (M. LEQUESNE)

Abb. 285. a und b. „Faux-profil"-Aufnahme eines dysplastischen Hüftgelenks (M. LEQUESNE). Die Schenkelhalsachse ist verstärkt nach vorne geneigt. Kleiner vorderer Pfannendachwinkel (VCA)

stehen (normal 30—40°). Diese Beckenkippung wird beim Vorgehen von TÖNNIS und BRUNK mit Hilfe des Symphysen-Sitzbeinwinkels berücksichtigt (s. Drehungsindex des Beckens, S. 326).

Die röntgenologisch gewonnenen *Gefäßbilder* der Hüfte können selbstverständlich genau so wie jedes andere Gefäßbild mittels der Subtraktionsmethode an Deutlichkeit gewinnen. Weniger aufschlußreich für die Erforschung des „Perthes" waren bis jetzt Hüftgelenksvenogramme.

5. Knochen-Szintigraphie. Mit ihrer Hilfe ist auch beim „Perthes" eine Anzeige des ischämischen Kopfherdes bei entsprechender Größe des Bezirkes zu erwarten. Anzuführen sind hier die Arbeiten von BOYD, ZILVERSMIT und CALANDUCCIO (Nachweis von Kopfnekrosen infolge vermehrter Radioaktivitätsablagerungen, unter Verwendung von ^{32}P), BLAU u. Mitarb., SCHEER u. Mitarb., SPENCER u. Mitarb., ZUM WINKEL u. Mitarb., FRENCH u. Mitarb. u. a. (^{18}F), SCHEER u. Mitarb., SPENCER u. Mitarb. (^{87m}Sr), BESSLER, FREY, SONNTAG, SCHEBANI, KRAUS und FUCHS, KOLAR u. Mitarb., FEINE und HENKEL u. a. (^{85}Sr). Bei den meisten Fällen handelte es sich freilich nicht um juvenile aseptische

Osteonekrosen, sondern um Nekrosen bei erwachsenen Personen und bei verschiedenen Krankheiten, wobei die „idiopathische Hüftkopfnekrose" sehr stark vertreten war. FEINE und ZUM WINKEL zeigen aber auch das Photoscan eines beidseitigen Morbus Perthes (Abb. 286), das deutlich eine vermehrte Strontiumablagerung im Bereiche der nekrotischen Hüftköpfe erkennen läßt. Die Gonadenbelastung ist bei der angewandten Methode unterschwellig (z. B. für ^{85}Sr: 50—100 μ Ci i.v. oder auch peroral, Szintigraphie meist nach 3—7 Tagen) [s. a. Szintigraphie bei der Spontanen Osteonekrose am Knie (AHLBÄCK), S. 423 und bei idiopathischer Hüftkopfnekrose, S. 389).

6. Intraossale Druckmessung. Es ist möglich, die Vitalität des Knochens durch Messung des intraossalen Druckes zu prüfen. MILES (1955) untersuchte den intraossalen Druck im Femurkopf und -hals bei 30 Patienten nach Fraktur und Luxationen. Er fand, daß

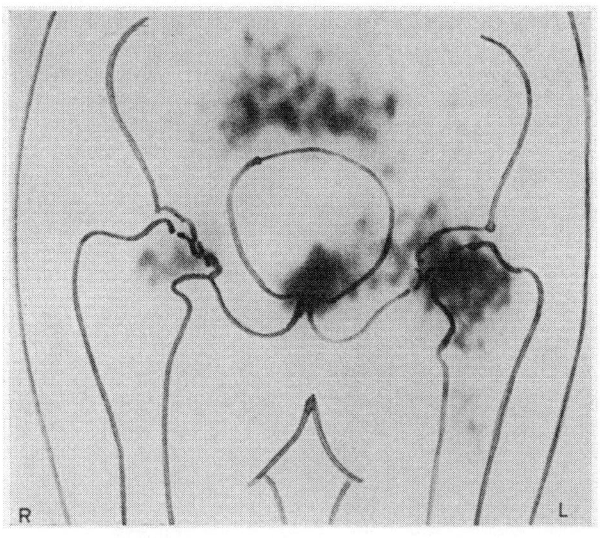

Abb. 286. Photoscan eines 6jährigen Mädchens mit beidseitigem Morbus Perthes (Orthopädische Universitätsklinik Heidelberg). 1 Std nach 1 mCi ^{87m}Sr. Vermehrte Strontiumablagerung im Bereiche beider Hüftgelenke, links etwas stärker als rechts (etwas Radioaktivität in der Harnblase und in den Beckenteilen). (U. FEINE und K. ZUM WINKEL: Nuklearmedizin und Szintigraphische Diagnostik. Verlag G. Thieme 1969)

der Knochen röntgenologisch vital war, wenn eine Pulsation des intraossalen Druckes auftrat, beim Fehlen der Pulsation lag eine Kopfnekrose vor (allerdings wird keine genaue Belegung durch zugeordnete pathologisch-anatomische Befunde gegeben). Untersuchungen von LARSEN und in jüngster Zeit von POLSTER zeigen, daß die Knochendurchblutung hauptsächlich durch entzündliche Infiltrate, Ödeme und venöse Stauung negativ beeinflußbar ist, indem es über die extravasale Volumenzunahme zu einer Drosselung und Abklemmung der intraossalen Durchblutung und damit zur Knochennekrose kommen kann. Bei LARSENs Tierversuchen führte auch eine länger dauernde intraossale Druckerhöhung auf 133 mm Hg und darüber regelmäßig zu Knochennekrosen. POLSTER konnte zeigen, daß das intraossale Gefäßsystem die gleichen Eigenschaften besitzt wie das Gefäßsystem des übrigen Körpers und daß Abhängigkeiten zum übrigen Kreislauf bestehen.

Der *normale* intraossale Druck ist topographisch verschieden, auch ist er in der Knochendiaphyse durchschnittlich etwas höher als in der Epiphyse. Für den menschlichen Femurkopf gibt MILES (1955) einen Druck von 30—35 mm Hg an, für einen Brustwirbelkörper SHAW (1964) 10 mm Hg, für das Sternum PETRAKIS (1954) 2—17 mm Hg, BRAUNSTEINER und GRABNER (1958) —4 bis +10 mm Hg (nach POLSTER).

Mit den bisher angewandten Methoden der intraossalen Druckmessung wird der extravasale Druck im Knochen ermittelt. Die gewonnenen Werte der absoluten Druckhöhe haben aber nur eine beschränkte Aussagekraft, da sie von Faktoren, die nicht präzise faßbar sind, und von mancherlei Fehlerquellen beeinflußt werden (s. J. POLSTER).

ζ) Winkelbestimmungen am Hüftgelenk bei Perthesscher Erkrankung
αα) Winkel am proximalen Femurabschnitt
s. S. 211; normale Werte s. Tabelle 23

Tabelle 24. *Entwicklung des Pfannendachneigungswinkels (i) und Schenkelhalsneigungswinkels (k).* (F. SCHMID u. K. BLASSMANN: Fortschr. Med. 87) (s. Text S. 325 und 214)

	Beim männlichen Geschlecht		Beim weiblichen Geschlecht	
	Pfannendach-neigungswinkel (i)	Schenkelhals-neigungswinkel (k)	Pfannendach-neigungswinkel (i)	Schenkelhals-neigungswinkel (k)
	Neug. $26° \pm 5°$ 1. Mon. $25° \pm 5°$	Neug. $145°—4°$ 1. Mon. $144°—4°$	Neug.[a] $30° \pm 3°$ 1. Mon. $28° \pm 3°$	Neug. $146° \pm 3°$ 1. Mon. $145° \pm 4°$
Neugeb.—3 Mon.	$25° \pm 5°$	$145° \pm 4°$	$27° \pm 5°$	$145° \pm 3°$
	2. Mon. $25° \pm 4°$ 3. Mon. $24° \pm 5°$	2. Mon. $145° \pm 4°$ 3. Mon. $146° \pm 3°$	2. Mon. $26° \pm 4°$ 3. Mon. $25° \pm 4°$	2. Mon. $145° \pm 4°$ 3. Mon. $143° \pm 3°$
4 Mon.—6 Mon.	$21° \pm 5°$	$144° \pm 4°$	$23° \pm 4°$	$143° \pm 3°$
7 Mon.—9 Mon.	$20° \pm 5°$	$143° \pm 4°$	$22° \pm 5°$	$142° \pm 3°$
10 Mon.—1 Jahr	$18° \pm 4°$	$143° \pm 5°$	$21° \pm 3°$	$142° \pm 3°$
1 J.—1 J. 6 Mon.	$19° \pm 4°$	$141° \pm 6°$	$20° \pm 3°$	$141° \pm 5°$
1 J. 7 Mon.—2 J.	$18° \pm 4°$	$140° \pm 5°$	$20° \pm 3°$	$139° \pm 4°$
2 J.—2 J. 6 Mon.	$17° \pm 3°$	$138° \pm 4°$	$18° \pm 4°$	$138° \pm 4°$
2 J. 7 Mon.—3 J.	$16° \pm 3°$	$138° \pm 5°$	$17° \pm 4°$	$138° \pm 4°$
3 J.— 4 J.	$15° \pm 3°$	$137° \pm 4°$	$15° \pm 3°$	$138° \pm 6°$
4 J.— 5 J.	$13° \pm 4°$	$137° \pm 6°$	$13° \pm 3°$	$137° \pm 6°$
5 J.— 6 J.	$11° \pm 3°$	$137° \pm 5°$	$12° \pm 3°$	$137° \pm 6°$
6 J.— 7 J.	$11° \pm 3°$	$136° \pm 5°$	$11° \pm 3°$	$136° \pm 6°$
7 J.— 8 J.	$10° \pm 3°$	$136° \pm 4°$	$11° \pm 4°$	$137° \pm 5°$
8 J.— 9 J.	$10° \pm 3°$	$135° \pm 5°$	$10° \pm 3°$	$135° \pm 5°$
9 J.—10 J.	$9° \pm 3°$	$135° \pm 5°$	$10° \pm 3°$	$134° \pm 7°$
10 J.—11 J.	$8° \pm 3°$	$134° \pm 6°$	$9° \pm 3°$	$133° \pm 6°$
11 J.—12 J.	$8° \pm 3°$	$134° \pm 5°$	$8° \pm 3°$	$133° \pm 4°$
12 J.—13 J.	$8° \pm 3°$	$133° \pm 6°$	$8° \pm 2°$	$132° \pm 5°$
13 J.—14 J.	$9° \pm 3°$	$133° \pm 6°$	$9° \pm 3°$	$132° \pm 5°$

[a] 1 Mon. = von Neugeborenen bis Ende des 1. Monats.

ββ) Winkel an der Hüftpfanne
Je nach der Art der Meßmethode wird die Neigung der ganzen Pfanne oder bloß des Pfannendaches gemessen. Auch Größenbestimmungen einzelner Pfannenabschnitte können unter Umständen mit Hilfe von Winkelbestimmungen durchgeführt werden (z. B. durch den CE-Winkel das Ausmaß der Überdachung des Hüftkopfes).

Die Schwierigkeit der Ermittlung des festgelegten Meßansatzpunktes ist am Röntgenbild der Hüftpfanne besonders groß. Einerseits können am unfertigen Skelet sowieso nur die Ränder der Knochenkerne herangezogen werden, wodurch Ossifikationsunterschiede ungebührlich zur Auswirkung kommen, andererseits wird die Pfannenrandpartie vom Labrum glenoidale gebildet, das in der Tiefe aus Faserknorpel, darüber aus Bindegewebe besteht und das eine Höhe bis zu ca. 0,5 cm haben kann. Der wahre Pfannenrand ist somit normalerweise am Röntgenbild nicht faßbar. Spätere Verkalkungen oder Anlagerungen erschweren zusätzlich eine genauere Messung.

[Normale Ossifikation des Pfannendaches: Beginn ♂ ca. im 9. Lebensjahr, ♀ ca. im 8. Lebensjahr, Verschmelzung ♂ ca. im 19. Lebensjahr, ♀ ca. im 17. Lebensjahr (s. a. S. 186).]

Am oberen Pfannendach und in seiner Nachbarschaft kommen auch apophysäre Verknöcherungsstörungen vor, z.B. in Gestalt einer Osteochondropathie der Spina iliaca anterior inferior (s. S. 180).

1. Die Acetabulum-Klination. Man versteht darunter die Neigung der Hüftgelenkspfanne zu den 3 Ebenen des Raumes in Orientierung am aufrechtstehenden Menschen, wobei v. LANZ (1938) als Bezugs*ebene* die Beckeneingangsebene auswählte, die durch das Promontorium und die Linea terminalis bestimmbar ist. Man kann demnach unterscheiden einen Bezugs*winkel* zur Sagittalebene, zur Horizontalebene und zur Frontalebene. Die Winkel zur Sagittal- und Horizontalebene ergeben sich aus ein und demselben Meßvorgehen, da diese beiden Winkel Komplementärwinkel sind.

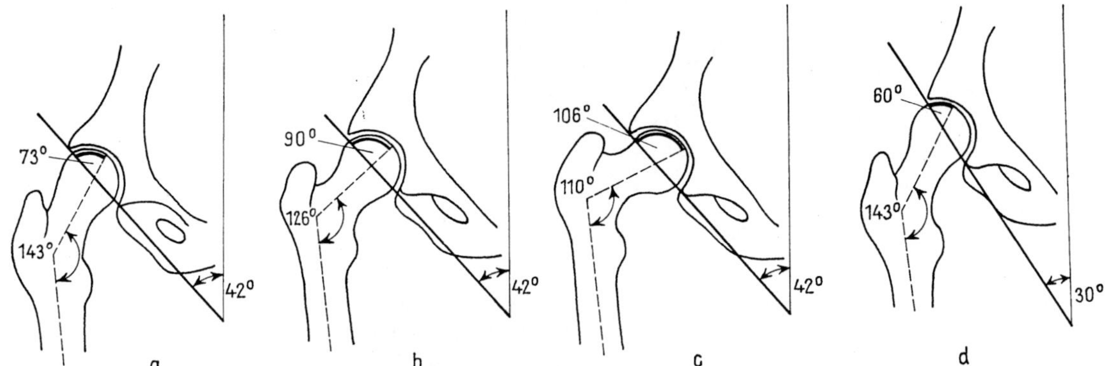

Abb. 287a—d. Auftreffwinkel und Ausdehnung der Belastungsflächen am Hüftgelenk (in der Frontalebene) in Abhängigkeit vom Schenkelhalswinkel und vom Neigungswinkel der Pfanneneingangsebene zur Vertikalen (nach VON LANZ). a Großer Schenkelhalswinkel (143°) und mittlere Neigung der Pfanneneingangsebene von 42° (= Mittelebene durch das Promontorium und die Linea terminalis). Folge: verhältnismäßig kleiner Auftreffwinkel von 73°. b Mittlerer Schenkelhalswinkel (hier von 126°) und mittlere Neigung der Pfanneneingangsebene von 42°, Auftreffwinkel von 90° (Schema für den durchschnittlichen Normalfall). c Kleiner Schenkelhalswinkel (hier 110°, Coxa vara) und mittlere Neigung der Pfanneneingangsebene von 42°, Auftreffwinkel von 106°. d Großer Schenkelhalswinkel (hier 143°, Coxa valga) und kleiner Pfannenneigungswinkel von 30°, Auftreffwinkel von 60°. Auftreffwinkel und Ausdehnung der Belastungsfläche am Hüftgelenk sind demnach um so kleiner, je steiler der Schenkelhals und die Pfannenneigungsebene stehen

Unter Pfanneneingangsebene versteht man nach MAYET „jene Ebene, die durch die geschlossene Kurve des Pfannenrandes gelegt werden kann. Sie ist nur eine Näherungsebene, da der Pfannenrand uneben ist und es dadurch unmöglich wird, eine Ebene durch alle Punkte eines Umfanges zu legen". Erinnert sei auch an die dreiphasige umwegige Ausformung der Pfanneneingangsebene (s. S. 211).

a) Die Neigung der Pfanneneingangsebene zur Sagittalebene. Am Röntgenbild erscheint dieser Winkel im Schnitt der Verbindungslinie des knöchernen oberen und unteren Pfannenrandes mit der Körperlängsache (Abb. 287). Nach Angaben von LANZ beträgt dieser nach cranial offene Winkel im Durchschnitt beim Neugeborenen 60°, beim Halbjährigen 56°, beim 10jährigen 47° und beim Erwachsenen 41°. WESZYCKI ermittelte anhand von 38 anatomischen Messungen (ohne Altersangabe) folgende Winkelgrößen: Mittelwert 52,5°, unterer Extremwert 40,0°, oberer Extremwert 65,0°. Es besteht eine Abhängigkeit des Schenkelhalswinkels einerseits und des Femurtorsionswinkels andererseits von der Neigung der Pfanne zur Sagittalen. Eine Vergrößerung des Neigungswinkels der Pfanne zur Sagittalen hat eine Vergrößerung des Schenkelhalswinkels und des Femurtorsionswinkels zur Folge. Diese Korrelationen sind aber nur im Bereich der mittleren Schwankungsbreite der Formfaktoren feststellbar. Bei Extremvarianten sind sie nicht vorhanden (WESZYCKI).

b) Die Neigung der Pfanneneingangsebene zur Horizontalebene. Ihre Winkelgröße ergibt sich als Komplementärwinkel aus dem Neigungswinkel zur Sagittalebene. Der von ULL-MANN angegebene Pfannenneigungswinkel entspricht praktisch diesem Winkel. Man zieht eine Horizontale durch den distalen Punkt der „Tränenfigur" der beiden Hüften und eine 2. Linie durch den knöchernen Pfannendachrand, bis zum Schnittpunkt der erwähnten Horizontalen. Der Winkel zwischen diesen beiden Linien liefert ein Maß für die Pfannenneigung (Abb. 288). In Tabelle 25 sind von ULLMANN Normalwerte für diesen Winkel angegeben. Ähnlich wie beim Pfannendachwinkel nach HILGENREINER sind die Werte bei weiblichen Personen etwas größer als bei männlichen.

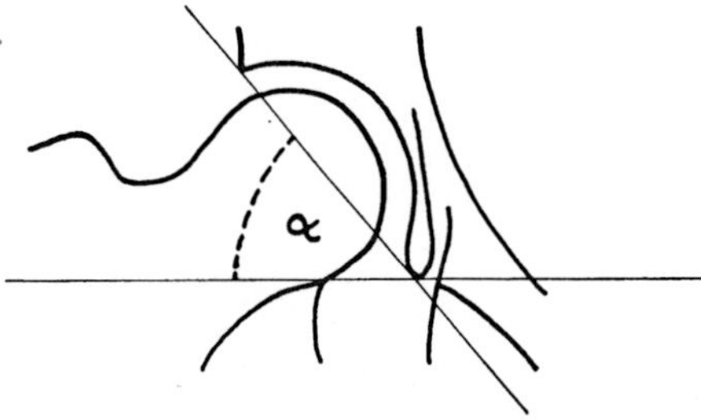

Abb. 288. Messung des Pfannenneigungswinkels nach ULLMANN. Man zieht eine Horizontale durch die beiden distalen Punkte der Köhlerschen „Tränenfigur" und eine zweite Linie vom Pfannendacherker zum Berührungspunkt der Horizontalen mit dem unteren Rand der „Tränenfigur" der gleichen Seite. Der nach lateral offene Winkel α soll als Pfannenneigungswinkel gelten. Die auf diese Weise gewonnenen Werte (Tabelle 25) sind etwas größer als die Werte des Hilgenreinerwinkels

Tabelle 25. *Hüft-Pfannenneigungswinkel* (nach ULLMANN)

Jahre	Durch-schnitts-werte	Maximal	Minimal
0—10	38°	45°	30°
10—20	35,8°	40°	28°
20—30	31,3°	38°	26°
30—40	29,3°	37°	25°
40—50	32°	40°	23°
50—70	30°	40°	24°

Beim Vergleich mit den anatomischen Messungen des komplementären Pfannenneigungswinkels zur Sagittalen (v. LANZ, MAYET, WESZYCKI) sind Differenzen in Kauf zu nehmen, die wahrscheinlich auf projektionsbedingten ungleichen Voraussetzungen für die Messung beruhen.

c) Der ventrale Öffnungswinkel der Pfanneneingangsebene. Die Eingangsebene der Hüftpfanne steht auch schräg zur Sagittalebene mit einem nach ventral offenen Winkel (Abb. 289). Diese Pfannenabweichung fand nicht viel Beachtung. Nach BERTRAND beträgt dieser Winkel normalerweise 12°, bei Luxationshüften beträgt er 19 bis 20° (Abb. 290). Sowohl die Verstärkung dieser Pfannenneigung als auch die Verstärkung der Antetorsion haben im allgemeinen eine Abnahme der mechanischen Stabilität der Hüfte zur Folge. Der Hüftkopf dreht gleichsam aus dem Acetabulum nach vorne. Wenn diese Situation bei einer Luxationshüfte besteht, wird aus einer eventuellen Reposition schnell wieder eine Luxation auftreten (W. TH. EVERS). BADGLEY (1949) weist daher mit Recht darauf hin, daß für die Beurteilung der Hüftluxation und für die Auswahl der Behandlungsmethode nicht nur die Bestimmung der Größe der Antetorsion wichtig ist, sondern auch der Stand des Acetabulumeinganges. Zur röntgenologischen Bestimmung des ventralen

Öffnungswinkels der Hüftpfanne kann die Aufnahme nach CHASSARD und LAPINÉ herangezogen werden (s. S. 317 und Abb. 289).

2. Der Pfannenneigungswinkel nach ULLMANN. Man zieht eine Horizontale durch den distalen Punkt der Tränenfigur der beiden Hüften und eine 2. Linie durch den knöchernen Pfannendachrand, bis zum Schnittpunkt der erwähnten Horizontalen. Der Winkel zwischen diesen beiden Linien ergibt ein Maß für die Pfannenneigung (Abb. 290). In Tabelle 25 sind von ULLMANN Normalwerte für diesen Winkel angegeben. Ähnlich wie beim Pfannenwinkel nach HILGENREINER sind die Werte bei weiblichen Personen etwas größer als bei männlichen.

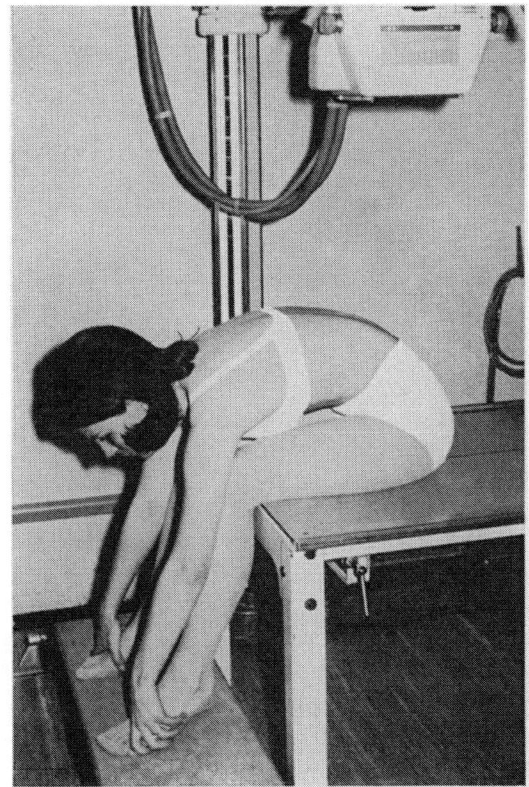

a

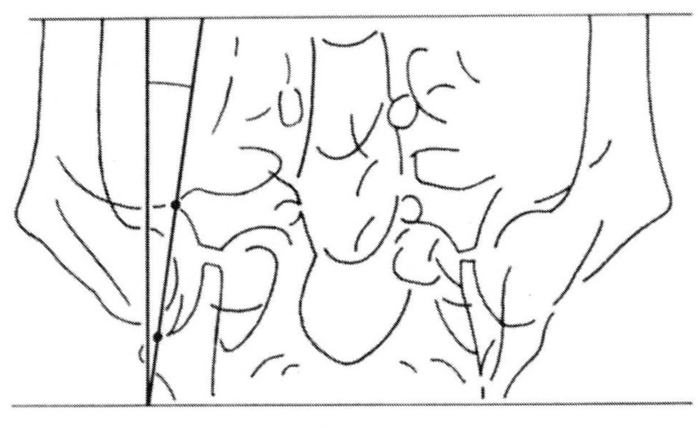

b

Abb. 289a u. b. Messung der Acetabuluminklination zur Sagittalen nach CHASSARD und LAPINÉ. (Aus: W. TH. EVERS.) a Aufnahmeposition des Patienten (Leapfrogposition). b Skizze des Röntgenbildes

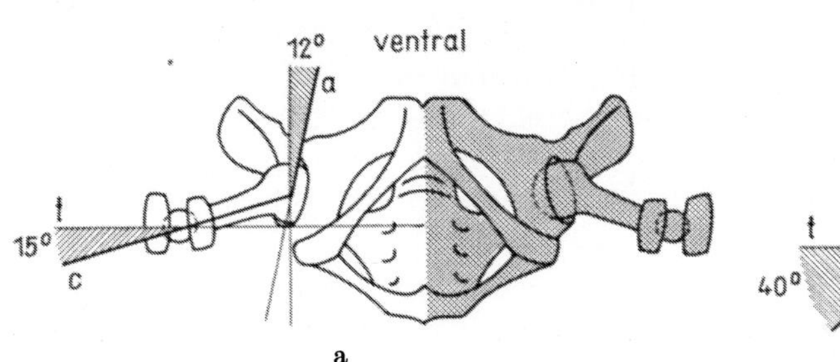

a

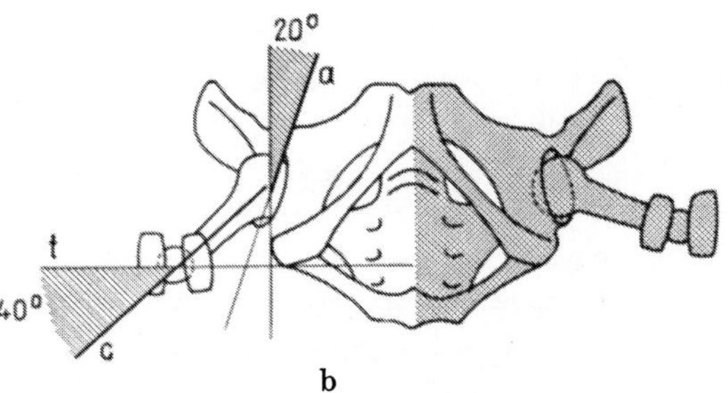

b

Abb. 290a u. b. Beurteilung von Formabweichungen am Hüftgelenk unter Verwendung der Acetabuluminklination und des Antetorsionswinkels. Meßverfahren nach EVERS. a Normale Hüfte. Das Becken von caudal aus gesehen (Beckenaufnahme nach CHASSARD u. LAPINÉ). *a* Verbindungslinie zwischen dem ventralen und dem dorsalen Acetabulumrand. Diese Linie bildet mit der Körpersagittalen einen nach ventral offenen Winkel, der der Acetabuluminklination entspricht (hier 12°). *c* Schenkelhalsachse, die mit der bikondylären Achse (*t*) des distalen Oberschenkelabschnittes den Antetorsionswinkel bildet (hier 15°). Der Winkel zwischen *a* und *c* setzt sich im obigen Normalfall zusammen aus: $90° + 12° + 15° = 117°$; b Luxationshüfte. Hier finden sich höhere Werte für den Winkel der Acetabuluminklination und der Antetorsion. Im vorliegenden Beispiel beträgt der *ac*-Winkel: $90° + 12° + 40° = 150°$

3. Der Centrum-Eckenwinkel (CE-Winkel) nach WIBERG. Der CE-Winkel wird zwischen einer Parallelen zur Körperlängsachse und der Verbindungslinie Schenkelkopf-Mittelpunkt und äußere Pfannendachecke gemessen (C = center, E = end of the roof; Abb. 291). Er drückt in Winkelgraden die Stellung des Hüftkopfzentrums zur Pfannenecke, auf die Körperachse bezogen, aus (ALBERT) und bringt damit zum Ausdruck, inwieweit der Schenkelkopf vom Pfannendach überdeckt wird (BEDOUELLE, JENTSCHURA) (ähnlich wie der Kopf-Pfannenquotient von HEYMAN und HERNDON). Seine Größe stellt ein Kriterium für die Steilheit des Pfannendaches und für die Tiefe der Pfanne dar. Er ist bei der angeborenen Hüftdysplasie besonders klein oder sogar negativ. Die Bedeutung des CE-Winkels für die Erkennung der Hüftdysplasie wurde besonders hervorgehoben von WIBERG, CAFFEY, JENTSCHURA, ROTT u. a.

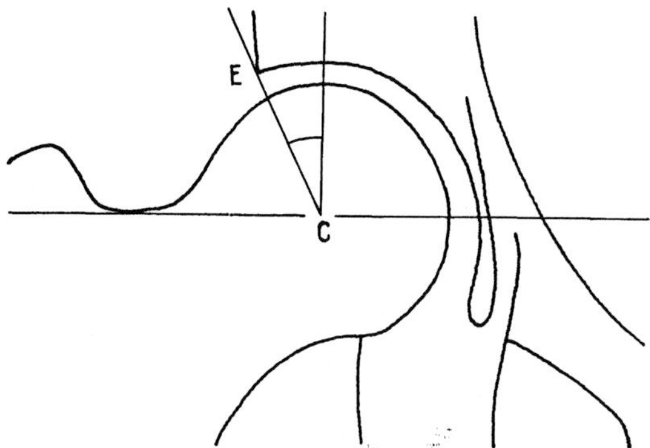

Abb. 291. Der Wibergsche CE-Winkel (Centrum-Eckenwinkel)

Es finden sich folgende Angaben über die Größe des CE-Winkels: Bis zum 4. Lebensjahr: untere Grenze des Normalen bei 15° (WIBERG, MATZEN), 6.—13. Lebensjahr: 20°, Werte von 15° und darunter sind pathologisch (SEVERIN), über 14 Jahre: Normalwerte 26° und mehr (WIBERG, M. E. MÜLLER, JENTSCHURA, ROTT). Werte zwischen 20° und 17° gelten als suspekt auf pathologische Verhältnisse, Werte unter 17° gelten als sicher pathologisch (ROTT), Männer und Frauen im Alter von 25—30 Jahren: untere Grenze 26° (SEVERIN).

MÜNZENBERG (1964) veröffentlichte eine detaillierte Tabelle normaler Werte des CE-Winkels von 3—40 jährigen Probanden. Aus dieser Tabelle sind folgende Werte zu entnehmen: 3.—10. Lebensjahr, arithmetisches Mittel ♂ 27,5°, ♀ 27,3°, unterer Grenzwert 15—20°; 10.—18. Lebensjahr, arithmetisches Mittel ♂ 33,4°, ♀ 36,8°, unterer Grenzwert 20—25° (von Verf. geschätzt); 18.—40. Lebensjahr, arithmetisches Mittel ♂ 37,6°, ♀ 35,2°, unterer Grenzwert 20—25° (s. Protrusio acetabuli coxae, S. 722).

Im Säuglingsalter wird der Grad der Steilheit des Pfannendaches am besten nach den Methoden von PUTTI, OMBREDAN oder HILGENREINER bestimmt, bei Erwachsenen nach WIBERG.

Zur Technik. Es ist oft nicht leicht, den Mittelpunkt des Schenkelkopfes zu bestimmen, besonders bei Kindern, die noch einen geringen Ossifikationsstand aufweisen. Am besten geht man nach der Methode von M. E. MÜLLER vor (s. Abb. 202). ROTT (1967) befaßte sich speziell mit der Messung des CE-Winkels. Er empfiehlt eine Röntgenaufnahme des Beckens in genauer a.p.-Projektion bei 90° Flexion im Kniegelenk. Verschiedene Rotationsstellungen des Femur beeinträchtigen den CE-Winkel nur unwesentlich, sie liefern nur Schwankungswerte von 2—4° (JENTSCHURA, ROTT).

Aus dem normalen anatomischen Lageverhältnis von Hüftkopf und Hüftpfanne ergibt sich, daß der CE-Winkel auch zur Bestimmung der Pfannentiefe herangezogen werden kann. So hat MÜNZENBERG vergleichende Untersuchungen zwischen der Tiefe der Pfanne beim männlichen und weiblichen Geschlecht in Abhängigkeit vom Alter durchgeführt (s. Protrusio acetabuli coxae, S. 722).

4. Der vordere Pfannendachwinkel (Lequesne, de Seze und Barbannaud). Dieser Winkel sagt über das Ausmaß der vorderen Kopfüberdachung aus und ist daher besonders wichtig bei der Untersuchung auf Hüftdysplasie. Da es sich lediglich um den CE-Winkel nach Wiberg handelt, der hier am vorderen Anteil des Pfannendachs abgenommen wird, würde im Rahmen unserer Einteilung die Bezeichnung „vorderer CE-Winkel" besser passen. Zur Darstellung des vorderen Hüftgelenksabschnitts zieht man die „Faux-Profil"-Aufnahme heran (Abb. 284 und 285). Man bestimmt im Zentrum des Hüftkopfes (C) den Winkel, den die Vertikale (V) zur Verbindung zum anterioren Pfannendach (A) bildet.

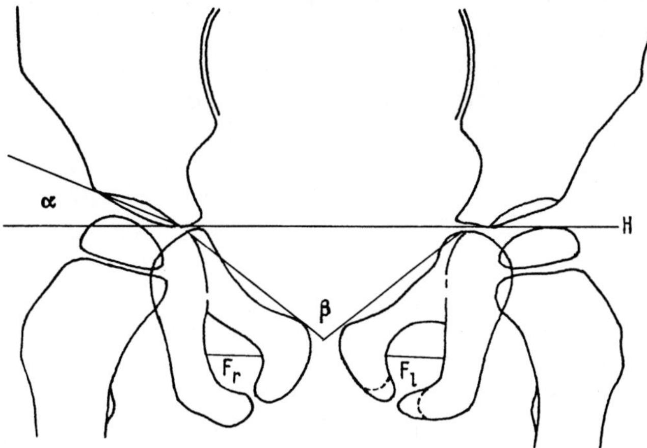

Abb. 292. Messung des Pfannendachwinkels α bei Lagefixierung des Beckens nach D. Tönnis. β Symphysen-Sitzbeinwinkel; Drehungsindex $D = F_r/F_1$. (F Querdurchmesser des Foramen obturatum, s. Text S. 326). H Hilgenreiner-Linie)

Wie der CE-Winkel, ist der VCA-Winkel bei mehr als 25° als normal anzusehen, zwischen 25° und 21° zeigt er eine leichte Form der Dysplasie an („hanche limite" nach Lequesne, oder „Prädysplasie"), unter 20° ist er pathologisch im Sinne einer vorliegenden Dysplasie. Der Punkt A ist manchmal schwer festzulegen, da die Ossifikation des Pfannenerkers erst gegen das 17.—19. Lebensjahr zum Abschluß kommt.

5. Der Pfannendachwinkel. Horvath hat schon 1908 einen Pfannendach-Winkel angegeben (Horvàth-Winkel). Weitere Autoen, von denen einige auch Modifikationen anwandten, sind Zsebök u. Mitarb., Ludloff, Rohlederer, Kopitz, Hilgenreiner, Colemann, Ravelli u. a. Vielfach wird unter „Pfannendachwinkel", „Pfannenneigungswinkel" und „Pfannenwinkel" dasselbe verstanden, womit einer Verwechslung zwischen dem „Pfannendachwinkel" und dem „Pfannenneigungswinkel" Vorschub geleistet wird.

a) Der Pfannendachwinkel nach Hilgenreiner *(Hilgenreiner-Winkel).* Dieser Winkel wird in der Praxis am häufigsten zur Erkennung einer etwa bestehenden Hüftdysplasie herangezogen (Winkel α auf Abb. 292). Es wird eine Verbindungslinie zwischen der untersten Ecke des rechten und des linken Os ilium (an der Y-Fuge) hergestellt (Hilgenreiner-Linie), des weiteren eine Verbindungslinie zwischen dem Pfannenerker und dem äußeren unteren Punkt des Os ilium (in der Gelenkpfanne). Beide Linien schneiden sich. Der nach außen oben offene Winkel stellt den Pfannendachwinkel dar. Brauchbare Werte werden nur erzielt, wenn die Röntgenaufnahme bei flach aufliegendem Becken angefertigt worden ist.

Um der Schwierigkeit der Ausgleichung der Lendenlordose bei der Aufnahme aus dem Weg zu gehen, schlägt M. E. Müller vor, für die Bestimmung des Pfannendachwinkels die Antetorsionsaufnahme des Hüftgelenkes heranzuziehen (s. S. 219 und Abb. 220b). Die Entwicklung des Pfannendaches bringt es mit sich, daß der Pfannendachwinkel im Laufe der Jahre kleiner wird.

Angaben über Mittelwerte dieses Winkels in verschiedenen Altersstufen machten HILGENREINER, A. FABER, MASSIE, STRACKER, LEFRANC, TÖNNIS und BRUNKEN. FABER fand bei Neugeborenen einen Durchschnittswert von ca. 29°, beim 1jährigen von 22,5°, bei 3—4-jährigen von 15°, nach dem 15. Lebensjahr von unter 10°. Der Winkel ist links minimal größer als rechts und auch beim weiblichen Geschlecht etwas größer (um 2—3°) als beim männlichen (s. Tabelle 24, Normalwerte nach SCHMID u. BLASSMANN). Nach M. E. MÜLLER ist es wichtig, den Pfannendachwinkel in regelmäßigen Abständen zu kontrollieren. Ein Ausbleiben der Verkleinerung des Winkels oder gar eine Vergrößerung wird die Entscheidung zur Vornahme eines operativen Eingriffes wesentlich beeinflussen.

Der Hilgenreiner-Winkel muß sich notwendigerweise in der Röntgenprojektion mit der Größe des Drehwinkels des Beckens ändern (ROHLEDERER, FABER, PITZEN, KAISER, TÖNNIS und BRUSATIS). Auch asymmetrische Beckenlage (WEBER, TÖNNIS und BRUSATIS) und die Focuseinstellung beeinflussen seine am Röntgenbild meßbare Größe. Ferner wird ins Feld geführt, daß der Hilgenreiner-Winkel mit dem Schluß der Y-Fuge am Ende der Pubertät nicht mehr angesetzt werden kann. Auch der Pfannenerker befindet sich bis zum 17. Lebensjahr (♀) bzw. 19. Lebensjahr (♂) in der Ossifikation und stellt somit keinen exakten Meßpunkt dar. In der Praxis ist der Hilgenreiner-Winkel aber für die kindliche Hüfte ein brauchbares Maß zur Beurteilung der Gelenkspfanne, auch wenn er keine anatomische Genauigkeit verbürgt. Besonders gut läßt er sich für die Beurteilung der Hüftgelenkdysplasie und der Pfannenveränderungen beim ,,Perthes'' verwenden.

Als pathologische Werte des Pfannendachwinkels, die für das Vorliegen einer Hüft*luxation* sprechen, werden recht unterschiedliche Ziffern angegeben: HORVATH 48°, GROSSE 40—43°, HILGENREINER 35°, ZSEBÖK 35°, KLEINBERG und LIEBERMANN 30°, SOULLER und LOVETT 60°, COLEMANN 40°, COLONNA 25—35° (zit. nach J. OLÁH). Nach FABER kann eine ,,flache Pfanne'' bzw. ein Steildach angenommen werden, wenn der Pfannendachwinkel bei Neugeborenen und bei Säuglingen größer ist als 34° (nach GROSSE 33°), nach dem 1. Lebensjahr größer als 25°, in späteren Lebensaltern größer als 20° ist (zit. nach RAVELLI).

Da die Übergänge vom Normalen zum Pathologischen bei der Hüftdysplasie fließend sind, interessieren auch die Schwankungsbreiten (TÖNNIS). So haben TÖNNIS und BRUNKEN 2294 Röntgenaufnahmen von normalen Hüftgelenken einschließlich fraglicher Dysplasien ausgewertet und die Tabelle 26 erarbeitet. Sie kommen zur Unterscheidung von 3 Gruppen: a) Hüftgelenke, deren Pfannendachwinkel unterhalb der oberen s-Gruppe (= einfache obere Standardabweichung, entspricht der Grenze der normalen Schwankungsbreite des Pfannendachwinkels) lag, b) Pfannendachwinkel zwischen der Grenze s und $2s$ (= einfache und doppelte obere Standardabweichung), c) Pfannendachwinkel außerhalb $2s$. Die Verlaufsbeobachtungen zeigten, daß Pfannendachwinkel mit Werten zwischen s und $2s$ nur in 20% dysplastisch wurden. Bei solchen Werten sollten also sicherheitshalber Spreizhöschen verordnet werden. Pfannendachwinkel über $2s$ führen sicher zur Dysplasie und müssen daher unbedingt behandelt werden.

Da, wie oben angeführt, die Winkelwerte an der Hüfte durch Drehung, Kippung und Aufrichtung des Beckens verändert werden können, versuchen TÖNNIS und BRUNKEN mittels eines Drehungsindex und eines Symphysen-Sitzbeinwinkels die Lage des Beckens in der a.p.-Richtung festzulegen und damit die zur Dysplasieuntersuchung des kindlichen Beckens am besten geeignete Pfannendachwinkelmessung nach HILGENREINER besser zu standardisieren.

(α) *Der Drehungsindex* (D) des Beckens nach TÖNNIS und BRUNKEN stellt das Verhältnis des Querdurchmessers (F) des rechten Foramen obturatum zum linken dar, gemessen am a.p.-Röntgenbild, parallel zur Hilgenreiner-Linie, also $D = F_r/F_l$ (s. Abb. 292).

Tabelle 26. *Zusammenstellung der Pfannendachwinkelgrade, die als Grenze zwischen normalem Befund und leichter, fraglicher Hüftdysplasie (s) sowie starker, unbedingt behandlungsbedürftiger Hüftdysplasie (2s) zu gelten haben* (D. Tönnis)

| Alter | Mädchen | | | | Jungen | | | |
| | leicht dysplastisch ab (s) | | schwer dysplastisch ab (2s) | | leicht dysplastisch ab (s) | | schwer dysplastisch ab (2s) | |
Monate	rechts	links	rechts	links	rechts	links	rechts	links
1 und 2	35,8	36,1	41,6	41,6	27,7	31,2	31,8	35,2
3 und 4	31,4	33,2	36,3	38,7	27,9	29,1	32,4	33,7
5 und 6	27,3	29,3	31,8	34,1	24,2	26,8	29,0	31,6
7—9	25,3	26,9	29,4	31,1	24,6	25,4	28,9	29,5
10—12	24,7	27,1	28,6	31,4	23,2	25,2	27,0	29,1
13—15	24,6	26,9	29,0	31,7	23,1	24,0	27,5	27,7
16—18	25,0	26,1	29,3	30,4	23,8	25,8	28,1	30,0
19—24	24,1	26,4	28,4	30,8	20,6	23,2	24,4	27,3
2—3 Jahre	21,8	23,3	25,6	27,1	21,0	22,7	25,3	26,9
3—5 Jahre	17,9	21,2	21,3	25,8	19,2	19,8	23,5	23,8
5—7 Jahre	19,3	19,8	23,4	23,8	16,8	19,3	20,9	23,2

Tabelle 27. *Normalwerte des Symphysen-Sitzbeinwinkels in verschiedenen Altersstufen* (D. Tönnis)

1. Lebensjahr	100—130°
2. Lebensjahr	95—125°
2. und 3. Lebensjahr	90—125°
4. und 5. Lebensjahr	85—115°

Bei annähernd normal gebauten Becken bewegt sich bei symmetrischer Beckenlage dieser Index um 1,0, bei Linksdrehung des Beckens wird der Wert etwas größer, bei Rechtsdrehung etwas kleiner. Bei Werten zwischen 1,8 und 0,56 betrug der Winkelunterschied an beiden Hüftgelenken im Mittelwert nicht mehr als 2°. Beckenaufnahmen, deren Drehungsindex innerhalb dieses Bereiches liegt, sind also für die Untersuchung auf Hüftdysplasie brauchbar. Es ist also für die Praxis ratsam, die Aufnahmen gleich von vornherein gut symmetrisch eingestellt anzufertigen.

(β) Der Symphysen-Sitzbeinwinkel (Abb. 292). Damit soll der Grad der Kippung bzw. Aufrichtung des Beckens erfaßt werden. Bei symmetrischer Beckenlage verbindet man auf jeder Seite den zur Beckenrichtung vorspringenden Punkt des Schambeines in Symphysennähe mit dem der Sitzbeinwurzel. Der Schnittpunkt der beiden Linien über der Symphyse bildet den Symphysen-Sitzbeinwinkel. Er wird bei Beckenkippung kleiner, bei Aufrichtung größer. Tönnis und Brunken ermittelten Normalwerte bei verschiedenen Altersstufen (Tabelle 27). Es sollten für Dysplasiemessungen nur solche Beckenaufnahmen herangezogen werden, deren Symphysen-Sitzbeinwinkel innerhalb dieser Werte liegen. Beim Untersuchungsmaterial von Tönnis und Brunken ergab sich am mittleren Pfannendachwinkel zwischen den Stufen der stärksten Beckenkippung und der stärksten Beckenaufrichtung ein durchschnittlicher Unterschied von 5—8°. Der Sitzbein-Symphysenwinkel hat aber auch seine Bedeutung beim Vergleich der zeitlich verschiedenen Verlaufskontrollen. Auch Faber hatte sich schon mit dieser Problematik befaßt und war zu dem Ergebnis gekommen, daß die Beeinflussung des Pfannendachwinkels durch die Beckenneigung für die übliche Messung ohne Bedeutung sei.

b) Der Pfannendachwinkel nach Idelberger *und* Frank (Abb. 293). Da der Pfannendachwinkel, bestimmt nach der Methode von Hilgenreiner, durch Drehung des Beckens einer erheblichen Verzeichnung unterworfen ist, haben Idelberger und Frank (beeinflußt durch Erkenntnisse von Rohlederer), nach einer röntgenologischen Meßmethode gesucht, bei der der erfaßbare Winkel weitgehend dem anatomischen Pfannendachwinkel entspricht.

Dieser ACM-Winkel von IDELBERGER und FRANK wird über folgende Bezugspunkte gefunden: Punkt A = oberer Rand der Hüftgelenkspfanne (Pfannenerker nach PUTTI), Punkt B = unterster Punkt des Pfannenrandes, an den die Incisura acetabuli heranreicht (kleine aufgehellte Incisur oder heller Punkt), Punkt M = Mitte der Verbindungslinie $A\,B$, Punkt C = Pfannengrundschnittpunkt des an M errichteten Lotes.

Als Vorteile dieser Methode geben IDELBERGER und FRANK an, daß die angenommenen Bezugspunkte sicher aufgefunden werden können, daß der am Röntgenbild zu rekonstruierende Winkel bei der üblichen röntgenologischen Untersuchungstechnik annähernd konstant bleibt, d. h. daß Kippungen des Beckens nach vorne oder hinten in einem Schwenkbereich bis 40° ohne störenden Einfluß bleiben. Der Winkel ist unabhängig von Alter und Geschlecht und wird für die rechte und für die linke Hüfte gesondert bestimmt. Als Werte geben IDELBERGER und FRANK an: Bei normalen Hüftgelenksverhältnissen zwischen 40° und 50°, bei pathologischen Pfannen über 50° bis zu einem Maximum von 74°.

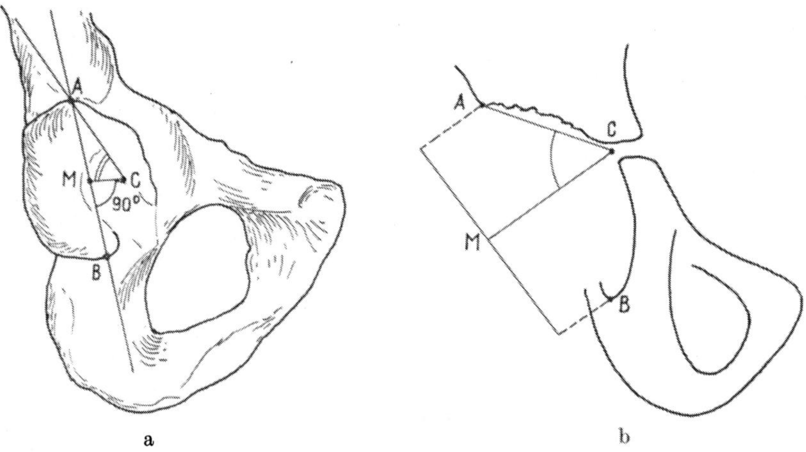

Abb. 293 a u. b. Bestimmung des Pfannendachwinkels (ACM) nach IDELBERGER und FRANK. A Pfannenerker, B unterer Pfannenrand, M Mitte von $A\,B$, C Schnittpunkte des Lotes auf M mit dem Pfannendach. Normale Größe des Pfannendachwinkels bei dieser Meßmethode 40°—50°

$\gamma\gamma$) Indices und Quotienten am Hüftgelenk

Zahlreiche Autoren, insbesondere solche früherer Zeit, treffen keine Unterscheidung zwischen einem „Index" und einem „Quotient". So spricht z.B. JONSÄTER (1953) in seiner Arbeit über „Coxa plana" von Quotienten für die gleichen Beziehungen, die nach HEYMAN und HERNDON als Indices bezeichnet werden. Um Mißverständnisse zu vermeiden, versuche ich in den nachfolgenden Ausführungen deutlich zwischen „Index" und „Quotient" zu unterscheiden und folge damit in etwa dem Vorgehen von HEYMAN und HERNDON, EDGREN, MEYER, HARRISON und MENON u.a. Es wäre wünschenswert, wenn hier im Weltschrifttum alsbald eine Einigung hinsichtlich der Nomenklatur zustande käme.

Als „Index" soll eine gegenseitige Beziehung von Maßen am gleichen Objekt gelten (in unserem Falle am Hüftgelenk der gleichen Seite). Als „Quotient" soll die Beziehung dieses Index (des erkrankten Objektes k) zum homologen Index der anderen (gesunden) Seite (g) gelten. Es ist also $\dfrac{\text{Index } k}{\text{Index } g}$ = Quotient. Um prozentuale Werte zu bekommen, wird der Bruch mit 100 multipliziert. Bei gleichzeitiger Erkrankung beider Hüften ist der Quotient nicht brauchbar. Der Normalwert eines Quotienten liegt naturgemäß immer um 100, mit Schwankungen, die sich aus Seitendifferenzen der normalen Variation ergeben (schätzungsweise bis 5%). Beim Index ist dies nicht der Fall, da er eine Beziehung verschiedener anatomischer Strecken zueinander darstellt, etwa Radius : Höhe. Aus den vielen Kombinationsmöglichkeiten der Meßstrecken am Hüftgelenk ergibt sich die Möglichkeit, zahlreiche Indices und Quotienten aufzustellen. Diese sind für die Erfassung der „Perthes"-Veränderungen in dem Maße brauchbar, in dem sie die Veränderungen ohne Abfälschung zahlenmäßig zum Ausdruck bringen. Die meisten Meßmethoden haben zur Voraussetzung, daß der normale Hüftkopf ein Kugelsegment darstellt und die Pfanne einer kleineren Segmentoberfläche einer Kugel entspricht, die den gleichen Mittelpunkt, aber einen größeren Radius hat (s. auch anatomische Vorbemerkungen unter Ätiologie und Pathogenese). Fehlerquellen bis zu 5% sind bei diesen Meßmethoden tragbar. Die Ergebnisse werden am verläßlichsten, wenn die Messungen immer von ein und derselben Person gemacht werden (HARRISON u. MENON). Man beachte bei der Durchführung von Messungen den Unterschied zwischen: Kopfhöhe—Epiphysenhöhe—Kopfradius (s. Abb. 295).

1. Gegenseitige Beziehung gleichartiger Meßstrecken beider Hüften. Schon an einfachen Meßstrecken, innerhalb welcher sich „Perthes"-Veränderungen hauptsächlich abspielen, kann in Beziehung zu den adäquaten Maßen der gesunden Seite das Ausmaß und die Form bestimmter Veränderungen gut fixiert werden, z.B. durch die nachfolgend aufgeführten Quotienten:

$$a)\ \textit{Quotient der Epiphysenhöhe} = \frac{\text{Höhe der erkrankten Epiphyse}}{\text{Höhe der gesunden Epiphyse}} \times 100.$$

Dieser Quotient gibt den Grad der Erniedrigung (Abflachung) der erkrankten Epiphyse im Vergleich zur gesunden wieder. Voraussetzung ist ein normaler Stand der Ossifikation auf der gesunden Seite. Auf der kranken Seite muß die Wachstumsfuge noch einigermaßen abgrenzbar sein. Die Brauchbarkeit dieses Quotienten nimmt zu, je mehr sich die normale Ossifikation ihrem Endstand nähert. Manchmal fällt der Kopfmittelpunkt in die Wachstumsfuge, so daß Kopfhöhe und Radius gleichgroß sind.

$$b)\ \textit{Quotient der Epiphysenbreite} = \frac{\text{Breite der Epiphyse des kranken Hüftkopfes}}{\text{Breite der Epiphyse des gesunden Hüftkopfes}} \times 100.$$

Wegen der häufigen Randnekrosen am erkrankten Hüftkopf ergeben sich oft Schwierigkeiten bei der Ermittlung der Meßpunkte, die röntgenologisch am cranialen und am caudalen Rand der Wachstumsfuge anzusetzen sind.

$$c)\ \textit{Quotient der Hüftkopfhöhe} = \frac{\text{Höhe des Hüftkopfes der kranken Seite}}{\text{Höhe des Hüftkopfes der gesunden Seite}} \times 100.$$

Meßpunkte s. Abb. 295. Man sollte grundsätzlich zwischen Höhe des Hüftkopfes und Höhe der Kopfepiphyse unterscheiden. Es wird aber Fälle geben, bei denen beide praktisch gleich groß sind.

$$d)\ \textit{Quotient der Hüftkopfbreite} = \frac{\text{Breite des erkrankten Hüftkopfes}}{\text{Breite des gesunden Hüftkopfes}} \times 100.$$

Meßpunkte s. Abb. 301.

$$e)\ \textit{Radiusquotient}^1 = \frac{\text{Radius des Hüftkopfes der kranken Seite }(R)}{\text{Radius des Hüftkopfes der gesunden Seite }(r)} \times 100.$$

Der Radius des Hüftkopfes wird am besten mit Hilfe einer Kreis-Plastikvorlage ermittelt, z.B. mit dem Ischiometer nach E. M. MÜLLER, der Kreisplatte von GOFF (bzw. EDGREN) oder von MOSE. Der Radius des Hüftkopfes liegt etwas distal von der Wachstumsfuge. Er wächst mit dem natürlichen Körperwachstum mit. Während der „Perthes"-Krankheit wird er aber auch dadurch länger, daß mit einer sphärischen Abflachung der Kopfkalotte der zugehörige Kreismittelpunkt weiter nach lateral verlagert wird, manchmal bis in den Schenkelhals hinein. Mit diesem Vorgang ist gewöhnlich auch eine deutliche Größenzunahme des ganzen Kopfes verbunden.

---

1 Einen Radiusindex gibt es nicht.

Die normalen Werte des Radiusquotienten bewegen sich nach J. MEYER zwischen 100 und 115. Eine Vergrößerung bedeutet eine stärkere Kopfdeformierung. Der Radiusquotient gibt sowohl über die Abflachung des Kopfes als auch über dessen Größenzunahme, welche die Abflachung meist begleitet, Auskunft. Er dient hauptsächlich zur Beurteilung der therapeutischen Resultate. Am besten kommt aber die Zunahme der Größe des Kopfes zum Ausdruck. Diese alleine (ohne Flächenirrigularität) hat aber für die Prognose keine schwerwiegende Bedeutung, weswegen eine Größenzunahme des Radiusquotienten prognostisch weniger ungünstig ist als etwa die Verkleinerung des Gelenkoberflächenquotienten, die vorwiegend eine Änderung (Abflachung) der Form des Kopfes zum Ausdruck bringt.

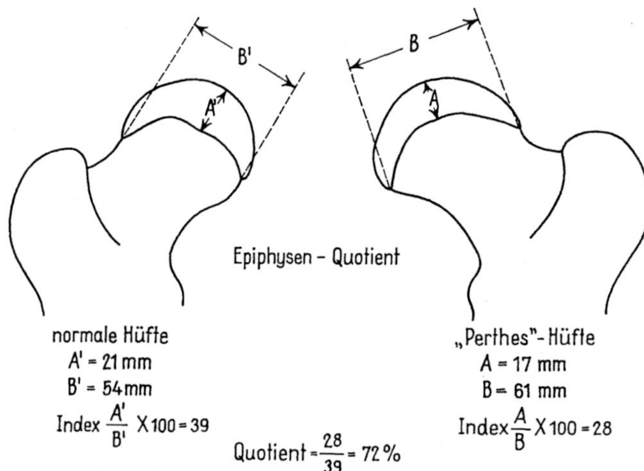

Abb. 294. Schema zur Ermittlung des Epiphysen-Index ($A'B'$; A/B) und des Epiphysen-Quotient

$$\left(\frac{A'}{B'} : \frac{A}{B} = \frac{A'B}{B'A}\right.$$ nach HEYMAN und HERNDON)

f) Quotient der Metaphysenbreite =

$$\frac{\text{Breite der proximalen Metaphyse des erkrankten Hüftkopfes}}{\text{Breite der proximalen Metaphyse des gesunden Hüftkopfes}} \times 100.$$

Die Meßpunkte werden am distalen Rand der Wachstumsfuge angesetzt.

g) Quotient der Schenkelhalsbreite = $\dfrac{\text{Breite des Schenkelhalses der erkrankten Hüfte}}{\text{Breite des Schenkelhalses der gesunden Hüfte}} \times 100.$

Höhe der Messung: Dünnste Stelle des Schenkelhalses oder bestimmter Abstand von der Wachstumsfuge oder von dem von der verlängerten Halslängsachse getroffene Rand der Kopfkalotte (s. Abb. 298).

2. Beziehungen verschiedenartiger Meßfaktoren zueinander:

a) Epiphysenindex (EYRE-BROOK) $= \dfrac{\text{Epiphysenhöhe}}{\text{Epiphysenbreite}} \times 100.$

Der Epiphysenindex ist ein wichtiges Maß für den Grad der Abflachung des Hüftkopfes und daher gut brauchbar für die Beurteilung der Behandlungsergebnisse. Normalerweise nimmt die Epiphysenbreite bis zum Wachstumsabschluß numerisch stärker zu als die Epiphysenhöhe, so daß der Epiphysenindex mit Zunahme des Alters des jugendlichen Menschen kleiner wird. Nach EYRE-BROOK liegt der Epiphysenindex bei Kindern unter 7 Jahren zwischen 55 und 45, über dem 7. Lebensjahr zwischen 45 und 35.

b) Epiphysenquotient (SJÖVALL) $= \dfrac{\text{Epiphysenindex der kranken Seite}}{\text{Epiphysenindex der gesunden Seite}} \times 100$ (s. Abb. 294).

Die Normalwerte liegen zwischen 100 % und 90 % (Minimalwert 85 %). Es hat sich ergeben, daß auch etwas niedrigere Werte noch ein verhältnismäßig gutes Resultat darstellen. KATZ hielt die Ergebnisse für zufriedenstellend bis zu 75 % herab.

MOSE bezeichnet das Ergebnis der „Perthes"-Behandlung noch als „gut", wenn der Epiphysenquotient über 60 % liegt (MOSEs Regel). Der Epiphysenquotient gilt als eine zuverläßige und leicht durchführbare Methode zur Überprüfung der Epiphysenabflachung.

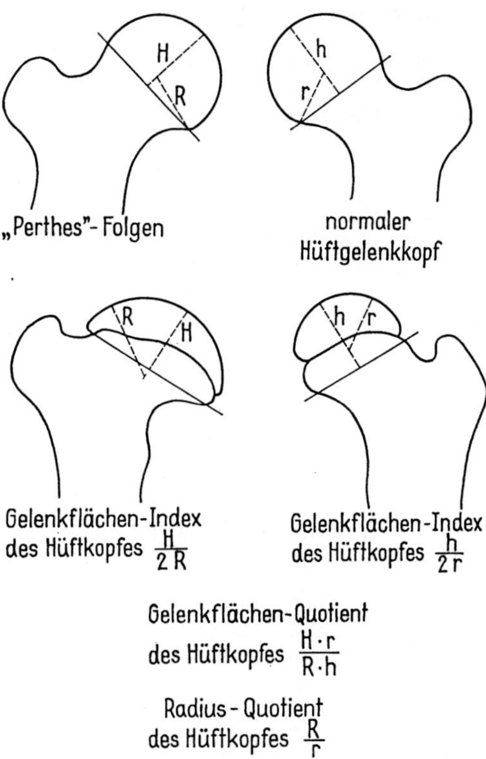

Abb. 295. Ermittlung des Gelenkflächen-Index des Hüftkopfes (= Joint Surface Index), des Gelenkflächen-Quotienten des Hüftkopfes (= Joint Surface Quotient) und des Radius-Quotienten. (Aus: J. MEYER).

Kommentar:

$$\text{Gelenkflächenindex} = \frac{\text{Kugelsegmentmantel}}{\text{Oberfläche der ganzen Kugel}} \; ; \; \frac{2r\,\pi\,h}{4r^2\,\pi} = \frac{h}{2r} \text{ auf obige Zeichnungen angewendet:}$$

kranke Seite rechts $H/2R$, gesunde Seite links $h/2r$.

$$\text{Gelenkflächenquotient} = \frac{\text{Gelenkflächenindex der kranken Seite}}{\text{Gelenkflächenindex der gesunden Seite}} \; ; \; \frac{H}{2R} : \frac{h}{2r} = \frac{Hr}{Rh}$$

Es ist aber zu berücksichtigen, daß er nur die Verhältnisse an der Epiphyse ersehen läßt, nicht die des ganzen Hüftkopfes, der auch noch metaphysäre Anteile hat. Der Epiphysenquotient ist daher gut brauchbar als therapeutischer Indikator, etwa zur Wahl einer geeigneten Behandlungsmethode bei Anzeichen einer Epiphysenzusammensinterung, weniger dagegen für die prognostische Beurteilung präarthrotischer Deformitäten im Spätstadium. Dafür ist der Gelenkoberflächenquotient besser geeignet.

c) Der Gelenkflächenindex des Hüftkopfes (J. MEYER: Joint Surface-Index, Abb. 295). Dieser Index wurde von MEYER entwickelt, ausgehend von der Vorstellung, daß der normale Hüftkopf als ein Kugelsegment betrachtet werden kann. Die Oberfläche des Kopfes sei damit leicht formelmäßig zu berechnen, und zwar mit Hilfe der Kopfhöhe (h) und des Kopfradius (r) (Formel s. Abb. 295). Die Maße für h und r sind aus den Röntgenbildern zu ermitteln. Der so erhaltene Wert aus $h/2r \times 100$

wird „Joint-Surface-Index" (JSI), (Gelenkflächenindex) bezeichnet. Mit Zunahme der Abplattung der Kopfrundung nimmt auch der JSI ab, was besagt, daß sich der prozentuale Anteil der Kopfkalotte an der Oberfläche der ganzen Kugel verringert. Der JSI ändert sich nicht, wenn Höhe und Radius des Kopfes proportional anwachsen oder zurückbleiben, wenn also der Kopf wächst oder zurückbleibt, ohne seine Form zu ändern (z.B. bei der Entwicklung eines Caput magnum oder parvum). In solchen Fällen müssen h und r für sich gesondert mit den entsprechenden Maßen der gesunden Seite verglichen werden (mittels der Höhen- und des Radiusquotienten).

d) Der Gelenkflächenquotient des Hüftkopfes (J. MEYER: Joint Surface-Quotient, Abb. 295). Der Vergleich des JSI der kranken Seite mit dem der gesunden Seite führt zum Joint surface-Quotient (JSQ) (Formelentwicklung wie Abb. 295).

$$\frac{\text{JSI der kranken Seite}}{\text{JSI der gesunden Seite}} \times 100 \qquad\qquad \frac{H \times r}{R \times h} \times 100.$$

Die Normalwerte des JSQ liegen bei Kindern zwischen 100 und 85. Eine Verkleinerung bedeutet eine Zunahme der Kopfabflachung. Dieser Quotient ist nach MEYER ein gutes Maß für die Änderung der Form des Kopfes im Verlauf der „Perthes"-Krankheit. Seine Aussagekraft ist besonders groß im Hinblick auf zu erwartende Folgen der präarthrotischen Kopfdeformierung. Sie wird um so geringer, je weniger die den Quotienten bestimmenden Meßgrößen verändert werden, z.B. bei partiellen Kopfeinbrüchen. Solche Fälle werden besser durch den Radiusquotient erfaßt. Der JSQ macht genauso wie der JSI keine Anzeige, wenn Höhe und Radius des Kopfes im Wachstum proportional zunehmen oder zurückbleiben, z.B. bei der Entwicklung konzentrisch geformter Makro- und Mikroköpfe.

e) Der Hüftkopfindex (JONSÄTER) (Abb. 296 und 297). Nach JONSÄTER handelt es sich um das Verhältnis der Höhe des Hüftkopfes zur Hälfte der Breite des Hüftkopfes ($2h/b$), gewonnen aus der a.p.-Röntgenaufnahme und aus der Lauenstein-Aufnahme. Damit soll annähernd eine räumliche Übersicht erlangt werden, da man die seitliche Gelenkaufnahme durch die schräge Position der Lauenstein-Lage ersetzt. Die Aufnahmen wurden nach arthrographischer Darstellung der Knorpeloberfläche angefertigt. Die Dicke der Knorpelschicht wurde in die Maße mit einbezogen, so daß die Werte gegenüber denen der gewöhnlichen Skeletaufnahmen etwas größer wurden und die Meßansatzpunkte sich etwas verlagerten. Die Arthrographie macht diese Methode zu umständlich, als daß sie die Chance hätte, eine routinemäßige Anwendung zu finden. Das in das Gelenk eingebrachte Kontrastmittel kann auch überlagernd wirken. Dieser „Kopfindex" liegt nach JONSÄTER am a.p.-Röntgenbild im Durchschnitt bei 0,990, an der Lauensteinaufnahme bei 1,003 (26 Arthrographien), also praktisch bei 1, womit die angenommene Kugelform des kindlichen Hüftkopfes zum Ausdruck kommt (unter der Voraussetzung, daß man die Höhe des Kopfes dem Radius gleichsetzt, was aber nicht normalen Verhältnissen entspricht.

$$\text{f) Hüftkopfquotient}\ \frac{\text{Kopfindex der kranken Seite}}{\text{Kopfindex der gesunden Seite}} \times 100.$$

g) Hüftpopf-Halsindex (HEYMAN u. HERNDON). Er stellt das Verhältnis der Gesamtlänge von Hüftkopf und -hals (A') zur Halsbreite (B') dar (s. Abb. 298).

Die Länge von Kopf und Hals wird an der verlängerten Längsachse des Schenkelhalses im Halszentrum gemessen, wobei der mediale Endpunkt am Schnitt mit dem Rand der Kopfcalotte und der laterale Endpunkt im Schnitt mit der Linea intertrochanterica liegt. Die Halsweite wird an der engsten Stelle des Schenkelhalses abgenommen. Also:

$$\text{Hüftkopf-Halsindex} = \frac{A'}{B'} \times 100.$$

Dieser Index wird hauptsächlich zur Ermittlung des Quotienten benötigt. Die Normalwerte des Index liegen zwischen 190 und 150, d.h. der Längenwert beträgt nicht ganz das Doppelte der Halsbreite. Da beim „Perthes-Kopf" die Kopfabflachung und die Halsverkürzung den Längenwert verringern, andererseits die Halsbreite meistens zunimmt,

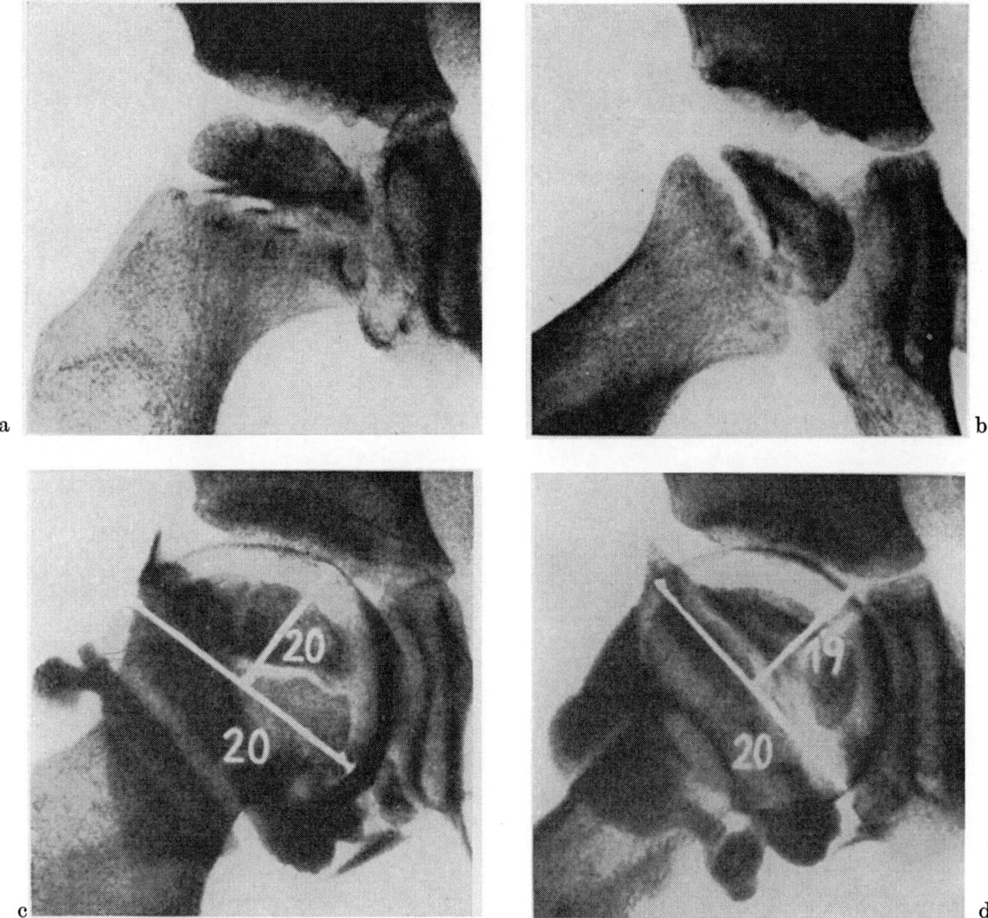

Abb. 296a—d. Schenkelkopfindex. Morbus Perthes im Initialstadium. a a.p.-Aufnahme, b daneben das gleiche Gelenk in Lauensteinlage. Darunter die entsprechenden Röntgenaufnahmen nach Kontrastdarstellung (c und d). Es stellt sich eine leichte Abflachung des Kopfes dar bei geringer Strukturverdichtung. Eingezeichnet sind auf den Arthrographien die Meßwerte, die einen Index frontal von 1,0 und in der Lauensteinlage von 0,950 ergeben (s. Text, S. 332). [Nach JONSÄTER: Acta orthop. scand., Suppl. **12** (1953)]

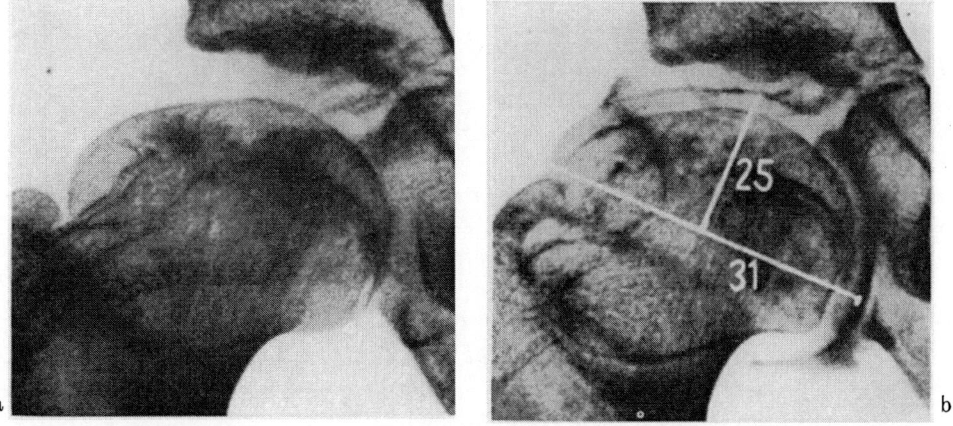

Abb. 297a u. b. Röntgenaufnahmen bei Perthesscher Erkrankung im definitiven Stadium ohne (a) und mit (b) Kontrastfüllung des Gelenkes in der a.p.- und in der Lauensteinposition. Die Meßergebnisse (Kopfindex = 0,806) zeigen die entsprechenden Relationsverschiebungen der Breite des Kopfes zuungunsten der Höhe mit adaptiver Pfannenausweitung. [Aus: JONSÄTER: Acta orthop. scand., Suppl. **12** (1953)]

ist die durch den Kopf-Halsindex gefaßte Deformierung des proximalen Femurabschnittes um so größer, je kleiner der Indexwert ist. Mitteilungen über die Streubreite der Normalwerte liegen bis jetzt nicht vor.

h) Hüftkopf-Halsquotient (HEYMAN u. HERNDON):

$$\frac{\text{Kopf-Halsindex der kranken Seite}}{\text{Kopf-Halsindex der gesunden Seite}} \times 100 \text{ (Abb. 298)}.$$

Die Normalwerte liegen um 100%. Je kleiner der Quotient ist, desto größer ist der Unterschied gegenüber der anderen Seite.

i) Hüftpfannen-Index (HEYMAN u. HERNDON): $\dfrac{\text{Tiefe der Hüftpfanne } (A)}{\text{Weite der Hüftpfanne } (B)} \times 100$ (Abb. 299).

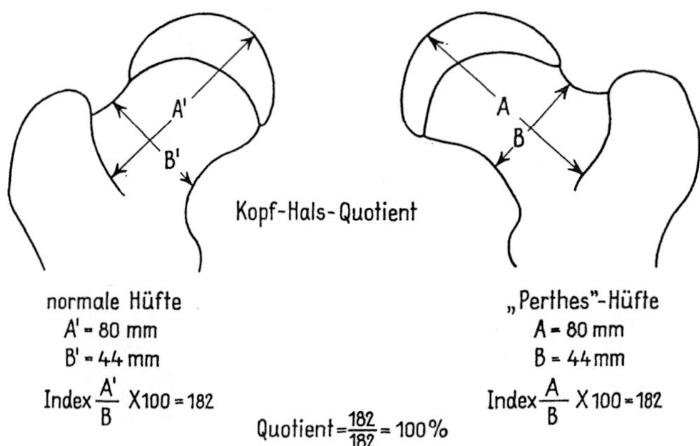

Abb. 298. Schema zur Ermittlung des Kopf-Hals-Index und des Kopf-Hals-Quotienten (HEYMAN und HERNDON). (Im vorliegenden Schema besteht kein Unterschied zwischen der normalen und der „Pertheshüfte")

Die Pfannentiefe wird für diese Indexermittlung senkrecht zur Mitte der Linie der Pfannenweite gemessen. Als oberer Meßpunkt für die Pfannenweite wird der äußere Rand des Pfannenerkers herangezogen, der am Röntgenbild leicht auszumachen ist. Der Fehler, der am jugendlichen Skelet dadurch entsteht, daß die Ossifikation der Pfannenerker noch nicht abgeschlossen ist (erfolgt erst zwischen dem 17. und 19. Lebensjahr), ist tragbar, besonders wenn die Gegenseite zum Vergleich herangezogen wird. Viel schwieriger ist es dagegen, den unteren Pfannenrand zu definieren und im Röntgenbild festzulegen. Für die Praxis der Indexfeststellung weisen HEYMAN und HERNDON auf 2 Wege hin: a) Meistens genügt die Markierung des unteren Endes der posterioren Pfannengrenze, also der Stelle des Überganges zum Os ischii (Abb. 300). Um die Maße für diesen „wahren" Pfannenindex erhalten zu können, schlagen HEYMAN und HERNDON vor, die Röntgenaufnahmen in abduzierter und außenrotierter Hüfte anzufertigen. b) Ist es nicht möglich, den „wahren" unteren Pfannenrand zu ermitteln, so kann man folgendermaßen vorgehen: Man verbindet den oberen Rand der Pfanne mit dem lateralen Rand der „Köhlerschen Tränenfigur" (Abb. 300). Dieser Berührungspunkt der „Tränenfigur" kann als unterer Pfannenpunkt herangezogen werden (s. auch: Bestimmung des Pfannenzentrums, S. 206). Damit werden aber nur approximative Werte gewonnen und man spricht von einem „relativen" Index und Quotienten. Der relative Quotient weicht aber vom wahren Quotienten nur wenig ab (da Zähler und Nenner des Bruches eine annähernd gleichgroße Fehlerquelle enthalten). Dies trifft aber nicht zu, wenn eine ausgesprochene Obliquität des Pfannendaches vorliegt.

Nach LE DAMANY variiert der wahre Acetabular-Index von 41,6 bei Geburt bis 60—70 bei Erwachsenen. Im Alter von 8 Jahren beträgt er ca. 50 (persönliche Schätzung des Autors).

Von einigen Autoren wird auch der Quotient $\dfrac{\text{Pfannenbreite}}{\text{Pfannentiefe}}$ verwendet. Der Normalwert beträgt 34; er verringert sich mit zunehmender Abflachung der Hüftpfanne und kann bis 27 sinken. Unter der Annahme, daß Pfanne und Kopf bei Kongruenz einen gemeinsamen Kreismittelpunkt haben, ergeben sich auch feste mathematische Beziehungen zwischen Pfannendurchmesser, Länge des Kreisbogens der Pfanne und Tiefe der Pfanne in der Mitte. Abweichende Meßergebnisse müssen durch Unterschiede in der Projektion oder durch pathologische Formabweichungen erklärt werden (normale arithmetische Beziehungen: Pfannentiefe $h = r - \sqrt{r^2 - \left(\dfrac{S}{2}\right)^2}$; $r =$ Radius; $\varphi =$ Zentriwinkel; Kreisbogenlänge $l = \dfrac{r\pi\varphi}{180}$ Sehnenlänge $s = 2r \sin \dfrac{\varphi}{2}$ ($=$ Pfannendurchmesser).

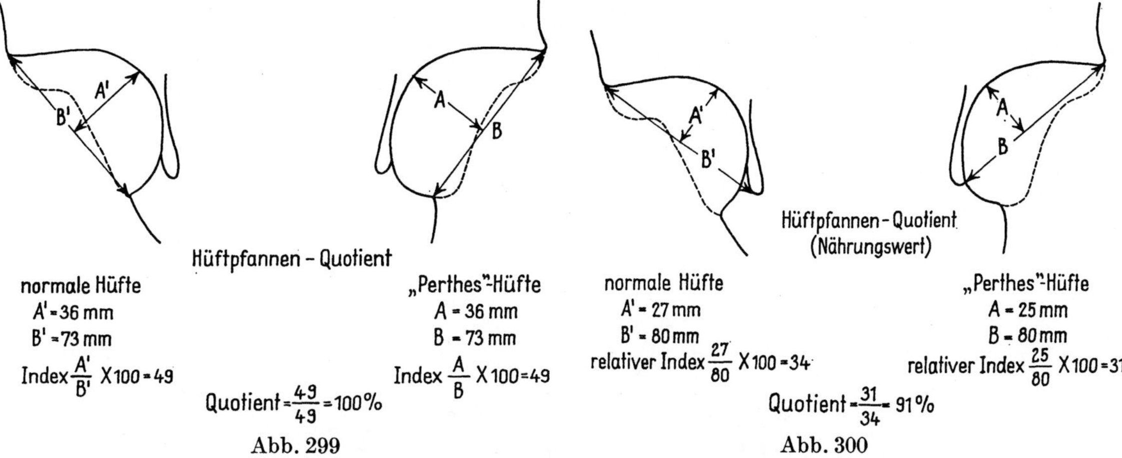

Abb. 299. Schema für die Ermittlung des Pfannen-Index und des Pfannen-Quotienten (HEYMAN und HERNDON). (Im vorliegenden Fall besteht kein Unterschied zwischen der normalen und der „Perthes-Hüfte"

Abb. 300. Approximativer Pfannenindex und Pfannenquotient (HEYMAN und HERNDON). Es wird als unterer Meßansatzpunkt der untere Rand der „Tränenfigur" gewählt, wenn der untere Pfannenrand nicht sicher abzugrenzen ist. Es ergibt sich gegenüber dem Standardverfahren keine gröbere Fehlbeurteilung

k) Hüftpfannenquotient (HEYMAN u. HERNDON):

$$\dfrac{\text{Pfannenindex der kranken Seite}}{\text{Pfannenindex der gesunden Seite}} \times 100 \text{ (Abb. 299 und 300)}.$$

Der Normalwert liegt bei 100%. Dieser Quotient dient dazu, den Grad der Flachheit der Pfanne und der Schrägstellung des Pfannendaches zu messen.

l) Pfannen-Kopf-Index = Acetabulum-Head Index = Head-coverage Index (HEYMAN u. HERNDON): $\dfrac{\text{horizontaler Durchmesser des überdachten Kopfteiles } (A')}{\text{horizontaler Durchmesser des ganzen Kopfes } (B')} \times 100$ (Abb. 301).

Damit wird der Anteil des nicht überdachten Kopfanteiles ermittelt. Die normale Kopfüberdachung beträgt nach HEYMAN und HERNDON 90—70% (90% im Durchschnitt).

m) Hüftpfannen-Kopf-Quotient = Acetabulum-Head Quotient = Head-average Quotient (HEYMAN u. HERNDON): $\dfrac{\text{Pfannen-Kopf-Index der kranken Seite}}{\text{Pfannen-Kopf-Index der gesunden Seite}} \times 100$ (Abb. 301).

Dieses Maß dient zur Erfassung einer Disproportion zwischen der Größe des Kopfes in Relation zur Pfanne oder einer Lateralverlagerung des Kopfes aus der Pfannentiefe (HEYMAN u. HERNDON). Stark pathologisch verbreiterte „Perthes"-Köpfe liefern gegenüber der Norm deutlich verkleinerte Pfannen-Kopf-Indices und -Quotienten. Gute Werte

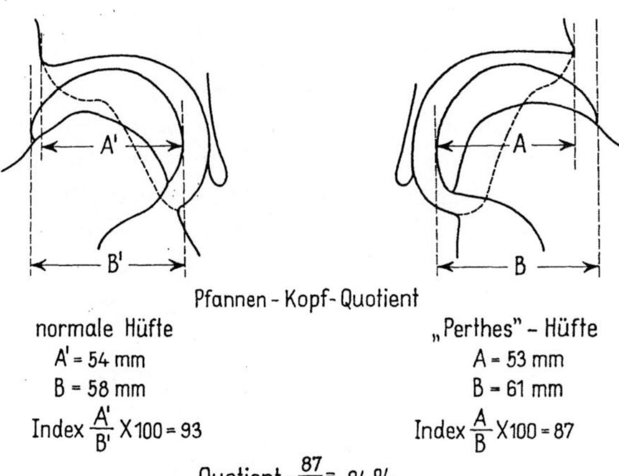

Abb. 301. Schema der Ermittlung des Hüftpfannen-Kopf-Quotienten (HEYMAN und HERNDON). In diesem Quotienten kommt das Ausmaß der Überdachung des Hüftkopfes zum Ausdruck

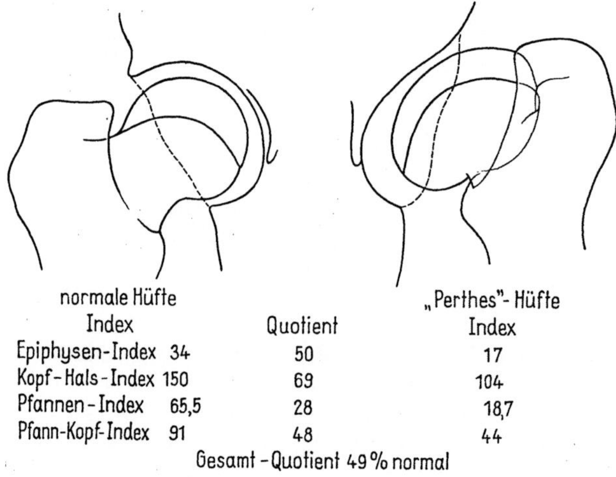

Abb. 302. Ermittlung des Durchschnitts(= Gesamt)-Quotienten bei einer „Pertheshüfte" (HEYMAN und HERNDON). In der Annahme, daß jede Komponente der Deformität von gleicher Bedeutung ist, wird das Gesamt- oder Allgemeinbild der Hüfte im Durchschnittsquotient ausgedrückt

liegen zwischen 100 % und 90 %, befriedigende zwischen 90 % und 70 %, schlechte unter 70 % (z. B. nach WEIGERT).

(n Der Gesamt-Quotient =Comprehensive Quotient =Average Quotient (HEYMAN u. HERNDON (Abb. 302).
Dieser Quotient wird gewonnen aus dem arithmetischen Mittel der folgenden Quotienten: Epiphysen-Quotient, Kopf-Hals-Quotient, Pfannen-Quotient, Pfannen-Kopf-Quotient, also formelmäßig ausgedrückt:

$$\frac{EQ+KHQ+PQ+PKQ}{4}$$

Bei der Aufstellung dieses Gesamt-Quotienten waren HEYMAN u. HERNDON von dem Gedanken ausgegangen, die in den verschiedenen Quotienten enthaltenen Abweichungen zu einem Generalbild zu vereinigen. Sie sind sich aber im klaren darüber, daß in diesem Gesamt-Quotienten Unzulänglichkeiten enthalten sind (z. B. anatomische Unterschiede, Meßschwierigkeiten und Fehler, Unterschiedlichkeiten in den Werten und Wertigkeiten der einzelnen Quotienten). Aufgrund ihrer Untersuchungen kommen sie zu der Feststellung, daß im Hinblick auf therapeutische Ergebnisse ein Gesamt-Quotient mit über 90 % ein ausgezeichnetes Ergebnis bis zu einem normalen Befund darstellt; 90—80 % seien als gut, 80—70% als zufriedenstellend, 60—70% als mäßig, unter 60% als schlecht zu beurteilen. MEYER setzt die Brauchbarkeit dieses Gesamt-Quotienten als gering an, der Epiphysen-Quotient sei zuverlässiger. Es müsse nämlich nicht sein, daß alle verwerteten Quotienten jeweils pathologische Meßresultate beinhalten. Ein normaler oder kaum veränderter Quotient beeinträchtige aber die Summe der pathologischen Ergebnisse der anderen Quotienten nach der Richtung eines irrealen besseren Resultates.

η) Abwandlungen der Hüftgelenksstatik durch „Perthes"-Veränderungen
(s. „Juvenile Hüftkopfkappenlösung", S. 226)

k) Zur Therapie des Morbus Perthes

Für die röntgenologischen Belange genügt es, in der Besprechung der Therapie des „Perthes" nur auf die derzeit wesentlichen Gesichtspunkte einzugehen.

Die therapeutischen Maßnahmen haben beim „Perthes" keinen Einfluß mehr auf das ursächliche Geschehen. Das Ziel der Therapie kann demnach lediglich darin bestehen, eine Ausheilung ohne gröbere Deformierung des Schenkelkopfes und der Hüftpfanne und eine möglichst kurze Krankheitsdauer zu erlangen. Dazu sind vor allem Früherfassung und Entlastung notwendig, um alle äußeren deformierenden Einflüsse so gering wie möglich zu halten. Die Entlastung des erkrankten Hüftgelenkes steht daher im Vordergrund des therapeutischen Bemühens, worauf schon BRANDES hinwies. Dies kommt im Ergebnis fast aller größeren Erfolgsstatistiken zum Ausdruck. So standen z.B. bei CARPENTER und POWELL (76 Knaben und 24 Mädchen) an der Spitze der guten Ergebnisse jene Patienten, bei denen die Diagnose im Alter von 5 Jahren und früher gestellt worden war. Bei den Patienten über 8 Jahren war das Endergebnis schlecht, gleichgültig, welche Behandlung sie erfahren hatten. Auch KEMP und BOLDERO machten anhand eines Beobachtungsgutes von 220 Patienten die Feststellung, daß die Prognose um so schlechter war, je höher das Alter des Patienten war, ferner je kürzer die Immobilisationsperiode und je ausgedehnter der Kopfeinbruch war. HERNDON und HEYMAN gestatteten durchschnittlich 23,5 Monate nach Beginn der Erkrankung und konservativen Behandlung (Zug mittels Thomas-Schiene) eine freie Belastung. IMHÄUSER erzielte mit seiner konservativen Methode eine Behandlungsdauer von durchschnittlich nur 20 Monaten (98 Fälle, berichtet von STEINHAUSER, SCHLEGEL).

EBACH fand an den Ergebnissen der konservativ Behandelten, daß von den Frühfällen (im Alter unter 8 Jahren), die bei Behandlungsbeginn etwa zur Hälfte im Stadium I waren, 75% mit sphärischen und 25% irregulären Hüftköpfen ausheilten, wobei mit zunehmendem Schweregrad des „Perthes" die Ergebnisse ebenfalls zunehmend schlechter waren. Die Spätfälle (im Alter über 8 Jahren), die bei Behandlungsbeginn meist schon im Stadium III waren, zeigten hingegen in 65% irreguläre Kopfformen; sie hatten also ein wesentlich schlechteres Heilungsergebnis. JACCHIA und FALDINI stellten bei 72,7% ein gutes Endresultat fest, wenn die Behandlung (konservativ) im Anfangsstadium der Krankheit einsetzen konnte, in 38%, wenn erst im Evolutionsstadium und in 7%, wenn erst im Reparationsstadium mit der Therapie begonnen worden war.

Die lange Krankheitsdauer, die Vielgestaltigkeit der Lokalisation und Ausdehnung der Veränderungen führten dazu, daß zahlreiche und variante Behandlungsmethoden versucht wurden. Eine von STÖRIG (1967) durchgeführte Befragung von 50 bekannten orthopädischen Kliniken des In- und Auslandes brachte 37 sehr aufschlußreiche Antworten ein. Es war zu ersehen, daß an 18 Kliniken in unterschiedlicher Weise ausschließlich konservativ vorgegangen wird, während 19 Kliniken zusätzliche operative Maßnahmen anwenden. Von diesen 19 Kliniken operieren 11, um die Regeneration zu fördern, wobei die Spongiosabolzung von 6 Kliniken, die Bohrung von 2 Kliniken, die Nagelung von 1 Klinik und die intertrochantäre Reizosteotomie von 2 Kliniken bevorzugt wird. 9 der 19 operativ eingestellten Kliniken führen die varisierende und die rotierende Osteotomie zur Kopfzentrierung aus und 2 halten eine Beckenosteotomie in bestimmten Fällen für angezeigt. Von Interesse ist, daß 9 Kliniken aufgrund eigener Erprobung von Bohrungen, Bolzungen und Nagelungen wieder abgekommen sind (STÖRIG).

Strenge therapeutische Richtungen, etwa im Sinne eines rein konservativen oder rein operativen Vorgehens, werden immer seltener. Die Auswahl des Vorgehens wird immer mehr nach dem Ausmaß der Deformierung und nach dem Entwicklungsstand der Krankheit getroffen, eventuell wird kombiniert vorgegangen. Dies zeichnet sich schon ab u.a. in den Mitteilungen von WEIGERT und NEURATH.

Tabelle 28. *Endresultate bei verschiedenen konservativen Behandlungsmethoden des Morbus Perthes* (nach W. EDGREN)

Untersucher	Zahl der Fälle	Behandlung	Ergebnisse in %		
			Ausgezeichnet und gut	Befriedigend	Schlecht
PIKE (1950)	11	Bettruhe ohne Schienen	36	28	36
PIKE (1950)	29	Bettruhe mit Schienen	83	10	7
MINDELL et al. (1951)	28	Bettruhe	53,5	17,7	28,8
HERNDON et al. (1952)	33	Bettruhe	61,0	39,0	0
HELBO (1953)	61	Bettruhe	82,0	16,4	1,6
GOFF (1954)	65	Bettruhe	57,0	29,2	13,8
HAUGE (1956)	132	Bettruhe	32,6	40,0	27,4
RATCLIFF (1956)	41	Bettruhe	43,7	36,8	19,5
EVANS (1958)	52	Bettruhe	29,0	40,0	31,0
EVANS et al. (1958)	24	Bettruhe	62,5	20,8	16,7
WANSBROUGH et al. (1959)	14	Bettruhe	50,0	36,0	14,0
HERZOG (1961)	73	Bettruhe	77,5	14,0	8,5
MOSE (1964)	78	Strenge Bettruhe	58,0	17,0	25,0
MOSE (1964)	70	Bettruhe mit Bewegungserlaubnis	61,0	20,0	19,0
MINDELL et al. (1951)	32	Krücken oder Spazierstöcke	72,0	15,5	12,5
EVANS et al. (1958)	24	Krücken und Schlinge nach SNYDER	58,3	16,7	25,0
HERZOG (1961)	34	Spazierstöcke	44,0	24,0	32,0
WANSBROUGH et al. (1959)	76	Taylorsche Stöcke	75,0	11,8	13,2
WANSBROUGH et al. (1959)	16	Thomas-Schiene	25,0	75,0	25,0
MOSE (1964)	71	Spazierstöcke	45,0	17,0	38,0
EDGREN (1965)	165	Konservativ, mit Reduktion des Körpergewichtes, Thomas-Schiene	49,1	21,2	29,7

α) Konservative Methoden

Mitteilungen über konservatives oder vorwiegend konservatives Vorgehen liegen vor von BERNBECK, HACKENBROCH, EVANS, RATCLIFF, SCAGLIETTI, KAISER, GÜNTZ, DANIELS-SON und HERNDON, CHAPCHAL, EXNER, SCHLEGEL, HEINZE, SCHUHKNECHT, MEYER, EDGREN, STÖRIG, IMHÄUSER, EBACH, STEINHAUSER (Imhäuser-Methode), JACCHIA und FALDINI u.a. (Tabelle 28, EDGREN). Entsprechend den neueren Erkenntnissen über die Natur der Perthesschen Erkrankung kommt am häufigsten eine längere Ruhigstellung des Hüftgelenkes mit Zusatztherapie zur Anwendung. Die Ruhigstellung kann durch Bettruhe mit oder ohne Extension, aber auch lediglich durch Entlastung der erkrankten Hüfte erfolgen. Letztere hat den Zweck, dem Patienten eine gewisse Beweglichkeit zu erhalten und eine völlige Immobilisierung des Gelenkes zu verhindern. Um dies zu erreichen wurden verschiedene Vorrichtungen und Verbände ersonnen, z.B. der Blountsche-Wagen, die Snydersche-Schlinge, die Braatsche spitzwinkelige Gipshülse, die Gipstechnik nach IMHÄUSER und BROOMSTICK, die Thomas-Schiene u.a. Die Erfahrungen, die man beim Zustandekommen des „Luxations-Perthes" gemacht hat, lehren, daß es nicht gleichgültig ist, in welcher Stellungsfixation die Ruhigstellung im Hüftgelenk vorgenommen wird. Durch eine Torsion der Gelenkkapsel kann es nämlich zur Abdrosselung der über die

Kapsel zum Knochen ziehenden Gefäße kommen. BETTE hielt schon eine Ruhigstellung in leichter Abduktion und Innenrotation für gefährlich und schlug eine Ruhigstellung in 5° Beugung, 10° Abduktion und mittlerer Drehstellung vor. B. HOWORTH forderte eine Beugestellung von ca. 25°. Streng konsequent ging IMHÄUSER vor, der einem Vorschlag des Anatomen v. LANZ folgend eine Art „physiologische Entlastungsstellung" wählte. Diese ist gegeben bei ca. 30° Abduktion, 30° Beugung und 30° Außenrotation. Wie auch die Schonhaltung bei entzündlichen Coxitiden vermuten läßt, herrscht bei dieser Stellung ein mittlerer Spannungszustand der Gelenkkapsel und eine weitgehende Muskelentspannung, auch wird der intraartikuläre Druck reduziert. Wird die Entlastung nur auf die erkrankte Hüfte beschränkt, etwa bei Anwendung der Thomas-Schiene, so muß bedacht werden, daß das Bein nicht so stark entlastet wird, wie die Hebelgesetze vermuten lassen. Dies haben die myographischen Untersuchungen von BOROSKE und MATTHIASS gezeigt. Außerdem entsteht dabei die Gefahr der Mehrbelastung der anderen Hüfte, die bekanntlich ebenfalls als vom „Perthes"-Befall gefährdet anzusehen ist.

IMHÄUSER führt die konservative Behandlung schematisiert durch, wobei die am Röntgenbild sichtbaren Veränderungen als Kriterien herangezogen werden. SCHLEGEL gibt hierüber folgende Übersicht:

1. Zu Beginn wird ein Becken-Bein-Liegegips in der erwähnten Position angefertigt. Damit kann das Kind zu Hause liegen.

2. Bei Bettruhe wird der Beginn des Reparationsstadiums abgewartet. Dabei wird alle 6 Wochen eine kurzdauernde stationäre Übungsperiode im Bett eingeschaltet. Bei Beginn des Reparationsstadiums, das durchschnittlich nach 5 Monaten eintritt, wird der Liegegips durch einen langen Gehbügel zum Gehgips erweitert. Mit einer Schuherhöhung an der gesunden Seite wird so den Kindern wieder der Schulbesuch ermöglicht.

3. Sind die regenerativen Vorgänge in der Überhand, wird eine entlastende Gipshülse mit Tuberaufsitz angefertigt, die mit Hilfe einer Knöchelmanschette gehalten wird. Der funktionelle Reiz ohne statische Belastung des Hüftgelenkes führt so im Mittel zu einem Durchlaufen des Reparationsstadiums in 6,4 Monaten. Danach wird die entlastende Hülse innerhalb von ca. 8 Wochen langsam entwöhnt.

Dauer der Entlastung. Die so nach IMHÄUSER behandelten Perthes-Fälle hatten, wie STEINHAUSER berichtete (98 Fälle, 1952—1963), eine durchschnittliche Behandlungsdauer von nur 20 Monaten. Meistens werden aber längere Behandlungszeiten angegeben, etwa 2—7 Jahre, bis eine ausreichende Regeneration erfolgt ist. Bei EBACH betrug die Behandlungsdauer der Frühfälle durchschnittlich 34 Monate, die der Spätfälle 36 Monate. Es wurde eine Fixierung im Beckengips ca. 5 Monate lang durchgeführt, anschließend eine Entlastung im Gehgips 3 Monate, später durch Thomas-Schiene oder entlastenden Apparat durchschnittlich 26 Monate. Entsprechend seiner Auffassung, daß dem „Perthes"-Leiden, insbesondere dem „Luxations-Perthes", als erbbiologischer Faktor eine angeborene Kopfkernmißbildung zugrunde liege, hält ILLYÉS nicht das lange Fixierungsverfahren für die richtige Behandlungsmethode, sondern die belastungsfreie funktionelle Behandlung. JACCHIA und FALDINI (1969) (186 abgeschlossene Fälle) stellten bei ihrem konservativen Verhalten eine durchschnittliche Behandlungsdauer von 27,2 Monaten fest. Sie wandten Gipsverband bis zu den Knöcheln und Entlastungsbügel solange an, bis röntgenologisch die Reparationsphase festzustellen war, bei beidseitigem Befall entsprechend lange Bettruhe: EYRE BROOK (1963) 17—31 Monate, EVANS (1958) 25 Monate, HASPER (1963) 24 Monate, HIRTHE (1965) 23 Monate, STEINHAUSER (1963) 20 Monate. Die meisten anderen Autoren gaben längere Behandlungszeiten (2,5—4 Jahre) an.

Nach dem Röntgenbild ist Wiederbelastungsfähigkeit des Hüftkopfes mit Sicherheit erst dann gegeben, wenn der Kopf in allen früher erkrankten Bezirken wieder eine tragfähige homogene Struktur aufweist. Nach EBERHARDT und CHAPCHAL soll Wiederbelastungsfähigkeit des Kopfes schon dann anzunehmen sein, wenn ca. $^2/_3$ des Hüftkopfes wieder eine normale Trabekelstruktur aufweisen, was aber trotz konsequenter Behandlung nicht immer erreicht worden ist (zit. nach STÖRIG).

22*

Zusatzbehandlung des Morbus Perthes. Hyperämisierungsmaßnahmen, z. B. Wärme-applikation in jeder Form, Angiolytica (VASCULAT, ALTAV und GEIMER), Histamin-Iontophorese (KAISER), Schilddrüsenhormone und Anabolica (KRISTENSEN), Verabreichung von Calcium, Phosphor, Vitamin D, UV-Bestrahlung, Tetrazyklin als Stimulans für Wachstum und Knochenbildung (GOFF), Pflege der Muskulatur, intraartikuläre Injektion von Lebertran (BERÉNYI); Arumalon (LILIE), um eine sterile Sinovitis mit langdauernder Hyperämie zu bewirken, womit man sich eine Beschleunigung der Regenerationsvor-gänge erwartet.

β) Operatives Vorgehen

Auf der einen Seite ist eine erhöhte Aktivität im operativen Vorgehen bei der Behandlung des Perthes festzustellen, auf der anderen Seite eine rückläufige Tendenz.

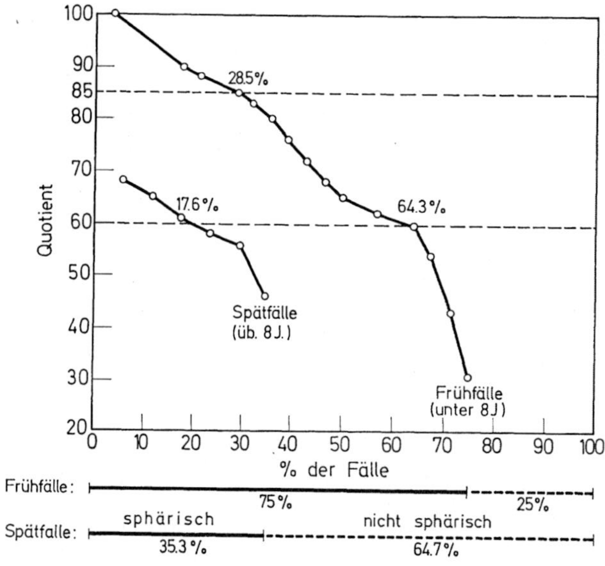

Abb. 303. Ergebnisse der konservativen Behandlung, dargestellt am Epiphysenquotient (G. EBACH)

Die verhältnismäßig günstigen Erfolge, die man bei der Nagelung der Schenkelhals-brüche macht und auch experimentelle Untersuchungsergebnisse, z. B. jene von CORDES, lassen vermuten, daß mit einer zentralen Durchbohrung der Epiphysenscheibe und einer anschließenden Excochleation eine schnellere Abheilung der nekrotischen Bezirke erreicht werden kann. DUBOIS, VERVAT, POLI, GILL, FERGUSON und HOWORTH, KIENZLE, POHL, STUPNICKI u. a. sollen gute Erfolge erzielt haben mit einer einfachen und mehr-fachen Durchbohrung vom Trochanter maior aus. BERNBECK, GARDEMIN, HAYTHORN sprechen für eine Ausräumung der nekrotischen Epiphyse, STEEL füllte den Raum auch noch mit Knochenmaterial aus, das er vom Femur und vom Trochanter entnahm (KATZENSTEIN hatte schon 1928 eine Knochenmarktransplantation vorgenommen). WAGNER führte eine Zylinderbohrung durch und schob einen Spongiosa-Zylinder aus dem Schenkelhals nach Entfernung des nekrotischen Kopfmaterials bis in den Kopf vor. Auch NEURATH erzielte mit dieser Methode verhältnismäßig gute Ergebnisse. ERLANGER, MATZEW, SCHAFFER, SPRINGER, HACKENBROCH und STUBNICKI pflanzten Knochenspäne ein. Schließlich wandten PITZEN (1951), ASSHOFF, BREITENFELDER, M. LANGE, VOLKMANN auch die Schenkelhalsnagelung beim „Perthes" an, um damit über eine gezielte Traumatisierung die Ausheilung anzuregen (s. auch HAUBERG-MATTHIASH, HUEBNER, PETER (1955) und BECHTOLDT (1963), M. LANGE, BETTE, JOKISCH, STÖRIG). Das gleiche gilt von der Spickung mit Kirschnerdrähten (z.B. DEBRUNNER, NEURATH; 3 bis

5 Drähte). Genaueres s. bei W. BECHTOLD u. H. LÖWE. Letzterer (37 Fälle) spricht der extraartikulären Nagelung bzw. Spanbolzung und konsequenten Gelenkentlastung das Wort. Die Erfolgskontrollen dieser therapeutischen Maßnahmen gehen hauptsächlich über Röntgenaufnahmen, wobei die auf Seite 328 ff. aufgeführten Methoden angewendet werden, insbesondere die Errechnung von Epiphysenquotient, Kopfoberflächenquotient und Radiusquotient (s. die graphischen Zusammenstellungen von EBACH, Abb. 303—305). Die Einschätzung der Werte dieser Quotienten wird auf Tabelle 29 wiedergegeben. Durch die Röntgenuntersuchung gilt es vor allem festzuhalten, ob sich eine Formveränderung am Kopf eingestellt hat, ob Abbauvorgänge das Übergewicht bekommen und wie sich der eingelegte Knochenspan oder Nagel verhält. Eine entsprechende Lage des Nagels zum Destruktionsherd ist meistens auch entscheidend für den Erfolg (PITZEN, PETER, BECHTOLDT). Weniger bewährt hat sich der Kieler-Span wegen der langen Umbauzeit und seiner

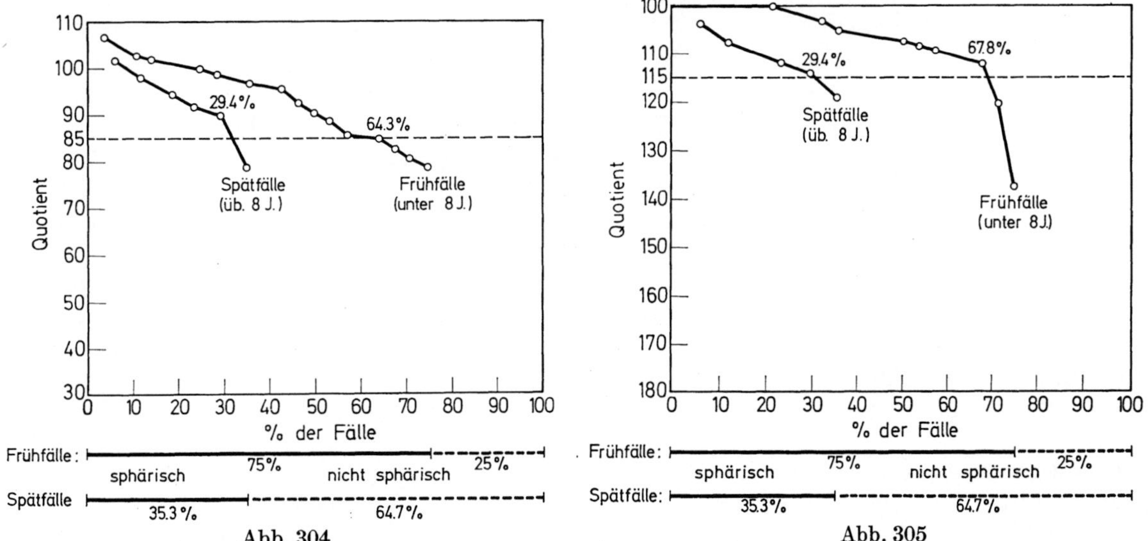

Abb. 304. Ergebnisse der konservativen Behandlung bei den 52 Fällen von EBACH, gemessen am Gelenkflächen-Quotient des Hüftkopfes (= Joint-Surface-Quotient). Von den Spätfällen hatten nur etwa 30% eine normale oder annähernd normale Kopfform, von den Frühfällen 64%

Abb. 305. Ergebnisse der konservativen Behandlung, beurteilt nach dem Radiusquotient. (Nach G. EBACH)

Tabelle 29. *Einstufung therapeutischer Ergebnisse der „Perthes"-Behandlung mit Hilfe der gebräuchlichen Hüftgelenksquotienten*

	Sehr gut	Gut bis mäßig	Schlecht
Epiphysenquotient normal: 100—90	bis 80	79—60	unter 60
Gelenkoberflächenquotient normal: 100—85	bis 85	unter 85 je kleiner der Wert, desto schlechter der Befund	
Radiusquotient normal: 100	bis 115	über 115 je größer der Wert, desto schlechter der Befund	
Acetabulum-Kopf-Quotient (nach HEYMAN u. HERNDON) normal: 100	100 — 90	89—70	unter 70
Gesamtquotient-Mittelwert (nach HEYMAN u. HERNDON) normal: 100	bis 85	84—65[a]	unter 65[a]

[a] Geschätzt nach Angaben von STÖRIG.

schlechten Vascularisation (NEURATH). Während KIRSCH die operative Behandlung nur bei späteren Stadien der Erkrankung anwenden will, glauben PITZEN, PETER, BECHTOLDT, NEURATH, STÖRIG gerade durch eine frühzeitige operative Behandlung eine schnelle Revascularisierung und damit eine schnellere Rekonstruktion des Hüftkopfkernes sowie eine Verkürzung der Behandlungszeit erzielen zu können. Man nimmt bei der Nagelung, Bolzung, Bohrung und dergleichen an, daß über eine Hyperämie und über einen durch den eingebrachten Körper ausgeübten Dauerreiz die Revascularisierung und die Bildung von Granulationsgewebe angeregt wird und sich um den Nagel oder Bolzen herum endostaler Callus bildet.

Nach NEURATH, BETTE, BECHTOLD, JOKISCH soll es gelungen sein, durch die operative Behandlung die Gesamtbehandlungsdauer des ,,Perthes" um ca. 1 Jahr zu verkürzen. Einen signifikanten Unterschied zwischen Drahtspickung und Zylinderbohrung sah NEURATH nicht. WEIGERT findet bei seinem Beobachtungsgut eine im Durchschnitt um 7 Monate kürzere Gesamtbehandlungsdauer bei der operativen Behandlung als bei der konservativen. Verbesserte Endform der Gelenke nach operativem Vorgehen fanden UNGER, BECHTOLD, PANZER, HAUGBERG-MATTIASH, PETER, LÖWE (LÖWE: $^2/_3$ der Fälle hatten ein röntgenologisch sehr gutes und gutes Ergebnis, klinisch waren es sogar $^4/_5$).

Andererseits wird von nicht wenigen Autoren, insbesondere von den Vertretern der mehr konservativen Therapie (z.B. von MEYER und EDGREN) davor gewarnt, die Wachstumsfuge nicht noch zusätzlich zu schädigen, da gerade Störungen der Fuge zu wirksamen Stellungsabweichungen und Formirregularitäten am proximalen Femurabschnitt führen. Auch WEIGERTs Feststellung, daß bei seinen Fällen die Beinverkürzung nach der operativen Behandlung häufiger angetroffen wurde als nach der konservativen, kann in diesem Sinne gedeutet werden. Die klinische Erfahrung soll aber lehren, daß eine senkrechte Durchbohrung oder Durchnagelung der Epiphysenfuge im allgemeinen nicht zu Wachstumsstörungen führt (RÖHLIG, BLOUNT, EHALT, DEBRUNNER, KÜNTSCHER, LÖWE u.a.; Tierversuche: GELBKE, SIFFERT, GREEN, RÜTHER, JOHNSEN und SOUTHWICK, 1960).

Die intertrochantere Osteotomie

a) Eine inkomplette intertrochantere Durchtrennung ohne Veränderung der Schenkelhalsstellung im Sinne einer Reizosteotomie wird vorgenommen von HARRISON, RETTIG und SEYFARTH u.a.

b) Immer häufiger werden Mitteilungen guter Ergebnisse bei Durchführung einer intertrochantären Umstellungs-Osteotomie (HACKENBROCH, VOGEL und SCHLEGEL, CIGALA, M. E. MÜLLER, BERTRAND u.a.).

Das Wirkungsprinzip dieser Operation besteht darin, daß infolge Druckverlagerung bestimmte Abschnitte des Hüftkopfes eine Druckentlastung erfahren, was meistens auf eine bessere Zentrierung des Hüftkopfes hinaus läuft. Dadurch sollen frühzeitig beginnende Inkongruenzen beseitigt und die reaktive Vascularisierung begünstigt werden. BERTRAND hält die Operation nur für indiziert, wenn die Kopfveränderungen trotz Entlastung zunehmen oder wenn primär bereits ein fortgeschrittenes Stadium mit Verformung des Hüftkopfes vorliegt. Hauptsächlich wird aber die intertrochantere Osteotomie zur Korrektur endgültiger Deformitäten angewandt, also im Endstadium der Krankheit, wobei sich die Art der Osteotomie aus der notwendigen Stellungskorrektur ergibt (z.B. eine varisierende oder valgisierende Verschiebungsosteotomie).

Im floriden Stadium des ,,Perthes" bleibt auch nach einer Osteotomie die Gefahr einer weiteren Kopf-Halsverbildung. Am besten soll es noch mit der intertrochanteren Detorsionsosteotomie (gegebenenfalls mit leichter Varisierung) = Varisierungs-Derotations-Osteotomie gelingen, die Belastungsverhältnisse am Kopf günstiger zu gestalten und einer gröberen Deformierung vorzubeugen. VOGEL (1966) berichtet z.B., daß es in jenen Fällen, bei denen eine starke Coxa valga bestand und der Pfannenerker eine Druckschädigung der succulenten Kopfepiphyse herbeiführte, durch eine intertrochantere Drehvarisierungsosteotomie nach BERNBECK gelang, den Wiederaufbau des Hüftgelenkes unter befriedigender Erhaltung der früheren Form erheblich zu beschleunigen (zit. nach SCHLEGEL, s. auch CHAPCHAL u. JANI). (Siehe auch Normalisierungs-Tendenz am wachsenden Skelet, S. 214). M. E. MÜLLER legt Wert auf eine starke Varisierung[1].

Von guten Frühergebnissen mit der intertrochanteren Varisierungsosteotomie berichten auch HÖRDEGEN und WITT (Orthopädische Univ.-Klinik München, Prof. N. WITT). In fast allen Krankheitsstadien könne mit der intertrochanteren Varisierungsosteotomie eine Verbesserung der Gelenkkongruenz erreicht werden. Die besten Ergebnisse erlange man aber, wenn die Operation im beginnenden Stadium I, im Vollstadium I und im Stadium I bis II (beginnendes Fragmentationsstadium) vorgenommen werde. In diesen Krankheitsstadien sei nämlich das Knochen-Knorpelgewebe noch weich und modellierbar. Nach der Operation könne dann durch eine frühzeitig einsetzende volle Belastung eine funktionelle Anpassung des Kopfes an die Form des Acetabulums erfolgen.

Die Varisierung soll bei beginnendem oder voll entwickeltem Stadium I bis zu einem CCD-Winkel von 90 oder 100° vorgenommen werden. Im Stadium I—II sollte sie so groß gewählt werden, daß der laterale Kopfpol, der meist zuerst fragmentiert, aus der Hauptbelastungszone herauskomme. Es habe sich gezeigt, daß bei sehr frühzeitig vorgenommener Operation (beginnendes Stadium I) das Vollstadium I entweder übersprungen oder wie das Fragmentationsstadium abgeschwächt durchlaufen werde.

c) Bei ausgeprägten Subluxationserscheinungen stellen FRANCILLON und W. A. SIMPSON die Indikation zur Beckenosteotomie.

(Bilder zu den operativen Verfahren s. „Epiphysolysis capitis coxae", S. 250 und 251).

Epiphyseodese des Trochanter maior. Ein relativer Hochstand bzw. eine „Hypertrophie" des Trochanter maior führt über eine konsekutive Insuffizienz der Adduktormuskeln des Oberschenkels zu einem positiven Trendelenburgschen Zeichen. Dieser relative Trochanterhochstand stellt sich nach EDGRENs Untersuchungen in einem verhältnismäßig späten Krankheitsstadium ein und ist das Ergebnis von Wachstumsstörungen an der kapitalen Wachstumsfuge, so daß im weiteren Verlauf des Wachstums der Trochanter maior durch seinen normalen Wachstumsverlauf ein Übergewicht bekommt. Angeregt von A. LANGENSKIÖLD hat EDGREN vorgeschlagen, das Entstehen eines Trochanterhochstandes durch eine rechtzeitig vorgenommene Epiphyseodese der Fuge des Trochanter maior zu begegnen. EDGREN hat diese Maßnahme in 26 Fällen von Coxa plana durchgeführt, wobei die radiologischen Untersuchungen aufzeigten, daß die Epiphyseodese zu einer partiellen oder kompletten Fusion der Wachstumslinie des Trochanter und zu einer Reduktion der Articulo-Trochanter-Distance (ATD) führte.

Der günstige Zeitpunkt für die Epiphyseodese dürfte dann gegeben sein, wenn sich im Röntgenbild ein vorzeitiger Schluß der kapitalen Wachstumsfuge, eine eklatante Verkürzung und Varisierung des Halses anzeigen, wenn also Momente zu ersehen sind, die ein relatives Höherrücken des Trochanter maior gegenüber dem oberen Kopfrand erwarten lassen.

γ) Kombination von Operation und Ruhigstellung

Trotz Operation bedarf der nekrotische Hüftkopf zu seiner Regeneration einer funktionellen Entlastung, vor allem einer Druckentlastung. Die operativen Methoden werden daher meistens mit einer mehr oder minder langen Ruhigstellung in entsprechender Gelenkposition kombiniert. NEURATH z.B., geht auf folgende Weise systematisch vor: Anschließend an die Operation erfolgte eine Ruhigstellung im Beckengips, der alle 6 Wochen gewechselt wird (mit anschließender sorgfältiger Zwischenmobilisation). Wenn eine röntgenologisch nachweisbare Konsolidierung in allen Teilen des Hüftkopfes eingetreten war, wurde eine Thomas-Schiene gegeben, die bis zur endgültigen Durchbauung des Kopfes belassen wurde. Die durchschnittliche Behandlungsdauer konnte mit diesem Verfahren um ca. 1 Jahr und teilweise mehr verkürzt werden.

---

1 M. E. MÜLLER (1971) rät, sofort nach Erkennung eines „Perthes" eine intertrochantere Osteotomie durchzuführen, und zwar eine Varisation von mindestens 30°, da ein Schenkelhalswinkel von ungefähr 90° erstrebt wird, um die Unterdruckstellung des lateralen Anteiles der Epiphyse zu erreichen.

Für die einzelnen Behandlungsmethoden ergab sich folgende durchschnittliche Behandlungsdauer:

	Gipsruhigstellung	Thomas-Schiene
Konservative Behandlung (29 Fälle)	18 Monate	19 Monate
Drahtspickung (21 Fälle)	10 Monate	12 Monate
Zylinderbolzung (27 Fälle	8 Monate	13 Monate

WEIGERT (1967, Orthopädische Univ.-Klinik München) überblickt 434 Patienten der letzten 30 Jahre. Davon wurden 370 konservativ, 65 operativ behandelt. Unter den letzteren befanden sich 58 Bohrungen, 3 Nagelungen, 4 Spannungen. In der Abschätzung der Vorteile der konservativen Behandlungsmethode gegenüber der operativen kommt WEIGERT aus seinen Ergebnissen zu folgenden Schlüssen:

Im ersten Stadium der Krankheit ist eine sichere Überlegenheit der operativen Behandlungsmethoden über die konservativen im Hinblick auf die Resultate nicht nachzuweisen, auch der zeitliche Gewinn ist gering. Daher sollte man sich in diesem Stadium auf konservative Entlastung der erkrankten Hüfte im Extensionsgips beschränken.

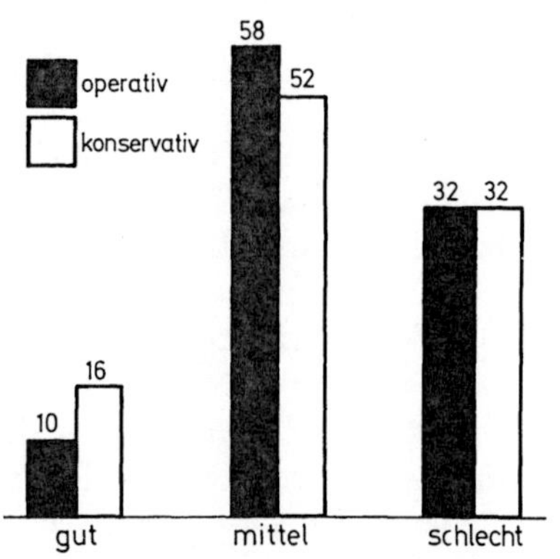

Abb. 306. Gesamtergebnis nach operativer und konservativer Behandlung bei den von WEIGERT untersuchten Fällen

Im zweiten Stadium ist durch die Operation ein beträchtlicher Zeitgewinn und die Verhütung erheblicher präarthrotischer Deformitäten zu erwarten.

Zur Vermeidung von unnötigen operativen Schäden sollte die Drahteinbringung mit Hilfe des Bildwandlers kontrolliert werden, Gelenkläsionen sollten vermieden werden. Eventuell kann versucht werden, den Druck auf den Hüftkopf durch Kombination mit einer muskelentspannenden Operation (SALTER) zu verringern.

Im dritten Stadium kann eine Bohrung, besonders bei langwierigen Fällen, häufig wenigstens eine Beschleunigung des Krankheitsablaufes herbeiführen.

Die Gesamtergebnisse nach operativer und konservativer Behandlung stellt WEIGERT in der Abb. 306 dar. Es ist zu ersehen, daß sowohl bei den operativen wie bei den konservativen Methoden in ¹/₃ der Fälle das Ergebnis schlecht ist. Bei den befriedigenden Ergebnissen überwiegen die Operationsgruppen, bei den guten die konservativen.

ELTZE und VOGEL (1967) kommen aus ihren Beobachtungen im Hinblick auf die Spätergebnisse zu der Feststellung, daß wesentliche Vorteile der operativen Behandlung in der Kombination mit der Entlastungsschiene gegenüber der rein konservativen Behandlung weder im Ergebnis noch in der Behandlungszeit zutage traten. Bei der Prüfung des Ergebnisses müsse auch die Funktion des Hüftgelenkes berücksichtigt werden (gleichzeitige Überprüfung der Funktion unter Zuhilfenahme des Bewegungsindexes von FERGUSON und HOWORTH).

l) Ätiologie und Pathogenese

α) *Anatomische Vorbemerkungen*

αα) Zur Ossifikation am proximalen Femuranteil (s. Ossifikation des Beckengürtels, Tabelle 30) Ossifikation an der Hüftpfanne, s. S. 186 und 305)

Da es sich beim echten „Perthes" um jugendliche Patienten handelt, ist es zweckmäßig, kurz auf die Ossifikation an der Hüfte einzugehen, zumal in der Frage der Ätiologie auch an eine Hüftdysplasie als primären Faktor gedacht wird (z.B. HILGENREINER,

Tabelle 30. *Ossifikation am Beckengürtel* (nach RUCKENSTEINER, BRAILSFORD, GRASHEY, A. KÖHLER, RAUBER-KOPSCH u. a.). (Aus: GROSKOPFF u. TISCHENDORF: Das normale menschliche Skelet... Edition Leipzig)

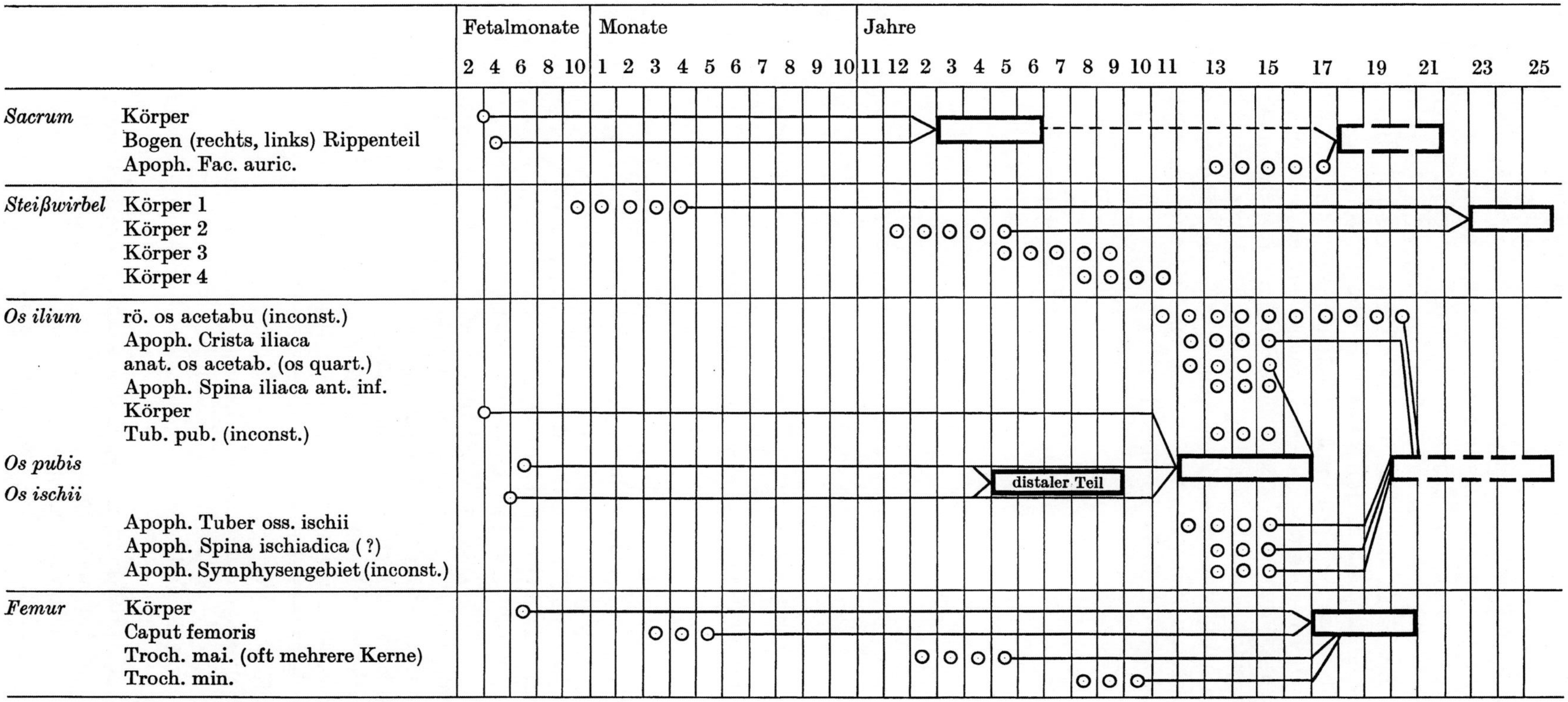

	Fetalmonate	Monate	Jahre
	2 4 6 8 10	1 2 3 4 5 6 7 8 9 10	11 12 2 3 4 5 6 7 8 9 10 11 13 15 17 19 21 23 25
Sacrum Körper Bogen (rechts, links) Rippenteil Apoph. Fac. auric.			
Steißwirbel Körper 1 Körper 2 Körper 3 Körper 4			
Os ilium rö. os acetabu (inconst.) Apoph. Crista iliaca anat. os acetab. (os quart.) Apoph. Spina iliaca ant. inf. Körper Tub. pub. (inconst.)			
Os pubis *Os ischii*			distaler Teil
Apoph. Tuber oss. ischii Apoph. Spina ischiadica (?) Apoph. Symphysengebiet (inconst.)			
Femur Körper Caput femoris Troch. mai. (oft mehrere Kerne) Troch. min.			

○ Auftreten der Knochenkerne; ▢ Synostose.

FRENSSEN u. a.), im allgemeinen oder bei bestimmten Formen (s. konstitutionelle Minderwertigkeit, S. 362).

Im Schenkelkopf erscheint etwa in der Mitte des ersten Lebensjahres der Knochenkern,
während am Schenkelhals schon gegen den 6. Fetalmonat die Ossifikation beginnt
(Abb. 307). Diese Angabe bezieht sich nur auf den groben Durchschnitt. Nach Untersuchungen von RUCKENSTEINER erscheint der Hüftkopfkern frühestens beim Neugeborenen, spätestens zu Beginn der 2. Hälfte des 2. Lebensjahres. Am häufigsten findet
man ihn um die Mitte der 2. Hälfte des 1. Lebensjahres, etwa im 9. Lebensmonat. SIEGL-
BAUER gibt an, daß der Kern im 5.—8. Monat entsteht. HILGENREINER sah das 1. Auftreten durchschnittlich mit 4 Monaten, manchmal sogar früher. FABER fand bei seinen
100 Fällen den Kern etwa in 30% bei Kindern, die fast 3 Monate alt waren, SCHINZ gibt
den 10. Lebensmonat an. Im Beobachtungsmaterial von SCHMID und HALDEN trat der
Kopfkern am häufigsten im 6. Lebensmonat auf, bei Kindern von 2 Monaten war er in
10% nachzuweisen. Konstant war er erst im 10. Monat vorhanden. Ab dem 12. Monat
wird der bis dahin rundliche Kern breiter.

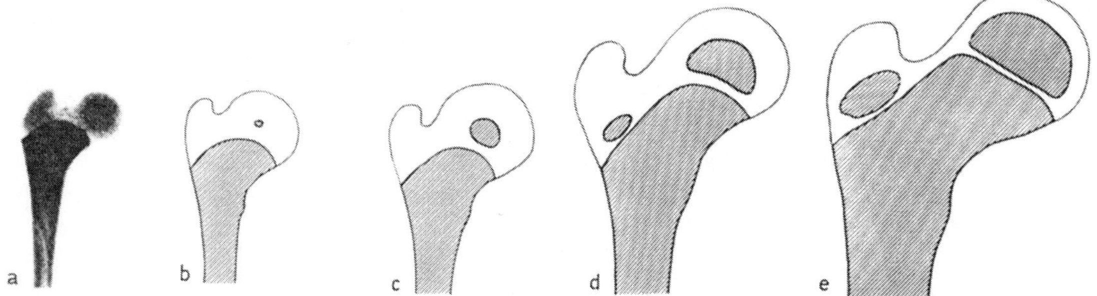

Abb. 307a—e. Entwicklung des proximalen Femurendes während des Wachstums. Zu beachten ist die Lage-
und Richtungsänderung der metaphysären Ossifikationsfront und ihre Beziehung zur lateralen Schenkelhals-
kontur (Schema nach W. EDGREN, 1965). a Neugeborenes, b 4 Monate, c 1 Jahr, d 4 Jahre, e 6 Jahre alt

Da die Hypoplasie des Kopfkernes ein wichtiges Signum für die Hüftgelenks-Dysplasie
ist, ist es zweckmäßig, bei Verdacht auf eine solche, Zusammenstellungen der normalen
Größenentwicklung des Epiphysenkernes heranzuziehen, z. B. die Tabelle von SCHMID
und HALDEN (Tabelle 31). Aus den Messungen von A. FABER ist zu ersehen, daß auch ein
geringer Unterschied zwischen dem rechten und dem linken Kopfkern sowie zwischen dem
von Knaben und Mädchen besteht, der aber im 1. Lebensjahr praktisch unbedeutend ist.
Der Geschlechtsunterschied in der Ossifikation wird aber in späteren Entwicklungsjahren
eklatanter, entsprechend der unterschiedlichen Skeletreifung beider Geschlechter. Zur
Zeit der Pubertät beträgt der Vorsprung der Mädchen bis zu 2 Jahren. Bei Vergleich
jüngerer Ossifikationstabellen mit solchen älteren Datums ist zu ersehen, daß die Acceleration auch in der Knochenentwicklung zum Ausdruck kommt, u. a. auch im Hüftkopfkern.
So liegt z. B. bei RUCKENSTEINER(1931) das Häufigkeitsmaximum des Auftretens des Hüftkopfkernes im 9. Lebensmonat, bei SCHMID und HALDEN (1949) schon im 6. Lebensmonat
(zit. nach A. RAVELLI).

Bei der Dysplasie der Hüfte findet man wegen der späten oder verspäteten Ossifikation
erheblich kleinere Werte als in den obigen Tabellen angegeben ist. RAVELLI macht aber
darauf aufmerksam, daß von einem verspäteten Auftreten des Epiphysenkernes am
Femurkopf nur gesprochen werden kann, wenn der Kern erst nach dem Zeitpunkt erscheint, zu dem er konstant aufzuweisen ist, also jenseits der normalen Variationsbreite,
das ist nach den Untersuchungen von RUCKENSTEINER, SCHMID und HALDEN, SCHINZ
nach dem 10. Lebensmonat. Schlüsse aus einem Vergleich beider Hüftgelenke können nur
mit Vorsicht angestellt werden, da — wie schon besprochen — kleinere Unterschiede

Tabelle 31. *Größenentwicklung und Schwankungsbreite der Knochenkerne der proximalen Femurepiphyse und -apophysen in mm* (nach SCHMID und HALDEN). B = größte Höhe, cranio-caudaler Durchmesser; H = größte Breite, senkrecht zur Höhe gemessen

Alter	Zahl der Fälle	Caput. fem.		Troch. mai.		Troch. min.	
		B	H	B	H	B	H
1. Monat	21	2,0	3,0	—	—	—	—
2. Monat	22	3,2	2,2	—	—	—	—
3. Monat	20	5,7	3,8	—	—	—	—
4. Monat	20	5,3	4,0	—	—	—	—
5. Monat	19	6,8	4,5	—	—	—	—
6. Monat	20	7,8	5,7	—	—	—	—
7. Monat	17	8,3	5,5	—	—	—	—
8. Monat	16	9,3	6,7	––	—	—	—
9. Monat	21	9,2	7,0	—	—	—	—
10. Monat	10	10,9	7,7	—	—	—	—
11. Monat	13	11,3	8,3	—	—	—	—
12. Monat	21	11,4	8,2	—	—	—	—
2. Jahr	20	11,8	9,2	5,8	2,3	—	—
3. Jahr	24	18,4	12,1	8,3	6,0	—	—
4. Jahr	20	21,7	13,2	4,7	7,1	—	—
5. Jahr	20	24,5	14,8	7,8	11,5	—	—
6. Jahr	20	27,7	14,8	9,6	15,8	3,0	8,0
7. Jahr	20	31,1	17,3	11,7	20,0	?	?
8. Jahr	20	34,0	18,0	13,8	22,1	?	?
9. Jahr	20	36,0	17,8	14,9	26,4	?	?
10. Jahr	20	38,4	19,6	15,2	26,0	2,0	9,0
11. Jahr	20	39,5	20,3	16,4	29,8	+	+
12. Jahr	20	41,9	21,8	19,7	33,7	4,0	12,0
13. Jahr	19	45,5	22,6	19,1	36,6	4,7	17,7
14. Jahr	14	48,8	25,5	21,8	38,6	6,5	18,0

477 = Gesamtzahl der Fälle

Mittlere Schwankungsbreite in $\pm$ mm

Alter		Caput. fem.		Troch. mai.		Troch. min.	
Bis 6 Monate		2,6	2,0	—	—	—	—
1 Jahr		2,4	1,8	—	—	—	
4 Jahre		2,9	1,9	2,6	3,1	—	—
8 Jahre		3,0	2,1	4,7	5,3	1,5	4,3
12 Jahre		3,2	2,1	3,5	4,7	2,0	6,0
14 Jahre		3,9	2,7	2,6	9,3	0,5	2,0

zwischen rechts und links normalerweise vorkommen, vor allem aber deswegen, weil eine Dysplasie meistens beide Hüftgelenke betrifft und noch dazu (meistens) in einem unterschiedlichen Ausmaß.

SOMMERVILLE sah mehrmals einen sekundären Kopfkern, der dem gesamten Kernkomplex des Kopfes eine längliche Form verlieh. Die Knochenkerne vereinigten sich bald und wuchsen danach gemeinsam stufenweise. In einigen Hüftgelenken ordnete sich das primäre Zentrum lateral ein und wuchs schneller als das mediale. Dies verursache die Valgusstellung (zit. nach ILLYÉS). SOMMERVILLE und auch ILLYÉS halten die Zweiteilung des Hüftkopfkernes für eine Mißbildung, die für die Entstehung des „Perthes" eine Bedeutung habe (s. Ätiologie).

Zwischen dem 17. und 20. Lebensjahr verknöchert die Kopf-Hals-Epiphysenfuge. Bis dahin wird das Defizit des Knochenkernes durch einen entsprechend dicken Knorpelüberzug kompensiert. Die Epiphysenfuge unterteilt den Hüftkopf in einen größeren proximalen Anteil und einen kleineren distalen (metaphysären) Teil (Abb. 308).

Der Hüftkopf kann als Segment einer Kugel aufgefaßt werden, deren Radius und Höhe im Röntgenbild leicht zu ermitteln ist (Abb. 309). Die Oberfläche (= der Mantel) des Segmentes entspricht etwa zu $^2/_3$—$^3/_4$ der Oberfläche einer Kugel, die den gleichen Radius hat. Diese Feststellung bildet die Grundlage für die verschiedenen Indices und Quotienten, die am Hüftgelenk zur Objektivierung und zu Vergleichen herangezogen werden. Die Hüftpfanne ist nur hemisphärisch, bedeckt daher nicht den ganzen Kopf. Der nicht bedeckte Anteil der Kopfoberfläche liegt antero-lateral (s. Meßmethoden, S. 335 und 336).

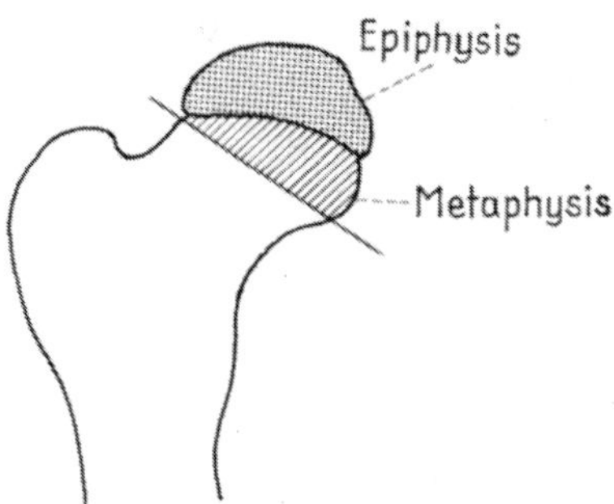

Abb. 308. Der normale Hüftkopf besteht aus der Kopfepiphyse und einem Anteil der proximalen Femur-Metaphyse

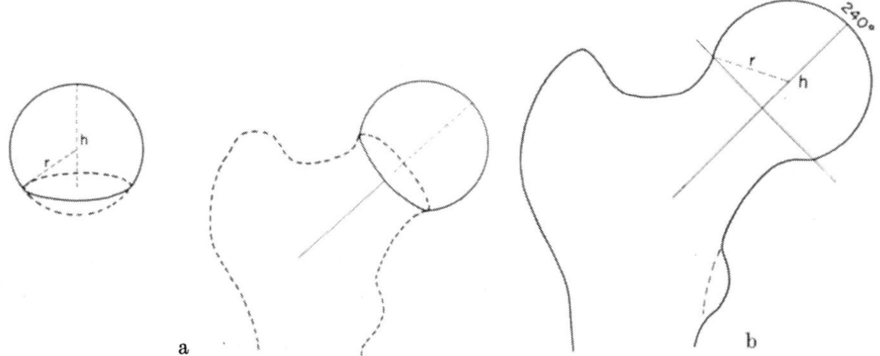

Abb. 309a u. b. Der Hüftkopf kann als Segment einer Kugel aufgefaßt und in Rechnung gesetzt werden (mit Radius r und Höhe h). Im Röntgenbild erscheint die Oberfläche des Hüftkopfes als Kreisbogen dieses Segments, der ca. 240° hat; die Basis dieses Kreisbogens wird als „Basislinie" bezeichnet. (Nach J. MEYER)

Auch die *Ossifikation des Trochanter maior* verdient im Rahmen des „Perthes"-Geschehens Beachtung. Beim Neugeborenen bildet die am proximalen Femurende befindliche Epiphysenplatte noch eine zusammenhängende Wachstumszone (Vorplatte). Schließlich gehen Wachstum und Formung des proximalen Femurabschnittes — je nach Kernentwicklung — auf 2 Zentren über (MORGAN und SOMMERVILLE, 1960), das kapitale und das trochantere, wobei gegen das 4. Lebensjahr ein Ossifikationszentrum im Trochanter maior auftritt (SCHMID und HALDEN, 1949). Mit der Verselbständigung der Wachstumszone des Trochanter maior und deren Eigentätigkeit wächst das Trochantermassiv, zugleich vermindert sich die Steilstellung (Valgisierung) des jugendlichen Schenkelhalses. Der Trochanter maior wächst bis zu einer endgültigen Ossifikation (zwischen dem 17. und 20. Lebensjahr) von seiner Wachstumsfuge aus und über eine periphere Apposition um seine Spitze herum (EDGREN). Eine nennenswerte Beeinflussung des Längenwachstums des Femur geht aber von der Trochanterfuge nicht aus. Bei „Perthes"-Frühfällen kann jedoch noch eine Teilverbindung mit der Kopf-Halsfuge vorliegen, so daß beim „Perthes"-Befall dieser Fuge auch eine Beeinträchtigung des Trochanterwachstums möglich ist.

Experimentelle und klinische Beobachtungen sprechen dafür, daß Wachstumsdiskrepanzen zwischen dem Schenkelhals und dem Trochanter maior zu folgenden Erscheinungen führen können: a) eine Wachstumshemmung am Schenkelhals allein (ausgehend von der subkapitalen Wachstumsfuge) führt zur Verkürzung des Schenkelhalses, ferner zur Varisierung des Hals-Schaftwinkels und (da der Trochanter maior normal weiter wächst) zu einem relativen Hochstand des Trochanter maior (es entsteht ein positives Trendelenburgsches Phänomen), b) eine Wachstumshemmung am Trochanter maior (ausgehend von der Wachstumsplatte des Trochanter maior) führt zur Hypoplasie des Trochanter maior sowie zu einer Valgisierung des Hals-Schaftwinkels.

Bei einigen Säugetieren, z.B. bei Elefanten, kommt es normalerweise nicht zur Unterteilung der proximalen Knorpelvorplatte, so daß Schenkelkopf und Trochanter maior von ein und derselben Epiphysenplatte aus wachsen (LÜTKEN, 1961). In einigen Fällen wurde als normale Variation auch beim Menschen eine derartige Brücke zwischen der Kopfepiphyse und dem Trochanterkern gefunden, so daß eine gemeinsame Epiphysenplatte für den Femurkopf und den Trochanter maior gegeben war (Abb. 310) (LÜTKEN, 1961, 3 Fälle; MAU, 1963, 3 Fälle; EDGREN, 1965, 2 Fälle). In solchen Fällen sind die Wachstumsverhältnisse des proximalen Femurendes denen des distalen ähnlich und es können nach EDGREN der Hüftkopf und der große Trochanter mit den 2 distalen Femurcondylen verglichen werden.

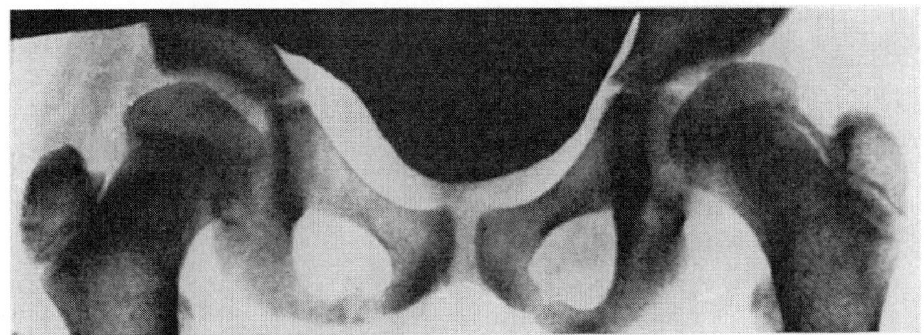

Abb. 310. Knochenbrücke zwischen Kopfepiphyse und Kern des Trochanter maior links, es besteht also eine gemeinsame Wachstumsplatte. (Aus: EDGREN)

$\beta\beta$) Zur arteriellen Versorgung der Hüfte

Da letztlich die Probleme der Gewebsnekrose in der Hauptsache mit der Gefäßversorgung zusammenhängen und die Theorien der Pathogenese und Ätiologie des Perthes in überwiegender Zahl mit Fragen der Ernährung des Hüftgelenkes in Verbindung gebracht werden, wird näher darauf eingegangen, zumal in jüngeren Arbeiten über die Gefäßversorgung des Hüftgelenkes auch röntgenologische Darstellungen eine Rolle spielen, z.B. in den Arbeiten von TRUETA, M. HULTH, ULLOA (1962), LANGE und HIPP, MÜSSBICHLER, ROOK, GÖL, R. WATERMANN, HIPP (1962). Bedeutende Vorarbeiten haben geleistet COOPER (1822), LEXER (1904), WALDENSTRÖM (1909), NUSSBAUM (1923, 1926), KOLODNY (1925), BERGMANN, E. (1927), ADACHI (1928), CHANDLER und KREUSCHER (1932), WOLLCOTT (1933, 1943), VON LANZ und WACHSMUTH (1936), SCHWAIGER (1937), LOGROSCINO und DOTTI (1937); dann folgen u.a. VEREBEY (1942), HOWE, LACEY und SCHWARTZ (1950), TUCKER und vor allem TRUETA (1953, 1957). Letzterer untersuchte Präparate von Kleinkindern, Jugendlichen und Erwachsenen.

Grobschematisch wird die arterielle Versorgung des jugendlichen Hüftkopfes auf Abb. 311 gezeigt. Auf Abb. 312 ist die arterielle Versorgung des proximalen Femurabschnittes beim Erwachsenen wiedergegeben, und zwar nach einer Zeichnung aus dem Atlas von LANZ-WACHSMUTH (1938). Ein ähnliches Schema hatte schon NUSSBAUM (1924) gebracht.

1. Proximaler Femurabschnitt

Es lassen sich am proximalen Femurabschnitt 3 Versorgungsgebiete unterscheiden: 1. Epiphysärer Anteil des Hüftkopfes, 2. Schenkelhals einschließlich des metaphysären Hüftkopfanteiles, 3. Trochanter maior.

Auf die arterielle Versorgung des Schenkelkopfes sei näher eingegangen, wobei ich besonders den Arbeiten von M. Lange und Hipp folge. Aus den Beiträgen Truetas geht hervor, daß die Anlage des Gefäßsystems, wie sie während des Wachstumsalters beobachtet wurde, beim Erwachsenen grundsätzlich erhalten bleibt. *Die Epiphyse und Metaphyse*

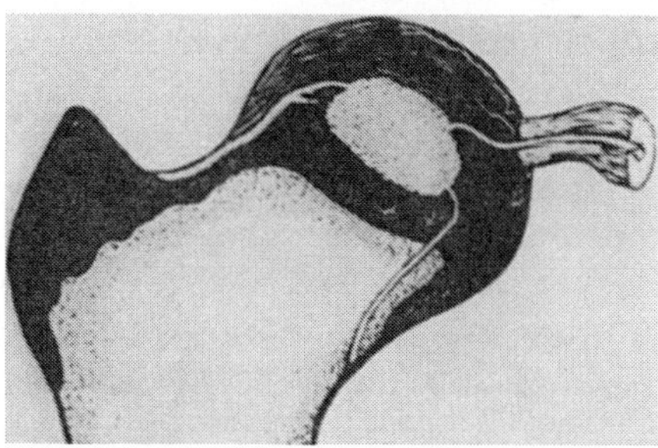

Abb. 311. Grobschematische Darstellung der arteriellen Epiphysenversorgung des knöchernen Hüftkopfkerns: Während des „Perthesalters" wird der allseitig von einer Knorpelkapsel umgebene Hüftkopfkern von 3 arteriellen Blutleitern ernährt — durch das obere und untere Collumgefäß sowie durch Ligamentgefäße des Gelenkbinnenbandes. (Aus: Bernbeck)

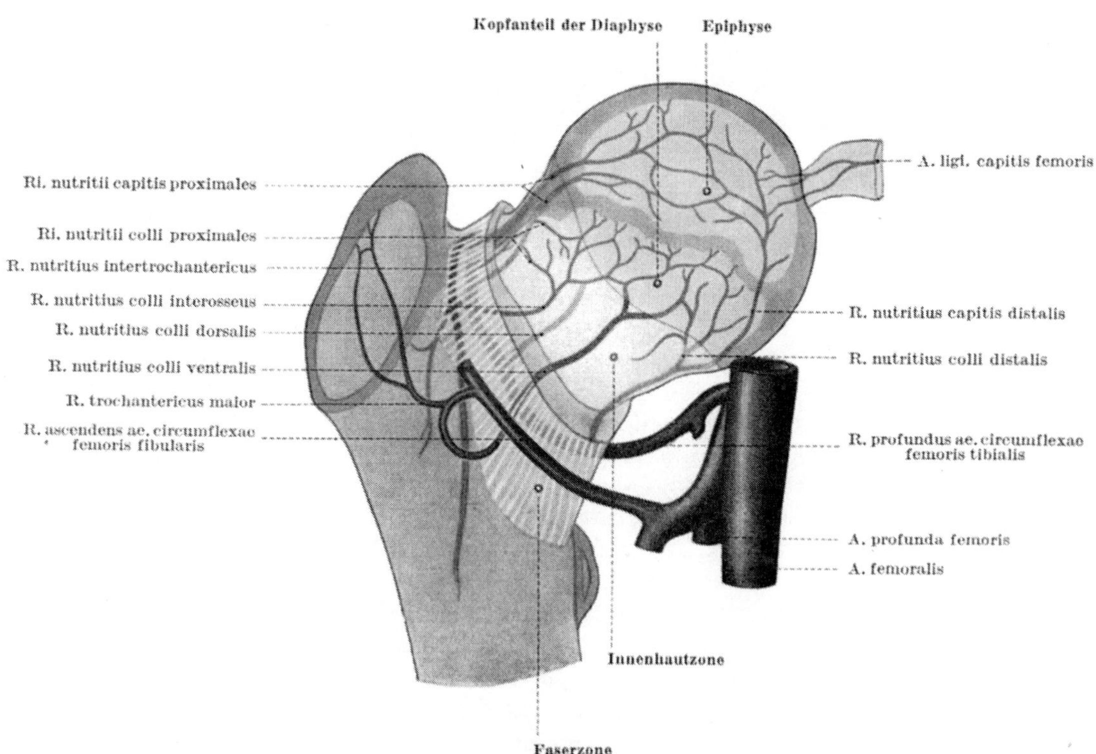

Abb. 312. Schema der Blutversorgung des Schenkelhalses und -kopfes. Diaphysenanteil des Schenkelkopfes, Innenhautzone und Faserzone des Schenkelhalses (aus: Lanz-Wachsmuth, Praktische Anatomie). Nicht eingezeichnete mögliche Anastomosen: a) Zwischen R. profundus ae. circumfl. fem. tib. und A. glutaea inf. b) Zwischen R. profundus ae. circumfl. fem. tib. und R. asc. ae. circumfl. fem. fib. c) Zwischen A. acetabularis bzw. A. obturatoria und R. profundus ae. circumfl. fem. tib. bzw. R. nutritius capitis dist.

erhalten ihre Blutzufuhr von getrennten Quellen. TRUETA spricht von Metaphysen- und Epiphysengefäßen. Die *lateralen Epiphysengefäße* entsprechen den Rami nutritii capitis proximales und treten dorsal in den Kopf ein. Es sind gewöhnlich 2—6 Äste, die entlang der früheren Epiphysenlinie nach medial verlaufen und $^{1}/_{2}$—$^{4}/_{5}$ des epiphysären Kopfanteiles versorgen. Als *mediale Epiphysengefäße* werden die Arterien, die über das Lig. capitis femoris kommen, bezeichnet. Anastomosen zwischen diesen medialen und lateralen Epiphysengefäßen wurden beobachtet. $^{2}/_{3}$ des metaphysären Kopfanteiles werden von der *unteren Metaphysenarterie* (aus Ramus profundus ae. circumflexae femoris tibialis) versorgt (die sich verzweigt in R. nutritius colli distalis und R. nutritius capitis distalis; s. Abb. 313). Dieses Gefäß tritt nahe der Knorpel-Knochengrenze in den metaphysären Kopfbezirk. In geringem Ausmaß nehmen an der Versorgung auch noch Endverzweigungen des R. nutritius colli ventralis (aus R. ascendens ae. circumflexae femoris fibularis) teil. Die *oberen Metaphysengefäße* kommen aus dem Ramus profundus der A. circumflexa femoris tibialis und treten etwas entfernt von der Knorpel-Knochengrenze am oberen Anteil des Schenkelhalses in den Knochen. Anfangs laufen sie senkrecht und biegen dann zur früheren Epiphysenlinie hinab. TRUETA, GUNNAR und TILLING konnten auch Anastomosen zwischen den Epiphysen- und Metaphysengefäßen nachweisen. Die „Barriere der Epiphysenplatte" wird aber erst nach Fugenschluß durchbrochen (TRUETA). Diese Anastomosen sind aber für die arterielle Versorgung des Hüftkopfes ohne maßgebende Bedeutung.

Beim Kleinkind bis zum 4. Lebensjahr erfolgt die Blutversorgung vorwiegend durch die Metaphysengefäße und die lateralen Epiphysengefäße. Vom 4. bis zum 7. Lebensjahr dagegen nimmt die metaphysäre Blutversorgung an Bedeutung ab. Sie wird jetzt hauptsächlich durch die lateralen Epiphysengefäße gesichert. Um das 10. Lebensjahr erreichen auch Gefäße vom Lig. capitis femoris her die Tiefe der Epiphyse. Bis zum 17. Lebensjahr ist dann die Gefäßversorgung des Hüftkopfes wie beim Erwachsenen. Nach Verschwinden der Epiphysenfuge gewährleisten die lateralen und medialen Epiphysengefäße und die oberen und unteren Metaphysengefäße die Blutversorgung des Hüftkopfes.

Der arteriellen Versorgung des Hüftkopfes über die *Aa.* des *Lig. teres capitis* (aus dem R. acetabularis des R. profundus der A. obturatoria, ev. Anastomose zur A. glutaea inferior) kommt im allgemeinen keine erhebliche Bedeutung zu, da sie nicht selten unterentwickelt ist (s. auch NUSSBAUM, ISELIN, TUCKER, KOLODNY und VEREBEY, WALMSLEY und NORDSTRÖM) und mehr oder weniger weit in die Tiefe des Hüftkopfes dringt. WOLCOTT konnte bei 20% seiner untersuchten Schenkelköpfe von Erwachsenen ein Eindringen der Ligamentarterie in den Kopf nicht feststellen, bei Kindern bis zum Alter von 10 Jahren überhaupt nicht. TUCKER fand in einem Drittel seiner Kinder-Präparate (bis zum 13. Lebensjahr) Fovea-Gefäße bis zum Kopfkern vorgedrungen. CHANDLER und KREUSCHNER haben 114 Hüftgelenke von Personen des 25.—75. Lebensjahres untersucht. Sie fanden, daß die Gefäße im Lig. teres capitis hinsichtlich ihrer Größe stark variierten. In 4 Fällen fehlte ein Gefäß völlig, bei 24 war nur ein einziges vorhanden, bei 86 lag der Durchmesser zwischen 0,2—1,5 mm. Die Autoren beobachteten auch, daß sich mit zunehmendem Alter die Größe der Gefäße nicht ändert, außer im Falle einer generalisierten Arteriosklerose. TUCKER, der unter seinem Untersuchungsmaterial auch solche von Kindern bis zum 13. Lebensjahr hatte, stellte bei Kindern im Durchschnitt ein kleineres Lumen der Ligamentarterien fest (durchschnittlich 0,183 mm) als bei Erwachsenen (durchschnittlich 0,328 mm).

HIPP gibt an, daß mikroangiographische Untersuchungen zeigten, daß die Gefäße des Ligamentum capitis femoris beim Kind bis zum 10. Lebensjahr keine wesentliche Bedeutung für die Hüftkopfernährung haben. Später und beim Erwachsenen dagegen werde bei einem Großteil $^{1}/_{5}$—$^{1}/_{3}$ des medialen epiphysären Kopfanteiles von der A. ligamenti capitis femoris versorgt.

SCHINK und PARHOFER haben an unserer Klinik zur Überprüfung der Gefäßverhältnisse im Lig. teres capitis femoris histologische Untersuchungen an 14 Hüftkopfbändern von 20 Leichen (Alter: 15—67 Jahre) durchgeführt. Sie fanden in sämtlichen Präparaten arterielle Gefäße. Die Zahl der Arterien sowie deren Größe zeigten aber deutliche Unterschiede. Die Gefäßanzahl lag zwischen 2 und 7 Arterien; durchschnittlich wurden 2—5 gefunden. Der Lumendurchmesser schwankte von kaum meßbarer Größe bis zu 1,9 mm. Das durchschnittliche Arterienlumen lag zwischen 0,2 mm und 1,01 mm. In bezug auf Geschlecht und Alter ergaben sich keine Unterschiede. Nach LANGE und HIPP liegt der Durchmesser der Ligamentgefäße unter der Grenze der röntgenologischen Darstellbarkeit.

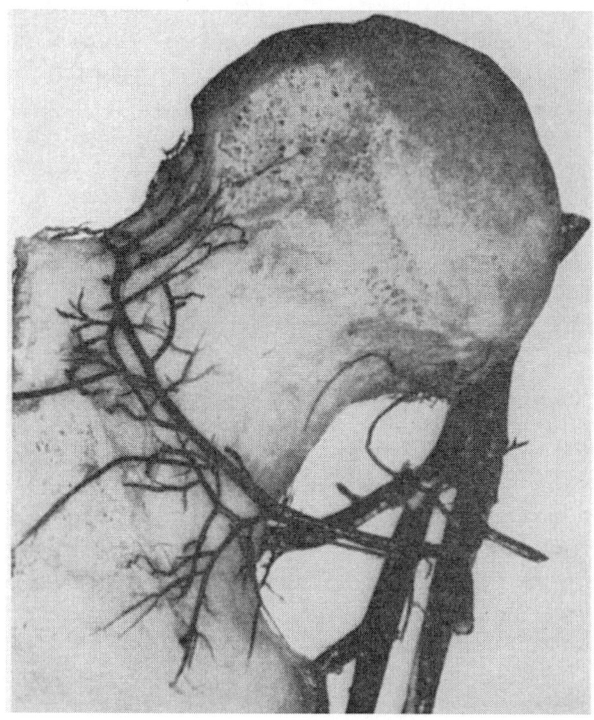

Abb. 313. Verlauf und Aufteilung des R. profundus der A. circumflexa femoris tibialis (Dorsal-Ansicht). Die Rr. nutritii capitis versorgen den Hauptteil des Schenkelkopfes proximal. (E. HIPP)

Experimentelle Gefäßunterbrechungen am Hüftgelenk nahmen vor: NUSSBAUM, ISELIN, SCHMORL,HOWE u. Mitarb., LOGROSCINO, SCHWAIGER, BERNBECK, LEMOINE (1957) u. a. Weitere Literatur s. bei SCHINK und PARHOFER.

G. P. SCHNEIDER und THULL-EMDEN untersuchten bei 34 offenen Reduktionen kindlicher Luxationshüften die Zahl und Lumina der Arterien des Ligamentum capitis femoris. Ähnlich wie bei Erwachsenen wurden auch bei diesen Luxationskindern wesentlich häufiger obliterierte Arterien in diesem Band gefunden als bei hüftgelenksgesunden Kindern. Die postoperativen Kontrollen zeigten in keinem Fall trophische Störungen, die mit der Resektion des Bandes in Zusammenhang gebracht werden könnten.

Aus all dem ist zu folgern, daß nur dann gröbere Ernährungsstörungen am Schenkelkopf zu erwarten sind, wenn es zur Schädigung einer gut ausgebildeten Ligamentartrie kommt. Dann allerdings ist eine signifikante Kopfnekrose zu erwarten, wie aus den Beobachtungen von WALDENSTRÖM hervorgeht, die er anläßlich seiner Operationen bei der Epiphyseolysis capitis femoris, nach Durchtrennung des Ligamentes, gemacht hat (s. „Juvenile Hüftkopfkappenlösung"). Für eine größere Bedeutung der Ligamentarterien spricht sich aufgrund seiner klinischen Beobachtungen PHEMISTER aus. Er hält bei partiellen Kopfnekrosen eine Revascularisation über die Foveagefäße für möglich. NORDENSON fand bei 20 Schenkelhalsbrüchen die Arterien des Lig. teres größer als an normalen Hüften (s. auch Ergebnisse der Tierversuche von ZEMANSKY und LIPPMANN und von MILTNER und HU, S. 359).

Zusammenfassung. Der Lokalisation nach und anteilmäßig sind 3 Areale der arteriellen Hüftkopfversorgung unterscheidbar, wie auf Abb. 312 dargestellt ist:

1. A. oder Aa. ligamenti capitis femoris (mediales Epiphysengefäß nach TRUETA aus dem R. acetabularis aus dem R.prof. ae. obturat). Von diesen medialen Epiphysengefäßen wird beim Erwachsenen der mediale epiphysäre Hüftkopfanteil zu $^1/_5$—$^1/_3$ ernährt. Beim Kind bis zu ca. 9 Jahren ist dieser Weg der Gefäßversorgung unterentwickelt.

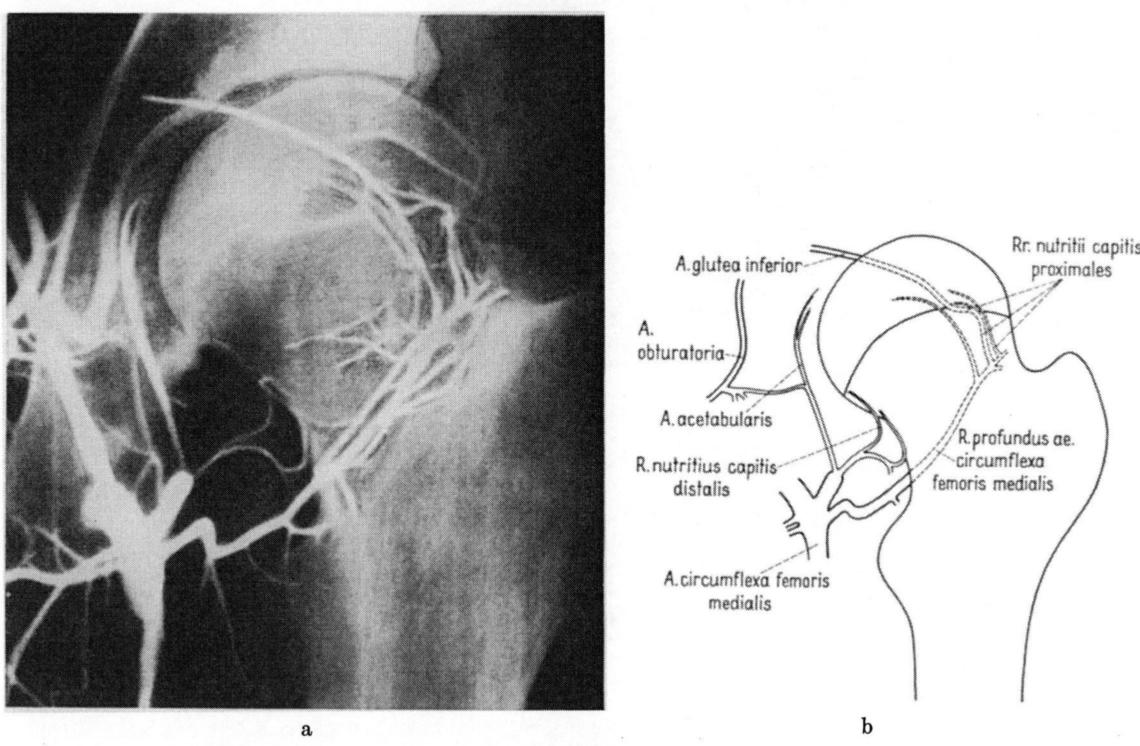

Abb. 314a u. b. Postmortales Angiogramm nach Kontrastinjektion in die A. obturatoria und A. circumflexa femoris medialis. Ideale Gefäßanlage, da eine gut ausgebildete Kollateralverbindung zwischen Becken- und Beinschlagader und weiter zwischen dem R. profundus und dem R. ascendens der Ae. circumflexae besteht (E. HIPP). Deutliche Wiedergabe der Rr. nutr. capitis prox., die für die Schenkelkopfversorgung besonders wichtig sind

2. Die Rr. nutritii capitis proximales (obere Metaphysengefäße und laterale Epiphysengefäße nach TRUETA, aus dem R. profundus ae. circumfl. fem. tib.). Hauptsächlich versorgen diese Gefäße den lateralen epiphysären Kopfanteil und zu einem geringen Grad den oberen metaphysären Kopfanteil. Insgesamt macht ihr Anteil an der Versorgung des epiphysären Kopfteiles ca. $^2/_3$—$^4/_5$ aus [s. anatomisches Präparat und Gefäßbild (HIPP) Abb. 313 und 314].

3. R. nutritius capitis distalis (unteres Metaphysengefäß nach TRUETA, aus A. circumfl. fem. tib.). Dieses Gefäß versorgt zum Großteil den metaphysären Hüftkopfanteil. Gelegentlich überschreitet dieses Gefäß die Epiphysenlinie. Geringen Anteil an der Versorgung des vorderen unteren distalen Kopfteiles haben Endausläufer des R. anterius colli ventr. (aus: A circumfl. fem. fib.)

Anastomosen zwischen dem Versorgungsgebiet der A. circumflexa femoris tibialis und fibularis sind meistens vorhanden, ebenso solche dieser Gefäßnetze mit Ästen aus der A. obturatoria und der A. glutaea caudalis. Die letzteren sind aber für die Ernährung des Hüftkopfes bedeutungslos.

R. WATERMANN hat besonders deutlich aufgezeigt, wie die Gefäße vor dem Rande der Hüftkopfkrause in den Knochen eindringen (Abb. 315a und b). Nach seinen Angaben wachsen bei Foeten zwischen 8 cm und 12 cm Scheitel-Steißlänge die ersten Gefäße in die Schenkelepiphyse ein. Sie folgen feinen Straßen von mesenchymalem Bindegewebe, die aus embryonalen Knochenzellen entstanden sind. Am Randsaum des Schenkelkopfes, wo auch der Randsaum des Perichondriums liegt, ziehen vom Hals größere Gefäße heran und biegen in die Tiefe des Epiphysenknorpels des Hüftkopfes ein (submarginale Inflexion).

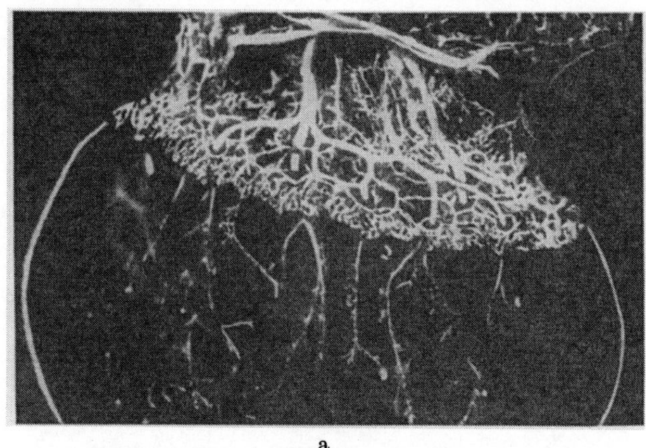

a

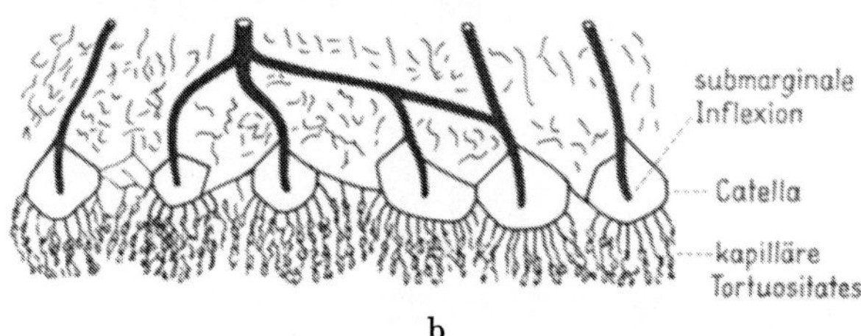

b

Abb. 315. a Mit Deckweiß gefüllte Gefäße am Übergang Hüftkopf-Schenkelhals (R. WATERMANN). In „submarginaler Inflexion" ziehen deutlich Gefäße vom Schenkelhals her in den Hüftkopf hinein. Jede akzessorische Gefäßdurchtrittsöffnung ist von einer „Catella" umgeben, an der zahlreiche Capillaren entspringen und dann zum perichondralen Endsaum hinziehen. b Skizze von R. WATERMANN zur Erläuterung der Begriffe: Catella, submarginale Inflexion und capilläre Tortuositates

An den Stellen dieser Inflexionen finden sich besonders schlingenförmige Gefäßgebilde. Diese umgeben die in ihrer Mitte in die Tiefe ziehenden Knorpelgefäße wie eine kleine Kette (Catella). Aus ihnen, wie auch aus anderen, direkt aus der Fossa trochanterica heranziehenden Gefäßen, zweigen capilläre Windungen (Tortuositates) ab, ähnlich wie die Anhängsel einer Halskette.

Da die Gefäßdurchtrittsöffnungen am submarginalen Kopfanteil auch beim älteren Menschen zu finden sind, erscheint es nach der Auffassung von WATERMANN möglich, daß hier die Gefäße bei schlechten statischen Verhältnissen durch eine verstärkte Eburnifikation der Compacta oder bei einer Kreislaufschwäche im Sinne der von RUTISHAUSER beschriebenen vasalen Abdrosselung eingeengt und gar völlig verschlossen werden (Abb. 316). Auch könne man sich vorstellen, daß durch Schwellungen und Sklerosierungen in der Gelenkkapsel diese Gefäße gedrosselt werden.

WATERMANN wies auch darauf hin, daß auch im Halsgebiet des Femur akzessorische Arterien in den Knochen eintreten (durch Foramina nutritia accessoria). Er zeigt solche an der Lateral- und Medialseite des Hüftkopfes, und zwar direkt unter dem Randwulst des Kopfes (Abb. 317), wo sie gerade noch im Periost an den Kopf heranziehen können. Diese submarginal in den Hüftkopf dringenden Gefäße gelangen somit unter Umgehung der Wachstumsfuge direkt in die knöcherne Kopfepiphyse. Sie treten also nicht durch die Wachstumsfuge hindurch (s. Abb. 316), was für die Kopfernährung bei Schädigung in der Gegend der Fuge wichtig ist.

Dort, wo die synoviale Umschlagzone nahe am Gelenkknorpel liegt, findet man, daß der subchondrale Knochen auch mit der Synovialis über das Knorpelrandnetz in einer direkten Gefäßverbindung steht (LINDSTRÖM). Zahlreiche kleine Capillarschlingen befinden sich unmittelbar unter der Basalschicht des Knorpels. Dieses Randgebiet stellt

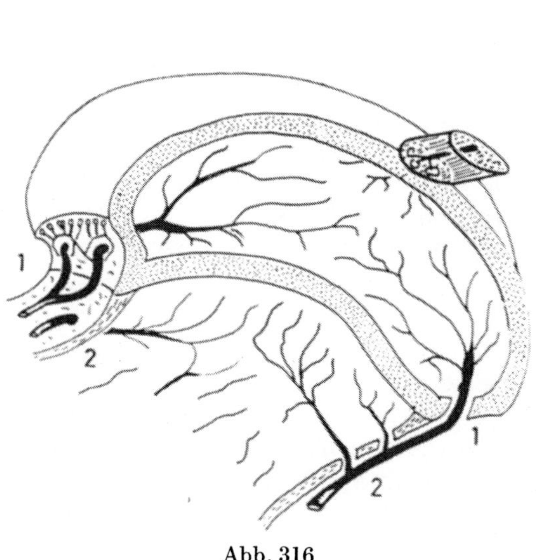

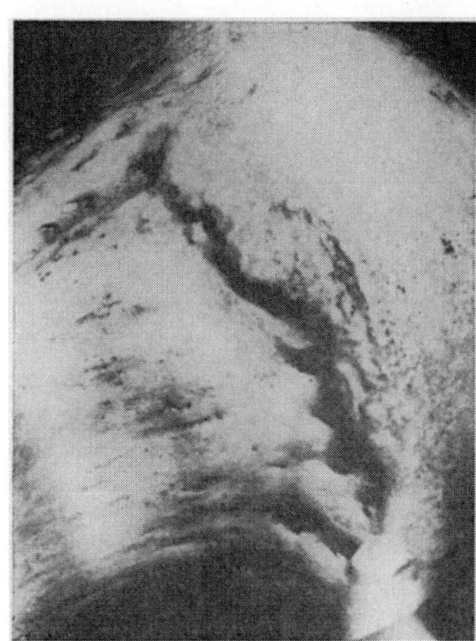

Abb. 316   Abb. 317

Abb. 316. Die statisch gefährdete Gefäßversorgung des Hüftkopfes. Schematische Darstellung der Gefäßdurchtrittsöffnungen an der Epiphyse des jugendlichen Hüftkopfes. Oberhalb der Wachstumsfuge finden sich die epiphysären Gefäße des Knochenkerns (*1*), unter der Wachstumsfuge die metaphysären Gefäße des Schenkelhalses (*2*). Die Öffnungen für die submarginale Inflexion befinden sich in einer statisch empfindlichen Lage (R. WATERMANN)

Abb. 317. Blick auf die mediale Seite eines Hüftkopfes. Unter dem zwischen Kopf- und Schenkelhals liegenden Randwulst lassen sich deutlich die Gefäßdurchschnittsöffnungen erkennen, deren Arteriolen über das Periost heranziehen und dann durch submarginale Inflexion in die Tiefe der Kopfepiphyse verschwinden. (R. WATERMANN)

gewissermaßen den „Bereitschaftsraum" dar, aus dem heraus sich die ersten und für den Knorpel entscheidende Prozesse bei der Arthrosis deformans entwickeln (zit. nach H. RÖSSLER; s. Arbeiten von POMMER, LANG, WEICHSELBAUM, TRUETA, HARRISON).

Interessant ist in diesem Zusammenhang die von LÜDINGHAUSEN kürzlich bei hüftgelenksgesunden Kindern von 10—14 Jahren gemachte Beobachtung von sog. „Drosselarterien". Diese Gefäße sind charakterisiert durch das Vorhandensein von Zellpolstern und ringförmig verlaufenden Schichten längsverlaufender glatter Muskelzellen, die in sämtlichen Wandschichten vorkommen können. Es handelt sich dabei um Arterienabschnitte, die einen Durchmesser von ca. 1 mm haben. Die Polster können so stark ausgeprägt sein, daß es zu einer totalen Lumensobliteration kommt. Weitere Untersuchungen sollen klären, ob derartige Gefäße regelmäßig vorhanden sind, ob sie auch am proximalen Abschnitt des Femurhalses vorkommen und ob sie sich konstant in jedem Lebensalter nachweisen lassen.

2. Gelenkweichteile

Nicht unbeachtet darf bei der Besprechung der Blutversorgung des Hüftkopfes die arterielle Versorgung der Gelenkweichteile bleiben. J. HLADÍKOVÁ hat sich mit der Blutversorgung der Kapsel des Hüftgelenkes speziell befaßt (Abb. 318) und kommt zu folgenden Ergebnissen:

Die Kapsel des Hüftgelenks und die Gelenkteile der Knochen werden von Zweigen folgender Arterien versorgt: A. circumflexa femoris fibularis, A. circumflexa femoris tibialis, A. obturatoria, A. glutaea cranialis, A. glutaea caudalis und A. pudendalis interna. Nicht konstant beteiligen sich an der Vascularisation des Gelenks die A. femoralis, A. profunda femoris und A. ilica interna. Außerdem führen zur Gelenkkapsel feine Zweige von der capsulären Fläche der Muskeln, welche der Gelenkkapsel anliegen, bedeutender sind sie nur im Bereiche des lateralen Randes des M. iliopsoas an der Vorderseite der Kapsel. Die Arterien anastomosieren miteinander mit stärkeren oder feineren Zweigen und bilden um den Rand des Acetabulums und um den Femurhals Gefäßringe. Beide Ringe sind sowohl untereinander durch Arterien, die in den intermuskulären Septen verlaufen, wie auch mit Zweigen der Kapsel verbunden.

Die Gelenkarterien führen an der Gelenkkapsel: a) zum Ansatz der Kapsel, b) zum freien Mittelteil der Kapsel.

Die zum Ansatz der Kapsel führenden Arterien sind Zweige von Gefäßen, die entlang dem Kapselrand ziehen, oberflächliche und tiefe. Die oberflächlichen Gefäße verlaufen an der Oberfläche der Kapsel, anastomosieren mit benachbarten Arterien und geben in verschiedener Entfernung vom Kapselansatz Zweige ab, die zur Synovialschicht dringen. Die tiefen Arterien durchdringen den Gelenksatz, treten zum Knochen und versorgen den Ansatz der Kapsel und den Gelenkteil des Knochens.

Arterien, die zum freien Mittelteil der Kapsel führen, sind verschiedener Herkunft. Sie gelangen durch die intermuskulären Septen zur Kapsel. Sie zweigen vom R. profundus der A. circumflexa femoris tibialis (dort, wo er zum Septum zwischen dem M. iliopsoas und M. obturator externus gelangt) und von Arterien, die in den intermuskulären Septen verlaufen, ab und verästeln sich analog den oberflächlichen Zweigen der vorhergehenden Gruppe. Auch führen zu diesem Gebiet feine Zweige von der capsulären Fläche der Muskeln. Ihre Bedeutung ist gering.

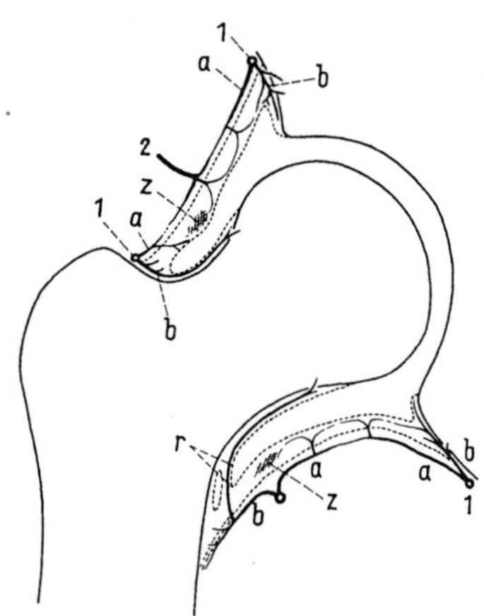

Abb. 318. Schema der Gefäßversorgung der Kapsel des Hüftgelenks (J. HLADÍKOVÁ). *1* Arterie längs des Kapselansatzes verlaufend; *2* Arterie zum freien Teil der Kapsel führend, *a* oberflächlicher Ast, *b* tiefer Ast, *z* Zona orbicularis, *r* Retinaculum

Die *Synovialschicht* weist in der Gefäßversorgung regionale Unterschiede auf. Am stärksten durchblutet sind Gebiete mit verhältnismäßig schwacher Gelenkkapsel, am wenigsten die Gebiete der Gelenkbänder. In Bereichen mit reichen Gefäßnetzen befinden sich auch stark durchblutete Synovialfalten und -zotten (HLADÍKOVÁ). Anhand intravitalmikroskopischer Untersuchungen bei Kaninchen hat LINDBLOM festgestellt, daß die Capillaren der inneren Schicht der Synovialzellen in Form von Schlaufen verlaufen, die zahlreiche arterio-venöse Kurzschlüsse (shunts) aufweisen, was für die therapeutische Beeinflussung der Synovia (durch Wärme, Medikamente) wichtig ist (s. auch H. RÖSSLER).

3. Hüftgelenkpfanne

Die Hüftpfanne weist günstige Ernährungsverhältnisse auf, da sie durch die A. nutritia der drei hier zusammenkommenden Knochen und der A. acetabularis versorgt wird [Os ilium durch die A. nutritia ilica aus der A. glutaea cranialis, Os ischii durch die A. nutri-

tia ischiadica aus der A. obturatoria, Os pubis durch die A. nutritia pubica aus der
A. obturatoria, Os acetabuli durch die A. acetabularis aus dem Ramus profundus der
A. obturatoria (Abb. 319)]. Nach HLADÍKOVÁ gibt es über folgende Anastomosierungen
weitere Versorgungswege: Die A. circumflexa femoris tibialis anastomosiert mit dem
R. acetabularis der A. obturatoria mittels eines feinen capsulären Astes oder es ist ein

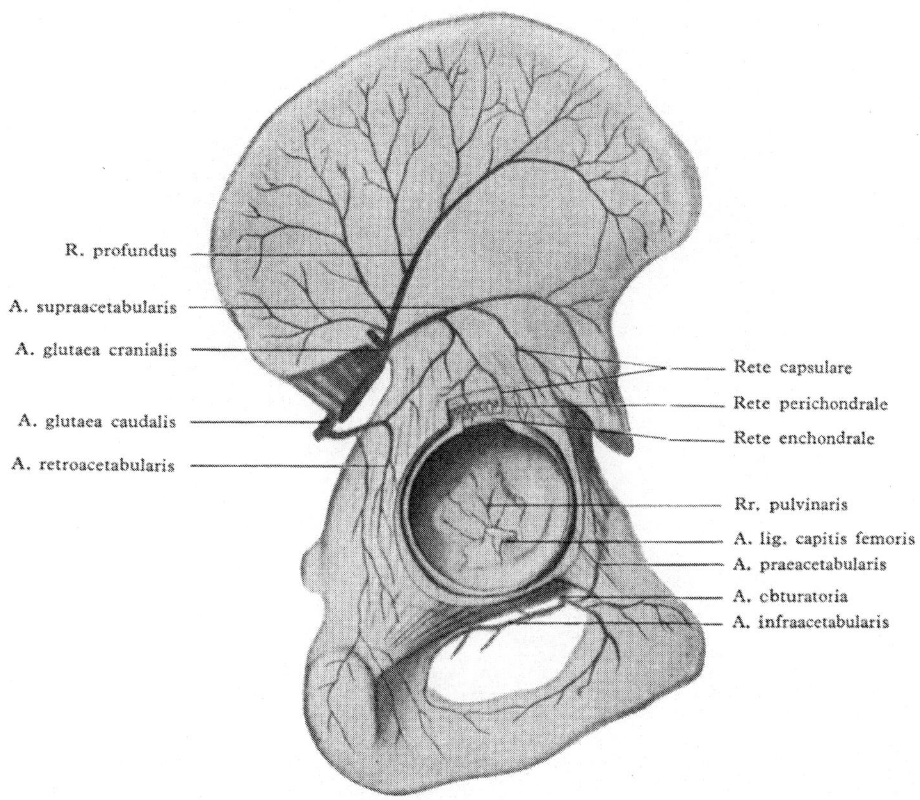

Abb. 319. Die metaphysären Gefäße der menschlichen Hüftpfanne im 7. Embryonalmonat. Nach v. LANZ:
Verh. Dtsch. Orthop. Ges., 37. Kongr. (1950)

R. acetabularis der A. circumflexa femoris tibialis ausgebildet (s. auch HOWE, LACEY
und SCHWARTZ). Für die periacetabuläre Versorgung, die verhältnismäßig reichlich und
mit zahlreichen Anastomosen versehen ist, gibt MATTICK anhand seiner Untersuchungen
des fetalen Hüftgelenkes folgende Übersicht der Gruppe der proximalen Gelenkäste:

1. R. supraacetabularis medius ae. glutaeae superioris,
2. R. supraacetabularis anterior (access.) ae. obturatoriae,
3. R. supraacetabularis posterior (access.) ae. glutaeae inferioris,
4. R. retroacetabularis ae. glutaeae inferioris,
5. R. retroacetabularis (access.) ae. pudendae internae,
6. R. infraacetabularis ae. obturatoriae,
7. R. praeacetabularis ae. obturatoriae,
8. Rr. pulvinares ri. acetabularis ae. obturatoriae.

Weitere Untersuchungen über die Blutversorgung der Hüftgelenkpfanne stammen
von LOGROSCINO und DOTTI.

β) Hypothesen über Ursache und Entwicklung des Morbus Perthes

αα) Störung der arteriellen Versorgung des Hüftkopfes

Die Hypothese der Entstehung des „Perthes" über eine Störung der arteriellen Versorgung des jugendlichen Hüftkopfes hat bis in die jüngste Zeit namhafte Anhänger. Man muß aber mit MOBERG zu bedenken geben, daß für das Kindes- und Adoleszentalter derartige lokale Ernährungsstörungen wenig glaubhaft sind, wenn gerade im höheren Alter die Nekroseformen der juvenilen aseptischen Nekrosen fehlen. Zur Diskussion steht allerdings die Frage, ob nicht die immer häufiger zur Beobachtung gelangenden „idiopathischen" Hüftkopfnekrosen bei älteren Menschen das darstellen, was bei Kindern der Morbus Perthes ist.

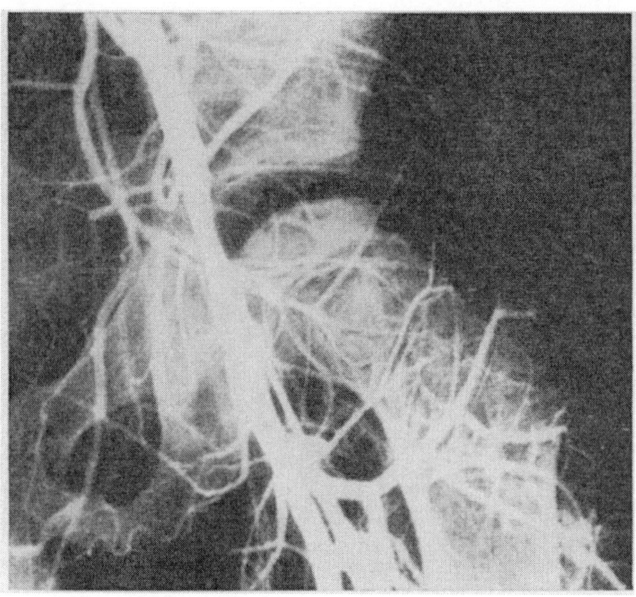

Abb. 320. Perthessche Erkrankung im frühen Stadium. Arteriogramm. Unregelmäßige Füllung des R. profundus und hochgradige Einengung sowie teilweise Obliteration der Rr. nutritii capitis proximales. (E. HIPP)

Eine *Unterbrechung der Blutzufuhr* zum Hüftkopf infolge Gefäßobliterationen wurde, wie schon angeführt, von zahlreichen früheren Autoren als ätiologische Grundlage des Morbus Perthes vermutet, ohne daß sie eine derartige Obliteration wirklich nachweisen konnten.

Erst HIPP gelang es, auch beim „Perthes" Gefäßfüllungsbilder zu gewinnen.

Im Folgenden werden die Ausführungen HIPPs wiedergegeben, der in einer Arbeit die Ergebnisse der Arteriographien von insgesamt 20 Patienten verwerten konnte, die sich in verschiedenen Stadien der Pertheschen Erkrankung befanden. Der jüngste Patient war 4 Jahre alt. Am Angiogramm bei Patienten mit einem „genuinen" Morbus Perthes, d.h. bei Erkrankungen des Hüftkopfes ohne Nachweis eines äußeren Einflusses oder einer Disposition, ließen sich einwandfrei Obstruktionen der Rami nutritii capitis proximales nachweisen (die während der Zeit der hauptsächlichsten Manifestation des „Perthes" — bis zum 10. Lebensjahr — vorwiegend die Ernährung des Hüftkopfes besorgen). Meist war auch der Ramus nutritius capitis distalis vor Eintritt in den metaphysären Hüftanteil verschlossen (Abb. 320). Mehrmals fand man auch eine Verlegung des Ramus profundus, und zwar im mittleren Bereich. Begleitvenen des Ramus profundus ließen sich dann nur teilweise im unteren Anteil schwach mit Kontrast anfüllen.

Im frühen Stadium der Erkrankung waren die Hüftkopfgefäße noch fast bis zur Epiphysenlinie zu unterscheiden. Sie waren aber bereits deutlich verengt. Die Begleitvenen konnten nur noch angedeutet abgebildet werden. In einem weiter fortgeschrittenen Stadium zeigten sich derartige Gefäßveränderungen noch ausgeprägter. In einem Fall war das Lumen des Ramus profundus bereits beim Eintritt in die dorsale Kapselfalte deutlich eingeengt, ferner zeigten sich Kaliberschwankungen sowie eine allgemeine Verzögerung des Kontrastmitteldurchflusses im Ramus profundus und in den teilweise erhaltenen Rami nutritii. Im Stadium der Fragmentation sind noch deutlichere Obliterationen der Hüftkopfgefäße zu sehen. In einem derartigen Fall konnten der Ramus nutritius capitis distalis und der Ramus profundus lediglich noch unregelmäßig und z.T. mit Kontrast gefüllt unterschieden werden. Auf eine zunehmende Einengung folgte der Verschluß. Die Verzögerung des Kontrastmitteldurchflusses war besonders deutlich. Bei solchen Befunden liegt es nahe an eine fortschreitende retrograde Gefäßtrombosierung zu denken.

Auch zu Beginn des Regenerationsstadiums wiesen die angiographisch dargestellten Gefäße eine ähnliche Beschaffenheit auf, die Durchblutungsverzögerung war jedoch etwas besser geworden. Angiogramme, die Jahre nach Beginn der Perthesschen Erkrankung durchgeführt worden waren — also im Endstadium — zeigten, daß die Verschlüsse der Hüftkopfgefäße bestehen bleiben. Jedoch ist der Ramus profundus meist bis zur oberen Teilungsstelle durchgängig. Die Gefäßwände sind jetzt aber glatt begrenzt, auch kann ein Teil der Rami nutritii durchgängig sein. Verzögerungen der Blutzirkulation bestanden nicht mehr.

Die Befunde sind für HIPP so eindrucksvoll, daß er glaubt, vom Aussehen der Kopfdeformierung mit großer Sicherheit auf die Höhe der Verschlußstelle der Rami nutritii und des Ramus profundus schließen zu können. Interessant ist ferner die Feststellung, daß bei einem 35jährigen Patienten mit enchondraler Dysostose ebenfalls Verschlüsse der Rami nutritii capitis und auch des Ramus profundus zu finden waren. HIPP weist daraufhin, daß sich durch die Angiographie der Hüftkopfgefäße für die Perthessche Erkrankung pathogenetisch neue Erkenntnisse ergeben. Bereits zu Beginn der juvenilen Osteonekrose des Hüftkopfes könnten angiographisch Verschlüsse der Rami nutritii capitis proximales festgestellt werden. Bei fortgeschrittenen Umbauvorgängen im Schenkelkopf zeigte sich regelmäßig bereits ein Verschluß des Ramus profundus im mittleren oder oberen Bereich der Verlaufsstrecke. Häufig ließen sich auch Veränderungen am Ramus nutritius capitis distalis feststellen. Man könne somit auch Beziehungen zwischen dem Ausmaß der Umbauvorgänge im Hüftkopf und den Gefäßobliterationen ersehen.

Nach Jahren vorgenommene Kontrollangiographien geben zu erkennen, daß eine Rekanalisierung der früher weitgehend verschlossenen Gefäße begrenzt möglich ist. Die Art und das Ausmaß des Hüftkopfaufbaues nach einer durchgemachten Perthesschen Erkrankung sind z.T. vom Ausmaß der Unterbrechung der Hüftkopfgefäße abhängig. HIPP weist daraufhin, daß für die Ermittlung der Ursache der angiographisch festgestellten Obliterationen der Hüftkopfgefäße noch histologische Untersuchungen notwendig seien.

Nach HIPP läßt sich auch ein Unterschied des Gefäßbildes bei Morbus Perthes gegenüber dem bei „idiopathischen Hüftkopfnekrosen" ersehen. Bei diesen zeigen sich nämlich mehr Bilder mit arteriosklerotischen Veränderungen an den Gefäßen, die den Hüftkopf versorgen (s. S. 389).

„Die Gefäßtheorie" wurde schon sehr früh vertreten (SCHWARZ, 1914, Erstbild 1898), ihre hervorragendsten Anhänger sind AXHAUSEN und NUSSBAUM. Letzterer hat sich in seiner Arbeit über die Gefäßversorgung des Hüftgelenkes sehr ausführlich auch mit der Theorie der Pathogenese des Morbus Perthes befaßt. Durch Unterbrechung des Blutstromes der Epiphyse komme es nach seiner Ansicht zu einer weitgehenden Nekrose des Knochenkernes und zum Aufhören seines enchondralen Wachstums. Dadurch werde eine geringe Höhendifferenz zwischen kranker und gesunder Epiphyse bedingt. Der Gelenkknorpel könne trotz Aufhörens der Blutversorgung aus der Synovia weiter leben, er verdicke sich sogar. Für die eigentliche Ursache der Blutstromunterbrechung kann NUSSBAUM keine Erklärung finden. Seiner Ansicht nach muß die Störung dort einsetzen, wo sämtliche Gefäße für die knöcherne Epiphyse aus anatomischen Gründen zu gleicher Zeit ergriffen werden können. Auch die geringe Bedeutung des Gefäßes im Lig. rotundum capitis in diesem Zusammenhang hat NUSSBAUM schon erkannt. Deshalb lehnt er die Ansicht, der Morbus Perthes entstehe über eine Schädigung der Gefäße des runden Bandes, ab, wie sie von HEITZMANN-ENGEL und VOGEL u.a. vertreten wird. Damit kommt er zu der gleichen Auffassung wie später ISELIN, dessen Unterbindungsversuche negativ ausfielen.

ZEMANSKY und LIPPMANN (1929) haben an Ratten die Gefäße des Lig. teres im Hinblick auf die Möglichkeit der Entstehung einer Schenkelkopfnekrose untersucht. Während in den ersten Wochen bei diesen Tieren ein starkes Gefäß durch das Lig. teres zum Schenkelkopf zieht, wird diese in der Folgezeit immer dünner, bis es in der 7. Woche nicht mehr nachweisbar ist, das ist die Zeit der Verschmelzung der Epiphyse mit dem Schaft. Nach Durchtrennung des Lig. teres bei 2 Wochen alten Ratten stellten sich aseptische Teilnekrosen mit Abflachung des Schenkelkopfes ein. Es war somit die übrige Blutversorgung des Kopfes zu diesem Zeitpunkt nicht imstande, den Ausfall der Ligamentenarterie auszugleichen. Die Autoren sehen darin eine Übereinstimmung ihrer Befunde mit der Perthesschen Erkrankung. MILTNER und HU (1933) haben bei Hunden das Periost abgetrennt und das Lig. teres capitis unterbunden. Monate später zeigten sich makro- und mikroskopisch die gleichen Bilder wie beim menschlichen „Perthes".

KARGUS führt an, daß das gleichzeitige Vorkommen von Kopf- und Pfannen-„Perthes" gegen die Entstehung über einen embolischen Gefäßverschluß spreche. Seine Deutung der Befunde an der Hüftpfanne im Sinne eines „Perthes" wird aber angezweifelt (LINDEMANN und SIEMENS).

Weitere Autoren haben an Versuchstieren durch arterielle Läsionen „perthesähnliche Bilder" erzeugen können: BERGMANN (1927), MILTNER (künstliche Luxierung des Hüftkopfes), H. BURCKHARDT (Gefrieren der Femurepiphyse), LEMOINE und STEWART (Unterbrechung der Kapselgefäße), BENTZON (Alkoholinjektion in die Arterien der Kopfepiphyse), BERNBECK, LEMOINE (1962, Kaninchen, Durchtrennung des Lig. teres und der zum Hüftkopf führenden Äste der A. circumflexa anterior), ROKKANEN (1962, Umschlingung des Schenkel-Halses mit Stahldraht und Durchtrennung des Lig. teres bei Kaninchen).

Übrigens ist auch bei Tieren ein spontanes Auftreten eines „Perthes" beobachtet worden, z.B. bei Hunden, besonders bei Mikrorassen. HULTH, NORBERG und OLSSON haben bei 7 Hunden eine Coxa plana klinisch, röntgenologisch, mikroangiographisch und histologisch beobachtet. Ihre Befunde stützen die Annahme, daß mangelhafte Blutversorgung umschriebener Bezirke die oder eine der primären Ursachen für die aseptische Knochennekrose darstellt.

VOGEL, MEISEL, AXHAUSEN denken an mykotische Embolien. Die häufigen totalen Nekrosen und die Form der Herde paßt aber nicht zu diesen Vorstellungen (NUSSBAUM). FERGUSON und HOWORTH denken an entzündliche Zirkulationsstörungen der oberen Femurepiphyse, möglicherweise auch ausgelöst durch ein Trauma. Auch die Feststellung LÖHRS, daß bei jugendlichen Blutern am Hüftgelenk „Perthes"-ähnliche Bilder nach Blutungen entstehen, weist auf die Bedeutung von Störungen der Blutzirkulation für die Entstehung des „Perthes" hin. PONSETI hält es für möglich, daß später eine durch primäre Gelenkauflockerung entstandene Fugenverwerfung zu einer Schädigung der die Fuge durchsetzenden oder ihr benachbarten Gefäße komme. In Berücksichtigung der mechanischen Verhältnisse ist gegen diese Auffassung gedanklich nichts einzuwenden. Es erhebt sich aber die Frage, warum sich der „Perthes" und die Epiphyseolysis capitis pathologisch und klinisch doch wesentlich unterschiedlich verhalten.

$\beta\beta$) Das Trauma

In der Anamnese finden wir bei „Perthes"-Kranken meistens ein Trauma, besonders bei der ländlichen Bevölkerung, die bevorzugt befallen wird, deren Mentalität aber auch dazu neigt, wenn nur immer möglich, einen Unfall als Ursache einer Erkrankung anzusehen. Eine rein traumatische Genese des Morbus Perthes wurde schon sehr früh angenommen (ELMSLIE, 1919) und hat auch heute noch ihre Anhänger. Ebenso früh fand sie aber auch ihre Ablehnung (z. B. EDBERG).

An traumatisch entstandene Fälle glauben u. a. EDEN (1912), BIBERGEIL (1912), BODE (1913), BRANDES (1916), LEGG (1916), DYES, MUTSCHLER, REHBEIN (1922), HOWORTH und SMITH (1932), LINDEMANN und SIEMENS. Letztere halten auch eine Entstehung über eine embolische Gefäßsperre für möglich. ZEMANSKY jr. plädiert anhand eines auch histologisch untersuchten Falles für die traumatische Entstehung durch Gefäßverschluß.

Da sich die Blutversorgung bei der kindlichen Epiphyse gerade im Gleichgewicht befinde, genüge auch ein leichtes, nicht bewußt gewordenes Trauma, um die Ernährung soweit zu stören, daß es zur subchondralen Knochennekrose komme. ASCHOFF zieht „Rotationstraumen" der Epiphyse in Betracht. Nach dieser Ansicht müßte es bei diesem Vorgang zu einer Spannung und Drosselung am Lig. teres kommen. Nach den Studien, die BRAUS und HENLE über dieses Ligament angestellt haben, hat aber diese Auffassung wenig Wahrscheinlichkeit für sich, da dieses Band nur auf dem Wege der Luxation gespannt wird. Außerdem kommt ihm, wie schon ausgeführt, wenig Bedeutung für die arterielle Kopfversorgung zu. HELBO hält das Trauma für eine mögliche Ursache des „Perthes", da in der Krankengeschichte von 22% der eigenen Fälle das Trauma in einer Form anzutreffen ist, die eine kausale Beziehung diskutabel macht. In ca. $^1/_3$ seiner insgesamt 258 Fälle wird ein Trauma angeführt. „Sekundär" posttraumatisch entstanden haben wir selbst an unserer Klinik zahlreiche „Perthes"-ähnliche Nekrosen nach Schenkelhalsfrakturen und Luxationen mit und ohne Nagelung gesehen, und zwar bei jüngeren und älteren Personen. Das langsame und relativ späte Manifestwerden der Veränderungen war dabei typisch. Bei SUNDTS Zusammenstellung von 172 „Perthes"-Fällen war 81mal ein Unfall angegeben, bei BERNBECK in 369 Fällen 50mal, bei KEMP und BOLDERO (220 Fälle) in 30%; von diesen lag das beschuldigte Trauma aber nur bei $^1/_3$ ungefähr 4—6 Wochen vor dem Auftreten der Krankheitssymptome. FINESCHI fand in 11% nach traumatischer Hüftgelenksluxation eine Kopfnekrose. Unter EDGRENs 276 Fällen ging 3,6% ein einmaliges Trauma voraus, das man in direkte Beziehung zur Enstehung der Coxa plana bringen kann. Weitere Beobachtungen an Jugendlichen machten BÖHLER, M. LANGE, CARRELL u. a. PLATZGUMMER beobachtete bei einem 5jährigen Jungen 5 Monate nach einem Unterschenkelschaftbruch einen „Perthes" am Hüftkopf. Ein Trauma, das sehr wahrscheinlich Veränderungen im Sinne eines „Perthes" über eine Gefäßverletzung hervorrief, findet sich in eindeutiger Form im Falle von E. JUST. Ein 15jähriger Junge hatte einen Steckschuß in die linke Hüfte bekommen. Das Projektil lag hinter dem oberen Übergang des Schenkelkopfes zum Hals. Das Gelenk war anfangs nicht verändert. Nach 5 Monaten, während welcher der Junge in der Landwirtschaft gearbeitet hatte, stellten sich Schmerzen beim Gehen und Stehen ein und es entwickelte sich eine ausgedehnte Destruktion des Schenkelkopfes, die noch nach der Entfernung des Projektiles fortschritt. Der laterale Teil der Kopfkalotte verschwand, der mediale wurde dichter. JUST nimmt an, daß durch das Geschoß die obere Collumarterie verlegt worden war. Auch die Versuchsergebnisse von CORDES müssen hier angeführt werden. Er konnte an seinen Versuchstieren durch Hammerschlag auf die Trochantergegend eine aseptische Nekrose des Hüftkopfes hervorrufen.

„Perthesähnliche" aseptische Schenkelkopfnekrosen wurden auch nach *Injektionen in das Hüftgelenk* beobachtet, besonders nach lokaler Corticoidtherapie (CHANDLER und WRIGHT, RISKÓ und KOVÁCS). Für das Entstehen dieser Nekrosen wird einerseits die Wirkung des Medikamentes verantwortlich gemacht, andererseits auch eine mögliche Gewebsschädigung durch die Maßnahme der Injektion selbst (s. „Steroidhüfte", S. 394).

1. Mechanische Überlastung und Mikrotraumen

Die Annahme, daß Auswirkungen einer mechanischen Überlastung als Krankheitsursache in Frage kommen, gewinnt immer mehr Anhänger. Nach BURCKHARDT könne angenommen werden, daß es durch kleine Traumen zu Einbrüchen an subchondralen Knochenbälkchen komme. NAGURA glaubt an eine Entstehung über kleine Knorpeleinrisse bei weiterem Gebrauch des Gelenks.

NAGURA (1937) sowie NAGURA und KOSUGE (1938) konnten „Perthes-ähnliche" Veränderungen am Versuchstier erzeugen. NAGURA setzte eine umschriebene Quetschung des Knorpels und der subspongialen Spongiosa an der Grenze von knöcherner Epiphyse und Wachstumssäulenschicht. Die Verletzung war so gering, daß die Versuchstiere gleich nach dem Eingriff wieder herumlaufen konnten. Nach 120 Tagen zeigte sich, daß die traumatische Zusammenhangstrennung die Bildung eines Knorpelkeimherdes im Knochengewebe bewirkt hatte. Lag dieser Herd an einer wenig beanspruchten Stelle des wachsenden Skelettes, so trat durch eine fortschreitende enchondrale Ossifikation eine Verknöcherung ein. Wurde aber der Herd durch Belastung in Anspruch genommen, so kam es zu sekundären Veränderungen.

Das Geschehen läßt sich folgendermaßen ausdrücken: Die ursprüngliche Verletzung bedingt Abbau. Diesem folgt der Aufbau. Die Störung durch die Belastung bedingt wiederum Abbau und Aufbau. Diese typische Erscheinung bringt NAGURA in folgende Formel: 1. Abbau — 1. Aufbau — 2. Abbau — 2. Aufbau („Nagurasche Erscheinung"). Die sekundären Belastungserscheinungen bewirken also mehrere aufeinanderfolgende Abbau- und Aufbauvorgänge. Diese sind in der Lage, die ursprüngliche Form des betroffenen Knochens wesentlich zu verändern. NAGURA sieht in seinen Befunden eine Identität mit den juvenilen Osteochondronekrosen einschließlich der Scheuermannschen Krankheit und der *Osteochondrosis dissecans*. Nach seiner Meinung ist die sog. „primäre aseptische Knochennekrose" bei der Entstehung osteochondrotischer Krankheiten niemals primär, sondern sekundär (nach PLENZ, s. auch „Osteochondrosis dissecans").

Ähnlich wie NAGURA denkt auch BERNBECK. Über kleine Traumen, Knorpelprellungen und Dauerbelastungen könne es zu einem degenerativen Knorpelödem (Gelenkspaltverbreiterung!) mit Gefäßstörungen kommen (Kompression der Gefäße durch Knorpelquellungen). SAEGESSER denkt an die Folgen einer dauernd oder intermittierend auftretenden Ischämie, die durch Abdrosselung kleiner Knochenarterien vor dem Eintritt in den Knochen entstehe. Die Abdrosselung könne durch Zerrung und Verschiebung der Gelenkbänder zustande kommen. Die Untersuchungsergebnisse von R. WATERMANN unterstreichen die Möglichkeit der statischen Gefährdung der arteriellen Hüftkopfversorgung (s. auch S. 354).

PREISER, W. MÜLLER und RUTISHAUSER glauben im „Perthes" eine Auswirkung von Ermüdungserscheinungen am Skelet zu sehen und halten Abbau- und Umbauerscheinungen durch Überlastung für gegeben, wie wir sie bei den „Marschfrakturen" antreffen. Desgleichen hält HÄUPTLI die mechanische Überlastung beim „Perthes" wie bei den übrigen aseptischen Knochennekrosen für das wesentliche Moment ihrer Entstehung. „Larvierte Traumen" würden dabei sicherlich eine Rolle spielen. Auch SCHINZ berichtet über Schenkelkopfnekrosen, in denen er einen „Dauerbruch" sieht. (Auf die Ergebnisse von SAEGESSER, RUTISHAUSER, BURCKHARDT wird auch in Kapitel „Osteochondrosis dissecans" näher eingegangen). An die Auswirkung einer statischen Überlastung glaubt auch SCHANZ. Der sog. „Luxations-Perthes" weist ebenfalls nach dieser Richtung. Auf ihn wird später noch näher eingegangen. Beim Zusammentreffen des „Perthes" mit Überlastungsmomenten jeglicher Art, besonders mit statischen Abweichungen am Hüftgelenk (z. B. Coxa plana, weite Pfanne), wird vielfach ätiologisch auf den von MURK-JANSEN eingeführten Begriff der „Wachstumsschwäche" Bezug genommen. Dies gilt aber nicht bloß beim „Perthes", sondern bei allen juvenilen Osteochondronekrosen. In seiner Abhandlung über „das Gesetz der Verletzbarkeit schnell wachsender Zellen" stellt MURK-JANSEN folgende 3 Grundregeln auf: 1. Die Wachstumsschwäche ist proportional der Stärke des schädigenden Einflusses. 2. Die Wachstumsschwäche ist proportional der Schnelligkeit des Wachstums des Organismus sowie seiner Teile. 3. Die Wachstumsschwäche ist gekennzeichnet durch eine Vermehrung der Reizbarkeit und Ermüdbarkeit (zit. nach E. BETTMANN).

Überblickt man die Phasen der Skeletentwicklung, so sieht man, daß der „Perthes" hauptsächlich in der kritischen Phase des vorpuberalen Gestaltwandels auftritt (s. Abb. 244 von H. H. MATTHIASH).

Keine entscheidende Bedeutung schreiben dem Unfall und anderen äußeren Einflüssen AXHAUSEN, BÜRKLE DE LA CAMP, BERGMANN und HÄBLER zu. E. BERGMANN gelang es nicht im Experiment durch Kontusionen und Distorsionen des Hüftgelenkes das Bild der Osteochondrosis deformans juvenilis coxae zu erzeugen, wohl aber eine aseptische Nekrose in der Diaphyse durch Injektion von Silberpulver und Gummiarabicum-Aufschwemmung in die Femoralarterie, also auf embolische Weise.

Der „*Luxations-Perthes*": Aufgrund unserer Kenntnisse vom „Luxations-Perthes" kommt ihm eine Sonderstellung zu. Repositionstrauma und konstitutionelle Disposition stellen die ätiologischen Hauptfakten dar (s. S. 373).

2. *Morbus Perthes und Unfallzusammenhang in der Begutachtung*

Bei der Beurteilung von Unfallfolgen am Hüftkopf ist von vornherein zu unterscheiden, ob ein „primärer Perthes" oder eine „Perthes-ähnliche" Erscheinung („sekundärer Perthes") vorliegt. Ersterer tritt — wie schon ausgeführt — nur am jugendlichen Skelet auf, letztere bei Jugendlichen und bei Erwachsenen. Handelt es sich also um einen Erwachsenen, bei dem das Krankheitsbild nachweislich im erwachsenen Alter entstanden ist, so liegt einwandfrei ein „Perthes"-ähnliches Bild vor (Abb. 20 und 21). Nach der Theorie der Entstehung des „Perthes" über eine gefäßbedingte Ernährungsstörung kann beim Jugendlichen sich auch ein homologes „Perthes"-Bild am Hüftgelenk nach einem Trauma entwickeln. Das Trauma muß aber als solches charakterisiert und erwiesen sein, damit der „Perthes" als Unfallfolge anerkannt werden kann. Dies gilt auch, wenn man mit NAGURA die Entstehung des „Perthes" über kleine Knorpeleinrisse annimmt. BERGE-NIELSEN sah bei 2 Jungen nach Schenkelhalsbrüchen einen „Perthes". Pathogenetisch dachte er an eine Schädigung der Gefäßnerven. Unseren Erfahrungen zufolge muß bei diesen Fällen ein „sekundärer Perthes" angenommen werden. Ähnlich steht es mit dem Fall von PLATZGUMMER (s. S. 360). Wenn hier schon durch ein richtunggebendes Trauma ein Oberschenkelschaftbruch zustandekam, so liegt es doch nahe, anzunehmen, daß bei dem Unfall ein Teil der Gewalt, die den Oberschenkel traf, auch am Hüftgelenk wirksam wurde und zu Schädigungen führte, die später das Bild eines „Perthes" hervorriefen. Prinzipiell kann auch beim Jugendlichen eine einmalige Gewalteinwirkung zur Erzeugung eines „Perthes"-Bildes führen. Gutachtlich sind uns solche Fälle bekannt und den Umständen nach durchaus glaubhaft, sie sind aber sehr selten.

Vielfach wird auch die Frage zu beantworten sein, ob ein Trauma zur *Verschlimmerung* des bestehenden „Perthes"-Leidens geführt hat. Auch hier muß das Trauma eindeutig erwiesen sein. Die Möglichkeit der Verschlimmerung durch Störung der Reparation, Begünstigung der Entstehung innerer Nekrosen und des Einbruches und der Deformierung des Kopfes muß zugestanden werden (z.B. im Falle von JUST, s. S. 360). BÜRKLE DE LA CAMP erkennt dann eine unfallbedingte Verschlimmerung an, wenn ein erwiesener und geeigneter Unfall den gewöhnlichen Ablauf der Umbauvorgänge plötzlich und merklich verschlechtert (zit. nach K. KIRSCH).

Über histologische Unterschiede zwischen einem echten „Perthes" und einer posttraumatischen Kopfnekrose s. „Pathologische Anatomie und Histologie des Morbus Perthes", S. 372.

γγ) Konstitutionelle Minderwertigkeit als Grundlage für den Morbus Perthes

1. Familiäres Auftreten weist vielfach auf eine erbliche Komponente hin (CALVÉ, SCHWARZ, ZAAIJER, EGEN, W. MÜLLER, STEPHENS und KERBY (1946), IDELBERGER, BERNBECK, EDGREN u.a., s. auch S. 270). Auf kongenitale Ursachen führen den Morbus Perthes zurück: SÖDERLUND, BRANDES, LEVY, SUNDT, WAGNER, VALENTI, METTLEITNER, J. F. LANG, H. MAU und SCHMITT u.a. Schon ZAAIJER (1921) sah in Ossifikationsanomalien im Knochenkern des Hüftkopfes die Prädisposition zum Entstehen eines „Perthes". Die Untersuchung von Oberschenkelköpfen von 5 Kindern bestätigte ihm diese Auffassung. Er fand nämlich im Knochenkern des Femurkopfes ab und zu bis in beträchtliche Tiefe reichende unregelmäßige Knorpellamellen und Inseln. Beim eindrucksvollsten Präparat eines 5jährigen Mädchens lag in der Mitte eine unregelmäßige Knorpelmasse von ungefähr 4 mm Breite unregelmäßig verbunden mit dem Epiphysenknorpel und nach dem Gelenk sich erstreckend bis über die halbe Höhe des Knochenkernes. Diese Besonderheit war in beiden Hüftköpfen ziemlich symmetrisch vorhanden. Röntgenologisch war aber davon nichts zu sehen. ZAAIJER schließt sich aufgrund seiner Überlegungen und Beobachtungen der schon 1913 von LENORMANT geäußerten Auffassung an, daß die Osteochondrosis vielleicht eine kongenitale Dystrophie sei, ein Entwicklungsfehler derselben Art wie die multiplen Exostosen, ein familiäres Leiden, dessen anatomisches Substrat eine Ektomie des Verbindungsknorpels sei. ZAAIJER will diese Theorie auch anderen juvenilen Osteochondronekrosen zugrunde legen (wie z.B. dem Köhler I und Köhler II, dem Morbus Osgood-Schlatter, der Osteonecrosis tuberositatis calcanei, -olecrani usw.), so daß er für die Gesamtheit dieser Krankheitsbilder die Bezeichnung „Osteochondropathia juvenilis par-osteogenetica" vorschlägt. Der „Perthes" müßte dann mit der Bezeichnung Osteochondropathia juvenilis par-osteogenetica capitis femoris bedacht werden.

IDELBERGER nimmt an, daß eine anlagebedingte Minderwertigkeit des Gefäßsystems am Schenkelkopf und äußere Einflüsse beim Entstehen des „Perthes" zusammentreffen. PEIĆ stellt beim „Perthes" eine generalisierte Störung des Knorpel-Knochenmaterials fest.

Die Frage eines etwaigen Zusammenhanges zwischen dem „Perthes" und der Hüftgelenkdysplasie wird immer häufiger angegriffen, besonders bei der ätiologischen Betrachtung des „Luxations-Perthes". Nach KRUKENBERG spielt beim „Perthes" ätiologisch eine kongenitale Veranlagung, besonders die kongenitale Subluxation des Hüftkopfes, eine Hauptrolle (BRANDES, CALOT, JANSEN, s. auch „Luxations-Perthes"). Unter seinen 33 Fällen fand er 10mal eine Subluxationsstellung (darunter allerdings 10 wegen kongenitaler Luxation-Operierte und ein 8jähriger, der einen Zustand nach eingerichteter traumatischer Luxation aufwies). Auch nach HILGENREINER könne aus einer Hemmungsbildung der Epiphyse, die sich durch verspätetes Auftreten des Knochenkernes verrate, ein „Perthes"-Bild entstehen (Zusammentreffen mit kongenitaler Hüftgelenksluxation, s. S. 378). In jüngster Zeit hat FRENSSEN diesen Gedanken wieder aufgegriffen und die Hüftdysplasie als Grundlage für die Entwicklung des Morbus Perthes vertreten. Die Osteochondritis juvenilis sei immer traumatischer Genese und trete nur auf, wenn dysplastisches Gewebe über seine Leistungsfähigkeit hinaus beansprucht werde. Ein „Perthes-Kopf" sei stets das Abbild der dysplastischen Pfanne. „Da wir bei der traumatischen Hüftkopfprellung nicht immer eine dysplastische Pfanne haben, haben wir bei diesem Krankheitsbild auch nur unter besonderen Umständen als Abschluß einen „Perthes-Kopf".

SOMMERVILLE und auch ILLYÉS sehen in einer Zweiteilung des Hüftkernes eine Mißbildung, die für das Entstehen eines gewöhnlichen „Perthes" und eines „Luxations-Perthes" ein wesentliches ursächliches Moment darstelle. Bei der Perthesschen Krankheit degeneriere das laterale Zentrum und das mediale bleibe häufig. Bei Hüftluxation sei es umgekehrt, die Kernentwicklung erfolge verspätet oder das mediale Zentrum bleibe zurück (zit. nach ILLYÉS, s. auch „Luxations-Perthes", S. 374). ILLYÉS teilt auch den Fall eines 13jährigen Mädchens mit einem „Hüftdysplasie-Perthes" mit. An der befallenen dysplastischen Hüfte der Patientin konnte man schon im 1. Lebensjahr im Röntgenbild eine Zweiteilung des Kopfkernes sehen. Die Behandlung war konservativ.

HIRSCH berichtet von einem $5^{1}/_{2}$jährigen Knaben mit Ossifikationsstörungen am oberen und unteren Ende beider Oberschenkel und Tibien, an beiden Humerusköpfen, am distalen Radiusende, am Talus, Naviculare, Capitatum, Hamatum und an Wirbelkörpern.

Diese Knochen wiesen Stellen von auffallendem Kalkreichtum neben solchen herdförmiger Aufhellungen auf. HIRSCH rechnet diesen Fall zur Osteochondropathia juvenilis und prägt hierfür den Ausdruck „Osteochondropathia juvenilis multiloculata". Er glaubt an Wachstumsstörungen, bedingt durch zeitweises Versagen der Regulierungsvorrichtung des Wachstums.

2. Der konstitutionell dysostotische Perthes wurde besonders von H. MAU und H. W. SCHMITT umrissen. Grobe Formen dieser „Perthes-Art" sind durch generalisierte Skeletbeteilung mit groben Deformierungen unverkennbar. Die röntgenologisch sichtbaren Hüftkopfdefekte sind wahrscheinlich mit Knorpel und fibrösem Gewebe ausgefüllt (H. MAU). Bei geringergradigen Erscheinungsformen trifft man auf Mikroepiphysen, flache breite Kopfkerne, bei stärker entwickelten Kernen auf einen gröberen muldenförmigen Kopfkappendefekt (W. MÜLLER) (Abb. 321).

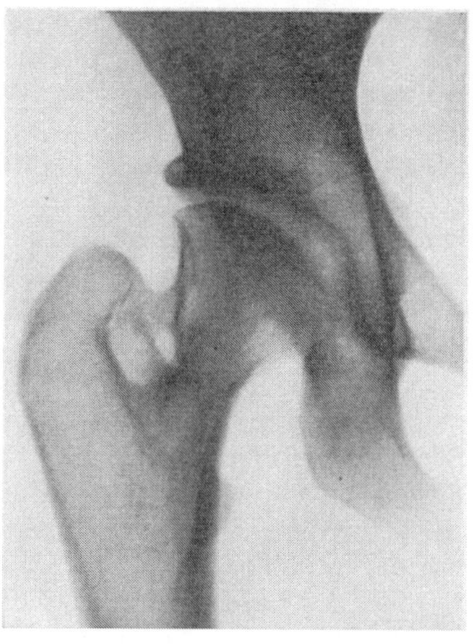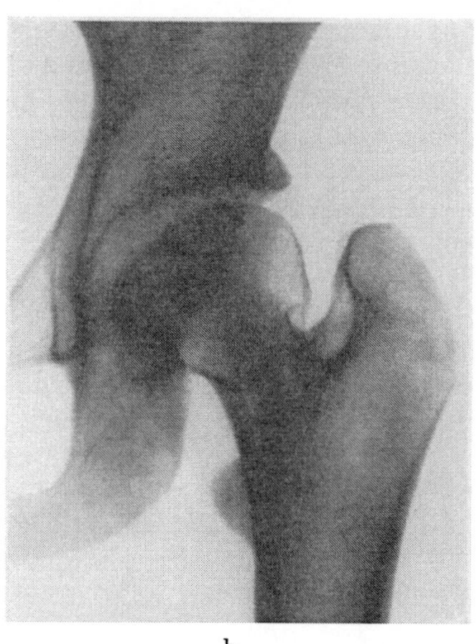

a   b

Abb. 321a u. b. Hüftdysplasie bds. und Zustand nach Perthesscher Erkrankung rechts. Knochenbrücke zwischen proximalem Halsteil und Trochanter maior (18jähr. ♀). Perifoveale Kopfabflachung als Zeichen der Dysplasie

Die leichtesten Formen der epiphysären enchondralen Dysostosen, die als „Formes frustes" bezeichnet werden können, sind am schwierigsten zu erkennen. Eine sehr früh zeitige Manifestierung, doppelseitiges, generalisiertes oder familiäresVorkommen, Minderwuchs, führen auf die richtige Spur. An der Wirbelsäule können „Scheuermann-ähnliche" Bilder vorhanden sein (H. MAU). Während bei schweren generalisierten Dysostosen ein deutlich ausgeprägter muldenförmiger Kopfdefekt zu den röntgenologischen Hauptzeichen gehört, ist eine lediglich vorhandene breitere muldenförmige Hüftkopfsenkung nach der Richtung einer vorliegenden epiphysären Chondrodysplasie („Forme fruste Abb. 321) verdächtig, besonders wenn diese Einsenkung nicht, wie beim klassischen „Perthes", ventral-cranial liegt, sondern zentral-cranial (H. MAU).

H. MAU und H. W. SCHMITT führten bei 50 gewöhnlichen „Perthes"-Fällen, die im Alter von 5—16 Jahren standen, Nachuntersuchungen durch. Anhand des Carporadiogrammes konnten sie bei allen Untersuchten finden, daß das biologische und das Skeletalter unter dem chronologischen Alter lagen (vgl. mit den Atlasbildern von GREULICH und PYLE (Abb. 322)]. Daraus schließen die Autoren auf den dysostotischen Charakter des Morbus Perthes, der sich in einer Entwicklungsverzögerung bemerkbar mache. Zu einer gleichartigen Feststellung kam auch PEIĆ und schon früher GOFF (Untersuchung von über 100 „Perthes"-Fällen) sowie RALSTON (1961, Rückstand des Knochenalters um $1^9/_{12}$ Jahre). HIRTHE fand bei 30 Patienten mit „Perthes-Syndrom" bei 8 symmetrische, bei 7 asymmetrische Ossifikationsstörungen, bei 15 war der Befund normal. HIRTHE glaubt zwar nicht an einen direkten Zusammenhang zwischen „Perthes" und Ossifikationsstörungen, hält aber einen gleichzeitigen Ossifikationsrückstand doch für ein diagnostisches Adjuvans für die „Perthes"-Diagnose. Vielleicht lasse sich mit der Behandlung des Ossifikationsrückstandes auch der „Perthes" günstig beeinflussen (Ultraviolettbestrahlung, hormonelle Substitution). EDGREN (1965) wird durch die Beobachtung allzu häufiger chronologischer Abweichungen des Entwicklungsstandes des Skelets bei seinen „Perthes"-Fällen in der Ansicht bestärkt, daß konstitutionelle Faktoren bei der Entstehung der

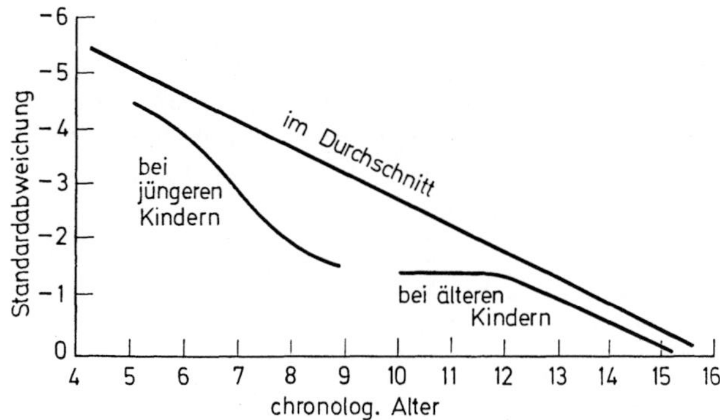

Abb. 322. Ausmaß der Skeletreifungshemmung der Hände, ausgedrückt in Standardabweichungen, in Beziehung gesetzt zum Beginn der Perthesschen Erkrankung. (Nach MAU u. SCHMITT)

Tabelle 32. *Skelet-Alter von 64 „Perthes"-Patienten in verschiedenen Stadien des Morbus Perthes. Deutliches Überwiegen der in der Entwicklung Zurückgebliebenen* (EDGREN)

Stadium	Verzögert		Normal	Beschleunigt		Gesamtzahl der Fälle
	Zahl der Fälle	Monate (Streubreite)	Zahl der Fälle	Zahl der Fälle	Monate (Streubreite)	
Anfangsstadium	6	19 (9—31)	—	—	—	6
Fragmentation	11	24 (12—48)	4	1	7	16
Reparatives Stadium	11	19 (10—32)	12	1	13	24
Definitiver Zustand (Wachstumsalter)	9	18 (6—30)	6	3	12 (9—13)	18
Summe	37	19	22	5	11	64

Krankheit eine Rolle spielen (s. Tabelle 32). Bei den meisten war das Knochenalter zurückgeblieben, am stärksten bei denen, die das Fragmentationsstadium aufwiesen. Vereinzelt kamen auch Accelerationen vor. Bei 172 Befragungen von EDGRENs Fällen erwies sich ein familiäres Vorkommen der Coxa plana mit 6,4% als relativ hoch.

In diesem Zusammenhang ist auch die schon besprochene Feststellung HÜBNERs vom verzögerten Schluß der Synchondrosis ischiopubica anzuführen sowie der Befund erhöhter Werte des Antetorionswinkels des proximalen Femurabschnittes bei „Perthes"-Kindern. SHANDS und STEELE hatten bei 3 von 4 „Perthes"-Kindern deutlich erhöhte Antetorsions-werte gefunden, CRAIG, KRAMER und WATANABE sprechen sogar von excessiven Antetorsionswerten (zit. nach H. MAU). Derartige Befunde sind nach H. MAU geeignet, die erblich konstitutionelle Komponente des „Perthes" — wie bestimmter anderer juveniler Osteochondronekrosen — zu unterstreichen.

δδ) Endokrine Störungen

Endokrine Störungen und „Perthes" treten nicht selten gemeinsam auf. Am häufigsten sind Zeichen einer Schilddrüsenunterfunktion (bis zum Kretinismus) anzutreffen (CAVENAUGH, ERKES, LÄWEN, BIRCHER, LUDLOFF, ROTH, ALBRIGHT, SHELTON und SUTHERLAND, WEIL u.a.). ROTH nimmt an, daß bei Hypothyreoidismus ein Trauma hinzu kommen müsse, um die Krankheit am Hüftgelenk auszulösen. Dagegen konnten GILL (1943), EMERICK u. Mitarb. (1954), KALZ (1955), CHAPMAN (1956), BEILER und LOVE (1956) bei keinem ihrer „Perthes"-Fälle einen Hypothyreoidismus beobachten. SUNDT (1920) hält eine Osteodystrophie für gegeben, die hereditären endokrinen Faktoren zuzuschreiben sei. Der Beginn des Leidens werde durch Infektion oder Trauma beschleunigt. LJUNGGREN konnte bei größeren Hunden durch Verabreichung hoher Dosen gleichgeschlechtlicher Hormone (Oestrogen oder Testosteron) „Perthes"-ähnliche Bilder (Mikronekrosen) an den Gelenken, besonders an den Hüftgelenken erzielen, nachdem er zuvor die Beobachtung gemacht hatte, daß „Perthes"-ähnliche spontane aseptische Nekrosen bei Hundeminiaturrassen vorkommen (z.B. beim Mops. Es erhebt sich aber die Frage, ob es sich nicht um Erscheinungen einer echten Osteochondrodysplasie handelt. Der Verf.). Er sieht die Ursache in einer verfrühten Sexualreife. Oestrogen und Testosteron scheinen bei der Skeletentwicklung antagonistisch zum Somatotropin zu wirken. Die Versuche zeigten, daß ein vorzeitiger Epiphysenfugenschluß eintrat und daß über eine verzögerte Entwicklung der Ossifikationszentren aseptische Nekrosen auftraten (zit. nach MOBERG). MOBERG hält es noch nicht für angezeigt, von hier aus auf die Humanpathologie zu schließen.

A. RÜTT u. G. v. SCHMOLLER (1969) überprüften die Ergebnisse von LJUNGGREN, indem sie versuchten, durch Gaben von Choriongonadotropinen beim Schäferhund und Kaninchen Veränderungen im Sinne der Perthesschen Erkrankung zu erzeugen. Die Ergebnisse waren völlig negativ (s. auch Einfluß der Hormone auf den Wachstumsknorpel S. 235).

Die Zahl der Fälle von „Pubertäts-Perthes" ist bei beiden Geschlechtern verhältnismäßig gering. Sie heben den steil abfallenden Schenkel der Altersverteilungskurve des „Perthes" nur ein klein wenig plateauartig an (Abb. 243), so daß ein nennenswerter bevorzugter Befall während der Pubertätszeit daraus nicht gefolgert werden kann und es schwer fällt, den hauptsächlichen ätiologischen Faktor in der Einwirkung der Geschlechtshormone zu sehen. IMHÄUSER meint, daß man auch nicht sicher entscheiden könne, ob diese Fälle der Ausdruck fortschreitender Veränderungen im Rahmen von Dysostosen sind oder nicht. Wahrscheinlich sei ein Zusammenhang gegeben (persönliche Mitteilung, IMHÄUSER). Im Hinblick auf die zeitlichen und prognostischen Unterschiede zwischen dem „frühkindlichen Perthes" und dem „Pubertäts-Perthes" wird an einen prinzipiellen Unterschied zwischen beiden gedacht (s. auch S. 384).

εε) Stoffwechselstörungen

An Stoffwechselstörungen als Ursache des „Perthes" denken PONSETI, SCHNEIDER (1937) (niedrige Vitamin A-Werte bei „Perthes"-Kindern). Vielfach hielt man früher den „Perthes" für eine Erscheinung der Rachitis, z.B. CALVÉ, SUNDT, FROMME (1920), aber auch GUYE, NIELER, FREUND, in jüngerer Zeit BÖSCH (1952), HAIKE und SCHULZE (1962), da 30% der stationären Kleinkinder der Orthopädischen Klinik der Medizinischen Akademie Düsseldorf klinisch, röntgenologisch und serologisch Zeichen einer floriden Rachitis aufwiesen, während WAGNER und DREHMAN an eine Osteomalacie dachten. RIEDEL deutete den „Perthes" als „Ostitis fibrosa". H. WINTER hat an 8 „Perthes"-

Fällen den Kalkspiegel im Blut und den Blutzuckerspiegel untersucht, 4 hatten eine Hypocalcämie, die im weiteren Verlauf in eine Hypercalcämie übergingen. Der Blutzucker ließ einen gewissen Antagonismus zum Calciumspiegel erkennen. WINTER denkt an eine endokrin bedingte Störung des Stoffwechsels, vor allem des Mineralstoffwechsels, als Vorbedingung für die Entstehung des lokalen Prozesses. BRAILSFORD (1948) stellte fest, daß der „Perthes" häufiger bei der armen Bevölkerung als bei der reichen vorkommt. BECK (1962) beobachtete einen relativ höheren Befall der Kinder von manuellen Arbeitern. GOFF (1954) hingegen fand keine Relation zu einem bestimmten wirtschaftlichen Milieu, zur Wohnart oder zur häuslichen Umgebung. Er untersuchte seine Fälle auch auf alkalische Phosphate und Serumcholesterol, ohne eine signifikante Änderung feststellen zu können. PONSETI (1956) vermutet, daß die Krankheit auf einer Änderung in der chemischen Zusammensetzung der Grundsubstanz der Epiphysenplatte beruhe. An Biopsieproben von Epiphysenplatten, die von Patienten mit Coxa plana und Epiphyseolysis stammten, beobachtete er Veränderungen, die denen ähnlich waren, die er bei Ratten sah, die mit einer Nahrung gefüttert worden waren, die reich an Aminonitrilen war. WOROBEC und NORWOOD (1956) kamen zu ähnlichen Folgerungen (s. auch unter „Osteolathyrismus", S. 730).

$\zeta\zeta$) „Neurogene Ernährungsstörung" des Knochens (A. KÖHLER, VALENTI, LERICHE, BERGE-NIELSEN)

SARPYENER (1947) fand bei seinen Untersuchungen über Spina bifida aperta und kongenitale Enge des Spinalkanals eine relativ häufige Vergesellschaftung einer Spina bifida mit einem „Perthes", einer Hüftdysplasie und einer Coxa vara congenita. Er zeigt auch einen Fall von doppelseitigem „Perthes" eines 9jährigen Patienten, bei dem der lumbale Spinalkanal eine Enge aufwies. SARPYENER denkt an die Möglichkeit der ursächlichen Auswirkung einer trophischen Störung.

$\eta\eta$) Entzündliche Prozesse

Daß ein infektiöser Prozeß beim Morbus Perthes vorliege, wurde anfangs von PERTHES selbst angenommen und später noch von zahlreichen anderen Autoren (WALDENSTRÖM, LUDLOFF, BORCHARDT, EDEN, ROST, BAISCH, AMSTAD, NIEBER, SORREL, PLATT u.a.). Aber auch jüngere Autoren haben unter ihren Fällen solche, die an ein infektiöses Geschehen (erhöhte Blutkörperchensenkungsgeschwindigkeit in einigen Fällen) erinnern, z.B. BERNBECK 5mal bei seinen 369 Fällen, EDGREN 5mal unter 275 Fällen. Auch tritt der „Perthes" nicht selten nach infektiösen Erkrankungen wie Tonsillitis, Scharlach, Grippe, Varizellen auf, ferner zusammen mit entzündlichen Erkrankungen des Schenkelhalses (CALVÉ, DREHMANN, SINDING, LARSEN, SUNDT, AXHAUSEN, RIEDER, HOWORTH, PREISER, EDEN, FRÖHLICH, PHEMISTER, BRANDES u.a., zit. nach KIRSCH). B. VALENTI beobachtete bei einem 9jährigen Kind 10 Tage nach der Pockenwiederimpfung Schmerzen und Hinken in der rechten Hüfte, 7 Monate später war röntgenologisch das Bild eines „Perthes" gegeben. VALENTI denkt an eine Sekundärinfektion von der Vaccinepustel aus, wozu endokrine oder toxische Faktoren wahrscheinlich den Boden vorbereitet haben. W. PFEIFER sah bei einer allerdings schon 25jährigen Frau symmetrische Nekrosen an beiden Femur- und Oberarmkopfkappen im Anschluß an eine Schnittentbindung (im 9. Monat) bei Präeklampsie entstehen. Ein Gallenblasenempyem und Nierenschaden schlossen sich an. An den Hüftköpfen bildeten sich grob-lacunäre Aufhellungen. PFEIFER denkt an eine postpuerperale Osteomalacie und in zweiter Linie an eine renale Osteopathie. ERNST (5 Kinder) fand zu Beginn der Erkrankung erhebliche entzündliche Erscheinungen im Blutserum (Erhöhung der α_2 und der β-Globuline und des Antistreptolysintiters). Auch die alkalische Phosphatase war erhöht. Diese Befunde veranlaßten ERNST neben Ruhigstellung auch eine antiphlogistische Therapie durchzuführen. Mit Rückgang der Verdichtungen im Hüftkopf verschwanden auch die entzündlichen Erscheinungen im Blutserum.

Ein relativ häufiges Zusammentreffen von avasculären aseptischen Nekrosen mit einem *Lupus erythematodes* fanden DUBOIS und COZON, SIEMSEN u. Mitarb., MARTEL, RUDERMANN und MCCARTY u.a. DUBOIS und COZON stellten unter 400 Fällen von Lupus erythematodes 11 Patienten mit charakteristischen aseptischen Knochennekrosen fest, die folgende Lokalisation aufwiesen: in 9 Fällen war der Schenkelkopf befallen, darunter 8mal doppelseitig, in 2 Fällen die Tibiaepiphyse im Kniegelenk. Bei 10 dieser Patienten war der Lupus erythematodes gesichert durch den Nachweis von typischen Lupus-erythematodes-Zellen im Blut. Das Alter dieser Patienten, das mit 20—50 Jahren angegeben wurde, liegt aber für die typischen juvenilen Nekrosen zu hoch (der Lupus erythematodes ist fast nur bei Erwachsenen anzutreffen, ganz selten bei größeren Kindern). Von den Autoren wird auf die relativ schlechte Prognose, die sie bei diesen Fällen beobachteten, und auf die gehäufte Doppelseitigkeit hingewiesen, so daß sie selbst gewisse Zweifel haben, diese Fälle zu den echten aseptischen juvenilen Nekrosen rechnen zu dürfen. Bei 2 Fällen, die mir persönlich zur Kenntnis gelangten (über Dr. DETZEL), handelte es sich ebenfalls um Erwachsene (Abb. 323). Wurde der Lupus erythematodes längere Zeit mit Cortisonpräparaten behandelt, so ist zu überlegen, ob es sich nicht um eine „Steroidhüfte" handelt (s. S. 394).

Als auf rheumatischer Basis entstanden, werden „Perthes"-Fälle u.a. von BRANDES, PERTHES, ZAAIJER, SUNDT erklärt. Auch die Theorie der *allergischen Entstehung*, möglicherweise auch über andere Infektionskrankheiten, soll erwähnt werden (SUTHERLAND).

Diskutiert wird auch die Möglichkeit der primären Entstehung des „Perthes" aus einer *Synovitis* des Hüftgelenks, besonders aus einer chronischen. Dieser Gedanke ist nicht abwegig, da ja die Erscheinungen einer Synovitis häufig — wenn nicht sogar regelmäßig — gleichzeitig bei einem „Perthes" anzutreffen sind. Über eine Schwellung bzw. Verdickung der Gelenkweichteile komme es zur Drosselungsanämie im Schenkelkopf. Der so vorgeschädigte Knorpel und Knochen sei der Belastung nicht mehr gewachsen, besonders wenn es sich um „Überlastung", Traumen und Mikrotraumen handle. Bei den Tierexperimenten von KEMP und BOLDERO (Injektionen von inaktivem Wachs in das Hüftgelenk von Hunden und Kaninchen) entwickelte sich das Bild eines „Perthes" über eine aseptische Synovitis (s. S. 306 und 370).

JAKOBS (1960) berichtete über 25 Patienten mit einer Synovitis im Hüftgelenk. Bei 3 von diesen entwickelte sich das Krankheitsbild nach der Richtung einer Coxa plana (Osteochondrosis), so daß ein Kausalzusammenhang dem Autor diskutierbar erschien (es kann sich aber auch umgekehrt bei einem „Perthes" sekundär eine Synovitis entwickeln (der Autor), s. S. 306.

NAGURA erkennt den „entzündlichen Perthes" nicht an, er trennt scharf zwischen dem echten „Perthes" und „Perthes-ähnlichen" infektiösen Veränderungen.

ϑϑ) Morbus Perthes — ein Symptom — ein Syndrom

Einige Autoren sehen im „Perthes" lediglich ein *Symptom*, für dessen Entstehung verschiedene Ursachen in Frage kommen.

WALTER z.B. sieht für das Zustandekommen der Osteonekrosen im allgemeinen 3 Möglichkeiten, die er auch für den „Perthes" angewendet wissen will:

1. Endokrin bedingte Störung der Ossifikation.

2. Dauernde Belastung, die zu einem Umbauprozeß führen kann. Er denkt besonders an eine erhöhte Biegungsbeanspruchung und sich wiederholende Bewegungen, bei denen das Intervall für die Erholung zu kurz sei, um den nötigen Umbau im Sinne der Hypertrophie zu ermöglichen.

3. Blande Infektion des Knochengewebes.

Nach REHBEIN kommen kongenitale und erworbene Entwicklungsstörungen, Trauma und Infektion in Betracht. Im allgemeinen sei den Entwicklungsstörungen die Rolle der Disposition, dem Trauma und der Infektion die Rolle der auslösenden Ursache zuzuschreiben. In besonderen Fällen könnten Trauma und Infektion die alleinige Ursache sein.

BARBIERI und BONONI sehen die ursächlichen Hauptfaktoren in einer Kombination von Störung der Gefäßversorgung und mechanischer Belastung.

Die Vielgestaltigkeit der in Erwägung kommenden ursächlichen Momente, die von Fall zu Fall oft durchaus unterschiedlich sind, gibt auch Veranlassung, im Perthes lediglich ein *Syndrom* („Perthes-Phänomen" nach BERNBECK) zu sehen. Dies tun z. B. H. MAU und H. W. SCHMITT, die für das Zustandekommen dieses Syndroms endogene und exogene Faktoren verantwortlich machen (Abb. 324). Fließende Übergänge erscheinen ihnen möglich. Sie unterscheiden folgende „Perthes-Syndrome":

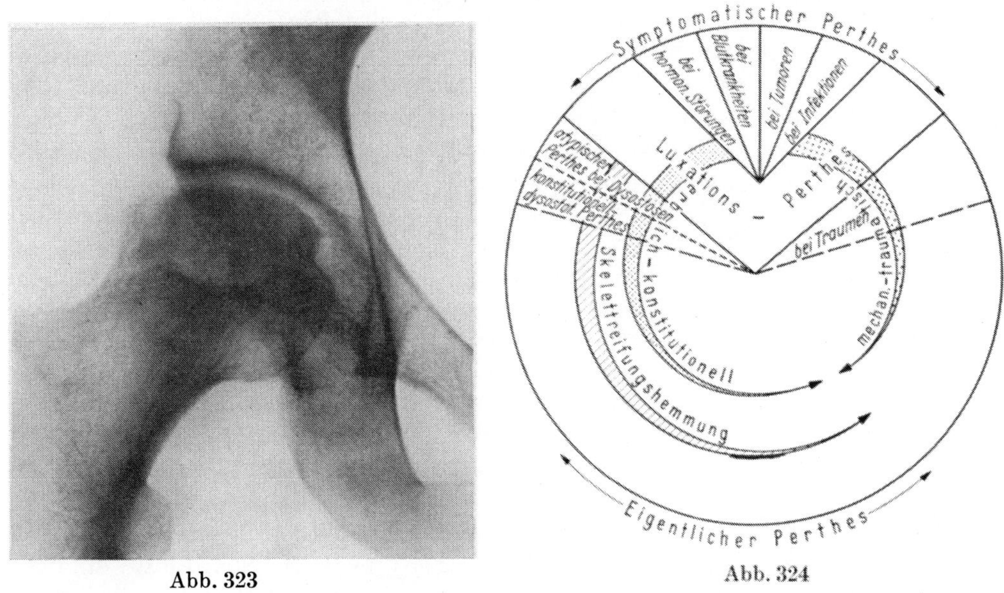

Abb. 323   Abb. 324

Abb. 323. Teilnekrose des rechten (und linken) Schenkelkopfes bei gesichertem Lupus erythematodes. 41jährige Frau. (Fall von Dr. DETZEL)

Abb. 324. Schema: Ätiologie *kindlicher* Hüftkopfnekrosen nach MAU u. SCHMITT. (Die Größe der einzelnen Sektoren sagt nichts über die anzunehmende Häufigkeit der einzelnen Ursachengruppen aus)

1. Perthes auf überwiegend endogen-dysostotischer Grundlage, wobei es nicht in jedem Fall zur totalen Knochennekrose zu kommen braucht (konstitutionell-dysostotischer „Perthes").

2. Perthes mit gemischt dysostotisch-mechanischer Grundlage mit obligater totaler Knochennekrose (Großteil der eigentlichen Perthes-Fälle).

3. Perthes mit überwiegend exogen-mechanischer Grundlage mit obligater Knochennekrose (vornehmlich traumatische Genese).

m) Pathologische Anatomie und Histologie des Morbus Perthes

Beim Perthes sind im Gegensatz zu anderslokalisierten aseptischen Osteonekrosen autoptische und histologische Befunde in reicher Zahl veröffentlicht worden. Schon PERTHES brachte 1913 den histologischen Befund einer etwa seit 2 Jahren klinisch bestehenden Hüftkopfkrankheit seines Namens. Von den späteren Autoren seien genannt: AXHAUSEN, CORDES, BERNBECK, BORCHARDT, ENGEL, FREUND, HEITZMANN, KONJETZNY, LUDLOFF, NAGASAKA, NAGURA, PHEMISTER, RIEDEL, ROCKEMER, SUNDT, ZEMANSKY jr., HOFFMEISTER u. a. Jüngere Untersuchungen stammen von BERNBECK, JONSÄTER und HAYTHORN, YAMA-GUCHI, STUDER und EXNER. Die histologischen Bilder des „Perthes" sind je nach dem Stadium der Krankheit verschieden. Sie sind aber nicht spezifisch, um den „Perthes" als nosologische Einheit zu identifizieren, sondern treffen auch auf die anderen aseptischen juvenilen Osteonekrosen zu. Die Besonderheit liegt lediglich in der Lokalisation im wachsenden Femurkopf (s. auch BOBECHKO und HARRIS).

Im *Früstadium* ist die Knorpeloberfläche nicht verändert. Nach BERNBECK soll ein Knorpelödem bestehen. KEMP und BOLDERO konnten einen derartigen Befund im Experiment (Injektion von inaktivem Wachs in die Hüftgelenke von Kaninchen und Hunden) und an Arthrogrammen nicht bestätigen. Sie fanden hingegen eine anfängliche Hyperämie der artikulären und periartikulären Weichteile und später eine Weichteilhypertrophie (wodurch eine Gelenkspaltverbreiterung vorgetäuscht wird). 5 Wochen nach der Injektion waren Gelenkkapsel und Lig. teres beträchtlich verdickt und das Haversche Fett hypertrophiert. Bei den schnellwachsenden Tieren zeigte sich im Experiment auch ein Zurückbleiben des Wachstums des Kernes der Schenkelkopfepiphyse. JONSÄTER (44 Biopsien bei 34 Patienten mittels einer Hohlnadel von 2 mm Innendurchmesser) fand schon im Initialstadium in einigen Fällen Knorpelveränderungen, die deutlich eine verringerte Vitalität des Knorpels anzeigten. Diese Veränderungen waren in der Basalzellschicht des Knorpels lokalisiert und kamen dort zum Vorschein, wo die osteonekrotischen Veränderungen den Knorpelrand erreicht hatten. Daraus ersieht JONSÄTER, daß die Ursache der Knorpelschädigung dieselbe ist, wie die der Osteonekrose. Noch nicht völlig geklärt ist das Phänomen der initialen Knochenverdichtung, das häufig im Anschluß an die Erscheinung der Gelenkspaltverbreiterung zu sehen ist. Verstärkte Mineralsalzablagerung bei Avascularität, Zunahme der relativen Proportion des Markknochens oder des Corticalisknochens, leichte Kompressionen werden oft als Ursache angesehen. KEMP erklärt die Erscheinungen durch schon in diesem Stadium eingeleitete Reparationsvorgänge, Bildung von neuem Lamellenknochen an Stelle der zugrunde gehenden Trabekel.

Alsbald nach dem Auftreten der initialen Knochenverdichtung wurden von einigen Autoren schon subchondrale Bruchzonen und Knorpelcallus gefunden (NAGURA, H. BURCKHARDT, JONSÄTER). JONSÄTERs histologische Bilder vom Initialstadium zeigten den Höhepunkt der Perthesschen Krankheit mit einer ausgesprochenen Nekrose sowohl des Knochens wie des Markes, worin eine gewisse Diskrepanz zwischen dem histologischen Bild und dem Röntgenbild liegt. Bei letzterem wird nämlich erst in der Fragmentation, der die akute Nekrose vorangeht, der Umfang des Schadens optisch makroskopisch demonstriert.

Im sich anschließenden *Fragmentationsstadium* sind ausgedehntere Trümmerfelder im Knochenkern mit Blutungen und Resorptionszonen zu sehen. Aber von den Frühherden ausgehend hat die Regeneration schon eingesetzt, so daß die oft keilförmigen Herde nicht selten vom Bindegewebe abgegrenzt werden. Nach JONSÄTERs Beobachtungen ist das Fragmentationsstadium histologisch sogar hauptsächlich ein Reparationsstadium. Die Durchblutung ist jetzt reicher geworden. Die im Knochen gelegenen Knorpelinseln finden eine unterschiedliche Deutung. So leitet sie RIEDEL von Abschnürungen vom Epiphysen- und Gelenkknorpel her. PONSETI deutet sie als Abnormität der enchondralen Ossifikation (zit. nach K. KIRSCH). Nur vereinzelt finden sich Risse und Impressionen am Gelenkknorpel (NAGURA, CORDES). Auch gefelderter, verfärbter, von Krypten durchsetzter Knorpel wurde gefunden (ZEMANSKY, LANG). Der Knorpel kann unter Umständen von der nekrotischen, frakturierten subchondralen Knochenschicht leicht abgehoben werden. Stellenweise findet man Umwandlung von hyalinem Knorpel in Faserknorpel, Degeneration, Spaltbildung, Eindringen von Bindegewebe. Die subchondrale Knochenlamelle kann frakturiert sein oder fehlen, so daß der Gelenkknorpel direkt auf fibrösem Markgewebe ruht. Die Verkalkungszone ist unregelmäßig oder fehlt (zit. nach STUDER). Es ist anzunehmen, daß während des frühen Krankheitsprozesses der Epiphysenknorpel auch substituierend wachsen kann, denn die arthrographischen Bilder JONSÄTERs zeigen manchmal eine weitgehend erhaltene Kopfform, obwohl der Knochenkern im Röntgenbild stark geschrumpft und fragmentiert aussieht. F. J. LANG findet sowohl beim „Perthes", „Schlatter" usw. gleichartige histologische Befunde wie bei der Osteochondrosis dissecans, so daß er eine einheitliche Pathogenese über eine Summation kleiner Traumen annimmt.

Die Natur von Cysten, die gelegentlich im Schenkelkopf und im benachbarten Halsbezirk auftreten, ist schwer zu erklären. Mehrmals wurde bei ihrer operativen Eröffnung Blut gefunden. KEMP und BOLDERO berichten, daß das einzige von ihnen gewonnene histologische Bild einer derartigen Cyste dem einer soliden Cyste mit Granulationsgewebe entsprach. Wahrscheinlich entstehen demnach die Cysten beim „Perthes" durch intramedulläre Blutungen.

Im Stadium der *Regeneration*, das sich am längsten hinzieht, wird der Knochen durch Osteoblastenbildung und -Tätigkeit wieder dichter und härter. Später schließen sich die eigentlich nicht mehr zum Krankheitsbild des „Perthes" gehörenden osteosklerotischen Veränderungen an (Knorpelabschliff, Randosteophytenbildung usw.). In der Differenzierung des „Perthes" gegenüber der Arthrosis deformans weist STUDER auf die große

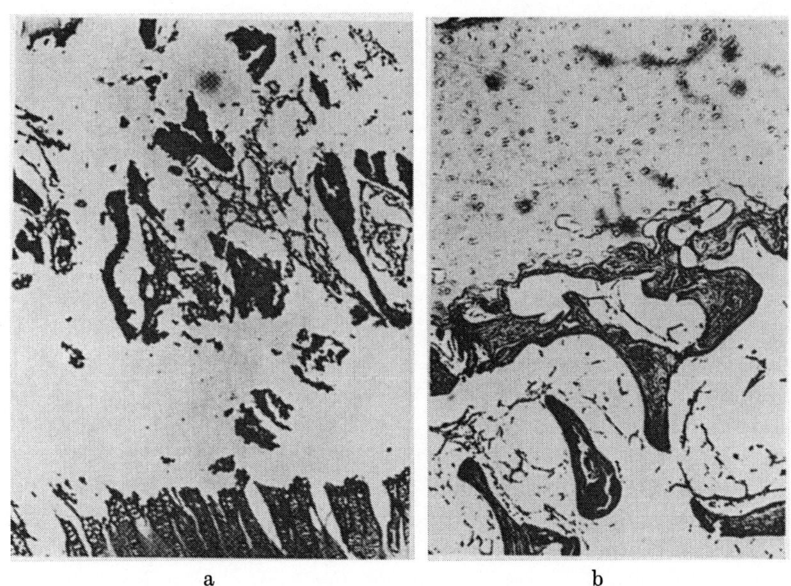

a   b

Abb. 325a u. b. Histologischer Schnitt aus einem „Perthes-Kopf". 4jähriges Mädchen, das erst vor 4—6 Wochen erstmals Beschwerden bekommen hatte. Der Schnitt umfaßt die epiphysennahe nekrotische Kopfpartie, den Epiphysenknorpel und die distal angrenzende Spongiosapartie des Schenkelhalses. a Nekrotischer Epiphysenrest mit Spongiosatrümmern, Bindegewebsregenerate mit Gefäßneubildung; b Subchondrale atrophische Schenkelhalsspongiosa, Knochenmarksschwund, keine Gefäße. (G. EXNER)

Polymorphie der Veränderungen beim „Perthes" hin. Beim „Perthes" sind alle beteiligten Elemente: Knochen, Knorpel, Gefäße und Mark, fleckenweise mehr oder minder regellos ergriffen und befinden sich zeitlich in verschiedenen Stadien der Erkrankung. Bei der Coxathrose hingegen zeigt sich eine örtliche und zeitliche Systematisierung der Läsionen, mit Beginn an den bekannten Stellen und mit planmäßiger Ausbreitung in Kopf und Pfanne.

EXNER hat anhand von 5 Präparaten (Knochenbohrzylinder mitsamt dem Fugenknorpel) das histologische Gefäßbild bei der juvenilen Hüftkopfnekrose besonders bearbeitet. In Koordination zu der Einteilung reiht er seine Beobachtungen folgendermaßen ein:

Im 1. Stadium (Verdichtung) zeigen die Gebiete der histologischen Knochen- und Knochenmarksnekrose einen lokalen Gefäßtod. Im 2. Stadium (Fragmentation, Abb. 325) kommt es zu kräftiger Gefäßneubildung im Zusammenhang mit bindegewebiger Proliferation. Die hierbei auftretenden Gefäße sind stärker und dichter als im nicht erkrankten Knochen desselben Probanden, was offensichtlich funktionell begründet ist. In dieser Phase hat also der Prozeß seinen Tiefpunkt bereits überschritten. Für das 3. Stadium, langsame Wiederkehr der Knochenstruktur (ein Präparat stand EXNER nicht zur Verfügung), muß angenommen werden, daß es zu einer Normalisierung der Gefäßstruktur und Gefäßverteilung in denjenigen Epiphysenbezirken kommt, in denen sich keine sekundärmechanischen Veränderungen abspielen. Aus seinen Beobachtungen folgert EXNER, daß im Verlauf der juvenilen Hüftkopfnekrose die Revascularisation keinesfalls auf dem Wege einer Rekanalisation des originären Gefäßsystems erfolgt, sondern — wie auch bei der posttraumatischen Hüftkopfnekrose — ausschließlich auf dem Weg der Gefäßneubildung im Zusammenhang mit der reparativen bindegewebigen Proliferation. Das histologische Gefäßbild der juvenilen Hüftkopfnekrose unterscheide sich aber doch ganz wesentlich von dem der posttraumatischen Nekrose des Erwachsenen insofern, als beim Morbus Perthes die Gefäße in den Nekroseherden anscheinend vollständig zugrunde gingen, während im posttraumatisch entstandenen Nekrosebezirken eine, wenn auch stark reduzierte, Vascularisation erhalten bleibe.

Die Gelenkkapsel und das perikapsuläre Gewebe zeigten nach einigen Autoren (EDBERG, RIEDEL, FERGUSON, HOWORTH, KEMP und BOLDERO) entzündliche Veränderungen. Diese sind schon in einem relativ frühen Krankheitsstadium beobachtet worden, so daß sie nicht als sekundäre Erscheinung, etwa im Rahmen der sekundären Arthrosis deformans entstanden, gedeutet werden dürfen (s. S. 368).

n) Differentialdiagnose und Perthes-ähnliche Krankheitsbilder an der Hüfte

Bekennt man sich zur Auffassung, daß der Morbus Perthes auch beim Jugendlichen nur ein Syndrom darstellt, für welches ätiologisch verschiedene Faktoren in Frage kommen, manchmal auch mit fließenden Übergängen (s. z.B. Einteilung von H. MAU, S. 369), so muß man auch von einer strengen Trennung zwischen „eigentlichem" und „symptomatischem" Morbus Perthes Abstand nehmen. Derartige Einteilungsschwierigkeiten sind aber schlechthin auch bei jedem Versuch gegeben, idiopathische Hüftkopfnekrosen von symptomatischen ätiologisch streng zu unterscheiden (s. Schema von H. MAU, Abb. 326). Viel wäre für die Differenzierung gewonnen, wenn es gelänge, wenigstens die reinen aseptischen Nekrosen, die sich aus einem vorher gesunden Knochen entwickeln, zu separieren, ferner lokalisierte und allgemeine bzw. multiloculäre Osteochondronekrosen. In jedem Falle sollte eine generalisierte röntgenologische Skeletkontrolle mithelfen, die Frage zu klären, ob nicht Merkmale einer allgemeinen, eventuell konstitutionellen enchondralen Dysplasie oder einer Reifungshemmung der Epiphysen vorliegen.

α) Der „Luxationsperthes"

Es ist eine Tatsache, daß sich bei der Dysplasia coxae luxans nach den therapeutischen Maßnahmen häufig „Perthes"-gleiche oder -ähnliche Bilder am Hüftkopf entwickeln. Man spricht dann von einem „Luxationsperthes". Dieser soll bei 40—60% der angeborenen Hüftverrenkungen oder der Hüftgelenksdysplasien während der Gipsbehandlung (besonders in Lorenz-Stellung) auftreten, meistens im 6.—12. Monat nach Beginn der Behandlung. Es werden im einzelnen folgende Ziffern angegeben: M. LANGE (1929) 40%, BECKER (1949) 68%, HOHMANN (1952) 24%, J. BÖSCH (1952) 62%, K. BÄTZNER und R. ANSEL (1959) 41%, KAISER (1959) 46,7%, A. PAVLIK (1958) 60%, H. MITTELMEIER (1961) 81%, ILLYÉS (539 Hüftluxationsfälle 1968) 6,7%, TÖNNIS und KUHLMANN (625 Kinder, 1969) 20,4%. Eine deutliche Unterscheidung zwischen „echtem" Perthes und „Luxationspethes" wird aber nicht von jedem Autor durchgeführt.

Es muß auch die „*Femurkopfaufbaustörung*", die bei allen Stadien der Hüftdysplasie vorkommt, von der richtigen Femurkopfnekrose unterschieden werden (HOFFMANN-DAIMLER, HUBER, LÖHR, WEICKERT, UNGER, KILTZ), was röntgenologisch nicht immer gelingt. Diese Trennung wurde bislang auch nicht immer durchgeführt. Autoren, die diese Unterteilung vornahmen, haben auch niedrigere Ziffern an „Luxationsperthes" aufzuweisen. So fand z.B. E. UNGER in seinem Krankengut die Femurkopfnekrose bei

Kindern mit Hüftluxation in 16,5%, mit Subluxation in 3,4%, und mit Dysplasie in 2,1%. Die Rate der bloßen Hüftkopfaufbaustörungen beträgt bei UNGER 6,06%, bei HUBER 5,5%.

Die Femurkopfaufbaustörung, die röntgenologisch kontrollierbar ist, zeigt sich in einer Störung der Entwicklung des Oberschenkelkopfkernes. Dieser fehlt oder ist unterentwickelt oder tritt verspätet auf. Nach seinem Erscheinen hat er eine unregelmäßige Form und Struktur. In vielen Fällen ist der Schenkelhals plump und zeigt eine axtförmige Deformierung. Der Befund kann einseitig und doppelseitig vorkommen (WEICKERT).

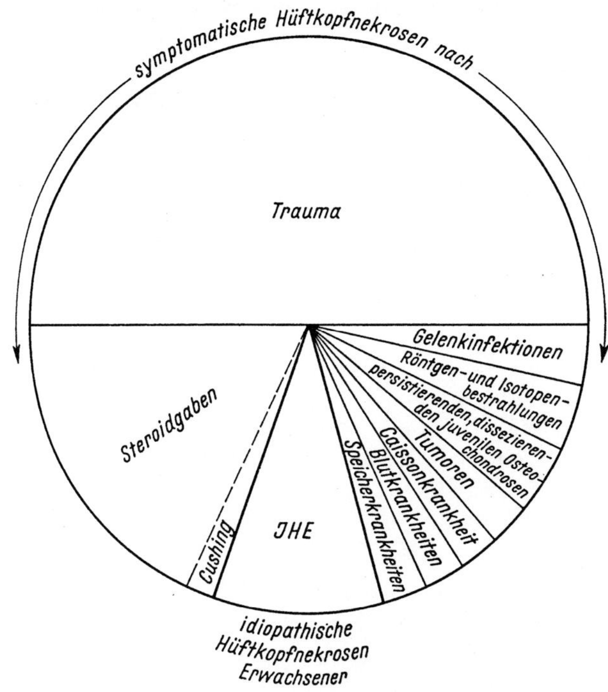

Abb. 326. Schema: Ätiologie der Hüftkopfnekrosen *Erwachsener*. (Die Größe der einzelnen Sektoren sagt nichts über die anzunehmende Häufigkeit der einzelnen Ursachengruppen aus.) (H. MAU)

Es handelt sich bei der Femurkopfaufbaustörung nicht um die Auswirkung einer exogenen Schädlichkeit, sondern um einen echten endogenen Schaden (HUBER, WEICKERT). Die Störung ist somit nicht von äußeren Einflüssen der Luxationsbehandlung abhängig und spricht auch nach den bisherigen Erfahrungen auf keine Therapie an. Ihre Prognose ist demnach wesentlich schlechter als die der Hüftkopfnekrose. Die Femurkopfaufbaustörungen sind 3mal seltener als die Hüftkopfnekrosen (WEICKERT).

αα) Zur Ätiologie des „Luxationsperthes"

Es sei vorweggenommen, daß nach den neueren Gesichtspunkten, die von den ätiologischen Erwägungen beim „echten Perthes" und bei anderen juvenilen Osteochondronekrosen ausgehen, die Ansicht das Übergewicht bekommt, daß es sich auch beim „Luxationsperthes" um eine ischämische Nekrose handelt (NICHOLSEN, FORGON, CALOT, MITTELMEIER, WITT, TÖNNIS und KUHLMANN, HERRMANN u.a.). Dazu steht hauptsächlich noch der direkte Einfluß pathologischer statischer Verhältnisse auf den Knochen zur Diskussion, ferner die Annahme einer angeborenen Minderwertigkeit oder Mißbildung der Kopfepiphyse.

Aus dem schon umfangreichen Schrifttum können die ätiologischen Ansichten nur einiger Autoren wiedergegeben werden: BIBERGEIL (1912) hielt den „Luxationsperthes" einfach für die Folge eines Repositionstraumas. PREISER (1908), H. BECK (1930), M. LANGE (1930) sehen in der Inkongruenz der Gelenkflächen von Pfanne und Kopf den entscheidenden Faktor, F. LANGE (1921) sieht ihn in der Auswirkung einer statischen und funktionellen Insuffizienz der Kopfepiphyse, deren Festigkeit durch die lange Fixierung in Gips herabgesetzt sei. HAUBERG (1957) glaubt an eine druckbedingte Wachstumshemmung, BECKER (1961), FORGON (1961), KLOPFER (1950), PAVLIK u. a. schreiben der Adduktorenspannung auf der reponierten Seite (im Gipsverband) eine wichtige Rolle zu. Nach FRENSSEN (1965) liegt das entscheidende Moment in der Dysplasie des Gelenkes. Das Krankheitsbild des Perthes entwickle sich bei Überbeanspruchung bzw. Traumatisierung des dysplastischen Gewebes. Damit rückt er den Gedanken an eine konstitutionelle ätiologische Komponente in den Vordergrund, zumal schon BRANDES (1920), CALÓT (1921), JANSEN (1923) und HILGENREINER (1933) den „Perthes" zu den kongenitalen Hüftgelenksveränderungen zählten. In Anlehnung an diese Auffassung hatte BRANDES von „Perthes"-Fällen berichtet, die auf der anderen Seite eine kongenitale Hüftluxation hatten. Es gibt aber viele Mitteilungen, die besagen, daß der „Perthes" an gänzlich normalen Hüften entstand (z. B. GUILDAL, 1930; MORVILLE, 1930, 1935; WALDENSTRÖM, 1934; SEVERIN, 1942; HELBO, 1953). F. SCHEDE (1950) hingegen sieht im „Luxationsperthes" weniger einen pathologischen Prozeß, als vielmehr einen funktionellen Knochenumbau, der sich in Anpassung an die behandlungsbedingte Druckänderung im Schenkelkopf vollziehe.

CALÓT nimmt an, daß jeder „Perthes" ätiologisch auf eine unerkannt gebliebene kongenitale Hüftgelenksluxation zurückgeht. Als Ursache kämen Überdehnung der Bänder, Abklemmung von Gefäßen (obere Collumgefäße) und unphysiologische Stellung der Knochen in Frage. Es bestehe hier eine gewisse Parallele mit den Kopfnekrosen, die nach Einrichtung einer juvenilen Hüftkopfkappenlösung gelegentlich auftreten und die wahrscheinlich ebenfalls auf einer Gefäßschädigung durch das Repositionsmanöver beruhen (WALDENSTRÖM, MEZNIK).

Nach SOMMERVILLE, dem sich ILLYÉS anschließt, sei eine Zweiteilung des Hüftkopfkernes, die als angeborene Mißbildung zu betrachten sei, ein prädisponierendes Moment für das Entstehen eines „Luxationsperthes" (und des Morbus Perthes überhaupt). Dem Trauma allein könne keine entscheidende ursächliche Rolle zukommen, denn, wie ILLYÉS meint, sei die Zahl der „Luxationsperthes"-Fälle doch relativ gering (bei seinem Beobachtungsgut von 539 Fällen entstanden 35 Kopfnekrosen = 6,7 %. Viele andere Autoren haben aber wesentlich höhere Ziffern! der Verf.). ILLYÉS bringt den Fall eines 13jährigen Mädchens mit Veränderungen im Sinne eines Morbus Perthes. Die Patientin war schon im Alter von 1 Jahr wegen Hüftdysplasie für kurze Zeit im Gipsverband fixiert gewesen. Das Röntgenbild zeigte damals ein dysplastisches Hüftgelenk und eine Zweiteilung des Kopfkernes. ILLYÉS spricht in diesem Falle von einem „Dysplasie-Perthes". Aus diesen Beobachtungen und Erwägungen heraus zieht ILLYÉS beim Luxationsperthes eine belastungsfreie, funktionelle Behandlung dem langen Fixierungsverfahren vor.

Im *Tierversuch* (junge Kaninchen) drückte FORGON (1961) den Femurkopf in das Acetabulum durch einen um das Acetabulum und über dem Trochanter maior geknüpften Nylonfaden. Nach 8—10 Wochen zeigten sich in 10 von 19 verwertbaren Fällen am Hüftkopf der Tiere röntgenologisch und mikroskopisch Bilder, die an einen „Luxations-Perthes" erinnern: kalkige Kondensierung in Schenkelkopf und Pfanne, Abflachung des Kopfes, veränderte trabeculäre Struktur, in frühen Fällen Zurückbleiben der Entwicklung des Kopfkernes und Verkleinerung des Kopfes insgesamt, ungleichmäßige, stellenweise eingedellte Knorpelbedeckung am Kopf. Histologisch fanden sich dünne Knochentrabekel und erweiterte Markräume. In den Randpartien der Knorpelinseln zwischen den Knochenbälkchen waren appositionelle Knochenbildung, in einzelnen Knorpelinseln hinwiederum degenerative Verkalkungen zu sehen. An den Knochenbälkchen zeigten sich Osteoblasten, Osteoklasten und Knochenneubildung als Zeichen des Umbaues. Die intraossale Blutversorgung, dargestellt nach der Methode von SPALTEHOLZ, ließ an verschiedenen Stellen erkennen, daß sie nicht schlechter, in einzelnen Fällen sogar besser war als bei den Kontrolltieren. Daraus zieht FORGON den Schluß, daß es nach Fixation des Hüftgelenkes in der Lorenz-Stellung nicht nur durch Verminderung der Blutzufuhr, sondern auch alleine durch eine Druckwirkung der angespannten Adduktorenmuskulatur zu einem „Perthes"-artigen Umbau und einer Deformierung des Femurkopfes kommen kann. Zuvor hatten schon NICHOLSON u. Mitarb. an Säuglingsleichen durch Kontrastmittelinjektion von der Bauchaorta aus gezeigt, daß in Beinabduktion die arterielle Füllung am

Hüftgelenk abnimmt. Nach BERNBECK wird bei stärkerer Abduktion das obere Collumgefäß abgeklemmt und das untere durch die hochgradige Kapselanspannung überdehnt (das Lig. teres ist durch die luxationsbedingte Dehnung bereits lädiert). Auch FERGUSON stellte bei seinen Versuchen fest, daß bei extremer Abduktion eines Hinterlaufes (wie bei der „Lorenzschen Abduktionsstellung") das Füllvermögen der arteriellen Gefäße der Hüftkopfepiphyse gegenüber der anderen Seite deutlich herabgesetzt war. LANGENSKIÖLD, SARPIO und MICHELS-SON (1962) sahen bei Kaninchen nach gesetzter Hüftluxation und späterer Reposition Nekrosen am Hüftkopf.

H. J. HAIKE (1965) konnte ebenfalls an jungen Kaninchen die Ergebnisse von FORGON bestätigen. An gesunden Jungtieren stellten sich nach Gipsfixation in Abduktion und Außenrotation (Lorenz-Stellung) innerhalb von 5—9 Wochen Nekrosen der dorsalen und ventralen Hüftpfannenränder und Beckendeformitäten ein. Ferner kam es zur Schenkelkopfnekrose und zu Nekrosen an der Schenkelhalswachstumsfuge sowie zur Coxa vara. HAIKES Versuche zeigten auch, daß die Durchtrennung von Muskulatur am Hüftgelenk die Größenentwicklung der hüftnahen Winkel des Femur beeinflußte. Nach einseitiger Schwächung der im Hüftgelenk vorwiegend als Außenrotatoren wirkenden Muskulatur trat auf der operierten Seite eine leichte Innenrotation im Hüftgelenk mit einer allmählichen Verformung des coxalen Femurendes im Sinne der Antetorsion auf. Die Schwächung der Abduktoren und Rotatoren des Hüftgelenkes hatte innerhalb von 3 Monaten nach dem Eingriff eine Aufrichtung des Schenkelhalses (coxa valga) und die Schwächung der Adduktoren eine Abflachung des Schenkelkopfes und seine Verkleinerung des Schenkelhalswinkels (Coxa vara) zur Folge. Diese Ergebnisse sind für die Überlastungstheorie in der Problematik der Ätiologie der Osteonekrosen am Hüftgelenk vom statischen Gesichtspunkt aus sehr bedeutsam.

Die Beobachtungen von J. BÖSCH (1952) und ABERLE-HORSTENEGG (1961), daß nämlich bei den Hüftluxationskindern die Coxa vara fast nie ohne gleichzeitige Schenkelkopfnekrose auftritt und umgekehrt, sprechen für die experimentellen Ergebnisse von FORGON und HAIKE. Auch ist das Zusammentreffen einer Coxa vara mit einer Hüftdysplasie oder Hüftluxation nicht selten.

ST. PEIĆ (1968) lehnt eine endogene Störung als mögliche Ursache des Luxationsperthes ab, weil die Zahl der „Perthes"-Fälle durch eine schonendere und vor allem funktionelle Behandlung ständig sinke. Außerdem seien die fortgeschrittenen Perthesähnlichen Veränderungen therapeutisch gut beeinflußbar und in kurzer Zeit reparationsfähig. Anhand seiner 32 Fälle stellte PEIĆ fest, daß der Kopfumbau innerhalb der Zeit in Erscheinung trat, in der die weite Spreizstellung aufgegeben wurde. In dieser Behandlungsphase komme der Muskelzug der Abduktoren und ischiocruralen Muskeln (Streckhemmung im Kniegelenk!) zum Ausdruck, die den Hüftkopf in die Pfanne einpressen. Daß die Drucksteigerung für die Hemmung der Ossifikation und Fragmentierung des Hüftkopfes verantwortlich ist, sei weiterhin darin zu ersehen, daß bei beiderseitigem „Luxationsperthes" die höher luxierte Seite stärker betroffen ist, oder, daß die Erholung bei beiderseitigen Fällen auf der erneut subluxierten, entspannten Seite schneller eintritt, und daß die Ossifikation nur in den unbelasteten Teilen der Epiphyse stattfindet. Auch sei der Hüftkopf des „Luxationsperthes" erheblich höhenreduziert und ausgezogen. Dies könne nur als Folge der Druckwirkungen gedeutet werden. Der „Luxationsperthes" könne somit durchaus als ein Belastungsschaden angesehen werden.

Abnorme Formverhältnisse an der dysplastischen Hüftpfanne können nicht im allgemeinen, sondern nur im einzelnen Fall für das Entstehen von (partiellen) Hüftkopfnekrosen als Folge eines abnormen Druckes auf eine umschriebene Kopfpartie gedeutet werden (z.B. Unebenheit der Pfanne, spornartige Apposition am Pfannendach. HERRMANN hatte in seinem Material nur 9 Hüften dieser Art).

Endokrine Störungen und Infekte kommen als grundlegende ätiologische Faktoren beim „Luxationsperthes" nicht infrage. *Rachitis* als auslösender Faktor. FROMME, BÖSCH, HAIKE u. a.

Für „Perthes-ähnliche" Veränderungen am Schenkelkopf nach Reposition von kongenitalen luxierten Hüften wurde auch die Bezeichnung „Streßauswirkung auf die Femurkopfepiphyse" gewählt (D. BROWNE), um auszudrücken, daß mit den Bezeichnungen „avasculäre Nekrose", „Osteochondritis", „Fragmentation" das Wesen der Erscheinungen nicht richtig getroffen werde. Es sind damit jene nach der Reposition auf dem Röntgenbild in Erscheinung tretenden Veränderungen gemeint, die in fugennahen unregelmäßigen Verkalkungen bestehen, bei weitem Abstand (dazwischenliegender Knorpel) von der Pfanne. Vom echten „Perthes" unterscheide sich dieser „Streß-Effekt" auch durch seine gute Rückbildungsneigung nach der Reposition des Kopfes.

HOFFMANN-DAIMLER meint, es müsse eine bestimmte vegetative Reaktionslage vorhanden sein, wenn eine Kopfnekrose auftrete.

Einfluß des Schweregrades des Dysplasie-Ausgangsbefundes. Der Schweregrad der vorliegenden Hüftdysplasie scheint wesentlich mitbestimmend zu sein für das Zustandekommen und das Ausmaß einer eventuell auftretenden Hüftkopfnekrose. Wie aus Zusammenstellungen verschiedener Autoren hervorgeht, kommen zwar nekrotische Hüftkopfveränderungen bei sämtlichen Graden der Dysplasia luxans coxae congenita vor, die Ziffer des Befalles und auch der Schweregrad der Hüftkopfveränderungen wächst aber, wie nicht anders zu erwarten, mit Zunahme des Dysplasieausmaßes. Dies wird aus der Zusammenstellung von HERRMANN deutlich ersichtlich (Tabelle 33).

Tabelle 33. *Ausmaß der Hüftdysplasie und Schweregrad der Hüftkopfnekrose.* (E. HERRMANN)

Gesamtzahl	Normale Hüften	Dysplasien	Subluxationen	Luxationen
	136	22	106	330
1. Schwere Nekrosen	1 = 0,74%	0	11 = 10,4%	115 = 34,8%
2. Mittelschwere Nekrosen	1 = 0,74%	1 = 4,5%	6 = 5,7%	102 = 31,2%
3. Leichte Nekrosen	0	5 = 22,7%	16 = 15,1%	87 = 26,4%
Insgesamt	2 = 1,5%	6 = 27,2%	33 = 31,1%	304 = 92,4%

Einfluß des Repositionstraumas. Die meisten Autoren sind sich darüber einig, daß auch das Ausmaß der Einrenkungsschwierigkeiten und die Art der Fixierung eine große Rolle beim Entstehen des Luxationsperthes spielen. F. BECKER fand bei seinen Fällen mit Kopfnekrose folgendes: Bei Fällen mit leichter Einrenkung war eine Hüftkopfnekrose aufgetreten in 67%, bei Fällen mit schwerer Einrenkung in 83% und bei Fällen mit starker Adductorenspannung in 97%. Es kann aber auch als gesichert gelten, daß selbst bei geringen Maßnahmen Nekrosen auftreten können, wenn auch in einem niedrigeren Prozentsatz. Bei den Fixationsverbänden scheint die lange Dauer geringer Druck- und Spannkräfte im Sinne einer chronischen Ischämie des Hüftkopfes wirksam zu werden. Auch eine abrupte, zwangsweise Gelenkumstellung, etwa aus der Lorenz- in die Lange-Position, wurde als schädlich erkannt (MITTELMEIER).

TÖNNIS und KUHLMANN (1969) konnten das Material (Orthopädische Klinik der Freien Universität Berlin, Prof. N. WITT) von 625 Kindern mit Hüftdysplasie verschiedener Grade und Behandlungsmethoden auswerten [Spreizhose (durchschnittliche Behandlungsdauer bei kombinierter Behandlung 3,5 Monate), Pavlik-Bandage (d.B.: 6 Wochen), Overheadextension (d.B.: 3 Wochen), Lorenz-Gips (d.B.: 3,5 Monate) und andere Fixationsmethoden]. Es zeigte sich, daß auch bei der funktionellen Behandlung Hüftkopfnekrosen noch in einem beträchtlichen Prozentsatz auftraten, der mit der Schwere des Ausgangsbefundes am Hüftgelenk und mit dem Alter des Patienten anstieg, bei Gips-Fixation höher war als bei der Spreizhosenbehandlung, bei zusätzlicher manueller Einrenkung höher war als bei spontaner Einstellung. Das Trauma der Einrenkung und der Fixation dürfte demnach entscheidend sein. Es wird um so stärker sein, je größer der Grad der Luxation und der Adductorenkontraktur ist.

Die Rolle des Einrenkungsalters. Nach HOHMANNs Sammelstatistik (1952) über 2358 Hüftluxationen trat eine Hüftkopfnekrose auf in 30% der Kinder vor Vollendung des 1. Lebensjahres, in 24% bis zum 3. Lebensjahr und in 10,6% später. Auch bei KAYSER (1958) sinkt die Nekrosequote bei zunehmendem Alter der Kinder ab: 66,6% bei Einrenkung in den ersten 6 Lebensmonaten, 57,5% im Alter von 6—10 Monaten, 32,4% im 11.—18. Lebensmonat, erneuter Anstieg im 4. Lebensjahr (zit. nach H. J. HAIKE). HOHMANN begründet diese Häufigkeitsunterschiede mit der erheblich größeren Empfindlichkeit der knorpeligen Kopfepiphyse des Säuglings und Kleinkindes gegenüber einer stärkeren Widerstandsfähigkeit in späteren Lebensaltern. HAIKE und SCHULZE machten auch die Feststellung, daß die Häufigkeit der Entstehung eines „Luxationsperthes" proportional zur Wachstumskurve der Femurlänge verläuft, wenn man die oben erwähnten Statistiken zum Vergleich heranzieht. Aufgrund des Parallelismus der Femurlängenwachstumskurve mit der Osteochondrosehäufigkeit des Schenkelkopfes und aufgrund der oben erwähnten experimentellen Ergebnisse glaubt HAIKE den Rückschluß ziehen zu dürfen, daß die monatelange Wachstumsbehinderung im Gipsverband eine wichtige Ursache der Kopfnekrose beim Luxationsperthes und auch bei der Coxa vara symptomatica sei (Abb. 327). Allerdings sieht HAIKE einen auslösenden Faktor in der Rachitis (ähnlich wie früher FROMME und BÖSCH), die in den Jahren seiner Beobachtung wieder häufiger geworden sei.

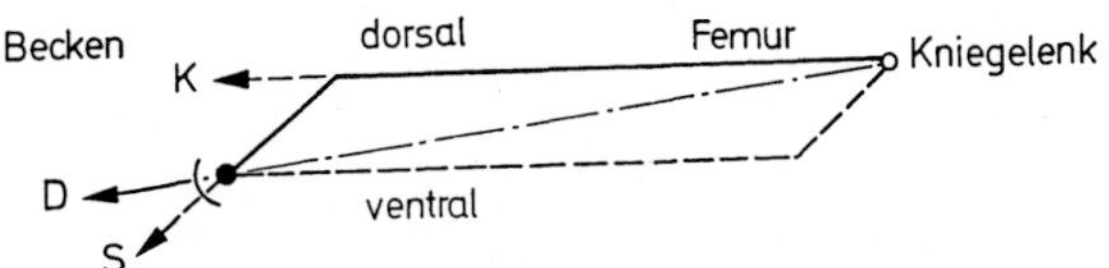

Abb. 327. Parallelogramm der am Hüftgelenk wirkenden Wachstumskräfte, in Lorenzstellung von cranial gesehen. Je geringer das Längenwachstum des Schenkelhalses gegenüber dem Wachstum der distalen und proximalen Femurepiphyse ist, desto mehr wandert der Schenkelkopf in eine „Nackenlage", da sich die Wachstumsfuge senkrecht zur Druckresultierenden einstellt. Durch diese Wachstumskräfte müssen an dem im Hüftgelenk fixierten Schenkelkopf Druckkräfte und am Schenkelhals Scherkräfte entstehen, die einerseits eine Hüftkopfnekrose und andererseits eine bleibende Schädigung der Wachstumsfuge des Schenkelhalses hervorrufen können. *K* Femurlängenwachstum, *S* Schenkelhalslängenwachstum, *D* Druckresultierende (H. J. HAIKE)

Im Gegensatz zu HOHMANN und KAISER fanden M. LANGE, HERRMANN, TÖNNIS und KUHLMANN, daß mit zunehmendem Einrenkungsalter die Zahl der Kopfnekrosen und auch ihr Schweregrad zunahm (TÖNNIS und KUHLMANN: bei Behandlungsbeginn in den ersten 3 Lebensmonaten: 5,6%, im 1. Lebenshalbjahr: 10%, im 1. Lebensjahr: 19,7%, im 2. Lebensjahr 50% und im 3. Lebensjahr 62,3%).

$\beta\beta$) Einteilung der Hüftkopfveränderungen in Schweregrade

TÖNNIS und KUHLMANN haben bei ihrem Krankengut in Anlehnung an die von HERRMANN (auf Anregung von MITTELMEIER) durchgeführte Einteilung 3 Schweregrade der Hüftkopfveränderungen unterschieden (ohne Krankheitsstadien herauszustellen). *Initiales Zeichen* ist Stehenbleiben des Kopfwachstums (MITTELMEIER).

Leichter Grad (Grad I). „Kopfumbaustörung". Das Röntgenbild zeigt meist eine unscharfe Kopfberandung und eine unregelmäßige, undeutlich gezeichnete Feinstruktur. Das Endstadium ist eine leichte Kopfentrundung, meist eine medio-caudale Kopfabflachung.

Mittelschwerer Grad (Grad II). Die Störung der Feinstruktur und der Kernberandung geht wesentlich weiter. Der Kopfkern zeigt eine allgemeine Deformierung (Zeltform, generelle Abflachung oder einen tiefen, meist lateralen Defekt). An einer Abflachung oder unregelmäßigen Berandung bei schon wieder normaler Feinstruktur ist die abgelaufene Nekrose noch lange zu erkennen.

Schwerer Grad (Grad III). Schwere Nekrose. Es kommt im Verlauf der Nekrose zu einer Fragmentation (scholliger Zerfall), Zusammensinterung (streifenförmiger Kopfrest) oder zu völligem Verschwinden der knöchernen Kopfkernanteile. Ein starker Höhenverlust und die Formveränderungen der Kopfkappe sowie die oft gleichzeitige Deformierung der Epiphysenzone des Schenkelhalses weisen oft auch nach der Reparation noch auf die durchgemachte Ernährungsstörung hin (zit. nach TÖNNIS u. KUHLMANN).

In der Praxis ist die Zuordnung eines Falles in eine Gruppe meistens erst dann möglich, wenn der Verlauf abgeschlossen erscheint, also retrospektiv, denn aus zunächst geringgradig aussehenden Umbaustörungen können sich später noch schwerere Nekrosen entwickeln.

γγ) Verlaufsdauer

Vom Beginn der Kopfveränderungen bis zur Wiederherstellung einer vitalen Knochenstruktur wurden von HERRMANN Zeiten von 6 Monaten bis 4 Jahren festgestellt.

δδ) Unterschied zwischen „Luxationsperthes" und „echtem" Perthes

Jene, die im „Luxationsperthes" und im „echten" Perthes zwei gesonderte, voneinander unabhängig entstehende Krankheitsbilder sehen, weisen vor allem daraufhin, daß die Mehrzahl der „echten" Perthes-Fälle keine Pfannenveränderungen im Sinne einer Dysplasia luxans coxae, gleich welchen Grades, aufweisen, ferner, daß der „Perthes" bei einer unbehandelten Hüftluxation zu den größten Seltenheiten gehört. Auch komme ein „Perthes" gelegentlich gleichzeitig mit der Behandlung der Hüftluxation auf der gesunden Seite vor. BERNBECK, LINDEMANN und SIEMENS wollen den Luxationsperthes jedenfalls vom „echten" Perthes trennen. Beim Ablauf eines Luxationsperthes sind auch nicht immer die typischen Phasen der Perthes-Krankheit zu sehen; die Rückbildungstendenz ist im allgemeinen besser als beim „echten" Perthes. Daher rechnet ihn auch NAGURA zu den Perthes-ähnlichen Veränderungen. Röntgenologisch fehle dem Luxationsperthes die initiale Kopfverdichtung. Auch seien histologische Unterschiede festzustellen, indem keine geschlossenen Bezirke toten subchondralen Knochens angetroffen werden könnten (AXHAUSEN, BERGMANN, HEITZMANN, zit. nach K. KIRSCH). Wichtig ist auch die Tatsache, daß das Gros der Hüftkopfnekrosen bei der Luxationsbehandlung in der frühen Kinderzeit, also *vor* dem typischen Perthes-Alter (Schulalter) auftritt (s. auch weiter unten). Weitere Unterschiede: Das Verhältnis von Knaben zu Mädchen ist beim Luxationsperthes (1:4) anders als beim echten (4:1), wie FREUND zeigte. Auch im Verhalten der Ossifikation der Synchondrosis ischiopubica ergibt sich, wie HÜBNER feststellte, ein Unterschied zwischen dem „echten" Perthes und dem „Luxationsperthes". Während beim „echten" Perthes eine signifikante Retardierung der Ossifikation dieser Fuge nachzuweisen sei, sei dies beim „Luxationsperthes" — vorausgesetzt die Luxation ist reponiert — nicht der Fall. Diese Feststellung entspricht auch den Ergebnissen der Skeletbestimmungen am Carpo-Radiogramm bei Kindern mit Hüftluxation, die MICHAELIS und HÜBNER durchführten.

Kombinationen von Luxation der einen Hüfte mit Perthes an der anderen kommen vor (BERNBECK, BRANDES, BIBERGEIL, PERTHES, SCHWARZ). HILGENREINER beobachtete bei 2 Fällen eine kongenitale Hüftkopfluxation auf einer Seite, bei denen nach der Einrenkung auch auf der anderen Seite eine Kopfdeformität auftrat. Er meint, eine Hemmungsbildung mit stark verspätetem Auftreten des Epiphysenkernes liege sowohl der kongenitalen Hüftluxation als auch der juvenilen Osteochondritis coxae zugrunde. Derartige Epiphysen seien auch bei normalem Aussehen von Schenkelkopf und Pfanne als minderwertig zu betrachten und könnten früher oder später zu Veränderungen im Sinne eines „Perthes" führen.

An sich ist aber die Kombination Hüftdysplasie — echter „Perthes" doch verhältnismäßig selten. So hat z.B. HERRMANN unter 51 Kindern (Material der Orthopädischen Klinik der Freien Universität Berlin von 1945—1959), die einen „gemeinhin als Perthes angesprochenen Befund" 57mal an den Hüften hatten und sich auch in einem entsprechenden „Perthes-Alter" befanden ($3^1/_4$—15 Jahre), nur an 8 Kindern (9 Hüften) zu Beginn der Hüftkopfnekrose eine bereits bestehende Pfannendysplasie finden können.

Nur selten wird im kindlichen Alter ein Zusammentreffen von Hüftdysplasie und Kopfkappenlösung beobachtet. Das Vorzugsalter für das Auftreten der Kopfkappenlösung liegt deutlich später (zwischen dem 13. und 16. Lebensjahr) als das des „Luxationsperthes". Wenn aber eine Kopfepiphysenlösung bei einer reponierten Hüftdysplasie auftritt, so liegt der Verdacht auf einen Repositionsschaden nahe. Die sich entwickelnden Bilder gleichen denen einer Epiphyseolysis und sind meistens mit nekrotischen Veränderungen an Epi- und Metaphyse kombiniert. Im Falle der Abb. 328 zeigte sich ein mäßiger

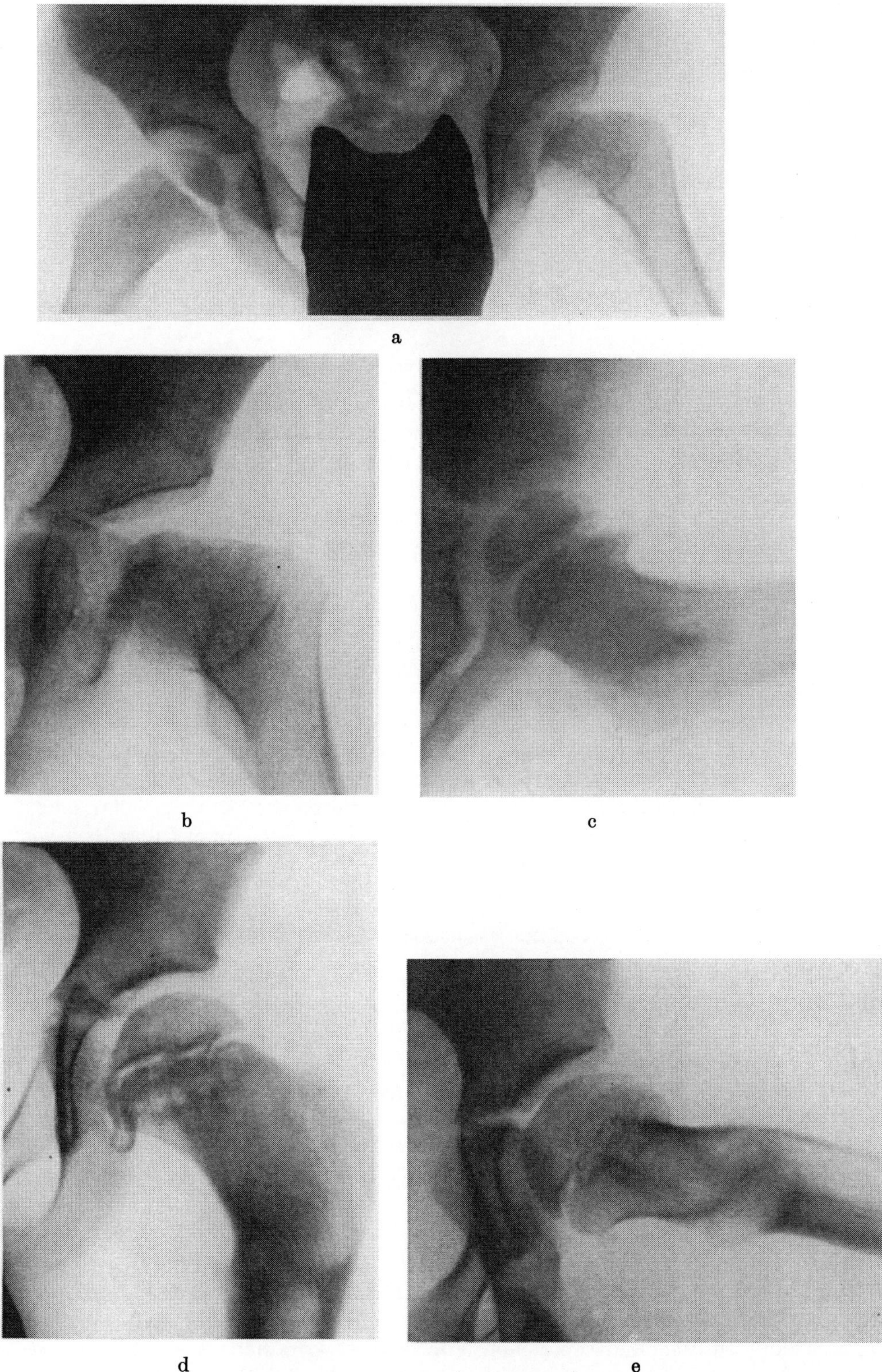

Abb. 328. a—c. 4jähr. ♂, der wegen kongenitaler Hüftdysplasie behandelt wurde. Im Verlauf der Behandlung kam es zu metaphysären Ossifikationsstörungen mit Halsverkürzung, zu einem leichten Kopfkappenabrutsch nach unten-dorsal (metaphysärer Abbau!) und zu einer verstärkten Antetorsion und Varisierung; d u. e Fall der Abb. 325, 3 Jahre später. Über-Korrektur der Antetorsion des Schenkelhalses durch eine subtrochantere Osteotomie. Noch nachweisbare metaphysäre Ossifikationsstörungen, die Ähnlichkeit mit einem „Hals-Perthes" haben, leichte Ventrallateralabdrehung der Kopfepiphyse

Abbau am fugennahen dorsal-cranialen Randgebiet der Epi- und Metaphyse. Ossifikationsstörungen waren in dieser Gegend noch nach 3 Jahren zu sehen, trotz inzwischen vorgenommener operativer Stellungskorrektur.

εε) Zur röntgenologischen Untersuchung

Wenn bei Kindern nekrotische Kopfveränderungen vorliegen, ist es oft röntgenologisch sehr schwer, die genaue Beziehung Pfanne-Kopf zu klären. Ist der Verdacht auf gleichzeitig vorhandene Fehlstellung gegeben, so wird es unerläßlich, eines der zahlreichen röntgenologischen Meßverfahren heranzuziehen (OMBREDANNE, HILGENREINER, KOPITZ, MÉNARD u.a.) (s. S. 310).

β) Morbus Perthes- und Hüftgelenkstuberkulose

Am wichtigsten ist die Abgrenzung gegenüber der Hüftgelenkstuberkulose. Im frühesten Stadium ist jedoch eine solche nicht möglich, da es weder verläßliche klinische noch röntgenologische Merkmale für beide Krankheiten in diesem Stadium gibt. Bald schiebt sich aber bei der Tuberkulose das klinische Bild der entzündlichen Coxarthritis in den Vordergrund. Röntgenologisch kommt es bei der Tuberkulose erst nach Monaten zu einer diffusen Demineralisierung des ganzen Hüftgelenkes, während beim „Perthes" zunächst der Hüftkopf allein auf einen krankhaften Prozeß verdächtig ist. Alsbald glaubt man beim „Perthes" auch eine Verbreiterung des Gelenkspaltes sehen zu können, während für die Tuberkulose eine ziemlich früh einsetzende Verschmälerung typisch ist (Abb. 329). Ausführlicher geht CONFALONIERI auf die Abgrenzung der Hüftgelenktuberkulose ein. Er weist darauf hin, daß sich der „Perthes" vor allem in den klinischen Symptomen von der Tuberkulose unterscheidet, hauptsächlich durch folgende Befunde: unverdächtiger Allgemeinbefund, Fieberlosigkeit, das Fehlen provozierender Schmerzen, die erhaltene aktive und passive Beweglichkeit des Beines (mit Ausnahme der Abduktion) sowie die Möglichkeit der Spontanausheilung (nach ca. 3 Jahren). Eine tabellarische Gegenüberstellung der Symptome des Perthes und der Hüftgelenktuberkulose bringen FANCONI-WALLGREN in ihrem Lehrbuch der Pädiatrie.

γ) Unspezifische bakterielle Entzündungen

Die unspezifischen bakteriellen Entzündungen bereiten am Hüftgelenk besonders dann größere differentialdiagnostische Schwierigkeiten, wenn es sich um einen herdförmigen Befall im Bereiche der Epi- und Metaphysen handelt (Knochenabsceß). Diese Gegenden sind am jugendlichen Knochen besonders reich vascularisiert, so daß es von entzündlichen Herden anderer Körperstellen aus gerne zur septischen Infarzierung kommt. In der Nähe der Schenkelkopfwachstumsfuge können sich dann Bilder entwickeln, die zunächst das Aussehen eines „Halsperthes" im Röntgenbild haben, ähnlich wie die Abb. 330 zeigt. Das klinische Bild ist aber bei der Entwicklung eines Knochenabscesses beim Jugendlichen ein akutes, auch eilen die klinischen Symptome (Fieber, Schüttelfrost, Erbrechen, Leukocytose usw.) den röntgenologischen Erscheinungen weit voraus. Als erstes Zeichen tritt röntgenologisch häufig eine diffuse oder fleckige Demineralisierung bis auf einen weiteren Umkreis auf, im Gegensatz zur Erkrankung an einem „Perthes". Bei Progredienz, die manchmal auch trotz antibiotischer Behandlung nicht zu verhindern ist, kann es ziemlich rasch zur septischen Kopfnekrose kommen (Abb. 330) (s. auch E. HIPP). Bilder mit Fragmentierung des Kopfkernes, Halsverdickung und -verkürzung bei akuter Osteomyelitis bzw. Coxitis zeigte BACH.

δ) Schenkelkopfnekrosen bei Lupus erythematodes
(s. S. 368)

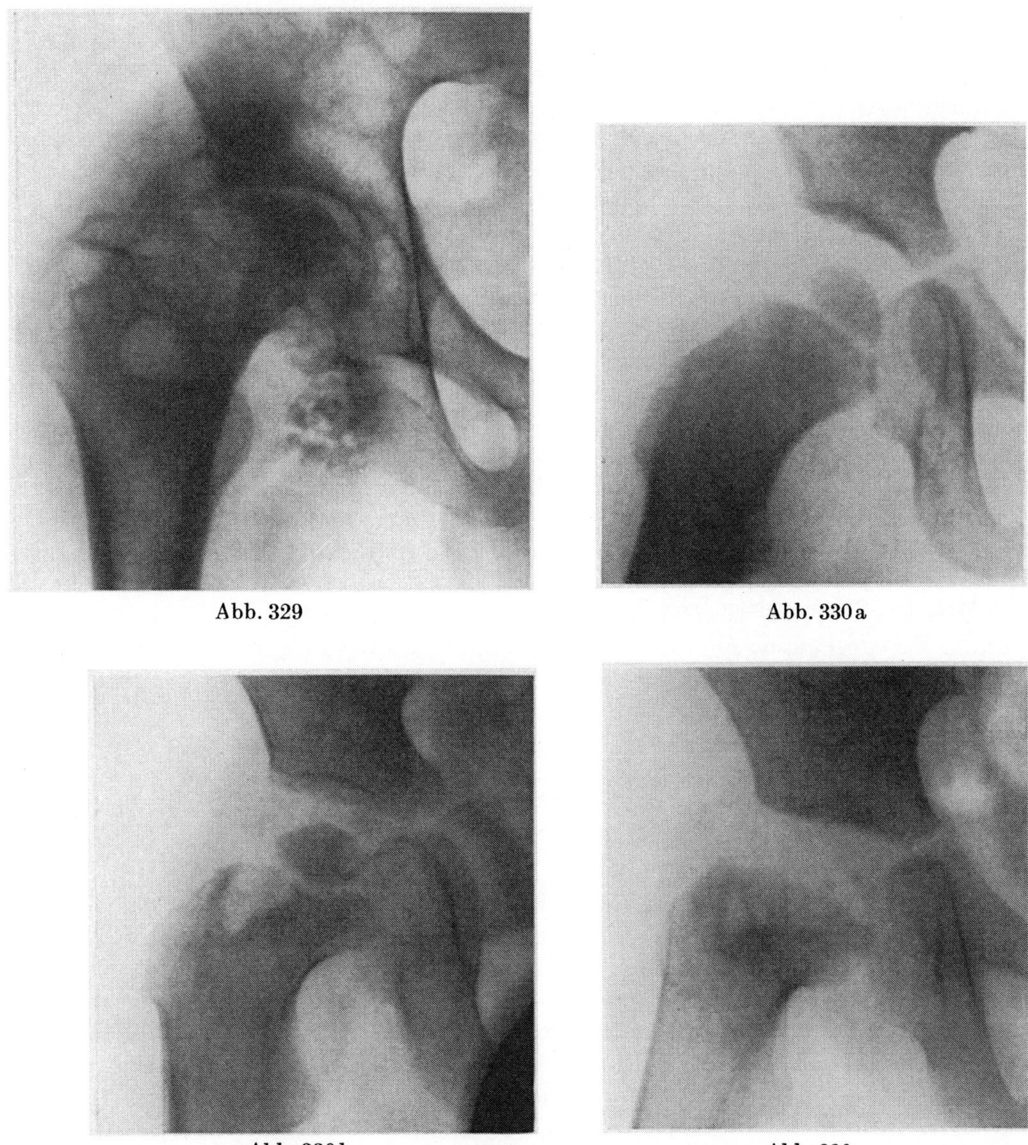

Abb. 329   Abb. 330a

Abb. 330b   Abb. 330c

Abb. 329. Alte Coxitis tuberculosa mit Senkungsabsceß bei 30jährigem Mann (Erkrankung vor 15 Jahren). (Hüftkopfdeformierung ähnlich wie beim Morbus Perthes)

Abb. 330a—c. Entwicklung eines metaphysären Abscesses am Schenkelhals mit konsekutiver Hüftkopfnekrose. $1^{3}/_{4}$jähr. ♂ zu Beginn der Krankheit. a 14. 7. 69; b 4. 9. 69; c 18. 12. 69

ε) Perthes-Chondrodystrophie

Die eindeutigen konstitutionellen Merkmale der Chondrodystrophie, die eine erbliche, angeborene Wachstumsstörung des Skeletsystemes darstellt, bereiten im allgemeinen kaum Schwierigkeiten in der Erkennung des Leidens. Darunter finden sich jedoch an den Gelenken häufig Knochen-Knorpelnekrosen, die große Ähnlichkeit haben mit dem Bilde der primären juvenilen Osteochondronekrosen, am Hüftgelenk speziell mit dem eines „Perthes" oder einer Osteochondrosis dissecans. Sehr ausführlich, auch von differential-diagnostischen Gesichtspunkten aus, hat sich BERNBECK mit dem Chondrodystrophie-„Perthes" befaßt. Bei vergleichenden Röntgenstudien konnte BERNBECK bei recht vielen Hüften von Chondrodystrophikern einen teilweisen oder vollständigen Schwund des Knochenkernes der proximalen Femurepiphyse feststellen, auch zuweilen entsprechende osteochondrotische Veränderungen an der anliegenden Collumspongiosa. Der Vergleich mit Bildern des „echten" Perthes-Leidens zeigte jedoch, daß die Details der morphologischen Erscheinungen durchaus verschieden sind: „bei Chondrodystrophie findet sich regelmäßig eine nahezu vollkommene bilaterale Symmetrie der Kernform und der Schattendichte, hier fehlt nach unseren Beobachtungen immer die sonst für die Osteochondrosis deformans coxae juvenilis pathognomonische initiale Sklerosierung der ganzen Epiphyse, spezielle Knochenfiguren treten gehäuft auf und insgesamt dauert der pathologische Ossifikationsprozeß nicht nur ungleich viel länger, sondern er führt auch fast in allen Fällen zu wesentlich anderen Ausheilungsformen. Ein grundlegender Unterschied besteht ferner darin, daß bei chondrodystrophischen Hüften nicht etwa — wie typischerweise beim echten Perthes — ein bereits vollkommen normal verknöcherter Kopfkern unter dem röntgenologischen Bild des nekrotischen Zerfalles degeneriert, sondern anscheinend immer eine primäre Entwicklungsstörung vorliegt" (BERNBECK). BERNBECK glaubt, daß die Differentialdiagnose schon mit dem röntgenologischen Hüftbild allein gestellt werden könne. Er ist auch der Ansicht, daß wohl mehrere in der Literatur veröffentlichte „Perthes-Familien" tatsächlich Chondrodystrophikersippen waren (er denkt dabei an die von BRILL und KEHL untersuchte Familie, bei der von 59 Personen nicht weniger als 26 ein Perthes-Leiden gehabt haben sollen).

Es gibt hier eine Parallele zum Tierreich. Aseptische Nekrosen am Femurkopf, die dem Bild eines Calvé-Legg-Perthes ähnlich sind, findet man nämlich auch bei Hunden und zwar bei Miniaturrassen, wie LJUNGGREN (1967) zeigte. Bei größeren Hunden konnte LJUNGGREN Perthes-ähnliche Hüften nach hochdosierten Hormongaben in hohen Dosen erzielen (s. auch S. 366).

ζ) Morbus Perthes und konstitutionelle Dysostose

Der oft nachweisbare Zusammenhang zwischen einem „Perthes" und einer bestehenden konstitutionellen (epiphysären) Dysostose wurde schon im Rahmen ätiologischer Fragen behandelt (S. 364).

Hüftkopfdysplasien im Rahmen *generalisierter Dysostosen* besprach J. SPRANGER (polyepiphysäre Dysostosen, z.B.: Morbus RIBBING, Arthroophthalmia hereditaria, Osteodystrophia hereditaria Albright, Dysostosis cleido-cranialis, ferner die spondyloepiphysären Dysplasien einschließlich des Morbus Morquio). Beim Morbus Morquio sind für das Bild am Hüftgelenk typisch eine schwere Coxa valga mit stark dystrophischem Hüftkopf und einer Hypoplasie am lateralen Acetabulumanteil. Dazu ist eine gleichzeitig bestehende Platyspondylie, besonders an der unteren Brustwirbelsäule und an der oberen Lendenwirbelsäule, diagnostisch richtungweisend. Bei der von SPRANGER und WIEDEMANN abgegrenzten kongenitalen Dysplasia spondyloepiphysaria findet man im Gegensatz zum Morbus Morquio niedrige breite Beckenschaufeln, keine Coxa valga, grobe Hüftkopfdefekte. Häufig verknöchern Hüftkopfdefekte überhaupt nicht, so daß die Pfannen leer erscheinen (Abb. 331). An der Wirbelsäule findet man Platyspondylie, doch ist diese nicht wie beim Morbus Morquio charakteristisch an der unteren Brust- und oberen Lendenwirbelsäule lokalisiert.

Bei der *metaphysären Dysostose* können im „Perthes-Alter" am proximalen Femurabschnitt Bilder vorkommen, die einem „Schenkelhalsperthes" ähnlich sind (JANSEN, F. SCHMID, SCHMIDT u. Mitarb., GIEDION u.a.) (s. Abb. 564). Man beobachtet nämlich am epiphysennahen Rand der Schenkelhalsmetaphyse eine unregelmäßige grobsträhnige Struktur neben sklerotischen Verdichtungszonen. Der Epiphysenspalt erscheint durch unregelmäßige Muldenbildungen an der metaphysären Seite verbreitert, die untere Metaphysenlippe kann ausgezogen sein. Die strukturellen Veränderungen können sogar bis zum Kern des Trochanter maior reichen (GIEDION u. Mitarb.). In allen Fällen besteht eine Coxa vara und fast immer auch ein kurzer Schenkelhals. Im Gegensatz zum echten

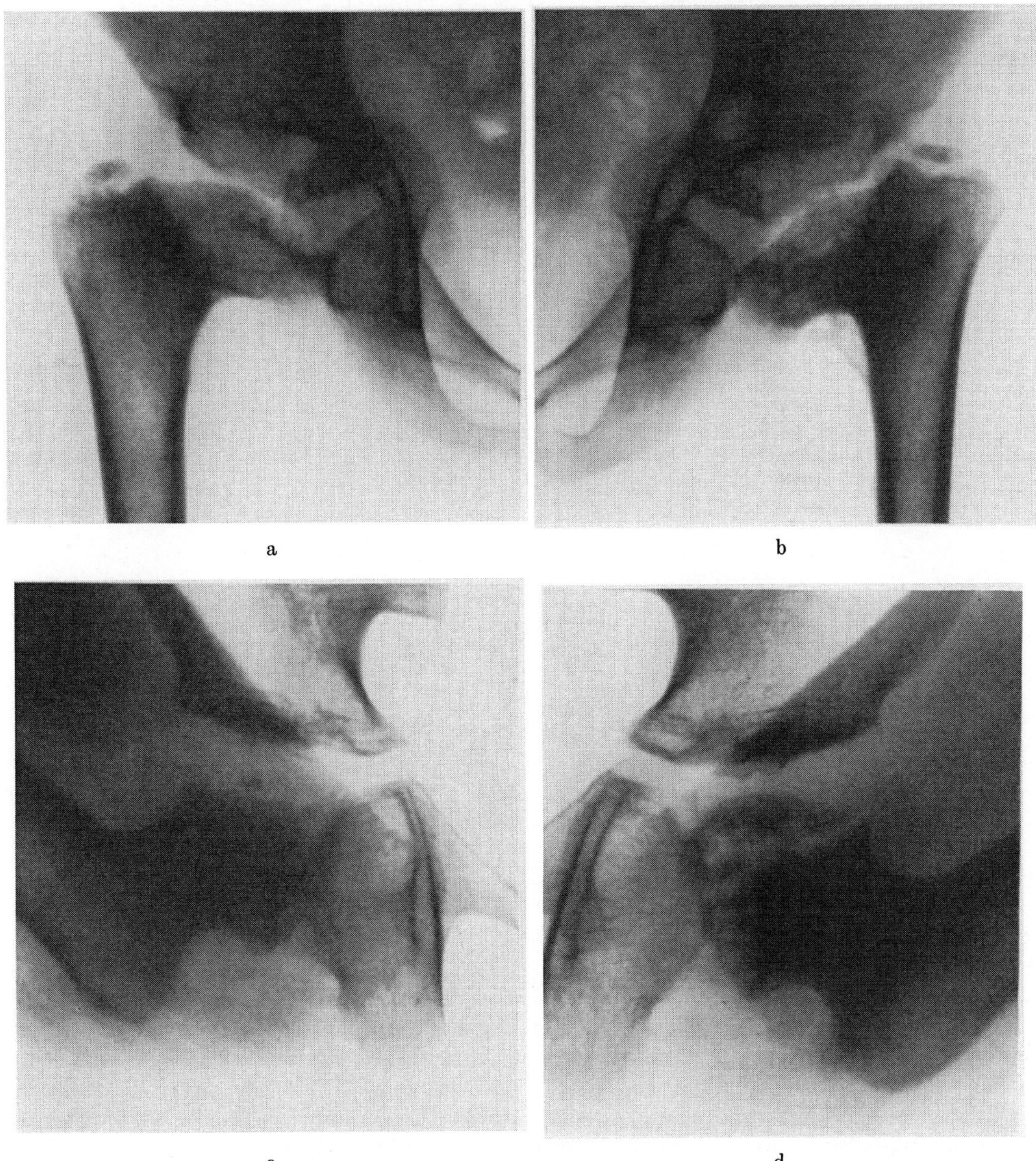

Abb. 331a—d. Hüftkopfdysplasie mit Nekrose bei kongenitaler (spondyloepiphysärer) enchondraler Dysostose (10jähr. ♂)

„Perthes" handelt es sich aber um ein generalisiertes Skeletleiden, das wahrscheinlich vererbt wird und sich auch schon in früher Kindheit, vor dem „Perthes-Alter", manifestiert. Gleichartige Veränderungen sind also auch an anderen Metaphysen zu finden. Der Schenkelkopf selbst ist entsprechend dem metaphysären Sitz des Leidens immer rund. Nicht selten ist die metaphysäre Dysostose mit anderen Leiden kombiniert, z.B. mit Pankreaserkrankungen (GIEDION u. Mitarb.), Cöliakie, intestinalen Störungen (McKUSICK, IRWIN, ANDERSON, BURKE, SCHUSTER u. BÖWING u.a.).

Bei der unkomplizierten Form der *anlagebedingten Hypoplasie des Schenkelkopfkernes* ist im Gegensatz zum „Perthes" die normale Kopfform weitgehend gewahrt. Lediglich eine Vertiefung oder Ausweitung der Fovea capitis und eine perifoveale Abflachung sind nicht selten Hinweise auf eine wenig ausgeprägte Dysplasie („forme fruste"). Dies gilt auch für die Unterscheidung der Endzustände beim Erwachsenen. Die Kombination der Hüftdysplasie mit einem „Perthes-Bild" ist aber nicht selten, wie aus den Ausführungen über den „Luxationsperthes" hervorgeht (s. S. 372). Spätbilder sind dann oft schwer von anderen Entwicklungsstörungen der Hüftknochen zu unterscheiden. Während die nur dysplastische Hüfte ein Kopf-Halsstück vom Aussehen einer Hantelhälfte hat, ist bei gleichzeitigem Perthes-Befall des Kopfes mehr das Bild eines Stempels gegeben (Abb. 321).

η) Endokrine Störungen

Osteochondrosen am Hüftkopf, die einem „Perthes" ähnlich sind oder gleichen, sind bei ausgeprägten endokrinen Störungen häufig. Es besteht eine Parallele zur Osteochondrosis dissecans und auch zur Epiphyseolysis capitis. Berichte über „Perthes-ähnliche" Hüftkopfbilder liegen vor: bei Schilddrüsenunterfunktion[1], Infantilismus (KLAR), Mongolismus und Myxödem (BRANDES), bei einem Eunuchoiden ohne Hochwuchs (ERKES), Dystrophia adiposogenitalis (DREHMANN, BÜTTNER u. a.), Riesenwuchs (SCHMIDT), bei kastratoiden Mädchen (LIESCHEID und SELLHEIM), hypophysärem Zwerg mit akromegalen Störungen (DORNER), geistig zurückgebliebenen Knaben (ROTH), Akromegalie (CURSCHMANN, FRAENKEL, STERNBERG, DIETRICH u. a., ERDHEIM: akromegale Arthritis deformans), hypophysärem Riesenwuchs (v. DRIGALSKI und DIETHELM, die eine vermehrte Ausschüttung des Wachstumshormons am Hypophysenvorderlappen als Kern der Störung vermuten und eine Behandlung mit männlichen Keimdrüsenhormon anregen) (zit. nach v. DRIGALSKI und DIETHELM). (Siehe auch Wirbelbeteiligung S. 112 und 366.)

ϑ) Morbus Perthes und juvenile Oberschenkelkopfkappenlösung

Vielfach wird im Spätstadium, wenn schon eine Arthrosis deformans ausgeprägt ist, eine Differenzierung der beiden Krankheitsbilder angestrebt, vor allem im Rahmen von Begutachtungen. Wichtig ist hier die Erfassung des Zeitpunktes des akuten Stadiums der Krankheit. Der Perthes tritt durchschnittlich früher auf als die Kopfkappenlösung: bei der Epiphyseolyse liegt das Maximum bei 13—16 Jahren, beim Perthes bei ca. 4—8 Jahren (s. S. 188 und 267, Abb. 237). Bei der Epiphyseolyse ist — wie schon ausgeführt — oft eine hormonelle Störung im Sinne einer Dystrophia adiposogenitalis entwickelt. Zur Klärung der Verhältnisse am Knochen soll immer eine Röntgenaufnahme der Hüfte in mehreren Ebenen, vor allem in Lauensteinlage, angefertigt werden, da in dieser Position die distale Kopfkappenverschiebung besonders deutlich zu erkennen ist. Der wesentliche Unterschied liegt aber in der zunächst erhaltenen Kopfrundung beim Kopfabrutsch. Im Spätstadium verwischt die sekundäre Arthrosis deformans das Bild, da bei beiden Krankheitsbildern eine solche zu erwarten ist. Die sekundäre Umformung der Hüftgelenkspfanne läßt sich differentialdiagnostisch nicht verwerten, weil sie bei beiden Krankheitsbildern vorkommt. Über die histologischen Unterschiede zwischen dem Perthes und der Arthrosis deformans haben sich zahlreiche Autoren ausgesprochen (z. B. NUSSBAUM), aber man wird arthrotische Veränderungen auch beim Perthes im Spätstadium antreffen. „Perthes-ähnliche" Endzustände bei der Epiphyseolysis wurden von KAPPIS beschrieben.

ι) Perthes-Osteochondrosis dissecans
(Siehe Osteochondrosis dissecans, S. 621, ferner Kopf-Perthes, S. 290).

κ) Morbus Perthes und Coxa vara congenita

Da bei der Coxa vara congenita auch Fälle mit Schenkelkopfbefall vorkommen, ist eine einwandfreie Unterscheidung von einem „Früh-Perthes" kaum möglich, wenn die Krankheit erst im 2. oder 3. Lebensjahr oder noch später entdeckt wird. Beide Krank-

---

1 Ein derartiger „Pseudo-Perthes" kann schon auftreten bei Kindern mit klinisch diskreten Symptomen einer Hypothyreose. Die Sicherung der Diagnose ist besonders für die Therapie wichtig (Schilddrüsensubstitutionsbehandlung). J. GREINACHER, Der Radiologe 11, 300 (1971).

heiten können aufgrund ihrer röntgen-strukturellen Veränderungen allein nicht auseinandergehalten werden. Ich habe den Verdacht, daß der eine oder andere mitgeteilte Fall von „Früh-Perthes" einem bis dahin unerkannt gebliebenen Leiden der Coxa vara congenita entsprach. Die genaue diagnostische Differenzierung hat aber keine nennenswerte praktische Bedeutung, zumal die Coxa vara congenita von manchen Autoren ebenfalls zu den aseptischen Osteonekrosen gerechnet wird (s. Coxa vara congenita, S. 702).

λ) Perthes-ähnliche Bilder bei Blutkrankheiten

LÖHR sah „Perthes-Bilder" bei Blutern. Er kam aufgrund der Überprüfung von Literaturfällen zu dem Ergebnis, daß alle diesseits des Pubertätsalters im Stadium der akuten schweren Hüftgelenksblutung und ihrer mittelbaren und unmittelbaren Folgezustände angefertigten Röntgenaufnahmen ein Bild zeigten, das dem der floriden Perthesschen Krankheit glich. Dieser Umstand wird von ihm auf die hohe Empfindlichkeit des jugendlichen epiphysären Knochens gegenüber den chemischen und physikalischen Einwirkungen der Blutung bezogen. Jenseits des Pubertätsalters boten sich die mannigfaltigsten Bilder, wie Cystenbildungen, Coxa valga, Zustände des abgeheilten Perthes usw. Spätere Blutungen, die bei schon erwachsenen Blutern am Hüftgelenk erfolgten, führten nicht mehr zum Formenstil der Perthesschen Hüftgelenkserkrankung, was für die erhöhte Empfindlichkeit des jugendlichen epiphysären Knochens gegenüber Blutungen spricht und was auch im Sinne der „Gefäßtheorie" bei der Frage der Entstehung des Perthes zu verwerten wäre. Weitere „Perthes-Bilder" bei jugendlichen Blutern zeigen Fälle von MONTANARI (2jähriger Knabe), PETERSEN (11- und 14jähriger Knabe), SCHLÖSSMANN (14jähriger Knabe). In der Differentialdiagnose lassen die Anamnese und die Befunde an anderen Gelenken keinen Zweifel offen, doch muß man mit der Tatsache vertraut sein, daß sich aufgrund des Bluterleidens bei jugendlichen Personen auch „Perthes-ähnliche Bilder" entwickeln können.

Bilder, die einem Perthes oder einer Osteochondrosis dissecans ähneln, werden auch bei der Hämoglobin SC (= Sichelhämoglobin C)-Krankheit beobachtet (BARTON und COCKSHOTT, BLAU und HAMERMANN, MOSELEY, RUCKNAGEL u. NEEL), einer Hämoglobinopathie, die in Afrika nicht selten ist (z.B. in Nigeria). Die Erscheinungen am Knochen entwickeln sich bei dieser Krankheit aus Markhyperplasien, Reduzierung der Sauerstoffversorgung, Capillarblockade, Thrombosierungen der Gefäße, Gefäßspasmen, Infarzierungen und Infektionen. Bei einer gewissen Ausdehnung der Herde bricht der subchondrale Knochen ein und die Gelenkoberfläche wird verbildet oder geschädigt (Genaueres s. HARRIS und BOBECHKO, SHERMAN, J. A. BECKER, J. REYNOLDS). In der Reihenfolge werden das Hüftgelenk, die Schultergelenke und dann die anderen Gelenke befallen. BARTON und COCKSHOTT geben an, daß die Hüftgelenksveränderungen bei der Hämoglobin SC-Krankheit in einem späteren Alter auftreten als beim „Perthes", so daß man die Bilder zu Gesicht bekommt, wenn die Wachstumsfuge schon geschlossen ist oder in einem fortgeschrittenen Reifestadium steht. Die Autoren unterscheiden bei dieser Krankheit 3 Typen der röntgenologischen Erscheinungsformen am Knochen. Ein Unterschied gegenüber dem „Perthes" liegt vor allem darin, daß in den meisten Fällen ein oder mehrere deutlich abgrenzbare Nekroseherde eventuell mit Sequester vorkommen, während beim „Perthes" die Hüftkopfepiphyse mehr diffus ergriffen ist. Was den „echten" Perthes anlangt, so soll dieser nach einigen Autoren bei den Negern nicht (SMITH u. CONLEY) oder nur sehr selten anzutreffen sein, während er nach anderen in Afrika durchaus nicht unbekannt sei (s. GOLDING). Auch bei der *Sichelzellenanämie* können ähnliche Veränderungen an den Gelenken entstehen. Allerdings kommen solche bei diesem Leiden nur sehr selten zur Beobachtung, da die meisten Kranken vorzeitig sterben (SHERMAN, (TAYLOR, TANAKA u. Mitarb., u.a. s. auch Osteochondrosis dissecans, S. 624).

Aseptische Nekrosen auf der Basis von Knocheninfarzierungen kommen auch noch bei zahlreichen anderen Blutkrankheiten vor, z.B. bei der Polycythaemia vera (LEGANT

u. BALL) und bei der primären aplastischen Anämie (JACKSON, PINKERTON u. WILSON, 1962). Primäre Gefäßkrankheiten, z.B. Periarteriitis nodosa (RAMSEIER, 1960), Arteriosklerose der Knochenarterien (RAMSEIER, 1962) mit akutem Blutverlust (UEHLINGER, 1949) oder Gefäßthrombose (SERRE u. SIMON, 1958, 1959) können ebenfalls zu aseptischen Knochennekrosen führen (zit. nach REICHELT u. Mitarb.).

HÖRDEGEN, KOHNE und LÜDINGHAUSEN führten bei 20 Patienten mit Morbus Perthes Hämoglobin-Analysen durch. Es ergaben sich normale Befunde, die keinen Zusammenhang mit einer etwa bestehenden Sichelzellanämie, der Hb-SC-Krankheit und der Sichelzellen-Thalassämie annehmen lassen. Bei 5 dieser Kinder wurden Chromosomenuntersuchungen vorgenommen (J. D. MURKEN). Die Karyogramme wiesen keine Veränderungen im Chromosomenbild auf. Auch fanden sich keine Hinweise für eine Thrombosierung der Gefäße im untersuchten Material des distalen Metaphysenbereiches (intertrochantere Zone).

μ) Posttraumatische Hüftkopfnekrosen

Sekundäre Hüftkopfnekrosen nach Traumen sind eine bekannte Erscheinung. Sie kommen sowohl bei erwachsenen wie bei jugendlichen Personen vor. Besonders oft treten sie im Gefolge einer Schenkelhalsfraktur auf (Abb. 332), insbesondere nach medialen Frakturen. Sie entstehen über eine Schädigung der den Kopf versorgenden Gefäße (Rr. nutritii capitis proximales). Ihre Ätiologie und Pathogenese stellt eine Stütze für die „Gefäßtheorie" der Perthes-Entstehung dar. Aber auch direkte stumpfe Traumen, die den Hüftkopf treffen, sind geeignet, Nekrosen hervorzurufen, z.B. stumpfe Stauchungen beim Sturz aus einer Höhe auf die Beine (z.B. bei Maurern, Spenglern, Landwirten, Fallschirmspringern, Turnern). Das Röntgenbild der langsam entstehenden Nekrose hat bei solchen Fällen mehr das Aussehen eines umschriebenen Nekroseherdes oder das einer Osteochondrosis dissecans. Die posttraumatischen Nekrosen entstehen sehr langsam und werden meistens erst mehrere Monate bis einige Jahre nach dem Unfall röntgenologisch sichtbar (s. auch „Perthes" und Trauma, S. 360).

v) Weitere Hüftkopfnekrosen unterschiedlicher oder unbekannter Entstehung

Die Zahl der Krankheitsbilder, mit denen Hüftkopfnekrosen in einen ursächlichen Zusammenhang gebracht werden, ist nicht überschaubar. Für viele dieser Hüftkopfnekrosen wird die Bezeichnung „idiopathische Hüftkopfnekrose" benutzt. In diesem Beitrag wird versucht, einen bestimmten Typ der Hüftkopfnekrose als „idiopathische Hüftkopfnekrose" herauszustellen, und zwar nach Gesichtspunkten, wie sie von zahlreichen Orthopäden und Chirurgen in letzter Zeit vertreten worden sind (s. S. 390).

Von den Krankheitsbildern, denen die Entstehung einer Hüftkopfnekrose mehr oder minder erwiesen zur Last gelegt wurde, seien angeführt: Inaktivitätsosteoporose (bei langer Bettlägerigkeit), Hungerosteopathie, Cushing-Syndrom, ischämische Knocheninfarkte verschiedener Art, Endarteriitis bzw. Thrombangitis, venöse Abflußbehinderung (PHEMISTER, CHANDLER), Stoffwechselstörungen (U. ROMER), Gicht (LOYOT und GAUCHER, DE SEZE), Leberschäden, Alkoholismus (PATTERSON 17%, JONES und ENGLEMAN), Glomerulonephritis (ROMER), Arteriosklerose, allergisches Geschehen, besonders im Rahmen rheumatischer Prozesse (JENTSCHURA und ROMPE), Hyperlipidämien (DE SEZE, WELFLING, LEQUESNE und PHANKIM-KOUPERNIK), Adipositas (SERRE und SIMON, MERLE D'AUBIGNÉ u. Mitarb.), Fettembolie (JONES u. Mitarb.). Über derartige Fälle, unter denen sich viele sog. idiopathische Schenkelkopfnekrosen und Steroidarthropathien befanden, berichteten SERRE und SIMON, DE SÈZE u. Mitarb., H. MAU, MALKA, REICHELT, MARTEL u. SITTERLEY, VIGNON und MERLE D'AHBIGNÉ u. Mitarb. (117 Fälle). Letztere versuchen glaubhaft zu machen, daß für die Entstehung der plötzlich auftretenden und nicht selten bilateralen Nekrosen eine Veröd ung der arteriellen Versorgungswege eine Rolle spiele.

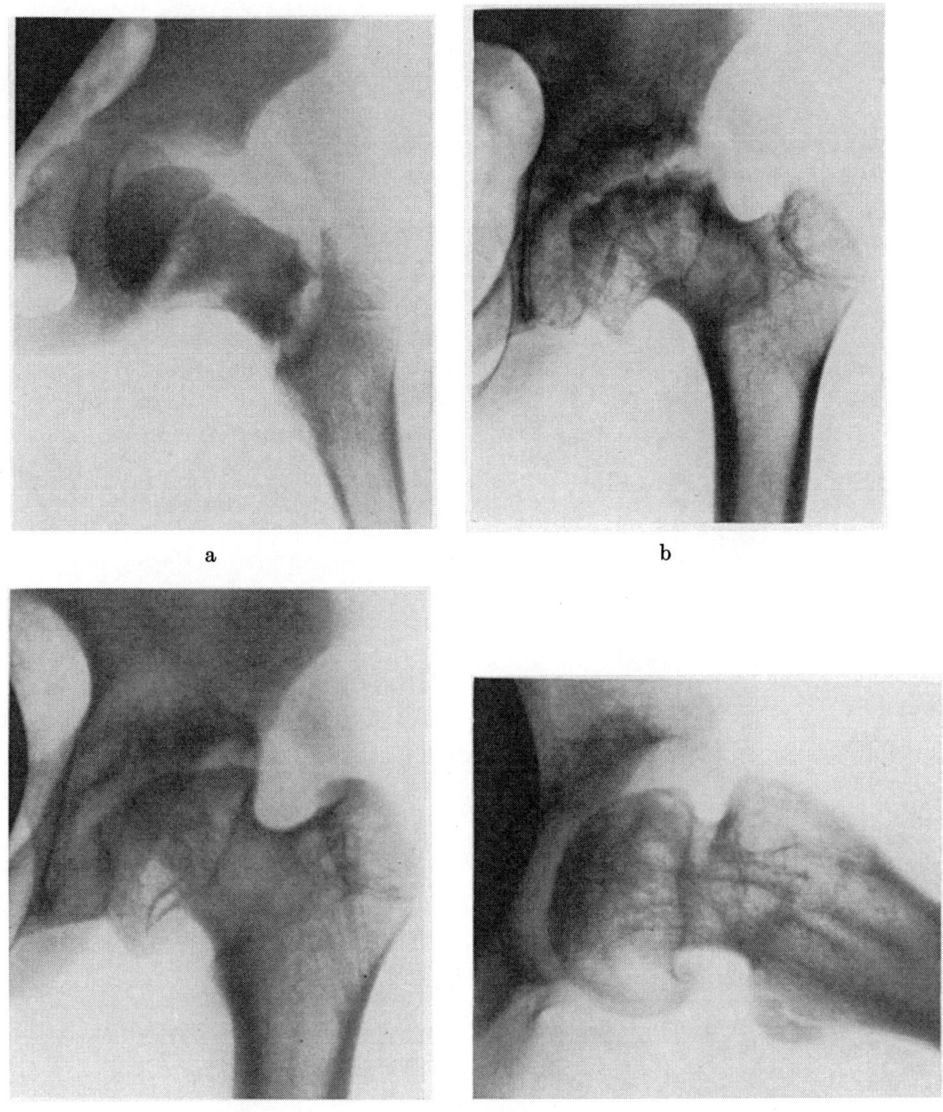

a   b
c   d

Abb. 332a—d. Perthes-ähnliche Hüftkopfdeformierung als sekundäre Traumafolge (unzweckmäßige Behandlung eines lateralen Schenkelhalsbruches bei einem 8jährigen Mädchen). a 3 Monate nach dem Unfall. Örtliche Nekrose am Randgebiet der Bruchstellen. Subluxationsstellung infolge zu starker Extension. b 2 Jahre nach Unfall. Nach Knochenbolzung ausgeheilte Bruchstelle, Teilnekrose des Kopfes, vorzeitiger Fugenschluß und verkürzter, verdickter Hals. Beginnende Ausweitung der Pfanne. c und d 4 Jahre nach Unfall. Auch die Kopfnekrose ist ausgeheilt. Nach oben ausgeweitete Pfanne, leichte Retrotorsion des Halses und Kopfes. Das Bild ist von dem eines alten „Perthes" kaum zu unterscheiden

ξ) Knocheninfarkte

Im allgemeinen werden primäre und sekundäre Knocheninfarkte unterschieden; sie kommen am Skelet viel öfter vor, als man früher annahm (SCHINZ und UEHLINGER, 1952), auch bei jugendlichen Personen. Häufig wird der Schenkelkopf befallen. Der Knocheninfarkt entsteht hier nicht selten in Auswirkung einer örtlichen Überlastung und zwar bevorzugt am vorgeschädigten Skelet, z.B. bei erblicher Qualitätsschädigung des Knochens, statischer Mehrbelastung, Osteoporosen (UEHLINGER). Die entsprechenden Nekrosebilder haben eine gewisse Ähnlichkeit mit einem „Perthes" oder einer Osteochondrosis dissecans. Es treten Markverkalkungen in strähniger oder in Ringform („Schneekappen")

25*

auf. Im klassischen Fall ist der Nekroseherd kegelförmig, mit peripher gelegener Basis, daneben kommen auch oberflächliche und cystische Herde vor (MERLE D'AUBIGNÉ u. Mitarb.). Wenn der Infarkt röntgenologisch sichtbar wird, liegt das Infarktgeschehen schon weiter zurück. Der nekrotische Knochen kann aber durch gefäß- und zellreiches Granulationsgewebe, das sich entlang dem nekrotischen Knochenbälkchen bildet („creeping substitution" nach PHEMISTER), ersetzt werden und es bildet sich ein Kollagen-Faserwall, der den lebenden Knochen vom toten trennt. Fibröses Gewebe kann sich auch mit Kalksalzen beladen, so daß die erwähnten Verdichtungsfiguren im Röntgenbild entstehen.

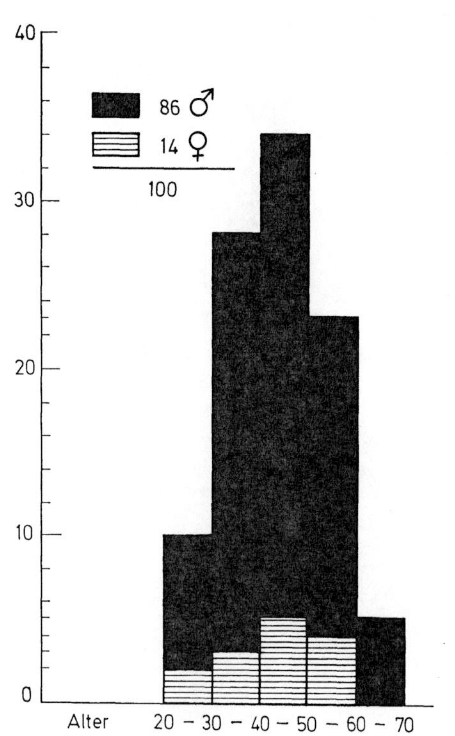

Abb. 333. Idiopathische Hüftkopfnekrose: Häufigkeit. (E. HIPP)

Natürlich kann der nekrotische Knochen auch durch neugebildete Knochen schleichend ersetzt werden (PHEMISTER). Dies erfolgt aber vollständig meistens nur bei kleineren Herden, während bei größeren die Substitution zum Stillstand kommt, wenn der fibröse Randwall calcifiziert und ossifiziert ist. Für die Ausheilung spielt auch der Nekrosesitz, die mechanische Beanspruchung des Herdes und die Dauer der Erkrankung eine Rolle (zit. nach A. REICHELT u. Mitarb.). Zurückbleibende Nekroseherde und Deformierungen führen im Laufe der Zeit zur Hüftkopfarthrose (s. Fälle von ERDHEIM, FREUND, STIESS) s. a. „Perthes-ähnliche" Bilder bei Blutkrankheiten, S. 385.

o) Die idiopathische Hüftkopfnekrose (i.H.-N.)

Die *idiopathische* (primäre, spontane) *Hüftkopfnekrose* (i.H.-N.) der Erwachsenen wird von immer mehr Autoren als ein selbständiges Krankheitsbild angesehen. Sie wird überwiegend bei männlichen Erwachsenen ($^4/_5$) zwischen dem 30. und 60. Lebensjahr beobachtet (Abb. 333).

αα) Zur Ätiologie der idiopathischen Hüftkopfnekrose

Wahrscheinlich beruht sie primär auf einer Ischämie, der ein Allgemeinleiden zugrunde liegt, da Doppelseitigkeit häufig ist (im Schrifttum 30—50%, JENTSCHURA und ROMPE, SCHLUNGBAUM). Aber auch Infarkte, Osteoporose, Fettembolie (s. Versuche von JONES u. SAKOVICH), venöse Stauung, entzündliche Gefäßprozesse u.a. werden als Ursache vermutet. Familiäres Vorkommen konnte bisher nur selten festgestellt werden (HÖCHST: 3 Geschwister im Alter von 39, 37 und 34 Jahren, MÜNZENBERG: Jugendlicher „Perthes", 25jähriger Bruder (Trauma vor 4 Jahren), 55jähriger Onkel).

In diesem Zusammenhang sind auch die Ergebnisse der Vitalitätsprüfung des Schenkelkopfknochens interessant, die durch Punktion oder am operativ entfernten Knochenstück gewonnen wurden. AMANN und KAUFMANN untersuchten operativ entfernte und durch eine Vitallium-Endoprothese ersetzte Hüftköpfe nach frischer medialer Schenkelhalsfraktur mit Hilfe der histo-chemischen Diaphoresereaktion. Von etwa 43 in ununterbrochener Serie untersuchten Schenkelköpfen, die von im Durchschnitt 78 Jahre alten Patienten stammten, waren nur 2 vital. In 41 von den 43 Oberschenkelköpfen fanden sich devitalisierte Bezirke. Bei 23 Schenkelköpfen waren mehr als 50% des Kopfes nekrotisch. Auch an Oberschenkelköpfen von verstorbenen alten Patienten ohne Schenkelhalsfraktur konnten kleine kalottenförmige nekrotische Anteile im oberen äußeren Quadranten gefunden werden. Solche nekrotische Bezirke sind, je nach Ausdehnung, vielleicht eine Voraussetzung für die häufigen posttraumatischen oder idiopathischen Schenkelkopfnekrosen alter Leute. Es ist demnach ziemlich sicher, daß bei alten Leuten im Schenkelkopf verhältnismäßig oft Nekrosen vorhanden sind (wahrscheinlich bedingt durch eine Altersarteriopathie), auch dann, wenn das Röntgenbild noch keinen Hinweis liefert. Dafür sprechen auch die Punktionsbefunde, die immer häufiger vor Operationen am

Hüftkopf vorgenommen werden. Nekrotischer Knochen bleibt auch an anderen Skeletstellen verhältnismäßig lange strukturell unverändert und auch morphologisch erhalten, wenn ihn nicht eine stärkere Krafteinwirkung von außen komprimiert. (Über Altersveränderungen am Femurkopf: s. auch F. S. SANTORI und P. T. RICCARDI-POLLINI.)

Da der Knochenbeinbruch meistens an der cranial-lateralen Kopfpartie beginnt, kann man vermuten, daß für das erste Manifestwerden der Nekrose die Belastungsverhältnisse am Hüftkopf eine maßgebliche Rolle spielen. Die hier auf den Kopf übertragene Kraft kann nämlich erhebliches Ausmaß erreichen, je nach dem wirksamen Gesamtgewicht, der Größe der tragenden Gelenkfläche und der Verteilung der Spannungen innerhalb dieser (KUMMER, AMTMANN und KUMMER, s. a. „Osteochondrosis dissecans", S. 657).

$\beta\beta$) Angiographische und szintigraphische Befunde

Hinsichtlich der Ätiologie der idiopathischen Hüftkopfnekrosen spricht sich HIPP im Sinne der schon von KANDLER vertretenen „Coronary disease of hip" aus, also praktisch für eine arterielle Durchblutungsstörung. Anhand seiner arteriographischen Bilder glaubt HIPP an eine Hypoplasie der Hüftkopfgefäßanlage. Ein Teil der Kranzgefäße des Hüftkopfes, nämlich der R. profundus der A. circumflexa femoris medialis und die Rr. nutrii capitis laterales, sind dünn und enden als feine Gefäßäste im Bereich des oberen metaphysären Kopfanteiles. Beim Nachlassen der Versorgungskompensation, meistens im 3.—4. Dezennium, entstünden Nekrosen, wo eine Kompensation nicht mehr möglich sei. Dabei könnten noch andere Veränderungen mitwirken wie z. B. Atheromatose und Arteriosklerose, die bis zu Gefäßverschlüssen gehen können.

Die indirekten Phlebogramme HIPPS ergaben beim Bestehen einer ausgeprägten arteriellen Zuflußstörung einen veränderten Blutrückfluß. Hinweise auf eine primäre Abflußbehinderung ließen sich aber nicht objektivieren. Anhand einer Gemeinschaftsstudie von 14 medizinischen Zentren der Schweiz sieht W. ZINN einen wichtigen pathogenetischen Faktor der idiopathischen Hüftkopfnekrose in der Osteoporose. Dazu kommen plötzliche mechanische Belastungen des Hüftgelenks. Sie führen zu einem Blutstau im Femurkopf, der mittels intrakapitaler oder pertrochanterer Phlebographie nachweisbar sei.

Aus seinen angiographischen Untersuchungen glaubt HIPP auch feststellen zu können, daß ein gewisser Unterschied zwischen den idiopathischen Hüftkopfnekrosen einerseits und der Osteochondrosis dissecans und Entwicklungsstörungen andererseits zu ersehen sei. Bei letzteren sei der Ramus profundus der A. circumfl. femoris tibialis dünn und verlaufe atypisch. Man werde an ein hypoplastisches Gefäß erinnert und weniger an Veränderungen nach sekundären Verschlüssen.

HIPP beobachtete bei seinen Fällen von idiopathischer Hüftkopfnekrose auch nicht selten einen verkürzten Schenkelhals, worin er einen Hinweis auf eine in der Jugend vorgelegene epi- oder metaphysäre Wachstumsstörung des Knochens sieht.

RONCALLI-BENEDETTI und SOAVE erhoben bei einem 24jährigen Mann, der an einer doppelseitigen idiopathischen Schenkelkopfnekrose litt, folgenden arteriographischen und phlebographischen Befund: Rechts war die A. ischiadica enggestellt, am Phlebogramm fiel eine Verlangsamung der Füllung und besonders auch der Entleerung der Venen auf. Die Befunde bestärken die Auffassung, daß pathogenetisch dem Leiden eine ischämische Zirkulationsstörung zugrunde liegt. Avasculäre Nekrosen sind auch szintigraphisch durch vermehrte Aktivitätsablagerungen zu erfassen [ADAMS (^{51}Cr), FEINE und HENKEL (^{85}Sr), PIRKER und FUEGER, BOYD u. Mitarb. (^{32}P), KOLÁR u. Mitarb. (^{85}Sr), BLAU u. Mitarb. (^{18}F), FASSBENDER u. Mitarb.; s. a. S. 318].

$\gamma\gamma$) Ablauf der Erkrankung

Nach H. MAU ist charakteristisch und zugleich heimtückisch die Diskrepanz zwischen den anfangs nur geringen Beschwerden und den aber schon meist ziemlich weit fortgeschrittenen Veränderungen am Hüftkopf. Manche Fälle werden daher zufällig entdeckt, z. B. wenn unklare Beschwerden initial auftreten (z. B. am Kniegelenk). Auch sehr rasch fortschreitende „arthritische" Beschwerden sind auf eine aseptische Nekrose verdächtig.

Bei doppelseitigem Auftreten der i. H.-N. ist meistens ein klinisches Intervall von mindestens einem halben Jahr festzustellen.

HIPP unterscheidet 3 Stadien: Ein Frühstadium, ein Stadium der fortgeschrittenen Nekrose und ein Spätstadium.

1. Frühstadium. Fast immer beginnt das Leiden mit einem Einbruch der craniallateralen Kopfpartie unter dem Pfannendach, nach H. MAU auch an der ventro-lateralen, wobei der Gelenkspalt relativ lange erhalten bleibt und die Pfanne anfangs normal aussieht. Diese initiale Knochenmarknekrose verrät sich röntgenologisch frühestens durch eine umschriebene Unschärfe, meist an der cranial-ventralen Kopfpartie, sowie durch intraossäre Verdichtungszonen, wie H. MAU und A. REICHELT bei der Beschreibung des Röntgenbildes hervorheben (s. auch DE SÈZE, WELFLING und LEQUESNE, SERRE und SIMON, PATTERSON u. Mitarb., SCHLUNGBAUM u. a.). Auch eine subcortical dem Knochenherd entlanglaufende Aufhellungslinie kann die nekrotische Materiallockerung anzeigen, ähnlich wie bei der Osteochondrosis dissecans (Abb. 529 und 535), worauf NORMAN und BULLOUGH (1963) als Frühzeichen bei der avasculären Hüftkopfnekrose hinweisen. REI-

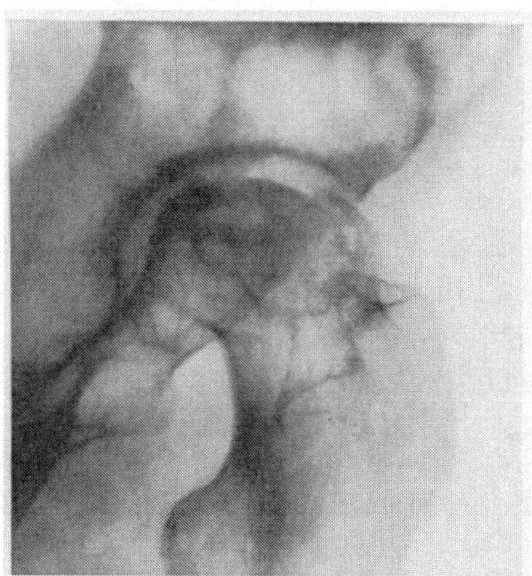

Abb. 334. Idiopathische Hüftkopfnekrose mit Knocheneinbruch bei einem 32jährigen Mann (beidseitig). Hüftschmerzen seit ca. $^1/_2$ Jahr. Vor 2 Jahren Magenresektion nach B-II wegen Ulcus pepticum. Chronische postoperative gastro-enterale Beschwerden

CHELT sah bei 3 Frühbeobachtungen schon wenige Wochen nach Beginn der Beschwerden als konstantes Röntgenfrühzeichen einen keil- oder mandarinenscheibenförmigen Aufhellungsbezirk, der von einem unregelmäßigen, wolkigen Sklerosesaum begrenzt war. Kleine örtliche Kompressionsherde der Spongiosa können zu tüpfeligen Verdichtungen führen (MARTEL und SITTERLEY). Gelegentlich stellte sich ein unscharfer, verwaschener Bezirk an der Kopfcalotte medial des Pfannenerkers dar; Abflachungen des Kopfes und Impressionen kennzeichnen schon ein fortgeschrittenes Stadium.

Nach HIPP beginnt die Krankheit gelegentlich auch in Gestalt osteolytischer Vorgänge im Kopfzentrum. Der Bezirk kann dabei pfennig- bis markstückgroß sein. Gelegentlich bildet die Epiphysenlinie eine Abgrenzung des Herdes zur Metaphyse hin. Der Herd kann sich auch bis zum röntgenologischen Gelenkspalt hinaus dehnen, so daß nur noch die Knorpelmembran als Abgrenzung vorhanden ist (s. auch Histologische Befunde). Im Anschluß an diese frühesten Zeichen wird nicht selten an der lateralen Kopfpartie, gegenüber dem Pfannendach, ein keilförmiger Nekrosebezirk mit Strukturverdichtung und V-förmiger Aufhellung sichtbar bei noch erhaltenem Gelenkspalt (TORKLUS). Nach HIPP weist mehr als $^1/_3$ der Patienten einen doppelseitigen Befall auf, wobei meistens beide Seiten ein unterschiedliches Ausmaß der Veränderungen zeigen. In diesem Stadium ist röntgenologisch die Differentialdiagnose gegen einen entzündlichen Herd im Hüftkopf schwierig, jedoch fehlen in der Regel reaktive entzündliche Knochenveränderungen der Nachbarschaft und akute klinische Erscheinungen im allgemeinen.

2. Stadium der fortgeschrittenen Nekrose (Abb. 334). Nach dem Initialstadium ist die Weiterentwicklung des Krankheitsbildes nach 2 Richtungen hin möglich:

a) Es kann zu einer nur partiellen Nekrose kommen, die zu einem Stillstand und zu einer Ausheilung oder Abflachung des Hüftkopfes führt.

b) Die andere Form besteht in einer progredienten Nekrose am Kopf mit ausgedehntem Kollaps, Gelenkspaltverschmälerung und eventuell auch einer konsekutiven Pfannendeformierung (TORKLUS). Letztere besteht meistens in einem Abbau des Pfannendaches, zu dem sich arthrotische und arthritische Appositionen infolge eines Reizzustandes gesellen. Der nekrotische Knochen ist durch Kompression meist strukturlos geworden, es kommt zu Verdichtungen, möglicherweise durch Calcifizierung von nekrotischem Knochenmark und zur Bildung auch von Aufhellungszonen, die Abbaubezirken entsprechen. In der Nachbarschaft der Nekrosebezirke kann die Struktur des Knochens rarefiziert sein. Stufen in der Randkontur (Rim-Zeichen) und abgelöste Knochenstückchen kennzeichnen schon tiefergreifende Nekrosen. Wenn der Einbruch an den Kopfrand herankommt, können am *Hals* auch periostale Appositionen entstehen. Der *Gelenkknorpel* bleibt meistens lange erhalten, so daß zunächst der *Gelenkspalt* nicht verschmälert ist. Später kann es zu Einbrüchen und Knorpelabschleifungen kommen. *Umschriebene Kopfeinbrüche* weisen häufig das Bild trichterartiger oder keilförmiger Nekrosen auf, die eine gewisse Ähnlichkeit mit Osteochondrosis dissecans-Herden haben. Vielfach liegen sie in der lateralen oberen Belastungszone des Kopfes, also dort, wo auch die initialen Erscheinungen meistens auftreten. In der Differentialdiagnose muß bei solchen Fällen auch an posttraumatische umschriebene Nekrosen und enchondrale Dysostosen gedacht werden.

3. Spätstadium. Je nach dem Ausmaß der Nekrose bleibt eine Kopfdeformierung zurück. Meistens wird der Kopf walzenförmig oder pilzförmig abgeflacht, so daß das radiologische Bild dem einer schweren Spätarthrose gleicht. Es ist anzunehmen, daß viele dieser Bilder früher als Coxarthrose oder Malum coxae senile bezeichnet wurden. Im Spätstadium ist der Gelenkspalt meist verschmälert, nach HIPP in mehr als der Hälfte der Fälle nur geringfügig, in etwas mehr als 40% stärker. An der Pfanne findet man ausgedehnte regressive Vorgänge mit sklerotischen Veränderungen. Ätiologisch wichtig erscheint in diesem Stadium nach HIPP der Befund eines erhalten gebliebenen kleinen, etwa linsenförmigen nekrotischen Herdes innerhalb eines Kopfes. In der Differentialdiagnose stehen in diesem Stadium die genuine Arthrose, das Spätstadium der primären chronischen Polyarthritis rheumatica und eine alte Tuberkulose im Vordergrund. Es können aber auch alle anderen nicht malignen destruktiven Prozesse am Hüftkopf letzten Endes im Spätstadium zu einem ähnlichen Bild führen.

δδ) Histologische Befunde bei idiopathischer Hüftkopfnekrose

teilten u.a. mit: MERLE D'AUBIGNÉ u. Mitarb., MAU, JENTSCHURA und ROMPE, REICHELT, SCHLUNGBAUM. Die folgenden Ausführungen sind hauptsächlich der Arbeit von REICHELT entnommen.

Vom röntgenologischen Gesichtspunkt aus ist die Feststellung bemerkenswert, daß der Gelenkknorpel überwiegend vital bleibt und höchstens in den tiefsten Schichten nekrobiotische bis nekrotische Veränderungen erkennen läßt. Seine Dicke ist zunächst unverändert — bei manchen Autoren wurde er sogar verbreitert gefunden —, was den röntgenologisch normal weiten Gelenkspalt erklärt. Unmittelbar auf den Knorpel folgt eine schmale subchondrale Zone, die eine massive Fragmentierung der nekrotischen Spongiosa zeigt. Über ihr kommt es gelegentlich zur Ablösung und Sequestrierung der Gelenkknorpelhaube, der noch ein Streifen subchondralen Knochens anhaften kann. Daran schließt sich eine breite Schicht avitalen Knochens an. Die Markräume sind in diesem Gebiet von meist sehr dichtem und zellreichem Bindegewebe ausgefüllt. Häufig findet man hier auch zerriebene Spongiosa und Zelltrümmer (Trümmermehl). An diese Zone schließt sich eine dritte an, in der gut abgrenzbar eine aktive Hyperämie mit anfänglichen Blutungen und späteren, fast angiomartigen Gefäßneubildungen anzutreffen ist. Sie ist in frischen Fällen meistens bereits makroskopisch als dunkelrote Begrenzungslinie des Nekrosebezirkes sichtbar. Von dieser hyperämisierten Schicht geht die Erscheinung des Umbaues des nekrotischen Gebietes aus (Osteolyse, „schleichender Ersatz" nach PHEMISTER). Im Rahmen des „schleichenden Ersatzes" werden die Spongiosabälkchen durch Anlagerungen von lamellären Tafelosteomen stabilisiert, was röntgenologisch zu Strukturverdichtung führt. Im fortgeschrittenen Stadium der Erkrankung sind die einzelnen Schichten nicht mehr sicher zu trennen und der Gelenkknorpel kann mehr oder weniger zerstört sein, auch die Spongiosa ist dann unterschiedlich weit osteolysiert (A. REICHELT). In einer geringeren Anzahl von Fällen war auch ein weitgehendes oder völliges Fehlen der sekundären Reaktion zu erkennen.

Nach REICHELT weist die Nekrose der Knochenbälkchen und des Fettmarks auf eine Irritation der arteriellen Gefäßversorgung hin, so daß von ischämischen Hüftkopfinfarkten gesprochen werden kann. Tatsächlich wurden gelegentlich entzündlich-stenosierende Prozesse der Mark- oder Kapselgefäße gefunden.

Im Hinblick auf die *Ätiologie* der idiopathischen Hüftkopfnekrose meint REICHELT, daß die morphische Reaktionsmöglichkeit des unter ständiger mechanischer Beanspruchung stehenden Hüftkopfes auf die Anoxie sehr begrenzt sei und sich fast gesetzmäßig in Abhängigkeit vom Zeitfaktor und der funktionellen Belastung abspiele. In seltenen Fällen komme es nicht zu der den Infarkt umgebenden Hyperämie mit fibröser Wallbildung und „schleichendem Ersatz", sondern zum reaktionslosen Untergang großer Teile des Hüftkopfes und sogar des Schenkelhalses. Solche Fälle entsprechen der von v. TORKLUS herausgestellten progredienten Verlaufsform (zit. nach REICHELT).

Einen über eine längere Zeit in der Entstehung beobachteten Fall (von ca. 4 Monaten nach klinischem Beginn an über 37 Monate), teilte SCHLUNGBAUM mit. Das aus dem klinischen Femurhals gestanzte Material lieferte folgenden histologischen Befund: Rarefizierung des Knochens mit im Hinblick auf das Alter pathologischen Umbauveränderungen. Fettmark mit herdförmiger Fibrosierung, granulär zusammengesetzte neugebildete Knochenbälkchen neben fettresorbierenden, schaumzellig umgewandelten Histiocyten. Diagnose: Ungewöhnlicher Knochenumbau mit Rarefizierung und Schwund von Bälkchen einerseits und Knochenneubau andererseits bei sklerosierender Lipogranulomatose (Prof. MASSHOFF).

$\varepsilon\varepsilon$) Zur Therapie der idiopathischen Hüftkopfnekrose

In der Therapie der idiopathischen Hüftkopfnekrose ist gleicherweise wie bei der des „Perthes" eine rechtzeitige Entlastung (z. B. durch intertrochantere Osteotomie bei umschriebenen Herden) die wichtigste Maßnahme [s. auch Arbeiten von COSTE und MASSIAS, CHANDLER, FREUND, DE SÈZE u. Mitarb., MANKIN und BROWER (1962), JENTSCHURA und ROMPE, PATTERSON-BICKEL und DAHLIN, PFEIFER, E. HIPP, P. VON GRAFFENRIED (Operationsindikation), G. FRIES, H. WAGNER]. Ferner werden je nach dem Ausmaß der Nekrose versucht: Subchondrale Spongiosaplastik, totale Herdplastik (WAGNER), Resektion von Hüftkopf und Schenkelhals, eventuell in Verbindung mit einer subtrochanteren Abduktionsosteotomie (HACKENBROCH), Allo-Arthroplastik, Arthrodese (VIERNSTEIN). Weniger scheint sich bei Hüftkopfnekrosen die muskuläre Dekompression nach BRANDES-VOSS zu bewähren (HIPP und BURGER).

η) *Aseptische Nekrosen und Perthes-ähnliche Bilder bei Pankreasaffektionen, Caissonkrankheit, Morbus Gaucher und Gicht*

Bei *Pankreasaffektionen*, besonders bei chronischer Pankreatitis (Alkoholabusus), aber auch bei akuter Pankreatitis und beim Pankreascarcinom wurden aseptische Knochennekrosen beobachtet, vornehmlich im Schaftteil der langen Röhrenknochen, aber auch am Hüftkopf (Abb. 336). An diesem (epiphysären Typ der Lokalisation) entstehen die oben beschriebenen infarktbedingten Knochenveränderungen als Frühzeichen subchondral und subcortical, so daß sich bei reichlichen nekrotischen Verkalkungen das Bild der sog. „Schneekappen" darbieten kann GERLE u. Mitarb.; HEGLER u. WOHLWILL, TITONE, JACKSON u. Mitarb., SCARPELLI, IMELMAN, GERLE u. Mitarb., BERNARD, JOFFEY, REICHELT-JUNG-HAAS). Die Veränderungen sind sehr wahrscheinlich infarktbedingt. REICHELT u. Mitarb. weisen aber auch auf die Möglichkeit hin, daß auf dem Blut- und Lymphweg an das Fettgewebe herantransportierte Pankreasfermente direkt am Knochen wirksam werden könnten. Bei ihrem Fall fanden sich in den infarzierten Knochenabschnitten größere Bezirke sowohl von avitalem als auch von fibrösem Gewebe mit bindegewebszelliger Reaktion, so daß angenommen werden konnte, daß die Veränderungen mehrzeitig entstanden waren. Im Rahmen der ausführlichen Arbeit von REICHELT u. Mitarb. wird neben den aseptischen Knochennekrosen bei Pankreasaffektionen auch auf solche bei Tauchern und bei Cortisontherapie näher eingegangen (dort auch ausführliche Literaturangaben; Abb. 335).

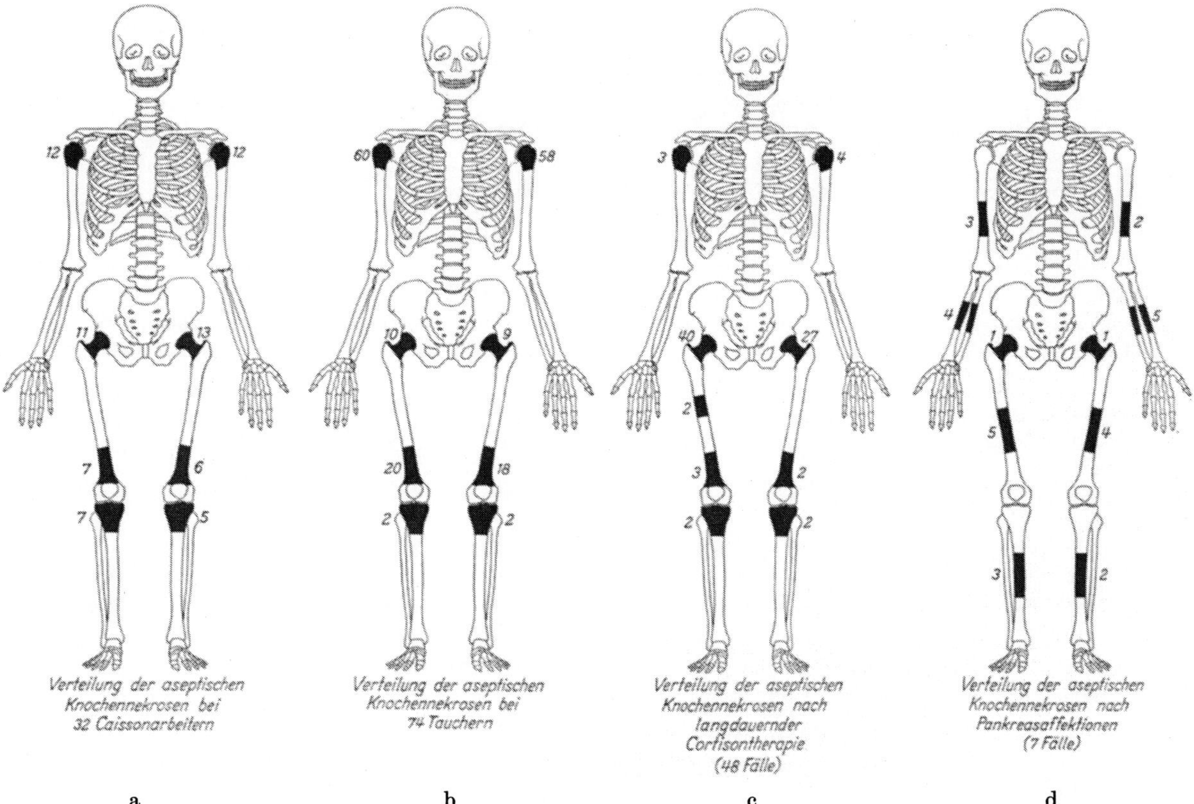

a   b   c   d

Abb. 335. a Autoren: BORNSTEIN u. PLATE (3 Fälle), BUCKY (Fall 1, 2, 3), CHRIST (Fall 1—4), DE LA MARNIERRE (5 Fälle), FRANK, FRANK u. KNOFLACH, JÄGER, KAHLSTROM (1942, Fall 1), LIESS, RENDICH u. HARRINGTON (Fall 1—4), RETTIG, SCHRÖDER (1956), SLÖRDAHL (3 Fälle), COLEY u. MOORE (2 Fälle), WALKER (1 Fall); b Autoren: ALNOR, HERGET u. SEUSING (72 Fälle), GRÜTZMACHER (1 Fall), SEIFERT (Fall 1); c Autoren: PIETRO-GRANDI u. MASTROMARINI (1 Fall), BLOCH-MICHEL u. Mitarb. (3 Fälle), HEINMANN u. FREIBERGER (4 Fälle), RAVAULT u. Mitarb. (1960, 1962, 5 Fälle), BRAHIE u. Mitarb. (1 Fall), BOKSENBAUM u. Mitarb. (2 Fälle), MEYER u. Mitarb. (1 Fall), SERRE u. SIMON (10 Fälle), SUTTON, BENEDEK u. EDWARDS (8 Fälle), LOWE (1 Fall), UEHLINGER (1 Fall), ISDALE (7 Fälle), BÄSSLER u. REICHELT (5 Fälle); d Autoren: HEGLER u. WOHLWILL (1 Fall), TITONE (1 Fall), JACKSON u. Mitarb. (1952, 1 Fall), IMELMAN u. Mitarb. (4 Fälle)
[A. REICHELT, J. JUNG und J. P. HAAS]

Bei *Caissonarbeitern* sind Knocheninfarkte nicht selten am Hüftkopf lokalisiert, ebenso wie bei Tauchern (Dekompensationsschaden, Abb. 335). Eine ausführliche Darstellung der Knochenveränderungen bei der Caissonkrankheit geben M. FOURNIER, G. JULIEN, ferner BORNSTEIN u. PLATE, CHRIST, KAHLSTROM u. Mitarb., DE LA MARNIERRE und SALAUN, POPPEL, ROBINSON, HORVATH u. Mitarb. u.a. Über Untersuchungen an Tauchern berichten: SEIFERT, HERGET, ALNOR-HERGET-SEUSING u.a. Therapie: Möglichst sofortige „Rekompression" in der Druckkammer (CABARRON).

Beim *Morbus Gaucher* treten auch Hüftkopfveränderungen mit einem „Perthes"-ähnlichen Röntgenbild auf (ossäre Form der Lipoidose, MOSELEY, E. R. FISCHER,

HEIPERTZ, ARKIN u. SCHEIN, KATZ, KLÜMPER u. Mitarb., TODD u. KEIDAN, GREENFIELD u. a.).
Im Falle von KATZ (6jähriger Junge) war die Kalotte des Hüftkopfes im floriden Stadium der
Krankheit abgeflacht, strukturell zentral mehr verdichtet, in den Randzonen mehr rarefiziert. Das Bild unterschied sich in nichts von dem eines „Perthes". Nach 5 Jahren waren
Form und Struktur wieder weitgehend hergestellt. Nach weiteren 3 Jahren verschlimmerte
sich das Bild klinisch und röntgenologisch nochmals nach der Richtung einer avasculären
Hüftkopfnekrose, wahrscheinlich wegen nicht genügender Ruhigstellung. Bei den Fällen
von KLÜMPER, STREY, WILLING und HOHMANN (2 ägyptische Geschwister, ♂ 28 Jahre,
♀ 30 Jahre) waren u. a. auch Hüftköpfe befallen; sie wiesen röntgenologisch eine Kopfabplattung mit Aufhellungen und Verdichtungen auf, ähnlich wie eine „Perthes-Hüfte".
Ein pilzförmig deformierter Hüftkopf hatte sogar einen längsovalen Sequester, so daß
das Bild dem einer Osteochondrosis dissecans glich. ARKIN und SCHEIN vermuten, daß
die beim Morbus Gaucher auftretenden Hüftkopfveränderungen dadurch zustande kommen, daß durch die Ablagerung von Gaucherzellen die Gefäßversorgung des Hüftkopfes
leide. Die typischen klinischen Befunde des Morbus Gaucher und ossäre Herde an anderen
Skeletstellen ermöglichen eine Unterscheidung gegenüber dem echten „Perthes". Beim
Befall der Hüftgelenkspfanne durch Morbus Gaucher und Morbus Paget entsteht häufig
eine Protrusio acetabuli.

Bei der *Gicht* findet man nicht selten auch gröbere destruktive Veränderungen am
Hüftkopf mit Bildung cystischer Vacuolen, Einbruch mehr oder minder großer Kopfareale,
später Abflachung des Kopfes und Entwicklung starker arthrotischer Erscheinungen. Es
handelt sich aber um Erwachsene und um ein polyarthritisches Leiden. Durch rechtzeitige Erkennung und eine gezielte Therapie kann die Prognose verbessert werden
(E. MÜLLER u. E. LÖHR, McCOLLUM u. MATHEWS).

ϱ) Oberschenkelkopfnekrosen nach Injektionen, Steroidhüfte

Mitteilungen über Schenkelkopfnekrosen, die nach *Injektionen* in das Hüftgelenk
entstanden, besonders nach Corticoidinjektionen (CHANDLER und WRIGHT, RISKÓ und
KOVÁCS, ALBRECHT, Steroidhüfte), haben in den letzten Jahren zugenommen. Hinsichtlich der primären Ursache werden mehrere Möglichkeiten angeführt, wobei ganz
allgemein gesehen der Hüftkopf durch jede ihn angreifende Noxe in Richtung einer Entwicklung einer Knochennekrose besonders gefährdet ist, wahrscheinlich wegen seiner
erheblichen statischen Belastung.

1. Die Injektion als Trauma. Auch im Experiment konnten bei lokaler Injektion von
PAS, Streptomycin und sogar von physiologischer Kochsalzlösung in den Gelenken von
gesunden Meerschweinchen aseptische Nekrosen hervorgerufen werden, die ein Perthesähnliches Röntgenbild erbrachten. Für die Entstehung dieser Nekrosen wurde das mechanische Trauma der Injektion verantwortlich gemacht (Gefäßschädigung? Intraarticuläre
Corticosteroidtherapie, s. STRANDBERG, DEDERICH, ENGLER, JESSERER, FRICKE, SALTER
u. Mitarb.).

2. Die Wirkung des Medikaments. Sowohl nach Corticoid-Injektionen in das Gelenk
(KEAGY und KEIM, HENZE, Kaninchenversuche von MANKIN und CONGER), als auch
durch jede andere Art einer langdauernden Corticoidverabreichung und beim Morbus
Cushing kann es zu Schenkelkopfnekrosen kommen.

Es liegt nahe, in der Cortisonosteoporose (als Folge der katabolen Glucocorticoid-
wirkung im Eiweißstoffwechsel) die Ursache des Schenkelkopfeinbruches und der sich
anschließenden Nekrose zu sehen (ähnlich wie beim Cushingsyndrom). Dazu neigt auch
der Verfasser aufgrund seiner eigenen Beobachtungsfälle, die alle einen höheren Grad
von Cortisonosteoporose aufwiesen und auch an anderen Knochen Spontanfrakturen
hatten. Im Schrifttum wird aber immer mehr die Ansicht vertreten, daß es sich eher um
eine Nebenwirkung der Corticosteroide auf das Blut und die Gefäße handle, als um eine
direkte Folge der Cortisonosteoporose, z. B. um Hypercoagulabilität des Blutes (COSGRIEFF,

DIEFENBACH und VOGT), lokale Venenthrombosen (RAVAULT, LEJEUNE, LAMBERT und FRIES, SERRE und SIMON), Aktivierung schon bestehender Gefäßkrankheiten, besonders rheumatischer und rheumatoider (JOHNSON, SMYTH, HOLT, HEIMANN und FREIBERGER u. a.), akute Fettmobilisierung (JONES u. Mitarb.). RODEGERDTS fand bei einem 12jährigen Mädchen (Colitis ulcerosa, 2300 mg Prednisolon innerhalb von 14 Tagen per os, Hüftkopfeinbruch nach 5 Monaten) angiographisch einen kompletten Verschluß der Rr. nutritii capitis distales bei einem zartkalibrigen R. profundus der A. circumflexa femoris med. und denkt an folgende ursächliche Faktoren: cortisonbedingt veränderte Gerinnungsfähigkeit des Blutes, kataboler Cortisoneffekt, hypoplastischer Gefäßbereich. Damit werde

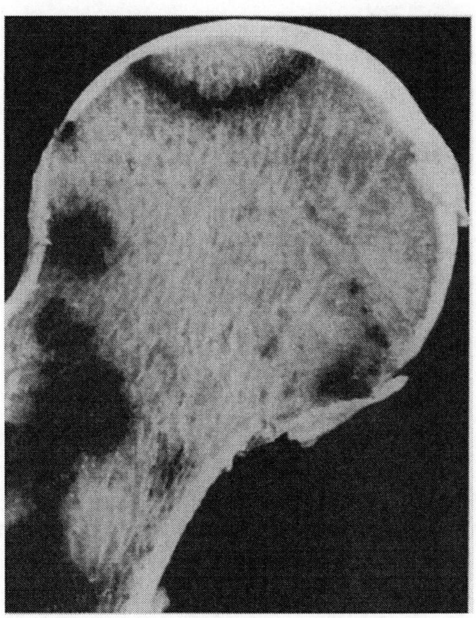

Abb. 336. Präparat einer partiellen Femurkopfnekrose im cranialen Quadranten mit hämorrhagischem Demarkationssaum (frischer Infarkt). Zustand nach Prednisonbehandlung (33jährige Frau mit Monocytenleukämie). (Fall von A. KLÜMPER u. Mitarb.)

auch verständlich, daß bei der Cortisontherapie keine Knochenstelle vor einer Cortisonnekrose sicher ist, daß aber vor allem statisch stärker belastete Gelenke, von denen das Hüftgelenk an der Spitze steht, besonders betroffen werden. Es wird daher auch von einer Cortisonarthropathie gesprochen (z. B. von MARTEL und SITTERLEY, SALTER u. Mitarb.), die in jüngerer Zeit an noch mehr Gelenken beobachtet wurde als aus Abb. 335 ersichtlich wird. JESSERER weist darauf hin, daß die Steroidarthropathie, sowohl durch ein endogenes wie exogenes (lokales) Übermaß (auch ein einmaliges!) von Glucocorticoiden hervorgerufen werden kann. Es kommen bei ihr aseptische Knochennekrosen, Osteolyse (Osteophothyse) und eine dissezierende Osteochondrose vor.

Das Röntgenbild der Steroidhüfte unterscheidet sich nicht wesentlich von dem der idiopathischen Hüftkopfnekrose (s. S. 390). KLÜMPER, LEHMANN, UEHLINGER, WELLER und STREY bringen eine ausführliche Beschreibung von 4 Fällen sowie eine Zusammenstellung von Fällen aus der Weltliteratur, zu denen nähere Angaben über die Corticoidbehandlung gemacht worden sind.

Nach diesen Autoren läßt der Femurkalotteninfarkt 3 Entwicklungsphasen erkennen: Eine initiale Schmerzphase mit röntgenologisch negativem, aber pathologisch-anatomisch deutlichem Befund (der infarzierte Bezirk ist von einem hämorrhagischen Saum umgeben, Abb. 336), eine mittlere Phase mit Differenzierung einer spongiosklerotischen Demarkationszone (im Röntgenbild geringe Niveauveränderungen im Infarktgebiet) und schließlich eine Schlußphase des Kopfzusammenbruches. Die Demarkationszone, die sich in der 2. Phase differenziert, zeigt in der 3. Phase histologisch eine Resorption der Demarkationsblutung und einen Ersatz durch ein mäßig gefäßreiches Fasermark. Gleichzeitig wird die Spongiosa in der Fasermarkzone durch Anlagerung von lamellären Tafelosteonen an die bestehende Spongiosa beträchtlich verstärkt. Damit wird der Infarkt im Röntgenbild „sichtbar" (Abb. 337). Die demarkierende Spongiosasklerose erfolgt ohne demarkierende Fraktur oder Infraktion, also nicht durch Callusbildung.

KLÜMPER u. Mitarb. erscheint es wesentlich, daß trotz der demarkierenden Spongiosasklerose die einheitliche Strukturform der Spongiosa im gesamten Kopfgebiet vorerst erhalten bleibt. Umschriebene Infarkte, die eine ausgeprägte sklerosierte Randzone haben, sind röntgenologisch oft dem Bild einer Osteochondrosis dissecans sehr ähnlich. Auch

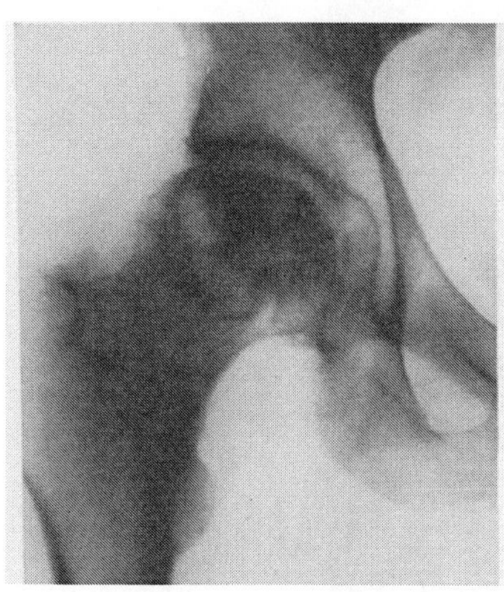

Abb. 337. Doppelseitige „Steroid-Hüfte". Die Nekroseherde sind denen einer Osteochondrosis dissecans ähnlich. Sie entstanden innerhalb von 3 Jahren bei Behandlung einer Hauterkrankung mit täglich 30 mg Prednisolon. Auftreten der ersten Hüftbeschwerden ca. 1 Jahr nach Beginn der Hautbehandlung. 41jähriger Mann

größere, meist gelenknahe Knochencysten kommen vor, die vermutlich ebenfalls über Knocheninfarkte nach größeren Cortisondosen entstanden sind (KINDERMANN u. Mitarb., HEIMANN u. Mitarb.). MILLER und RESTIFO beschrieben das „bite-sign" als typische röntgenologische Manifestation bei der Steroid-Arthropathie. Es handelt sich hierbei um eine ausgedehnte, scharf begrenzte, subchondrale Resorptionszone, die aussieht, als wäre ein Stück Knochen herausgebissen worden.

Aus der Zusammenstellung der Fälle ergibt sich, daß Infarkte insbesondere bei hohen Cortisondosen zu erwarten sind, gelegentlich aber auch bei kleineren. Die Latenzzeit bis zum Schmerzsyndrom beträgt 2—4 Monate (nach Beginn der Therapie), bis zur Ausbildung einer Demarkationszone 1—2 Monate (nach Schmerzbeginn), bis zum Kopfzusammenbruch 5—24 Monate (nach Schmerzbeginn).

Entscheidend für den *therapeutischen* Erfolg ist die Infarkterkennung im schmerzhaften Frühstadium, in dem die Strukturverhältnisse des Knochens noch normal aussehen und der Kopf noch nicht eingebrochen ist. Bei rasch fortschreitenden arthritischen Beschwerden sollte besonders bei jungen Patienten eine Cortisonnekrose stets in Erwägung gezogen werden (MARTEL und SITTERLEY).

Am *Knorpel* werden übrigens die Steroide ebenfalls wirksam (MANKIN u. CONGER, MOSKOWITZ u. Mitarb., SALTER u. Mitarb.). Beim M. Cushing und bei der Steroidlangzeittherapie kommt es zu einer Verschmälerung des Gelenkspaltes (ZWICKER, MÜNZENBERG und DÜX), die wahrscheinlich darauf beruht, daß die Bildung neuen Knorpels und das Knorpelwachstum infolge Hemmung der Sulfatierung des Chondroitins herabgesetzt wird (LASH u. WHITEHOUSE) und Kollagen und Mucopolysaccheride polymerisiert werden.

Über die „Steroidhüfte" berichteten: UEHLINGER (1949), BLOCH-MICHEL u. Mitarb. (1959), HEIMANN (1960), EDSTRÖM (1961), DUPERRAT (1961), BOCKSENBAUM (1963), SUTTON (1963), FREIBERGER (1965), ELLEGAST (1966), REICHELT (1967), ALBRECHT (1967), CANIGIANI und PUSCH (1969), RODEGERDTS (1969), JESSERER u. Mitarb. (1965, 1967, 1971) u. a.

σ) Radionekrose am Hüftgelenk

Auf *Radionekrosen* am Hüftgelenk, die nach gynäkologischen Bestrahlungen nicht selten auftreten, aber auch nach längerer Ablagerung radioaktiver Substanzen im Knochen beobachtet wurden (z. B. von ^{226}Ra bei Radiumziffernmalern, HASTERLIK, MILLER u. FINKEL), sollte die Anamnese zusammen mit dem Röntgenbefund aufmerksam machen.

τ) Kongenitale Analgie

Bei kongenitaler Analgie (Analgesie, Algoataraxie, Congenital general pure analgesia usw.) wurden ebenfalls Veränderungen an Gelenken gefunden, die das Aussehen aseptischer Osteonekrose bzw. einer Osteochondrosis dissecans haben. Dem Krankheitsbild liegen pathologisch-anatomische Veränderungen am Nervensystem zugrunde, die zu Gefühlsstörungen führen. Das Leiden wurde erstmalig von DEARBORN (1932) beschrieben. Diesbezügliche Veröffentlichungen sind vorwiegend im anglo-amerikanischen Schrifttum erschienen (BLACK, BAXTER und OLSZEWSKI, VAN DER HOUWEN, FEINDEL, GIRARD, FANCONI und FERRAZINI, THIEMANN u. a.). Des öfteren beobachtete Geschwistererkrankungen führten zur Bezeichnung „kongenitale Analgie" (BLACK, ERVIN und STERNBACH, FANCONI und FERRAZINI, SILVERMANN und GILDEN). Bei dem von J. F. FISCHER nachuntersuchten Fall von THIEMANN zeigte das rechte Hüftgelenk das gleiche Bild wie bei einer Perthesschen Erkrankung und am linken Kniegelenk fragmentierte Randzonen am medialen Femurcondylus, die eine gewisse Ähnlichkeit mit dem Bilde einer Osteochondrosis dissecans hatten. Diese Fragmentation konnte durch eine Probearthrotomie bestätigt werden, und zwar am Knorpel wie an der darunter befindlichen Knochenschicht. In der Knochenspongiosa fanden sich oberflächlich umschriebene, offenbar entzündlich bedingte Fibrosen (histologische Untersuchung durch BIENENGRÄBER). Bei diesem Krankheitsbild entsteht als Folge der Analgesie eine Knochenbrüchigkeit. indem das Gewebe durch Makro- und Mikrotraumen geschädigt wird.

Literatur zu F. I. 2. (Morbus Perthes-Legg-Calvé)

ABERLE, W., HORSTENEGG, R. v.: Zur Behandlung der Perthesschen Erkrankung. Z. Orthop. **72**, 288 (1941).
— — Zur anatomischen Grundlage des schweren Halsumbaues nach Behandlung der Hüftluxation. Arch. orthop. Unfall-Chir. **53**, 307 (1961/62).
ADACHI, BUNTARO: Das Arteriensystem der Japaner, Bd. II. Kyoto: Verl. Kaiserl. Jap. Univ. Kyoto, in Komm. bei Marwzen-Co. Kyoto u. Tokyo 1928.
ADAMS, J. P.: Cr^{51}, its use in the study of avascular necrosis of the hip. Proceed. of the Confer. o. Asept. Necr. of the Fem. Head 1964, p. 185.
AITKEN, D. M.: Legg-Perthes' disease. Med. Press. **218**, 184—186 (1947).
ALBRECHT, W. D.: Aseptische Knochennekrosen nach Glukokortikoidtherapie. Beitr. Orthop. Traum. **14**, 430 (1967).
ALBRIGHT, FULLER: Changes simulating Legg-Perthes disease (Osteochondritis deformans juvenilis). Due to juvenile Myxoedema. J. Bone Jt Surg. **20**, 764—769 (1938).
ALNOR, P. C., HERGET, R., SEUSING, J.: Druckluft-erkrankungen. München: Joh. Ambr. Barth 1964.
ALTAV, H., GEIMER, R.: Über die interne Zusatz-therapie des Morbus Perthes mit dem Angiolyticum Vasculat. Z. Orthop. **104**, 68 (1968).
AMANN, E., KAUFMANN, F.: Vitalitätsprüfung der Hüftköpfe nach Schenkelhalsbrüchen. Münch. med. Wschr. **109**, 2399 (1967). (Ges. der Ärzte in Wien, Sitzg am 17. 2. 1967.)
AMSTAD, E.: Bruns' Beitr. klin. Chir. **102**, 652 (1916).
AMSTUTZ, H. C., CAREY, E. J.: Skeletal manifestations and treatment of Gaucher's disease. J. Bone Jt Surg. A **48**, 670—701 (1966).

AMTMANN, E., KUMMER, B.: Größe und Richtung der Hüftgelenksresultierenden und der Frontalebene. Z. Anat. Entwickl.-Gesch. **127**, 277 (1968).
ANDERSON, CH. M.: Intestinal malabsorption in childchood. Arch. Dis. Childh. **41**, 571—596 (1966); **42**, 147—157 (1967).
ANDRÉN, L.: Radiologe 1 (3), 89 (1961).
AREL: Zbl. Chir. **11**, 617 (1936).
ARKIN, M., SCHEIN, A. J.: Aseptic necrosis in Gaucher's disease (resembling changes in Legg-Perthes disease). J. Bone Jt Surg. A **30**, 631 (1948).
ASSHOFF: Chirurgenkongreß 1923.
MERLE D'AUBIGNÉ, MAZABRAUD, R., CAHEN, C.: La nécrose idiopathique de la tête fémorale étude anatomo-pathologique et orientation thérapeuthique. Sem. Hôp. Paris **39**, 2773 (1963).
AXHAUSEN, G., BERGMANN, E.: Die Ernährungsunter-suchungen am Knochen. Handbuch der speziellen pathologischen Anatomie und Histologie, Bd. 9/3, S. 118. Berlin: Springer 1937.
BACH, H.: Z. Orthop. **104**, Beilageheft, 204 (1968). (Verh.-Kongr. 1967.)
BADE: Z. orthop. Chir. **59**, 53 (1933).
BADGLEY, C. E.: Aetiology of congenital dislocation of the hip. J. Bone Jt Surg. A **31**, 341 (1949).
BÄSSLER, R., REICHELT, A.: In Vorbereitung.
BÄTZNER, K.: Hüftgelenkserkrankungen der Kinder und Jugendlichen. Dtsch. med. Wschr. **1958**, 93—98, 107—108.
BARBIERI, L., BONONI, E.: Considerationi etio-pato-genetiche sulle osteochondrosi giovanile. Minerva ortop. (Torino) **20**, 191 (1969).
— PIETRABISSA, G.: Le osteonecrosi della testa del femore. Consid. patog. Minerva ortop. **20**, 197 (1969).

BARTON, C. J., COCKSHOTT, W. P.: Bone changes in hemoglobin SC disease. Amer. J. Roentgenol. **88**, 523 (1962).

BAXTER, D. W., OLSZEWSKI, J.: Zit. nach COHEN VON BIRKENHEAD.

BECHTOLD, W.: Unsere Erfahrung mit umbaufördernden Maßnahmen bei der Osteochondrosis deformans coxa juv. Z. Orthop. **97**, 462 (1963).

BECK, H.: Verh. Dtsch. Orthop. Ges. **52**, 273 (1930).

BECKER, F.: Nachuntersuchungen an 200 Fällen von Hüftverrenkungen der Orthopädischen Klinik Altdorf mit primären Heilungsergebnissen. Vortr. Dtsch. Orthop.-Ges. 37. Kongr., München 1949. Z. Orthop. **79**, Beiheft, 146 (1950).

— Dtsch. med. Wschr. **85**, 1041 (1960).

— Z. Orthop. **95**, 194 (1961).

BECKER, J. A.: Hemoglobin SC disease. Amer. J. Roentgenol. **88**, 503 (1962).

BENNET, G. A.: Siehe GALL.

BENNINGHOFF, E.: Z. ges. Anat., I. Abt. **76**, 43 (1945).

BENTZON, P. G. K.: Acta radiol. (Stockh.) **6**, 155 (1926).

— Acta chir. scand. **67**, 48 (1930).

BERÉNYI, F.: Die Beschleunigung der Femurkopfregeneration bei Morbus Perthes durch intraarticuläre Lebertraninjektionen. Z. Orthop. **106** (3), 569 (1969).

BERGE, N.: Über die Calvé-Perthes-Krankheit nach Schenkelhalsbrüchen bei Jugendlichen und ihre Bedeutung für das Verständnis der Pathogenese der aseptischen Epiphysennekrosen. Hospitalstidende **1938**, 773.

BERGMANN, E.: Theoretisches, Klinisches und Experimentelles zur Frage der aseptischen Knochennekrosen. Z. Chir. **206**, 12—20 (1927).

— Siehe AXHAUSEN.

BERGSTRAND, I., NORMAN, O.: Radiologe **1** (3), 76 (1961). — Acta radiol. scand. **55** (1961).

BERKETT, G. D. B.: Siehe ZADECK.

BERNARD, A.: Concours méd. **79**, 121 (1957).

— Presse méd. **67**, 1207, 2351 (1959).

— Sem. Hôp. Paris **37**, 1920 (1961).

— Les Pankréatites aiguës. Paris: Doin 1963.

— Pankréatite aiguë toxémie et métastases enzymatiques; conséquences thérapeutiques. Soc. nat. franç. Gastroentérologie 5. Juli 1965.

— Triangel **7**, 170 (1966).

BERNBECK, R.: Untersuchungen zur Pathologie und Ätiologie der Perthesschen Krankheit. Z. Orthop. **78**, Beilageheft, 241 (1949).

— Untersuchungen zur Pathologie und Ätiologie der Perthesschen Krankheit. Verh. dtsch. orthop. Ges. **78**, 241 (1949).

— Zur Pathogenese der jugendlichen Hüftkopfnekrosen. Arch. orthop. Unfall-Chir. **44**, 164 (1949/1950).

— Kritisches zum Perthes-Problem der Hüfte. Arch. orthop. Unfall-Chir. **44**, 445 (1949/51).

— Verh. Dtsch. Orthop. Ges. 1950, S. 38.

— Zur Pathologie der aseptischen Knochennekrosen. Verh. Dtsch. Orthop. Ges. Z. Orthop. **83**, Beilageheft, 271 (1953).

— Kinderorthopädie. Stuttgart: G. Thieme 1954.

— Perthes-Leiden bei eineiigen Zwillingen. Z. Orthop. **103**, 299 (1967).

BERTONE, C.: La coxa plana; S. Danieli-Friule; Guiseppe Tabacco 1929.

BESSLER, W.: Skeletal scintigraphy as an aid in practical roentgenographic diagnosis. Amer. J. Roentgenol. **102**, 899 (1968).

BETTE, H.: Z. Orthop. **92**, 74 (1960).

BETTMANN, E. H., SIFFERT, R. S.: Roentgenexamination of hip in Legg-Perthes' disease. Radiology **53**, 548—551 (1949).

— Beobachtungen über Hüftgelenksveränderungen bei 19 Familienangehörigen. Z. orthop. Unfall-Chir. **53**, 327 (1930).

BICK: Z. Orthop. **104**, Beilageheft, 261 (1968). (Verh.-Kongr. 1967.)

BIEBERGEIL, E.: Z. Orthop. **25**, 184 (1910).

— Verh. dtsch. orthop. Ges. **26**, 91 (1912).

— Z. Orthop. **30**, 163 (1912).

— Zit. nach K. KIRCH, Handbuch der Orthopädie. Stuttgart: G. Thieme **4**, 365 (1961).

BIENENGRÄBER: Zit. nach FISCHER, J.-F.

BIEZINS, A.: Über die Osteochondritis subepiphysarea. Duodecim (Helsinki) **27**, H. 1/2, Nr 22, 1—13 (1939).

BILLING, L.: Röntgen examination of the proximal end of the femur in children and adolescents. Acta radiol. (Stockh.), Suppl. **110** (1954).

BITTER, K.: Perthessche Erkrankung und ihre Behandlung. Behandlungserfolge der P. K. während der letzten 15 Jahre in der Orthopädischen Abteilung der Chirurgischen Universitätsklinik Münster i. W. Diss. 1940.

BLACK, J. R.: J. Bone Jt Surg. A **36**, 179 (1954). (Verh.-Kongr. 1967.)

BLAU, M., NAGLER, W., BENDER, M. A.: Fluorine-18: A new isotope for bone scanning. J. nuclear Med. **3**, 322 (1962).

BLAU, S., HAMERMANN, D.: Aseptic necrosis of femoral heads in sickle hemoglobin disease. (Abstr.) Arth. and Rheum. **10**, 268 (1967).

BLOCH-MICHEL, H., BENOIST, M., PEYRON, J.: Rev. Rhum. **26**, 648 (1959).

BLOUNT, W. P.: Knochenbrüche bei Kindern. Stuttgart: G. Thieme 1957.

BLUMENSAAT, C.: Beitrag zur Ätiologie der Perthesschen Erkrankung. Bemerkungen zu der Arbeit von LAUBER und KOCH. In: Zbl. Chir. Nr 16 (1941); **1942**, 1234—1237.

BOBECHKO, W. P., HARRIS, W. R.: Radiographic density of avascular bone. J. Bone Jt Surg. B **42**, 626 (1960).

BOCKSENBAUM, M., MENDELSON, C. G.: J. Amer. med. Ass. **184**, 262 (1963).

BÖHLER: Technik der Knochenbruchbehandlung. Wien: Wilhelm Maudrich.

BOEREMA, I.: Über die Perthessche Krankheit mit besonderer Berücksichtigung des Ischium varum und der Subluxation des Femurkopfes. Fortschr. Röntgenstr. **44**, 473 (1931).

BÖSCH, H. J.: Umbauvorgänge am Hüftgelenk nach Einrenkung der angeborenen Hüftsgelenksluxation. Z. Orthop. **82**, 9 (1952).

BONVIER, J. LE: Siehe C. T. RYDER.

BORNSTEIN, P.: Fortschr. Röntgenstr. **18**, 197 (1911).

BOROSKE, A., MATTHIASS, H. H.: Die Wirkung entlastender Apparate auf die elektromyographische Aktivität der Hüftmuskulatur. Z. Orthop., Beilageheft, **104**, 187 (1968).

BOSMANN: Zit. nach K. KIRCH, Handbuch für Orthopädie B. IV/I, S. 383. 1961.

BOUGUIER, C. J., LEVEAN, H.: A propos de 21 cas d'ostéochondrite de l'épiphyse femorale supérieur. "Coxa plana". Rev. Orthop. **27**, 285—312 (1941).

BOYD, H. B., ZILVERSMIT, J. B., CALANDUCCIO, R. A.: J. Bone Jt Surg. A **37**, 260 (1955).

BOZETTI, G.: Malattia di Perthes consecutiva a reduzione di lussazione congenita dell' anca. Rev. radiol. fis. med. **4**, 340—364 (1932).

BOZSAN, E. J.: A new treatment of intracapsular fracturs of the neck of the femur and Legg-Calvé-Perthes diseases. Technique. J. Bone Jt Surg. **16**, 75—87 (1934).

BRAGARD: Z. Orthop. **74** (1941). Verh. Dtsch. Orthop. Ges. 1940.

BRAILSFORD, J. F.: Brit. J. Radiol. **8**, 87 (1935).

— J. Bone Jt Surg. **25**, 249 (1943).

BRANCIFORTI, S., MONTINA, S.: Qual'e il destino delle anche osteo.

BRANDES, M.: J. Orthop. **35**, 274 (1916).

— Nachuntersuchungen und weitere Beobachtungen zum Krankheitsbild der Osteochondritis deformans juvenilis coxae. Dtsch. Z. Chir. **155**, 216—266 (1920).

— Über Fälle von einseitiger Luxatio Coxae congenita mit Osteochondritis deformans juvenilis des nicht luxierten Hüftgelenkes; zugleich ein Beitrag zur Ätiologie der Osteochondritis deformans juvenilis (Calvé-Perthes). Arch. orthop. Unfall-Chir. **17**, 527—546 (1920).

BRANDT, G.: Die Torsion der unteren Extremität… Z. orthop. Chir. **49**, 481—542 (1928).

— KLAGES, F.: Untersuchungen über die histologischen Veränderungen bei den Epiphyseonekrosen. Langenbecks Arch. klin. Chir. **166**, 474 (1931).

BRAUNSTEINER, H., GRABNER, G.: Der Einfluß von Adrenalin und Nor-Adrenalin auf die Durchblutung des Knochenmarks. Z. ges. exp. Med. **130**, 289 (1958).

BRAUS, H.: Anatomie des Menschen, Bd. 1. 1921.

BREITENFELDER, H.: Zur Therapie der Coxa vara adolescentium. Z. Orthop. **78**, 185—197 (1949).

— Ergebnisse bei Epiphyseolysis capitis femoris anhand von 22 Fällen. Verh. Dtsch. Orthop. Ges. 40. Kongr. Z. Orthop. **83**, Beilageheft, 286—289 (1953).

BRILL, W.: Beitrag zur Ätiologie der Perthesschen Erkrankung des Hüftgelenkes und der Köhlerschen Metatarsalerkrankung. Arch. orthop. Unfall-Chir. **24**, 64 (1926).

BRODER, H.: The late results in Legg-Perthes disease and factors influencing them: a study of one hundred and two cases. Bull. Hosp. Jt Dis. (N.Y.) **14**, 194 (1953).

BRODERICK, T. F.: Complementary roentgenographic views of the hip. J. Bone Jt Surg. A **37**, 295 (1955).

BROWNE, D.: Stress effects on the epiphysis of the femoral head after reduction of congenital dislokation. Lancet **1962**, 1314.

BRUNSCHWIG, A.: Siehe HODGES.

BUCHMANN, J., GITTLEMANN, I. F.: Inorganic blood chemistry with osteochondritides. Amer. J. Dis. Child. **40**, 1250 (1930).

BÜRKLE DE LA CAMP, H.: Verh. der Dtsch. Ges. für Unfallheilk., Versicherungs- und Versorgungsmedizin. Hefte Unfallheilk. **44** (1953).

BURCKHARDT, E.: Arthritis deformans und chronische Gelenkkrankheiten. Neue deutsche Chir. **52** (1932).

— Zur Klinik und pathologischen Anatomie der Coxa vara infantum. Helv. chir. Acta **13**, 28 (1946).

BURCKHARDT, H.: Über Entstehung der freien Gelenkkörper und über Bedeutung des Kniegelenkes. Bruns' Beitr. klin. Chir. **130**, 163 (1924).

BURGERT, E. O., DOWER, J. C., TAUXE, W. N.: A new syndrome-aregenerative anemia. Malabsorption (celiac), dyschondroplasia and hyperphosphataemia. J. Paedit. **67**, 711—712 (1965).

BURKE, V., COLEBATCH, J. H., ANDERSON, C. M., SIMONS, M. J.: Association of pancreatic insufficiency and chronic neutropenia in childhood. Arch. Dis. Childh. **42**, 147—157 (1967).

BURROWS, F. G. O.: Avascular necrosis of bone complicating steroid therapy. Brit. J. Radiol. **38**, 309—312 (1965).

BURROWS, H. J.: Brit. J. Surg. **29**, 23 (1941).

CAAN: Ergebn. Chir. Orthop. **17** (1924).

CABARRON, P.: Münch. med. Wschr. **108**, 1552 (1966).

CAFFEY, J.: Contradiction of the congenital dysplasie. Pediatrics **17**, 632 (1956).

CALDWELL, G. A.: End results of coxa plana as related to treatment. Sth. med. J. (Bgham, Ala.) **27**, 402—407 (1934).

CALDWELL, W. E., MOLOY, H. C.: Amer. J. Ostet. Gynec. **26**, 479 (1933).

— Amer. J. Obstet. Gynec. **28**, 482 (1934).

CALOT: La malacie de Perthes (ou de Legg) n'existe pas. Les centaines des cas cités sont autant de subluxation congénitale larvées et méconues (d'après 150 observations personelles). J. Prat. (Paris) **35**, 51—56 (1921).

— Z. orthop. Chir. 1951.

CALOT, FOUCHET: L'ostéochondrite ou coxa plana est une subluxation congénitale méconnue. Procès Verb. 45. Congr. franç. chir. 865—875 (1936).

CALVÉ, J.: Sur une forme particulière de Pseudocoxalgie. Rev. Chir. (Paris) **42**, 54 (1910).

— Coxa plana. Presse méd. **29**, 383—385 (1921).

CAMITZ, H.: Etude comparée sur le coxa vara dite congénitale et l'ostéochondrite coxale juvénile. Acta chir. scand. **73**, 521 (1903).

CAMPBELL, L. S.: Siehe HAMSA.

CANIGIANI, G., PUSCH, G.: Radiologischer Beitrag zur aseptischen Kopfnekrose im Humerus- und Femurbereich. Radiologe **9**, 222 (1969).

CAPELLE: Remarques sur l'ostéochondrite déformante juvénile de la hanche. J. Chir. (Paris) 1921.

CARPENTER, E. B., POWELL, D. O.: Osteochondrosis of capital epiphysis of femur (Legg-Calvé-Perthes disease). J. Amer. med. Ass. **172**, 525 (1960).

CARRELL, B.: J. Bone Jt Surg. **22**, 442 (1940).

CASSIE, R. M.: N. Z. Sci. Rev. **8**, 89 (1950).

CAVANAUGH, L. A., SHELTON, E. K., SUTHERLAND, R.: Metabolic studies in osteochondritis of the capital femoral epiphysis. J. Bone Jt Surg. **18**, 957—968 (1936).

CHANDLER, F.: Observations on circulatory changes in bone. Amer. J. Roentgenol. **44**, 90 (1940).

CHANDLER, F. A.: Aseptic necrosis of the head of the femur Wis. med. J. **35**, 585 (1936).

CHANDLER, S., PHILIP, H., KREUSCHER: A study of the blood supply of the ligamentum teres and its relation of the circulation of the head of the femur. J. Bone Jt Surg. **14**, 746—834 (1932).

CHAPCHAL, G.: Die Osteochondritis def. coxae juv. Diss. Univ. München 1939.

— Orthopädische Chirurgie und Traumatologie. Stuttgart: F. Enke 1965.

— Zit. nach EBERHARDT.

— Verh. Dtsch. Orthop. Ges. 1968, S. 208. (Aussprache über die Perthessche Erkrankung.)

— WINSSER, J.: Ned. T. Diergeneesk. **64**—70 (1944).

— Z. Orthop. **104**, Beilageheft, 208 (1968). (Verh.-Kongr. 1967.)

CHASSARD, LAPINÉ: Étude radiographique de l'arcade pubienne chez la femme enceinte. J. Radiol. Électrol **7**, 113 (1923).

CHATTERTON, C.: Siehe LIPSCOMB.

CHIARI, K.: Wien. med. Wschr. **107**, 1020 (1957).

— FRANK, W.: Z. Orthop. **83**, 275 (1953).

CHRIST, A.: Dtsch. Z. Chir. **243**, 132 (1934).

COCKSHOTT, W. P.: Haemoglobin S.C. disease. J. Fac. Radiol. (Lond.) 211 (1958).

— Siehe BARTON.

COHEN OF BIRKENHEAD, H.: J. Bone Jt Surg. B **43**, 219 (1961).

COLEMANN: J. Amer. med. Ass. **162**, 568 (1956).

COLONNA: J. Amer. med. Ass. **166**, 715 (1958).

COMTOIS, A., FAVREAU, I. C.: Ostéochondrite déformante juvénile. Montréal med. **65**, 37—41 (1936).

CONFALONIERI, D.: Le malattie di Perthes e di Osgood-Schlatter dal punto di vista della diagnosi differenziale con la tbc. articolare. Policlinico, Sez. prat. **1934**, 1211—1216.

COOPER, A.: A treatise on dislocations and fractures of the joints. London: Longman & Hurst 1822.

CORDES: Bruns' Beitr. klin. Chir. **149**, 248 (1930).

COSGRIFF, S. W., DIEFENBACH, A. F., VOGT, W., JR.: Amer. J. Med. **9**, 752 (1950).

COSTE, F., MASSIAS, P.: Qu'est l'ostéonécrose primitive de la tête fémorale et comment la traiter. Presse méd. **72**, 1589 (1964).

— MERLE D'AUBIGNÉ, R., POSTEL, M., MASSIAS, P., GUEGUEN, J., GRELLAT, P.: Presse méd. **73**, 263—267 (1965).

COZON, L.: Siehe DUBOIS, E. L.

CRAIG, W. A., KRAMER, W. G., WATANABE, R.: J. Bone Jt Surg. **45**, 1325 (1963).

CUVELAND, E. DE, HEUCK, F.: Osteochondropathie der Spina ilica ant. inf. unter Berücksichtigung der Ossific. der Apophyse des lat. Pfannenrandes. Fortschr. Röntgenstr. **75**, 430 (1951).

DAHMEN, G.: Z. Orthop. **104**, Beilageheft (1968). (Verh.-Kongr., 1967, S. 262.)

DANFORTH, M. S.: The treatment of Legg-Calvé-Perthes disease without weight-bearing. J. Bone Jt Surg. **16**, 516—534 (1934).

DEARBORN, G., VAN NESS: Zit. nach FANCONI u. FERRAZINI.

DEBEYRE, J., DE SEZE, S., SCHLOGEL, G.: Rev. Rhum. **28**, 17—26 (1961).

DEBRUNNER, A. M.: Prophylaktische Spickung der „gesunden Seite" bei Epiphyseolysis capitis femoris. Arch. orthop. Unfall-Chir. **57**, 243—257 (1965).

DEDERICH, R.: Schwerwiegende Komplikationen intraartikulärer Injektionen. Chirurg **37**, 178 (1966).

DE LA MARNIERRE, P., SALAUN, A.: J. Chir. (Paris) **57**, 40 (1941).

DELITALA, P.: Radiol. med. (Torino) **10**, 68 (1923).

— Considerazione etio-pathogenetiche della coxa plana. Studi sassaresi **13**, 377—392 (1935).

— Il fattere congenito nella etiologica della coxa plana. Studi sassaresi **15**, 330—333 (1937).

DRANZNIN, S. Z., SINGER, K.: Legg-Perthes disease: A syndrome of many etiologies with clinical and roentgenographic findings in a case of Gaucher's disease. Amer. J. Roentgenol. **60**, 490—497 (1948).

DREHMANN, G.: Perthessche Krankheit. Bericht Breslauer Chir. Ges., Sitzg vom 15. 1. 1923. Zbl. Chir. **20**, 813 (1923).

DREY, L.: A roentgenographic study of transitory synovitis of the hip joint. Radiology **60**, 588 (1953).

DREYFUSS, J. B.: Die Epiphysitis acetabuli im Kindesalter. Zbl. Chir. **1937**, 1162—1163.

DRIGALSKI, W. V., DIETHELM, L.: Regressive Skeletveränderungen bei hypophysärem Hochwuchs. Klin. Wschr. **18**, 628 (1937).

DUBOIS, E. L.: Schweiz. med. Wschr. 1251 (1950).

— Zit. nach PETER.

— COZON, L.: J. Amer. med. Ass. **174**, 966 (1960).

DÜBEN, W., GELBKE, H.: Z. Orthop. **87**, 108 (1956).

DUPERRAT, B., PINGUET, R., PUISSANT, A.: Bull. Soc. franç. Derm. Syph. 344 (1961).

DURHAM, H. A., OUTLAND, T. A.: Blood calcium and phosphorus in Perthes disease; a new conception of the etiology. J. Bone Jt Surg. **10**, 301 (1928).

DYES, O.: Über Epiphyseonekrosen mit Vorweisung von Röntgenbildern. Zbl. Chir. **60**, 91—92 (1933).

— Morbus Perthes und Osteochondrosis dissecans (KÖNIG). Zbl. Chir. **60**, 434—441 (1933).

— Langenbecks Arch. klin. Chir. 172 (1933).

EBACH, G.: Über die Häufigkeit präarthrotischer Veränderungen beim Morbus Perthes. Z. Orthop. **104**, Beilageheft, 198 (1968).

EDGREN, W.: Coxa plana. A clinical and radiological investigation with particular reference to the importance of the metaphyseal changes for the final shape of the proximal part of the femur. Acta orthop. scand., Suppl. **84** (1965).

EDHOLM, P.: Anatomic angles determined from two radiographic projections. Instrument description and measurement techniques. Acta radiol. (Stockh.), Suppl. 259 (1966).

— Instrument for measuring angles from roentgenograms. Acta radiol. (Stockh.) **6**, 156 (1967).

EDSTRÖM, G.: Acta rheum. scand. 151 (1961).

EHLER, E.: Beitrag zur Ausformung der menschlichen Hüftpfanne im Pubertätsalter. Anat. Anz. **107**, 257 (1959).

ELLEGAST, H.: Das Röntgenbild der Cortisonschäden. Wien. klin. Wschr. **78**, 747, 753.

— Internat. Kongr. Radiol. 1965, 437.

ELMSLIE, R.: Injury and deformity of the epiphysis of the head of the femur. Lancet **1907**, 410.

ELTERS, ST.: Zur Klinik der Perthesschen Krankheit. Münch. med. Wschr. **1940**I, 535—537.

ELTZE, J., VOGEL, K.: Spätergebnisse nach konservativer und operativer Behandlung der Perthesschen Erkrankung. Z. Orthop. **104**, Beilageheft, 183(1968).

EMERICK, HOLLY, JOISTED, CORRIGAN: Zit. nach K. KIRSCH.

ENGEL, E.: Siehe GORALWESKY, s. HEITZMANN.

ENGLER, J.: Zur intraartikulären Kortikoidtherapie. Beitr. Orthop. Traum. **16**, 454 (1969).

ERDBERG, E.: Nord. Med. Ark. Afd. I, **51**, 63 (1918).

ERLACHER: Handbuch der Orthopädie, Bd. IV, Teil I. Zit. nach KIRSCH.

ERLACHER, KAISER: Die angeborene Hüftluxation. Jena: VEB G. Fischer 1958.

ERNST, H.: Ein Beitrag zur biochemischen Frühdiagnose ossärer Erkrankungen. Z. Orthop. **100**, 25 (1965).

ERVIN, F. R., STERNBACH, R. A.: Zit. nach ABELL u. HAYES.

EVANS, D. L.: Legg-Calvé-Perthes disease: study of late results. J. Bone Jt Surg. B **40**, 168—181 (1958).

EVERS, W. TH.: Die röntgenologische Beurteilung von Formabweichungen des Hüftgelenks. Fortschr. Röntgenstr. **104**, 243 (1966).

EXNER, G.: Wie soll der „Perthes" behandelt werden. Med. Klin. **44**, 708 (1949).

— Das histologische Gefäßbild bei der juvenilen Hüftkopfnekrose. Z. Orthop., **104**, Beilageheft, 163 (1968).

EYRE-BROOK, A. L.: Osteochondritis deformans coxae juvenilis or Perthes disease. The results of treatment by traction in recumbency. Brit. J. Surg. **24**, 166—182 (1936).

— Brit. J. Surg. **24**, 166 (1955).

EYRING, E. J., BJORNSON, D. R., PETERSON, C. A.: Early diagnostic and prognostic signs in Legg-Calvé-Perthes disease. Amer. J. Roentgenol. **93**, 2, 382 (1965).

FABER, A.: Z. Orthop. **62**, 358 (1935).

— Z. Orthop. **66**, 140 (1937).

— Z. Orthop. **67**, Beilageheft, 251, 259 (1938).

— Untersuchungen über die Ätiologie und Pathogenese der angeborenen Hüftverrenkung. Leipzig: G. Thieme 1938.

— Siehe auch WIBERG.

FAIRBANK, G. T.: An atlas of general affections of the skeleton. Edinburgh: Livingstone 1951.

FANCONI, G., FERRAZINI, F.: Helv. paediat. Acta **12**, 79 (1957).

— ISLER, W.: In: FANCONI-WALLGREEN, Lehrbuch der Pädiatrie, 7. Aufl. Basel-Stuttgart: Benno Schwabe & Co. 1963.

— WALLGREEN, A.: Lehrbuch der Pädiatrie. Basel: Benno Schwabe & Co. 1950.

FASSBENDER, C. W., HIPP, E., HÜHN, E. A.: Die Bedeutung nuclearmedizinischer Methoden in der Diagnostik von Erkrankungen der Knochen und Gelenke. Fortschr. Med. **86**, 693 (1968).

— — — Klinische Gesichtspunkte zur Bedeutung und zur Technik nuklearmedizinischer Methoden bei Hüftkopfnekrosen. Z. Orthop. **107**, 75 (1969).

FAVREAU, I. C.: Siehe COMTOIS, A.

FEINDEL, W.: J. Bone Jt Surg. B **35**, 402 (1953).

FEINE, U., HENKEL, H.: 50. Tagg Dtsch. Röntgenges., Stuttgart 1969.

— ZUM WINKEL, K.: Nuclearmedizin, szintigraphische Diagnostik. Stuttgart: G. Thieme 1969.

FERGUSON, A. B.: Clin. Orthop. **4**, 180 (1954).

— Zit. nach POLI, A.

— HOWORTH, M. B.: Coxa plana and related conditions at the hip. J. Bone Jt Surg. **16**, 781—803 (1934).

— — Coxa magna. A. Condition of the hip related to coxa plana. J. Amer. med. Ass. **104**, 808—812 (1935).

FINESCHI, G.: Spätergebnisse von 31 traumatischen Hüftgelenksluxationen. Wiederherstellungschir. u. Traum. **4**, 44—47 (1957).

FISCHER, H.: Fehlbildungen des Hüftgelenks. Langenbecks Arch. klin. Chir. **178**, 541 (1934).

FISCHER, J. F.: Arthropathie des Kniegelenkes bei kongenitaler Analgie. Z. Orthop. **100**, 489 (1965).

FISCHL, E.: Beobachtungen über die Osteochondritis deformans coxae juvenilis. Zugleich ein Beitrag zur Pathogenese der Epiphysenlösung am coxalen Femurende. Arch. orthop. Unfall-Chir. **33**, 456—463 (1933).

— A case of atypical Perthes disease. Amer. J. Roentgenol. **32**, 353—357 (1934).

FISHER, E. R., REIDBROD, H.: Gaucher's disease: Pathogenetic considerations based on electron microscopic and histochemical observations. Amer. J. Path. **41**, 679 (1942).

FORESTIER, J., CERTONCING, A., FORESTIER, FR.: Difficultées d' interprétation des images destructives de la hanche. Rev. Rhum. **29**, 560 (1962).

FORGON, M.: Über die Bedeutung von Kompressionskräften in der experimentellen Erzeugung von perthesartigen Umbauvorgängen der Hüftkopfepiphyse. Z. Orthop. **94**, 405 (1961).

— Zu einem ätiologischen Faktor des sog. „Luxationsperthes". Z. Orthop. **102**, 305 (1966).

FOURNIER, M., JULIEN, G.: La maladie ostéoarticulaire des caissons . . . , VII. Paris: Masson & Cie. 1965.

FRANCILLON, M. R.: Ischiometrische Untersuchungen bei Osteochondritis dissecans. Z. orthop. Chir. **57**, 392 (1932).

— Beitrag zur Kenntnis der angeborenen Hüftgelenksverrenkung. Z. Orthop. **66**, Beilageheft (1937).

FRANGENHEIM, P.: Ostitis deformans Paget und Ostitis fibrosa v. Recklinghausen. Ergebn. Chir. Orthop. **14**, 1 (1921).

FREDENHAGEN, H.: Siehe JEQUIER.

FREIBERGER, R. H., SWANSON, G. E.: N.Y. St. J. Med. **65**, 6 (1965).

FRENCH, R. J., McCREADY, V. R.: The use of ^{18}F for bone scanning. Brit. J. Radiol. **40**, 655 (1967).

FRENSSEN, C.: Über die Entstehung des „Perthes"-Kopfs. Z. Orthop. **100**, 559 (1965).

— Über Hüftdysplasie. Z. Orthop. **103**, 378 (1967).

FREUND, E.: Virchows Arch. path. Anat. **261**, 287 (1926).

— Zur Deutung der Röntgenbilder der Perthesschen Krankheit. Fortschr. Röntgenstr. **42**, 435—464 (1930).

FREUND, E : Zur Frage der Femurkopfverunstaltung nach unblutig eingerenkter Hüftgelenksluxation. Fortschr. Röntgenstr. **43**, 131 (1931).

— Bilateral aseptic necrosis of the femoral head. Problems arising in a compensation case. Ann. Surg. **104**, 100—106 (1936).

— Ann. Surg. **104**, 100 (1936).

FREY, K. W., SCHEYBANI, M. SCH., SONNTAG, A., FUCHS, P.: Szintigraphie und Profilmessung mit Strontium-85 zur Diagnostik primärer und sekundärer Knochengeschwülste. Radiologia Austriaca **18**, 85—94 (1968).

— — — — Die Knochenszintigraphie mit Strontium-85 und ihre klinische Bedeutung. Med. Klin. **62**, 978 (1967).

— SONNTAG, A., SCHEYBANI, M. SCH., KRAUSS, O., FUCHS, P.: Die Knochenszintigraphie mit Strontium-85. Fortschr. Röntgenstr. **106**, 206 (1967).

— — — — Szintigraphie mit Strontium-85 zur Diagnostik von Knochenerkrankungen. In: Radioisotope in der Lokalisationsdiagnostik, S. 421. Stuttgart: F. K. Schattauer 1967.

FRICKE, E.: Gelenkeiterungen und Cortisontherapie. Chirurg **35**, 323 (1964).

FRIES, G.: Zur operativen Therapie der idiopathischen Hüftkopfnekrose bei Erwachsenen. Z. Orthop. **104**, Beilageheft, 255 (1968).

FRÖHLICH: Handbuch der Orthopädie, Bd. IV/1, S. 390. Stuttgart: G. Thieme 1961.

FROMME, E.: Ergebn. Chir. Orthop. 15.

— Die Bedeutung des Gelenkknorpels für die Pathogenese zahlreicher Gelenkerkrankungen. Klin. Wschr. **45**, 1079 (1920).

FROST, H. M.: Etiodynamics of aseptic necrosis of femoral head. In: Proceedings of Conference in Aseptic necrosis of Femoral Head. Washington, D. C., U.S. Public Health Service 1964, p. 393—409.

GAGE, H. C.: A possible early sign of Perthes disease. Brit. J. Radiol. **6**, 295 (1933).

GALL, E. A., BENNETT, G. A.: Osteochondritis deformans of the hip (Legg-Perthes disease) and renal ostitis fibrosa cystica. Arch. Path. **33**, 866 (1942).

GALLI, H.: Persönliche Mitteilung (Veröffentlichung erfolgt später).

GAMLOA, MARCELO, AUGUSTIN, A., SALVATI: Über die deformierende Osteochondritis des Hüftgelenkes. Arch. argent. Pediat. **7**, 365—373 (1936) [Span.].

GARDEMIN, H.: Chronische Osteomyelitis der Hüften und Perthessche Krankheit. Münch. med. Wschr. **93**, 16, 853 (1951).

— Z. Orthop. **104**, Beilageheft (1968). (Verh.-Kongr. 1967, S. 261.)

GAUGELE, K.: Der Pfannenperthes. Zbl. Chir. **1**, 66—72 (1931); Verh. Orthop. Kongr. 1930.

— Zbl. Chir. 1931.

GELBKE, H., EBERT, G.: Z. Orthop. **83**, 201 (1953).

GELDEREN, CHR. VAN: Nekrose des Schenkelkopfes nach Hüftläsionen. Bruns' Beitr. klin. Chir. **178**, 71 (1949).

GERLE, R. D., WALKER, L. A., ACHORD, J. L., WEENS, H. S.: Knochenveränderungen bei chronischer Pankreatitis. Radiology **35**, 330 (1965).

GIANNESTRAS, N.: Legg-Perthes disease in twins. J. Bone Jt Surg. A **36**, 149 (1954).

GICKLER, TEUFEL: Z. Orthop. **68**, 67 (1938).

GICKLER, H.: Frühfälle der Perthesschen Krankheit. Fortschr. Röntgenstr. **55**, 491—550 (1937).

GIEDION, A., PRADER, A., HADORN, B., SHMERLING, D. H., AURICCHIO, S.: Metaphysäre Dysostose und angeborene Pankreasinsuffizienz. Fortschr. Röntgenstr. **108** (1), 51 (1968).

GILL, A. B.: Legg-Perthes disease of the hip . . . J. Bone Jt Surg. **22** (4), 1013 (1940).

— Legg-Perthes disease of the hip: Its early roentgenographic manifestations and its clinical course. J. Bone Jt Surg. **22** (4), 1013—1047 (1940).

— The relationship of Legg-Perthes disease to the function of the thyroid gland. J. Bone Jt Surg. **25**, 892 (1943).

GILMOUR, J.: Brit. J. Surg. **26**, 670, 700 (1938).

GIRARD, P. F., DEVIC, M., GARIN, A.: Zit. nach FANCONI u. FERRAZINI.

GIUNTINI, L.: Etiopatogenesi della displasia congenita dell' anca. Bologna: L. Capelli 1951.

GLOGOWSKI, G.: Die Pathophysiologie des oberen Femurendes. Z. Orthop. **95**, Beilageheft (1962).

GOFF, CH. W., SHUTKIN, N. M., HERSEY, M. R.: Legg-Calvé-Perthes-syndrome and related osteochondroses of youth, p. 186. Springfield (Ill.): Ch. C. Thomas 1954.

— — — Clin. Orthop. **22**, 93 (1962).

GOLDING, J. S.: Bone changes in sickle cell anaemia; Hunterian lecture. Ann. roy. Coll. Surg. **19**, 296 (1956).

— MAC IVER, J. E., WENT, L. N.: Bone changes in sickle cell anaemia and its genetic variants. J. Bone Jt Surg. B **41**, 711 (1959).

GORALEWSKY, G., ENGEL, E.: Ein Beitrag zur Frage der Ätiologie der Osteochondritis coxae juvenilis Perthes. Fortschr. Röntgenstr. **4**, 745—747 (1932).

GRAFFENRIED, P. V.: Zur Behandlung der idiopathischen Schenkelkopfnekrose. Z. Orthop. **102**, 100 (1966).

GREEN, W. T., ANDERSEN, M.: J. Bone Jt Surg. A **39**, 853—872 (1957).

GREENFIELD, G. B.: Bone changes in chronic adult Gander's disease. Amer. J. Roentgenolog. **110**, 800—807 (1970).

GREINACHER, J.: Pseudo-Perthes. Der Radiologe 11, 300 (1971).

GREULICH, PYLE: Radiographic Atlas of skeletal development of the hand and wrist. Stanford: Univ. Press 1950.

GRIGNOU, E. C.: Ostéochondrite fémorale juvénile et troubles endocriniens. Un. méd. Can. **67**, 144—145 (1938).

GROSSE: Z. Orthop. **64**, 75 (1933).

— Z. Orthop. **69**, 75 (1939).

GROSSMANN, H.: Die Röntgendiagnostik des Hüftgelenkes im frühen Säuglingsalter. Fortschr. Röntgenstr. **108**, 654 (1968).

GÜNTZ: Die Bedeutung der lokalen Kreislaufstörungen und die Erkrankungen des Knochens. Z. Orthop. **80**, Beilageheft, 21 (1951).

GÜTIG, C., HERZOG, A.: Der Beginn der sog. „Coxa vara congenita" aseptischer Schenkelhalsnekrose. Bruns' Beitr. klin. Chir. **156**, 151 (1932).

GUYE, SCHMID: L'ostéochondrite déformante de la hanche chez les jeunes sujets. Die Osteochondritis deformans im Röntgenbilde. Korresp.-Bl. schweiz. Ärz. **45**, Nr 36 u. 37.

HAAS, A.: Umbau von Perthesscher Krankheit in Osteochondritis dissecans. Zbl. Chir. **64**, 2873—2875 (1937).

HAAS, J. P.: Röntgen-Bl. **19**, 165—169 (1966).

— REICHELT, A.: Fortschr. Röntgenstr. **105**, 733—755 (1966).

HACKENBROCH, M.: Zur Ätiologie der Osteochondritis def. juv. des Hüftgelenkes. Zbl. Chir. **48**, 1766 (1921).

— Verh. Orthop.-Kongr. 1926.

— Z. Orthop. **72**, 222—228 (1941).

— Zur normalen und pathologisch veränderten Mechanik des Hüftgelenkes. In: Handbuch der Orthopädie, Bd. IV/1, S. 1—68. Stuttgart: G. Thieme 1961.

HÄBLER, C.: Freie Körper in Gelenken und Unfall. Mschr. Unfallheilk. **40**, 446—453 (1933).

HÄUPTLI, O.: Die aseptischen Chondro-Osteonekrosen. Berlin: W. de Gruyter & Co. 1954.

HAGEN, W.: Coxa plana. Bilateral cases in brothers. J. Bone Jt Surg. **21**, 1028—1030 (1939).

HAIKE, H. J.: Beitrag zur Pathogenese des sog. Luxationsperthes. XVI. Tagg der Nordwestdtsch. Orthopädenverigg, Bremen, Vortrag 12a, 1. 6. 1962.

— Beitrag zur funktionellen Behandlung der angeborenen Hüftverrenkung. Arch. orthop. Unfall-Chir. **54**, 291 (1962).

— Beitrag zur Pathogenese des sog. Luxationsperthes. Z. Orthop. **97**, 235 (1963).

— Beitrag zur Pathogenese der Hüftkopfnekrose bei der sog. congenitalen Hüftluxation. 128. Tagg der Verigg der Nordrhein-Westf. Chirurgen, Düsseldorf, Vortrag 17, 2. 3. 1963.

— Begegnung des Arztes mit der Zeit. Z. Chem. Fabr. Tempelhof Berlin (11. Nov. 1963).

— Tierexperimentelle Untersuchungen zur Frage der Entstehung der Osteochondrose des Schenkelkopfes, der Coxa vara und valga, sowie der pathologischen Antetorsion des coxalen Femurendes. Z. Orthop. **100**, 416 (1965).

— SCHULZE, H.: Beitrag zur Differentialdiagnose Hüftdysplasie. Arch. orthop. Unfall-Chir. **54**, 286 (1962).

— — Röntgenologische Studien über das Femurwachstum im Säuglings- und Kindesalter. Z. Orthop. **97**, 241 (1963).

— — Siehe auch SCHULZE, H.

HALKIER, E.: The "Tear shaped phenomen" in Calvé-Perthes disease. Acta orthop. scand. **25** (4), 287 (1956).

HAMSA, W. R., CAMPBELL, L. S.: Osteoch. coxae def. juv. Familialdemonstration. Amer. J. Dis. Child. **86**, 54 (1953).

HARDING, J. P.: J. man. biol. Ass. (U.K.) **28** (1), 141 (1949).

HARRENSTEIN, R. J.: Einige Bemerkungen über die Perthessche Krankheit in Verbindung mit der Behandlung. Ned. T. Geneesk. **1938**, 4962—4969 [Holl.].

HARRIS, W. R.: Siehe BOBECHKO.

HARRISON, M.: Siehe TRUETA.

HART, V. L.: J. Bone Jt Surg. A **31**, 357 (1949).

— Congenital dislocation of the hip in the newborn and in early postnatal life. J. Amer. med. Ass. 143 (1950).

HASS, J.: Congenital dislocation of the hip. Springfield (Ill.): Ch. C. Thomas 1951.

HASTERLIK, R. J., MILLER, C. E., FINKEL, A. J.: Radiographic development of skeletal lesions in many years after acquisition of radium burden. Radiology **93**, 599 (1969).

HAUBERG, MATTHIASH: Z. Orthop. **81**, 1 (1951).

— — Unsere bisherigen Erfahrungen in der Behandlung der Perthesschen Erkrankung mit der Schenkelhalsnagelung nach PITZEN. Z. Orthop. **82**, 436 (1952).

— — Die angeborene Hüftverrenkung und ihre Bedeutung. Heidelberg-Frankfurt: Dr. A. Hüthig, 1958.

HAUBERG, G.: Die angeborene Hüftgelenksverrenkung und ihre Behandlung. Heidelberg-Frankfurt: Dr. A. Hüthig 1957.

HAUGE, F.: The treatment of coxa plana. Acta orthop. scand. **26**, 1 (1956).

HAYTHORN, S.: Pathological changes found in material removed at operation in Legg-Calvé-Perthes disease. J. Bone Jt Surg. A **31**, 599 (1949).

HEGLER, G., WOHLWILL, FR.: Virchows Arch. path. Anat. **247**, 784 (1930).

HEIMANN, W. G., FREIBERGER, R. H.: Avascular necrosis of the femoral and humeral heads after high dosage of corticosteroid therapy. New Engl. J. Med. **263**, 672 (1960).

HEITZMANN, O., ENGEL, H.: Klin. Wschr. **1923**I, 397—444.

HENLE: Zit. nach IMHÄUSER.

HENZE, E.: Bestrahlung in Kleinstdosen. Dtsch. Ärztebl. **67**, 927 (1970).

HERNDON, C. H., HEYMAN, C. H.: Legg-Perthes disease. A method for the measurement of the roentgenographic result. J. Bone Jt Surg. A **32**, 767—778 (1950).

— — An evaluation of treatment by traction and ischial wright bearing brace. Legg-Perthes disease. J. Bone Jt Surg. A **34**, 25 (1952).

HERRMANN, E.: Über Entstehung und Verlauf pathologischer Hüftkopfveränderungen bei der unblutigen Behandlung der Dysplasie luxans coxae congen. Inaug.-Diss. Freie Univ. Berlin 1963.

HERZOG, A.: Siehe GÜTIG.

HEUCK, F.: Siehe DE CUVELAND.

HEYMANN, C. H.: Late results of treatment of congenital dislocation of the hip. J. Amer. med. Ass. **106**, 11—15 (1936).

— Siehe auch HERNDON.

HILGENREINER, H.: Med. Klin. **37**, 1385 (1925).

— Beitrag zur Ätiologie der Osteochondritis coxae juvenilis. Med. Klin. **5**, **6**, **29**, I, 494—498 (1931/1933/1946) 1072 (1931).

— Z. Orthop. **65**, 58 (1934).

— Zbl. Chir. **22**, 1266 (1936).

— Z. Orthop. **69**, 30 (1938).

HIPP, E.: Verh. Dtsch. Orthop. Ges., 46. Kongr. 1958. Stuttgart: F. Enke 1962, Göl 581.

— Die Gefäße des Hüftkopfes. Z. Orthop. **96**, Beilageheft (1962).

— Unspezifische bakterielle Entzündungen der Knochen und Gelenke. Fortschr. Med. **82**, 585 (1964).

— Zur idiopathischen Hüftkopfnekrose. Z. Orthop. **101**, 457—466 (1966).

HIPP, E.: Das röntgenologische und angiographische Bild bei der spontanen Hüftkopfnekrose des Erwachsenen. Z. Orthop. **104**, Beilageheft, 236 (1968).

— BURGER, H.: Muskuläre Dekompression bei der Nekrose des Hüftkopfes. Z. Orthop. **106**, 494 (1969).

— LANGE, M.: Z. Orthop. **92**, 513 (1960).

HIRSCH, R.: Über Osteochondropathia juvenilis. Z. orthop. Chir. **58**, 256 (1932).

HIRTHE, D.: Kurzer Beitrag über die Bedeutung der Handradiogramme beim Legg-Calvé-Perthes-Syndrom. Beitr. Orthop. Traum. **12**, 324—332 (1965); **13**, 24 (1966).

HLADÍKOVÁ, J.: Cévní zásobení pouzdra kyčelního kloůbů. Morfologie V, číslo **2**, 133 (1957).

HODGES, P. C., PHEMISTER, D. B., BRUNSCHWIG, A.: Roentgen-ray diagnosis of diseases of the bones and joints. New York: Thomas Nelson & Suns 1938.

HÖCHST, K.: Z. Orthop. **104**, Beilageheft (1968). Verh. Kongr. 1967, S. 260.

HÖRDEGEN, K. M., KOHNE, E., LÜDINGHAUSEN, M. VON: Zur Ätiologie der Legg-Calvé-Perthesschen Krankheit. Münch. med. Wschr. **113**, 856 (1971).

— WITT, A. N.: Erfahrungen mit der intertrochanteren Varisierungsosteotomie bei der Legg-Calvé-Perthesschen Erkrankung. Arch. orthop. Unfall-Chir. **70**, 320—339 (1971).

HOFF, F.: Klinische Physiologie und Pathologie. Stuttgart: G. Thieme 1952.

HOFFA: Orthopädische Chirurgie. Stuttgart: F. Enke 1920.

HOFFMANN, R.: Pseudotuberculosis épiphysaires (Ostéochondritis juvéniles). Rev. med. Suisse rom. **55**, 321—338 (1935).

HOFFMANN-DAIMLER, S.: Der Kopfumbau der sog. angeborenen Hüftverrenkung aus der Sicht der funktionellen Reposition und Retension. Arch. orth. Unfall-Chir. 282 (1967).

— Der Einfluß mechanischer Kräfte auf die entwicklungsbedingte Knorpelverknöcherung. Z. Orthop. **106**/4 (1969).

HOFFMEISTER, W.: Über Epiphysenschwund am Femurkopf. Dtsch. Z. Chir. **203/204**, 449 (1927).

HOHMANN, G.: Z. Orthop. **25**, 157 (1910).

— Med. Welt (Berlin) **9**, 189, 229 (1935).

— Zbl. Chir. **22**, 1269 (1936).

— Verh. dtsch. orthop. Ges. **81**, 140 (1952).

— Med. Klin. **48**, 545—563 (1953).

HOLMDAHL, D. E., BO., INGLEMARK, E.: Acta orthop. scand. **20**, 156 (1950).

HORSTENEGG, R. v.: Siehe ABERLE.

HORVÁTH: Z. Orthop. **22**, 496 (1908).

HORVATH, P., ROZSAHEGYI, I., GRUBER, F.: La radiomorphologie de l'ostéo-arthropathie des caissons. J. Radiol. Électrol. **51**, 8—9, 493—498 (1970).

HOUWEN, H. VAN DER: J. Bone Jt Surg. B **43**, 314 (1961).

HOWE, W. W., JR., LACEY, T., SCHWARTZ, R. P.: A study of the gross anatomy of the arteries supplying the proximal portion of the femur and the acetabulum. J. Bone Jt Surg. A **32**, 856 (1950).

HOWORTH, B.: Coxa plana. J. Bone Jt Surg. A **30**, 601 (1948).

— Siehe FERGUSON.

HU, C. H.: Siehe MILTNER.

HUBER, W.: Behandlung der angeborenen Hüftluxation. Münch. med. Wschr. **105**, 1062 (1963).

— Wandlung in der Behandlung der angeborenen Hüftgelenksverrenkung. Z. Orthop. **97**, 32 (1963).

HÜBNER, L.: Kleine Differentialdiagnose der Hüftgelenkserkrankungen. Landarzt **35**, 44 (1959).

— Z. Orthop. **100**, 38 (1965).

— Über Untersuchungen zur Entwicklung und Gewebsqualität der Beckenknochen bei der Perthesschen Erkrankung. Z. Orthop. **104**, Beilageheft, 158 (1968).

HULTH, A., NORBERG, I., OLSSON, ST. E.: Coxa plana in the dog. A report of a clinical roentgenographic, histological and microangiographic study. J. Bone Jt Surg. A **44**, 918 (1962). Ref. Zbl. ges. Radiol. **76**, 292 (1963/1964).

HUWYLER, J.: Z. Orthop. **91**, 308 (1959).

IDELBERGER, K.: Kasuistische Beiträge zur Frage der Entstehung osteochondropathischer Gelenkveränderungen. Arch. orthop. Unfall-Chir. **44**, 247 (1950).

— Die Erbpathologie der sog. angeborenen Hüftverrenkung. München u. Berlin: Urban & Schwarzenberg 1951.

— Orthopädische Erkrankungen des Kindesalters, S. 50. Berlin-Göttingen-Heidelberg: Springer 1959.

ILL, G.: Siehe MOUCHET.

ILLYES, ZS.: Angaben zur Ätiologie des Luxationsperthes. Z. Orthop. **104**, 61 (1963).

IMELMANN, E. J., BAK, S., KRIGE, H., MARKS, I. N.: Amer. J. Med. **36**, 96 (1964).

IMHÄUSER, G.: Die intrapelvinen Vorragungen des Hüftpfannenbodens. Handbuch der Orthopädie, Bd. II. Stuttgart: G. Thieme 1958.

— Über Dislokationen der proximalen Femurepiphyse durch Schädigung der Wachstumszone. Z. Orthop. **96**, 265 (1962).

— Z. Orthop. **104**, Beilageheft (1968). (Verh.-Kongr. 1967, S. 2/4, 208, 210, 261.)

— Behandlung der Perthesschen Erkrankung mit Fixierung in Entlastungsstellung (17jährige Erfahrungen). Z. Orthop. **107**, 553 (1970).

INGLEMARK, B. E.: Acta orthop. scand. **20**, 144 (1950).

ISDALE, I. C.: Ann. rheum. Dis. **21**, 23 (1962).

ISELIN: Über den Zusammenhang von jugendlichem Schenkelkopfschwund und ähnlichen Deformationen mit dem Malum senile coxae und Arthritis deformans. Korresp.-Bl. schweiz. Ärz. Nr 30 (1918).

JACCHIA, G. E., FALDINI, A.: L'evoluzione clinico radiografica della malattia di Legg-Calvé-Perthes. Arch. Putti Chir. Organi Mov. **22**, 135—162 (1967).

JACKSON, J. M., PINKERTON, P., WILSON, I. R.: J. Path. Bact. **83**, 562 (1962).

JACKSON, S. H., SAVIDGE, R. S., STEIN, L., VARLEY, M.: Lancet **1952** I, 962.

JACOBS, B. W.: Early recognition of osteochondrosis of capital epiphysis of femur. J. Amer. med. Ass. **172**, 527 (1960).

JACQUEMAIN, B.: Z. Orthop. **104**, Beilageheft (1968). (Verh.-Kongr. 1967, S. 209.)

JANI, L.: Operative Behandlung des Morbus Perthes mit der Varisations-Derotations-Osteotomie. Z. Orthop. **108**, 406 (1970).

JANSEN, M.: J. Bone Jt Surg. **5**, 265 (1923).

— Z. orthop. Chir. **46** (1925).

— Über atypische Chondrodystrophie (Achondroplasie) und über eine noch nicht beschriebene angeborene Wachstumsstörung des Knochensystems: Metaphysäre Dysostosis. Z. orthop. Chir. **61**, 253—286 (1934).

JANTZEN, P. M.: Z. Orthop. **90**, 55 (1958).

— Arch. orthop. Unfall-Chir. **51**, 44 (1959).

— Zur Mitteilung FRENSSENS „Über die Entstehung des Pertheskopfes". Z. Orthop. **101**, 278 (1966).

JENTSCHURA, G.: Über die praktische Anwendung der Methode WIBERGS für die Beurteilung der congenitalen Dysplasie des Hüftgelenkes bei Erwachsenen. Z. Orthop. **80**, 34—39 (1951).

— Z. Orthop. **104**, Beilageheft, 259 (1968). (Verh.-Kongr. 1967.)

— ROMPE, G.: Über doppelseitige idiopathische Hüftkopfnekrosen. Arch. orthop. Unfall-Chir. **57**, 157 (1965).

JEQUIER, M.: Paraplégie spasmodique et dystrophie squelettique familiales. Helv. med. Acta **13**, 405 (1946).

— FREDENHAGEN, H.: L'heredite de la dystrophie épiphysaire des hanches. Radiol. clin. (Basel) **17**, 92 (1948).

— STREIFF, E. B.: Paraplégie dystrophie squelettique et dégénerencence tapétorétinienne familiales. Arch. Klaus-Stift. Vererb.-Forsch. **22**, 129 (1947).

JESSERER, H.: Nil nocere. Gelenkschäden durch Cortison. Münch. med. Wschr. **113**, 655 (1971).

— ELLGAST, H.: Cortisonschäden am Skelett. In: Probleme der inneren Medizin. II. Halle/Saale: Verlag der Martin-Luther-Univ. 1965.

— ZEITLHOFER, J.: Über Cortisonveränderungen am Stütz- und Bindegewebe. Arch. klin. Med. **213**, 328 (1967).

JOFFEY, J. M.: Bibl. anat. Nr. 7, zu Acta anat. (Basel) 298 (1965).

JOHANNING, K.: Coxa vara infantum: Clinical appearence and aetiological problems. Acta orthop. scand. **21**, 273—299 (1951).

JOHNSON, L. C.: Proc. of the Conference on Aseptic Necrosis of the Femoral Head, St. Louis, Missouri, January 8—9, 1964, p. 55.

JOHNSON, R. L., SMYTH, C. J., HOLT, G. W., LUBCHENCO, A., VALENTINE, E.: Arthr. and Rheum. **2**, 224 (1959).

JOKISCH, H.: Ein Beitrag zur operativen Behandlung des Morbus Perthes. Arch. orthop. Unfall-Chir. **56**, 664 (1964).

JONES, J. P., ENGLEMAN, E. P., STEINBACH, H. L., MURRAY, W. R., RAMBO, O. N.: Fat embolisation as a possible mechanism producing avascular necrosis. Arthr. and Rheum. **8**, 449 (1965).

JONES, J. P., JR., ENGLEMAN, E. P.: Avascular necrosis of bone in alcoholism. (Abstr.). Arthr. and Rheum. **10**, 287—288 (1967).

— SEKOVICH, L.: Fat embolism of bone: roentgenographic and histological investigation with use of intraarterial lipiodol in rabbits. J. Bone Jt Surg. A **48**, 149—164 (1966).

JONSÄTER, S.: Coxa plana. A historo-pathologie and arthrographic study. Acta orthop. scand., Suppl. **12** (1953).

JOSHNA, A.: Siehe BECKER.

JUST, E.: Zur Ätiologie der Osteochondritis coxae juvenilis def. Wien. klin. Wschr. **1931 II**, 889. Ref. Zbl. ges. Radiol. **11**, 428 (1932).

KAHLSTROM, S. C.: Amer. J. Roentgenol. **47**, 405 (1942).

— BURTON, C. C., PHEMISTER, D. B.: Surg. Gynec. Obstet. **68**, 129, 631 (1939).

— PHEMISTER, D. B.: Amer. J. Path. **22**, 947 (1946).

KAISER, G.: Die verstärkte Antetorsion des proximalen Femurendes bei der angeborenen Hüftluxation und ihre Behandlung. Arch. orthop. Unfall-Chir. **48**, 17 (1956).

— Die angeborene Hüftluxation. Jena: G. Fischer 1958.

— Lehrbuch der Orthopädie von P. F. MATZEN 2. Aufl., Bd. 2. Berlin: VEB Verlag Volk u. Gesundheit 1967.

KALZ: Zit. nach KIRSCH, K.

KANE, R.: Siehe RYDER.

KARGUS, H.: Über die Pfannenveränderungen bei der Perthesschen Erkrankung. Z. orthop. Chir. **59**, 99—115 (1933).

KATZ, J. F.: Recurrent avascular necrosis of the proximal femoral epiphysis in the same hip in Gaucher's disease. J. Bone Jt Surg. A **49**, 594 (1967).

KATZENSTEIN, M.: Über subchondrale Knochenmarkstransplantationen bei den nach Perthes, Köhler u. a. genannten Knochenerkrankungen. Zbl. Chir. **55**, 1872—1874 (1928).

KAUFMANN, H. J.: Röntgenbefunde am kindlichen Becken bei angeborenen Skelettaffektionen und chromosomalen Aberrationen. Stuttgart: G. Thieme 1964.

KEAGY, R. D., KEIM, H. A.: Intraarticular steroid therapy: repeated use in patients with chronic arthritis. Amer. J. med. Sci. **253**, 45—51 (1967).

KEHL: Beitrag zur Perthesschen Krankheit. 49. Tagg Dtsch. Ges. Chir. Bericht. Langenbecks Arch. klin. Chir. **138**, 65 (1935).

KEMP, H. S.: 1966 (in press).

— BOLDERO, J. L.: Radiological changes in Perthes disease. Brit. J. Radiol. **39**, 744—760 (1966).

KERBY, H. F.: Siehe STEPHENS.

KIENZLE, L.: Die Behandlung der Coxa vara epiphysarea und die Perthesschen Erkrankungen durch die Becksche Bohrung. Z. Orthop. **83**, 270—275 (1953).

KILTZ, U.: Über die Entwicklung des Hüftgelenkes, nachdem im Verlauf der Behandlung der Luxationshüfte eine Knopfnekrose aufgetreten ist oder eine verzögerte Kopfentwicklung vorgelegen hat. Inaug.-Diss. Dresden 1968.

KINDERMANN, G., WEBER, F., WENDEROTH, H.: Ungewöhnliche Knochenschäden nach Cortison. Med. Klin. **64**, 1919 (1969).

KING, E. S.: Localized rarefying conditiones of bone as esemplified by Legg-Perthes disease. London: Edward Arnold & Co. 1935.

KIRCHHOFF, H.: Zbl. Gynäk. **71**, 1051 (1949).
— Das lange Becken. Stuttgart: G. Thieme 1959.
KIRSCH: Die juvenile Osteochondrose des Hüftgelenkes (Osteochondrosisdeformans coxae juvenilis). Perthessche Erkrankung. In: Handbuch der Orthopädie, Bd. IV, Teil 1. Stuttgart: G. Thieme 1961.
KLOPFER, F.: Z. Orthop. **79**, 1 (1950).
KLÜMPER, A., LEHMANN, V., UEHLINGER, E., WELLER, S., STREY, M.: Aseptische Knochennekrosen des Oberschenkelkopfes nach Glucocorticoidbehandlung. Fortschr. Röntgenstr. **107**, 96 (1967) (Schrifttum).
— STREY, M., WILLING, W., HOHMANN, B.: Das Krankheitsbild des Morbus Gaucher mit besonderer Berücksichtigung der ossären Form. Fortschr. Röntgenstr. **109**, 640 (1968).
KOCH, G.: Siehe LAUBNER.
KOCHS, J.: Z. Orthop. **104**, Beilageheft, 210 (1968). (Verh.-Kongr. 1967.)
KÖHLER, A.: Münch. med. Wschr. **2**, 1923 (1908).
— Münch. med. Wschr. **2**, 1289 (1920).
— Amer. J. Roentgenol. **10**, 705 (1923).
KOLÁR: Fortschr. Röntgenstr. **108**, 487 (1968).
— Zbl. ges. Radiol. **96**, 114 (1969).
KONIETZKO, H.: Perthessche Krankheit und endokrine Störung. Diss. Königsberg 1938.
KONJETZNY, G. E.: Zur Pathologie und pathologischen Anatomie der Perthes-Calvéschen Krankheit (Osteochondritis Coxae deformans juvenilis). Acta chir. scand. **74**, 361 (1934).
KOPITZ: Z. Orthop. **41**, 385 (1921).
— Z. Orthop. **69**, 167 (1939).
— Z. Orthop. **70**, 287 (1940).
KORVIN, H. G.: Zur Frage der prämorbiden Veränderungen bei Perthesscher Krankheit. Z. orthop. Chir. **59**, 76—115 (1933).
— Pseudocoxalgia (Calvé-Legg-Perthes disease). The radiographic changes outside the femoral head. Proc. roy. Soc. Med. **40**, 886—891 (1947).
KRABBEL: Zur Kenntnis der Osteochondritis coxae juvenilis (Perthesscher Krankheit). Z. ärztl. Fortbild. Nr 7 (1922).
KREUSCHER: Siehe CHANDLER.
KRISTENSEN, H.: Et tilfælde of morbus Calvé-Perthes behandelt met anabolisk steroid og aflastning. Ugeskr. Læg. **125**, 255 (1963) [Dän.].
KROH: Osteochondritis dissecans der Hüftpfanne. Kölner Chirurgenverigg 15. 6. 1927.
KRUKENBERG, H.: Beiträge zur Kenntnis der Perthesschen Krankheit. Z. orthop. Chir. **53**, 176 (1930).
KSIENIEWICZ, W.: Die Perthessche Krankheit. Lek. wojsk. **27**, 353—359 [Pol.].
KUMMER, B.: Die Beanspruchung des menschlichen Hüftgelenkes. 1. Allgemeine Problematik. Z. Anat. Entwickl.-Gesch. **127**, 286 (1968).
— Die Beanspruchung der Gelenke, dargestellt am Beispiel des menschlichen Hüftgelenkes. Verh. Dtsch. Ges. Orthop. 55. Kongr. 1968, S. 301. Stuttgart: F. Enke 1969.
KUNZ, F.: Arch. orthop. Unfall-Chir. **53**, 344 (1961).
LAARMANN: Zit. nach F. J. LANG. Bruns' Beitr. klin. Chir. **171**, 626 (1940).
LACCALLE, C. E.: Siehe SAINZ DE LOS TORROROS.
LACEY: Siehe HOWE, W.W.

LÄWEN, A.: Dtsch. Z. Chir. **101**, 454 (1909).
— Zbl. Chir. **1929**, 2498.
LANCE: Trente-trois operations ostéoplastiques pour subluxations et luxations congénitales de la hanche. Bull. Mêm. Soc. Nat. Chir. **53**, 11—31 (1927).
— ANDRIEN, CAPELLE: Remarque sur l'ostéochondrite déformante juvénile de la hanche. J. Chir. (Paris) **5**, 471 (1921).
LANG, A.: Dtsch. Z. Chir. **175**, 101 (1916).
LANG, F. J.: Z. Orthop. **41**, 147 (1921).
— Virchows Arch. path. Anat. **239**, 76 (1922).
— Wien. klin. Wschr. **1924**II, 917.
— Virchows Arch. path. Anat. **578** (1924).
— Pathologie der chronischen Gelenkleiden. Leipzig-Dresden: Steinkopff 1943.
— Handbuch der Orthopädie, Bd. IV/1, S. 382. 1961.
LANGE, F.: Z. Orthop. **25**, 164 (1910).
— Z. Orthop. **41**, 147 (1921).
— PITZEN, P.: Zur Anatomie des oberen Femurendes. Z. Orthop. **41**, 105 (1921).
LANGE, M.: Siehe HIPP u. SPITZY.
— Die Erleichterung der Frühdiagnose der Koxitis durch bisher wenig beachtete Veränderungen im Röntgenbild. Z. orthop. Chir. **48**, 90 (1927).
— Die konservative Behandlung des malum coxae juvenile. Vortr. Dtsch. Orthop. Ges. 24. Kongr. München 1929. Z. orthop. Chir. **52**, Beilageheft, 108 (1930).
— Endresultate der unblutigen Behandlung der angeborenen Hüftluxation. Vortr. Dtsch. Orthop. Ges. 24. Kongr. München 1929. Z. orthop. Chir. **52**, Beilageheft, 119 (1930).
— Lehrbuch der Orthopädie und Traumatologie, Bd. I, S. 381. Stuttgart: F. Enke 1960.
LANZ, T. v.: Anatomische und entwicklungsgeschichtliche Probleme am menschlichen Hüftgelenk. Verh. Dtsch. Orthop. Ges. 37. Kongr. 1949, S. 7.
— Über umwegige Entwicklung am menschlichen Hüftgelenk. Schweiz. med. Wschr. **43**, 1053 (1951).
— MAYET, A.: Die Gelenkskörper des menschlichen Hüftgelenkes usw. Z. Anat. Entwickl.-Gesch. **117**, 317 (1953).
— WACHSMUTH, W.: Praktische Anatomie, Teil I/4 (Bein und Statik). Berlin: Springer 1938.
LARSEN, R. M.: Intramedullary pressure with particular reference to massive diaphyseal bone necrosis. Ann. Surg. **108**, 127 (1938).
LASH, J. W., WHITEHOUSE: Effects of steroid hormones . . . Lab. Invest. **10**, 338 (1961).
LAUBER, H. J., KOCH, G.: Beitrag zur Ätiologie der Perthesschen Erkrankung. Zbl. Chir. **1941**, 737—741.
LAWENSON, R. D.: The acetabular index. J. Bone Jt Surg. B **41**, 702—718 (1959).
LE DAMANY, P.: La cavité cotyloide. Évolution ontogénique comparée de sa profondeur chez l'homme et les animaux. J. Anat. (Paris) **40**, 387—413 (1904).
LEGANT, O., BALL, R. P.: Radiology **51**, 665 (1948).
LEGER: Z. Orthop. **81**, 583 (1952).
LEGG, A. F.: Boston med. Surg. J. **162**, 202 (1910).
— The end results of coxa plana. J. Bone Jt Surg. **9**, 26—36 (1927).

LEHMANN, J. C.: Ist eine Wiedereinheilung osteochondritischer Gelenkmäuse möglich? Dtsch. Z. Chir. **192**, 88 (1925).
— Osteochondritische Gelenkmäuse. Chir.-Kongr. 1926.
— Über die Entstehung der Osteochondritis. Subchondrale Knochennekrose. Zbl. Chir. **1935**, 1443—1446.
— Zur Frühdiagnose der Perthesschen Krankheit. Zbl. Chir. **66**, 2437—2438 (1939).
— Der Ablauf der Epiphysennekrosen im Röntgenbild. Zugleich ein Beitrag zur Frühdiagnose der Perthesschen Krankheit. Dtsch. Z. Chir. **253**, 132—144 (1940).
LEMOINE, A.: J. Bone Jt Surg. B **39**, 763 (1957).
LENORMANT: L'ostéochondrite déformante de la hanche chez les jeunes sujets. Presse méd. **93** (II), 934 (1913).
LEVEAN, H.: Siehe BOUGIER.
LEVY, L. J., GIRARD, P. M.: Legg-Perthes' disease. A comparative study of various methods of treatment. J. Bone Jt Surg. **24**, 663—671 (1942).
LEWIS, R. W.: Correlation of roentgen and pathologic findings in Perthes disease. Radiology **22**, 188 (1934).
LEXER, E.: Röntgenograph. Inj. am Hüftgelenk.
LIAN, G.: Congenital coxa vara and Perthes disease. Acta orthop. scand. **19**, 527 (1950).
LIEK: Langenbecks Arch. klin. Chir. **119**, 329 (1922).
LIMA, C. S. P. DE: Osteochondrose da anca. Dissertacae de doctoramento Universidade do Porto 1956.
LINDEMANN, K.: Das erhebliche Vorkommen der angeborenen Coxa vara. Z. Orthop. **72**, 326 (1941).
— SIEMENS, W.: Betrachtungen über das Wesen der Perthesschen Krankheit unter besonderer Berücksichtigung der Pfannenveränderungen. Z. orthop. Chir. **60**, 65—97 (1933).
LINDSTRÖM, J.: Microvascular anatomy of synovial tissue. Acta orthop. scand., Suppl. 7.
LIPPMANN, R. K.: Siehe ZEMANSKY.
LIPSCOMB, P., CHATTERTON, C.: Osteochondritis juvenilis of the Acetabulum. J. Bone Jt Surg. **24**, 372 (1942).
LJUNGGREN, G.: Legg-Perthes-disease in the dog. Acta orthop. scand., Suppl. **95** (1965).
LOEB: Zit. nach O. HEPP u. H. H. MATHIASH, Münster i.W. In: Handbuch für Orthopädie, Bd. 1, S. 367. 1957.
LOEHR, E.: Wesen, Ursachen und Verhütungsmöglichkeiten des Kopfzerfalls während der Behandlung der Luxationshüfte. Beitr. Orthop. Traum. A **12**, 316 (1965).
LÖHR, W.: Über Epiphysenstörungen im Ellbogengelenk, zugleich ein Versuch der genetischen Klärung der Osteochondritis dissecans. Chir.-Kongr. 1930.
— Kälteschäden. Zbl. Chir. **1930**.
— Über Veränderungen im Hüftgelenk bei Blutern. Z. orthop. Chir. **225**, 228—234 (1930).
— Epiphysenstörungen durch Kälte. Chir.-Kongr. 1931.
LOEPP, W., MÜLLER, W.: Fortschr. Röntgenstr. **60**, 295 (1939).
LOEPPE, W.: Siehe MÜLLER.

LOERBROKS, B.: Beitrag zur Differentialdiagnose: Osteochondrosis deformans coxae juvenilis (Calvé-Legg-Perthes). Coxitis tuberculosa. Z. Orthop. **85**, 573 (1955).
LÖWE, H.: Beitrag zur Behandlung der Calvé-Legg-Perthesschen Erkrankung. Z. Orthop. **106**, 341 (1969).
LOGROSCINO, D.: Illigamento rotondo e le sue arterie nella pathologia dell'epiphisi femorale. Chir. Organi Mov. **22**, 111—146 (1936).
LORENZ, A.: Die sogenannte angeborene Hüftverrenkung. Stuttgart: F. Enke 1920.
LOYOT, P., GAUCHER, A.: Rev. Rhum. **29**, 577—581 (1962).
— — Rev. Rhum. **30**, 710 (1963).
LUDLOFF, K.: Langenbecks Arch. klin. Chir. **87**, 552 (1908).
LÜDINGHAUSEN, M. VON: Drosselarterien im kindlichen Femurhals. Erscheint in Acta anat. (Basel).
LYNCH, M. J. G., RAPHAEL, S. S., DIXON, T. P.: Fat embolism in chronic alcoholism: control study on incidence of fat embolism. Arch. Path. **67**, 68—80 (1959).
MAC IVER-WENT: Siehe GOLDING.
MADSON: Siehe RANDLOV.
MAGYARY, G.: Beiträge zur Ätiologie der Osteochondritis deformans juvenilis coxae. Orvosképszés **23**, Bakay-Sonderheft, 384—389 (1933) [Ungar.].
MAJNO, G.: Siehe RUTISHAUSER.
MALKA, S.: Idiopathic aseptic necrosis of the head of the femur in adults. Surg. Gynec. Obstet. **123**, (1966).
MANKIN, H. J., CONGER, K. A.: Acute effects of intra-articular hydrocortisone on articular cartilage in rabbits. J. Bone Jt Surg. A **48**, 1383—1388 (1966).
MANKIN, J., BROWER, T. D.: Bilateral idiopathic aseptic necrosis of the femur in adults "Chandler's disease". Bull. Hosp. Jt Dis. (N. Y.) **23**, 42 (1962).
MARCELO: Siehe GAMLOA.
MARELLI, V.: Dell' osteochondrite giovanile deformante dell' anca. Chir. Organi Mov. **19**, 13—50 (1934).
MARKHEIM, H. R.: Legg-Perthes' disease and slipped epiphysis in the same patient; a case report. J. Bone Jt Surg. A **31**, 666—668 (1949).
MAROTEAUX, P. M., LAMY, BERNARD, J.: Presse méd. **65**, 1205 (1957).
MAROTTOLI, O.: Malattia di Perthes e sublussazione congenita dell'anca. Chir. Organi Mov. **20**, 161—169 (1934).
MARTEL, W.: Discussion on aseptic necrosis in systemic lupus erythematosus: report of case involving six joints. Arthr. and Rheum. **7**, 717—718 (1964).
— BROOKS, H., SITTERLY: Roentgenologic manifestations of osteonecrosis. Amer. J. Roentgenol. **106**, 521 (1969).
MARTRO-MARINO, A.: Alterazione dell' acetabolo nel morbo di Calvé-Legg-Perthes (Contributo clinico-radiografico). Ann. Radiol. Fis. med. **11**, 29—50 (1937).
MASHUGA, P. M.: Z. Anat. Entwickl.-Gesch. **122**, 539 (1961).

MASSIE, W. K.: Congenital dislocation of the hip. J. Bone Jt Surg. A **32**, 519—531 (1950).

MATTHIASH, H. H.: Pubertätsverlauf und Störungen der Skeletentwicklung. Z. Orthop. **86**, 410 (1955).

— Reifung und Entwicklung in ihren Beziehungen zu Leistungsstörungen des Haltungs- und Bewegungsapparates. In: Handbuch der Orthopädie, Bd. I. Stuttgart: G. Thieme 1957.

MATTICK, FR.: Über das Gefäßsystem und die Knorpelgefäße des fetalen Hüftgelenkes. Z. Anat. Entwickl.-Gesch. **120**, 492 (1958).

MAU, H.: Die Hüftgelenksveränderungen bei spastischen Lähmungen. Z. Orthop. **84**, 407 (1954).

— Arch. orthop. Unfall-Chir. **48**, 288—292 (1956).

— Wachstumsfaktoren und -reaktionen des gesunden und kranken kindlichen Hüftgelenkes. Arch. orthop. Unfall-Chir. **49**, 427 (1957).

— Deformitätenentstehung und -korrektur des asymmetrischen Längenwachstums auf mechanischer Grundlage. Verh. dtsch. orthop. Ges. **88**, 433 (1957).

— Z. Orthop. **89**, 17 (1957).

— Formveränderungen des proximalen Femur bei kindlichen Beinverkürzungen. Verh. dtsch. orthop. Ges. **90**, 107 (1958).

— Wesen und Bedeutung der enchondralen Dysostosen. Stuttgart: G. Thieme 1958.

— Clin. Orthop. **11**, 154 (1958).

— Z. Orthop. **91**, 582 (1959).

— Verh. Dtsch. Orthop. Ges. 47. Kongr. 1959, S. 51.

— Arch. orthop. Unfall-Chir. **51**, 125 (1960).

— Zur Ätiologie und Pathogenese von Verknöcherungsstörungen des Schenkelhalses und -kopfes. Z. Orthop. **96**, 156 (1962).

— Z. Orthop. **100** (1965).

— Neuere Erkenntnisse auf dem Gebiete der aseptischen Knochennekrosen. Med. Klin. **60**, 1561 (1965).

— Idiopathische Hüftkopfnekrosen Erwachsener. Z. Orthop. **101**, 18 (1966).

— Zur Frühdiagnose idiopathischer Hüftkopfnekrosen Erwachsener. Beitr. Orthop. Traum. **13**, 438—440 (1966).

— Diskussionsbeitrag Sicot Xe Congr. Paris Sept. 1966, p. 286—288.

— Z. Orthop. **104**, Beilageheft, 211, 213, 260 (1968). (Verh.-Kongr. 1967.)

— SCHMITT, H. W.: Der konstitutionell dysost. Perthes . . . Z. Orthop. **93**, 515 (1960).

— — Z. Orthop. **100** (1965).

MAUTNER, H.: Coxa vara congenita. Münch. med. Wschr. **83**, 2111 (1936).

MAYDL, K.: Coxa vara und Arthritis deformans coxae. Wien. klin. Rdsch. **11**, 153, 171, 187 (1897).

MAYR, O.: Z. Orthop. **61**, 66, 365 (1934).

— Z. Orthop. **75**, 177 (1944).

McCARREL, H. R.: Siehe PEDERSEN.

McCOLLUM, D. E., MATHEWS, R. S., PICKETT, P. T.: Gout, hyperuricemia and aseptic necrosis of femoral head. (Abstr.) Arthr. and Rheum. **10**, 295 (1967).

MERKUROVA, R. V.: Ortop. Travm. Protez. **30**, 3, 5—8 (1969). Ref. Dtsch. Ärztebl. **66**, 3231 (1969).

MERLE D'AUBIGNÉ, R., MAZABRAUD, A., CAHEN, C.: Sem. Hôp. Paris **39**, 2773 (1936).

MERLE D'AUBIGNÉ, R., POSTEL, M., MAZABRAUD, A., MASSIAS, P., GUEGUEN, J.: Idiopathic necrosis of the femoral head in adults. J. Bone Jt Surg. B **47**, 612—633 (1965).

MEYER, J.: Acta orthop. scand. **34**, 183 (1964).

— Treatment of Legg-Calvé-Perthes disease. Acta orthop. scand., Suppl. 86 (1966).

MEZNIK, F.: Zur Behandlung der jugendlichen Hüftkopflösung. Z. Orthop. **95**, 170 (1961).

MILLER, F.: Ein Fall von Bruch der Spongiosa des Schenkelhalses mit dem Verlauf einer Osteochondropathie. Sovet. Chir. **6**, 1079—1081 (1936) [Russ.].

MILLER, W. T., RESTIFO, R. A.: Steroid arthropathy. Radiology **86**, 652—657 (1966).

MILTNER, L., HU, C. H.: Osteochondritis of the head of the femur. An ex. study. Arch. Surg. **27**, 645 (1933).

MINDELL, E., SHERMAN, M.: Late results in Legg' Perthes. J. Bone Jt Surg. A **33**, 1 (1951).

MITCHELL, G. P.: Arthrography in congenital displacement of the hip. J. Bone Jt Surg. **45**, 88—95 (1963).

MOBERG, E.: Aseptische Knochennekrosen. Vortrag 84. Tagg Dtsch. Ges. Chir. München 1967.

MONTANARI: Chir. Organi Mov. 212 (1922).

MONTINA, S.: Siehe BRANCIFORTI.

MORRIS, L. M., McGIBBON, C. K.: Osteochondritis dissecans following Legg-Calvé-Perthes disease (Symposium). J. Bone Jt Surg. B **44**, 562—564 (1962).

MORSCHER, E.: Das Wachstumsknorpelgewebe unter dem Einfluß von Hormonen. Orthop. Gemeinschaftskongr., Bücherei des Orthopäden, Bd. 4, S. 58. Stuttgart: F. Enke 1969.

MOSELEY, J. E.: Bone changes in hematologic disorders, p. 23, 64—65. New York: Grune & Stratten, Inc. 1963.

MOSKOWITZ, R. W., MAST, W. A., CHASE, S. W.: Experimentally-induced corticosteroid arthropathy (Abstr.) Arthr. and Rheum. **11**, 109—110 (1968).

MOUCHET, A., ILL, G.: Ostéochondrite déformante infantile de l'épiphyse supérieure du femur. Rev. Orthop. **2** (1921).

MÜLLER, E., LÖHR, E.: Arthritis urica des Hüftgelenkes. Fortschr. Röntgenstr. **111**, 710 (1969).

MÜLLER, M. E.: Die hüftnahen Femurosteotomien. Stuttgart: G. Thieme 1957.

MÜLLER, W.: Beobachtungen zur Frage des Verlaufes, der Endausgänge sowie des familiären Auftretens der Osteochondritis def. coxae juv. Arch. orthop. Unfall-Chir. **1922**, 327—344.

— Bruns' Beitr. klin. Chir. **130**, 459 (1923).

— Siehe LOEPP.

— Über Gelenkstörungen auf endokriner Basis. Bruns' Beitr. klin. Chir. **143** (1928).

— Beobachtungen über die Rolle der Pfannenveränderungen bei der Perthesschen Krankheit. Fortschr. Röntgenstr. **59**, 386—391 (1939).

— Die Perthessche Krankheit als Erscheinungsform der Ermüdungs- und Abnutzungsreaktionen des Skeletts und ihre Abgrenzung gegenüber den verschiedenen Epiphysenstörungen. Fortschr. Röntgenstr. **63**, 247—267 (1941).

MÜLLER, W., LOEPPE, W.: Die Natur der umschriebenen Schenkelhalsaufhellungen bei der Pertheschen Krankheit. Fortschr. Röntgenstr. **60** (4), 295 (1939).

MÜNZENBERG, K. J.: Eine Beobachtung aseptischer Hüftkopfnekrosen in einer Familie. Z. Orthop. **104**, Beilageheft, 254 (1968).

MÜSSBICHLER, H.: Arterial supply to the head of the femur. Acta radiol. (Stockh.) **46**, 533 (1956).

MURK, JANSEN: Zit. nach BETTMANN, E.

— — On coxa plana and its causation. A theory J. Bone Jt Surg. **5**, 265—277 (1923).

— — Z. orthop. Chir. **46** (1925).

MURKEN, J. D.: Nach HÖRDEGEN u. Mitarb.

MUTSCHLER, H. H.: Coxa vara epiphysaria und Unfallbegutachtung mit einigen Bemerkungen zur Ätiologie. Mschr. Unfallheilk. **49**, 15—28 (1939).

NAGASAKA, K.: Clinical studies on osteochondritis deformans coxae juvenilis (Calvé-Legg-Perthes disease). Fukuoka-Ikwadaigaku-Zasshi **22** (1929) [Japan.].

— On the pathogenesis and etiology of the osteochondritis deformans coxae juvenilis (Calvé-Legg-Perthes). Fukuoka-Ikwadaigaku-Zasshi 1930 [Japan.].

— Histological study of 8 cases osteochondritis deformans coxae juvenilis (Calvé-Legg-Perthes). Fukuoka-Ikwadaigaku-Zasshi **23**, 4 (1939) [Japan.].

NAGURA, S.: Die Pathogenese und das Wesen der Pertheschen Krankheit. Langenbecks Arch. klin. Chir. **191**, 347—371 (1938).

— Ein weiterer Beitrag zur Entstehung der Pertheschen Krankheit. Zbl. Chir. **1938**, 1707.

— Perthes' disease and coxa vara. Langenbecks Arch. klin. Chir. **199**, 613—618 (1940).

— Pathogenesis and pathologic anatomy of Perthes' disease. Langenbecks Arch. klin. Chir. **201**, 334—338 (1941).

— Zur Kenntnis der Pertheschen Krankheit. Zbl. Chir. **82**, 13, 545 (1957).

— Zur Frage der sogenannten „Osteochondritis of the Femurhead". Z. Orthop. **91**, 2 (1959).

NECK, M. VAN: Arch. franco-belg. Chir. **27**, 238 (1924).

NEURATH, F.: Erfahrungen mit der operativen Perthes-Behandlung. Z. Orthop. **104**, Beilageheft, 194 (1968).

NICHOLSON, J. T., KAPELL, H. P., MATTEI, F. A.: J. Bone Jt Surg. A **36**, 503 (1954).

NICOLAYSEN, K.: Pathogenese des Malum coxae Calvé-Legg-Perthes. Aufgrund einer Beobachtung. Norsk Mag. Lægevidensk. **92**, 985—989, [Norweg.].

NIELSEN, B.: Über die Calvé-Perthessche Krankheit nach Schenkelhalsbrüchen bei Jugendlichen und ihre Bedeutung für das Verständnis der Pathogenese der aseptischen Epiphyseonekrosen. Hospitalstidende **1938**, 773—778 [Dän.].

— Siehe BERGE.

NORBERG, J.: Siehe HULTH.

NORDENSON, N. G.: Über die Kenntnis der Gefäßversorgung des Caput femoris über das Lig. teres femoris. Nord. med. T. **1936**, 715—718 [Schwed.].

NORMAN, A., BULLOUGH, P.: Bull. Hosp. Jt Dis. (N.Y.) **24**, 99—184 (1963).

NORMAN, O.: Siehe BERGSTRAND.

NUSSBAUM, A.: Über die Gefäße des unteren Femurendes und ihre Beziehung zur Pathologie. Bruns' Beitr. klin. Chir. **129**, 245—281 (1923).

— Die arteriellen Gefäße der Epiphysen des Oberschenkels und ihre Beziehungen zu normalen und pathologischen Vorgängen. Bruns' Beitr. klin. Chir. **130**, 495 (1924).

NYSTRÖM, G.: Die Behandlung der frischen med. Schenkelhalsfrakturen. Ergebn. Chir. Orthop. **31**, 147 (1938).

— 60. Tagg der Verigg Nordwestdtsch. Chir. Zbl. Chir. **73**, 632 (1948).

ODELBERG, A.: Acta chir. scand. **56**, 273 (1924).

ODEN, J. G.: Differentialdiagnose der Hüftgelenktuberkulose und der Pertheschen Krankheit. Dtsch. Tbc. Clin. **8**, 81—88 (1934).

O'GARRA, J. A.: Radiographic changes in Perthes' disease. J. Bone Jt Surg. B **41**, 465—476 (1959).

OLÁH, J.: Eine neue diagnostische Methode der angeborenen Hüftluxation. Z. Orthop. **106** (2), 422 (1969).

OLSSON, O.: Hüftgelenkserkrankungen im Kindesalter. Radiologe **1**, 3, 75 (1961).

OLSSON, ST. E.: Siehe HULTH.

ORTOLANI: Zit. nach NORMAN, O., BERGSTRAND, I.

OTTE, P.: Das Wesen der Pertheschen Erkrankung unter besonderer Berücksichtigung der Pathogenese und des röntgenologischen Bildes. Z. Orthop. **104**, Beilageheft, 140 (1968).

— Perthessche Erkrankung. Therapiewoche **17**, 801 (1969)

OUTLAND, T. A., FLOOD, J. M.: Osteochondritis dissecans acetabuli. Amer. J. Surg. **33**, 276—281 (1936).

OUTLAND, T. A.: Siehe DURHAM.

OVERGAARD, K.: Acta radiol. (Stockh.) **16**, 390 (1935).

PAPPAS, A. M.: The osteochondrosis (Symposium). Paediat. Clin. N. Amer. **14**, 549 (1967).

PARERE, V.: Radiol. med. (Torino) **27**, 452 (1940).

PARHOFER, R.: Siehe SCHINK.

PATTERSON, R. J., BICKEL, H. W., DAHLIN, D. C.: Idiopathic avascular necrosis of the head of the femur. J. Bone Jt Surg. A **46**, 267 (1964).

PAUWELS, FR.: Zur Therapie der kindlichen Coxa vara. Verh. Dtsch. Orthop. Ges. 30. Kongr., **64**, Beilageheft, 372—388 (1936).

— Z. Anat. Entwickl.-Gesch. **114**, 167 (1949/50).

— Gesammelte Abhandlungen zur funktionellen Anatomie des Bewegungsapparates. Heidelberg-Berlin-New York: Springer 1965.

PAVLIK, A.: Z. Orthop. **89**, 341 (1958).

PEDERSEN, E. K.: J. Bone Jt Surg. B **42**, 663 (1960).

PEDERSEN, H. W., McCARREL, H. R.: Treatment in Legg-Perthes disease. J. Bone Jt Surg. A **33**, 591—600 (1951).

PEIĆ, ST.: Z. Orthop. **101**, 114 (1966).

— Liegt eine Akzeleration oder Wuchshemmung bei der Pertheschen Erkrankung vor? Z. Orthop. **104**, Beilageheft, 211 (1968).

— Ist „Luxations-Perthes" ein Belastungsschaden? Verh. Dtsch. Ges. Orthop. Traumatologie, 55. Kongr. 1968 Kassel. Bücherei des Orthopäden, Bd. 3. Stuttgart: F. Enke 1969.

PENALVER, R.: Meine Erfahrungen über die deformierende juvenile Osteochondritis. Cirug. ortop. Traum. **2**, 195—199 (1934) [Span.].

PERKINS, G.: J. Bone Jt Surg. **7**, 13 (1925).

— Signs by which to diagnose congenital dislocation of hip. Lancet **1928**, No 214, 648—650.

PERROT, A.: Indications of arthroplastics osteotomies and arthrodeses in coxarthritis. Verh. SJCOT. Bern: 1953.

PERTHES, G.: Über Arthritis deformans juvenilis. Dtsch. Z. Chir. **107**, 111 (1910).

— Bruns' Beitr. klin. Chir. **127**, 447 (1922).

— WELSCH, G.: Über Osteochondritis deformans juvenilis. Dtsch. Ges. Chir. Kongr. Berlin 1913.

— — Osteochondritis deformans oder Legg's disease ? Zbl. Chir. **47**, 123—125 (1920).

— — Über Entwicklung und Endausgang der Osteochondritis deformans des Hüftgelenkes (Calvé-Legg-Perthes) sowie über das Verhältnis der Krankheit zur Arthritis deformans. Bruns' Beitr. klin. Chir. **127**, 477—525 (1922).

— — Über Osteochondritis deformans coxae. Klin. Wschr. **3**, 513—516 (1924).

PETERSEN: Langenbecks Arch. klin. Chir. **126** (1923).

PETRAKIS, N. L.: Bone marrow pressure in leukemic and non leukemic patients. J. clin. Invest. **33**, 27 (1954).

PFEIFER, W.: Eine ungewöhnliche Form und Genese von symmetrischen Osteonekrosen beider Femur-Humeruskopfkappen. Fortschr. Röntgenstr. **86**, 346 (1957).

PHEMISTER, D. B.: J. Bone Jt Surg. **12**, 769 (1930).

— Z. orthop. Chir. **55**, 161 (1931).

— Fractures of the neck of the femur . . . Surg. Gynec. Obstet. **59**, 415 (1934).

— Arch. Surg. **41**, 436 (1940).

— Changes in bone and joints resulting in interruption of circulation . . . Arch. Surg. **41**, 1455 (1940).

—— In: Discussion on aseptic necrosis of bone after injury. J. Bone Jt Surg. B **30**, 569 (1948).

— Siehe HODGS.

PHILIP, H.: Siehe CHANDLER.

PICH, G.: Histopathologic study in a case of Perthes' disease of traumatic origin. Arch. Surg. **33**, 609—629 (1936).

PIKE, M. M.: Legg-Perthes' disease. Conn. med. J. **4**, 5—11 (1940).

— Legg-Perthes' disease. A method of conservative treatment. J. Bone Jt Surg. A **32**, 663—670 (1950).

PIRKER, FUEGER: Deutsch. Rö.-Kongr. 1969 Stuttgart.

PITZEN, P.: Über einen Frühfall von Osteochondritis deformans coxae juvenilis. Z. orthop. Chir. **46**, 533 (1923).

— Z. Orthop. **81**, 7 (1952).

— Zur operativen Behandlung der aseptischen Knochennekrosen. Dtsch. med. Wschr. **78**, 40, 1355 (1953).

PLATZGUMMER, H.: Z. Orthop. **83**, 74 (1953).

PÖSCHL, M.: Untersuchungen über Skelettreifung-Akzeleration-Haltungsfehler. Sportarzt **3**, 45—48 (1963).

— MICHAELIS, ROTT: Dtsch. med. Wschr. **84**, 180 (1959).

POLI, A.: Osteochondrite di Perthes et osteite tubercolare del colo femorale. Arch. di orthop. **49**, 1173—1181.

POLI, A.: La trepanazioni ossea trattemento del morbi di Perthes. Arch. Ortop. (Milano) **53**, 215—230 (1937).

POLSTER, J.: Die Topographie intraossaler Gefäßmuster und ihre klinische Bedeutung. Verh. Dtsch. Orthop. Ges. 53. Kongr. 1966. Stuttgart: F. Enke 1967.

— Bestimmung des Knochenmarkdurchflusses durch ^{85}Sr Clearance. Unveröffentlichte Ergebnisse 1967.

— Die funktionellen Verteilungsräume der Knochendurchblutung und die Durchblutungswertigkeit von Femur und Tibia. Ergebn. Chir. Orthop. **51**, 67—103 (1968).

— Neue Möglichkeiten der fortlaufenden Durchblutungsmessungen im Knochen. Verh. Dtsch. Orthop. Ges. 54. Kongr. Stuttgart: F. Enke 1968.

— Untersuchungen der Knochendurchblutung mit dem elektromagnetischen Flowmeter. Unveröffentlichte Ergebnisse 1968.

— Zur Hämodynamik des Knochens. Möglichkeiten und Grenzen der intraossalen Druckmessung. Bücherei des Orthopäden, Bd. 5, S. 1—101. 1970.

POMMER, G.: Über die mikroskopischen Kennzeichen und Entwicklungsbedingungen der Arthritis deformans. Virchows Arch. path. Anat. 1927.

POMMERANZ, M. M.: Siehe SUTRO.

PONSETI, J.: Legg-Perthes-disease. J. Bone Jt Surg. A **38** (4), 739 (1956).

— Siehe WAWZONEK.

— SHEPARD, R.: Lesions of the skeleton and of other mesodermal tissues in rats fed sweet-pea (Lathyrus odurates seeds). J. Bone Jt Surg. A **36**, 1031—1058 (1954).

POPPEL, H., ROBINSON, W. T.: Amer. J. Roentgenol. **76**, 74 (1956).

POUZET, F.: Sur la fragmentation de l'épiphyse femorale de l'enfant. Arch. franco-belg. Chir. **33**, 535—541 (1932).

POWELL, D. O.: Siehe CARPENTER.

PRATJE: Anat. Anz. **78** (1934).

PREISER, G.: Die Coxa valga congenita. Z. Orthop. **21**, 177 (1908).

— Statische Gelenkerkrankungen. Stuttgart 1911.

PUTTI: J. Bone Jt Surg. **11**, 798 (1929).

PYLKKANEN, P.: Acta orthop. scand., Suppl. **48** (1960).

QUERVAIN, F. DE: Über das Wesen der sog. Osteochondritis juvenilis des Hüftgelenkes. Schweiz. med. Wschr. **58**, 163—164 (1928).

QUIST-HANSSEN, S. V.: Caput necrosis after traumatic dislocation of the hip. Joint in a 4 year old boy, and control examinations of 8 cases traumatica. Acta chir. scand. **92**, 393 (1945).

RALSTON: Zit. nach PEIĆ, ST.

RAMSEIER, E.: Zbl. allgem. Path. path. Anat. **101**, 207 (1960).

— Virchows Arch. path. Anat. **336**, 77 (1962).

RANDLÖV, MADSON: Experimental investigations into the Aetiologie of Calvé-Perthes-disease. Acta orthop. scand. **19**, 6 (1949).

RATCLIFF, A. H. G.: Pseudocoxalgia. A study of late results in the adult. J. Bone Jt Surg. B **38**, 498 (1956).

RATHKE, F. W.: Z. Orthop. **104**, Beilageheft, 209 (1968). (Verh.-Kongr. 1967.)

RAVAULT, P. P., LEJEUNE, E., COLOMB, D., FRIES, D.: Rev. Rhum. 29, 546 (1962).

— — LAMBERT, R., FRIES, D.: Lyon méd. 13, 847 (1960).

RAVELLI, A.: Röntgenzeichen und Meßmethoden zur Erkennung der angeborenen Dysplasie der Hüfte. Radiol. Austriaca 6, 177 (1953).

— Z. Orthop. 84, 28 (1953).

REHBEIN, M.: Dtsch. Z. Chir. 174 (5/6) (1922).

— Beitr. zur Perthesschen Krankheit. Fortschr. Röntgenstr. 31, 251 (1923).

REIBMAYR, R.: Zur Diagnose des Morbus Perthes. Wien. med. Wschr. 94, 270 (1944).

REICHELT, A.: Arch. orthop. Unfall-Chir. 59, 260 (1966).

— Glukokortikoidlangzeittherapie und Femurkopfnekrosen. Ref. Z. Orthop. 104, 147 (1968).

— Das pathomorphologische Bild der idiopathischen Hüftkopfnekrose. Z. Orthop. 104, Beilageheft, 251 (1968).

— Röntgenologische Frühveränderungen der idiopathischen Hüftkopfnekrose. Fortschr. Röntgenstr. 108, 649 (1968).

— Die idiopathische Hüftkopfnekrose. Z. Orthop. 106, 273 (1969).

— JUNG, J., HAAS, J. P.: Sonderformen aseptischer Knochennekrosen. Radiologe 6, 217—225 (1966).

REICHMANN, S.: Roentgenologic soft tissue appearances in hip joint disease. Acta radiol. (Stockh.) 6, 167 (1967).

REIMANN, I.: Calvé-Perthes-disease, results of out-patients-treatment. Acta orthop. scand. 30, 265 (1961).

RENNER, E.: Untersuchungen über Geschlechts-Entwicklung, Wachstum und Skeletreifung bei Mädchen. Diss. Univ. München 1961.

REYNOLDS, J.: Röntgenographic and clinical appraisal of sickle cell-hemoglobin C. disease. Amer. J. Roentgenol. 88, 512 (1962).

RIBBING, S.: Acta radiol. (Stockh.), Suppl. 34 (1937).

RIEDEL, G.: Beitrag zur pathologischen Anatomie der Osteochondritis deformans coxae juvenilis. Zbl. Chir. 39, 1447 (1922).

RISKO, T., KOVÁCS, L.: Schenkelkopfnekrose nach Steroidtherapie. Z. Orthop. 99, 413 (1965).

ROCKEMER, K.: Frankfurt. Z. Path. 35, 1 (1927).

RODEGERDTS, U.: Aseptische Hüftkopfnekrose im Kindesalter nach Cortison-Langzeittherapie bei Colitis ulcerosa. Z. Orthop. 106 (3), 593 (1969).

RÖHLIG, H., SENSE, W.: Röntgenologische Beinlängenmessungen nach Perthesscher Erkrankung. Zbl. Chir. 94, 1442 (1969).

RÖSCH, H.: Z. Orthop. 104, Beilageheft, 259 (1968). (Verh.-Kongr. 1967.)

RÖSSLER, H.: Die Biologie der Gelenke aus der Sicht des Klinikers. S. 23. Verh. Dtsch. Orthop. Ges. 1966. Z. Orthop. 103, Beilageheft (1967).

ROMER, U.: Beitrag zur Ätiologie der idiopathischen Hüftnekrose. Z. Orthop. 104, Beilageheft, 247 (1968).

RONCALLI-BENEDETTI, L., SOAVE, G.: Studio angiografico della osteonecrosi primitiva della testa del femore. Clin. orthop. 18, 155—166 (1966).

ROOK, F. W.: "Arteriography of the hipjoint" for predicting endresults in intracapsular and intra-trochanteric fractures of the femur. Amer. J. Surg. 86, 404 (1953).

ROSENZWIT, A.: Osteochondropathia coxae juvenilis (Legg-Calvé-Perthessche Krankheit). Sovet. Chir. 11, 52—58 (1925) [Russ.].

ROTH: Zit. nach K. KIRSCH. In: Handbuch der Orthopädie, Bd. II, S. 395. Stuttgart: G. Thieme 1958.

ROTT, Z.: Der CE-Winkel (WIBERG) und seine Messung. Z. Orthop. 102, 461 (1967).

RUCKENSTEINER, E.: Die normale Entwicklung des Knochensystems im Röntgenbild. In: Radiol. Praktika, Bd. 15. Leipzig: G. Thieme 1931.

RUCKNAGEL, D. L., NEEL, J. V.: Hemoglobinopathies. In: Progress in medical genetics, p. 189. New York: Grune & Stratton, Inc. 1961.

RUDERMAN, M., McCARTY, D. J., JR.: Aseptic necrosis in systemic lupus erythematosus: report of case involving six joints. Arthr. and Rheum. 7, 709 (1964).

RÜTT, A., SCHMOLLER, G. V.: Zur Ätiologie der Perthesschen Erkrankung beim Hund. Z. Orthop. 106, 673 (1969).

RUTISHAUSER, E., MAJNO, G.: Les lesions osseuses par surcharge dans le squelette normal. Résultats expérimentaux. Schweiz. med. Wschr. 79, 281 (1949).

RYDER, CH. T., LE BONVIER, J., KANE, R.: Coxa plana. Pediatrios. 19, 979 (1957).

— CRANE, L.: Measuring femoral anteversion usw. J. Bone Jt Surg. A 35, 321 (1953).

SACHATSCHIEFF, R.: Über Röntgendiagnose von Osteochondritis deformans coxae juvenilis. Fortschr. Röntgenstr. 48, 54—61 (1933).

SAEGESSER, F.: L'ostéonécrose traumatique. Thèse méd. Genève 1945, p. 1848.

SAINZ DE LOS TERREROS, C., LACCALLE, E.: Perthessche oder Morquiosche Krankheit. Osteoartikulare Heredodystrophia coxo femoralis. An. Hosp. S. Jose y S. Adela 5, 117—128 (1934) [Span.].

— — Perthessche oder Morquiosche Krankheit? Osteoartikulare hereditäre Dystrophie im Hüftgelenk Coxo femoralis. Arch. esp. Pediat. 18, 412—423 (1934).

SALTER, R. B., GROSS, A., HAMILTON-HALL, J.: Hydrocortisone arthropathy. An experimental investigation. Canad. med. Ass. J. 97, 374—377 (1967).

SALVATI, A.: Siehe GAMLOA.

SANDOZ: Bruns' Beitr. klin. Chir. 143, 189 (1928).

SANTORI, F. S., RICCIARDI-POLLINI, P. T.: Über Altersveränderungen am Femurkopf. Z. Orthop. 106 (4), 676 (1969).

SARPYENER, M. A.: Spina bifida aperta and congenital stricture of the spinal canal. J. Bone Jt Surg. A 29, 817 (1947).

SCARPELLI, D. G.: Amer. J. Path. 32, 1077 (1956).

SCHAEFFER, W.: Knochenbolzung bei Perthesscher Erkrankung. Klin. Med. 3, 735 (1948).

SCHAER, W.: Perthessche Krankheit und Unfall. Z. Unfallmed. Berufskr. 32, 193—202 (1938).

SCHANZ: Zur Behandlung der Coxa vara. Münch. med. Wschr. 40, 1247 (1923).

SCHAPIRA, C.: I concetti moderni sul problem della coxa plana. Contributo clinico radiologico. Ortop. Traum. Appar. mot. 5, 585—654 (1933).

SCHEER, K. E., HARBST, H., KAMPMANN, H., ZUM WINKEL, K., MAIER-BORST, W., LORENZ, J., BILANIUK, L.: Bone scintigraphy with ^{18}F, and ^{87m}Sr. In: Med. radioisotope scintigraphy. Salzburg: Int. Atomic Energy Agency 1968.

SCHEIDT, R.: Die statische Insuffizienz des jugendlichen Hüftgelenkes. Med. Klin. **23**, 801 (1953).

SCHEIN, A. J.: Siehe ARKIN.

— ARKIN, A. M.: Hip-joint involvement in Gaucher's disease. J. Bone Jt Surg. **24**, 396—410 (1942).

SCHERB, R.: Über die Analyse der Funktionsverhältnisse am Hüftgelenk und über deren Einfluß auf die Entstehung pathologischer Zustände an demselben. Verh. Dtsch. Orthop. Ges. 20. Kongr. 1925.

— Zur Entwicklung der Orthopädie in den letzten Jahrzehnten. Schweiz. med. Wschr. **77**, 887 (1947).

SCHICK: Eine Perthes-ähnliche Deformität beider Hüftgelenke in Verbindung mit Aplasie der Fingergelenke. Diss. Tübingen 1938.

SCHINK, W., PARHOFER, R.: Histologische Untersuchungen über die Größe der Arterien im Ligamentum capitis femoris. Langenbecks Arch. klin. Chir. **300**, 306 (1962).

SCHINZ, H. R.: Lehrbuch der Röntgendiagnostik (H. R. SCHINZ, W. E. BAENSCH, E. FRIEDL, E. UEHLINGER), Bd. II, S. 434. Stuttgart: G. Thieme 1950.

— UEHLINGER, E.: Radiol. clin. (Basel) **17**, 57 (1948).

— — Der Knocheninfarkt. In: Lehrbuch der Röntgendiagnostik, Bd. I, S. 230—235, 1952.

SCHLÖSSMANN: Monographie über Hämophilie. Zit. nach LÖHR.

SCHLUNGBAUM, W.: Die beidseitige „idiopathische" Hüftnekrose des Erwachsenen. Fortschr. Röntgenstr. **106**, 448 (1967).

SCHMID, HALDEN: Fortschr. Röntgenstr. **71**, 975 (1949).

SCHMID, F.: Beitrag zur Dysostosis enchondralis metaphysaria. Mschr. Kinderheilk. **97**, 393—397 (1949).

— BLASSMANN: Beckenskelettentwicklung. Fortschr. Med. **87**, 1334 (1969).

SCHMIDT, W.: Z. orthop. Chir. **48**, 229 (1927).

— Die Endausgänge der Osteochondritis coxae juvenilis (Perthes). Bruns' Beitr. klin. Chir. **160**, 247—267 (1934).

SCHMITT, H. W.: Siehe MAU, H.

SCHMOLLER: Z. Orthop. **104**, Beilageheft, 210 (1968). (Verh.-Kongr. 1967.)

SCHMORL, G.: Münch. med. Wschr. **1924II**, 1381.

SCHNEIDER, P. G., THULL-EMDEN, J.: Ligamentum capitis femoris und operative Reposition kindlicher Luxationshüften. Z. Orthop. **109**, 365 (1971).

SCHNEIDER, W.: Zur Pathogenese der regulatorischen Wachstumsmalacien. Langenbecks Arch. klin. Chir. **188** (1937).

SCHNELLE, G. B.: Amer. Vet. 2 nd. ed., 52. 1950.

SCHREYER, H., HARNONCORT, K.: Verlaufsform von aseptischen Knochennekrosen bei einem Fall von Sichelzellanämie. Thallasämie. Radiol. Austriaca **17**, 127—134 (1967).

SCHÜLLER, J.: Zur Frage der Behandlung der Perthesschen Krankheit. Dtsch. Z. Chir. **252**, 233 (1939).

SCHUHKNECHT, T.: Zur Therapie der Perthesschen Krankheit. Dtsch. med. Rdsch. **3**, 1239 (1949).

SCHULTZ: Z. Orthop. **43**, 528 (1924).

— Z. Orthop. **44**, 325 (1924).

SCHULZE, H., HAIKE, H. J.: Die operative Behandlung der Coxa vara infantum. Z. Orthop. **98**, 477 (1964).

— — Über die Vorverlegung des Erkrankungsalters bei der juvenilen Osteochondrose des Hüftgelenkes. Z. Orthop. **100**, 384 (1965).

— — Z. Orthop. **101**, 114 (1966).

— — Stellungnahme zu den Bemerkungen von PEIĆ zu unserer Arbeit: Über die Vorverlegung des Erkrankungsalters bei der juvenilen Osteochondrose der Hüftgelenke. Z. Orthop. **102**, 464 (1967).

SCHUSTER, W., BÖWING, B.: Ossifikationsstörungen bei chronischen Durchfallserkrankungen. Fortschr. Med. **87**, 1123 (1969).

SCHWAIGER, M.: Das Ligamentum teres femoris und seine Gefäße. Pathologisch-anatomische Untersuchungen zur Frage der Bedeutung der Ligamentgefäße für die Ernährung des Oberschenkelkopfes. Z. Orthop. **65**, 297—317 (1936/37).

SCHWARZ, E.: Eine eigenartige Deformierung des kindlichen Hüftgelenkes. Arb. Geb. Path. Anat. u. Bact. **9**, 42—54 (1914).

SCHWETLICK, W.: Die Doppelkontrastarthrographie des kindlichen Hüftgelenkes mit Uromiro 300. Z. Orthop. **105**, 265 (1968).

— Anwendung und Grenzen der kinematographischen Arthrographie. Dtsch. Orthop. Ges. 54. Kongr. Köln. Stuttgart: F. Enke 1968.

— MUNDORF, D.: Ein Beitrag zur Doppelkontrastfüllung kindlicher Hüftgelenke. Arch. orthop. Unfall-Chir. **63**, 123 (1968).

— RETTIG, H.: Luxationshüfte. Fortschr. Med. **87**, 860 (1969).

SEIFERT, E.: Zbl. Chir. **39**, 2318 (1936).

SERRE, H., SIMON, L.: Montpellier méd. **101**, 848 (1958).

— — Montpellier méd. **102**, 193 (1959).

— — Presse méd. **69**, 1995 (1961).

— — L'ostéonécrose primitive de la tête fémorale chez l'adulte. Rev. Rhum. **29**, 527 (1962).

SEVERIN, E.: Acta chir. scand., Suppl. **63** (1941).

— Über die Entwicklung von Coxa plana. Acta chir. scand. **87**, 317—330 (1942).

SEYSS: Fortschr. Röntgenstr. **76**, 3 (1952).

SEZE, S., DE DEBEYRE, N.: Rev. Rhum. **24**, 74—78 (1957).

— WELFLING, J., LEQUESNE, M.: L'ostéonécrose primitive de la tête fémorale chez l'adulte (Osteochondrite dissecante . . .). Rev. Rhum. **27**, 117 (1960).

— — — Soc. Méd. Hôp. Paris **114**, 1147—1153 (1963).

— — — PHANKIN KOUPERNIK, M.: Presse méd., Suppl. **72** (1964).

SHELTON, E. K.: Siehe CAVANAUGH.

SHEPARD, R.: Siehe WAWZONEK.

SHERMAN, M.: Pathogenesis of disintegration of the hip in sickle cell anaemia. Sth. med. J. (Bgham, Ala.) **52**, 632—637 (1959).

— Siehe MINDELL.

SIEMENS, B.: Siehe LINDEMANN.

SIEMSEN, J. K., BROOK, J., MEISTER, L.: Lupus erythematosus and avascular bone necrosis: clinical study of three cases and review of literatur. Arthr. and Rheum. 5, 492—501 (1962).

SIFFERT, R. S.: Siehe BETTMANN.

SILVERMANN, F. N., GILDEN, J. J.: Zit. nach THIEMANN.

SIMONS, B.: Bruns' Beitr. klin. Chir. 157, 505 (1932/33).

— Zur Röntgendiagnose der Osteochondritis def. coxae juv. Fortschr. Röntgenstr. 48, 591 (1933).

SINGER, K.: Siehe DRANZNIN.

SJÖVALL, H.: Zur Frage der Behandlung der Coxa plana. Mit besonderer Berücksichtigung der Primärfolge bei konsequenter Ruhigstellung. Acta orthop. scand. 13, 324 (1942).

— Über die Perthessche Erkrankung, ihre Diagnose und Behandlung. So. Läkartidn. 214—222 (1943) [Schwed.].

SLOCUM, D. B.: Coxa Plana. Northw. Med. (Seattle) 40, 233—238 (1941).

SLOJANOVITCH: Coxa plana et luxation congénitale de la hanche. J. belge Radiol. 26, 330 (1937).

SMITH, E. W., CONLEY, C. L.: Johns Hopk. Bull. 94, 289 (1954).

SNODGRASS, L. E.: Perthes' disease. J. Bone Jt Surg. 14, 314—324 (1932).

SNYDER, C. H.: A sling for use in Legg-Perthes' disease. J. Bone Jt Surg. 29, 524—526 (1947).

SOMMERVILLE, E. W., SCOTT, J. C.: J. Bone Jt Surg. B 39, 623 (1967).

SONNTAG, A.: Erfahrungen mit der Photo-Szintigraphie. Röntgen-Bl. 20, 195 (1967).

— Siehe auch FREY.

SORREL, E.: 6 cas Ostéo-chondrite déformante infantile de l'épiphyse femorale supérieure. Rev. Orthop. 28, 31—48 (1921).

SOULLER, LOVETT: J. Amer. med. Ass. 82, 171 (1924).

SOURDAT: Etude radiographique de la hanche coxalgique 1909.

SPALTE, W.: Handbuch der biologischen Arbeitsmethoden von Abderhalden. Liefg 71, Abt. 9, Teil I, S. 409, 1924.

SPENCER, R., HERBERT, R., RISH, M. W., LITTLE, W. A.: Bone scanning with ^{85}Sr, ^{87m}Sr and ^{18}F, physical and radiopharmaceutical considerations and clin. experience in 50 cas. Brit. J. Radiol. 40, 641 (1967).

SPITZY-LANGE: Orthopädie im Kindesalter. Leipzig 1930.

SPRANGER, J.: Hüftkopfdysplasien im Rahmen generalisierter Dysostosen. Z. Orthop. 104, Beilageheft, 220 (1968).

— ROHWEDDER, J.: Med. Welt 41, 2308 (1965).

— WIEDEMANN, H. R.: Helv. pediat. Acta 21, 598 (1966).

SPRINGER, C.: Knochenspannung bei den Malacien des oberen Femurendes. Z. Orthop. 71, 67 (1940/41).

STÅHL, F.: Early Coxa Plana. Age studies. Acta orthop. scand. 17, 180 (1948).

STAMMEL, C. A.: Juvenile osteochondrosis. Radiology 35, 413—424 (1940).

STEELE, P. B.: Further report on the operative treatment of Perthes' disease. Instr. course lectures. Amer. Acad. Orthop., Surg. 136—143 (1943).

STEINHAUSER, E.: Spätergebnisse der Perthesschen Erkrankung nach Fixierung der Hüfte in Entlastungsstellung nach IMHÄUSER. Z. Orthop. 104, Beilageheft, 190 (1968).

— Spätergebnisse der Perthesschen Erkrankung unter Fixierung in Entlastungsstellung (IMHÄUSER). (17-Jahre-Resultate.) Z. Orthop. 107, 558 (1970).

STEPHENS, F. E., KERBY, J. P.: Hereditary Legg-Calvé-Perthes' disease. J. Hered. 37, 153—160 (1946).

— — Amer. J. Diss. Child. 106, 97—100 (1963).

STERIN, R.: La coxa plana. Bull. méd. (Paris) 667—674 (1937).

STEWART, W. J.: J. Bone Jt Surg. 15, 413 (1933).

STICKLER, G. B., BELAU, P. G., FARELL, F. J., JONES, J. D., PUGH, D. G., STEINBERG, A. G., WARD, L. E.: Mayo Clin. Proc. 40, 433 (1965).

STIESS, A.: Die Knochennekrose im Rahmen der chronisch-degenerativen Gelenkleiden. Radiol. Austriaca 6, 171 (1953).

STÖRIG, E.: Behandlung der Perthesschen Erkrankung. Z. Orthop. 104, Beilageheft, 168 (1968).

— Z. Orthop. 104, Beilageheft, 261 (1968). (Verh.-Kongr. 1967.)

STOLL, D.: Ein Beitrag zur Behandlung der Perthesschen Krankheit. Diss. Freiburg i. Br. 1937.

STRANDBERG, B.: Intra-articular steroid therapy. Acta rheum. scand. 10, 29 (1964).

STREDA, A., KRÁLOVÁ, M.: Zu den Unterschieden zwischen der idiopathischen Nekrose und einer Nekrose bei der primär chronischen Arthritis im Hüftgelenk. Z. Rheumaforsch. 24, 259—271 (1965).

STREIFF, E. B.: Siehe JEQUIER.

STUDER, H.: Morphologische und röntgenologische Befunde bei Perthes-Erkrankung an Hand eines klinischen und anatomisch-pathologisch untersuchten Falles. Z. Orthop. 91, 87 (1959).

STUPNICKI: Z. Orthop. 81, 272 (1952).

STURM, W.: Zur Lehre von den pathologisch-anatomischen Veränderungen bei der Legg-Calvé-Perthesschen Erkrankung. Soviet. Chir. 11, 45—51 [Russ.].

SUNDT, H.: Malum coxae Calvé-Legg-Perthes. Acta chir. scand., Suppl. 148 (1949). Ref. Zbl. Chir. 4 u. 36 (1921).

SUTHERLAND, R.: Siehe CAVANAUGH.

SUTRO, C. J., POMERANZ, M. M.: Perthes disease. Arch. Surg. 34, 360—376 (1937).

SWOBODA, W.: Das Skelet des Kindes. Stuttgart: G. Thieme 1956.

SZABO, I.: Zur Frage der Ätiologie der Osteochondritis juvenilis coxae. Magy. Röntgen. Rözl. 8, 69—75 (1935) [Ungar.].

TAKAO, H.: Über die Perthessche Krankheit (Osteochondritis deformans coxae juvenilis). Okayama Igakkai-Zasshi. 48, 1735—1752 (1936) [Japan.].

TANAKA, K. R., CLIFFORD, G. O., AXELROD, A. R.: Sickle sell anemia (homozygous S) with aseptic necrosis of femoral head. Blood 11, 998—1008 (1956).

TAPAVICZA, TH. V.: Zur Pathogenese und pathologischen Anatomie der Perthesschen Krankheit. Langenbecks Arch. klin. Chir. 198, 410—437 (1940).

TAYLOR, H. K.: Radiology 42, 550 (1944).

THIEMANN, H. H.: Arch. Kinderheilk. 164, 255 (1961).

THOMAS, G.: Die dysplastische Hüftgelenkpfanne. Bücherei des Orthopäden, Bd. I. Stuttgart: F. Enke 1969.

TITONE, M.: Virchows Arch. path. Anat. **297**, 416 (1936).

TODD, R. M., KEIDAN, S. E.: Changes in head of femur in children suffering from Gaucher's disease. J. Bone Jt Surg. B **34**, 447 (1952).

TÖNNIS, D.: Angeborene Hüftdysplasie. Dtsch. Ärztebl. **23**, 1727 (1969).

— BRUNKEN, D.: Eine Abgrenzung normaler und pathologischer Hüftpfannendachwinkel zur Diagnose der Hüftdysplasie. Arch. orthop. Unf. Chir. **64**, 197 (1968).

— KUHLMANN, G. P.: Untersuchungen über die Häufigkeit von Hüftkopfnekrosen bei Spreizhosenbehandlung und verschiedenen konservativen Behandlungs-Methoden der angeborenen Hüftdysplasie und Hüftluxation. Z. Orthop. **106**, 651 (1969).

TORKLUS, D. v.: Zur röntgenologischen Pathologie der primären Hüftkopfnekrose. Z. Orthop. **104**, Beilageheft, 245 (1968).

TRUETA, J.: The normal vascular anatomy of the human femoral head during crowth. J. Bone Jt Surg. B **39**, 358—394 (1947).

— HARRISON, M.: J. Bone Jt Surg. B **35**, 442 (1953).

— — The normal vascular anatomy of the human femoral head during crowth. J. Bone Jt Surg. B **19**, 358 (1957).

— — SCHAJOWICZ, F.: J. Bone Jt Surg. B **35**, 598 (1953).

TUCKER, F. R.: Arterial supply to the femoral head and its clinical importance. J. Bone Jt Surg. B **31**, 82—93 (1949).

UEHLINGER, E.: Schweiz. Z. allg. Path. **13**, 100 (1949).

— Schweiz. Akad. med. Wiss. **6**, 157 (1950).

— Schweiz. med. Wschr. **94**, 1527 (1964).

— Überlastungsschäden des Skeletts in anatomischer Sicht. Verh. Dtsch. Ges. Orthop. 55. Kongr. 1968, S. 290. Stuttgart: F. Enke.

ULLMANN: Z. Orthop. **69**, Beilageheft, 268 (1939).

ULLOA, I.: Z. Orthop. **96**, 306 (1962).

UNGER, E.: Das Auftreten der Femurkopfnekrose während der Behandlung der Luxationshüfte in Abhängigkeit von der Behandlungsmethode und Behandlungsdauer. Inaug.-Diss. Dresden 1966.

VALENTI, B.: Pediat. Rev. 248 (1932).

VERVAT, D.: Frühzeitige operative Behandlung der Perthesschen Erkrankung. Ned. Maandschr. Geneesk. (8. Jan.) Orthop. **78**, 609 (1948/49).

WACHSMUTH: Siehe LANZ.

WAGNER, H.: Zur Operationstechnik der Schenkelhalsbolzung bei der Epiphysenlösung und der Perthesschen Krankheit. Z. Orthop. **91**, 1 (1959).

— Verh. Dtsch. Orthop. Ges. 46. Kongr. Z. Orthop. **91**, Beilageheft, 501—505 (1959).

— Behandlung der partiellen Hüftkopfnekrose. Verh. dtsch. orthop. Ges. **51**, 359—364 (1965).

— Ätiologie, Pathogenese, Klinik und Therapie der idiopathischen Hüftkopfnekrose. Z. Orthop. **104**, Beilageheft, 224 (1968).

WALCOTT, W. E.: Circulation of the head and neck of the femur. J. Bone Jt Surg. **77**, 61 (1943).

WALDENSTRÖM, H.: Nord. Med. Ark. 1910.

WALDENSTRÖM, A.: Coxa plana, Legg's disease, Maladie de Sourdat-Calvé, Maladie de Perthes, Osteochondritis def. coxae juvenilis. Lyon chir. **18**, 7—13 (1921).

— Acta radiol. (Stockh.) **1**, 384 (1921/22).

— On coxa plana. Acta chir. scand. **55**, 577—590 (1923).

— Coxa plana, Osteochondritis deformans coxae Calvé Perthessche Krankheit. Legg's disease. Zbl. Chir. **47**, 539—542 (1932).

— The first stages of coxa plana. Acta orthop. scand. **5**, 1—32 (1934).

— Necrosis of the femoral epiphysis owring to insufficient nutrition from the lig. teres. A clinical study mainly based of experiences of the totalment of epiphysiolysis capitis femoris. Acta chir. scand. **75**, 185—196 (1934).

— J. Bone Jt Surg. **20**, 559 (1938).

— The first stages of coxa plana. J. Bone Jt Surg. **20**, 556—559 (1938).

WALTER, H.: Die Entstehung der lokalen Malacien O. d., Perthes usw. Arch. orthop. Unfall-Chir. 557 (1927).

— Z. orthop. Chir. **62**, Beilageheft, 78 (1935).

WAMOSCHER, Z., FARHI, A.: Amer. J. Dis. Child. **106**, 97 (1963).

WATERMANN, H.: Hefte Unfallheilk. **48**, 85 (1954).

WATERMANN, R.: Z. Orthop. **93**, 565 (1960).

— Gefäßdurchtrittsöffnungen und Arthrose am Oberschenkel. Z. Orthop. **98**, 492 (1964).

WAWZONEK, S., PONSETI, J., SHEPARD, R. S., WIEDEMANN, L. G.: Epiphyseal plate lesions, degenerative arthritis and dissecting aneurysma of the aorta produced by aminonitriles. Science **121**, 63—65 (1955).

WEDEKIND: Perthessche Krankheit. Berl. Ges. Chir. 1927.

WEICKERT, H.: Untersuchungen über Notwendigkeit, Art und Ausmaß der operativen Korrektur am koxalen Femurende bei der Frühtherapie der Luxationshüfte. Habil.-Schr. Dresden 1963.

— Zur Differenzierung von Femurkopfnekrose und Femurkopfaufbaustörung bei der Behandlung der Luxationshüfte. Z. Orthop. **107**, 440 (1970).

— LÖHR, E.: Erfahrungen bei der Behandlung des Luxationsperthes unter besonderer Berücksichtigung der Anwendung anaboler Wirkstoffe. Z. Orthop. **100**, 302 (1965).

WEIGERT, M.: Spätergebnisse nach konservativer und operativer Behandlung der Perthesschen Erkrankung. Z. Orthop. **104**, Beilageheft, 177 (1968).

WEIL, S.: Brun's Beitr. klin. Chir. **122**, 418 (1921).

WEISS, J. W.: Fragen zur Kontrastdarstellung des Hüftgelenkes. Fortschr. Med. **84**, 745—748 (1966).

— Z. Orthop. **104**, Beilageheft, 259 (1968). (Verh.-Kongr. 1967.)

WELFLING, J.: Presse méd. **74**, 2091 (1966).

WELSCH, G.: Siehe PERTHES.

WESZYCKI, ST.: Über die Formfaktoren des menschlichen Hüftgelenkes usw. Anat. Anz. **104**, 231 (1957).

WIBERG, G.: Studies on dysplastic acetabula and congenital subluxation of the hip joint. Acta chir. scand. **83**, 58 (1939).

WIEDEMANN, L. G.: Siehe WAWZONEK.

Winter, H.: Die Perthessche Krankheit im Lichte neuer Stoffwechseluntersuchungen. Z. orthop. Chir. **52**, 592 (1930).

Wright, A. D.: Generalized osteochondritis. Proc. roy. Soc. Med. **24**, 283 (1931).

Zaaijer, J. H.: Osteochondropathia juvenilis par-osteogenetica. Dtsch. Z. Chir. **163**, 229 (1921).

Zadek, I., Berkett, G. D. B.: The effect of drilling the neck of the femur in Legg-Perthes' disease. N. Y. St. J. Med. **48**, 273—274 (1948).

Zanoli, R.: Tentative di vura chirurgica nel morbo di Perthes. Atti men. Soc. lomb. Chir. **3** (1934/35).

— Therapy of Calvé-Perthes' disease by osseous auto-grafts, 5 cases. Arch. franço-belg. Chir. **35**, 354—359 (1936).

Zemansky, A. Ph., Jr.: The pathology a pathogenesis of Legg-Calvé-Perthes' disease. Amer. J. Surg. **4**, 169 (1928).

Zemansky, A. Ph., Jr., Lippmann, R. K.: The importance of the vessels in the round ligament to the head of femur during the period of growth and their possible relationship to Perthes disease. Surg. Gynec. Obestet. **48**, 461 (1929). Ref. Zbl. ges. Radiol. **7**, 465 (1930).

Ziegler, G.: Partielle Verknöcherungen des labram glenoidale. Fortschr. Röntgenstr. **78**, 222 (1953).

Zinn, W.: Idiopathische ischaemische Femurkopf-nekrose. Schweiz. med. Wschr. **101**, 917 (1971).

Zseböck, Molnar, Nagy: Z. Orthop. **82**, 556 (1952).

Zum Winkel, K., Maier-Borst, W., Harbst, H., Scheer, K. E., Sinn, H., Lorenz, W. J.: Clinical results with reactor produced Flourine-18. Proc. Symp. ossium London 1968.

Zwicker, H., Münzenberg, K., Düx, A.: Hüft-gelenkveränderungen bei Morbus Cushing. Fortschr. Röntgenstr. **111**, 693 (1969).

II. Die Trochanteren

Unter den spärlichen Mitteilungen über aseptische Nekrosen dieser Gegenden findet sich kein einziger Fall mit überzeugenden Röntgenbildern.

1. Trochanter maior

a) Kasuistik, klinisches Bild, Röntgenbefunde

Mandl beschreibt den Fall eines 16jährigen Fußballspielers. Bei diesem hatte er röntgenologisch Abhebungen der Epiphysen „am Trochanter und Olecranon sowie an der proximalen Calcaneusepiphyse und an der Tuberositas des Metatarsale V" beobachtet.

De Cuveland berichtet von einem 12jährigen Jungen, der beim Gehen eine Steifhaltung der linken Hüfte in Streckstellung und Adduktion zeigte. Bei völliger Entspannung im Liegen bestand ungehinderte passive Beweglichkeit im Hüftgelenk, bei Adduktion traten aber Schmerzen im Trochanter maior auf. Bei aktiver Abduktion bestand dort ebenfalls ein heftiger Schmerz. Ferner war der Trochanter maior druckempfindlich. BSG unauffällig. Das Röntgenbild ließ rechts wie links eine kleinkrümelige Trochanterspitzen-kernlage erkennen. Zunächst war keine Seitendifferenz vorhanden. Die akuten Beschwerden klangen nach 8tägiger Bettruhe wieder ab. 3 Monate später waren die Verkalkungskrümel zu unauffälligen Spitzenkernen verschmolzen. Es bestanden nur noch geringe Beschwerden, auffallenderweise war jetzt auch eine gleiche Druckempfindlichkeit am Trochanter maior der Gegenseite vorhanden. De Cuveland meint: „Wiewohl eine röntgenologische Bestätigung nicht gefunden wurde, erscheint die Annahme einer Osteochondrose des Trochanter maior gerechtfertigt" und zwar aufgrund des klinischen Befundes allein.

Weiterhin stellt er den Fall eines 9jährigen Jungen zur Diskussion, der vor Jahren unklare Hüftbeschwerden hatte. Es bot sich das Bild einer Minderausbildung des rechten Femur mit größerer Transparenz auch des Hüftkopfes, sowie fleckigen Verkalkungen der Weichteile der Gegenseite in Höhe der Spina ilica anterior inferior. Ferner bestand eine Seitendifferenz in der Verknöcherung des Trochanter maior (Abb. 338). De Cuveland weist in der gleichen Arbeit auch auf Spitzenkernpersistenz am Trochanter maior hin und zeigt das Bild eines 56 Jahre alten Mannes, bei dem ein größerer isolierter Spitzenknochen mit abgeplatteter Berührungsfläche zum Hauptmassiv des Trochanter zu sehen war. Ein ähnliches Bild bringt auch E. Zimmer, der ebenfalls auf das Auftreten von Nebenkernen aufmerksam macht und zwar sowohl im Trochanter maior wie minor. Für de Cuveland liegt es nahe, die Kernpersistenz als Ausdruck der Osteochondropathie aufzufassen, wie dies auch für analoge Beobachtungen an anderen Skeletabschnitten angenommen worden sei.

RAVA und D'AMORA konnten bei einem 11jährigen Jungen eine Trochanter-maior-Osteochondritis auch bioptisch bestätigen. Das Röntgenbild zeigte in der Apophyse Erscheinungen der Fragmentation, Strukturverdichtungen, osteosklerotische Streifenzeichnung. Klinisch bestanden Hinken und Schmerzhaftigkeit am Trochanter maior femoris.

Ferner wird auf die Veröffentlichung von MONDE-FELIX (1922, zit. nach GLANVILLE HICKS) und von TÖRÖK (1968) hingewiesen.

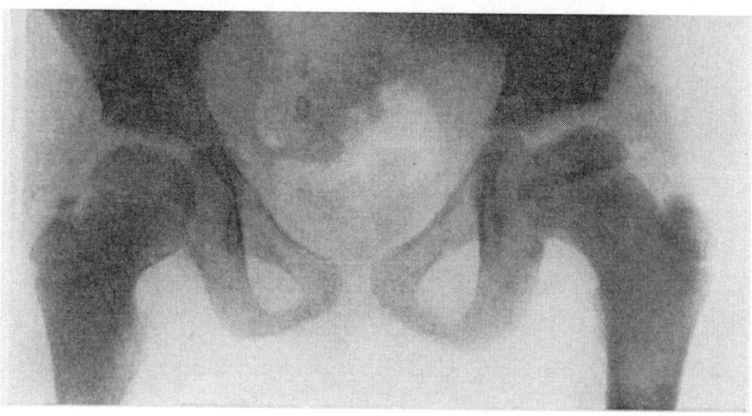

Abb. 338. Seitendifferente Verknöcherung des Trochanter maior bei einem 9jähr. ♂ mit Minderausbildung des rechten proximalen Femurabschnittes und vermehrter Transparenz speziell des Hüftkopfes. Osteochondropathie des rechten Trochanter maior? (Fall von E. DE CUVELAND: Arch. Orthop. 47)

b) Zur Ossifikation

Es bieten sich sehr variante Bilder. Zwischen dem 2. und 5. Lebensjahr, meistens im 3.—5. Lebensjahr, erscheinen ein bis mehrere kleine Knochenkerne, die dann untereinander verschmelzen. Bei Mädchen vollzieht sich dieser Vorgang etwas früher als bei Knaben. Die Verknöcherung ist in der Regel bis zum 20. Lebensjahr abgeschlossen. An der Trochanter maior-Spitze können Nebenkerne auftreten, die nur kurze Zeit sichtbar sind (R. NEHER, Untersuchungen über die Ossifikation des proximalen Femurendes. Diss. Erlangen, 1930).

c) Gefäßversorgung

Der Trochanter maior femoris wird in der Hauptsache durch den Ramus ascendens der A. circumflexa femoris lateralis versorgt, der mit dem A. glutaea superior anastomosiert. Aber auch von der A. circumflexa femoris medialis kommt ein Ast zur Fossa trochanterica herauf. Dieser anastomosiert sowohl mit dem Ramus ascendens der A. circumflexa femoris lateralis wie mit der A. glutaea inferior. Die Gefäßversorgung dieser Gegend ist also gekennzeichnet durch Anastomosen der A. circumflexae femoris und der A. glutaea, was für die Ausbildung eines Kollateralkreislaufes bei einem etwaigen Verschluß der Arteria femoralis wichtig ist.

d) Differentialdiagnose

Die Tuberkulose steht auch hier differentialdiagnostisch im Vordergrund. Nicht selten geht sie von benachbarten Weichteilen aus (Schleimbeutel). Bei Bursitis calcaria und Peritendinitis calcaria treten paraossal wolkige Verschattungen auf, ähnlich wie am Oberarmkopf, die nicht mit einer Osteonekrose verwechselt werden dürfen (s. KÖHLER-ZIMMER, LAMPE). Ähnliche Knochendestruktionen sind auch bei unspezifischer Ostitis beschrieben (PAGANO). Traumen bewirken nicht selten eine Apophysenlösung oder -zertrümmerung und damit eine Zerklüftung der Kontur und Struktur (z.B. Absprengungen durch

Sturz beim Skifahren). Man unterscheide ferner die häufigen degenerativen posttraumatischen Randossifikationen (besonders am Ansatz des M. glutaeus medius). Tuberöse Sklerose kann intraossal watteballenartige Verkalkungen im Trochanter maior machen (nach SCHAS und SHASKAN). Ähnliche Bilder sieht man auch beim Enchondrom.

2. Trochanter minor

a) Kasuistik

LÄNGLE beobachtete Veränderungen am Trochanter minor bei einem 17jährigen Epileptiker, die nach DE CUVELAND zu den Osteochondropathien zu gehören scheinen (Abb. 339). Mit großer Wahrscheinlichkeit lagen ihnen chronische traumatische Einwirkungen zugrunde. LAPIDUS berichtet von 2 Fällen mit einer Epi-(bzw. Apo-)physeolyse

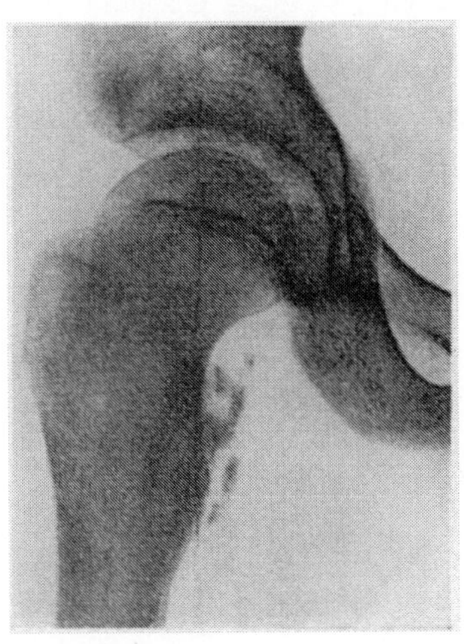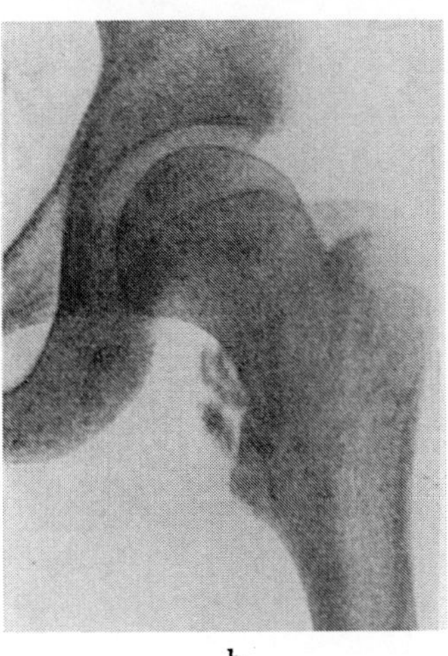

a   b

Abb. 339a u. b. Osteochondrotische Veränderungen am Trochanter minor beiderseits bei einem 17jährigen Epileptiker. (Fall von J. LÄNGLE: Fortschr. Röntgenforsch. 74)

am Trochanter minor femoris. Es handelte sich um 14- und 15jährige Knaben. Das eine Mal hatte sich die Apophyse beim Bergabgehen gelöst, das andere Mal bei einem Wettlauf. Im Röntgenbild sah man den unscharf begrenzten Apophysenkern vom Trochanter minor abgeglitten (zit. nach HÄUPTLI). Aufgrund des Entstehungsmechanismus muß man an eine vorher bestandene Lockerung der Apophysenfuge, auf dem Boden einer aseptischen Osteochondronekrose entstanden, annehmen.

b) Zur Ossifikation

Am Trochanter minor erscheint erst gegen das 9. Lebensjahr ein Kern, der gewöhnlich im 16. bis 17. Lebensjahr verschmilzt. Auch Nebenkerne können in verschiedener Form auftreten. Kernpersistenz ist beschrieben (UMBACH, BRAUN). Auch eine Verdoppelung der Spitze scheint es zu geben (BURMANN).

c) Differentialdiagnose

Traumatische Schädigung mit mehr oder minder großem Abriß der Trochanterspitze, bzw. Lockerung der Apophyse stehen im Vordergrund (Zug des M. psoas). Degenerative Anlagerungen, auch in der Form eines isolierten Kernes, sind im späteren Alter verhältnismäßig häufig (mehrere Bilder im „KÖHLER-ZIMMER"). Aber auch schon bei Jugendlichen kann man kleine längsovale Knochengebilde finden, die in der Richtung des Muskelansatzes angelagert sind, von denen nicht sicher ist, ob es sich um anatomisch angelegte Gebilde oder um sekundäre Verknöcherungen oder Verkalkungen handelt.

Literatur zu F. II 1., 2. (Trochanter maior und minor)

BRAUN, H.: Persistierende Apophysen am Trochanter minor. Fortschr. Röntgenstr. **82**, 126 (1955).

BURMAN, M. S.: Amer. J. Roentgenol. **31**, 224.

CUVELAND, E. DE: Die Differentialdiagnose der Osteochondropathien der Hüftregion unter besonderer Berücksichtigung der Osteochondropathie des Trochanter maior, zugleich ein Beitrag zur Spitzenkernpersistenz desselben. Arch. orthop. Unfall-Chir. **47**, 45—49 (1955).

HÄUPTLI, O.: Die asept. Chondro-Osteonekrosen. Chir. in Einzeldarst. Berlin: W. de Gruyter 1954.

LÄNGLE, J.: Chronisch traumatische Veränderungen am Trochanter minor bei einem jugendlichen Epileptiker. Fortschr. Röntgenstr. **74**, 363 (1951).

LAMPE, C. E.: Acta orthop. scand. **22**, 307 (1953).

LAPIDUS, P. W.: Epiphyseal separation of the lesser femoral trochanter. J. Bone Jt Surg. **12**, 548—554 (1930).

MANDL: Zbl. Chir. **33** (1922).

MONDE, F.: Zit. nach GLANVILLE HICKS. Brit. J. Radiol. **26**, 214 (1954).

PAGANO, G.: Minerva ortop. **5**, 17 (1954).

RAVA, G., D'AMORA, T.: Contributo allo studio radiologico dell' osteochondrite del gran trocantere. Arch. Ist. osped. S. Corona **30**, 407 (1965).

RIBBING, S.: Studien über hereditäre multiple Epiphysenstörungen. Acta radiol. (Stockh.), Supp. **34** (1937).

SANDSTRÖM, C.: Amer. J. Roentgenol. **40**, 1.

SCHAS, D. M., SHASKAN, D. A.: Amer. J. Roentgenol. **52**, 35 (1944).

SONNENSCHEIN, H. D.: Separation of the epiphyse of the lesser trochanter of the femur. Report of case. Amer. J. Surg. **1**, 104—105 (1926).

TÖRÖK, G.: The trochanteric osteochondritis. Clin. Orthop. **57**, 213—220 (1968).

UMBACH, K.: Einseitig persistierende Apophyse am Trochanter minor links. Fortschr. Röntgenstr. **77**, 627 (1952).

ZIMMER-KÖHLER: Grenzen des Normalen und Anfänge des Pathol. usw., S. 488. Stuttgart: G. Thieme 1957.

G. Knie

a) Vorbemerkungen, Hinweise zur arteriellen Versorgung des distalen Femurabschnittes und zur Ossifikation am Knie

Vorbemerkungen: Die häufigste Form der Osteochondronekrosen, der man am Kniegelenk begegnet, ist die *Osteochondrosis dissecans* (s. gesonderte Abhandlung, S. 626).

Juvenile aseptische Nekrosen nach der Art eines „Perthes" oder „Köhler" wurden am distalen Femurabschnitt sehr selten beobachtet. Allen mitgeteilten Fällen haftet eine gewisse Problematik in der Einordnung an. In einigen Fällen steht die Zuordnung zum Krankheitsbild der Osteochondrosis dissecans zur Diskussion.

Zur arteriellen Versorgung des distalen Femurabschnittes s. Osteochondrosis dissecans, S. 633, Abb. 508, 509.

Zur Ossifikation am Knie s. Tabelle 34 und Abb. 340, Tibiakopf S. 452.

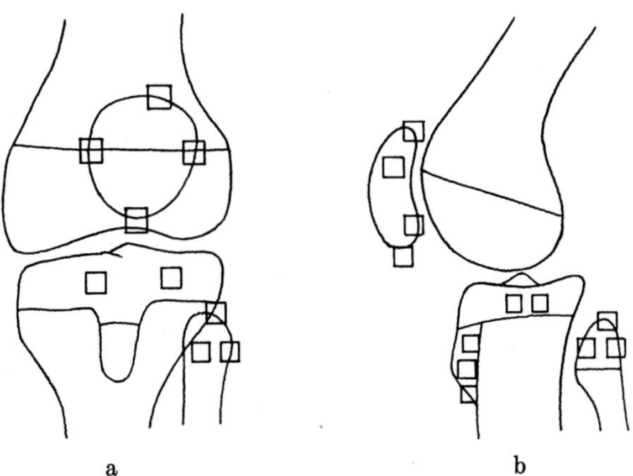

Abb. 340a u. b. Beobachtete Mehrkernigkeit am Kniegelenk. (Aus: K. GROSKOPFF u. R. TISCHENDORF: Das normale menschliche Skelet... Edit. Leipzig 1964)

1. Besondere Nekrose-Fälle am Knie

TREFILJEV (Petrowsk) beschrieb 1924 eine Osteochondronekrose am Condylus externus femoris und stellte das Krankheitsbild in Analogie zur Perthesschen Erkrankung. 1926 beobachteten ROSENTAL und GINSBURG 2 ähnliche Fälle und sprechen von einem „Morbus Trefiljevi" (Osteochondritis juvenilis deformans condyli externi femoris (TREFILJEV). GASCA (1953) sah bei einem 16jährigen Mädchen nach einem geringen Trauma cystoide Aufhellungen im medialen Femurcondylus und zwischen den Condylen. Er hielt diese Erscheinungen für den Ausdruck einer aseptischen Nekrose. Nach Ruhigstellung und Röntgenbestrahlung mit schwachen Dosen war bald nur noch ganz wenig, nach 13 Monaten röntgenologisch nichts mehr zu sehen. Im Buche von A. KÖHLER und E. ZIMMER („Grenzen des Normalen . . .") wird das Röntgenbild eines kindlichen Beines gezeigt, an dem ein

Tabelle 34. *Ossifikationstabelle für das menschliche Knie* (nach Schinz-Baensch-Friedl, Grashey, A. Köhler, Brailsford, Ruckensteiner, Rauber-Kopsch. Zusammengestellt von Groskopff und Tischendorf: Das normale menschliche Skelet ... Edition Leipzig)

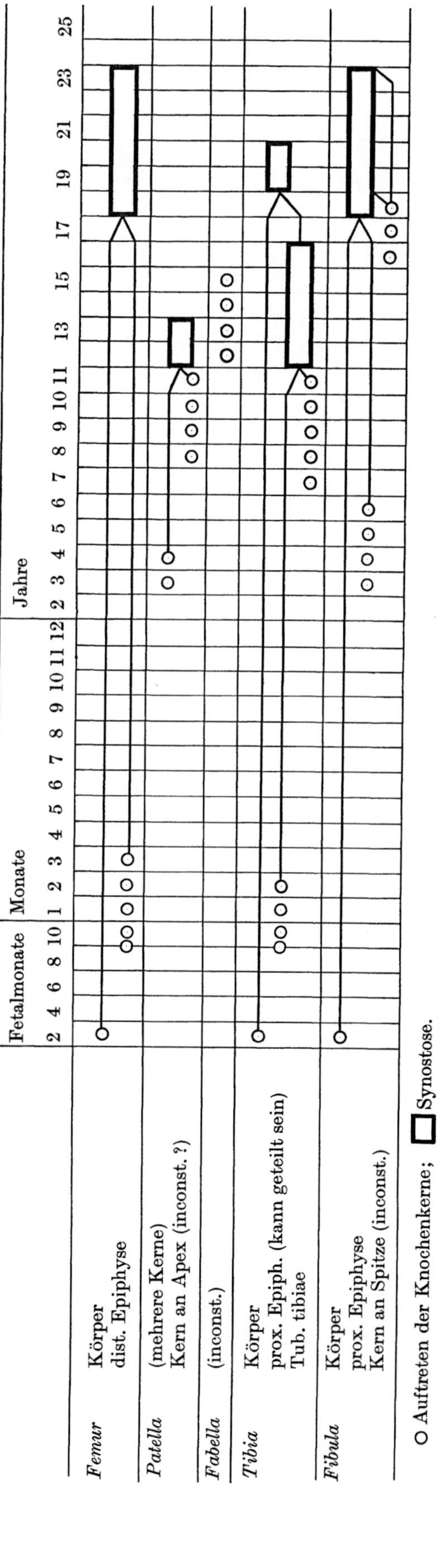

Fetalmonate:

Knochen		2	4	6	8	10
Femur	Körper	O				
Femur	dist. Epiphyse					O O
Patella	(mehrere Kerne)					
Patella	Kern an Apex (inconst. ?)					
Fabella	(inconst.)					
Tibia	Körper	O				
Tibia	prox. Epiph. (kann geteilt sein) / Tub. tibiae					O O
Fibula	Körper	O				
Fibula	prox. Epiphyse / Kern an Spitze (inconst.)					

Monate:

Knochen		1	2	3	4	5	6	7	8	9	10	11	12
Femur	Körper												
Femur	dist. Epiphyse	O	O	O									
Tibia	prox. Epiph. / Tub. tibiae	O	O										

Jahre:

Knochen		2	3	4	5	6	7	8	9	10	11	13	15	17	19	21	23	25
Femur	Körper														□	□	□	
Patella	(mehrere Kerne)		O	O														
Patella	Kern an Apex (inconst. ?)							O	O	O	O	□						
Fabella	(inconst.)											O	O	O	O			
Tibia	Körper														□			
Tibia	Tub. tibiae						O	O	O	O	O	□	□		□			
Fibula	prox. Epiphyse		O	O	O													
Fibula	Körper / Kern an Spitze (inconst.)													O O O	□	□	□	

O Auftreten der Knochenkerne; □ Synostose.

unregelmäßig demarkierter Defekt im Bereiche der Condylen der distalen Femurepiphyse zu sehen ist. Es wird die Vermutung geäußert, daß es sich um eine aseptische Nekrose der distalen Femurepiphyse oder um eine Rachitis handle. Etwas mehr Ähnlichkeit mit einem größeren Herde einer Osteochondrosis dissecans hat der Fall eines 14-jährigen Jungen, den Kaspar, Fiala und Herout (1965) mitteilten (Abb. 341). Der verhältnismäßig große Nekroseherd befand sich am lateralen Femurcondylus, beiderseits, und verursachte nur einen spärlichen klinischen Befund. Operativ gewonnenes Gewebe ergab histologisch den Befund einer chondro-ossären aseptischen Nekrose sowie den einer Synovitis. Ein weiterer ähnlicher Fall wurde von Domack beschrieben.

Oberdalhoff u. Mitarb. berichten von einem 27jährigen Mann, der nekrotische Veränderungen am lateralen Femurcondylus beiderseits aufwies. Die mehr muldenförmigen Nekrosen fanden sich mehr an den hinteren Anteilen der Condylen. Es wird an eine Abortivform der enchondralen Dysostose gedacht.

Einen über mehrere Jahre beobachteten Fall bringen Paschold und Friedrich (Abb. 342). Es handelte sich um einen 7jährigen Jungen, bei dem seit seinem 3. Lebensjahr ein Defekt am medialen Drittel der linken distalen Femurepiphyse bekannt war, der als aseptische Knochennekrose angesehen wurde. Der größere Teil der medialen Hälfte der distalen Femurepiphyse war verändert, indem lateral die Knochenstruktur verschwunden war, nach medial zu aufgelockert und unscharf. Dem Verfasser erscheint es besonders bemerkenswert, daß jenseits des sich anschließenden Epiphysenspaltes auch die Metaphyse eine flachmuldige demarkierte Vertiefung aufwies. Nach 5 Jahren zeigte das Röntgenbild, daß sich die Epiphyse fast in ganzer Ausdehnung nach medial zu wieder knöchern ergänzt hatte. Der Knochen war gut durchstrukturiert, jedoch rundlich deformiert. Entzündliche Erscheinungen traten nie auf, das Gehen war behin-

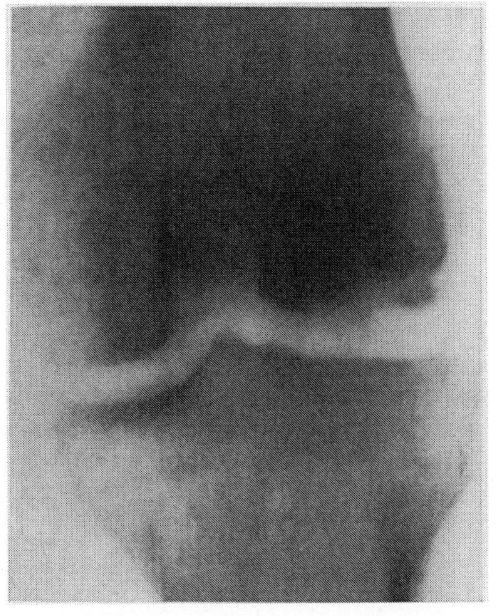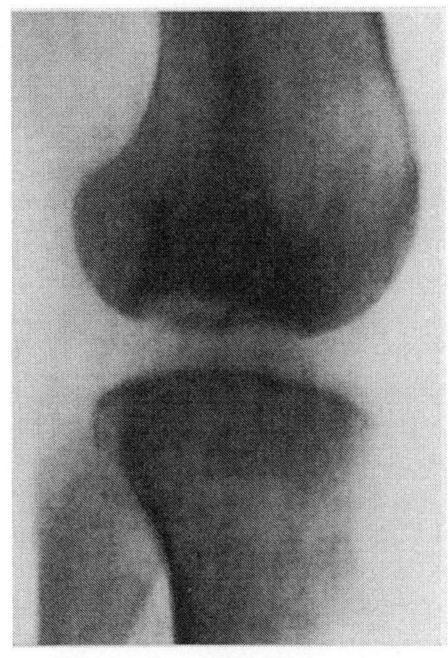

a   b

Abb. 341a u. b. Aseptische Nekrose am lateralen Femurcondylus, ca. 14¹/₂jähr. ♂. (Fall von Kašpar, Fiala u. Herout: Fortschr. Röntgenstr. 102)

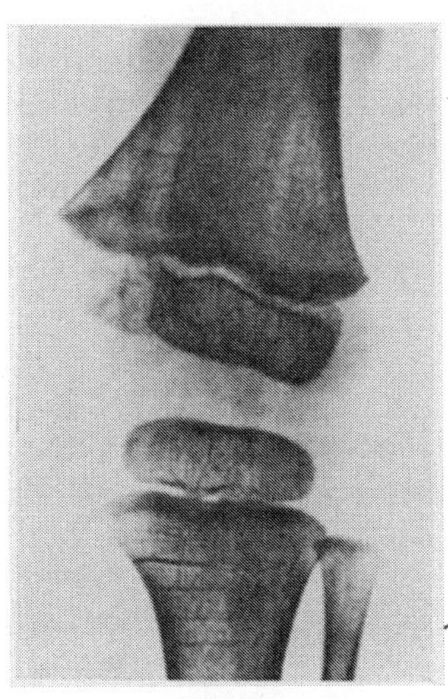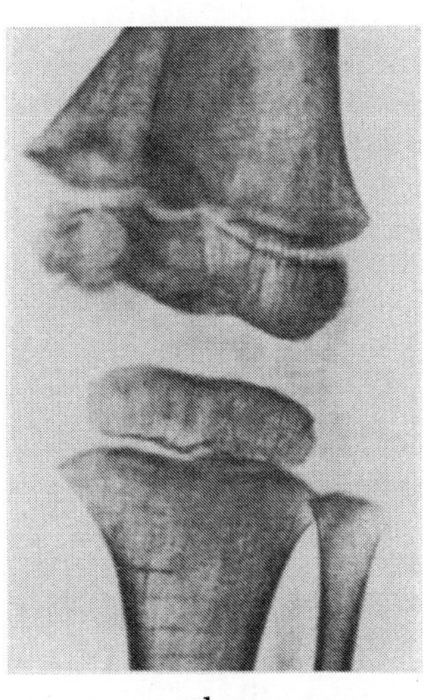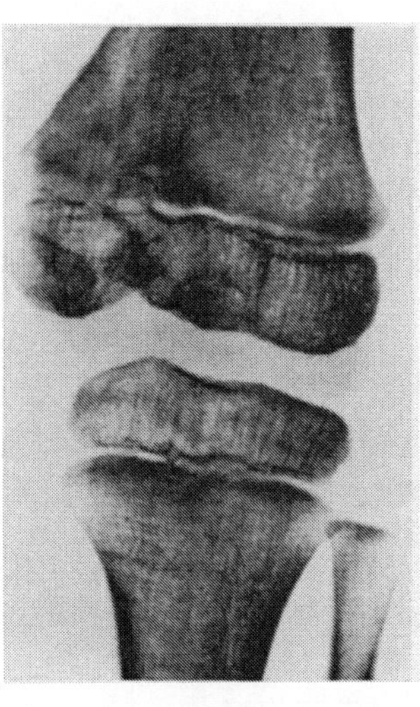

a   b   c

Abb. 342a—c. Aseptische Nekrose am medialen Femurcondylus. a 20. 7. 1962, 3jähriger Knabe; b 16. 5. 1963; c 10. 2. 1965. (Fall von H. Paschold u. H. Friedrich: Bruns' Beitr. klin. Chir. 214)

dert. Es wird angenommen, daß eine Überbeanspruchung eines primär dysostotischen Knochens zur aseptischen Nekrose geführt habe.

Mey und Schlüter berichten über 2 Fälle von aseptischer Osteonekrose an der Gelenkfläche des Schienbeinkopfes, die einer Osteochondrosis dissecans ähnlich waren. Bei einem von diesen, einem 13jährigen Patienten, fand sich beiderseits im medialen Femurcondylus ein längsovaler flacher Defekt vom Aussehen eines Nekrosebettes bei bestehender Osteochondritis dissecans. Einige Monate später wurde auch im lateralen Condylus des rechten Tibiakopfes eine ähnliche Veränderung festgestellt, die operativ und histologisch als Nekroseherd gesichert wurde. Der Herd lag nur ossär, der Gelenkknorpel war makroskopisch intakt. Der andere Patient war ein 59jähriger Mann, der in der Gelenkfläche des lateralen Tibiakopfknorrens eine flache Mulde aufwies, den die

Autoren als analogen Befund ansahen. Nach meiner Ansicht handelt es sich aber rein bildmäßig um einen alten leichten Stauchungsbruch des Tibiakopfes, wie man ihn nicht selten findet und wie er gelegentlich auch nicht erkannt oder bagatellisiert wird. Der Patient hatte auch vor 21 Jahren einen Motorradunfall gehabt. Zu einer operativen Verifizierung kam es nicht.

GOTHMAN und NORDSTRÖM veröffentlichten Bilder einer doppelseitigen Osteochondrosis dissecans im lateralen Tibiacondylus.

2. Fragliche metaphysäre juvenile Osteochondropathie am Knie

E. BURKHARDT beschreibt den Fall eines 11jährigen Mädchens, bei dem beiderseits die distale Oberschenkelmetaphyse und Wachstumsfuge verändert waren, vorwiegend medialseitig. Die Oberschenkelknochen waren distal stark valgisiert. Bei genauerer Betrachtung der Röntgenbilder glaubt man auch gleichartige, nur geringer ausgeprägte Veränderungen auch an der proximalen Tibiakopfmetaphyse zu sehen (der Verfasser). Durch Gewebsentnahme an der Oberschenkelmetaphyse war Gelegenheit zu einer histologischen Untersuchung gegeben. Es boten sich „mannigfache Bilder, die aber offenbar als Perthesartiger Knochenabbau und Aufbau aufzufassen sind". Im 2. Fall, einem $2^{1}/_{2}$jährigen Knaben, waren beide distale Oberschenkelmetaphysen und Wachstumsfugen ergriffen und dort die Knochen varisiert. Auch hier konnte anläßlich der vorgenommenen Osteotomie Gewebe histologisch untersucht werden. Es zeigten sich als Hauptkriterien des gestörten Wachstums ein Nebeneinander von Knochenaufbau und -abbau. Hinsichtlich der Genese erscheint es BURKHARDT möglich, daß es sich um eine Spätfolge der Rachitis handelt. Die floride Rachitis selbst unterscheidet sich aber deutlich von diesem Bild. Auch andere Metaphysen könnten gleichartig ergriffen werden, z. B. die Oberschenkelhalsmeta- und epiphyse bei der Coxa vara. Auf die Literatur des „Blount-Disease" wird von BURKHARDT nicht Bezug genommen.

3. Die „spontane Osteonekrose am Knie" (AHLBÄCK)

Von AHLBÄCK, BAUER, BOHNE wurde auf eine immer häufiger zur Beobachtung kommende umschriebene Osteonekrose am Kniegelenk aufmerksam gemacht, die eine gewisse Charakteristik hat. Es handelte sich meistens um Patienten jenseits des 50. Lebensjahres, die einen plötzlichen Schmerz im Kniegelenk verspürten, an den sich dann ein länger dauernder Reizzustand des Gelenkes anschloß. Erst Wochen bis Monate nach dem Einsetzen des Schmerzes kamen am Röntgenbild eine Abflachung der Gelenkoberfläche eines Femurcondylus sowie eine subchondrale Aufhellung zur Darstellung. Meistens liegt der Herd an der gewichttragenden Gelenkfläche des medialen Condylus. Anfänglich ist die Aufhellung diffus und irregulär, später werden die subchondralen Knochendestruktionen sklerotisch demarkiert. An randständigen Partien treten auch periostale Anlagerungen auf. Das Bild weicht insofern von der echten Osteochondrosis dissecans ab, als es vorwiegend bei Menschen mittleren und höheren Alters auftritt und ziemlich akut beginnt, wobei im Anfangsstadium kaum schon ein röntgenologischer Befund gegeben ist. Spontane Ausheilung der Läsion ist möglich, meistens kommt es aber zu groben Einbrüchen, die zu einer stärkeren Deformierung des Gelenkes vom Typ einer medialen Gelenksosteoarthritis führen. Einen ähnlichen von uns beobachteten Fall zeigen die Abb. 343a—c.

Während am Röntgenbild die Knochenveränderungen der spontanen Osteonekrose erst relativ spät in Erscheinung treten, kann sich bei der Knochenszintigraphie mit ^{85}Sr schon im akuten Krankheitsstadium eine deutliche Anreicherung im befallenen Knochengebiet zeigen (AHLBÄCK, FEINE und HENKEL), wodurch es möglich ist, dieses Krankheitsbild frühzeitig zu erkennen und von anderen Gelenkerkrankungen zu differenzieren. Dies ist für die sofortige Einleitung therapeutischer Maßnahmen wichtig. Die bisherigen

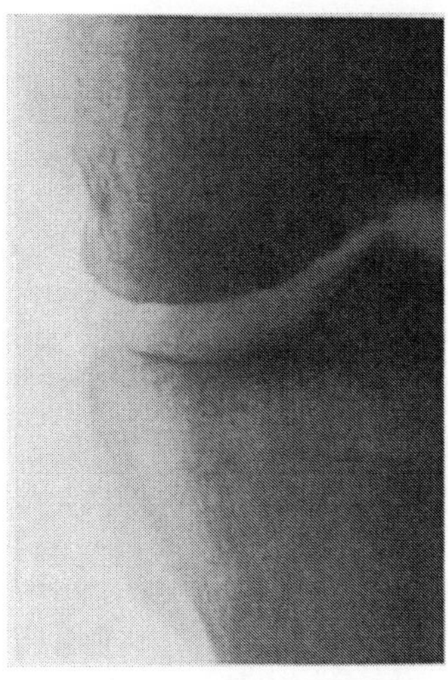 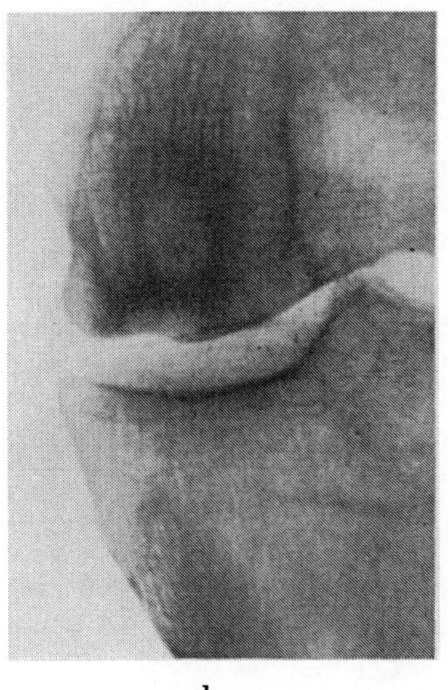 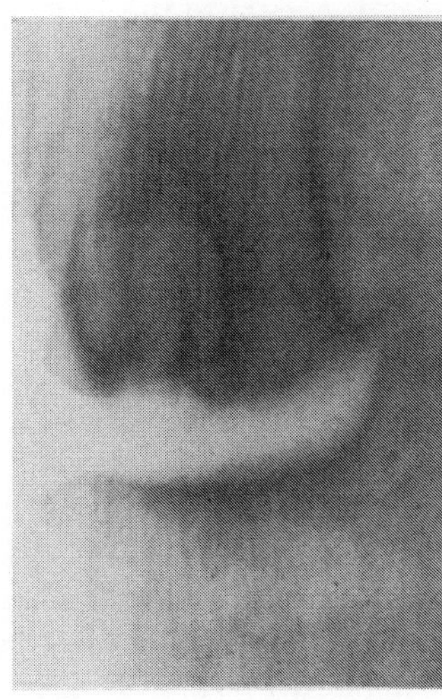

a b c

Abb. 343a—c. Umschriebene spontane Osteonekrose am medialen Femurcondylus des rechten Kniegelenks, entstanden innerhalb von 2 Jahren ohne vorausgegangenes Trauma, bei einem jetzt 59jährigen Mann. a Zu Beginn der Beschwerden kein besonderer Röntgenbefund; b 2 Jahre später, cystischer Nekroseherd; c Tomogramm

szintigraphischen Untersuchungen derartiger Fälle lassen auch annehmen, daß die nekrotischen Bezirke größer sind, als am Röntgenbild zum Vorschein kommt (Abb. 344; s. a. „Morbus Perthes", S. 318 und 389). Abnorm hohe szintimetrische Werte zeigen eine vermehrte Knochenneubildung an (BAUER, BOHNE und MUHEIM).

In einer ausführlichen Arbeit berichten BOHNE und MUHEIM über 51 Patienten, die eine spontane Osteonekrose hatten. Nach diesen Autoren zeichnen sich im Verlauf der Erkrankung 3 Stadien ab:

1. Ein Frühstadium. Typische radiologische Zeichen sind noch nicht gegeben, dagegen sind schon deutliche klinische Symptome ausgeprägt. Im Gegensatz zur Arthrosis deformans wird ein plötzlicher Schmerzbeginn ohne vorhergegangenen Unfall angegeben. Die Schmerzen sind ununterbrochen und dumpf, häufig auch nachts vorhanden. Unter Belastung verstärken sie sich, in Ruhe bessern sie sich. Die Szintimetrie zeigt schon in diesem Stadium eine umschriebene starke Erhöhung des Calcium-Stoffwechsels, was dahingehend gedeutet werden kann, daß schon Reparationsvorgänge eingesetzt haben.

2. Das Zwischenstadium. Es beginnt nach dem Auftreten der Aufhellungen im Röntgenbild. Bisweilen wird schon vor ihrem Erscheinen eine Abflachung der gewichttragenden Fläche des medialen Femurcondylus beobachtet. Die Szintimetrie weist wiederum stark erhöhte Werte auf, die auf die Umgebung des Krankheitsherdes beschränkt sind, als Ausdruck des örtlich erhöhten Calciumstoffwechsels.

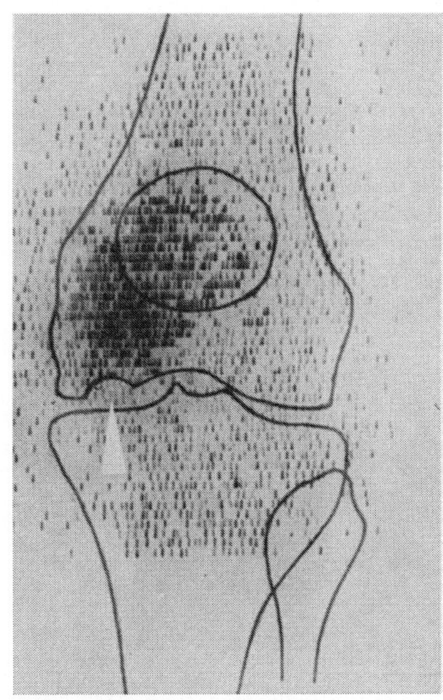

Abb. 344. Scan (nach Strontium 85) einer spontanen aseptischen Osteonekrose am distalen Femurabschnitt mit muldenförmigem Defekt am medialen Femurcondylus (△). Starke Radioaktivitätskonzentration in größerer Ausdehnung als am Röntgenbild zu ersehen ist.
(Nach U. FEINE u. K. ZUM WINKEL)

3. Das Spätstadium. BOHNE und MUHEIM setzen den Beginn dieses Stadiums willkürlich auf 2 Jahre nach dem Einsetzen der Symptome fest. Es entwickelt sich eine Arthrosis deformans, deren Ausmaß je nach der Größe und Form des Ausgangsherdes sehr unterschiedlich ist.

Einen ungünstigen Verlauf mit schneller Entwicklung einer stärkeren Arthrosis deformans nahmen vor allem jene Fälle, bei denen die zerstörte Gelenkfläche eine größere Ausdehnung hatte (nach Berechnung der Autoren lag diese zwischen 5 und 10 cm²). Die Szintimetrie zeigte nur einen *diffus* abgrenzbaren erhöhten Calciumstoffwechsel als Zeichen eines ausgedehnteren Defektes, während *schärfer* umschriebene Bezirke bei den Fällen mit günstiger Prognose gefunden wurden.

a) Histologie

BOHNE und MUHEIM sahen bei 19 Arthrotomien einen flachen Defekt an der gewichttragenden Gelenkfläche des medialen Femurcondylus. 5mal wurde ein Verlust des Knorpelüberzuges über dem Defekt festgestellt, wobei der Krater von Granulationsgewebe bedeckt war. Bei 11 anderen Knien war der Defekt von einem Knorpellappen überdeckt, der sich in den meisten Fällen mühelos abheben ließ. Die kraterförmige Einsenkung war im allgemeinen ovalär und nicht tiefer als 1 cm. Der mediale Meniscus war 10mal eingerissen oder schwer entartet. 7mal konnten die Autoren mittels einer Stanzbiopsie Material aus dem Krater entnehmen und histologisch untersuchen. In unmittelbarer Nähe der Gelenkhöhle fanden sich lebhafte Reparationsvorgänge: Unter einer Decke von gefäßreichem Granulationsgewebe waren Zeichen von metaplastischer Knorpelbildung vorhanden. Nekrotische Knochenstückchen waren in diesen Knorpel einbezogen. In tieferen Partien fanden sich Knochenbälkchen, die in einer Hülle von lebendem Knochen noch einen nekrotischen Kern aufwiesen.

b) Ätiologie

Wahrscheinlich handelt es sich um kein spezifisches Leiden, sondern lediglich um den Ausdruck einer örtlichen Ernährungsstörung am Knochen, die sehr wahrscheinlich die gleichen ursächlichen Möglichkeiten hat wie die idiopathische Hüftkopfnekrose (s. S. 388). Einige der Patienten hatten eine Corticosteroidtherapie durchgemacht. Auch an Auswirkungen von Mikrofettembolien wird gedacht.

c) Zur Therapie der spontanen Osteonekrose am Kniegelenk

Das Ziel der therapeutischen Maßnahmen ist es, eine Entlastung des erkrankten Femurcondylus herbeizuführen. Kleine unscharf umschriebene Defekte können konservativ behandelt werden. Eine Arthrotomie mit Entfernung der Knorpel-Knochenplatte wird in Erwägung gezogen werden, wenn der Patient an starken Schmerzen leidet und der Defekt größer als 3,5 cm² ist. Im allgemeinen sollte man aber mit der Arthrotomie zurückhaltend sein. Bei großen Defekten empfehlen BOHNE und MUHEIM zur Verhütung eines fortschreitenden Kollapses der gewichttragenden Gelenkfläche eine hohe valgisierende Tibiaosteotomie zusammen mit der Arthrotomie durchzuführen. Dadurch werde der mediale Anteil des Tibio-Femoralgelenkes entlastet und der Defekt erhalte Zeit, annähernd formgerecht zu verheilen.

4. Ähnliche Nekrosen in der Umgebung des Kniegelenks bei speziellen Krankheiten

In der Umgebung des Kniegelenkes kommen auch bei *Caissonarbeitern*, bei Tauchern und nach lang dauernder *Cortisontherapie* aseptische Osteonekrosen vor. Diese sind am Oberschenkel mehr metaphysär gelagert, am proximalen Tibiaabschnitt kommen sie epiphysär und metaphysär vor (s. Abb. 335 von REICHELT, JUNG und HAAS). Ähnliche aseptische Osteonekrosen wurden auch bei *Pankreasaffektionen* beobachtet. Mit Ausnahme vom Hüftgelenk befanden sich die Nekrosen meistens im Schaftteil von großen Röhrenknochen (s. Abb. 335 von REICHELT u. Mitarb.). In einem Falle von REICHELT u. Mitarb. waren sie jedoch symmetrisch im distalen Abschnitt beider Femurknochen und in der proximalen Metaphyse beider Tibiae lokalisiert. Die Röntgenbilder zeigen neben rundlichen und girlandenförmigen Aufhellungen auch keil- und ringförmige Verschattungen, so daß ein wabenförmiges Aussehen resultiert, hauptsächlich im Bereiche der Spongiosa (Genaueres s. „Morbus Perthes", S. 392). Die infarzierten Knochenabschnitte ließen histologisch große Bezirke von avitalem als auch fibrösem Gewebe mit bindegewebszelliger Reaktion erkennen. Dieser Befund veranlaßte die Autoren ätiologisch von der üblichen Entstehung über einen einzeitigen Gefäßinfarkt abzuweichen und die Möglichkeit der Einwirkung von auf dem Blut- und Lymphweg herantransportierten Pankreasfermenten in Erwägung zu ziehen. Allerdings könne man damit keine Begründung für die festgestellten Lokalisationen geben. Die Bildung enzymatischer Herde bei Pankreatitis — auch entfernt liegender — erscheint nach namhaften Pankreasforschern (z.B. A. BERNARD) durchaus möglich und zwar über lokale Störungen der Mikrozirkulation heraus entstanden, z.B. bei der akuten Pankreatitis durch Freisetzung von Histamin und den Sekretionsprodukten des Nebennierenmarkes und der -rinde sowie durch Schockphänomene in gewissen Gebieten. Dadurch entstünden in gewissen Gebieten Vasodilatations- und Constrictionszonen. In diesen sei die Durchblutung verlangsamt oder blockiert, was noch durch Ansammlungen von Lymphocyten und durch normale Verlangsamung der Zirkulation in gewissen Geweben, wie z.B. dem Knochenmark, begünstigt werde (JOFFEY). In diesen Stauungsgebieten könnten aufgespeicherte Enzyme (Trypsin, α-Chymotrypsin, Elastase und Lipase sind infolge ihrer Nekrosewirkung die hauptsächlichen Urheber der enzymatischen Toxämie) zu einer hämorrhagisch-nekrotisierenden Entzündung führen, so daß Herde enzymatischer Metastasen entstehen (zit. nach A. BERNARD).

Beim *Lupus erythematodes*, bei dem am Hüftgelenk Perthes-ähnliche Nekrosen vorkommen, wurden einige Male auch an der Tibiakopfepiphyse Nekrosen gefunden (z.B. von DUBOIS und COZON). Bei Cortisonmedikation des Lupus erythematodes ist zu erwägen, ob nicht etwa eine Cortisonnekrose vorliegt.

Einen seltenen Fall von aseptischer Nekrose am *Capitulum* beider *Fibulae* beobachteten JANEV und SOLAKOV. Es handelte sich um einen 26jährigen Mann, der mehrmals Traumen in der Gegend der Knie- und Tibiofibulargelenke erlitten hatte (Torwart einer Fußballmannschaft). An beiden Beinen wies das Tibiaköpfchen in der Nähe des Tibiofibulargelenkes girlandenartige Nekrosen auf. Im übrigen zeigte der Patient auch noch Veränderungen im Sinne eines Morbus Schlatter sowie Erscheinungen am distalen Oberschenkelende und am Tibiakopf, die von den Autoren als Ausdruck einer Osteochondrosis dissecans gedeutet wurden. Hinsichtlich der Ursache denken die Autoren an die mehrmaligen Traumen, die der Patient im Bereiche des Kniegelenkes erlitten hatte.

5. Osteonekrose an der Fabella

An der Fabella gibt es Störungen, die zu Schmerzen im Kniegelenk Anlaß geben und denen u.a. auch chondromalacische und dissezierende Vorgänge zugrunde liegen können. Möglicherweise handelt es sich auch um nekrotische Vorgänge, ähnlich wie an den Sesambeinen des Metatarsale I (TAILLARD, GOLDENBERG und WILD, HILDEBRAND).

Auch E. A. ZIMMER zeigt in seinem Buch „Grenzen des Normalen und Anfänge des Pathologischen . . ." das Bild einer fraglichen Osteochondritis der Fabella. Eine ausführliche Arbeit über die Fabella schrieb K. HESSÉN, 1946.

Literatur zu G. 1.—5. (Knie)

AHLBÄCK, S.: Osteoarthrosis of the knee. A radiographic investigation. Acta radiol. (Stockh.), Suppl. 277 (1968).

BAUER, G. C. H.: Tracer techniques for the study of bone metabolism in man. Advanc. biol. med. Phys. 10, 277 (1965).

— The use of radionuclides in orthopaedics. IV. Radionuclide szintimetry of the skeleton. J. Bone Jt Surg. A 50, 1681 (1968).

— BOHNE, W. H.: Spontaneous osteonecrosis of the knee. Arthr. and Rheum. 11, 705 (1968).

— SMITH, E. M.: 85 Sr szintimetry in osteoarthritis of the knee. J. nuclear Med. 10, 109 (1969).

BERNARD, A.: Concours méd. 79, 121 (1957).

— Presse méd. 67, 1207 (1959).

— Presse méd. 67, 2351 (1959).

— Sem. Hôp. Paris 37, 1920 (1961).

— Les Pankréatites aiguës. Paris: Doin 1963.

— Pankreatite aiguë toxémie et métastases enzymatiques; conséquences thérapeutiques. Soc. nat. francaise de Gastroentérologie. Sitzg vom 5. Juli 1965. Triangel, Sandoz 7, 170 (1966).

BOHNE, W., MUHEIM, G.: Spontane Osteonekrose des Kniegelenkes. Z. Orthop. 107, 384 (1970).

BURCKHARDT, E.: Juvenile Osteochondropathie der Metaphysen. Schweiz. med. Wschr. 43, 944 (1945).

DOMACK, G.: Beitr. Orthop. Traum. 10, 686 (1963).

DUBOIS, E. L., COZON, L.: J. Amer. med. Ass. 174, 966 (1960).

FEINE, U., HENKEL, H.: 50. Tagg Dtsch. Röntgenges. Stuttgart: G. Thieme 1969.

— ZUM WINKEL, K.: Nuklearmedizin, Szintigraphische Diagnostik. Stuttgart: G. Thieme 1969.

GASCA, H.: Un cas de necrose aseptique du condyle interne. J. Radiol. Électrol. 34, 66 (1953).

GOLDENBERG, R., WILD, E.: J. Bone Jt Surg. A 34, 698 (1952).

GOTHMAN, B., NORDSTRÖM, S.: Acta chir. scand. 107, 128 (1954).

HAUBERG, G., HEUCK, F.: Med. Klin. 1953, 332.

HESSEN, K.: Acta radiol. (Stockh.) 27, 177 (1946).

HILDEBRAND: Langenbecks Arch. klin. Chir. 66 (1902).

JANEV, ST., SOLAKOV, P.: Seltener Fall von aseptischer Nekrose im Capitulum beider Fibulae. Fortschr. Röntgenstr. 109, 675 (1968).

JOFFEY, J. M.: Bibl. anat. Nr 7, S. 298 zu Acta anat. (Basel) (1965).

JONES, J. P., SAKOVICH, L.: Fat embolism of bone. J. Bone Jt Surg. A 48, 149 (1966).

KASPAR, M., FIALA, O., HEROUT, V.: Aseptische Nekrose der äußeren Kondyle der Schenkelbeine. Fortschr. Röntgenstr. 102 (1965).

KÖHLER, A.: Siehe ZIMMER, E. A.

MEY, W., SCHLÜTER, K.: Aseptische Osteonekrose an der Gelenkfläche des Schienbeinkopfes. Z. Orthop. 86, 42 (1955).

NORDSTRÖM: Siehe GOTHMANN.

OBERDALHOFF, H.: In: H. OBERDALHOFF, H. VIETEN, H. KARCHER, Klin. Röntgendiagnostik chirurg. Erkrankungen. Berlin-Göttingen-Heidelberg: Springer 1959.

REICHELT, A. J., JUNG, J., HAAS, J. P.: Sonderformen asept. Knochennekrosen. Radiologe 6, 217 (1966).

ROSENTAL, T., GINSBURG, W.: Osteochondritis juv. def. (Perthes?) condyli ext. femoris (Trefiljev). Novaja chir. 2, 500 (1926). Ref. Zbl. ges. Radiol. 1, 500 (1926) (Kaull).

TAILLARD, W.: Les syndromes douloureux du genou assoc. à une lésion de la fabelle. Rev. Chir. orthop. 43, 129 (1957).

TREFILJEV: Siehe ROSENTAL u. GINSBURG.

WILD, E.: Siehe GOLDENBERG.

ZIMMER, E. A.: Grenzen des Normalen und Anfänge des Pathologischen im Röntgenbild des Skeletts, 9. Aufl., S. 439—444. Leipzig: G. Thieme 1953.

6. Juvenile Osteopathia patellae

(Sinding-Larsen-Johannssonsche Krankheit)

a) Synonyme

Osteochondrosis patellae (juvenilis), Osteopathia patellae juvenilis (MAU), Osteochondritis patellae, Osteochondropathia patellae, Chondromalacia patellae, Osteochondropathia juvenilis parosteogenetica (ZAAIJER), Osteoporosis dolorosa patellae (nach AGATI). Bei dieser wird unterschieden eine Osteoporosis dolorosa patellae dystrophica juvenilis und eine posttraumatica. Patellitis adolescentium (z. B. SERFATY und MAROTTOLI), Osteopathia patellae (ROSTOCK), später schlug ROSTOCK „aseptische Nekrose der Patella" vor und beschränkte sich damit nicht allein auf die juvenile Form. HAGEN belegte die Krankheit mit den Eigennamen: GIRANDI, HAGLUND, ALEMANN (zit. nach HÄUPTLI). HÄUPTLI hält die Sinding-Larsen-Sven-Johannssonsche Krankheit für identisch mit der Osteochondritis dissecans patellae und gebrauchte auch diesen Ausdruck dafür.

b) Kasuistik

SINDING-LARSEN und JOHANSSON beschrieben 1921 einen isolierten kleinen Kern an der unteren Patellarspitze, der manchmal auch persistiert und der zu einer schwanzförmigen Ausziehung der Patella führt. Unter gleichzeitiger Verwendung zweier ähnlicher Fälle von HOHMANN (13jähriger Knabe) und FORSELL (12jähriger Knabe) beschrieben sie den Fall eines 12jährigen Mädchens, das im Laufe der letzten Monate vor der Untersuchung über unbedeutende Schmerzen in den Knien geklagt hatte und nach einer Turnübung (Sprung über den Bock) plötzlich starke Schmerzen in beiden Knien bekam. Bei der Untersuchung fand sich über dem unteren Teil der Kniescheibe eine deutliche Auftreibung und eine umschriebene Druckempfindlichkeit, auch bei leisester Berührung. Das Röntgenbild zeigte an der unteren Spitze der rechten Patella eine Auflockerung der Knochensubstanz sowie eine „Absprengung" von kleinen Knochenteilen mit abgerundeten Konturen ohne Andeutung von Bruchlinien; auf der linken Seite konnte man deutlich ein dreieckiges „Fragment" unterscheiden. Auf der rechten Seite war die Tibiaapophyse im Sinne einer „Schlatterschen Erkrankung" verändert. Trotz Ruhigstellung hielt die Empfindlichkeit der Schwellung etwa 1 Monat an; danach allmähliche Rückbildung der Erscheinungen. Nach 3 Monaten sah man am Röntgenbild „einen etwas plumperen Apex patellae als normal"; im übrigen waren die Veränderungen zurückgegangen. Anschließend berichtete SINDING-LARSEN über zwei gleichartige Fälle mit Klagen über Knieschmerzen bei einem 10jährigen und einem 11jährigen Mädchen. Das Röntgenbild zeigte neben unscharfer Begrenzung der Kniescheibe an der unteren vorderen Ecke die Verlagerung eines schmalen, länglichen, im anderen Falle eines linsengroßen, rundlichen, freien Knochenschattens. Eine besondere Behandlung fand nicht statt; die schmerzhaften Erscheinungen gingen bei Vermeidung von Springen und raschem Laufen rasch zurück; $^1/_2$ Jahr später waren die röntgenologischen Veränderungen völlig verschwunden (zit. nach C. MAU).

Die Deutung eines derartigen Befundes, der übrigens nicht so selten ist (WOLF fand ihn in 2,5% aller untersuchten Fälle), wenn man die Aufmerksamkeit darauf richtet, ist bei den Autoren unterschiedlich und als selbständiges Krankheitsbild umstritten. Wie schon erwähnt, hatten JOACHIMSTHAL und SEIFFERT (1912) schon eine derartige Beobachtung gemacht und die Persistenz der Erscheinung als Ossifikationsstörung aufgefaßt. VAN NECK hingegen rechnet sie zu den aseptischen Nekrosen als eine Abart des Morbus Schlatter. HELLMER fordert zum Röntgenbefund auch das Vorhandensein eines entsprechenden klinischen Befundes, ebenso BREITLÄNDER. Bei der Aussprache um den Fall Breitländer meint HELLMER, daß es sehr wahrscheinlich sei, daß die Spitze der Patella während des Stadiums der noch nicht abgeschlossenen Ossifikation einen Locus minoris resistentiae für die Entstehung der Sven Johannsson-Sinding-Larsenschen Krankheit sei. Seit 1935 sei ihm durch die Erfahrung bekräftigt worden, was er damals ausführte, nämlich: „daß der Röntgenbefund beim sog. Sinding-Johannsson-Sven-Larsenschen Krankheitsbild ein normales Stadium der Patellaverknöcherung ist, daß das Krankheitsbild nicht unbedingt das Vorhandensein apikaler Knochenkerne im Röntgenbild voraussetzt, daß also die Diagnose Sinding-Johannssen-Sven-Larsen-Krankheit aufgrund der klinischen Symptome und nicht aufgrund des Röntgenbildes gestellt werden soll". In der Bemerkung zu der Veröffentlichung von C. KREMSER gibt HELLMER zu, daß man in frühen Verknöcherungsstadien der Patellae bei etwa 50% Veränderungen der Art finde, wie sie KREMSERs Fälle aufweisen. Dorso-ventrale Bilder mit lateral verschobener Patella würden zeigen, daß derartige Bilder, wie sie KREMSER bringt, durch Übereinanderprojektion mehrerer, teilweise noch getrennter, teilweise in Verschmelzung begriffener Ossifikationszentren zustande kommen. Diese Form der Ossifikation sei schon den Anatomen REMBAU und RENAULT bekannt gewesen und durch HELLMER (1925) und PICKHAN (1930) auch in der Röntgen-Literatur geschildert worden. KREMSER betont hierauf, daß eine atypische Formation nur dann als normal gelten dürfe, wenn dies histologisch erwiesen sei. GRASHEY beobachtete 2 Fälle, die einen distal-apical gelegenen isolierten Kern an der Patelle aufwiesen, ohne daß Beschwerden bestanden. Bei einem weiteren derartigen Fall äußerte sich GRASHEY dahin, daß man in zerstreuten Ossifikationsanlagen ganz allgemein wohl eine vermehrte Disposition zu Schädigungen erblicken dürfe.

Aus den obigen Ausführungen wird auch verständlich, daß es gelegentlich vorkommt, daß röntgenologisch ein distaler marginaler isolierter Patellakern an beiden Kniescheiben vorhanden ist, Beschwerden aber nur auf einer Seite bestehen (z. B. im Falle von HAWLY und GRISWOLD). Ferner darf man annehmen, daß das Leiden nicht bloß auf den unteren Ossifikationskern der Patella beschränkt ist, sondern an allen Stellen der Patella auftreten kann.

So beschrieben A. und P. SOBEL bei einem 17jährigen Jungen eine isolierte Kernanlage am oberen Patellarrand, H. CLASSEN 2 Fälle von Osteopathia patellae juvenilis, wovon in einem Falle die Knochenveränderung am oberen Rande der Kniescheibe im anderen die ganze Kniescheibe betroffen war. Unter den 4 Fällen von MAU war 3mal der untere Pol der Kniescheibe und 1mal der obere (besonders der innere Rand) Pol initial verändert. Im Laufe der Zeit wurde aber bei diesem fast die ganze Kniescheibe ergriffen, dem Röntgenbild nach zu urteilen.

HARDIN und ZOLLINGER bezeichnen die Erkrankung als primäre Osteochondritis, wenn sie im 5. und 6. Lebensjahr, also zum Zeitpunkt des Verknöcherungsbeginnes der Patella auftritt, als sekundäre Osteochondritis, wenn sie in der Pubertätszeit entsteht, ausgehend von gelegentlichen sekundären Wachstumszentren.

DOHMEN (1969) sah bei einem 11jährigen Jungen, der 10 Tage vorher auf das Knie gefallen war, eine starke Auflockerung, Fragmentation und Verschmächtigung des oberen Drittels der Patella (Temperatur rectal 38,3, BSG 27/60, Leukocyten 4 800, Druckschmerz im Bereich des medialen Femur-Tibiacondylus). Ein entzündlicher Prozeß, eine aseptische Nekrose und (weniger wahrscheinlich) eine posttraumatische Nekrose stehen sich differentialdiagnostisch gegenüber. Nach etwa 1 Jahr war eine Ausheilung mit weitgehender Restitution des Knochens erfolgt (Abb. 352). Das Bild glich sehr dem des Falles von SEMMELROCH (1952), der allerdings keine Erhöhung der Körpertemperatur und der BSG aufwies (Abb. 350).

Die Anschauung, daß es sich bei derartigen klinischen und röntgenologischen Befunden um eine wirkliche aseptische Nekrose handelt, wird bestärkt durch zahlreiche Fälle, die mit anderen aseptischen Nekrosen kombiniert auftraten, insbesondere bei denen gleichzeitig ein Morbus Schlatter bestand (HAWLY und GRISWOLD, GÜNTZ, VAN NECK, FLEISCHNER, W. MÜLLER u. a.). Bei Durchsicht der Schlatterschen Erkrankungen konnte jedoch GÜNTZ (Orthopädische Universitätsklinik Friedrichsheim, Frankfurt a. M.) keinen weiteren Kombinationsfall mit Patellabeteiligung finden. Im Falle KÖHLERs bestand gleichzeitig eine Nekrose eines Naviculare pedis. LENZ berichtet von einem 7jährigen Jungen, der nach Erkrankung der Kniescheibe 5 Monate später einen typischen „Perthes" der rechten Hüfte bekam. SEMMELROCHs 9jähriger Knabe hatte auch noch eine Nekrose am Capitulum humeri des rechten Ellenbogengelenkes.

Während die bisher genannten Fälle das kindliche Lebensalter betrafen, hat ROSTOCK über 4 Fälle von umschriebenen Knochennekrosen der Patella bei drei im 3.—4. Dezennium stehenden Männern und einem 16jährigen Mädchen berichtet, die deutliche röntgenologische Veränderungen, teils im Sinne einer sägeförmigen Auszackung am unteren Pol, teils im Sinne umschriebener Knochenherde mit Verschwinden der Bälkchenstruktur am unteren Pol sowie an der Vorderfläche der Kniescheibe zeigten. In einem operativ behandelten Falle ließ sich aus einem nicht ganz bohnengroßen Bezirk am unteren Pol der Kniescheibe ein morsches Knochengewebe auslöffeln, das histologisch deutliche nekrotische Knochenbälkchen neben starken osteoiden Säumen in der Nachbarschaft aufwies, worauf sich nach etwa Jahresfrist röntgenologisch wieder eine ganz normale Patella darstellte. In einem weiteren Fall, einem 40jährigen Fabrikwächter, räumte ROSTOCK einen fingerkuppengroßen Destruktionsherd am unteren Patellarand aus. Histologisch fand man nekrotisches Gewebe mit einem kleinen Sequester. Die Gefäße wiesen in der Umgebung des Herdes starke Veränderungen auf, indem ihre Intima und Media stark verdickt und das Lumen hochgradig eingeengt war. Das kurz vorher erlittene Trauma (Stolpern) kommt demnach ursächlich sehr wahrscheinlich nicht in Frage. ROSTOCK sieht in diesem

Befund den Beweis der Entstehung der Nekrose durch eine Gefäßschädigung, die möglicherweise auch durch ein einmaliges Trauma bewerkstelligt werden kann. Allerdings ist ein längeres Intervall bis zur Entstehung eines derartigen Befundes zu fordern. Zur echten jugendlichen Osteopathia patellae dürften aber nach Ansicht des Verfassers diese Fälle erwachsener Personen nicht gerechnet werden, selbst wenn ein einmaliges Trauma ausgeschlossen werden kann. Die Bezeichnung einer echten Sven-Johannsson-Sinding-Larsenschen Patellarkrankheit muß dem jugendlichen Alter vorbehalten bleiben, bei dem die Ossifikation der Patella noch nicht abgeschlossen ist in Analogie zu den Forderungen, die bei den anerkannten primären jugendlichen aseptischen Osteonekrosen gestellt werden. Es handelt sich bei den Erwachsenenfällen vielmehr offensichtlich um eine nicht spezifische örtliche Osteonekrose, wie sie nach jedem Gefäßschaden eintreten kann. Bei der Durchsicht des früheren Schrifttums stößt man auf zahlreiche Arbeiten, bei denen diese Trennung noch nicht vorgenommen worden ist und bei denen auch andere ähnliche Krankheitsbilder der Patella, die aber doch nicht ganz hierher passen, mit einbezogen worden sind.

Schwierig ist die Einordnung entsprechender Befunde bei Erwachsenen, bei denen sich keine Ursache mehr ermitteln läßt. Unter anderem bleibt nämlich dann noch die Möglichkeit, daß es sich um ein Spätstadium der Sinding-Larsenschen Krankheit handelt, die in der Jugend unbemerkt abgelaufen ist. Die meisten der mitgeteilten Fälle von Patellarnekrosen bei Erwachsenen dürften aber als posttraumatische Nekrosen oder als Fälle von Chondropathia patellae anzusprechen sein, wobei zu letzterer zu bemerken ist, daß sie auch schon bei Jugendlichen vorkommt und daß sie nicht selten auch zum Bilde der Osteochondritis dissecans führt oder mit dieser kombiniert ist, bei KALLIO in 20% von 93 Fällen (s. ferner LANGENSKJÖLD, FÜRMAIER, BURKHARDT, OBERNIEDER-MAYR, PAAS usw. und Abschnitt zur Differentialdiagnose).

c) Klinisches Bild

Schmerzen an der Kniescheibe je nach Lage des Herdes, meistens an der Kniescheibenspitze. Die Schmerzen treten vor allem auf Druck auf, bestehen aber auch beim Gehen, besonders beim Treppensteigen und Kniebeugen. Manchmal ist auch eine leichte örtliche Schwellung ausgeprägt. Meistens entsteht das Bild über eine Überanstrengung beim Tanzen, Turnen, Laufen, Fußballspielen (BÜRGSTEIN beobachtete einen Fall vom 14. bis zum 17. Lebensjahr) usw. In den meisten Fällen wird eine völlige Wiederherstellung durch bloße Ruhigstellung erzielt. Die Beschwerden beginnen langsam, oft über mehrere Monate. Kein besonderer Blut- und Serumbefund. Bei oberflächlicher Untersuchung besteht die Möglichkeit der Verwechslung mit einem Morbus Schlatter.

d) Alter, Doppelseitigkeit, kombiniertes Vorkommen, Vererbung

Alter. Jugendliche beiderlei Geschlechtes werden im Alter von 10—15 Jahren am häufigsten ergriffen. Im Falle BREITLÄNDERS handelte es sich um ein 11jähriges Mädchen, das seit $^3/_4$ Jahren allmählich zunehmende Beschwerden hatte. GÜNTZ beschrieb den Fall eines 14jährigen Knaben. Bei SINDING-LARSEN waren die Betroffenen 10 und 11 Jahre alt, bei SVEN JOHANNSSEN 10—15 Jahre. MAU brachte 4 Fälle im Alter von 9—13 Jahren, SEMMELROCH den eines 9jährigen Jungen, KREMSER den eines $4^1/_2$jährigen und 8jährigen.

Doppelseitigkeit ist selten, sie lag vor z.B. im Falle von MAZZA und VACCHERI.

Kombiniertes Vorkommen, Vererbung. LIESS fand bei einem 16jährigen Jungen multiple epiphysäre Wachstumsstörungen, u.a. auch an der Patella. Wahrscheinlich lag hier eine allgemeine Chondrodystrophie vor, wie z.B. im Falle von HODKINSON (s. S. 437, s. a. den Fall von LIESS, S. 76). In einem Falle GELLMANs zeigten sich zusätzlich Entwicklungsstörungen an der distalen Femurepiphyse und an der Tuberositas tibiae. Bei einem $4^1/_2$jährigen Knaben (KREMSER) war der Epiphysenkern des Metatarsale V im Vergleich zur Gegenseite auffallend klein. Wie schon erwähnt, ist das Vorkommen gemeinsam mit einem Morbus Schlatter nicht selten (SINDING-LARSEN, VAN NECK, FLEISCHNER, GLANZ-

MANN, SEMETS usw.). SEMMELROCH konnte bei einem 9jährigen Knaben einschlägige Veränderungen an der oberen Hälfte der Patella beobachten, gleichzeitig bestand am Capitulum humeri das Bild eines Morbus Panner. In der Vorgeschichte wurde Überbeanspruchung des Armes beim Turnen angegeben. Beim Radfahren empfand der Junge eine leichte Behinderung am linken Knie. Nach $1^1/_2$ Jahren bestand klinisch überhaupt kein Befund mehr. Röntgenologisch war an der Epiphyse des Capitulum humeri der Befund weitgehend normalisiert, an der Patella „vermeint man regressive Veränderungen ablesen zu können", der Befund ist aber nicht sehr deutlich ausgeprägt. JOHANSSON berichtet von einem 12jährigen Mädchen, das am unteren Rande sowohl der rechten wie der linken Kniescheibe entsprechende Veränderungen aufwies und rechts das typische Bild eines Schlatters zeigte, der aber keine Beschwerden machte. GRUBER, BÜTTNER, SCHWARZ berichten von einem Patienten mit multiplen Veränderungen an verschiedenen Epiphysen bei Patellae bipartita, BLENKE bringt den Fall eines 7jährigen Mädchens mit Osteochondritis am unteren Patellarpol, 5 Monate später trat ein „Perthes" auf der gleichen Seite auf. Nach GORZAWSKI bestand bei einem 10jährigen Mädchen die Kniescheibe aus groben scholligen isolierten Knochen (Typ III der Patella partita nach SAUPE). Daneben lagen vor relativ flache Wirbelkörper, ein kurzes Metacarpale IV beiderseits, eine abgeplattete distale Epiphyse der Matacarpalia I mit IV, ein verkürzter plumper Schenkelhals, eine flache Schenkelkopfepiphyse mit veränderter Struktur (Aufhellungen und Verdichtungen) ähnlich wie beim Perthes, aber doch nicht ganz typisch und beiderseits Veränderungen eines Schlatter. RIBBING beobachtete unter seinen hereditären multiplen Epiphysenstörungen einen 11jährigen Knaben, bei dem an einem Knie der obere Abschnitt der Patella, die Femurcondylen und die mediale Randzone der Tibiakopfepiphyse entsprechende Veränderungen aufwiesen. An den Femurcondylen entstand im Laufe der Jahre das Bild einer Osteochondritis dissecans. An einem eigenen Falle eines $7^1/_2$jährigen Knaben, den wir zur Gruppe der enchondralen Dysostosen rechnen, sahen wir Ossifikationsstörungen an der Patella (Abb. 358), am Os naviculare pedis, Os cuneiforme I, an der Tibiakopfmetaphyse, an den Metatarsalköpfchen und an anderen Epiphysen, meistens doppelseitig.

Abgesehen von einem vereinzelten familiären Zusammentreffen mit anderen Osteonekrosen sind größere Stammbäume mit Befall an Osteopathia patellae bis jetzt nicht bekannt geworden (wenn man von dem relativ häufigen familiären Vorkommen der Patella bipartita absieht). Ein grundsätzlich unterschiedliches Verhalten gegenüber den anders lokalisierten juvenilen aseptischen Osteonekrosen dürfte aber nicht zu erwarten sein. PASSARGE hat ein familiäres Vorkommen einer aseptischen Patellarnekrose bei zugleicher doppelseitiger Mißbildung am Ellenbogengelenk beobachtet. HAWLEY und GRISWOLD berichten von einem 12jährigen Knaben, der links eine Kniescheibennekrose und einen Schlatter hatte (letzterer symptomlos), ein Vetter des Jungen hatte 1 Jahr vorher einen doppelseitigen Schlatter. GLANZMANN weist auf Verbindung mit cartilaginären Exostosen hin. Ein 12jähriges Mädchen hatte nach einem Stafettenlauf Schmerzen am Knie bekommen, wobei sich Veränderungen einer Patellarnekrose herausstellten. Der Vater hatte eine cartilaginäre Exostose, eine Kusine (die Väter sind Brüder) litt an einem doppelseitigen Schlatter. In diesem Zusammenhang weist GLANZMANN auf LÉNORMANT hin, der 1913 schon schrieb, daß die Osteochondritis vielleicht eine kongenitale Dystrophie ist, ein Entwicklungsfehler nach derselben Art, wie die multiplen Exostosen, einem familiären Leiden mit geschlechtsgebundenem dominanten Erbgang, dessen anatomisches Substrat eine Ektopie des Verbindungsknorpels bilde. Er fordert auf, in Zukunft auf dieses „Alternieren" von solitären oder multiplen Exostosen mit der Osteochondropathia juvenilis zu achten.

e) Röntgenbild

Der Knochenkern der Patella ist zerklüftet. Diese Zerklüftung kann zentral, randständig oder total sein (Abb. 345 und 346). Sie kann mit Beginn der Ossifikation auf

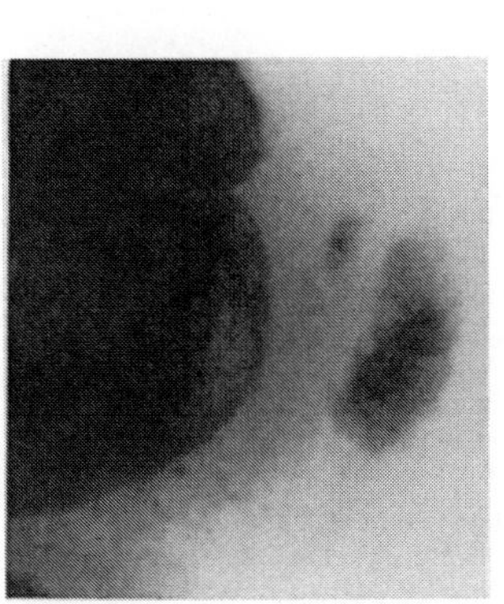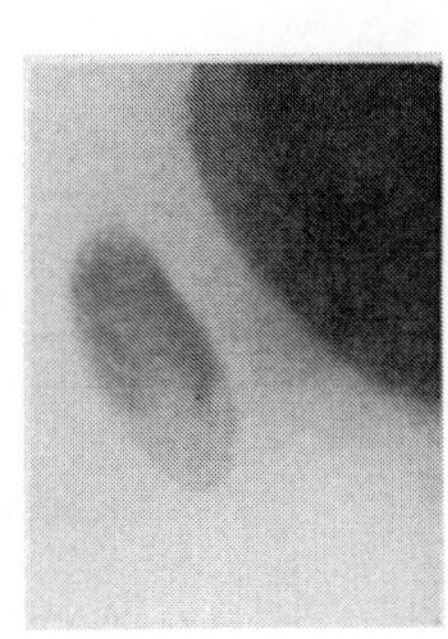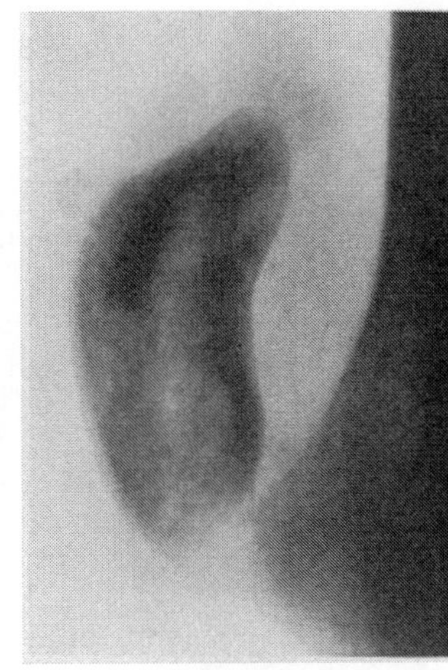

Abb. 345 a u. b   Abb. 346

Abb. 345 a u. b. Primäre juvenile Nekrose der rechten Patella bei einem 4jährigen Mädchen (a). Linke Patella zum Vergleich (b). (Chirurgische Abteilung Univ.-Kinderklinik München, Prof. OBERNIEDERMAYR)

Abb. 346. Histologisch gesicherte Teilmalacie der Patella bei einer 20jährigen Frau, die ca. 4 Monate lang Beschwerden am Knie hatte. Kein Unfall. Fleckige Aufhellungen und Verdichtungen, zentral und peripher

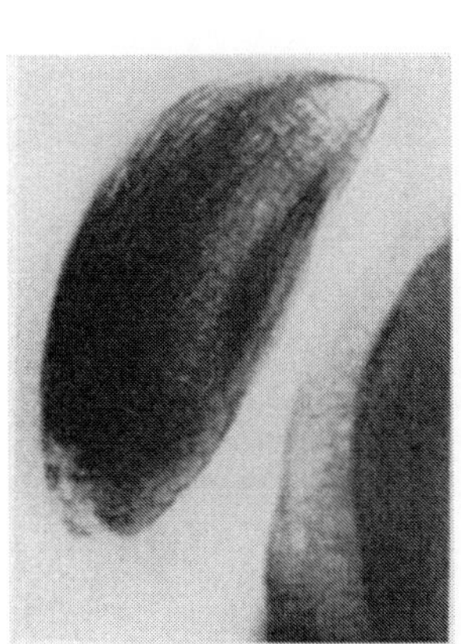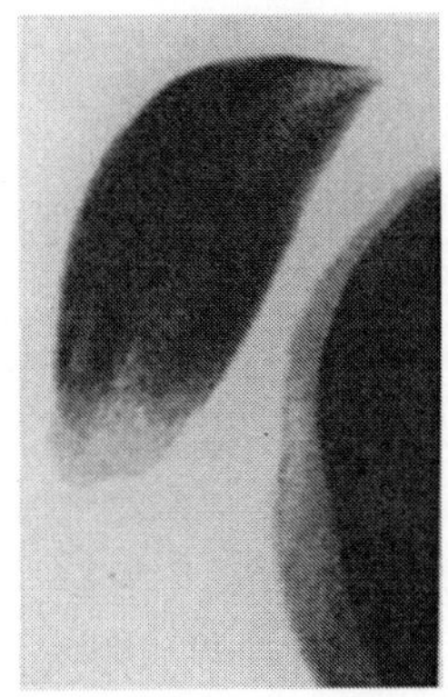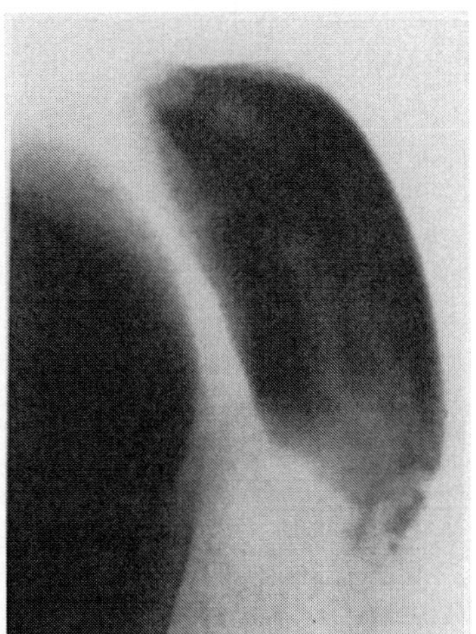

Abb. 347 a u. b   Abb. 348

Abb. 347. a Johansson-Sinding-Larsensche Krankheit bei einem 11jährigen Mädchen (Fall BREITLÄNDER). b 7 Monate später. Ausheilung: leichte Unebenheit und Ausziehung der unteren Kniescheibenspitze

Abb. 348. Nekrotische Patellarspitze, zugleich marginale Patella partita (Typ 8 der Abb. 356). 22jähr. ♂

treten, aber sich auch erst später einstellen und partiell beginnen. Typisch ist die marginale Form am unteren und oberen Rand der Kniescheibe (Abb. 347a und b, 348 und 349). Vielfach findet sich dort ein isolierter Knochenkern mit unregelmäßiger Kontur und Struktur. In stark ausgeprägten Formen zeigen sich auch schollige isolierte kalkdichte Krümelschatten in der ganzen Umgebung des Hauptkernes (Abb. 350). Die Ausheilung kann sich über Monate bis Jahre hinziehen, soweit es sich um die Wiederherstellung normaler Form- und Strukturverhältnisse am Röntgenbild handelt. Klinisch verschwinden die Beschwerden nach Ruhigstellung rascher. Beim Vorhandensein eines isolierten distalen oder proximalen marginalen Kernes bleibt meistens eine ausgezogene „geschwänzte" Patella (Abb. 347 und 352). Sehr eindrucksvoll sind die Röntgenbilder des Falles 4 von MAU (Abb. 351). Ein 9jähriger Knabe konnte hier über $7^{1}/_{2}$ Jahre röntgenologisch in

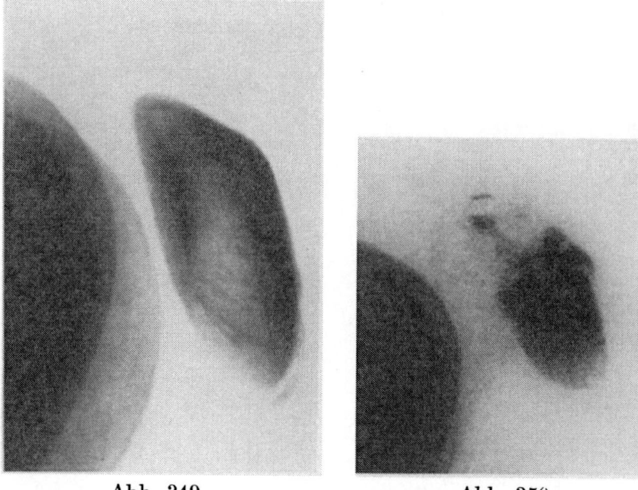

Abb. 349   Abb. 350

Abb. 349. 12^1/$_2$jähriger Schüler, bei dem auch klinisch die Beschwerden einer Johansson-Sinding-Larsenschen Patellarnekrose bestanden

Abb. 350. Aseptische Nekrose der oberen Kniescheibenhälfte bei einem 9jährigen Knaben. Leichte Behinderung beim Radfahren. Zugleich Nekrose an der Epiphyse des Capitulum humeri. (Fall von H. SEMMELROCH: Fortschr. Röntgenstr. 77)

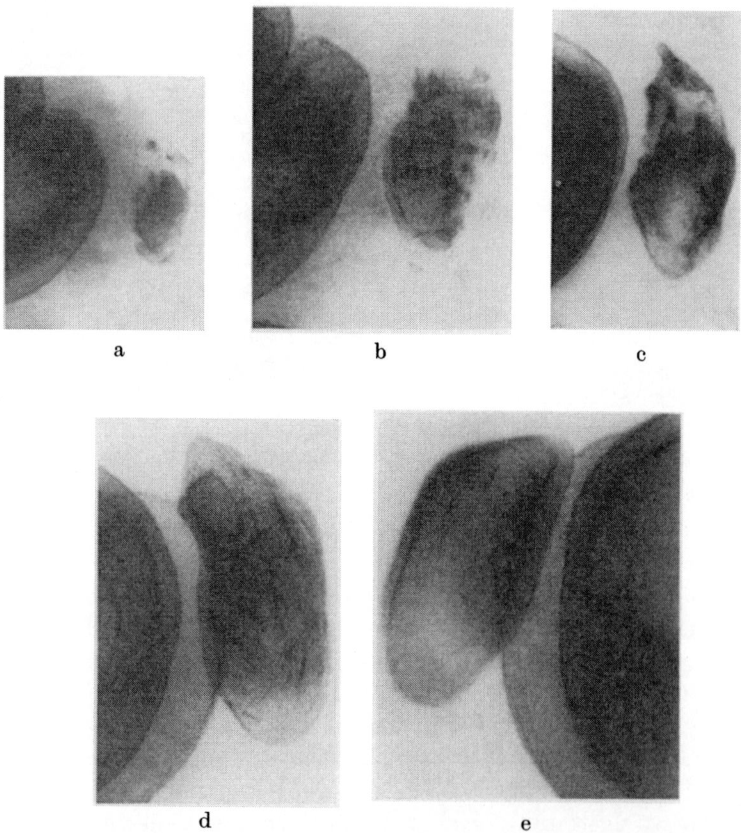

a   b   c

d   e

Abb. 351 a—e. Primäre juvenile Nekrose der rechten Kniescheibe bei einem 9jährigen Knaben. Verlaufskontrolle über 7^1/$_2$ Jahre. Rechte Kniescheibe: a 21. 6. 1922; b 14. 2. 1924; c 30. 4. 1926, d 30. 1. 30; e linke Kniescheibe zum Vergleich. (C. MAU: Dtsch. Z. Chir. 228)

Kontrolle gehalten werden. Obwohl klinisch nach 1 Jahr die Krankheit abgeklungen war, zeigten sich nach Ausheilung am Röntgenbild noch Formabweichungen. Insgesamt war die erkrankte Kniescheibe im Vergleich zur gesunden länger und breiter geblieben. Wichtig ist somit die Feststellung, daß der röntgenologische Ausheilungsvorgang dem klinischen weit nachhinkt. Der Patient fühlt sich oft geheilt, wenn am Röntgenbild noch kaum eine Zunahme der Ossifikation festzustellen ist (s. z.B. den Fall von SEMMELBROCH).

De CUVELAND und FRANKE weisen auf die Wichtigkeit einer möglichst frühzeitigen Erfassung des Krankheitsbildes hin und empfehlen zur guten röntgenologischen Darstellung der Kniescheibenveränderungen, besonders jener an der Spitze der Kniescheibe, das Kontaktaufnahmeverfahren, eventuell unter Zuhilfenahme des Nahbestrahlungsgerätes, wie OTT angegeben hat. Weitere Aufnahmetechniken: Tomogramme, Schrägaufnahmen, axiale Aufnahme, Medialsubluxation der anliegenden Patella bei der Aufnahme.

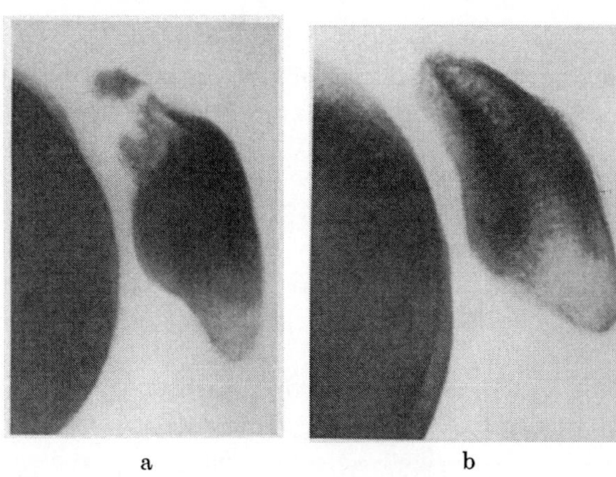

a   b

Abb. 352a u. b. Entzündlicher Prozeß? Aseptische oder posttraumatische Nekrose? (Fall von DOHMEN), 11jähr. ♂. a Im akuten Stadium; b ca. 1 Jahr später, Abheilung; s. Text S. 428. (Vgl. Abb. 350)

f) Histologische Untersuchungen

Beim Durchsuchen der Literatur konnte der Verfasser keine Mitteilung eines histologischen Befundes ausfindig machen, der von einem einwandfreien Fall einer nicht traumatisch entstandenen *jugendlichen* Osteonekrose der Kniescheibe gewonnen wurde. Es handelte sich meistens um Fälle erwachsener Personen. Trotzdem erscheint es erlaubt, von derartigen Fällen analoge Folgerungen hinsichtlich des zu erwartenden histologischen Befundes zu ziehen. Vielfach werden Hinweise auf die Untersuchungsergebnisse von W. MÜLLER am medialen Sesambein des I. Metatarsale gemacht, weil doch die Kniescheibe ebenfalls als großes Sesambein aufzufassen sei. Desgleichen werden die Ergebnisse der Patella-Tierversuche von WOLLENBERG, PREISER, WALKOFF, EWALD, AXHAUSEN herangezogen, bei denen nach Unterbrechung der Gefäßversorgung der Patella entsprechende Knochen- und Knorpelnekrosen erzeugt werden konnten.

Im Falle von SERFATY und MAROTTOLI handelte es sich zwar um ein 10jähriges Kind, bei dem eine Exstirpation des Vertex patellae vorgenommen worden war, es lag aber in der Anamnese ein Stoß gegen die Kniescheibe vor 1 Jahr vor, seitdem hatte das Kind an der Kniescheibe Schmerzen. Die Untersucher sprechen hier von einer „unregelmäßigen Lagerung der Knorpelzellen" (zit. nach MAU). Bei STOLZ, MEYER und WEISS war der Patient 22 Jahre alt und vor 7 Wochen an der Kniescheibe verunglückt. MAU fand einen unregelmäßigen Verlauf der Knochenbälkchen. Ein Teil von ihnen wies in den Buchten Osteoblasten auf, ein anderer Teil Bindegewebe, ein weiterer Teil zeigte Proliferationsvorgänge mit Osteoblasten. Nach der Operation kam es zur Ausheilung unter Verdichtung des Knochenkernes und leichter Abplattung. FASANO fand regressive Veränderungen mit

Zelldegeneration und Bildung von fibrösen und verkalkten Septen. Es handelte sich um einen Erwachsenen, ebenso bei PAAS, der im Nekrosebett einen kleinen Sequester fand.

In einem eigenen Falle, einem 19jährigen Mädchen, zeigte ein aus der Patella excidiertes Knochenstückchen histologisch das typische Bild einer aseptischen Osteomalacie. Die Beschwerden waren unfallunabhängig entstanden, Gelenkpunktat o. B., auch sonst ergab sich klinisch kein objektiver Befund einer entzündlichen Erkrankung der Patella. Ausführliche histologische Mitteilungen bringt ROSTOCK, doch handelt es sich auch bei seinen Fällen um ältere Personen mit Ausnahme eines 16jährigen Mädchens, das sich aber nicht operieren ließ. Bei den 3 operierten Fällen ROSTOCKs zeigte sich histologisch das Bild der gewöhnlichen aseptischen Nekrose mit Gefäßobliterationen. Diese Fälle können somit lediglich als umschriebene Osteonekrosen, vielleicht auch als Osteochondropathie, aufgefaßt werden, nicht aber als echte juvenile Osteonekrosen.

g) Ätiologie und Pathogenese

Schon KÖHLER hielt die Osteopathia patellae juvenilis für einen Folgezustand abnormer Druck- und Zugbeanspruchung. MAU geht genauer darauf ein. Er weist auf den anatomischen Einbau der Patella in die Quadricepssehne hin, deren Fasern vorn eher eindringen und zwar schon beim Kind. Die einzelnen Sehnenfasern dringen am oberen und unteren Pol der Kniescheibe noch ein gutes Stück mit ihren Fortsätzen zwischen die Knorpelzellen der kindlichen Kniescheibe, so daß eine feste Verbindung zwischen den beiden Geweben am oberen und unteren Patellarpol zustandekommt, während im vorderen Bereich der Kniescheibe die Sehnenfasern zum größten Teil parallel dem vorderen Rande der Patella über das Knorpelgewebe hinwegziehen. MAU führt auch die starke Belastung der Patella durch den Zug und Druck der Quadricepssehne an, wozu noch die Stoßkrafteinwirkung beim Sprung aus der Höhe komme. BURCKHARDT stellte für den Erwachsenen von 80 kg Körpergewicht Berechnungen an, nach denen die überraschend hohen Werte von 750 kg für die Druckspannung und 525 kg für die Zugspannung der Quadricepssehne, bzw. des Streckapparates ohne Berücksichtigung der Stoßkraft errechnet wurden (weitere Berechnungen s. auch in den Arbeiten von FICK und A. FÜRMAIER). MAU glaubt demnach an einen Ermüdungsschaden an der Kniescheibe über schwere Zirkulationsstörungen und verweist auf die experimentelle Erzeugung von Umbauzonen und Nekrosen durch W. MÜLLER an der unteren Ulnaepiphyse und Patella junger Hunde. Da funktionell die Kniescheibe als großes Sesambein aufzufassen sei, zieht MAU auch eine Parallele zur Nekrose am medialen Sesambein des Metatarsale I, auch unter Hinweis auf die dort erhobenen histologischen Befunde (RENANDER, GRIEP, SCHÜTZ). Eine weitere Stütze seiner Anschauung sieht MAU in den experimentellen Ergebnissen an der Patella durch WOLLENBERG, WALKOFF, EWALD, PREISER, AXHAUSEN.

Im Verlaufe des Wachstums kommt eine immer dünner werdende periphere Knorpelschicht zwischen dem zentralen Knochenkern und der oberflächlichen Faserschicht der Quadricepssehne zu liegen, so daß MAU an die Möglichkeit einer Zirkulationsstörung in der Knorpelschicht in anbetracht der oben geschilderten wirksamen Zug- und Druckkräfte und eventuell auch Scherkräfte denkt, zumal gerade in diesem Zeitpunkt der Entwicklung das Leiden der juvenilen Osteopathia patellae vorkommt. Die Ernährung über die Synovialflüssigkeit wird zwar von einigen Autoren (ECKHOLM und NORBÄCK) vertreten, von GRUETER aber im Hinblick auf den Austausch über die subchondralen Gefäße in den Hintergrund gestellt. Der Auffassung von MAU über die Entstehung der Krankheit schließen sich unter anderem KERSTNER und HOHMANN an. GELLMAN spricht sich ebenfalls für eine Überlastungsfolge aus, bedingt durch den kräftigen Zug der Quadricepssehne und des Ligamentum patellae. KUH (Fall eines 12jährigen Knaben) hält die Erscheinung für eine Ossifikationsstörung, bei der ein Trauma als auslösendes Moment in Frage komme.

ROSTOCK erklärt sich die Pathogenese über eine Ernährungsstörung, gestützt auf den histologischen Befund obliterierender Gefäßveränderungen und hält alle für eine derartige

Gefäßstörung in Frage kommenden Ursachen auch für die Patellarnekrose zutreffend, u.a. auch das Trauma. In der Zusammenhangsfrage müsse allerdings berücksichtigt werden, daß bis zur Manifestierung des Bildes einer Osteochondronekrose, auch am Röntgenbild, eine relativ lange Zeit verstreiche. Im übrigen werden von den Autoren in der Frage der Ätiologie und Pathogenese alle jene Möglichkeiten diskutiert, die für die jugendlichen Osteonekrosen der einzelnen Lokalisationsformen wie Morbus Schlatter, Perthes usw. aufgeführt worden sind. Dabei erhält die Annahme einer speziellen Disposition im Hinblick auf die relativ zahlreichen Fälle eines kombinierten Vorkommens der juvenilen Patellar-Nekrose mit anderen aseptischen Nekrosen besondere Bedeutung (s. S. 429). SERFATY und MAROTTOLI glauben, daß weder Trauma noch Entzündung, noch Sehnenzug als Ursache anzunehmen seien, sondern eine Krankheit sui generis des Ossifikationsprozesses, deren primum movens man nicht kenne.

h) Zur arteriellen Versorgung der Patella

Um die Kniescheibe zieht ein reiches Gefäßnetz, das mit zahlreichen Anastomosen versehen ist (MAU; s. a. Abb. 508 und 509).

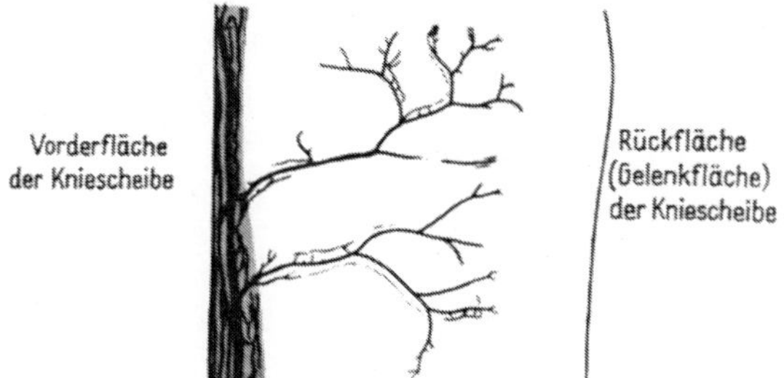

Abb. 353. Zeichnung nach dem aufgehellten Injektionspräparat der Kniescheibe eines Neugeborenen (Sagittalschnitt aus der Mitte der Kniescheibe). Aus den an der Vorderfläche der Patella verlaufenden Gefäßen (Rete articulare genu) dringen senkrecht kleine Gefäßäste in die wenig zahlreichen, sich dendritisch verzweigenden Knorpelmarkkanäle ein. (C. MAU: Dtsch. Z. Chir. **228**)

Kein einziges Gefäß dieser zirkulären Anastomosen indessen dringt in den Knorpelkern der Kniescheibe selber ein. Der Knorpelkern der Patella erhält seine Gefäßversorgung lediglich von einigen Arterien aus dem Bereiche der Arteria genus proximalis fibularis et tibialis, bzw. der Arteria distalis fibularis et tibialis, die im Rete patellae zusammenkommen und von dort meist von unten oder von der Seite her an der Vorderfläche der Patella entlangziehen und nun senkrecht von der Vorderfläche her in die nicht allzu zellreichen „Knorpelmarkkanäle" eindringen und feine Äste abgeben (nach RAUBER-KOPSCH, RÖPKE, WATERMANN). Die Knorpelkanäle ihrerseits verlaufen entsprechend der funktionellen Struktur des Patellarknorpels (BENNINGHOFF) ebenfalls senkrecht von der Oberfläche aus in die Tiefe des Knorpels hinein. Sie sind beim neugeborenen Kind ausgefüllt mit einem feinen, maschenförmigen Bindegewebe und enthalten eine meist zentral gelegene, kleine Arterie und meist 2 oder mehrere zarte Venen. Sie verästeln sich dendritisch hauptsächlich im Zentrum des Knorpelkernes, während die Randbezirke weniger gut versorgt sind (zit. nach MAU, s. Abb. 353).

i) Ossifikation der Patella

Sie vollzieht sich innerhalb eines großen zeitlichen Spielraums (Abb. 354). Nach NOPPE wurde das Auftreten des Knochenkernes bei Mädchen frühestens mit $2^{1}/_{4}$ Jahren, bei Knaben mit $4^{1}/_{6}$ Jahren beobachtet. Bei normalem Ablauf der Entwicklung ist ein Ossifikationszentrum bei Mädchen mit dem 4. Lebensjahr, bei Knaben mit dem 6. Lebensjahr vorhanden. Konstant ist der Kern gegen Ende des 7. Lebensjahres zu sehen. Mehrere Ossifikationszentren sind recht häufig.

Gewöhnlich entsteht unter dem Bild der enchondralen Ossifikation in der Mitte des Knorpels der Knochenkern. Dieser ist nicht selten sehr unregelmäßig konfiguriert und begrenzt, am Rande zerklüftet, manchmal sogar unterteilt. Damit erhöht sich die Schwierigkeit einer Abgrenzung von einer etwa bestehenden Nekrose. Arbeiten von HELLMER, SEMETS und CAFFEY orientieren über die Entwicklung der Patella und weisen auf die

außerordentliche Variationsbreite der Ossifikation hin. Die einzelnen Kernabschnitte
können normalerweise auch ungleiche Röntgendichte haben. Auch kommen kleine Kerne
an den Randzonen vor („marginale Ossifikationszentren" nach HELLMER), z. B. am unteren
Patellarrand (Abb. 355). Letzterer erscheint fast regelmäßig und ist von JOACHIMSTHAL
und SEIFFERT schon 1912 beobachtet worden. Sie deuten seine Persistenz als Ossifikationsstörung (s. auch spätere Ausführungen). Nach HELLMER ist aber die marginale Ossifikation
sehr variant und kann bei der gleichen Person auch zeitlich unterschiedlich erfolgen, so
daß der Befund eines Unterschiedes bei Vergleich mit der Gegenseite allein nicht beweisend
ist für das Vorliegen einer Ossifikationsstörung, bzw. einer juvenilen Nekrose. Die Ossifikation der Patella ist beendet mit Abschluß des Skeletwachstums im allgemeinen (s. auch
Tabelle 34, S. 420).

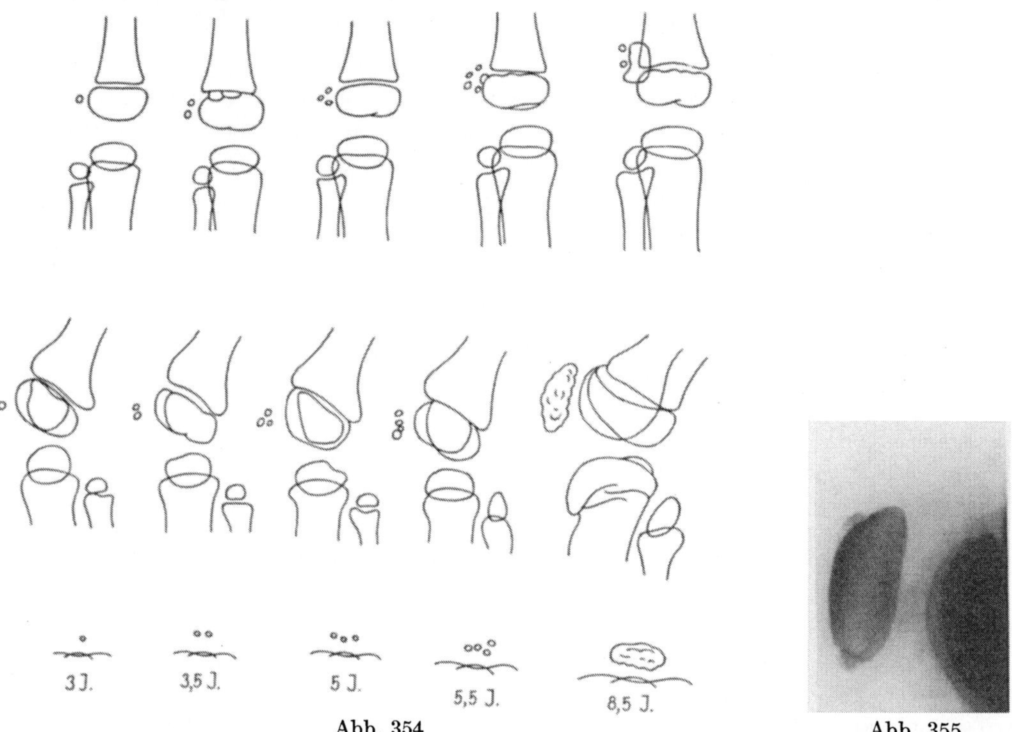

Abb. 354. Entwicklung der Patella. (Aus: GROSKOPFF-TISCHENDORF: Das normale menschliche Skelet...
Edit. Leipzig)

Abb. 355. Kleiner randständiger Ossifikationskern am oberen und unteren Kniescheibenpol bei einem
beschwerdefreien 8jährigen Mädchen

k) Differentialdiagnostische Erwägungen

Streng genommen steht hier nur das Krankheitsbild der *juvenilen* Osteonekrose der
Patella zur Abhandlung, gegenüber welchem andere Nekroseformen der Patella oder
ähnliche Krankheitsbilder abzutrennen sind. Es müssen also die Kriterien einer zentralen
Knochennekrose gegeben sein, die ausschließlich bei jugendlichen Personen vorkommt.
Die Pathogenese geht über eine Ernährungsstörung, in gleicher Weise wie bei den anderen
Nekrosen dieser Art (Perthes, Köhler, Schlatter usw.). Das Leiden beginnt schleichend.
Ein einmaliges Trauma kann zwar gleichartige Veränderungen auslösen, gehört aber nicht
zur typischen Anamnese. Die Schwierigkeit der Trennung differentialdiagnostisch nahe-
stehender Krankheitsbilder geht aus den vorausgegangenen Ausführungen über Ätiologie
und Pathogenese hervor. Trotzdem soll im folgenden nochmals der Versuch gemacht
werden, schwer abtrennbare sowie klinisch und röntgenologisch verwandte und ähnliche
Krankheitsbilder nebeneinander zu stellen.

α) Ossifikationsvarianten

Wichtig und gelegentlich auch schwierig ist die Abtrennung von Ossifikationsvarianten der Patella, besonders der am unteren und oberen Patellarpol vorkommenden kleinen isolierten Knochenkerne (Abb. 355). Über die Vielgestaltigkeit der Ossifikation an dieser Stelle orientiere man sich anhand der Arbeiten von HELLMER, SEMETS, H. SCHÄFER (s. S. 435). Ein Vergleich mit der nicht erkrankten Seite, wenn das Krankheitsbild nicht beidseitig vorliegt, ist unerläßlich.

β) Patella partita

Dem Kundigen wird eine Verwechslung bei typischen Fällen kaum unterlaufen. Die Erfassung kleinerer persistierter marginaler Kerne kann aber Schwierigkeiten bereiten. Zweifellos gehören hierher auch die 2 Fälle von GELLMAN im amerikanischen Schrifttum. Es muß aber auf die Arbeit von E. L. MEISELS hingewiesen werden, der eine Osteochondritis bei Patella bipartita (40jähriger Mann) beschreibt und dabei die Auffassung FLEISCHNERs wiedergibt, der die Patella bipartita als solche schon als Ergebnis einer Osteochondritis unter Hinweis auf das nicht selten gemeinsame Vorkommen mit dem Morbus Schlatter auffaßt. Für die doppelte bzw. mehrfache Kernanlage sollen Muskel-Spasmen und besonders die Littlesche Krankheit eine Rolle spielen. Nach anderer Auffassung sollen Umbauzonen eine Trennung primärer einfacher Kernanlagen herbeiführen können. Auch MÜLLER, SOMMER, KREMSER, MAU, PAUS sind der Ansicht, daß es über eine in der Kindheit durchgemachte aseptische Knorpel-Knochennekrose zu einer persistierenden Patella bipartita kommen kann (man vergleiche hier auch die Ausführungen über das Sesam bipartitum am Metatarsale I). Dabei denken diese Autoren in erster Linie an die Entstehung über Umbauzonen durch mechanische Überbeanspruchung. MÜLLER glaubt solche Fälle auch bei Soldaten als typische Dauerzugwirkung der Quadricepssehne beobachtet zu haben und weist auf gleichartige Verhältnisse bei der Nekrose am medialen Sesambein des Großzehengrundgelenkes hin. Auch nach GORZAWSKI, PYTEL soll durch chronisches Trauma über Entstehung von Umbauzonen eine aseptische Nekrose zustande kommen können. Nach GORZAWSKI können verschiedene Krankheitsbilder den Befund der Patella partita bedingen: a) Osteochondrosis dissecans, b) aseptische Nekrose, c) Ossifikationsstörungen (am häufigsten), d) Konstitutionsanomalien, bestehend in einer Minderwertigkeit des Knochen-Knorpelsystems, eventuell verbunden mit Bindegewebsschwäche. Familiäres Auftreten ist dabei häufig. So berichtet z. B. HODKINSON von einer zwiebelschalenartigen Verdoppelung der Kniescheibe, die er bei 3 von 11 Geschwistern fand, deren Vater einen Zwergwuchs aufwies. Gleichzeitig bestanden multiple Epiphysenstörungen. Bisher seien 12 Fälle solcher Kniescheibendoppelbildungen beschrieben worden, die ebenfalls chondrodystrophische Störungen allgemeiner Art zeigten. Möglicherweise sei die Doppelung der Patella von diagnostischer Bedeutung bei Chondrodystrophie (s. auch den Fall von LIESS, S. 76). Sehr ausführlich hat die Patella partita H. SCHAER abgehandelt. Er unterscheidet 5 Hauptformen, indem er der alten Einteilung nach SAUPE, die nur 3 Gruppen umfaßt, zwei weitere hinzufügt. Diese Formen sind im Schema der Abb. 356

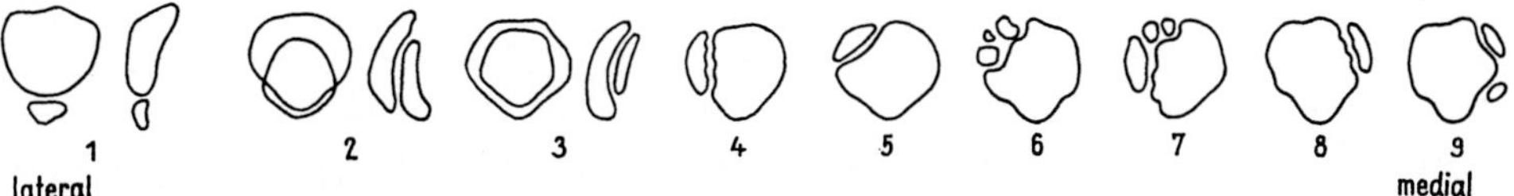

Abb. 356. Variationen der geteilten Patella. *1* Apikale Teilung, Form I nach SAUPE (Fall von JOACHIMSTHAL); *2* frontale Teilung und *3* dorsale Teilung: Form V nach SAUPE/SCHAER (Fälle von HAENISCH, SONNENSCHEIN); *4—9* marginale Teilungen: *4* Form II nach SAUPE (senkrechter Spalt, Fall von JOACHIMSTHAL), *5* und *6* Form III nach SAUPE, oben-lateral gelegene Abtrennung (Fall GRUBER); *7* Mischform II/III nach SAUPE; *8* und *9* Form IV nach SAUPE/SCHAER (Fall von DOUARRE, MOREAU). Auch partielle Verschmelzungen der akzessorischen Patella-Kerne kommen vor (HOLLAND). (Nach SAUPE/SCHAER, JOACHIMSTHAL, HAENISCH, HELLMER u. a.; Zeichnung aus GROSKOPFF-TISCHENDORF: Das normale menschliche Skelet ... Edit. Leipzig)

enthalten. Es läßt sich unschwer erkennen, daß die Form 1 jene Bilder erfaßt, die man morphologisch als Zustand nach einer Sinding-Larsenschen Krankheit auffassen könnte, wie ja auch die Bilder von JOACHIMSTHAL hier eingeordnet wurden. In der Betrachtung über die Ätiologie der Patella partita steht die Einordnung unter die Hemmungsbildungen infolge unvollendeter Verschmelzung zweier oder mehrerer Knochenkerne im Vordergrund, der Auffassung des Erstbeschreibers dieses Krankheitsbildes, GRUBER, folgend. Die Einwände befassen sich aber auch hier wie an andersortigen multizentrischen Ossifikationen mit der Frage, warum es überhaupt zu einer derartigen multizentrischen Ossifikation kommt, deren Endergebnisse doch nicht ganz den normalen morphologischen Verhältnissen gleicht, z.B. Os acromiale, Os acetabuli, Olecranon, Wirbelbogenspalten usw.

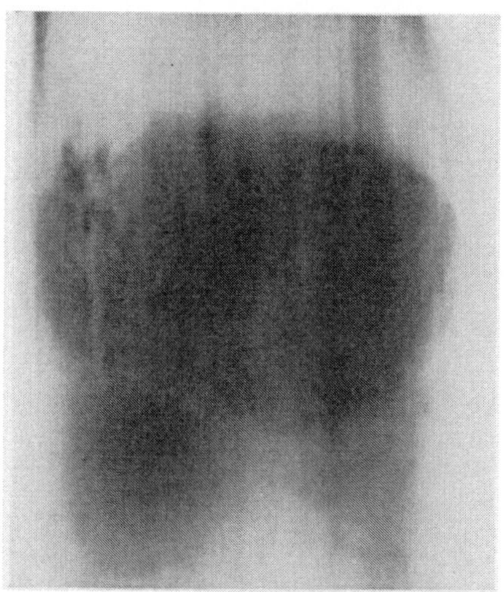

Abb. 357. Patella bipartita mit örtlicher Osteo-chondro-Nekrose, ca. 31jähriger Mann. Ob die Unterteilung anlagebedingt oder sekundär entstanden ist, läßt sich nicht entscheiden. (Fall von K. KREMSER)

Mechanische Irritation, schleichende Spaltbildung (W. MÜLLER), meistens auf der Basis einer chronischen Überlastung entstanden, werden ursächlich angeführt (MÜLLER, BAETZNER, BLUMENSAAT, LINK u.a.). Allerdings habe bis jetzt noch niemand beobachten können, wie ein derartiger Spalt an der Kniescheibe entstand. Es sind vielmehr immer nur Fertigbilder mit abgeplatteten Rändern der Knochenkerne zur Beobachtung gelangt. Schließlich sei auch noch die Auffassung von FLEISCHNER wiedergegeben, der die Patella bipartita als Ausdrucksform der Osteochondritis juvenilis auffaßt, deren Entstehen aber ebenfalls auf mechanische Überbeanspruchung im Wachstumsalter zurückführt. Eine ähnliche Ansicht vertreten MANDL, PAUS, POTENZA, WEIL, BARTHELS. Schließlich wäre nach eigener Auffassung noch der Standpunkt vertretbar, daß es auch am Gewebe, das in den Lücken zwischen den einzelnen Kernen einer Patella partita liegt, durch Überbeanspruchung Nekrosen entstehen mit Beteiligung der benachbarten Knochenzonen. Zweifellos stellen diese Trennzonen Orte verminderten Widerstandes dar im Hinblick auf die funktionelle Belastung der Patella. Bilder, wie z.B. jenes der Abb. 357, könnten damit gut erklärt werden, auch wenn man der Patella partita eine „anlagebedingte" Entstehungsweise zugrunde legt. Übrigens kommen auch unvollständige Teilungen bzw. Verschmelzungen vor (HOLLAND).

γ) (Osteo-) Chondrodystrophie und enchondrale Dysostosen

Bei diesen Leiden, für die zahlreiche Synonyma existieren und die unter vielgestaltigen Erscheinungsformen auftreten, findet man nicht selten malacische Knochen- und Knorpelveränderungen, die örtlich und zeitlich gesehen den juvenilen Nekrosen im Röntgenbild

gleichen, z.B. einem „Köhler I", einem „Perthes", einer Osteochondritis dissecans. Auch
Bilder vom Aussehen einer Patellarnekrose kommen vor (Abb. 358 und 359). Typisch ist
bei diesen Leiden aber eine polytope Skeletbeteiligung mit noch anderen typischen Befunden, sowie familiäres Vorkommen und Vererbung. Auch die Ossifikationsstörungen vom
Aussehen von Knochenerkrankungen treten bei diesen Leiden nicht selten polytop auf, wie
z.B. in einem unserer Fälle von enchondraler Dysostose (Os naviculare pedis, Os cuneiforme I, Patella). Die Veränderungen waren jeweils doppelseitig vorhanden.

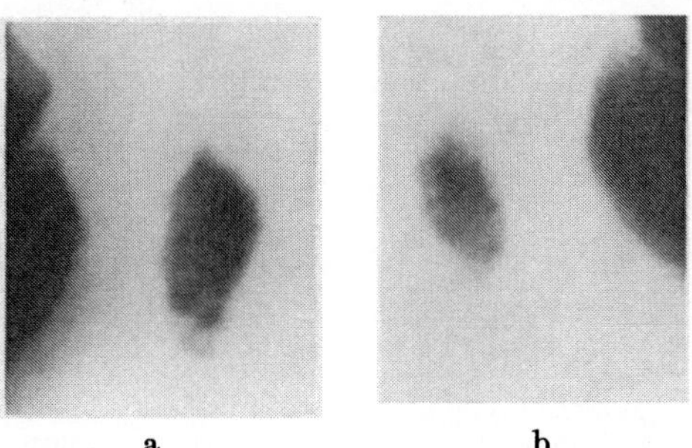

a   b

Abb. 358 a u. b. Doppelseitige Ossifikationsstörung an der Patella bei enchondraler Dysostose. 7¹/₂ jähriger Knabe

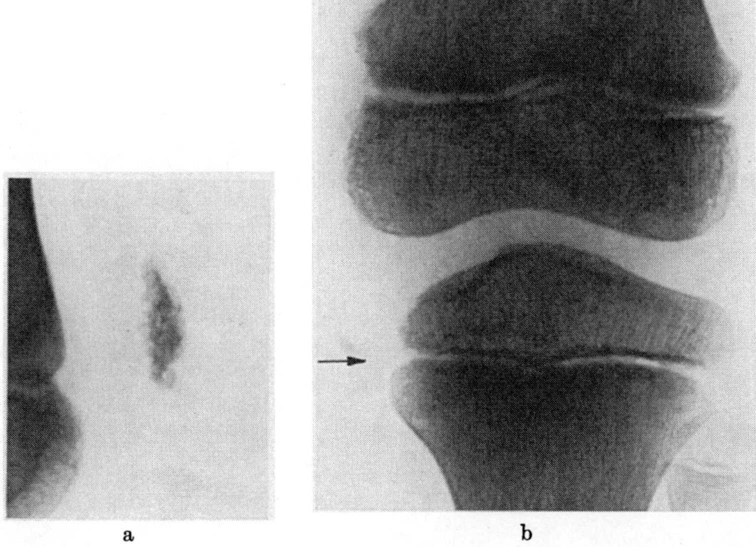

a   b

Abb. 359 a u. b. Ossifikationsrückstand der Patella und unterentwickelter medialer Tibiakopfknorren (Ähnlichkeit mit Morbus Blount) bei geringem Grad von enchondraler Dysostose. Doppelseitiger Befund. 8jähriger
Knabe

Im Hinblick auf die sog. „Ribbingsche Krankheit" ist es überhaupt fraglich, ob eine genaue Abtrennung dieser Krankheitsgruppe von der der juvenilen Osteonekrosen angebracht ist. Dabei kommen auf beiden Seiten noch zahlreiche andere Erscheinungstypen,
Übergangs-, Abortiv- und fruste Formen vor, für die eine genaue Eingliederung und Unterscheidung nicht möglich ist.

δ) Sekundäre aseptische Osteonekrosen

der Patella, die keinen pathogenetischen Zusammenhang mit dem erst in der Entwicklung
befindlichen Skelet haben. Es sind dies vor allem die *posttraumatischen* und postoperativen

Knochen-Knorpelnekrosen Erwachsener (Abb. 360) sowie jene Nekrosen, die auf der Basis des chronischen Traumas und der Ermüdung bei Erwachsenen entstehen, z.B. umschriebene Drucknekrosen (Abb. 361). Meistens handelt es sich in solchen Fällen um umschriebene Nekroseherde.

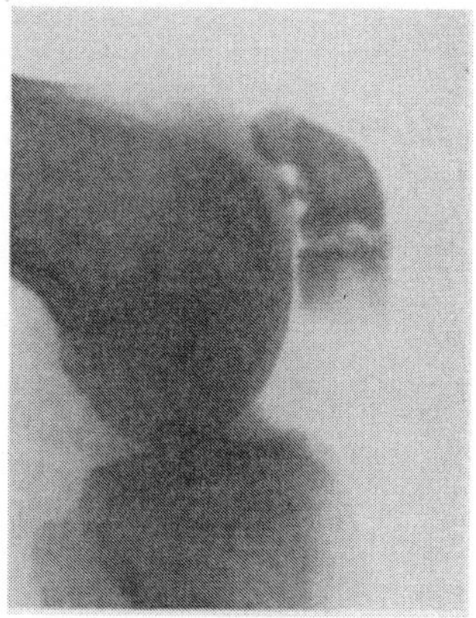
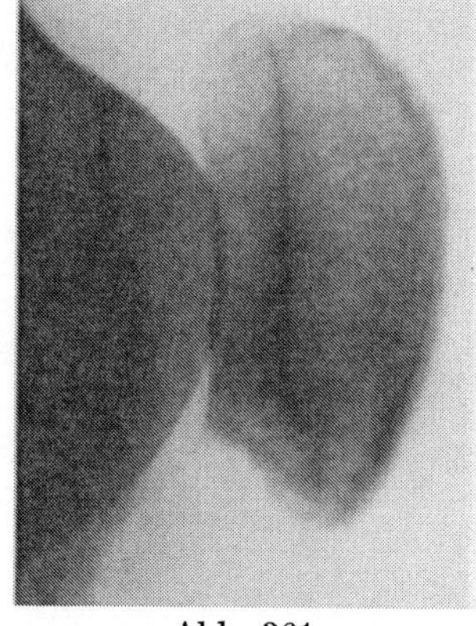

Abb. 360   Abb. 361

Abb. 360. Teilnekrose der Patella nach Fraktur. 2 Jahre nach dem Unfall

Abb. 361. Drucknekrose am unteren Rand der Patella (Aufsatzstelle des Randes einer seit ca. 12 Jahren getragenen Unterschenkelprothese). 24jährige Frau

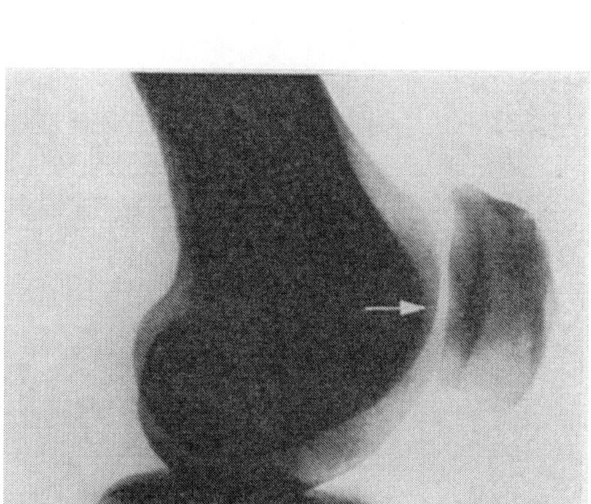
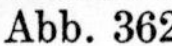
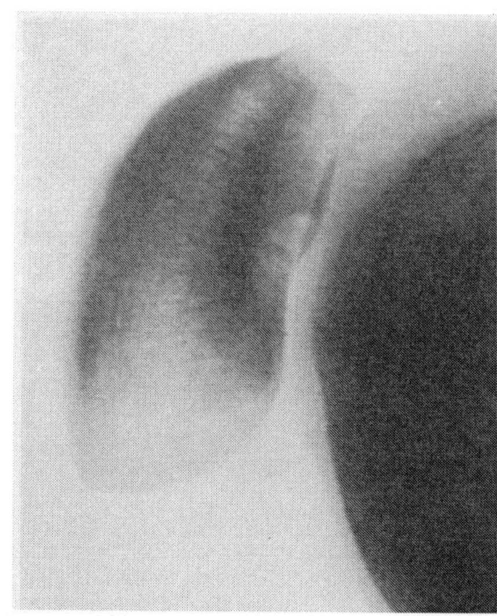

Abb. 362   Abb. 363

Abb. 362. Chondropathia patellae bei einer 23 Jahre alten Patientin, operativ und histologisch gesichert. „Haglunddelle" in der Mitte der Gelenkfläche der Kniescheibe

Abb. 363. Chondropathia patellae bei einem 59jährigen Mann. „Haglunddelle" mit kleinem Sequester

ε) Chondropathia patellae

(Chondromalacia patellae, Haglund-Läwen-Fründsche Krankheit usw., Abb. 362 und 363). Es handelt sich um eine Verschleißkrankheit als Folge einer mechanischen Schädigung am Knorpel der Gelenkfläche der Kniescheibe, die in Gestalt einer Vertiefung mit Knorpeleinrissen und Abschleifungen beginnt. Solange der Knorpel allein ergriffen ist, kann das Leiden röntgenologisch nicht erfaßt werden (vielleicht mit Kontrastdarstellung).

Kleinere und oberflächliche Knorpeldefekte heilen über eine bindegewebige Narbe aus. Da neben Traumen vor allem örtliche Überlastungen die Ursache der Chondropathie darstellen, wiederholen sich die Knorpelläsionen (akute Rezidive), bis schließlich der subchondrale Knochen erreicht ist. Mit dieser Entwicklung gehen oft synoviale Reizzustände am Kniegelenk einher. Ein akuter Chondropathie-,,Anfall' hat meistens auch eine Demineralisierung der Patella im Gefolge, die auch kleinfleckig sein kann (örtliche Knochendystrophie, die man m. E. ohne weiteres als einen örtlichen ,,Sudeck" bezeichnen kann).

Erst bei Knochenbeteiligung zeigt sich röntgenologisch ein grubenartiger Defekt mit sklerosiertem Rand und mit verschmälertem Spalt am Femoropatellargelenk. Gelegentlich sieht man in der Grube auch sequestrierendes Material (Abb. 363). Liegt die Abbaustelle in der Nähe des Patellarrandes, so treten auch Randosteophyten auf.

Die Osteochondropathia patellae wurde früher nicht selten mit der primären juvenilen aseptischen Osteonekrose der Patella in einen gemeinsamen Topf geworfen. In jüngeren Arbeiten ist sie aber einwandfrei als eigenes Krankheitsbild davon getrennt, zumal sie meist im Erwachsenenalter, vorwiegend im 3. Lebensjahrzehnt, beginnt. SILFVERSKIÖLD beobachtete bei 35 % aller Untersuchten im 3. Lebensjahrzehnt eine Malacie des Patellarknorpels (zit. nach VIERNSTEIN und WEIGERT).

Schon BÜDINGER war 1906 und 1908 der Ansicht, daß es sich hier um die Folge einer traumatischen Schädigung des Knorpels und Knochens handle. LÄWEN und PELS LEUSDEN halten sie für eine speziell lokalisierte Form der Arthrosis deformans. LÄWEN spricht von einer fissuralen Knorpeldegeneration und KÖNIG gebraucht schon den Ausdruck ,,Chondromalacie" der Kniescheibe. HILZENSAUER fand in den meisten Fällen ein Trauma als Ursache, hält aber eine Prädisposition für notwendig. Familiäre Fälle sind bekannt (SILFVERSKIÖLD). BURCKHARDT, FÜRMAIER, haben durch Untersuchungen der Gelenkmechanik die starke mechanische Belastung der Patella herausgestellt und den Überlastungsschaden wie auch das einmalige Trauma als häufigste Ursache erkannt. So begegnet uns das Krankheitsbild nicht selten bei Hochleistungssportlern, die ihr Kniegelenk überbeanspruchen, z.B. bei Fußballspielern (VIERNSTEIN und WEIGERT), Tennisspielern (eigene Beobachtungen). Begünstigend wirkt die Überlastung eines umschriebenen kleinen Knorpelbezirkes der Patellargelenkfläche, z.B. bei der verhältnismäßig häufigen Hypoplasie der medialen Patellafacette (Typ III nach WIBERG), ferner bei Kanten- und Zackenbildung am med. Patellarand (Typ IV nach ANDERSEN, BAUMGARTL und GREMMEL; s. Abb. 504 und Osteochondrosis dissecans der Patella, S. 629), Flachpatella, Hypoplasie der med. Oberschenkelrolle u.a. OUTERBRIDGE beschuldigt den Druck der oberen Vorderkante des Kondylenknorpels, der beiderseits oft medial einen kleinen Vorsprung hat. Dieser Stelle gegenüber befinde sich die Hauptlokalisation der Chondromalacie der Patella, nämlich die mediale Kniescheibenfacette. Nach GRUETER beginnt die Malacie bevorzugt an der Knorpelbauchung über der Haglundschen Delle (= Delle, die der Knochen häufig normalerweise in der Mitte der Kniescheibengelenkfläche aufweist, darüber ist der Knorpel verdickt! Die normale Knorpeldicke beträgt 4 mm), nach REBOUL u. Mitarb. ist sie öfter an der unteren Hälfte der inneren Gelenkfacette lokalisiert. Klinisch besteht meistens eine Lateralisation der Patella (SILFVERSKIÖLD, WIBERG, WAHREN u.a.) mit Patellardruckschmerz und retropatellarem Krachen bei Bewegungen. Für die Lateralisation der Kniescheibe bei der Chondromalacie werden folgende Ursachen angegeben: Übergewicht des M. vastus lateralis über den M. vastus medialis (BÖHLER), primäre Lateralisation infolge Subluxation und sekundäre infolge Knorpelschwundes (WIBERG).

Die vielfältigen Beobachtungen führen zu der Feststellung, daß sowohl ein Trauma wie eine Überlastung eines Gelenkareals der Patella ursächlich in Frage kommen. Begünstigend wirken a) eine kleine oder unregelmäßig geformte tibiale Gelenkfacette der Patella (z.B. Typ III und Typ IV), b) Größenabnormitäten der Patella (Mikro-Makro-Patella), c) Lageabweichungen (Hochstand, Lateralisation), d) Abwegigkeiten am übrigen Femoropatellargelenk (z.B. Hypoplasie der Femurkondylen), e) Funktionsstörungen am Femoropatellargelenk (z.B. chronische Luxationen und Subluxationen der Patella, Abweichungen der Zugrichtung der Quadricepssehne), häufig als Folge statischer Fehler.

Fürmaier beachtete für die Frage des ursächlichen Zusammenhanges der Chondropathia patellae mit einem Unfall folgendes:

a) Die Art des Traumas. Die Einwirkung kann auf die Patella direkt erfolgen, aber häufiger führen indirekte Gewalteinwirkungen zur Chondropathia patellae, da die langen Hebelarme beim Einknicken oder Verdrehen des Kniegelenkes wesentlich größere retropatellare Druckkräfte erzeugen als direkte Kontusionen.

b) Die Erheblichkeit des Unfalles kann nicht nach Nebenverletzungen beurteilt werden und auch nicht nach der sofortigen Arbeitseinstellung oder dem Behandlungsbeginn, da — wie schon Sudeck hervorhob — die Patella wie alle Sesambeine für den Umbau prädisponiert ist und, wie Maurer betont, der fleckige Umbau gerade im Gefolge von leichten Kontusionen an der Patella stark und ausgedehnt auftritt und sich weniger häufig zur Norm zurückbildet.

c) Intervall: Ein langes Intervall von 2—6 Monaten vom Unfall bis zum Auftreten der ersten Symptome ist charakteristisch, da die traumatische Chondropathia patellae auf dem Umweg über den Patellarsudeck entsteht.

d) Dysplasien des Femoro-Patellargelenkes (Hochstand, Luxation und Zeichen allgemeiner Knorpelminderwertigkeit) sowie Skoliosen, Crura vara, Morbus Schlatter sprechen im wesentlichen gegen einen Unfallzusammenhang, da sie selbst das Entstehe einer Chondropathia patellae begünstigen.

e) Knöcherne Umbauvorgänge im Sinne eines isolierten Patellarsudeck müssen zur Anerkennung eines Unfallzusammenhanges nachzuweisen sein. Andererseits muß nicht jeder Patellarsudeck zu einer Chondropathia patellae führen.

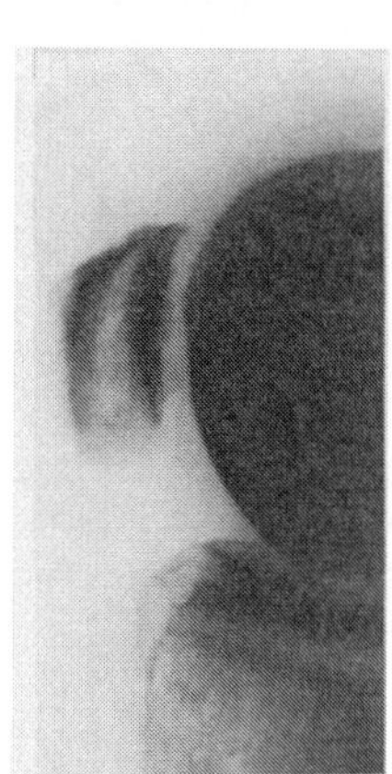

Abb. 364. Arthrotische Chondropathia patellae bei einem 28jährigen Mann (Fußballspieler)

Weitere Autoren für die Chondromalacia patellae: Bronitsky, Fürmaier und Breit, Coleman, Milgram, Owre, Cave u. Mitarb., Billing.

ζ) Die Osteochondrosis dissecans der Patella

Für sie ist der umschriebene, demarkierte Herd mit Dissektion kennzeichnend. Gelegentlich kann aber auch eine jugendliche Osteonekrose, deren Bezirk anfänglich nicht so scharf abgesetzt ist, dissezieren (s. Fall von Ribbing). Auf die relativ häufige Kombination der Osteochondrosis dissecans mit der Chondropathia patellae wird nochmals hingewiesen: Kallio in 20% von 93 Fällen (s. a. Langenskjöld, Fürmaier, Burckhardt, Oberniedermayr sowie S. 636).

η) Die Arthrosis deformans (Abb. 364)

Die Kniescheibe verfällt bekanntlich sehr leicht einer Arthrosis deformans. Die dabei entstehenden nekrotischen Veränderungen an der Gelenkfläche können manchmal einer Chondropathia, ja sogar einer Osteochondrosis dissecans gleichen. Anlagerungen am oberen und am unteren Rande der Kniescheibe führen gelegentlich auch zu Bildern, die an ein Spätstadium einer Sinding-Larsen-Sven-Johansonschen Krankheit erinnern. Im Gegensatz zur primären Osteonekrose tritt diese (fast ausschließlich) aber erst bei Erwachsenen auf.

ϑ) Die Hoffasche Krankheit

Ihr klinisches Bild hat eine gewisse Ähnlichkeit mit der juvenilen Patellarnekrose. Es treten bei der Hoffaschen Krankheit zu beiden Seiten des Ligamentum infrapatellare Schmerzen auf. Dadurch besteht auch Verwechslungsmöglichkeit mit der Chondropathia patellae (Fründ).

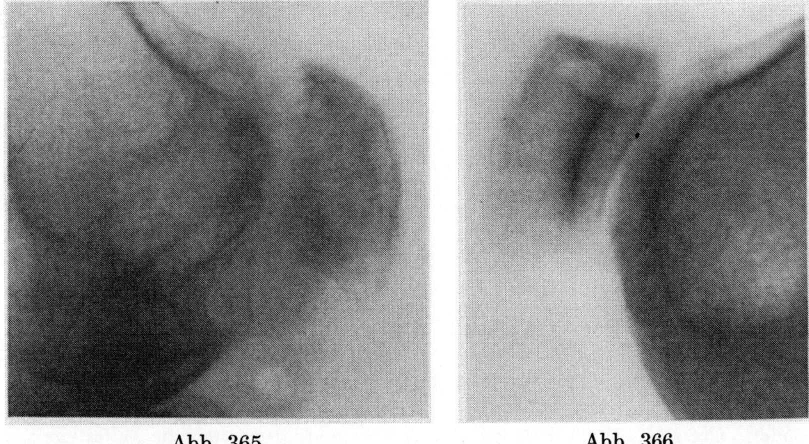

Abb. 365   Abb. 366

Abb. 365. Beteiligung der Kniescheibe an einer allgemeinen Kniegelenks-Tuberkulose

Abb. 366. Isolierter Tbc-Herd am oberen Kniescheibenrand bei gleichzeitiger Lungentuberkulose

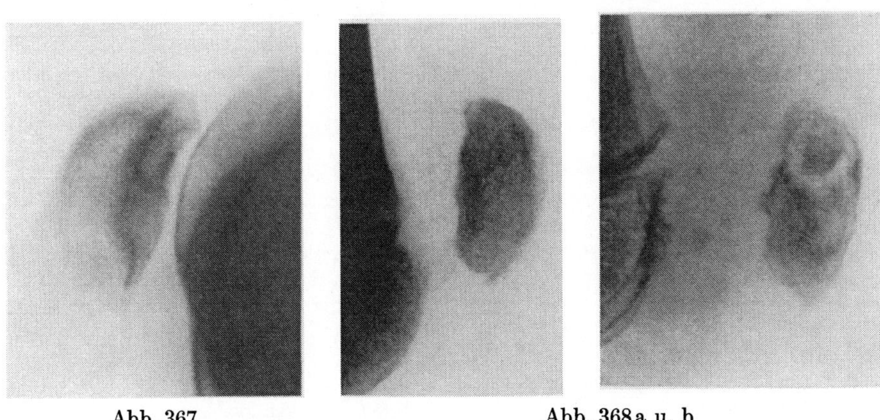

Abb. 367   Abb. 368a u. b

Abb. 367. Kniescheibentuberkulose, umschriebener Herd

Abb. 368a u. b. Osteomyelitischer Absceß an der Kniescheibe mit Sequester (operativ und bakteriologisch gesichert). a 4 Tage nach Beginn der Beschwerden; b nach ca. 1 Monat

ι) Entzündliche Erkrankungen der Patella

Die Tuberkulose steht hier im Vordergrund der differentialdiagnostischen Abgrenzung (Abb. 365—367). Sie kann isolierte wie multiple Herde setzen, die zentral subchondral und außen oberflächlich lokalisiert sein können. Die Herde sind wenig demarkiert und bereiten dumpfe Schmerzen. Im Gegensatz zur juvenilen Chondropathie tritt aber bei der Tuberkulose ein Gelenkexsudat auf, wenn die Herde in Gelenknähe liegen. Nach G. Koppstein ist die Tuberkulose der Patella, die er anhand von 4 eigenen Fällen genauer bespricht, relativ häufig. Franke beobachtete, daß es auch im Verlaufe der „*Influenza*" zu umschriebenen Nekroseherden, besonders am Knochen des Knies, kommen kann, so daß er hierfür den Ausdruck „Influenza-Knie" prägte; derartige Beobachtungen werden heutzutage kaum mehr gemacht.

Die unspezifische Ostitis der Patella, meist hämatogen oder über eine Bursitis der Nachbarschaft entstanden, bereitet erhebliche Beschwerden. Der Knochen wird anfangs diffus demineralisiert, später heben sich Destruktionsherde ab, eventuell mit Sequestern (Abb. 368).

Literatur zu G. 6. (Juvenile Osteopathia patellae)

AGATI, D.: Sulle cosidette patellati da crescenza e traumatische. Quad. Radiol. 6, 161—174 (1935).

ALEMANN: Zit. nach HÄUPTLI, O.

AXHAUSEN, G.: Dtsch. Z. Chir. 110 (1910/11).

BAUMGARTL, F.: Anatom. u. klin. Bedeutung des Femoropatellargelenkes. Zbl. Chir. 91, 505 (1966).

BEHM: Zit. nach KREMSER, K. Röntgenpraxis 4, 394 (1932).

BENNINGHOFF, A. Z.: Z. Anat. Entwickl.-Gesch. 76, 43 (1926).

BERLA, E.: Contributo allo studio di malattia di Sven Johannson-Sinding-Larsen. Arch. Chir. infant. 1, 553 (1935).

BEVER, E.: Arch. Chir. infant. 1, 553—567 (1935).

BILLING, L.: Acta radiol. (Stockh.) 23, 317 (1942).

BLENCKE: Z. orthop. Chir. 41, 291 (1928). Zit. nach KREMSER, K., Röntgenpraxis 4, 394 (1932).

BLUMENSAAT: Zbl. Chir. 42, 2539 (1932).

— Fortschr. Röntgenstr. 70, 1 (1944).

BRAGARD, K.: Beilageheft Z. orthop. Chir. 557 (1932).

BREITLÄNDER: Ossifikationsstörung am unteren Pol der Patella. Röntgenpraxis 14, 133 (1942).

BRONITZKY, J.: J. Bone Jt Surg. 29, 931 (1947).

BÜDINGER: Dtsch. Z. Chir. 84, 311 (1906).

— Dtsch. Z. Chir. 92, 511 (1908).

BÜRGSTEIN, M.: Arch. orthop. Unfall-Chir. 43, 298 (1944).

BURCKHARDT: Bruns' Beitr. klin. Chir. 130 (1922).

CAFFEY, J.: Pediatr. X-ray diagnosis. Chicago: Year Book Publ. 1950.

CAVE, E. F., ROWE, C. R., YEE LESTER, B. K.: Surg. Gynec. Obstet. 81, 446 (1945).

CHAPAUT: Anomalie ossure de la rotule. Bull. Soc. Radiol. méd. France.

CLASSEN, H.: Z. Orthop. 78, 180 (1949).

— Über 2 Fälle von Osteopathia patellae juvenilis. Arch. orthop. Unfall-Chir. 45, 543—547 (1953).

COLEMAN, H. M.: J. Bone Jt Surg. B 30, 153 (1948).

CUVELAND, E. DE, FRANKE, M.: Zur Osteochondropathie der metatarsophalangealen Großzehensesambeine und der Patella im Röntgenbild. Fortschr. Röntgenstr. 83, 366 (1955).

DOHMEN: Fortschr. Röntgenstr. 110, 575 (1969).

DRENKHAHN, R.: Patella bipartita. Med. Welt 1934, 693.

ECKHOLM, NORBÄCK: Acta orthop. scand. 21, 81 (1951).

EHALT: Röntgenpraxis 15, 110 (1943).

ESAU: Zbl. Chir. 1930, 2382.

FASANO, M.: Condromalacia della rotula. Boll. Soc. piemont. Chir. 2, 1149—1155 (1932). Ref. Zbl. Chir. 1933, 1743.

FICK: Handbuch der Anatomie und Mechanik der Gelenke. Jena: G. Fischer 1904.

FIORENTINI, A.: Sulla rotula partita. Nov. khir. Arkh. 32, 206—216 (1934) [Russ.].

FLEISCHNER, F.: Gehört die Patella bipartita zum Kreis der Osteochondropathia juvenilis? Fortschr. Röntgenstr. 31, 209 (1923).

FRANKE, F.: Die chronische Influenza. Münch. med. Wschr. 1928, 1612.

FROMME, A.: Langenbecks Arch. klin. Chir. 116 (1920).

FRÜND: Zbl. Chir. 1926, 707.

FÜRMAIER, A.: Mechanik der Patella und des Gesamtkniegelenkes. Arch. orthop. Unfall-Chir. 46, 78 (1953).

— Beitrag zur Ätiologie der Chondropathia patellae. Arch. orthop. Unfall-Chir. 46, 178 (1953).

— Verh. Dtsch. Orthop. Ges. 42. Kongr., S. 254. Salzburg, Stuttgart: F. Enke 1955.

GELLMAN, M.: Osteochondritis of the patella. Including a case of multiple epiphyseal involvement. J. Bone Jt Surg. 16, 95 (1934). Ref. Zentr.-Org. ges. Chir. 66, 192.

GESER: Siehe LAGOS.

GILES, R. G.: Tex. St. J. Med. 23, 731 (1928).

GIRANDI: Zit. nach HÄUPTLI, O.

GLANZMANN, E.: Larsen-Johannson's Patellarleiden und Schlattersche Krankheit. Schweiz. med. Wschr. 68, 494 (1938).

GORZAWSKI, H.: Beitrag zur Ätiologie und Pathologie der Patella bipartita, insbesondere ihre Beziehung zu den aseptischen Nekrosen. Langenbecks Arch. klin. Chir. 188, 538 (1937).

GRASHEY: Röntgenpraxis 6, 617 (1934).

— Röntgenpraxis 7, 850 (1935).

GRIEP: Zbl. Chir. 1927, 2519.

GRUETER, H.: Untersuchungen zum Patellarhinterwandschaden. Z. Orthop. 91, 486 (1959).

GÜNTZ, E.: Knöcherne Veränderungen am unteren Pol der Patella. Röntgenpraxis 7, 306 (1935).

HACKENBROCH: Z. orthop. Chir. 43, 508 (1924).

— Zbl. Chir. 26, 1650 (1926).

— Acta orthop. scand. 67, 448 (1930).

HAENISCH, F.: Verdoppelung der Patella in sagitt. Richtung. Fortschr. Röntgenstr. 33, 678 (1925).

HÄUPTLI, O.: Die aseptischen Chondro-Osteonekrosen. Chirurgie in Einzeldarstellungen, Bd. 18. Berlin: W. de Gruyter 1954.

HAGEN: Zit. nach HÄUPTLI, O.

HAGLUND, P.: Prinzipien der Orthopädie. Jena: G. Fischer 1923.

HARDING, H. E.: Brit. Surg. Pract. 3, 442 (1948).

HAWLEY, GRISWOLD: Larsen-Johannson's disease of the patella. Surg. Gynec. Obstet. 42.

HELLMER, H.: Patella partita. Acta radiol. (Stockh.) 4, 137 (1925).

— Röntgenpraxis 4, 928 (1932).

— Röntgenologische Beobachtungen über die Ossifikation der Patella. Stockholm: Norstedt-Söhner 1935.

— Acta radiol. (Stockh.), Suppl. 27 (1935); 22, 602 (1941).

HILZENSAUER, B.: Zur Chondropathie der Patella. Arch. orthop. Unfall-Chir. 36, 614—618 (1936).

HODKINSON, H. U.: Double patellae in multiple epiphysical dysplasia. J. Bone Jt Surg. B 44, 569 (1962).

HOHMANN, G.: Fuß und Bein. München: J. F. Bergmann 1951.

HOLLAND, CH. TH.: On rare ossifications seen during X-ray examinations. J. Anat. (Lond.) 55, 235 (1921).

JOACHIMSTHAL, G.: Über Struktur, Lage und Anomalien der menschlichen Kniescheibe. Langenbecks Arch. klin. Chir. 67, 342 (1902). Erg. Fortschr. Röntgenstr. 8 (1902).

JOHANSSON, S.: Acta radiol. (Stockh.) 1, 17 (1921/ 1922).
— Eine bisher nicht beschriebene Patella-Erkrankung. Hygiea (Stockh.) 84, 5, 161 (1922).
— Z. orthop. Chir. 43, 82 (1924).
KALLIO, K. E.: Ann. Chir. Gynaec. Fenn. 36, 3 (1947).
KERSTNER, G.: Die Osteopathia patellae juvenilis. Zbl. Chir. 79, 44, 1897 (1954).
KÖHLER, A.: Münch. med. Wschr. Nr 37 (1908).
— ZIMMER, E. A.: Grenzen des Normalen . . . Stuttgart: G. Thieme 1956.
KÖNIG: Verh. phys.-med. Ges. Würzb. vom 26.6.1924, S. 161.
— Münch. med. Wschr. Nr 1 (1928).
KOPPSTEIN, G.: Zur Klinik und Röntgendiagnose der Patella-Tb. Fortschr. Röntgenstr. 43, 476 (1931).
KORZINSKI: Zit. nach KREMSER. Röntgenpraxis 4, 394 (1932).
KREMSER, K.: Über eine seltene Lokalisation der Köhlerschen Krankheit. Röntgenpraxis 4, 394 (1932).
— Röntgenpraxis 4, 931 (1932) (Erwiderung).
KUH, R.: Osteopathia patellae juvenilis. Z. orthop. Chir. 57, 604 (1932).
KUTZ, E. R.: J. Pediat. 34, 760 (1949).
LAEWEN: Bruns' Beitr. klin. Chir. 134, 265 (1925).
— Dtsch. Z. Chir. 218 (1929).
LAGOS, GARCIA ALBERTO, GESER, R. F.: Die Apophysitis der Patella partita. Sem. méd. 2, 886—891 (1938) [Span.].
LANGENSKIÖLD: Zit. nach EDGREN.
LÉNORMANT: Presse méd. 2, Nr 93, 934 (1913).
MARKÓ, D.: Die Larsen-Johannssonsche Krankheit. Magy. Radiol. 4, 117 (1952).
MAU, C.: Z. orthop. Chir. 51 (1929).
— Beitrag zur Pathologie der kindlichen Kniescheibe. Dtsch. Z. Chir. 228, 261 (1930).
— Spontanfraktur der Kniescheibe bei Osteodystrophia fibrosa. Zbl. Chir. 1934, 2096.
MAURER: Ergebn. Chir. Orthop. 33, 476 (1940).
MAZZA, A., VACCHERI, M.: Raro reperto radiologico di necrosi asfettica simmetrica delle due rotule. Radiologia (Roma) 12, 701 (1956).
MEISELS: Osteochondritische Patella bipartita. Fortschr. Röntgenstr. 37, 42—46 (1928).
MILGRAM, E. J.: J. Bone Jt Surg. 25, 271 (1943).
MOFFAT, B.: Koehler's disease of the patella. J. Bone Jt Surg. 11 (1929).
MÜLLER, W.: Bruns' Beitr. klin. Chir. 120, 127, 134, 138 (1920).
— Münch. med. Wschr. 1924, 854.
— Die normale und pathologische Physiologie des Knochens. Leipzig 1924.
— Überanstrengungsschäden des Knochens, S. 16 u. 36. Leipzig: Joh. Ambr. Barth 1944.
NECK, VAN: Arch. franco-belg. Chir. No 2 (1926).
NOPPE: In: PETER-WETZEL-HEIDERICH, Handbuch der Anatomie des Kindes, S. 540. München: Bergmann 1938.
NORBÄCK: Siehe ECKHOLM.
NUERNBERGK: Osteodystrophia fibrosa der Patella. Bruns' Beitr. klin. Chir. 153 (1931/1932).
OBERNIEDERMAYR: Zit. nach FÜRMAIER, A.
OUTERBRIDGE, R. E.: Further studies on the etiology of chondromalacia patellae. J. Bone Jt Surg. B 46, 179 (1964).

OWRE, A.: Chondromalacia patellae. Diss. Oslo 1936.
PAAL, E.: Beiträge zur nichttraumatischen Teilung der Kniescheibe. Dtsch. Z. Chir. 237, 626—631 (1932).
PAAS: Dtsch. Z. Chir. 230, 26 (1931).
PACHEO, ARAITZ-SANJOAQUIN: Chir. ap. locomotor. Madrid 9, 140 (1952). Ref. Zbl. ges. Radiol. 39, 83 (1952).
PASSARGE, E.: Familiäre aseptische Nekrose der Patella bei gleichzeitiger doppelseitiger Ellbogengelenksmißbildung. Mschr. Unfallheilk. 47, 193 (1940).
PAUS, N.: Patella bipartita. Norsk Mag. Lægevid. 87.
PAUWELS, F.: Verh. Dtsch. Orthop. Ges. 1936, S. 361.
PICKHAN: Röntgenpraxis 2, 969 (1930).
PREISER: Sitzgsber. Nordwestdtsch. Chir.-Verigg 1912.
PYTEL: Patella partita. Zbl. Chir. 1930, 1727.
— Langenbecks Arch. klin. Chir. 172, 718 (1933).
— Nov. khir. Arkh. 32, 206—216 (1934) [Russ.].
RADOCHAY, L., SOMOGYI, J.: Beitrag zur Osteochondritis Patellae. Zbl. Chir. 83, 1825 (1958).
RAUBER-KOPSCH: Lehrbuch und Atlas der Anatomie, 17. Aufl., Bd. 1. Leipzig: G. Thieme 1948.
REBOUL, J., DELORME, G., GEINDRE, M., TAVERNIER, J.: Considération sur la maladie de Haglund-Lawen-Frund ou chondromalacie de la rotule. Ann. Radiol. 6, 493 (1963).
RENANDER: Acta radiol. (Stockh.) 3 (6), 521 (1924/ 1925).
RETTIG, H.: Das Röntgenbild der Kniescheibe. Differentialdiagnose. Z. Orthop. 91, 551 (1959).
RIBBING, S.: Acta radiol. (Stockh.) 36, 397 (1951).
RÖPKE: Langenbecks Arch. klin. Chir. 73, 492 (1904).
— Osteochondritis der Patella unter dem Bilde der Schlatterschen Krankheit. Zbl. Chir. 1932, 2538.
ROSTOCK, P.: Osteopathia patellae. Dtsch. Z. Chir. 217 (1929).
— Aseptische Knochennekrose der Patella. Bruns' Beitr. klin. Chir. 164, 177 (1936). Ref. Zbl. ges. Radiol. 24, 633 (1937).
RUCKENSTEINER, E.: Die normale Entwicklung des Knochensystems im Röntgenbild. Bd. 15. Leipzig: G. Thieme 1931.
SAUPE, E.: Fortschr. Röntgenstr. 28, 37 (1921/1922).
— Über einige seltene Röntgenbefunde. Röntgenpraxis 4, 435 (1932).
SCHAEFER, H.: Ergebn. Chir. Orthop. 27, 1—53 (1934).
SCHAER, H.: Die Patella partita. Ergebn. Chir. Orthop. 27, 1—53 (1932).
SCHANDS, JR.: An analysis of 100 X-rays of patellae in children between the ages of $2^1/_2$ and 6 years with a special reference of the centre of ossification and a rapport of 1 case of delead of the patella. J. Bone Jt Surg. 8, No 4 (1926).
SCHÜTZ: Bruns' Beitr. klin. Chir. 145 (1928).
SEMETS, W.: L'ossification de la rotule. Bull. Soc. belge Orthop. 9, 362.
SEMMELROCH, H.: Aseptische Knochennekrose mit zweifacher Lokalisation. Fortschr. Röntgenstr. 77, 370 (1952).
SERFATY: Zit. nach KREMSER. Röntgenpraxis 4, 394 (1932).
SERFATY, MAROTTOLI: Pren. méd. argent. 1030 (1929) (Zit. nach MAU).

SIEMENS, W.: Zur Histologie der Spaltlinie der Patella partita. Dtsch. Z. Chir. **239**, 715—732 (1933).

SILFVERSKIÖLD, N.: Acta chir. scand. **64**, 548 (1929).

— Vestn. khir. **35**, H. 101/102, 83—85 (1935).

— Acta orthop. scand. **9**, 214 (1938).

— Zbl. Chir. **1939**, 413.

SINDING, L.: Norsk Mag. Lægevidensk. **82**, 856 (1921).

— A hitherto unknown affection of the patella in children. Acta radiol. (Stockh.) **1**, 171 (1921/1922).

SKRIVÁNEK: Patella bipartita. Čas. Lék. čes. **65**.

SOBEL, A., SOBEL, P.: J. Radiol. Électrol. **27**, 539 (1946).

SOMMER, R.: Bruns' Beitr. klin. Chir. **148**, 1 (1929).

— Über die Patella partita. Chirurg. **10** (1935).

SONNENSCHEIN, A.: Arch. orthop. Unfall-Chir. **46**, 362 (1954).

STOLZ, MEYER, WEISS: Zentr.-Org. orthop. Chir. **39**, 589.

SUTRO, D. J.: Surgery **19**, 251 (1946).

TRUETA, J., HARRISON, M. H.: J. Bone Jt Surg. **35**, 442 (1953).

VIERNSTEIN, K., WEIGERT, M.: Chondromalacia patellae beim Leistungssportler. Z. Orthop. **104**, 432 (1968).

WAHREN, H.: Some viewpoints on chondromalacia of the kneejoint. Acta orthop. scand. **29**, 154 (1960).

WALKOFF, EWALD, PREISER: Z. orthop. Chir. **28**.

WATERMANN, R.: Zur Gefäßversorgung der Kniescheibe. Zit. nach H. GRUETER. Z. Orthop. **91**, 486 (1959).

WIBERG, G.: Roentgenographic and anatomic studies on the femoro-patellar joint. With special reference to chondromalacia patellae. Acta orthop. scand. **12**, 319 (1941).

— Z. Orthop. **75**, 260 (1945).

WILES, P., ANDREWS, P., BREMNER, R. A.: Chondromalacia of the patella . . . J. Bone Jt Surg. B **42**, 65 (1960).

— — DEVAS, M. B.: Chondromalacia of the patella. J. Bone Jt Surg. B **38**, 95 (1956).

WINKLER, G.: Chondromalacie der Patella. Diss. Würzburg 1936.

WOLF, J.: Brit. J. Radiol. **23**, 335 (1950).

WOLLENBERG: Arch. orthop. Unfall-Chir. **7** (1899/1900).

ZOHLEN, E.: Chondropathia patellae, über ihre Bedeutung und ihr Wesen. Bruns' Beitr. klin. Chir. **174**, 69 (1942).

7. Cystoide Nekroseherde in der Patella

MAZZA und VACCHERI (1955) sahen bei einem 17jährigen Mann eine rundliche Aufhellung von ca. 1,5 cm Durchmesser in der Kniescheibe, die von einem feinen Sklerosesaum umgeben und von einzelnen feinen Verdichtungen durchsetzt war. Das Kniegelenk war vor 14 Tagen von einem Trauma getroffen worden. Auf der anderen Seite war aber ein ähnlicher Befund vorhanden. Die *histologische* Untersuchung von entnommenem Gewebe zeigte teils nekrotischen Knochen, teils auch Knorpel, dessen Zellen und Grundsubstanz verändert waren. Daneben fand sich neugebildeter Knorpel, welcher zusammen mit einer Fibrose als Reaktion auf die Gewebsnekrose angesehen wurde. Der Pathologe stellte die Diagnose: Osteochondronekrose mit fibröser und cartilaginärer Reaktion (zit. nach K. REINHARDT).

Ein ähnliches Röntgenbild sahen BOCCHI (1957) und SIRICA bei einem 15jährigen Jungen, der wegen eines Sturzes auf das rechte Knie in Behandlung gekommen war. Im äußeren oberen Quadranten der Kniescheibe fand sich eine rundliche Aufhellung, die von einem feinen Sklerosesaum umgeben war.

REINHARDT (1969) beobachtete bei einem 23jährigen Mann, der vor ca. 4 Wochen auf das rechte Knie gestürzt war in beiden Kniescheiben des Patienten eine rundliche Aufhellung im äußeren oberen Quadranten (Abb. 369), wobei sich allerdings später herausstellte, daß an der rechten Kniescheibe eine Fissur vorlag. $1^1/_4$ Jahre später waren die Bruchlinien

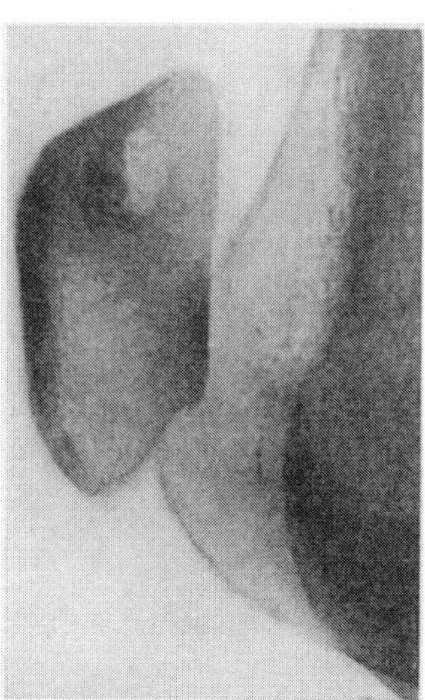

Abb. 369. Cystoide Nekrose in der Patella (beidseits), hier in der linken nicht vom Unfall getroffenen (s. Text). (Fall von K. REINHARDT)

und die pseudocystische Aufhellung nicht mehr zu erkennen, aber auch auf der anderen, nicht unfallgeschädigten Kniescheibe war eine weitgehende Rückbildung der Aufhellung zu erkennen. REINHARDT sieht in seinem Fall eine Parallelbeobachtung zu dem von MAZZA und VACCHERI sowie zu dem von REDLICH und mißt dem Trauma keine ursächliche Bedeutung bei. Sein Fall spricht außerdem dafür, daß sich auch ohne traumatische Einwirkung Rückbildungsvorgänge an derartigen pseudocystischen Nekrosen einstellen können.

Differentialdiagnostisch sind von cystischen Nekroseherden Enchondrome der Patella (RAY, STEPHENSON), Riesenzellentumoren (LINDE, KELIKIAN, FALTIN, CAMERON u. a.) sowie Solitärcyste der Patella (JUCKER) schwer abzugrenzen. FUCHS und WAHL (1971) haben über eine als Enchondrom verifizierte pseudocystische Aufhellung der Patella berichtet.

Literatur zu G. 7. (Cystoide Nekroseherde in der Patella)

BOCCHI, G.: Su di un raro caso di osteocondronecrosi bilaterale simmetrica circonscritta della rotula ad aspetto cistico. Quad. Radiol. **22**, 551—558 (1957).

CAMERON, D. W.: Giant cell tumor of the patella. J. Bone Jt Surg. A **37**, 184—186 (1955).

FALTIN: Ein Fall von Riesenzelltumoren der Patella. Acta chir. scand. **58**, 36 (1923).

FUCHS, R., WAHL, D.: Beitrag zur Diagnose pseudocystischer Aufhellungen der Patella. Fortschr. Röntgenstr. **115**, 320 (1971).

GIORDANO: Di un tumore primitivo a cellule giganti della rotula. Minerva med. **21**, 1278 (1928).

JUCKER, C., CUNCO, J.: Cisti ossea solitaria giovanile della rotula. Ann. Radiol. diagn. (Bologna) **35**, 192—194 (1962).

KELIKIAN: Giant cell tumor of the patella. J. Bone Jt Surg. A **30**, 414—420 (1957).

LINDE, S. A.: Giant cell tumor of the patella. Complete review of the literature. Amer. J. Surg. **28**, 701—708 (1935).

RAY, H. J.: Enchondroma of patella. Lancet **1905** I, 159.

REDLICH, F. H.: Osteochondrosis dissecans beider Kniescheiben. Fortschr. Röntgenstr. **111**, 712 (1969). Diskussionsbemerkung: Fortschr. Röntgenstr. **113**, 254 (1970). Diskussionsbemerkung von REINHARDT, K., zur Arbeit von REDLICH: Fortschr. Röntgenstr. **113**, 251 (1970).

REINHARDT, K.: Pseudocystische Aufhellungen in beiden Patellae. Osteochondronekrose. Fortschr. Röntgenstr. **111**, H. 2, 262—268 (1969).

— Diskussionsbemerkung zur Arbeit von REDLICH, F. H.: Fortschr. Röntgenstr. **113**, 251 (1970).

STEPHENSON, W. H.: Enchodroma of patella. Brit. J. Radiol. **26**, 156—157 (1953).

8. Blountsche Krankheit

a) Synonyme

Aseptische Nekrose des medialen Tibiacondylus, Blount-Disease, Blount-Barber-Syndrom, Tibia vara, Epiphysitis tibiae deformans (LÜLSDORF), Hémiatrophie congénitale de l'épiphyse tibiale supérieure, Osteochondrosis deformans tibiae (BLOUNT). Diese letzte Bezeichnung kann Anwendung finden sowohl auf die Erkrankung des medialen als auch des lateralen Tibiacondylus, desgleichen die von BURKHARDT gebrauchte Bezeichnung „Juvenile Osteochondropathie der Metaphysen", soweit sie sich auf das Kniegelenk bezieht (und sofern man diese Fälle überhaupt hier einreihen will, s. S. 422). Hierher gehört sicherlich auch ein Teil jener Fälle, die in der Literatur mit „Idiopathisches Genu varum bzw. valgum" bezeichnet wurden.

b) Geschichtliches und Kasuistik

Bezüglich der *Geschichte des Krankheitsbildes* ist anzuführen, daß schon VALENTIN (1922) bei einem 7jährigen Mädchen am linken Knie, am rechten Fuß und an der linken Hand einschlägige Veränderungen sah, wobei er sich dahingehend äußerte, daß es sich vielleicht um einen ähnlichen oder gleichen Krankheitsprozeß handle wie beim „Perthes". Im gleichen Jahr beschrieben auch ERLACHER und MCCURDY die Tibia vara. LÜLSDORF (1930) veröffentlichte 3 Fälle (9-, 10- und 12jährige) Mädchen mit späteren Kontrollen, bei denen jeweils der mediale Tibiakopfknorren betroffen war, einmal bei einer gleichzeitig bestehenden Rachitis. Er führte dieses Krankheitsbild der „Epiphysitis tibiae deformans" auf eine blande Osteomyelitis zurück, da Masern, Scharlach, Angina tonsillaris in der Vorgeschichte zu finden waren.

Tabellarisch stellte er mit 2 eigenen Fällen die früher veröffentlichten von ERLACHER, NILSONNE, LANGENSKIÖLD und VALENTIN, insgesamt 7, zusammen. Von den 2 Fällen NILSONNES waren einmal beide Knie und einmal das linke Knie und die rechte Hüfte befallen. Die Fälle von MAU hält LÜLSDORF für primäre cartilagionäre Exostosen.

Als V. MASELLI 1932 anhand von 2 eigenen Beobachtungen das Krankheitsbild beschrieb, konnte er 8 Fälle in der Literatur finden. Er stellte den „Perthes" und die Madelungsche Deformität in Parallele zu seinen Fällen und hält die Einwirkung einer toxischen Infektion auf die Wachstumszone für die Ursache des Leidens. 1937 erschien dann die ausführliche Abhandlung von BLOUNT (15 Fälle, darunter 13 eigene), so daß die Krankheit vielfach als Blount-Disease nach ihm benannt wird. Von weiteren Autoren seien genannt: RENANDER, LAMY, HISSMANN, MORRIS, CAFFEY, RIBBING, BOLDERO und MITCHELL, BODOSI u. Mitarb., A. LANGENSKIÖLD. Letzterer gibt an, daß seit 1937 etwa 15 Fälle von Tibia vara bekanntgeworden seien. Er selbst habe zwischen 1946 und 1950 an die 23 typische Fälle gesehen. Strenggenommen betrifft Blount-Disease nur den medialen Tibiacondylus. Es wird aber nicht selten der laterale befallen (z. B. bei BÜCHNER und MASELLI). RIBBING zeigt einen Patienten aus der Reihe seiner hereditären multiplen Epiphysenstörungen, bei dem neben der medialen Hälfte der Tibiakopfepiphyse auch noch die Patella und beide Femurcondylen verändert waren. Von den Fällen HAUBERGs und HEUKs können der 5. und der 6. ein Folgezustand der Blountschen Nekrose sein. Bei einem eigenen Fall (15jähriger Junge) konnten wir eine Vergesellschaftung mit einem Morbus Schlatter und einer Osteochondrosis dissecans am gleichen Knie beobachten (Abb. 376). KALLWEIT berichtet von einer infantilen Form des Leidens bei einem 22jährigen mit extremer Fettsucht.

c) Einteilungen, Vorkommen der Erkrankung

BLOUNT, BARBER, LANGENSKIÖLD unterscheiden einen infantilen und einen adolescenten Typ. Im Gegensatz zu PITZEN und MARQUARDT hält LANGENSKIÖLD eine gemeinsame Ätiologie für nicht gesichert. Der *infantile Typ* kommt vor dem 6. Lebensjahr zur Beobachtung, ist gewöhnlich doppelseitig und wenig stark ausgeprägt. Die Kinder sind normal entwickelt, aber übergewichtig. Die Kniegelenke befinden sich in Varusstellung. Der *Adolescententyp* kommt zwischen dem 6. und 12. Lebensjahr vor und ist im allgemeinen unilateral. Eine Fortdauer des infantilen Types in die Adolescentenzeit ist nicht selten. Bei MASELLI handelt es sich um einen 13jährigen und um einen 17jährigen jungen Mann, bei RIBBING um einen 11jährigen Knaben. In der Zusammenstellung von LÜLSDORF (7 Fälle) waren die Patienten zwischen $2^{1}/_{2}$ und 12 Jahren alt. Bei BAKSONS untersuchten Jamaika-Kindern lag das Erkrankungsalter offensichtlich häufig in den ersten Lebensjahren nach dem Gehbeginn.

LANGENSKIÖLD unterscheidet beim infantilen Typ sechs Stadien:

Stadium I: Unregelmäßige Verknöcherung der ganzen Metaphyse.

Stadium II/III: Die Veränderungen beschränken sich auf den medialen schnabelförmigen Abschnitt der Metaphyse, der eine mit Knorpel ausgefüllte Einsenkung aufweist. Die mediale Epiphyse ist dürftig entwickelt (Abb. 370 und 372).

Stadium IV: Die metaphysäre Einsenkung wird vom epiphysären Knochen besetzt. Die Epiphysenplatte bildet infolgedessen eine Stufe (Abb. 371).

Stadium V: Der mediale Teil der Epiphyse nimmt die Form eines unregelmäßigen Dreiecks zwischen 2 Lagen einer „teilweise doppelten Epiphysenfuge" an. Die Deformierung der Gelenkfläche ist irreparabel geworden (Abb. 373).

Stadium VI: Die mediale Epiphysenplatte verknöchert.

Die Blountsche Krankheit scheint nicht in allen Ländern der Erde gleich häufig vorzukommen. Zahlreichere Mitteilungen stammen aus den skandinavischen Ländern Finnland (LANGENSKIÖLD und RISKA, 1963) und Norwegen (MEDBÖ, 1964), nicht wenige auch aus den USA (BLOUNT, 1937, 1941, BARBER 1939, 1942, CAFFEY 1961, GAILEY 1956, LEONARD und COHEN 1946, STEMPEL 1954). BATESON (1967) berichtet über ein häufiges

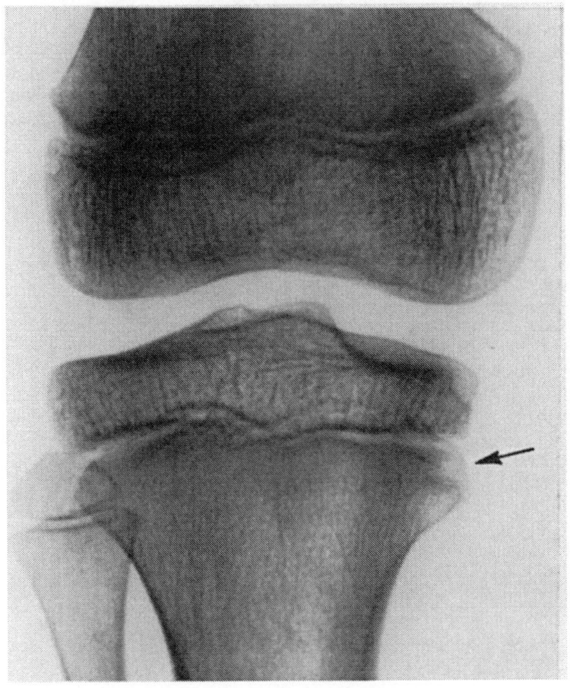
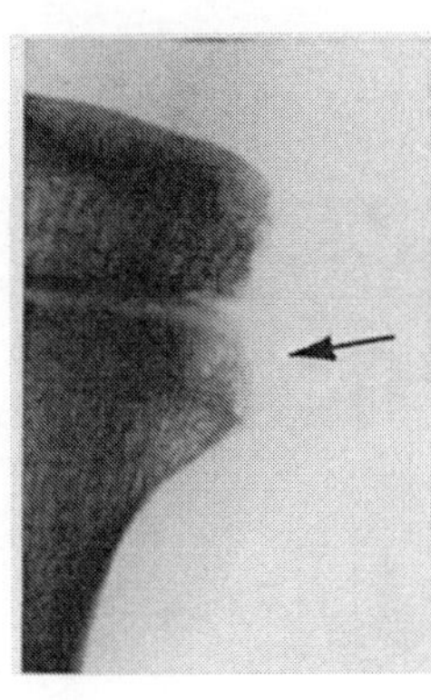

a   b

Abb. 370a u. b. Geringer Grad von Blount-Disease bei einem 11jährigen Knaben. Frühstadium (K. KREMSER)

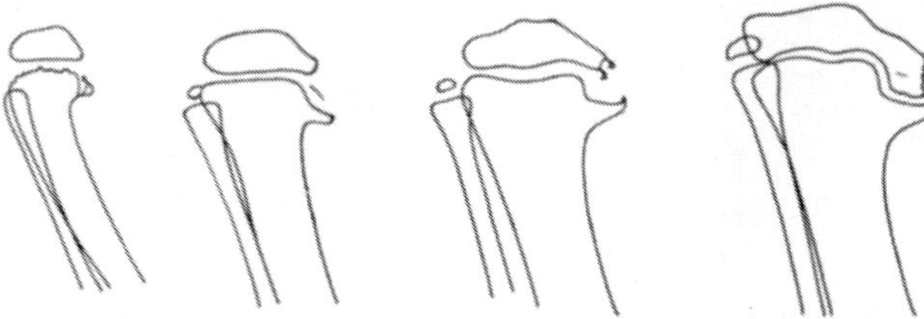

Abb. 371. Entwicklung eines stufenförmigen Metaphysen-Defektes bei Tibia vara (Blount-Disease). Durch kompensatorisches Wachstum der Epiphyse wird der Defekt aufgefüllt. (Aus: W. EDGREN; nach A. LANGEN-SKIÖLD 1952)

Vorkommen in Jamaika und anderen Westindischen Inseln. Während der Zeit von 1961—1966 begegneten ihm 75 Kinder, die insgesamt 140 starke O-Beine aufwiesen (96 bei Knaben und 44 bei Mädchen = Verhältnis von ungefähr 2:1). An sich darf ein O-Bein noch nicht zur Blountschen Krankheit gerechnet werden; sie kommt aber bei diesem doch recht oft vor, im Material von BATESON bei 32 (unter 140), bei den über 3 Jahre alten Kindern waren es 50 %.

BATESON unterscheidet drei Gruppen von Erscheinungsformen, die radiologisch ermittelt werden können:

I. Gruppe: Starkes O-Bein, an dem sowohl der Femur wie die Tibia beteiligt sind und bei denen der Winkel zwischen den beiden Knochen größer als 20 Grad ist (gemessen am Kniegelenk).

II. Gruppe: Frühbild von Blount-Disease. Es ist eine kleine Defektzone an der medialen Randpartie der proximalen Tibiametaphyse zu sehen, die wie eine Träne aussieht (BATESON, 1966, Abb. 1).

III. Gruppe: Typische Blountsche Krankheit.

Übergänge von der einen Gruppe zur anderen kommen vor. Während britische Kinder keine physiologische Beinkrümmung mehr haben, wenn sie in das gehfähige Alter kommen,

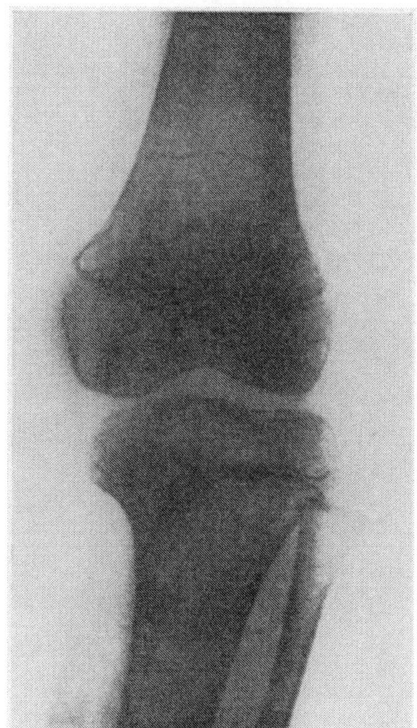

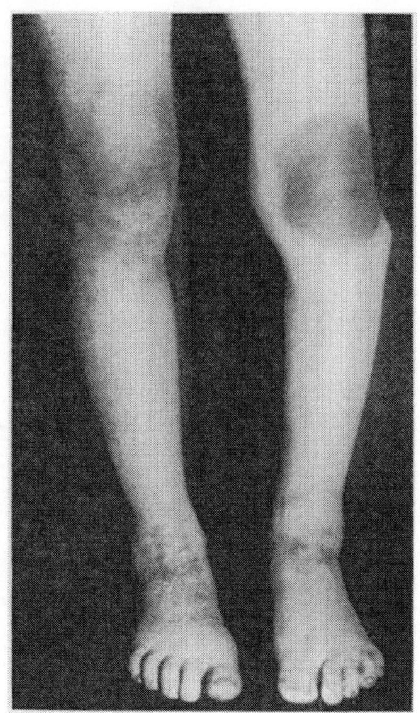

Abb. 372a u. b

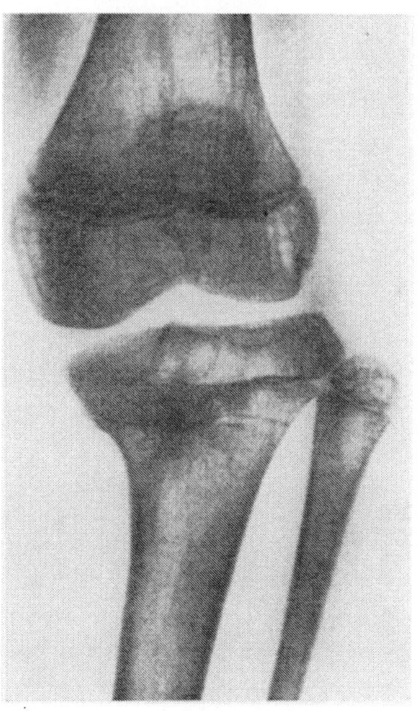

Abb. 373

Abb. 372a u. b. Epiphysitis tibiae bei
einem 9jährigen Mädchen, ca. $^1/_2$ Jahr
nach Beginn der Krankheit.
(F. LÜLSDORF)

Abb. 373. Fall der Abb. 372, jedoch
2 Jahre später (jetzt 11jähriges
Mädchen). (F. LÜLSDORF)

findet man bei Jamaika-Kindern noch bis zu 50% die physiologische Beinkrümmung. Die
Jamaika-Kinder beginnen durchschnittlich mit $10^1/_2$ Monaten zu gehen (ASHCROFT, 1966),
die britischen Kinder mit durchschnittlich 15 Monaten (ILLINGWORTH, 1964). Bei den
Jamaika-Kindern wird daher die Metaphyse medialseitig früher mit dem Körpergewicht
belastet als bei den britischen Kindern. Man könne drei Faktoren für das gehäufte Auftreten der Tibia vara in Jamaika verantwortlich machen:

1. Exzentrischer Druck auf den medialen Tibiacondylus,
2. einen rassischen Faktor (frühes Gehen) und
3. die natürliche Plastizität des Knochens.

d) Klinisches Bild

Den Eltern fällt gewöhnlich auf, daß sich bei dem Kinde schon in einem sehr frühen Lebensalter allmählich eine Deformität entwickelt, meistens ein genu varum, da in der Mehrzahl der Fälle die mediale Tibiakopfepi- bzw. Metaphyse befallen ist (Abb. 372 und 374). Vielfach, aber nicht immer, klagen die Kinder über Schmerzen im Knie oder im ganzen Unterschenkel. Die Schmerzzustände sind aber nur vorübergehend. Gröbere Schwellungen treten nicht auf, es sei denn, es stellt sich wegen der Deformität an einem überlasteten Schaftabschnitt des Unter- oder Oberschenkels eine Ermüdungsfraktur ein (s. Fall von BURCKHARDT).

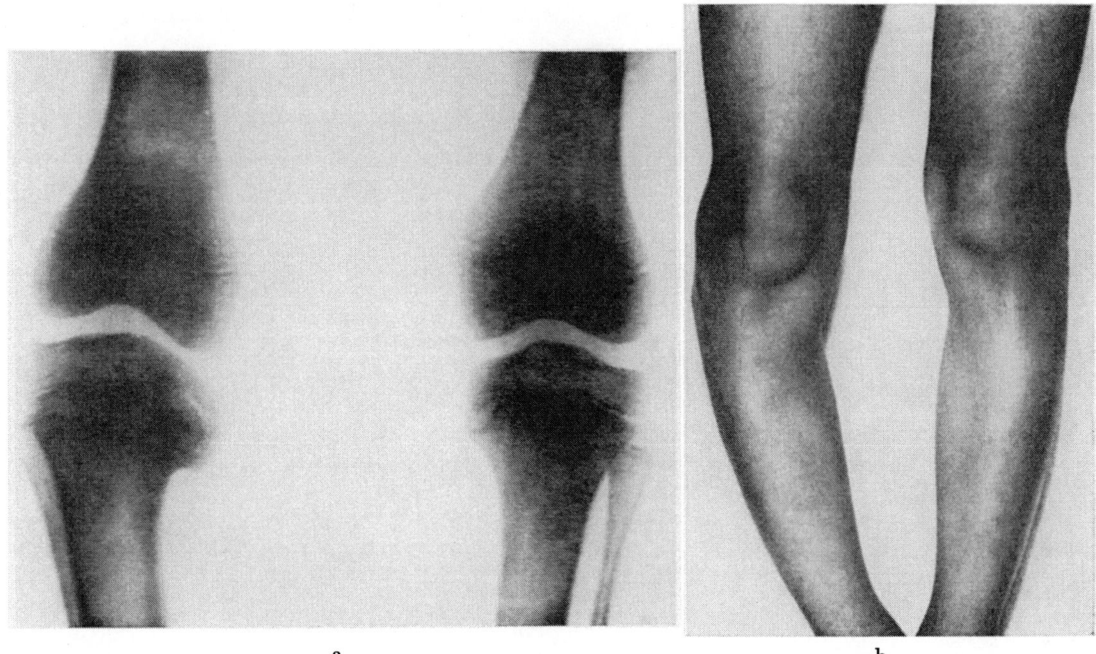

a   b

Abb. 374a u. b. Bilaterale Blountsche Krankheit bei einem 10jährigen Mädchen. Beginn der Krankheit rechtsseitig im Alter von 6 Jahren. (Fall von BODOSI, ILIEV, ZSIGMOND)

e) Das Röntgenbild

Das Röntgenbild ist bezeichnend und offenbart fast ausschließlich die Natur des Leidens. Befallen ist meistens der mediale, seltener der laterale Tibiakopfcondylus bei Jugendlichen. Es zeigt sich ein unregelmäßig mineralisierter Knochen, der fast immer nach der am stärksten befallenen Seite abgeschrägt ist. Auch die Wachstumsfuge ist aufgelockert, d.h. die begrenzenden Abschlußlamellen weisen oft lacunäre Aufhellungen auf. Am Knochenrand ist die Corticalis verdickt, die Konturen sind unregelmäßig wellig. An der Stelle der Wachstumsfuge bildet sich ein flacher Höcker, der bestehen bleiben kann, und der eventuell Anlaß zur Verwechslung mit einer Exostose oder cartilaginären Exostose geben kann (Abb. 375). Die Krankheit bremst das Wachstum des Knochens, so daß im Endergebnis ein Genu varum bei Befall des medialen und ein Genu valgum bei Befall des lateralen Condylus resultiert.

f) Histologie

Histologisch zeigt sich ein unregelmäßiges Gewirr von Knochenanbau und -abbau, eine unregelmäßige enchondrale Ossifikation, die bei lateraler Lokalisation des Prozesses vor allem in den metaphysären Zonen eingelagert ist.

29*

In 9 Fällen LANGENSKIÖLDs wurden histologische Untersuchungen durchgeführt. Es fanden sich:

1. Inseln dicht stehender hypertrophierter Knorpelzellen.
2. Inseln fast zellfreien Faserknorpels.
3. Abnorm große Gruppen capillarer Gefäße.

Die Veränderungen können in einem im übrigen normalen Knorpel verstreut sein. Auch die Ossifikationszone zeigt Unregelmäßigkeiten. Gelegentlich sieht man fibröses Knochenmark und Knorpelinseln in der metaphysären Spongiosa. In einem Falle fand sich bei einem 3jährigen Kind röntgenologisch und anatomisch eine teilweise doppelte Epiphysenfuge. Dabei entgeht eine Knorpelzone zeitweilig der Verknöcherung (BURKHARDTs Fälle s. S. 422).

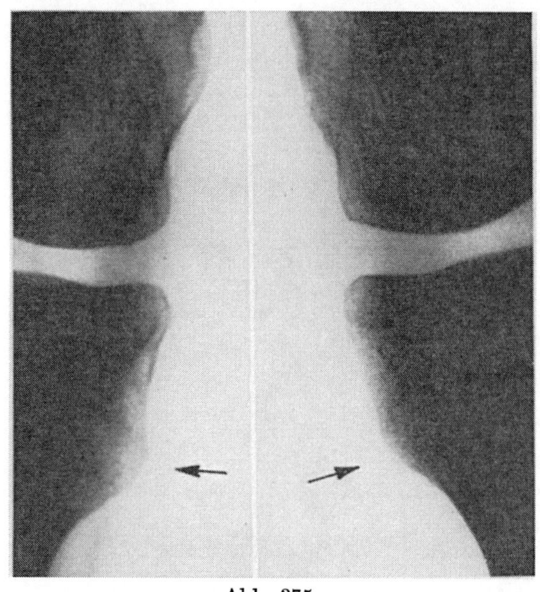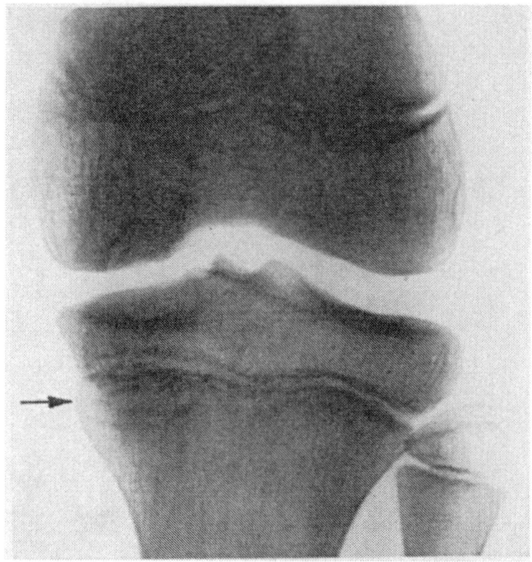

Abb. 375   Abb. 376

Abb. 375. Metaphysäre Randwulstung bei einem abgeheilten Morbus Blount. 37jähriger Mann

Abb. 376. Morbus Blount in Kombination mit Osteochondrosis dissecans am medialen Femurcondylus und mit Morbus Schlatter, 15jähriger Junge (s. auch Abb. 385)

g) Ätiologie

BLOUNT ordnete die Erkrankung den aseptischen Knochennekrosen zu (s. Abb. 376, Kombination mit Osteochondrosis dissecans), während MAU sie eher zu den enchondralen Dysostosen rechnet. Auch wird an Beziehungen zum Ollier-Syndrom gedacht (MARQUARDT). Weniger wahrscheinlich ist die Infektionstheorie mit wenig virulenten Bakterien (LÜLSDORF). Möglicherweise spielt eine angeborene Anlage mit (ERLACHER und ROCHER). BATESON stellt die Überlastung des medialen Tibiacondylus bei bestehendem O-Bein in den Vordergrund (s. S. 449).

h) Zur arteriellen Versorgung des Tibiakopfes

s. Osteochondrosis dissecans, Abb. 508 und 509, S. 633 und 634

i) Ossifikation

Studien über die Ossifikation des proximalen Unterschenkelendes hat vor allem NOPPE durchgeführt. Der Kern der Tibiakopfepiphyse tritt meistens schon in den beiden letzten Fetalmonaten auf. Eine Verschmelzung mit der Diaphyse erfolgt aber erst gegen das 20. Lebensjahr. Gelegentlich kann auch eine doppelte Kernanlage vorhanden sein. Die Kerne verschmelzen dann im Laufe der Zeit. Ossifikationsschema s. Tabelle 34, S. 420.

k) Zur Therapie

Da die Ursache der Krankheit unbekannt ist, kommen nur orthopädische Maßnahmen in Anwendung, wie sie bei der Behandlung der O- und X-Beine üblich sind, z.B. Entlastung, Dehnlagerung, Osteoklasie (wird nur noch selten angewandt), Bohrosteoklasie nach BRANDES, Osteotomie, eventuell temporäre Blountsche Epiphyseodese der Gegenseite.

l) Differentialdiagnose

Das gewöhnliche O-Bein darf noch nicht zur Blount-Disease gerechnet werden wie dies einige Autoren taten (z.B. BARBER, EVENSEN und STEFFENSEN, LEONARD und COHEN und SCHIFF, zit. nach E. BATESON). Bei der Rachitis haben Veränderungen in der Nähe der Epiphysenlinie und an dieser selbst, besonders in weniger ausgeprägten Fällen, röntgenologisch nicht selten eine gewisse Ähnlichkeit mit der juvenilen Osteochondronekrose zumal bei der Rachitis auch eine Varisierung und Valgisierung vorkommt. PEDERSEN und McCAROLL denken sogar bei der Tibia vara an eine Vitamin D-resistente Rachitis. Trotz gelegentlichen doppelseitigen Vorkommens der Tibia vara fehlt aber bei den jugendlichen Nekrosen der generalisierte Charakter des Krankheitsbildes, wie er bei der Rachitis gegeben ist. Manchmal liegt auch ein gleichzeitiges Zusammentreffen beider Krankheitsbilder vor. Dies ist besonders bei früher veröffentlichten Fällen, als die Rachitis noch häufiger war als heute, zu berücksichtigen (z.B. beim 1. Fall von LÜLSDORF). In einer Übersicht über 80 O-Beine, die LANGENSKIÖLD aus dem Helsingforser Invalidenstift gibt, trifft er folgende Einteilung: 23 Fälle von Tibia vara (17 infantile und 6 juvenile), 1 Fall schwerer kindlicher Rachitis, 33 leichte O-Beine, deren Zuordnung nicht ganz klar war (abortive Rachitis, kongenitale Tibia vara, verstärkte physiologische O-Form ?).

Im Falle von BODOSI, ILIEV-ZSIGMOND, bei dem beidseitiger Befall gegeben war, wurde ebenfalls zuerst an Rachitis gedacht. Die linke Tibia war später und in milderer Form erkrankt.

Auch primäre angeborene epiphysäre Wachstumsstörungen sind abzutrennen (GISTLER, REINHARD, HACKENBROCH). Streng genommen dürfen auch epiphysäre Entzündungen nicht zum Morbus Blount gerechnet werden, obgleich von manchen Autoren (LÜLSDORF, MACEY, VALENTIN) Erkrankungen des jugendlichen Alters wie Masern, Scharlach, Anginen, Varicellen als Ursache angesehen werden. Trauma, Lues, Tuberkulose sind gelegentlich zu unterscheiden. Wegen der Randwulstbildung am befallenen Epiphysenspalt und seiner Nähe wurde auch schon an cartilaginäre Exostosen gedacht.

Bei jedem Metaphysen- und Wachstumsfugenbefall müssen die metaphysären Dysostosen in die Differentialdiagnose mit einbezogen werden (s. a. Morbus Perthes, S. 382). Hierher gehört auch das sog. „pancreatico-metaphysäre Syndrom", das bei Kindern nicht selten mit einer chronischen Durchfallerkrankung, bzw. einem Malabsorptionssyndrom einhergeht (GIEDION, BURGERT u. Mitarb., BURCKE, SCHUSTER und BÖWING u.a.). Dabei können auch an der proximalen Tibiametaphyse und Wachstumsfuge Ossifikationsstörungen auftreten, die denen bei der Blount-Disease ähnlich sind. Zur Klärung ist eine generalisierte Skeletuntersuchung durchzuführen.

Histologisch besteht auch Ähnlichkeit des Morbus Blount mit der Ollierschen Krankheit. Diese ist aber ein generalisiertes Leiden. Ferner sei an epiphysäre Wachstumsstörungen erinnert, die am jugendlichen Skelet posttraumatisch und bei Lähmungen entstehen können. R. WILHELM beobachtete z.B. bei einem Kind nach Arthrodese wegen Lähmung der Oberschenkelmuskulatur, daß der vordere Abschnitt der distalen Femurepiphyse gegenüber dem dorsalen verstärkt gewachsen war (bei Beugestellung im Kniegelenk). Der dauernde Zug der erhaltenen Beuger habe wahrscheinlich hinten an der Epiphyse einen vermehrten Druck auf den Epiphysenknorpel ausgeübt und das Wachstum vermindert, während vorn an dem entlasteten Abschnitt vermehrtes Längenwachstum aufgetreten sei.

Bei der Differentialdiagnose ist auch noch zu denken an das kongenitale Genu varum, das Camurati-Engelmann-Syndrom, das Ribbing-Syndrom sowie auf S. 421 und 422 besprochenen seltenen Krankheitsbilder am Knie (z.B. an den Fall von SCHLÜTER u. MEY und den von E. BURCKHARDT).

Literatur zu G. 8. (Blountsche Krankheit)

ASHCROFT, M.: Personal communication 1966.

BARBER, C. G.: Amer. J. Roentgenol. **42**, 498 (1939).

— Amer. J. Dis. Child. **64**, 831 (1942).

BATESON, E. M.: Brit. J. Radiol. **39**, 92 (1966).

— The relationship between Blount's disease and bow legs. Brit. J. Radiol. **41**, 107 (1968).

BLOUNT, W. P.: Osteochondrosis deformans tibiae. J. Bone Jt Surg. **19**, 1 (1937).

— Wiss. med. J. **40**, 483.

— Epiphysenwachstumsstörungen und ihre Behandlung (Epiphyseodese). Verh. Dtsch. Orthop. Ges. 40. Kongr. Wiesbaden 1952.

BODOSI, M., ILIEV, J., ZSIGMOND, K.: Bilaterale aseptische Knochennekrose des Schienbeines. Fortschr. Röntgenstr. **99**, 570 (1963).

BOLDERO, J. L., MITCHEL, G. P.: J. Bone Jt Surg. B **36**, 114 (1954).

BURCKHARDT, E.: Juvenile Osteochondropathie der Metaphysen. Schweiz. med. Wschr. Nr 43, 944 (1945).

BURGERT, E. O., DOWER, J. C., TAUXE, W. N.: A new syndrome. A regenerative anemia, malabsorption (celiac) dyschondroplasia and hyperphosphataemia. J. Pediat. **67**, 711 (1965).

BURKE, V., COLEBATCH, J. H., ANDERSON, C. M., SIMONS, M. J.: Association of pancreatic insufficiency and chronic neutropenia in childhood. Arch. Dis. Child. **42**, 147 (1967).

CAFFEY, J.: Pediatric X-ray diagnosis. Chicago: Year Book Publ. 1950.

— Pediatric X-ray diagnosis, 4th ed., 977. Chicago: Year Book Publ. Inc. 1961.

DEBRUNNER, H.: Handbuch der Orthopädie, Bd. IV/I, S. 629.

ERLACHER, P.: Arch. orthop. Unfall-Chir. **20**, 81 (1922).

EVENSEN, A., STEFFENSEN, J.: Acta orthop. scand. **26**, 200 (1967).

GAILEY, H. A., JR.: J. Bone Jt Surg. A **38**, 1396 (1956).

GERLE, R. D., WALKER, L. A., ACHORD, J. L., WEENS, H. S.: Osseous changes in chronic pancreatitis. Radiology **85**, 330 (1965).

GIEDION, A., PRADER, A., HADORN, B., SHMERLING, D. H., AURICCHIO, S.: Metaphysäre Dysostose und angeborene Pankreasinsuffizienz. Fortschr. Röntgenstr. **108**, 51 (1968).

GISTLER: Arch. orthop. Unfall-Chir. **32**, 20 (1933).

GOLDENBERG, R., WILD, E.: J. Bone Jt Surg. A **34**, 698 (1952).

GOTHMAN, B., NORDSTRÖM, S.: Acta chir. scand. **107**, 128 (1954).

HACKENBROCH, M.: Z. orthop. Chir. **43**, 508 (1924).

HÄUPTLI, O.: Die aseptischen Chondro-Osteonekrosen. In: Chirurgie in Einzeldarstellungen, Bd. 18. Berlin: W. de Gruyter 1954.

HAUBERG, G., HEUCK, F.: Kniegelenksdeformierung als Folge von partiellen Epiphysenstörungen. Med. Klin. Nr 11, 332 (1953).

HILDEBRANDT: Langenbecks Arch. klin. Chir. **66** (1902).

HÜBNER, L.: Fortschr. Röntgenstr. **94**, 490 (1961).

ILLINGWORTH, R. S.: The normal child, 3rd ed., p. 141. London: Churchill Ltd. 1964.

IMELMANN, E. J., BANK, S., KRIGE, H., MARKS, J. N.: Roentgenologic and clinical features of intramedullary fat necrosis in bones in acute and chronic pancreatitis. Amer. J. Med. **36**, 96 (1964).

JANEV, SR., SOLAKOV, P.: Seltener Fall von Nekrose im capitulum beider Fibulae. Fortschr. Röntgenstr. **109**, 675 (1968).

JESSEN: Dtsch. Z. Chir. **182**, 398 (1923).

KALLWEIT, H.: Münch. med. Wschr. **108**, 1150 (1966). Ref. Med. Verein Greifswald 6. 10. 1965.

KOVÁCZ, J.: Röntgenbild und klinische Erscheinungen der Blountschen Krankheit. Magy. Radiol. **18**, 94 (1966).

KOZLOWSKI, MAROTEAUX, K. P., SPRANGER, J.: Dysostosis spondylometaphysealis. 3rd Ann. Meeting, Europ. Soc. Ped. Rad. 1966.

LAMY, L., WEISSMANN, L.: J. Radiol. Électrol. **27**, 409 (1946).

LANGENSKIÖLD: Acta chir. scand. **103**, 1 (1952).

— RISKA, E. B.: J. Bone Jt Surg. A **46**, 1405 (1964).

LEONARD, D. W., COHEN, L.: J. Pediat. **29**, 477 (1946).

LIESS, G.: Fortschr. Röntgenstr. **80**, 153 (1954).

LÜLSDORF: Epiphysitis tibiae deformans. Z. orthop. Chir. **53**, 64 (1931).

— Z. orthop. Chir. **53**, 162 (1931).

MACEY: Ref. Z. orthop. Chir. **102**, 37 (1967).

MASELLI, V.: Contributo allo studio dell'épifisite deformans ditibiale giovanile in ginocchio valgo. Chir. Organi Mov. **17**, 267—280 (1932). Ref. Zbl. ges. Radiol. **14**, 585 (1933).

MAU, C.: Z. orthop. Chir. **44**, 383 (1924).

McCURDY, S. L.: 1922 quoted by EVENSEN and STEFFENSEN.

MEDBÖ, I.: Acta orthop. scand. **34**, 323 (1964).

MEY, W., SCHLÜTER, K.: Aseptische Osteonekrose an der Gelenkfläche des Schienbeinkopfes. Z. Orthop. **86**, 42 (1955).

MORRIS, H.: Brit. J. Radiol. **21**, 242 (1948).

NILSONNE: Acta chir. scand. **64**, 187.

NOPPE, G.: Bei HASSELWANDER, A. In: Handbuch der Anatomie des Kindes (WETZEL-HEIDRICH). München: Bergmann: 1938.

NORDSTRÖM, S.: Siehe GOTHMANN.

REICHELT, A., JUNG, J., HAAS, J. P.: Sonderformen aseptischer Knochennekrosen. Radiologie **6**, 217 (1966).

REINHARDT: Med. Wschr. **1**, 49 (1947).

RENANDER, A.: Acta pediat. **33**, 98 (1945).

RIBBING, S.: Acta radiol. (Stockh.) **34**, Suppl. (1937).

— Acta radiol. (Stockh.) **25**, 732 (1944).

— Acta radiol. (Stockh.) **36**, 397 (1951).

ROSENTAL, T., GINSBURG, W.: Osteochondritis juvenilis deformans (Perthes?) condyli externi femoris

(Trefiljew). Nov. chir. **2**, 500 (1926). Ref. Zbl. ges. Radiol. **1**, 613 (1926) (Kaull).

SCHIFF, E.: Helv. paediat. Acta **13**, 641 (1958).

SCHUSTER, W.: Über Methoden und Ergebnisse quantitativer Mineralsalzbestimmungen am kindlichen Skelet. Z. Kinderheilk. (in Vorbereitung).

— BÖWING, B.: Ossifikationsstörungen bei chronischen Durchfallserkrankungen. Univ.-Kinderklinik Erlangen-Nürnberg.

REISS, K. H., KRAMER, K.: Quantitative Mineralsalzbestimmung am kindlichen Skelet. Dtsch. med. Wschr. (im Druck).

SIEGLING, J. A., GILLESPIE, J. B.: Radiology **32**, 483 (1939).

STEMPEL, R.: Sth med. Nashville **47**, 200 (1954).

TAILLARD, W.: Les syndromes douloureux du genou assoc. à une lésion de la fabelle. Rev. Chir. orthop. **43**, 129 (1957).

VALENTIN: Fortschr. Röntgenstr. **29**, 120 (1922).

WILD, E.: Fortschr. Röntgenstr. **29**, 120 (1922).

— Siehe GOLDENBERG.

WILHELM, R.: Epiphysenveränderungen bei Lähmungskontrakturen am Kniegelenk durch Muskelzug. Dtsch. Chir. **203/204**, 480 (1927).

WOLLENBERG: Dtsch. med. Wschr. **1914**I, 675.

ZIMMER, E. A.: Grenzen des Normalen etc. Stuttgart: G. Thieme 1956.

9. Apophyseonekrose der Tuberositas tibiae (Morbus Osgood-Schlatter)

a) Synonyme

Osteochondrosis dissecans der Tuberositas tibiae, Osgood-Schlattersche Krankheit, Morbus Schlatter, Apophyseopathie oder Periostitis oder Apophysitis der Tuberositas tibiae, Osgood-Schlattersche Osteochondropathia juvenilis, Lannelongue-Osgood-Schlatter-Krankheit, Lannelongue-Krankheit, juvenile Osteochondrose der Tibiaapophyse.

Das Leiden beschrieben 1903 erstmals R. B. OSGOOD und C. SCHLATTER unabhängig voneinander.

b) Zur Ossifikation der Tuberositas tibiae

Die Tuberositas tibiae entsteht am vorderen Ausläufer der cranialen Tibiaepiphyse, dessen Verknöcherung über einen oder mehrere selbständige Kerne (Apophyse) vor sich geht (Abb. 377). Es kann also unterschieden werden eine Verknöcherung von der Epiphyse her und eine von einem im Fortsatz selbständig entstandenen Kern her, der als Apophyse zu bezeichnen ist, auch „vordere Epiphyse" genannt, (KÖHLER-ZIMMER).

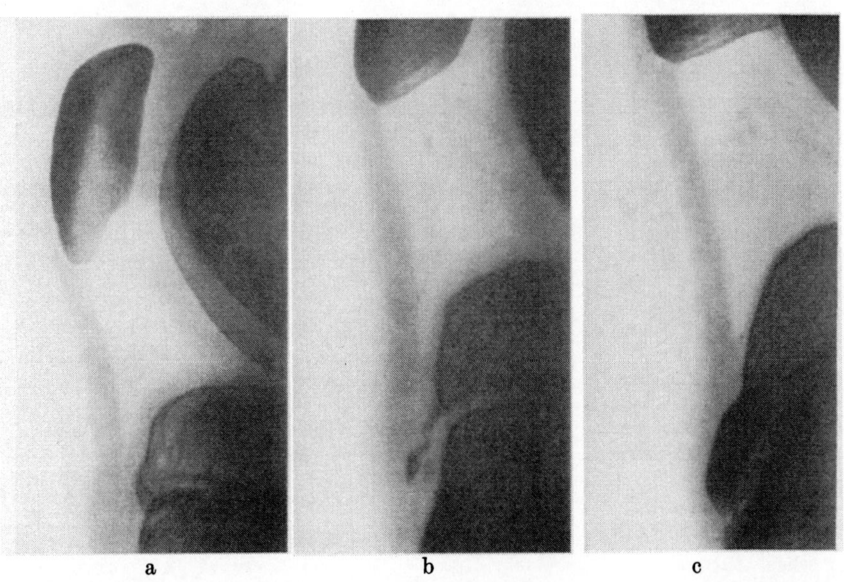

Abb. 377 a—c. Die Tuberositas tibiae in verschiedenen Entwicklungsstadien, normale Fälle: a knorpeliger, b apophysärer, c knöcherner Zustand. In allen 3 Stadien ist das Ligamentum patellae vom subcutanen Fett scharf begrenzt. Leichte nach vorwärts gerichtete Konvexität auf der Höhe der Tuberositas. Das Ligament ist auch scharf begrenzt vom dahinter befindlichen Fettgewebe, welches einen Keil bildet, dessen Spitze nach abwärts zeigt. Im apophysären Zustand zeigen sich gut begrenzte Knochenzentren mit regulärer Struktur und Anordnung. Im knöchernen Zustand hat der zungenförmige Fortsatz, der von der Tibia absteht, eine glatte vordere Begrenzung mit leichter nach vorne gerichteter Konvexität [B. HULTING: Acta radiol. (Stockh.) **48**, 161 (1957)]

Es gibt, wie BERGMANN schon 1909 feststellte, eine große Variationsbreite des Bildes der Tuberositas-Ossifikation (Abb. 378); häufig sind auch erhebliche Seitenunterschiede. Die Kerne werden im 10.—12. Lebensjahr sichtbar, nach GORODNIK und LANTSOW zwischen dem 12. und 15. Lebensjahr. Ihre Kontur ist glatt, ihre Form jedoch recht verschieden. Junge Kerne sind noch strukturlos, ältere haben ossäre Struktur. Mit dem 16. Lebensjahr ist der Ossifikationsprozeß bis auf einen Spalt zwischen Diaphyse und Tuberositas tibiae fortgeschritten. Dieser Spalt ist bis zu 0,5 cm breit.

Die völlige Ossifikation vollzieht sich zwischen dem 19. und 25. Lebensjahr. Eine Persistenz der Apophyse kommt vor [HEUCK, SCHUMANN (doppelseitig), BROCHER]. Die Ossifikation hat nach Auffassung der meisten Autoren enchondralen Charakter. FRANCHI glaubt an eine bindegewebige Kernanlage. Nach GORODNIK und LANTSOW haben wir am proximalen Apophysenabschnitt den enchondralen Ossifikationstyp, am distalen den endostalen und am mittleren einen gemischten. GILLERT und WASCHULEWSKI stellen in der Pathogenese und Differentialdiagnose der Tuberositasnekrose Störungen im desmogenen und angiogenen Ossifikationssystem heraus (s. S. 465). Der Zeitpunkt der Ossifikation ist auch abhängig von Konstitution, Geschlecht und Rasse. Beim weiblichen Geschlecht erfolgt sie früher, ebenso in südlichen Ländern im allgemeinen. Nach der Verknöcherung bzw. Verschmelzung der Kerne unter sich tritt die Verbindung mit der Epi- und Metaphyse ein.

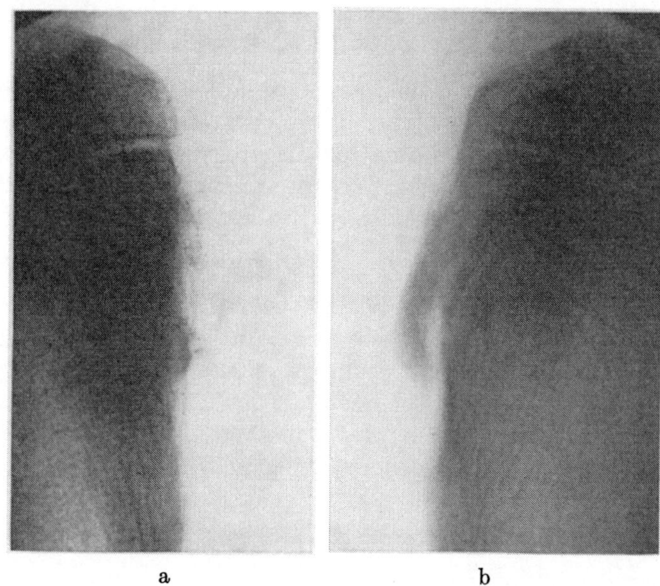

a   b

Abb. 378a u. b. Akuter Morbus Schlatter bei einem 14jährigen (a). Beschwerden beim Sport.
b Linkes Knie o. B.

Da Meinungen und Kenntnisse bezüglich der Ossifikation der Tuberositas-Apophyse vielfach differieren, sei die von BENGT-HULTING gewonnene Ossifikationstabelle wiedergegeben (Tabelle 35).

Tabelle 35. *Prozentuale Verteilung der einzelnen Entwicklungsstadien der Tuberositas tibiae in verschiedenen Altersgruppen bei 434 Jugendlichen beiderlei Geschlechts im Alter von 7—14 Jahren* (BENGT-HULTING)

	Alter in Jahren							
	7	8	9	10	11	12	13	14
Knaben								
Knorpeliger Zustand	1 00	100	97	95	75	32	21	—
Apophysärer Zustand (%)	—	—	3	5	22	32	21	7
Verknöcherungszustand (%)	—	—	—	—	3	36	58	93
Mädchen								
Knorpeliger Zustand (%)	100	85	71	38	7	—	—	—
Apophysärer Zustand (%)	—	15	29	28	22	3	—	—
Verknöcherungszustand (%)	—	—	—	34	71	97	100	100

Diese Tabelle wurde durch Untersuchungen von 434 Schweden beiderlei Geschlechts (Alter von 7 bis 14 Jahren) in der Zeit von 1951—1956 gewonnen. Sie zeigt, daß bei den Mädchen der apophysäre und der Verknöcherungszustand 2 Jahre früher eintritt, als bei den Knaben, er blieb damit bei der üblichen Differenz der Skeletentwicklung beider Geschlechter. Die Synostose zwischen Apophyse und Tibiaepiphyse vollzog sich in 100% bei den Mädchen im 12. Lebensjahr, bei den Knaben war sie mit 14 Jahren erst in 93% erfolgt. Im apophysären Stadium (60 Fälle) fand sich ein Knochenkern in 48%, 2 Kerne in 23%, 3 oder 4 Kerne in 15%, 5 und mehr Kerne in 8%. EHRENBORG und ENGFELDT gaben an, daß im knorpeligen Teil der Tuberositas im 8.—9. Lebensjahr die Knochenkerne auftreten, welche sich zunehmend von caudal nach cranial entwickeln und sich mit dem Knochen der Tibiaepiphyse vereinigen, bei Mädchen gegen das 12., bei Knaben gegen das 14. Lebensjahr. DE CUVELAND und HEUCK haben gleichzeitig mit der Verknöcherung der Spina ilica ant. inf. auch die der Tuberositas tibiae untersucht. Es trat an der Tuberositas bei den Knaben der Kern im 12. Lebensjahr auf, und verknöcherte mit dem 20., bei den Mädchen trat er im 9. Lebensjahr auf, mit 17 Jahren war die Verknöcherung vollständig. Es zeigte sich, daß die Entwicklung der Tuberositas mit der der Spina parallel verlief. Bemerkt sei auch noch, daß sich im Verlauf der Entwicklung die Funktions- und Lagebeziehung der Tuberositas zum Kniegelenk ändert, bedingt durch die während dieser Zeit sich vollziehende Abwandlung der Retroposition und Retroversion des Schienbeinkopfes und Ausformung der Schenkelrollen (Abb. 384 b).

Sehr selten ist eine Aplasie der Tuberositas tibiae (z. B. F. SCHÜLE: doppelseitig), die äußerlich gesehen das Bild eines genu recurvatum bietet. (Rolle der Ossifikation in der Theorie der Pathogenese der Tuberositasnekrose s. S. 465).

c) Die arterielle Versorgung der Tuberositas tibiae

Die arterielle Versorgung der Tuberositas tibiae erfolgt hauptsächlich von der Arteria tibialis posterior aus. Ein Ramus circumflexus fibulae zieht vorne zum Rete articulare und erreicht das Gebiet der Tibiaapophyse (zit. nach GILLERT und WASCHULEWSKI). (Siehe auch Abb. 508 a).

d) Alter, Geschlecht, Vorkommen

Die Krankheit befällt junge Leute, überwiegend zwischen dem 11. und 18. Lebensjahr, wobei die Kulmination im Bereiche des 13. und 14. Lebensjahres liegt. Entsprechend dem geschlechtsspezifischen Unterschied der Skeletentwicklung tritt das Leiden bei den Mädchen ca. 2 Jahre früher auf als bei den Knaben. Nach EHRENBORG und ENGFELDT ist dies durchschnittlich das 12. Lebensjahr bei den Mädchen, das 14. bei den Knaben, also zum Zeitpunkt der Vereinigung der Knochenkerne der Tuberositas mit der Tibiaepiphyse. Das männliche Geschlecht wird ca. 10mal häufiger befallen als das weibliche (LUTTEROTTI), wohl deswegen, weil eine Überbeanspruchung besonders bei sportlichen Betätigungen ursächlich eine Rolle zu spielen scheint, denen Knaben intensiver huldigen als Mädchen. In Japan sollen $^9/_{10}$ der Fälle Knaben sein. Unter HULTINGs 75 Fällen befanden sich 41 Knaben und 34 Mädchen, 22mal zeigte sich ein Befall des rechten Knies, 38mal des linken, beide Knie waren 15mal betroffen. Bei den Knaben lag das Durchschnittsalter bei 12, bei den Mädchen bei 10 Jahren. EHRENBORG und LAGERGREEN berichten über 170 Patienten, davon waren 68 Mädchen im Durchschnittsalter von $10^7/_{12}$ Jahren und 102 Knaben im Durchschnittsalter von $12^7/_{12}$ Jahren. COLE gibt an, daß in den Jahren 1923—1933 an der Orthopädischen Klinik zu New York 136 Fälle von Osgood-Schlatterscher Krankheit gezählt wurden. 24 Patienten beobachtete COLE selbst. Von diesen waren 22 Knaben, 2 Mädchen. Das Durchschnittsalter betrug 13 Jahre. REICHELT (1970) fand für männliche Erkrankte (136 Fälle) ein Durchschnittsalter von knapp 14 Jahren, für weibliche (43 Fälle) in solches von $13^5/_{12}$ Jahren. Auffallend niedrig liegt das Geschlechtsverhältnis von 3,33—3,76 : 1 der Knaben zu den Mädchen, das REICHELT bei insgesamt 1 091 Patienten der Literatur und der Orthopädischen Universitätsklinik Würzburg ermittelte.

Doppelseitiges Vorkommen wurde verschieden häufig beobachtet. Nach HÄUPTLI schwanken die Angaben zwischen 10 und 60%. J. ELWARD berichtet über 10%, COLE über $^2/_3$ seiner Fälle (24). Nach LUTTEROTTI ist Doppelseitigkeit im Verhältnis 1 : 10 anzutreffen. Weitere Mitteilungen über doppelseitiges Vorkommen: DEBRÉ, BROCA, SAULIER, TAFT, TALAMO. Vielfach wurde aber Doppelseitigkeit nur aufgrund des Röntgenbefundes festgestellt, während der klinische Befund nur einseitig war. Damit alleine bleibt aber eine wirkliche Doppelseitigkeit in Frage gestellt im Hinblick auf die Problematik der Ossifikationsvarianten der Apophyse der Tuberositas.

Eine Kombination mit der Osteonecrosis patellae (Sinding-Larsen-Johannssonschen Krankheit) wird von einigen Autoren herausgehoben (HAWLY und GRISWOLD, JOHANNSEN, GELLMANN, PAUS, SEMETS), wohl wegen des gemeinsamen Angriffspunktes der Quadricepssehne im Hinblick auf die Theorie der Entstehung der Apophysitis durch Zugüberbeanspruchung. Auch bei Vergesellschaftung mit einer Patella partita werden ähnliche Gesichtspunkte angeführt (KING). BUFINO sieht ein Analogon in der Patella partita. ANARDI fand beim Falle eines 17jährigen Knaben noch Zeichen einer Hypophysenschädigung mit Störung der inneren Sekretion. Über eine Vergesellschaftung mit anderen Osteonekrosen berichtet GORZAWSKI (s. Juvenile Osteopathia patellae). In einem eigenen Fall (15jähriger Junge) sahen wir an einem Knie neben einem Morbus Schlatter auch einen Morbus Blount und eine Osteochondrosis dissecans (Abb. 385). Konkordantes Vorkommen der Schlatterschen Krankheit bei eineiigen Zwillingen haben D. SPAICH und M. OSTERTAG beobachtet.

e) Klinisches Bild

Es entstehen langsam über Monate bis Jahre dauernde Schmerzen an der Tuberositas tibiae, meistens ausgelöst und unterhalten durch sportliche Betätigung, wie Fußballspielen, Turnen, Springen, Bergabgehen, aber auch durch Knien am Boden und auf Bänken. Der Schienbeinhöcker ist vergrößert und druckempfindlich, die bedeckenden Weichteile sind oft mehr oder minder stark geschwellt und überwärmt, in selteneren Fällen auch leicht gerötet. Die Schmerzen treten besonders dann auf, wenn das Ligamentum patellae stark beansprucht wird, wie z. B. beim Treppensteigen, Springen. Nach BROCHER gibt es 2 Schmerzsymptome verschiedener Lokalisation: einen Direktschmerz an der Tuberositas selbst und einen Fernschmerz in der Gegend der Patella oder des medialen Gelenkspaltes. Schließlich gibt es auch nicht selten Spätfolgen, die sich an den schon erwachsenen Personen, die früher einmal einen „Schlatter" hatten, bemerkbar machen, vor allem durch Verkürzung des Ligamentum patellae und dadurch ausgelöste arthrotische Veränderungen an der Kniescheibe. An dieser ist dann besonders gerne der untere innere Pol mit einer Randzacke versehen (BROCHER). VON LUTTEROTTI kann bei ihren Fällen einen phasenartigen Verlauf unterscheiden: 1. einmaliges auslösendes Trauma oder schleichender Beginn allein, 2. rezidivierende Traumen, chronische Beschwerden bis zum röntgenologischen Manifestwerden von Apophysenstörungen, 3. Höhepunkt der Beschwerden und grober röntgenologischer Befund in Gestalt zerfaserter und dissezierter Apophysenkerne, eventuell mit Sequesternachweis, 4. Stadium der Ausheilung, in welchem bei zunehmender Ossifikation der Apophyse die einzelnen Knochenstückchen miteinander verschmelzen.

Es kommen auch Spätbeschwerden bei persistierten Apophysenspalten und -kernen vor, so daß BRANDES glaubt, die Schlattersche Krankheit auch bei Erwachsenen diagnostizieren zu dürfen („der Schlattersche Symptomenkomplex bei Erwachsenen").

f) Röntgenbild

Die Erscheinungsform des Morbus Schlatter im Röntgenbild hängt ab vom Stadium der Entwicklung der Tuberapophyse, der Krankheit und vom Ausmaß der Veränderungen. In Kombination dieser Faktoren ergeben sich daher sehr vielgestaltige Bilder. Man könnte in Berücksichtigung des Verknöcherungsstandes der Apophyse und des jeweiligen Krankheitsstadiums folgende Formen unterscheiden:

initiales		früh-jugendlichem Alter (7—8 Jahre)
akutes		mittlerem jugendlichen Alter (Pubertätsbeginn)
abklingendes	Stadium bei	spät-jugendlichem Alter (unmittelbar vor der Skeletreife)
spät-		verspätetem Auftreten (bei Erwachsenen, eventuell mit Apophysenpersistenz)

Bei schon eingeleiteter Ossifikation der Apophyse finden wir statt eines mehr oder minder glatten Knochenkernes solche mit zerrissenen Konturen (Abb. 378 und 379). Auch

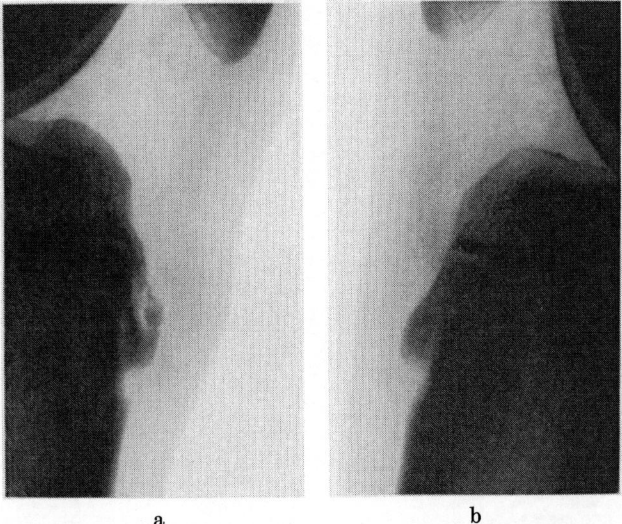

a   b

Abb. 379. a Aktiver „Schlatter", zerklüftete Apophyse, verstrichener Sehnen-Knochenwinkel. 14jähriger Junge, seit $^3/_4$ Jahr Beschwerden. b Gesunde linke Apophyse

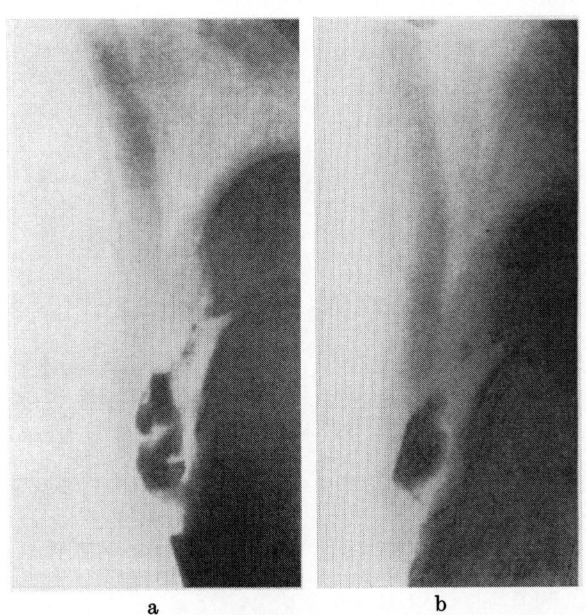

a   b

Abb. 380a u. b. Schlatter-Symptome traten vor 6 Monaten auf im Anschluß an eine Verletzung. Knabe im Alter von 11 Jahren. a Weichteilschwellung vor und über der Apophyse. Unregelmäßige Anordnung und Struktur der Knochenkerne. Vorne einige fragmentartige Schalen. b Gesunde Seite. Keine Weichteilschwellung, regelrechte Anordnung der Knochenkerne mit normaler Knochenstruktur [B. HULTING: Acta radiol. (Stockh.) 48, 161 (1957)]

eine Vielzahl kleiner unscharfer Ossifikationsschatten ist bezeichnend, die im frühen Ossifikationsstand strukturlos sind. Im Inneren der Ossifikationszentren wird später die Struktur unregelmäßig, indem aufgehellte und verdichtete Partien ein fleckiges Aussehen hervorrufen (Abb. 380). Die Apophyse ist vielfach auch vergrößert. Ist schon eine schnabelförmige Verknöcherung vorhanden, so ist ihr Rand zerklüftet und ihre Basis nicht selten eingeschnürt. Gegen die Spitze zu finden wir kolbige Verformung (Abb. 381), schlierige Ausziehung, mehrfache Sequester. CHOMUTOWA (38 Fälle und 3 Versuchshunde) und BENGT-HULTING beobachteten häufig eine Verschattung des rhomboiden Raumes unter

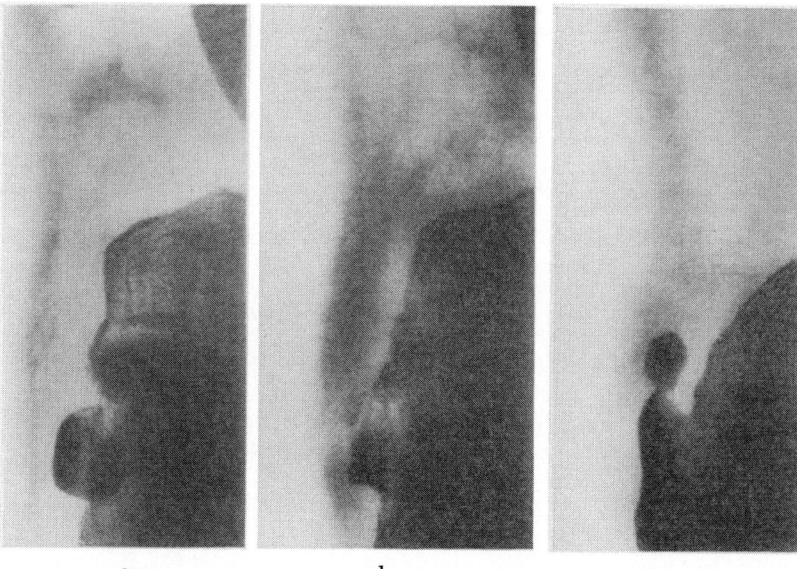

a   b   c

Abb. 381a—c. 12jähriger Knabe. Einjährige Dauer der Schlatter-Symptome, kein Unfall bekannt. a Gesunde Seite, keine Weichteilschwellung, normale Knochenstruktur. b Gut abgrenzbare Weichteilschwellung. Kleine Fragmente sind vom oberen Teil des Knochenkerns abgetrennt und leicht nach vorne verlagert. c 2 Jahre später. Die Symptome bestehen noch. Deformierung der Tuberositas. Schwellung des unteren Teiles des Ligamentum patellae. Verknöcherung in den Weichteilen über der Tuberositas [B. HULTING: Acta radiol. (Stockh.) 48, 161 (1957)]

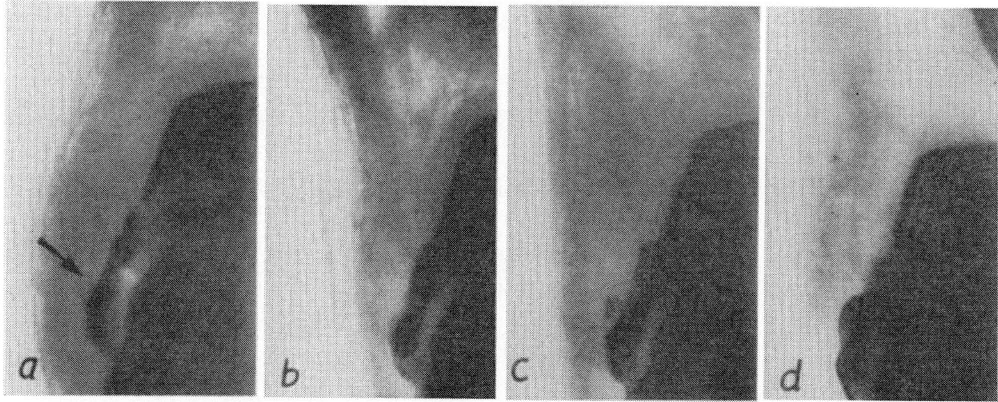

Abb. 382a—d. Junge, 12 Jahre alt. Vor 3 Monaten plötzlich Schmerzen beim Laufen. Seitdem Schlatter-Symptome. a Deutlich erkennbare und gut abgegrenzte Weichteilschwellung. Der Fettkeil unter der Infrapatellarsehne kann nicht differenziert werden. Kleine muschelartige Verdichtungen am vorderen Rand der Tuberositasapophyse (Pfeil, Fragmente ?). b Nach Ruhigstellung über 4 Wochen im Gipsverband. Unscheinbare Weichteilschwellung. Knochenbildung im Raum zwischen den Fragmenten und der Tuberositas. c 4 Monate später. Einige Wochen vorher waren nach einem frischen Trauma neuerdings Symptome aufgetreten. Mäßige Weichteilschwellung. Muschelförmige Fragmente sind nach vorne verlagert. Kleiner Knochendefekt im vorderen Teil der Tuberositas. d Weitere 7 Monate später. Symptomfreiheit nach Ruhigstellung im Gipsverband über 3 Wochen. Keine Weichteilschwellung. Geheilte Fraktur. Typische Form der Tuberositas [B. HULTING: Acta radiol. (Stockh.) 48, 161 (1957)]

dem Ligamentum infrapatellare, in welchem die Bursa infrapatellaris profunda, die Ligamenta pterygoidea und Fett zu finden sind (entzündliche Infiltrate, Bluterguß, fibröse Veränderungen?, Abb. 381—383). Normalerweise ist dieser Raum infolge eines dort befindlichen Fettkeiles aufgehellt. Dieser Verschattung und dem Vorhandensein von freien Knochenstückchen, die er für Apophysenfragmente hält, mißt BENGT-HULTING großen diagnostischen Wert bei. Die Knochenstückchen seien in der Zugrichtung des Ligamentum patellae verschoben. Seyss und Wiesner glauben anhand von 40 Fällen von Morbus Schlatter auch eine Verschiebung der Epiphysenkernmasse in ihrer Proportion beobachtet zu haben, die in einer Höhenabnahme und Breitenzunahme der Tibiakopfepiphyse zum Ausdruck kommt (zit. nach Zimmer). Dem Bilde eines nach abwärts gerichteten zerklüfteten Epiphysenschnabels steht im späteren Alter ein nach cranial gerichteter Fortsatz mit einem zerklüfteten oder isolierten Spitzenteil gegenüber, der dem früher ossifizierten, nach abwärts gerichteten Schnabel aufsitzt (Abb. 381 und 383). Bei einem derartigen Bilde könnte man mit einigen Autoren (z.B. Hughes) geneigt sein, auch an eine Tendinitis ossificans

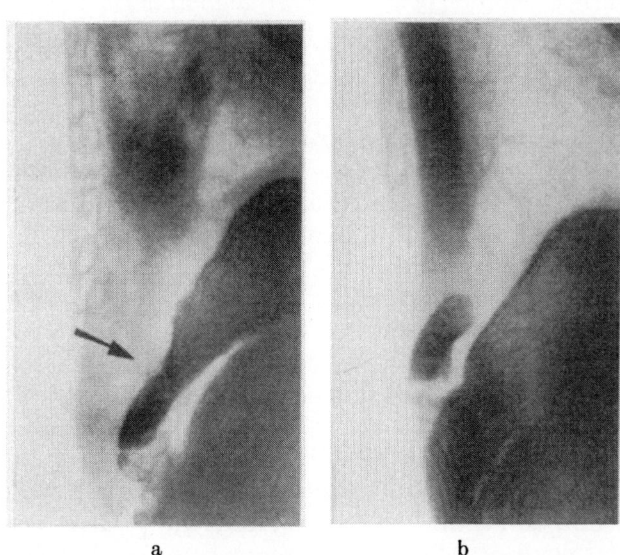

a   b

Abb. 383a u. b. Mädchen, 10 Jahre alt. Vor 3 Wochen akuter Beginn mit Schmerzen beim Weitsprung. Seitdem Schlatter-Symptome. a Diffuse Weichteilschwellung und Verschwinden der keilförmigen Fettaufhellung. Winzige schalenförmige Verdichtung einige Millimeter vor dem oberen Teil der Tuberositas (Pfeil), die Hulting für ein Fragment hält. b 3 Jahre später. Symptome bestehen noch. Deformierung des oberen Teiles der Tuberositas. Verknöcherung in den darüber befindlichen Weichteilen [B. Hulting: Acta radiol. (Stockh.) 48, 161 (1957)]

zu denken, die aber bevorzugt bei Erwachsenen auftritt. Meistens entspricht aber ein solches Bild einem Spätstadium eines Morbus Schlatter, zu dem auch noch arthrotische Veränderungen an der Patella, besonders an deren unterem Pol, kommen können. Bei solchen Fällen und bei der Diagnose eines Morbus Schlatter überhaupt, sollten Vergleichsaufnahmen mit der Gegenseite zum Ausschluß von Ossifikationsvarianten nicht unterlassen werden, wenngleich Apophysenzerklüftung oder -persistenz auch einseitig vorkommen. Entscheidend ist es aber, daß zusammen mit einem entsprechenden Röntgenbefund auch ein entsprechendes klinisches Bild vorliegt. Es gibt ohne Zweifel Fälle, die bei einem vorhandenen klinischen Befund keinen entsprechenden Röntgenbefund aufweisen. Die postoperative Untersuchung von Gewebe, das bei einigen solchen Fällen gewonnen worden war, ergab das Bild einer Hyperplasie der Strecksehne mit beginnenden nekrotischen Erscheinungen am Sehnengewebe. Der Knochen war histologisch nicht beteiligt (Lutterotti). Für solche Fälle ist je nach der gegebenen Situation anzunehmen, daß es sich entweder um das Anfangsstadium eines echten „Schlatter" mit noch nicht ausgeprägter gestörter Ossifikation handelt, oder daß der Krankheitsprozeß auf die Sehne beschränkt war. Im letzteren Falle müßte man mit Lutterotti annehmen, daß die „Köhlersche konstitutionsbedingte Ossifikationsvariante" fehlt und lediglich das Moment der chronischen Überlastung gegeben ist. Es ist aber nach meiner Auffassung die Frage noch keineswegs gelöst, ob die chronische Überlastung (über das Ligamentum infrapatellare) nicht allein schon imstande ist, eine

Ossifikationsstörung an der Epi- oder Apophyse auszulösen, ohne daß eine konstitutionsbedingte Minderwertigkeit vorliegt. Schon PALUGYAY (1926) war die oft bestehende Diskrepanz zwischen dem klinischen Befund und dem Röntgenbild aufgefallen. Zusammen mit eigenen Beobachtungen hatte er 48 Arbeiten ausgewertet. Er weist vor allem auf die Ossifikationsvarianten an der Tuberositas-Apophyse hin, die vielfach aufgrund ihrer Erscheinungen im Röntgenbild fälschlicherweise für einen Morbus Schlatter gehalten werden. Das eigene Beobachtungsmaterial gliedert PALUGYAY folgendermaßen auf:

1. Negativer klinischer Befund, positiver Röntgenbefund. Hier sind die Variationen der normalen Ossifikation enthalten.

2. Positiver klinischer Befund, positiver Röntgenbefund (7 Fälle).

3. Positiver klinischer Befund, negativer oder primär negativer Röntgenbefund.

Röntgenologisch hält PALUGYAY das weite Abstehen des schnabelförmigen Fortsatzes mit Schattierungen vor ihm für eine häufige und wichtige Erscheinung, ferner Dislokation des Apophysenkernes mit allen möglichen Anlagerungen und Unregelmäßigkeiten. Auch GORODNIK und LANTSOW stellen den klinischen Befund für die Diagnose eines Morbus Schlatter aufgrund ihrer vergleichenden Studien in den Vordergrund, da sie fanden, daß klinisch das Krankheitsbild gegeben sein kann ohne ein entsprechendes Röntgenbild und umgekehrt unregelmäßige Ossifikationsverhältnisse oft mit keinerlei Beschwerden verbunden waren, also als Varianten aufgefaßt werden mußten. GORODNIK und LANTSOW machen den Vorschlag, zur Differenzierung derartiger Ossifikationsvarianten die Ossifikationsverhältnisse der benachbarten Wachstumsfuge des Tibiakopfes und des distalen Oberschenkelendes als Richtlinie heranzuziehen, da diese beiden Fugen normalerweise etwa zur gleichen Zeit verknöchern wie die Tuberositas-Apophyse. Die Synostose bedeutet die Vollendung des Ossifikationsprozesses dieser Gegend. Sind die epiphysären Wachstumszonen geschlossen und findet man trotzdem röntgenologisch an der Tuberositas Veränderungen, so sollten diese als pathologisch betrachtet werden, bestehen aber die Epiphysenlinien noch, so sollten derartige Erscheinungen an der Apophyse als Ossifikationsvarianten betrachtet werden. Allerdings müßte auch hier für die Diagnose eines Morbus Schlatter ein entsprechender klinischer Befund gefordert werden. Dieses „Zeichen" von GORODNIK und LANTSOW kann aber nur für späte Schlatterfälle dienlich sein, da es erst um die Zeit der Verknöcherung der Kniegelenksepiphysen und später auswertbar wird.

Eine klinische und röntgenologische Einteilung des Krankheitsbildes in 4 Phasen hat LUTTEROTTI unternommen (s. klinisches Bild, S. 458). BENGT-HULTING findet beim Vergleich seiner 75 Fälle von Morbus Schlatter mit den normalen Ossifikationsbildern von über 400 Kindern, daß das Röntgenbild der Morbus-Schlatterfälle von diesen nicht besonders abweicht, wenn man die Fälle nur innerhalb der entsprechenden Entwicklungsstadien der Tuberositas tibiae miteinander vergleicht. Im knorpeligen Zustand der Tuberositas (3 Fälle) ist nur das klinische Bild aufschlußgebend, im apophysären Zustand (17 Fälle) kommen Kernzerklüftungen und Zertrümmerungen vor. BENGT-HULTING sah aber unter seinen 17 Fällen mit klinischen Symptomen in diesem Stadium auch 10mal keine pathologische Veränderung. Die 3. Gruppe, die jene Patienten umfaßt, bei denen die Apophyse schon verknöchert war, war die zahlenmäßig weitaus größte (55 Fälle), darunter wiesen 47 Veränderungen auf, meistens mit dem Bilde eines oder mehrerer Fragmente.

EHRENBORG und LAGERGREEN unterscheiden röntgenologisch: Reine Weichteilschwellung, unregelmäßige und ungeordnete Ossifikationszentren an der Tuberositas tibiae, verzögerte Verknöcherung und langsameres Verschwinden der Epiphysenfuge. Diese Autoren, die eine Behandlung mittels Gipsverband über 4—6 Wochen durchführten, beobachteten ihre Patienten noch 1—7 Jahre. Obwohl bei allen Fällen Schmerzfreiheit erzielt wurde, zeigte das Röntgenbild nach Abschluß der Behandlung bei einigen keinerlei Veränderungen, bei anderen war die Tuberositas tibiae unregelmäßig begrenzt oder wies Stufenbildungen, machmal mit vereinzelten exostosenartigen Bildungen oder abgetrennten Ossifikationen auf. Die klinische Abheilung eilt demnach der „röntgenologischen" voraus.

Bei PFEIFFERs Beobachtungen ließ sich die Besserung öfter auch radiologisch verfolgen. Es zeigte sich eine zunehmende Ossifikation des Apophysenspornes (s. a. Abschnitt „Zur Therapie", S. 472).

Ohne das gerade bestehende Krankheitsstadium zu unterscheiden hat REICHELT aus seinem Krankengut von 215 Tibiaapophysen 8 Bilder als häufigste Erscheinungsformen des Morbus Schlatter herausgefunden, die in Abb. 384a schematisch wiedergegeben sind.

Im *Spätstadium* sind demnach in vielen Fällen noch Kennzeichen eines Morbus Schlatter nachweisbar, die unter Umständen dauernd bleiben können: Vergrößerung oder schnabelförmige Ausziehung der Tuberositas (TAFT), ganz oder teilweise Persistenz des Apophysenspaltes, Persistenz von Knochenkernen verschiedener Form und Größe (BRANDES), sekundäre Anlagerungen, Ausziehung, Verdickung des unteren Kniescheibenabschnittes, arthrotische Veränderungen dieser Gegend.

Die immer häufiger zur praktischen diagnostischen Anwendung kommende *Thermographie* wurde, wie AARTS berichtet, in einigen Fällen von Schlatterscher Krankheit angewendet. Dabei zeigte sich die erkrankte Tuberositas als „hot spot". AARTS meint, daß die Thermographie wahrscheinlich auch bei aseptischen Nekrosen anderer Lokalisation aufschlußreich eingesetzt werden könne.

g) Ätiologie und Pathogenese

Die Ätiologie des Morbus Schlatter ist heute noch sehr umstritten. Ähnlich wie bei anderen aseptischen Osteonekrosen schiebt sich auch hier die Auffassung der Entstehung über ein Trauma, sei es ein einmaliges oder ein chronisches, sowie die Entstehung über eine Dauerüberlastung in den Vordergrund. Viel diskutiert wird auch über den örtlichen Umkreis der krankhaften Veränderungen, vor allem über die Frage der Mitbeteiligung der Infrapatellarsehne, und über die Abgrenzung von Ossifikationsvarianten.

Schon OSGOOD und SCHLATTER selbst hielten eine *traumatische Entstehung* für wahrscheinlich. SCHLATTER dachte aber auch an die Möglichkeit der Entstehung über mehrere kleine Traumen und sah in der Apophysenfuge einen „locus minoris resistentiae".

PALUGYAY (1926) hält es in Übereinstimmung mit KIENBÖCK für nicht richtig, alle in der Zeit der Verknöcherung auftretenden Veränderungen der Tibiaapophyse als „Schlatter-Osgoodsche Erkrankung" aufzufassen. Er möchte diese Bezeichnung reserviert wissen für die Fälle, bei denen ein Trauma zu den schon vorhandenen Veränderungen im Bereiche der Ossifikationszone hinzukomme. Er hält demnach das Trauma für einen wesentlichen Teilfaktor für die Entstehung der Krankheit. Für jene Fälle dagegen, die eine Kontinuitätstrennung aufgrund anderer Erkrankungen zeigen, schlägt er die Bezeichnung „Pseudo-Schlatter" vor. Alle übrigen Fälle, bei denen keine Kontinuitätstrennung vorliegt, sollten mit dem „Morbus Schlatter-Osgood" nicht zusammengeworfen werden.

HERMANN (1927) sieht ebenfalls im *Dauertrauma* und allerdings auch in blanden embolischen Herden eine mögliche Ursache. BRANDES (1927) hebt die funktionelle Bedeutung der Tuberositas tibiae als Ansatzstelle des Ligamentum patellae hervor. Die Tatsache, daß der Morbus Schlatter bevorzugt bei jungen Sportlern und Turnern auftritt, weise auf einen Überlastungsschaden hin. Für diese Auffassung sprechen auch die guten therapeutischen Erfolge bei Ruhigstellung durch Anwendung der von PITZEN angegebenen Entspannungshülse (PFEIFFER). HÄUPTLI ist der gleichen Meinung, denn Jugendliche mit schwächlicher Konstitution, die viel Sport treiben, seien besonders anfällig, aber auch kräftige Jünglinge, die sich übermäßig sportlich betätigen. Einmalige und chronische Traumen könnten aber das Entstehen fördern. Ob durch Überlastung primär eine Schädigung der Blutgefäße erfolge wie AXHAUSEN oder BURCKHARDT annehmen, oder ob eine primäre Schädigung der Osteocyten vorliege, wie RUTISHAUSER meint, spiele praktisch keine Rolle. Diese Auffassung einer funktionsmechanischen Ossifikationsstörung, die vielfach auf *konstitutioneller Grundlage* entstehe, teilen die meisten jüngeren

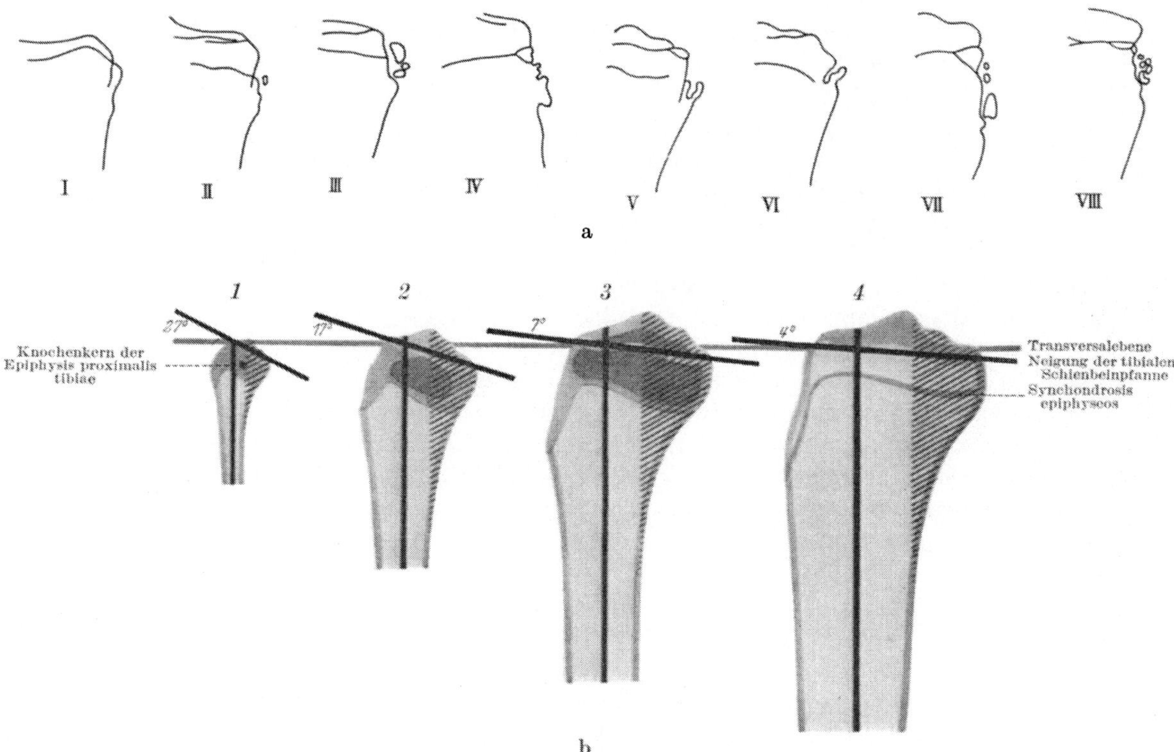

Abb. 384a. Die häufigsten von A. Reichelt gefundenen röntgenologischen Erscheinungsformen der Tibia-apophyse bei Schlatterscher Krankheit (215 Tibiaapophysen). *I* Nasenform; *II* Buckelform; *III* Sattelform; *IV* Zungenform; *V* Widerhakenform; *VI* Fischmaulform; *VII* unterer Apophysenkern; *VIII* Multiple Ossifikationen

Abb. 384b. Entwicklung der sagittalen Form des Schienbeinkopfes, dargestellt an der Reposition und Retroversion der tibialen Schienbeinpfanne. Entwicklung der knorpeligen und der knöchernen Epiphyse. Retroponierte Teile sind schraffiert. Winkelzahlen beziehen sich auf die Neigung des Sagittaldurchmessers der tibialen Schienbeinpfanne zur Transversalebene (v. Lanz-Wachsmuth: Praktische Anatomie). Hand in Hand geht auch eine entsprechende Ausformung der Schenkelrollen. Mit der entwicklungsbedingten Änderung des Neigungswinkels der Tibiakopfgelenkpfanne ändert sich auch die Richtung der Zugbeanspruchung der Tuberositas tibiae durch das Ligamentum patellae. *1* Beim Neugeborenen, *2* beim 3jährigen, *3* beim 10jährigen, *4* beim 19jährigen

Autoren (z. B. Chomutowa, Debrunner, Burckhardt, M. E. Müller, Nagura, Lutterotti, Seyss und Wiesner, Stracker, Hulting, Ehrenborg und Lagergreen, Engfeldt u. a.).

Cole (1937) schreibt trotz des anamnestisch häufig angegebenen Traumas dem ungleichmäßigen Längenwachstum von Knochen und Sehnen in der Zeit nach dem 12. Lebensjahr eine ursächliche Bedeutung zu. In dieser Entwicklungszeit stehe der Schienbeinhöcker als Ansatzstelle der Kniescheibensehne unter stärkster Spannung des Oberschenkelstreckmuskels. In diesem Zustande müsse eine Verletzung besonders heftig auf die Ansatzstelle wirken. Ich verweise hier auf die während der menschlichen Entwicklung sich vollziehenden Umwandlungen am Schienbeinkopf und an den Schenkelrollen, von denen anzunehmen ist, daß sie auch eine Änderung der Beanspruchung der Tuberositas tibiae durch das Ligamentum patellae zur Folge haben (Abb. 384).

Nagura (1940) spricht auch beim Morbus Schlatter von dem Nagura-Phänomen: ,,Ein geringfügiges Trauma schafft eine Kontinuitätsunterbrechung, also eine Fraktur, die Abbauvorgänge von enchondralen Typ nach sich zieht. Diese sollen hier als Übergangsform der Frakturheilung möglich sein, da durch die anhaltende, weitere Belastung durch den Sehnenzug gleichmäßig abscherende Kräfte wirken (Zugkräfte). Durch weitere Belastung nun, also durch neue rezidivierende Traumen, wird der Aufbau des neu anbauenden

Knochens gestört. Ein Abbau mit Dissektion und Zerfaserung ist die Folge. Diesen gleichmäßig gegenüber steht der Aufbau, bis dann endlich die Restitution erfolgt" (zit. nach M. v. LUTTEROTTI). Aufgrund seiner histologischen Untersuchungen an Hunden und Kaninchen stellt NAGURA eine Identität mit dem Morbus Perthes und der Osteochondritis dissecans fest (s. S. 605).

M. v. LUTTEROTTI (1947) reiht den Morbus Schlatter ebenfalls unter die Osteochondritiden ein, anhand genauer Untersuchungen an Patienten (10) einschließlich histologischer Untersuchungen bei 4 Fällen. Voraussetzung für die Erkrankung sei allerdings eine *Disposition*. Das Krankheitsbild entstehe also „beim Vorhandensein einer Ossifikationsvariante im Sinne KÖHLERs durch das Hinzutreten einer Überlastung an einer schon physiologisch gefährdeten Stelle".

HULTING (1957) fand in 60% seiner Fälle ein bestimmtes Trauma im Beginn des Leidens, meistens beim Springen oder durch direkten Stoß erlitten. In weiteren 15% entstanden die Beschwerden in Verbindung mit Spiel und Sport. Auch EHRENBORG und LAGERGREEN (1961) glauben, daß die Osgood-Schlattersche Erkrankung traumatisch bedingt sei, entweder durch direkte Einwirkung auf die Sehnenansatzstelle oder indirekt durch Zug des kräftigen M. quadriceps an der Ansatzstelle des Ligamentum patellae. Die Autoren weisen vor allem auf ihre histologischen Befunde hin Aber auch experimentell haben EHRENBORG, ENGFELDT und OLSEN beim Hund sowohl durch direkte Einwirkung auf die Sehne als auch durch indirekten Zug am Ligamentum patellae Veränderungen hervorrufen können, die röntgenologisch und histologisch denen beim Norbus Schlatter gleichen, so daß sie in ihrer traumatischen Entstehungstheorie bestärkt wurden (s. S. 470).

Schon sehr früh wurde auch an einem *mehr oberflächlichen Sitz* des Krankheitsherdes, eventuell mit *Beteiligung des Sehnenansatzes* (s. Histologie), gedacht. So hielt z. B. schon BERGMANN (1903) eine entzündliche Reizung des Periostes oder des Knochenmarkes für vorliegend, VAN NEEK (1925) spricht von einer „Tendocellulitis". BLOCK denkt an die Möglichkeit einer Störung im Colloidstoffwechsel als Grundlage für Krankheiten, die durch Zug entstehen, z. B. für die Apophysitis tibiae und calcanei. Analogie zur Entstehung der Henschenschen Knochenumbauzonen bei der Ermüdungsfraktur sei denkbar. SCHULTZE hält eine Systemerkrankung mit Periost- und Bindegewebsschwäche für die latente Ursache, wobei schon ein normaler Reiz abnorm empfunden werde. M. FRANCHI (1953) lehnt die Existenz eines Morbus Schlatter als Krankheitseinheit überhaupt ab. Zu dieser Ansicht kommt er anhand von röntgenologischen und histologischen Untersuchungen bei 30 jugendlichen Patienten. Nach seiner Beobachtung ist der Apophysenkern nicht — wie bisher geglaubt — enchondral angelegt, sondern bindegewebig. Der normale Verknöcherungsvorgang ist nach FRANCHI hier ein sehr unregelmäßiger. Es handle sich um eine besondere Art von intratendinöser Ossifikation. Ähnlich dachte schon A. KÖHLER, der ziemlich ausführlich auf die damaligen ätiologischen Auffassungen eingeht. Er sieht im Schlatter mehr eine „Variante der Ossifikation" als eine „Erkrankung".

WASCHULEWSKI und GILLERT und WASCHULEWSKI stellen auch für die Verknöcherung an der Tuberositas tibae das von WASCHULEWSKI vertretene dualistische Prinzip der Osteogenese in den Vordergrund.

Es bestehe ein funktioneller Synergismus zwischen dem desmalen und dem angiogenen Ossifikationssystem. An den Epi- und Apophysen herrsche zwar bei der Entwicklung der Knochenkerne an sich die angiogene Ossifikation als Primärvorgang vor. Doch führe eine primäre Störung des desmalen Systemes bei erhaltener und leistungsfähiger angiogener Ossifikation zur Entstehung multipler Knochenkerne in der Chondrophyse. Diese Kerne könnten persistieren. Primäre Störungen der angiogenen Ossifikation würden zur Bildung cystoider Aufhellungen innerhalb der Epiphyse führen. Die aus der Störung resultierenden Defekte der Ossifikation würden sich am Röntgenbild u. a. als cystoide Verknöcherungslücken zeigen. Würden zur Zeit des Wachstums an Knochengefäßen in morphologischer oder funktioneller Hinsicht sekundäre Veränderungen auftreten, die das angiogene Ossifikationssegment hemmen oder blockieren, so entstünden Knochennekrosen. Bei den multizentrischen Ossifikationen handle es sich offensichtlich um eine Spätentwicklung durch mangelhafte Funktion des desmalen Ossifikationssystems, die bei hinzukommender mechanischer Überlastung Krankheitswert erhalten und in der äußeren, klinischen Erscheinungsform durchaus der Osteonekrose der Tuberositas tibiae entsprechen könne. GILLERT und WASCHULEWSKI stimmen mit KRIDELBAUGH und WYMAN überein, daß der Terminus „Osgood-Schlattersche Krankheit" den echten nekrotischen Prozessen in der Tuberositas tibiae vorbehalten bleiben sollte.

Die rundlich-ovalären epi- und apophysären Knochenkerne der multizentrischen Ossifikation sind demnach nach unserer jetzigen Kenntnis ossifizierende Mesenchymbereiche des angiogenen Ossifikationssystems. Normalerweise erscheinen sie nicht im Röntgenbild, wenn sie aber röntgenologisch zur Darstellung kommen, dann ist das Bild bereits Ausdruck einer Fehlfunktion des desmalen Ossifikationssystems. Dabei sind nicht nur die zeitliche Funktionsharmonie der Verknöcherungssysteme, sondern auch die knorpelig präformierten Anlagen der Epi- und Apophysen gestört, so daß der ossifizierende Faktor, der die Knochenkerne normalerweise zu einer Einheit verbindet, nicht wirksam werden kann.

GILLERT und WASCHULEWSKI geben unter Beachtung der Besonderheiten der ontogenetischen Entwicklung und des von ihnen vertretenen dualistischen Prinzips der Osteogenese für die Pathogenese des Morbus Lannelongue-Osgood-Schlatter (=aseptische Osteonekrose der Tibiaapophyse) zusammenfassend folgende Faktoren an:

1. Die normale Ossifikation ist allgemein, also auch an der Tibiaapophyse, von dem funktionellen Zusammenwirken des desmalen und des angiogenen Ossifikationssystems abhängig.

2. Funktionsstörungen in einem der beiden Systeme führen zu charakteristischen Ausfallserscheinungen und sind von einer reparativen Ausgleichsosteogenese des anderen Systems gefolgt.

3. Bei gestörter desmaler Ossifikation kommen multiple Knochenkerne zustande, die normalerweise in das Gesamtgefüge der Apophyse eingebaut sind. Sie können persistieren und durch hinzukommende mechanische Überlastung klinisch in Erscheinung treten. Solche Krankheitsbilder sind zwar zunächst von den aseptischen Apophyseonekrosen zu trennen, aber keineswegs als bedeutungslose Ossifikationsvarianten aufzufassen. Sie sind deshalb zu registrieren, auch wenn sie nur ein röntgenologischer Zufallsbefund sind. Sie können durch eine entsprechende Noxe in eine echte aseptische Knochennekrose übergehen.

4. Ein *primärer* Ausfall der angiogenen Ossifikation führt zu Ossifikationslücken; es sind resistierende Knorpelknötchen, die sich röntgenologisch als cystoide Aufhellungen darstellen. Dabei handelt es sich um Negativbilder der an entsprechender Lokalisation zu erwartenden Knochenkernbildung.

5. *Sekundäre* Störungen der angiogenen Ossifikation, also solche, die ein bis dahin normal entwickeltes und funktionierendes angiogenes Ossifikationssegment treffen, bewirken die Entstehung einer aseptischen Knochennekrose. Solche Störungen können durch die verschiedenen Formen einer Zirkulationsunterbrechung im Wachstumsalter ausgelöst werden. Wir ordnen hier den *Morbus Lannelongue-Osgood-Schlatter* ein.

6. Die Mehrzahl der in der Literatur diskutierten Faktoren zur Pathogenese des Morbus Schlatter läßt sich unter Würdigung des dualistischen Prinzips der Osteogenese ohne Zwang in die Störungen der angiogenen Ossifikation einfügen, wobei die sekundären Reaktionsformen des desmalen Ossifikationssystems im Sinne einer Ausgleichs- und Heilosteogenese besonders zu beachten sind.

GILLERT und WASCHULEWSKI weisen in ihrer Arbeit auch auf den Einfluß hormonaler Dysregulationen auf die Apophysenverknöcherung im Rahmen ihrer Theorie hin.

REICHELT (1970) faßt aufgrund der eigenen und der in der Literatur niedergelegten Befunde sowie eigener experimenteller Untersuchungen an Ratten die gewonnenen Erkenntnisse hinsichtlich der Ätiologie und Pathogenese des Morbus Schlatter in folgende Punkte zusammen:

1. Es ist unzulässig, die juvenile Osteochondrose der Tibiaapophyse, wie es heute noch in vielen Fällen erfolgt, als traumatisch bedingt anzusehen. Dabei spielt die Art der Verletzung als einmaliges „akutes" Trauma oder als „Dauertrauma" keine Rolle.

2. Es soll nicht bestritten werden, daß eine der zahlreichen übrigen im Laufe der Jahrzehnte angeschuldigten Ursachen (z.B. Vitaminmangel, endokrine Störung) in Ausnahmefällen den Symptomenkomplex des Morbus Schlatter auslösen kann. Nicht zu diesem Bild dürfen gerechnet werden spezifische oder unspezifische Entzündungszustände oder auch echte Frakturen und Infrakturen des Schienbeinhöckers.

3. Formalgenetisch können die früher mehrfach für die Entstehung als wesentlich angesehenen Faktoren der Konstitution, der konstitutionell schwachen Epiphyse, der Wachstums- und Verknöcherungsstörung usw. als erbbedingte, zeitlich begrenzte Ossifikationsstörung definiert werden, die durch einen auch nur unbedeutenden mechanischen Insult zur klinischen Manifestation der juvenilen Osteochondrose der Tibiaapophyse führen kann. Diese Erklärung wird gestützt durch:

a) das konstante Geschlechtsverhältnis von 3,33—3,76:1 zugunsten der Knaben bei insgesamt 1091 Patienten der Literatur und der Orthopädischen Universitätsklinik Würzburg über einen Gesamtzeitraum von 66 Jahren;

b) den schmalen, hohen Altersgipfel der Jungen im 13. und 14. Lebensjahr, was klinisch die röntgenologische Tatsache bestätigt, daß in diesem Zeitraum die lebhaftesten und damit störanfälligsten Ossifikationsprozesse im Bereich des Tibiaapophysenknorpels ablaufen;

c) die fast gleichmäßige Seitenverteilung und die hohe Rate von bilateralem Befall;

d) das kombinierte Auftreten des Morbus Schlatter mit Apophyseopathien anderer Lokalisation beim gleichen Individuum oder bei Blutsverwandten;

e) das mehrfach beobachtete Vorkommen von Morbus Schlatter bei Zwillingspaaren und Familienangehörigen;

f) die von SEYSS und WIESNER festgestellten und durch eigene Untersuchungen bestätigten disharmonischen Epiphysenwachstumsstörungen im Bereich des Kniegelenkes, wodurch der Brückenschlag zu den angeborenen Knorpelverknöcherungsstörungen erfolgt ist;

g) die Unmöglichkeit, tierexperimentell durch intermittierende Zugeinwirkung die pathomorphologischen Befunde des Morbus Schlatter zu reproduzieren (s. a. „Histologie", S. 470).

Eine Kombination des Morbus Schlatter mit einer an anderer Stelle des Skeletes lokalisierten aseptischen Osteonekrose ist nicht selten, z.B. mit Nekrose der Calcaneusapophyse (HELLNER, POPPE, SCHINZ), Chondropathia patellae (HAINZL), Osteopathia patellae juvenilis (LARSEN, JOHANNSEN-MAU), Morbus Perthes, Osteochondrosis dissecans u.a.

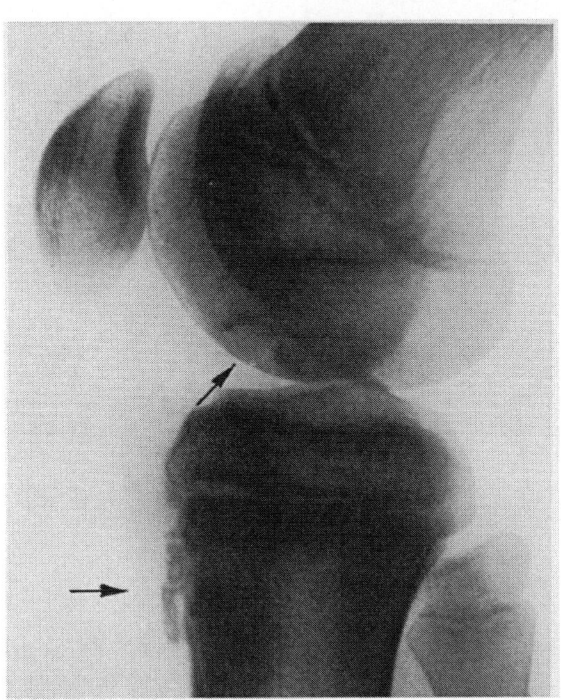

Abb. 385. Gleichzeitiges Vorkommen von Morbus Schlatter, Morbus Blount und Osteochondrosis dissecans an einem Kniegelenk, 15jähriger Junge (s. a. Blount-Disease, Abb. 376)

Auch Chondropathia patellae und nicht ossifizierende Knochenfibrome kommen gar nicht so selten gemeinsam mit einem Schlatter vor (HATCHER, HOEFFKEN), wodurch der Gedanke nähergebracht wird, daß diesem Leiden eine allgemeine (konstitutionelle) Knorpelfehlentwicklung zugrunde liegt (s. Fall Abb. 385).

Nach H. SCHNEIDER handelt es sich bei der Schlatter-Osgoodschen Erkrankung pathologisch-anatomisch um eine Tendo-Chondro-Osteopathie im Bereiche der Insertion des Quadriceps und seines unmittelbar davorliegenden Sehnenabschnittes, die als eine Abnützungserkrankung der Sehne und ihres Ansatzes anzusehen sei. Er weist vor allem auf die Häufigkeit der Erkrankung am Morbus Schlatter bei Sportlern hin. Nach BRANDIS sei schon vor dem ersten Weltkrieg die Schlattersche Krankheit am häufigsten in jenen Ländern beschrieben worden, in denen schon damals Sport sehr ausgiebig betrieben wurde, z.B. in der Schweiz durch das Bergsteigen. In Deutschland sei die Zahl der Erkrankungen nach dem Krieg, als der Sport einen gewaltigen Aufschwung genommen habe, erheblich angestiegen; außerdem sei damals die Widerstandsfähigkeit des Gewebes durch die jahrelange Unterernährung herabgesetzt gewesen. Nach SCHMIEDEN und WEISS wird die Schlattersche Erkrankung besonders beim Fußballspiel, Laufen und Springen manifest.

Koch fand im Schrifttum unter 207 für seine Erhebungen verwertbaren Fälle die Erkrankung in 54% durch Traumen beim Sport und Turnen ausgelöst, davon entfielen allein auf das Fußballspiel 8%. Mandl hat unter ca. 300 Fußballspielern das Leiden 3mal beidseitig beobachtet. Birker unterscheidet eine akute und chronische Form der Erkrankung. Die erstere komme besonders häufig beim Weitsprung und beim Starten vor, die letztere beim Fußballspiel. Übrigens treten ähnliche Erkrankungen bei Sportschäden auch an anderen Sehnen und Sehnenansätzen auf (H. Schneider). Gelegentlich kommt auch

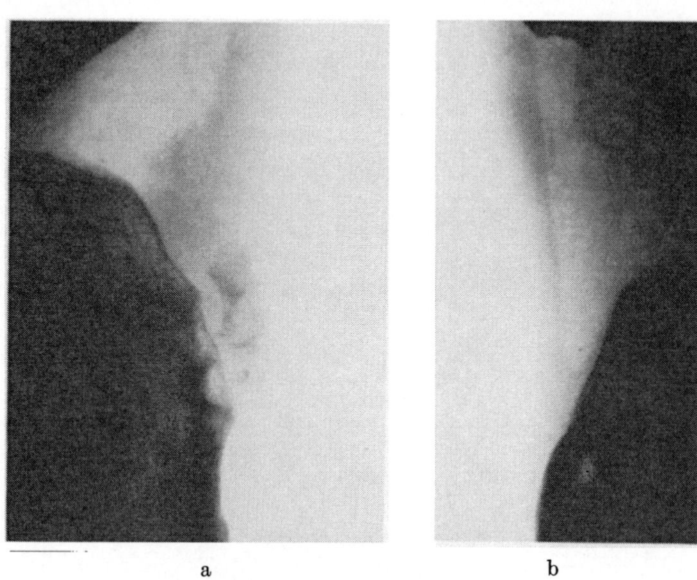

Abb. 386a u. b. Chronische Tendinitis ossificans an der Infrapatellarsehne, die sich im Anschluß an einen Morbus Schlatter entwickelte. Verschattung der benachbarten Weichteile, bis zum Fettkörper des Gelenks herauf (a). Vgl. Gegenseite (b)

eine chronische Tendinitis ossificans am Quadricepssehnenansatz zur Beobachtung, die sich zusammen oder im Anschluß an einen Morbus Schlatter entwickelt hatte (Abb. 386).

An der Tuberositas tibiae begegnen wir der periostfreien Sehnenverankerung, die schon Heister (1771) und Weidenreich (1922) festgestellt haben. Nach Petersen (1930) strahlt an der Tuberositas tibiae die Sehne in einen Faserknorpel ein, wie auch an anderen Ansatzstellen.

Neuerdings hat sich besonders ausführlich mit den Abnützungserkrankungen an den Sehnen und Muskelansätzen H. Schneider (1959) befaßt. An höckerigen Ansätzen strahlen die Sehnenfibrillen nach Durchlaufen einer unverkalkten und verkalkten Knorpelzone direkt in die organische Matrix des Knochens, d.h. in die kollagenen Fasern der Grundsubstanz ein (Abb. 387). Daraus mögen auch oberflächliche Verkalkungen über der aufgerauhten Knochenansatzstelle verständlich werden, die sich in der unverkalkten Knorpelzone bilden können. Nach H. Schneider müßte man bei entzündlichen Sehnenansatzerkrankungen solcher periostfreier Sehnenverankerungsstellen streng genommen von einer Osteo-Chondro-Tendopathie sprechen und nicht von einer Tendoperiostose. Der Kürze wegen schlägt Schneider einfach den Ausdruck Tendopathie vor.

Selbstverständlich fehlt auch nicht die Theorie der entzündlichen Entstehung. Schon Ebbinghaus (1913) und Altschul (1919) sprachen von einer Entzündungsepiphysitis. C. Calef (1929) gewann bei einem entsprechenden Röntgenbild eines 14jährigen Knabens mittels Punktion eine sterile, leicht blutig verfärbte Flüssigkeit. Das benachbarte Tibiaperiost war deutlich verdickt. Er hält demnach an der infektiösen Erklärung des Leidens fest. Grobbe konnte in 2 Fällen Staphylokokken nachweisen. Taft (1929) glaubt an eine chronisch-entzündliche Erkrankung der Apophyse, die gewöhnlich erst nach einem leichten Trauma in Erscheinung trete. Rongoni (1926) vertritt ebenfalls die Auffassung einer entzündlichen Krankheit, die aber nur bei Individuen mit schwacher Konstitution entstehe, bei welcher eine ungenügende Entwicklung des Knochenkernes vorliege.

Andere frühere Autoren sahen die Ursache in einer Spätrachitis (Fründ, Fromme, Fels), kongenitalen Ossifikationsanomalie (Matsuoka), allgemeinen Bindegewebsschwäche, Störung der inneren Sekretion (Liek), Hungerosteopathie (Rieder). Im Falle von Tagliavacche bestand tatsächlich eine Lues und gleichzeitig eine Rachitis (13jähriges Mädchen).

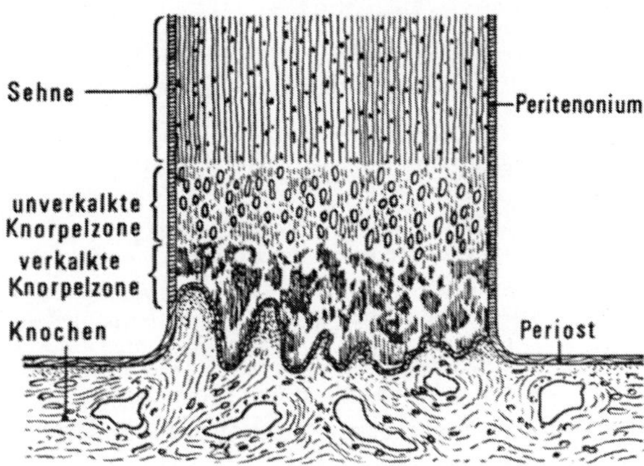

Abb. 387. Schematische Darstellung der periostfreien Sehnenverankerung. (P. G. Schneider)

h) Histologie

Axhausen hatte noch keine histologischen Befunde des Morbus Schlatter zur Hand, um eine einwandfreie Einordnung der „Apophysitis tibiae" unter die aseptischen Nekrosen vornehmen zu können; Schultze fand keine pathologischen Veränderungen. Die erbrachten histologischen Befunde sprachen zunächst vor allem gegen die von einigen Autoren angenommene Ätiologie durch Rachitis (Fromme), an die lediglich eine gelegentlich leicht verbreitete Epiphysenfuge und eine unregelmäßige Knorpel-Knochengrenze erinnert. Für Lues und Tuberkulose sind histologisch keinerlei Anhaltspunkte gegeben. Zaajier (1921) hält Knorpelinseln für Knochenkerne, andere Autoren für Callus nach Fraktur oder für eine reaktive Neubildung ohne vorausgegangene Fraktur (zit. nach Lutterotti). Anardi (1 Fall, 1928) deutet den histologischen Befund als Ausdruck einer unregelmäßigen enchondralen Ossifikation des osteoiden Gewebes.

Spätere Untersuchungen haben einwandfrei den histologischen Charakter einer aseptischen Osteonekrose beim Morbus Schlatter erwiesen. Im histologischen Bild stehen Anbau- und Abbauvorgänge nebeneinander. Man findet Stellen enchondraler Verknöcherung, Blutungsherde, Nekrosebezirke, entkalkte und kalkhaltige Zonen, Randwulstbildungen und periostale Neubildungen.

Stracker (1932) teilt zu zwei eigenen Fällen ($12^1/_2$ und 16jährige Jungen) den genauen histologischen Befund mit. Das Röntgenbild zeigte im ersten Fall einen dornartigen Auswuchs mit hanfkorngroßem Knochenschatten, im zweiten Fall war die Tibiaapophyse verdickt, nach vorne stufenartig begrenzt und von zwei übereinanderliegenden Knochenschatten begleitet.

In beiden Fällen ergab das histologische Bild entkalkter Schnittpräparate eine reichliche Einlagerung von Knorpelzellen mit beginnender Verkalkung an der Sehnen-Knochengrenze und Bildung zahlreicher Knocheninseln mit regelmäßigen Osteoplasten-Schichten. Osteoklasten wurden nur spärlich angetroffen. Ein Vergleich mit 4 wegen anderer Ursache gestorbener Kranken im Alter von 8 Monaten, 9, 15 und 18 Jahren ergab keine oder nur eine ganz schmale Verkalkungszone zwischen Sehnenansatz und Knochengrenze.

Die Verbreiterung der Verkalkungszone, die Anwesenheit reichlicher Knorpelzellen und das Einwachsen von Gefäßsprossen des Markraumes in die Sehne kennzeichnen nach STRACKER die eigenartigen Veränderungen der Schlatterschen Krankheit. Eine Vermehrung des osteoiden Gewebes, wie man sie bei Spätrachitis sieht, war nicht festzustellen (zit. nach Ref. von DUNKER).

HÖRBST (1933) gibt von 2 Fällen einen genauen histologischen Befund.

Die Bilder sind charakterisiert durch Ossifikationsherde, deren Bälkchen nicht regelmäßig, sondern in verschiedenen Richtungen verlaufen. Die innerhalb von Markräumen anzutreffenden reaktiven Bildungen von faserreichem, zellreichem, gefäßreichem und verschieden differenziertem Gewebe deutet er als Callus. Vielfach anzutreffende Spalt- und Rißbildungen, Blutungen und Zertrümmerungen bringen HÖRBST zu der Annahme, daß diese Veränderungen funktionell-mechanischen Einwirkungen eines sich öfter wiederholenden kleinen Traumas zuzuschreiben sind. HÖRBST sieht hierin einen Parallelbefund zu dem bei der Mondbeinnekrose.

Zu LUTTEROTTIs Fällen (1947) hat NORDMANN (Göttingen) die histologischen Untersuchungen durchgeführt.

Es zeigten sich Übergänge von normalem Knorpel zu einer Auflockerung des Knorpelgewebes bis zur völligen Nekrose mit Vacuolenbildung. Auch das Bindegewebe und das Fasermark wiesen schwere Veränderungen auf im Sinne einer Auflockerung. Am Rande veränderter Zonen verrieten kalkreiche Bezirke mit starker Proliferation des Fasergewebes und vereinzelte Blutextravasate eine lebhafte regeneratorische Tätigkeit. Entzündliche Erscheinungen waren nirgends nachweisbar.

Die häufig beobachteten Risse im befallenen Bezirk können auf der Nekrose beruhen und brauchen nicht das Primäre für das Zustandekommen der Nekrose zu sein, wie NAGURA annimmt. Auch an der Sehne wurden Veränderungen gefunden (s. weiter unten).

Bei den jüngeren Untersuchungen von EHRENBORG und ENGFELDT (1961) wurden 18 Präparate von 9 Mädchen und 8 Knaben (Durchschnittsalter: 13—14 Jahre) gewonnen.

Die größere Gruppe aus 10 Knochenstückchen von Patienten mit langer Erkrankungszeit zeigt weitgehend stationäre Veränderungen: Unregelmäßiger, trabekulärer Knochen, oft mit An- und Abbauzeichen in der Peripherie, teilweise verkalktem Knorpelgewebe an der Grenze zum Ligament und gelegentlich erheblicher Neubildung von Knochengewebe im alten Bett des Fragmentes in der Tuberositas. Im Ligament fanden sich keine degenerativen Veränderungen. In der 2. Gruppe aus 8 Stückchen von Patienten mit kurzer Erkrankungszeit war das histologische Bild wechselnder: Das Gewebe des Ligament ging in einen Knorpel über, der häufig beträchtliche Veränderungen aufwies, nämlich Kontinuitätsunterbrechungen, welche einen Riß anzeigten, mit nekrotischen und degenerativ veränderten Bezirken in der Umgebung. Auch Verkalkungen und beginnende Knochenbildung waren stellenweise zu finden. An der Grenze zwischen Knorpel und Knochen fand sich ein Callus vorwiegend bindegewebigen Typs mit reichen Zell- und Gefäßbezirken sowie regressiven Veränderungen mit Gewebsabbau und schlechterer Anfärbbarkeit (nach VAN GIESON). Auch hier sah man teilweise verkalkte und verknöcherte Knorpelinseln.

Es zeigten sich somit keine degenerativen Veränderungen, welche deutlich *vor* dem Trauma anzusetzen wären, noch Hinweise auf irgendeinen zugrundeliegenden andersartigen pathologischen Prozeß. Die Autoren kommen somit zu der Auffassung, daß es sich bei dem Krankheitsbild des Morbus Osgood-Schlatter um eine traumatische Lockerung der Verankerung des Ligamentum an der Tuberositas handle (einmaliges Trauma, Mikrotraumen). Der ursprüngliche Punkt der Kontinuitätsunterbrechung ließ sich nicht sicher feststellen, auch waren keine eindeutigen Zeichen eines Knochenabrisses zu finden. Da sich sowohl im abgerissenen Knorpel als auch in dem des Bettes in der Tuberositas lebhafte Wiederaufbauzeichen fanden, erscheint es den Autoren wahrscheinlich, daß die Ablösung sich im Knorpel vollzogen habe (nach einem Ref. von REMAGEN).

REICHELT (1970) hat 14 Probebiopsien von 11 an Morbus Schlatter erkrankten Jugendlichen untersucht und mit Autopsie- und Biopsiematerial verglichen, das von nicht an Morbus Schlatter erkrankten Personen stammte. Er konnte ausgeprägte Ossifikationsstörungen, aber keine Hinweise für primäre Ernährungsstörungen, traumatische Einwirkungen, entzündliche Veränderungen oder eine Spätrachitis erkennen. Im Experiment untersuchte REICHELT belastete Kniegelenke von Ratten. Die lichtmikroskopische Untersuchung der Ansatzgebiete der Ligamenta patellae zeigte nur in den funktionell stärker belasteten Gruppen morphische Veränderungen, die aber mit den aus der Literatur bekannten und den eigenen, durch Probebiopsien gewonnenen Befunden des Morbus Schlatter nicht identisch waren, sondern als unspezifische Veränderungen angesehen werden. Die statische Sehnenreißfestigkeit war bei allen Lauftieren herabgesetzt, ein vermehrter Knochenabbau im Bereiche der der Tibiaapophyse unmittelbar benachbarten Spongiosa war mit Hilfe der Tetracyclinmarkierung nicht nachweisbar.

Eine *Sehnenbeteiligung* wird zwar von der Mehrzahl der Autoren nicht erwähnt, erscheint aber wegen der unmittelbaren Nachbarschaft der Infrapatellarsehne nicht abwegig, zumal an jedem Sehnenansatz des Skeletes anatomisch ein direkter Übergang der speziellen Sehnenelemente in das Periost, beim Früh-Jugendlichen in den primordialen Faserknorpel gegeben ist. Der Befund einer Beschränkung der krankhaften Veränderungen auf die Sehne *allein* ist allerdings äußerst selten mitgeteilt. Es ist auch fraglich, ob derartige Fälle einem echten „Schlatter" entsprechen und nicht einer chronischen Tendinitis, wie sie P. G. SCHNEIDER z. B. für das „Gracilis Syndrom" verantworlich macht, wobei ätiopathogenetisch die periostfreie Sehnenverankerung am Knochen eine Rolle spielt. M. v. LUTTEROTTI spricht bei solchen Fällen von einem „Schlatter" im weiteren Sinne. Sehnenveränderungen werden u. a. von folgenden Autoren angeführt:

Schon RIEDER, EBBINGHAUS, ALTSCHUL, ASATA sahen hyperplastische Sehnenveränderungen mit teilweiser Sehnenverknorpelung und verdicktem Periost am Sehnenansatz. STRACKER beobachtete ein Einwachsen von Gefäßsprossen des Markraumes in die Sehne. COLE fand bei operativ entfernten Schienbeinhöckern eine Auflockerung und Durchsetzung des Sehnengewebes mit Knorpelzellen, Plasmazellen, Lymphocyten und Fibroblasten. Der Gefäßreichtum dieser Schicht war vermehrt. M. v. LUTTEROTTI befaßt sich mit der Sehnenbeteiligung beim „Schlatter" ausführlicher. In ihren Fällen Nr. 7, 8 und 10, war ein solcher gegeben. Im Falle Nr. 7 sah man am Übergang von Sehne zum Knorpel eine beginnende Auflösung des Fasermarkes, aber noch keine völlige Nekrose. Entzündliche Erscheinungen fehlten. Im Falle Nr. 9 (Sehnenpräparat) befanden sich die Sehnenfasern herdweise im Stadium der beginnenden Nekrobiose: Aufgelockerte Struktur mit verstrichenen Kernen und Kernkonglomeraten. Im Falle Nr. 10 verzeichnet der histologische Befund, daß sich am unteren Ende des untersuchten Stückes ein großer nekrotischer Bezirk von Knochengewebe fand, der allmählich in kleinere Nekrosebezirke überging. Die Nekroseveränderungen begannen aber schon in der anschließenden Sehne, wo sich Vacuolenbildung und Kernauflösung zeigte. Im Sehnenbereich sonst Auflockerung der einzelnen Fasern mit unregelmäßigen Kernanordnungen und verwaschener Färbung. M. v. LUTTEROTTI, die in der Schlatterschen Krankheit eine Überlastungskrankheit auf konstitutioneller Grundlage sieht, hält die Sehnenveränderungen ebenfalls für eine Folge einer Überbeanspruchung. Wenn an der Tuberositas eine sog. „Köhlersche Ossifikationsvariante" nicht gegeben sei und primär eine völlig intakte Ossifikation vorliege, so nehme der Ossifikationsprozeß an der Tuberositas einen ungestörten Verlauf und eine Überlastungsfolge zeige sich dann nur in einer Weichteilstörung, oftmals in Form einer „Tendinitis" der Quadricepssehne oder einer funktionellen Sehnenhypertrophie.

Schließlich sei auch noch daran erinnert, daß FRANCHI aufgrund seiner histologischen Erhebungen zu der Annahme kam, daß der Kern der Tuberositas tibiae nicht enchondral angelegt sei, sondern bindegewebig, und daß es beim Morbus Schlatter zu einer besonderen Art von intratendinöser Verknöcherung kommen könne (s. „Ätiologie und Pathogenese", S. 465).

i) Zur Differentialdiagnose

Wie aus den Ausführungen über Ätiologie und Histologie zu ersehen ist, bereitet die Abgrenzung des Morbus Schlatter gegenüber der *Tendinitis infrapatellaris* große Schwierigkeit, besonders wenn keine entsprechend veränderte Apophyse am Röntgenbild zu sehen ist. Handelt es sich um erwachsene Personen, so kann schon in anbetracht des Alters die Diagnose „Schlatter" nicht gestellt werden, es sei denn, jene eines Spätzustandes nach Morbus Schlatter. Bei jugendlichen Personen ohne röntgenologischen Apophysenbefund muß bedacht werden, daß es ein Vorstadium des „Schlatter" gibt, bei dem der klinische wie histologische Befund lediglich auf den Sehnenansatz beschränkt ist. Zeigen sich auch im weiteren Verlauf keine Apophysenveränderungen und bleibt das Krankheitsbild auf den Sehnenansatz beschränkt, so kann streng genommen auch bei Jugendlichen im Sinne der Definition juveniler aseptischer Osteochondronekrosen die Diagnose eines Morbus Schlatter nicht gestellt werden. Zu derartigen Differenzierungen wird man aber in der Praxis ohne längere Beobachtung des Patienten und ohne histologische Untersuchungen vielfach nicht kommen.

Dem klinischen Bild nach ist auch das Vorliegen von *Schleimbeutelerkrankungen* zu erwägen, vor allem ausgehend von der Bursa praetibialis und der Bursa infrapatellaris profunda. Die Gegend der letzteren soll nach CHOMUTOWA beim Morbus Schlatter häufig verschattet sein. Ferner muß bedacht werden, daß erwachsene Personen, die einen Zustand nach Morbus Schlatter aufweisen, eine besondere Neigung zu chronischen Reizzuständen an Schleimbeuteln in der Nähe der Tuberositas tibiae haben.

Die *Sinding-Larsen-Johannssonsche Osteonekrose* der Patella kann wegen ihrer bevorzugten Lokalisation am unteren Kniescheibenrand ähnliche Beschwerden machen wie der Morbus Schlatter (s. S. 429).

Natürlich kommen in der Gegend der Tuberositas tibiae auch echte unfallbedingte *Frakturen* vor. Für ihre Diagnose ist aber eine entsprechende Anamnese und ein entsprechender örtlicher Befund einschließlich Röntgenbild maßgebend. Klinisch kann auch die *Ermüdungsfraktur* am Schienbein ein ähnliches Bild abgeben. Sie entsteht aber meistens etwas weiter distal am Übergang der Metaphyse zum Tibiaschaft und zeigt eine querverlaufende Umbauzone, eventuell mit periostaler Reaktion.

Auch echte *Exostosen* kommen an der Tuberositas tibiae vor.

Die Tuberkulose wird differentialdiagnostisch immer angeführt. Sie ist aber an der Tuberositas tibiae doch recht selten und führt zum progredienten Gewebsabbau. Zu erwähnen ist hier der auch den Morbus Perthes einbeziehende differentialdiagnostische Beitrag von CONFALONIERI.

k) Zur Therapie

In den meisten Fällen wird konservativ vorgegangen: Ruhigstellung durch Gipsverband oder Gipshülse. Auch lokale Umspritzungen mit Corticosteroid wurden empfohlen.

Von den operativen Methoden seien die Ausräumung des nekrotisch veränderten Knochens nach DEBRUNNER, die Abmeißelung der Apophyse nach STRACKER, sowie die Apophysenanbohrungen erwähnt. Letztere bedeuten nur einen kleinen Eingriff und wurden mit Erfolg besonders von H. BRANDT angewendet. Spätere Kontrollen ließen auch im Röntgenbild eine gute Ausheilung erkennen. Die Autoren sind der Ansicht, daß durch den Operationsreiz die Verschmelzung der Apophyse mit dem Tibiaschaft gefördert und die Ossifikation in normale Bahnen gelenkt werde.

PFEIFFER konnte bei 61 Patienten eine Entlastungsbehandlung mittels der von PITZEN angegebenen Entspannungshülse durchführen. Er erzielte in 70% der Fälle bei einer durchschnittlichen Behandlungsdauer von 50 Tagen völlige Beschwerdefreiheit. In 28% der Fälle trat eindeutige Besserung ein. Eine operative Behandlung des Morbus Schlatter hält PFEIFFER für überflüssig.

Eine Röntgenentzündungsbestrahlung und auch eine Ultraschallbehandlung bergen die Gefahr der Auslösung einer Wachstumsstörung an der Tibiakopfepiphyse. Sie können aber ohne Bedenken und häufig mit Erfolg angewendet werden, wenn es sich um Erwachsene handelt, bei denen eine reine Insertionstendopathie vorliegt (H. SCHNEIDER u.a.).

Literatur zu G. 9. (Apophyseonekrose der Tuberositas tibiae: Morbus Osgood-Schlatter)

AARTS, N. J. M.: In: Medical thermographie, herausgeg. von HEERMA, VAN VOSS u. P. THOMAS. Basel: S. Karger 1969.

AGRIFOGLIO-GENOVA, M.: Chir. Organi Mov. 11, 4 (1927).

ALLESANDRI, R.: Arch. Ortop. (Milano) 28, 6 (1911).

ALSBERG: Z. Orthop. 20, 303 (1908).

ALTSCHUL: Langenbecks Arch. klin. Chir. 115, 3 (1919).

— Bruns' Beitr. klin. Chir. 115, 741 (1919).

ANARDI, T.: Contributo allo studio della malattia di O.-Sch. Chir. Organi Mov. **12**, 187 (1928). Ref. Zbl. ges. Radiol. **5**, 822 (1928).

ASATA: Z. Orthop. **48**, 191 (1927).

AXHAUSEN, G.: Langenbecks Arch. klin. Chir. **114**, 1 (1919).

— Langenbecks Arch. klin. Chir. **124**, 511 (1923).

— Langenbecks Arch. klin. Chir. **129**, 26, 341 (1924).

— Langenbecks Arch. klin. Chir. **151**, 72 (1928).

— In: Henke-Lubarsch, Hdb. Spez. pathol. Anatomie u. Hist., Bd. 9, S. 187. 1943.

— Die Ernährungsunterbrechungen am Knochen. Ergebn. allg. Path. path. Anat. **37**, 207 (1954).

BADER, R.: Amer. J. Roentgenol. (1922).

BALLI, Z.: Chirurg Nr 101, 638 (1929).

BARBER, C. G.: Osteochondritis deformans tibiae. Amer. J. Roentgenol. **42**, 498—502 (1939).

BENGT-HULTING: Roentgenologic features of fracture of the tibial tuberosity. Acta radiol. (Stockh.) **48**, 161 (1957).

BERETEROIDE, E. A., REBOIRAS, J.: Zu einer Beobachtung von Osgood-Schlatterscher Krankheit mit 2 Lokalisationen. Arch. argent. Pediat. **9**, 26, 32 (1938) [Span.].

BERGEMANN, W.: Über die Entwicklung der Tuberositas tibiae und ihre typische Erkrankung in der Adolescenz. Langenbecks Arch. klin. Chir. **89**, 477 (1909).

BERGMANN: Langenbecks Arch. klin. Chir. **89**, 476 (1903).

BLENCKE: Z. orthop. Chir. **42**, 291 (1922).

BLOCK, W.: Langenbecks Arch. klin. Chir. **100**, 453 (1912).

— Zur Pathogenese unspezifischer Spongiosaerkrankungen der Knochen. Langenbecks Arch. klin. Chir. **174**, 173 (1933).

BOSINCO, O.: Considerazioni radio-cliniche sulla M. Osgood-Schlatter. Boll. Soc. fra i sultori sci. med. nat. Cagliari **27**, 117 (1926).

BRANDES, M.: Der Schlattersche Symptomenkomplex beim Erwachsenen. Münch. med. Wschr. **74**, 1830 (1927).

BRANDIS, S.: Z. Orthop. **48**, 239 (1927).

BRANDT, H.: Beitrag zur operativen Behandlung der Osgood-Schlatterschen Erkrankung. Z. Orthop. **100**, 340 (1965).

BROCHER, J. E. W.: Les manifestations tardives de la maladie d' O.-Schl. Paris méd. **2**, 214 (1933).

— Schweiz. med. Wschr. **79**, 890 (1949).

BÜTTNER: Langenbecks Arch. klin. Chir. **136**, 705 (1925).

BURCKHARDT, E.: Juvenile Osteochondropathie der Metaphysen. Schweiz. med. Wschr. **43**, 944 (1945).

CAAN: Fortschr. Röntgenstr. **33**, 223 (1925).

CALEF, C.: Sul morbo di Osgood Schlatter. Ital. chir. **8**, 1159 (1929).

CHAHIR: Chirurg **11**, 667 (1936).

CHOMUTOWA, A. P.: Das Röntgenbild der Weichgewebe der vorderen Kniegelenkabschnitte bei O.-Schl. Erkrankung. Vestn. Rentgenol. Radiol. **25**, 61—75 (1941). [Russ. mit dtsch. Zus.fass.] Ref. Zbl. ges. Radiol. **35**, 251.

COLE, J. P.: A study of Osgood-Schlatter disease. Surg. Gynec. Obstet. **65**, 55—67 (1937).

— Zbl. Chir. **48**, 2692 (1938).

CONFALONIERI, D.: Le malattie di Perthes e di Osgood-Schlatter dal punto di vista diagnosi diff. con la Tbc articolare. Policlinico, Sez. prat. **1934**, 1211.

COSTA, T.: Policlinico, Sez. chir. **23**, 7 (1916).

CUVELAND, E. DE, HEUCK, F.: Osteochondropathie der Spina ilica ant. inf. Fortschr. Röntgenstr. **75**, 434 (1951).

DEBRÉ, R., BROCA, R., SAULIER: Bull. Soc. Pédiat. Paris **30**, 547 (1932).

DEBRUNNER, H.: Handbuch der Orthopädie, Bd. IV/1. Stuttgart: G. Thieme 1961.

DECREF: Les altérations du noyau osseux de la tuberocite du tibia. Internat. Kongr. für Radiologie und Elektrizität in Brüssel 1910.

DEHRE: Zbl. Chir. Nr 9, 538 (1934).

DELITALA: Zbl. Chir. Nr 39, 2206 (1925).

DESENFANS: Osteochondrose et maladie de Schlatter-Osgood. Rev. Path. et Physiol. Trav. **13**, 18—21 (1936).

DURANTE: Radiol. med. (Genova) (Sept) 1924.

DUSSAUT: Zbl. Chir. **11**, 668 (1936).

EBBINGHAUS: Dtsch. med. Wschr. **11**, 1639 (1913).

EHRENBORG, G., ENGFELDT, B.: Histologic changes in the Osgood-Schlatter lesion. Acta chir. scand. **121**, 328 (1961).

— — OLSON, E.: On the etiology of the Osgood-Schlatter lesion. An experimental study in dogs. Acta chir. scand. **122**, 445 (1961).

— LAGERGREEN, C.: Roentgenologic changes in the Osgood-Schlatter lesion. Acta chir. scand. **121**, 315 (1961).

ELWARD, J.: Bilateral Osgood-Schlatter's disease. Radiology **26**, 630—632 (1936).

EMMERT-OMAHA: (Operierter Fall.) J. Radiol. (Amer.) **6** (1925).

ESAU: Fortschr. Röntgenstr. Nr 34, 507.

FELS, E.: Über Entwicklung der Tub. tibiae und die Genese der Schlatterschen Krankheit. Dtsch. klin. Chir. **129**, 3 (1924).

FRANCHI, M.: Dati anatomo radiologici comprovanti l'inesistenza del morbo di Osgood-Schlatter. Radiol. med. (Torino) **39**, 1181 (1953). Ref. Zbl. ges. Radiol. **46**, 164 (1955).

FROMME: Dtsch. med. Wschr. Nr 19, 510 (1919).

— Bruns' Beitr. klin. Chir. Nr 118, 491 (1920).

GAURILENKO, B.: Über die Osgood-Schlattersche Krankheit. Orthop. Traum. **6**, 37—47 (1932) [Russ.].

GILLERT, L. H., WASCHULEWSKI, H.: Ossifikationsstörungen und aseptische Osteonekrosen der Tibiaapophyse. Z. Orthop. **105**, 14 (1968).

GIOGO-BERGAMO, F.: Radiol. med. (Torino) B **12**, 3.

GORODNIK, A. G., LANTSOW, V. P.: New contributions to the problem of Osgood-Schlatter disease. Vestn. Rentgenol. Radiol. **38**, Nr 3, 14—16 (1963). Ref. Zbl. ges. Radiol. **79**, 223 (1964).

GORZAWSKI: Beitrag zur Ätiologie und Pathogenese der Patella partita insbesondere ihrer Beziehung zu den aseptischen Nekrosen. Langenbecks klin. Chir. **188**, 538 (1937).

GRAF: Zbl. Chir. Nr 25, 979 (1912).

GREENLAEF-ATLANTIC: J. Radiol. (Amer.) **5** (1924).

GRUBER: Virchows Arch. path. Anat. **94**, S. 358.

GUILIANI: Chir. Organi Mov. **17**, 2, 105.

HÄUPTLI, O.: Die aseptischen Chondro-Osteonekrosen, S. 204. Berlin: W. de Gruyter 1954.

HATCHER, C. H.: The pathogenesis of localised fibrous lesions in the metaphyses of long bones. Ann. Surg. **122**, 1016 (1945).

HAYWORTH: Die Apophysitis tibiae. Z. ärztl. Fortbild. **32**, 175.

HEISTER, L.: Compend. anat. Nürnberg: Joh. Paul Kraus 1771.

HENSCHEN, C.: Gefäßversorgung d. Kniegel. Menisken. Schweiz. med. Wschr. **1929**, 1366.

— Langenbecks Arch. kli. Chir. **173**, 219 (1932/33).

HOEFFKEN, W.: Knochentumoren, Sammelbd. 1, 3. Folge. Wiss. Archivstelle der Rhein.-Westfäl. Röntgenges. Köln, Machabäerstr. 19, Strahleninst. d. AOK. (u. persönl. Mitt.).

HÖRBST, L.: Mikroskopische Befunde bei der sog. Schl.-O. Erkr. (Apophysitis tibiae) und bei Osteochondritis des Mondbeines usw. Arch. orthop. Unfall-Chir. 229—247 (1933). Ref. Zbl. ges. Radiol. **16**, 28 (1934).

HUGHES, E. S. R.: Surg. Gynec. Obstet, **86**, 323 (1948).

IGNATOSOSKI: Osteochondritis juvenilis der Ossifikationspunkte der Epiphysen. Zwei Fälle von Schlatterscher Krankheit. Shurn. Sowremenn. chir. **1**, 345 [Russ.].

JACOBSTHAL: Über die in der Adolescenz auftretende Verdickung der Tuberositas tibiae. Dtsch. Z. Chir. **86**, 493 (1907) [s. auch HOHMANN, Z. orthop. Chir. **24** (1909)].

JENSEN: Langenbecks Arch. klin. Chir. **83**, 30 (1907).

JENTZER, A., PERROT, A.: Remarques sur la maladie d'Osgood-Schlatter. Rev. Orthop. **27**, 176—191 (1941). — Helv. med. Acta 8, 162 (1941).

JOCHELSON, S.: 4 Fälle von juv. Osteochondrodystrophie. Vestn. Khir. H. 43/44 (1933) [Russ.].

JOHANNSEN, K.: Nachuntersuchungen an Fällen Schlatterscher Erkrankungen. Diss. Göttingen 1940.

KAPPIS: Bruns' Beitr. klin. Chir. **126**, 13 (1922).

KIENBÖCK, R.: Fortschr. Röntgenstr. **15** (1910).

— Nach MÜLLER. Bruns' Beitr. klin. Chir. **120**, 389 (1920).

KING, E. S. J.: Osgood-Schlatter disease and patella bipartita. J. Bone Jt Surg. **17**, 88—90 (1935).

KIRCHMEIER: Zbl. Chir. Nr 15, 799 (1924).

KIRSHNER, A.: Die vordere Epiphyse und der untere Tuberositaskern der Tibia beim Menschen und in der Säugetierreihe. Die Tuberositas tibiae des Menschen. Arch. Anat. Entwickl.-Gesch., Anat. Abt. 1908.

KOCH, A.: Ist die Schlattersche Krankheit eine Sportverletzung bzw. eine Sportschädigung? Ein Beitrag zur Ätiologie der Schlatterschen Krankheit. Diss. Münster/Westf. 1931.

KÖHLER, E.: Grenzen des Normalen und Anfänge des Pathologischen im Röntgenbild, 8. Aufl., S. 194, 205. Leipzig: G. Thieme 1943.

KRIDELBAUGH, WYMANN: Amer. J. Surg. **75**, 553 (1948).

LANG: Zbl. Chir. Nr. 31, 720 (1931).

LEGAL, W.: Zur Schlatterschen Krankheit. Diss. Breslau 1928 (1929).

LEHMANN: Bruns' Beitr. klin. Chir. **151**, 537 (1930/31).

LEHMANN: Nach KÖHLER. Grenzen des Normalen und Anfänge des Pathologischen im Röntgenbild . . . Leipzig: G. Thieme 1943.

LEYSS, R., WIESNER, E.: Z. Orthop. **80**, 623 (1950/51).

LICINI: Bruns' Beitr. klin. Chir. **78**, 394 (1912).

LIEK: Langenbecks Arch. klin. Chir. **139**, 39 (1927).

LOOSER: Dtsch. Z. Chir. **152**, 210.

LUTTEROTTI, M. VON: Beitrag zur Genese der Schlatterschen Krankheit. Z. orthop. Chir. **77**, 160 (1947/49).

MANDACH-SCHAFFHAUSEN, VON: Über Störungen der Tuberositas tibiae des Menschen. Inaug.-Diss. Zürich 1923.

MANDL: Vier doppelseitige Schlatter bei Fußballspielern. Wien. med. Wschr. **1922**, 1380.

— Die „Schlattersche Krankheit" als Systemerkrankung. Bruns' Beitr. klin. Chir. **126** (1922).

— Zbl. Chir. Nr 47 (1933).

— Wien. med. Wschr. Nr 18/19 (1957).

MASELLI, CAMPAGNA, V.: Zbl. Chir. Nr 9, 538 (1934).

— — Ulteriore contributo allo studio del morbo di Schlatter-Osgood. Studio clinico istopathologico. Riv. chir. **1**, 473—488 (1935).

MATSUOKA: Z. Orthop. Nr 27, 491 (1910).

MILANI, E.: Radiol. med. (Torino) **6**, 314 (1919).

MOREAU: Z. Orthop. Nr 47, 305 (1926).

MORGANTI, R.: Sul distacco traumatico della tuberosita anteriore della tibia. Bull. Sci. med. **111**, 370—383 (1939).

MOSTI, R.: Rif. med. **1919**, 33.

MÜLLER, M.: Bruns' Beitr. klin. Chir. **120**, 389 (1920).

MÜLLER, W.: Überanstrengungsschäden des Knochens (Mechanobiologie des Knochens). Leipzig: J. A. Barth 1944.

NAGURA, S.: Zbl. Chir. **1937**, 2049—2059.

— Zbl. Chir. **1938**, 1707—1712.

— Langenbecks Arch. klin. Chir. **198**, 39 (1940).

— Die Pathologie und das Wesen der Schlatterschen Krankheit. Langenbecks Arch. klin. Chir. **198**, 650—673 (1940).

NEEK, VAN: Z. Chir. Nr 28, 1572 (1925).

NIERSTRASZ, J. G.: Apophysiolysis der Tuberositas tibiae. Ned. T. Geneesk. **1939**, 4834—4838 [Niederl.].

ODISARIJA, S.: Über O.-Schl. Krh. Vrac. Delo **11**, 866 [Russ.]. Ref. 6, 133.

OSGOOD, R. B.: Boston med. surg. J. **148**, 113 (1903).

— Brit. med. and surg. J. **114** (1903).

PALUGYAY, J.: Zur Ätiologie und Rö.-Diagnose der unter „Schlatter-Osgoodscher Erkrankung" zusammengefaßten Veränderungen der Tuberositas tibiae. Fortschr. Röntgenstr. **35**, 595—618 (1926).

— Zbl. Chir. Nr 114, 2604 (1927).

PAUS, N.: Norsk Mag. Lœgevidensk. **87**, 611 (1926).

PERROT: Rev. Orthop. **20**, 597.

PETERSEN: Die Organe des Skeletsystems. In: Handbuch der mikroskopischen Anatomie des Menschen (v. MÖLLENDORFF). Berlin 1930.

PÉTEVI: Zbl. Chir. Nr. 28, 979 (1912).

— Fortschr. Röntgenstr. **23** (1915).

PIERRI: Zbl. Chir. Nr 33, 614 (1915).

PIRKER, H.: Dtsch. med. Wschr. Nr 14 (1934).

— Wien. klin. Wschr. Nr 10 (1936).

POLI, A.: Contributo al trattamento del morbo di Osgood-Schlatter. Atti Mem. Soc. lomb. chir. **3**, 2608—2615 (1935).

RATTO, O., LORENZO, O., CASANOVAS: Die Osgood-Schlatter-Krankheit. Pren. méd. argent. **15**, 106 [Span.].

REICHELT, A.: Die juvenile Osteochondronekrose der Tibiaapophyse (Osgood-Schlattersche Erkrankung). Klinische und experimentelle Untersuchungen zur Ätiologie und Pathogenese. In: Bücherei des Orthopäden, Bd. VII. Stuttgart: F. Enke 1971.

REINBERG, S.: Leningrad-Ref.: Fortschr. Röntgenstr. **34**, 406 (1926).

RIEDER, W.: Langenbecks Arch. klin. Chir. **120**, 3 (1922).

— Langenbecks Arch. klin. Chir. **120**, 588 (1922).

ROEDERER, C.: L' apaphysite tibiale antérieure. Bull. méd. (Paris) 172—174 (1933).

RONGONI, L.: Contributo clinico-radiologico alle etio patogenesi del morbo di Osgood-Schlatter. Radiol. med. (Torino) **13**, 557 (1926).

RUTISHAUSER, E., MAJNO, G.: Les lésions osseuses par surcharge dans le squelette normal. Resultats expérimentaux. Schweiz. med. Wschr. **79**, 281 (1949).

SCHLATTER, C.: Bruns' Beitr. klin. Chir. Nr 38 (1903).

— Bruns' Beitr. klin. Chir. Nr 58 (1908).

— Bruns' Beitr. klin. Chir. Nr 59, 518 (1909).

SCHMIEDEN, V., WEISS, W.: Münch. med. Wschr. Nr 30 (1936).

SCHNEIDER, E.: Langenbecks Arch. klin. Chir. **188**, 91 (1937).

SCHNEIDER, H.: Die Abnützungserkrankungen der Sehnen und ihre Therapie. Stuttgart: G. Thieme 1959.

SCHNEIDER, P. G.: Das Grazilissyndrom. Z. Orthop. **98**, 43 (1963).

SCHÜLE, F.: Beiderseitige Aplasie der Tuberositas tibiae. Z. Orthop. **66**, 413—415 (1937).

SCHULTZE: Langenbecks Arch. klin. Chir. **100**, 431, 453 (1912).

SCHUMANN, W.: Fortschr. Röntgenstr. **79**, 247 (1953).

SEGEL, W.: Zur Schlatterschen Krankheit. Diss. Breslau 1928 (1929), S. 48

SEMETS, W.: Rev. Orthop. **24**, 479 (1937).

SEYSS, R., WIESNER, E.: Z. orthop. Chir. **80**, 623 (1950/51).

SIEK: Langenbecks Arch. klin. Chir. **139**, 39 (1927).

SPAICH, D., OSTERTAG, M.: Konkordantes Vorkommen der Schlatterschen Erkrankung bei eineiigen Zwillingen. Erbarzt [Beil. z. Dtsch. Ärtzebl. Nr 46, 2, 166 (1935)].

STÄNDEL, B.: Über einige Formen von juveniler Osteochondritis (Schlattersche Krankheit). Veröff. der III. klin. Krankenhauses Krasnodar **2**, 247—251 (1935) [Russ.].

STIEDA: Zbl. Chir. Nr 42, 4628 (1930).

STRACKER, O.: Zur operativen Behandlung und Histologie der Schlatterschen Erkrankung. Zbl. Chir. **59**, 2167—2170 (1932).

— Zur Histologie der Schlatterschen Erkrankung. Z. orthop. Chir. **58**, 242—256 (1932). Ref. Zbl. Röntg. **15**, 177 (1933).

SUTRO, CH. J., POMERANZ, M. M.: O.-Schl. disease. Arch. Surg. **31**, 807—812 (1935).

SUZUKI, MOTOHARU: Roentgenological appearance of tibia tubercles from the physiological standpoint and some discussion regarding Osgood-Schlatter's disease. Trans. of the 6. Congr. of the Far. Assoc. of Trop. Med. Tokyo 1925, **1**, 1151—1162 (1926).

TAFT, R. B.: Osgood-Schlatter disease. Radiology **12**, 414 (1929).

TAGLIAVACCHE, N.: Pren. méd. argent. **13**, 133 (1926) [Span.].

TALAMO: Su di un caso di morbo O.-Schl. bilaterale. Riv. Radiol. Fis. med. **2**, 376.

TAPARELLI: Radiol. med. (Torino) **3**, 3 (1916).

VISCHIA, QUINTINO: Il morbo di Osgood-Schlatter in raporto alla patogenese. Arch. Radiol. (Napoli) **10**, 415—420 (1934).

WEITZ, W.: Die Vererbung der inneren Krankheiten. Stuttgart: F. Enke 1936.

WERTHEIM, A., ZAMENHOF, J.: Über die Osgood Schlattersche Krankheit. Pol. Przegl. chir. **14**, 145—165 (1935) [Pol.].

ZAAJIER: Dtsch. Z. Chir. Nr 163, 229 (1921).

ZIMMER, E. A., KÖHLER, A.: Grenzen des Normalen usw., 10. Aufl., S. 541. Stuttgart: G. Thieme 1956.

H. Oberes Sprunggelenk und Fuß

I. Innerer Knöchel

Osteochondropathie am Malleolus tibiae

a) Kasuistik, klinisches Bild, Röntgenbefunde, Ätiologie

DE CUVELAND und HEUCK berichteten 1953 über einen 11jährigen Jungen und ein 10jähriges Mädchen, die einen akzessorischen apophysenartigen Knochenkern am Tibiainnenknöchel aufwiesen, ein sog. Os subtibiale nach Auffassung der Verfasser.

Der Knabe hatte beim Schlagballspiel plötzlich Schmerzen am rechten inneren Knöchel bekommen, der etwas nach innen vorspringt. Ferner bestand eine Haltungsschwäche mit geringem Rundrücken. Das Röntgenbild zeigt im Bereiche des rechten Tibiainnenknöchels einen etwa hirsekorngroßen, unregelmäßig begrenzten isolierten Knochenkern, der durch eine Knorpelzone von dem eigentlichen Malleolus getrennt war und in sich unregelmäßig strukturiert erscheint. Auch links ist am Innenknöchel eine unregelmäßige Begrenzung und Strukturierung des Knochens im Bereiche der Knöchelspitze erkennbar. Der isolierte Kern ist kleiner als rechts (Abb. 388). Am Calcaneus zeigt sich eine kalkdichte Apophyse, die geteilt ist, bei unregelmäßig begrenzter Wachstumsfuge (leichter Grad von Ossifikationsstörung?). Nach 5 Monaten war eine fortgeschrittenere Verknöcherung der accessorischen Wachstumszone und eine Verschmelzung des apophysenartigen Knochenkernes mit dem eigentlichen Tibiamalleolus zu erkennen, nach $1^1/_2$ Jahren war die Verknöcherung komplett, ohne Unterschied zur anderen Seite.

Bei dem 10jährigen Mädchen bestanden zunächst Schmerzen an beiden Calcaneusapophysen, die auf dem Röntgenbild eine Verdichtung zeigten. 2 Monate später wurden ein Druckschmerz am rechten Tibiainnenknöchel und Schmerzen beim Laufen angegeben. Äußerlich bestand eine leichte Schwellung ohne Rötung, sowie eine Druckschmerzhaftigkeit. Das Röntgenbild (Abb. 389) ergab einen ähnlichen Befund wie bei dem Knaben. Ein Teil des isolierten Knochenkernes war verdichtet. Links zeigte sich ebenfalls eine Apophyse, die Knorpelfuge war hier jedoch weniger breit, gleichmäßig begrenzt und nicht sklerotisch.

Die Autoren hielten vor allem in anbetracht des klinischen Befundes eine Osteochondropathie für vorliegend. Die Fugenverbreiterung sei wahrscheinlich durch Knorpelödem nach BERNBECK bedingt. Röntgenologisch sei die Kernzerrüttung und Sklerose bezeichnend. Schließlich komme es nach Ausheilung zu einer Verschmelzung des apophysenartigen Knochenkernes mit dem Hauptknochen des Tibiamalleolus.

1954 erhoben BRÜCKE und WERKGARTNER einen ähnlichen Befund bei einer 10jährigen Schülerin. Diese klagte über Schmerzen an der Innenseite beider Sprunggelenke nach längerem Gehen und Stehen. Äußerlich stand der Innenknöchel etwas vor. Röntgenologisch schien er leicht hakenförmig ausgezogen. Von diesen Autoren wird das Vorliegen einer „spontanen" aseptischen Osteonekrose mit folgenden Punkten argumentiert:

1. Die charakteristische, schollig verdichtete Knochenstruktur, wie sie bei allen typischen Lokalisationen gefunden wird.

2. Das schnabelförmige Abstehen des inneren Knöchels, das an die analogen Formveränderungen beim Morbus Schlatter erinnert.

3. Das jugendliche Alter der Patienten.

4. Das Vorhandensein von Schmerzen.

5. Das Fehlen von entzündlichen Veränderungen.

6. Die spontane Ausheilung der Erkrankung.

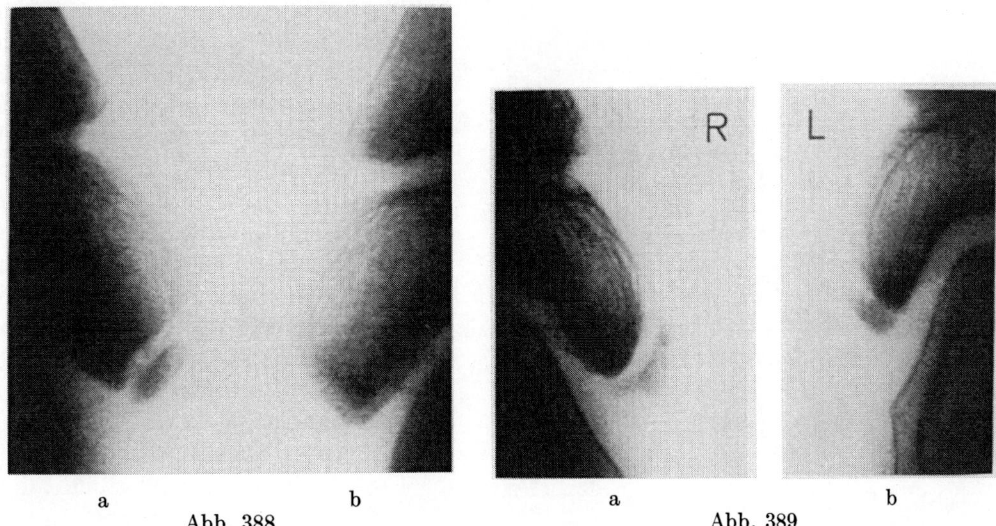

Abb. 388   Abb. 389

Abb. 388. 11jähriger Junge. a Osteochondropathie eines akzessorischen Knochenkerns am rechten Innen-knöchel. 1 Monat nach Beginn der Beschwerden. b Gesunder linker Innenknöchel. (E. DE CUVELAND u. F. HEUCK)

Abb. 389. a Osteochondropathie an einem akzessorischen Knochenkern des rechten Innenknöchels. 10jähriges Mädchen. Segmentierter Kern, breitere Knorpelfuge als links (b) (E. DE CUVELAND u. F. HEUCK)

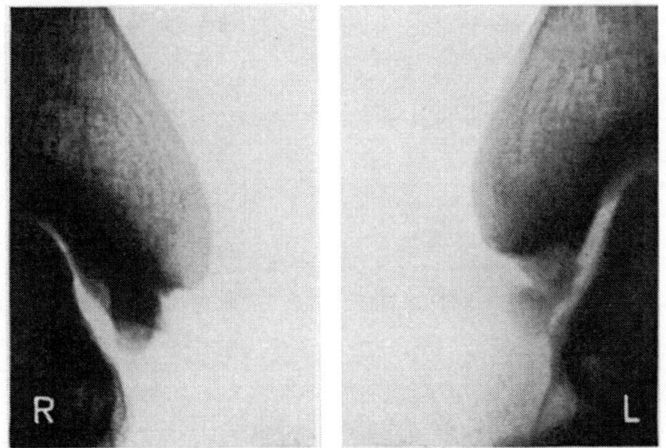

Abb. 390. R Akzessorische Apophyse am Innenknöchel; L Os subtibiale. Wahrscheinlich haben R und L die gleiche Entstehungsgrundlage. Zustand nach Chondropathie? 19jähriger Mann

Für die ursächliche Erklärung wird folgendes in Betracht gezogen:

Es bestand ein ausgeprägter Knick-Senkfuß, die Innenknöchel sprangen ziemlich stark vor. Es ist also ein verstärkter Zug und eine sehr kräftige Ausbildung des am Malleo-lus tibialis ansetzenden Bandapparates gegeben. Daraus resultiert eine relativ schlechte Blutversorgung der Knöchelspitze, wodurch das Entstehen einer aseptischen Osteonekrose an dieser Stelle vielleicht erklärt werden kann. (Eine ähnliche Erklärung gab PÖSCHL für das Zustandekommen der sekundären aseptischen Osteonekrose am Ellengriffel beim posttraumatischen Ellenüberstand am Handgelenk.)

In der Diskussion zwischen DE CUVELAND—BRÜCKE und WERKGARTNER kommt zum Ausdruck, daß letztere annahmen, es handle sich um einen nicht auf eine etwaige Apo-physe des Innenknöchels beschränkten Prozeß, sondern um einen Vorgang, der tiefer in das Massiv des Innenknöchels hineinreiche. DE CUVELAND hingegen sieht eine Überein-

Tabelle 36. *Ossifikation an den Sprunggelenken und am Calcaneus* (nach BRAILSFORD, RUCKENSTEINER, GRASHEY, RAUBER-KORSCH u.a. Aus: GROSKOPFF u. TISCHENDORF, Das normale menschliche Skelett... Edition Leipzig)

	Fetalmonate	Monate	Jahre
	2 4 6 8 10	1 2 3 4 5 6 7 8 9 10 11 12	2 3 4 5 6 7 8 9 10 11 13 15 17 19 21 23 25
Tibia	Körper	distale Epiphyse	Apoph. Mall. med. (inconst.)
Fibula	Körper	distale Epiphyse	Apoph. Mall. lat. (inconst.) (2 Kerne möglich)
Talus			(2 Kerne möglich)
Calcaneus	Körper lat. Kern / med. Kern	Apoph. proc. trochl.	Apoph. Tuber calc.

O Auftreten der Knochenkerne; □ Synostose.

stimmung mit dem von ihm beschriebenen Fall. DE CUVELAND und HEUCK weisen daraufhin, daß von der Apophyse des Innenknöchels, die früher schon ALBAN KÖHLER erwähnt hat, das „Os subtibiale" zu unterscheiden sei (nach ROVIDA auch „Os tibiale inferius" genannt). Es handelt sich hier um einen meistens doppelseitig auftretenden Knochenkern unterhalb des Tibiaknöchels, dessen anatomische Beziehung zum Innenknöchel noch nicht geklärt ist (Abb. 390). KÖHLER hielt dieses Knöchelchen für ein selbständiges Sesamoid im Ligamentum calcaneo-tibiale. Persistierende Apophysenfuge, selbständige Knochenanlage, ganze oder Teilverschmelzung einer solchen Knochenanlage mit der Anlage des Innenknöchels, posttraumatische Verknöcherungen stehen zur Diskussion. Für Fugenpersistenz sprechen sich SCHMIDT und MEYER aus. WASCHULEWSKI zeigte an Beispielen, daß ein Großteil der als Os subtibiale oder subfibulare bezeichneten Knöchelchen in Wirklichkeit Nebenkerne der Knöchelspitze sind und mit den echten accessorischen Knochen nicht verwechselt werden sollten. Die sog. inkonstanten accessorischen Knochenelemente der Knöchelgegenden lassen sich vom Processus trochlearis calcanei HYRTL bzw. von Koalescenzen ableiten. Sie dienen dem M. fibularis longus (M. peronaeus longus) bzw. dem M. tibialis posterior als Hypomochlion und stellen uni- und multizentrische persistierende Ossifikationszentren dar.

Mit dem Os subtibiale befaßten sich ausführlicher TEN HOED, BIRCHER, LAPIDIUS, VON HECKER, SCHMIDT und VOLKMANN. TEN HOED fand unter 150 Kindern 21mal eigene Knochenkerne an der Spitze des Malleolus tibiae internus, bei Knaben doppelt so oft wie bei Mädchen, am häufigsten im Alter von 8—9 Jahren. Die Knochenkerne waren nadelkopf- bis linsengroß. Eine Trennung zwischen accessorischem Knochen und Apophyse scheint bei diesen Untersuchungen nicht getroffen worden zu sein.

De Cuveland und Heuck haben bei 6—11 Jahre alten 100 Jugendlichen beiderlei Geschlechts Röntgenaufnahmen der Fußgelenke angefertigt und fanden 3mal einen akzessorischen Knochenkern am Innenknöchel, einmal am Außenknöchel. Bei einem 8jährigen Knaben war eine Rauhigkeit an der Spitze des Innenknöchels zu erkennen. Bei der Altersgruppe der 12—15jährigen konnten in keinem Fall ein persistierter Knochenkern oder ein Os subtibiale gefunden werden.

Schließlich sei noch erwähnt, daß auch über der Spitze des Außenknöchels ein akzessorischer apophysenartiger Knochen oder Knochenkern als „Os subfibulare" beschrieben worden ist (Hnevskowsky, Leimbach, Waschulewski, Zimmer, Güntz, de Cuveland).

b) Ossifikation (Tabelle 36)

Es darf somit wiederholt und klargestellt werden, daß im Rahmen der normalen Verknöcherung im Spitzengebiet des Tibiainnenknöchels häufig ein eigenes Ossifikationszentrum auftritt mit einem mehr oder minder großen Kern, der im 10.—12. Lebensjahr, oft aber schon früher, röntgenologisch in Erscheinung tritt und der rasch mit dem übrigen Knochen verschmilzt (nach Zimmer). Selby beobachtete 88 Knaben und 63 Mädchen. Er fand singuläre oder multiple eigene Ossifikationszentren in der Spitze des Malleolus tibialis, besonders bei Mädchen (bei 15 Knaben $=17\%$, bei 30 Mädchen $=47\%$; bei den Mädchen war das Vorkommen bei 27 doppelseitig). Die Beobachtung an Geschwistern weist auf vorhandene Anlagefaktoren hin. Die Ossifikationszentren wurden im Durchschnitt bei Mädchen im Alter von 7,6 Jahren, bei Knaben von 8,7 Jahren beoabchtet. Die Verschmelzung erfolgte bei den Mädchen durchschnittlich mit 8,7 Jahren, bei den Knaben mit 10,8 Jahren. Weitere Arbeiten über die Ossifikation an der Spitze des Innenknöchels veröffentlichten Fairbank und Mouchet.

c) Differentialdiagnose

Differentialdiagnostisch kommen neben den akzessorischen Knochen hauptsächlich traumatische Abrisse, Verknöcherungen und Verkalkungen in Frage. Auch entzündliche Veränderungen, z.B. von einer Bursa ausgehend, können ein ähnliches Bild erzeugen, zumindest klinisch.

Literatur zu H. I. (Osteochondropathie am Malleolus tibiae)

Bernbeck, R.: Siehe unter „Perthes".

Bircher, E.: Os subtibial. Fortschr. Röntgenstr. **26**, 85 (1918/19).

Brücke, H., Werkgartner, F.: Aseptische Osteonekrose am inneren Knöchel. Fortschr. Röntgenstr. **85**, 636 (1956).

Cuveland, E. de: Stellungnahme zu den Ausführungen von Brücke, H., u. Werkgartner, F. Fortschr. Röntgenstr. **82**, 828 (1955); **83**, 857 (1955).

— Schlußwort zur Osteochondropathie am inneren Knöchel. Fortschr. Röntgenstr. **85**, 636 (1956).

— Heuck, F.: Osteochondropathie eines akzessorischen Knochenkernes am Mall. tibiae (des sog. Os subtibiale). Fortschr. Röntgenstr. **79**, 728 (1953).

— — Z. Orthop. **85**, 421 (1954).

Fairbank, H. A. T.: Separate centre of ossification for tip of internal malleolus. Arch. Radiol. Electrother. **27**, 238 (1923).

Güntz, E.: Arch. orthop. Unfall-Chir. **41**, 87 (1941).

Hecker, von: Röntgenpraxis **12**, 65 (1940).

Köhler, A.: Grenzen des Normalen und Anfänge des Pathologischen usw., 6. Aufl., S. 156. Leipzig: G. Thieme 1931.

Lapidius, P. W.: Os subtibiale, inconstant bone over tip of medial malleolus. J. Bone Jt Surg. **15**, 766 (1933).

Leimbach: Arch. orthop. Unfall-Chir. **38**, 431 (1938).

Meyer: Radiol. Rdsch. **7**, 286 (1938).

Mouchet, A.: Point d'ossification du sommet de la malleole tibiale. Bull. Soc. Chirurgiens Paris **49**, 709 (1923).

Rovida: Os tibiale inferius oder os subtibiale. Osped. maggiore **15**, 131 (1927).

— Zbl. ges. Radiol. **4**, 24 (1927).

Schmidt: Chirurg 404 (1929).

Selby, S.: Separate centres of ossification of the tip of the internal malleolus. Amer. J. Roentgenol. **86**, 496 (1961).

Ten Hoed: A separate centre of ossific. for the tip of the int. malleolus. Brit. J. Radiol. **30**, 67 (1925).

Volkmann, J.: Das Os subtibiale. Fortschr. Röntgenstr. **48**, 225 (1933).

Waschulewski, H.: Röntgenpraxis **13**, 468 (1941).

— Submalleoläre inkonstante Skeletelemente und malleoläre Knochenkerne. Fortschr. Röntgenstr. **86**, 492 (1957). Ref. Zbl. ges. Radiol. **55**, 124 (1957).

Zimmer, E. A.: Grenzen des Normalen und Anfänge… S. 557, 563. Stuttgart: G. Thieme 1956.

II. Talus

Aseptische Nekrosen am Talus (Trochlea und Collum)

a) Synonyme

Diaz-Syndrom (nach GARCIA-DIAZ benannt). (Im Wörterbuch der klinischen Syndrome nach LEIBER und OLBRICH, III. Auflage, wird unter den aseptischen Epiphyseonekrosen ein Mouchet-Syndrom II aufgeführt, das sich auf eine Nekrose der Talusrolle bezieht. Der französische Chirurg ALBERT MOUCHET soll die Beschreibung dieses Syndroms im Jahre 1914 (?) erstmals gegeben haben. Hierfür konnte ich in der mir zugänglichen Literatur keinen Beleg erhalten. Dagegen hat sich MOUCHET mit der aseptischen Nekrose des Kahnbeines des Fußes befaßt, so daß von einigen Autoren die Nekrose an diesem Knochen mit „Maladie Köhler-Mouchet" bezeichnet wird (s. „Morbus Köhler I").

b) Ossifikation und arterielle Versorgung des Talus

Die Ossifikation des Talus beginnt im 6. Fetalmonat über einen, manchmal auch über 2 Kerne. Der Kern hat im 9.—10. Lebensjahr eine Breite und Höhe von 46,4:27,4 mm (F. SCHMIED). Der Processus posterior tali kann ein eigenes Ossifikationszentrum haben. An seiner Stelle kann ein Os trigonum liegen, das über das laterale Tuberculum des Processus entsteht und sich abgliedern kann (nach STIEDA in 6%). Manchmal besteht eine Gelenkfläche zwischen dem Os trigonum und dem Taluskörper.

Da ein großer Teil der Oberfläche des Talus von Gelenkflächen eingenommen wird, stehen für den Ein- und Austritt der Gefäße nur beschränkte Flächen zur Verfügung. Die von der A. tibialis anterior und A. tibialis posterior gespeisten Nutritiagefäße treten hauptsächlich an den dorsalen und seitlichen Flächen des Collum und des Korpus sowie über den Sinus tarsi in den Knochen ein. Nach v. LANZ und WACHSMUTH dringen in die Tibialseite des Sprungbeinkörpers kleinere Gefäße von den Vasa tibialia posteriora ein, in den Hals von den Vasa tibialia anterioria; aus dem Sinus tarsi kommen die Vasa tibialia anterioria, ferner durchsetzt von hier aus der stammesgeschichtlich wichtige Ramus anastomoticus tarsi von der A. dorsalis pedis die Fußwurzelbucht und stellt eine Verbindung mit der A. tibialis posterior her.

c) Kasuistik, klinische Bilder, Röntgenbefunde

Am Talus sind nekrotische Veränderungen nicht besonders selten. Meistens handelt es sich jedoch um Bilder einer Osteochondrosis dissecans der Talusrolle, die in einem speziellen Kapitel abgehandelt werden (s. S. 647). Beobachtungen von mehr diffusen, nicht traumatisch entstandenen Nekrosen gibt es nur wenige. Darunter befinden sich nur einige, die an jugendlichen Patienten beobachtet wurden.

Diffuse Talusnekrosen bestanden nur bei den Fällen von K. VOGEL, AXHAUSEN, GARCIA-DIAZ, TILLER, AKOUN und ARNOLD. ARONSSON hält die Fälle von VOGEL, HELL-STRÖM, AXHAUSEN und GARCIA für Frühfälle einer Osteochondrosis dissecans, gibt aber zu, daß die Demarkation nicht besonders deutlich ist.

VOGEL (1927) beobachtete bei einem 5jährigen Mädchen eine leichte Weichteilschwellung vorne vor dem linken Sprunggelenk (Abb. 391). Das Kind hatte ca. 7 Wochen vorher ohne äußere Ursache angefangen zu hinken. Auf Stauchung und Druck entstand Schmerz.

Das Röntgenbild, das wegen Nichtgebrauches des Fußes nach Angabe des Autors nicht „sehr deutlich" war, zeigte an der seitlichen Aufnahme „oben vorn am Sprungbein (a) einen Erweichungsherd mit einem dunklen Punkt in der Mitte, der wie ein kleiner Sequester aussieht. Nach vorn von diesem Herd geht ein querer unregelmäßig gezackter Spalt durch den Knochen, einem Bruch im Talushals sehr ähnlich. Eine Verunstaltung der äußeren Form des Knochens, etwa im Sinne des Zusammengedrücktseins, ist vorläufig nicht zu beobachten. Das Röntgenbild von oben nach unten ist zu unklar, um verwertbar zu sein".

(Bei der Erwähnung eines querverlaufenden Aufhellungsspaltes, der einem Bruch im Talushals sehr ähnlich ist, wird man allzusehr an eine Umbauzone erinnert. Der Verfasser.)

Das Vorliegen einer Tuberkulose glaubt Vogel ausschließen zu können, vor allem wegen des vorhandenen bruchförmigen Spaltes. Das Gelenk zwischen dem Talus und dem Os naviculare blieb frei. Nach entlastender Behandlung zeigte sich ca. 3 Monate später eine deutliche Besserung. Die querverlaufende Aufhellungslinie war weitgehend verschwunden, die Knochenkonturen traten schärfer hervor. Es schien aber, dem gezeigten Bilde nach zu folgern, eine deutliche diffuse Demineralisierung vorgelegen zu haben (der Verfasser), das wiedergegebene Bild ist sehr mäßig. Vogel hält einen analogen Fall zu einem Köhler I oder II oder zu einer Friedrichschen Krankheit für gegeben. Aronsson sieht im Falle Vogels eine wenig fortgeschrittene Stufe einer Osteochondrosis dissecans am Talus.

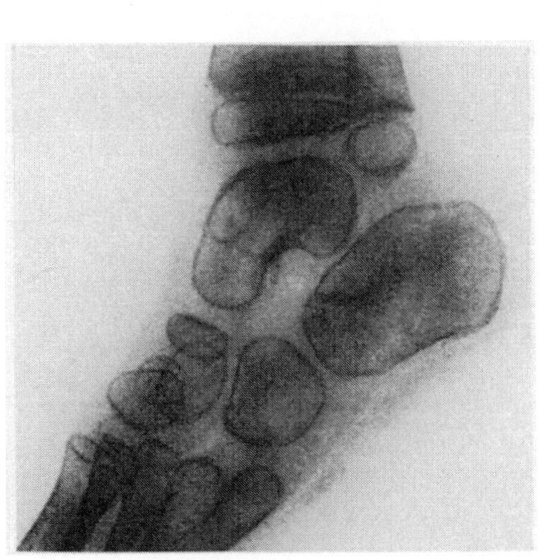
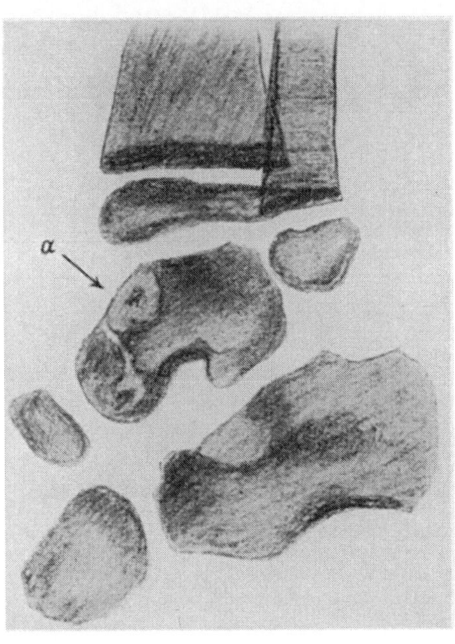

a   b

Abb. 391 a u. b. Knochenmalacie am Sprungbeinhals, 5jähriges Mädchen (Fall von K. Vogel), Konturen bei (a) nachgezogen

Axhausen beschrieb 1928 den Fall einer 20jährigen Frau, die seit dem 13. Lebensjahr an beiden Fußgelenken Beschwerden hatte. Von einer ursächlichen Verletzung ist ihr nichts bekannt. Die Röntgenaufnahmen zeigten am rechten Talus einen annähernd keilförmigen Aufhellungsherd von 2 cm Breite und 1 cm Tiefe, der ein bohnengroßes isoliertes Knochenstück enthielt. Am linken Talus fand sich ein ähnlicher Befund, nur war kein isoliertes Knochenstückchen vorhanden. Nach Axhausen entspricht diese Beobachtung dem von Vogel beschriebenen Krankheitsfall.

Garcia-Diaz (1928) berichtet von folgender Beobachtung: Bei einem 18jährigen Mädchen entstand über dem Sprunggelenk eine geringe Schwellung. Es stellten sich Schmerzen und Bewegungseinschränkung ein. Im Röntgenbild erscheint der Talus komprimiert, seine Rolle entrundet und mit einer fleckigen Zeichnung unter der Knorpelschicht versehen. Die Mitte des Talus ist besonders dicht. Der Autor denkt an eine neue Lokalisation der Osteochondrosis, wie sie an der Hüfte, ebenso am Os naviculare des Fußes, am Mondbein und an den Köpfchen der Metatarsalia beschrieben ist. Tillier und Akoun (1949) nahmen bei ihrem Fall das Vorliegen einer Albrightschen Krankheit an, nach Zimmer könnte es sich um eine Osteochondrosis dissecans handeln.

d) Zur Histologie

Von keinem der zitierten Fälle liegt ein histologischer Befund vor, so daß das Vorkommen einer echten juvenilen Osteochondropathie des Talus problematisch bleibt.

e) Zur Differentialdiagnose

Umschriebene Herde mit Dissektion wird man am besten als Osteochondrosis dissecans bezeichnen (s. dort), vor allem wenn es sich um ältere Personen handelt. Zu unterscheiden sind auch die sekundären posttraumatischen Talusnekrosen (LEWIS, NIEDERWIESER und GRAUER, ARONSSON, COSGROVE u. a.). Diese treten häufig auf bei Frakturen am Hals und am Körper des Talus, wenn eine gröbere Fragmentdislokation vorlag (WATSON-JONES, LEHNER-GEISSER, BERNETT), wahrscheinlich wegen der mit der Dislokation verbundenen Schädigung der arteriellen Gefäße, die über den Bandapparat in den Knochen eindringen.

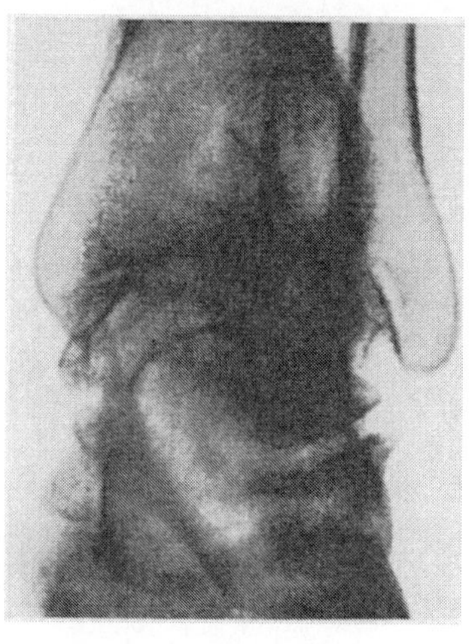
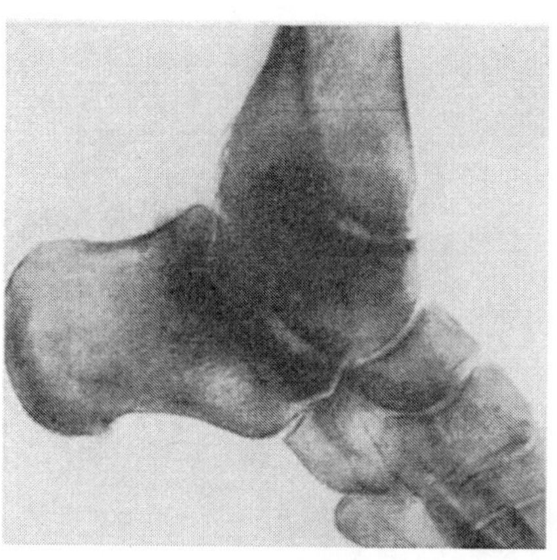

a   b

Abb. 392a u. b. Alte aseptische Talusnekrose bei einer 53jährigen Bäckersfrau (Fall von H. ARNOLD) (Konturen teilweise nachgezogen)

Ferner ist zu denken an: Tuberkulose, Osteochondrom (F. ERLER), Osteoid-Osteom (ACKERMANN und SPJUT), Arthrosis deformans mit cystischen Nekrosen, Cysten — z.B. Hämatomcysten — (RAVELLI). Bei der abgeflachten Talusrolle des angeborenen Klumpfußes ist vor dem Abschluß der Ossifikation die Begrenzung der Rolle häufig so unregelmäßig, daß es zu einer Verwechslung mit einer Nekrose kommen kann.

Idiopathische Nekrosen kommen, wenn auch selten, am Talus vor. MARTEL und SITTERLEY veröffentlichten die Befunde einer doppelseitigen Nekrose der Talusrolle (bei gleichzeitigem Befall von Schultern und Hüften) einer 20jährigen Frau, bei der ein Lupus erythematodes mit Steroiden behandelt worden war. Als „aseptische Osteonekrose des Talus" auf „idiopathischer" Basis bringt ARNOLD das Bild einer 53jährigen Bäckersfrau, bei der Beschwerden am linken Fuß bis auf das 15./16. Lebensjahr zurückreichen, ohne daß jemals charakteristische entzündliche Erscheinungen aufgetreten waren (Abb. 392). Das Gelenk ist weitgehend versteift. Röntgenologisch zeigte sich ein (vor allem im Bereiche der Trochlea) hypoplastisch deformierter Talus, dessen Struktur unregelmäßig verdichtet ist. Die Rolle des Talus ist muldenförmig abgeplattet. Am oberen wie auch am unteren Sprunggelenk finden sich subchondrale Sklerosierungszonen und grobe Randwülste. Der Gelenkspalt ist unregelmäßig breit. Oberhalb des medialen Malleolus liegt eine umschriebene Periostose vor. Am rechten Sprunggelenk war röntgenologisch kein besonderer Befund zu erheben. ARNOLD schließt primäre Osteoarthrosis deformans, Tuberkulose, akutes Trauma, Tumoren, polytope enchondrale Dysostosen, neuropathische Osteoarthrosen, Osteoarthrosis ochronotica und hämophilica sowie diabetische Arthropathie aus, auch die mehr umschriebene Osteochondrosis dissecans.

Ätiologisch neigt er dazu, einen Insuffizienzschaden (nach W. MÜLLER u. a.) anzunehmen. Das seit jungen Jahren vorhandene „Übergewicht" der Patientin mag mitgeholfen haben, den Befund zusätzlich zu verschlimmern.

Literatur zu H. II. (Aseptische Nekrosen am Talus)

ACKERMANN, L. V., SPJUT, H. J.: Atlas of tumorpathology, vol. IV (tumors of bone a. cartilage). Amer. Registry of Pathol. Armed forced Inst. of Pathol. Washington 1962.

ARNOLD, H.: Asept. Osteon. d. Talus auf idiopathischer Basis. Dtsch. Gesundh.-Wes. 12, 531 (1957).

ARONSSON, H.: Zbl. Chir. 69, 321 (1942) (nach MAU).

AXHAUSEN, G.: Zbl. Chir. 55, 322 (1928).

BERNETT, P.: Talusfrakturen. Fortschr. Med. 87, 647 (1969).

COSGROVE, W. J.: Amer. J. Roentgenol. 63, 363 (1950).

ERLER, F.: Über eine Osteochondrosis an der Talusrolle. Zbl. Chir. 1932, 1360.

GARCIA-DIAZ: Un cas d'ostéochondrite juvénile de l'astragale. Bull. Soc. Chirurgie Paris 54, 986 (1928).

GHIGI-MORELLI: Chir. Organi Mov. 16, 499 (1931).

HELLSTRÖM, J., ÖSTLING, K.: Acta chir. scand. 55, 190 (1923).

— — Acta chir. scand. 75, 273 (1934).

KÖHLER, A., ZIMMER, E. A.: Grenzen des Normalen und Anfänge des Pathologischen . . ., 10. Aufl., S. 591. Stuttgart: G. Thieme 1956.

LEHNER-GEISSER: Talusfraktur und Talusnekrose. Diss. Bern 1967.

LEWIS, R. W.: Amer. J. Roentgenol. 49, 593 (1949).

MARTEL, W., SITTERLEY, B. H.: Roentgenologic manifestations of osteonecrosis. Amer. J. Roentgenol. 106, 509 (1969).

MAU, H.: Die Osteochondrosis dissec. und freie Körper des Sprunggelenkes. Z. Orthop. 91, 582 (1959).

NIEDERWIESER, O., GRAUER, O.: „Osteochondrolysis traumatica", ungewöhnliche Lokalisation im Talus nach Redressement wegen angeb. Klumpfuß. Spontane Heilung. Röntgenpraxis 12, 152 (1940).

PUHL, LINDEMANN: Osteochondritis tali. Zbl. Chir. 1936, 1075.

RAVELLI, A.: Haematomcysten. Bruns' Beitr. klin. Chir. 186, 36 (1953).

TILLIER, H., AKOUN, J.: Radiol. Électrol. 30, 198 (1949).

VOGEL, K.: Langenbecks Arch. klin. Chir. 67 (1902).

— Über Knochenerkrankungen im Jünglingsalter. Zbl. Chir. 54, 2510 (1927).

WATSON-JONES, R.: Fractures and joint injuries. Edingburgh: E. & S. Livingstone, Ltd. 1944.

ZIMMER, E. A.: Grenzen des Normalen und Anfänge des Pathologischen. Stuttgart: G. Thieme 1967.

Anhang: Aseptische Nekrosen am Processus posterior tali und Os trigonum

Eine echte juvenile aseptische Osteochondronekrose des Processus posterior tali wurde noch nie beschrieben. An den Röntgenbildern beobachtet man aber gar nicht so selten Veränderungen an diesem Fortsatz und am angrenzenden Os trigonum, die man als Erscheinungen einer Nekrose deuten muß. Wohl am häufigsten handelt es sich dabei um degenerative Knorpel-Knochenveränderungen arthrotischer Natur (Abb. 393). Möglicherweise kann es über derartige Nekrosen sogar zu einer Kontinuitätsunterbrechung am Processus posterior tali kommen. Es gibt nämlich Pseudogelenkbildungen zwischen dem Processus posterior und dem Os trigonum einerseits und dem Os trigonum und der Dorsalfläche des Tuber calcanei andererseits. An diesen Pseudogelenken wurden auch arthrotische Deformierungen beobachtet. ALBAN KÖHLER hält offenbar auch die Entstehung von Ermüdungsfrakturen am Processus posterior tali für möglich, wenn er die Ansicht äußert, daß das Durchbrechen des Processus tatsächlich nicht selten vorkommen dürfte, bei Leuten im Mannesalter, die schwer arbeiten, forcierte Märsche, Bergtouren und Klettereien unternehmen.

Auch als Traumafolge habe ich am Processus posterior tali und am Os trigonum gelegentlich Nekrosen gesehen. Die Fraktur des Processus posterior tali (Shepherdsche Fraktur) kommt nach BORSAY besonders bei Fußballspielern vor (s. auch PIRAZOLLI, MEISSENBACH, REGGI u. a.). Von einer Luxation des Os trigonum berichteten GHIGI,

GHIGI-MORELLI, VALTANCOLI (zit. nach KÖHLER-ZIMMER). Auch muß die Möglichkeit zugestanden werden, daß eine etwa vorhandene organische Verbindung zwischen dem Os trigonum und dem Processus posterior tali traumatisch durchtrennt wird.

Zu erwähnen ist hier auch der von E. A. ZIMMER beschriebene Fall einer traumatischen Dislokation des Os trigonum, das außer der Dislokation auch noch zahlreiche cystische Aufhellungen aufwies. Der Knochen wurde $1^1/_2$ Monate nach dem Unfall exstirpiert und von A. WERTHEMANN (Basel), untersucht. Das Protokoll lautete:

„Aus dem Röntgenbilde, ebenso aus dem pathologisch-anatomischen Bilde ist ersichtlich, daß am Os trigonum Umbauvorgänge vorhanden sind, die sicher nicht nur mit dem letzten Unfall zusammenhängen, sondern teils auch älteren Datums sind. Der Knochen war wegen seiner abnormen Größe schon seit langer Zeit als störendes Moment im Gelenkverband und deshalb Umbauprozessen und intraossalen Blutungen ausgesetzt. Die Detrituscysten sprechen dafür".

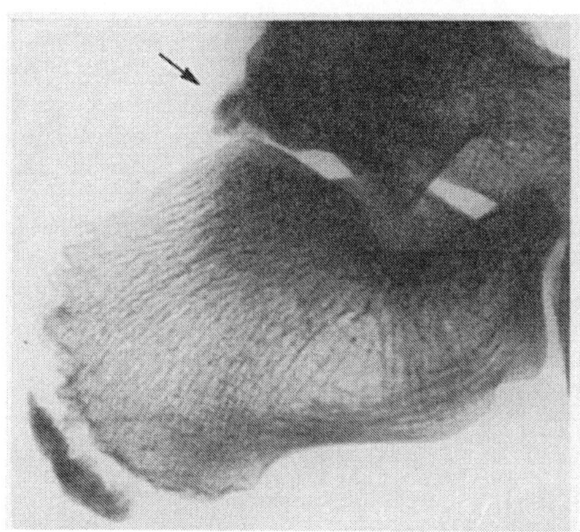

Abb. 393. Aseptische Knochennekrose am Proc. post. tali? Zerklüfteter Knochenkern, der auf der anderen Seite fehlt. Schmerzen in der Gegend des Kernes. 12jähriger Junge

α) Zur Differentialdiagnose

Entzündliche Prozesse, wie z.B. Tuberkulose (E. A. ZIMMER), sind von den aseptischen Nekrosen abzugrenzen.

β) Zur Anatomie und Ossifikation

Der Processus posterior tali stellt die dorsale schwanzförmige Ausziehung des Talus dar. Er kann mehr oder minder stark entwickelt sein. Ihm ist dorsal der häufig vorkommende kleine Knochen des Os trigonum (erstmals beobachtet von ROSENMÜLLER, 1804) angelagert. Den Ausführungen der Anatomen v. BARDELEBEN, HASSELWANDER und PFITZNER zufolge kann angenommen werden, daß beide, der Processus posterior tali und das Os trigonum, selbständig angelegt sind und somit getrennt vorkommen. Sie können aber auch miteinander verschmolzen oder bindegewebig verbunden sein (mit dem Tuberculum laterale des Processus posterior tali). Im 6.—12. Lebensjahr tritt ein akzessorisches Verknöcherungszentrum im Processus posterior tali in Form eines Epiphysen- oder Pseudoepiphysenkerns auf (manchmal mehrere Ossifikationszentren). Etwa um diese Zeit beginnt auch das Os trigonum zu verknöchern.

Der Processus posterior tali wurde ca. in 90%, das Os trigonum in 7—10% der Fälle (CHURCILL, SACK) angetroffen.

Literatur zu H. II. (Anhang: Nekrosen am Processus posterior tali und Os trigonum)

BAASTRUP: Acta radiol. (Stockh.) **2**, 166 (1922/1923).
BETAZZI: Bull. Soc. piemont. Chir. **9**, 710.
BORSAY, J., KARDES, G.: Z. Orthop. **82**, 430 (1952).
BRUNEAU DE LABORIE: J. Radiol. Électrol. **12**, 505 (1928).
CHURCHILL, BROCKE: A note of the os trigonum. J. Army med. Cps (Poona) 48 (1927). Ref. Zbl. ges. Radiol. **3** (1927).
GHIGHI, C.: Chir. Organi Mov. **17**, 177 (1932).
— MORELLI: Chir. Organi Mov. **16**, 499 (1931).
HARTUNG: Doppelseitiges Os trig. Dtsch. Z. Chir. **184**, 382 (1923/1924).
HASSELWANDER, A.: Die Bedeutung des Röntgenbildes für die Anatomie. Ergebn. Anat. Entwickl.-Gesch. **23** (1921).

KÖHLER, A.: Grenzen des Normalen und Anfänge ..., S. 177. Leipzig: G. Thieme 1943.
LANZ, T. VON, WACHSMUTH, W.: Praktische Anatomie, Ausg. I/4 (Bein und Statik). Berlin: Springer 1938.
MEISSENBACH, R.: J. Amer. med. Ass. **89**, 199 (1927).
MONTANARI, L.: Radiol. med. (Torino) **28**, 328.
PIRAZOLLI: Chir. Organi Mov. **5**, 44 (1921).
REGGI, J. P.: Rev. Cirug. (B. Aires) **14**, 706 (1935).
SACK: Röntgenpraxis **4**, 1028 (1932).
SALVIDEL, C.: Pero-Infortun. e Traumat. Lav. **4**, 79.
SISKIND, S.: Os trigonum tali. Inaug.-Diss. Königsberg 1890.
VALTANCOLI, G.: Chir. Organi Mov. **9**, 447 (1925).
ZIMMER, E. A.: Grenzen des Normalen ... (A. KÖHLER/E. A. ZIMMER). Stuttgart: G. Thieme 1967.

III. Calcaneus und Calcaneus secundarius

1. Osteochondropathie an der Apophyse des Tuber calcanei

a) Synonyme

Osteochondritis calcanei, Apophysitis calcanei, Calcaneopathia posterior adolescentium (WILZER), Morbus Haglundi calcanei (BENTZON; gemeint ist nicht die „Haglundexostose" am oberen Rand des Tuber calcanei), Seversche Krankheit, Morbus Blenke-Sever-Vulliet (POLI), Metaepiphysitis calcanei (MERLINI), Apophysiosis (Apophyseosis, Apophysosis) calcanei, Epiphysitis calcanei (MAU verwirft den Ausdruck Epiphysitis, da es sich weder um eine Epiphyse noch um eine Entzündung handelt), Dystrophia metaphysaria apophysaria calcanei juvenile (L. DURANTE), juvenile Osteochondrose der Calcaneusapophyse (HASS, C. MAU und H. MAU).

b) Geschichtliches

HAGLUND beobachtete 1907 2 Fälle (12jähriger und $11^1/_2$jähriger Junge) mit diesem Leiden, deutet aber den Befund der Apophyse als Ausdruck einer Fraktur der „Epiphyse" des Tuber calcanei. BENTZON schlug 1930 vor, das Krankheitsbild nach HAGLUND zu benennen. Kurz nach HAGLUND berichteten über ähnliche Beobachtungen KIRCHNER (1907) und BLENCKE (1908), später JAKOBSTHAL (1909), SEVER (1912), BERRY (1916), KUTZ (1917). Wegen der Häufigkeit des Krankheitsbildes folgte eine große Anzahl von diesbezüglichen Veröffentlichungen. Unter Hinweis auf die weiteren Ausführungen muß aber erwähnt werden, daß zahlreiche der mitgeteilten Fälle einer strengen Kritik nicht standhalten, wenn man die Varianten des Röntgenbildes der normalen Calcaneusapophyse berücksichtigt und auch den Sammelbegriff „Achillodynie", worunter anfänglich vielfach auch die Apophysitis calcanei verstanden wurde, genauer aufgliedert. Eine ausführlichere Beschreibung und Abgrenzung des Krankheitsbildes gab erstmals SEVER (1912), der in ihm eine Auswirkung einer muskulären Überbeanspruchung der Apophyse bei schnell wachsenden Kindern (zit. nach MAU) sah. Ausführlichere Arbeiten hierzu stammen von VULLIET (1920), BLENCKE (1923), HASS (1930), MERLINI, MEYERDING und STUCKE, BENTZON, VOLKERT, HÄUPTLI, HOHMANN („Fuß und Bein"), STUCKE („Der Fersenschmerz") und vor allem C. und H. MAU. An weiteren Autoren sind zu nennen: FRÖHLICH (1920), ZAAIJER (1921), SCHINZ (1922), HAIM (1923), ALLISON (1924), FAIRBANK, SCHEID, LEWIN (1925), CHRISTIE, BERGMANN, O'FERRAL, RACCA (1926), DURANTE (1930), BAJ, STERN und SCHWABBAUER, TOBIASEK (1931), WILTZER (1933), WAKELEY (1930), RUIZ-MORENO (1933), MERLINI, POLI, LEINATI (1937), SIMON und WILLIAMSON (1939), HUGHES (1948), SCHULTE (1949), VOLKERT (1952), GOFF (1954), KRAMER (1955), VAN HOVE (1959) u.a.

c) Zur Ossifikation und arteriellen Versorgung

Ausführliche Untersuchungen über die Ossifikation der Apophyse des Tuber calcanei haben HASSELWANDER, KIRCHNER, BERGMANN durchgeführt. Die Ergebnisse sind von ätiologischen Betrachtungen des Krankheitsbildes der „Apophysitis" nicht zu trennen, da in gleicher Weise wie bei andernorts lokalisierten Apophyseonekrosen die Differenzierung einer echten Apophysitis, bzw. Apophyseonekrose von Varianten und Atypien der Ossifikation und Kernanlage sehr schwierig ist. Es muß daher hier ebenso wie bei anderen „Apophyseosen" das klinische Bild bei der endgültigen diagnostischen Entscheidung berücksichtigt werden.

HASSELWANDER sah den Verknöcherungsbeginn der Calcaneusapophyse bei Knaben im Alter von 9—10 Jahren, bei Mädchen von 7—8 Jahren. Zuerst treten mehrere Knochengranula (2—7) auf, die allmählich zur sichelförmigen solitären Apophyse verschmelzen. Dabei verknöchert der craniale Anteil langsamer und regelmäßiger als der plantare.

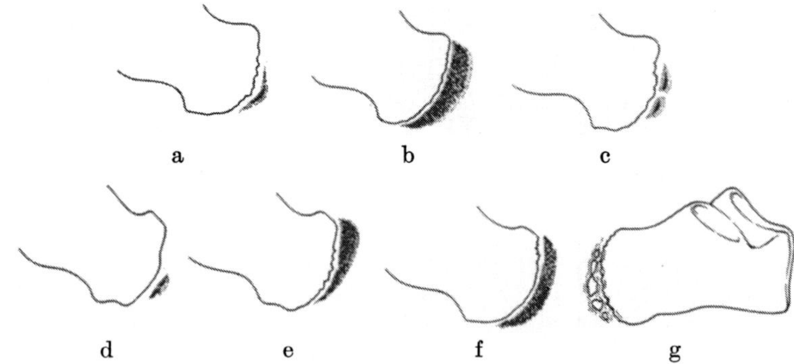

Abb. 394a—g. Verschiedene Formen der Apophyse des Tuber calcanei. a Normale Form; b verdichtete kappenartige Apophyse; c zweigeteilte Apophyse; d verkleinerte Apophyse; e nach oben verrutschte Apophyse; f nach unten verrutschte Apophyse; g völlig zerklüftete Apophysenkerne. (Nach HASS)

Den Abschluß der Verknöcherung gibt HASSELWANDER bei Männern gegen das 20. Lebensjahr, bei Frauen gegen das 16. Lebensjahr an. BERGMANN konnte die von HASSELWANDER gefundenen Ossifikationszeiten bestätigen. Nach KÖHLER-ZIMMER erscheinen die ersten Kerne im 6.—12. Lebensjahr, nach SCHINZ-BAENSCH-FRIEDL-UEHLINGER im 5.—12. Lebensjahr. Die Verschmelzung tritt gegen das 17. Lebensjahr ein (nach SCHINZ-BAENSCH-FRIEDL-UEHLINGER gegen das 26. Lebensjahr). Die Unterteilung bzw. mehrkernige Ossifikation, die von einigen Autoren als „Fragmentation" bezeichnet wird, muß nicht unbedingt pathologisch sein (KIRCHNER, BLENCKE, JAKOBSTHAL, HASS, MERLINI, BERGMANN, STUCKE). Das gleiche gilt für einen relativ breiten Apophysenspalt, eine Verdichtung der Apophyse und unregelmäßige Kontur der Ossifikationszonen (s. a. Abschnitt „Röntgenbild" und Abb. 394). Trotzdem sprechen die Untersuchungen namhafter Autoren (HASS, KRAMER, SIMON-WILLIAMSON) dafür, daß derartige Befunde zum Pathologischen überleiten. So sah KRAMER bei seinen 100 Röntgenuntersuchungen (23 fußgesunde Kinder, 42 Erkrankte an Klumpfuß, Hohlfuß, Plattfuß usw. und 38 Kinder mit klinischer Apophysitis calcanei), daß zwar nicht alle Patienten mit einer Apophysitis Kernsegmentierungen aufwiesen, daß sie jedoch weitaus am häufigsten bei ihnen festgestellt wurden.

Die arterielle Versorgung der Apophyse der Tuberositas calcanei erfolgt zum Teil über die Arteria tibialis posterior, die mit ihren Rami calcaneares tibiales das Rete calcaneare versorgt (aus der Arbeit von GILLERT und WASCHULEWSKI).

d) Alter, Geschlecht, beidseitiges Auftreten

Nach SEYER tritt die Apophysitis calcanei niemals nach der Pubertät auf. Nach STUCKE findet man tatsächlich im Schrifttum kaum Patienten, die älter als 14 Jahre sind:

Poli gibt für Mädchen das Alter von 7—16 Jahren an, für Knaben von 10—22 Jahren. Bevorzugt befallen sind kräftige, sporttreibende Jugendliche im Alter von 8—13 Jahren.

Volkert ermittelte für Jungen ein Durchschnittsalter von $11^1/_2$ Jahren, für Mädchen von $10^1/_2$ Jahren. Einige extreme Fälle bis zum 6. Lebensjahr und über dem 17. Lebensjahr sind beschrieben.

Eindeutig ist ein überwiegender Befall der Knaben: 19:2 (Meyerding-Stucke), 6:1 (Simon-Williamson), 23:17 (Volkert).

Ein beidseitiger Befall ist nicht selten (Wakeley, Lorenz). Bei Volkert waren es 14 unter 40 Patienten, bei Hughes 16 von 33 (zit. nach C. und H. Mau). Dabei folgt nach Goff meistens eine Seite der anderen, ähnlich wie beim doppelseitigen „Perthes". Auch ein intermittierender Verlauf wurde beobachtet. Meyerding und Stucke sahen die Erkrankung bei Zwillingsbrüdern.

e) Klinisches Bild, Prognose und Therapie

Meistens werden Fersenschmerzen nach erhöhter körperlicher Beanspruchung angegeben, besonders nach sportlicher Überanstrengung der Beine (Marschieren, Springen, Zehenstand, Turnen usw.). Der Beginn kann plötzlich, aber auch langsam sein. In Ruhe kann ein dumpfer Schmerz empfunden werden. Die Ferse zeigt manchmal eine leichte ödematöse Schwellung mit geringer Ausfüllung der Achillessehnengruben. Die Gegend des Achillessehnenansatzes ist verdickt und druckempfindlich. Druckempfindlichkeit besteht auch am seitlichen Tuberrand beim seitlichen Zusammendrücken. Der Schmerz soll nach Hohmann besonders dort ausgeprägt sein, wo 2 Apophysenkerne in Verschmelzung stehen. Beim Gehen schonen die Kinder die Fersen, hinken und treten mit den Zehenballen auf, so daß die Wadenmuskulatur verkrampft. Dorsalflexion des Fußes kann ebenfalls schmerzhaft sein (Sever). Zu einer Temperaturerhöhung kommt es in der Regel nicht.

Sever weist daraufhin, daß es sich nicht selten um übergewichtige Kinder handelt. Merlini sah das Leiden bei solchen, die in der Entwicklung zurückgeblieben waren.

Hohmann weist auf die Kombination mit Knick-Senkfuß und Valgusstellung hin, Mau auf die mit Knickfuß. Ferner können der steile Calcaneus (Volkert) und der Klumpfuß eine auslösende Rolle spielen (Meyerding und Stucke). Kombination mit Morbus Schlatter wurde beobachtet (Volkert: unter 40 Fällen zweimal und einmal mit juveniler Kyphose).

Die Prognose ist günstig, besonders bei entsprechender Behandlung (Ruhe, Entlastung der Achillessehne durch Erhöhung der Absätze, Schaumgummi- und Filzeinlagen, U-förmige Heftpflasterverbände usw.). Meistens tritt schon nach einigen Wochen Besserung ein (Carnevali u.a.). Rezidive kommen vor, solange die Ossifikation der Calcaneusapophyse noch nicht abgeschlossen ist.

f) Röntgenbild

Schon aus den varianten Ossifikationsbildern ergibt sich die Schwierigkeit der Diagnose einer Apophysitis calcanei aufgrund des Röntgenbildes allein, ohne Kenntnis des klinischen Befundes. Die Mehrzahl der namhaften Autoren ist sich einig, daß ein entsprechender klinischer Befund für die Diagnose immer gefordert werden muß, mögen die röntgenologischen Erscheinungsformen an der Apophyse noch so grotesk sein. Unter Zugrundelegung der Ergebnisse von Bergmann, Mau, Stucke, Kramer, Merlini, Hughes, Stern und Schwabauer u.a., kann man heute sagen, daß im Gegensatz zu anderen aseptischen juvenilen Osteonekrosen, wie z.B. beim „Perthes", „Köhler", die Apophysitis calcanei kein allgemein anerkannt charakteristisches Röntgenbild ergibt. Trotzdem ist das Röntgenbild unerläßlich, schon aus differentialdiagnostischen Gründen. Auch sollte man stets beide Fersenbeine untersuchen und miteinander vergleichen. Ein Unterschied des Ossifikationsbildes ist zwar für sich allein auch noch nicht beweisend für eine Apophysitis, trifft jedoch häufiger mit einer solchen zusammen (Abb. 395—397). Nach

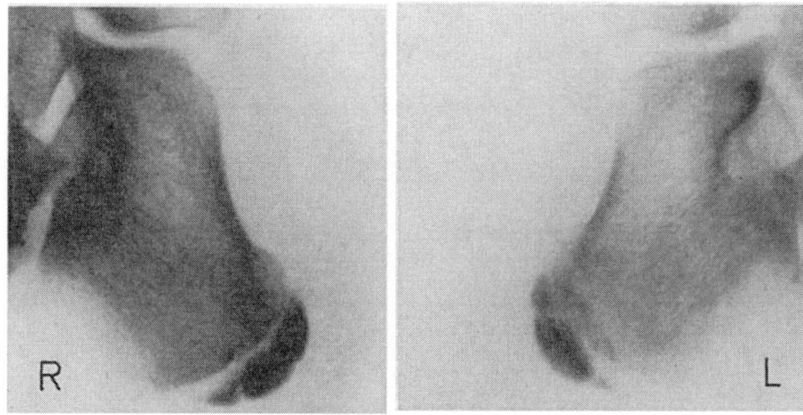

Abb. 395. Apophysitis tuberis calcanei rechts bei einem 12jährigen, fußballspielenden Schüler. Kein Unfall, unterteilter Apophysenkern

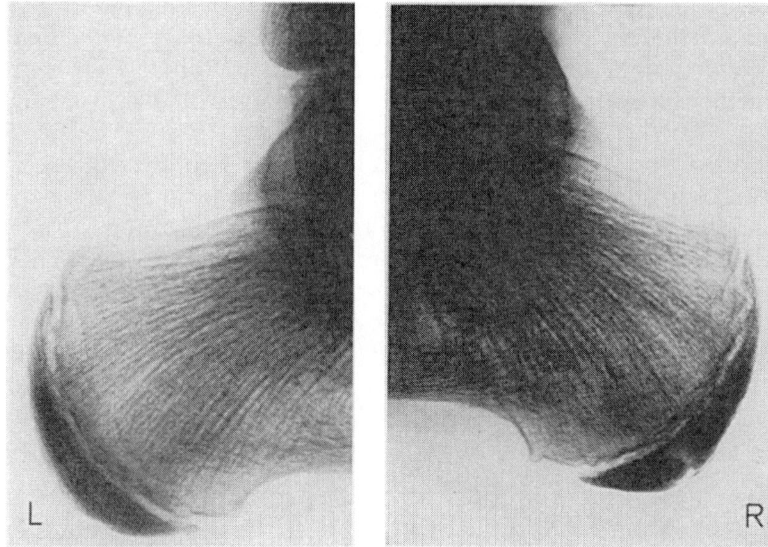

Abb. 396. 10jähriges Mädchen. Beschwerden im Sinne einer „Apophysitis" an beiden Fersenbeinhöckern

MERLINI u. a. können sogar auf der klinisch erkrankten Seite die röntgenologisch für eine Apophysitis herangezogenen Zeichen weniger ausgeprägt sein als auf der Gegenseite. Das verschiedenartige Aussehen von Epi-, Metaphyse und der Fuge ist nach MERLINI vielfach als Varietät des Normalen anzusehen. Hier müssen auch die Reihenuntersuchungen von BERGMANN angeführt werden, die er an den Fersenbeinen von ca. 40 gesunden Kindern beiderlei Geschlechts vorgenommen hat. Bei ungefähr $^3/_4$ der Fälle fand er Unregelmäßigkeiten der Apophyse in Gestalt von Verdichtungen, Aufhellungen, Querspalten und einem mehr oder minder starken Klaffen der Fuge. Hierzu bemerken aber C. und H. MAU, daß sie in Übereinstimmung mit BENTZON der Ansicht seien, daß die ca. 25 % der „ordentlichen Röntgenbefunde der Ferse den Normalfall darstellen. Klinische Beschwerdefreiheit bedinge nicht ohne weiteres auch einen normalen Röntgenbefund. Auch für die juvenile Osteochondrose gelte, daß sich der Normbegriff nicht mit dem Gesundheitsbegriff decke. Was in überwiegender Mehrzahl vorkomme, müsse noch nicht physiologisch sein (z.B. Zahncaries)".

Aus der großen Reihe der Beobachtungen läßt sich ersehen, daß folgende Merkmale am häufigsten bei der echten Apophysitis calcanei auftreten: Fragmentierung des Apophysenkernes, unregelmäßige Begrenzung der Kerne und des gegenüberliegenden Tuberrandes mit Randaufrauhungen, strukturelle Unregelmäßigkeit der Kerne in Gestalt von Kondensierungen und Aufhellungen, Verbreiterung des Apophysenspaltes.

Nach KRAMER und MAU sind Kinder mit Kernfragmentierung bzw. -segmentierung besonders gefährdet, weil es sich dabei um den Ausdruck von Ossifikationsstörungen handle. Die Apophyse kann dann als locus minoris aufgefaßt werden. BENTZON macht für

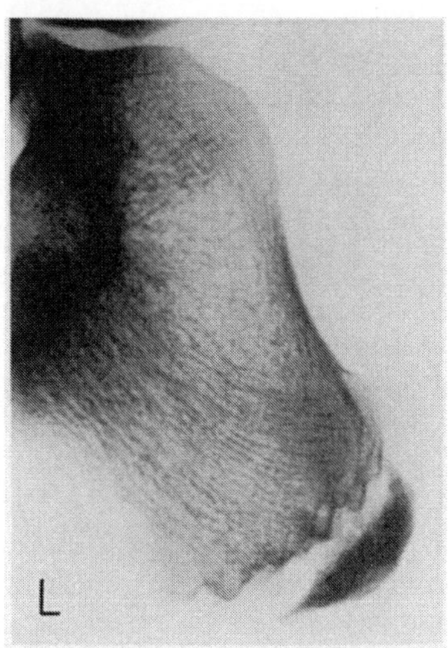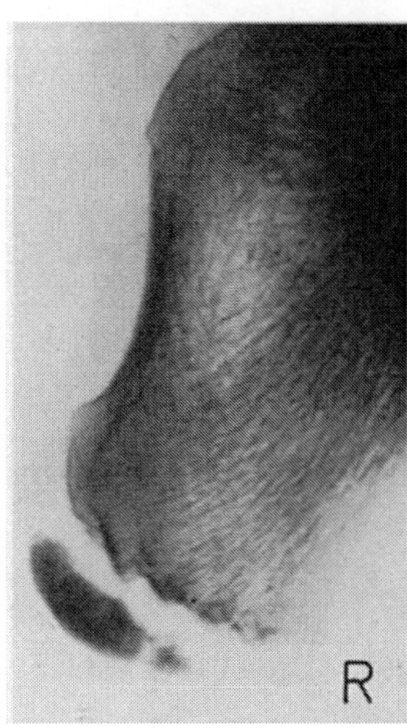

Abb. 397. 11jähriger Junge. Verdichtete Calcaneus-Apophyse rechts mit Kernunterteilung. Klinischer Verdacht auf Apophysitis. Gleichzeitig besteht ein Calvé-Wirbel

das Ausmaß der Schmerzhaftigkeit den Grad der Beteiligung des Periostes und Perichondriums verantwortlich. Wenn normale Mehrkernigkeit vorliegt, so sind nach HASS die Kerne gleichmäßig rund und mit Knochenstruktur versehen. Im Falle einer bestehenden Apophysitis seien jedoch die Kerne unregelmäßig begrenzt, mehrfach gespalten und strukturlos.

HASS unterscheidet 2 Typen: Beim Typ 1, der seltener vorkommt, sei die Apophyse verkleinert und sehe aus wie angenagt und in Auflösung begriffen. Beim Typ 2, der häufigeren Form, sei die Apophyse wie bei einer Querfraktur in 2 oder mehrere Teile gespalten, zerklüftet oder sogar bröckelig. HASS hält es für möglich, daß diese Bilder durch traumatische oder funktionelle Einflüsse auf eine konstitutionell minderwertige Apophyse im Zeitpunkt ihrer stärksten Ossifikation zustande kommen.

Größenunterschiede der Apophyse wurden ebenfalls im Zusammenhang mit einer Apophysitis beobachtet. SEVER sah die Apophyse auf der kranken Seite höher und dicker. Auch wurde beobachtet, daß bei Calcaneusschmerzen die Ossifikation meistens schon über das Stadium der beginnenden Ossifikation fortgeschritten war (BERGMANN). HOHMANN, RUIZ-MORENO u.a. fanden aber auch eine hypoplastische Apophyse, ähnlich wie bei Typ I nach HASS.

Bei der Betrachtung der Röntgenbilder fällt besonders die Verdichtung der Apophyse auf. Es muß aber hervorgehoben werden, daß diese Verdichtung vielfach auch bei nicht erkrankten Jugendlichen beobachtet wird, rein zufällig. Sie ist demnach nicht unbedingt der Ausdruck einer Nekrose (BERGMANN), bestimmt nicht in solchen Fällen, bei denen kein entsprechender klinischer Befund gegeben ist. Sie wird aber doch relativ häufig bei der echten Apophysitis beobachtet (s. a. Abschnitt „Histologie", S. 490). VOLKERT fand sie 30mal unter 40 Patienten. Auch er hebt hervor, daß diese Verdichtung nicht gleichbedeutend sein muß mit einer Knochennekrose. Von SIMON-WILLIAMSON wird sie als reparatorische Verkalkung angesehen.

Auf die Verbreiterung des Spaltes zwischen der Apophyse und dem Tuber calcanei legt besonders JAKOBSTHAL als Zeichen für eine „Apophysitis" Wert. BERGMANN ist aber der Ansicht, daß dieses „Klaffen der Wachstumsfuge" weder nach der einen noch nach der anderen Richtung verwertbar ist, da er sowohl unterschiedlich weite Spalten bei Gesunden sah als auch schmale Spalten auf der erkrankten Seite im Vergleich zur gesunden. Ferner muß der Effekt der Projektion bei der Röntgenaufnahme des Spaltes berücksichtigt werden. Schon eine kleinste Drehung der Ferse könne eine erhebliche Veränderung der Spaltweite im Röntgenbild bewirken (Abhängigkeit von Abstand, Zentrierung, Verlaufsrichtung des Spaltes). Um den Apophysenspalt herum kann die Struktur ebenfalls verwaschen und wolkig sein (KÖHLER-ZIMMER). Bei KRAMERs Fällen war aber in der Mehrzahl die hintere Kontur des Tuber scharfrandig. MERLINI sah auch „Wachstumslinien" parallel zum hinteren Rand des Tuber calcanei verlaufen, die als Zeichen eines zeitweise gestörten subchondralen Wachstums zu werten sein dürften (zit. nach C. und H. MAU).

Auch eine fingernagelgroße Aufhellung im Tuber calcanei, gegenüber der Apophyse, sei ein gelegentliches, aber charakteristisches zusätzliches Zeichen (SCHINZ, HAIM, SCHEID). Ferner wurde eine besondere Form des Tuber calcanei bei der Apophysitis beobachtet: Zum Beispiel war bei VOLKERTs Fällen der Tuber calcanei oft sehr breit und mit einem kräftigen oberen Wulst versehen. Manchmal ist auch der Achillessehnenansatz verknöchert (BENTZON). HÄUPTLI zeigt eine doppelseitige, auf den oberen Apophysenbezirk beschränkte herdförmige Nekrose bei einer 24jährigen Frau. Gestützt auf den histologischen Befund nimmt er eine Spätnekrose der Apophyse an, entstanden wohl auf der Basis einer chronischen Überanstrengung. Einen ähnlichen Fall gibt die Abb. 397 wieder.

Genaue röntgenologische Verlaufskontrollen über eine längere Zeit sind im Schrifttum nicht zu finden. Es wird aber allgemein betont, daß das Leiden gutartig abläuft und bei entsprechender Behandlung in einigen Wochen oder Monaten abklingt. Ob damit auch gleichzeitig die röntgenologischen Merkmale am Knochen verschwinden, ist nicht ersichtlich, aber kaum anzunehmen. POLI, der therapeutisch die jetzt nicht mehr geübte Knochenbohrung anwandte, gibt an, daß 8—10 Tage mit Bettruhe und Verband nach der Bohrung zur klinischen Heilung genügen. Die röntgenologisch nachweisbaren Veränderungen würden in 6—7 Monaten verschwinden. Über etwa zurückgebliebene Deformierungen am Tuber calcanei liegen keine Mitteilungen vor. Es spricht aber nichts dagegen, daß solche vorkommen, wenn auch selten.

g) Histologie

Histologische Untersuchungen wurden bei der Apophysitis calcanei bis jetzt in größerem Umfang nicht vorgenommen. Dies liegt daran, daß die Krankheit kaum Anlaß zu einem operativen Eingriff gibt. Von den typischen einschlägigen Fällen, von denen histologische Befunde vorliegen, ist jener von HASS zu erwähnen. Das Material stammte von einem adipösen 12jährigen Jungen, der auch klinisch die Merkmale einer Apophysitis calcanei aufwies. Es zeigten sich herdförmige Knochennekrosen, Knorpelzertrümmerungen, fibröse Veränderungen im Knochenmark und Fibrinansammlungen. Ferner war die Knorpel-Markgrenze unregelmäßig gestaltet, es fanden sich Inseln von Knorpelgrundsubstanz innerhalb der Spongiosa. Auch war eine unregelmäßige Intensität des enchondralen Knorpelwachstums erkennbar, welches senkrecht zur Apophysenfuge vonstatten ging. In diesem Befund sieht HASS eine Ähnlichkeit mit dem beim Morbus Perthes. BERGMANN hat das Leichenpräparat eines 13jährigen Mädchens untersucht, dessen Fersenbeinapophyse verdichtet war (Abb. 398). Ob das Mädchen an einer Apophysitis gelitten hatte oder nicht, ist nicht bekannt. BERGMANN fand jedenfalls keine typischen Nekrosezeichen, beobachtete aber eng gelagerte Knochenbälkchen, die im Gegensatz zu denen im Tuber senkrecht zur

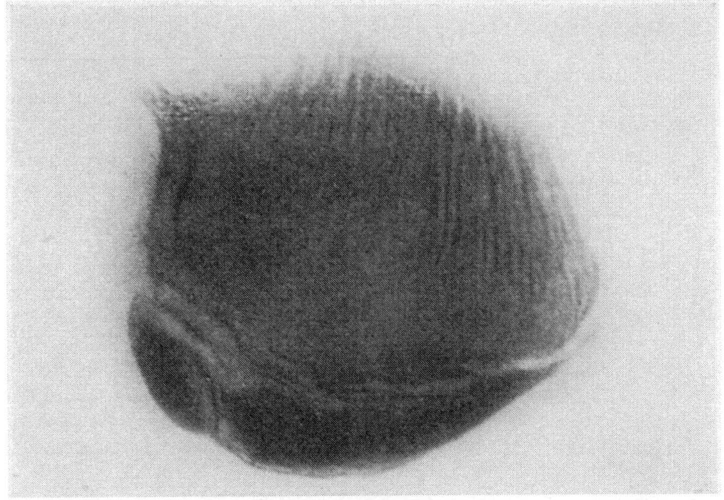

a

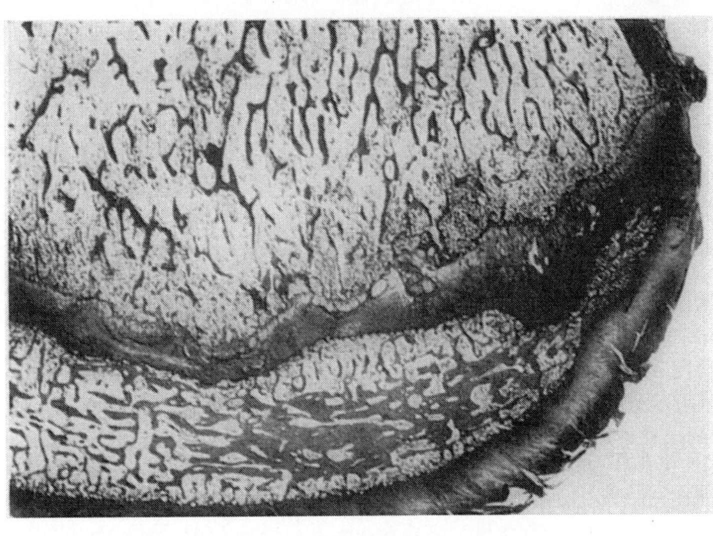

b

Abb. 398. a Röntgenologisch: Verdichtung und Unterteilung der Tuberapophyse. Präparat von der Leiche eines 13jährigen Mädchens. Ob klinisch eine Apophysitis bestand ist unbekannt. b Histologisch zeigen die verdichteten Bezirke der Calcaneusapophyse eng gelagerte, zum Teil konfluierende Knochenbälkchen. Keine Knochen-Nekrose (E. BERGMANN)

Plantarfläche verliefen (wohl wegen der verschiedenen mechanischen Beanspruchung dieser Teile). Die Verdichtung der Apophyse wertet demnach BERGMANN nicht als ein pathologisches Zeichen. Die Engstellung und Konfluenz der Knochenbälkchen sei wahrscheinlich für die Verdichtung verantwortlich. Auch liege der Verdichtung keine prozentuale Kalkvermehrung im Knochen zugrunde, da der gesunde Knochen normalerweise bereits maximal mit Kalk angereichert bzw. beladen sei (RABL). Aufgrund dieses Befundes könne ausgeschlossen werden, daß die Apophysenverdichtung auf einer durch Nekrose bedingten Zusammensinterung beruhe. Es mag aber sein, daß bei einer klinisch bestehenden Apophysitis entzündliche Veränderungen an Knochen, Knorpel oder Weichteilen vorhanden sind.

DURANTE fand bei einem 17jährigen Mann im Apophysenmaterial bakteriologisch keine Besonderheit. Auffallend war der Gefäßreichtum im Bereiche des Periostes ohne weitere entzündliche Erscheinungen. Das Knorpel-Knochenbild deutet er als einfache

Anomalie der Knochenbildung. Auch Tobiasek und Frejka sollen keine sicher pathologischen Veränderungen nach Probeexcision gefunden haben.

Auch Häuptli hat bei seinem nicht ganz typischen Fall Gewebe entnommen. Die Veränderungen erstreckten sich röntgenologisch auf einen muldenförmigen demarkierten Defekt am oberen Apophysenabschnitt, dicht unterhalb der oberen Fersenbeinhöckerkante. Da die Patientin schon das Alter für das Auftreten einer juvenilen Apophyseonekrose überschritten hatte, der histologische Befund aber dennoch typisch für eine solche war, entschied sich der Pathologe für die Diagnose: ,,reaktives Spätbild der Osteonekrose der Apophyse". Im einzelnen gibt Häuptli folgenden Befund:

,,Histologisch zeigt das Gewebsstück den Bau von Knochen, partiell mit Überzug aus hyalinem Knorpel. Dieser zeigt stellenweise wolkige Trübung. An anderen Stellen fibröse Umwandlung. Der Abschluß gegen die Spongiosa ist unscharf. Oft ragen die Markräume lacunär in den Knorpel vor. Die Knochenbälkchen zeigen sehr unregelmäßige Gestalt und Anordnung. Oft finden sich eigentliche Trümmerfiguren. Die Knochenhöhlen sind stellenweise leer. Die Markhöhlen sind angefüllt mit fibrösem Gewebe. Partiell findet sich derbfaseriges, kollagenes Gewebe; dazwischen immer wieder kleinzellige Infiltrate sowie große blasse Zellen mit schaumigvacuoligem Plasma. An anderen Stellen wieder findet man mehr junges Bindegewebe und schließlich lockeres Granulationsgewebe mit zahlreichen Lymphocyten und Plasmazellen. An einigen Stellen findet man auch noch etwas zusammengesinterte, fibrinoide Massen, angrenzend an Knorpelneubildungen oder auch an nekrotische Knochenbälkchen."

h) Ätiologie und Pathogenese
α) Die Ossifikationsstörung in der Diskussion der Ätiologie

Die Mehrzahl der Autoren ist der Meinung, daß es sich um eine Ossifikationsstörung im Verlaufe der Entwicklung der Calcaneusapophyse handelt. Die Ansichten gehen aber in der Frage der Einordnung dieser Erscheinung auseinander:

I. wird eine Einreihung unter die aseptischen Osteonekrosen analog dem ,,Perthes-Köhler-Schlatter" usw. für berechtigt gehalten (C. und H. Mau, Haglund, Lever, Lewin, Leinati, Haim).

II. wird lediglich eine Knochenwachstumsstörung im Alter der Geschlechtsreife angenommen und eine weitere Einordnung als selbständiges Krankheitsbild abgelehnt (Bergmann, Stucke, Hughes, Schinz, Zaaijer, Stern und Schwabenbauer).

Zu I: Wie bei den übrigen Osteochondronekrosen handle es sich auch hier um ein Syndrom, zu dem Hass schon 1931 in ätiologischer Hinsicht folgendes äußerte: funktionelle und traumatische Einflüsse führen bei einer konstitutionellen Schwäche der Apophyse zur Zeit der stärksten Ossifikation zur Störung der enchondralen Verknöcherung. H. und C. Mau arbeiteten nach dem heutigen Wissensstand folgende 3 Ursachengruppen heraus, die ihrer Ansicht nach die charakteristische Symptomatik auslösen:

1. Das unterschwellige Trauma, das über einen Dauerreiz der Achillessehne wirksam wird; begünstigend wirken Abweichungen der Statik, z.B. Valgusstellung des Calcaneus (Hohmann), Knickfuß (Mau).

2. Die mechanische Widerstandskraft einer Epi- und Apophyse ist geschwächt (mehrere Autoren), wenn sie am schnellsten wächst und die Ossifikation am stürmischsten verläuft. Auch bei einer verzögerten Ossifikation wirken sich bekanntlich mechanische Einflüsse gerne schädlich aus.

Nach Lewin, Simon, Williamson spielt die Blutversorgung bzw. eine Störung derselben eine Rolle. Bentzon hat die Blutversorgung der normalen Calcaneusapophyse untersucht. Er fand an Injektionspräparaten von 3 Kindern im Alter von 8—13 Jahren, daß der Knochenkern von einem plantaren Gefäß aus ernährt wird, das sich um den Tuber windet und zur Achillessehne empor steigt. Dieser plantare Verlauf bedeutet eine Gefährdung für das Gefäß. Dabei denkt Bentzon weniger an eine direkte Gefäßläsion als an eine Schädigung der vasomotorischen Nerven.

3. Eine allgemeine oder lokale konstitutionelle Minderwertigkeit des Skeletes müsse man trotz obiger Faktoren zusätzlich annehmen, im Hinblick auf die gleiche Belastung bei gesunden Kindern. Aus diesem Gesichtspunkt heraus erscheint die Annahme einer gemeinsamen Grundlage mit der Entwicklung der ,,Haglundferse" diskutabel (Neumeier).

Zu II: Bergmann wies schon 1926 darauf hin, daß in vielen Fällen Jugendliche eine zerklüftete und regelmäßig kondensierte Calcaneus-Apophyse aufweisen, ohne daß Beschwerden bestehen. Unter seinem Untersuchungsgut waren es $^3/_4$ der Fälle. Er läßt die Möglichkeit offen, daß bei bestehenden Schmerzen an der Ferse entzündliche Veränderungen zugrunde liegen, aus den Röntgenbildern würden diese aber nicht ersichtlich werden.

Stucke schreibt in seinem Buch „Der Fersenschmerz", daß man die Bezeichnung „Apophysitis calcanei" nur mehr aus historischen oder gewohnheitsmäßigen Gründen beibehalten sollte. Durch die Untersuchungen in den letzten Jahrzehnten hätte es sich gezeigt, daß nicht etwa eine aseptische Osteonekrose vorliege, analog etwa dem „Perthes", auch nicht eine Fraktur oder sonstige Traumafolge, sondern vielmehr Knochenwachstumsstörungen im Alter der Geschlechtsreife hierfür verantwortlich zu machen seien. Eine auslösende bzw. unterhaltende Rolle komme in dieser kritischen Entwicklungsphase allenfalls den von Hohmann angeführten mechanischen Momenten eines Pes valgus und ferner „unterschwelligen Dauertraumen" zu, wie Volkert nachweisen konnte. Nach Stern und Schwabauer soll das Krankheitsbild weder nach pathologisch-anatomischen noch nach röntgenologischen Merkmalen als selbständige Krankheitsform aufgefaßt werden. Diese Autoren schreiben die Reizzustände an der Ferse entzündlichen Affektionen der Bursa subachillea zu. Aber selbst Stucke glaubt, daß sie damit sicher über das Ziel hinausschießen.

Mit der Auffassung einer Knochenwachstumsstörung im Alter der Geschlechtsreife kommt man aber nach Ansicht des Verfassers in der ätiologischen Erkenntnis nicht weiter, denn es fehlen auch für diese Deutung fundamentale Erkenntnisse eines gerichteten pathologischen Geschehens und kennzeichnende histologische Befunde.

Eine wichtige Stütze für die Deutung nach der Richtung einer aseptischen juvenilen Osteochondronekrose sehen H. und C. Mau vor allem in dem histologischen Befund von Hass. H. und C. Mau schlagen auch vor, den Ausdruck „Apophysitis" fallen zu lassen und die schon 1924 von Hass gebrauchte Bezeichnung „juvenile Osteochondronekrose der Calcaneusapophyse" einzuführen. Dies müßte aber meines Erachtens eine einheitlichere Auffassung hinsichtlich der pathogenetischen Zuordnung zur Voraussetzung haben als es heute der Fall ist.

β) Andere Auffassungen zur Ätiologie

Entzündliche Entstehung des Krankheitsbildes über eine „Periostose", „Periostitis", Schleimbeutelentzündung wurde vielfach angenommen (Stern und Schwabauer). Danach würde die Krankheit primär nicht über Veränderungen an der Apophyse entstehen, sondern oberflächlich.

Eine primäre apophysäre Entzündung hingegen sehen gegeben Blencke, Vulliet. Nach Schinz spielt neben einer Entzündung auch eine Ossifikationsstörung eine erhebliche Rolle. An eine Apophysitis auf infektiöser Grundlage denkt Baj (Staphylokokken).

Die Entstehung über Frakturen durch Trauma oder Überlastung vertraten Didiée und Busatti. Meyerding und Stucke sprechen von einer Druckapophyse, geraten damit aber in Widerspruch mit Goff und Mau, da erst unter pathologischen Verhältnissen, z.B. beim Lähmungs-Knick-Hakenfuß, eine Dauerdruckbelastung der Calcaneusapophyse stattfindet. Normalerweise handelt es sich aber, ähnlich wie an der Tuberositas tibiae, um eine „Zugepiphyse". H. Schneider hält die Apophysenerkrankung des Tuber calcanei einwandfrei für eine Tendo-Chondro-Osteopathie (auch beim Morbus Schlatter), die auf der Basis eines Traumas oder einer chronischen Überanspruchung entstehen kann. Zu dieser Ansicht scheint auch H. Mau in letzter Zeit zu neigen [s. Med. Klinik 60, 1561 (1965)]. Haglund selbst stellt zwar die Krankheit ihrem Wesen nach gleich dem Morbus Schlatter-Osgood, glaubt aber ursächlich an intrachondrale Frakturen, ohne daß der Knorpel und das Perichondrium bzw. Periost in höherem Grade verletzt seien. Zu dieser

Auffassung kommt er, weil das Leiden hauptsächlich bei turnenden und sporttreibenden jungen Leuten vorkommt. Er bemerkt aber eigens, daß sich in der Anamnese meistens kein bestimmter Unfall findet.

Erwähnt sei an dieser Stelle auch noch, daß Toniolo die Calcaneusapophyse für ein Sesambein hält, da er bei der Untersuchung von 200 Apophysen sah, daß diese von den Fasern der Achillessehne umgeben waren. Sollte die Annahme Toniolos zu Recht bestehen, so müßte trotzdem beim „Fersenschmerz" zwischen einer Periostose, Apophyseonekrose usw. unterschieden werden.

Der konstitutionell-dysostotische Faktor tritt bei der Apophysitis calcanei in den Hintergrund, im Gegensatz zu den Nekrosen an den „Druckepiphysen". Es wurde nämlich bisher noch nie beobachtet, daß Kinder mit Apophysitis calcanei minderwüchsig sind oder daß das Leiden familiär-erblich aufgetreten ist (nach H. und C. Mau).

Je einen Fall, bei dem sehr wahrscheinlich eine Dauerbelastung eine ursächliche Rolle gespielt hat, zeigen Lorenz (32jährige Frau, die auf der Flucht Dauermärsche machte) und Häuptli (24jährige Serviertochter). Diese Fälle entsprechen wohl mehr gewöhnlichen Ermüdungsnekrosen als juvenilen Nekrosen. Tobiasek, der an seinem Fall keine einwandfreien krankhaften histologischen Veränderungen sah, hält es für möglich, daß es durch kleine wiederholte Traumen zu einer Störung der Ossifikation der Apophyse kommt. Ähnlich denkt Hass: funktionelle und traumatische Einflüsse auf eine konstitutionell schwache Apophyse zur Zeit der stärksten Ossifikation.

Zu erwähnen ist ferner die Ansicht, daß es auf der Basis einer endokrinen Störung unter mechanischen Einflüssen zu den beschriebenen Veränderungen an der Apophyse des Calcaneus komme (Liek, Haim, Abrahamsen, Scheid u. a.).

i) Differentialdiagnose

Klinisch und röntgenologisch müssen alle jene Formen von Fersenschmerzen abgetrennt werden, die — ausschließlich der Apophysitis calcanei — unter den orthopädischen Begriff der Achillodynie (Albert, 1893) fallen.

Haglund, Jakobsthal, Hohmann und Stucke geben eine Übersicht über die Ursachen dieser Krankheitsbilder, deren wichtigste ich hier anführe: Tendinitis und Peritendinitis achillea (traumatisch und nicht traumatisch), Bursitis subachillea, Periostitis calcanei (rheumatischer Genese), sekundäre Nekrosen am Ansatz der Achillessehne (Lorenz) (Abb. 399), (Ansatz)-Tendopathie, Haglund-Exostose (hoher, spitzwinkeliger hinterer oberer Fersenhöcker), Fersenbeinsporn (hinten und unten), Osteitis calcanei traumatica; ferner: Ermüdungsfraktur am Fersenbeinhöcker (typischer Fall mit schräger, bandförmiger Umbau- und Verdichtungszone — Ravelli, Hullinger, Schoen, J. H. Müller u. a.), Tuberkulose, Morbus Bechterew, Tumoren. Vor allem ist Tuberkulose auszuschließen. Nach Hahn nimmt unter den Tuberkulosen des Fußes jene des Fersenbeines zahlenmäßig die erste Stelle ein (Calcaneus 25,9 %, Talus 23,6 %). Sie ist hier differentialdiagnostisch besonders zu beachten, weil sie ebenfalls das jugendliche Alter, bevorzugt zur Zeit der Streckung, gefährdet. Wie bei allen Knochen-Tuberkulosen, so erscheint auch hier röntgenologisch der Herd erst relativ spät, frühestens 2—3 Monate nach Beginn der Erkrankung. Laufende Röntgenkontrollen sind also erforderlich.

Eine unregelmäßige Begrenzung des Apophysenspalts oder sogar eine zerklüftete Apophyse selbst kann man auch bei enchondralen Dysostosen (Abb. 400) und bei der Chondrodystrophie finden.

Unterhalb und hinter der Calcaneusapophyse wurden auch isolierte Knochen beobachtet, von denen nicht gesichert ist, ob es sich um Verknöcherungen oder um selbständige Knochenanlagen handelt, letzteres erscheint wahrscheinlicher. Es wurden hierfür die Ausdrücke „Os tuberis calcanei (Lachapêle, Heimerzheim) oder „Os subcalcis" (Milliken) gebraucht.

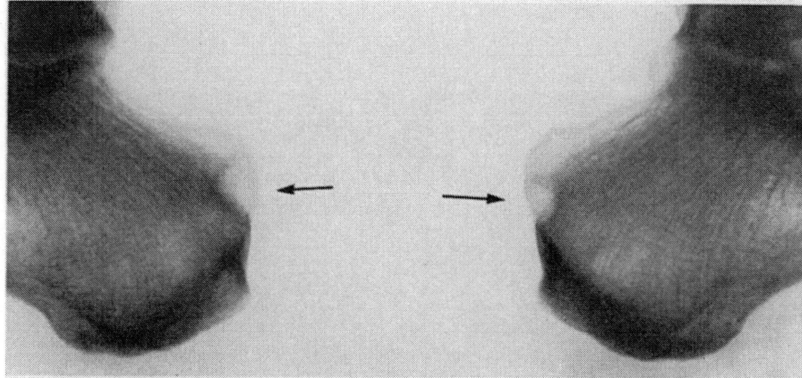

Abb. 399. 43jährige Frau. Umschriebene Nekrose am Achillessehnenansatz beiderseits bei Beschwerden einer „Ansatz-Tendopathie" (oder „Spätnekrose")

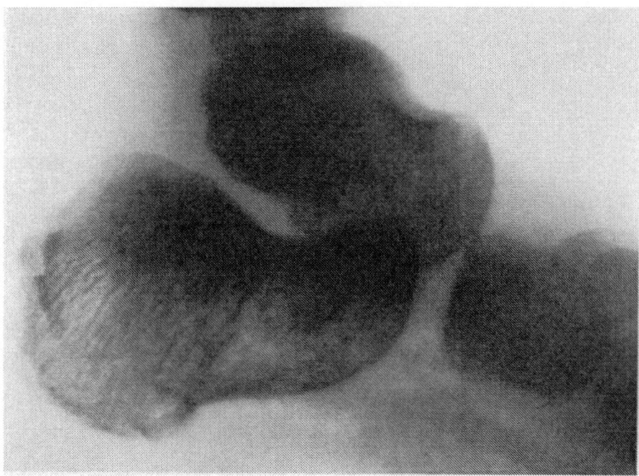

Abb. 400. Zerklüfteter Rand der Fersenbeinapophyse bei allgemeiner enchondraler Dysostose. 6jähriger Knabe

2. Andere Lokalisationen von Osteonekrosen am Calcaneus

SILFVERSKIÖLD berichtete 1926 von einer Malacie des Calcaneus bei einem ca. 5jährigen Mädchen (Abb. 401). Befallen war der vordere Abschnitt des Calcaneus, wo sich rundliche Destruktionsherde unter Beteiligung der Gelenkfläche zum Os cuboideum fanden. Der anschließende Teil des Os cuboideum war ebenfalls ergriffen. Da ein Stoß des Fußes gegen die Ecke einer Tischplatte den vorher gesunden Fuß getroffen hatte, nimmt SILFVERSKIÖLD eine lokale Malacie an, die sich über eine traumatische Gefäßschädigung entwickelt habe. Abheilung unter weitgehender Auffüllung der Defekte während einer $2^1/_2$jährigen Beobachtung. SILFVERSKIÖLD sieht einen Parallelvorgang zum „Calvé-Legg-Perthes-Waldenström" gegeben.

KANTIN berichtete 1935 von einer „bisher unbekannten" Lokalisation der aseptischen Nekrose im vorderen Teil des Calcaneus. Sie heilte unter Hinterlassung einer „Osteoarthrose" bzw. Deformierung der Articulatio calcaneo-cuboidea aus. (Die Originalarbeit war mir nicht zugänglich.)

KIENBÖCK und SELKA beobachteten bei einem 8jährigen Kind eine verdickte schmerzhafte linke Ferse, der ein kurzer verdickter Tuber mit zerklüfteter Apo- und Epiphyse unter Überschreitung der Wachstumsfuge zugrunde lag. Die Veränderungen erstreckten sich auf das hintere Drittel des Fersenbeines. 3 Monate vorher war das Kind beim Laufen mit dem linken Fuß umgekippt. Trotzdem denken die Autoren dabei mehr an eine Miß-

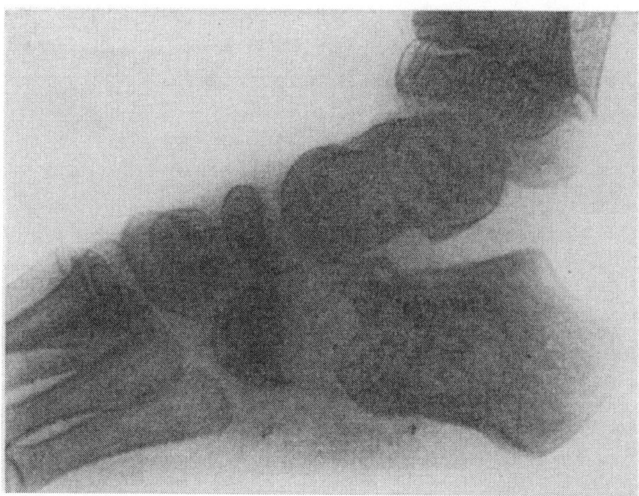

Abb. 401. 5jähriges Mädchen. Lokale Malacie am vorderen Abschnitt des Calcaneus und am anschließenden Teil des Os cuboideum, vermutlich posttraumatisch entstanden. (Fall von N. SILFVERSKIÖLD)

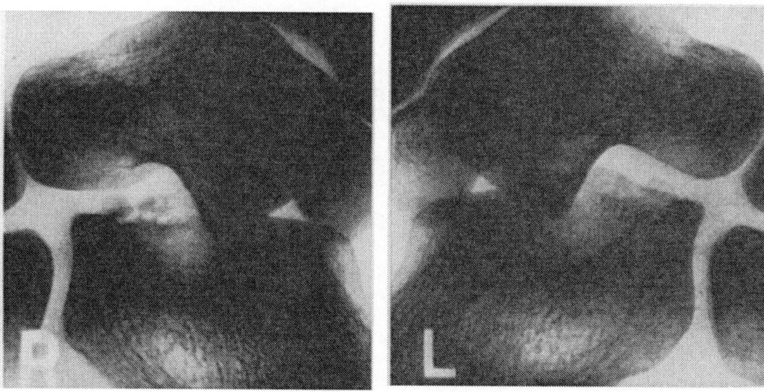

Abb. 402. 10jähriger Junge. Bilaterale aseptische Osteonekrose im Sinus tarsi. (Fall von H. G. JØRGENSEN und Ø. PETERSEN)

bildung der Fersenbeinhöckerepiphyse als an eine Traumafolge. Das andere Fersenbein war nicht besonders verändert.

Bei einem 10jährigen Knaben sahen JØRGENSEN und PETERSEN (1960) im Sinus tarsi der rechten und linken Ferse (am Rande der Gelenkfläche des Processus anterior calcanei in Artikulation zur Gelenkfläche des Processus anterior tali) Veränderungen, die sie für Erscheinungen einer echten aseptischen Osteonekrose hielten (Abb. 402). Die seitlichen Röntgenaufnahmen und Tomogramme zeigten eine Sklerosierung und einen Defekt der Randstruktur des Calcaneus im Gebiete der Insertion der intraossären Talo-calcanear-Ligamente. Auch lagen hier einige isolierte Knochenstückchen. 18 Monate vor der Aufdeckung des Befundes mittels Röntgenaufnahmen waren ohne Unfall Fersenschmerzen erstmals aufgetreten. Links fanden sich ähnliche Veränderungen, aber weniger ausgedehnt als rechts. Nach $3^1/_2$ Monaten war der Patient beschwerdefrei, die Veränderungen hatten abgenommen, waren aber noch deutlich erkennbar. Differentialdiagnostisch wurde an akzessorische Knochen gedacht (s. auch Fall von D. SCHOEN, S. 497). Der Defekt der Sklerosierung und die multiplen „Knochenfragmente" sprechen jedoch dagegen. Der Versuch einer Abgrenzung gegenüber einer Osteochondrosis dissecans wurde von den Autoren nicht unternommen, obwohl nach meiner Ansicht aufgrund der gezeigten Röntgenbilder das Vorliegen einer solchen durchaus möglich erscheint.

Manchmal können auch Osteoid-Osteome ein ähnliches Aussehen haben. Diese kommen nicht so selten auch bei Jugendlichen vor, gelegentlich auch am Fersenbein. In FREI-BERGERs Zusammenstellung (1959) waren unter 80 eigenen und 425 Fällen aus der Literatur 12 im Fersenbein lokalisiert. THIEMEL beschrieb einen Fall, bei dem das Osteoid-Osteom am Sinus tarsi lag.

3. Aseptische Nekrose eines akzessorischen Knochens im unteren Sprunggelenk (Calcaneus secundarius?)

D. SCHOEN sah bei einem $5^{10}/_{12}$ Jahre alten Jungen unregelmäßige, schollige Verdichtungen im unteren Sprunggelenk, die das Aussehen von nekrotischen Knochentrümmern hatten (Abb. 403). Die Gebilde lagen plantar vom Caput tali zwischen dem Processus anterior calcanei, dem Naviculare und dem Cuboid. Da diese Lage mit dem Platze übereinstimmt, an dem der „Calcaneus secundarius" angetroffen wird, glaubt SCHOEN, es handle sich um eine aseptische Nekrose dieses Knochens. Der Junge hinkte seit einem halben Jahr und klagte über Schmerzen im Bereiche des rechten Mittelfußes. Ein Trauma wurde verneint. BSG (nach WESTERGREEN) bei Beginn der Erkrankung 57/1, 4 Wochen später 10/35 und weitere 4 Monate später 8/17 mm. Die Beweglichkeit im unteren Sprunggelenk war rechts eingeschränkt, der mediale rechte Fußrand war distal vom inneren Knöchel druckschmerzhaft. Die Abbildung wurde 3 Wochen nach Beginn der Schmerzen angefertigt.

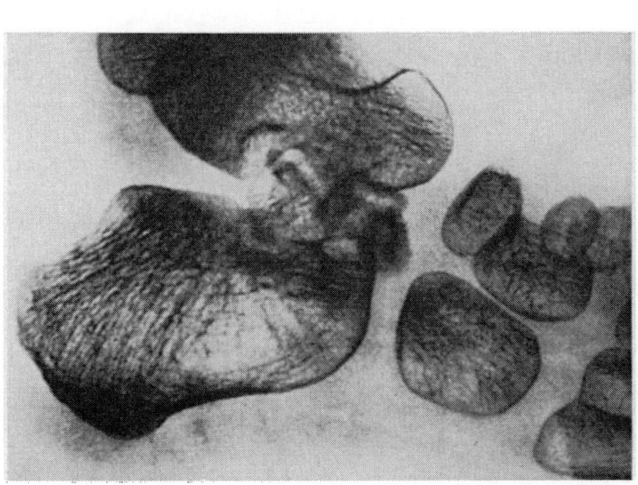
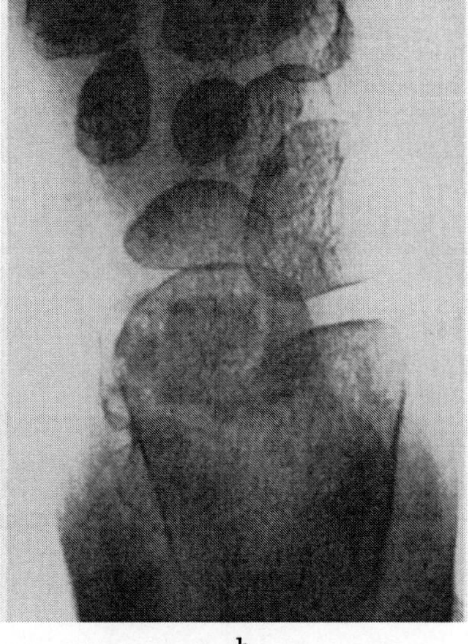

a   b

Abb. 403a u. b. Aseptische Nekrose wahrscheinlich eines akzessorischen Knochens (Talus accessorius?) im unteren Sprunggelenk. (Fall von D. SCHOEN)

Die Ursache für den nekrotischen Zerfall des Calcaneus secundarius sieht SCHOEN in einer wahrscheinlichen Überbeanspruchung infolge einer unphysiologischen Gelenkmechanik beim Vorhandensein eines derartigen Knochens. Es wird auf eine Ähnlichkeit mit dem von JØRGENSEN und PETERSEN mitgeteilten Fall eines 10jährigen Jungen hingewiesen, bei dem eine aseptische Osteonekrose im Sinus tarsi bzw. Calcaneus beider Füße angenommen wird (s. S. 496). Ferner wird die Möglichkeit einer Ostitis der akzessorischen Fußwurzelknochen erwähnt, auf die MICHELACCI und SANNA hingewiesen haben.

Kontrollaufnahmen 5 und 9 Monate nach Beginn der Beschwerden zeigten keine nennenswerte Änderung des Röntgenbildes. Zu erwähnen ist noch, daß in der Nähe des nekrotischen Knochens noch andere strukturierte Knochengebilde lagen, die SCHOEN ebenfalls für akzessorische Knochenelemente hält, nämlich ein größeres, das einem Os sustentaculi und ein etwa reiskorngroßes, das einem Os sinus tarsi entsprechen dürfte.

Literatur zu H. III. 1. u. 2. (Nekrosen am Calcaneus)

ABRAHAMSEN, H.: Scaphoidite tarsienne des jeunes enfants. Rev. Orthop. 28, 313 (1921).

ALBERT, E.: Achillodynie. Wien. med. Presse 34, 41 (1893).

ALLISON, N.: Apophysitis of the os calcis. J. Bone Jt Surg. 22, 91 (1924).

BAJ, L.: Apofisite calcaneare e infezione stafilococcia. Arch. Ortop. (Milano), 47, 638 (1931).

BENTZON, P. G. K.: Ein Fall von Morbus Haglund calc. mit monströsen röntgenologischen Veränderungen. Acta chir. scand. 67, 48 (1930).

BERGMANN, E.: Die Calcaneusepiphyse. Langenbecks Arch. klin. Chir. 141, 463 (1926).

BERRY: Zit. nach STUCKE, K.

BLENCKE, A.: Bemerkungen über den „Calcaneussporn". Z. Orthop. 20, 363 (1908).

— Die Ossifikationsstörung des Calcaneus als eigenes Krankheitsbild. Zbl. Chir. 50, 308 (1923).

BUSATTI, P. F.: Sulla cosidetta frattura a becco d'oca della calcagno. Ortop. Traum. Appar. mot. 7, 842 (1935).

CARNEVALI, S. L.: Sulla cosidetta „apofisite calcaneare degli adolescenti". Arch. Ortop. (Milano) 51, 737 (1935).

CHRISTIE, A. C.: Osteochondritis or epiphysitis. J. Amer. med. Ass. 87, 291 (1926).

DIDIÉE, J.: Fracture par cellaire isolée de la grande apophyse du calcanéum et calcanéum surnuméraire. J. Radiol. Électrol. 16, 416 (1932).

DURANTE, L.: Contributo alle conoscenza della distrofia metafisaria calcaneare giovanile. Chir. Organi Mov. 14, 491 (1930).

EBBINGHAUS: Ein Beitrag zur Kenntnis des traumatischen Fußleidens. Zbl. Chir. 1906.

FAIRBANK, H. A. TH.: Some affections of epiphysis. Brit. med. J. 1925 I, 260.

FISCHER: Calcaneusexostosen als Ursache der Calcanodynie. Inaug.-Diss. Rostock 1910.

FREIBERGER, R. H., LOITMANN, B. S., HELPERN, M., THOMSON, T. G.: Osteoid-Osteoma, a report of 80 cases. Amer. J. Roentgenol. 82, (1959).

FREJKA, B.: Histological examination of epiphysis of calcaneus. Čas. Lék. čes. 66, 1087 (1927). Zit. v. GOFF u. HUGHES.

— Histologie des Calcaneussporns. Ref. Zbl. ges. Radiol. 4 (1928) [Tschech.].

FRÖHLICH, E.: Über den Calcaneussporn. Vortr. Bresl. Chir. Ges. 1910.

— Die Haglundferse. Röntgenpraxis 12, 221 (1940).

GILLERT, WASCHULEWSKI: Z. Orthop. 105, 31, (1968).

GOCHT: Zit. nach SMOLA, E.

GOFF, CH. W.: Legg-Calvé-Perthes syndrome and related osteochondroses of youth. Springfield (Ill.): Ch. C. Thomas 1954.

HÄUPTLI, O.: Die aseptischen Chondro-Osteonekrosen. Chir. in Einzeldarst. Berlin: W. de Gruyter & Co. 1954.

HAGLUND, P.: Über Fraktur des Epiphysenkerns des Calcaneus nebst allgemeiner Bemerkungen über einige ähnliche Knochenkernverletzungen. Langenbecks Arch. klin. Chir. 82, 922 (1907).

— Über den sog. Calcaneussporn. Dtsch. Z. orthop. Chir. 21 (1908).

HAHN, O.: Über die Tuberkulose der Knochen und Gelenke des Fußes. Bruns' Beitr. klin. Chir. 26, 525 (1900).

HAIM, E.: Die Ossifikationsstörungen des Calcaneus als eigenes Krankheitsbild. Zbl. Chir. 50, 698 (1923).

HASS, J.: Über die Ossifikationsstörung der Calcaneusepiphyse nebst mikroskopischem Befund. Z. orthop. Chir. 53, 302 (1931).

— Rev. Orthop. 18, 383 (1931). Zit. v. HUGHES.

HASSELWANDER, A.: Untersuchungen über die Ossifikation des menschlichen Fußskeletes. Z. Morph. 5, 438 (1903).

HEIMERZHEIM, A.: Dtsch. Z. Chir. 187, 281 (1924).

HOHMANN, G.: Fuß und Bein, 5. Aufl. München: J. F. Bergmann 1951.

HORVÁTH, B. VAN: Über Schmerzen in der Fersengegend. Mschr. ungar. Med. 3, 235 (1929). Ref. Zentr.-Org. ges. Chir. 52, 160 (1931).

HUGHES, C. S. R.: Painfull heels in children. Surg. Gynec. Obstet. 86, 64 (1948).

HULLINGER, C. W.: Insuff. fracture of the calc. J. Bone Jt Surg. 26, 751 (1944).

JAKOBSTHAL, H.: Über Fersenschmerzen. Ein Beitrag zur Pathologie des Calc. und der Achillessehne. Langenbecks Arch. klin. Chir. 88, 146 (1909).

JØRGENSEN, H., GJEDDE, PETERSEN, Ø.: Bilaterale aseptische Osteonekrose des Calcaneus. Fortschr. Röntgenstr. 93, 388 (1960).

KANTIN, A. W.: Die Osteochondropathie des os navic. des Fußes. Vestn. Rentgenol. Radiol. 15, 32 (1935). [Russ.]. Ref. Zbl. ges. Radiol. 20, 665 (1935).

KIENBÖCK, R., SELKA, A.: Mißbildung der Fersenbeinhöcker-Epiphyse beim Kind. Röntgenpraxis 7, 213 (1935).

KIRCHNER, A.: Zur Frage der juvenilen Frakturen der Tuberositas tibiae, Tuberositas navicularis und d. Tuber calcanei. Langenbecks Arch. klin. Chir. 84, 898 (1907).

KÖHLER, A., ZIMMER, E. A.: Grenzen des Normalen usw., 10. Aufl. Stuttgart: G. Thieme 1956.

KRAMER, H. J.: Hat die Apophysitis calcanei ein charakteristisches pathologisches Röntgenbild? Diss. Hamburg 1955.

KURTZ: Amer. J. orthop. Surg. 15, 659 (1917). Zit. nach LEWIN, L.

LACHAPÈLE, A.: J. Radiol. Électrol. 28, 435 (1947).

LEINATI, F.: La distrofia apofisaria calcarea. Chir. Organi Mov. 22, 403 (1937).

LEWIN, L.: Apophysitis of the os calcis. Surg. Gynec. Obstet. 41, 579 (1925).

LIEK, E.: Über die Epiphysenerweichung im Wachstumsalter. Langenbecks Arch. klin. Chir. **119**, 329 (1922).

LORENZ, R.: Symmetrische Osteonekrose an den Tubera calcanei. **72**, 596 (1950).

MAU, C.: Grundriß der Orthopädie. Hamburg: H. H. Nölke 1947.

MAU, H.: Wesen und Bedeutung der enchondralen Dysostosen. Stuttgart: G. Thieme 1958.

— Juvenile Osteochondroses-enchondral Dysostoses. Clin. Orthop. **11**, 154 (1958).

— Neuere Erkenntnisse auf dem Gebiete der aseptischen Knochennekrosen. Med. Klin. **60**, 1561 (1965).

MERLINI, A.: Sopra un caso di metafisite calcaneare. Pediat. riv. **35**, 167 (1927).

— Über die sog. Apophysitis des Calcaneus. Z. orthop. Chir. **49**, 249 (1928).

MEYERDING, K. H. W., STUCKE, W. A.: Painfull heels among children. J. Amer. med. Ass. **102**, 1658 (1934).

MILLIKEN: Amer. J. Surg. **37**, 116 (1937).

MÜLLER, J. H.: Ein Fall von „Ostitis disruptiva condensans calcanei duplex". (Ein Überlastungsschaden.) Schweiz. med. Wschr. **1940**II, 1034.

O'FERRAL, J. T.: Apophysitis of the os calcis. Sth. med. J. (Bgham. Ala.) **19**, 549 (1926).

PAPPAS, A. M.: The osteochondrosis (Symposium). Pediat. Clin. N. Amer. **14**, 549 (1967).

POLI, A.: Contributo al trattamento del morbo apofisario calcaneare di Haglund. Atti Mem. Soc. lomb. Chir. **5**, 1733 (1937).

RABL: Zum Problem der Verkalkung. Virchows Arch. path. Anat. 245 (1923).

RACCA: Sopra l'apofisite calcaneare. G. Batt. Immun. (1926). Zit. nach STUCKE, K.

RAVELLI, A.: Überlastungsschaden am Fersenbein einer jungen Frau. Fortschr. Röntgenstr. **82**, 553 (1955).

RUIZ-MORENO, M.: Apophysitis des Calcaneus. Rev. Orthop. **2**, 349 (1933). Ref. Zentr.-Org. ges. Chir. **63**, 751 (1933).

SACK, G. M.: Über den Calcaneussporn. Röntgenpraxis 4, 158 (1932).

SAUER: Zit. nach SMOLA, E.

SCHEID, F.: Über die sog. Apophysitis calcanei. Münch. med. Wschr. **72**, 1792 (1925).

SCHINZ, H. R.: Die Ossifikationsstörung des Calcaneus als eigenes Krankheitsbild. Zbl. Chir. **49**, 1786 (1922).

SCHNEIDER, H.: Die Abnützungserkrankungen der Sehnen und ihre Therapie. Stuttgart: G. Thieme 1959.

SCHOEN, H.: Ermüdungsfrakturen des Fersenbeines infolge Knick-Plattfuß. Arch. orthop. Unfall-Chir. **41**, 307 (1942).

SCHRÖDER: Bruns' Beitr. klin. Chir. **194**, 267 (1957).

SCHULTE, A.: Über Wachstumsstörungen am Fersenbein (Apophysitis calcanei). Zbl. Chir. **74**, 630 (1949).

SCHWABAUER, G.: Siehe STERN, N.

SEVER, J. W.: Apophysitis of the os calcis. N. Y. St. med. J. **95**, 1025 (1912).

SILFVERSKIÖLD, N.: Calcaneusmalacie. Acta radiol. (Stockh.) **7**, 473 (1926).

SIMON, WILLIAMSON: Epiphysitis of the os calcis. J. Bone Jt Surg. **21**, 1015 (1939).

SMOLA, E.: Örtliche, umschriebene Kahnbeinosteochondrose. Fortschr. Röntgenstr. **114**, 427 (1971).

STERN, N., SCHWABAUER, G.: Über den sogenannten Fersenschmerz. Fortschr. Röntgenstr. **44**, 459 (1931).

STUCKE, K.: Der Fersenschmerz. Stuttgart: G. Thieme 1956.

THIEMEL, G.: Das Osteoid-Osteom im Fersenbein. Fortschr. Med. **87**, 865 (1969).

TOBIASEK, ST.: Apophysitis calcanei. Slov. sborn. ortop. **6**, 273 (1931). Zit. v. STUCKE, K.

TONIOLO, G.: Perchè non puo esistere un' osteodistrofia metaepifisaria del calcagno ? Radiol. clin. (Basel) **19**, 81 (1950). Ref. Radiology **56**, 307 (1951).

VOLKERT, R.: Über die sog. Apophysitis des Calcaneus. Arch. Orthop. **45**, 93 (1952).

VULLIET, H.: Quelques mots au sujet d'une lésion interéssante du calcanéum de l'enfant et quelques réflexions sur la „sog. Epicondylitis". Schweiz. med. Wschr. **51**, 1163 (1920).

WAKELEY, C. P. G.: Bilateral apophysitis of the os calcis. Proc. roy. Soc. Med. **24**, 1189.

— Proc. roy. Soc. Med. 994 (1930).

WILTZER, H.: L'apophysite calcanéenne de corissance calcaneopathia posterior adolescentium. Arch. franco-belg. Chir. **33**, 860 (1932).

ZAAJER, J.H.: Osteochondropathia juvenilis parosteogenetica. Dtsch. Z. Chir. **16**, 229 (1921).

Literatur zu H. III. 3. (Nekrose eines akzess. Knochens im unteren Sprunggelenk)

BECKER, B.: Röntgenpraxis **15**, 185 (1943).

DWIGHT, T.: A clinical atlas. Variations of the bones of the hands and feet. Philadelphia: Lippincott 1907.

HOLLAND, C. T.: The accessory bones of the foot with notes in a few other conditions. The Robert Jones Birthday volume. A collection of surgical essays, p. 157—182. London: Oxford Univ. Press 1928.

JØRGENSEN, H. G., PETERSEN, Ø.: Bilaterale aseptische Osteonekrose des Kalkaneus. Fortschr. Röntgenstr. **93**, 388 (1960).

MICHELACCI, M., SANNA, G.: Romagna med. **14**, 317 (1962).

SCHOEN, D.: Aseptische Nekrose akzessorischer Knochen im unteren Sprunggelenk. Fortschr. Röntgenstr. **99**, 843 (1963).

IV. Os naviculare pedis

1. Morbus Köhler I

a) Synonyme

Primäre aseptische Osteochondronekrose ossis navicularis pedis, das Alban-Köhler-sche Knochenbild des Os navicularis pedis (SCHULTZE), ,,Scaphoiditis tarsalis" (MOUCHET und RÖDERER), ,,Scaphoidite tarsienne des jeunes enfants" (DREVON), Maladie de Köhler-Mouchet (BELOT). Osteogenesis imperfecta juvenilis ossis navicularis pedis (DIEMER und BUTLER).

b) Geschichtliches

Die echte primäre aseptische Osteochondronekrose des Os navicularis pedis ist von ALBAN KÖHLER im Jahre 1908 anhand von 3 Fällen erstmals veröffentlicht worden. Allerdings wurde in der anfänglichen Diskussion das Krankheitsbild u.a. als identisch mit dem von RECKLINGHAUSEN beschriebenen Bild der ,,infantilen Osteomalacie" bezeichnet. Im Jahre 1914 konnte KÖHLER 26 Fälle in der Literatur auffinden, bei SONNTAG waren es im Jahre 1921 über 50 (einschließlich der Nachträge); weitere Autoren: MOUCHET und ROEDERER (1920), BEHM (1921), MEULENGRACHT, WEIL (1921), SONNTAG (1921), W. SAUER (1929), WEISS (1929), KARP (1937), RUCKENSTEINER (1937), GOFF (1954), C. und H. MAU (1961).

c) Klinisches Bild

Schon KÖHLER fiel auf, daß die betroffenen Kinder schwächlich waren. Meistens handelt es sich um asthenische Typen, die noch dazu klein und leicht sind (SAUER). GOFF weist besonders auf den Minderwuchs hin. Die Symptomatologie, die schon SONNTAG deutlich herausgestellt hat, ist für den Höhepunkt des Leidens folgende:

1. Schmerz bei Fußbewegungen und beim Gehen.

2. Der Schmerz gibt zum Hinken Anlaß. Der Patient versucht in leichter Hohlfuß-stellung mit dem äußeren Fußrand aufzutreten, sichtlich, um den medialen Anteil des Fußgewölbes zu schonen.

3. Druckempfindlichkeit des inneren und dorsalen Randes der Fußwurzel, also der Gegend des Kahnbeines. Allerdings ist eine Druckempfindlichkeit nicht konstant vorhanden (sie fehlte z.B. bei Fällen von HAENISCH, SCHÄFFER, SCHULTZE). Seltener wird ein Spontanschmerz empfunden. Auch durch Stauchung des Metatarsale I kann gelegentlich Schmerz ausgelöst werden.

4. Weichteilschwellung, leicht teigig, in der Gegend des Kahnbeines, gelegentlich verbunden mit Rötung der Haut und Erhöhung der Hauttemperatur.

5. Muskelatrophie am erkrankten Bein, speziell an der Wade, wenn Beschwerden länger anhalten.

Die Beschwerden können recht unterschiedlich lang dauern. Sie wurden mit einigen Tagen bis Monaten und Jahren angegeben. DIETERICH berichtet über einen 6 Jahre langen Verlauf.

Es gibt aber auch klinisch stumme Fälle (SAUER, NIEDEN, KARP u.a.). Bei diesen entstehen jedoch im Hinblick auf die eingangs ausgeführten Erörterungen über die Ossifikationsvarianten Zweifel, ob es sich um einen ,,echten Köhler I" gehandelt hat. Bei jüngeren Patienten läuft die Krankheit schneller ab als bei älteren, ähnlich wie beim ,,Perthes".

d) Alter, Geschlecht, Seitenbefall, Vererbung

Das Erkrankungsalter liegt zwischen dem 2. und 10. Lebensjahr, also nach Beginn der Ossifikation. Die Spitze befindet sich bei den 5 und 6jährigen. Unter den von SONNTAG zusammengestellten 27 Fällen wird für 20 ein Alter von 5—7 Jahren angegeben. Die Bevorzugung dieses Alters hängt nach SONNTAG offenbar mit der Knochenentwicklung des

Kahnbeines zusammen, wobei er der Vorstellung einer Knochenentwicklungsstörung durch traumatische Einflüsse, eventuell über eine Gefäßschädigung zum Zeitpunkt der Ossifikation, den Vorzug gibt. Nach KÖHLER befanden sich $^2/_3$ der damals beobachteten Fälle im 5.—9. Lebensjahr, offenbar stellt das 3. und das 12. Lebensjahr eine gewisse Limitierung dar.

Wie bei anderen aseptischen Nekrosen, so ist auch hier das männliche Geschlecht bevorzugt, doppelt so häufig nach SONNTAG (mit der Begründung, daß Knaben öfter und stärkeren Traumen ausgesetzt sind als Mädchen), nach SAUER im Verhältnis 3:1, nach GOCHT 6:1.

Doppelseitigkeit ist ebenfalls häufig. Bei KÖHLERs 1914 zusammengestellten 26 Fällen lag sie in über $^1/_3$ vor (DREVON, WILKE, CASATI, W. MÜLLER, K. WEISS u. a.). Eine sichere Bevorzugung einer Seite, etwa der rechten, ist nicht erwiesen.

Dagegen ist familiäres Vorkommen nicht selten, besonders bei Doppelseitigkeit. So wurde sie bei Zwillingen gefunden (ESAU). CAMERER sah sie bei männlichen 8jährigen Drillingen, von denen zwei zweifellos erbgleich waren. Bei den beiden Erbgleichen lagen auch Ossifikationsstörungen am Os cuneiforme I vor. CAMERER schließt daraus auf genotypische Ursachen für die Entstehung des Morbus Köhler I. NIEDEN beobachtete Doppelseitigkeit bei 2 Geschwistern. HOHMANN berichtet von 2 Brüdern mit doppelseitigem Befund (6 und 7 Jahre alt), von denen aber nur einer einseitig über Schmerzen klagte. METS sah das Leiden ebenfalls bei Zwillingen, ALBRECHT und HERTEL bei 2 Brüdern (7 und $4^1/_2$ Jahre alt) und bei eineiigen Zwillingsknaben. Ossifikationsstörungen bzw. Nekrosen am Os naviculare pedis kommen auch in Vergesellschaftung mit gleichartigen Störungen an anderen Knochen vor, nicht selten bei den vererblichen multiplen enchondralen Dysostosen vor. Im Falle der Abb. 407 waren Os naviculare pedis, Os cuneiforme I, Metatarsalköpfchen und Tuberositas tibiae beteiligt, und zwar doppelseitig. Unter den Fällen, die KÖHLER überblickte, war 2mal auch die Patella befallen.

e) Röntgenbild

Es sei daran erinnert, daß nach einigen Autoren, z.B. nach SAUER, C. und H. MAU, Bilder mit meist 2 übereinanderprojizierten Kernen in vielen Fällen als Vorstadium des Köhler I anzusehen sind (status Köhleri). Die meisten ausgeprägten Köhler-Fälle erwecken den Eindruck einer scheibenförmigen Verschmälerung des Knochenkernes in Richtung der Fußlängsachse (Abb. 404). Dorso-plantar erscheint die Scheibe meistens etwas verlängert. Ihre Ossifikation kann auch zurückgeblieben sein, so daß sie im Vergleich zur normalen Epiphyse insgesamt etwas verkleinert ist. Die Kontur ist oft unregelmäßig, im Inneren ist die Scheibe ungleichmäßig verdichtet, manchmal bis zur Strukturlosigkeit. Nach CASATI sind unregelmäßige Vertiefungen in der Peripherie des Kernes das Kennzeichen des initialen floriden Stadiums, zu dem sich Zonen starker Verkalkung gesellen, als Ausdruck der Reaktion des gesunden Gewebes. Dazu komme der reparatorische Vorgang, der das Bild kompliziere.

KÖHLER selbst gibt als Hauptsymptom die hochgradige Dichte und Strukturlosigkeit des Knochens an. Die Dichte könne etwa das Dreifache des normalen Mineralgehaltes betragen. Zerklüftung und Kleinheit des unregelmäßig begrenzten Kernes ohne Verdichtung spreche gegen das Krankheitsbild und gehöre unter Umständen in den Bereich der Norm. Von den in der Ossifikation schon weiter fortgeschrittenen Nachbarknochen erscheint die verdichtete Knochenscheibe des Os naviculare im Röntgenbild durch einen verhältnismäßig breiten Spalt getrennt zu sein (Abb. 405 und 406). Dieser „Spalt" entspricht aber in geringerem Umfang dem wirklichen Gelenkspalt, sondern in der Hauptsache der noch nicht ossifizierten Knorpelrandschicht des Os naviculare. Manchmal findet man auch einen leicht biskuitförmig eingeschnittenen Knochenkern, gelegentlich auch kleinere isolierte Randkerne (Abb. 407), die von Einigen als Fragmente gedeutet wurden (z.B. STUMME, BACHMANN, GRUNE, SCHULTZE). Davon zu trennen ist natürlich die akzessorische Nebenkernbildung.

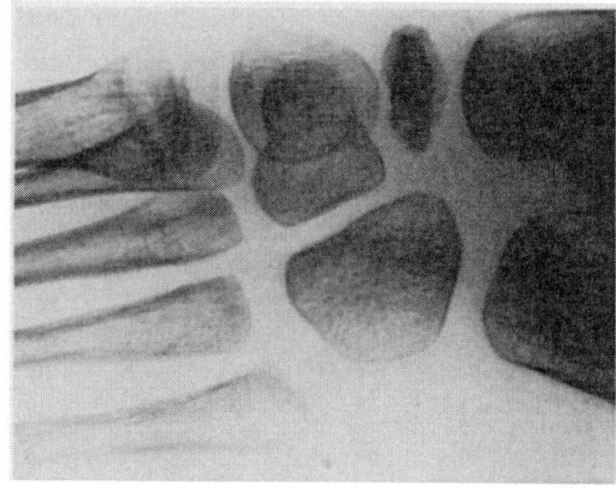
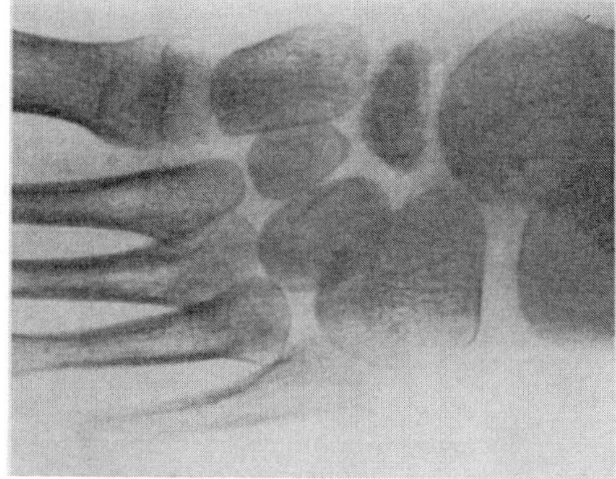

a   b

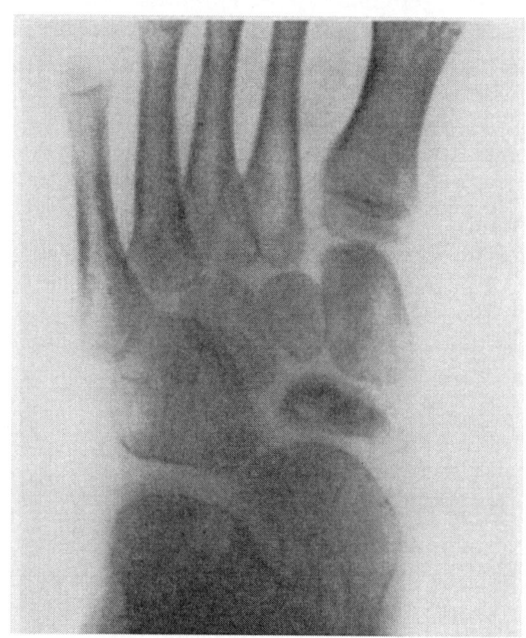

c

Abb. 404. a und b Akutes Stadium eines Morbus Köhler I bei einem 5jährigen Knaben. c 1 Monat später, Zunahme der Zusammensinterung mit deutlicherem Hervortreten vacuoliger Nekroseherde

Die Kernzerklüftung kann im Verlauf der Krankheit zunehmen, aber auch abnehmen, je nach den primären Ausgangsbildern, dem Ausmaß der Kernossifikation und dem Zeitpunkt der Erfassung des Krankheitsbildes. Im Extremfalle zeigt sich eine mehrfache Fragmentierung und eine schollige Struktur der Kerne. Auch cystoide Herde kommen vor (Abb. 404). Mehrkernigkeit des Knochens an sich soll zumindest suspekt auf einen „Köhler I" sein, besonders wenn ein deutlicher Unterschied zur gesunden Seite gegeben ist oder gleichzeitig ein entsprechender klinischer Befund besteht. SAUER baut auf derartige Beobachtungen sogar eine Entstehungstheorie des „Köhler I" auf, wonach die „Köhlerschen Veränderungen" als Resultat einer Wachstumsbeeinflussung zweier, unter Umständen sogar dreier isolierter Kernanlagen anzusehen seien (s. auch Abschnitt Ätiologie). Die scheibenförmige Verschmälerung des Knochenkerns kann im floriden Krankheitsstadium recht rasch vor sich gehen, innerhalb einiger Wochen, wahrscheinlich unter dem Einfluß einer ungenügenden Ruhigstellung des Fußes.

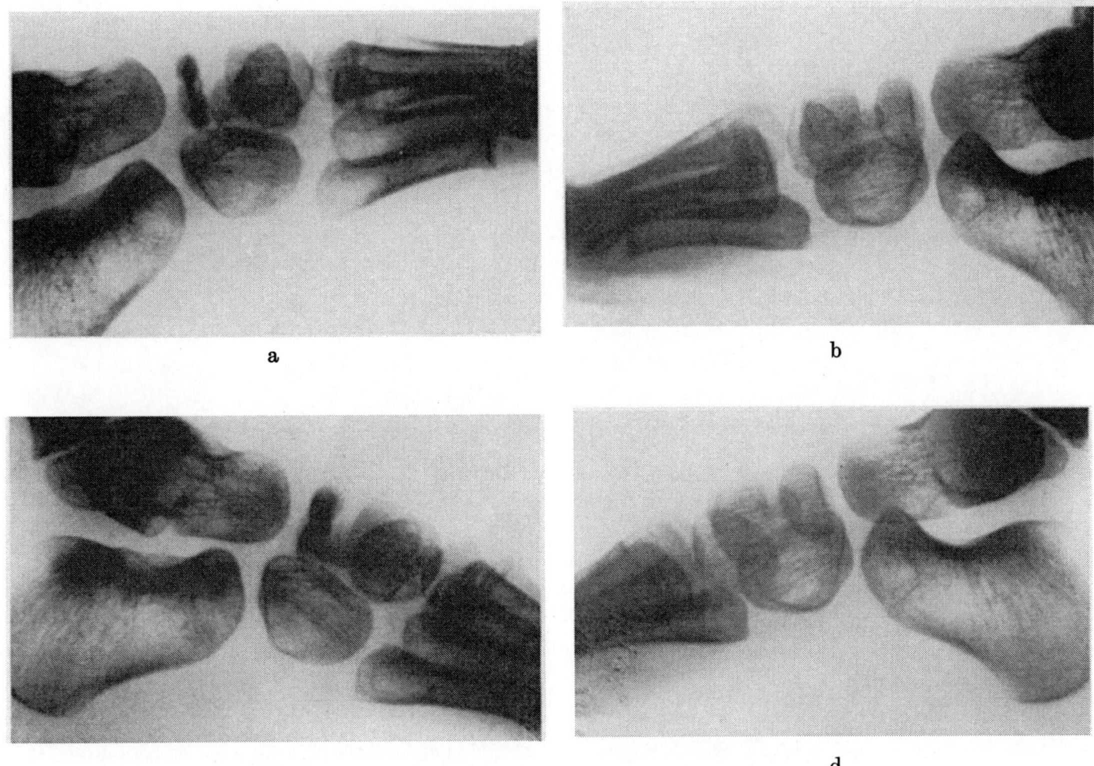

Abb. 405. a Akuter Morbus Köhler I bei einem 5jährigen Mädchen. Unregelmäßig kondensiertes, plattes Os naviculare, scheinbar breite Gelenkspalten. b Gegenseite zum Vergleich. c ½ Jahr später, Ausheilungsstadium. Vergrößerung des Knochenkerns und Wiederauftreten von Knochenstruktur. d Gegenseite zum Vergleich zu c (Univ.-Kinderklinik, München, Prof. OBERNIEDERMAYR und Doz. Dr. SINGER)

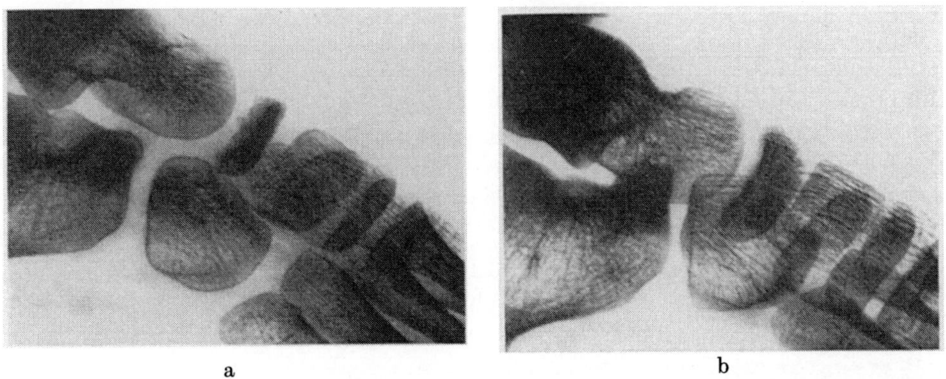

Abb. 406. a Morbus Köhler I bei einem 7jährigen, akutes Stadium; b 20 Monate später, Ausheilung unter weitgehender Wiederherstellung von Form und Größe des Kahnbeins. (Fall von E. A. ZIMMER)

Während die klinische Ausheilung manchmal recht schnell vonstatten geht, benötigt die Rückbildung der röntgenologisch erkennbaren Veränderungen längere Zeit. KÖHLER sah nach 2 Jahren, spätestens nach 2—3 Jahren wieder ein „normales" Kahnbein. FORSELL fand in einem Fall nach einem Vierteljahr und in einem anderen nach einem halben Jahr wieder normale Verhältnisse, GRASHEY und HAENISCH nach einem halben Jahr fast und nach dreiviertel Jahr ganz normale Verhältnisse, SCHÄFFER nach 2 Jahren. Nach H. und

C. MAU ist nach etwa 1 Jahr der Röntgenbefund im allgemeinen wieder normal, spätestens jedoch nach 2—3 Jahren. HÄUPTLI gibt die Heilungsdauer, die nur röntgenologisch kontrolliert werden kann, mit 2—4 Jahren an. Bezüglich des Ausheilungsergebnisses muß aber doch hervorgehoben werden, daß bei nicht wenigen Fällen noch im Erwachsenenalter und das ganze Leben hindurch eine abgelaufene Köhlersche Erkrankung sich durch Form- und Strukturveränderungen am Kahnbein dem Kundigen verrät, auch wenn eine restitutio ad integrum behauptet wurde (wie z.B. bei den Fällen von LIEBERMANN). Das Os naviculare bleibt meistens auffallend schmal (in der Richtung der Fußlängsachse

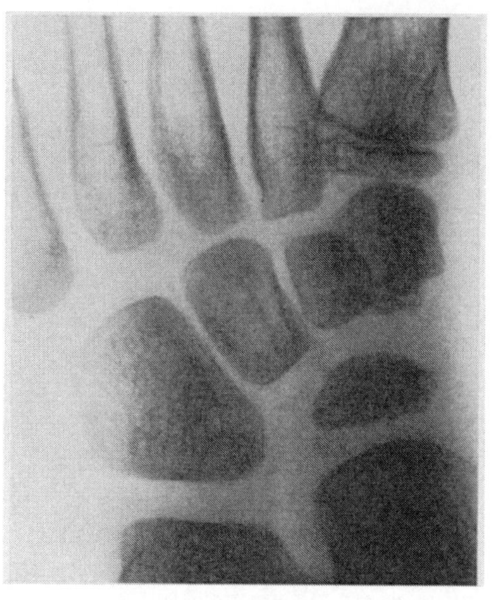 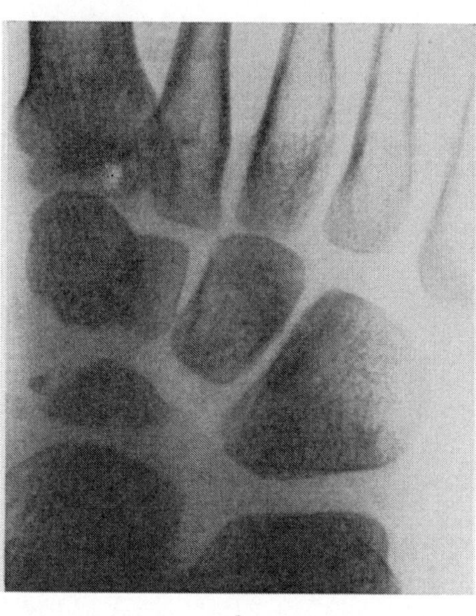

a   b

Abb. 407a u. b. Morbus Köhler I bei einem 7jährigen Jungen. Zusammenhängend oder zusammentreffend mit einer enchondralen Dysostose geringen Grades. a Gesunder Fuß; b partielle Nekrose, akutes Stadium

Abb. 406). Auch HÄUPTLI führt an, daß eine einmal eingetretene Deformierung bestehen bleibt. Von den 3 Fällen DIEMERs und BUTLERs zeigte der mit Gipsverband ruhiggestellte Patient später keine Deformierung am Kahnbein, während bei den 2 nicht behandelten Fällen der Knochen eine deutliche Keilform beibehielt. Die Neigung zur Entwicklung einer stärkeren Arthrosis deformans im Gelenkbereich derartig verbildeter Kahnbeine ist bekannt.

Die *generelle Bewertung des Röntgenbildes* für die Diagnose des „Köhler I" hat sich im Laufe der Zeit gewandelt. KÖHLER selbst pflichtete noch einem Autor bei, der dem Röntgenbild eine beweisende Kraft beimaß: „Die Klinik ist fast nichts, das Röntgenbild ist alles. Wenn man es einmal gesehen hat, vergißt man es nie wieder". Nach vieljähriger Erfahrung hat sich aber herausgestellt, daß dies nur für vereinzelte Fälle gilt, und zwar für solche, bei denen der Vergleich mit der anderen Seite einen eklatanten Unterschied ergibt: hier ein größerer, deutlicher umrissener, eventuell sogar strukturierter Kern, dort ein glatter, schollig zerrissener, verdichteter Kern. Für alle anderen Fälle wird man es mit RUCKENSTEINER halten, der die Erscheinungen im Röntgenbild auch für den Köhler I nicht als krankheitsbeweisend ansieht. Dem klinischen Bild wird dann die letzte Entscheidung in der Festlegung der Diagnose zukommen. Es sind dies vor allem die Fälle mit mehreren, eventuell verschieden großen und unregelmäßig geformten Kernanlagen, ferner Fälle, bei denen andere Krankheiten ein „Köhler-ähnliches" Bild hervorrufen können, z.B. eine blande Osteomyelitis oder eine Tuberkulose („symptomatischer Köhler I" nach MAU).

f) Histologie

So sehr das klinische und das röntgenologische Bild des Morbus Köhler I bekannt sind, so wenig Mitteilungen histologischer Befunde liegen vor. Dies hat seinen Grund darin, daß es sich auch bei dieser Krankheit, ebenso wie bei vielen anderen aseptischen Osteonekrosen, um einen gutartig ablaufenden Prozeß handelt, der kein operatives Eingreifen erfordert.

Das histologische Bild gleicht dem der anderen juvenilen Osteochondronekrosen. Die einzelnen Bilder unterscheiden sich lediglich hinsichtlich des Stadiums, in dem sich der Prozeß gerade befindet.

Im *Anfangsstadium* stellt sich mitunter nur eine Störung der Ossifikation dar in Gestalt eines hyper- oder dysplastischen Kerns, wie z.B. im Falle von WEIL, der das ganze Kahnbein eines 7jährigen Jungen entfernt hatte. DAL POZZO sah ebenfalls keine Nekrosezeichen. Bei dem $6^1/_2$jährigen Mädchen, das seit 4 Monaten Beschwerden hatte, war das knorpelartige Kahnbein etwa 5mal so groß wie der röntgenologisch zur Darstellung gekommene Knochenkernschatten. Der dicke Knorpelmantel bestand aus hyalinem Knorpel, der Kern aus z.T. verkalktem Knochen, der fibröses Mark enthielt. DAL POZZO ist der Ansicht, daß der Grundfaktor dieser Erkrankung in einem Stillstand der Ossifikation zu suchen sei, der über die mechanische Aufgabe und die exponierte Lage des Knochens zu Schädigungen mechanischer Art prädisponiere.

Spätere Stadien zeigen Bilder der Knochenresorption, des Umbaues, der Nekrose und der Knochenneubildung. BEHM fand nekrotische Herde im Knochenkern, der Knorpel war normal. Ähnlich lautet auch der Bericht von GRAZIANSKY.

Ein Neubildungs- und Umbaustadium trafen KIDNER und MURO an. Sie sahen Knorpelgewebe mit Ossifikationszentren aus osteoidem Gewebe mit fibrösem Mark. Die Kalkablagerungen waren durchaus unvollkommen (zit. nach HÄUPTLI). LECÈNE und MOUCHET ($8^1/_2$jähriger Junge) fanden histologisch einen milden osteomyelitischen Prozeß mit zentraler Nekrose. Dieser Befund würde für die Axhausensche Theorie der Entstehung über eine Embolie mit blandem mykotischem Material sprechen. Es ist aber naheliegend, daß es sich hier nicht um einen echten „Köhler I" sondern um eine Osteomyelitis des Os naviculare gehandelt hat.

g) Ossifikation des Os naviculare pedis

Das Kahnbein ossifiziert als letzter Knochen der Fußwurzel (s. Tabelle 37). Die einzelnen Autoren geben recht verschiedene Daten hinsichtlich der Ossifikationstermine an. Nach KÖLLIKER beginnt die Ossifikation schon im ersten Lebensjahr, nach GEGENBAUER im 3.—5. Lebensjahr. ZIMMER gibt als Durchschnitt das 4. Lebensjahr an, KARP fand anhand zahlreicher Untersuchungen, daß der Knochenkern im Kahnbein des Fußes bei Mädchen im Alter von 2 Jahren auftritt, in allen Fällen ist er mit $3^1/_2$ Jahren vorhanden. Bei Knaben tritt er meistens mit 3 Jahren auf, bei $^1/_3$ fehlte er noch mit $3^1/_2$ Jahren. Weitere Angaben über das Durchschnittsalter des Ossifikationsbeginns sind folgende: für Mädchen $1^1/_2$—2 Jahre, für Knaben $2^1/_2$—3 Jahre. Ohne eine Geschlechtsunterscheidung zu machen, geben an PIERSOL und SPALTEHOLZ das 4.—5. Lebensjahr an, COHN das Alter von $3^1/_2$—4 Jahren, DARIAUX und QUÉNUE von $2^1/_2$—3 Jahren, LANGER und TOLDT von 5 Jahren. KARP glaubt, beobachten zu können, daß der vorzeitige und normal auftretende Knochenkern regelmäßig aussieht, während der verspätet auftretende Kern oft unregelmäßige Kontur und Struktur bis zur Sequestrierung zeigt. Gelegentlich treten sogar mehrfache Ossifikationszentren auf (Abb. 408). Doppelte Ossifikationszentren sind nach Angabe vieler Autoren nicht selten (RAMBAUS und RENAULT (1864), BARDELEBEN (1885), HASSELWANDER (1903), SAUER (1929), ZIMMER, LIESS u. a. 3 Ossifikationskerne sind wesentlich seltener (DE CUVELAND, SAUER). SCHULTE sah einmal 5 Ossifikationszentren bei einem $6^1/_2$jährigen Knaben und zwar am rechten wie linken Os naviculare pedis.

Tabelle 37. *Ossifikationstabelle: Fußwurzel* (nach SCHINZ-BAENSCH-FRIEDL, GRASHEY, A. KÖHLER, BRAILSFORD, RAUBER-KOPSCH. Aus: GROSKOPFF und TISCHEN-DORF, Das menschliche Skelet... Edition Leipzig)

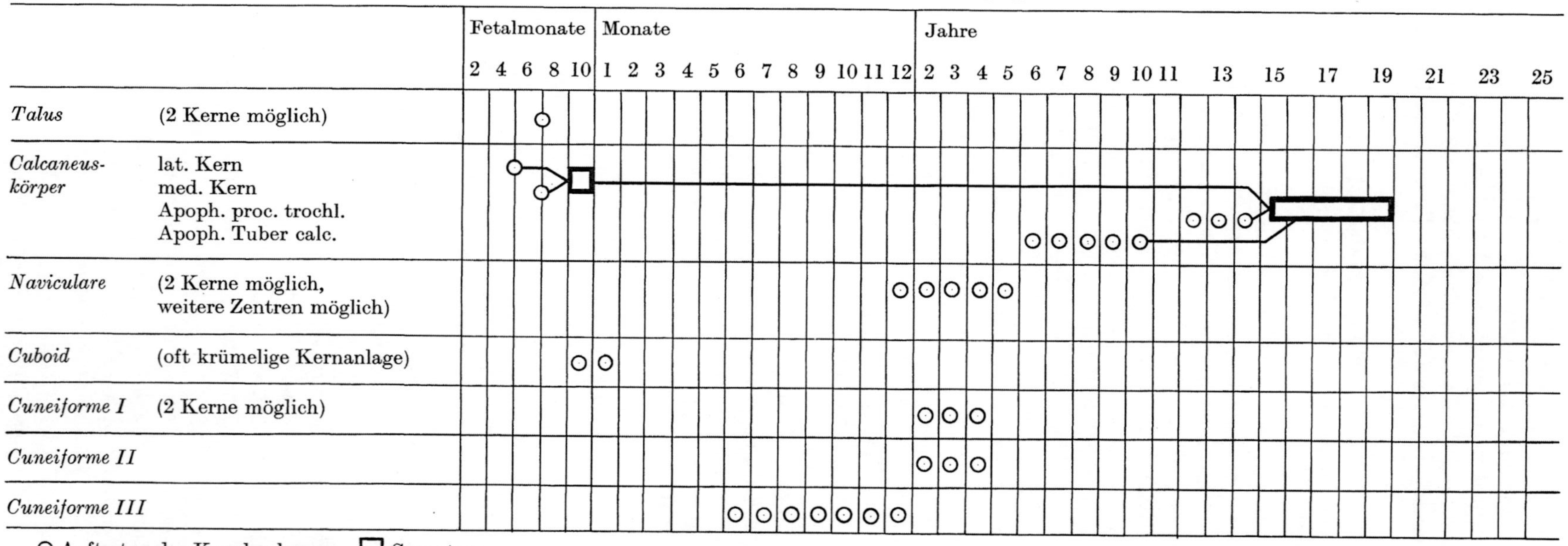

		Fetalmonate	Monate	Jahre
		2 4 6 8 10	1 2 3 4 5 6 7 8 9 10 11 12	2 3 4 5 6 7 8 9 10 11 13 15 17 19 21 23 25
Talus	(2 Kerne möglich)			
Calcaneus-körper	lat. Kern med. Kern Apoph. proc. trochl. Apoph. Tuber calc.			
Naviculare	(2 Kerne möglich, weitere Zentren möglich)			
Cuboid	(oft krümelige Kernanlage)			
Cuneiforme I	(2 Kerne möglich)			
Cuneiforme II				
Cuneiforme III				

O Auftreten der Knochenkerne; ☐ Synostose.

Meistens liegen die Kerne sagittal übereinander und verschmelzen relativ rasch im Verlaufe einiger Monate. Plantar nebeneinanderliegende Doppelkerne beobachteten LIESS und DE CUVELAND. ZIMMER berichtet auch von randständigen Partikeln neben dem Hauptkern.

In diesem Zusammenhang muß auch die sog. Sekundärepiphysenbildung am Os naviculare pedis erwähnt werden, über die ÜBERSCHÄR näher berichtet. Seinen Ausführungen entnehme ich folgendes: Vielfach erfolgt nach Abschluß des ersten Dezenniums an vielen Knochen die Ausmodellierung der endgültigen Form über sekundäre Ossifikationszentren (Apophysen oder Sekundärapophysen nach PERNKOPF). Am Kahnbein sind solche selten, kommen aber vor, besonders am oberen Rande des Knochens (s. Fall von DE CUVELAND, FRANCILLON, FRANCES, HASSELWANDER, ZIMMER, RAVELLI). Die Verschmelzung mit dem

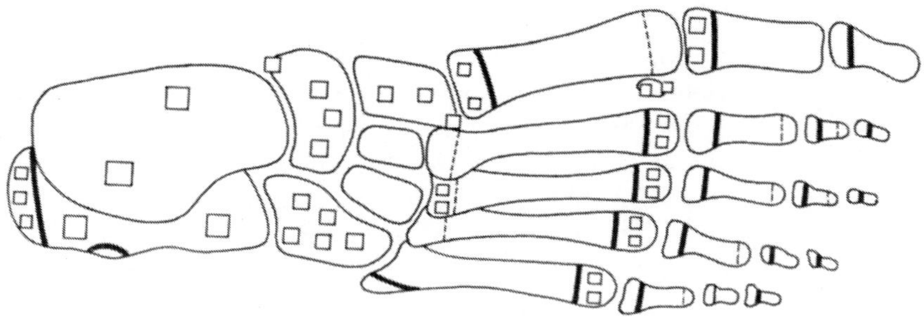

Abb. 408. Beobachtete Mehrkernigkeit am jugendlichen Fußskelet. Zusätzliche Epiphysen bzw. Pseudoepiphysen nach A. KÖHLER, HASSELWANDER, ROCHLIN (Aus: GROSKOPFF und TISCHENDORFF, Das menschliche Skelet . . . Edit. Leipzig, 1957)

Hauptkern erfolgt nach ÜBERSCHÄRs Beobachtung um das 20. Lebensjahr. Solche sekundären Ossifikationszentren können am Os naviculare ebenso wie an anderen Knochen persistieren. Ist der akzessorische Kern durch einen Spalt vom Hauptkern getrennt, so glaubt UEBERSCHÄR mit PFITZEN von einem echten akzessorischen Skeletelement sprechen zu können. Am Os naviculare pedis zählt er dazu das Os infranaviculare (SCHÖN, ZIMMER) und das Os supranaviculare (ABEL, DE CUVELAND, GERLACH, GÜNTZ, PFITZNER, RAVELLI u.a.). Solche sekundären Ossifikationszentren und solche Nebenkerne können im Sinne eines ,,Köhler" isoliert nekrotisch werden, wie ÜBERSCHÄR an einem Fall mit drei solchen Kernen am dorsal-proximalen Kahnbeinrand beobachtet hat. Das Bild sieht aber nach Ansicht des Autors eher nach einer Osteochondrosis dissecans als nach einem Morbus Köhler I aus.

Von diesen ,,Varianten" der Verknöcherung zu trennen ist die Persistenz der Kerne, von denen die Zweiteilung die weitaus häufigste ist. Es resultiert das ,,Os naviculare pedis bipartitum" (Abb. 413). (W. MÜLLER, WEISS, SIMONS, BRAILSFORD, HOHMANN, VOLK, LICHT, ZIMMER, WILKE, FROSCH, FONTAINE, DE CUVELAND, MAU u.a.).

Übergänge zum Os naviculare bipartitum kann man in mehrmals beobachteten Spätverschmelzungen von Doppelkernanlagen sehen (z.B. DE CUVELAND). Es ist die Frage, ob die Entstehung des persistierten Naviculare bipartitum über eine doppelte hyalin-knorpelige Kernanlage erfolgt oder von einem gewöhnlichen Ossifikationszentrum innerhalb eines einzigen hyalin-knorpeligen Primordiums ausgeht. Nach H. und C. MAU entsteht das Bipartitum jedenfalls eher aus plantar nebeneinander liegenden als sagittal übereinanderliegenden Kernen.

Das Os naviculare bipartitum, das meist doppelseitig vorkommt, hat prinzipiell nichts mit der primären aseptischen Nekrose des Kahnbeines zu tun. Es ist vielmehr anlagebedingt und meistens mit der Erscheinung eines kontrakten Platt-Spreizfußes verbunden, wobei der Knochen stark medial-dorsal vorspringt. Die später durch die gestörte Statik des Fußes begünstigt auftretenden Beschwerden beruhen meistens auf Sekundärnekrosen im Rahmen einer vorzeitigen Arthrosis-Arthritis (s. DE FINE, LICHT, ZIMMER). Besonders gilt dies für die oft ausgedehnten Nekrosen am medialen Horn des Os naviculare. Eine floride primäre aseptische Nekrose kann insofern leicht ausgeschlossen werden, da die Beschwerden beim Naviculare bipartitum erst im späteren Lebensalter nach Reifung des Skeletes auftreten. Schwieriger ist es, sich mit einem Spätzustand eines Morbus Köhler auseinanderzusetzen, da beim Naviculare bipartitum für gewöhnlich später ebenfalls grobe Deformierungen des Gesamtknochens (besonders als Kommaform) mit Randanlagerungen vorhanden sind.

Typisch ist auch das dorsale und mediale Überragen des Fußwurzelrandes. Der Spalt zwischen den beiden Knochen, aus denen das Bipartitum besteht, wird röntgenologisch am besten durch eine Seitenaufnahme des Fußes bei Pronation wiedergegeben (MAU). VOLK empfiehlt den Film dem Fußrücken anzulegen. Es ist aber zu berücksichtigen, daß die Richtung der Spaltebene von Fall zu Fall variieren kann (MAU). Auch scheint eine nur partielle Spaltbildung möglich zu sein. Beim Naviculare bipartitum ist röntgenologisch oft auch eine Verdichtung des Knochens auffallend. Diese kann aber nicht ohne weiteres als Zeichen einer Nekrose bewertet werden, wie der Fall von H. MAU (24jährige Frau) lehrt. Histologisch (RANDERATH, Heidelberg) entsprach diese Verdichtung einer Sklerose der Spongiosa des Knochenkernes, der hyaline Knorpel wies hingegen Veränderungen einer schweren Degeneration auf.

Das Os naviculare bipartitum pedis darf nicht verwechselt werden mit einem Naviculare, dem ein besonders großes Os tibiale externum oder Os supranaviculare angelagert ist, auch nicht mit einem sog. Naviculare cornutum. Ferner müssen unterschieden werden Zwei- oder Mehrteilungen bei malacischen Veränderungen (BRAILSFORD) sowie die Osteochondrosis dissecans. Letztere wollen wir auch in diesem Falle von der juvenilen Osteochondrose des Knochens abtrennen und gesondert besprechen (s. Kapitel „Osteochondrosis dissecans", S. 675).

Ähnlich wie bei den „apophysären" Osteochondronekrosen scheint es auch beim Os naviculare pedis Übergänge von der unregelmäßigen, bzw. gestörten Ossifikation zu den echten primären Nekrosen zu geben. Gemeint sind hier Bilder, bei denen mehrere Kerne unregelmäßig geformt, z.T. randständig vorhanden sind, manchmal auch durch teilweise Verdichtungszonen auffallend (Übereinanderprojektionen müssen natürlich ausgeschlossen werden). Klinische Beschwerden sind in solchen Fällen gewöhnlich noch nicht vorhanden; Doppelseitigkeit kann vorliegen. Solche Bilder wurden von LAURELL, MAU, SAUER (5 Fälle), GRASHEY, KARP beschrieben. LAURELL prägt für solche Bilder den Ausdruck „status Köhleri". H. und C. MAU sprechen von einem „potentiellen Köhler I", um der Auffassung Ausdruck zu verleihen, daß es sich gewissermaßen um initiale oder Übergangsformen zur echten primären aseptischen Kahnbeinnekrose handelt. Auch ÜBERSCHÄR meint, daß die aseptische Nekrose wie die Osteochondrosis dissecans dann zu befürchten sei, wenn multiple Kernanlagen (Nebenkernbildungen) vorhanden sind.

h) Die Gefäßversorgung

Die Gefäßversorgung des Os naviculare pedis ist nach den Untersuchungen von VELLUDA und NICHITA (1930) nicht schlecht. Durch Kontrastmitteluntersuchungen an 10 Erwachsenen beobachteten sie 7mal, daß die intraossären Gefäße des Kahnbeines aus einer Anastomose stammen, die ein medialer, von der A. dorsalis pedis ausgehender Ast, mit einem Ast der A. plantaris medialis bildet. Da daran überwiegend der Arterienast der A. dorsalis pedis beteiligt ist, schlagen die Autoren für dieses Gefäß die Bezeichnung „Arteria scaphoidea" vor. Diese Arterie zieht nach innen, anastomosiert mit der A. plantaris pedis und gibt den großen Teil der intraossären Gefäße für das Scaphoid ab. Mit der erwähnten Bezeichnung wollen VELLUDA und NICHITA dieses Gefäß aus den anderen inneren Seitenästen der Arteria dorsalis pedis hervorheben. Für die inneren Seitenäste wird von einigen Untersuchern (TESTUT, POIRIER) die Bezeichnung „Arteriae anonymae" gebraucht.

i) Ätiologie und Pathogenese

KÖHLER hat sich bei der Erstbekanntgabe seines Falles in ätiologischer Hinsicht nicht ausgesprochen. Später weist er jedoch auf den Morbus Perthes als analoges Krankheitsbild hin. Bei einem seiner Fälle, bei dem zugleich ein Myxödem bestand, nimmt er eine endokrine Ursache an. Die Auffassung SONNTAGs (1921) ist heute noch vorherrschend, daß es sich um eine Knochenentwicklungsstörung handle (BACHMANN, NIEDEN, MAU, WEIL u.a.). MAU weist in diesem Zusammenhang auf den von ihm hervorgehobenen „status Köhleri I" hin, der ein Vorstadium der Krankheit darstelle und der erkennen lasse, daß eben eine ungewöhnliche, gestörte „Ossifikation" in Gestalt einer mehrkernigen Anlage des Kahnbeines die Grundlage zur Krankheit bilde (W. SAUER). Die Vorstellung, daß der so geartete Knochen einen locus minoris resistentiae darstelle, deckt sich mit der Auffassung über die Entstehung auch der an anderen Stellen auftretenden Osteochondronekrosen, z.B. des Morbus Schlatter, Köhler II usw.

Das *chronische Belastungstrauma* mit Durchblutungsstörungen, das zweifellos bei Erwachsenen zu ähnlichen Krankheitsbildern führen kann, wird auch hier als agens angenommen, und zwar schon von Sonntag. Es lassen sich aber bei Kindern derartige chronische Gewalteinwirkungen, die ja meistens im Rahmen einer speziellen Berufsausübung zustande kommen, kaum nachweisen. Sonntag legt nahe, an eine Schädigung der Knorpel-Mark-Kanäle bzw. deren Gefäße, zu denken, welche nach M. B. Schmidt für den normalen Ablauf der Ossifikation und nach Schmorl auch für den Eintritt der präparatorischen Knorpelverkalkung von Bedeutung sind. Nagura und Burkhardt führen die aseptische juvenile Nekrose auf primäre, geringfügige subchondrale Frakturen zurück, Rutishauser auf eine Schädigung der Osteophyten durch Mikrotraumen (auch ohne Unterbrechung der Blutzirkulation). Sägesser nimmt ursächlich eine Ischämie an, verursacht durch Drosselung oder Verschluß der Gefäße bei ihrem Durchgang durch den Bandapparat. Hauser (1929) denkt speziell beim „Köhler I" an eine Vasomotorenstörung der den Knochen versorgenden Gefäße im Anschluß an ein leichtes Trauma.

Besonders bemerkenswert erscheint es Sonntag, daß das Kahnbein in der Stoßachse des Fußes beim Sprung auf die Fußspitze liegt und daß dabei der Stoß von dem Metatarsalknochen über das Kahnbein fortgeleitet wird (Kinder springen gerne!). Küntscher macht für das Entstehen der aspetischen Nekrosen an den kleinen Knochen und Epiphysen eine Materialermüdung geltend, am Fuß durch Muskeldauerzug in Richtung der Längsachse (an den Diaphysen entstehen querverlaufende Umbauzonen, Abb. 409). Auch Goff legt der

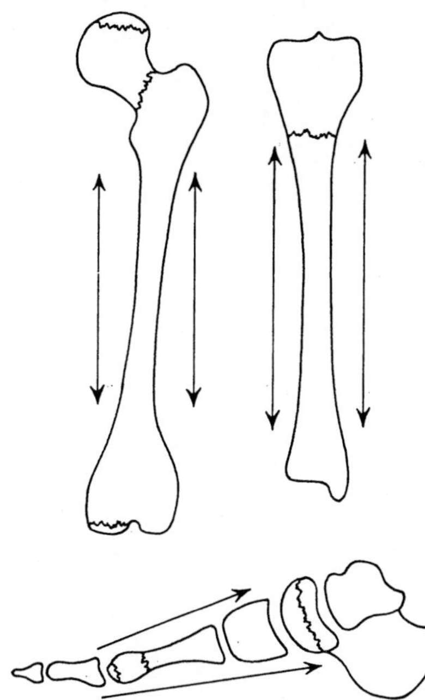

Abb. 409. Lage der „Erkrankungszone" bei Morbus Perthes, Dauerbruch, Umbauzone, Osteochondrosis, Köhler I, Marschfraktur und Köhler II zur Richtung des Gesamtmuskelzuges (G. Küntscher)

Dauerdruckeinwirkung auf das Os naviculare pedis für die Entstehung der Nekrose erhebliche Bedeutung bei. Er rechnet das Os naviculare pedis zu den „Druckepiphysen" (im Gegensatz zu den „Zugepiphysen", deren bestes Beispiel die Apophyse der Tuberositas tibiae darstellt). Allerdings spielt nach Goff ein endogener Faktor erheblich mit. Damit ist aber die letzte Frage nach den Ursachen der Ossifikationsstörung nicht beantwortet. H. Mau weist daraufhin, daß eine von verschiedenen Zentren und Nebenkernen ausgehende Ossifikation sowie eine Hemmung der Skeletreifung das Hauptcharakteristikum der enchondralen Dysostosen sei, desgleichen ein leichter Minderwuchs. Derartige Erscheinungen seien auch beim „Köhler I" vielfach beobachtet worden (Abb. 410 und 411).

Hier sind auch die Untersuchungsergebnisse Sauers und seine Ansicht anzuführen. Sauer fand an 236 Kindern, die im Alter von 1—12 Jahren standen und die ohne klinischen Befund waren, in 5 Fällen röntgenologisch das Bild eines Morbus Köhler I am Kahnbein des Fußes. Aufgrund der beobachteten Ossifikationsverhältnisse am Fußkahnbein dieser Kinder und der Beobachtung der Entwicklung der Köhler I — Bilder versucht er, die Köhlerschen Veränderungen als Resultat einer Wachstumsbeeinflussung zweier unter Umständen dreier isolierter Knochenkernanlagen zu interpretieren. Die 4 Charakteristica des Röntgenbefundes nach Köhler erklärt Sauer folgendermaßen:

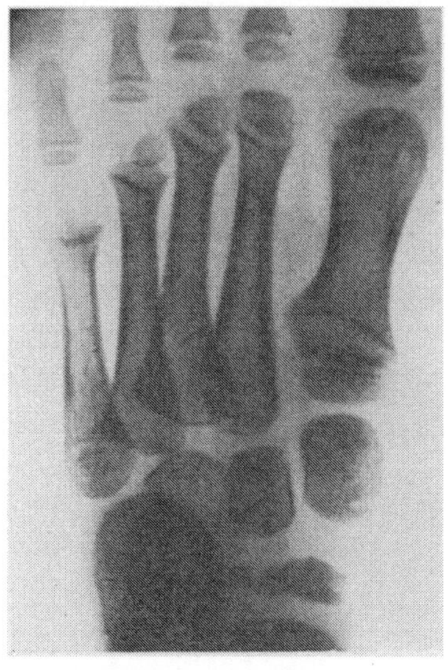
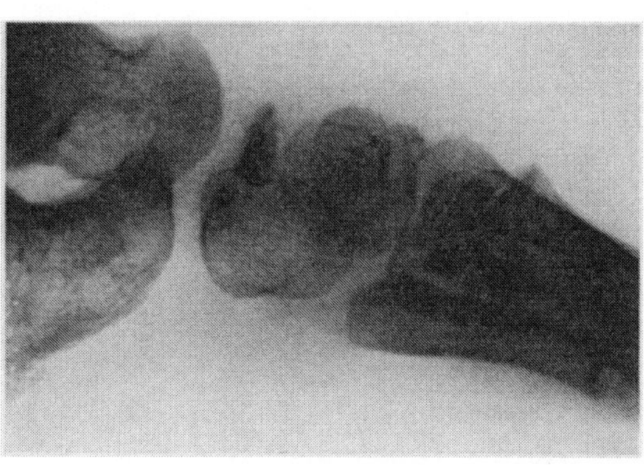

a   b

Abb. 410a u. b. Ossifikationsstörung am Os naviculare, Os cuneiforme I und an den Metatarsalköpfchen rechts (a) und links (b) bei allgemeiner enchondraler Dysostose. $8^1/_2$jähriger Knabe. Fragmentierter Kern am Os naviculare? (Univ.-Kinderklinik München, Chirurgische Abteilung, Prof. Oberniedermayr)

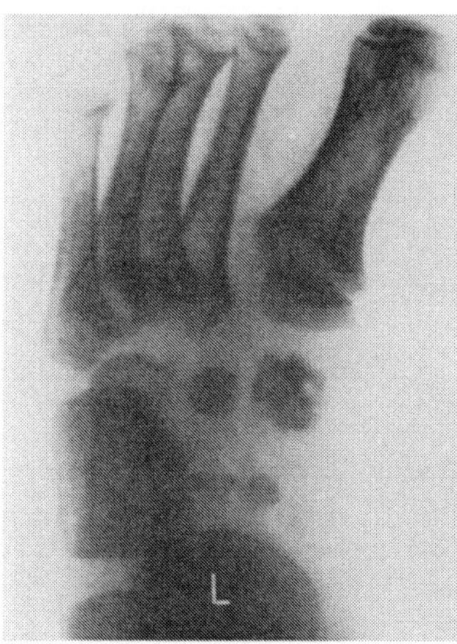
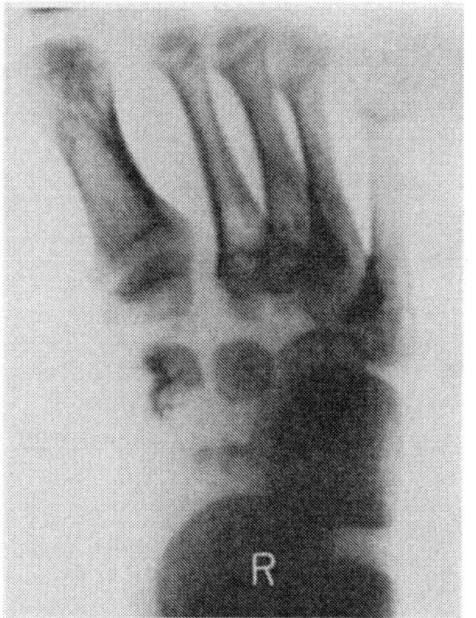

Abb. 411. Nekrose und Ossifikationsstörung am Os naviculare und Os cuneiforme I, doppelseitig, bei einem 6jährigen Mädchen

1. Veränderungen an der Form des Os naviculare — Reduktion auf die Hälfte bis auf ein Drittel der Norm — sind ohne weiteres als Wachstumsbeeinflussungsresultate zweier, unter Umständen dreier Kernanlagen denkbar.

2. Veränderungen der Form können aus ebendenselben Gründen auftreten. Die getrennten Kalkzentren des Knochenkernes fanden wir immer übereinanderliegend angeordnet. Die langsame Umwandlung des knorpeligen in das knöcherne Os naviculare kann beim Berühren der medialen Pole leicht zu einer Biskuitform führen. (Geringe Breite des ganzen Knochenkernes zugunsten einer größeren Länge.)

3. Aus dem letzteren Grunde wird dann die Spongiosa-Corticalis-Struktur undeutlich.

4. Der Kalkgehalt eines solchen Os naviculare aus 2 oder 3 miteinander verschmolzenen Einzelanlagen erscheint dann doppelt bis 3fach so intensiv.

In den Anschauungen über die Entstehung der juvenilen Nekrosen im allgemeinen spielen folgende Komponenten eine Rolle:

a) Endogene Komponente: Familiäres Vorkommen ist beobachtet, GOFF rechnet hier 22%. Das Auftreten bei Zwillingen ist bekannt. Auch Vergesellschaftung mit anderen aseptischen Nekrosen wurde gefunden, z.B. mit Veränderungen an der Kniescheibe (KÖHLER, KORITZINSKY), am Os naviculare manus, das im Falle von GRASHEY bei einem 8jährigen Mädchen beiderseits noch ohne Kern war, am Calcaneus (HOHMANN) und Os cuneiforme I (BUCHMANN, HABOUSH, GÉHER, BAKEY und LÉNÁRT) sowie mit Perthes (GIANNESTRAS, HOHMANN).

b) Begünstigung der Entstehung durch statische Abweichungen: Plattfuß, Hohlfuß, Pes adductus (WEIL, CITTAU, SCHMIDT). KAUFFMANN fand jedoch beim kongenitalen Pes adductus kein gehäuftes Zusammentreffen, ebenso SAUER (auch nicht beim Hohl- und Plattfuß).

c) Schwere länger dauernde Allgemeinerkrankungen können generell zu Entwicklungshemmungen führen. Demnach könnten nach MAU auch die immer wieder anamnestisch auftauchenden Infektionskrankheiten der Kinder (Scharlach, Diphtherie, Enteritis usw.) eine Rolle spielen im Sinne eines prädisponierenden Momentes.

d) Eine konstitutionelle Komponente stellt LINDEMANN in den Vordergrund, wenn Störungen der Kernanlage oder Verknöcherung besonders im Zusammenhang mit Pedes plani anzunehmen sind, oder wenn familiäres Vorkommen gesichert ist.

In Anbetracht der Vielzahl der angeführten ätiologischen Momente wird es verständlich, daß eine Gruppe von Autoren in dem Erscheinungsbild des „Köhler I" nur eine röntgenologische Einheit sehen, nicht eine ätiologische (SUAREZ, CONTARGYRIS, HERMODSSON). Auch C. und H. MAU glauben, daß verschiedene Ursachen wegen der beschränkten Reaktionsweise des Knorpels und Knochens das gleiche Bild erzeugen können. Von einem Syndrom kann aber — wie sie es tun — nach Ansicht des Verfassers nicht gesprochen werden, wenn man die Begriffe nicht umkehren will.

Rachitis sahen bei einem „Köhler I": BEHM, HAENISCH, STUMME. Die Zahl der Fälle ist aber zu gering, um einen kausalen Zusammenhang annehmen zu können. An Spätrachitis dachte FROMME.

Bei Spätstadien von Pes-planus-Bildern mit hochgradiger Arthrosis deformans, die verhältnismäßig häufig anzutreffen sind, kann man nicht mehr auseinanderhalten, ob sie als Folge einer Rachitis oder eines „Köhler I" entstanden sind.

Nicht uninteressant ist die Beobachtung von ALBRECHT und HERTEL, daß einer der beiden Brüder, über deren Erkrankung an einem Köhler I sie berichteten, eine Erhöhung der α_2-Globuline und eine Verminderung der γ-Globuline aufwies, ein Befund, der auch bei der Mutter des Knaben nachgewiesen werden konnte. Die Autoren machen darauf aufmerksam, daß ähnliche Elektrophorese-Werte schon TÖNZ, KELLER und COTTIER bei einem Syndrom von Megakaryocytopenie mit Radiusaplasie als gemeinsame Störung mesodermaler Organe und FRISCHKNECHT, BIANCHI und PILLERI bei einer Arthrogryposis multiplex congenita gefunden haben.

Die Theorie der Entstehung über *Infektionen* hatte früher verhältnismäßig viele Anhänger, wohl deswegen, weil Infektionskrankheiten die Skala der Erkrankungen bei Jugendlichen beherrschte und damit ein Zusammentreffen mit juvenilen Nekrosen statistisch häufig war. So wurden vielfach die üblichen Kinderkrankheiten wie Scharlach, Masern, Diphtherie, Enteritis usw. ursächlich beschuldigt. Zweifellos gibt es Fälle von echter Infektion des Kahnbeines am Fuß, die ein dem „Köhler I" ähnliches Röntgenbild hervorrufen, z.B. bei der Osteomyelitis oder der Tuberkulose. Diese Fälle dürfen jedoch nicht als „Köhler I" angesprochen werden, wie dies MASSABUAU und MARCHAND bei ihrem erwiesenen (histologisch und im Tierversuch) Tuberkulosefall tun; wenn auch das Röntgenbild noch so sehr einem „Köhler I" gleicht. Hier sei auch auf eine Arbeit RUCKENSTEINERs verwiesen, der anläßlich der Beschreibung einer Kahnbeinosteomyelitis auf die Differentialdiagnose zwischen entzündlichen Erkrankungen des Os naviculare pedis und dem „Köhler I" eingeht (s. auch Abschnitt „Differentialdiagnose", S. 513).

Die Ansicht, daß es sich um die Folge eines *einmaligen Traumas* handle, also um eine richtiggehende Fraktur, wurde vielfach von älteren Autoren vertreten, ist aber in Berücksichtigung der Entwicklung des Krankheitsbildes, seines schleichenden Verlaufes, seines Röntgenbildes und des histologischen Befundes nicht mehr vertretbar. Ist aber ein entsprechendes Trauma erwiesen, so kann sich natürlich eine sekundäre posttraumatische Osteochondronekrose über eine posttraumatische Ernährungsstörung entwickeln. Möglicherweise trifft dies zu auf die Fälle von FORSELL, SCHÄFFER, GRUNE, HAENISCH, PREISER, DIEMER und BUTLER, SCHULTZE, STUMME u.a., für die ein einmaliges deutliches Trauma angegeben wurde. KÖHLER fand 1914 bei der Überprüfung von 26 Fällen in 16 kein Trauma angegeben. SONNTAG in $^3/_4$ der Fälle von 49. Die Autoren, die eine traumatische Entstehung annehmen, glauben meistens einen Kompressionsbruch vor sich zu haben wegen des dichten und scheibenartigen Kernes (GRUNE, SCHULTZE, STUMME u.a.), vergessen aber den noch vorhandenen Knorpelmantel mit zu berücksichtigen, der intakt sein kann. Auch das häufige doppelseitige Vorkommen spricht gegen die primär-traumatische Entstehung (DREVON). GRASHEY führt folgendes gegen die traumatische Entstehung an:

1. Die Nichtbeteiligung sonstiger Fußwurzelknochen.

2. Kernzertrümmerungen und Verdichtungen finden sich auch sonst, speziell an spät erscheinenden Knochenkernen, z.B. an Fersenbeinkappe, Olecranon, Erbsenbein, Darmbeinkamm, Metatarsusbasis usw., ohne daß hier ein Anhalt für traumatische Entstehung anzunehmen sei.

Gegen eine traumatische Entstehung äußern sich ferner: KÖHLER, BACHMANN, BEHM, DELCORME, FORSELL, PFAHLER, WOHLAUER, WREDE, SONNTAG.

k) Zur gutachtlichen Beurteilung

Was zur gutachtlichen Beurteilung eines etwaigen ursächlichen Zusammenhanges mit einem Unfall für die Nekrose des Kahnbeines gilt, gilt auch für alle anderen primären aseptischen Nekrosen. Meistens liegt das Bild einer ausgedehnten Nekrose bereits vor, wenn die Diskussion über einen etwaigen ursächlichen Unfall aufgegriffen wird. Aus der Erfahrung heraus ergibt sich, daß eine einmalige Gewalteinwirkung nur ganz ausnahmsweise ursächlich in Betracht kommt (H. BÜRKLE DE LA CAMP u. Mitarb.). Die einwirkende Gewalt muß geeignet gewesen sein, den Knochen erheblich zu schädigen, d.h. zumindest nahe an die Grenze eines Bruches des Knochens geführt haben. Dies muß auch äußerlich erkennbar gewesen sein durch Weichteilschwellung, Hämatombildung, sofortige Arbeitsunfähigkeit des Betroffenen. Leichter zu beurteilen sind die Fälle, bei denen unmittelbar nach dem Unfall eine Röntgenaufnahme angefertigt worden ist. Die posttraumatische Entstehung der Nekrose muß dann zugestanden werden, wenn diese Erstaufnahme einen normalen Knochen zeigte, wenn aber nach Monaten (manchmal erst nach einem Jahr) Umbau- und Nekrosezeichen auftreten und die Beschwerden sich wieder verschlimmern. Streng genommen handelt es sich jedoch bei solchen Fällen nicht um einen „Köhler I" am Kahnbein, sondern um eine posttraumatische (sekundäre) Nekrose. Leichtere Traumen, die vom Betroffenen meistens erst nachträglich zur Erklärung seiner Beschwerden herangezogen werden, sind in der Regel sowohl im Sinne der Verursachung als auch der Verschlimmerung des Leidens abzulehnen. Zu überprüfen wäre aber, ob das Trauma nicht sekundär zur Entstehung einer aseptischen Osteonekrose Anlaß geben kann, wie beim Falle von PRAGER diskutiert wird. W. PRAGER beobachtete nämlich bei einer 63jährigen Patientin, die nach einem leichten Trauma an der Basis des Metatarsale V eine Fraktur erlitten hatte, etwa 1 Jahr später eine typische Osteonekrose am Köpfchen des Metatarsale II des gleichen Fußes sowie am anderen (linken) Fuß eine Osteonekrose des Os naviculare. PRAGER meint, daß in diesem Falle das Trauma nicht als eigentliche Ursache angesehen werden könne, sondern nur als ein Faktor, der bei bestehender verminderter Belastbarkeit zur Insuffizienz des Fußskeletes führte. Derartige Fälle dürfen jedoch nicht unter die primären aseptischen Osteonekrosen eingereiht werden (s. Alter der Patientin!).

l) Differentialdiagnose

In der Abgrenzung gegen entzündliche Krankheiten ist vor allem das klinische Bild zu beachten, worauf schon MOUCHET und RUCKENSTEINER besonders hinwiesen. Den Begriff des „Symptomatischen Köhler I" prägte MAU für jene Fälle, bei denen aufgrund einer „blanden Osteomyelitis ohne Eiterung" (ESTOR, KIDNER-MURO, GLANZMANN) oder

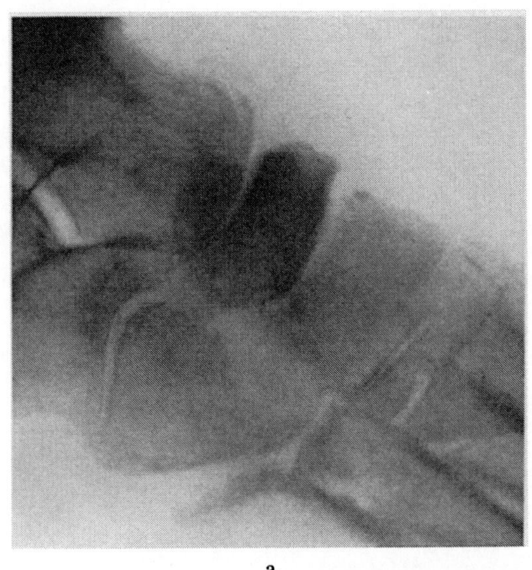

a

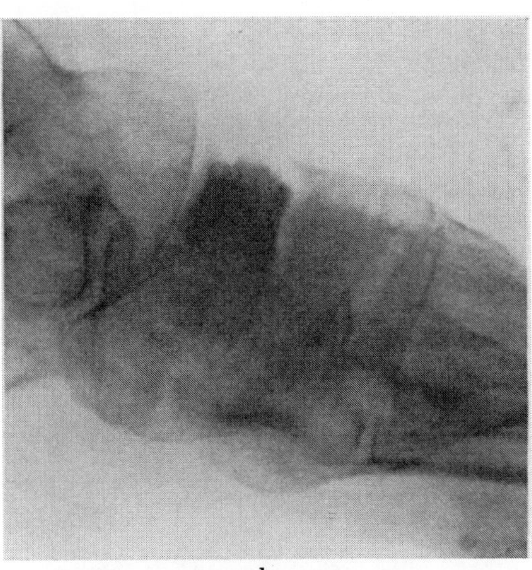

b

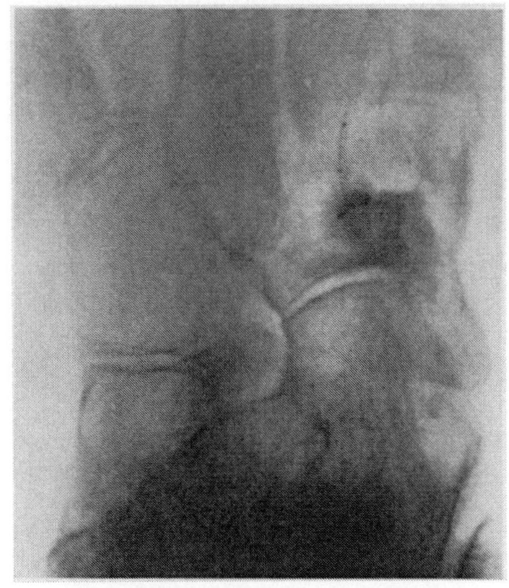

c

Abb. 412a—c. Tuberkulose am Os naviculare pedis. Verdichtung des Knochens wie bei aseptischer Nekrose, jedoch Randusuren, Beteiligung des distalen Gelenks und der Ossa cuneiformia, diffuse Demineralisierung (59jährige Frau); a am 22. 8. 57, Plantarsubluxation; b und c am 2. 6. 58, deutliche Progredienz, besonders am distalen Gelenk des Os naviculare

auch einer „mehr akuten Osteomyelitis" ähnliche Bilder wie die beim echten „Köhler I" entstehen. Hierzu rechnet er auch unter anderem die 2 Fälle von PHEMISTER-BRUNSCHWIG-DAY, bei denen Streptokokken nachgewiesen wurden (infarktartige Nekrose direkt durch eine Osteomyelitis oder indirekt über eine Embolie ausgelöst). Den Fall RUCKENSTEINERs (Osteomyelitis) konnte man röntgenologisch allein von einem „Köhler I" nicht unterscheiden, so daß RUCKENSTEINER das Röntgenbild auch hier nicht als krankheitsbeweisend ansieht, sondern nur zusammen mit dem klinischen Befund verwertet.

Die Tuberkulose, die an der Fußwurzel relativ häufig ist, ruft sehr ähnliche Bilder hervor (Abb. 412). Sie führt aber, im Gegensatz zum „Köhler I", zu einer mehr herdförmigen Destruktion am Gelenkspalt und in dessen Nähe sowie zu einer stärkeren

Demineralisation der Nachbarschaft (s. Tuberkulosefälle am Kahnbein von Bles, Forsell, Köhler, Contargyris, Faulkner, Greenwood, Nové-Josserand, Massabuau-Marchand, E. A. Zimmer, Herzog). Im Falle des letzteren bestand auf der Gegenseite zugleich ein „Köhler I". Hohmann sah 2 Fälle mit Knöcheltuberkulose, bei denen gleichzeitig ein „Köhler I" bestand (zit. nach C. und H. Mau). Der Gelenkspalt bleibt beim „Köhler I" meistens erhalten oder wird sogar verbreitert, bei der Tuberkulose jedoch wird er bekanntlich verschmälert.

Die posttraumatischen Nekrosen bereiten in der Differentialdiagnose Schwierigkeiten, wenn sie bei einem Jugendlichen angetroffen werden. Das eindeutig erwiesene Trauma entscheidet. Ein Vergleich mit der Gegenseite ist aufschlußreich, wenn er positiv ausfällt. Hierher gehört höchstwahrscheinlich auch der Fall von Hermodsson, bei dem sich an einem 3jährigen Mädchen 5 Monate nach einem Sturz von der Treppe eine Kahnbeinnekrose entwickelt hatte. Ähnlich wie beim Kahnbein und Mondbein der Hand ist auch am Kahnbein des Fußes die Fraktur anfangs manchmal nur sehr schwer röntgenologisch erkennbar.

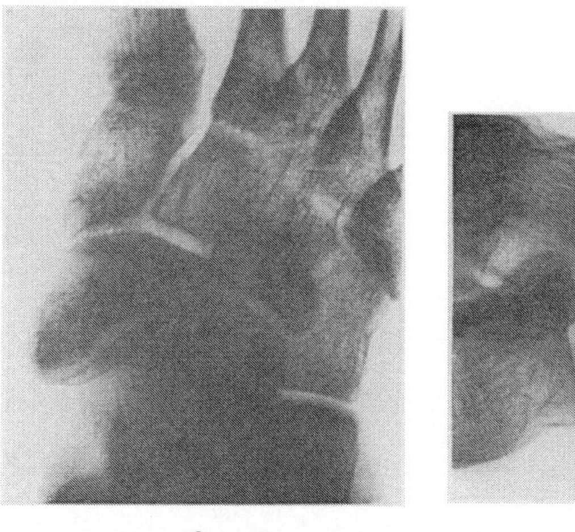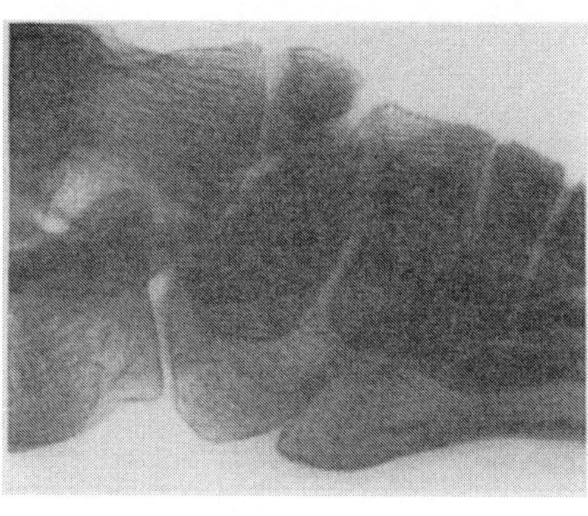

a   b

Abb. 413a u. b. Zweiteilung eines Os naviculare pedis als Varietät. (E. A. Zimmer)

Schwierig ist auch die Abtrennung eines primären Os naviculare bipartitum (Abb. 413), wenn es im Spätstadium schon zur Entwicklung einer Arthrosis deformans gekommen ist. Eine Unterscheidung gegenüber einem Spätstadium eines primären „Köhler I" ist dann oft nicht mehr möglich, besonders wenn es im Rahmen des „Köhler I" zur persistierenden Dissezierung am Knochen gekommen ist. Der Schwierigkeit der exakten Differenzierung sind hier jene Beurteiler weitgehend enthoben, die schon allein in der Zweiteilung des Os naviculare eine Nekrosefolge sehen. Brailsford veröffentlichte 9 Fälle mit erkennbaren oder angedeuteten Zweiteilungen und starken Veränderungen, die vorwiegend als sekundärarthrotischer Natur angesehen werden müssen, da es sich um Erwachsene handelt. Brailsford spricht von einer „Listhesis" des Os naviculare, wenn das mediale Knochenstück nach medial abgeglitten ist, mitsamt den Ossa cuneiformia und den medialen Zehen. Die Arthrosis deformans war dann besonders stark.

Ferner sind zu unterscheiden: posttraumatische Malacien im Spätstadium nach Frakturen, schwere arthrotische Deformierungen, besonders bei contractem Plattfuß (Alter der Patienten!), und das Os tibiale externum mit nekrotischen Zonen im Bereiche der Pseudoartikulation zum Kahnbein. Auch die Osteochondrosis dissecans handle ich als gesonderte Nekroseform ab, selbst wenn sie von mehreren Autoren mit dem „Köhler I" in einen gemeinsamen Topf geworfen wird. Möglicherweise gehören auch Fälle von Brailsford zur Osteochondrosis dissecans.

Dem Röntgenbild der Osteochondrosis dissecans sehr ähnlich ist das Osteoid-Osteom Jaffé, worauf RAVELLI (in der Diskussion zu einer Arbeit von DE CUVELAND über einen Fall von Osteochondrosis dissecans am Os naviculare pedis) hinweist. Nach RAVELLI sitzt die Osteochondrosis dissecans immer an den konvexen Gelenkteilen.

Schließlich ist differentialdiagnostisch noch zu denken an Tumormetastasen, z.B. beim Hypernephrom (ZIMMER), an primäre Tumorbildungen, z.B. an Sarkom, an Ostitis fibrosa lokalisata Recklinghausen (CORDES) und andere tumoröse Erkrankungen, sowie an neuropathische Veränderungen z.B. bei Tabes (E. A. ZIMMER). Anamnestisch leicht zu differenzieren sind Radionekrosen nach Strahleneinwirkung. Solche wurden auch beobachtet nach längerer Speicherung radioaktiver Substanzen im Knochen z.B. von ^{226}Ra bei Radiumzifferblattmalern (HASTERLIK, MILLER u. FINKEL).

2. Os naviculare cornutum

Ein *Os naviculare cornutum* (Os naviculare hypertrophicum, tuberositas ossis navicularis hypertrophica) disponiert schon durch seine höckerartige Prominenz am inneren Fußrand zur mechanischen Reizung. Meist ist das Os naviculare cornutum, wie schon eingangs erwähnt, hervorgegangen aus einer Synostose des Os naviculare mit dem Os tib. ext. GROSS konnte erstmals bei einem medial vorspringenden Os naviculare ohne Os tib. ext. (also wohl Os naviculare cornutum) histologisch eine umschriebene subchondrale Nekrose nachweisen, die weder makroskopisch noch im Röntgenbild sichtbar war. Es handelte sich um ein 11jähriges Mädchen. Am anderen beschwerdefreien Fuß war ein isoliertes Os tib. ext. vorhanden. GROSS erklärt das Zustandekommen durch örtliche Durchblutungsstörungen und nimmt nach W. MÜLLER an, daß ein Mißverhältnis zwischen der funktionellen Beanspruchung des betreffenden Knochenabschnittes und seiner Leistungsfähigkeit bestanden hat. Er möchte aber den Fall nicht ohne weiteres zu den primären aseptischen (juvenilen) Knochennekrosen zählen, etwa in Analogie zum „Köhler I", obwohl nach dem histologischen Befund eine derartige Einbeziehung möglich wäre.

Ähnlich liegen die Verhältnisse bei dem 14jährigen Mädchen, bei dem SMOLA am Tuber des vergrößerten Kahnbeines beider Füße eine cystisch aussehende, schwach sklerotisch demarkierte Destruktion feststellte. Die Veränderung war schmerzhaft, verursachte eine leichte Schwellung und war ohne einen Unfall entstanden. Da die Erkrankung nach einer 6monatigen konservativen Behandlung wieder völlig abheilte, nimmt SMOLA eine örtliche Malacie der Tuberositas des Kahnbeines an. Diese sei einer „Köhlerschen Malacie" gleichzusetzen, zumal der Köhler I in früheren Lebensjahren auftrete und nicht so schnell ausheilte. Die Mutter und 2 Schwestern der Patientin hatten ebenfalls stark entwickelte Höcker am Fuß-Kahnbein.

Auf die Ausführungen über das „schmerzhafte Os tibiale externam", S. 527, wird hingewiesen.

Literatur zu H. IV. 1. u. 2. (Morbus Köhler I; Os naviculare cornutum)

ABRAHAMSEN: Acta radiol. (Stockh.) **9** (1921).

ALBERTI, O.: Radiol. med. (Torino) **9**, 6 (1922).

ALBRECHT, R., HERTEL, E.: Ein Beitrag zum Vorkommen der Köhlerschen Erkrankungen. Z. Orthop. **104**, 598 (1968).

AXHAUSEN, G., BERGMANN, E.: Die Ernährungsunterbrechungen am Knochen. In: Handbuch der spez. Pathol. Anatomie und Histologie, Bd. IX/3, S. 118. Berlin: Springer 1937.

BACHMANN: Diskussion zu KÖHLER. Verh. dtsch. Röntg.-Ges. **10**, 202 (1914).

BADE: Die Ossifikation des menschlichen Fußskeletes nach Röntgenogrammen. Fortschr. Röntgenstr. **3**, 134 (1899/1900).

BAKEY, E., LENÁRT, G.: Gleichzeitige und zugleich doppelseitige Osteochondritis des Os cuneiforme I und des Os naviculare. Magy Radiol. **11**, 45 (1959).

BARDELEBEN, K. VON: Zur Entwicklung der Fußwurzel. Sitzgsber. der Jenaischen Ges. f. Med. u. Naturw., Suppl. Jena Z. Naturw. **19**, 27 (1885).

BAUMANN: J. Amer. med. Ass. **77**, 1086 (1921). Zit. v. RUCKENSTEINER.

BEHM: Beitrag zur Köhlerschen Erkrankung des Os naviculare pedis bei Kindern. Fortschr. Röntgenstr. **27**, 628 (1921).

BEHN: Isolierte Erkrankung des Naviculare pedis bei Kindern als Zeichen einer Wachstumsstörung. Fortschr. Röntgenstr. **14**, 262 (1909/10).

BELOT, M.: Traumatismes carpiens successifs. Malacie et fractures secondaires du scaphoide. Rev. Orthop. **39**, 553 (1932).

BERTOLOTTI: Radiol. med. (Torino) 1915.

BLES: Die Köhlersche Knochenerkrankung. Münch. med. Wschr. **35**, 1940 (1913).

BRAILSFORD, J. F.: Osteochondritis. Brit. J. Radiol. 8, 87 (1935).
— Osteochondritis of the adult tarsal navicular. J. Bone Jt Surg. 21, 11 (1939).
BÜRKLE DE LA CAMP, H., ARENS, W.: Handbuch der gesamten Unfallheilkunde, Bd. 3. Stuttgart: F. Enke 1965.
CAMERER, J. W.: Zur Ätiologie der Köhlerschen Erkrankung des Os naviculare pedis. Dtsch. med. Wschr. 61, 713 (1935).
CASATI, A.: Ein Beitrag zur Kenntnis von Morbus Köhler. Fortschr. Röntgenstr. 35, 44 (1926).
CLAUSEN, A.: Os naviculare bipartitum pedis. Nord. Med. 23, 1802 (1944). Zit. v. TROLLE, D.
COCKAYNE: Lancet 1919, 5024. Ref. Fortschr. Röntgenstr. 28 (1921).
CONTARGYRIS, A.: Die Köhlersche Krankheit und Tuberkulose. Z. Orthop. 62, 330 (1935).
CORDES, E.: Über Ostitis fibrosa am Fußskelet. Bruns' Beitr. klin. Chir. 143, 127 (1928).
CUVELAND, E. DE: Osteochondritis dissecans am Os naviculare pedis. Fortschr. Röntgenstr. 84, 265 (1956).
— Zur Ossifikation des Os naviculare pedis. Fortschr. Röntgenstr. 84, 710 (1956).
DIEMER, BUTLER: Radiol. Bd. V/2, 159 (1925).
DIETERICH, H.: Endstation der Köhlerschen Affektion des kindlichen Naviculare pedis. Langenbecks Arch. klin. Chir. 175, 340 (1933).
DOBISCH: Zur Ätiologie der Köhlerschen Knochenerkrankung. Münch. med. Wschr. 44, 2285 (1908).
DREVON: J. Radiol. Électrol. 1920.
ESAU: Beitrag zur Zwillingspathologie. Virchows Arch. path. Anat. 287, 634 (1933).
ESTOR: Rev. Orthop. 32, 365 (1925). Zit. v. RUCKENSTEINER.
FAULKNER, D. M.: J. Bone Jt Surg. 13, 369 (1931). Zit. v. RUCKENSTEINER.
FONTAINE, WARTER, LANGE DE: J. Radiol. Électrol. 29, 540 (1948).
FORSELL: Diskussion zu WOHLAUER. Verh. dtsch. Rönt.-Ges. 8, 37 (1912).
FRANCILLON, M. R.: Z. orthop. Chir. 56, 61 (1931).
— Z. orthop. Chir. 57, 544 (1932).
— Z. orthop. Chir. 59, 513 (1933).
FROELICH, R.: Des apophysites de croissance. Paris méd. 37, 430 (1920).
FROSCH, L.: Die pathologische Fraktur des Os naviculare pedis. Dtsch. Z. Chir. 232, 487 (1931).
GEGENBAUER: Zit. nach BADE.
GEHER, F.: Bilat. asept. Osteochondronekrose des Os cuneiforme I. Fortschr. Röntgenstr. 91, 281 (1959).
GIANNESTRAS, N.: Legg-Perthes' disease in twins. J. Bone Jt Surg. A 36, 149 (1954).
GLANZMANN: Schweiz. med. Wschr. 13, 205 (1932). Zit. von RUCKENSTEINER, E.
GOCHT: Zit. von SMOLA.
GOFF, CH. W.: Legg-Calvé-Perthes-syndrome and related osteochondroses of youth. Springfield (Ill.): Ch. C. Thomas 1954.
GRASHEY: In: RIEDER-ROSENTHAL, Lehrbuch der Röntgenkunde, S. 109. Leipzig 1913.
— Diskussion zu KÖHLER. Verh. dtsch. Röntg.-Ges. 10, 202 (1914).

GRASHEY, ENGEL, SCHALL: Handbuch der Rö.-Diagnostik und Therapie im Kindesalter. Leipzig: G. Thieme 1933.
GRAZIANSKY, W. P.: Ein histologisch verfolgter Fall des Morbus A. Köhler I mit einer postoperativen Komplikation. Fortschr. Röntgenstr. 46, 76 (1932).
— Sovet. Chir. 3, 223 (1932). [Russ.].
GREENWOOD: Lancet 1923, 274. Brit. J. Surg. 15, 245 (1927). Zit. v. RUCKENSTEINER, E.
GROSS, K.: Schmerzhaftes Os naviculare pedis mit histologisch nachgewiesener subchondraler Nekrose. Z. Orthop. 84, 50 (1954).
GRUNE: Ein Fall von isolierter Kahnbeinfraktur des Fußes. Dtsch. Z. Chir. 121, 195 (1913).
HAENISCH: Über eine häufige, bisher anscheinend unbekannte Erkrankung einzelner kindlicher Knochen. Münch. med. Wschr. 46, 2377 (1908).
— Disk. zu WOHLAUER. Verh. dtsch. Röntg.-Ges. 8, 39 (1912).
HASSELWANDER, A.: Untersuchungen über die Ossifikation des menschlichen Fußskeletes. Z. Morph. Atrop. 5, 459 (1903).
HASTERLIK, R., MILLER, C. E., FINKEL, A. J.: Radiographic development of sceletal lesions in man many years after acquisition of radium burden. Radiology 93, 599 (1969).
HAUSER, E. D. W.: A case of limp in children. Amer. J. Dis. Child. 37, 1233 (1929).
HELLNER: Köhlersche Erkrankungen des Os navic. pedis. In: KIRSCHNER-NORDMANN, Bd. II, S. 171. Berlin-Wien: Urban & Schwarzenberg 1940.
HERMODSSON, I.: Zur Ätiologie der Köhlerschen Krankheit des Os naviculare tarsi. Acta radiol. (Stockh.) 17, 68—73 (1936).
HERZOG, A.: Köhlersche Erkrankung und Tuberkulose des kindlichen Os naviculare pedis. Röntgenpraxis 2, 839 (1930).
HOHMANN, G.: Zwei Fälle von Os naviculare pedis bipartitum. Z. Orthop. 66, 396 (1937).
— Über Frakturen und andere traumatische Störungen am Os naviculare des Fußes. Arch. orthop. Chir. 43, 12 (1944).
— Fuß und Bein, 5. Aufl. München: J. F. Bergmann 1951.
KALLIDER: Zit. nach BADE.
KARP, M. G.: Köhler's disease of the tarsal scaphoid. An end-result study. J. Bone Jt Surg. 19, 84 (1937).
KAUFFMANN, H.: Der Pes adductus congenitus. Ergebn. Chir. Orthop. 22, 463 (1929).
KIDNER, F. C., MURO, F.: Köhler's disease of the tarsal scaphoid. J. Amer. med. Ass. 83, 1650 (1924).
KIENBÖCK, R.: Traumatische Ernährungsstörung der kurzen Hand- und Fußwurzelknochen. Fortschr. Röntgenstr. 16 (1910/11); Zbl. Chir. 12, 451 (1911).
KÖHLER, A.: Über eine häufige, bisher anscheinend unbekannte Erkrankung einzelner kindlicher Knochen. Verh. dtsch. Röntg.-Ges. 4, 110 (1908).— Münch. med. Wschr. 37, 1923 (1908).
— Disk. zu WOHLAUER. Verh. dtsch. Röntg.-Ges. 8, 40 (1912).
— Das Köhlersche Knochenbild des Os naviculare pedis bei Kindern — keine Fraktur. Langenbecks Arch. klin. Chir. 101, 560 (1913).

KÖHLER, A.: Zur Pathologie des Os naviculare pedis der Kinder. Verh. dtsch. Röntg.-Ges. 10, 200 (1914).

— ZIMMER, E. A.: Grenzen des Normalen usw., 10. Aufl. Stuttgart: G. Thieme 1956.

KORITZINSKY: Köhlersche Krankheit. Norsk Mag. Lægevidensk. 80. Ref. Dtsch. med. Wschr. 5, 138 (1920).

KRAFT: Disk. zu KÖHLER. Verh. dtsch. Röntg.-Ges. 4, 110 (1908).

KÜNTSCHER: Experimentelle Erzeugung von Überlastungsschäden am Knochen. Zbl. Chir. 1938, 964.

— Malacie des Os cuneiforme II. Röntgenpraxis 11, 94 (1939).

LANGER, TOLDT: Zit. nach SONNTAG.

LAURELL: Acta radiol. (Stockh.) 16 (1935).

LECÈNE, MOUCHET: Rev. Orthop. 31, 105 (1924). Zit. v. RUCKENSTEINER.

LICHT, E., DE FINE: Os naviculare pedis bipartitum. Acta radiol. (Stockh.) 22, 377 (1941).

LIEBERMANN, B.: Die Ausheilungsstadien malacischer Prozesse und sog. asept. Nekrosen. Fortschr. Röntgenstr. 48, 435 (1933).

LIESS, G.: Die Nebenkernbildung bei der normalen und gestörten Epiphysenossifikation und ihre Beziehung zu den aseptischen Nekrosen. Fortschr. Röntgenstr. 80, 153 (1954).

LOMON: Atrophie du scaphoide de pied plat. Bull. Soc. rad. méd. Paris 1911. Zit. v. KÖHLER.

LOREY: 2 Fälle von Köhlerscher Krankheit. Ärztl. Verein Hamburg 8, III, 1919. Ref. Müch. med. Wschr. 15, 428 (1919).

MASSABUAU, G., MARCHAND, L.: La scaphoidite tarsienne peut être de nature tuberculeuse. Rev. Orthop. 16, 32 (1929).

MAU, H.: Wesen und Bedeutung der enchondralen Dysostosen. Stuttgart: G. Thieme 1958.

— Zur Röntgenologie und Histologie des Naviculare bipartitum pedis. Z. Orthop. 93, 404 (1960).

MEULENGRACHT: Die Köhlersche Krankheit im Os naviculare bei Kindern. Hospitalstidende 58 (1915). Ref. Fortschr. Röntgenstr. 28 (1921).

MEYER, M., SARTORY, MEYER, J.: Blastomycose osseuse simulant l'aspect d'une scaphoidite tarsienne des jeunes enfants. Presse méd. 28 (1935). Zit. nach HOHMANN.

MOUCHET, ROEDERER, C.: La scaphoidite tarsienne des jeunes enfantes. Rev. Orthop. 7, 287 (1920).

— — J. Radiol. Électrol. 7, 158 (1923). Zit. von RÜCKENSTEINER, E.

MÜLLER, W.: Über eine typische Gestaltveränderung beim Os naviculare pedis und ihre klinische Bedeutung. Fortschr. Röntgenstr. 37, 38 (1928). Dtsch. Z. Chir. 201, 84 (1927).

NIEDEN, H.: Zur Ätiologie der Köhlerschen Erkrankung am Kahnbein des Fußes. Dtsch. Z. Chir. 203, 204, 488 (1927).

NOVÉ-JOSSERAND: Soc. Chir. Lyon 518 (1923). Zit. von RUCKENSTEINER, E.

PFAHLER: Erkrankung des Naviculare. Surg. Gynec. Obstet 1913. Ref. Fortschr. Röntgenstr. 23, 108 (1913).

PHEMISTER, D. B., BRUNSCHWIG, A., DAY, L.: Streptococcal infections of the epiphyses and short bones. J. Amer. med. Ass. 95, 995 (1930).

PICKETT-HARBIN: Surg. Gynec. Obstet. 56, 1000 (1933).

POIRIER: Traité d' anatomie humaine.

POZZO, G. DAL: Ein Fall von früher Köhlerscher Krankheit. Arch. Sci. med. 54, 570 (1930). Ref. Zbl. allg. Path. path. Anat. 50, 138 (1931).

PRAGER, W.: Aseptische Nekrose des Metatarsus II rechts und des Naviculare ped. links nach Trauma. Z. Orthop. 104, 232 (1968).

PREISER: Zur Frage der typischen traumatischen Ernährungsstörungen der kurzen Hand- und Fußwurzelknochen. Fortschr. Röntgenstr. 17, 360 (1911).

— Diskussion zu WOHLAUER. Verh. dtsch. Röntg.-Ges. 8, 38 (1912).

RAMBAUS, A., RENAULT, CH.: Origine et development des Os. Paris 1864.

RAVELLI, A.: Osteochondritis dissecans am Os naviculare pedis. Z. Orthop. 85, 485 (1955).

RUCKENSTEINER, E.: Das Köhlersche Bild am Kahnbein des Fußes als Erkrankung und als Erkrankungszeichen. Fortschr. Röntgenstr. 56, 202 (1937).

SAUER: Zit. nach SMOLA, E.

SAUER, W.: Zur Pathogenese der Köhlerschen Erkrankung des Os naviculare tarsi. Fortschr. Röntgenstr. 40, 679 (1929).

SCHÄFFER: Die Köhlersche Knochenerkrankung. Münch. med. Wschr. 29, 1548 (1910).

SCHMIDT, G.: Köhlersche Krankheit des Kahnbeines beider Füße in Verbindung mit pluriglandulärer Insuffizienz und als Ursache von Pes adductus. Münch. med. Wschr. 72, 368 (1925).

SCHRÖDER, F.: Über seltene Anomalien und pathologische Bildungsformen am Os naviculare pedis. Dtsch. Z. Chir. 233, 306 (1931).

SCHULTE, E.: Atypische Ossifikation des Os naviculare pedis. Fortschr. Röntgenstr. 88, 371 (1958).

SCHULTZE, E. O. P.: Das Alb. Köhlersche Knochenbild des Os naviculare pedis bei Kindern — eine Fraktur. Langenbecks Arch. klin. Chir. 100, 431 (1912); 101, 564 (1913).

SCHULZE-GOCHT, H.: Disk. Berlin 1922.

SELDOWITZ, M., ZIMTBAUM, L.: Köhlers disease of the tarsal scaphoid bone. J. Amer. med. Ass. 90, 564 (1930).

SMETS, W.: La maladie de Köhler du scaphoide tarsienne. J. Chir. (Paris) 33, 389 (1936).

SMOLA, E.: Örtliche, umschriebene Kahnbeinosteochondrose. Fortschr. Röntgenstr. 114, 427 (1971).

SONNTAG, E.: Beiträge zur Köhlerschen Krankheit des Kahnbeins am Fuße bei Kindern. Dtsch. Z. Chir. 163, 145 (1921).

STIEDA: Disk. zu KÖHLER. Verh. dtsch. Röntg.-Ges. 4, 110 (1908).

STUMME: Kompressionsfraktur des Knochenkerns des Os naviculare pedis. Ein Beitrag zur sog. Köhlerschen Knochenerkrankung. Fortschr. Röntgenstr. 16, 342 (1910/11).

SUAREZ: Die Tbc in der Ätiologie der Köhlerschen Krankheit. Pediat. esp. 22, 393—406 (1933).

TESTUT: Traité d' anatomie humaine.

TROLLE, D.: Accessory bones of the human foot Copenhagen: Einar Munksgaard 1948.

UEBERSCHÄR, K. H.: Sek. Ossifikationszentren und Nebenkernbildung am Naviculare pedis usw. Fortschr. Röntgenstr. **87**, 33 (1957).

VELLUDA, C., NICHITA, M. J.: Über die Entstehungsweise der Köhlerschen Krankheit. Virchows Arch. path. Anat. **276**, 548 (1930).

VENDENOSE, A., GÉRARD, A., HYRONIMUS, R.: Un cas de scaphoidite tarsienne des jeunes enfants (Köhlersche Erkrankung eines Kahnbeines eines Fußes). Rev. Orthop. **25**, 568 (1938).

VOLK, C.: Zwei Fälle von Os naviculare pedis bipartitum. Z. Orthop. **66**, 396 (1937).

WEIL, S.: Über die Beziehungen der Osteochondritis deformans juvenilis coxae und der Alban Köhlerschen Krankheit. Bruns' Beitr. klin. Chir. **122**, 418 (1921).

WEISS, K.: Über die „Malazie" des Os naviculare pedis. Fortschr. Röntgenstr. **40**, 63 (1929).

WILKE, A.: Über doppelseitige Erkrankung des Os naviculare pedis bei Erwachsenen. Röntgenpraxis **2**, 751 (1930).

WOHLAUER: Über die Köhlersche Erkrankung des Os naviculare pedis. Verh. dtsch. Röntg.-Ges. **8**, 36 (1912). — 11. Kongr. der Dtsch. Ges. für orthop. Chir. 1912.

WREDE: Ein Fall von Köhlerscher Krankheit. Naturw.-Med. Ges. Jena, 1, II (1912). Ref. Münch. med. Wschr. **12**, 666 (1912).

ZIMMER, E. A.: Krankheiten, Verletzungen und Varietäten des Os naviculare pedis. Arch. orthop. Unfall-Chir. **38**, 396 (1937). Ref. Fortschr. Röntgenstr. **28** (1921).

V. Ossa cuneiformia und Os cuboideum

1. Osteochondrose am Os cuneiforme I

a) Synonyme

Osteochondrosis dissecans des Os cuneiforme I oder II (eine Trennung der Osteochondrosis dissecans von einer primären juvenilen Osteochondronekrose wird vielfach nicht vorgenommen und läßt sich auch manchmal nicht erzielen, selbst bei dem Versuche der strengsten Differenzierung des Röntgenbildes), Malacie oder Malacopathie des Os cuneiforme (WAGNER), Dystrophie osseuse (BRINON-CHERBULIEZ, es ist aber zweifelhaft, ob der Fall dieser Autoren hierher gehört). Gelegentlich wird auch von einem Buschke-Syndrom (Cuneiforme I) und einem Hicks-Syndrom (Cuneiforme II) gesprochen.

b) Alter der Patienten, Vorkommen, Doppelseitigkeit und Kombination des Leidens mit anderen juvenilen aseptischen Nekrosen

Die Krankheit tritt einige Zeit nach dem Erscheinen der Knochenkerne auf, also vom 1. bis zum 6. Lebensjahr. Sie ist beim Os cuneiforme I nicht selten mit einer angedeuteten oder vollständigen Zweiteilung des Knochens verbunden (s. „Ossifikation", S. 521). BUSCHKE beschrieb das Vorkommen Morbus Köhler-ähnlicher Ossifikationsstörungen am Os cuneiforme I bei 5 Zwillingspaaren. Die eineiigen Zwillingspaare wiesen beide die Veränderungen auf, bei den erbverschiedenen war nur einer der Partner betroffen. Einmal war auch das Os naviculare befallen. BUSCHKE weist daraufhin, daß die Veränderungen röntgenologisch zwar einer juvenilen Osteochondropathie entsprechen können, daß aber auch mit erblich bedingten Ossifikationsvarianten gerechnet werden muß, da meistens klinische Beschwerden fehlten. BUCHMANN sah in 2 Fällen von Osteochondrosis des Os cuneiforme I zugleich einen Befall des Os naviculare pedis. CAMERER fand bei 8jährigen Drillingen, von denen 2 sicher erbgleich waren, das Bild einer Köhler-Erkrankung am Naviculare pedis, bei den 2 erbgleichen auch Ossifikationsstörungen am Cuneiforme I. CAMERER glaubt daher an eine genotypische Ursache für die Entstehung der Köhlerschen Erkrankung. Bei den erblichen multiplen enchondralen Dysostosen ist auch ein Befall der Ossa cuneiformia nicht selten (Abb. 416).

LASERRE veröffentlichte 1933 einen Fall mit Zweiteilung des ersten Keilbeines, bei dem nur einer der beiden Teile Veränderungen aufwies, die der Autor als malacisch ansah. Auffallend war eine *Kombination* des Leidens mit einer Fußdeformität, die durch ein starkes Vorspringen des ersten Keilbeines gekennzeichnet war. Bei BRINONs und CHERBULIEZs Mitteilung (1944) hatte der Patient erhebliche Beschwerden. Das Os cuneiforme I war stark deformiert. Gleichzeitige osteochondrotische Veränderungen auch an anderen Knochen, z. B. am Os naviculare pedis des gleichen Fußes fanden BUCHMANN, O'DONOGHUE, MEILSTRUP, ROAF.

Auch Doppelseitigkeit ist nicht selten [Géher (doppelseitig und ein Naviculare), Bakey und Lenart (doppelseitig und Naviculare), Buchmann, Mieczystaw und Koszla, Haboush (doppelseitig und rechts auch das Naviculare]. O'Donoghue u. Zimmermann (1948) sahen bei einem 3jährigen Kind, das links Schmerzen hatte und hinkte, das Os cuneiforme I doppelseitig fragmentiert und das Naviculare rechts zweigeteilt. Willich schildert den Fall eines 11jährigen Knaben mit doppelseitigem Pes adductus und einem

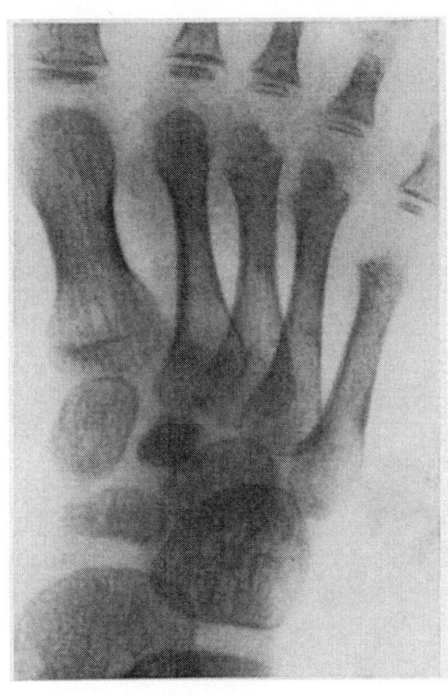

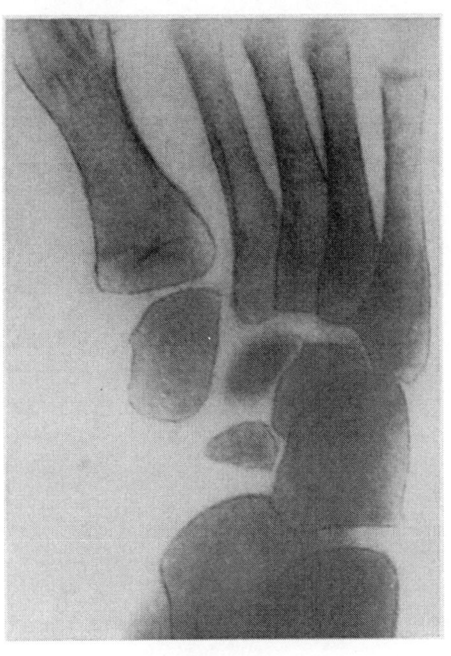

Abb. 414   Abb. 415

Abb. 414. Aseptische Osteo-Nekrose des Os cuneiforme II bei einem 6jährigen Knaben. (Fall von O. Popp)

Abb. 415. „Aseptische Osteochondrosis" am Os cuneiforme II bei einem $5^1/_{12}$jährigen Knaben. (Fall von G. Hicks)

in 2 Hälften geteilten Keilbein. Die mediale Hälfte zeigte die Erscheinungen einer ausgesprochenen lokalen Malacie. Klinisch bestanden keine Beschwerden. Willich nimmt eine fehlerhafte primäre Keimanlage an. An weiteren Autoren sind hier zu nennen: Gottlieb, Calchi, Harbin-Maxwell, Zollinger, Litkowski.

c) Klinisches Bild

Die Kinder fallen dadurch auf, daß sie hinken und manchmal mit supiniertem Fuß laufen, offenbar um das Fußgewölbe zu schonen. Spontane Schmerzen stehen weniger im Vordergrund, manchmal werden überhaupt keine Beschwerden angegeben. Ein Druckschmerz und eine Schwellung am Fußrücken werden gelegentlich gefunden. Ein Trauma wird meistens nicht ursächlich beschuldigt. Man muß also bei differential-diagnostischen Erwägungen über das „freiwillige Hinken" auch an die Möglichkeit einer aseptischen Nekrose des Os cuneiforme denken, wenn auch ein „Perthes" oder „Köhler" häufiger dahinter stecken (s. Popp).

d) Röntgenbild

Ähnlich wie beim „Köhler I" ist auch bei der Osteochondrose des Os cuneiforme eine Verkleinerung und Verdichtung des Knochenkernes im Röntgenbild typisch (Abb. 414 und 415). Aber auch Fragmentierungen und vacuolige oder fleckige Aufhellungen wurden gesehen. Wie schon eingangs erwähnt, wird von einigen Autoren (z.B. von Häuptli)

die Osteochondrosis dissecans nicht abgetrennt, so daß auch Bilder mit Dissezierung
kleiner Knochenstückchen in diesem Zusammenhang beschrieben werden. Auch der Fall
von Hertz wird zu diesem Kapitel gerechnet, bei dem osteochondrotische Veränderungen
mit parostalen Verdickungen und kleinen Defekten unter der Corticalis sowie Struktur-
aufhellungen und Verdichtungen zu sehen waren. Da aber der Patient schon 33 Jahre alt
war, ist der Fall nicht mehr zu den juvenilen aseptischen Nekrosen zu zählen, zumindest
nicht zu einem aktiven Stadium dieser Krankheit.

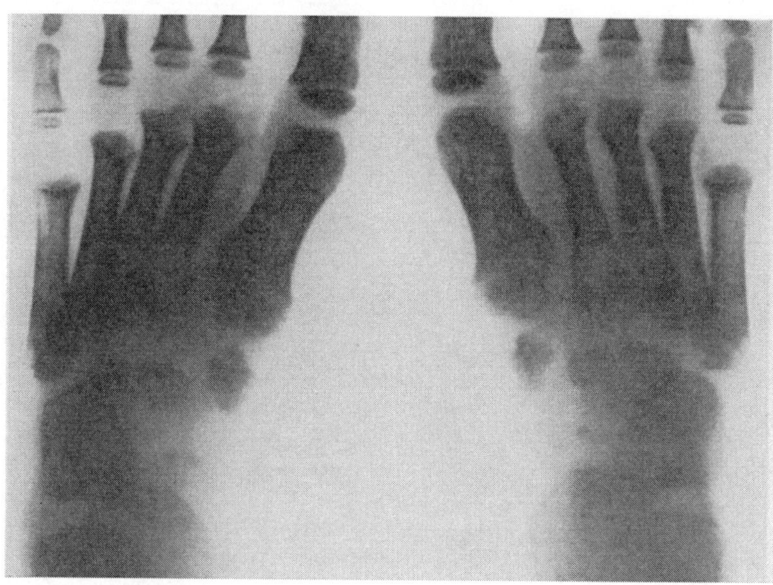

Abb. 416. Osteochondrose am Os cuneiforme I und Kahnbein beider Füße bei allgemeiner enchondraler
Dysostose. 7¹/₂jähriger Knabe

e) Ätiologie

Im Prinzip werden die gleichen ätiologischen Erwägungen angestellt wie bei der Nekrose
des benachbarten Os naviculare pedis und den anderen juvenilen Osteonekrosen. Spezielle
Gesichtspunkte werden nicht aufgeführt. Letztlich laufen die meisten Erklärungsversuche
auf die Annahme einer Ernährungsstörung des Knochens hinaus, über ein akutes oder
chronisches Trauma, eine chronische Überlastung und eine erhöhte Vulnerabilität des
ossifizierenden Knochens. Küntscher konnte zeigen, daß bei den Epiphyseonekrosen die
betroffenen Zonen senkrecht zur Richtung des Muskelzuges liegen, ebenso wie die Dauerbrüche und Umbauzonen der Diaphysen (eine Ausnahme macht der Schenkelhals wegen
des veränderten Kraftflusses, vgl. Abb. 409). An der Fußwurzel erfolgt demnach die
muskuläre Überbeanspruchung in der Richtung der Längsachse des Fußes, der nekrotische
Knochenprozeß senkrecht dazu. Es ist daher an den Cuneiformia ein ähnliches Bild der
arealen Entwicklung der Nekrose zu erwarten wie am Kahnbein (beim „Köhler I").

Mit der Annahme eines Überlastungsschadens ist lediglich das Auftreten einer juvenilen
Nekrose am Os cuneiforme III schwer zu erklären (ein gesicherter Fall liegt auch nicht
vor), da bei diesem Knochen die Ossifikation schon im 1. Lebensmonat beginnt, zu einer
Zeit also, zu der eine Überlastung des Fußskeletes durch Laufen, Gehen, Springen noch
nicht in Frage kommt.

Die nicht seltene Beobachtung der Zwei- oder Mehrteilung am Os cuneiforme I macht
die Diskussion der Problematik der Ossifikationsstörung im Rahmen der Ätiologie besonders schwierig. Das gelegentliche doppelseitige Vorkommen, die Kombination mit Nekrosen
an anderen Knochen, das Vorkommen bei Zwillingen und Drillingen, ließ an genotypische
Ursachen denken (z.B. Camerer). Jedenfalls kommen z.B. auch bei den subchondralen
Dysostosen nekrotische Veränderungen an den Ossa cuneiformia vor (Abb. 416).

f) Ossifikation des Os cuneiforme I

Der Knochenkern tritt nach Spalteholz im 1. Lebensjahr auf, nach Darieux und Quénu mit $1^1/_2$—2 Jahren, nach Gray, Piersol, Bailey und Miller, Kreuscher im Verlaufe des 3. Lebensjahres, nach Cohn mit $3^1/_2$ Jahren und nach Zimmer im 2. bis 4. Lebensjahr. Die mediale Kontur ist meistens geriffelt. An seiner distalen oberen Ecke zeigt sich bei Kindern häufig ein isoliertes Ossifikationszentrum (Zimmer). Doppelte Kernanlage ist nicht besonders selten. Die Kerne liegen dann übereinander (Os cuneiforme I dorsale und plantare). Über Zweiteilung (Os cuneiforme bipartitum) liegen zahlreiche Beobachtungen vor, z.B. von W. Gruber (1864 und 1877), Pfitzner (1896), Hasselwander (1903), Haenisch (1913), Bierman (1922), Sawtel (1931), Watkins, Barclay, Barlow, Buschke, Boecker-Müller, Zeitler u.a. Boecker und Müller glauben, daß es sich dabei um eine Umkonstruktion des Fußgewölbes infolge des Überganges zum zweifüßigen Gehen handelt. Trolle hat das Os cuneiforme I bipartitum in 2,4% seiner Fälle histoembryologisch nachgewiesen. Mit ihm sind die meisten Autoren der Ansicht, daß die Zweiteilung auf der Anlage von 2 getrennten hyalin-knorpeligen embryonalen Knorpelzentren beruhe, die später, meist im 4. Lebensjahr, synostosieren. Nur ausnahmsweise bleibt eine vollständige oder partielle Trennung. Am häufigsten ist die Zweiteilung beim Pes adductus, nach Kauffmann in $1/_3$ der Fälle. Köhler sah die Zweiteilung des Os cuneiforme I kombiniert mit einer Zweiteilung des Os naviculare pedis, ebenso Schultze und Weil. Bei Liess war gleichzeitig noch eine Aufbaustörung der Basis des Metatarsale I gegeben, das Kind war hormonell gestört.

Hohmann und de Cuveland berichten von einem apophysären kleinen Nebenkern an der distalen oberen Kante des Os cuneiforme I, der später auftritt und erst im 2. Dezennium verschmilzt.

De Cuveland führt zu seiner Beobachtung unter anderem aus: „Es ist festzustellen, daß an der distalen oberen ‚Ecke‘ des Os cuneiforme I sowohl ein Hauptkern des ersten Ossifikationsschubes als auch ein Nebenkern eines späteren Schubes beobachtet werden können. Beide Hauptkerne entsprechen in ihrer Anordnung der dorsalen bzw. plantaren ‚Hälfte‘ eines Os cuneiforme I bipartitum … Ein apophysärer Nebenkern eines späteren Verknöcherungsschubes kann davon durch seine viel geringere Größe und seine als typisch zu bewertende dreieckige Gestalt in seitlicher Projektion, sowie durch zeitlich späteres Erscheinen und Verschmelzen unterschieden werden".

Von akzessorischen Skeletelementen am Os cuneiforme I ist die relativ häufig vorkommende, medial anliegende Knochenanlage zu erwähnen, wovon Zimmer 12 Fälle schilderte und die Trolle in 13,2% seiner untersuchten Fälle gefunden hat. Zimmer läßt die Frage offen, ob es sich um das Os paracuneiforme, oder Os cuneo-metatarsale I tibiale oder um einen rudimentären Parahalux handelt.

Die praktische Bedeutung der Zwei- oder Mehrteilung des Os cuneiforme I beruht darin, daß ein Knochenaufbau, der von mehreren Zentren ausgeht, nach Ansicht bedeutsamer Autoren, wie z.B. C. und H. Mau, im allgemeinen zur Entstehung einer juvenilen Osteochondronekrose prädisponiert (s. a. „Morbus Köhler I"). Auch die Verhältnisse bei den enchondralen Dysostosen sprechen in diesem Sinne.

2. Osteochondrose am Os cuneiforme II

1929 beschrieb Lewin eine Osteochondrose am Cuneiforme II (zit. nach Mau). Küntscher (1939) sah bei einem $4^1/_2$jährigen Mädchen ein deutlich deformiertes Cuneiforme II. Der Knochen war in der Richtung der Längsachse des Fußes verkürzt, die distale Begrenzungsfläche erschien eingedrückt, und zwar medial stärker als lateral, wodurch der Knochenschatten entrundet war. Quer durch den Knochen verlief, leicht gezackt, eine schmale Zone, die den Eindruck eines Bruchspaltes erweckte. Am anderen Fuß war der Knochen normal. Das Kind hatte vor 3 Tagen in der Spielstunde im Kindergarten plötzlich Schmerzen im linken Fuß bekommen. Der Fußrücken war etwas ödematös, gerötet und leicht druckempfindlich. Axillare Temperaturen 36,9°C, Leukocyten 12700, Senkung nach Westergreen 5/15. Gleichzeitig bestand eine chronische Otitis media, die möglicherweise für die Erhöhung der Leukocytenzahl verantwortlich war. Der klinische Verlauf an der Fußwurzel sprach gegen eine etwa bestehende Ostitis und für eine aseptische Nekrose. Nach Ruhigstellung und Gipsschienenverband kam es nämlich im Verlauf von 4 Monaten zu einer klinischen Abheilung. Es hinterblieb bis dahin eine deutliche Deformierung und Verdichtung des Knochens.

G. Hicks (1953) machte eine ähnliche Beobachtung bei einem $5^2/_{12}$jährigen Mädchen (Abb. 415). Das Kind litt seit ca. 6 Wochen an Schmerzen am Fuß mit Schwellung am Fußrücken. Das Röntgenbild zeigte eine deutliche ellipsoide Verkleinerung des Os cuneiforme II mit Verdichtung, später auch eine Auflockerung des Knochens. Nach Behandlung kam es rasch zur Abheilung. Am anderen Fuß lag kein besonderer Befund vor.

Popp (1956) sah 2 Fälle bei Knaben, die ca. 6 Jahre alt waren. Der eine Knabe hinkte seit 14 Tagen leicht rechtsseitig, wies aber äußerlich keinen besonderen Befund auf. Im Röntgenbild (Abb. 414) war das rechte Os cuneiforme II deutlich verkleinert, verdichtet und „pyknotisch". Zugleich fiel auf, daß die Metatarsalepiphyse eine angedeutete Becherform hatte. Auch die Form des Calcaneus und des Os cuneiforme I beiderseits erschien etwas unregelmäßig. Der Epiphysenkern des Metatarsalköpfchens V war gedoppelt. Am linken Fuß war das Os naviculare deutlich kleiner als am rechten, abgeplattet, aber nicht auffällig fragmentiert. Nach Verordnung von „Schachteleinlagen" trat alsbald Besserung ein. Im Verlauf der Beobachtung verstärkten sich zunächst die Veränderungen am Os naviculare pedis noch etwas, um dann später zusammen mit dem Os cuneiforme II auszuheilen. Nach 10 Monaten wies das rechte Os cuneiforme II eine noch etwas unregelmäßige Struktur auf, hatte aber normale Form und Größe. Das linke Os naviculare war auch etwas kleiner, aber annähernd von normaler Form. Auch nach Ansicht Popps bestand bei dem Kinde neben einer Osteochondronekrose des Os cuneiforme I eine leichte Nekrose am Kahnbein des anderen Fußes. Der andere Knabe hinkte rechts seit ca. 4 Wochen mit etwas supiniertem und einwärts rotiertem Fuß. Zeitweise hatte er spontane Schmerzen. Außerdem bestand ein Druckschmerz, eine Schwellung war nicht vorhanden. Im Röntgenbild war rechts das Cuneiforme II deutlich kleiner als links, zeigte eine angedeutete wolkige Struktur bei deutlicher Verdichtung und zarte „Appositionen" um den kondensierten Kern; gemeint ist wohl eine feine zackige Randunschärfe am Kern (der Verfasser). Links war das Os naviculare pedis deutlich kleiner als rechts und vielleicht auch ein klein wenig verdichtet. Nach 4wöchiger Behandlung mit „Schachteleinlagen" wurde völlige Beschwerdefreiheit erzielt.

Zur Ossifikation des Os cuneiforme II: Die Knochenkerne treten im 2.—3. Lebensjahr auf.

3. Osteochondrose am Os cuneiforme III

Ein überzeugender Fall von echter Malacie am Os cuneiforme III ist bis jetzt noch nicht mitgeteilt worden. Wagner bringt in seiner Arbeit „Bekannte und unbekannte Malacopathien" (1928) den Fall einer Nekrose am Cuneiforme III. Es ist aber fraglich, ob es sich hier um eine echte primäre aseptische Nekrose handelte, da die betroffene Person schon im 4. Lebensjahrzehnt stand.

Die Ossifikation des Os cuneiforme III beginnt schon im 1. Lebensjahr.

4. Osteochondrose am Os cuboideum

Eine Osteochondrosis dissecans am Os cuboideum beobachtete Nordmann. Durch Untersuchung von ausgekratztem Gewebe konnte auch histologisch die Diagnose einer aseptischen Nekrose gesichert werden. Auch sei die Mitteilung von Silfverskiöld erwähnt, der am Os cuboideum und am Calcaneus Veränderungen im Sinne einer lokalen aseptischen Malacie beobachtete, die aber als posttraumatisch entstanden aufzufassen sind. Schmid spricht sogar bei der aseptischen Nekrose des Cuboid von einem Silfverskiöld-Syndrom. Diese Bezeichnung sollte aber der von Silfverskiöld erstmals (1925) beschriebenen „forme fruste" der Chondrodystrophie vorbehalten sein. Khoo sah ein scheibenförmig zusammengepreßtes Cuboid und nahm eine Osteochondrosis als Ursache an. Allerdings fanden sich gleichzeitig Tuberkulose-Veränderungen am Os cuneiforme III.

Zur Ossifikation. Wie beim Cuneiforme III beginnt die Ossifikation des Cuboids konstant schon im 1. Lebensjahr, im 8.—12. Monat nach GRASHEY.

5. Differentialdiagnose der Nekrosen der Ossa cuneiformia und des Os cuboideum

In erster Linie ist an eine Tuberkulose zu denken. Letztere verrät sich durch einen progressiven klinischen Verlauf, das Auftreten von kleinen Destruktionsherden am Knochenrand mit Beteiligung der Gelenke, Ausbreitung auf die Nachbarschaft und eine das Herdgebiet weit überschreitenden Demineralisierung des Skeletes. Ferner grenzen wir ab die hier ebenfalls seltene Osteochondrosis dissecans mit ihren kleinen, scharf abgesonderten Knochenstückchen. Die weitere Nachbarschaft ist dabei meist nicht beteiligt. Außerdem ist zu denken an akzessorische Knochen und Nebenkernbildungen (s. Ossifikation), sowie an konstitutionelle generalisierte Dysostosen. Am häufigsten dürften posttraumatische Veränderungen, wie kleine Absprengungen und örtliche posttraumatische Nekrosen, in Erwägung kommen. Bei Erwachsenen ist eine floride juvenile Osteonekrose von vornherein ausgeschlossen.

Literatur zu H. V. 1.—5. (Ossa cuneiformia und Os cuboideum)

BAILEY: Zit. nach BUCHMANN, S., „Die asept. Chondro-Osteonekrosen" von HÄUPTLI, O., S. 126. Berlin: W. de Gruyter 1954.

BAKEY, E., LENÁRT, G.: Gleichzeitige und zugleich doppelseitige Osteochondritis des Os cuneiforme I und des Os naviculare. Magy. Radiol. 11, 45 (1959) [Ungar.].

BARCLAY, M.: A case of duplication of the internal cuneiforme bone of the foot. J. Anat. (Amer.) 67, 175 (1932).

BARLOW, T. E.: Os cuneiforme I bipartitum. Amer. J. phys. Anthrop. 29, 95 (1942).

BIERMAN, M. I.: The supernumerary pedal bones. Amer. J. Roentgenol. 9, 404 (1922).

BOECKER, H., MÜLLER, W.: Das Os cuneiforme I bipartitum, eine fortschreitende Umkonstruktion des Quergewölbes im menschlichen Fuß. Anat. Anz. 83, 193 (1936/1937).

BRAILSFORD, J. F.: The radiology of bones and joints. 3rd ed., p. 357. London: J. & A. Churchill 1945.

BRINON-CHERBULIEZ, J. P.: Rev. Orthop. 28—30, 101 (1942/43).

— Zit. nach KÖHLER-ZIMMER, 10. Aufl., S. 643, 1956.

— Fortschr. Röntgenstr. 91, 281 (1959).

BUCHMANN, J.: Osteochondritis of the internal cuneiforme. J. Bone Jt Surg. A 15 oder 12, 225 (1933).

— Zit. nach KÖHLER-ZIMMER, 10. Aufl. S. 643, 1956.

— Fortschr. Röntgenstr. 91, 281 (1959).

BUSCHKE, FR.: Morbus Köhler-ähnliche Ossifikationsstörungen am Cuneiforme I bei Zwillingen. Acta radiol. (Stockh.) 15, 502 (1934).

CAFFEY, J.: Paediatric X-ray diagnosis, p. 651. Chicago: Year Book Publ.

CALCHI, N. G.: Su di un raro caso di osteodistrofia giovanile del primo cuneiforme bis. Quad. Radiol. 5, 34—40 (1934).

CAMERER, J. W.: Zur Ätiologie der Köhlerschen Erkrankung des Os naviculare pedis. Dtsch. med. Wschr. 61, 713 (1935).

COHN: Zit. nach „Die aseptischen Chondro-Osteonekrosen" von HÄUPTLI, O., S. 126. Berlin: W. de Gruyter 1954.

— Handbuch der Orthopädie, Bd. IV/2, S. 924. Berlin: W. de Gruyter 1961.

CUVELAND, E. DE: Zur Ossifikation des I. Keilbeines. Z. Orthop. 89, 266 (1957).

DARIEUX: Zit. nach „Die aseptischen Chondro-Osteonekrosen" von O. HÄUPTLI, S. 126. Berlin: W. de Gruyter 1954.

FLECKER, H.: Roentgenographic observations of the times of appearance of epiphyses and their fusion with the diaphyses. J. Anat. (Lond.) 67, 118 (1932).

FRIEDL: Röntgenpraxis 6, 193 (1934). Zit. nach KÖHLER-ZIMMER; s. unter SCHINZ.

GÉHER, F.: Bilaterale aseptische Osteochondronekrose des Os cuneiforme I. Fortschr. Röntgenstr. 91, 281 (1959).

GOFF, C. W.: Legg-Calvé-Perthes syndrome and related osteochondroses of youth. Springfield (Ill.): Ch. C. Thomas 1954.

GOTTLIEB, R.: J. Radiol. Électrol. 1945.

— Fortschr. Röntgenstr. 91, 281 (1959). Zit. nach KÖHLER-ZIMMER, 10. Aufl., S. 643, 1956.

GRASHEY: Atlas chirurgisch-pathologischer Röntgenbilder, 2. Aufl. München: Lehmann 1924.

GRAY: Zit. nach BUCHMANN, S., „Die aseptische Chondro-Osteonekrose" von HÄUPTLI, O., S. 126. Berlin: W. de Gruyter 1954.

GRUBER, W.: Os cuneiforme I bipartitum tarsi. Mém. Acad. Sci., VII. sér. 24, No 11, St. Petersburg 1877. Zit. v. RAFFLER.

HABOUSH, E. J.: Bilateral disease of the internal cuneiforme bone with an associated disease of the right scaphoid bone (Köhler's). J. Amer. med. Ass. 100, 1 oder 41 (1933).

HAENISCH: Dtsch. med. Wschr. 42 (1913). Zit. v. KÖHLER-ZIMMER.

HÄUPTLI, O.: Die aseptischen Chondro-Osteonekrosen, S. 126. Berlin: W. de Gruyter 1954.

HARBIN, MAXWELL, ZOLLINGER: Surg. Gynec. Obstet. **51**, 145 (1930).

HASSELWANDER, A.: Untersuchungen über die Ossifikation des menschlichen Fußskeletts. Z. Morph. Anthrop. **5**, 712 (1936).

HEIDSIECK, E.: Os cuneiforme I bipartitum. Röntgenpraxis 8, 712 (1936).

HEILSTRUP, D. B.: Amer. J. Roentgenol. **58**, 329 (1947).

HERTZ, J.: A case of osteochondritis dissecans in a locality hitherto unknown. Acta chir. scand. **81**, 213 (1938).

HICKS, G. B. T.: Osteochondritis of the tarsal second cuneiforme bone Brit. J. Radiol. **26**, 214 (1953).

HOHMANN, G.: Arch. orthop. Unfall-Chir. **46**, 91 (1954).

HOHMANN, H.: Fuß und Bein, 5. Aufl. München: Bergmann 1951.

KAUFFMANN, H.: Der Pes adductus congenitus. Ergebn. Chir. Orthop. **22**, 463 (1929).

KHOO, F. Y.: J. Bone Jt Surg. B **32**, 230 (1950).

KÖHLER, A.: Münch. med. Wschr. **55**, 1923 (1908).

— ZIMMER, E. A.: Grenzen des Normalen usw., 10. Aufl. Stuttgart: G. Thieme 1956.

KREUSCHER: Zit. nach BUCHMANN, S., „Die aseptischen Chondro-Osteonekrosen" von HÄUPTLI, O., S. 126. Berlin: W. de Gruyter 1954.

KÜNTSCHER, G.: Exp. Erzeugung von Überlastungsschäden am Knochen. Zbl. Chir. **17**, 964 (1938).

— Über das Wesen der mechanisch bedingten Knochen- und Gelenkserkrankungen. Langenbecks Arch. klin. Chir. **193**, 665 (1938).

— Malazie des Cuneiforme II. Röntgenpraxis **11**, 94 (1939).

LASSERRE, CH.: L'apophyse antérieure du 1er cuneiforme, ses variatiions sous rôle dans la morphologie du pied. Arch. franco-belg. Chir. **32**, 240 (1930).

LENÁRT, G.: Siehe BAKEY, E.

LEWIN, P.: Epiphyses. Their growth development, injuries and disease. Amer. J. Dis. Child. **37**, 141 (1929).

LIESS, G.: Die Nebenkernbildung bei der normalen und gestörten Epiphysenossifikation und ihre Beziehung zu den aseptischen Nekrosen. Fortschr. Röntgenstr. **80**, 153 (1954).

LITKOWSKI, N. B.: Ortop. Travm. Proteg. (Mosk.) **3**, 61 (1955).

MAU, C., MAU, H.: Handbuch der Orthopädie, Bd. IV/2, S. 959. Stuttgart: G. Thieme 1961.

MAXWELL: Siehe HARBIN.

MEILSTRUP, B.: Amer. J. Roentgenol. **58**, 329 (1947). Zit. nach KÖHLER-ZIMMER, 10. Aufl., S. 644, 1956.

MIECZYSTAW, KOSZLA, M.: Localisations rares de la nécrose aseptique. Rev. Chir. orthop. **49**, 349 (1963).

MILLER, C. F.: Amer. J. Roentgenol. **61**, 506 (1939).

— Zit. nach HÄUPTLI, O., „Die asept. Chondro-Osteonekrosen", S. 126. Berlin: W. de Gruyter 1954.

MÜLLER, W.: Siehe BOECKER, H.

NEUMANN, G.: Os cuneiforme I bipart. Inaug.-Diss. Leipzig 1939.

O'DONOGHUE, F. A., DONOGHUE, E. S., ZIMMERMANN, W. W.: Bilateral Osteochondritis of the tarsal navicular and the first cuneiform. J. Bone Jt Surg. A **30**, 780 (1948). Zit. KÖHLER-ZIMMER, 10. Aufl., S. 644, 1956.

PFITZNER, W.: Die Variationen im Aufbau des Fußskelets. Schwalbes Morph. Arb., Abschnitt 7, **6**, 450 (1896).

PIERSOL: Zit. nach BUCHMANN, S., „Die aseptischen Chondro-Osteonekrosen" von HÄUPTLI, O. S. 126. Berlin: W. de Gruyter 1954.

PILLMORE, G. V.: Clin. Radiol. **11**, 397 (1946). — Philadelphia: F. A. Davis Co. 1946.

POPP, O.: Zwei Fälle von septischer Nekrose des Os cuneiforme II. Z. Orthop. **87**, 419 (1956).

QUÉNU: Zit. nach HÄUPTLI, O., Die aseptischen Chondro-Osteonekrosen, S. 126. Berlin: W. de Gruyter 1954.

RAFFLER, K.: Das zweigeteilte erste Keilbein im Quergewölbe des menschlichen Fußes. Anat. Anz. **93**, 299 (1942).

ROAF, R.: J. Bone Jt Surg. B **34**, 640 (1952).

— Zit. nach KÖHLER-ZIMMER, 10. Aufl., S. 644, 1956.

SAWTEL, R. O.: Irregular ossification of the extremities of boys and girls. Amer. J. Roentgenol. **25**, 330 (1931).

SCHINZ, H. R., BAENSCH, W. E., FRIEDL, E., UEHLINGER, E.: Lehrbuch der Röntgendiagnostik. Stuttgart: G. Thieme 1952.

SCHMID, F.: (Heidelberg) Fortschr. Med. **81**, 370 (1963) (Tabellen).

SCHULTZE, E. O. P.: Das Alb. Köhlersche Knochenbild des Os naviculare pedis bei Kindern — eine Fraktur. Langenbecks Arch. klin. Chir. **100**, 431 (1913).

SILFVERSKIÖLD, N.: Ein Fall von posttraum. Nekrose im Calcaneus und Cuboideum mit an die „lokalen Malazien" erinnernden Veränderungen. Acta radiol. (Stockh.) **7**, 473 (1926) [Schwed.].

SPALTEHOLZ, W.: Zit. nach HÄUPTLI, O., Die aseptischen Chondro-Osteonekrosen, S. 126. Berlin: W. de Gruyter 1954.

TROLLE, D.: Accessory bones of the human foot. Kopenhagen: Einar Munksgaard 1948.

UEHLINGER, E.: Siehe SCHINZ, H. R.

WAGNER, K.: Bekannte und unbekannte Malakopathien. Med. Klin. **24**, 1349 (1928).

WATKINS, W. W.: Anomalous bones of the wrist and foot in relation to injury. J. Amer. med. Ass. **108**, 270 (1937).

WEIL, S.: Über die Beziehung der Osteochondritis deformans juvenilis coxae und der Alban Köhlerschen Krankheit. Bruns' Beitr. klin. Chir. **122**, 418 (1921).

WILLIAMS, E. R.: In: Text book of X-ray diagnosis by British authors, 2nd ed., iv. 325. London: H. K. Lewis 1950.

WILLICH, C. TH.: Metatarsus adductus congenitus duplex mit Malazie am Os cuneiforme I bipartitum. Arch. orthop. Unfall-Chir. **23**, 576 (1925).

ZEITLER, E.: Multizentrische Ossifikation und Knochendystrophie des Os cuneiforme I. Z. Orthop. **92**, 289 (1959).

ZIMMER, E. K.: Acta radiol. (Stockh.) **34**, 102 (1950).

ZIMMERMANN: Siehe O'DONOGHUE.

ZOLLINGER: Siehe HARBIN.

VI. Akzessorische Knochen am Fuß

An kleinen akzessorischen Fußknochen, deren es eine große Anzahl gibt, sieht man nicht selten nekrotische Veränderungen. Meistens entstehen diese langsam im Laufe der Zeit und sind degenerativen Vorgängen im Rahmen eines Abnützungsvorganges zuzuschreiben. Dabei handelt es sich nicht selten um Folgen einer statischen Überlastung oder einer chronischen Entzündung, eventuell kombiniert mit Abnützungserscheinungen, vor allem dann, wenn die Knochen eine exponierte Lage im Fuß haben und an einer Höckerbildung beteiligt sind. Dies ist z.B. an den folgenden Knochenelementen der Fall, die als akzessorische Knochen beschrieben worden sind: Os supranaviculare, Os infranaviculare, Os cuneo-metatarsale II dorsale.

Calcaneus secundarius (s. S. 497), *Os trigonum* (s. S. 483).

1. Os supranaviculare

Weitere Bezeichnungen für diesen relativ häufig beschriebenen Knochen: Processus trochlearis ossis scaphoidis (HYRTL), Intertarsalscaphoid (BIZARRO), Ossiculum talonaviculare dorsale (GOECKE), Dorsalastragaloscaphoid ossicle (PIRIE, HOLLAND). PFITZNER hielt dieses Knochengebilde lediglich für eine abgelöste Exostose.

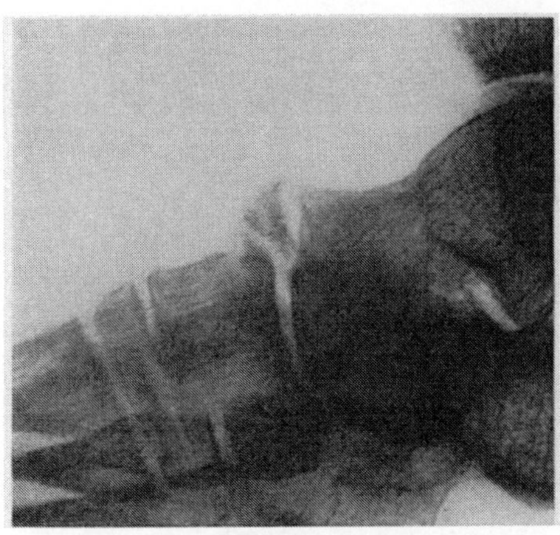
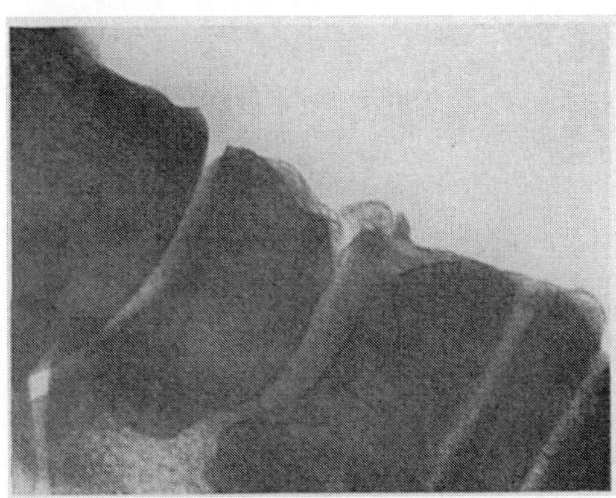

Abb. 417   Abb. 418

Abb. 417. Os supranaviculare mit „arthrotischen" Veränderungen (Aus: E. PAAL: Arch. orthop. Unfall-Chir. **34**)

Abb. 418. Os infranaviculare. (E. A. ZIMMER: Grenzen des Normalen . . . Verlag G. Thieme 1956)

Im Gegensatz zu anderen Autoren (z.B. SCHRÖDER 0,5 %, HEIMERZHEIM 0,66 %) sehen wir dieses Knochenelement nicht gar so selten, meistens kombiniert mit einem Senkfuß und einer Arthrosis deformans an der Fußwurzel (Abb. 417). Für ein anlagebedingtes Auftreten spricht der Umstand, daß das Knöchelchen manchmal zusammen mit gröberen Entwicklungsstörungen am Fußskelet vorkommt. Randappositionen und kleine lacunäre nekrotische Abbauten sind an diesem Knochen nichts Ungewöhnliches, vor allem bei älteren Personen. Auch wurden an ihm chronisch entzündliche und auch akut entzündliche Prozesse (REISNER) unspezifischer Art beobachtet. Die mit dieser Knochenbildung meistens einhergehende Höckerbildung am Fußrücken führt gerne zu Druckbeschwerden durch den Schuh.

2. Os infranaviculare

E. A. ZIMMER versteht darunter ein kleines Skeletelement, das am dorsal-distalen
Randgebiet des Os naviculare in sehr seltenen Fällen beobachtet wurde (Abb. 418). Es
handelte sich um einen kleinen rundlichen, wabig strukturierten Knochen mit scharfer
Kontur. ZIMMER sah bei zwei 7jährigen Jungen an dieser Stelle die Anlage eines kleinen
isolierten Knochenkernes. RAVELLI hat am gleichen Ort eine Osteochondrosis dissecans
des Os naviculare beobachtet.

3. Os cuneo-metatarsale II dorsale

Da GÜNTZ diesen Knochen erstmals beschrieben hat und an einem Fall genau untersucht hat, spricht HOHMANN von einem ,,Os metatarsale Güntz". Dieses Knöchelchen
liegt am Fußrücken in der Nähe des Lissfrankschen Gelenkes dorsal so exponiert, daß es
an ihm beim Schuhetragen häufig zu einer mechanischen Reizung kommt (Abb. 419).

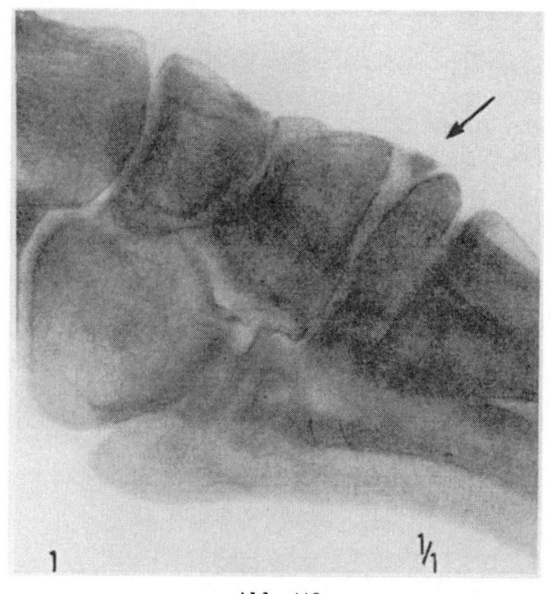

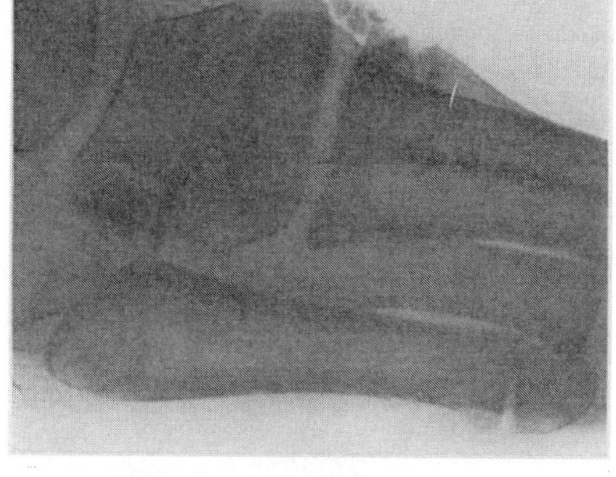

Abb. 419   Abb. 420

Abb. 419. Os cuneo-metatarsale II = Os metatarsale Güntz (E. GÜNTZ, Röntgenpraxis (1935): 463]

Abb. 420. Zerklüftetes Os metatarsale Güntz (G. HOHMANN: Handbuch der Orthopädie, Bd. IV/2)

Eine operative Entfernung wird daher gelegentlich vorgenommen. Röntgenologisch finden
sich an diesem Knöchelchen bei älteren Leuten nicht selten arthrotische Anlagerungen
und nekrotische Randabbauten. Dieses Knöchelchen, das am Fußrücken zwischen dem
Os cuneiforme II und dem Metatarsale II liegt, wird gelegentlich auch als dorsale Cunei-
forme-Exostose bezeichnet. Liegt nun wirklich eine derartige Exostose vor, so ist es nicht
unwahrscheinlich, daß sie die Masse des akzessorischen Knochenelementes beinhaltet.
Es besteht damit eine Ähnlichkeit mit der Beziehung des Os tibiale externum zum Os
naviculare pedis, wo durch Synostose der beiden Knochen das sog. Os naviculare cornutum
entstehen kann. HOHMANN sah am Skelet eines 13jährigen Knaben auf der einen Seite
ein isoliertes, akzessorisches ,,Os metatarsale Güntz" (Abb. 420), auf der anderen Seite
eine typische, hornartig geformte Exostose an entsprechender Stelle des Os cuneiforme II,
wobei ein zarter Verdichtungsstreifen vermutlich die Stelle der Verschmelzung der beiden
Knochen kennzeichnete. Auch HOHMANN hält eine derartige Entstehung der Cuneiforme-
Exostose für wahrscheinlich.

4. Das schmerzhafte Os tibiale externum

a) Synonyme

Os tibiale externe douloureux, schmerzhafter Schaltknochen, Nekrose oder Malacie des Os tibiale externum.

b) Zur Anatomie des Os tibiale externum, Häufigkeit, Geschlechtsverteilung, Vorkommen

Für das Os tibiale externum (Os t. ext.) werden verschiedene Namen gebraucht: Os naviculare secundarium, bzw. accessorium, akzessorisches tarsales Scaphoid, Prähallux, Sesamoid am Naviculare pedis, Os epiphyseos navicularis (KIENBÖCK und W. MÜLLER).

Der Knochen liegt am medialen Rand des Os naviculare im Sehnenteil des Musculus tibialis posterior (Posticus), meistens im Ligamentum calcaneo-naviculare plantare. Nach

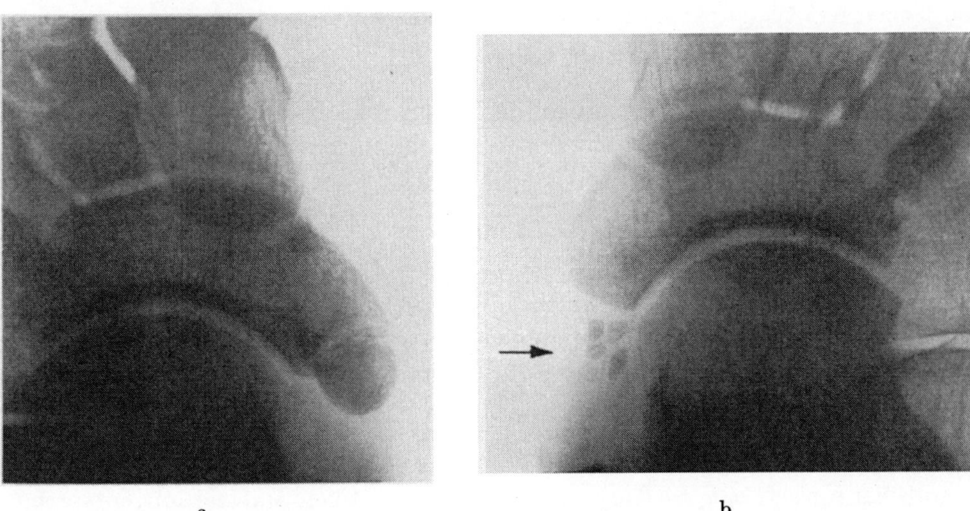

a   b

Abb. 421a u. b. Os tibiale externum in Gestalt mehrerer kleiner Knochenkerne (b), auf der Gegenseite (a) ein einziger großer Knochenkern

SITENCO lassen sich vier Formen unterscheiden: Ein voll knöchern entwickeltes Os verschiedener Größe, ein kleines rudimentäres Knöchelchen, ein Konglomerat einzelner unregelmäßiger Partikel (Abb. 421) und eine knorpelige Form.

Das erstmals von BAUHIN 1605 beobachtete Os t. ext. ist ein echter, dominant vererblicher (MESTERN) akzessorischer Knochen (kein Sesambein), der phylogenetisch als ein Rudiment angesehen wird, von einigen Autoren z.B. als Rest einer bei niedrigen Säugetieren vorhandenen 6. Zehe.

KIENBÖCK und MÜLLER (1937) sehen im Os t. ext. eine leichte Skeletvarietät, die schon in der Embryonalzeit aus einem hypertrophen medialen Abschnitt des Os naviculare pedis entsteht.

Die Häufigkeit seines Vorkommens wird verschieden angegeben: von 3,6—18,4% (PFITZNER: 11—12%, E. ZIMMER: 10—16%, TSURUTA: 18%). Nach TSURUTA u. Mitarb. ist es das am häufigsten anzutreffende inkonstante Skeletelement des menschlichen Fußes. Bei Frauen wurde es fast doppelt so oft gefunden wie bei Männern. Nicht selten kommt es doppelseitig vor, gleich oder ungleich ausgebildet. Bei „primitiven" Rassen soll es nach VOLKOV häufiger auftreten als bei Europäern.

Auf die Ausführungen über das Os naviculare cornutum, S. 515, wird hingewiesen.

c) Ossifikation des Os tibiale externum

Nach BARDELEBEN zeigt sich schon im 2. Embryonalmonat ein selbständiger Knorpel. Die Ossifikation vollzieht sich über den enchondralen Weg, wobei auch 2 oder mehrere kleine Kerne auftreten können. Am fertigen Knochen wurde auch eine Zweiteilung beobachtet. Genauere Untersuchungen über die Entwicklung des Knochens stellte FRANCILLON an (s. „Wachstumsschmerz", S. 529).

Unter Zugrundelegung der Arbeiten von PFITZNER, KIENBÖCK und W. MÜLLER, FRANCILLON, SAUPE gibt es in der Beziehung des Os t. ext. zum Os naviculare folgende Möglichkeiten: Völlige Synostose (es resultiert dann meistens ein hornförmig nach medial-dorsal ausgeprägtes Naviculare: Naviculare cornutum, Os naviculare hypertrophicum, Tuberositas navicularis hyperthrophica), Teilsynostose, fibrös-knorpelige Fuge, gelenkige Verbindung mit Gleitfläche und Kapsel „artikulierende Epiphyse" (was aber umstritten ist), stärkere Trennung der beiden Knochen, so daß das Os t. ext. als „Sesamoid" in der Sehne des M. tibialis posterior bezeichnet werden kann oder als „sesamoide Epiphyse" (nach KIENBÖCK und MÜLLER). KIENBÖCK und MÜLLER sehen analoge Veränderungen auch an anderen Teilen des Skeletes: Zum Beispiel am Ellenbogen in Gestalt des am Olecranon in der Tricepssehne vorkommenden „Sesamum cubiti" bzw. der Patella cubiti (PFITZNER) und an der Wirbelsäule in Gestalt persistierender Epiphysenringabschnitte an den Wirbelkörperrandleisten. Interessant ist auch die Feststellung, daß ein stark ausgeprägtes Os t. ext. meistens mit einer Platt- und Knickfußbildung einhergeht.

d) Klinisches

Veröffentlichungen über das „schmerzhafte Os tibiale externum" enthalten auch Mitteilungen über malacische Veränderungen an diesem Knochen, die nach Ansicht einiger Autoren zum Formenkreis der Epiphyseonekrosen gehören. Unter der Voraussetzung, daß wirklich derartige Veränderungen vorhanden waren, erscheint diese Auffassung berechtigt, da es sich beim Os t. ext. nach den meisten Autoren um einen echten Knochen mit der Möglichkeit eines epiphysären Anschlusses an das Os naviculare handelt. In Analogie zu dem Krankheitsbild der Epi- und Apophyseonekrosen an anderen Körperstellen muß dann auch hier die Möglichkeit einer derartigen Malacie mit entsprechenden Beschwerden zugestanden werden, so daß die mitgeteilten Befunde und Krankheitsbilder als eine bestimmte Form des „schmerzhaften Os tibiale externum" eingereiht werden können.

Das *Krankheitsbild* des schmerzhaften Os tibiale externum, das zunächst nur bei Zuständen nach einem Trauma beschrieben wurde (GOCHT, SICK, MOMBURG, GRASHEY, HAGLUND u.a.), tritt natürlich nicht bei allen Personen in Erscheinung, die ein großes Os t. ext. haben, sondern macht sich nur gelegentlich bemerkbar, besonders nach Distorsionen, bei Platt- und Knickfüßen, im Pubertätsalter, nach Überanstrengung usw. Veröffentlichungen erfolgten durch SCHWARTZ, LATTEN, SIMON, GRASHEY, JOLTRAIN und GALLY, FRANCILLON, KIENBÖCK und MÜLLER, SAUPE, BONALA, SCHLEVOGT, ZADECK, GROSS, GHIGI, MORELLI, VALTANCOLI, GÜNTZ u.a. Die Schmerzen sind vorwiegend am medialen Rand der Fußwurzel und des Mittelfußes lokalisiert, steigern sich allmählich, wobei von Jugendlichen im Gegensatz zu Erwachsenen meistens kein ursächliches Trauma angegeben wird. Das Prädilektionsalter liegt zwischen dem 12. und 15. Lebensjahr (MAURER). Das weibliche Geschlecht ist entsprechend dem häufigeren Vorkommen des Os t. ext. bei diesem auch häufiger befallen, unter Bevorzugung des asthenischen Typus.

e) Das pathologische Substrat

Als pathologisches Substrat des „schmerzhaften Os tibiale externum" wurden folgende Veränderungen und Ursachen gefunden:

1. Der sog. „Wachstumsschmerz". FRANCILLON konnte bei 10 Fällen von schmerzhaftem Os t. ext. histologische Untersuchungen anstellen. Er hat dabei allerdings mehr die Entwicklung und die Verbindung des Knochens mit dem Os naviculare untersucht als die Frage nach der pathologischen Grundlage der Schmerzhaftigkeit.

FRANCILLON gibt folgende Zusammenfassung: „Das Os tibiale entsteht auf chondroider bzw. auf faserknorpeliger Grundlage in der Sehne des Tibialis posterior. Die Anlage verknöchert durch Eindringen von Gefäßen und dann Bildung von Schalenknochen im Zentrum der Anlage, während sich in der Peripherie noch Faserknochen erhält, der sukzessiv durch Schalenknochen ersetzt wird. Eine hyalinknorpelige Grundlage fand sich nicht, wohl aber in einem Fall eine partielle Umwandlung des Faserknorpels in Hyalinknorpel. Diese Umwandlung wird auf langsameres Wachstum zurückgeführt.

Zwischen Os t. ext. und Naviculare fand sich in keinem Fall ein Gelenk. In jüngeren Stadien (1. Dezennium), bildet die Sehne des Tibialis posterior die Verbindung zwischen Os t. ext. und Naviculare. Später wächst das Os t. ext. mehr oder weniger aus der Sehne heraus; die Verbindung besteht dann aus Bindegewebe und aus chondroidem und faserknorpeligem Stützgewebe. Das Os t. ext. kann mit dem Naviculare verschmelzen; dieses Coalescenzbestreben äußert sich in lebhaftem Knochenwachstum im Bereich der einander zugewandten Flächen des Os t. ext. und des Naviculare.

Die am Os t. ext. möglichen Schmerzen lassen sich — von seltenen traumatischen Ursachen abgesehen — als *Wachstumsschmerzen* oder in anderen Fällen als Zerrungs- bzw. Abscherungsschmerzen im Bereich der Verbindung zwischen Os t. ext. und Naviculare deuten. Ähnlich wie FRANCILLON nimmt auch LATTEN „Wachstumsstörungen" und transformatorische Gewebsveränderungen als Grundlage für die Schmerzentstehung am Os t. ext. an. Da der Wachstumsschmerz nur bei jugendlichen Personen auftritt, begegnet man auch Fällen, bei denen das Röntgenbild negativ ist, d.h. bei denen zwar ein entsprechender klinischer Befund vorliegt, das Os t. ext. aber noch rein knorpelig ist. Ein Vergleich mit der Gegenseite ist ratsam. Bei späteren Röntgenkontrollen wird dann die Ossifikation sichtbar werden. (Siehe auch „Wachstumsschwäche", S. 361.)

2. Periostale Reizzustände, bedingt durch ein einmaliges Trauma (z.B. GÜNTZ, nach Distorsion), chronische Zerrungen. Nach BREITENFELDER könnten solche bedingt sein durch abnorme Beweglichkeit des Os t. ext., wenn eine gelenkige Verbindung mit dem Os naviculare oder durch nekrotische Lockerung gegeben ist. Auf die Differenzierung gegenüber traumatischer Absprengung weist M. A. SCHMID hin.

3. Malacieartige Veränderungen. Solche fand SAUPE in einem Falle, den er zum Formenkreis der Epiphyseonekrosen rechnet. Bei diesen Fällen ist nach GROSS eine gewisse Parallele zur „Patella partita dolorosa" gegeben. Im Falle SAUPES handelt es sich um ein $11^1/_2$jähriges Mädchen, das seit 3 Monaten allmählich zunehmende Schmerzen am inneren Fußrand hatte, angeblich durch reibende Schuhe bedingt. Bei längerem Gehen Ermüdung.

Örtlich: Deutlicher Vorsprung am inneren Fußrand beiderseits. In der Gegend des Os tibiale externum rechts Druckempfindlichkeit und Rötung. Mittlerer Grad von Senkfuß. Die Röntgenaufnahmen zeigten beiderseits ein medial vorspringendes Os naviculare, an welches sich rechts ein größeres Os tibiale externum anschloß als links. „Auf beiden Seiten sieht man, rechts wesentlich deutlicher als links, kleincystische Aufhellungen von ziemlich scharfer Begrenzung, sie betreffen die Grenzabschnitte sowohl des Naviculare, wie des Os tibiale externum." Nach Plattfußeinlagen war 8 Monate später von cystischen Aufhellungen nichts mehr zu sehen; höchstens die Knochentextur war noch stellenweise etwas locker. Das rechte Os t. ext. war jedoch insgesamt etwas deformiert.

4. Primäre und sekundäre Nekrosen (Abb. 422—425). MAURER veröffentlichte 9 Fälle mit histologischen Untersuchungsbefunden durch W. ROTTER (Histol. pathol. Institut Homburg). Es wurden in der Knorpelverbindungsbrücke zwischen dem Os t. ext. und dem Os naviculare Einrisse mit und ohne Blutungen sowie aseptische Nekrosen gefunden. Diese griffen teils auf den benachbarten Knochen des Os t. ext. und des Os naviculare über. Die Entstehung wird auf mechanobiologische Momente zurückgeführt (verstärkte Funktion des M. tibialis post. beim bandschlaffen Knickplattfuß). Die Erkrankung wird also als Wachstumsstörung angesehen, die entsprechend der Beobachtung von W. MÜLLER auf der Grundlage von Überanstrengungsschäden entstehe und die den Veränderungen beim „Köhler", „Perthes", „Schlatter" usw. gleichzusetzen sei. Beim Erwachsenen ist

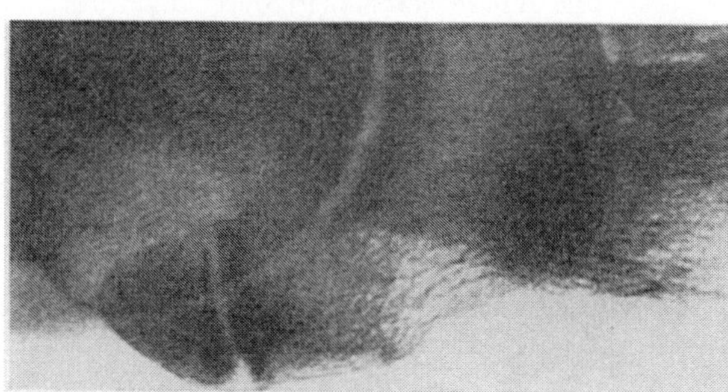

Abb. 422 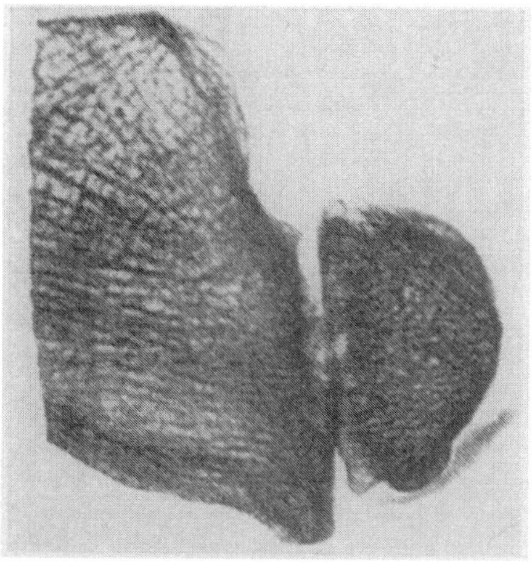   Abb. 423

Abb. 422. "Schmerzhaftes Os tibiale externum" bei einem 18jährigen Mädchen (KÖHLER-ZIMMER: Grenzen des Normalen . . . , 10. Aufl., Verlag G. Thieme)

Abb. 423. Das Röntgenbild eines Schliffpräparates zeigt feine Detrituscystchen in der Umgebung der Koaleszenzfläche des Os tibiale externum und Os naviculare (KÖHLER-ZIMMER, Grenzen des Normalen . . . , 10. Aufl., Verlag G. Thieme)

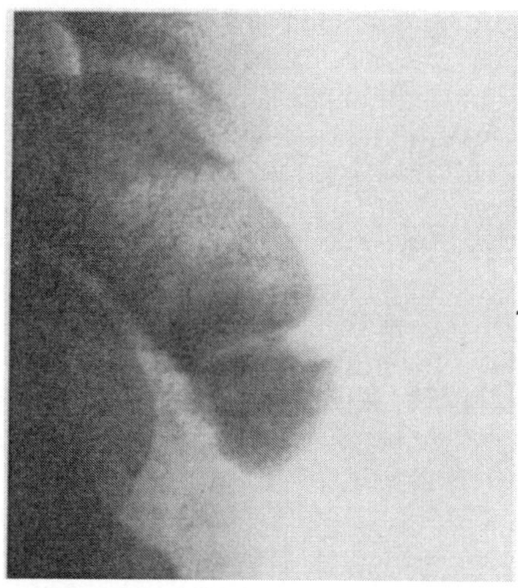

Abb. 424 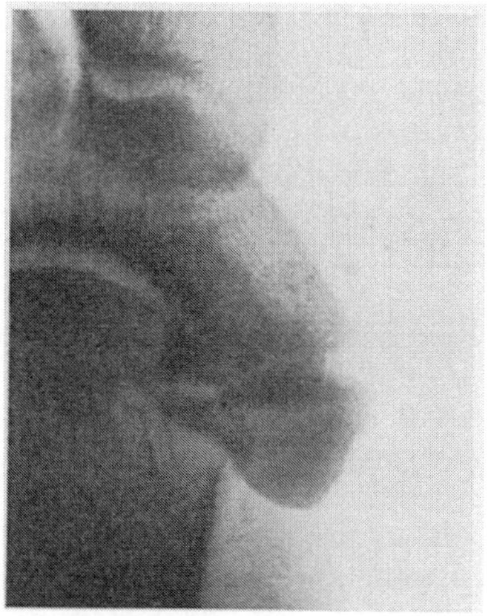   Abb. 425

Abb. 424. Nekrotische Apophysenfuge zwischen Os tibiale externum und Os naviculare pedis, 25 Jahre alter Mann. (Am anderen Fuß liegt kein Os tibiale externum vor, sondern ein verlängertes sog. Os naviculare cornutum)

Abb. 425. Nekrotische Veränderungen an der Apophysenfuge des Os tibiale externum. 25jähriger Mann

das schmerzhafte Os t. ext. meistens durch ein Trauma verursacht, wodurch es an der Knorpelbrücke zu Einrissen kommt. Die Lage des Os t. ext. zu seiner Umgebung wird dadurch gestört. Aber auch durch die Auswirkungen eines Knickplattfußes allein kann bei Erwachsenen das Krankheitsbild ausgelöst werden. Auch REISCHAUER hält es für möglich, daß eine Ablösung des Knochens durch sog. Umbauzonen erfolgen kann.

5. Arthrotische Veränderungen zwischen Os naviculare und Os t. ext. beschuldigt KOWALESKI für das Auftreten der Beschwerden. Voraussetzung sei eine gelenkige Verbindung beider Knochen.

6. In einer *Lageveränderung des Os t. ext.* sieht UHRMACHER die Grundlage des Leidens. Er fand in allen untersuchten Fällen, daß durch ein großes Os t. ext. die Sehne des M. tibialis posterior von ihrer normalen Unterfläche abgehoben oder verkantet werde, eventuell sogar aus ihrem Bett unterhalb des Sustentaculum tali nach oben subluxiert werde. Dieser vom Normalen abweichende Verlauf sei auch bei einem Naviculare cornutum festzustellen. Dadurch erleide das distale Ende der Sehne des M. tibialis posterior eine Zerrung, die zu einer umschriebenen Tendovaginitis führe.

f) Zur Differentialdiagnose

Ein gesicherter Fall von Tuberkulose am Os tibiale externum ist mir in unserer Klinik begegnet.

Literatur zu H. VI. 1.—4. (Akzessorische Knochen am Fuß)

ABEL, W.: Röntgenpraxis **10**, 190 (1938).

BARDELEBEN, K.: Zur Entwicklung der Fußwurzel. Anat. Ges. Jena 1885.

— Über neue Bestandteile der Hand- und Fußwurzel der Säugetiere, sowie die normale Anlage von Rudimenten „überzähliger" Finger und Zehen beim Menschen. Jena. Sitzgsber. 1885.

BARTHELS, K.: Zur Frage des Os tibiale externum. Bruns' Beitr. klin. Chir. **135**, 729 (1926).

BAUHIN: Zit. nach MAURER.

BONALA: Zbl. ges. Radiol. **21**, 9, 530 (1935).

BRAUS, H.: Die Entwicklung der Form der Extremitäten und des Extremitätenskelets. In: HERTWIG, Handbuch der Entwicklungslehre der Wirbeltiere, Bd. III/2, 1904.

BREITENFELDER, H.: Z. Orthop. **81**, 434 (1951).

DELHERM, LAQUERRIÈRE: Os tibiale externum. Soc. méd. Radiol. (Paris) **1914**, 95—115.

DWIGHT: Anat. Anz. **20**, 465 (1902).

EHALT, W.: Kahnbein-Anomalie oder Verletzung. Mschr. Unfallheilk. **40**, 76 (1933).

ESAU, A.: Überzähliger Tarsalknochen. Röntgenpraxis H. 2/4, 189 (1930). (Falsch diagnostiziert.)

FABER, A.: Z. orthop. Chir. **61**, 186 (1934).

— Z. orthop. Chir. **66**, 115 (1937).

FRANCILLON, M. R.: Os tibiale externum (Anatomie und klinische Bedeutung). Z. orthop. Chir. **56**, 61 (1932).

— Akzessorische Skeletelemente. Z. orthop. Chir. **59**, 513 (1933).

GAUGELE, K.: Die ursächlichen Beziehungen des Os tibiale externum und der Frakturen des Os naviculare zum Pes valgus. Z. orthop. Chir. **19**, 494 (1908).

GHIGI, C.: Chir. Organi Mov. **17**, 177 (1932).

GILETTE: Des os sesamoides chez l'homme. J. Anat. (Paris) 8 (1872).

GIRAUDI, G.: Os tibiale externum. Chir. Organi Mov. **20**, 69 (1934).

GOCHT, H.: Handbuch der Röntgenlehre, 1. Aufl., S. 156, 1898 (Bild 50).

GOECKE, H.: Mschr. Unfallheilk. **38**, 78 (1931).

GROSS, K.: Schmerzhafte Os naviculare pedis mit histologisch nachgewiesener subchondraler Nekrose. Z. orthop. **84**, 50 (1954).

GÜNTHER, H.: Pathologie des Os naviculare pedis. Z. Röntgenk. **13**, 217 (1911).

GÜNTZ, E.: Os tibiale und Unfall. Arch. orthop. Unfall-Chir. **34**, 320 (1933).

— Traumatische Veränderung oder akzessorischer Knochen am Fußrücken zwischen Cuneiforme II und Metatarsale II ? Röntgenpraxis **7**, 463 (1935).

— Arch. orthop. Unfall-Chir. **41**, 1, 87 (1942).

HAGLUND, P.: Fraktur des Tuber ossis naviculare. Z. orthop. Chir. **16**, 347 (1906).

— Zur Frage des Os tibiale externum. Z. orthop. Chir. **19**, 452 (1908).

HASSELWANDER, A.: Untersuchungen über die Ossifikation des menschlichen Fußskelets. Z. Morph. Anthrop. **5** (1903).

— Untersuchungen über die Ossifikation des menschlichen Fußskelets. II. Der Abschluß der Verknöcherungsvorgänge. Z. Morph. Anthrop. **12** (1910).

— Einige neuere Gesichtspunkte für die Beurteilung der Skeletvarietäten des Tarsus. I. Ihre praktische Bedeutung. Z. menschl. Vererbgs- u. Konstit.lehre **8** (1922).

HEIMERZHEIM: Dtsch. Z. Chir. **190**, 96 (1925).

HENKE, BARTHELS, WOYTEK: Fraktur des Os tibiale externum. Zbl. Chir. **59**, 1487 (1932).

HOHMANN, G.: Arch. orthop. Unfall-Chir. **46**, 91 (1954).

— Handbuch der Orthopädie, Bd. IV/2, S. 843. Stuttgart: G. Thieme 1961.

HOLLAND, CH. TH.: J. Anat. (Lond.) **55**, 235 (1921).

HYRTL: Denkschr. Kaiserl. Akad. Wiss. Wien, naturw. Kl. 18, 171 (1906).

JOLTRAIN, GALLY: Ann. Méd. lég. **9**, 41 (1929).

KIENBÖCK, R., MÜLLER, W.: Os tibiale externum und Verletzung des Fußes. Z. Orthop. **66**, 257 (1937) (ältere Lit.).

KIRCHNER, A.: Juvenile Frakturen der Tuber naviculare. Langenbecks Arch. klin. Chir. **84**, 898 (1907).

KÖHLER, A.: Grenzen des Normalen usw., 1. Aufl. 1910; 6. Aufl., S. 137. Berlin: W. de Gruyter 1931.

KOWALESKI: Zit. nach GROSS, K.

LANZ, T. VON, WACHSMUTH, W.: Praktische Anatomie (Bein und Statik). Berlin: Springer 1938.

LAPOINTE: Os surnuméraire du tarse (tibial externe), silumant fracture du scaphoide. Arch. gén. Chir. 601 (1911).

LATTEN, W.: Histologische Beziehungen zwischen Os tibiale und Kahnbein nach Untersuchungen an einem operierten Fall. Dtsch. Z. Chir. 207 (1927).
— Os tibiale und Kahnbein. Dtsch. Z. Chir. **205**, 320 (1927).
LEPOUTRE, C.: Sesamoide douloureux. Rev. Orthop. **16**, 234 (1929).
LUNGHETTI, B.: Contributo allo studio della morfologia e dello sviluppo dei sesamoidi intratendinei. Int. Mon. Anat. u. Physiol. 26 (1909).
MAURER, W.: Zur Tarsalgie des Os tibiale externum. Arch. orthop. Unfall-Chir. **44**, 421 (1949/51).
MESTERN: Röntgenpraxis **6**, 594 (1934).
MOMBURG: Scheinbarer Bruch des Os naviculare. Langenbecks Arch. klin. Chir. **77**, 295 (1905).
MORELLI, A.: Chir. Organi Mov. **16**, 499 (1931).
MOUCHET, A.: L'os tibial externe, ses rapports avec la tarsalgie et la fracture du scaphoide tarsien. Rev. Chir. (Paris) **2**, 825 (1913).
MÜLLER, W.: Überanstrengungsschäden des Knochens. Leipzig: J. A. Barth 1944.
PAAL, E.: Fraktur oder Os supranaviculare. Arch. orthop. Unfall-Chir. **34**, 95 (1934) (falsch diagnostiziert).
PFITZNER, W.: Die Sesambeine des Menschen. Schwalbes Morph. Arb. 1 (1892).
— Ossa supranumeria del tarso. Arch. Ortop. (Milano) **42**, 501 (1926).
PIERGROSSI, A.: Riv. Chir. **5**, 295 (1939).
PIRIE: Arch. Radiol. Electrother. 93 (1919).
PIRKER, H.: Die Verletzungen durch Muskelzug. Ergebn. Chir. Orthop. 27 (1934).
RAVELLI, A.: Z. Orthop. **85**, 485 (1954).
REISCHAUER: Fortschr. Röntgenstr. **58**, 343 (1938).
REISNER: Röntgenpraxis 2, 422 (1930).
REMEN, L.: Röntgenpraxis 3, 997 (1931).
RENDU, A., PUZET, F.: Os tibiale externe. Rev. Orthop. **13**, 425 (1926).
SAUPE, E.: Malacieartige Veränderungen am Os tibiale externum. Röntgenpraxis 11, 533 (1939).

SCHLEVOGT: Die klinische Bedeutung des Os tibiale externum. Diss. Leipzig 1954.
SCHOEN: Röntgenpraxis 7, 775 (1935).
SCHOMBURG, H.: Untersuchung der Entwicklung der Muskeln und Knochen des menschlichen Fußes. Preisschrift Göttingen 1900.
SCHRÖDER, F.: Dtsch. Z. Chir. **233**, 306 (1931).
— Röntgenpraxis 9, 549 (1937).
SCHWARTZ, E.: Bull. Soc. nat. Chir. **40**, 124 (1914).
SESSA, P.: Anomalia sesamoidi del piede. Radiol. med. (Torino) **12**, 7 (1925).
SEVER, J. W.: Os tibiale externum. „Akzessorisches tarsales Skaphoid". J. Amer. med. Ass. **89**, 359 (1927).
SIMON, ST.: Schmerzhaftes Os tibiale externum. Dtsch. Z. Chir. **191**, 127 (1925).
SITENCO: Ortop. Travm. Protez. **2**, 18 (1928).
SPRENGLI, H.: Akzessorischer Fußwurzelknochen. Mschr. Unfallheilk. **38**, 162 (1931).
TREVES, A.: Os tibiale externe douloureux. Rev. Orthop. **15**, 505 (1925).
TSURUTA, T., NISHIDA, M., SONO, M., OGIHARA, Y., MUKAI, S.: Über die inkonstanten Skeletelemente am Fuß. Mie med. J. 18, 73 (1968).
URMACHER, F.: Z. orthop. Chir. **61**, 180 (1934).
VALTANCOLI, G.: Chir. Organi Mov. **9**, 447 (1925).
VIOLATO, A.: Ossa supranumeraria del tarso. Arch. Orthop. (Milano) **42**, 501 (1926).
VOLKOV, TH.: Sur quelques os «surnumeraires» du pied et la triphalangie di premier orteil. Bull. Soc. Anthrop. (Paris) 3 (1902).
WALDEYER, W.: Bemerkungen über das „Tibiale externum". S.-B. preuß. Akad. Wiss., physik.-math. Kl. 1904, S. 52.
ZADECK, I.: J. Bone Jt Surg. 8, 618 (1926).
— GOLD, A. M.: J. Bone Jt Surg. 30, 57 (1948).
ZIMMER, E. A.: Arch. orthop. Unfall-Chir. **38**, 396 (1937).
— Grenzen des Normalen usw., S. 630. Stuttgart: G. Thieme 1956.

VII. Os peronaeum

a) Synonyme

Os cuboideum accessorium, Os peroneale, Sesamum peronaeum.

b) Entwicklung und Anatomie

Das Os peronaeum wurde schon 1955 von ANDREAS VESAL beschrieben. PFITZNER glaubte, daß dieses Knöchelchen knorpelig präformiert sei, da es beim Affen mittels hyalinknorpeliger Gelenkflächen mit dem Cuboid artikuliert. Er bezeichnete es deshalb als Sesamum peronaeum. Nach WEIDENREICHs Untersuchungen kann aber angenommen werden, daß es sich um eine echte Sehnenverknöcherung mit rein bindegewebiger Präformation handelt, entsprechend der Gewebsformation von verknöcherten Vogelsehnen. Das Os peronaeum entsteht somit in der Sehne des Musculus peronaeus longus ($=$M. fibuleris longus) über einen Fasernknochenkern, der sich sekundär mit lamellärem Knochengewebe umgibt. Allerdings berichtet TROLLE, daß er bei Untersuchung von 250 Fußpaaren von Embryonen einmal auch ein hyalin-knorpelig präformiertes Os peronaeum fand. Dies besagt aber nicht, daß man daraus ableiten dürfe, das Os peronaeum werde beim Menschen generell hyalin-knorpelig angelegt (zit. nach SIECKE).

c) Zur Ossifikation

Das Os peronaeum verknöchert ziemlich spät, zwischen dem 14. und 16. Lebensjahr (SCHINZ: vom 14. Lebensjahr an, SIECKE: nicht vor dem 16. Lebensjahr).

d) Frequenz, Unterteilung, Nekrosen

Dieser in der Nähe der Tuberositas des Os cuboideum sehr häufig vorkommende kleine Knochen, nach größeren Statistiken in 2,4—18,8 % der untersuchten Fälle (Tabelle 38) nachgewiesen, ist bei Frauen öfter anzutreffen als bei Männern. Er kommt einfach oder mehrfach unterteilt vor. Gelegentlich ist diese Unterteilung ungleich. Die einzelnen Kerne können schollig strukturiert und unregelmäßig begrenzt sein. Es liegt bei solchen Bildern der Gedanke nahe, daß es sich um den Ausdruck einer aseptischen Nekrose handelt. Auch KREMSER, der ein Bild von doppelseitiger unregelmäßiger Unterteilung zeigte (Abb. 426),

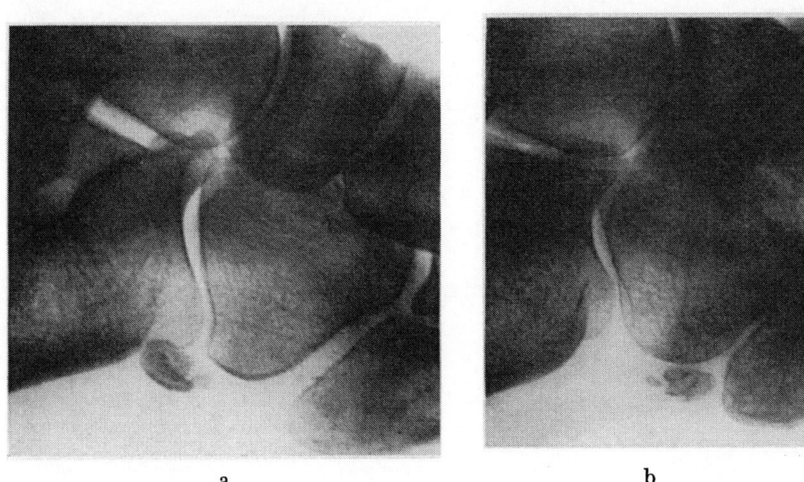

a   b

Abb. 426 a u. b. Geteiltes Os peronaeum beiderseits (Bildungsanomalie oder Zustand nach Osteochondronekrose? Patient mittleren Alters) (KREMSER)

läßt die Frage offen, ob es sich um eine Bildungsanomalie oder um einen Zustand nach früher einmal überstandener Knorpel-Knochennekrose handelt, wie sie KIMMELSTIEL-RICHTER-KREMSER für die Sesambeine des Metatarsale I beschrieben haben (Osteochondrosis necroticans findens, S. 573). Verlaufsserien uud histologisch verifizierte Fälle einer aseptischen Nekrose am Os peronaeum sind allerdings nicht bekannt. Die exponierte Lage des Knöchelchens am lateralen Fußrand und die Beanspruchung über den M. peronaeus longus lassen das Vorkommen einer Nekrose auf der Basis eines einmaligen Traumas oder einer chronischen Überbeanspruchung durchaus wahrscheinlich erscheinen.

Von unserer Betrachtungsweise aus ist es interessant, daß die Frequenz des Os peronaeum mit zunehmendem Alter stetig ansteigt, wie SIECKE zeigte. Im höheren Lebensalter ist es doppelt so häufig anzutreffen wie beim Abschluß des allgemeinen Knochenwachstums. Auch das Volumen nimmt nach Abschluß des allgemeinen Knochenwachstums noch deutlich zu, desgleichen der Prozentsatz der mehrteiligen Ossa peronaea. 28 % aller von SIECKE beobachteten Ossa peronaea (Röntgenaufnahmen von 1701 Füßen) zeigten 2 und mehr Teile; die 2- und mehrteiligen waren vom 3. Lebensjahrzehnt an zunehmend häufiger anzutreffen. Jenseits des 65. Lebensjahres waren mehr als die Hälfte 2- und mehrteilig. 9 % aller Ossa peronaca bestanden aus 3 und mehr Teilen (bis zu 9 Teilen). Interessant ist auch, daß sich — unter Berücksichtigung des Alters der Patienten — bei Hohlfüßen das Knöchelchen vermehrt vorfand (da bei diesen die Sehne noch stärker

Tabelle 38. *Häufigkeit des Os peronaeum nach Angaben in der Literatur* (nach H. SIECKE)

Autor	Jahr	Zahl der untersuchten Füße	Häufigkeit der Ossa peronea in (%)	Bemerkungen
ARHO	1940	1074	8,3	Keine Altersangabe
BIZARRO	1920/21	100	5	
BURMAN und LAPIDUS	1931	1000	14,3	Keine Altersangabe. $^1/_4$ der Ossa peronea mehrteilig
FINKELSTEIN	1934	452	8,8	Russische Bevölkerung in Leningrad
FISCHER	1912	520	7,8	
GERLACH	1933	?	4,8	
HEIMERZHEIM	1925	1800	2,4	Anscheinend zum Teil nur in einer Ebene geröntgt
HOLLE	1940	1000	9,5	Nur Männer, vorwiegend 19—25 Jahre alt
LAUWERS und CLAESSENS	1959	?	10	
LEIMBACH	1938	500	2,8	Keine Altersangabe
LUNGHETTI	1909	138	18,8	Mikroskopische Untersuchung. Häufigkeit bei Erwachsenen
PFITZNER	1896	751	7,6	Makroskopische Untersuchung. Zum Teil Maceration
SCHÖNEKESS	1935	1324	3	Keine Altersangabe
YALE	1957	1290	5,4	In Statistik auch Aufnahmen verwertet, in denen nur der Vorfuß geröntgt war
SIECKE	1964	1701	15	Röntgenaufnahmen, Altersangaben

abgewinkelt wird) und bei Klumpfüßen vermindert nachweisbar war (wohl wegen des verminderten Gebrauches des M. peronaeus longus). Vom 25. Lebensjahr ab war eine Abnahme des Durchschnittsvolumens der vorwiegend einteiligen Ossa peronaea zu beobachten, was nach SIECKE dadurch bedingt sein kann, daß die großen einteiligen Ossa peronaea z. T. zerfallen und sich in gewissem Grade auch auflösen. Die Tatsache, daß das Os peronaeum mit zunehmendem Alter aus mehreren Teilen besteht, dürfte bei größerem Abstand der Einzelteile durch Neubildung isolierter Ossifikationszentren hervorgerufen sein. Die meisten Mehrteilungen hält aber H. SIECKE für eine Folge degenerativer Zerfallsprozesse, wobei ebenfalls Um- und Abbauvorgänge des Os peronaeum infolge Verschiebung des Hypomochlions der langen Peronaeussehne — verursacht durch geringe Veränderung des Fußgewölbes — in Erwägung zu ziehen seien. Bei den höheren Partitionen, die an älteren Personen beobachtet wurden, handelt es sich wahrscheinlich um Zerfallserscheinungen ähnlicher Art, wie sie von KIMMELSTIEL u. Mitarb. an den echten Sesambeinen beschrieben worden sind (Osteochondrosis necroticans findens). Das klinische und das Röntgenbild sprechen nach SIECKEs Angaben für eine derartige Deutung:

„Vom 25. Lebensjahr an beobachtet man in zunehmendem Maße kleinere knöcherne Vorsprünge, eine geringgradige Entkalkung, verwaschene Konturen und Unregelmäßigkeiten der Form, die bis zu bizarr geformten Ossa peronaea führen können. Wenn Patienten über Schmerzen am plantar-fibularen Rand des Würfelbeines (eventuell nach „Umknicken") klagen, findet man nicht selten ein aus vielen Teilen bestehendes Os peronaeum. Die Schmerzen verschwinden meist schnell nach Ruhigstellung und Schonung. Die Verkalkungen können sich im Laufe der Zeit auflösen, aber auch größer werden."

e) Differentialdiagnose

Man achte darauf, daß das Os peronaeum nicht mit der Apophyse des Metatarsale V oder dem benachbarten selteneren Os Vesalianum verwechselt wird. Letzteres liegt im Winkel zwischen der Basis des Metatarsale V und dem Os cuboideum und hat meist eine breite Kontaktfläche mit der Basis des Metatarsale V (entspricht nach SCHINZ dem Tarsale V). Von PFITZNER werden Formentartungen und Zerfall am Os peronaeum als Abortiverscheinungen angegeben (nach KÖHLER-ZIMMER). Bei älteren Personen kann man auch arthrotische Veränderungen in Gestalt von Anlagerungen und umschriebenen Nekrosen finden (Abb. 427). Im Falle der Abb. 428 ist dem Os tibiale externum distal

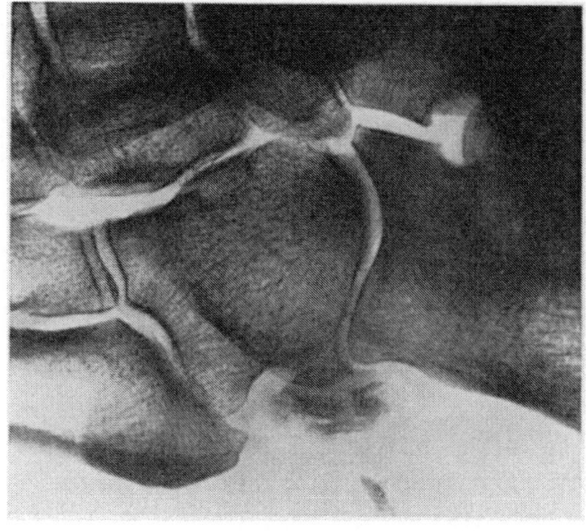

Abb. 427

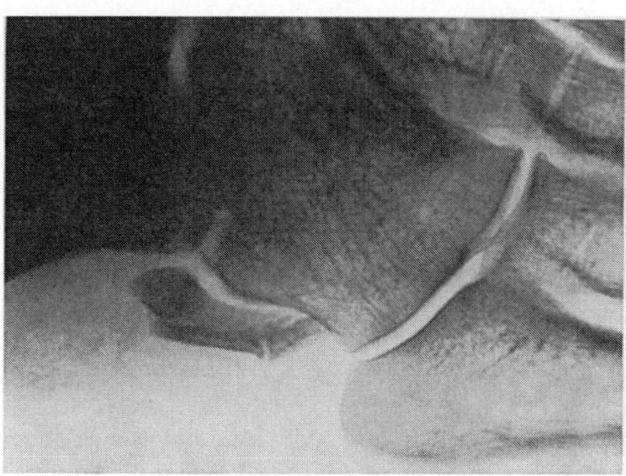

Abb. 428

Abb. 427. Zerklüftetes Os peronaeum eines Erwachsenen. Zustand nach jugendlicher Nekrose? Jetzt entzündliche Schwellung (Fremdkörper oder Sequester in den Weichteilen?)

Abb. 428. Verknöcherung am distalen Rand des Os peronaeum (im M. tibialis longus) mit pseudarthrotischer Unterbrechung. 50jähriger Mann

Abb. 429. Fraktur des Os peronaeum, 6 Tage alt. (Abgleiten des Fußes von der Kante des Bürgersteiges). (36jährige Frau)

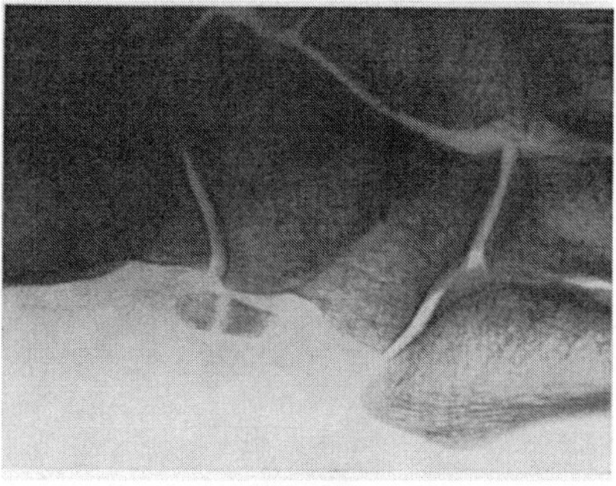

Abb. 429

eine längliche Verknöcherung angelagert, die pseudarthrotisch unterteilt ist, wahrscheinlich als Folge der Beweglichkeit des Muskelansatzes. Reizzustände und Nekrosen dürften zur Ossifikation geführt haben.

Traumatische Frakturen des Os peronaeum sind selten, wohl wegen der geschützten Lage des Knöchelchens (Abb. 429). Posttraumatisch können an den Bruchrändern Osteolysen auftreten. Die Fragmente können auch einen „Sudeck" zeigen. Man sollte aber mit der Diagnose einer traumatischen Fraktur besonders dann vorsichtig sein, wenn degenerative Veränderungen vorhanden sind (BURMAN und LAPIDUS).

Zu unterscheiden sind auch benachbarte, traumatisch oder entzündlich bedingte metaplastische Weichteilverkalkungen, z.B. in der Plantaraponeurose. Letztere liegen meist etwas weiter entfernt vom Os peronaeum. Benachbarte Schleimbeutel können verkalken und zeigen dann wolkige amorphe Schatten. Solche können auch bei einer Peritendinitis calcarea der Peronaeus-longus Sehne auftreten (MILLER).

Literatur zu H. VII. (Os peronaeum)

BURMAN, M. S., LAPIDUS, B. W.: Arch Surg **22**, 936 (1931).

CUVELAND, E. DE: Über bisher nicht beschriebene inkonstante Skeletelemente des Fußes. Fortschr. Röntgenstr. **83**, 55 (1955).

GÜNTZ, E.: Arch. orthop. Unfall-Chir. **41**, 87 (1942).

HOLLE, F.: Über die inkonstanten Elemente am menschlichen Fuß. Inaug.-Diss. München 1938.

KIMMELSTIEL, P., KREMSER, K., RICHTER, H.: Osteo chondrosis necroticans findens der Sesambeine des I. Metatarsale. Langenbecks Arch. klin. Chir. **172**, 403 (1933).

KREMSER, K.: Geteiltes Os peronaeum. Röntgenpraxis **6**, 706 (1934).

MILLER, C. F.: Amer. J. Roentgenol. **61**, 506 (1949).

NIEDERECKER, K.: Der Plattfuß. Stuttgart: F. Enke 1959.

PFITZNER, W.: Morph. Arb. **6**, 245 (1896).

SCHINZ, H. R.: Das Os Vesalianum ist das Tarsale V. Fortschr. Röntgenstr. **87**, 126 (1957).

— BAENSCH, W. E., FRIEDL, E., UEHLINGER, E.: Lehrbuch der Röntgendiagnostik, 5. Aufl., Bd. I, Teil 1 Stuttgart: G. Thieme 1952.

SIECKE, H.: Beitrag zur Genese des Os peroneum. Z. Orthop. **98**, 358 (1964).

TROLLE, D.: Accessory bones of the human foot. Kopenhagen: Einar Munksgaard 1948.

WEIDENREICH, F.: Z. Anat. Entwickl.-Gesch. **69**, 558 (1923).

VIII. Ossa Metatarsi

1. Apophysitis an der Basis des Metatarsale V (Iselin)

a) Historisches und Kasuistik

ISELIN berichtete 1912, nachdem er sich zuvor in einer Arbeit mit der fibularen Epiphyse der Tuberositas metatarsi quinti im Röntgenbild befaßt hatte, über „Wachstumsbeschwerden zur Zeit der knöchernen Entwicklung der Tuberositas metatarsi quinti". Dabei meinte er zweifellos das Krankheitsbild einer aseptischen juvenilen Osteonekrose an dieser Körperstelle. Er schreibt nämlich, daß es der Zweck seiner Mitteilungen sei „das Bild einer Krankheit wiederzugeben, die sich an der Tuberositas des Metatarsale V abspielt und genau den Erscheinungen der sog. Schlatterschen Krankheit an der Tuberositas tibiae entspricht. Dieser Befund ist noch nicht beschrieben worden." Ein 13jähriges Mädchen holte sich in der Chirurgischen Poliklinik 1909 Rat wegen einer schmerzhaften Anschwellung im Bereich der Tuberositas des 5. Mittelfußknochens. Die Schwellung war druckempfindlich, beim Gehen schmerzhaft, sie fühlte sich derb an, zeigte aber weder Ödem noch Rötung (Abb. 430). Am anderen Fuß war eine solche Schwellung nicht vorhanden. Im Röntgenbild ist auf der kranken Seite der beschriebene Knochenkern größer als auf der gesunden. Stärkere Veränderungen fehlten, namentlich war keine Verletzung nachzuweisen. Die Kranke und auch ihre Mutter konnten sich nicht erinnern, daß das Kind sich irgendwie oder irgendwann verletzt hatte. Auch für häufige kleinere Verletzungsarten lieferte die Krankengeschichte keine Anhaltspunkte. Die Patientin machte keine besonderen körperlichen Anstrengungen, sie huldigte nicht einmal dem üblichen Vergnügen des Seilspringens. Das Kind war ziemlich gut entwickelt".

Das Röntgenbild dieses Falles, das ISELIN in seiner Arbeit wiedergibt, zeigt eine unscharfe Zeichnung der Tuberositasapophyse. Feinere Details sind aus der Abbildung nicht zu ersehen. In der Besprechung des Krankheitsbildes weist ISELIN darauf hin, daß hier wie beim Morbus Schlatter am Knie die Merkmale einer eigentlichen Entzündung fehlen, daß auch die Merkmale eines Traumas nicht gegeben seien wie SCHLATTER annehme. „Vielleicht handelt es sich um eine allgemeine Hypertrophie der Teile, die mit der rascheren Bildung der knöchernen Ansatzstelle einhergeht, also um einen beschleunigten Bildungsvorgang, der schmerzhaft ist". Trotz dieser nicht ganz zutreffenden pathogenetischen Deutung wird man ISELIN die Priorität der Erkennung der Lokalisation einer aseptischen juvenilen Osteonekrose an dieser Körperstelle nicht absprechen wollen.

Erst 1931 erscheint eine weitere Mitteilung von DUBROVSKAJA. Diese sah bei einem 12jährigen Mädchen eine kleine, derbe Geschwulst über der Tuberositas des Metatarsale V. Im Röntgenbild war der Knochenkern der Tuberositas in 2 Teile getrennt, die durch eine feine Brücke verbunden waren (zit. nach HÄUPTLI). Im gleichen Jahr berichtete auch FRIEDLÄNDER über 2 analoge Fälle. Einem geringfügigen Trauma (Umkippen des Fußes) waren Schmerzen vorausgegangen. Durch konservative Maßnahmen kam es langsam zur Heilung. FRIEDLÄNDER glaubt, ein ähnliches Krankheitsbild wie beim „Perthes" oder „Köhler" zu sehen.

SCHOEN veröffentlichte einen Fall mit einer langen, proximalen Ausziehung des Metatarsale V, die schalenförmig den plantaren Basisrand des Os cuboideum deckte. Die Tuberositas des Metatarsale V war nicht ausgeprägt. Da gleichzeitig auch das Fußgewölbe atypisch geformt war (kurzer hakenförmig gestellter Calcaneus und gesenktes Kahnbein), dachte SCHOEN an eine Mißbildung, „sei es, daß sie aus dem Kern der Tuberositas metatarsale V, sei es, daß sie aus einem selbständigen Os Vesalianum sich entwickelt hat". DE CUVELAND hält eine Entwicklung aus dem Kern der Tuberositas für zutreffender und möchte diese Erscheinung dem Bild der Apexausziehung der Patella bei Osteochondropathia patellae (SINDING-JOHANNSON-LARSON) gleichsetzen. DE CUVELAND führt in diesem

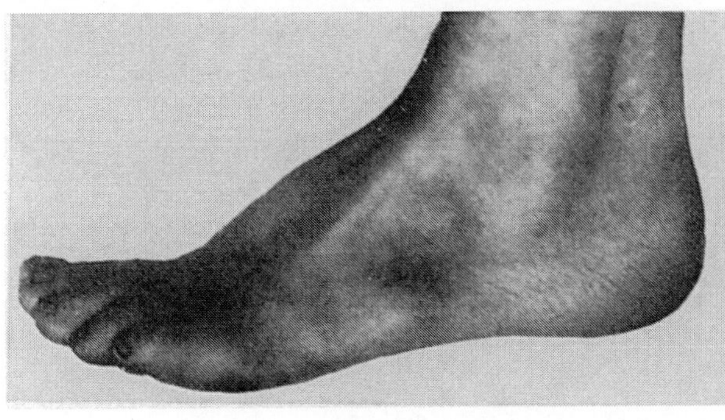

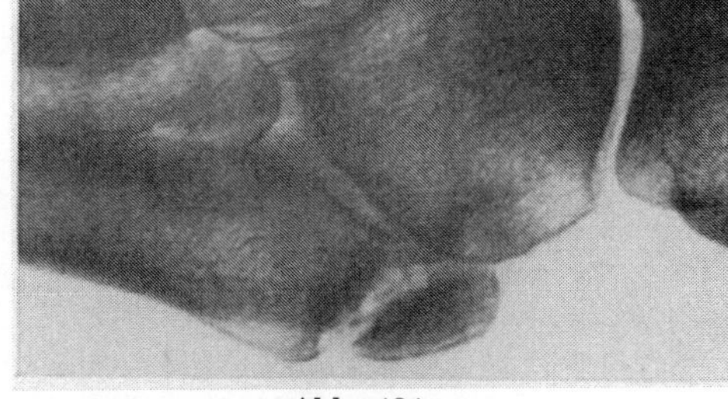

Abb. 430   Abb. 431

Abb. 430. Schwellung der Tuberositas metatarsi V (Wachstumsbeschwerden) [Bild aus der Originalarbeit von ISELIN: Dtsch. Z. Chir. **117** (1912)]

Abb. 431. Persistierende Apophyse am Metatarsale V bei einem 30jährigen Sportler. (Aus: KÖHLER-ZIMMER: Grenzen des Normalen ... Verlag G. Thieme)

Zusammenhang aus, daß die Osteochondropathie der Basis des Metatarsale V mit andernorts lokalisierten Osteochondropathien in Einklang zu bringen sei. Die Epiphysenpersistenz, bzw. ein Os Vesalianum als Ausdruck einer solchen, sei vielleicht das Produkt einer Epiphysenlösung. Bei der Osteochondropathie und bei der Epiphysenlösung handle es sich vielleicht tatsächlich nur um ein unspezifisches pathologisches Phänomen, hervorgerufen während einer bestimmten Phase der Skeletentwicklung.

HOHMANN denkt hinsichtlich der Ursache der Osteochondropathie dagegen an eine Schädigung der Verknöcherungszone durch ein echtes Trauma oder durch Belastung. Auch im Falle der Abb. 431 (E. ZIMMER), die den Metatarsus V eines 30jährigen Sportlers zeigt, sind die nekrotische Randzonen am Apophysenspalt sehr wahrscheinlich auf chronische Traumen oder auf Dauerbelastung zurückzuführen.

SCHNEIDER hält die „Apophysitis" der Tuberositas metatarsi V für eine Tendopathie (Ansatz des M. peronaeus brevis) (ähnlich wie die Achillodynie, Apophysitis calcanei, den Morbus Schlatter u.a.).

DE CUVELAND veröffentlichte den Fall eines $13^1/_2$jährigen Jungen, der das klinische Bild einer Osteochondropathie der Basisepiphyse des Metatarsale V bot (Abb. 432). Allerdings waren die Beschwerden durch ein Vertreten des Fußes beim Sprung vor $^3/_4$ Jahren aufgetreten, so daß eine rein traumatische Schädigung möglich ist. Das Röntgenbild zeigte keine besondere Erscheinung an der deutlich ausgeprägten Apophyse. Die Ossifikation schien aber im Vergleich zur Gegenseite verzögert gewesen zu sein. Wie bei den

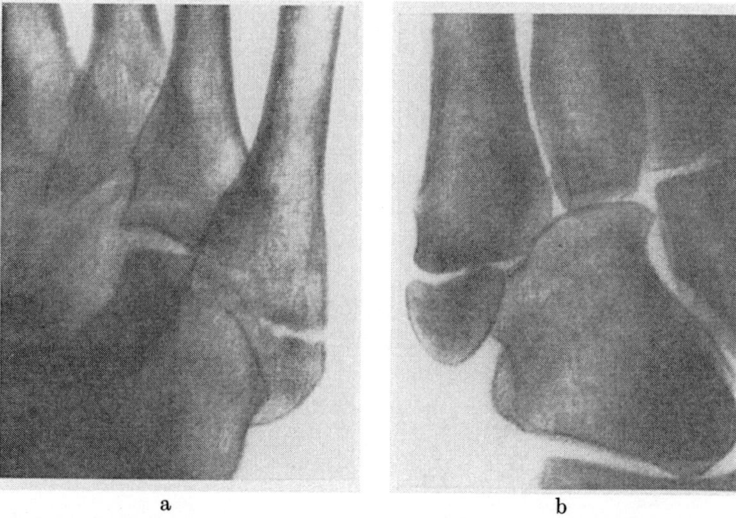

Abb. 432a u. b. 13$^1/_2$jähriger Junge mit dem klinischen Bilde einer Osteochondropathie an der Apophyse des Metatarsale V (Fall von E. DE CUVELAND). Apophysentyp II nach TROLLE. Nekrotische Wandveränderungen in der Begrenzung des Apophysenspaltes

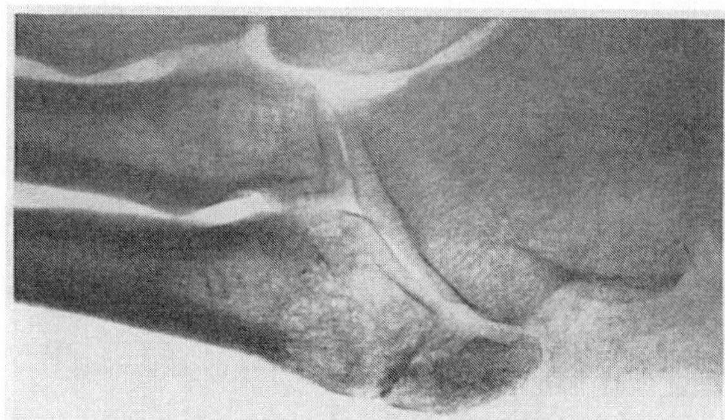

Abb. 433. Spätbild einer Iselinschen Osteochondronekrose. 30jähriger Mann. Früher kein Unfall

anderen aseptischen Nekrosen findet man demnach auch hier Fälle, bei denen sich der Beginn der Nekrose nur klinisch verrät. Aber auch der ganze Krankheitsablauf kann röntgenologisch stumm bleiben. Manchmal hat es den Anschein, als wirke das Trauma lediglich auslösend, wie z.B. in unserem Falle der Abb. 433.

b) Anatomie und Natur der Basisapophyse des Metatarsale V

Über die Anatomie der Basisapophyse des Metatarsale V liegt ein umfangreiches Schrifttum vor. Es ist notwendig, darauf etwas näher einzugehen, da Übergänge zur Pathologie (Nekrosen) vorhanden zu sein scheinen und eine Trennung von Varianten, Störungen der Ossifikation und isoliert in dieser Gegend derzeit vorkommenden kleinen Knochen gefordert wird. Für letztere schlägt A. NEISS den Sammelbegriff „Accessoria" vor.

Das schon um 1568 von ANDREAS VESALIUS beschriebene Knöchelchen, das am häufigsten in diese Gegend eingezeichnet wird, stellt nach NEISS ein von VESAL frei erfundenes Knöchelchen dar, womit VESAL sein Werk zum Schutz gegen Plagiate versehen habe. Eine röntgenologische Bestätigung für diesen Knochen habe es nicht gegeben (Abb. 434). Die Arbeit von SVEN JOHANSSON (1921) ist dabei jedoch nicht berücksichtigt. Dieser stellte sowohl röntgenologisch wie operativ bei einer etwa 50jährigen Frau einen isolierten, seiner Ansicht nach selbständigen Knochen vor der Basis des Metatarsale V fest, den er für ein echtes Os Vesalianum hielt. Zugleich war ein Os peronaeum vorhanden. Vorher hatte FISCHER bei einer 33jährigen Frau scharf zwischen der Metatarsalapophyse und einem Os Vesalianum unterschieden und die selbständige Existenz des letzteren hervorgehoben, desgleichen FROELICH (1913), der den Ausdruck „Os Vesalien ou epiphyse postérieure isolée" gebrauchte (zit. nach JOHANSSON). Weitere ausführliche Arbeiten stammen von WENZEL GRUBER (1885)(„Wenzel-Grubersche fibulare Epiphyse der Tuberositas ossis metatarsalis quinti"), ferner von KIRCHNER, PFITZNER,

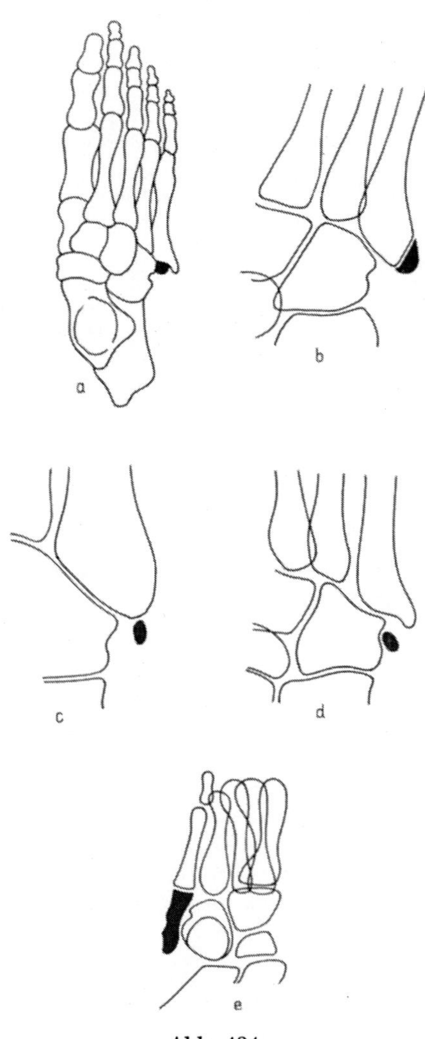

LILIENFELD, GELINSKI, BARDELEBEN, SPRONCK, ISELIN, SCHOUWEY, JOHANSSON, BAASTRUP u. a. Nach PFITZNER steckt in der Tuberositas das vom Metatarsale V assimilierte OsVesalianum pedis („Wanderungstheorie"). Es sei knorpelig präformiert und verschmelze fast ausnahmslos mit dem Metatarsale V, um dessen Tuberositas zu bilden. Die Verschmelzung trete schon sehr früh auf, so daß man selbst beim Embryo nur selten noch eine getrennte Knorpelanlage finden könne. PFITZNER nennt folgende Übergänge:

1. Selbständiger Knorpel, artikulierend, selbständig ossifizierend.

2. Dasselbe, nachträglich mit dem Metatarsale V koaleszierend.

3. Im Knorpelstadium verschmolzen, für sich ossifizierend, aber in Form einer Epiphyse.

4. Frühzeitig verschmolzen, sein besonderes Ossifikationszentrum tritt spät auf, ossifiziert nur noch einen kleinen Teil, während die Hauptmasse vom Metatarsale V aus ossifiziert wird.

5. Ein besonderes Ossifikationszentrum tritt überhaupt nicht mehr auf, aber die äußerste Partie bleibt unerwartet lang knorpelig (zit. nach ISELIN).

BARDELEBEN faßt die besonderen Knorpelanlagen und Knochenkerne an den proximalen und distalen Enden der Extremitätenknochen als Reste der verlorengegangenen Strahlen des Archipterygiums auf, im Rahmen dessen die Tuberositas metatarsi V möglicherweise dem Metatarsus VI entspricht.

Im Verlauf der anatomischen und röntgenologischen Bearbeitung wird die Frage einer selbständigen Basisepiphyse am Metatarsale V, eines Os peronaeum und eines Os Vesalianum viel diskutiert. Besonders befaßten sich mit diesem Fragenkomplex PFITZNER, JOHANSSON, TROLLE, BAASTRUP, DE CUVELAND u. a. BAASTRUP glaubt 2 Formen unterscheiden zu können:

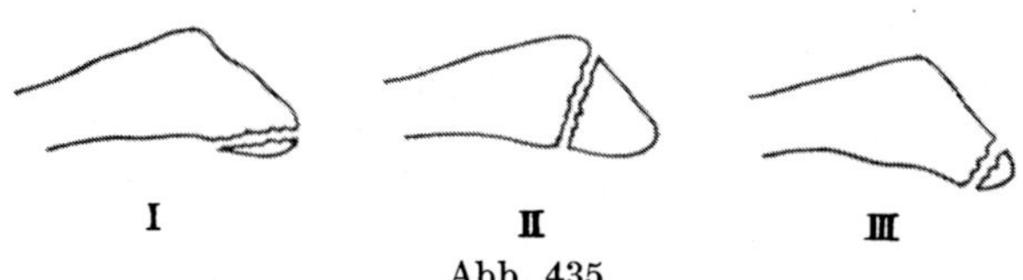

Abb. 434   Abb. 435

Abb. 434 a—e. Die einheitliche Bezeichnung heterogener und verschieden lokalisierter Befunde als Os vesalianum ist die Anerkennung der Wanderungstheorie (Zeichnung: G. STURM). a Os vesalianum (1543), eine die folgenden 200 Jahre funktionierende Schutzmarkierung gegen Plagiate; b Apophyse der Tuberositas ossis metatarsalis V; c Ossiculum in der Endsehne des M. pretonaeus brevis; d atypisches Os peronaeum; e pathologischer Befund (A. NEISS: Deutscher Röntgenkongreß 1966)

Abb. 435. Typen der Apophyse an der Basis des Metatarsale V. (Nach TROLLE)

a) „Die Apophyse", eine häufige, vielleicht konstant muschelförmige Epiphyse am latero-plantaren Rand des Tuber metatarsalis V. Die Ossifikation vollzieht sich in der Sehne des M. peronaeus brevis.

b) Dann und wann sieht man ein isoliertes Ossifikationszentrum am proximalen Tuberteil. Dieses muß nicht unbedingt eine Epiphyse darstellen. In 3 Fällen konnte autoptisch ein unabhängiger Knochen nachgewiesen werden, der einen Os Vesalianum entspreche.

LEIMBACH trennt eine konstante persistierende Epiphyse von einem inkonstanten akzessorischen Knöchelchen, das dem Os Vesalianum gleichzusetzen sei.

DE CUVELAND kommt an Hand von Röntgenuntersuchungen zu der Ansicht, daß das Os Vesalianum eine persistierende Apophyse sei, eine Auffassung, die übrigens auch der Anatom VON LANZ teilt. Eine phylogenetische Ableitung des Os Vesalianum als primär selbständiges Knöchelchen könne als überholt angesehen werden. DE CUVELAND unterscheidet mit TROLLE drei Grundformen der Apophyse (Abb. 435). *Typ I:* schalenförmige, wandständige Apophyse. *Typ II:* epiphysenähnliche Form mit annähernd querverlaufender Fuge und einem keilförmigen isolierten Knochenabschnitt, der einen großen Teil der Tuberositas umfaßt. *Typ III:* kleine Epiphyse, die nur aus dem proximalen Spitzengebiet der Tuberositas besteht, eventuell verbunden mit Kernunregelmäßigkeiten.

Im „Köhler-Zimmer" wird die Auffassung vertreten, daß in dieser Gegend 3 voneinander deutlich trennbare isolierte Knochengebilde vorkommen:

1. Die Basisepi- bzw. Apophyse am Metatarsale V, die getrennt oder auch durch einen Fugenspalt verbunden sein kann und auch persistieren kann.

2. Das weiter proximal befindliche, dem unteren seitlichen Rand des Cuboids anliegende „Os peronaeum" (Sesamum peronaeum, Cuboideum accessorium), das als Sesambein in der Endsehne des M. peronaeus longus liegt und auch unterteilt sein kann.

3. Das Os Vesalianum, das als selbständiges Knöchelchen zwischen der Basis des Metatarsale V und dem Os cuboideum liegt und das mit der Tuberositas metatarsale V nichts zu tun hat (wie in KÖHLER-ZIMMER zu lesen).

Im operativ bestätigten Fall von JOHANSSON fanden sich 2 Knöchelchen, von denen das eine für ein Os Vesalianum, das andere für ein Os peronaeum gehalten wurde.

Im Rahmen einer Studie über akzessorische Knochenelemente befaßte sich A. NEISS ausführlicher mit dem „Os Vesalianum", dessen Existenz er, wie schon erwähnt, in Abrede stellt. Die Knochengebilde, die im meisten Schrifttum als „Os Vesalianum" bezeichnet werden, seien heterogener Art und auch von verschiedener Lokalisation (s. Abb. 434). NEISS lehnt die „Wanderungstheorie" PFITZNERs ab. Die Verschmelzungstheorie hatten übrigens schon FISCHER, JOHANSSON u.a. abgelehnt.

c) Ossifikation

ISELIN weist auf das konstante Auftreten der fibularen Epiphyse der Tuberositas metatarsi quinti im Alter von 13—15 Jahren hin. AKERLUND sah sie schon bei Kindern im Alter von 8—14 Jahren und BAASTRUP von 6—14 Jahren.

Bei den Mädchen liegen zufolge ihrer früheren Reife die Ossifikationstermine durchschnittlich um 2 Jahre früher. Die Apophysen waren bei den Untersuchungen von DE CUVELAND bei den Mädchen im Alter von 10—14 Jahren und bei den Knaben von 12—15 Jahren röntgenologisch erkennbar. Nach RIGLER und ENEBOE schließt sich die „konstante Epiphyse" um das 20. Lebensjahr (zit. nach DE CUVELAND).

d) Differentialdiagnose

Wichtig ist die Erkennung und Behandlung der in dieser Gegend häufig auftretenden Frakturen. Solche entstehen bei direkter Gewalteinwirkung auf den äußeren Fußrand, möglicherweise aber auch durch Zugwirkung des M. peronaeus brevis, der an der Tuberositas ansetzt (MÜSSBICHLER). Verzögerte Heilung, posttraumatischer Abbau an der Frakturzone können bei Jugendlichen das Bild einer primären juvenilen aseptischen Nekrose vortäuschen (Abb. 436).

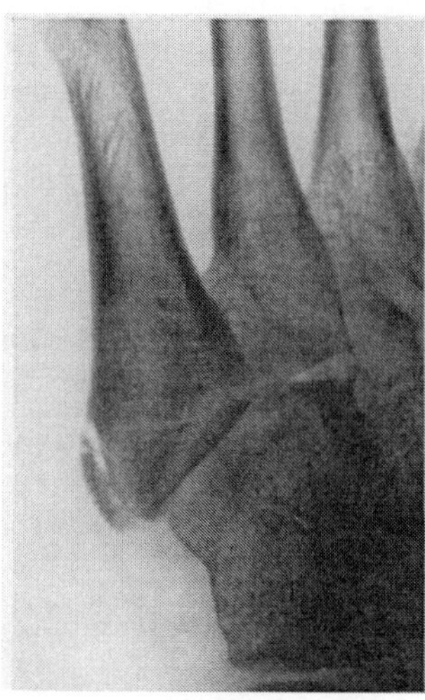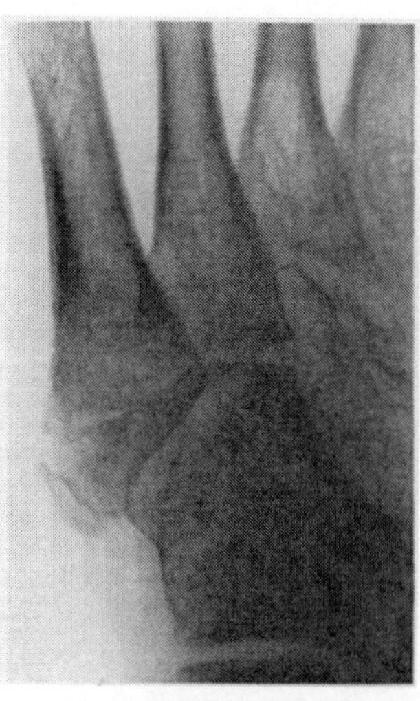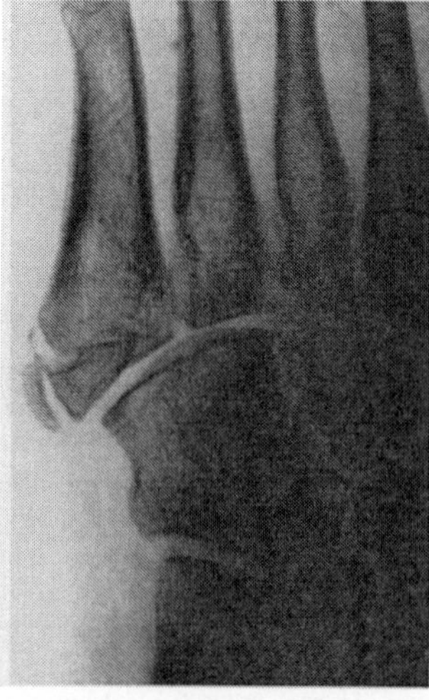

a   b   c

Abb. 436a—c. Schalenförmige Apophyse der Tuberositas des Metatarsale V mit Querfraktur. 12jähriges Mädchen. a Unmittelbar nach dem Unfall; b nach 25 Tagen, resorptiver Randabbau; c nach 11 Monaten, zurückgebliebene nekrotische Lücken am Bruchspalt

ZIMMER macht darauf aufmerksam, daß die muschelförmige Apophyse links und rechts verschieden ausgebildet sein kann. Man sollte sich auch nicht durch die cystoiden Aufhellungen in der Umgebung des Trennungsspaltes (Abb. 437) und durch die überbrückenden Kalkbänder, die typisch für jede Knorpelfuge sind, zu Fehldeutungen verleiten lassen. Auch Kernunterteilungen kommen „normalerweise" vor.

Bei alten Leuten haben wir mehrfach degenerative Veränderungen an der Basis des 5. Mittelfußknochens gesehen, die in einer Auffransung des Knochenrandes und Bildung nekrotischer Randzacken (ähnlich wie beim „Stachelbecken") bestanden. Am proximalen Knochenrand handelt es sich hier um degenerative Veränderungen des Sehnenansatzes des M. peronaeus brevis, am plantaren Rand um solche der Ansatzstelle des M. abductor digiti V (Abb. 438).

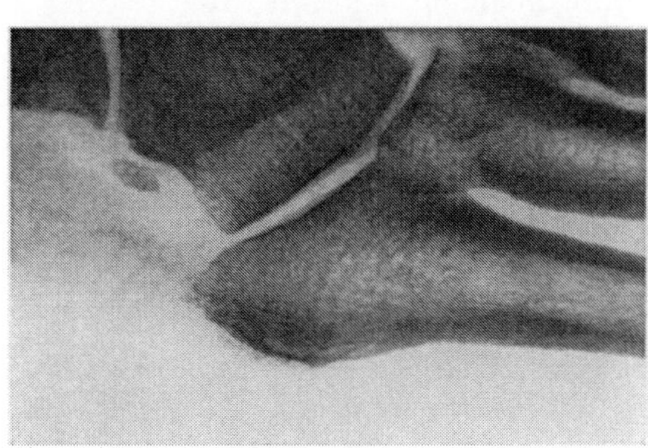

Abb. 438

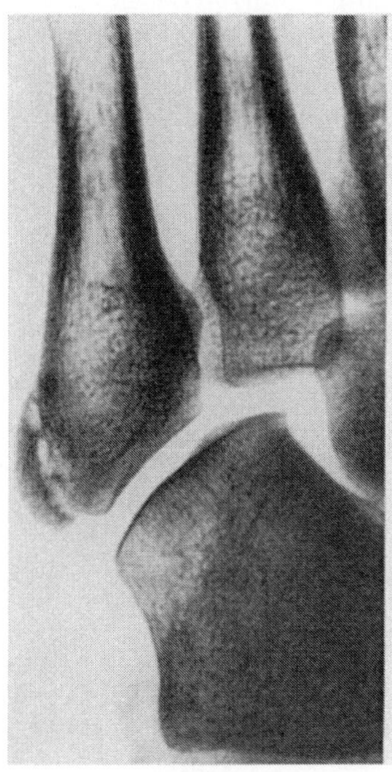

Abb. 437

Abb. 437. Apophyse am Metatarsale V mit cystischen Aufhellungen an der Knorpelfuge (nach E. A. ZIMMER ein normaler Befund). 10 Monate später normale Verschmelzung. (Aus: KÖHLER-ZIMMER: Grenzen des Normalen . . . Verlag G. Thieme)

Abb. 438. Degenerative Veränderungen an der Tuberositas metatarsi V am Ansatz der Sehne des M.peronaeus brevis (proximaler Rand) und des M. abductor digiti V (plantarer Rand). (63jährige Frau)

Literatur zu H. VIII. 1. [Apophysitis an der Basis des Metatarsale V (Iselin)]

ÅKERLUND, Å.: Fortschr. Röntgenstr., Erg.-Bd. **33** (1925).

BAASTRUP, CHR.: Os vesalianum tarsi and fracture of tub. os metatars. V. Acta radiol. (Stockh.) **1**, 334 (1921/22).

BARDELEBEN, K. VON: Münch. med. Wschr. **40** (1893).

— Handbuch der Anatomie des Menschen. B. J., S. 167.

BIBERGEIL: Z. ärztl. Fortbild. Nr 11 (1910).

CUVELAND, E. DE: Die Apophyse des Metatarsale V und Os Vesalianum. Fortschr. Röntgenstr. **82**, 251 (1955).

DUBROVSKAJA, L.: Eine seltene Lokalisation der Osteochondropathie. Vestn. Rentgenol. Radiol. **9**, 436 (1931) [Russ.].

FISCHER, H.: Fortschr. Röntgenstr. **19**, 43 (1912).

FRIEDLÄNDER: Über eine Spaltbildung am Metat. V im Sinne einer aseptischen Nekrose. Z. orthop. Chir. **55**, 277 (1931).

FROELICH: Rev. Orthop. 1913.

GELINSKY: Fortschr. Röntgenstr. 8, 413 (1904/05).

GRUBER, WENZEL: Auftreten der Tuberositas des Os metat. V sowohl als persistierende Epiphyse als auch mit einer an ihrem äußeren Umfange aufsitzenden persist. Epiphyse. Virchows Arch. path. Anat. **99**, 460 (1885).

ISELIN, H.: Wachstumsbeschwerden zur Zeit der knöchernen Entwicklung der Tuberositas metat. quinti. Dtsch. Z. Chir. **117**, 529 (1912).

JOHANSSON: Os Vesalianum pedis. Z. orthop. Unfall-Chir. **42**, 301 (1922).

KIRCHNER, A.: Anat. H. 1. Abt., **33** (1907).

— Langenbecks Arch. klin. Chir. 80, 719, H. 101, 15.

KÖHLER, A., ZIMMER, E. A.: Grenzen des Normalen usw. Stuttgart: G. Thieme 1956.

LEIMBACH: Zit. nach CUVELAND, E. DE.

LILIENFELD: Langenbecks Arch. klin. Chir. 78, (4) (1906).

Müssbichler, H.: Fractures at the tuberosity of the fifth metatarsal bone in children. Acta radiol. (Stockh.) **54**, 90 (1960).

Pfitzner, W.: Z. Morph. Anthropol. **2**, 119.

— Morph. Arb. B VI (1896).

— Anat. Anz. **20** (1901).

Schneider, H.: Die Abnützungserkrankungen der Sehnen und ihre Therapie. Stuttgart: G. Thieme 1959.

Schoen, H.: Das Os Vesalianum. Fortschr. Röntgenstr. **75**, 489 (1951).

Schouwey, J.: Dtsch. Z. Chir. **118**, H. 5—6 (1912).

Spronck, G. H.: Anat. Anz. **2**, 734 (1887).

Trolle: Access. Bones of the human foot. Copenhagen: Einar Munksgaard 1948.

Vesal, A.: De humani corporis fabrica venetiis. 104 (1568).

2. Basis des Metatarsale I

Grashey beobachtete bei einem 14jährigen Jungen eine stark zerklüftete Basisepiphyse am Metatarsale I, die eine Ähnlichkeit mit dem Bild einer „Apophysitis" hatte (Abb. 439). Zugleich lag eine Unterteilung der basalen Großzehengrundgliedepiphyse vor. Klinisch bestanden „Plattfußbeschwerden".

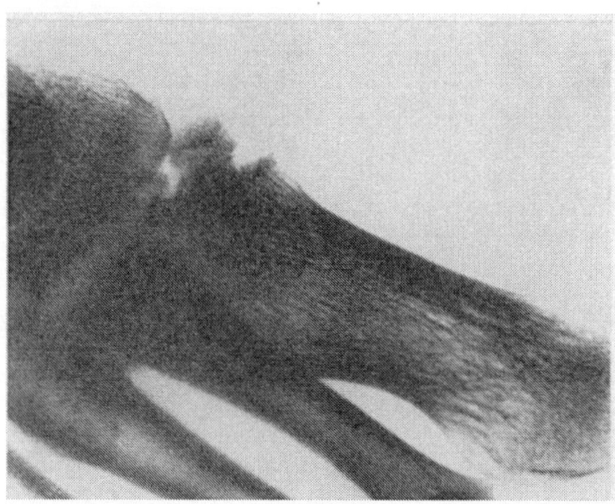

Abb. 439. Zerrissene (nekrotische ?) Epiphyse des Metatarsale I bei einem 14jährigen (schwache Epiphyse ?). Gleichzeitig bestanden Plattfußbeschwerden und Teilung der Halluxgrundgliedepiphyse (Grashey)

3. Osteonekrose an den Metatarsalköpfchen (Morbus Köhler II)

a) Synonyme

Morbus Köhler II, Morbus Köhler-Freiberg, Freibergsche Krankheit, Arthritis deformans juvenilis metatarsi, Osteochondropathia metatarsi, Epiphysitis metatarsi II, Morbus Panner metatarsi II, Metatarsophalangealkrankheit (A. Köhler), Arthritis deformans infantilis oder juvenilis der Metatarso-Phalangealgelenke (Axhausen, 1923), „Osteochondroarthropathia necrotisans vom Köhlerschen Typus" (Zarenko), Heitzer-Freibergsche Krankheit des Metatarsale II und III (s. Boorstein).

b) Geschichtliches

Als erster machte Freiberg (1914, Cincinnati, USA) auf das Krankheitsbild aufmerksam, hielt es aber für eine Unfallfolge ("Infraction of the sec. metatarsal bone, a typical injurie"). Bei 3 seiner Patienten waren nämlich die Beschwerden nach einem Tennisspiel aufgetreten. Zweifelsohne treffen die Beobachtungen Freibergs das Wesentliche, auch wenn A. Köhler darauf hinweist, daß Freibergs Beschreibung unvollständig gewesen sei, weil er „die meist ganz hochgradige, fast immer gleichmäßige, distalwärts zunehmende Verdickung der ganzen distalen Hälfte des Metatarsus nicht gesehen hat". Aber gerade diese Erscheinung kann heute nicht als ein wesentliches und typisches Merkmal für das Erscheinungsbild angesehen werden, sondern muß als Folge einer sekundären Reaktion des nicht metaphysären Schaftteils aufgefaßt werden (s. Abschnitt „Pathologie und Histologie"; AXHAUSEN und BERGMANN).

Mit der Annahme einer echten Unfallfolge hat FREIBERG sicher daneben gegriffen. Da aber einerseits die Ätiologie lange Zeit unklar war und auch heute in ihrem Wesen noch nicht völlig aufgeklärt ist, andererseits das chronische Trauma doch eine Rolle zu spielen scheint und auch ein einmaliges Trauma zu ähnlichen Bildern führen kann, darf die Priorität FREIBERGs meines Erachtens nicht geschmälert werden. ALBAN KÖHLERs spätere (1920, Münchener Med. Wschr.) gründliche Bearbeitung (er spricht von „Metatarsophalangealkrankheit") mag es rechtfertigen, ihn in die Benennung des Krankheitsbildes als Freiberg-Köhlersche Erkrankung des Metatarsale einzubeziehen. Übrigens wurde auch KÖHLERs erste Erwähnung des Krankheitsbildes im Jahre 1914 oder 1915 in seinem bekannten Lehrbuch (2. Auflage) nicht besonders beachtet. Ähnlich erging es STELLER (1915) und CAMPBELL (1917), deren Arbeit A. KÖHLER unbekannt waren. A. KÖHLER wies 1920 schon auf einen 9 Jahre zurückliegenden Befund hin, der gegen einen entzündlichen Prozeß sprach. GRASHEY und FROMME hatten 1920 ebenfalls schon das Krankheitsbild beobachtet. Einige Autoren sprechen auch von einem Morbus Panner am Metatarsale II, da PANNER (nach KÖHLER) sich ausgiebig mit diesem Krankheitsbild befaßte

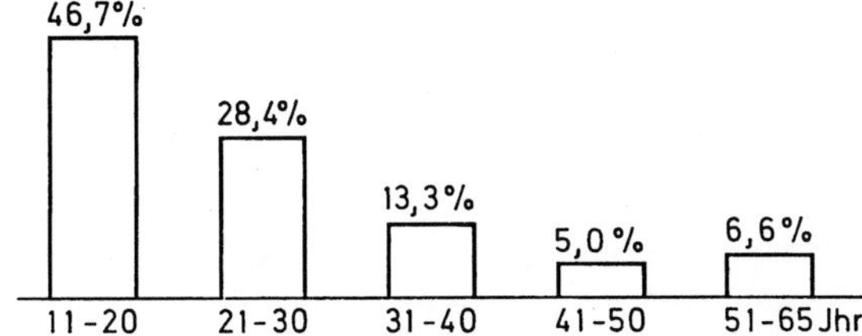

Abb. 440. Lebensalter der von ALBRECHT und HERTEL an der Orthopädischen Klinik München zusammengestellten 60 Köhler II-Fälle

(1921, 1924, 1927, 1929), allerdings ohne zunächst frühere Literatur zu berücksichtigen. Von älteren bedeutsamen Arbeiten sind ferner zu erwähnen: FROMME (1922), KAPPIS (1923), AXHAUSEN (1922, 1923), der umfangreiche histologische Untersuchungen vornahm und eine Einteilung in 5 Stadien vorschlug, HEITZMANN und ENGEL (1923), GOFF (1924), M. MEYER (1924), BRAGARD (1924), SONNTAG (1924), KONJETZNY (1925), HOLST und CHANDRIKOFF (1927), MOUTIER (1925), ZARENKO (1929) u.a. Vom heutigen Standpunkt aus wird eine umfassende Übersicht von H. und C. MAU mit entsprechenden Literaturangaben im Handbuch der Orthopädie Bd. IV/2 gegeben.

c) Alter, Geschlecht, Vorkommen

Von GOFF wird das durchschnittliche Alter für das Auftreten der Krankheit mit $14^{1}/_{2}$ Jahren angegeben. Die erstmalige Feststellung kann aber auch später erfolgen, da das Leiden in vielen Fällen stumm abläuft oder nicht beachtet wird. Schon A. KÖHLER betont, daß es sich bei Erstbeobachtungen der Erkrankung an Patienten jenseits des 18. Lebensjahres wahrscheinlich um keine frischen Fälle handelt. So ist es zu verstehen, daß HÄUPTLI anführt, daß das Leiden Menschen im Alter von 10—45 Jahren betrifft; am häufigsten sind es Jugendliche von 10—16 Jahren, nach GÜNTZ von 10 und 15 Jahren. Fälle vor dem 10. Lebensjahr sind äußerst selten. Die Veröffentlichung von ALBRECHT und HERTEL (60 Fälle) betraf Erkrankte zwischen dem 11. und 64. Lebensjahr, wobei über den Beginn der Erkrankung keine präzisen Angaben gemacht werden (Abb. 440).

Eindeutig in der Überzahl sind die Mädchen, und zwar im Alter von 12—18 Jahren, die nach KÖHLER 4mal so häufig wie Knaben von der Erkrankung befallen werden. Unter den 30 Fällen von BERGMANN waren die Mädchen mit 2:1 in der Überzahl. Den Grund für das Überwiegen der Mädchen sieht man in dem größtenteils ungeeigneten Schuhwerk des weiblichen Geschlechtes. Nach MAU überwiegen die Mädchen (70—80%). Der rechte Fuß scheint bevorzugt zu sein, wohl entsprechend seiner stärkeren Belastung. Bei den Untersuchten von ALBRECHT und HERTEL überwog das weibliche Geschlecht mit ca. 5:1. Das Köpfchen des 2. Mittelfußknochens war beim männlichen Geschlecht 10mal (6mal links und 4mal rechts) und beim weiblichen Geschlecht insgesamt 44mal (22mal links, 20mal rechts und 2mal beiderseits) befallen, das Köpfchen des 3. Mittelfußknochens 7mal, nur bei Frauen.

Doppelseitiges Vorkommen der Erkrankung wird nicht selten angetroffen (BRAGARD, MEYER, AXHAUSEN, GRASHEY, GRUHLE, H. MAU, ALBRECHT und HERTEL). Es muß dabei jedoch nicht immer der entsprechende Mittelfußknochen der anderen Seite befallen sein (GOFF).

Auch familiäres Vorkommen ist nicht selten (BRAGARD, BRILL, ZARENKO, MUSKAT).

d) Lokalisation

Die Krankheit wurde an jedem Mittelfußköpfchen beobachtet, am weitaus häufigsten jedoch am II. Mittelfußknochen. Dann folgen in der Reihenfolge der III., I., IV. und V. Mittelfußknochen. MUSKAT hat 35 Fälle zusammengestellt und folgende Verteilung gefunden: Metatarsale II 26mal, III 6mal, I 1mal, II und III 1mal, I mit V 1mal. Der gleiche Autor stellte auch Marschfrakturen (155 Fälle) zusammen und fand, daß auch bei diesen der II. Mittelfußknochen am häufigsten befallen war (84mal), dann folgte der III. Mittelfußknochen (57mal). Diese Übereinstimmung könne auch beim Morbus Köhler II im Sinne einer Überbelastungsfolge gedeutet werden (MUSKAT, A. KÖHLER). Bei den 60 Fällen von ALBRECHT und HERTEL (1968, Orthopädische Klinik München) war in 53 Fällen das Metatarsale II und in 7 Fällen das Metatarsale III betroffen. M. MEYER hat 50 Fälle zusammengestellt. Darunter traf auf 17 Veränderungen am Metatarsale II je eine am Metatarsale III (s. auch DE NOBILE). Mitteilungen über Befall des Metatarsale I erfolgten durch BRAGARD (doppelseitig), WAGNER, KONJETZNY, HOHMANN, BREITEN-FELDER, BURMAN, MÜLLER, u. a. Über familiären Befall des I. und II. Metatarsale berichtete BRILL. Nach MAU handelt es sich bei den von BRILL und BRAGARD mitgeteilten Fällen wahrscheinlich um Störungen, die überwiegend auf der Grundlage einer enchondralen Dysostose entstanden sind und bei den Fällen von BREITENFELDER und HOHMANN um echte posttraumatische Nekrosen. BREITENFELDERs Fall weist eine ungewöhnlich stark ausgedehnte Nekrose auf, die das ganze Capitulum ergriffen hatte (30jährige Frau, im Alter von 16 Jahren war ein schweres Holzstück auf den Vorfuß gefallen. Schwellung der großen Zehe).

Über den Befall des Metatarsale III liegen Veröffentlichungen vor von GRADO, ALBRECHT und HERTEL (7 Beobachtungen: 1mal links und 6mal rechts, alle ♀), über den des Metatarsale II und III von FAVERGIOTTI, des Köpfchens des Metatarsale V von FRIEDLÄNDER (2 Fälle mit nekrotischer Spaltbildung am Übergang zur proximalen Epiphyse, s. Kapitel „Iselin") und STELLER, des Metatarsale II und IV von HOLST und CHANDRIKOFF, des Metatarsale II und V von STRACKER.

Der Befall des Köpfchens des Metatarsale I in der Form eines Morbus Köhler II nimmt im Rahmen unserer Einordnung des Krankheitsbildes unter die epiphysären Nekrosen eine Sonderstellung ein. Dies deswegen, weil normalerseise das Capitulum des Metatarsale I nicht epiphysär entsteht. Die Epiphyse des Metatarsale I befindet sich nämlich gewöhnlich proximal an der Knochenbasis. Es gibt aber „pseudoepiphysenartige Entwicklungsbilder" am Capitulum des Metatarsale I. Diese können im Sinne der juvenilen Nekrosen gestört oder geschädigt sein, wie sie auch an den Veränderungen der enchondralen Dysostosen teilhaben können (MAU, eigener Fall, Abb. 452). Solche Ossifikationsstörungen am Köpfchen des Metatarsale I können nach MAU die Vorstufe eines Köhler II bzw. des Hallux rigidus darstellen (s. auch LIESS).

Mit der Theorie der Entstehung der Köpfchennekrose durch Unterbrechung der arteriellen Blutzufuhr wird die Beschränkung des Leidens auf einen epiphysären Knochenteil weitgehend hintangestellt und es wird nicht nur für den Köhler II die Frage zu beantworten sein, ob es nicht „Spätfälle" der juvenilen Nekrosen gibt, denen der gleiche Entstehungsmechanismus zugrunde liegt wie diesen. Das relativ seltene Auftreten einer Kopfnekrose am Metatarsale I wird unter diesem Gesichtspunkt verständlich, weil hier nach NOVOTNY die Kopfgefäße durch Anastomosen mit den Schaftgefäßen gut verbunden sind. Ob es einen echten „Spät-Köhler-II" gibt, bezweifeln wir; wirklich im Verlauf beobachtet wurde meines Wissens noch kein solcher Fall. Alle bisher veröffentlichten derartigen Beobachtungen an älteren Personen waren entweder traumatisch zu erklären oder als Spätzustände eines echten Morbus Köhler anzusehen. Da man in der noch nicht abgeschlossenen Ossifikation ein erhebliches Teilmoment für das Zustandekommen der juvenilen Nekrosen sieht, könnte bei erwachsenen Personen ein derartiges Leiden unter einem gewissen Vorbehalt nur dann hier mit einbezogen werden, wenn Ossifikationsstörungen (z.B. persistierende Epiphyse) oder Wachstumsstörungen vorliegen.

An der natürlichen Basisepiphyse des Metatarsale I kann in gleicher Weise wie an anderen Epiphysen eine aseptische juvenile Nekrose auftreten (WAGNER u. a.). Ebenso an „Pseudoepiphysen" der Basis der anderen Metatarsalia. BURMAN sah bei einem $3^{1}/_{2}$jährigen Jungen, der seit 1 Jahr an beiden Füßen über Schmerzen klagte, im Röntgenbild eine proximale Epiphyse am II., III. und IV. Metatarsale. Am II. und III. war diese Basisepiphyse undeutlich, geschwollen und fragmentiert.

Verhältnismäßig häufig kommen „Pseudoepiphysen" bei den Dysostosen vor, z.B. bei der Dysostosis cleidocranialis (W. MAAS). Bei dieser tritt eine solche besonders gern an der Basis des Metatarsale II auf. Im Falle von MAAS und von COLWELL waren „Pseudoepiphysen" sogar multipel an der Metacarpalia und Metatarsalia anzutreffen [Lit. über „Pseudoepiphysen" bei WAKELEY, J. of Anat. 58, 340 (1924)].

e) Klinisches Bild

Die Erkrankung macht sich durch Schmerzen in der Gegend des befallenen Mittelfußknochens bemerkbar, besonders plantar beim Gehen, Springen und Laufen, bei Druck auch dorsal. Ein Trauma wird nur selten als Ursache beschuldigt, meistens ist der Beginn schleichend und die Beschwerden bestehen schon längere Zeit, ehe der Arzt zugezogen wird. Nicht selten sind die Verhältnisse derart, daß man an eine chronische Überlastung denken kann (Ballettübungen, Schaufelarbeiten, Turnen usw.). Viele Patienten werden erst im Erwachsenenalter erfaßt, geben aber an, daß ihnen seit ihrer Jugend Beschwerden am betroffenen Fuß erinnerlich sind. Der Befund eines Morbus Köhler II wird vielfach anläßlich einer Röntgenaufnahme zufällig erhoben. Das Leiden läuft also in vielen Fällen praktisch stumm ab (BRAGARD, BRANDEN, HOHMANN, HOLST u. a.). In einigen Fällen treten aber auch heftige Schmerzen auf, diese können bis zum Unterschenkel ausstrahlen (ZARENKO). Gleichseitiges Vorhandensein von Spreizfuß oder Hallux valgus ist häufig, gelegentlich auch das einer Marschfraktur an einem Mittelfußknochen (VAN DEMARK und MCCARTHY). AXHAUSEN hat, gestützt auf seine histologischen Beobachtungen, den Krankheitsablauf in 5 Stadien eingeteilt (s. Abschnitt „Pathologie und Histologie"). Dieser Einteilung folgten zahlreiche Autoren, u. a. HOLST, GARDEMIN, CHANDRIKOFF.

BRAGARD und C. MAU haben die Einteilung auf 3 Stadien reduziert, um Bedürfnissen der Praxis nachzukommen. Sie machen das Röntgenbild zur Grundlage ihrer Einteilung. Dabei vergessen sie aber nicht, hervorzuheben, wie dies AXHAUSEN und BERGMANN schon getan haben, daß es im Anfangsstadium notwendig ist, die Diagnose auf den klinischen Befund aufzubauen, da initial der Röntgenbefund noch negativ ist, wenn im Inneren des Knochens histologisch schon nekrotische Veränderungen nachweisbar sind. Die Frühdiagnose ist aber äußerst wichtig, weil nur durch eine zweckmäßige Frühbehandlung eine Ausheilung unter Vermeidung einer gröberen Deformierung des Metatarsalköpfchens erreicht und die Entwicklung einer Arthrosis deformans im Spätstadium verhindert werden kann.

Einteilung in drei Stadien (BRAGARD, MAU): *1. Stadium.* Frühstadium. Der Kopf des Metatarsale ist äußerlich unversehrt. Neben einem örtlichen Druckschmerz wird öfter auch eine leichte Weichteilschwellung über dem Köpfchen gefunden. Auch Stauchung und seitliche Kompression des Mittelfußes sind schmerzhaft. Ist ein medial gelegener Mittelfußknochen befallen, so treten die Patienten in typischer Weise mit dem äußeren Fußrand auf (ZARENKO).

2. Stadium. Stadium der Kompression des Metatarsalköpfchens. Es stellt den Höhepunkt des Krankheitsbildes dar. Die Schwellung hat sich auf den ganzen Fußrücken ausgebreitet. Dieser fühlt sich warm an, ausnahmsweise ist er auch gerötet. Die subjektiven Beschwerden führen zum Hinken. Die Beweglichkeit der Zehen ist eingeschränkt, vor allem die Plantarflexion.

3. Stadium. Arthrotisches Stadium. Die Krankheit ist abgeklungen. Schwellung und Spontanschmerz sind verschwunden. Die Ausheilung ist unter Deformierung des Knochens erfolgt, wodurch mechanisch bedingte Beschwerden ausgelöst bzw. unterhalten werden. Die Bezeichnung „arthrotisch" trifft zunächst nicht ganz zu, da es sich anfangs nur um eine primäre Deformierung handelt. Erst später kommen die echten arthrotischen Veränderungen hinzu (der Verfasser). Die Zehen sind leicht verkürzt, gelegentlich nach lateral etwas abgewichen und überstreckt (Krallenstellung und Subluxation). Die Zehenbeugung ist schmerzhaft eingeschränkt, dabei klappt der Gelenkspalt wie ein Scharnier auf, er gleitet nicht (BRAGARD, zit. nach MAU). Bei starker Abplattung der Knochen kann man den Defekt als Mulde tasten, ebenso den gewulsteten Köpfchenrand. Auch Gelenkreiben ist manchmal zu fühlen (FREIBERG). An der Fußsohle entwickelt sich häufig eine Hornhautschwiele, besonders bei Befall des Metatarsale II (FREIBERG).

f) Röntgenbild

Den Stadien nach BRAGARD und MAU entsprechen folgende Röntgenbilder:

1. Stadium. Der Röntgenbefund ist noch negativ, das klinische Bild ist maßgebend. Im weiteren Verlauf der Krankheit stellt sich ein subchondraler Aufhellungsstreifen ein, der am besten in dorso-plantarer und schräger Aufnahmerichtung erfaßt wird. Zu diesem Zeitpunkt kann — ähnlich wie beim „Perthes" — eine leichte „Gelenkspalt"verbreiterung sichtbar werden, die als Ausdruck eines Knorpelödems (BERNBECK) gedeutet werden kann. Jetzt schon kann eine Abflachung der Rundung des Köpfchens einsetzen, dessen Kontur unscharf wird. HORSTENEGG u. ABERLE sahen im Frühstadium auch schon feine Fissuren. Wenn bei einem entsprechenden klinischen Befund die Röntgenbilder negativ sind, sollten zur Sicherung später Kontrollaufnahmen durchgeführt werden.

2. Stadium. Das Fortschreiten der Nekrose offenbart sich im Auftreten herdförmiger Verdichtungen und Aufhellungen innerhalb der Spongiosa. Mit der Abplattung des Köpfchens geht eine Fragmentation einher (Abb. 441 und 442), von der oberflächlichen, subchondralen Knochenschicht gegen die Tiefe zu allmählich an Intensität abnehmend. Die Gelenkrundung des Köpfchens wird verstärkt unregelmäßig begrenzt, muldenförmig oder s-förmig eingedrückt. Der Kopf wird durch Kompression verbreitert. Der Vorgang spielt sich meistens am dorsalen Kopfteil ab (Abb. 441), seltener am plantaren (AXHAUSEN, VON DITTRICH, HEITZMANN, WEIL u. a.).

Das Ausmaß der Nekrose kann sehr verschieden sein, vom kleinen umschriebenen Herd bis zum völligen Befall des Köpfchens. Ein ungewöhnlich starkes Ausmaß der Knochenresorption beobachtete THIELE: 2 Jahre nach der ersten Beobachtung, bei der das Köpfchen des Metatarsale II nur nach lateral abgeschrägt war, zeigte sich eine Resorption bis zum Halsteil herab. Erwähnt werden muß für diesen Fall, daß ein angeboren kurzes Metatarsale IV vorlag.

Die Epiphysenfuge kann vorzeitig verschwinden (Axhausen). Der distale Schaftanteil kann sich durch periostale Auflagerungen (Abb. 446 und 451) verdicken, eine Erscheinung, die A. Köhler für ein wesentliches Krankheitsmerkmal hielt, wobei er offensichtlich an die Folge einer „Überbeanspruchung" dachte (S. 558, während Anhänger der traumatischen Entstehung darin eine gewöhnliche posttraumatische Periostreaktion sehen. Es ist auch eine gewisse Parallele zur Marschfraktur gegeben, bei der es ebenfalls zu derartigen periostal bedingten Knochenverdickungen kommt, besonders bei mangelhafter Ruhigstellung (der Verfasser). Gardemin beobachtete eine metaphysäre Schaftverdickung, wenn das Köpfchen verbreitert war. A. Köhler glaubte auch feststellen zu können, daß die Verbreiterung nicht nur die Compacta, sondern auch den Markkanal betrifft, was wir aber nicht immer bestätigen konnten (s. a. 3. Stadium und Abschnitt „Histologie".)

3. Stadium. In diesem Stadium vollzieht sich die Ausheilung. Eine restitutio ad integrum wurde nach eingetretener Deformierung des Metatarsalköpfchens meines Wissens

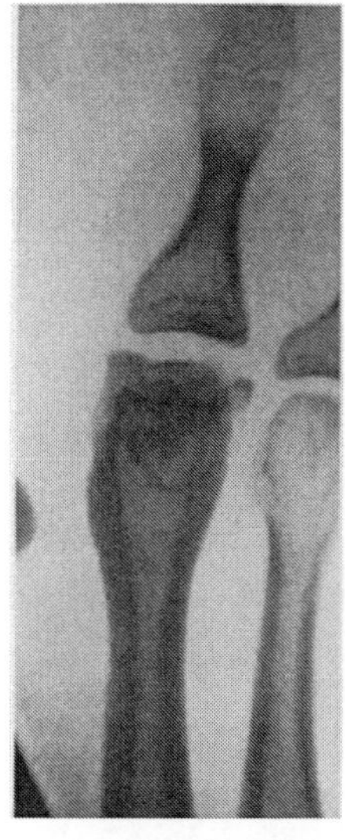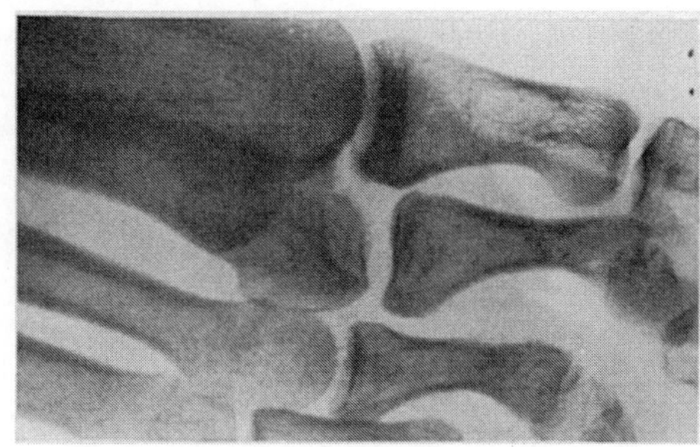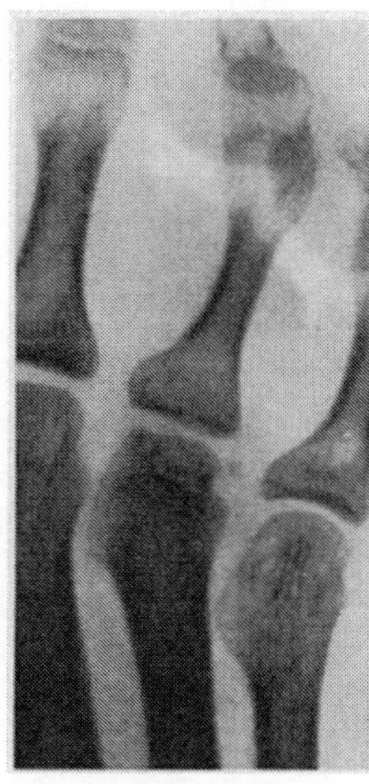

Abb. 441a Abb. 441b Abb. 442

Abb. 441a u. b. Akuter Morbus Köhler II am Metatarsale II, schon erfolgte Dissektion des Nekroseherdes am medio-dorsalen Gelenkareal. Schaftverdickung, 15jähriges Mädchen

Abb. 442. Akuter Köhler II am Metatarsale III, schon erfolgte Dissektion des Herdes mit eingeleiteter Demarkierung. 15jähriges Mädchen. (Chirurgische Abteilung der Univ.-Kinderklinik München, Prof. Ober-niedermayr)

nie beobachtet. Die Konturen glätten sich, im Inneren des Knochens normalisiert sich die Struktur, d. h., die unregelmäßigen Verdichtungen und Aufhellungen verschwinden und machen einer deutlichen Spongiosazeichnung Platz, die allerdings noch etwas engmaschiger erscheint als vor der Erkrankung. Infolge der Köpfchenimpressionen bleibt der Gelenkspalt weit. Später entwickeln sich arthrotische Veränderungen mit Randwülsten (Abb. 443—446). Auch an der korrespondierenden Gelenkfläche der Basis der Zehengrundphalanx geht die Deformierung des Gelenkpartners nicht spurlos vorüber. Alsbald entstehen auch hier arthrotische Abflachungen und Randosteophyten (Abb. 442 und 443).

Nach meinen Beobachtungen kommen Deformierungen der korrespondierenden Zehengrundgliedbasis nicht allein auf arthrotischer Basis zustande, sondern auch durch eine adaptive Wachstumsbeeinträchtigung, wenn die Krankheit in einem früheren Alter auftrat und zu einer groben Verbildung des Metatarsalköpfchens führte (Abb. 443). Mitunter werden auch freie Körper beobachtet, die meist vom Gelenkköpfchen stammen und

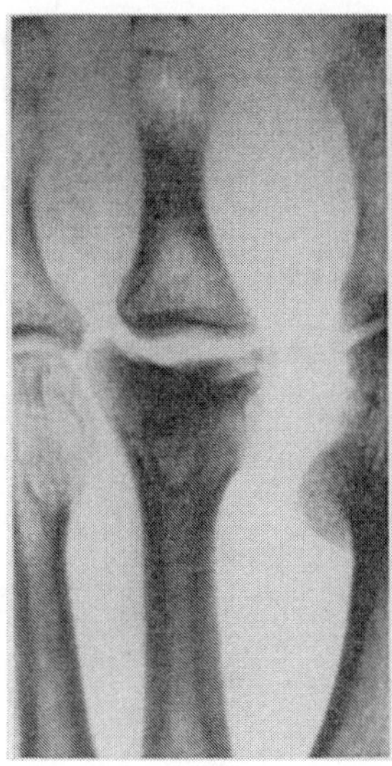 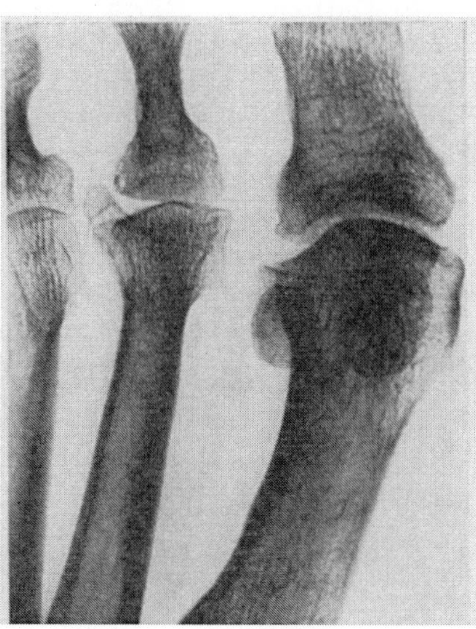 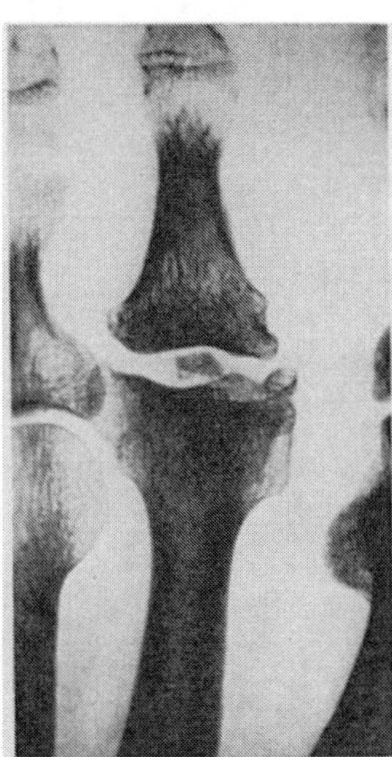

Abb. 443   Abb. 444   Abb. 445

Abb. 443. Abgeklungener Köhler II am Metatarsale II. Becherförmige Deformierung des Köpfchens, abgetrennte mediale Kante. Leichte adaptive Verformung der Zehen-Grundgliedbasis. 18jähriges Mädchen

Abb. 444. Spätbild eines Köhler II am Metatarsale II (und am Metatarsale I ?). Abplattung des Capitulum mit lateraler Spornbildung. Jetzt arthrotische Beschwerden. 51jährige Frau

Abb. 445. Spätzustand eines Köhler II am Metatarsale II mit Abplattung des Capitulum und Isolierung von Randmaterial. Arthrosis deformans. Verbreiterung auch der Zehen-Grundgliedbasis. 59jährige Frau

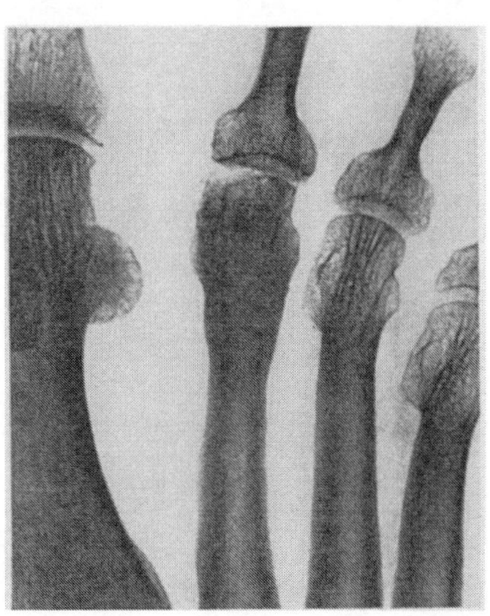 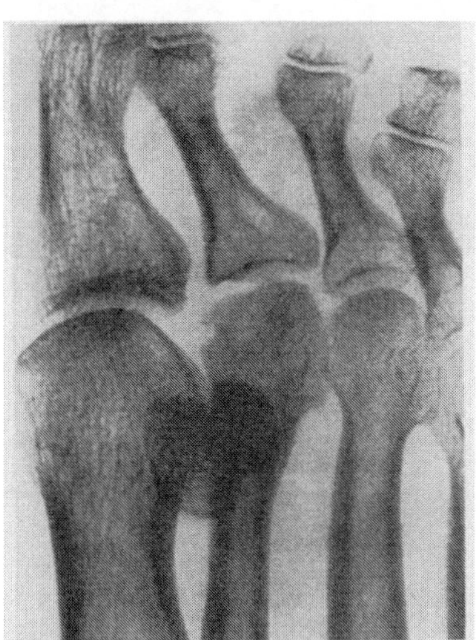

Abb. 446 a u. b

Abb. 446a u. b. Spätbild eines Köhler II am Metatarsale II. Partielle dissezierende Köpfchennekrose, unregelmäßige Compactaverdickung am Schaft. 60jähriger Mann

Ähnlichkeit mit dem Bilde der Osteochondrosis dissecans (Abb. 446 und 447) oder der Gelenkchondromatose haben können (Abb. 448). Die anfangs aufgetretene Schaftverdickung kann sich verringern oder wieder zurückbilden (AXHAUSEN, HOLST und CHANDRIKOFF). Es wurde aber auch eine spät einsetzende diaphysäre Dickenzunahme beobachtet, die wohl kompensatorisch entstanden ist, wobei WEISS an statische Einflüsse denkt, ähnlich wie bei Schenkelhalsverdickung nach einem „Perthes". LIEK erklärt sich die Schaftverdickung durch Reaktionen, die von der Arthrosis deformans ausgelöst werden

(Wachstumsreiz bei starker Blutzufuhr, zit. nach Axhausen). Schließlich kann es auch zu Kalkablagerungen kommen (Köhler).

A. Köhler gab bei der ersten Erwähnung des Krankheitsbildes (2. Auflage seines Buches „Grenzen des Normalen . . .", 1914) folgende Beschreibung: „Bei Beschwerden an der betreffenden Stelle findet man zuweilen im Röntgenbilde einen ums Doppelte breiten Gelenkspalt am II. oder III. oder beiden Mittelfußzehengelenken. Dabei ist die Kopfkappe des betreffenden Metatarsale deutlich eingedrückt. Über diesen Befund ist noch nichts im Schrifttum erwähnt. Der Verfasser sah ihn im ganzen 4- oder 5mal. Selbstverständlich ist der Befund pathologisch, doch ist dem Verfasser die Ursache bzw. die Art des Leidens rätselhaft."

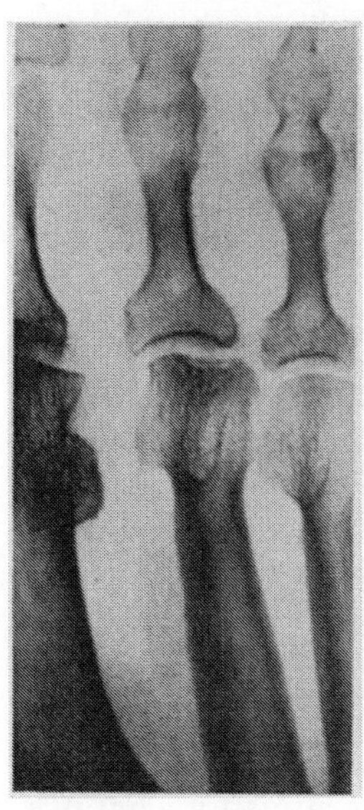
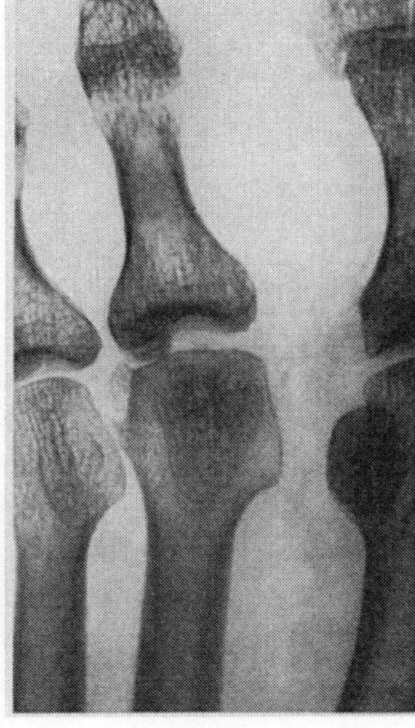
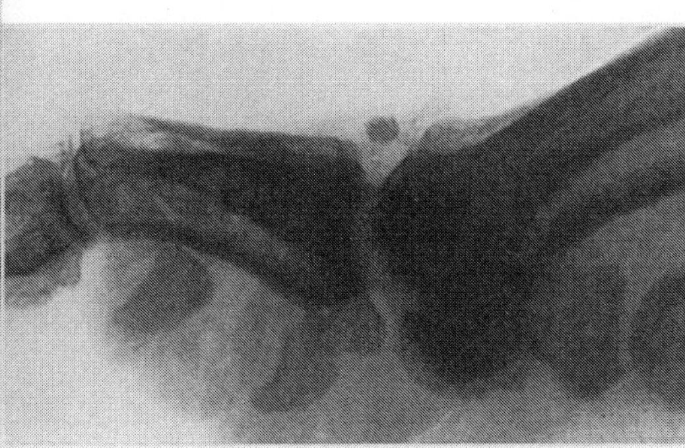

Abb. 447 Abb. 448a Abb. 448b

Abb. 447. Spätbild eines kleinherdigen Köhler II am Metatarsale II. Defekt an der Stelle der früheren Nekrose, lockere Gelenkkapsel. (Differentialdiagnose: Osteochondrosis dissecans.) 79jähriger Mann

Abb. 448a u. b. Spätzustand eines Köhler II am Metatarsale II mit Bildung freier Gelenkkörper. 35jähriger Mann

Später, nachdem Köhler 170—180 Fälle aus dem Schrifttum und durch private Mitteilungen bekannt geworden waren, faßte er die röntgenologischen Erscheinungen der nach ihm benannten Krankheit in folgende 7 Punkte zusammen:

1. Die Schattenkontur der Gelenkfläche der Basis der Grundphalange bildet auf Plantar- bzw. Dorsalbildern nicht einen regelrechten wie mit dem Zirkel gezogenen Bogenteil, sondern er verläuft etwas gestreckter, aber unregelmäßig gestreckt, oft sogar annähernd s-förmig.

2. Der Gelenkspalt selbst ist in fast allen Fällen breiter als normal, was um so bemerkenswerter erscheint, als z. B. bei allen Arthrosen und Arthritiden — abgesehen von solchen mit Ergüssen — niemals eine Verbreiterung, vielmehr bei so erheblichen Gesamtveränderungen wie hier immer eine Verengerung des Gelenkspaltes (eine Abschleifung, eine Schrumpfung der Gelenkknorpel) vorhanden zu sein pflegt.

3. Der Gelenkspalt ist nicht nur erweitert, sondern auch ungemein verschieden und unregelmäßig verbreitert, die fibulare Hälfte des Spaltes oft bis ums Doppelte der tibialen Hälfte.

4. Die Gelenkkontur des Kopfes des Metatarsale verliert seine gute Rundung. — In frischen Fällen ist er nur mehr oder weniger abgeflacht, in älteren Fällen zeigt er unregelmäßige Höcker und dazwischen Defekte.

5. Bei etwas älteren Fällen mit hochgradigsten Veränderungen finden sich an der fibularen Ausmündung des Gelenkspalts und weit in die Weichteile hinein ein oder mehrere stecknadelkopf- bis linsengroße knochendichte Schatten, ähnlich den Kalkplatten in den Gelenkkapseln größerer Gelenke, oft auffallend kugelrund.

6. Das Köpfchen des Metatarsale ist zweifellos verkürzt, aber nicht in toto, sondern nur in seinem distalen Drittel, wie wenn nur die Kopfkappe eingedrückt wäre. Dadurch ist natürlich auch das Metatarsale im ganzen etwas kürzer. Oder das Köpfchen sieht so aus, als ob ein Gelenkteil eingedrückt gewesen wäre und sich wieder etwas abgehoben hätte (was wohl früher die Veranlassung zur Fehldiagnose „einfache Fraktur" gegeben haben mag). Nun aber kommt noch ein weiteres ganz wichtiges Moment hinzu:

7. In allen Fällen — mit ganz wenigen Ausnahmen — ist mehr oder weniger die ganze distale Hälfte des Metatarsale verändert, und zwar von der Mitte ab nach distal deutlich an Umfang zunehmend, so daß unter dem Kopf keine Andeutung vom Hals mehr vorhanden ist. So ist auf diese Weise die distale Hälfte in Form und Größe der proximalen Hälfte gleich oder sogar noch etwas umfänglicher! Und zwar wird nicht nur die Markhöhle distalwärts breiter, sondern auch die Corticalis, beides durch mechanische Überbeanspruchung (A. KÖHLER).

g) Pathologie und Histologie

Vom Morbus Köhler II sind im Vergleich zu den anderen juvenilen aseptischen Nekrosen wohl die meisten histologischen Befunde überliefert. Der Grund dafür liegt in der früher häufig durchgeführten Resektion des Mittelfußköpfchens als therapeutische Maßnahme, wodurch Untersuchungsmaterial gewonnen wurde (AXHAUSEN, BRANDT, SONNTAG, FROMME, ALTSCHUL, DERIVAUX, KAHEN-BRACH, VON DITTRICH, KAPPIS, LIEK, KLETT, ENGELKE, HEITZMANN und ENGEL, MOSENTHAL, HOLST und CHANDRIKOFF, KONJETZNY, GIULIANI, RÖSNER und WEIL, M. MEYER, SCHREUDER u. a.). Sehr ausführlich gehen auf die histologischen Befunde AXHAUSEN und BERGMANN sowie A. KÖHLER ein.

Makroskopisch zeigt sich im Initialstadium ein normal geformter Knochen. Histologisch sind im Knochen jedoch schon ausgedehnte nekrotische Veränderungen vorhanden und relativ früh auch schon im Knorpel, im Gegensatz zu anderen juvenilen Nekrosen (z.B. beim Morbus Perthes), bei denen wahrscheinlich erst sekundär am Knorpel Veränderungen entstehen, besonders Impressionen und Schliffflächen. Während AXHAUSEN die Impressionen besonders plantar am Köpfchen fand, sah sie ERLACHER vorzugsweise am dorsalen Kopfteil und erklärte sie sich durch Stauchung bei der häufig begleitenden Zehen-Beugekontraktur. Infolge der Zertrümmerung kann es auch zur Bildung freier Gelenkkörper (FREIBERG, LIEK, SCHREIBER) kommen, wodurch eine Abgrenzung gegenüber einer Osteochondrosis dissecans erschwert wird. Als Sekundärprodukte der Köpfchennekrose haben die Corpora libera mehr ein reiskornartiges Aussehen (HOLST und CHANDRIKOFF) (Abb. 448). Entsprechend der bevorzugten Lokalisation der Impression am dorsalen und mittleren Kopfteil finden wir dort auch gehäuft Dissektionen (SMILLIE) (Abb. 441). Im floriden Stadium beherrschen subchondrale An- und Abbauvorgänge der gewöhnlichen Osteonekrose das Bild. Wir finden malacische Herde und Trümmerzonen nebst Osteoplasten und später auch neugebildeten Knochen. Teilweise ist Knochenmark und Spongiosa durch Bindegewebe ersetzt. Auch Faserknorpelinseln und Riesenzellen sind zu sehen. Die Regeneration erfolgt zum großen Teil vom gefäß- und bindegewebsreichen Halsteil und von der Gelenkkapsel her. Die Gefäße können hier allerdings wegen aktiver Beteiligung dieser Abschnitte pathologische Veränderungen im Sinne einer Intimaverdickung aufweisen (KÖNIG und RAUCH, KONJETZNY, HOLST und CHENDRIKOFF, ROESNER und WEIL u. a.). MAU weist darauf hin, daß manche Diskrepanzen hinsichtlich der Deutung der Befunde dadurch entstanden sind, daß nicht genügend auf das Alter des Prozesses bzw. auf das jeweilige Stadium, in welchem sich der befallene Knochen befand, geachtet wurde. Vor allem darf das Spätstadium mit Arthrosis deformans nicht mißgedeutet werden, besonders nicht als frischer Fall aufgefaßt werden.

AXHAUSEN macht aufgrund seiner histologischen Untersuchungen darauf aufmerksam, daß die Röntgenbilder Frühfälle nicht erfassen können. Er unterscheidet nach dem Röntgenbefund fünf Stadien der Erkrankung (Abb. 449). Diesen ordnet er entsprechend seinen Untersuchungen auch bezeichnende histologische Befunde zu. In der anschließenden Zusammenstellung folge ich weitgehend den Ausführungen AXHAUSENs, da es sich hier um Feststellungen handelt, die zu den exaktesten und genauesten gehören, die wohl seither über Osteochondronnekrosen dieser Art gemacht worden sind.

1. *Im ersten Stadium* (Abb. 449/I) ist das Röntgenbild ohne jede Abweichung. Das Erkennen der Erkrankung ist nur nach dem klinischen Bilde möglich. Auch makroskopisch ist das Gelenkköpfchen durchaus unverändert.

Histologisch zeigen sich deutliche Erscheinungen einer Ernährungsunterbrechung im Bereich der Epiphyse von verschiedenem Ausmaß bis zum totalen Befall der ganzen

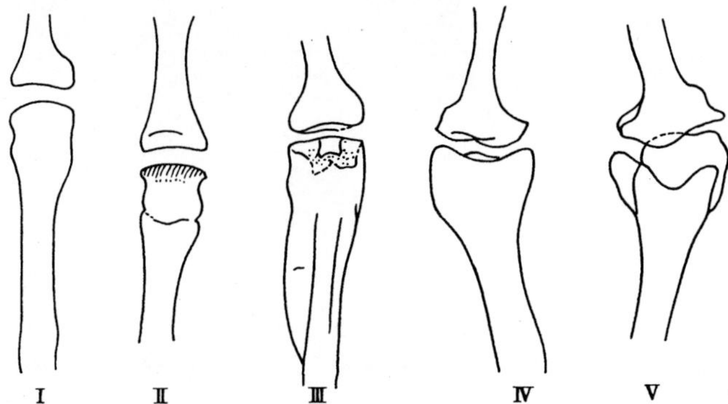

Abb. 449. Fünf Stadien des Morbus Köhler II (nach AXHAUSEN). I. Stadium: Das Röntgenbild zeigt keine besonderen Veränderungen. Die Erkennung der Erkrankung ist nur nach dem klinischen Bild möglich. II. Stadium: Gelenkfläche abgeflacht, distale Kalotte in ihrer Struktur verdichtet; sie sieht gewaltsam eingedrückt aus, nach beiden Seiten springen Teile der eingedrückten Gelenkfläche in Zackenform vor. Der metaphysäre Schaft zeigt eben beginnende Knochenauflagerung. III. Stadium: Starke Abflachung und Verbreiterung der Epiphyse; die flache Gelenkkontur läuft seitlich in scharfe, oft überhängende Randzacken aus. Die Knochenstruktur der Epiphyse ist schwer verändert: verdichtete Knochenteile in der Mitte werden von lichtdurchlässigen Zonen umgeben, so daß oft ein „sequesterähnliches" Bild entsteht. Metaphyse und anstoßender Schaftteil sind stark verdickt usw. IV. Stadium: Schwere Verunstaltung des Metatarsalköpfchens, die sequesterähnlichen Abgrenzungen sind verschwunden. Schüsselförmige Einsenkung der Gelenkfläche. V. Stadium: Schwerste Arthrosis deformans, Abflachung der Gelenkkontur, Sklerosierung des subchondralen Knochens und mächtige Randwulstbildung. Dagegen hat der Schaftteil des Metatarsus in weitgehendem Maße seine ursprüngliche Form wiedergewonnen

Epiphyse. Knochenmark und Spongiosa sind im betroffenen Bezirk kernlos, tot. Die tiefsten Schichten des Gelenkknorpels zeigen ebenfalls Ernährungsstörungen, während die Hauptmasse des Gelenkknorpels unverändert ist. Mit scharfer Grenze stoßen an den toten Epiphysenbezirk der normale lebende Epiphysenknorpel und die normale Metaphyse. Traumatische Zusammenhangstrennungen in der knöchernen Epiphyse sind nicht vorhanden, ebensowenig Zeichen einer Infektion. Die regeneratorischen Vorgänge, die von dem umfangreichen Gewebstod ausgelöst werden und dem Ersatz des toten Materials dienen, gehen von dem metaphysären Periost aus, das in mächtige Wucherung gerät. Die Wirkungen des wuchernden Periostes auf die Knochenaußenfläche sind zunächst gering: Neben oberflächlicher Resorption tritt zunächst Knochenneubildung nur in spärlichstem Umfang auf. Dagegen wachsen dichte Fortsätze des wuchernden Periostes auf den Gelenkknorpel vor, durchbrechen ihn am Rande, an seiner Grenze gegen den Epiphysenknorpel, und ergießen sich in den toten Epiphysenbezirk, wo sie zunächst die benachbarten Markräume füllen und mit dem Knochenumbau der toten Spongiosabalken beginnen. Zu diesem Zeitpunkt muß das Röntgenbild noch frei von Veränderungen sein.

Den Unterschied zwischen lebender und toter Epiphyse zeigt das Röntgenbild nicht an. Die Regenerationserscheinungen im toten Epiphysenknochen und die metaphysären Knochenablagerungen sind noch zu gering, als daß sie im Röntgenbild in Erscheinung treten könnten.

2. *Im zweiten Stadium* (Abb. 449/II, 450 und 451) ist die Gelenkfläche abgeflacht, die distale Kalotte in ihrer Struktur verdichtet; sie sieht gewaltsam eingedrückt aus, nach beiden Seiten springen Teile der eingedrückten Gelenkfläche in Zackenform vor. Der metaphysäre Schaft zeigt eben beginnende Knochenauflagerung.

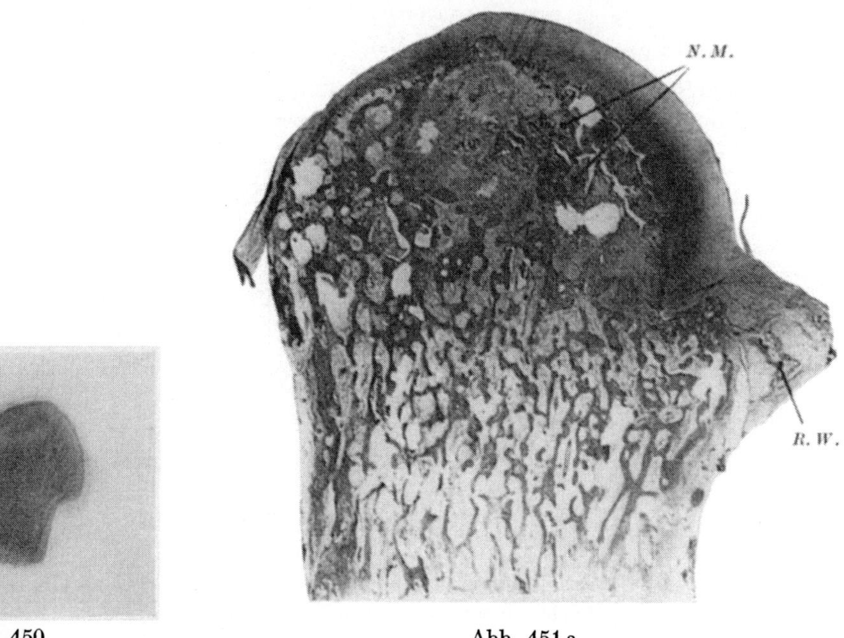

Abb. 450   Abb. 451 a

Abb. 450. Röntgenbild des Präparates eines an Köhler II erkrankten Metatarsale III. 16jähriges Mädchen, ca. 9 Monate nach Beginn der Beschwerden (Fall von AXHAUSEN: Bruns' Beitr. klin. Chir. **126** (1922)). Histologische Bilder s. Abb. 451

Abb. 451a—c. Histologische Bilder zum Röntgenbild der Abb. 450 (Fall von AXHAUSEN). Stadium II—III der Einteilung nach AXHAUSEN. a Lupenvergrößerung, b und c mikroskopische Bilder. Verdichtung des Knorpels, wahrscheinlich durch Quellung. *N.K.* Nur partielle Knorpelnekrosen geringen Umfanges in der Tiefe (b) subchondrale lacunäre Resorptionszonen und Osteoklasten. *N.M.* Verklumptes nekrotisches Mark zwischen nekrotischen Spongiosabälkchen, wahrscheinlich mit Kalkeinlagerungen (a und b). *R.W.* Randwulstbildung wie bei Arthritis(-osis) (a). *J. Bg.* Junges Bindegewebe, Granulationsgewebe (b). *A. Bg.* Abgrenzendes, sklerotisches Bindegewebe (b). *App.* Vereinzelte dünne Säume neugebildeten lebenden Knochens (c). *L.ep.K.* Lebender epiphysärer Knochen, der gegen den Herd zu eine Schicht verdickter Knochenbälkchen zeigt (Osteosklerose (b und a). Ausläufer von Bindegewebe und nekrotischem Knochen erstrecken sich in die Grenzzone des gesunden Knochens. Dieser legt sich mit einer deutlichen Kittlinie an (b). (Nach AXHAUSEN)

Histologisch (Abb. 451) ist dieses Stadium gekennzeichnet durch den Befund pathologischer Impressionsfrakturen mit Deformierung des Gelenkköpfchens. Durch mechanische Belastung kommt es zur weiteren Zertrümmerung des nekrotischen Knochengewebes und zur Ausbildung von Knochenmehl (Detritus). Der subchondrale Knochen wird verdichtet durch Ausfüllung mit Knochentrümmern und Knochenmehl. Der knöcherne Detritus füllt auch die benachbarten Spongiosaräume fest aus. An diesem festen Knochentrümmerwall findet das junge Bindegewebe, das vom metaphysären Periost ausgeht und nach der Durchtrennung des Gelenkknorpels sich in den offenen Markräumen der toten Epiphyse verbreitet, ein zunächst unüberwindliches Hemmnis. Ein Durchbrechen dieses Walles, ein Fortschreiten der Substitution in die jenseits gelegenen Markräume des subchondralen Bruchstückes ist unmöglich.

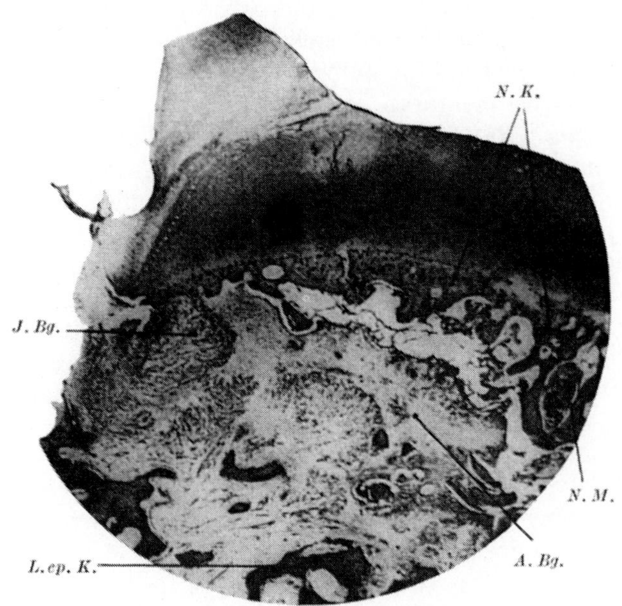

Abb. 451 b

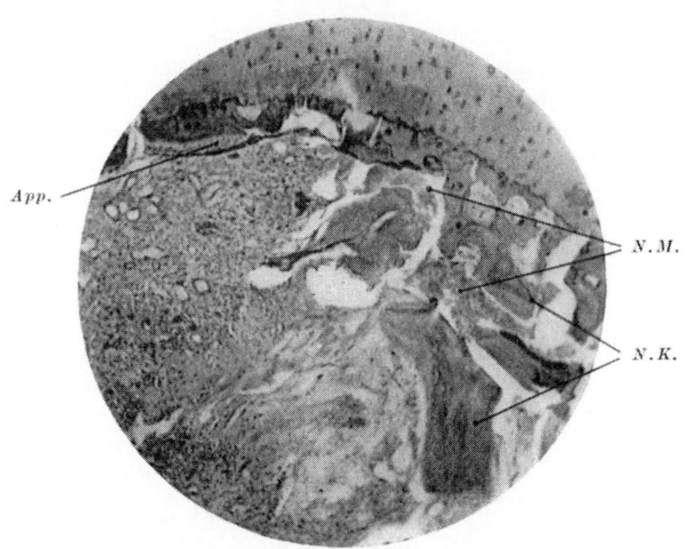

Abb. 451 c

3. *Drittes Stadium* (Abb. 449/III und 450). Man findet jetzt röntgenologisch eine starke Abflachung und Verbreiterung der Epiphyse. Die flache Gelenkkontur läuft reichlich in scharfe, oft überhängende Randzacken aus. Die Knochenstruktur der Epiphyse ist schwer verändert: Verdichtete Knochenteile in der Mitte werden von lichtdurchlässigen Zonen umgeben, so daß oft ein „sequester-ähnliches" Bild entsteht. Die Metaphyse und der anstoßende Schaftteil sind stark verdickt durch mächtige Knochenauflagerungen, in die sich die ursprüngliche Compacta auflöst. In manchen Fällen finden sich außerdem kleine, umgrenzte Knochenschatten abseits von der übrigen Epiphyse.

Histologisch (Abb. 451) ist das Bild vom „Abgrenzungsvorgang" beherrscht. Flächenhaft resorbierendes Bindegewebe grenzt die Bruchstücke und Knochentrümmerzonen ab. Der Halsteil des Köpfchens wird durch Knochenablagerungen in dem intensiver regeneratorisch tätigen metaphysären Periost verdickt. An der Stelle des Knorpelknochenrandes erfolgt unter der Wirkung des metaphysären Periostes eine Zellwucherung der Proliferationsschicht des Knorpels, die durch enchondrale Ossifikation zur Verbreiterung der Epiphyse und zur Randwulstbildung führt. Gleichzeitig wird eine leichte Hyperplasie der einschließenden Synovialmembran bemerkbar.

4. *Im vierten Stadium* (Abb. 449/IV) sind im Röntgenbild die sequesterähnlichen Abgrenzungen verschwunden. Das Metatarsalköpfchen ist schwer verunstaltet. Seine Gelenkfläche ist schüsselförmig eingesunken; die Seitenränder springen scharf zungenförmig vor, dabei ist die Epiphyse stark verbreitert. Die Verdickung des Halsteiles und des Schaftes ist wesentlich geringer geworden; die äußere Form und der innere Bau haben sich hier zum großen Teil wieder hergestellt, doch ist die Compacta gegen die Norm etwas verbreitert und verdichtet. Oft werden leichte Unregelmäßigkeiten an der anstoßenden Gelenkfläche der Grundphalanx bemerkbar. Die Verunstaltung des Metatarsalköpfchens ist in erster Linie auf die Rechnung der zunehmenden Impression der Gelenkfläche zu setzen.

Histologie. Der Abgrenzungsvorgang lockert das subchondrale Bruchstück immer mehr und, je weiter die flächenhafte Resorption fortschreitet, um so dünner und lockerer wird das nekrotische Knochengebiet — um so tiefer muß die fortdauernde Belastung den Gelenkknorpel, der zuletzt fast allein noch dem unterliegenden Bindegewebe aufliegt, in die Epiphyse hineintreiben. Die Impression der Oberfläche nimmt damit zu. Mit der vollständigen Beseitigung und dem Ersatz aller Nekrosen haben die Regenerationsvorgänge ihr Ende erreicht. Auch die Wucherung des metaphysären Periostes hört auf. Der nachfolgende modellierende Umbau stellt die äußere Form des Schaftes in weitgehendem Umfang wieder her. An der Epiphyse ist aber eine nachträgliche Wiederherstellung der äußeren Form nicht mehr möglich, ihre Verunstaltung bleibt endgültig.

5. *Im fünften und letzten Stadium* (Abb. 449/V) tritt uns röntgenologisch das Bild einer starken Arthrosis deformans entgegen. Zu der Verunstaltung des Metatarsalköpfchens treten schwere Veränderungen der anstoßenden Gelenkfläche der Grundphalanx. Abflachung der Gelenkkontur, Sklerosierung des subchondralen Knochens und mächtige Randwulstbildungen. Dagegen hat der Schaftteil des Metatarsus in weitgehendem Maße seine ursprüngliche Form wiedergewonnen. Aus der primären Verunstaltung ergeben sich demnach infolge inadäquater Inanspruchnahme schwere sekundäre arthrotische Schädigungen.

Histologisch zeigt sich, daß die oberflächlichen Knorpelschichten der Nekrose verfallen. Diese greift unter Fortdauer der funktionellen Schädigungen immer tiefer in den Knorpel ein. Der nutritiv geschädigte Knorpel ist nach AXHAUSEN funktionell minderwertig, er unterliegt der Zerfaserung und Verschleißung bis zur Usur. Auch histologisch zeigt sich das Bild der Arthrosis deformans mit Randwulstbildungen. Dieser Endausgang veranlaßte AXHAUSEN für den Morbus Köhler II den Namen „Arthritis deformans infantilis der Metatarsophalangealgelenke" zu prägen.

Eine regelmäßige Begleiterscheinung des Köhler II ist die knöcherne Verdickung der Metaphyse und des Schaftes, worauf KÖHLER besonders hingewiesen hat (Abb. 441 und 446). Wie schon eingangs erwähnt, halten wir diese Erscheinung aber lediglich für das Ergebnis einer unspezifischen Reaktion. Auch AXHAUSEN und BERGMANN erklären sie damit, daß das Bindegewebe, welches die tote Epiphyse reorganisiert, vorzugsweise durch Wucherung des metaphysären Periostes entsteht. In diesem Reizzustand nimmt es seine spezifische Aufgabe appositioneller Knochenbildung auf. Ähnlich lauten die Ansichten ALTSCHULs (1923), daß nämlich die regeneratorische Knochenneubildung sich nicht nur gegen die Epiphyse, sondern auch diaphysenwärts ausbreitet. Es könnte sich aber auch bloß um die Erscheinung einer funktionellen Anpassung handeln.

Für das Verhalten der Epiphysenfuge ist anzuführen, daß auch das metaphysäre Mark an den Wucherungsvorgängen des Bindegewebes teilnimmt und den Epiphysenknorpel durchbricht. Man beobachtet daher regelmäßig einen vorzeitigen Verlust der epiphysären Knorpelscheibe bei jugendlichen Patienten (AXHAUSEN). Es wäre aber auch denkbar, daß das benachbarte pathologische Geschehen einen Reiz zum vorzeitigen Fugenabschluß abgibt, wie wir dies z.B. bei fugennahen Brüchen Jugendlicher beobachten können. AXHAUSEN und BERGMANN weisen ferner darauf hin, daß die Deformierung des Metatarsalköpfchens keine notwendige Folge der epiphysären Knochennekrose ist. Ob die äußere Form des Mittelfußköpfchens gewahrt bleibt oder nicht, sei wesentlich von den mechanischen Einwirkungen funkioneller Beanspruchung abhängig, die das Köpfchen während der Dauer seiner verminderten Widerstandsfähigkeit treffen. Die Impression sei nicht das Primäre — wie KAPPIS meint — sondern entstehe erst auf dem Boden der Nekrose durch Ernährungsunterbrechung. Die Impression kann partiell bis total sein. Nach AXHAUSEN ist wegen des plantaren Druckes die Plantarfläche bevorzugt, nach anderen Autoren und unseren eigenen Beobachtungen die Dorsalfläche (Zehendruck bei Hammerzehe und Dorsalsubluxation ?).

Zu den Gefäßveränderungen nehmen AXHAUSEN und BERGMANN folgende Stellung ein: Von KONJETZNY, später ganz besonders von KÖNIG und RAUCH, wurde auf die starken Gefäßwucherungen im metaphysären Periost hingewiesen. Nach den Angaben der beiden zuletzt genannten Autoren war die Wandung der Arterien hochgradig verdickt, das Lumen bis zum völligen Verschluß verengt, so daß der Befund einer Endarteriitis obliterans gegeben schien. Der naheliegende Gedanke, in den Gefäßveränderungen den Primärzustand und die Ursache der epiphysären Nekrose zu suchen, wird dadurch hinfällig, daß gerade in den untersuchten Frühfällen nichts von den Gefäßveränderungen beobachtet werden konnte. Sie dürften demnach wohl als sekundäre Veränderungen aufzufassen sein.

ROMAIN berichtete 1920 ausführlicher über einen mikroskopischen Befund eines allerdings schon fortgeschrittenen Falles von Köhler II: „In der einen Seite der Epiphyse findet sich ein callusartiges Gewebe, das alle Elemente der Stützsubstanzreihe erkennen läßt: fibrilläres Bindegewebe, Faserknorpel, hyalinen Knorpel und osteoides Gewebe. Die auf dem Röntgenbild sichtbaren Aufhellungen sind durch dieses Callusgewebe bedingt. An einer Stelle sieht man, wie das subchondrale Bindegewebe gegen den Gelenkknorpel andrängt und ihn an einer Stelle fast durchbrochen hat, ein Prozeß, wie er uns von der Arthrosis deformans besonders aus den Untersuchungen von AXHAUSEN wohl bekannt und geläufig ist . . .“ Diese Befunde veranlassen FROMME, an eine Spätrachitis als ursächliche Komponente zu denken, eine Auffassung, die nicht haltbar war, ebenso wie jene von KLETT, der an Ostitis fibrosa dachte. MCKENNA fand bei einem 17jährigen Mädchen, das ein typisches Röntgenbild des Morbus Köhler II aufwies, fibröse Veränderungen des Knorpels und einen Einbruch in die Epiphysenlinie.

Nach ZEELEN haben die histo-pathologischen Befunde der meisten Untersucher folgendes gemeinsam: Das Vorhandensein eines teils faserreichen, teils zell- und gefäßreichen Bindegewebes, das, meist subchondral, in wechselnder Ausdehnung an Stelle von zugrunde gegangener Epiphysenspongiosa getreten ist. Die Entwicklung dieses Binde- bzw. Granulationsgewebes wird von der Mehrzahl der Autoren vom Periost der Metaphyse abgeleitet und soll von hier aus am Übergang des Epiphysenknorpels in den Gelenkknorpel und die Knochensubstanz bzw. die Markkanäle vordringen. Der Nachweis von nekrotischem Knochen wird nur von einem Teil der Untersucher hervorgehoben. Da die diesbezüglichen Untersuchungen Anspruch auf Exaktheit erheben, muß man annehmen, daß es jedenfalls in einem großen Teil der Fälle zu einem Absterben von Knochensubstanz kommt. Vielleicht ist der vielfache Widerspruch der Auffassungen dadurch entstanden, daß die histologische Untersuchung an Präparaten aus unterschiedlichen Krankheitsstadien vorgenommen worden ist. Ob der Gewebsuntergang als primäre oder sekundäre (posttraumatische) Erscheinung aufzufassen ist, läßt sich vorläufig nicht mit Sicherheit entscheiden (zit. nach A. KÖHLER).

h) Zur Ossifikation der Metatarsalia

Für gewöhnlich besitzen die Metatarsalia in gleicher Weise wie die Metacarpalia nur eine einzige Epiphyse. Diese befindet sich am Metatarsale I regulär an der Basis, bei den übrigen Metatarsalia distal am Köpfchen. Gelegentlich gibt es aber Abweichungen, indem sie am Metatarsale I distal und am III. Metatarsale proximal liegt. Die Kerne der Capitula können auch geteilt sein. An der Basis des V. Metatarsale liegt lateral seitlich ein weiterer isolierter Ossifikationsbezirk mehr apophysär. Die Epiphysenkerne treten gegen das 3. Lebensjahr auf, die Verschmelzung mit der Diaphyse beginnt um das 15. Lebensjahr. Persistenz der Epiphysenfuge kommt vor (s. Ossifikationsschema Tabelle 39).

i) Arterielle Versorgung der Metatarsalia

Über die Gefäßversorgung der Metatarsalknochen liegen ausführliche Untersuchungen von ZCHAKAJA und NOVOTNY vor.

Diese besagen, daß das Periost der Metatarsalia aus der A. metatarsea dorsalis, der A. metatarsea plantaris und Ästen aus dem Geflecht der nächsten Gelenkkapseln gespeist werden. Jeder Knochen erhält von der lateralen und medialen Seite 3—4 Äste, die im Periost ein mittelweitmaschiges Netz bilden. Die intraossale Blutversorgung der Metatarsen II, III und IV ist gleichartig. Im Alter von 4—8 Jahren erhält die Basis 6—8 Arterien, die an der Ansatzlinie der Gelenkkapsel eindringen, die Metaphysen 5—6 Gefäße von der dorsalen, lateralen und medialen Oberfläche, die Epiphyse endlich 1—2 Arterien (lateral und medial), die den Knorpel durchbohren, den Epiphysenkern erreichen und daselbst untereinander anastomosieren.

Im Alter von 13—14 Jahren erhält der Knochen außer der A. nutricia aus dem periostalen Gefäßnetz im Bereich der Basis, 1 cm nach vorne vom Gelenkrand, 13—14 kleinkalibrige arterielle Äste, davon an der dorsalen Oberfläche 5—6, von der medialen 3—4, von der lateralen 3—4. Die Metaphyse erhält 7 beständige Äste (2 dorsal, 2 medial, 3 lateral), die Epiphyse 4—6, je 2 lateral und medial. Jeder der Metatarsen II—IV erhält also Blutzufuhr aus 20 beständigen und 6—9 ergänzenden Arterien.

Die in die Metaphyse eindringenden Arterien (je 2—3 von der medialen und lateralen Oberfläche) verlaufen quer über das Capitulum und anastomosieren untereinander. Von den Anastomosen gehen nach vorne zu den Gelenkflächen und nach hinten zum Zwischenknorpel eine große Zahl von sich verfeinernden kleinkalibrigen Zweigen ab.

Im Alter von 20—65 Jahren erfolgt eine merkliche Verminderung der lichten Weite der beständigen Gefäße der Metaphyse, desgleichen der Epiphyse. Die ergänzenden Gefäße nehmen an Zahl ab, vor allem auch die Äste, welche Anastomosen zur Seite der Gelenkoberflächen abgeben. Die Geflechte zu beiden Seiten des Zwischenknorpels veröden.

Nach F. J. LANG sei besonders darauf hingewiesen, daß sich in keinem der von NOVOTNY untersuchten Fälle eine Anastomose zwischen dia- und epiphysären Gefäßen fand, obwohl ihm nur Präparate aus dem Alter von 17 Jahren aufwärts zur Verfügung standen. Im Rahmen der Problematik ist auch bemerkenswert, daß die dorsale und plantare Seite nahezu gefäßfrei ist. Läßt sich nur *ein* Gefäßstamm darstellen, so zieht er in das Zentrum des Köpfchens, um sich hier in einen sternförmigen Gefäßbaum aufzugliedern. An der Knorpelknochengrenze dringen nur ganz wenige äußere zarte Gefäße ein und unterstützen die Ernährung der Randzonen des Köpfchens.

Interessant ist auch die Gefäßversorgung des Metatarsale I, an dessen Köpfchen kein typischer „Köhler" zur Entwicklung kommt, da seine Epiphyse an der Basis liegt. An dieser ist aber ein gleichwertiges Krankheitsbild von WAGNER beschrieben worden. Die Gefäßversorgung des Metatarsale I weicht auch vom Typus der Gefäßversorgung der übrigen Metatarsalia ab. Die Basis von Metatarsale I wird von einem eigenen, von der Diaphyse vollständig unabhängigen periostalen Netz versorgt. Das Köpfchen erhält eine große Zahl von dorsal und plantar am Rand der Gelenkfacette eintretenden Gefäße, während an der lateralen und medialen Seite nur ganz wenige, verschwindend kleine Äste eintreten. Anastomosen zwischen dem dia- bzw. metaphysären Netz einerseits und dem epiphysären Netz andererseits werden durch Periostgefäße hergestellt.

k) Ätiologie und Pathogenese

Es überwiegt heute die Auffassung, daß dem Morbus Köhler II eine Nekrose zugrunde liegt, die über eine Störung der Gefäßversorgung entstanden ist. Seine Einreihung unter die juvenilen aseptischen Osteonekrosen wurde von einigen Autoren schon mit dem Bekanntwerden des Krankheitsbildes vertreten. So äußerte z.B. schon E.OVERTON die Ansicht, daß es sich um dieselbe Krankheit handle wie beim „Perthes", „Schlatter-Osgood", „Calvé", deren Ursache in einer ungenügenden Ernährung der Epiphyse liege.

Arterielle Ernährungsstörungen. LANG weist besonders darauf hin, daß durch die ausschließliche Versorgung des Köpfchens der Metatarsalia II bis V durch die an den Bandgruben eintretenden Gefäße (lateral und medial, manchmal auch nur auf einer Seite), das Schicksal der Epiphysen außerordentlich mit dem des Seitenbandes verknüpft ist. Bei jeder Bewegung in diesem Gelenk sei das Band mitbeteiligt, alle Plantar- und

Dorsalflexionen, Ab- und Adduktionen führen zur Spannung und Zerrung, wobei die im Band verlaufenden Arterien leicht komprimiert werden können.

Das besonders häufige Befallensein des II. Metatarsale erkläre sich aus der *Mechanik* des Fußes. Sofern eine Fehlform des Fußes im Sinne eines Platt-Spreizfußes besteht, die ja sehr häufig gleichzeitig mit einem „Köhler" gefunden wird, bilde das Köpfchen des II. Mittelfußknochens den Hauptbelastungspunkt, wobei auch dessen Bänder am meisten beansprucht werden. Aus den verschiedenen Varianten des Druckbildes, entsprechend der jeweiligen Fußform, erkläre sich zwanglos das gelegentliche Befallensein auch der Metatarsalia III bis V.

Mechanisch bedingte Durchblutungsstörungen sehen auch BRAGARD und GARDEMIN gegeben, und zwar bei vermehrter Außenrotation bzw. Abduktion der Zehen. Ähnlich denken ROESNER und WEIL, PAYR. RÖSNER und WEIL halten nicht das jugendliche Alter an sich, sondern das Vorhandensein des Epiphysenknorpels für ausschlaggebend bei der Entstehung des Köhler II, weil die distale Epiphyse einen abgeschlossenen Ernährungsbezirk darstelle. Übermäßige Dorsalflexion der Grundphalange einer Zehe führe zur Subluxationsstellung, Kapselspannung und Abdrosselung der venösen Gefäße. Die dadurch bedingte arterielle Drucksteigerung könne die vorkommende Endarteriitis obliterans der Kapsel- und Periostgefäße erklären. Die venöse Stauung bewirke Ödem und hämorrhagische Infarzierung des Markgewebes. Versagen des Muskel-Bandapparates infolge übermäßiger Beanspruchung oder konstitutioneller Schwäche (Plattfuß) wirke ursächlich mit. Die im nekrotischen Köpfchen etwa vorhandenen Frakturen seien nur als symptomatische aufzufassen (primäre und sekundäre Impressionsfrakturen).

AXHAUSEN hält kleine arterielle Embolien für die Ursache der Nekrosen. Nach NUSSBAUM spricht aber gegen solche das Fehlen der Keilform des Nekroseherdes, der sich mehr randständig entwickle. Die erwähnten Gefäßveränderungen veranlaßten KÖNIG und RAUCH, eine Endarteriitis obliterans als Grundleiden anzusehen. Dagegen

Tabelle 39. *Ossifikationstabelle: Vorfuß* (aus: GROSKOPFF und TISCHENDORF: Das normale menschliche Skelet … Edition Leipzig, nach RAUBER-KOPSCH, RUCKENSTEINER, BRAILSFORD, A. KÖHLER, GRASHEY u.a.)

Ossifikationstabelle (Zeitachse). Legende: ○ Auftreten der Knochenkerne; □ Synostose. ♀ / ♂ bezeichnen Synostose beim weiblichen bzw. männlichen Geschlecht.

Teil 1 — Fetalmonate und Monate:

			Fetalmonate					Monate											
			2	4	6	8	10	1	2	3	4	5	6	7	8	9	10	11	12
Metatarsalia	Körper		○																
	Epiphysen (2 Kerne möglich)																		
	Apoph. metatars. V																		
Sesambeine	(mehrere Zentren möglich)																		
Zehen	Grundphal.	Körper		○ (I–V)															
		Epiphysen										○ (I–V)	○	○	○	○	○	○	○
	Mittelphal.	Körper		○ (I–V)													○ (II–V)	○	○
		Epiphysen															○ (II–V)	○	○
	Endphal.	Körper	○ (I)	○ (II–V)															
		Epiphysen																	

Teil 2 — Jahre:

			2	3	4	5	6	7	8	9	10	11	13	15	17	19	21	23	25
Metatarsalia	Körper													□	□	□	□		
	Epiphysen (2 Kerne möglich)		○											□	□	□			
	Apoph. metatars. V											○	○	○					
Sesambeine	(mehrere Zentren möglich)							○	○	♀○	○	♂○	○						
Zehen	Grundphal.	Körper												□♀	□	□♂	□	□	
		Epiphysen	○											□♀	□	□♂	□	□	
	Mittelphal.	Körper												□♀	□	□♂	□	□	
		Epiphysen	○											□♀	□	□♂	□	□	
	Endphal.	Körper												□♀	□	□♂	□	□	
		Epiphysen	○ (I)	○										□♀	□	□♂			

○ Auftreten der Knochenkerne; □ Synostose.

wenden aber AXHAUSEN und BERGMANN ein, daß Gefäßveränderungen in den untersuchten Frühfällen nicht gefunden werden konnten, daß es sich also wohl um sekundäre Erscheinungen handle.

Von den meisten Autoren werden eine *chronische mechanische Überlastung*, Dauerdruck oder chronische Kontusionen, für die Entstehung der Nekrosen verantwortlich gemacht (M. MEYER, ZARENKO u. a.), die mit einer Schädigung der Blutversorgung durch intermittierende oder dauernde Drosselung der Arterien (LANG, BURCKHARDT) einhergehen. Ein Parallelvorgang sei in der Entstehung der Ermüdungsfraktur, wie sie z. B. KÜNTSCHER deutet, zu sehen. In diesem Sinne wird auch die nicht seltene Vergesellschaftung mit einer Marschgeschwulst (Marschfraktur, Deutschländersche Krankheit) an einem Mittelfußknochen verwertet werden können (SMILLIE, HOHMANN, ROESNER-WEIL, REMPE u. a.). SCHNEE sah bei einem Morbus Köhler II (Spätstadium) am Metatarsale II zugleich eine Marschfraktur im Röntgenbild. Nach ZEITLIN führt eine Überlastung des Metatarsale II beim Jugendlichen zu einem Köhler II, beim Erwachsenen zu einer Marschfraktur. Zu einem derartigen „Dauertrauma" (von DITTRICH, HOHMANN, LANG, SCHREUDER u. a.) könnten die schon erwähnten Abweichungen der Zehenhaltung, eine Überlänge des Metatarsale II mit dadurch bedingter verstärkter Längsspannung (MEYER u. a.), eine Prominenz des Mittelfußköpfchens beim Hammerzehen-Spreizfuß, Benützung von zu kurzem Schuhwerk und zu hohen Absätzen, die dem weiblichen Geschlecht eigenartige Fußhaltung bewirken, führen. Das häufige Zusammentreffen mit Spreizfuß und Hallux valgus erklärt man sich (z. B. HOHMANN) auch dadurch, daß bei diesen statischen Abweichungen das Gewicht vermehrt auf das Köpfchen des II. und III. Metatarsale verlagert wird. Diese Metatarsalia sind es auch, die am häufigsten von „Köhler II" befallen sind.

Für die Entstehung über eine Dauerbelastung spricht im allgemeinen der bevorzugte Befall von Personen, die den Vorfuß überlasten, z. B. durch Velofahren, Spatenarbeiten (ROUX), Ballett-Tanz (GEFFERTH), Turnen usw. Allerdings wird von mehreren Autoren (z. B. ALTSCHUL, KUH) das gleichzeitige Vorliegen einer konstitutionellen Schwäche des Knochens angenommen. Hier muß die Beobachtung von NAGURA angeführt werden, der unter 21 133 orthopädisch Kranken in Japan keinen Fall von „Köhler II" finden konnte, was sich aus den Fußbekleidungen, Binsenmatten, Polstern in japanischen Zimmern erkläre (zit. nach A. KÖHLER). HEINE sah aber einen Morbus Köhler II bei einer Chinesin, bei der allerdings ein Unterschenkel amputiert war. Er weist darauf hin, daß in China (damals) die Gelegenheit zu derartigen Beobachtungen noch äußerst gering war.

Das seltene Vorkommen eines „Köhler II" am Metatarsale I wurde ebenfalls zur Begründung der „Überlastungstheorie" herangezogen. So meint JAROSCHY, daß statt eines Morbus Köhler II am Metatarsale I die Nekrose an den Sesambeinen des Zehengrundgliedes entstehe, weil hier der Bodendruck nicht zuerst das Köpfchen des Metatarsale, sondern die Sesambeine treffe.

ZARENKO sieht die Entwicklung des Krankheitsbildes folgendermaßen: Belastung des Köpfchens des Metatarsale, wachsender Druck, akutes oder chronisches Trauma, Neurotrophismus, Nekrose. HOLST und CHANDRIKOFF betrachteten das jugendliche Alter, Unterernährung und vielleicht auch endokrine Einflüsse als mitwirkende Ursachen. Auch in späteren Untersuchungen fand CHANDRIKOFF als ständigen Befund endarteriitische Gefäßveränderungen und bezog sie auf wiederholte Kompressionen der Arterien. Besonders häufig fand er die Köhlersche Krankheit bei Industriearbeiterinnen, z. B. unter 304 minderjährigen Arbeiterinnen an motorisierten Nähmaschinen in 6,3 %, unter 283 Webereiarbeiterinnen in 4 %. Die überwiegende Zahl der Erkrankten hatte mit der professionellen Arbeit vor dem 15. Lebensjahr begonnen.

Was den Angriffspunkt der chronischen Überlastung anlangt, so sieht ihn RUTISHAUSER mehr in der Zelle selbst und nimmt eine primäre Osteocytenschädigung an. FROMME erklärt sich die Entstehung durch übermäßige Belastung einer durch Spätrachitis geschädigten Epiphyse, eine Auffassung, die nur mehr historische Bedeutung hat.

Das einmalige Trauma wurde anfangs von einigen Autoren (Kappis, Lang) für die Entstehung eines Morbus Köhler II verantwortlich gemacht. Giuliani hält ebenfalls das Trauma ätiologisch für besonders wichtig, allerdings müsse es das noch wachsende Skelet treffen. Axhausen kommt bei der Untersuchung seiner Fälle zu der Auffassung, daß Anamnese, Röntgenbefund und histologische Ergebnisse in Übereinstimmung mit den klinischen Feststellungen einheitlich und laut *gegen* die traumatische Ätiologie sprechen, ebenso das nicht seltene doppelseitige Vorkommen der Erkrankung. Zweifellos wird in der Praxis eine scharfe Trennung oft nicht möglich sein. Vermutlich verhält es sich wie bei der Mondbeinnekrose, bei der Lang ebenfalls die traumatische Ätiologie in den Vordergrund rückt. Nach der heutigen Auffassung darf man das Trauma als Ursache insofern nicht aus dem Blickwinkel lassen, als es sich erwiesen hat, daß posttraumatische Nekrosen doch viel häufiger sind als man früher annahm, eine Erfahrung, die sich gerade am Mondbein bestätigte (Lang, Dudiak-Pöschl). In der Mehrzahl der Fälle von Köhler II fehlt jedoch der eindeutige Tatbestand eines Trauma. Aufgrund der histologischen Befunde muß aber zugestanden werden, daß kleine Traumen, wenn sie den Knochen im Stadium der Erweichung treffen, Einrisse setzen und die Deformierung des Köpfchens begünstigen bzw. verstärken können.

Gutachtlich kann für solche Fälle unter Umständen die Verschlimmerung eines schon bestehenden Leidens anerkannt werden, für gewöhnlich muß aber ein echter Morbus Köhler II als Unfallfolge abgelehnt werden. Bei der posttraumatischen Osteochondronekrose hat gewöhnlich das Trauma direkt das Metatarsalköpfchen getroffen (die Nekrose tritt dann relativ spät nach dem Trauma auf). In der Zusammenhangsfrage ist aber auch zu prüfen, ob nicht sekundäre posttraumatische Veränderungen, wie Spreizfuß, Hammerzehen, Osteoporose und Ähnliches über eine „Dauerüberlastung" zu einem Morbus Köhler II führten, ähnlich wie dies Dengler bei 3 Patienten für die Entstehung eines Morbus Deutschländer nach Hallux-valgus-Operation geltend machte (mechanische Insuffizienz des Fußgewölbes). Vor allem darf auch der Zeitfaktor nicht übersehen werden, der für die Entwicklung der Bilder der Nekrose eine wesentliche Rolle spielt. Auch sollte eine vergleichende Betrachtung aller vorhandenen Röntgenbilder nie versäumt werden. Vom Gesichtspunkt der Unfallbegutachtung hat sich Ajevoli mit dem Morbus Köhler II und dem Morbus Deutschländer (Marschfraktur) befaßt. Montovani glaubte im Falle eines 18jährigen Jungen ein lokales Trauma durch die Überlastung verantwortlich machen zu können, wobei sich aber noch ein toxischinfektiöses agens in Form einer rheumatischen Komponente hinzugesellt habe.

Gleichzeitiges Vorkommen einer Osteochondronekrose am Köpfchen eines Mittelfußknochens, besonders an dem des 2. Mittelfußknochens, mit einer Marschfraktur wurde mehrmals beobachtet (z. B. von Roesner und Weil, Hohmann, Smillie, Weiss, Rempe), sogar an ein und demselben Metatarsale.

Als eine sekundäre Trauma-Spätfolge wird von Prager eine typische Osteonekrose am Köpfchen des Metatarsale II und am Os naviculare des anderen Fußes betrachtet. Die Nekrosen waren ca. 1 Jahr nach einem Unfall entstanden, allerdings bei einer 63 Jahre alten Frau (s. a. Kapitel „Morbus Köhler I", S. 512).

Ein *konstitutionelles Moment* wird von Mau im Hinblick auf die enchondralen Dysostosen auch für die juvenilen Osteochondrosen für möglich erachtet. An den Mittelfußköpfchen II bis V sei eine abgeflachte, kantige Form, meistens entstanden aus 2 Ossifikationskernen, für eine enchondrale Dysostose kennzeichnend und „dürfte" zur Entstehung eines Köhler II prädisponieren (Abb. 452). Die familiären Osteochondrosen der Metatarsalköpfchen in Brills und Bragards Veröffentlichung hält Mau für Störungen, die überwiegend auf der Grundlage einer enchondralen Dysostose entstanden sind. Er sieht in der örtlichen Manifestation, hier am Mittelfußköpfchen, lediglich einen Teilfaktor eines Syndroms. Der Gedanke an Konstitutions- und Erbgebundenheit der Osteonekrosen im allgemeinen wird vielfach auch dann aufgegriffen, wenn Vergesellschaftung mit anderen erbgebundenen Krankheiten beobachtet wird. So sahen Borelli und Harder bei einem Fall von erblichen, massiven Cylindromen (Spiegler-Tumoren, Naeviepithelioma cylindromatosi) gleichzeitig einen Status nach Köhler II. In Anlehnung an einen Fall von LAUSECKER, bei dem neben anderen Skeletstörungen auch ein partieller Defekt am Köpfchen der Grundplalanx des rechten Daumens vorlag, diskutieren BORELLI und HARDER die Frage einer etwaigen konkomittierenden ektodermalen (Spiegler-Tumoren) und mesodermalen (aseptischen Osteochondronekrosen) Fehlbildung.

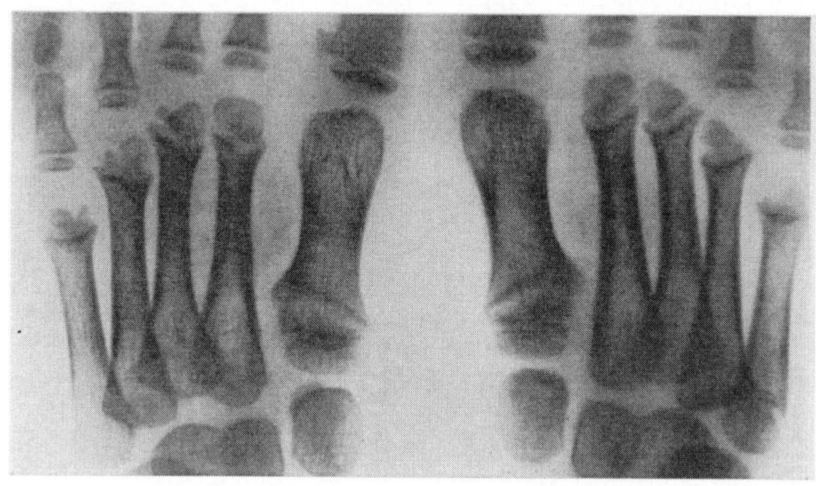

Abb. 452. Ossifikationsstörungen an den Metatarsalköpfchen (auch am I.) bei allgemeiner enchondraler Dysostose. (Man beachte auch das Köpfchen des Metatarsale I!) 7¹/₂jähriger Knabe

ALBRECHT und HERTEL (60 Fälle) konnten kein familiäres Vorkommen feststellen. Ein Trauma wurde 4mal als Ursache angegeben. Je einmal war als Nebenbefund eine Osteochondrosis dissecans am linken Kniegelenk und am rechten Ellenbogen und eine Syndaktylie der Grundglieder der 2. und 3. Zehe beiderseits gegeben.

1) Differentialdiagnose

Klinisch steht in der Differentialdiagnose der *Spreizfuß* mit plantarem Druckschmerz an den Metatarsalköpfchen im Vordergrund, besonders in Kombination mit *Hammerzehenbildung*. Auch die *Marschfraktur* macht ähnliche Beschwerden. Das Röntgenbild ermöglicht für diese beiden Krankheitsbilder eine sichere Abgrenzung. Schwieriger ist es mit der *Tuberkulose*, der *Arthritis mutilans* und Spätzuständen von *Stauchungsfrakturen*. Vor allem ist das Anfangsstadium der Tuberkulose oft kaum zu differenzieren, später ist meist das ganze Gelenk befallen.

Die Osteochondrosis dissecans kommt ebenfalls gelegentlich an einem Metatarsalköpfchen vor. Das nekrotische Bett ist hier in gleicher Weise wie bei der Osteochondrosis dissecans anderer Gelenke ziemlich scharf demarkiert, der freie Körper vielfach über dem Nekrosebett deutlich zu erkennen. Manchmal ist aber eine Unterscheidung nicht möglich, vor allem dann, wenn die nekrotischen Massen resorbiert sind und ein deformiertes Köpfchen zurückgeblieben ist.

Es ist überhaupt fraglich, ob es gerechtfertigt ist, eine Osteochondrosis dissecans der Metatarsalköpfchen klinisch und röntgenologisch als selbständiges Krankheitsbild von der primären juvenilen Malacie der Metatarsalköpfchen (Köhler II) zu trennen, zumal es auch bei letzterer zur Gewebsabstoßung kommen kann. Da wir aber z. B. beim Hüftkopf den „Perthes" meistens von einer Osteochondrosis dissecans unterscheiden können (außer in Spätfällen), erscheint mir auch am Metatarsalköpfchen eine derartige Unterscheidung beim heutigen Stand der Kenntnisse über Ätiologie und Pathogenese dieser Krankheitsbilder vertretbar. Es spricht auch nichts gegen die Annahme, daß am Metatarsalköpfchen eine Osteochondrosis dissecans auftreten kann (s. a. „Osteochondrosis dissecans", S. 676).

Histologisch ist der Unterschied jedoch nicht immer prägnant. So kommt z. B. HEINE, der den Fall einer Chinesin histologisch untersucht hat, zu dem Schluß, daß die Köhlersche Krankheit und die Osteochondrosis dissecans (O.d.) identische Krankheiten seien. Die keilförmige Beschaffenheit des nekrotischen Stückes lasse die herdförmige Entstehung der Nekrose durch Gefäßverschluß erkennen. An sich begegnet man aber einer typischen O.d. am Köpfchen eines Metatarsale verhältnismäßig selten, viel seltener als einem Köhler II. Die Mehrzahl der O.d.-Fälle der Metatarsalia ist am Köpfchen des Metatarsale I lokalisiert. Bei den ebenfalls nicht allzu seltenen Dissektionen am Köpfchen des Metatarsale II sind die Formverhältnisse meistens derart, daß man einen Köhler II als Grundleiden annehmen muß. Wie an den übrigen Gelenken, so findet man auch an den Metatarsalköpfchen nicht selten O.d.-ähnliche oder -gleichartige Bilder bei den hereditären multiplen Epiphysenstörungen, z. B. beim Typ Ribbing (S. 609).

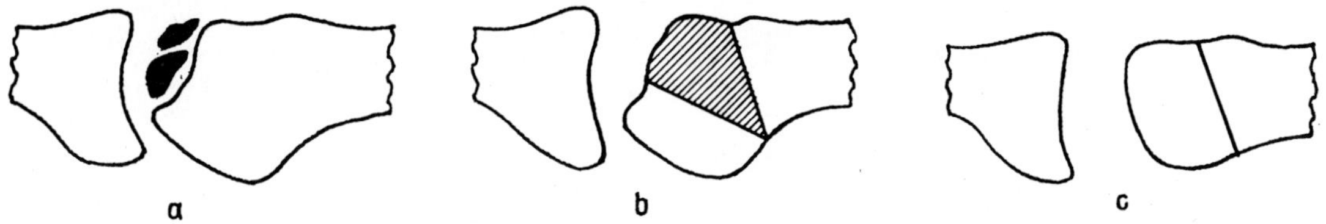

Abb. 453a—c. Operative Behandlung eines alten Morbus Köhler II durch dorsale Keilosteotomie (nach P. BAUERMANN: Z. Orthop. 99). a Vorwiegend dorsal am Metatarsalköpfchen liegender alter Nekroseherd; b Keilosteotomie von dorsal her; c Aufrichtung des plantaren Köpfchenteiles

Auch die *Mortonsche Metatarsal-Algie* (G. T. MORTON, 1876) ist differentialdiagnostisch zu erwähnen (TREVES, A. KÖHLER). Nach A. KÖHLER handelt es sich hier um einen verringerten Abstand des Metatarsale V und III vom Metatarsale IV, wobei Schmerzen infolge Kompression entstehen (meistens bei Frauen, aber auch bei Sportlern, z. B. bei Bergsteigern und Golfspielern). Nach TREVES treten derartige Schmerzen infolge plötzlicher oder langsamer Dehnung des Quergewölbes oder infolge Quetschung der Nervenendigungen auf. MACHACEK und LASSMANN (1967) konnten bei dieser Neuropathie der peripheren Plantarnerven ein endoneurales Ödem nachweisen, das zu einer endoneuralen vasculären Fibrose führte.

Auf die Differentialdiagnose gegenüber der *Gelenkchondromatose* geht genauer REY ein. Die typischen Form- und Strukturveränderungen des Metatarsalköpfchens ermöglichen hier die Unterscheidung ohne Schwierigkeit.

m) Zur Therapie

Wie bei allen übrigen juvenilen aseptischen Nekrosen hat auch beim „Köhler II" die Frühbehandlung in Form einer Ruhigstellung die besten Erfolge. Voraussetzung ist allerdings eine Früherfassung, die nur selten gelingt. Bei Spätformen mit grober Deformierung des Metatarsalköpfchens wurden operative Verfahren angewendet: die „Backenresektion" nach BRANDES, Entfernung der Exostosen und eventuell vorhandener freier Körper (HOHMANN), Verkürzung des Knochen-Schaftes am proximalen Abschnitt (C. MAU), Neumodellierung des Metatarsalköpfchens und Resektion der gegenüberliegenden Zehengrundgliedbasis (HOHMANN, KNIGHT). Da der Nekroseherd vorwiegend am *dorsalen* Anteil des Köpfchens sitzt, führte BAUERMANN eine Keilosteotomie mit nach dorsal gerichteter Keil-Basis am Übergang des Halses zum Köpfchen durch. Damit entfernte er den Nekroseherd, richtete das Köpfchen auf, und verkürzte den Mittelfußknochen ein wenig (Abb. 453).

Literatur zu H. VIII. 2. u. 3. (Nekrosen an Metatarsale I und Metatarsalköpfchen)

ABELES, F.: Fortschr. Röntgenstr. **35** (1926).

AIMES, A.: Epiphysite metatarsienne. Rev. Orthop. **20,** 42—45.

ALBERTI, O.: Chir. Organi Mov. **6** (1922).

ALBRECHT, R., HERTEL, E.: Beitrag zum Vorkommen der Köhlerschen Erkrankung. Z. Orthop. **104,** 598 (1968).

ALTSCHUL: Med. Klin. **2** (1924).

ALVARES, C.: Ned. T. Geneesk. **2,** 838 (1923).

AXHAUSEN, G.: Die Ätiologie der Köhlerschen Erkrankung der Metatarsalköpfchen. Bruns' Beitr. klin. Chir. **126,** 451 (1922).

— Zbl. Chir. **14** (1923).

— Med. Klin. **17** (1923).

— Der Krankheitsvorgang bei der Köhlerschen Krankheit der Metatarsalköpfchen und bei der Perthesschen Krankheit des Hüftkopfes. Zbl. Chir. **1923,** 553—558.

— Der Anatomische Krankhcitsablauf bei der Köhler'schen Krankheit des Metatarsalköpfchens und der Perthes'schen Krankheit des Hüftkopfes. Arch. Langenbecks Arch. klin. Chir. **124,** 511—565 (1923).

— Die Köhlersche Erkrankung der Metatarsophalangealgelenke. Med. Klin. **19,** 561—565 (1923).

— Langenbecks Arch. klin. Chir. **151,** 72 (1928).

— BERGMANN, E.: Die Ernährungsunterbrechung am Knochen. In: Handbuch der speziellen pathologischen Anatomie und Histologie, Bd. IX/3, S. 118. Berlin: Springer 1937.

BAENSCH, W. E.: Dtsch. med. Wschr. **1922,** 10.

BAUERMANN, P.: Die Behandlung des veralteten „Köhler II" durch Keilosteotomie. Z. Orthop. **99,** 389 (1964).

BERGMANN, E.: Dtsch. Z. Chir. **206,** 1—3 (1927).

— Theoretisches, Klinisches und Experimentelles zur Frage der aseptischen Knochennekrosen. Dtsch. Z. Chir. **206,** 12 (1927).

BERNSTEIN, R. M.: Amer. J. Roentgenol. 1922.

BIRCHER, E.: Schweiz. med. Wschr. **53,** 9, 251 (1923).

BOCKS, D. B.: Med. Wbl. (Amst.) **47** (1922).

BOORSTEIN, S.: Developmental diseases of bones. Med. J. Rec. **131,** 17, 77 (1930).

BORELLI, S., HARDER, J.: Zur Kenntnis der Naevi epithelioma — „Cylindromatose" (Spiegler-Tumoren) und zur Frage damit vergesellschafteter Skeletveränderungen. Hautarzt **12,** 355 (1961).

BRAGARD, K.: Z. orthop. Chir. **46,** 49 (1925).

— Beitrag zur Malakopathie der Metatarsalköpfchen (Köhlersche Krankheit). Z. Orthop. **46,** 49 (1925).

BRANDES, M., RUSCHENBURG, E.: Eine operative Behandlung der II. Köhlerschen Krankheit am Köpfchen des Os metatarsale. Z. Orthop. **69,** 353—361 (1939).

BREITENFELDER, H.: Gibt es eine dem Morbus Köhler II analoge Affektion auch am Köpfchen des Os metatarsale I? Z. Orthop. **66,** 181 (1937).

BRILL, W.: Arch. orthop. Unfall-Chir. **46** (1924).

— Beitrag zur Ätiologie der Perthesschen Erkrankung des Hüftgelenkes und der Köhlerschen Metatarsalerkrankung. Arch. orthop. Unfall-Chir. **24,** 64 (1926/27).

BURMAN, M. S.: Epiphysitis of the proximal or pseudometatarsal epiphysis of the foot. J. Bone Jt Surg. **15,** 538 (1933).

CAHEN-BRACH: Langenbecks Arch. klin. Chir. **124** (1923).

CAMPBELL: Amer. J. orthop. Surg. 721 (1917). Zit. von KÖHLER-ZIMMER.

CHANDRIKOFF, G. O.: Zur Frage über die Ursache der Köhlerschen Krankheit der Köpfchen der Mittelfußknochen. Ortop. Travm. Protez. No 3, 65—72 (1938) [Russ.].

CHRISTIE: J. Amer. med. Ass. 1926.

COLWELL, H. A.: Case showing abnormal epiphyses of metatarsals and first metacarpals. J. Anat. (II) **62,** 183 (1928).

CONTARGYRIS, A.: Die Köhlersche Krankheit und Tuberkulose. Z. orthop. Chir. **62,** 330—332 (1934).

CUVELAND, E. DE: Über zweikernige Anlage der Metatarsalköpfchen und ihre klinische Bedeutung. Fortschr. Röntgenstr. **83,** 61 (1955).

DEMARK, R. E. VAN, MC. CARTHY, P. V.: J. Bone Jt Surg. **28,** 842 (1946).

DENGLER: „Deutschländerische Mittelfußerkrankung" nach Hallux valgus Operation. Dtsch. Z. Chir. **237,** 529 (1932).

DERIVAUX, J.: L'importance de l'ostéonécrose dans la maladie de Köhler II. Ann. Anat. path. **17,** 394 (1947).

DEVOTO, E.: Arch. Radiol. (Napoli) 1137 (1927).

DITTRICH, K. VON: Beitrag zur Köhlerschen Metatarsalerkrankung. Arch. orthop. Unfall-Chir. **24,** 554 (1927).

DUDIAK, ST.: Diss. Univ. München 1950.

DÜRIG: Münch. med. Wschr. **73** (1926).

ENGELKE: Klin. Wschr. **1924,** 1129.

ERLACHER, PH.: Osteopathia pubertatis. Z. Orthop. **58,** 157 (1932).

FASIANI: Arch. ital. Chir. **13** (1925).

FELL, B.: Zwei Fälle der zweiten Köhlerschen Krankheit. Pol. Gaz. lek. 598—601 (1937) [Poln.].

FELLER: Zbl. Chir. **28** (1922).

FERNBOMBERG, H.: Drei Fälle von Köhlerscher Naviculare-Erkrankung des Fußes in Analogie zur Köhlerschen Metatarsalerkrankung, zur Perthesschen und zur Schlatterschen Krankheit. Diss. 1939.

FISCHER, A. W.: Fortschr. Röntgenstr. **28** (1921).

FISCHER, E.: Med. Klin. **1923,** 1264.

FREIBERG, A. H.: Infraction of the second metatarsal bone, a typical injury. Surg. Gynec. Obstet. **19,** 191 (1914).

— The so-called infraction of the second metatarsal bone. J. Bone Jt Surg. **8,** 257 (1926).

FRIEDLÄNDER, C.: Über eine Spaltbildung am Metatarsus V — im Sinne einer aseptischen Nekrose. Z. orthop. Chir. **55,** 277 (1931).

FROMME: Über die Köhlersche Erkrankung der Metatarsalköpfchen (meist II). Münch. med. Wschr. **69,** 1097 (1922).

GAITSKELL: Brit. J. Radiol. **5** (1932).

GARDEMIN, H.: Die Epiphysennekrose der Mittelfußköpfchen. Arch. orthop. Chir. **31,** 125 (1932).

GARDENINI: Inaug.-Diss. Berlin: Springer 1932.

GEFFERTH, K.: Frühfall der Köhlerschen „zweiten Krankheit". Orv. Hetil. **1937**, 58—59 [Ungar.].

GOBEAUX: J. Radiol. Électrol. **12** (1923).

GOFF, CH. W.: Legg-Calvé-Perthes-syndrome and related osteochondroses of youth. Springfield (Ill.): Ch. C. Thomas 1954.

GOLD: Wien. med. Wschr. 1 (1930).

GOTTLIEB: Calif. west. Med. 23 (1925).

GRASHEY: Röntgenpraxis 5, 215 (1933).

GRUHLE-GRASHEY: Zit. v. KÖHLER 1920.

GÜNTZ, E.: Die Frühbehandlung der Metatarsalköpfchenerkrankung des Jugendlichen (Köhler II). Z. Orthop. **77**, 154 (1948).

HEINE, J.: Dtsch. Z. Chir. **231** (1931).

HEITZMANN, O., ENGEL, H.: Epiphysenerkrankungen im Wachstumsalter. Klin. Wschr. **2**, 397, 444 (1923).

HELLNER, H.: Freiberg-Köhlersche Epiphysennekrose des Köpfchens des Metatarsus. In: KIRSCHNER-NORDMANN, Bd. II, S. 717, 1940.

HERZOG: Ref. Med. Klin. 33 (1922).

HOHMANN, G.: In: Fuß und Bein, 5. Aufl. München: Bergmann 1951.

HOLST, L., CHANDRIKOFF, G.: Die Köhlersche Erkrankung des Metatarsalköpfchens. Fortschr. Röntgenstr. **35**, 204 (1927).

HORSTENEGG, R. VON, ABERLE, W.: Frühstadium von Köhlerscher Erkrankung des Metatarsalköpfchens. Z. Orthop. 72, Beil.-H. 11, 230—232 (1941).

HÜHNE, TH.: Bruns' Beitr. klin. Chir. **132** (1924).

JAKOBSEN: Zbl. Chir. 4 (1922).

JAROSCHY: II. Tagg der Dtsch. Röntgenologen in Prag. Ref. Fortschr. Röntgenstr. **31**, 780 (1923).

— Z. orthop. Chir. **49**, 456 (1928).

KAPPIS, M.: Weitere Beiträge zur traumatisch-mechanischen Entstehung der spontanen Knorpelablösung. Dtsch. Z. Chir. **171**, 13 (1922).

— Die Ursache der Köhlerschen Krankheit an den Köpfchen der Mittelfußknochen. Bruns' Beitr. klin. Chir. **129**, 61 (1923).

KIRNER: Münch. med. Wschr. 41 (1921).

KLETT, W.: Beitrag zur Ätiologie der Köhlerschen Erkrankung der Metatarso-Phalangealgelenke. Fortschr. Röntgenstr. **30**, 501 (1922/23).

— Fortschr. Röntgenstr. **30** (1923).

KÖHLER, A.: In: Grenzen des Normalen usw., 2. Aufl., S. 67, 1915, u. 10. Aufl. Stuttgart: G. Thieme 1956.

— Eine typische Erkrankung des 2. Metatarsophalangealgelenkes. Münch. med. Wschr. 67, 1289 (1920). — Verh. dtsch. Röntgenkongr. 11, 51 (1920).

— Über die ersten Veröffentlichungen der typischen Erkrankung des 2. Metatarsalophalangealgelenks. Münch. med. Wschr. **71**, 109 (1924).

KÖNIG, E., RAUCH, H.: Zur Histologie und Ätiologie der Köhlerschen Metatarsalerkrankung. Langenbecks Arch. klin. Chir. **128**, 369 (1924).

KONJETZNY, G.E.: Zur Kenntnis der Perthesschen und Köhlerschen Krankheit, insbesondere der Heilungsvorgänge bei diesen. Langenbecks Arch. klin. Chir. **142**, 33 (1926).

— 50. Tagg Dtsch. Ges. Chir. Berlin 1926.

— Zur operativen Behandlung der Köhler'schen Krankheit des Metatarsalköpfchens. Z. Orthop. **81**, 41 (1952).

KOSUGE, SH.: Die Entstehung und das Wesen der Köhlerschen Krankheit des Naviculare. Zbl. Chir. **1939**, 1186—1190.

KUH, R.: II. Tagg der Dtsch. Röntgenologen in Prag. Ref. Fortschr. Röntgenstr. **31**, 780 (1923).

LA CHAPELLE, H.: Ned. T. Geneesk. 7 (1925).

LAMBRANZI, M.: Boll. Soc. med.-chir. Modena 1926.

LANG, F. J.: Wien. klin. Wschr. 38 (1924).

— Über die Bedeutung des Traumas usw. Zbl. Chir. **58**, 770 (1931).

LAUSECKER, H.: Hautarzt 2, 26 (1951).

LIEK, E.: Über seltenere Erkrankungen der Mittelfußzehengelenke. Dtsch. Z. Chir. **166**, 126 (1921).

— Langenbecks Arch. klin. Chir. **119** (1921).

LINDEN, VAN DER: Ned. T. Geneesk. 1925.

MAAS, W.: Multiple Pseudoepiphysen bei Dysostosis cleido cranialis. Fortschr. Röntgenstr. **80**, 788 (1954).

MACHACEK, J., LASSMANN, G.: Mortons Metatarsalgie; Klinik und Histologie. Ges. der Ärzte Wiens Dez. 1967. Ref. Münch. med. Wschr. **110**, 826 (1968).

MAFFEO, L.: Raduno Radiol. Alta italia (Brescia) 1928.

MANTOVANI, D.: Su un caso di distrofia metatarsale del Koehler, Riv. Radiol. e Fisica med. 6. Festschr. Busi Pte 165 (1931). Ref. Zbl. ges. Radiol. **14**, 106 (1933).

MAU, C.: Eine Operation des kontrakten Spreizfußes. Zbl. Chir. **67**, 667 (1940).

MAU, H.: Wesen und Bedeutung der enchondralen Dysostosen. Stuttgart: G. Thieme 1958.

MAUCLAIRE: Epiphysitis de la tête du deuxième metatarsien (Metatarsus planus). Bull. méd. (Paris) 672, 676 (1934).

MEYER, M.: Über die Köhlersche Krankheit des Os metatarsale II. Bruns' Beitr. klin. Chir. **130**, 655 (1923/24) [umfangreiches älteres Schrifttum Zbl. Chir. 11 (1927)].

— SICHEL, D.: Arch. Élect. méd. 1926.

MITMANN: Brit. J. Radiol. **5**.

MORTON, TH. G.: Amer. J. med. Sci. 1876.

MOSENTHAL, A.: Med. Klin. 1926.

MOUCHET, ROEDERER: Bull. Soc. Chirurgie Paris 29 (1925).

MOUTIER, G.: L'Épiphysite métatarsienne. Revue générale. Rev. Orthop., Ser. 3, 12, 235, 250 (1925).

NAGURA, S.: Die Pathologie der Perthesschen und der Köhlerschen Krankheit am Metatarsalköpfchen. Zbl. Chir. **1938**, 417—423.

NOVOTNY, O.: Die Arterien der Mittelfußknochen und ihre Beziehungen zur II. Köhlerschen Krankheit. Langenbecks Arch. klin. Chir. **190**, 604 (1937).

NOWOTJELNOFF: 2. Russ. Röntgen-Kongr. 1924. Ref. Fortschr. Röntgenstr. **34**, 405 (1926).

ODELBERG-JOHNSON, O.: Osteochondritis dissecans am Capitulum metatarsale I beiderseits. Fortschr. Röntgenstr. **92**, 467 (1960).

PAYR: Diskussion zu SONNTAG. Münch. med. Wschr. **71**, 1668 (1924).

PÖSCHL, M.: Siehe DUDIAK, ST.

POZNIAKOV, L.: Traitement chirurgical de la maladie metatarsienne de Köhler. J. Chir. (Paris) **43**, 667—676 (1934).

PRAGER, W.: Aseptische Nekrose des Metat. II re. und des Naviculare pedis li. nach einem Trauma. Z. Orthop. 104, 232 (1968).

PYTEL, A. J.: Köhler-Pellegrini-Stiedasche Krankheit. Čas. Lék., čes. 1936, 1439—1446 [Tschech.].

QUIRIN: Dtsch. med. Wschr. 1922, 1447.

RAVELLI, A.: Osteochondrosis dissecans am Köpfchen des ersten Mittelfußknochens. Fortschr. Röntgenstr. 76, 270 (1952).

REINBERG, S.: Zbl. Chir. 1926, 3101.

REMPE, W.: Ein Beitrag zur Pathologie des Knochenumbaus. Z. Orthop. 84, 222 (1954).

REY: Köhlersche Krankheit mit Chondromatose. Zbl. Chir. 1935, 1897.

RIBBING, S.: Hereditäre multiple Epiphysenstörungen mit Osteochondrosis dissec. Acta radiol. (Stockh.) 36, 397 (1951).

ROESNER, E., WEIL, S.: Über die Nekrose der Osteoepiphysen des zweiten und dritten Metatarsalknochens. Bruns' Beitr. klin. Chir. 133, 470 (1925).

ROESSNER: Münch. med. Wschr. 45 (1922).

ROUX, J., URECH: Köhler II. Rev. méd. Suisse rom. 61, 89—92 (1941).

SCHREIBER, W.: Fortschr. Röntgenstr. 34, 405 (1926).

— Fortschr. Röntgenstr. 45, 613 (1933).

SCHREUDER-LEIDEN, O.: Kann die Erkrankung des Os metatarsale II von ALBAN KÖHLER die Folge eines chronischen Traumas sein? Dtsch. Z. Chir. 178, 145 (1923).

SICILIANO, L.: Radiol. med. (Torino) 1922.

SKILLERN: Amer. J. Surg. 70, 371 (1915).

SMILLIE, I. S.: Freiberg's infraction (Köhler's second disease). J. Bone Jt Surg. B 39, 580 (1957).

SONNTAG: Münch. med. Wschr. 45 (1922).

— Köhlersche Krankheit am Mittelfußköpfchen. Münch. med. Wschr. 71, 1668 (1924).

SPEED: Surg. Clin. N. Amer. 22 (1921).

STELLER, K.: Epiphyseonekrosen des Köpfchens von Metatarsale V. Röntgenpraxis 15, 156 (1943).

STRACKER, O.: In: Lehrbuch der praktischen Orthopädie, S. 414. Wien-Bonn: Maudrich 1955.

SUSAN, B., GREGORESCU, N.: Epiphysitis des Kopfes des Mittelfußknochens (Köhlersche Krankheit). Nr II. Chir. med. 18, 315—322 (1937) [Rumän.].

TAVERNIER, L.: Presse méd. 45 (1928).

THIELE: Ungewöhnlicher Verlauf einer Köhlerschen Erkrankung des Metatarsale II. Röntgenpraxis 7, 776—777 (1935).

TRÈVES, A.: La metatarsalgie. Clinique (Paris) 21, 361 (1926).

UNGER: Münch. med. Wschr. 20 (1921).

VALENTIN, B.: Fortschr. Röntgenstr. 29 (1921).

— Beitrag zur Köhlerschen Erkrankung des II. Metatarso-Phalangealgelenkes. Fortschr. Röntgenstr. 29, 173 (1922).

VIGANO, A.: Malattia da insufficienza delle ossa metatarsali. Arch. Ortop. (Milano) 47, 651—677 (1931).

VOGEL: Zbl. Chir. 15 (1922).

WAGNER, TEPLITZ, SCHÖNAU: Med. Klin. 35, 1348 (1928).

WAGNER, A.: Isolated aseptic necrosis in the epiphysis of the first metatarsal bone. Acta radiol. (Stockh.) 11, 80 (1930).

WALTER, H.: Zbl. allg. Path. path. Anat. 23 (1923).

WEIL, M.: Fortschr. Röntgenstr. 28 (1921).

— Berl. klin. Wschr. 51 (1921).

WEIL, S.: Beitrag zur Kenntnis der von A. KÖHLER beschriebenen Erkrankung des II. Metatarsophalangeal-Gelenks. Fortschr. Röntgenstr. 28, 133 (1921).

WEISS, K.: Zur Pathogenese der aseptischen Nekrosen (lokale Malacien des Skelets). Ein röntgenologischer Beitrag. Fortschr. Röntgenstr. 43, 442 (1931).

ZAAIJER: Dtsch. Z. Chir. 163 (1921).

ZARENKO, P.: Zur Klinik der Osteochondroarthropathia necroticans vom Köhlerschen Typus. Arch. orthop. Unfall-Chir. 27, 11 (1929).

ZEITLIN, A.: Some reflections on the etiology of Köhler's disease. Radiology 24, 360 (1935).

IX. Sesambeine an Fuß und Hand; Fabella

1. Osteochondropathie der plantaren Sesambeine am Fuß

a) Synonyme

Osteonekrose, Osteomalacie, Osteochondropathie der Sesambeine, Osteonecrosis necroticans findens (KIMMELSTIEHL-KREMSER-RICHTER; findere = spalten), Renander-Müllersche Sesambeinkrankheit, Sesambeininsuffizienz (WISBRUNN), Osteofibrosis juvenilis, Osteochondrose, Osteofibropathie der Sesambeine, Sesamoiditis, Osteochondritis dissecans der Sesambeine, Wiedhopf-Greifenstein-Syndrom. Eigener Vorschlag für die Benennung: schmerzhafte Großzehen-Sesambeine (in Analogie zum Os tibiale externum douloureux).

b) Historisches

FREIBERG beschrieb 1920 als erster das Krankheitsbild des schmerzhaften medialen Großzehensesambeines an 14 Fällen, wobei er röntgenologisch eine Querteilung ohne vorausgegangenes Trauma beobachtete. RENANDER veröffentlichte 1925 zwei Fälle, von denen bei einem das Sesambein exstirpiert und untersucht wurde. Auf Grund der Übereinstimmung des Röntgenbildes, des histologischen Bildes und der klinischen Symptome mit denen der damals bekannten juvenilen Osteochondropathien rechnete RENANDER dieses Krankheitsbild zu dieser Krankheitsgruppe. W. MÜLLER gab 1926 eine ausführliche Beschreibung (4 Fälle). Er fand aber nur eine unvollständige „fraktionierte" Nekrose, so daß er glaubte, dieses Krankheitsbild von der Gruppe der „Perthes-Köhlerschen Krankheiten usw." abtrennen zu müssen. Er faßte es als ein „typisches Krankheitsbild" auf. Nachdem die Aufmerksamkeit nun auf die Sesambeine gelenkt war, erschienen zahlreiche Ausführungen, aus denen zu ersehen ist, daß es mehrere Formen und Entstehungsweisen des schmerzhaften Sesambeines an der großen Zehe gibt (s. Abschnitte „Histologie" und „Pathogenese").

c) Zur Ossifikation und Anatomie der Großzehen-Sesambeine

Nach KEWENTER tritt die Ossifikation der Großzehen-Sesambeine bei Mädchen im 9.—10. Lebensjahr, bei Knaben im 11.—12. Lebensjahr auf. Bald verknöchert das mediale früher, bald das laterale. Es darf an dieser Stelle auch erwähnt werden, daß das ulnare Sesambein des Daumengrundgelenks um die Zeit der Pubertät für die Bestimmung des Reifungsgrades des Skeletes herangezogen werden kann (DEGEN, PÖSCHL u. a.).

Mit der normalen Anatomie der Großzehen-Sesambeine hat sich ausführlicher PFITZNER befaßt. Meistens handelt es sich um 2 Sesambeine, die unter dem Köpfchen des I. Metatarsalknochens innerhalb der verstärkten plantaren Gelenkkapsel, der Lamina fibrocartilaginea, liegen und mittels einer hyalinknorpeligen Gelenkfläche mit dem Capitulum metatarsi I artikulieren. Zwischen den beiden Sesambeinen bildet die genannte Lamina fibrocartilaginea die dorsale Wandung der Sehnenscheide für die zwischen beiden Knochen liegende lange Sehne des Großzehenbeugers, während plantar das Lig. intersesamoideum die Wand der Sehnenscheide darstellt. Das zwischen der Seitenfläche des Capitulum metatarsi und den Sesambeinen sich ausbreitende Lig. metatarsosesamoideum verhindert ein seitliches Abgleiten. Vereint mit dem medialen Kopf des M. flexor halucis brevis inseriert der M. abductor halucis auch am medialen, der M. adductor halucis auch in Gemeinschaft mit dem lateralen Kopf des kurzen Großzehenbeugers am lateralen Sesambein. Speziell durch die Insertion dieser Muskeln haben also die Sesambeine eine ganz ähnliche Bedeutung wie die Kniescheibe, mit der sie auch in Hinblick auf die pathologischen Veränderungen mancherlei Übereinstimmung aufweisen (zit. nach W. MÜLLER).

Das normale Sesambein hat — wie WISBRUNN angibt — eine typische Struktur: die Spongiosa der unteren Hälfte verläuft sagittal, die der oberen vertikal. Es ist wie beim hyalinen Knorpel eine Gleit- und eine Druckschicht zu unterscheiden.

Die Gefäßversorgung der Sesambeine des Metatarsale I erfolgt nach ZCHAKAJA über einen besonderen Ast der A. metatarsoplantaris I. Von dieser aus legt sich ein reiches arterielles Netz um die Sesambeine. 2—3 kleine Äste dringen von diesem Netz aus von den Seiten her in das Knöchelchen ein, 1—2 Gefäße im Zentrum. Die Gefäße anastomosieren untereinander.

d) Klinisches Bild

Meistens tritt plötzlich ohne ein vorausgegangenes Trauma an der Plantarseite des Großzehengrundgelenkes ein lokaler Druckschmerz auf, der sich besonders bei längerem Gehen oder Stehen bemerkbar macht. Der Schmerz kann auch durch maximale Dorsalflexion der großen Zehe ausgelöst werden. Häufig beobachtet man auch ein intermittierend auftretendes Weichteilödem dorsal zwischen dem I. und II. Metatarsalköpfchen (W. MÜLLER). Da überwiegend das mediale Sesambein erkrankt ist und nicht selten an beiden Füßen (Abb. 454), gehen Patienten im Schongang „wie auf einer Erbse". Infolge Verspannung der Muskulatur können auch Wadenkrämpfe entstehen.

Bevorzugt befallen ist das weibliche Geschlecht, aber auch sonst Personen, die viel gehen und stehen müssen (Tänzerinnen, Sportlerinnen, Hebammen, Sportler). In der Veröffentlichung von KIMMELSTIEL-KREMSER-RICHTER waren von 35 Erkrankten

19 weiblich. Dieser Umstand weist auf eine mechanische Überlastung als Entstehungsgrundlage der Sesambeinkrankheit hin. Beim weiblichen Geschlecht denkt man hier an den Gebrauch von Schuhen mit hohen Absätzen.

Ein besonders häufiges Vorkommen wurde auch beim Hohlfuß registriert (z.B. von STANKIEWICS). Hier sind nicht selten Schleimbeutel über den Sesambeinen der Großzehe entwickelt. Der unelastische stampfende Gang führt zu einer unphysiologischen Belastung der Sesambeine, die manchmal im Sinne einer aseptischen Nekrose verändert erscheinen, auch bei Erwachsenen. Während von den 4 Fällen von W. MÜLLER keiner eine Fußdeformität aufwies, fand MEIS fast durchwegs eine Vergesellschaftung mit Pes plano-valgus, Hohl-Spreizfuß usw. Zum großen Teil handelte es sich um Astheniker. Auch bei KIMMELSTIEL-KREMSER-RICHTER waren Abweichungen der Fußform nicht selten, meist aber nur in Gestalt einer geringgradigen Spreiz- oder Hohlfußbildung. SIDLER sah unter seinen Fällen eine besondere Form von Hohl-Knickfuß.

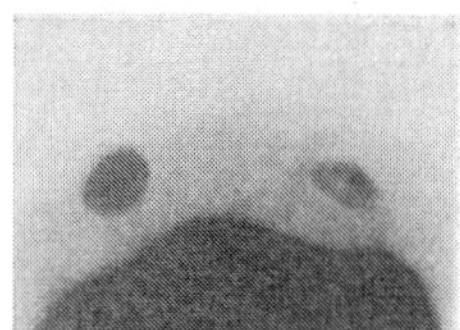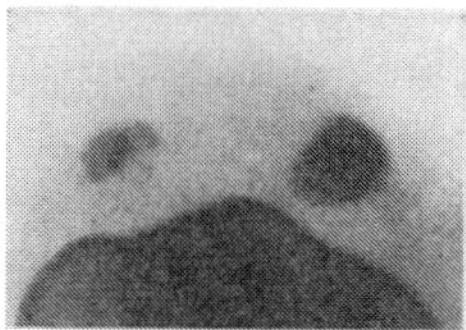

Abb. 454. Doppelseitige Osteonekrose der Sesambeine des Metatarsale I mit entsprechendem klinischen Befund, 10jähriges Mädchen (KIMMELSTIEL-KREMSER-RICHTER)

Häufig tritt das Leiden bei jugendlichen Personen auf, so daß bei diesen die Einreihung des Krankheitsbildes unter die juvenilen aseptischen Nekrosen keine Schwierigkeit macht. Es liegen aber — wie schon erwähnt — auch zahlreiche Beobachtungen an Erwachsenen vor, die ein vollaktives klinisches Bild boten. Bei diesen muß man ernährungsbedingte Überlastungsnekrosen als Ursache annehmen, nach der Art einer „schleichenden Spaltbildung" (W. MÜLLER, WIEDHOPF, GREIFENSTEIN u.a.), wenn Spätzustände ausgeschlossen werden können.

Nach MEIS, DE CUVELAND, FRANKE, HÄUPTLI tritt das Krankheitsbild vorwiegend während der Ossifikation der Sesambeine auf; dabei muß aber beachtet werden, daß eine multizentrische Ossifikation für sich allein, ohne entsprechenden klinischen Befund, nicht als pathologisch bewertet werden darf (DE CUVELAND). Nach HÄUPTLI wurden Fälle von Sesambeinosteochondropathie im Alter von 18—32 Jahren beobachtet. MEIS fand sie bei 12—22jährigen. KIMMELSTIEL u. Mitarb. glauben zwar nicht an eine bestimmte Altersdisposition, mußten aber feststellen, daß auch unter ihrem Material (35 Fälle) das Alter von 10—15 Jahren mit 12 Patienten am häufigsten vertreten war; im Alter von 15—20 Jahren befanden sich 7 Fälle, von 20—25 Jahren 6 Fälle, von 30 Jahren nur 4 Fälle. W. MÜLLERs 4 Fälle waren weibliche Kranke, zwischen 18 und 32 Jahre alt. WISBRUNN hat 4 weibliche Patienten operiert, die im Alter von 36—42 Jahren standen.

e) Lokalisation

Eindeutig bevorzugt befallen ist das mediale Sesambein des Großzehengrundgelenks, vielfach doppelseitig. An anderen Zehensesambeinen kommt das Leiden äußerst selten vor. Im Falle von JOHNSTONE waren die Schmerzen am plantaren Sesambein des Grundgelenkes der II. Zehe lokalisiert. Im Falle von MAYR war anzunehmen, daß ein Druck des Sesambeines der II. Zehe auf einen Plantarnerv die heftigen Schmerzen verursachte, so daß ein Krankheitsbild entstand, das mit der sog. Mortonschen Neuralgie Ähnlichkeit hatte. Übrigens kommen an den Zehen III und IV selten Sesambeine vor, nicht ganz so selten am Basisgelenk der II. und V. Zehe. In einigen wenigen Fällen wurden Sesambeine an sämtlichen Zehen ermittelt (Köhler-Zimmer, de Cuveland, O. Mayr). Sesambeine können aber auch ganz fehlen, uni- und bilateral.

Schließlich sei noch angeführt, daß Wagner und Schaaf bei vergleichenden Untersuchungen fanden, daß bei einigen Fällen von Akromegalie auffallend viele Sesambeine angelegt waren und daß Sesambeine bei Akromegalie überdurchschnittlich groß werden können. Die Autoren denken an die Möglichkeit eines Einflusses des STH auf das Größenwachstum der Sesambeine und auf die Ossifikation knorpelig präformierter Elemente in Analogie zu typischen anderen Skeleterscheinungen bei Akromegalie.

f) Röntgenbild

Im Röntgenbild zeigt sich die Nekrose am Sesambein zur gleichen Zeit wie beim „Perthes", „Schlatter" usw., nämlich während der Ossifikation oder kurz danach. Es

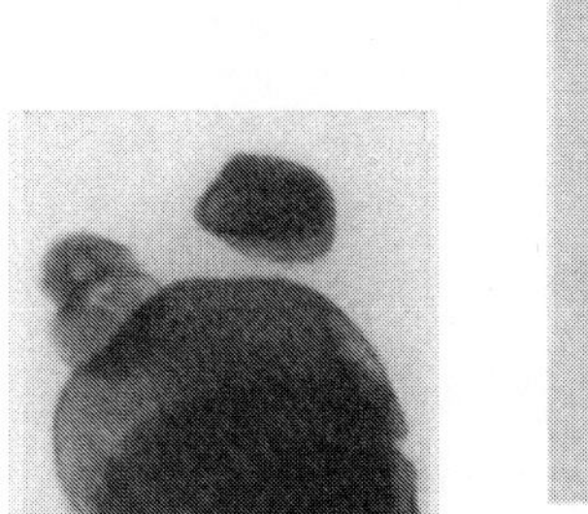
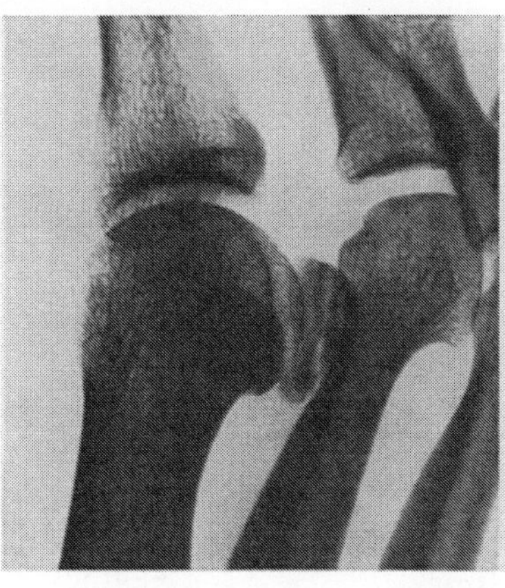

Abb. 455   Abb. 456a u. b

Abb. 455. Akute Osteonekrose des medialen Sesambeins. 12jährige Schülerin mit leichtem Knick-Plattfuß. Stark druckempfindliches mediales Sesambein, das unterteilt und mit Verdichtungen und Aufhellungen versehen ist (Kimmelstiel-Kremser-Richter)

Abb. 456a u. b. Spätbild einer Sesambeinnekrose bei einem 23jährigen Mann. Nekrotische Spaltbildung am fibularen Großzehen-Sesambein, abgerundete kleine isolierte Knochenstücke

entstehen kleinfleckige Aufhellungen und sklerotische Verdichtungen in unregelmäßiger Anordnung (Abb. 455). Der Knochen kann total oder partiell verändert sein. Meist beginnt der Prozeß zentral. W. Müller fand keine Totalnekrosen, sondern nur partielle („fraktionierte" Nekrose) sowie Spaltbildungen, ebenso Meis. Die Spaltbildungen sollen durch Umbau und Abbau entstanden sein (Abb. 456). Eine derartige Fragmentation in 2 oder mehr Stücke ist nach W. Müller charakteristisch (Abb. 457). Kimmelstiel-Kremser-Richter sahen im Röntgenbild neben einer verwaschenen Struktur einen scholligen Zerfall, Formveränderungen, vacuolige Aufhellungen in Verdichtungsbezirken (Abb. 457 und 458) sowie Zertrümmerungen der Sesambeine. Auch ließen sich zackige Ausziehungen an den Konturen mit schnabelartigen Bildungen feststellen. Einzelne Röntgenbilder erinnerten an eine Sequesterbildung. Nach Auffassung dieser Autoren hatte der Röntgenbefund oft eine weitgehende Ähnlichkeit mit Bildern, wie man sie bei der Lunatumnekrose, der Köhlerschen und Perthesschen Krankheit und bei Patellanekrosen antrifft (Abb. 459). Röntgenologisch konnten bei den Untersuchten 11mal keinerlei Teilungserscheinungen festgestellt werden, 16 Patienten wiesen eine doppelseitige Teilung des tibialen Sesambeins auf, einseitig geteilt war je 3mal das rechte und das linke tibiale Sesambein. Einmal war das fibulare Sesambein geteilt, einmal fand sich mehrfache Teilung eines rechten tibialen Sesambeines. Besonders vermerkt wurde bei einigen Fällen,

daß neben den Veränderungen an den Sesambeinen auch eine ausgesprochene Arthropathia deformans an den Knochenpartien der Köpfchen vom Metatarsus I sowie der
Basis des Großzehengrundgliedes vorlag. Für die Bewertung des Röntgenbildes sei daran
erinnert, daß es klinisch positive Fälle gibt ohne entsprechenden Röntgenbefund und
umgekehrt. Bei den Untersuchten von KIMMELSTIEL u. Mitarb. waren unter 35 klinischen
Fällen nur 25 mit röntgenologisch erkennbaren Veränderungen.

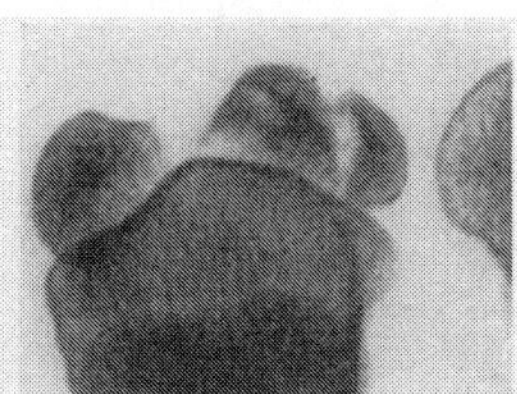

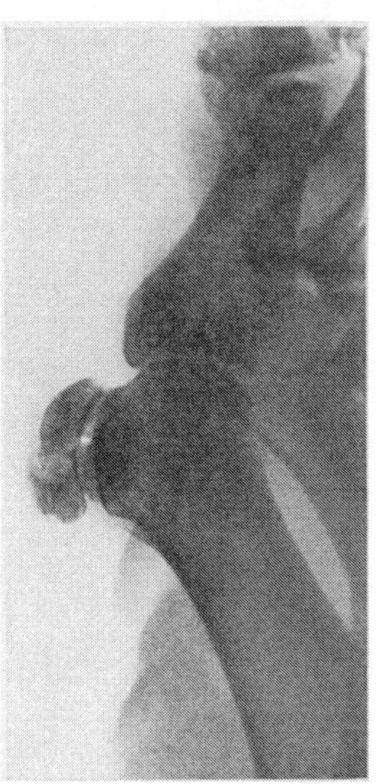

Abb. 457. Spätbild einer Osteonekrose des fibularen
Sesambeins am Metatarsale I. Spaltung des Knochens,
nekrotische cystische Herde. 22jährige Kontoristin,
schon als Kind Beschwerden (KIMMELSTIEL-KREMSER-
RICHTER)

Abb. 458. Gespaltene Großzehen-Sesambeine mit vacuoligen Nekrose-Herden. Akutes klinisches Bild.
22jährige Frau

Abb. 458

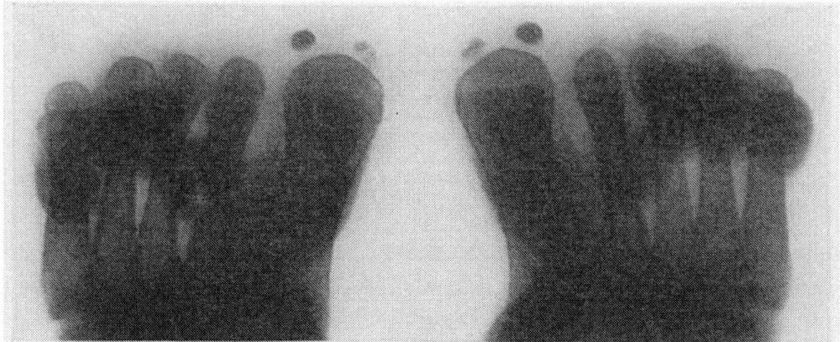

Abb. 459. Fragmentierung des Kerns beider medialer Großzehensesambeine mit Schmerzhaftigkeit, 11jähriges
Mädchen. (Fall von E. DE CUVELAND)

α) Unterteilungen des Sesambeins

Bei den (unvollständigen und vollständigen) Unterteilungen des Sesambeins sind
anlagebedingte Zwei- oder Vielfachteilungen von den sekundär entstandenen (pathologischen) zu trennen (Abb. 460 und 461). Nach W. MÜLLER soll ein querer Verlauf des
Teilungsspaltes und eine eindeutige Zusammenfügbarkeit der Segmente zur Normal-
größe des Sesambeins gegen eine angeborene Anomalie sprechen (zit. nach DE CUVELAND).
Es werden jedoch ab und zu Querteilungen mit angedeuteter Angleichung der einander
zugekehrten Flächen beobachtet, die keine Beschwerden verursachen und als anlagebedingt anzusehen sind (DE CUVELAND), sowie ungleiche und asymmetrische Unterteilungen und Partnerknochen, ferner ungleiche Zahl und Form der Sesambeine am

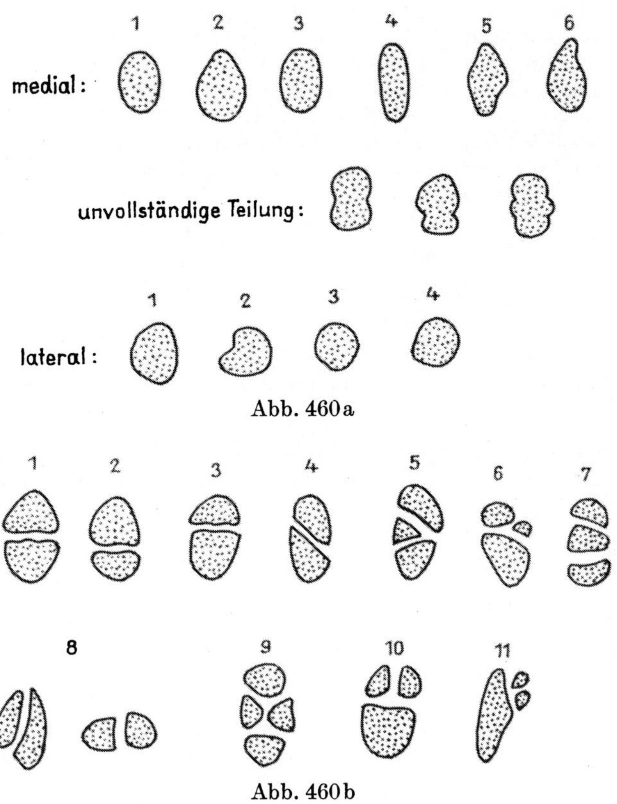

Abb. 460. a Formen der Großzehensesambeine, b Bilder von Teilungen geordnet nach der Häufigkeit ihres Vorkommens. (Nach KEWENTER, aus KÖHLER-ZIMMER: Grenzen des Normalen ... Verlag G. Thieme)

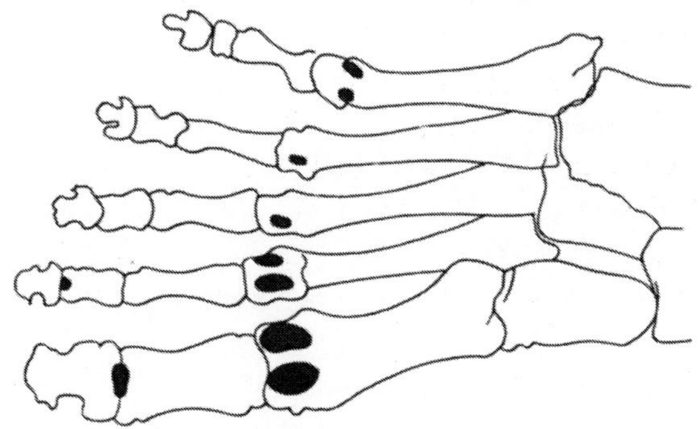

Abb. 461. Fuß mit 10 Sesambeinknöchelchen (A. KÖHLER)

anderen Fuß. So sah MANEVIC eine Zweiteilung des medialen Sesambeins doppelseitig, Beschwerden und nekrotische Veränderungen waren aber nur einseitig vorhanden.

Nach mehreren Autoren ist es zweifelhaft, ob eine Unterteilung an einem Großzehensesambein überhaupt als normales Ossifikationsergebnis anzusehen ist. Dabei wird meistens auf eine Arbeit von TROLLE hingewiesen, der an einem größeren Untersuchungsgut in keinem Falle ein Großzehensesambein histoembryologisch geteilt gefunden hat. Der Befund von Unterteilungen ohne die geringsten klinischen Beschwerden ist jedoch bei Erwachsenen so häufig, daß man entgegen der Anschauung von TROLLE annehmen darf, daß Sesambeinunterteilungen auch „normalerweise" relativ häufig vorkommen.

Unterteilungen werden bevorzugt am medialen Sesambein gefunden. So sah KEWENTER eine Unterteilung am tibialen Sesambein bis zu 30,6 %, am fibularen 1,3 %, HOLLE am tibialen 14,3 %, am fibularen 2,5 % ;

unter den tibialen unterteilten Sesambeinen fand sich Dreiteilung in 17%, Zweiteilung in 12% und Vierteilung in 0,6%. Bei der Durchsicht von 900 Fußröntgenbildern sah Wolff in 5,9% angeborene Unterteilungen. Unter diesen war das mediale Sesambein in 94,4%, das laterale in 5,6% beteiligt. Nur in etwa 50% der Fälle war die Teilung doppelseitig vorhanden. W. Müller sah an 333 Fußröntgenbildern in 8,1% Teilungen der Sesambeine. Unter diesen waren in 85,2% das tibiale, in 11,1% das tibiale und fibulare Sesambein gespalten. W. Müller hält aufgrund dieser Untersuchungen die Doppelbildungen an den Großzehensesambeinen für ziemlich konstant in 5—8%. Weitere Angaben über Unterteilungen von Sesambeinen liegen vor von Bizarro: tibial 5,0%, fibular 0,0%; Powers: tibial 13,0%, fibular 1,0%; Francis: tibial 27,8%, fibular 4,2%; Burman u. Lapidus: tibial 7,2%, fibular 0,6%.

Es sind demnach hier, ebenso wie an der Kniescheibe, die „normalen" Spaltbildungen und Unterteilungen von Erscheinungsformen der aseptischen juvenilen Nekrosen bzw. der Nekrosen im allgemeinen nicht sauber zu trennen, zumal mit der Möglichkeit zu rechnen ist, daß es über die eingeleitete Nekrose zu einer Störung der Ossifikation mit dem Ergebnis von Kernteilungen und Fugenpersistenzen kommt. Eine derartige Annahme wird gestützt durch die auffallende Bevorzugung des medialen Sesambeins, sowohl hinsichtlich des Krankheitsbefalles, als auch der Unterteilung. Die Ansicht, daß es sich um eine typische Sesambeinerkrankung handle, kann demnach mit Wiedhopf und Greifenstein, Lang, Kimmelstiel-Kremser-Richter u.a. abgelehnt werden. Daß es aber Fälle gibt, die hinsichtlich Entstehung, Röntgenbild, Verlaufsform und histologischem Befund unter die primären juvenilen aseptischen Nekrosen eingereiht werden können, glaube ich aufgrund eigener Beobachtungen bestätigen zu können.

β) Pathogenetische Formen

Unter Hinweis auf die späteren Ausführungen bezüglich der Pathogenese komme ich aufgrund der Sichtung des Schrifttums zu folgender *Unterscheidung* hinsichtlich *der Entstehung* des „schmerzhaften Sesambeins":

1. Juvenile Nekrose an normal entwickelten Sesambeinen bei jugendlichen Personen, vornehmlich weiblichen Geschlechts (Renander, Meis, Schütz u.a.).

2. Juvenile Nekrose mit Ossifikationsstörung am Sesambein, darunter auch Spaltungen des Knochens als Folge der Ossifikationsstörungen.

3. Schleichende quere Spaltenbildung auf der Basis einer Überlastungsnekrose (analog der Entwicklung von Umbauzonen W. Müller, Mefferth, Wisbrunn, Greifenstein u.a.). Es handelt sich um eine Art Marschfraktur.

4. Spätmalacie bei erwachsenen Personen, für die Ernährungsstörungen verschiedener Art als Ursache in Frage kommen (z.B. Arteriosklerose, J. Lang; arthrotische Malacie).

5. Echte Frakturen, entstanden durch eine einmalige erhebliche Gewalteinwirkung.

γ) Aufnahmetechnik

Schon W. Müller gab 1925 folgende Methode der isolierten Darstellung der Sesambeine an den Großzehengrundgelenken an: Der Fuß wird mit den hyperextendierten Zehen auf die Platte gedrückt und die Fußsohle von oben in spitzem Winkel belichtet (Abb. 462). De Cuveland und Franke empfehlen (in gleicher Weise wie bei der Darstellung der Patella) die Kontaktaufnahme, wobei auch, wie von Ott empfohlen, die Nahbestrahlungsröhre verwendet werden kann.

g) Histologie

Renander (1925) fand an erkrankten entfernten Sesambeinen ausgedehnte Nekrosen des Knochens und des Markes, so daß er das Krankheitsbild zur Gruppe der Erkrankungen nach Perthes, Köhler usw. rechnete.

Nach W. Müller ist aber der Durchtrennungsspalt als eine Umbauzone anzusehen. Müller hebt bei seinen histologischen Untersuchungen folgendes hervor:

1. In den zahlreichen, von den Sesambeinen angefertigten Schnitten zeigte sich nirgends auch nur eine Spur bzw. ein Rest einer Nekrose des *Mark*gewebes. Abgesehen von wenigen, mechanisch besonders irritierten Stellen, z.B. in unmittelbarer Nachbarschaft des queren Trennungsspaltes.

2. Die Bilder von Nekrosen waren sowohl im medialen wie im lateralen Sesambein zu sehen.

3. Die um die Gefäße herum und an den Rändern von Markräumen noch vorhandenen kernhaltigen Lamellen machten nicht den Eindruck, als sei hier neuer junger Knochen an den alten nekrotischen angelagert worden. Dieser Auffassung schließt sich auch der Pathologe M. B. SCHMIDT bei Durchsicht der Präparate an. Das ganze Bild dieser Nekrosen sei auch nach der Auffassung von SCHMIDT ein anderes, als man es bei der Mondbeinerkrankung oder bei der Erkrankung der Metatarsalköpfchen sehe.

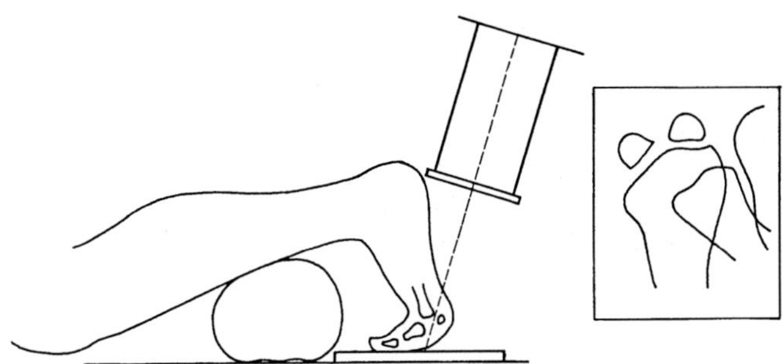

Abb. 462. Aufnahmetechnik: Sesambeine der Großzehe nach MÜLLER (Aus: E. DE CUVELAND)

Alle diese Punkte sind für W. MÜLLER ein Beweis dafür, daß die noch kernhaltigen Randlamellen, die sich um die Gefäße und an den Rändern der Markräume befinden, alte, noch lebend gebliebene Knochenelemente darstellen. Er sieht demnach das Bild einer partiellen unvollständigen Nekrose für gegeben, aber nicht ein ursprünglich total nekrotisches Knochengewebe im Stadium der Regeneration. Charakteristisch sei ferner der Umstand, daß sich so auffallend wenig reaktive regeneratorische Erscheinungen als Folge der vorliegenden Nekrose finden ließen. Da die Querspaltung in keinem Falle, bei dem die genannten Krankheitserscheinungen vorhanden waren, fehlte, glaubt MÜLLER, daß sie gewissermaßen der Ausdruck des pathologischen Zustandes sei. Umgekehrt könne man aber nicht folgern, daß jede Querteilung ein Ausdruck für die Erkrankung sei, denn es gebe zweifellos häufiger eine Querteilung ohne irgendwelche Krankheitserscheinungen.

Für eine derartige Deutung der Sesambeinkrankheit als Ermüdungserscheinung mit dem Auftreten von Umbauzonen spricht auch die Tatsache, daß die Sesambeinkrankheit vielfach auch bei Erwachsenen auftritt, wenn die entsprechenden Momente der Überlastung am Sesambein gegeben sind, wofür ein typisches Beispiel der histologisch bestätigte Fall einer 30jährigen Tanzlehrerin im Krankengut W. MÜLLERs ist.

Wie schon erwähnt, fiel MÜLLER bei den Untersuchungen der erkrankten Sesambeine auf, daß von der Nekrose nicht sämtliches Knochengewebe betroffen bzw. gleichstark befallen war. Die Randlamellensysteme und Haversschen Säulen waren noch größtenteils kernhaltig. Dies mag ihn veranlaßt haben, das Verhalten des Knochengewebes bei herabgesetzter Zirkulation in einer späteren Arbeit zu untersuchen. Das verwendete Material stammte von Patienten mit hochgradiger Arteriosklerose an den Extremitäten. Auch hier beobachtete MÜLLER, daß sich die Zellelemente der verschiedenen Lamellensysteme unterschiedlich verhalten. Während die ringförmigen Lamellensysteme der Haversschen Säulen und die Randlamellen der Markräume stets wohl erhalten geblieben waren, zeigten sich an den Zellen der Zwischenlamellen die Erscheinungen der Zellnekrose, sie waren kernlos (,,partielle" oder ,,fraktionierte" Nekrose).

Die hier erwähnten „Umbauzonen" werden häufig als „Loosersche Umbauzonen" bezeichnet bzw. diesen gleichgestellt. Es muß jedoch daran erinnert werden, daß LOOSER diese Erscheinung bei der Rachitis beschrieb. In jüngster Zeit wurde daher bei der Behandlung des Komplexes der malacischen Osteopathien gefordert, die Bezeichnung „Loosersche Umbauzone" auf die Umbauzonen zu beschränken, die bei den malacischen Krankheiten auftreten (ERHART, JESSERER). Es ist aber meines Erachtens zweifelhaft, ob diese Einschränkung vom röntgenologischen wie histologischen Gesichtspunkt aus gerechtfertigt ist, im Hinblick auf die experimentellen Ergebnisse RUTISHAUSERs jedenfalls nicht (s. „Osteochondrosis dissecans", S. 607).

BURCKHARDT hat Knochennekrosen mittels Anämisierung und Druckwirkung durch elastische Umschnürung der rechten Vorderpfote von 3—4 Monate alten Kaninchen experimentell erzeugt. Die Nekrosen waren herdförmig, fielen vorwiegend mit einzelnen Lamellensystemen zusammen und zeigten Kernveränderungen (Schrumpfungen, Pyknosen). Im Gegensatz zu W. MÜLLER sah BURCKHARDT auch Kriterien für die Neubildung (Regeneration) von Knochengewebe, nämlich Stellen mit altem erhaltenen Knochen, altem nekrotisierenden Knochen und neugebildetem Knochen. Letzterer war vorwiegend dem ernährenden Mark zugelegen, so daß anzunehmen ist, daß die Apposition des jungen Knochens vom Mark her einsetzt. Aber auch Stellen periostaler Neubildung ließen sich nachweisen, allerdings nicht so ausgedehnt, wie z.B. bei der Osteomyelitis. Hinsichtlich des Verhaltens des Markes gibt BURCKHARDT an, daß bei geringen Schädigungsgraden das Mark nicht oder nur wenig beteiligt war, bei schweren Schädigungen jedoch ebenfalls partiell ergriffen war. Erst wenn das Mark von der Schädigung, wenn auch nur in geringem Grade, mitbetroffen ist, tritt Knochenneubildung ein. Die Markregeneration setzt schnell und früh ein, das Mark war um so zellreicher, d.h. aktiver, je vollständiger die Knochennekrose sich erwies. Der Gelenkknorpel blieb normal, Epiphysenknorpel erwies sich empfindlicher als Gelenkknorpel, aber doch noch widerstandsfähiger als der Knochen. BURCKHARDT nimmt für die juvenilen Epiphysionekrosen wie für die „Sesambeinkrankheit" eine gleichartige Entstehung über eine arterielle Ernährungsstörung an. Den histologischen Unterschied erklärt er sich durch einen graduellen Unterschied der Ernährungsstörung. Eine ähnliche Auffassung vertritt F. J. LANG (1940).

Nach MEIS können spaltenbildende Nekrosezonen über einen Zusammenfluß kleinerer Nekroseherde bei fortschreitendem Prozeß entstehen. Bei Spätbildern könne bei solchen Fällen der Entstehungsmodus über eine Nekrosezone nur noch andeutungsweise durch das Vorhandensein zentraler oder randständiger Nekroserestinseln im fibrosierten oder faserknorpelig umgewandelten Spalt erkannt werden. SIDLER (ein histologisch untersuchter Fall einer 26jährigen Frau) führt die verschiedenen Bilder der Sesambeinspaltung und Fragmentierung auf quantitativ verschiedene Zustände ein und desselben Prozesses zurück, dem eine mechanische Schädigung zugrunde liege.

MEFFERTH beobachtete völlige und partielle Nekrosen der Bälkchen, allerdings bei älteren Personen. Bei beginnenden arthritischen Veränderungen zeigte sich Quellung und Auffaserung des Knorpels mit nachfolgender Resorption, in schweren Fällen Knorpel-Calluswucherungen und Umwandlungen des Fettmarkes in fibröses Bindegewebe. MEFFERTH nimmt arteriosklerotische Veränderungen der intraossären Gefäße an.

WIEDHOPF und GREIFENSTEIN berichten von subchondralen Nekrosen am Sesambein, die sie in Analogie zur Lunatum- und Navicularemalacie setzen. Sie unterscheiden drei Formen der Sesambeinerkrankung:

1. Die subchondrale Nekrose des Sesambeins.
2. Erworbene Spaltbildungen nach der Art schleichender Spaltbildungen.
3. Echte Sesambeinfrakturen.

WISBRUNN hat bei 4 Patienten 9 Sesambeine exstirpiert. In einem Fall handelte es sich um eine alte Fraktur. Es wurde ein angedeuteter Querspalt gefunden. Bei den übrigen drei Fällen, bei denen eine Osteoarthrosis der Sesambeine festgestellt wurde, war röntgenologisch keine Spaltbildung nachweisbar. Bei drei Beobachtungen war der periostbedeckte Knochen Sitz osteoarthritischer Prozesse, wobei die Veränderungen vom Periost ausgingen. In allen pathologischen Fällen fanden sich charakteristische Veränderungen des Strukturbildes. An den osteoarthritisch veränderten Sesambeinen waren drei Phasen zu unterscheiden:

1. Einbruch fibrösen Gewebes in den Knochen vom Knorpel oder Periost aus.
2. Auflockerung der Spongiosastruktur.
3. Reparatorischer Strukturumbau im Sinne der Anpassung.

Der Verlauf der Erkrankung sei davon abhängig, ob durch den reparatorischen Umbau der Spongiosa der Prozeß der bindegewebigen Vorwucherung zum Stillstand gebracht wird oder nicht. WISBRUNN ist auch der Ansicht, daß die Teilung eines ursprünglich einheitlichen Sesambeinknochenkerns durch mechanisch funktionelle Einflüsse, über die Bildung Looserscher Umbauzonen, vor sich gehen kann. In dieser Auffassung wird er bestärkt durch die Beobachtung, daß mit den Befunden einer Marschgeschwulst ein gehäuftes Vorkommen gespaltener medialer Sesambeine zu beobachten ist. Unter Verwertung der Befunde von WIEDHOPF und GREIFENSTEIN schlägt WISBRUNN folgende Einteilung für das Sesam partitum vor:

1. Sesambeine mit röntgenologisch darstellbarer Spaltbildung:
   a) ohne subjektive Beschwerden,
   b) mit subjektiven Beschwerden infolge Veränderungen im Sinne der Osteofibrosis juvenilis (= Malacie im Jugendalter),
   c) echte Frakturen.

2. Sesambeine ohne röntgenologisch dargestellte Spaltbildung:
   a) Osteochondrofibrosis bzw. schleichende Spaltbildung,
   b) Arthritis urica.

3. Partielle oder totale Nekrose des Sesambeines durch Gefäßverschluß (Arteriosklerose, MEFFERT).

WISBRUNN möchte den von W. MÜLLER eingeführten Begriff der „typischen Sesambeinerkrankung" durch die neutrale Bezeichnung „Sesambeininsuffizienz" ersetzen.

SCHÜTZ und MANEVIC sahen ebenfalls Knochen- und Marknekrosen und glaubten an ein Krankheitsbild vom Typ der Köhlerschen und Perthesschen Krankheit.

KIMMELSTIEL-KREMSER-RICHTER beobachteten an exstirpierten Sesambeinen folgendes: Frakturen, subchondrale Nekrosen, pseudarthroseähnliche Bilder, osteoarthritische Prozesse, Umbauvorgänge in der Struktur des Sesambeines, also eine solche Mannigfaltigkeit, daß nach Auffassung der Autoren von einem einheitlichen Krankheitsbild, wie MÜLLER es annimmt, nicht die Rede sein könne. Die gleichen Autoren haben in Verfolgung des Problems der „Sesambeinkrankheit" 80 Sesambeine jeden Alters einer genaueren histologischen Untersuchung unterzogen. Etwa 20% dieser Sesambeine wiesen unverkennbare, z.T. sehr schwere Veränderungen auf. Diese systematische Untersuchung am Leichenmaterial (KIMMELSTIEL) ergab in der Hauptsache folgende Bilder:

1. Chondrosis necroticans (findens). Sie zeigte sich bei Leuten jeden Alters und ist charakterisiert durch dissoziierende Prozesse an der Grenzlinie zwischen Gelenkknorpel und Wachstumsknorpel des Sesambeines an der Artikulationsseite zum Mittelfußknochen. Dazu kommen in sehr zahlreichen Fällen degenerative Veränderungen des Gelenkknorpels, wie sie auch MEFFERT beschreibt.

2. Sehnenknorpelabriß (dissoziierende Prozesse mit Knorpelabsplitterungen am angrenzenden Gewebe).

3. Osteochondrosis necroticans findens (Nekrosen an der Grenze zwischen Knochen- und Wachstumsknorpel bei Überwiegen der Nekrose). Die Herde liegen also zunächst tiefer als bei 1.

4. Bei hochgradigen Veränderungen ist der Knochen selbst beteiligt. Im Knorpelgebiet finden sich Rißbildungen, subchondrale Blutungen und Kolliquationsnekrosen in abgegrenzten Höhlen. Schließlich treten auch noch reaktive Wucherungen des angrenzenden Bindegewebes, Fibrocyteneinwucherungen in das Mark und Osteoklastenbildungen auf. Aber alle die genannten Umbau- und Regenerationsprozesse am Knochen spielen sich nur ganz am Rande in den ersten an die Knorpel- und Knochennekrosen angrenzenden Markhöhlen ab. Der ganze übrige Teil des Sesambeines ist, was den Knochen anbetrifft, völlig intakt.

KIMMELSTIEL u. Mitarb. erklären sich die Verschiedenartigkeit der Bilder als das Resultat der Zusammenwirkung der mechanisch einwirkenden Kraft und des Ausmaßes der reparatorischen Vorgänge (s. Abschnitt Pathogenese).

RESKE (1954) sah bei einem 13jährigen Mädchen am medialen Großzehensesambein des rechten Fußes einen Befund, den er als Ostitis fibrosa localisata ansprach. Der Befund war gekennzeichnet durch kernreiches Zellgewebe in den Markräumen mit fibrösem Granulationsgewebe, Riesenzellen und Hämosiderineinschluß (Brauner Tumor oder Osteoklastom). Am anderen Fuß bestand an entsprechender Stelle eine aseptische Knochennekrose. Die Befunde sind histologisch belegt. Die Röntgenbilder der beiden Sesambeine zeigten deutliche spaltförmige Aufhellungen bzw. Abbauzonen, die unregelmäßig verliefen. Eine Unterscheidung dieser histologisch verschiedenen Krankheitsbilder am Großzehensesambein des rechten und des linken Fußes war röntgenologisch nicht möglich. Brust- und Lendenwirbelsäule sowie das Kreuzbein wiesen röntgenologisch keinen gleichartigen Befund auf. GRIEP (1929) beobachtete einen Fall (29jährige Frau, kein Unfall) mit einem ähnlichen Befund, den er gemeinsam mit dem Pathologen SCHMINKE aufgrund der histologischen Bilder als Ostitis fibrosa deutete. Es besteht hier eine gewisse Parallele zu den von GESCHICKTER und WIDENHORN bei 2 Fällen an der Patella erhobenen Befund von Riesenzellentumoren. Zur kritischen Würdigung dieser Befunde muß angeführt werden, daß einzelne Autoren die Berechtigung der Einordnung dieser histologischen Bilder unter die echten Riesenzellengeschwülste bezweifeln (z. B. WISBRUNN), da es strittig sei, ob die histologischen Befunde als primäre pathologische Erscheinungen oder als Regenerationsvorgänge aufzufassen seien und ob das Markgewebe mitbeteiligt sei. Im Falle von RESKE waren Markraum und Knochenlamellen zweifelsohne beteiligt, bei GRIEP zeigten sich auch eindeutig reaktive Vorgänge (Periostwucherung, Knorpelbildung, Bindegewebsneubildung), Markgewebe war in fibrilläres Bindegewebe umgewandelt. Damit ergibt sich für diesen Fall auch histologisch eine Ähnlichkeit mit den Befunden bei der Osteochondropathie nach der Art des Morbus Perthes, Köhler usw., also mit jenen Sesambeinbefunden, die RENANDER erhoben hatte und die unter die typischen juvenilen Osteonekrosen eingereiht werden können. Auch der Pathologe SCHMINKE äußerte sich zu dem Falle von GRIEP in Zusammenhang mit dieser Fragestellung folgendermaßen: „Der in den Sesambeinen erhobene Befund ist prinzipiell der gleiche wie bei der Köhlerschen Krankheit. Auch hier halten wir die Nekrose für das Primäre, die übrigen Veränderungen für reaktiver, resorptiver Natur" (zit. nach GRIEP). Übrigens wurde auch bei subchondralen Nekrosen anderer Skeletstellen zellreiches, riesen- zellhaltiges Bindegewebe gefunden (RIEDEL), so daß man über die Zuordnung obiger Fälle zur „Ostitis fibrosa" geteilter Meinung sein kann.

Bei schweren Reizzuständen am Sesambein ist auch eine Beteiligung der *Umgebung* zu erwarten. GRIEP hat hier auf Parallelbefunde beim Morbus Perthes hingewiesen, bei dem ebenfalls entzündliche periartikuläre Weichteilveränderungen beobachtet wurden (Gelenkkapselverdickung, Zottenwucherung usw., KONJETZNY). Die entzündlichen Veränderungen seien vielfach die Quelle dauernder Reizwirkungen, auch nach Abheilung der primären Knochennekrosen (beginnende Arthrosis deformans). NUZZI sprach aufgrund seiner Beobachtungen von einer rarefizierenden entzündlichen Ostitis mit Periostitis und Synovitis.

Der *Wiederaufbau* des nekrotischen Sesambeines geht nach Angabe von Lang, ähnlich wie bei den kleinen Knochen der Hand- und Fußwurzel, von den an den Oberflächen ansetzenden Bändern aus und schreitet konzentrisch gegen das Innere fort.

Überblickt man kritisch die angeführten histologischen Mitteilungen, so bekommt man den Eindruck, daß zwar das klinische Bild des „schmerzhaften Sesambeines" ziemlich einheitlich ist, daß aber die Interpretation der histologischen Befunde vielfach voneinander abweicht.

h) Pathogenese und Ätiologie

Für jene Nekrosefälle an den Sesambeinen, die als juvenile Nekrosen angesehen werden, steht heute in Analogie zu den jetzt vorherrschenden Ansichten über die Ätiologie des „Perthes", „Köhler", „Schlatter" usw. die Theorie der Entstehung über gefäßbedingte Ernährungsstörungen im Vordergrund. Dies gilt aber auch für die anderen Formen der Nekrose, z. B. für die „Altersnekrosen", die Mefferth mit intraossären Gefäßstörungen auf arteriosklerotischer Basis erklärt. Nimmt man die Entstehungsweise über ein chronisches Trauma an, so bietet sich die Theorie der Entstehung über eine primäre Gefügezerrüttung im mineralischen Aufbau des Knochens an, wie sie Henschen für die Marschfraktur vertritt. Auf die Ergebnisse und Anschauungen Rutishausers über das Wesen der Überlastungsschäden am Skelet sei an dieser Stelle besonders verwiesen (s. „Osteochondrosis dissecans", S. 607). Auch Häuptli bekennt sich zu dieser Auffassung und rechnet die aseptischen Osteonekrosen generell zur Gruppe der Überlastungsschäden, auch die Sesambeinnekrosen.

W. Müller, dessen Untersuchungen für die Entstehung der Sesambeinkrankheit auf der Basis von Umbauzonen sprechen, hält ebenfalls die Überlastung für das wesentliche ätiologische Moment, ohne einen Parallelismus mit der „Perthesschen-Schlatterschen-Köhlerschen Krankheit" zu sehen. Eine gewisse Disposition des Gesamtskeletes komme noch zusätzlich in Betracht. Jaroschy sieht in der Nekrose eines Sesambeines am Großzehengrundgelenk das dem Morbus Köhler analoge Leiden am Metatarsus I, weil der Bodendruck hier nicht zuerst das Metatarsalköpfchen, sondern die Sesambeine trifft (eine Köhler-Nekrose des Capitulum des Metatarsale I ist bekanntlich äußerst selten). Meis spricht sich zwar für einen gleichartigen Krankheitsvorgang wie beim Morbus Köhler, Perthes, Schlatter usw. aus, glaubt aber, daß die von ihm beobachtete Zweiteilung des Sesambeines nicht angeboren sei. Sie sei über Nekrosespalten zustandegekommen, deren Entstehung jedoch nicht auf einer Zirkulationsstörung embolischen Ursprungs beruhe. Die primäre Ursache liege vielmehr in erster Linie in einer verminderten Reaktionsfähigkeit des jugendlichen Knochens gegenüber mechanischer Schädigungen, also in einer Störung der Ossifikation „derart, daß zwar beim primären Ossifikationsvorgang noch normales Knochengewebe gebildet werde, das aber bei Schädigung selbst geringer Art nicht mehr vollwertig im Sinne der restitutio ad integrum reagiert werden könne. Es bestehe ein Mißverhältnis zwischen Anforderung und funktioneller Möglichkeit". Als auslösende und begünstigende Umstände sieht Meis ausschließlich gestörte statische Momente und Belastungsanomalien an (zit. nach Lang) (im Fall Stankiewics bestand ein Hohlfuß).

Das gemeinsame Vorkommen von Sesambeinnekrosen mit statischen Abweichungen am Fuß wurde auf S. 566 besprochen.

Die statische Aufgabe des Großzehensesambeines ist eine besondere. Hohmann sieht diese darin, daß die Sesambeine eine Art Pfanne bilden, in welcher das Mittelfußköpfchen steht oder sich dreht. Beim Ballenstand bleiben die Sesambeine unverrückt über dem Boden und werden durch die Körperlast noch mehr angedrückt. Sie bilden eine unbewegliche Unterlage, gegen die der Fuß und mit ihm der ganze Körper gedreht werden kann. Es sind demnach die plantaren Sesambeine der Zehengrundgelenke, insbesondere aber die der großen Zehe, und hier wiederum bevorzugt das mediale Sesambein, ganz außerordentlichen Belastungen ausgesetzt und zwar bei jedem Schritt und Tritt (zit. nach DE CUVELAND). Für eine derartige Deutung der Entstehung durch Überbelastung spricht auch, wie schon angeführt, die Bevorzugung des weiblichen Geschlechts (hohe Absätze) und eines Personenkreises, der den Vorfuß speziell belastet (Tänzerinnen, Sportler usw.). Bei Sportlern habe ich allerdings im Bereiche meines verhältnismäßig großen sportärztlichen Umkreises bei genauer Prüfung immer eine echte traumatische Schädigung feststellen können (z.B. Druck durch die Nagelplatte des Rennschuhes).

WIEDHOPF und GREIFENSTEIN lehnen zwar im Gegensatz zu W. MÜLLER das Vorliegen eines einheitlichen Krankheitsbildes einer typischen Sesambeinerkrankung ab, halten aber an einer Einordnung unter die typischen aseptischen juvenilen Nekrosen fest. SIDLER beobachtete bei 3 Fällen von Sesambeinspaltung eine Kombination mit spontaner Mittelfußfraktur und sieht hierin einen Hinweis auf die statische Überlastung als Ursache.

KIMMELSTIEL-KREMSER-RICHTER reihen die Erkrankung des Sesambeines unter den Sammelbegriff der Insuffizienzbeschwerden des Fußes ein, zu denen sie auch die Köhlersche Krankheit des Os naviculare und des Mittelfußköpfchens, die Deutschländersche Krankheit, die Apophysitis calcanei und die Arthrosis deformans einzelner Fußwurzelgelenke zählen. Im Hinblick auf die Alterszusammensetzung, das klinische Bild und die gewonnenen histologischen Bilder glauben diese Autoren pathogenetisch drei Formen unterscheiden zu können:

1. Geringfügiges Trauma mit der Möglichkeit ausreichender Reparation. Hier kommen Bilder zustande, wie sie WISBRUNN beobachtet hat, d.h. also solche mit Umbau der Sesambeinstruktur.

2. Geringfügiges Trauma und geschädigte Reparationsfähigkeit (z.B. durch fortgesetzte erneute mechanische Läsion). Es zeigen sich Befunde, die vielfach als charakteristisch für die Sesambeinerkrankungen angesprochen worden sind, die in einer Zweiteilung durch bindegewebig-knorpeligen Callus enden (hierher zählen selbstverständlich auch solche Sesambeine, bei denen es durch Gewalteinwirkung zur teilweisen Nekrose des Knochens und Knochenmarkes gekommen ist, bei denen also Bilder entstehen, die der Lunatummalacie ähnlich sind).

3. Hochgradiges akutes Trauma: Fraktur des Sesambeines ohne erkennbare reparatorische Vorgänge. Diese Gruppe des schmerzhaften Sesambeines spiele allerdings wegen ihrer Seltenheit keine nennenswerte Rolle im Rahmen des Gesamtbildes des schmerzhaften Sesambeines.

Die Autoren meinen, daß sich aus ihren Erhebungen von selbst ergebe, daß von einer „typischen Sesambeinerkrankung" nicht die Rede sein könne. Auch die Altersgruppierung könne hier nicht herangezogen werden, denn bei dem besonders betroffenen Pubertätsalter seien die Füße bei Turnen, Sport und Spiel bevorzugt traumatischen Insulten ausgesetzt. Auch konnte ein Zusammenhang mit bestimmter Körperkonstitution oder mit anderweitigen Erkrankungen nicht beobachtet werden.

MEFFERT sah in 50% seiner Fälle Bilder, die er der Arthropathia deformans zuordnete und die ihn zu dem Schluß führten, daß dem Trauma eine wesentliche Rolle in der Entstehung zukäme. KIMMELSTIEL u. Mitarb. haben in etwa 20% der untersuchten Sesambeine ähnliche pathologische Veränderungen beobachtet, die sie zwar nicht der Arthropathia deformans zurechnen wollen, von denen sie aber annehmen, daß sie unzweifelhaft eine „traumatische" Genese haben.

i) Differentialdiagnose

Große Schwierigkeiten wird man haben, eine *angeborene Unterteilung* eines Sesambeines von einer erworbenen zu trennen (s. Unterteilungen des Sesambeines). Zur Entscheidung wird hier der klinische Befund herangezogen werden müssen.

Nicht so selten (wie etwa KIMMELSTIEL u. Mitarb. annehmen) ist die echte Fraktur des Sesambeines, besonders am Metatarsale I (und am Daumengrundgelenk). Richtungweisend für die Erkennung ist hier eine meistens eindeutige Anamnese und der Befund eines anfangs scharf gezeichneten Frakturspaltes, der nicht selten sichelförmig verläuft (JELLINGER, STREADFIELD und GRIFFITHS, ZIMMER u. a.). Aber auch Zertrümmerungen und Ausrisse kommen vor. Die Unterscheidung wird schwierig, wenn Randnekrosen schon vorhanden sind (Abb. 467), und die Sesambeine auch an der Sudeckschen Dystrophie teilnehmen. Nach Frakturen kommt es röntgenologisch auch zu einer deutlich erkennbaren Callusbildung (KEWENTER, LAPIDUS).

In der Umgebung von Sesambeinen können schollige Kalkablagerungen vorkommen, vermutlich durch eine benachbarte Tendinitis (BURMAN, LAPIDUS) oder Bursitis (INGE-FERGUSON). Häufig sind degenerative Anlagerungen und Abbauten vom Typ der Arthrosis deformans (HEINE) (Abb. 463 und 464). Kleine Sesambeine (z. B. an den lateralen Zehen und Fingern) sind nicht selten von vornherein strukturarm und manchmal sogar schollig oder völlig kondensiert. Gelegentlich kommt auch eine Luxation des Sesambeines vor und macht Beschwerden (z. B. Medialluxation des tibialen Sesambeines).

Bei starkem Hallux valgus mit Senk-Spreizfuß (meist handelt es sich um ältere Leute) finden wir nicht selten grobe Anlagerungen, Nekrotisierungen, Deformierungen und Multiplikationen an den Sesambeinen des Großzehengrundgelenks (Abb. 465). Die Knöchelchen sind in diesen Fällen meist unterschiedlich groß und gegen das Grundgelenk disloziert, fast immer nach lateral. Es liegt nahe, die Veränderungen als Überlastungsfolge anzusehen. Bei diesen Fällen beruht das vermehrte Vorkommen der Sesambeine wohl auf einer sekundären Spaltung der Knöchelchen.

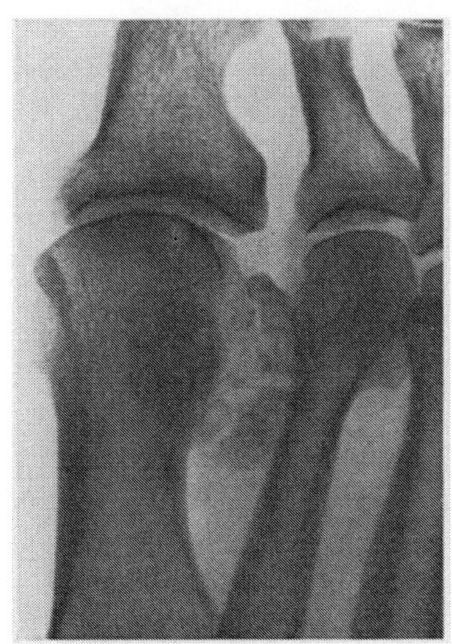

Abb. 463. Spätbild einer Sesambeinnekrose mit sekundären deforiermenden Anlagerungen („Arthrosis deformans"). 54jähriger Mann

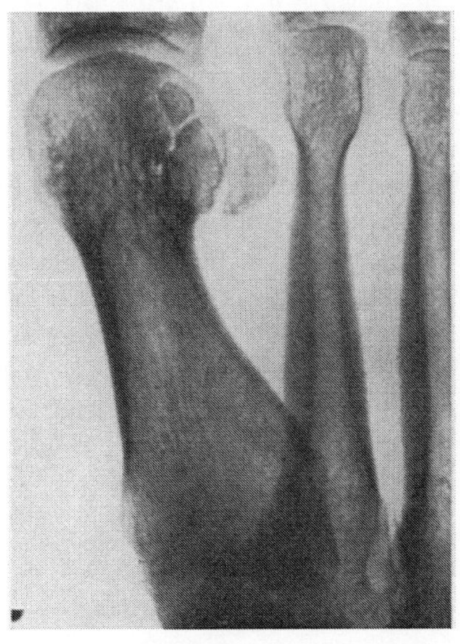

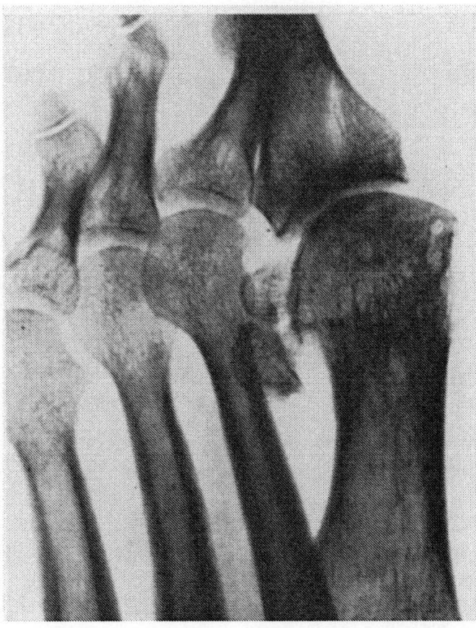

a   b

Abb. 464a u. b. Grobe arthrotische Veränderungen an den Sesambeinen der I. Zehe bei Hallux valgus. Vermehrte Anzahl (durch Unterteilung ?). 50jähriger Mann

Klinisch kann durch Beeinträchtigung des Nervus plantaris ein Krankheitsbild entstehen, das der Mortonschen Neuralgie beim Querplattfuß ähnlich ist. Nach F. Lange entsteht die Mortonsche Neuralgie durch Zusammenpressen der Mittelfußknochen des in diesem Falle nach unten konvexen Vorfußes und des dazwischenliegenden Nervus plantaris dorsalis. Auch bei zirkulär eng anliegenden Verbänden am Vorfuß können ähnliche Beschwerden entstehen (nach O. Mayr).

Interessant ist, daß sich auch die *Gicht* am Sesambein der Großzehe manifestiert, wie Wiedhopf und Greifenstein erstmals mit histologischer Bestätigung finden konnten und worauf auch Kimmelstiel-Kremser-Richter hinweisen. Bei der Gicht ist jedoch der Schmerz nicht so vorwiegend auf die Plantarseite der Zehen lokalisiert. Die Schwellung ist mehr dorsal gelegen und diffus, die Haut glänzend und gespannt, die Schmerzhaftigkeit diffuser und stärker, während sie bei der Sesambeinerkrankung mehr die Fußsohle betrifft, wo manchmal auch das schmerzhafte Knöchelchen direkt getastet werden kann.

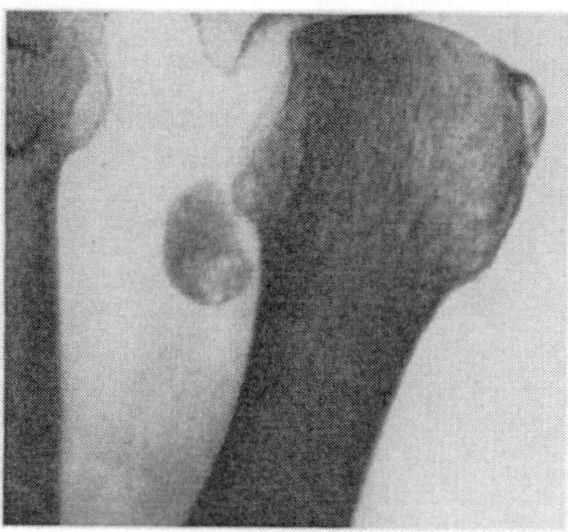

Abb. 465. Cystische Nekrose im lateralen Sesambein der Großzehe (bei Hallux valgus).
66jährige Patientin

Bekannt sind auch entzündliche Veränderungen an den Sesambeinen und in ihrer Umgebung (Schleimbeutel!), die zu chronischen Beschwerden durch Störung des Gleitmechanismus der Sesambeine infolge Verwachsungen führen können (Fall Hammond). Auf die Möglichkeit der Entstehung von Riesenzellentumoren am Sesambein, wie sie Griep und Reske beschrieben haben, sei auch an dieser Stelle verwiesen. Klinisch besteht beim „schmerzhaften Sesambein" eine gewisse Ähnlichkeit mit dem Bilde einer Marschfraktur an einem Metatarsale (Deutschländersche Krankheit). Diese ergibt jedoch ein einwandfrei differentes Röntgenbild vom Schaftteil des Metatarsale. Allerdings muß bedacht werden, daß die Marschfraktur anfangs häufig kaum oder schwer röntgenologisch erkennbar ist und erst deutlich wird, wenn nach etwa 14 Tagen der Spalt klarer hervortritt und periostale Randanlagerungen sichtbar werden. Am Metatarsale I kommt sie übrigens äußerst selten vor. Über die Möglichkeit einer Marsch- bzw. Ermüdungsfraktur am Sesambein selbst wurde schon gesprochen (s. Abschnitt Histologie). Klinisch kann auch ein Morbus Köhler II ähnliche Beschwerden machen wie eine Sesambeinnekrose. Auch hier bringt das Röntgenbild diagnostische Klarheit.

2. Nekrose an Sesambeinen der Hand

An der menschlichen *Hand* wurden nur sehr vereinzelt Bilder einer Sesambeinnekrose beobachtet. E. Zimmer sah am Metacarpale V ein solches mit unregelmäßigen Verdichtungen, bei dem er an einen osteonekrotischen Prozeß dachte. Ein Trauma fehlte in der Anamnese. Lepoutre veröffentlichte ein ähnliches Bild.

Abb. 466 zeigt eine posttraumatische Nekrose an einem Sesambein des Zeigefingergrundgelenks, 5 Monate nach dem Unfall.

Beim Fall der Abb. 467 glaubte ich nicht fehlzugehen mit der Annahme, daß ein
arthrotisch-malacisches Sesambein durch plötzliche Gewalteinwirkung zertrümmert
wurde. Es handelt sich um eine 61jährige Hausfrau, die einen Tag, nachdem sie mit der
Geflügelschere die „Kirchweihgans" zerlegt hatte, heftige Schmerzen genau am Sesambein des rechten Zeigefingergrundgelenks bekommen hatte. Das 3 Tage später angefertigte Röntgenbild zeigt am Sesambein neben der Frakturierung auch erhebliche
malacische Veränderungen, die schon vor der Gewalteinwirkung bestanden haben müssen.

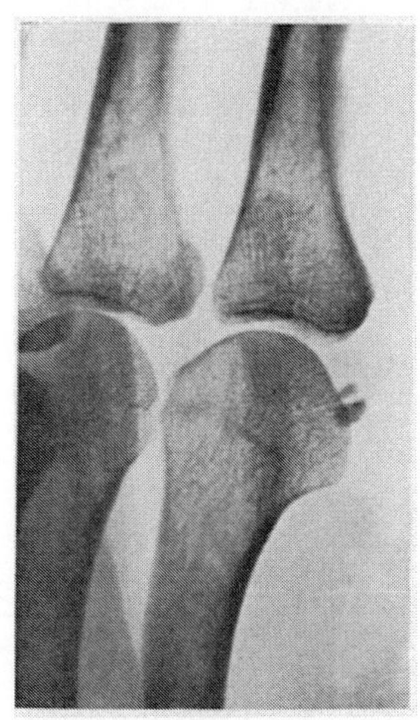 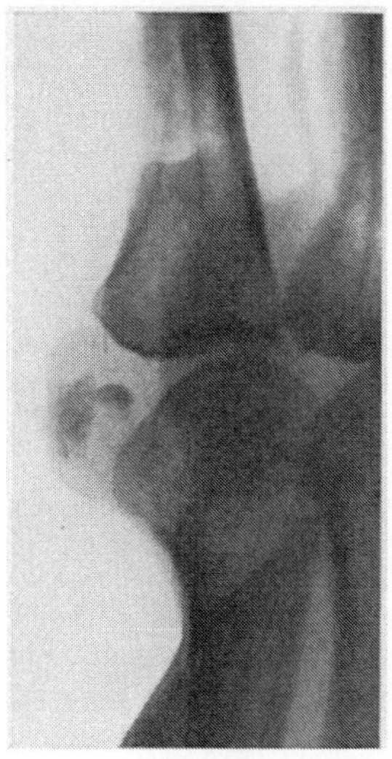

Abb. 466　　　　　　　　　Abb. 467

Abb. 466. Sesambeinnekrose am Zeigefingergrundgelenk, 5 Monate nach Fraktur

Abb. 467. Nekrose des Sesambeins am Zeigefingergrundgelenk, 61jährige Frau

3. Osteochondrosis an der Fabella

Mit der *Fabella* des Kniegelenks (Sesamoid im lateralen Gastrocnemiuskopf) haben
sich Sutro, Maurice u. Sydny eingehend befaßt. Im Rahmen sekundärer Veränderungen
trifft man an der Fabella auch die Nekrosen.

Literatur zu H. IX. 1.—3. (Sesambeine an Fuß und Hand; Fabella)

Axhausen, G.: Über Vorkommen und Bedeutung
epiphysärer Ernährungsunterbrechungen beim
Menschen. Münch. med. Wschr. **1922**I, 881.
— Bergmann, E.: In: Henke und Lubarsch, Hand-
buch der speziellen pathologischen Anatomie und
Histologie, Bd. IX, Teil III. Berlin 1937.
Beitzke, Z.: Über die sog. Arthritis deformans
atrophica. Klin. Med. **74**.
Betocchi, G.: Le lesione dei sesamoidi dell alluce.
Arch. Ortop. (Milano) **44**, No 1, 58—88 (1928).
Bizarro: Zur Kenntnis der Verletzungen der Sesam-
beine. Ann. Surg. **74**, 783 (1921).
Boardmann: Pseudofraktur der Sesambeine. Surg.
Gynec. Obstet. **21** (1915).
Brugman: Sesambeinfrakturen als Quelle für Schmer-
zen in der Gegend des Großzehengrundgelenkes.
Milit. Surg. **49**, 310 (1921).

Burckhardt, H.: Erzeugung von Knochennekrosen
mittels Anämisierung und Druckwirkung durch
elastische Umschnürung. Bruns' Beitr. klin. Chir.
138, 625 (1927).
Burman, M. S., Lapidus, B. W.: Arch. Surg. **22**, 936
(1931).
Chapchal, O.: Pseudofrakturen der Sesambeine der
großen Zehe. Ned. T. Geneesk. **1942**, 1468.
Cuveland, E. de: Arch. orthop. Unfall-Chir. **48**,
705 (1956).
— Fortschr. Med. **75**, 351 (1957).
— Zur Differentialdiagnose und Behandlung der
Osteochondropathie der Großzehensesambeine.
Med. Mitt. (Schering) **20**, 128 (1959).
Degen, St.: Med. Klin. **50**, 1331 (1950).
Erhart, O.: Die Diagnosestellung der Osteomalacie
aus dem Röntgenbild. Verh. Dtsch. Orthop. Ges.
48. Kongr. 1961, S. 316. Stuttgart: F. Enke.

FREIBERG, A. H.: J. Bone Jt Surg. **5**, 3 (1923).
— J. Bone Jt Surg. **8**, 257 (1926).
GESCHICKTER, C., WIDENHORN, H.: Über Riesenzellentumoren der Knochen. Langenbecks. Arch. klin. Chir. **172**, 694 (1933).
GLANZMANN, E.: Larsen-Joh.-Patellarleiden. Schweiz. med. Wschr. 494 (1938).
GOEBELS, R.: Die Sesambeine im Röntgenbild. Diss. Bonn 1935.
GORZOWSKI: Langenbecks Arch. klin. Chir. **188**, 538 (1937).
GRIEP, K.: Ostitis fibrosa der Sesambeine. Zbl. Chir. **40**, 2519 (1927).
HÄUPTLI, O.: Die aseptischen Chondro-Osteonekrosen. Berlin: W. de Gruyter 1954.
HAMMOND: Schmerzen in der großen Zehe, hervorgerufen durch Adhäsionen des Sesambeines. J. orthop. Surg. **2**, 506 (1920).
HEINE: Zit. nach MÜLLER, W. Bruns' Beitr. klin. Chir. **138**, 495 (1927).
HERNAMAN-JOHNSON: Bruch der Sesambeine am Fuß ohne Verletzung in der Vorgeschichte. Arch. Radiol. Electrother. **24**, 395 (1920).
HERZOG, G.: Die primären Knochengeschwülste. In: Handbuch der speziellen pathologischen Anatomie und Histologie (Hrsg. R. RÖSSLE), S. 161ff. Berlin: Springer 1944.
HOHMANN, G.: Fuß und Bein. München: Bergmann 1939.
HOLLE, F.: Über die inkonstanten Elemente am menschlichen Fußskelet. Diss. Univ. München 1940.
HUBAY, CH. A.: Amer. J. Roentgenol. **61**, 493 (1949).
INGE, G. A., INGE, L., FERGUSON, A. B.: Arch. Surg. **27**, 466—489 (1933).
— — — J. Bone Jt Surg. **18**, 188 (1936).
JAROSCHY, W.: Z. orthop. Chir. **49**, 456 (1928).
JELLINGER, D. L.: Amer. J. Roentgenol. **57**, 619 (1947).
JESSERER: Mündl. Diskussion.
JOHNSTONE, A. S.: Brit. J. Radiol. **15**, 337 (1942).
KEWENTER, Y.: Acta orthop. scand., Suppl. **2**, 113 (1936).
KIMMELSTIEL, P., KREMSER, K., RICHTER, H.: Osteochondrosis necroticans findens der Sesambeine des 1. Metatarsale. Langenbecks Arch. klin. Chir. **172**, 403—449 (1933). Ref. Zentr.-Org. ges. Chir. **61**, 704 (1933).
KLEINSCHMIDT: Zbl. Chir. **1920**, 243.
KOCH: Über Frakturen und Pseudofrakturen der Sesambeine der Großzehe. Münch. med. Wschr. **36**, 1235 (1924).
KÖHLER, A., ZIMMER, E. A.: Grenzen des Normalen…, 10. Aufl., S. 671. Stuttgart: G. Thieme 1955.
KONJETZNY, G. E.: Verh. dtsch. Ges. Chir. 33—36 (1926).
LANG, F. J.: Über Art und Bedeutung der Kreislaufunterbrechung in der Ätiologie und Pathogenese aseptischer Epiphysennekrosen. Bruns' Beitr. klin. Chir. **171**, 630 (1940).
LANGE, M.: Z. orthop. Chir. **49**, 595 (1928).
LAPIDIUS, P. W.: J. Bone Jt Surg. **21**, 208 (1939).
— Radiology **366**, 237 (1941).
— Radiology **40**, 581 (1943).

LEPOUTRE, C.: Presse méd. 57/58, 727 (1941). Zit. nach KÖHLER-ZIMMER.
LIDLER, A.: Beitr. zur Osteochondritis dissec. der Sesambeine des l. Mittelfußknochens. Dtsch. Z. Chir. **246**, 143 (1936).
MANEOIL, A.: Osteochondropathie des Sesambeines am 1. Tarsophalangealgelenk. Die Renander-Müllersche Krankheit. Soiet Chir. **1**, 464—469 (1932) [Russ.].
MAYR, O.: Röntgenpraxis **7**, 316 (1935).
MEFFERTH, K.: Über Erkrankungen der Sesambeine des 1. Metatarsophalangealgelenks. Bruns' Beitr. klin. Chir. **146**, 124 (1929).
MEIS, F.: Über Osteochondropathie der Sesambeine. Arch. orthop. Chir. **26**, 581 (1928).
MEISELS, F.: Arch. orthop. Unfall-Chir. **26**, 581 (1928).
MÜLLER, W.: Malazie der Sesambeinknochen des I. Metatarsale, ein typisches Krankheitsbild. Bruns' Beitr. klin. Chir. **134**, 308 (1925), 299, 494 (1926).
MUSKAT, B.: Berl. klin. Wschr. Nr 30 (1906).
NUZZI: Sesamoiditis der großen Zehe. Rinascenza med. 1924, 1, No 6. Ref. Zentr.-Org. ges. Chir. **20**, 480.
PFITZNER, W.: Schwalbes morphol. Arb. 1896.
PÖSCHL, M.: Untersuchungen über Skeletreifung-Akzeleration-Haltungsfehler. Sportarzt **14**, 45 (1963).
POMMER: S.-B. des naturwiss.-med. Vereins Innsbruck **35** (1914).
— Arch. Orthop. **17**, 573 (1920).
POWERS, J. N.: Traumatic and developmental abnormalities of the sesamoid bones of the great toe. Amer. J. Surg. **23**, 315—321 (1934).
PYTEL, A.: Über eine seltene Form der Kniescheibenteilung (in sagittaler Richtung verdoppelte Patella). Langenbecks Arch. klin. Chir. **172**, 718—723 (1933).
RAUBER: (Leipzig 1876.) Zit. aus: BADELEBEN, Handbuch der Anatomie des Menschen, Abt. 1, Teil 1, S. 20, 1904.
RENANDER, A.: 2 Fälle von typischer Osteochondropathie des medialen Sesambeines des 1. Mittelfußknochens. Acta radiol. (Stockh.) **3**, 521 (1925).
RESKE, W.: Ostitis fibrosa localisata (Brauner Tumor oder Osteoblastom) und aseptische Knochennekrose als Ursache für Sesambeinerkrankungen am Metatarsale I. Z. Orthop. **85** (1954).
RIBBING, S.: Besteht ein Zusammenhang zwischen Hallux rigidus und den ossalen aseptischen Nekrosen? Acta orthop. scand. **6**, 138 (1935).
RIEDEL: Zit. nach GRIEP, K. Zbl. Chir. **54**, 2522 (1927).
ROKHLIN, D. G.: The so-called osteochondropathy of the ossa sesamoidea of the 1. metatarsalphalanx joint. Vestn. Rengenol. Radiol. **22**, 122—126 (1940) [Russ.].
SAGEL, J.: Fracture of sesamoid bones; a report of two cases. Amer. J. Surg. **18**, 507—509 (1932).
SAUPE, E.: Malazieartige Veränderungen am schmerzhaften Os tibiale externum. Röntgenpraxis **11**, 533—536 (1939).
SCHÜTZ, H.: Beitr. zur Frage der typischen Erkrankungen der Sesambeine. Bruns' Beitr. klin. Chir. **145**, 65 (1928).

SIDLER, A.: Beitrag zur Osteochondritis dissecans der Sesambeine des 1. Mittelfingerknochens. Dtsch. Z. Chir. **246**, 143—150 (1936).

SMITH, R.: Brit. J. Surg. **29**, 19 (1941).

STANKIEWICS, Z.: A propos d'un cas d'ostéochondrite de l'os sésamoide du gros orteil. J. Radiol. (Belg.) **16**, 65 (1932).

STREADFIELD, T., GRIFFITHS, H. F.: Lancet **1934** I, 1117.

STUBENRAUCH: Münch. med. Wschr. **1914**, 1565—1578.

SUTRO, CH., MAURICE, M. P., SYDNY, M. S.: Fabella (sesamoid in the lat. head of the gastrocnemius). Arch. Surg. **30**, 777 (1935).

TROLLE, D.: Accessory bones of the human foot. Kopenhagen: Einar Munksgaard 1948.

WAGNER, A., SCHAAF, J.: Untersuchungen über Größe und Häufigkeit der Sesambeine bei Akromegalie. Fortschr. Röntgenstr. **99**, 215 (1963).

WALKHOFF, EWALD, PREISER: Z. orthop. Chir. **28**, 230 (1911).

WIEDHOPF, O., GREIFENSTEIN, A.: Dtsch. Z. Chir. **234**, 740 (1931).

WISBRUNN, W.: Ein Beitrag zur Pathologie und Therapie der Sesambeinerkrankungen. Arch. orthop. Unfall-Chir. **29**, 473—490 (1931).

— Os sesamoideum partitum. Arch. orthop. Unfall-Chir. **34**, 79 (1933).

ZSCHAKAJA, M. J.: Fortschr. Röntgenstr. **160** (1932).

X. Gelenke der großen Zehe

1. Großzehengrundgelenk (Hallux rigidus)

Dem Hallux rigidus liegt eine isolierte Arthrosis deformans des Großzehengrundgelenks zugrunde, die meistens schon verhältnismäßig früh auftritt und bei der Schmerzen und Behinderung der Dorsalflexion der Großzehe beim Abrollen des Fußes im Vordergrund stehen.

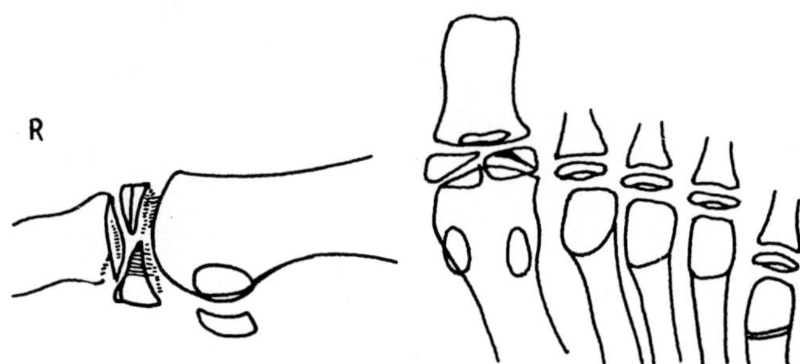

Abb. 468. Hallux rigidus bei einem 11jährigen Mädchen mit positivem Nilsonne-Index und zweigeteilter Grundgliedepiphyse (A. RÜTT)

Während ein Teil der Autoren glaubt, daß die Ursache für den Hallux rigidus in Form- und Funktionsabweichungen der großen Zehe liegt (z.B. Pes plano-valgus, übermäßige Länge des Fußes oder des Metatarsale I bzw. der großen Zehe, Metatarsus primus elevatus), fanden andere häufig eine Vergesellschaftung mit aseptischen Nekrosen an Fußknochen z.B. KINGREN, HACKENBROCH, RIBBING, MOMBERG u.a.. Letztere wollen auch an der Grundgliedepiphyse der Großzehe geringe gleichartige Veränderungen beobachtet haben.

Als erster hatte KINGREN (1933) in der zweigeteilten Epiphysenanlage des Großzehengrundgliedes die Grundlage für die Entwicklung eines Hallux valgus flexus gesehen (Abb. 468). Es bleibt aber nach den Ausführungen von A. RÜTT zu klären, ob es sich bei derartigen Epiphysenbefunden um anlagebedingte Störungen handelt oder um sekundäre Folgen einer unphysiologischen Belastung bzw. Beanspruchung des Gelenks durch die erwähnten Formabweichungen und bei bestehendem positiven Nilsonne-Index[1]. RÜTT fand bei 50 % der erkrankten Kinder eine Teilung bzw. Unregelmäßigkeit der Wachstumszone des Grundgliedes, während sich in der Vergleichsgruppe ein solcher

---

[1] Positiver Nilsonne-Index: das Grundgelenk der I. Zehe liegt weiter distal als das der II. Zehe.

Befund nur in 24% feststellen ließ. Außerdem war bei 36% der erkrankten Kinder der Epiphysenschluß der Grundgliedbasis vorzeitig, bei der Vergleichsgruppe nur in 6%. Rütt kommt daher zu der Auffassung, daß „zumindest in einem großen Teil der Fälle eine Ossifikationsstörung der Grundgliedwachstumszone zu einer Früharthrose führe, die dann das klinische Bild des Leidens verursache". Rütt konnte auch in einem Falle beobachten, daß neben einer Köhlerschen Erkrankung am Metatarsale II und IV auch eine erhebliche Wachstumsstörung der Grundgliedepiphyse vorlag.

A. Köhler bringt in seinem Buch „Grenzen des Normalen . . ." (8. Auflage, S. 129) ein Bild das zufällig anläßlich eines Fußtraumas gewonnen worden war (Hohmann). Dieses Bild zeigt bei einem 11jährigen Kind eine Abweichung der Basalepiphyse des Großzehengrundgliedes, ähnlich wie auf Abb. 469. Der Epiphysenkern ist in der Mitte

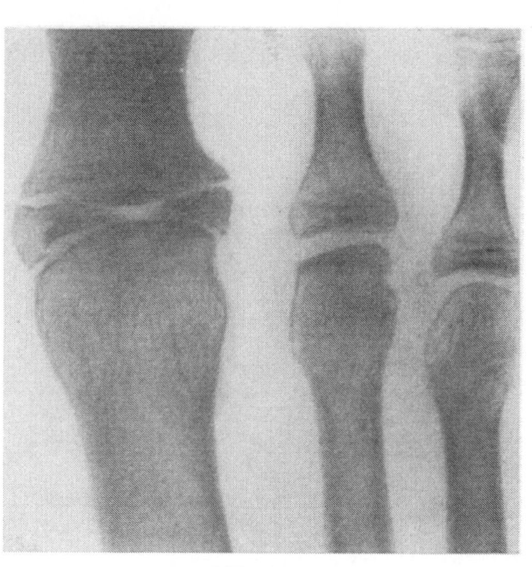

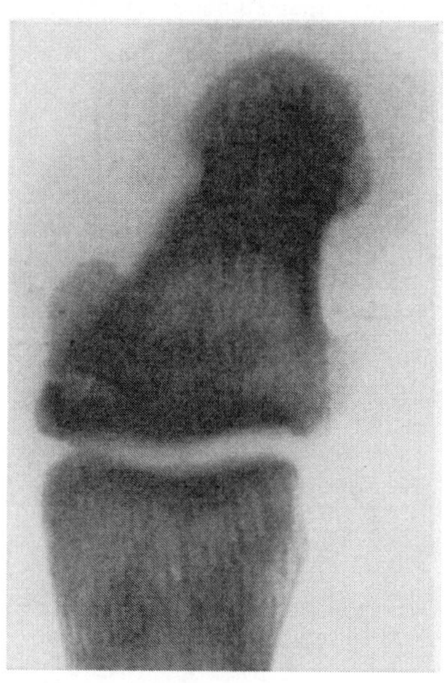

Abb. 469Abb. 470

Abb. 469. „Gegliederte" Basisepiphyse („schwache" Epiphyse) bei einem 16jährigen. Gleichzeitig Zustand nach Morbus Köhler II (Grashey)

Abb. 470. Kleiner Nebenkern an der medialen Basiskante des Großzehenendgliedes mit nekrotischen Veränderungen in der Umgebung (Tomogramm). 23jähriger Patient. 2—3 Jahre Beschwerden (K. H. Ueberschär)

unterbrochen, auch die Epiphyse der Endphalanx ist in der Mitte verdünnt. Köhler weist auf eine Ähnlichkeit mit der Epiphysenstörung an den Fingern nach Thiemann-Fleischner hin, er denkt aber in diesem Falle auch an eine leichte endokrine Störung. Grashey berichtet unter „Gegliederte Epiphysen am Fuß" von einem 16jährigen, der eine gegliederte Grundgliedepiphyse an der 1. Zehe aufwies und zugleich am danebenbefindlichen Metatarsale II einen abgeheilten Köhler II erkennen ließ (Abb. 469). Grashey bringt auch von einem 14- und 14$\frac{1}{2}$jährigen Jungen das Bild einer geteilten basalen Großzehengrundglied-Epiphyse, das er an sich für harmlos hält. Bei einem der beiden Fälle fand sich aber noch eine zerrissene Form der Epiphyse des Metatarsale I, die eine gewisse Ähnlichkeit mit manchen Befunden von „Apophysitis calcanei" und von „Schlatterscher Erkrankung" hat. Grashey vertritt die Auffassung, daß es sich hier um eine besondere Verletzlichkeit, also Minderwertigkeit derartiger irregulärer Ossifikationsanlagen handelt. In diesem Zusammenhang wird auch auf eine Arbeit von Kingren hingewiesen, der in der geteilten Epiphysenanlage die Ursache für den Hallux valgus flexus sieht. Lavner nimmt bei ähnlichen Bildern eine Osteochondrosis dissecans an.

C. und H. Mau (s. S. 559) halten es für möglich, daß Aufbaustörungen der Pseudoepiphyse des Capitulum des Metatarsale I die Vorstufe für die Entwicklung eines Hallux
rigidus darstellen können. Auch wäre die Ansicht vertretbar, daß die jugendliche Form
des Hallux rigidus in Analogie zum Köhler II zu setzen sei.

Osteochondrosis dissecans am Köpfchen des Metatarsale I s. S. 676.

2. Großzehenendgelenk

UEBERSCHAER veröffentlichte ein Röntgenbild eines 23jährigen Mannes (Abb. 470),
an dem er eine aseptische Nekrose an der Endgliedbasis der I. Zehe sieht. Seit
2—3 Jahren hatte der Patient dumpfe Schmerzen am Gelenk, äußerlich fand sich
kein besonderer Befund. Das Röntgenbild zeigt am tibialen Rand der Endgliedbasis
ein linsengroßes, isoliert erscheinendes Knochenstückchen, das in einem sklerotisch um-
säumten Bett liegt. Man hat den Eindruck, als sei in diesem Knochenstückchen die knöcherne Abschlußlamina der Endgliedbasis zum Gelenkknorpel hin noch ausgeprägt. Im
Schichtbild kommen innerhalb des freien Knöchelchens Strukturumbauten mit Cystenbildungen und Einbruch der distalen Hälfte zum Vorschein, so daß nekrobiotische Vorgänge anzunehmen sind. Zusätzlich zu diesem Befund am Endgelenk findet sich am
Grundgelenk ein kleiner ausgestanzter Defekt des Köpfchens des Metatarsale I, der an
ein kleines Nekrosenbett einer Osteochondrosis dissecans erinnert, wie sie z. B. RIBBING
und RAVELLI sahen.

UEBERSCHAER hält die Kriterien einer aseptischen Nekrose mit partiellem Zusammen-
bruch eines Knochens für gegeben, in gleicher Weise wie sie von THIEMANN, DESSECKER
FLEISCHNER u. a. an den Fingerphalangen beschrieben worden sind („Thiemannsche
Krankheit"). Allerdings will er keine genauere Unterscheidung der Form der Nekrose
treffen, etwa ob es sich um eine Nebenkernnekrose oder um eine Osteochondrosis dissecans
der Ribbingschen Form handelt, da histologische Bestätigung und Beobachtung der
Verlaufsform ausstehen.

Auch ätiologisch führt er die gleichen Gesichtspunkte an, wie sie für die Thiemannsche
Krankheit an den Fingerphalangen angegeben werden. Dabei verweist er auf die mögliche
Nebenkernbildung an der Basis der Phalangen, wovon für das Großzehenendglied z. B.
RAVELLI ein Bild gebracht hat.

UEBERSCHAER hält auch das von TROLLE und DE CUVELAND als akzessorisches Os
interphalangeale beschriebene Gebilde für identisch mit dem isolierten Knochenstückchen
des eigenen Falles, ebenso das von HASSELWANDER als Os interphalangeale gedeutete
Knöchelchen. Den Befund TROLLES, an 7 von 374 untersuchten Embryonen gewonnen,
verwertet UEBERSCHAER ebenfalls für seine Ansicht: An den Ecken der Großzehenendgliedbasis zeigte sich eine Abschnürung einer zapfenförmigen Knorpelformation zu
einer isolierten Knorpelinsel (Abb. 471). Eine eigene Beobachtung an einem
35jährigen Mann (Abb. 472) spricht für die Auffassung von UEBERSCHAER. Es
fand sich beiderseits an der lateralen Kante der Endgliedbasis der Großzehe ein isoliertes
Knöchelchen, vom Aussehen einer isolierten akzessorischen Kernanlage. Am medialen
Rand, noch im Bereiche der Gelenkfläche, war je eine kleine Mulde mit einem darüber
befindlichen Knochengebilde vorhanden. Das Bild glich hier dem einer Osteochondrosis
dissecans. Klinisch bestanden Beschwerden im Sinne eines Hallux rigidus. Ein anderer
ähnlicher Befund wurde von mir zufällig erhoben, kein Unfall in der Anamnese, keine
Beschwerden (Abb. 473).

Man beachte an der Endphalanx auch das gelegentliche Vorkommen einer horn-
förmigen Verlängerung des medialen Randes der Basisepiphyse nach distal (Abb. 474),
was vielleicht zu einer besonderen Exponierung dieser Stelle führt.

Differentialdiagnostisch zu trennen sind die multiplen familiären Dysostosen und
enchondralen Ossifikationsstörungen. Ferner gibt es auch weniger ausgeprägte ähnliche

anlagebedingte epiphysäre Ossifikationsstörungen, bei denen ebenfalls bevorzugt Epiphysennekrosen (s. LIESS) entstehen können (möglicherweise über eine starke Belastung zum Zeitpunkt der beginnenden Kernverschmelzung).

Auf die „phalangealen Zapfenepiphysen" bei den peripheren Dysostosen (BRAILSFORD, 1948; GIEDION, 1969) wird hingewiesen.

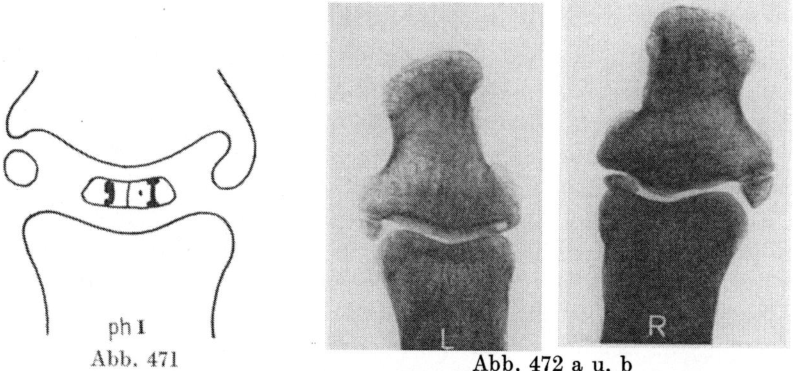

Abb. 471   Abb. 472 a u. b

Abb. 471. Isolierte abgeschnürte Knorpelinsel an einer Ecke der Großzehenendgliedbasis bei 7 von 374 von TROLLE untersuchten Embryonen. (Nach K. H. UEBERSCHÄR)

Abb. 472a u. b. Isolierter Nebenkern an der lateralen Kante der Großzehengrundgliedbasis rechts und links, wahrscheinlich vergesellschaftet mit einer Osteochondrosis dissecans am medialen Gelenkrand. Hallux rigidus. (35jähriger Mann)

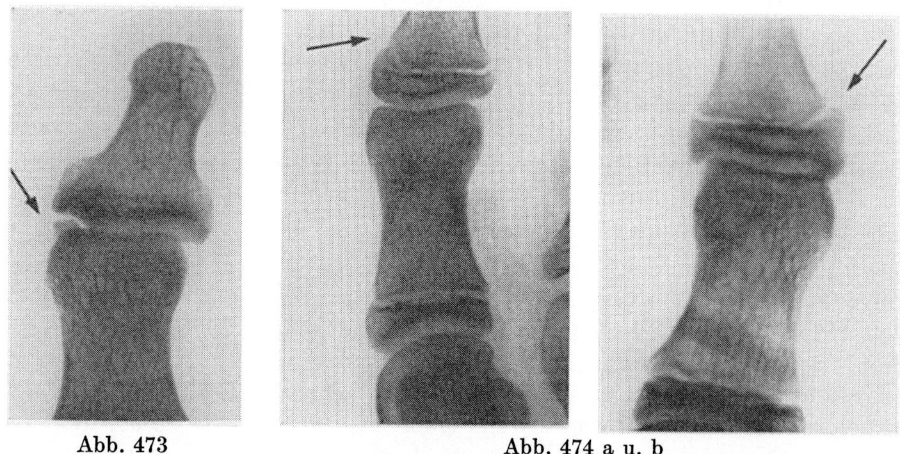

Abb. 473   Abb. 474 a u. b

Abb. 473. Isoliertes und demarkiertes Knochenstückchen am medialen Rand der Endgliedbasis der 1. Zehe. Zufällig erhobener Befund bei einem 19jährigen Mann. Kein Unfall an dieser Stelle bekannt. Isolierter Nebenkern oder Osteochondrosis dissecans

Abb. 474a u. b. Hornförmige Ausladung der Medialseite der Basisepiphyse am Großzehenendglied. a 16jähr. ♂, b 14jähr. ♀

Zur Ossifikation der Zehen

Grundphalanx der Zehen I mit V: Der Knochenkern der Grundphalanx der Zehen tritt zwischen dem 6. Lebensmonat und dem 5. Lebensjahr auf. Konstant wird er zwischen dem 4.—5. Lebensmonat beobachtet. Die Ossifikation mit der Diaphyse vollzieht sich beim weiblichen Geschlecht zwischen dem 15. und 17. Lebensjahr, beim männlichen zwischen dem 17. und 22. Lebensjahr (nach A. KÖHLER).

Mittelphalanx der Zehen II mit V: Beginn der Ossifikation zwischen dem 9. Lebensmonat und dem 5. Lebensjahr. Die Ossifikation ist vollendet durchschnittlich mit dem 18. Lebensjahr.

Endphalanx der Zehen: An der Basisepiphyse der I. Zehe beginnt die Ossifikation mit dem 2. Lebensjahr, sie ist gewöhnlich vollendet mit dem 18. Lebensjahr. An der II. bis V. Zehe beginnt die Ossifikation der Basisepiphyse im 4.—5. Lebensjahr, sie ist gewöhnlich vollendet mit dem 18. Lebensjahr.

Literatur zu H. X. 1. u. 2. (Gelenke der großen Zehe)

BADE, P.: Fortschr. Röntgenstr. **3** (1900).

BRAGARD, K.: Z. Orthop. **47**, 259 (1926).

BRAILSFORD, J. F.: The radiology of bones and joints. London: Churchill 1948.

CUVELAND, E. DE: Fortschr. Röntgenstr. **85**, 637 (1956). Antwort auf Fortschr. Röntgenstr. 85, H. 1.

DESSECKER: Dtsch. Z. Chir. **229**, 329 (1930).

FLEISCHNER, F. G.: Fortschr. Röntgenstr. **31**, 206 (1923).

— Fortschr. Röntgenstr. **85**, 638 (1956).

GIEDION, A.: Die periphere Dysostose, ein Sammelbegriff. Fortschr. Röntgenstr. **110**, 507 (1969).

GRASHEY, R.: Röntgenpraxis **5**, 794 (1933).

— Siehe KÖHLER, A., Grenzen des Normalen . . ., 8. Aufl., S. 129. Stuttgart: G. Thieme 1943.

HACKENBROCH, M.: Verh. dtsch. orthop. Ges. **22**, 169 (1927).

HASSELWANDER, A.: Z. Morph. Anthrop. (Stuttg.) **12**, 1—140 (1910).

HOHMANN, G.: Fuß und Bein. München: Bergmann 1956.

KINGREN, O.: Zbl. Chir. **36**, 2116 (1933).

KÖHLER, A.: Grenzen des Normalen . . ., 8. Aufl., S. 129. Stuttgart: G. Thieme 1943.

LAVNER, G.: Amer. J. Roentgenol. **57**, 56 (1947).

MAU, C.: Münch. med. Wschr. **1928**, 1193.

MOMBERG, A.: Acta orthop. scand. **6**, 239 (1935).

NILSONNE, H.: Acta orthop. scand. **1**, 95 (1930).

RAVELLI, A.: Osteochondrosis dissecans am Köpfchen des ersten Mittelfußknochens. Fortschr. Röntgenstr. **76**, 270 (1952).

RIBBING, S.: Besteht ein Zusammenhang zwischen Hallux rigidus und den ossalen aseptischen Nekrosen? Acta orthop. scand. **6**, 138 (1935).

RÜTT, A.: Zehendeformitäten. In: Handbuch der Orthopädie, Bd. IV/2, S. 1096. Stuttgart: G. Thieme 1961.

SCHÜLLER, J.: Das Krankheitsbild des Hallux rigidus. Münch. med. Wschr. **1928 II**, 1683.

THIEMANN, H.: Fortschr. Röntgenstr. **14**, 79 (1909/1910).

TIMMER, H.: Hallux flexus (oder rigidus). Dtsch. med. Wschr. **1929 I**, 1082.

TROLLE, D.: Accessory bones of the human foot, p. 70, 170. Kopenhagen: Einar Munksgaard 1948.

UEBERSCHAER, K. H.: Aseptische Nekrose an der Basis des Großzehenendgliedes. Fortschr. Röntgenstr. **87**, 137 (1957).

J. Osteochondrosis dissecans

I. Allgemeine Darstellung

a) Synonyme

Schon FRANZ KÖNIG gebrauchte die Bezeichnung Osteochondritis dissecans. In Würdigung der Verdienste von F. KÖNIG um dieses Krankheitsbild wird häufig auch von einer Osteochondritis dissecans König gesprochen. Der Entstehungsweise besser gerecht wird aber der Ausdruck Osteochon*drosis* dissecans (O.d.). CHIZZOLA spricht von einer Osteochondrolysis circumscripta. Auch der von KJAERGAARD gebrauchte Ausdruck: Osteitis chronica fibrosa dürfte sich auf das Krankheitsbild der O.d. beziehen.

b) Geschichtliches

Im Jahre 1887 befaßte sich F. KÖNIG erstmals speziell mit diesem Leiden: ,,Es gibt eine spontane Osteochondritis dissecans, welche ohne sonstige nennenswerte Schädigung der Gelenke beliebige Stücke der Gelenkfläche zur Lösung bringt . . . Die Ätiologie des gedachten pathologisch-anatomischen Prozesses ist vorläufig noch unbekannt'' . . . (zit. nach H. TAMMANN). Die Beobachtung dieses Leidens reicht aber noch viel weiter zurück. RIBBING macht darauf aufmerksam, daß schon 1886 der Däne KRAGELUND in einer Dissertation ein größeres Material von histologisch untersuchten Gelenkmäusen veröffentlicht hatte, worunter sich 12 Fälle befanden, bei denen der Bau der Gelenkmäuse ihre Herkunft von einem mit Knorpel überzogenen Gelenkende deutlich ersehen ließ. KRAGELUND erklärte sich die Entstehung über eine traumatisch ausgelöste dissezierende Nekrose. Aber schon KÖLLIKER und LUSCHKA hatten die traumatische Entstehung bezweifelt, ebenso POULET und VAILLARD (1885). Nach F. L. SHIPPs Erhebung geht die erste Beobachtung einer O.d. (am Kniegelenk) auf MONRO im Jahre 1726 zurück. Ausführlicher auf die Geschichte des Leidens gehen PAITRE und DU BOURGUET ein (bis zum Jahre 1927).

Seither ist eine Unzahl von Veröffentlichungen erfolgt, da das Leiden wirklich sehr häufig ist. Eine Trennung gegenüber den juvenilen aseptischen Osteonekrosen wurde vielfach nicht vor-

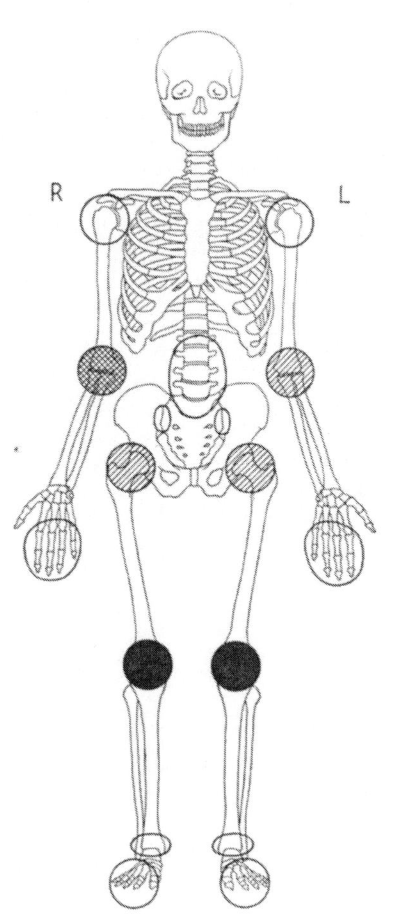

Abb. 475. Häufigkeit des Auftretens einer Osteochondrosis dissecans an den Gelenken des menschlichen Körpers. Schwarz = häufig; quadriert = zweithäufig; schraffiert = dritthäufig; weiß = selten (E. FRIEDL).

genommen, auch nicht von HÄUPTLI, der die Ansicht von AXHAUSEN übernimmt, daß nämlich die Perthessche, Köhlersche, Schlattersche usw. Krankheit sowie die O. d. ein gleichartiges Krankheitsbild darstellen, hervorgerufen durch aseptischen embolischen Gefäßverschluß. Nach dem jüngsten Stand der Einordnung der O. d. finden wir sie meistens selbständig abgehandelt, und zwar unter den degenerativen Erkrankungen der Gelenke (z.B. im neuen Handbuch für Orthopädie). Aus der Vielzahl der Autoren seien erwähnt BARTH (1899, histologische Untersuchungen), AXHAUSEN und BERGMANN, KAPPIS, E. BERGMANN, NUSSBAUM, HELLSTRÖM und ÖSTLING, AAGE NIELSEN, RIBBING, S. NAGURA, F. J. LANG, WIBERG, SMILLIE, HÄUPTLI, TOBIN, STOUGAARD, H. WAGNER. Im Hinblick auf die jüngsten histologischen Interpretationen, die sich auf experimentelle Untersuchungen und histologische Befunde stützen können, muß auch auf die Arbeiten von SMILLIE, RUTISHAUSER, E. BURCKHARDT und SAEGESSER verwiesen werden, die auch im Buche von HÄUPTLI genauer besprochen werden.

c) Klinisches Bild

Das Krankheitsbild ist trotz der vielseitigen Lokalisation am menschlichen Skelet durch eine bestimmte Typik gekennzeichnet, die nach WEIL durch folgende Punkte zum Ausdruck kommt: Bindung an eine bestimmte Altersklasse, eine spezielle Lokalisation im Gelenk, Neigung zur Doppelseitigkeit, Bevorzugung des männlichen Geschlechts und Zusammentreffen mit einer verstärkten Beanspruchung des befallenen Gelenkes. Es gibt nur wenige Gelenke am menschlichen Körper (z.B. Kiefergelenk), an denen noch keine Veränderungen beobachtet wurden, die für eine O.d. gehalten wurden. Das Leiden ist relativ häufig, an der Spitze des Befalls steht eindeutig das Kniegelenk, dann folgt das Ellenbogengelenk (Abb. 475 und Tabelle 40 u. 43). Nach einer größeren Statistik von RAHM ist die Wahrscheinlichkeit an einer O.d. zu erkranken im allgemeinen 0,041 %, unter Verwandten von O.d.-Patienten ist sie 4mal größer.

Vielfach wird das Leiden zufällig anhand von Röntgenaufnahmen entdeckt, da in vielen Fällen (bei NIELSEN in 50 %) praktisch keine Beschwerden bestehen. Die „Maus liegt dann noch fest im Bett", der Betroffene hat noch nichts bemerkt, es besteht das Bild einer „schlummernden Osteochondrosis dissecans". Mit zunehmender Nekrotisierung und einsetzender Abstoßung macht sich die Erkrankung durch vorzeitige Ermüdbarkeit, ab und zu auftretende Schmerzen bei Gebrauch des Gelenkes, Gelenkschwellungen bemerkbar (s. Tabelle 41). Die Schmerzen werden meistens auch zutreffend auf die Lage des Herdes lokalisiert. Im Spätstadium ist die Maus abgestoßen. Sie verursacht Einklemmungen, die zu Ergüssen führen. Die Gelenkkapsel wird im Laufe der Zeit verdickt,

Tabelle 40. *Verteilung der Osteochondrosis dissecans-Fälle auf die verschiedenen Lokalisationen sowie auf die beiden Geschlechter bei 73 Fällen von J. HELLSTRÖM und K. ÖSTLING*

		♂	♀	Summe	
Kniegelenk	Condyl. med.	27	7	34	—
	Condyl. lat.	3	—	3	—
	Patella	3	3	6	—
	Unsicherer Ursprung	2	1	3	—
	sämtliche Kniegelenksfälle	35	11	46	♀ = 24%
Ellbogengelenk	Capitulum humeri	23	1	24	♀ = 4,2%
Andere Gelenke	Capit. metacarp. II	—	1	1	—
	Capit. metatars. II	—	1	1	—
	Talus	1	—	1	—
Sämtliche Lokalisationen		59	14	73	—

Tabelle 41. *Symptome bei Osteochondrosis dissecans im Kniegelenk der Fälle von* J. HELLSTRÖM *und* K. ÖSTLING

Symptome	Noch festsitzender Herd				Freier Körper				Herde Summe	Freie Körper Summe
	Cond. med.	Cond. lat.	Pa-tella	Un-sicher	Cond. med.	Cond. lat.	Pa-tella	Un-sicher		
Schmerzen	5	—	1	—	4	1	1	3	6	9
Einschränkung der Flexion	1	—	—	—	1	—	—	—	1	1
Einschränkung der Extension und Flexion	—	—	—	—	2	—	—	—	—	2
Hydrops	4	—	—	—	13	3	5	3	4	24
Sperrung	4	—	—	—	14	2	4	3	4	23
Crepitation	—	—	1	—	4	—	—	—	1	4
Palpabler freier Körper	—	—	—	—	9	2	—	3	—	14
Bursitis	2	—	—	—	1	—	—	—	2	1
Schwäche + Muskelatrophie	2	—	—	—	—	—	—	—	2	—
Unbestimmte Symptome	3	—	—	—	—	—	—	—	3	—
Symptomfrei	1	—	—	—	—	—	—	—	1	—

die Zotten wuchern, die Beuge- und Streckfähigkeit des Gelenkes ist in fortgeschrittenen Fällen auch außerhalb des Zustandes einer akuten Einklemmung eingeschränkt.

Die dauernden Schädigungen, die durch die freie Maus, aber auch durch die Unebenheiten des Mausbettes verursacht werden, führen in vielen Fällen zu einer Arthrosis deformans. Bei 168 Fällen von NIELSEN bestand in 49 eine leichte Arthropathia deformans, in 11 eine schwere (alle am Ellenbogen). E. RIESS hat 17 wegen O.d. operierte Kranke nachuntersucht (3—5 Jahre nach der Operation). Ungefähr $^1/_3$ hatte Bewegungseinschränkungen am operierten Gelenk. 40% der Radikaloperierten (Mausentfernung einschließlich Mausbettbehandlung) hatten arthrotische Veränderungen.

Die chemische Untersuchung des Blutes sowie die Blutkörperchensenkungsgeschwindigkeit ergeben bei der O.d. für gewöhnlich keine besonderen Befunde. BUCHMAN und GITTLEMAN haben bei „Osteochondritiden" im Blutserum normale Werte bei organischen Phosphaten, Na, K, Ca, Mg gefunden.

d) Alter und Geschlecht

Das Erkrankungsalter liegt bei den meisten Fällen zwischen dem 10. und 30. Lebensjahr. Bei HELLSTRÖM und ÖSTLING standen von 73 Patienten 47 im Alter von 10—29 Jahren (Tabelle 42). In seltenen Fällen sind auch schon Kinder betroffen, weniger selten dagegen Erwachsene. Bevorzugt ist eindeutig das männliche Geschlecht. So fand F. KÖNIG unter 36 Fällen 33 männlichen Geschlechts. 31 seiner Patienten

Tabelle 42. *Alter von 73 Patienten bei Beginn der Symptome der Osteochondrosis dissecans.* (Zusammenstellung von J. HELLSTRÖM *und* K. ÖSTLING)

Alter Jahre	Ell-bogen gelenk	Kniegelenk				Andere Gelenke Fä	Sämt-liche Fälle
		Pa-tella	Cond. lat.	Cond. med.	Un-sicher		
10—19	14	5	3	5	2	—	29
20—29	6	1	—	9	1	2	19
30—39	3	—	—	10	—	—	13
40—49	—	—	—	7	—	1	8
50—59	1	—	—	2	—	—	3
60—69	—	—	—	1	—	—	1

waren unter 30 Jahre alt. Bei PLATZGUMMERs 100 Fällen war das Verhältnis des männlichen Geschlechts zum weiblichen 10:1, bei SCHINZs 108 Fällen (Knie, Hüfte, Ellenbogen) 6,7:1 (s. Tabelle 43). Solche Zusammenstellungen können aber nur das Alter erfassen, das bei der Feststellung des Leidens vorlag. Dieses besagt aber meistens nicht viel hinsichtlich der Zeit des Entstehens.

SMILLIE unterscheidet eine Jugend- und eine Erwachsenenform. Erstere treffe man meistens bei konstitutionellen Wachstumsstörungen, endokrinen Dysregulationen, letztere häufig nach Traumen. Es spreche nicht gegen diese Unterscheidung, wenn ein großer Teil der Jugendform erst in einem späteren Alter entdeckt werde. Die allgemeinen Merkmale dieser Form seien auch dann meistens noch erkennbar (s. S. 610 und 615).

MÄRTENSEN, SCHELLER, MOBERG stellen das Vorkommen einer echten O.d. im jugendlichen Alter vor Abschluß der Ossifikation in Frage und verweisen auf die Täuschungsmöglichkeit durch Ossifikationsvarianten (s. auch S. 620 und auch S. 609).

Tabelle 43. *Verteilung der Osteochondrosis dissecans auf die drei Hauptlokalisationen (Knie, Hüfte und Ellbogen) bei 108 Fällen des Züricher Röntgeninstituts.* (Aus: SCHINZ-BAENSCH-FRIEDL)

		Rechts	Links	Rechts und links	Mann	Frau
Kniegelenk	43 Fälle	24	13	6	34	9
Hüftgelenk	34 Fälle	10	8	16	32	2
Ellbogengelenk	31 Fälle	25	4	2	28	3
Alter in Jahren	10—20	21—30	31—40	41—50	51—60	über 60
Kniegelenk	9	18	5	5	5	1
Hüftgelenk	1	10	7	5	6	5
Ellbogengelenk	16	8	5	1	1	—

e) Doppelseitiges Vorkommen

Die O.d. ist relativ häufig (Abb. 475), ebenso gleichzeitiger Befall anderer Gelenke, z.B. des Ellenbogen- und Kniegelenks (s. MATHIESEN, WEIL, W. MÜLLER, MÜLLER und HETZAR. ZIMMER, HANSON, KAPPIS, DRAGONETTI, PERASSI und PORRO, PLATZGUMMER, ASTOLFI, M. LANGE u.a.). HELLSTRÖM und ÖSTLING sahen unter 69 Fällen in ca. 10% Doppelseitigkeit, SCHINZ u. Mitarb. bei 108 Fällen in 22% (s. Tabelle 43), PLATZGUMMER in 17%, NIELSEN am Ellenbogengelenk in 26%, LÖHR am Kniegelenk in 20%, RADICKE am Ellenbogengelenk in 14%. W. MÜLLER fand bei einem 14jährigen Jungen den Befall von 6 Gelenken (beide Ellenbogen, Knie- und Hüftgelenke). ZOBEL berichtet von einem 18jährigen Klempnerlehrling mit O.d. an beiden Kniegelenken, am rechten 3. und 5. und am linken 3. und 4. Mittelhandknochen. Bemerkenswert hierzu war eine abnorme Gelenkflexibilität des Patienten. Multilokuläres Vorkommen beobachtet ferner PARCYNSKI (Ellenbogen-, Sprung-, Knie-, Hüftgelenke). Das Vorliegen einer Systemerkrankung erschien dem Autor wahrscheinlich. KAHR sah ebenfalls ein multilokuläres Vorkommen der O.d., wobei aber gleichzeitig noch Veränderungen vorhanden waren, wie sie einer enchondralen Ossifikationsstörung eigen sind (s. eigenen Fall, Abb. 477). Er dachte daher ätiologisch an eine chondroplastische Schädigung und traumatische Noxe.

Diese Fälle treten somit etwas aus der Reihe, stellen aber ätiologisch interessante Beziehungen zu den generalisierten Störungen der Ossifikation her (s. auch MARQUARDT). Auch eine Kombination mit einer Patella bipartita wird erwähnt, ebenso mit einem „Perthes" (SUNDT).

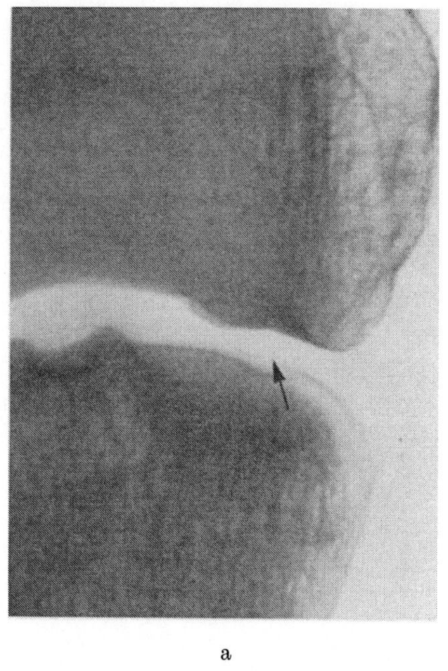
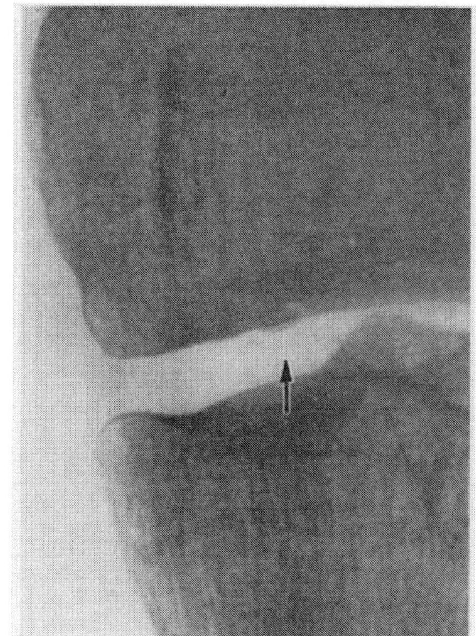

a　　　　　　　　　　　　　　　　b

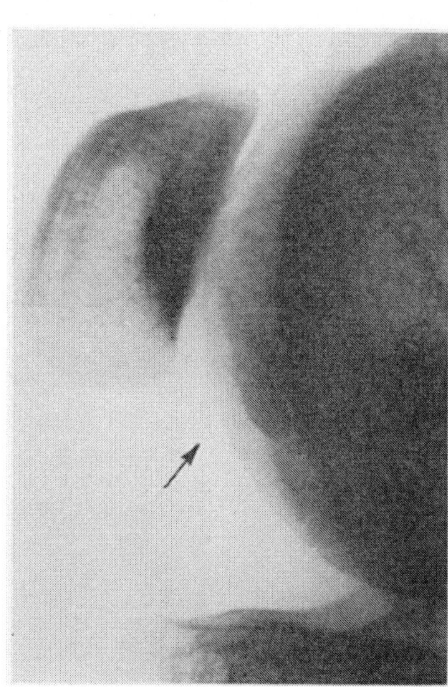

c

Abb. 476. a, b Typisches Bild einer Osteochondrosis dissecans am medialen Femurcondylus beider Kniegelenke (20jähriger
Mann). c Leicht schräg-seitliche Aufnahme
des Kniegelenkes von (a)

f) Familiäres Vorkommen

Familiäres Vorkommen (auch Zwillingsbefall) ist bekannt (W. Müller, Lehmann, Rahm, Stören, Nielsen, Novotny, Pick, Pickerring). Rahm stellte eine O.d.
am Ellenbogen über 2 Generationen fest. Nielsen sah sie bei 191 Verwandten seiner
Fälle in 14,7%. Er denkt bei den territorialen Häufungen, z.B. auf den dänischen Inseln,
an die Möglichkeit der Verbreitung durch Inzucht. Diesem Gedankengang wohl folgend
schlägt Böhler das Entwerfen von Verbreitungskarten vor. Callius gibt an, familiäres
dominant erbliches Vorkommen beobachtet zu haben, doch waren nur männliche Mitglieder befallen. Bernstein sah eine doppelseitige O.d. bei 3 Geschwistern, Wagoner-Cohn
bei Vater, Sohn und Oheim väterlicherseits. Eine Kombination von „Perthes" und O.d.
weisen zweifellos auch Mitglieder der von Kehl erfaßten Sippe (59 Mitglieder) auf,

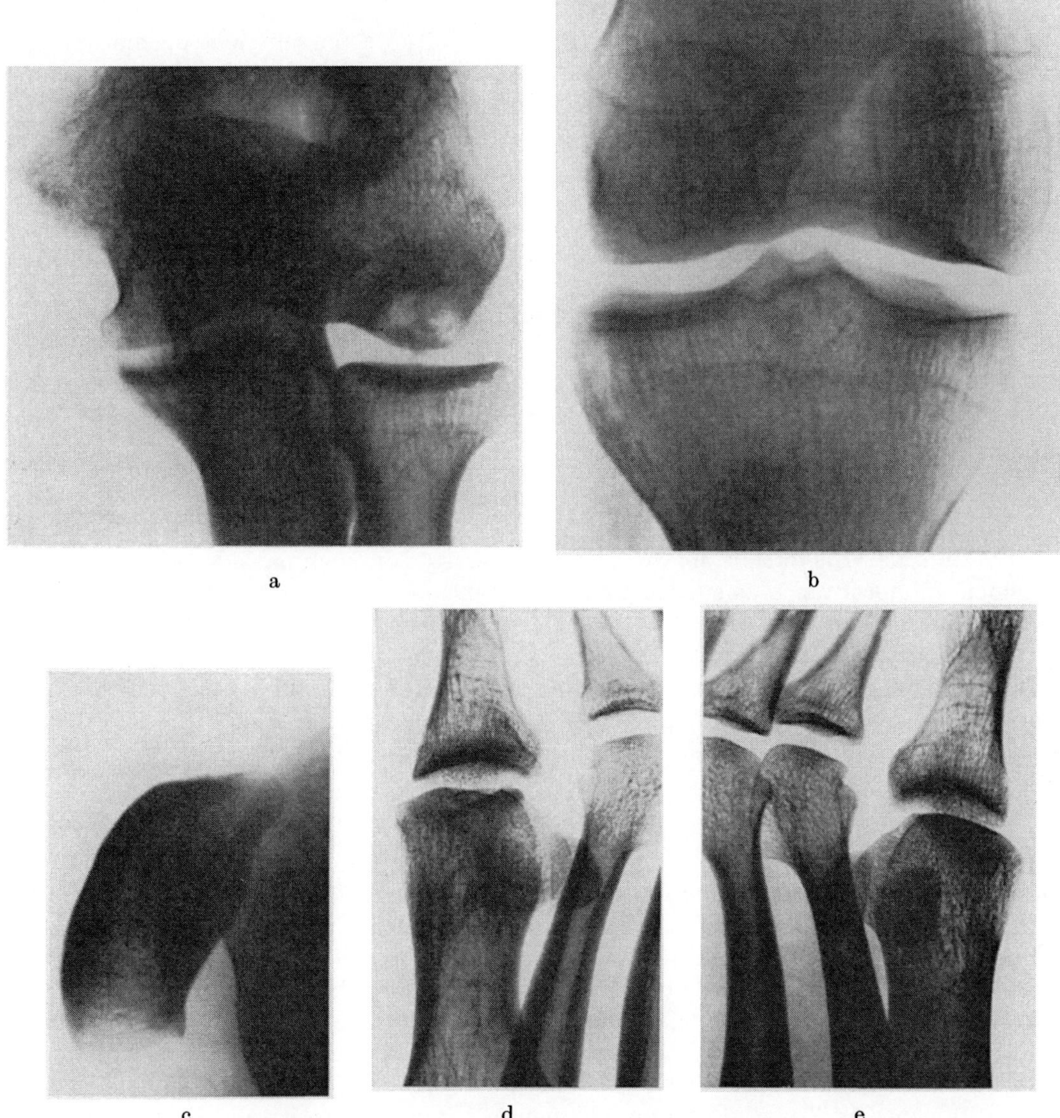

Abb. 477a—e. Osteochondrosis dissecans auf konstitutioneller Grundlage bei einem 20jährigen Mann (juvenile Form nach SMILLIE). Manifeste Herde am Capitulum humeri (a) und Capitulum des Metatarsale I rechts (d). Abflachung bzw. flachwellige Form der Gelenkfläche der Femurcondylen (b), Kniescheiben (c), des Capitulum des Metatarsale I und II links (e) sowie des Metatarsale II rechts (d)

innerhalb welcher 26 Familienmitglieder charakteristische Hüftbeschwerden hatten. Jedes familiäre Vorkommen erweckt den Verdacht auf das Vorliegen einer konstitutionellen Störung (s. S. 382 und 609).

g) Das Röntgenbild der Osteochondrosis dissecans

Das Röntgenbild ist entscheidend für die Diagnose der O.d., während die klinischen Erscheinungen das weite Gebiet der rheumatischen, arthrotischen und konstitutionellen Erscheinungen meistens offen lassen. Allerdings vermag auch das Röntgenbild die Frage der primären ätiologischen Grundlagen des Leidens nicht zu klären.

Der folgende typische Befund lenkt sofort auf eine O.d. hin: Umschriebene sklerotische Demarkierung eines rundlichen bis längsovalen Herdes an der Gelenkoberfläche. Durch eine schmale, spaltförmige Aufhellungszone wird der sequesterartige, separierte Bezirk vom Hauptknochen getrennt.

α) Stadien der Erkrankung

Nach den Ausführungen von LÖHR, NIELSEN, WEIL u. a. lassen sich folgende Stadien der Erkrankung am Ellenbogengelenk unterscheiden, die aber auch auf die anderen Gelenke übernommen werden können, besonders auf das Kniegelenk:

1. Latenzphase, Schlummerstadium des Sequesters in seinem Bett. Derartige Bilder werden häufig zufällig entdeckt. Nach WAGNER kann es sich dabei a) um ein ziemlich scharf umrissenes, isoliertes Dissekat handeln, oder b) um ein krümelig zerfallenes Dissekat (Abb. 478).

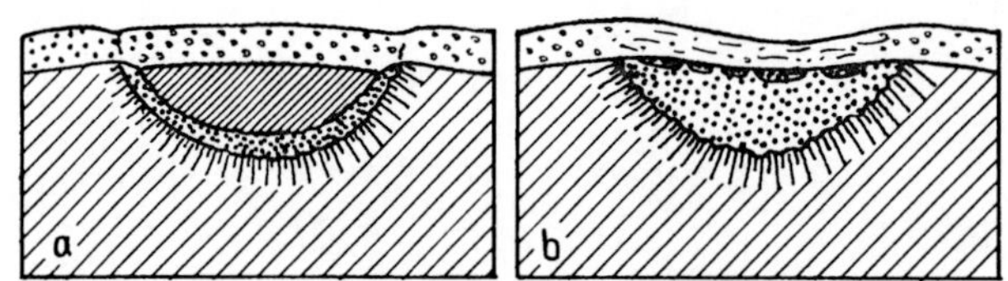

Abb. 478a u. b. Osteochondrosis dissecans. a Dissezierende Form, b malacische Verlaufsform.
(Aus: H. WAGNER)

2. Stadium der Dissektion, in welchem Schmerzen von rheumatoidem Charakter auf das Leiden aufmerksam machen. Im Gelenk besteht eine rasche Ermüdbarkeit.

3. Stadium des freien Körpers mit Einklemmungserscheinungen und Ergüssen.

4. Sekundäre Arthrosis deformans. Neben den üblichen Veränderungen, die besonders stark in der Umgebung des alten Mausbettes ausgeprägt sind, finden sich bei stärkeren Formen auch Weichteilverdickungen, die auf eine chronische Synovitis mit Zottenwucherungen zurückzuführen sind. Rezidivierende Ergüsse gehören auch zu diesem Stadium.

β) Der Sequester

Der Sequester kann formgemäß noch dem Bett angepaßt, oder schon entrundet, unterteilt, stärker zerfallen sein. Man begegnet aber auch Bildern sehr früher Stadien, bei denen nur eine subchondrale Strukturauflockerung zu sehen ist (z.B. an der Sprungbeinrolle). Wenn es dann nicht zur spontanen Ausheilung kommt, setzt sich die Entwicklung des Krankheitsbildes in der beschriebenen Weise mit Demarkation und Dissektion fort. Manche freien Körper haben im Gelenk eine bestimmte Gleitbahn, die von den Gelenkverhältnissen und der Form und Größe des freien Körpers abhängig ist. Die meisten sind aber in einem Recessus gefangen (z.B. im suprapatellaren oder dorsalen Kniegelenksrecessus, Abb. 479) oder in einer Knochengrube (z.B. in der Fossa coronoidea oder Fossa olecrani am Ellenbogen). Das Dissekat kann auch an einer Stelle, an der es längere Zeit lagert, fixiert werden, wohl über eine örtliche Synovitis. Liegen solche fixierte Mäuse in der Fossa supracondylaris des Ellenbogens (dorsal oder cubital), so wird die Frage einer selbständigen O.d. an dieser Stelle des Skeletes aufzuwerfen sein, wenn am übrigen Gelenk, vor allem am Capitulum humeri radialis, kein Mausbett gefunden wird (s. Fossa supratrochlearis, S. 644).

Folgende seltene Maus-Lokalisationen am Kniegelenk, bei denen das Auffinden des freien Körpers bei der Operation erschwert war, wurden beschrieben: im lateralen Menisco-tibial-Gelenk (B. STENER, ST. PEIĆ), im medialen Menisco-tibial-Gelenk (B. STENER) zwischen Außenmeniscus und Popliteus-Sehne (B. STENER).

Größere Körper können nicht selten von außen her getastet werden. In ihrem möglichen Aktionsbereich scheuern sie das Gelenk ab, ihr neues Lager kann im Laufe der Zeit ausgewalzt werden und den Sitz des primären Nekroseherdes vortäuschen. Die Form und Größe der Corpora libera ist sehr variant. Die Körper können wachsen (RÖSCH), kleiner werden, weiter zerfallen, verschwinden, sich vermehren. Der Knorpel, der noch lebend geblieben ist, ernährt sich am abgestoßenen Körper alleine aus der Synovialflüssigkeit und umwächst den anhaftenden Knochen. Durch Kalkablagerungen kann dann der Knorpel als Ringschatten sichtbar werden (Abb. 479). Ursprünglich noch sichtbare Knochenstruktur kann im Laufe der Zeit verschwinden und unregelmäßigen scholligen Verdichtungen Platz machen (Abb. 480 und 481). Ausführliche Untersuchungen über das Bild der „Mäuse" haben HANSON und TAMMANN durchgeführt (s. a. „Differentialdiagnose" und „Ätiologie und Pathogenese"). Ergebnisse chemischer Untersuchungen findet man bei BLOCK, TAMMANN und VIERNSTEIN (s. a. „Histologie", S. 619).

Befindet sich die ganze Maus noch in ihrem Bett, so ist durch Ruhigstellung der Gliedmaße manchmal eine *Wiedereinheilung* oder Resorption des noch nicht gelösten Körpers erzielt worden [z. B. durch Gipsverband über 2—3 Monate, BECKER, LÖHR, HELLSTRÖM u. ÖSTLING (Talus), PLATZGUMMER, GOLD u. a.], besonders wenn es sich um Kinder handelte.

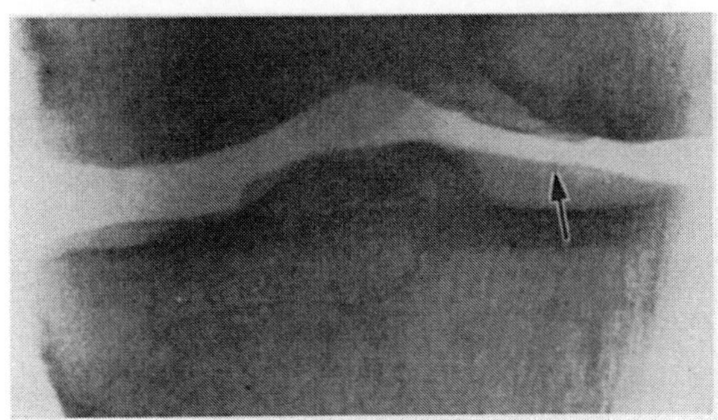

a

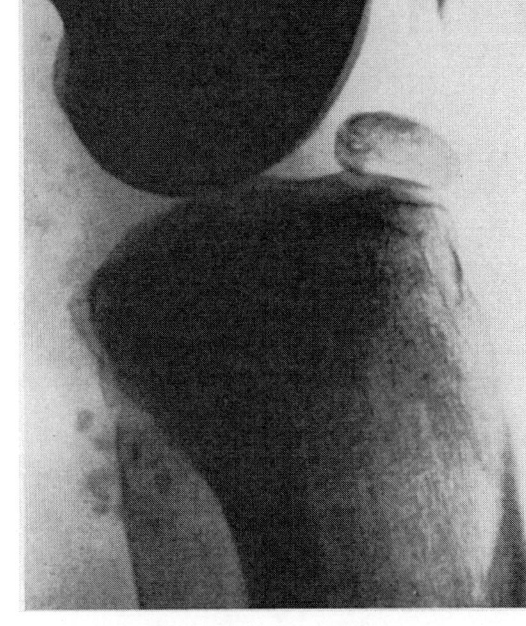

b

Abb. 479a u. b. Alte Osteochondrosis dissecans mit Herd am medialen Femurcondylus bei einem 64jährigen Mann, der von Jugend auf Kniegelenksbeschwerden hatte. Abgeglättetes Mauslager, große, gewachsene Maus im vorderen Gelenkraum, kleinere im dorsalen, wahrscheinlich auch Zottenverkalkungen im dorsalen unteren Kapselabschnitt

Deswegen ist frühzeitige Erkennung des Leidens für die Therapie wichtig. Auch ergibt sich die Forderung, daß man mit der Entfernung einer noch nicht gelösten Maus zurückhaltend sein soll, denn auch durch die Unebenheit des leeren Mausbettes wird die Gelenkmechanik erheblich gestört und die Entstehung einer stärkeren Arthrosis deformans gefördert. Die spontane Ausheilung kann so weit erfolgen, daß im Röntgenbild kaum mehr Veränderungen zu sehen sind (s. Fall von J. N. WILSON, Abb. 482). Die Kondylen sind dann an der Stelle des früheren Mausbettes leicht abgeflacht und der angrenzende Knochen ist etwas verdichtet. Weitere Mitteilungen über Ausheilung bei noch ungeborenen Gelenkmäusen machen AMSTUTZ, LÖHR, MÜLLER, U. NIELSEN, E. MARK, BECKER, LEHMANN, O. NORMAN, WIBERG (Kniegelenk), WÖLFLING (Hüftgelenk), VAN DEMARK, ARONSSON (Sprunggelenk), LÖFGREN u. a. Die Ausheilungsfähigkeit ist wahrscheinlich an das jugendliche Alter gebunden, da nach dem 22. Lebensjahr eine spontane Mausausheilung noch nicht beobachtet worden sein soll (zit. nach G. ROMPE).

Beim Fall von O. NORMAN (8jähriges Mädchen) war nach 2jähriger Beobachtung an einem Kniegelenk der O.d.-Herd völlig ausgeheilt, während ähnliche Veränderungen am anderen Kniegelenk keine Ausheilungstendenz erkennen ließen. Auch können ruhende Herde über Jahre und Jahrzehnte hin unverändert bleiben, beim Patienten der Abb. 505

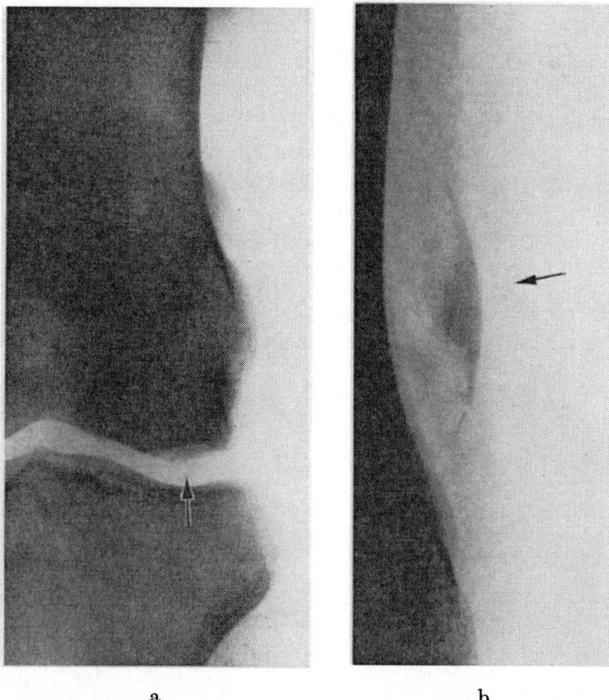

a   b

Abb. 480. a Osteochondrosis dissecans am lateralen Femurcondylus bei einem 15jährigen. Ziemlich frisches Stadium. Herd nur schwach demarkiert. b Dissekat im Recessus suprapatellaris medial, noch strukturiert, subchondrale Knochenlamina noch scharf gezeichnet. (Fall von K. Kremser)

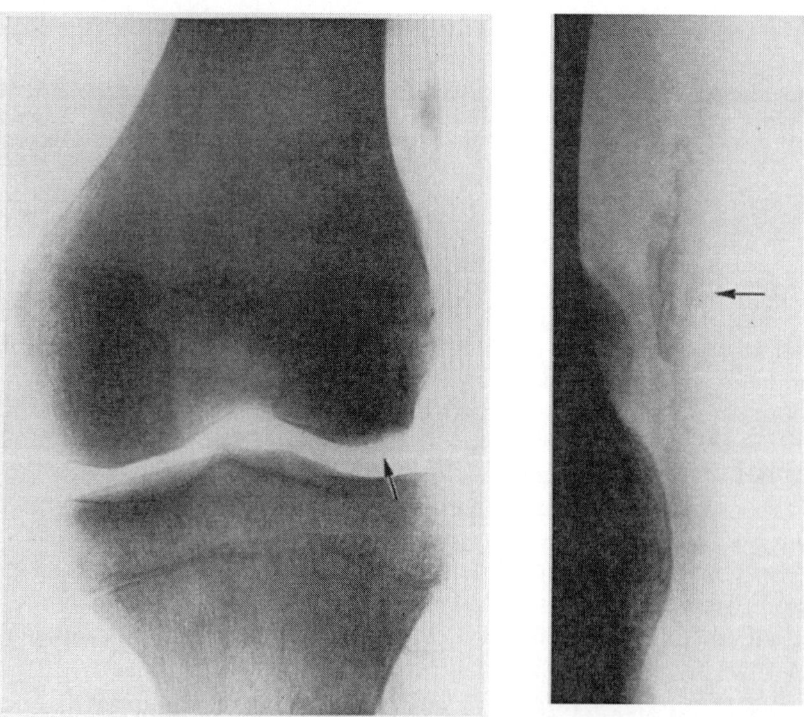

a   b

Abb. 481 a u. b. 3 Jahre später als auf Abb. 480. Mausbett jetzt deutlich demarkiert (a). Dissekat-Knochen zerrüttet und zusammengesintert (b)

bot sich vom 9. bis zum 30. Lebensjahr das gleiche Bild der ruhenden Maus. Solche Bilder geben aber auch Anlaß an die Feststellung von Märtensen und Scheller zu erinnern, daß kleine isolierte randständige Knochenkerne der Epiphysen, die als Ossifikationsvarianten vorkommen, mit einer O.d. verwechselt werden können, besonders am Kniegelenk. Hier konnten diese Autoren auch keinen Fall einer echten O.d. am medialen Femurcondylus vor Abschluß der Ossifikation der Eminentiae intercondyl. verifizieren (♀ zwischen 9. und 11. Lebensjahr, ♂ zwischen 11. und 13. Lebensjahr).

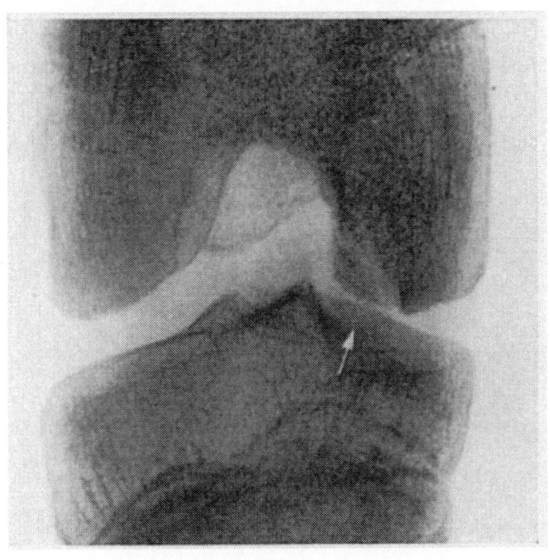 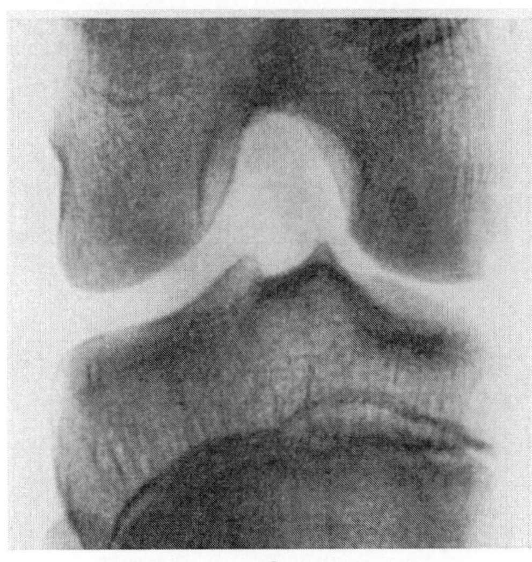

Abb. 482. a Typischer Herd einer Osteochondrosis dissecans am medialen Femurcondylus, Lateral-Rotation beim Gehen (Zeichen nach J. N. Wilson), 11jähriges Mädchen. b 2 Jahre später Osteochondrosis dissecans-Herd ausgeheilt, Wilsons Rotationszeichen verschwunden. (J. N. Wilson)

γ) Das leere Mausbett

Das leere Mausbett glättet sich im Laufe der Zeit auch röntgenologisch sichtbar ab. Es wird von wucherndem Faserknorpel bedeckt. Auch können durch Knorpelwucherungen Randwülste entstehen. Es hat den Anschein, als sei bei Jugendlichen auch vom Knochen her eine Defektauffüllung bis zu einem gewissen Grade möglich (s. auch unter Histologie, S. 619).

δ) Okkulte Formen

Neben Übergangsformen einer O.d., deren Herd nur andeutungsweise zu erkennen ist (formes frustes), gibt es auch okkulte Formen, bei denen das Röntgenbild nichts zeigt oder nur eine Aufrauhung der subchondralen Knochenlamina. In solchen Fällen ist eben nur der Knorpel nekrotisch und möglicherweise auch disseziert. Im Rahmen der Entstehungsproblematik ist es aber fraglich, ob es sich bei solchen Fällen um eine „echte" O.d. handelt, vor allem wenn man ätiologisch der Auffassung eines ossären Gefäßverschlusses anhängt. Als Folge einer oberflächlichen Gewalteinwirkung sind aber solche Bilder denkbar und auch mitgeteilt (s. Aronsson in Abschnitt „Ätiologie"). Bei bloßer Knorpeldissektion können auch Einklemmungserscheinungen ohne den röntgenologischen Nachweis einer freien Maus auftreten. Nach Wagner ist dann der klinische Befund am Kniegelenk zuverlässiger: Ist das Gelenk noch frei beweglich, bestehen keine Belastungsbeschwerden, so ist der Knorpel noch intakt und die Maus noch stabil in ihrem Bett. Bestehen dagegen bei freier Gelenkbeweglichkeit Belastungsbeschwerden nach längerem Gehen und findet sich beim stark gebeugten Kniegelenk ein umschriebener Druckschmerz über der Kondylenfläche, so hat sich die Maus schon gelockert und der Gelenksknorpel über dem Herd beginnt sich zu lösen. Sind aber schon Einklemmungserscheinungen vorhanden, so hat die Maus ihre Lage verändert, ohne daß sie dabei schon in das Gelenk eingetreten sein muß (s. auch Tabelle 41). Die Einklemmungen können sich wiederholen oder intensivieren. Auch kann eine anfangs unsichtbare Knorpelmaus durch Kalkablagerungen oder Einlagerungen später sichtbar werden.

ε) Arthrosis deformans im Endstadium der Osteochondrosis dissecans

Das Entstehen einer Arthrosis deformans auf dem Boden einer O.d. ist kennzeichnend für das Endstadium der O.d. Die ersten Anzeichen treten häufig schon sehr früh auf (Tabelle 44). Besonders stark wird die Arthrosis, wenn eine größere Anzahl von freien Körpern im Gelenkraum vorhanden ist. Eine frühzeitige chirurgische Entfernung der Körper ist demnach geboten.

Tabelle 44. *Alter der Patienten mit Osteochondrosis dissecans in Knie- und Ellenbogengelenken, bei denen Aufschlüsse über Arthrosis deformans zu erhalten waren.* (J. HELLSTRÖM *und* K. ÖSTLING)

Alter Jahre	A. deform. nicht vorhanden			A. deform. vorhanden		
	Kniegelenke	Ellbogengelenke	Summe	Kniegelenke	Ellbogengelenke	Summe
10—19	9	11	20	—	1	1
20—29	7	4	11	2	4	6
30—39	5	1	6	10	2	12
40—49	2	—	2	7	—	7
50—59	—	—	—	3	1	4
60—69	—	—	—	1	—	1

Am Mausbett selbst sollten aber nach Auffassung vieler Autoren höchstens überstehende Knochen- oder Knorpelränder geglättet werden. Da das Mausbett bei Gelenkbewegungen nur einen abgegrenzten Gelenkbereich bestreicht und die abgestoßenen Körper nicht selten die Neigung haben, sich innerhalb eines bestimmten Abschnittes des Gelenkraumes aufzuhalten, ist auch die Arthrosis deformans manchmal mehr regional entwickelt, entsprechend den Gleitbahnen der freien Körper. Die Gleitbahnen liegen oft im Bereiche der Verbindungswege der Gelenkräume (z.B. Spalt zwischen Elle und Speiche im Ellenbogengelenk). Das übrige Gelenk ist allerdings an den intermittierenden allgemeinen Reizzuständen beteiligt, so daß Kapselverdickungen, Zottenwucherungen (eventuell mit Kalkeinlagerungen, Abb. 479b), osteophytäre Anlagerungen und Kapselausweitungen meistens am ganzen Gelenk anzutreffen sind. Der Herd selbst erfährt häufig im Laufe der Zeit eine Ausweitung, besonders wenn er die Maus behält, was am Hüftgelenk meistens der Fall ist. Es können landkartenartige Areale das ursprüngliche Nekrosebett umgeben (Abb. 520). Scheuerbewegungen im Rahmen der gestörten Gelenkmechanik, örtliche Druckspitzen und Wackelbewegungen der Maus sind wohl als Ursache für diese sekundären Nachbarschaftsnekrosen anzusehen.

ζ) Sonstige Erscheinungen

Bei den multilokulären Fällen und jenen, die wahrscheinlich eine konstitutionelle Grundlage haben (Typ Ribbing), beobachtet man häufig an anderen Gelenken, die nicht eindeutig einen O.d.-Herd aufweisen, Formabweichungen, z.B. Abflachung oder wellige Gestaltung der Gelenkfläche, relativ kleine Gelenkrundung. Besonders oft konnte ich dies an Femurkondylen des Kniegelenkes, am Capitulum der Metatarsale I und an der

Talusrolle finden (Abb. 477). Solche Befunde lassen ätiologisch sehr an Ossifikationsstörungen als Ausgang für eine O.d. denken, entsprechend der Ribbingschen Theorie
(s. Abschnitt „Ätiologie").

h) Zur Therapie der Osteochondrosis dissecans

Wie schon erwähnt, ist aus röntgenologischen und auch histologischen Beobachtungen
zu ersehen, daß es durch Reorganisation zur Wiedereinheilung demarkierter Herde
kommen kann (s. auch LEHMANN). Es ist das Ziel des konservativen Vorgehens eine etwa
vorhandene Wiedereinheilungstendenz durch Ruhigstellung des befallenen Gelenkes
nicht zu stören oder sogar zu unterstützen (s. a. „Der Sequester", S. 592). Andererseits
wird auch versucht, durch chirurgische Maßnahmen die Einheilung der noch im Bett ruhenden Maus zu fördern. Hierzu wandten RUTSCHEIDT, BREITNER und LANG die Knochenbohrung an. SMILLIE hat die Maus mit kleinen Stahlstiften von der Gelenkfläche

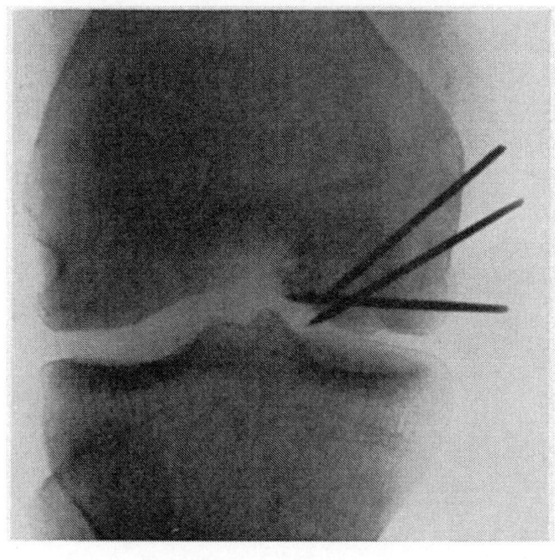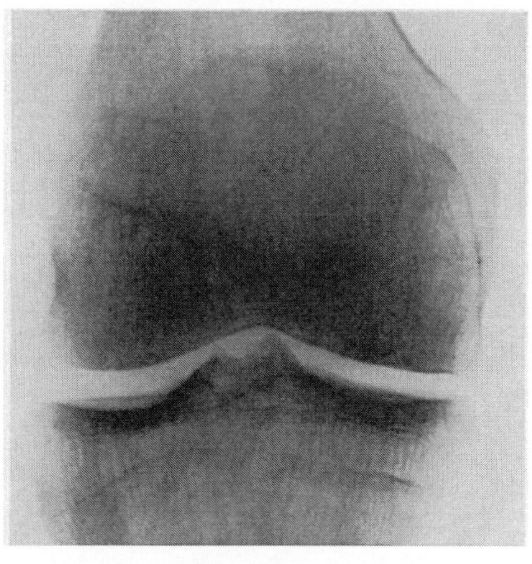

a   b

Abb. 483. a Haselnußgroßer Osteochondrosis dissecans-Herd, der angebohrt und fixiert wurde (24jähriger
Mann). b $1^3/_{12}$ Jahre später. (Fall von K. VIERNSTEIN, Orthopädische Klinik München)

her befestigt (Abb. 483), M. E. MÜLLER trieb die Metallschraube in das Dissekat, HAU-
BERG hat mit angeblich gutem Erfolg extraartikulär vom Epicondylus her die Gelenkmaus mit einem Nagel fixiert, VAN NES nagelt die Maus von der Gelenkfläche her mit
streichholzförmigen Corticalisspänen an (zit. nach H. WAGNER). H. EBERHARDT wendet
ebenfalls die transossäre Anbohrung und Fixation oder die transcartilaginäre Anbohrung und Fixation an, je nach der Lage des Dissekates (Abb. 484). EBACH berichtete
von 17 Fällen, bei denen er am Kniegelenk die Maus mit einem extraartikulär einge-
triebenen Nagel fixiert hatte (Abb. 485). Er glaubte eine beschleunigte Revascularisierung
und Einbauung des Nekrosebezirkes feststellen zu können. Die Einheilungsdauer betrug durchschnittlich 5 Monate, die Belastung des Gelenkes wurde schon durchschnittlich $2^1/_2$ Monate nach der Operation erlaubt. Eine Wachstumshemmung wurde bei
den jugendlichen Patienten nicht beobachtet. Es hat den Anschein, als sei das
Verfahren bei Erwachsenen weniger erfolgversprechend als bei Jugendlichen. ROMPE
berichtet über Frühergebnisse von 11 Personen, bei denen an der Heidelberger Orthopädischen Klinik (1958—1962) eine Spanbolzung bei osteochondrotischen Herden vorgenommen worden war (8mal medialer Femurcondylus, je 1mal Talusrolle, Hüftkopf und
Radiusköpfchen). Bei 8 Fällen war röntgenologisch eine gute Einheilung festzustellen,
unter 3 Jahren zeigte sich noch eine verwaschene Demarkierung. Eine längere postoperative Entlastung ($^1/_4$ Jahr am Kniegelenk, $1^1/_2$ Jahre bzw. 2 Jahre am Sprung- und

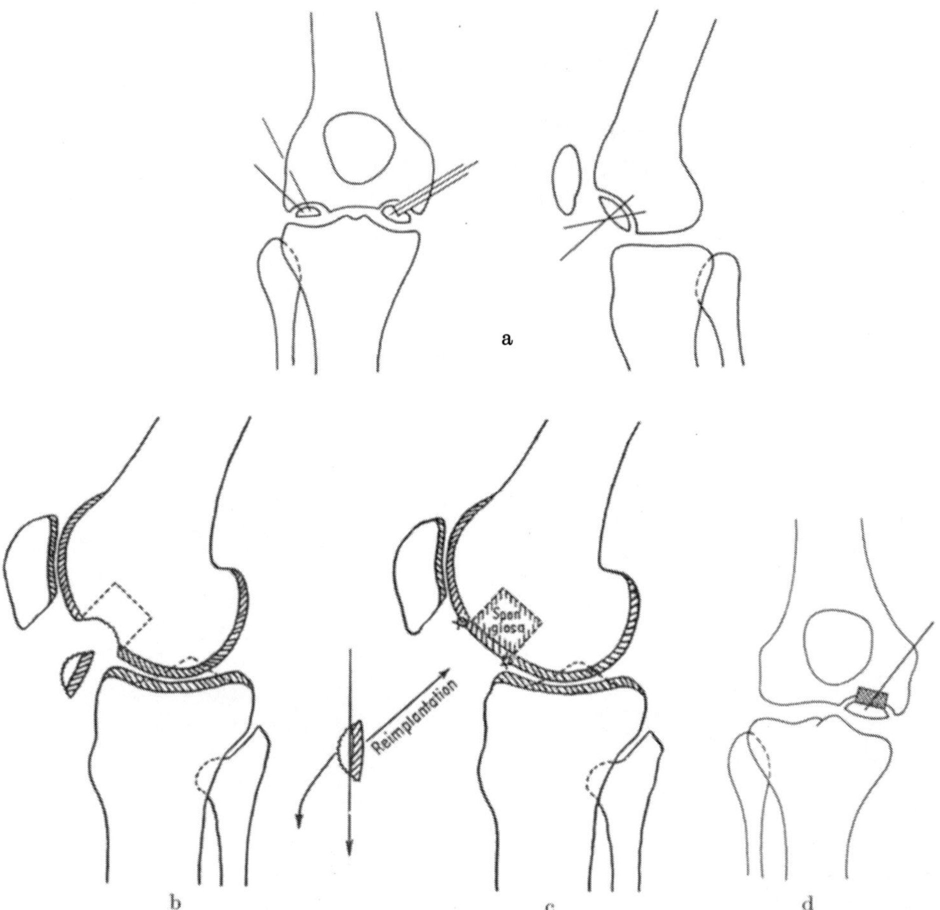

Abb. 484a—d. Behandlungsbeispiele der Osteochondrosis dissecans am Kniegelenk. a Lateral: Transossäre Drahtung oder Stiftung des Osteochondrosis dissecans-Herdes; medial: Transossäre Auffräsung der Demarkationszone, Stiftung bzw. Drahtung. b Transkartilaginäre Fixierung (Drahtung, Stiftung) des Osteochondrosis dissecans-Herdes. c Reimplantation des Dissekatknorpels nach Auffrischung (wenn die noch in ihrem Bett befindliche Maus noch einen weitgehend erhaltenen Knorpelüberzug aufweist). (Aus: H. WAGNER). d Extraartikulare Fixierung (Stift, Draht) des Reimplantates und des Spongiosawürfels. (Nach H. EBERHARDT)

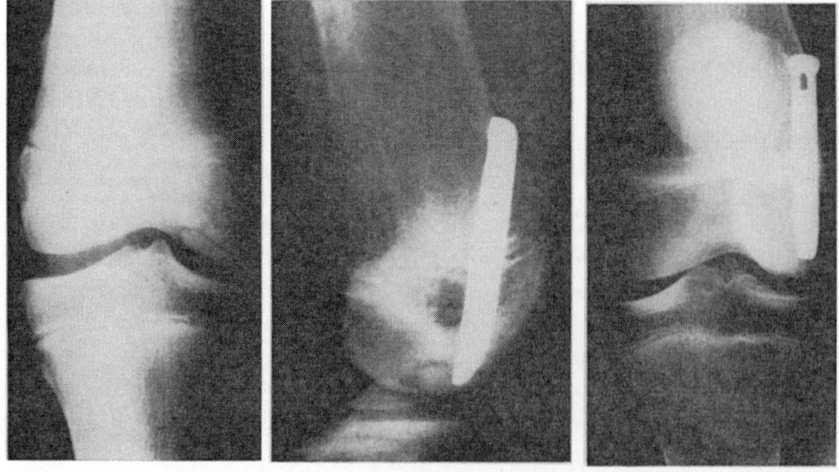

Abb. 485. 11jähriges Mädchen mit einer Osteochondrosis dissecans im medialen Femurcondylus links. Nagelung des Herdes und nach 8 Monaten Entfernung des Nagels. 7 Monate nach der Operation war der Herd eingebaut. Das Kniegelenk ist frei beweglich und beschwerdefrei (G. EBACH)

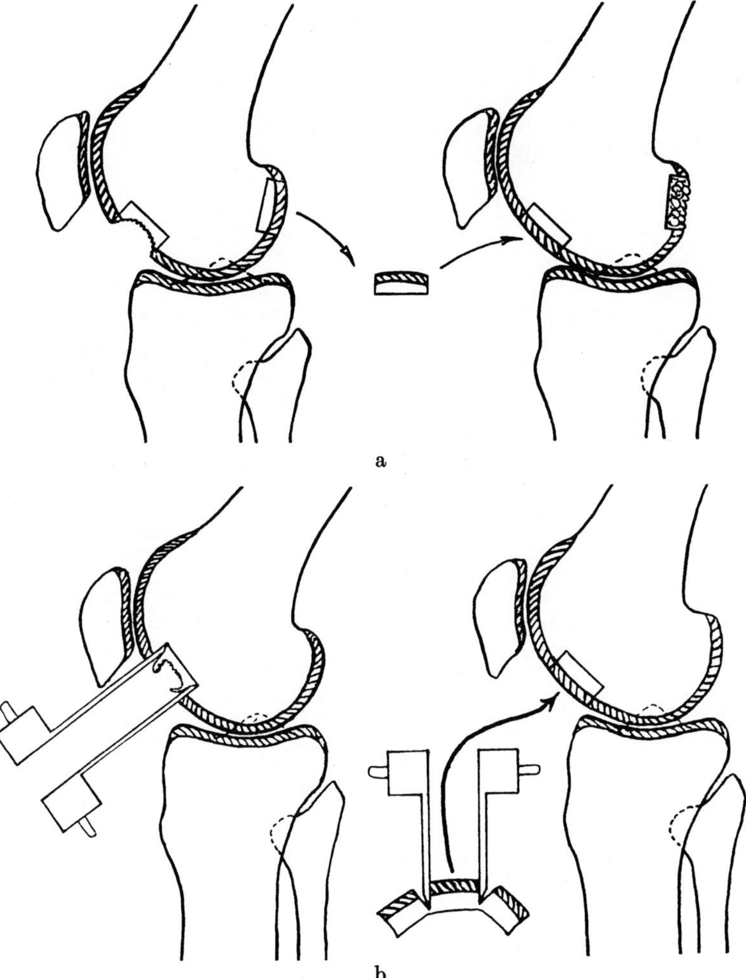

Abb. 486a u. b. Knorpeltransplantationen, wenn der Dissekatknorpel schon stark zerstört ist: a autoplastisches Verfahren, b homoioplastisches Verfahren. [Aus: H. Wagner, Z. Orthop. 98, (1964)]

Hüftgelenk) ist notwendig. Früh erfaßte kleine Herde jugendlicher Personen (besonders unterhalb 15 Jahren) scheinen mit dieser Methode gute Heilchancen zu haben, Einheilung sei bis zum 22. Lebensjahr möglich (Hueck, Löfgren und Wiberg), nach dem 22. Lebensjahr wurde eine spontane Wiedereinheilung bisher nicht beobachtet (zit. nach G. Rompe).

Um die Nachteile der Fixation der Maus von der Gelenkfläche her zu vermeiden (Defektsetzung am Knorpel, Unmöglichkeit, eingesunkene Herde zu heben) wurden Verfahren der Reimplantation sowie der subchondralen Spongiosoplastik und homoioplastischen Transplantationen erdacht (H. Wagner, s. Abb. 486 und 487. Über Details orientiere man sich in den Originalarbeiten).

Am Hüftgelenk hat die operative Behandlung der O.d. bis jetzt großenteils nur unbefriedigende Ergebnisse gezeitigt (Arthrotomie und Sequesterentfernung nach Guilleminet und Barbier, Aufbohrung, Spickung, Endoprothesen-Operationen usw., Abb. 488). Über bessere Ergebnisse berichtet Glogowski lediglich bei der Anwendung der von Max Lange eingeführten Pauwelschen intertrochanteren Varisierungsosteotomie. Allerdings stehen nur 9 Fälle zur Verfügung. Glogowski glaubt bei diesen wieder eine Einheilung des dissezierten Segmentes röntgenologisch feststellen zu können. Schon nach 6 Monaten sei der dissezierende Prozeß röntgenologisch nicht mehr faßbar gewesen. Sinn der Operation ist es, bei der meistens vorliegenden Coxa valga-Komponente eine Druckumlagerung bzw.

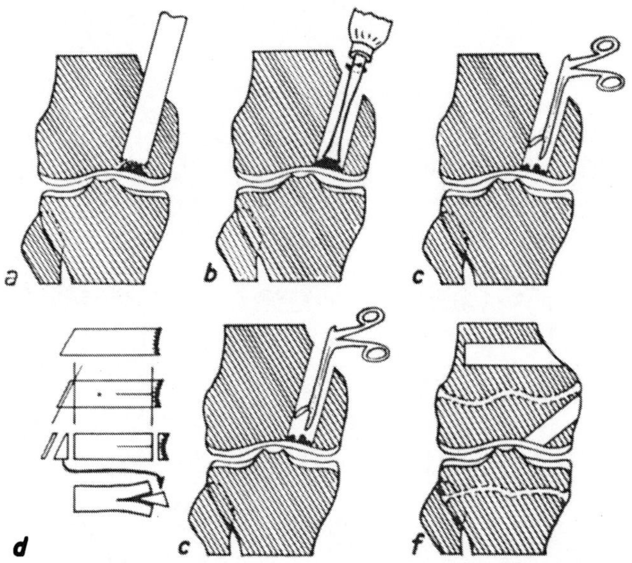

Abb. 487a—f. Subchondrale Spongiosaplastik nach H. Wagner bei noch intaktem Knorpel über dem Dissekat, eventuell unter Zuhilfenahme eines gesonderten Knochenbolzens (aus der Metaphyse). Bei Jugendlichen Schonung der Wachstumsfuge (f). (Aus: H. Wagner, Z. Orthop. 98 (1964)

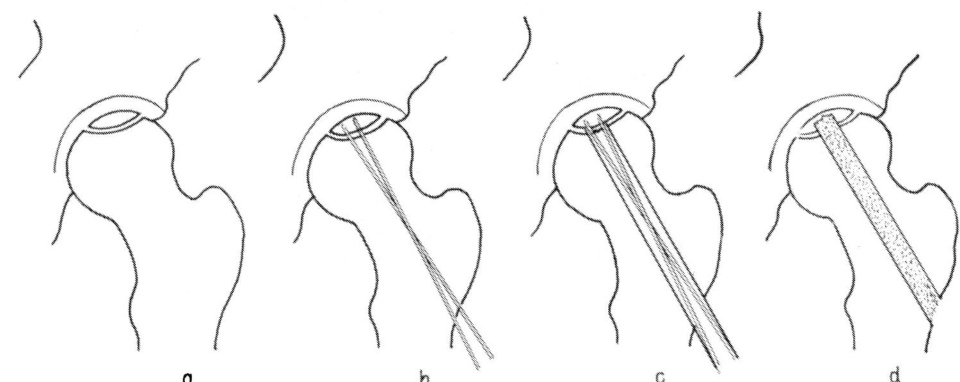

Abb. 488a—d. Schema der Operation nach Smillie bei der Osteochondrosis dissecans am Hüftkopf: a vor der Operation, b Einbohren der Richtdrähte, c Einführen der Hohlfräse, d der Bohrkanal ist mit frischer Spongiosa gefüllt (G. Chapchal, Orthopädische Chirurgie und Traumatologie der Hüfte. Verlag F. Enke 1965)

Druckentlastung herbeizuführen. Die Varisierung muß so ausgiebig sein, daß das dissezierte Segment des Hüftkopfes aus der Belastungsfläche des oberen Hüftquadranten herauskommt. Aus statischen Gründen setzt sich auch R. Bauer für die Varisierungsosteotomie ein (s. S. 342).

Bei allen diesen operativen Verfahren der Behandlung der O.d. sind Röntgenkontrollen eventuell unter Zuhilfenahme der Schicht- und Stereoverfahren zur genauen Lokalisation des Herdes, der Lage des Nagels und des Erfolges unerläßlich.

Parisel empfiehlt (anhand eines Kniegelenkfalles) nicht vor dem 18. Lebensjahr zu operieren, da es manchmal bis zu diesem Zeitpunkt ungewiß sein kann, ob eine echte O.d. oder bloß ein isolierter Knochenkern vorliegt.

i) Zur röntgenologischen Darstellungstechnik

Besteht klinisch der Verdacht auf eine O.d. trotz negativen Röntgenbefundes auf den Standard-Aufnahmen, so sind tunlichst die verdächtigen Gelenkpartien tangential darzustellen, das Kniegelenk auch seitlich und schräg (Abb. 489b). Auch die Arthrographie

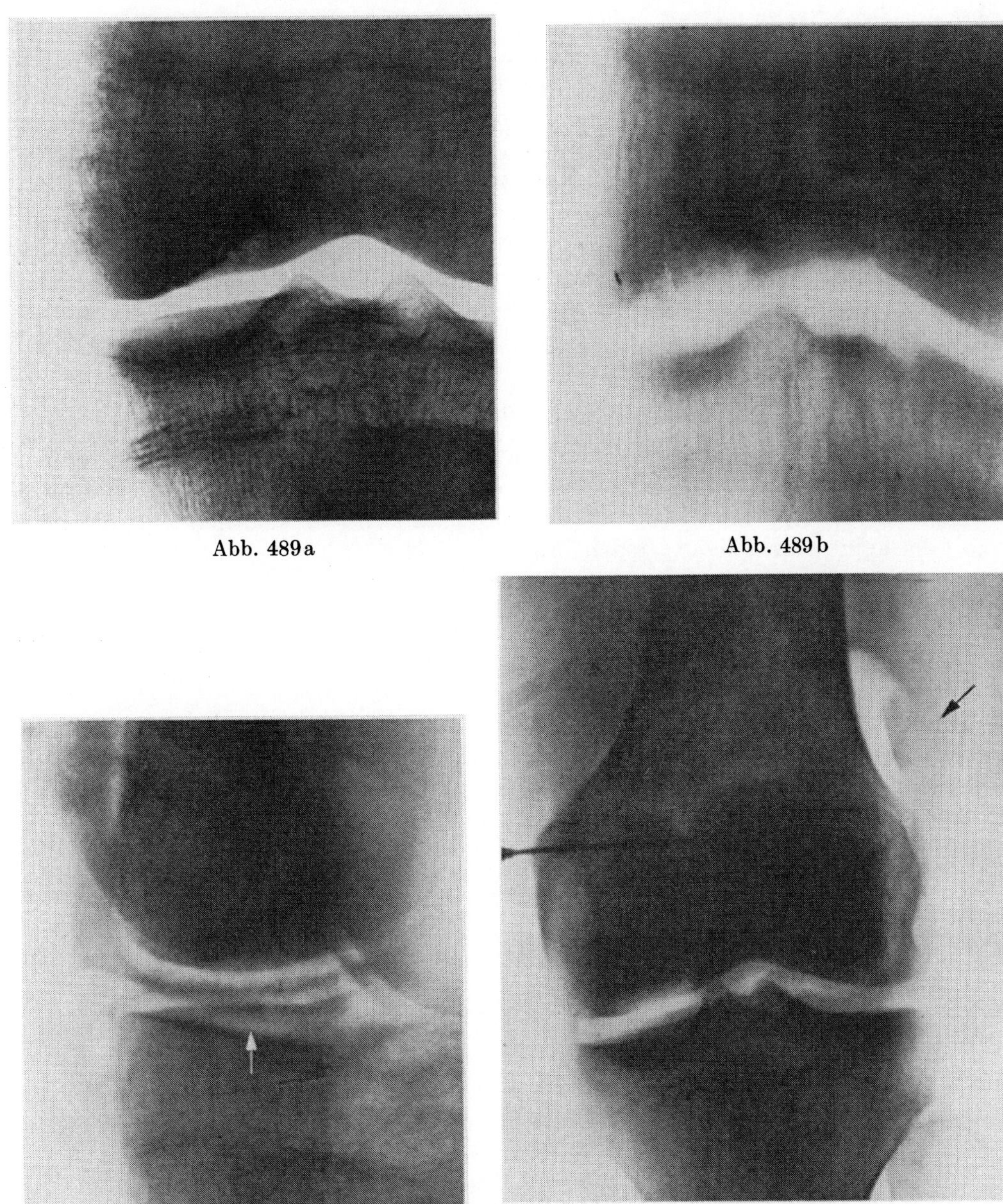

Abb. 489a

Abb. 489b

Abb. 489c

Abb. 490

Abb. 489a—c. Osteochondrosis dissecans am medialen Femurcondylus (16½jähr. ♂). Tomogramm und Arthrogramm. Über dem krümeligen Dissekat ist die Knorpeldecke schon leicht abgeflacht und rissig, wie am Arthrogramm zu ersehen ist

Abb. 490. Osteochondrosis dissecans-Herd am medialen Femurcondylus. Abgestoßene Maus (↓) im oberen Gelenkrecessus, nur nach Luftfüllung des Gelenks sichtbar

(Gas, jodhaltiges Kontrastmittel, Doppelkontrastmethode, Abb. 489) kann ergänzend herangezogen werden (REZEK). Nicht selten gelingt es dadurch auch, unsichtbare oder schlecht kontrastierende freie Körper zu erfassen (Abb. 490). Zur Überprüfung der Oberfläche des O.d.-Herdes eignet sich nach unserer Erfahrung am besten die einfache Arthrographie mit einem hochprozentigen positiven Kontrastmittel. Die dünne Kontrastmittelauflage läßt Verlauf und Konfiguration der Oberfläche, eventuell sogar Defekte und Risse im Knorpel erkennen (Abb. 489c). Auch am Arthrogramm liefert die tangentiale Wiedergabe des Herdes das aufschlußreichste Bild.

Am Kniegelenk ist der Herd meistens auf einer Aufnahme unter 120° Beugung des Gelenkes zu sehen (E. A. ZIMMER). Differentialdiagnostisch darf die Kontureinziehung an der medialen und lateralen Femurrolle nicht als Defekt gedeutet werden (GRASHEY), dort befindliche kleine Zacken sind keine Zeichen eines Knochenausrisses. Die Übergangsstellen von der knöchernen zur knorpeligen Condyluskontur sind bei körperlichen Arbeitern besonders ausgeprägt (E. A. ZIMMER). BÉCLÈRE empfiehlt die Darstellung des Gelenkspaltes bei der O.d. unter Anwendung eines Filmes, der entsprechend der Kniekehlenwölbung gebogen ist (Sattelkassette). Auch die Vergrößerung des Bildes erleichtert die Beurteilung. Ferner vergesse man nicht eine Kontrolle der Gegenseite. Manchmal wird der O.d.-Herd besser durch das Schichtverfahren dargestellt, wie z.B. FRANCON am Kniegelenk zeigen konnte.

k) Ätiologie und Pathogenese

Das rege Interesse an dem Krankheitsbild der O.d., das nun schon über ein Jahrhundert lang bekannt ist, bringt es mit sich, daß manche Autoren (z.B. F. KÖNIG, AXHAUSEN, BARTH) im Verlaufe ihres Lebens ihre Ansicht hinsichtlich der Entstehung änderten oder keine einheitliche Ursache annahmen (z.B. SMILLIE).

α) Umschriebene Störung der arteriellen Knochenversorgung

Im Vordergrund der ätiologischen Erklärungsversuche steht die Annahme, daß der O.d. eine umschriebene Ernährungsstörung über die Gefäße, vornehmlich über die arterielle Versorgung zugrunde liege, für die mannigfache Ursachen in Frage kommen können. Dieser Ansicht war schon F. KÖNIG. Vielfach wird an mechanische Momente gedacht. Am bekanntesten ist wohl die von AXHAUSEN später vertretene Hypothese der Entstehung über blande mykotische Embolien. Dieser schlossen sich zahlreiche Autoren an, z.B. PAITRE und DU BOURGUET, KESSEL, LEGG, SCHWARZ, PERTHES, FROMME, FRÜND, PAYR, ASCHOFF, SCHINZ-UEHLINGER, WAGNER (s. a. Kapitel „Morbus Perthes").

Die ersten positiven *angiographischen* Untersuchungen bei O.d. hat HIPP mitgeteilt (1962), und zwar in 8 Fällen von O.d. am Hüftgelenk. Bei einem Falle mit doppelseitiger O.d. waren zwar keine wesentlichen Formveränderungen des R. nutritius capitis distalis und R. profundus der A. circumflexa femoris medialis zu beobachten, doch sahen die Rr. nutritii capitis proximales und die A. acetabularis hypoplastisch aus (Abb. 491). Bei einem älteren Patienten mit beginnenden resorptiven Veränderungen am Hüftkopf war der R. profundus der A. circumflexa femoris medialis ebenfalls als hypoplastisch zu erkennen. Zum Hüftkopf zog lediglich ein sehr dünner R. nutritius capitis proximalis. Im R. nutritius capitis distalis war eine Verzögerung des Kontrastmitteldurchflusses zu beobachten. Bei Patienten, die in späteren Jahren wegen einer O.d. zur Behandlung kamen, zeigten sich weitgehende Verschlüsse der Rr. nutritii capitis proximales bei durchschnittlich angelegten Aa. acetabulares. Bei Kopfeinbruch sah man im Angiogramm eindeutig einen vollkommenen Verschluß der Rr. nutritii capitis proximales. Die A. ligamenti capitis femoris und der R. nutritius capitis distalis waren bei diesem Patienten im Angiogramm nicht verändert.

β) Neurovasculäre Störungen

Die neurovasculäre Theorie (LEHMANN, SCHÄFER, NORDMANN) ist nach wie vor umstritten. Man denkt sich das Entstehen des Leidens aufgrund einer gestörten Gefäßerregbarkeit (Stase-Nekrose) in Anlehnung an die Lehre RICKERs. Nach SCHÄFER handelt es sich auch bei einem derartigen Geschehen um den Ausdruck einer krankhaften Konstitution. Dies müsse auch gutachtlich in der Frage eines etwaigen ursächlichen Zusammenhanges mit einem Unfall berücksichtigt werden.

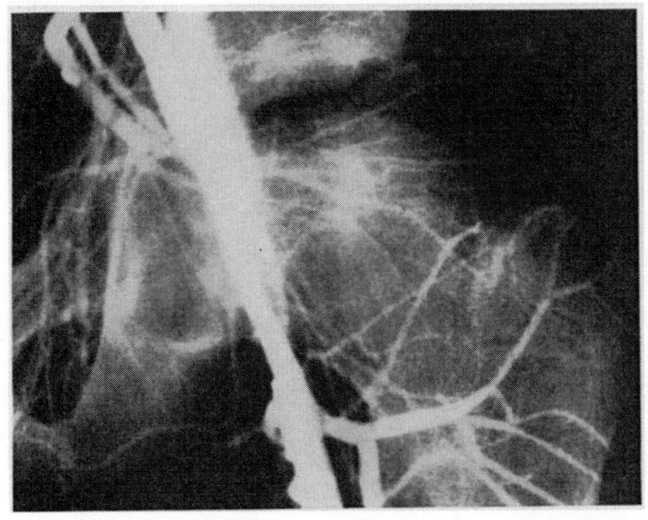

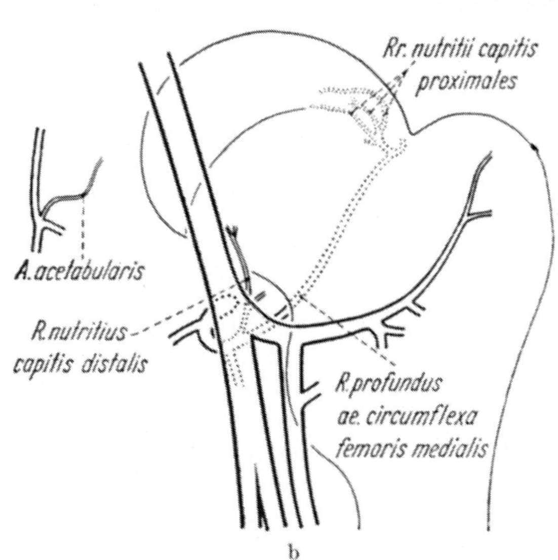

Abb. 491a und b. Osteochondrosis dissecans des Hüftkopfes. a Arteriogramm; b Nachzeichnung des Arteriogramms. Die Rr. nutritii capitis proximales sind hypoplastisch, desgleichen die A. acetabularis (E. HIPP)

γ) Fettembolie/Endangitis obliterans

An Gefäßblockade durch *Fettembolie* dachte RIEGER. Einen Kausalzusammenhang mit einer *Endangitis obliterans* hielten RAUCH, F. KÖNIG, ZWEIG, KONJETZNY für möglich.

δ) Traumatische Entstehung

Es besteht kein Zweifel darüber, daß eine einfache traumatische Absprengung eines Knorpel-Knochenstückes in einem Gelenk das typische Bild der O.d. für gewöhnlich *nicht* hervorruft. Es ist auch in der Mehrzahl der Fälle kein oder kein überzeugendes Trauma anamnestisch zu finden. Unterschiedliche Ergebnisse brachten die Tierversuche, mit denen schon frühzeitig, alsbald nach der ersten Veröffentlichung durch F. KÖNIG, begonnen worden ist. Keinen Unfallzusammenhang ersahen aus ihren Experimenten HILDEBRAND, BARTH, A. SCHMIDT, RIMANN, LITTLEJOHN u. a., positiv sprechen sich aus E. BURCKHARDT, NAGURA, REHBEIN, SAEGESSER, BERNDT u. HARTY u. a. NIELSEN fand nur bei

20% (bei 168 Fällen) ein Trauma in der Anamnese, darunter häufig nur ein geringfügiges; KAPPIS unter 37 Fällen nur in 16 ein geringes. Bei HELLSTRÖM und ÖSTLING hatten unter 73 Fällen 30 ein Trauma erlitten, bei 14 war ein Trauma nicht für die Entstehung der O.d., vielleicht aber für die Lösung des Herdes von Bedeutung, in 29 Fällen lag ein Trauma vor (Tabelle 45). Die Autoren kommen aufgrund ihrer Beobachtungen über die Rolle des Traumas bei der O.d. zu dem Schluß, daß das Leiden wenigstens in gewissen Fällen traumatischer Natur ist. Sie stellen sich vor, daß es Übergänge zwischen Absprengungen durch plötzliche einmalige Gewalteinwirkungen und allmählich vor sich gehenden Ablösungen gibt. Am meisten beweisend für die traumatische Ätiologie seien

Tabelle 45. *Osteochondrosis dissecans und Trauma* (J. HELLSTRÖM und K. ÖSTLING)

Trauma in der Anamnese	Ell-bogen-gelenke	Knie-gelenke	Andere Gelenke	Summe
Bis dahin symptomfreie Gelenke, von ausgesprochenem Trauma betroffen				
A. Kontinuierliche Beschwerden	2	7	1	10
B. Symptomfreies Intervall	8	12	—	20
Trauma, wahrscheinlich nicht für die Entstehung von O.d., vielleicht aber für die Lösung des Herdes von Bedeutung	3	11	—	14
Kein Trauma	11	16	2	29

die Fälle der Kniegelenks-O.d., gekennzeichnet durch die vorwiegende Lokalisation am medialen Femurcondylus, der am meisten mechanisch beeinträchtigt werde. Im Hinblick auf die Auffassung NIELSENs vom Überwiegen konstitutioneller Momente, glauben HELLSTRÖM und ÖSTLING, daß es ebenso denkbar wäre, daß dieses konstitutionelle Moment in einer herabgesetzten Widerstandskraft während einer gewissen Periode der Knochenentwicklung bestehe, die das Entstehen einer Knochennekrose begünstige. Gewisse Vergleichspunkte biete das Leiden der Epiphysiolysis capitis. SMILLIE schließt sich dieser Ansicht an, wenn er eine Jugend- und eine Erwachsenenform der O.d. unterscheidet. Bei ersterer sei die ursächlich vorausgehende Ischämie letztlich endogener Natur, beruhend auf einer konstitutionellen Wachstumsstörung oder einer endokrinen Dysregulation, bei letzterer handle es sich meistens um eine Unfallfolge. In vielen Fällen sei auch zweifelsohne eine Disposition gegeben, die meistens konstitutionell begründet sei. Für die Jugendform sei die scharfe Absetzung eines größeren Dissekates charakteristisch, die Erwachsenenform zeige meistens ein weniger scharf demarkiertes Bett mit einem unregelmäßigen, zerfallenen, oft nicht mehr nachweisbaren Dissekat (s. S. 592).

Eine *individuelle zeitbegrenzte Disposition* lasse ferner der jugendliche Organismus im Stadium der präpubertalen Ossifikation erkennen. LINDEMANN spricht daher von einer „Sonderform der Osteochondrosis im epiphysären Abschnitt enchondral ossifizierender Knochen", wobei zahlreiche Autoren an die von RIBBING beobachtete Disposition zur O.d. bei konstitutionell bedingter Nebenkernbildung denken. Letzten Endes kommt aber jede Theorie zu dem Ergebnis einer umschriebenen Ernährungsstörung am epiphysären Knochen. So sind eigentlich grundlegende ätiologische Unterschiede gegenüber den primären juvenilen Osteonekrosen, wie dem „Perthes", „Köhler I und II" usw. bis jetzt nicht ersichtlich.

Auch histologisch liefert der Aufbau der Maus und des Mausbettes bei den „klassischen" Bildern den eindeutigen Beweis, daß der Abstoßung eine Nekrose und eventuell eine Reorganisation vorausgegangen ist (SOMMER, AXHAUSEN).

Anhänger der Theorie der rein traumatischen Entstehung sind unter den Autoren der älteren und der jüngeren Zeit zu finden (BARTH, H. BURCKHARDT, A. SCHMIDT, BÖRNER, BÜDINGER, KAPPIS, FOUQET, KROH u. a.). Nach ROESNER (1922) sei das Primäre eine subchondrale Impressionsfraktur, Nekrose des Knorpels und Knochens seien sekundär. H. BURCKHARDT legte in einer umfangreichen Arbeit 1923/24 die damaligen Entstehungstheorien dar. Auch er sah im Trauma das wesentliche ursächliche Moment für die Entstehung einer O.d., wobei er von den Verhältnissen am Kniegelenk ausging. Hier stellte er auch Berechnungen über Krafteinwirkungen unter Anwendung der Gesetze der Mechanik an. Diese zeigen, daß verhältnismäßig große Kräfte am Kniegelenk übertragen werden, insbesondere am Femoro-Patellargelenk, die für eine umschriebene Schädigung von Knorpel und Knochen ausreichen. Es könne durch ungünstige Konstellationen der Gelenkstellung und der Muskelkontraktionen sogar eine Selbstschädigung am Gelenkapparat erfolgen. Begünstigend für das Zustandekommen von Druckschäden sei der Umstand, daß der Gelenkknorpel der kritischen Stelle, an der die O.d. meistens auftrete, keine sensiblen Nervenfasern besitze. Es sei nur eine Frage von zweiter Wichtigkeit, ob die Lösung eines freien Körpers in einem Akt erfolgen könne oder immer nur allmählich. Schwer zu erklären ist aber auch für BURCKHARDT die Frage, warum der sonst übliche Effekt der Frakturausheilung beim Menschen ausbleibe (beim Hund dagegen besteht eine gute Ausheilungstendenz). BURCKHARDT kommt zu der Überzeugung, daß für die meisten Fälle die Frage der Ätiologie der freien Gelenkkörper lediglich ein Problem der Gelenk- und Muskelmechanik ist. KROH schließt sich diesem Gedankengang an, der Schwerpunkt der primären Schädigung betreffe jedoch das Gefäß-Nervensystem. Nach Gewebsquetschung, traumatischer Gefäßendothel- und Nervenschädigung, Zerreißung subchondraler Gefäße mit Hämatombildung entstehe erst sekundär die Nekrose (s. a. Abschnitt „Histologie").

KAPPIS erschienen tangential angreifende Kräfte im Knie- und Ellbogengelenk wichtig, die wirksam werden bei Kombinationsbewegungen dieser Gelenke, z.B. bei Winkelbewegungen um die horizontale Achse und bei Rotationsbewegungen um die Längsachse. Das Mitwirken anderer Faktoren wird aber auch bei den Vertretern der traumatischen Entstehungstheorie vielfach nicht in Abrede gestellt. So sieht zwar KAPPIS noch 1922 in der Annahme einer Fraktur die einzige Erklärungsmöglichkeit für die spontane Dissektion des Knorpel-Knochenstückes, er muß aber trotzdem „konstitutionelle und andere Gründe" zugestehen, so daß er von einer Art „Maus-Konstitution" spricht. Von seinen 37 Fällen mit Lokalisation am Capitulum humeri war nämlich nur bei 16 ein ganz geringes Trauma bekannt. Auch WEISS spricht im Hinblick auf die Ätiologie der O.d. von einem statischen Exponiertsein, einer lokalen Ungunst für Heilungsvorgänge und einer lokalen Minderwertigkeit des Skeletsystems.

An dieser Stelle muß auch näher auf die vielzitierte Feststellung von SHIGEO NAGURA eingegangen werden, dem sich in seinen Folgerungen auch andere Autoren, z.B. CARNEVALI, anschließen. NAGURA beobachtete bei einem 23jährigen Fabrikarbeiter, der ständig schwere Tonmassen mit vorgestrecktem Unterarm tragen mußte, den röntgenologisch einwandfreien Befund einer O.d. am Capitulum humeri des rechten Ellenbogens. Schmerzen waren erstmals vor 7 Jahren beim Aufheben eines etwa 40 kg schweren Tonklumpens aufgetreten. Aufgrund einer genauen Untersuchung des Operationsmaterials kommt NAGURA zu dem Schluß, daß weder eine Entzündung noch ein Infarkt ursächlich in Frage kommen, sondern eindeutig eine traumatische Zusammenhangstrennung an dem umschriebenen Teil des Gelenkknorpels und der Spongiosa. Im Tierexperiment an jungen Kaninchen setzte NAGURA mit dem Tenotom schnittartige Defekte an der Gelenkfläche des Femurcondylus in einer Versuchsreihe und in einer anderen an der Gelenkfläche der Tibia. An ersterer, also an einer konvexen Gelenkfläche, führten die gewonnenen Bilder zu folgenden Feststellungen: „Eine circumscripte, geringfügige Zusammenhangstrennung an dem jungen konvexen, überknorpelten Gelenkende verursacht das Zustandekommen der charakteristischen knorpeligen Abgrenzungszone aus Gelenkknorpel und damit ein Hervortreten des abgetrennten Stückes aus der physiologischen Gelenkoberfläche. Bei gewissen physiologischen Bewegungen des Gelenkes wird dann aber ein Druck auf die hervortretende Stelle ausgeübt und infolge dieses Druckes entsteht Ausbildung von Knorpelgewebe der Abgrenzungszone. Wenn aber der erwähnte Druck einmal eine gewisse Grenze überschreitet, können auch noch sekundäre und sogar tertiäre Risse entstehen. Ferner neigt das abgetrennte Stück zur Ernährungsstörung, so daß die sekundären Risse ungenügend regenerieren. Bei erneutem Druck darauf kommt es dann zur Nekrose. Schließlich kommt es auch zur Ablösung des getrennten Stückes aus einem Mutterboden. Die Gelenkmaus ist jetzt fertig (hinausgestoßen). NAGURA belegt seine Feststellung mit zahlreichen Bildern. Aus den Ergebnissen seiner Arbeit folgert er, daß es sich somit bei der Osteochondrosis dissecans in der Hauptsache um einen knorpeligen Abgrenzungsvorgang eines umschriebenen traumatisch geschädigten Bezirkes an dem jungen konvexen Gelenkende handelt, daß die lokale Ernährungsstörung und die Nekrose jedoch im wesentlichen nebensächliche Vorgänge sind. Das alleinige ursächliche Moment ist irgendeine Zusammenhangstrennung. Familiäres Vorkommen, Konstitution und Disposition spielen eine gewisse Rolle. NAGURA glaubt ähnliche Verhältnisse wie bei der Osteochondrosis dissecans auch bei der Perthesschen und Köhlerschen Krankheit zu sehen (zit. nach E. GLASS). Von den Tierversuchen, die zur Erzeugung einer O.d. angestellt worden sind, seien auch noch jene von TAMMANN erwähnt. Dieser nahm am Hundekniegelenk subchondral elektrische Verschorfungen vor. Es kam zur herzförmigen Dissezierung. Die freien Gelenkkörper wiesen aber im Gegensatz zu denen der „echten" O.d. keinen spongiösen Knochen auf. Die Bilder glichen also mehr der „traumatischen" O.d. Die Versuche zeigten auch, daß sich der anfänglich schwer geschädigte Knorpel nach der Abstoßung wieder erholen kann. TAMMANN sieht im Versuchsergebnis eine Stütze für die Entstehungstheorie von AXHAUSEN. Die Versuche von WOLLENBERG, BERGMANN, WALTER, LOBECK (Injektion von Jodsilber, metallischem Silberpulver,

Tusche, Tierkohle, Schimmelpilzen in die Knochenarterien) ergaben keine verwertbaren Resultate; die aufgetretenen Nekrosen waren diffuser Natur. Auch Seliger (Einbringen von Calcium, Sulfatkristallen in die Gelenkhöhle von Kaninchen) und Phemister (Radiumschädigung der Gelenkfläche) erzielten keine aufschlußreichen Befunde. E. Bergmann kommt in einer umfangreichen Arbeit zu der Ansicht, daß die O.d. allem Anschein nach „gleichfalls häufig eine primäre aseptische Nekrose" sei, die sekundär durch ihre Lokalisation in den großen Zwischengelenken infolge traumatischer Einwirkung zur Auslösung gelangen könne. Saegesser (1947) setzte bei Katzen, Meerschweinchen, Hunden, Kaninchen, kleine stumpfe Verletzungen am freigelegten und am weichteilbedeckten Knochen und verfolgte die Befunde über 4 Monate. Schon am 1. Tag ließ sich mikroskopisch eine Verletzung des Periostes und seiner Gefäße feststellen. Dann entstand eine langsam tiefergreifende Nekrose in die Corticalis hinein, wobei zuerst die Knochenlamellen verändert wurden und zwar unter dem Bilde einer Onkose, dann folgte eine Veränderung der Grundsubstanz im Sinne einer Degeneration. Am 10. Tag fand er periostale Apposition neben Umbau der Nekrose. „So wird langsam der tote Knochen durch neugebildeten ersetzt. Gegen den 28. Tag ist die alte Corticalis zusammengesetzt aus nekrobiotischen Partien und aus neugebildeten Knochen mit reichlichem Osteoid. In diesem Monat ist der Knochen sehr brüchig. Nach und nach wird die Corticalis durch neuen Knochen ersetzt in noch unregelmäßiger Anordnung. Daraufhin geht noch ein weiterer Umbau vor sich mit der Tendenz, die normale Struktur wieder zu erreichen mit den Haverschen Kanälchen und den sie umgebenden Knochenlamellen. Lange Zeit, vielleicht für immer, bleibt aber ein narbiger Rest der Traumatisation in Form einer leichten, lokalen Sklerose zurück" (zit. nach Häuptli). E. Burckhardt's Versuche (1948) gleichen denen von Saegesser und führten auch zu ähnlichen Ergebnissen. Er hatte am Hüftkopf junger Kaninchen durch stumpfe Schläge, die den Knorpel äußerlich nicht verletzten, leichte subchondrale Knochenläsionen gesetzt. In verschiedenen Zeitabständen wurden Tiere zunächst zu Feststellungen des Ausmaßes der Verletzungen, später zur Erhebung des weiteren Verlaufes des posttraumatischen Geschehens untersucht. Nach 3 Monaten war bei einem Tier eine Verbreiterung des Gelenkknorpels vorhanden, eine Knorpelnarbe zog in die Tiefe und umgab mantelförmig die Knocheninsel, die der Stelle der früheren traumatischen Läsion entsprach. Es bestand somit das typische Bild einer O.d. Das im 5. Monat untersuchte Tier zeigte eine Coxa vara mit fugennaher diaphysärer Störung, das nach 6 Monaten getötete Tier wies eine Coxa vara mit Epiphysenabflachung auf, wobei sich histologisch in der Epi- und Diaphyse noch nekrotische Knochenbälkchen fanden. Burckhardt sieht in diesen Erscheinungen osteochondritische Umbauprozesse. Auf den Menschen übertragen sieht er hierin eine Parallele zu den bekannten juvenilen Osteonekrosen nach Perthes, Köhler, Kienböck, aber auch zur Coxa vara infantum und Osteochondrosis dissecans. Das Ausmaß der Deformierung hänge weitgehend von mechanischen Einwirkungen wie Druck, Abscherungen usw. ab. Durch diese werde die Knochenrestitution in ursprünglicher Form gestört.

Aronsson (1922) hielt es für zweckmäßig zwischen intraartikulären Frakturen und Knorpelläsionen infolge von Kontusionen einerseits und O.d. andererseits zu unterscheiden. Nach Gelenkknorpelkontusionen finde man charakteristische degenerative Veränderungen des Knorpels mit Fissuren, während der darunter liegende Knochen widerstandsfähiger sei. Im Gegensatz dazu stehe die O.d., bei der die Veränderungen primär im Knochen auftreten und sekundär auf den Knorpel übergreifen, der erst allmählich erweicht, die Farbe wechselt und sich nach und nach gegen die Umgebung abgrenzt. Aronsson weist daraufhin, daß im einschlägigen Schrifttum diese Unterscheidung nicht immer beachtet worden sei. Zweifellos habe man die Bedeutung des Traumas überschätzt. Nach mehreren Autoren, besonders solchen aus dem Lager der Orthopäden (Häuptli, C. und H. Mau) ist aber eine solche Trennung heute nicht mehr haltbar, nach meiner eigenen Auffassung aber nur dann, wenn man die bei Erwachsenen aufgetretenen O.d.-Fälle ohne Bedenken mit einbezieht, d.h. die einwandfrei über chronische Mikrotraumen entstandenen dissezierenden Nekrosen (z.B. Preßluftschäden). Für diese kann man die experimentell gewonnenen Ergebnisse von Saegesser, E. Burckhardt und Rutishauser zur Erklärung heranziehen (s. S. 606 u. 607).

Damit verwischt sich jedoch in der ätiologischen Interpretation der Übergang vom einmaligen zum chronischen Trauma. Die Möglichkeit eines solchen Überganges wird man denn auch im Hinblick auf die histologischen Befunde von Rutishauser nicht ohne weiteres ablehnen können, der am Knochen neben den chronischen Typ des Überlastungsschadens auch den akuten herausstellt (s. S. 607).

Berndt und Harty setzten an der Talusrolle experimentell transchondrale Frakturen, die das Aussehen und Verhalten von O.d.-Bildern bekamen (zit. nach Moberg).

An dieser Stelle seien auch die Versuche von May, Kuhn und Diethelm erwähnt, die über eine Traumatisierung der Patella Knorpelläsionen an der korrespondierenden Gelenkfläche der Femurkondylen erzeugen konnten. Die Autoren sehen in einer derartigen

Läsion die Möglichkeit der Entstehung einer O.d. am Kniegelenk im Sinne eines auslösenden Initialtraumas, ohne andere Faktoren als mögliche Ursache ausschließen zu wollen (s. S. 628).

Im eigenen Beobachtungsgut an der Chirurgischen Universitätsklinik München befinden sich zahlreiche Fälle, bei denen sich nach einem akuten örtlichen Trauma ein umschriebener Nekroseherd an der Gelenkfläche entwickelte, der im Spätstadium des Aussehen eines O.d.-Herdes hatte. Bei der späteren Besprechung der einzelnen Gelenke werden derartige Bilder gezeigt (z.B. Abb. 495, 520 und 525).

ε) Mechanische Fehl- oder Dauerbeanspruchung

Eine mechanische Fehl- oder Dauerbeanspruchung (WANKE, F. REISCHAUER, KARCHER, SCHINZ, GEISER, RÖMER, FROMME, MATHEY, LANG, H. HÄUPTLI u.a.) kann primär zu einer Ernährungsstörung über die Blutbahn und schließlich zur Knorpel-Knochennekrose führen. Es wird aber auch als Erstschaden eine Zerrüttung des Knochengefüges erwogen, wie sie HENSCHEN bei der Entstehung des Ermüdungsbruches bzw. der Schwingungsfraktur annimmt. Die Bevorzugung des männlichen Geschlechtes und der konvexen Gelenkabschnitte werden als Stütze dieser Ansicht genannt. Für die einzelnen Gelenke und Lieblingsorte der O.d. können auch besondere Überlastungsmechanismen angeführt werden (s. Ellenbogengelenk und Kniegelenk). Auch SCHIEBER spricht von einer Spontaninfraktion an einem ernährungsgestörten Epiphysenbezirk, wobei anscheinend gewisse anatomisch-physiologische Vorbedingungen gegeben sein müssen. KARCHER weist darauf hin, daß am meisten jene Gelenke für die Entstehung einer O.d. disponiert sind, deren Berührungsflächen klein sind. Bei diesen ist die Gesamtbelastung der Berührungsabschnitte besonders groß. Auch nach KALLIUS entspricht die Lokalisation der O.d. Hauptbelastungspunkten des Gelenkes, an denen Endarterien nicht vorkommen. F. J. LANG denkt sowohl bei den juvenilen Osteochondronekrosen („Perthes", „Köhler" usw.) als auch bei der O.d. an die Möglickeit der Entstehung durch Einwirkung einer Summe von kleinen, sich wiederholenden funktionellen Schädigungen. Eine Stütze für seine Anschauung sieht er in den von ihm erhobenen histologischen Befunden (s. Histologie). H. LANG stellte anhand von 38 Fällen fest, daß es sich in der Mehrzahl um Personen handelte, die in ihrem Beruf körperlich schwer arbeiten. Auch die militärische Ausbildung sei geeignet, das Entstehen des Leidens zu begünstigen. H. LANG ist der Ansicht, daß es sich um einen Kreisbruch aufgrund von Materialermüdung durch kontinuierliche traumatische Schädigung (ohne Unfallcharakter) handle. Daß Überlastung und kleine Traumen Knorpel-Knochendissezierungen bewirken, beweisen die Veränderungen an Ellenbogengelenken von Preßluftarbeitern. Ein Versagen der Muskelbremse wird hier verantwortlich gemacht (ROSTOCK). Nach Ansicht LÖHRs liegt dem Leiden der O. d. eine Ernährungsstörung im Sinne einer venösen Stauung durch schwere Arbeit zugrunde. Durch Behinderung der Blutzirkulation infolge vermehrter Muskelspannung komme es zu einer örtlichen Ischämie. Dies gelte vor allem für das Entstehen einer O.d. am Ellenbogengelenk, das einer andauernden Halte- oder Stoßbelastung besonders häufig ausgesetzt sei.

RUTISHAUSER (1949) setzt sich anhand von Tierexperimenten mit dem ossären Überlastungsschaden auseinander und bringt eine genaue histologische Beschreibung der gewonnenen Bilder in zeitlicher Reihenfolge der Abwicklung des Vorganges bei den verschiedenen Intensitätsgrades der Schädigung, die sowohl über eine physikalische als auch eine biologische Ermüdung des Knochens gehe. Die indirekte (endogene) Schädigung, bewirkt durch eine Überlastung, bestehe am Knochen in einer Kompression oder in einem übermäßigen Muskelzug, wobei die Kraft besonders an den Spannungsspitzen wirksam werde. Der pathologische Effekt am Knochen hänge von der Intensität und von der Dauer der indirekten Gewalteinwirkung ab. So entstehe bei hochgradiger intensiver Überlastung eine sofortige Fraktur innerhalb von 24 Std, wenn die Krafteinwirkung die Grenzen der mechanischen Widerstandskraft des Knochens erreicht habe. Bleibe aber die Gewalteinwirkung unter dieser Grenze, so könne sich innerhalb von 4—11 Tagen eine schleichende oder Ermüdungsfraktur entwickeln. Bei geringerer aber länger dauernder indirekter Traumatisierung könnten innerhalb von 5—6 Wochen Umbauzonen oder eine pathologische Hypertrophie des Knochens entstehen. Tritt bei solchen Fällen eine Fraktur ein, so handle es sich dabei um ein sekundäres Ereignis. Histologisch zeigt sich das typische Bild der

Knochennekrose in Gestalt der einfachen Nekrose oder der degenerativen, bei letzterer auch das Bild der Onkose nach Recklinghausen. Des weiteren findet man eine Osteophytose am Periost oder am Endost längs des Frakturherdes. Im gesunden Knochen treten osteoide Auflagerungen auf. In den Maschen der osteoiden Bälklein entsteht ein sehr zellreiches Markgewebe. Am Rande des Osteoids kommt es zur Osteoblastenbildung. Diese erstreckt sich auch auf größere Bezirke des gesunden Knochens und nicht nur auf die nekrotischen Teile. Die röntgenologisch als quere Aufhellungszone sichtbare Umbauzone enthält keinen lebenden Knochen mehr. Im Stadium der Ausheilung folgt der Nekrose die Osteophytenbildung. Die Verkalkung der Osteophyten führt zur Osteosklerose, wobei aber die sklerotischen Knochenteile Nekrosen enthalten.

Hält die Überlastung während dieses Prozesses an, so wird das resorbierte Knochengewebe nicht durch endgültigen Knochen ersetzt, sondern durch mesenchymales Gewebe mit geringer Differenzierung (osteoides Gewebe, Fibroosteoid und Fibrochondroid). Schließlich wird dann der hypertrophische Bezirk, meistens an der Diaphyse des Knochens gelegen, quer durchsetzt durch ein fibroosteoides Band, das eine geschwächte Zone darstellt, an welcher dann die Fraktur eintreten kann. Es besteht hierin sowohl pathologisch-anatomisch als auch radiologisch eine Übereinstimmung der von Rutishauser experimentell erzeugten Umbauzone mit der von Looser am rachitischen Knochen beschriebenen. Rutishausers Beobachtungen lassen sich zu dem Ergebnis zusammenfassen, daß der akute Typ der pathologischen Fraktur auf dem Boden einer Nekrobiose der Osteocyten und der physikalischen Ermüdung der interstitiellen Knochengrundsubstanz entsteht, der chronische Typ der Ermüdungsfraktur auf dem Boden eines Gewebsumbaues. Gefäßveränderungen konnte Rutishauser nicht finden (nach Häuptli).

Am Kniegelenk des lebenden Hundes studierte Rehbein (1950) experimentell die Auswirkung gehäuft auftretender kleiner Traumen, wie es in ähnlicher Form Küntscher am toten Bein schon versucht hat. Letzterem war es gelungen, durch periodisch wiederkehrende Gewalteinwirkung ein kleines Knorpelstück am Femurcondylus zu lösen, das einem Corpus liberum ähnlich war. Rehbein erzeugte mit Hilfe eines Elektromotors am Tibiakopf regelmäßige Erschütterungen derart, daß diese Erschütterungen in Streckstellung des Kniegelenkes auf das distale Femurende übertragen wurden. Es entstanden an den Berührungsflächen von Tibiakopf und Femurcondylen, besonders am inneren Bezirk des medialen Condylus, auch röntgenologisch nachweisbare, umschriebene Nekroseherde, die histologisch eine Ähnlichkeit mit den O.d.-Herden hatten. Rehbein sieht darin den Ausdruck eines Umbauschadens bzw. eines Dauerbruches (nach Henschen, Küntscher, H. Burckhardt, W. Müller u.a.). Wenn bei senkrechter Krafteinwirkung derartige Herde entstehen, so könne man annehmen, daß da, wo ein Corpus liberum aus einem Malacieherd entstanden sei, tangentiale Kräfte eingewirkt haben. Am menschlichen Kniegelenk könne ein derartiger umschriebener Materialschaden über eine fehlerhafte Gelenkmechanik (z.B. Inkongruenz von korrespondierenden Gelenkflächen) aus dem täglichen Gebrauch des Gelenkes heraus entstehen.

ζ) Endokrine Störungen

Dissezierungen an den Epiphysen treten verhältnismäßig oft bei Chondrodystrophikern auf, auch noch im späteren Lebensalter. Dann aber wahrscheinlich veranlaßt durch exogene Einflüsse auf ein primär minderwertiges Material. Viel zitiert wird der von Wright beschriebene Fall eines 10jährigen Knaben, der ausgedehnte Deformierungen aufwies. Röntgenologisch ergaben sich Anomalien an allen Epiphysen nach der Art von juvenilen Epiphysennekrosen, z.B. an der Patella, am Naviculare beider Füße, am Lunatum, Fersenbein, Talus, an den Hüftköpfen und Hüftpfannen, am Trochanter maior und minor, an der Synchondrosis ischiopubica. Außerdem bestand eine generalisierte Platyspondylie und an beiden distalen Femurenden eine Osteochondritis dissecans. Das Befallensein aller Epiphysen veranlaßte Wright, eine endokrine Grundlage des Leidens anzunehmen.

Scabell, Looser, Ballin, Kolb, weisen auf die Häufigkeit der O.d. bei Kretins hin. Es scheint bei diesen eine Minderwertigkeit der Epiphysen vorzuliegen. Von 19 operierten Fällen Scabells waren 7 Halbkretins. Kahler und von Braunbehrens sahen Skeletveränderungen im Sinne des Kretinismus auch bei einer 48jährigen Frau, die im Alter von 11 Jahren strumektomiert worden war. Am medialen Femurcondylus bestand eine umschriebene O.d., ähnliche Veränderungen wiesen auch beide Oberschenkelköpfe auf („Osteoarthrosis kretinosa"). Die Autoren nehmen an, daß die Hypothyreose im Wachstumsalter für einen Teil der Fälle von O.d. als entscheidender ursächlicher Faktor anzusehen sei. Der Einfluß des jugendlichen Hypothyreoidismus auf die Skeletentwicklung wird besonders eindrucksvoll aus den Zusammenstellungen von Schaefer u. Mitarb. (1939) ersichtlich. Von 218 Kindern mit Anzeichen des Hypothyreoidismus zeigten 39% Entwicklungsstörungen an den Epiphysen („Chondroepiphysitis"). Über weitere Fälle von O.d. oder ähnlichen Bildern bei endokrinen Störungen berichten Liek, Sandoz, Wegelin,

BRANDES, DE QUERVAIN, VON SEEMEN, LOB, DRAGONETTI u.a. PLATZGUMMER glaubt an seinen jugendlichen O.d.-Erkrankten Zeichen einer verzögerten Geschlechtsentwicklung feststellen zu können. In einem Falle von multilokulärer symmetrischer O.d (beide Ellenbogen, Knie- und Hüftgelenke), bei dem auch sonst noch allgemeine arthrotische Veränderungen, plumpe Metacarpalia und Anzeichen einer subchondralen Ossifikationsstörung gegeben waren, dachte E. KAHR an die Folge einer chondroplastischen Schädigung und traumatischen Einwirkung. Für eine Systemerkrankung spricht auch der von PARCYNSKI mitgeteilte multilokuläre Befall.

H. WALTER zieht zur ätiologischen Erklärung der Osteonekrosen im allgemeinen neben einer endokrin bedingten Ossifikationsstörung noch zwei weitere Faktoren heran: einen durch dauernde Belastung bedingten Umbauprozeß und eine blande Infektion des Gewebes.

η) Konstitutionelle Störung (ähnlich wie bei den juvenilen Nekrosen)

Das Augenmerk wurde bald auf die Konstitutionspathologie und etwa vorhandene Erbfaktoren gerichtet, als familiäres Vorkommen, Bilateralität und Multiplizität der O. d. gefunden wurde (W. MÜLLER, HOWALD, SONNTAG, RIBBING, STÖREN, MATHIESEN, KRÖKER, HETZAR, HERMANSON, LEHMANN, RAHM, NIELSEN, WAGONER und COHN u.a.). Besonders häufig ist das Vorkommen der O.d. bei der kongenitalen Dysplasie (HACKENBROCH), aber auch bei Kleinwuchs, sowie bei endokrinen Störungen, besonders beim Kretinismus und bei allen Formen von Hypothyreose (SCABELL u.a.; s. a. S. 608), ferner bei Dystrophia adiposogenitalis, Chondrodystrophie, Dysostosis enchondralis. ZELLWEGER und EBNÖTHER berichten von einer familiären multiplen Epi-Metaphysenstörung mit dominantem Erbgang, welche mit multilokulären aseptischen Knochennekrosen, insbesondere mit Osteonecrosis dissecans, einherging. Da ein übergeordnetes Krankheitsbild mit allgemeiner Skeletminderwertigkeit, Kleinwuchs, Hypogenitalismus, Stoffwechselstörungen u.a. (erbgebundene hypophysäre oder gar diencephal-hypophysäre Störung?) als Grundleiden angenommen werden muß, teilen diese Autoren die Ansicht von DELCHEF, daß die multilokuläre O.d. und aseptische Knochennekrose nicht eine Krankheit sui generis, sondern lediglich ein Symptom einer anderen Knochenkrankheit seien. RIBBINGs Fälle mit multiplem Befall an O.d. weisen auf eine erhöhte Nekrotisierungs- und Dissektionsbereitschaft epiphysärer Nebenkerne bei multizentrischer Ossifikation im Rahmen der Dysostose hin. Über die Erblichkeit kann aber bei diesen Fällen trotz Aufstellung eines Stammbaumes nichts Sicheres ausgesagt werden, da in der Ascendenz keine Krankheiten ähnlicher Art gefunden werden konnten (nach Ref. von GLAUNER).

RIBBING nimmt in seiner vielzitierten Theorie eine Ursache konstitutioneller und traumatischer Natur an. Ein im jugendlichen Alter akzessorischer abgegrenzter Knochenkern verschmelze nur teilweise mit dem benachbarten spongiösen Knochen (s. Abb. 500, von H. KREMSER zur Verfügung gestellt), teilweise bleibe er abgetrennt durch Inseln und Züge von zurückbleibendem Knorpel. Zwischen dem Gefäßsystem des Knochenkernes und seiner Umgebung sei auch eine unvollständige kollaterale Verbindung vorhanden. Dieser Knochenkern stelle somit einen Locus minoris resistentiae dar. Selbst geringe Schäden oder Überanspruchungen, möglicherweise sogar innerhalb der normalen Funktion, könnten eine leichte Verschiebung mit nachteiligen Folgen für die Blutversorgung des Knochenkernes hervorrufen und zur Nekrose führen. Nach der gleichen Richtung weisen auch die Ergebnisse der Arbeit von G. LIESS über Nebenkernbildung an normaler, an örtlich und hormonell gestörter und an hereditär abwegiger Ossifikation der Epiphysen. LIESS kommt zu der Ansicht, daß aseptische Nekrosen — auch eine O.d. — vorgetäuscht werden können durch das Bild „fragmentierter" Epiphysen. Ferner, daß aseptische Nekrosen in konstitutionell schwachen Epiphysen entstehen können, wobei diese Epiphysen ihre „Schwäche" eben einer gestörten, mit Nebenkernbildung einhergehenden Ossifikation verdanken. Derartige Epiphysen würden häufig auch durch Kleinheit, unregelmäßige, wellige Randkonfiguration, Abflachung der Gelenkrundung usw. auffallen (s. eigenen

Fall, Abb. 477). Ein Beispiel einer konstitutionellen Jugendform sehe ich auch in einem weiteren eigenen Fall: Es ließ sich bei einem Mann eine O.d. am medialen rechten Femurcondylus bis in die Jugend zurückverfolgen, zugleich auch eine Wirbel-Bogenspaltbildung an L 3 und L 5 und eine verstärkt gewellte Gelenkfläche der Patella mit vertiefter zentraler Grube. Die Schwester des Patienten leidet mit großer Wahrscheinlichkeit ebenfalls an einer Bogenspaltbildung.

RIBBINGs Fälle stellen zweifellos extreme Exponenten des Krankheitsbildes der O.d. mit multilokulärem Befall dar. Die sich hieraus ergebenden Folgerungen lassen sich aber auch mühelos auf den monolokulären Befall übertragen. Bedenken gegen die Ribbingsche Theorie der Mausbildung durch Herauswachsen solitärer Knochenkerne meldet BÖSCH an, da die Epiphyse appositionell wachse und somit die ursprünglich oberflächlich gelegenen Epiphysenbezirke im Laufe des Wachstums in die Tiefe gelangen (zit. nach ROMPE).

Nach LINDEMANN ist man berechtigt, dann eine konstitutionelle Grundlage des Leidens in den Vordergrund zu stellen, wenn Störungen in der Kernanlage oder im Ablauf der Verknöcherung sowie familiäres Vorkommen zu ersehen sind. Hierin bestehe ein Unterschied gegenüber den primären Osteonekrosen wie „Perthes", „Schlatter" usw. Im Grunde gesehen handle es sich aber nur um eine „Sonderform der Osteochondrosis im epiphysären Abschnitt enchondral ossifizierender Knochen". Beim „Köhler I" seien manchmal Verhältnisse anzutreffen, wie bei der O.d. Mit LINDEMANN stellen MAU und ROMPE den Zusammenhang mit der Dysostosis enchondralis heraus. HACKENBROCH und ROMPE sahen eine O.d. als Überbleibsel bei einem „Perthes".

Auch LEHMANN, WEISS, MAX LANGE, W. MÜLLER, KRÖKER u.a. sind der Auffassung, daß der O.d. eine konstitutionelle Minderwertigkeit zugrunde liege, aus der sich durch eine örtliche Schädigung, meistens traumatischer Natur, das Krankheitsbild entwickle. Dafür wird auch das familiäre Auftreten herangezogen, z.B. die Beobachtung von RAHM, bei der 6 Glieder einer Familie am Humeruskopf eine O.d. hatten, wobei sich die Betroffenen durch Kleinheit der Statur gegenüber anderen Familienmitgliedern unterschieden. LEHMANN weist in diesem Zusammenhang auch noch auf die territoriale Häufung der Erkrankungen hin (Jütland, Rostock, Kiel, Schlesien). In einem Falle von M. LANGE (doppelseitiger Hüftgelenksbefall), waren außer den Veränderungen an den Hüftköpfen auch allgemeine Ossifikationsstörungen zu sehen, so daß LANGE eine allgemeine Störung des Knochensystems als prädisponierendes Moment für das Entstehen einer O.d. annimmt. Sehr nach der Richtung einer hereditären Grundlage des Leidens weisen auch die Untersuchungsergebnisse von NIELSEN am Capitulum humeri. NIELSEN untersuchte das Capitulum humeri männlicher Verwandter von 133 Trägern einer O.d. und fand, daß von diesen 20 % ebenfalls eine O.d. des Capitulum humeri hatten. RAHM stellt aufgrund seiner Statistik einen allgemeinen Befall an O.d. mit 0,041 % fest, bei 191 Verwandten von O.d. Befallenen einen 4mal größeren. NIELSEN fand unter seinem allgemeinen Material in 4,1 % eine O.d., unter den Verwandten der O.d.-Patienten in 20 %. SMILLIEs Unterscheidung einer mehr konstitutionell bedingten Jugendform der O.d. und einer meistens unfallbedingten Altersform ist auch an dieser Stelle anzuführen (s. S. 589).

Der nicht seltene Befund von hypoplastischen Hüftkopfarterien bei einer O.d., sowohl bei Jugendlichen wie bei Erwachsenen, veranlaßte HIPP, die bereits vor mehr als 30 Jahren von seinem Lehrer M. LANGE vertretene Theorie der Entstehung der O.d. auf dem Boden einer Dysplasie des Hüftgelenkes (einschließlich der Gefäße) besonders hervorzuheben.

ϑ) *Weitere Entstehungstheorien*

Infektiöse Ursache. Nach H. WALTER komme neben anderen Momenten auch eine chronische *Epiphysenosteomyelitis als Ursache für eine O.d. in Frage.*

An *Syphilis* als Grundlage des Leidens dachte POLICARD. GALDAU sah am Kniegelenk eines 42jährigen Tabikers eine O.d. Die Eminentia intercondylaris war völlig losgelöst. FRÜND, LIND, FROMME faßten die O.d. als Folge einer *Rachitis* auf.

ι) Zur Frage des ursächlichen Zusammenhangs der Osteochondrosis dissecans
mit einem Unfall

Wie vorangehend ausgeführt, sind die meisten Autoren der Auffassung, daß die Osteochondrosis dissecans als anlagebedingt anzusehen sei. In vereinzelten Fällen könne aber ein Trauma die Ursache der Lösung des Dissekates sein (E. BERGMANN und JANSSON, SCHÖRCHER) (Abb. 492; s. a. „Ätiologie": Traumatische Entstehung). Andererseits ist eine plötzliche Lösung der Maus mit Dislokation fast immer ein sehr schmerzhaftes Ereignis, in welches gern ein Unfall hineinkonstruiert wird (Abb. 493).

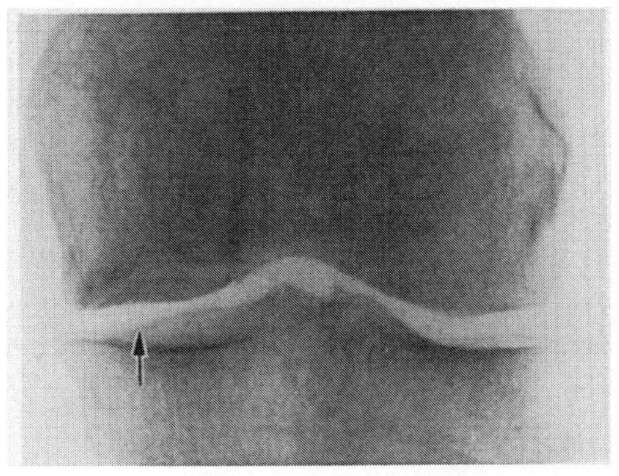
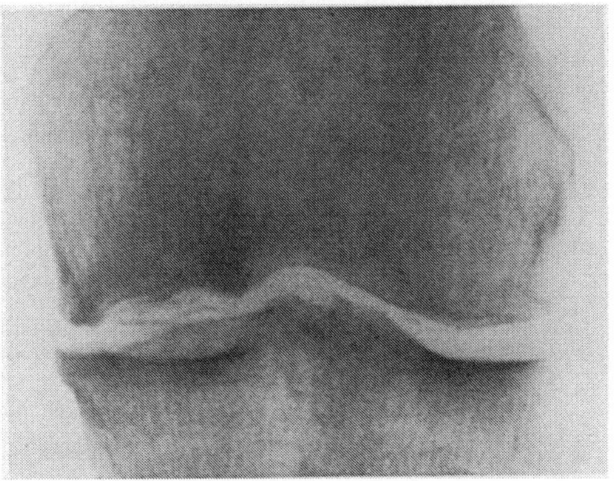

a   b

Abb. 492a u. b. Lockerung des Osteochondrosis dissecans-Herdes nach Traumatisierung, 72jährige Frau.
a Vor dem Trauma, b nach dem Trauma

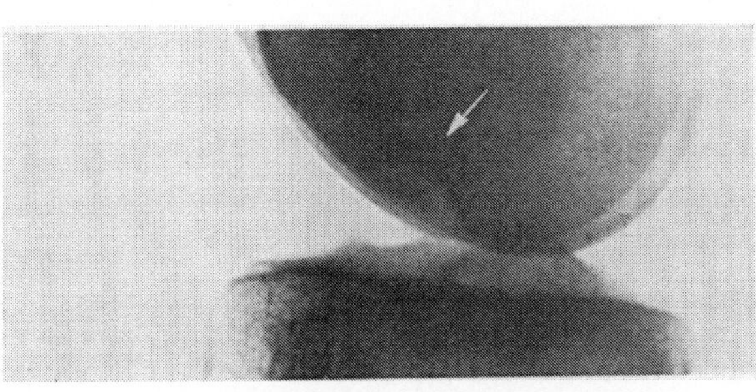

a

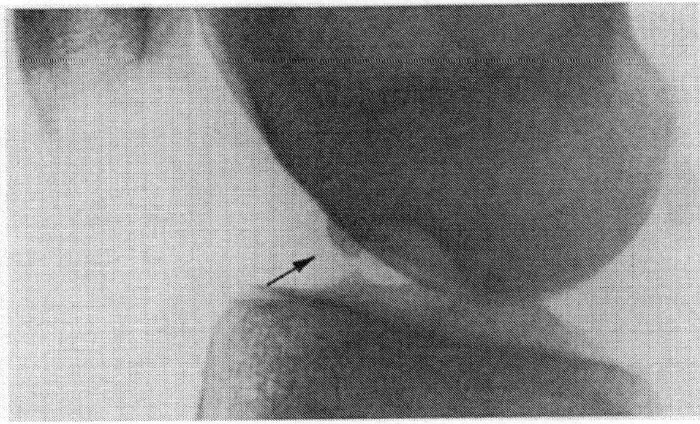

b

Abb. 493a u. b. Osteochondrosis dissecans-Herd am medialen Condylus des Kniegelenks. a Maus noch im Bett,
b Maus nach 3½ Jahren gelockert und am Bettrand sitzend. Starke Beschwerden

39*

Wichtig ist das Bild der Maus und des Mausbettes in der Differenzierung gegenüber der Traumafolge. Das Röntgenbild ist hier sehr aufschlußreich. Ist nämlich unmittelbar oder kurze Zeit nach dem angeschuldigten Unfall oder Ereignis schon eine demarkierte Maus mit Bett sichtbar, so ist ein direkter ursächlicher Zusammenhang mit Sicherheit abzulehnen und nur noch die Frage der Verschlimmerung des bestehenden Leidens zu untersuchen (Abb. 494). Im Zuge der röntgenologischen Klärung unterlasse man es nie, die Gegenseite darzustellen oder bei seltener Lokalisation auch die Prädilektionsstellen für eine O.d. röntgenologisch zu überprüfen.

Operiert man, so sollte man einen genauen autoptischen und histologischen Befund erheben und niederlegen, um auch dadurch beizutragen, Aufschluß über den zeitlichen Zusammenhang zwischen Trauma und pathologischen Veränderungen zu bekommen (wie dies z.B. in dem von J. Heine mitgeteilten Fall gelang, bei dem der Nachweis einer schon demarkierten Nekrosezone geliefert werden konnte). Bei der echten traumatischen Knochenabtrennung ist immer eine erhebliche, schmerzhafte Gewalteinwirkung mit

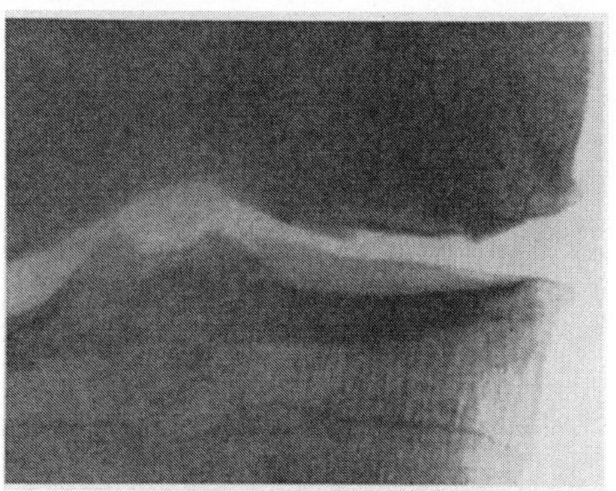

Abb. 494. Osteochondrosis dissecans am Kniegelenk. Begutachtungsfall. 32jähriger Mann: Sturz rückwärts in einen 1 m tiefen Schacht; Rö.-Aufnahme 1 Tag nach dem Unfall. Der Befund eines sklerotisch demarkierten Nekroseherdes mit schon vorhandenen arthrotischen Nachbarschaftsveränderungen spricht eindeutig gegen eine frische Impression der Condylengelenkfläche. Eine unfallbedingte Mobilisation der „Maus" kann nicht mit Sicherheit ausgeschlossen werden, erscheint aber unwahrscheinlich. Das „Mausleiden" ist soweit fortgeschritten, daß auch ohne eine Unfalleinwirkung mit einer spontanen Ausheilung nicht zu rechnen ist. Es hat also der Unfall auch zu keiner richtunggebenden Verschlimmerung des Osteochondrosis dissecans-Leidens geführt

Hämarthros gegeben. Der Defekttrichter ist hier auch meistens größer als das sichtbare abgesprengte Knochenstück. Jansson beobachtete, daß sich nach einer traumatischen Mausabsprengung die Spuren an der Gelenkfläche wieder schnell verwischen, während bei der primären O.d. die Defektgrube jahrelang persistiert. Die traumatisch entstandene Maus zeigt auch an ihrer Abtrennungsstelle vom Knochen im frischen Stadium einen feinzackigen Spongiosarand und bioptisch auch am Knorpel Erscheinungen traumatischer Läsionen, während die primär osteochondritische Maus meistens abgeglättet ist. Zentral kann die traumatisch entstandene Maus längere Zeit nach dem Trauma einen verkalkten Kern bekommen (Jansson) (Abb. 494). Bioptisch fand Jansson an den Mäusen der primären O.d. den Knorpelrand über den Knochenkern umgebogen, so daß der Rand abgerundet war. Häbler gibt an, daß der mikroskopische Befund eine unfallmäßige Entstehung nur dann wahrscheinlich macht, „wenn an allen Seiten der Gelenkmaus (und des Mausbettes) die Markräume noch offen oder höchstens mit Fibrin bedeckt sind und Knochen wie Knorpel noch keine Zeichen von Nekrose erkennen lassen. Dazu muß man die Gelenkmaus aber spätestens 2—3 Wochen nach dem Unfall zur Untersuchung bekommen, doch das wird wohl nur selten der Fall sein. Sobald an irgendeiner Stelle das Mark durch Granulationsgewebe ersetzt oder in Fasermark umgewandelt ist, sich am Knochen und besonders am Knorpel Nekrosen oder Umwandlung in Faserknorpel und degenerative und reparative Vorgänge zeigen, kann der autoptische Befund nicht mehr helfen, die Zusammenhangsfrage zu klären".

Auffallend kantige Kerne mit spongiosaähnlicher Struktur hält JANSSON für abgesprengte arthrotische Bildungen.

SCHÄFER sieht die Frage des Zusammenhanges zwischen O.d. und Unfall vom Gesichtspunkt der Theorie der funktionellen örtlichen Kreislaufstörung. Diese sei der Ausdruck einer krankhaften Konstitution, somit sei im allgemeinen ein ursächlicher Zusammenhang der Entstehung der O.d. durch einen Unfall abzulehnen. Der Unfall, der ein erheblicher sein müsse, könne aber auslösend wirken. Für das Zustandekommen der Nekrose sei aber eine bestehende innere Erregbarkeitssteigerung die Voraussetzung.

GEISER bespricht 3 Fälle aus einer Familie, die mit 9 Erkrankungen an O.d. belastet war. Es wurde jeweils ein Unfall als auslösendes Ereignis verantwortlich gemacht. Eine genaue Analyse der Fälle führte GEISER zu der Auffassung, daß selbst ein erhebliches Trauma nicht imstande sei, die aseptische Knochennekrose zu verursachen oder wesentlich zu verschlimmern. Das Trauma könne lediglich die Rolle eines auslösenden Momentes für den Schmerzschub spielen, ohne daß aber der objektive Röntgenbefund eine Änderung erfahre. GEISER glaubt mit anderen Autoren, daß chronische Mikrotraumen und Überlastungsschäden zur aseptischen umschriebenen Knochennekrose führen, wobei wohl immer eine gewisse Minderwertigkeit der Knochenzellen gegeben sei. Er rät daher, für die Anerkennung der aseptischen Osteochondronekrose als Unfallfolge größte Zurückhaltung zu üben.

L. BÖHLER glaubt aufgrund seiner Beobachtung an Unfallfolgen nicht an eine traumatische Ätiologie der O.d. Die regionäre Häufung der O.d. lasse an biologische Faktoren denken, ähnlich wie bei der Osteomalacie. Hierzu muß aber der Einwand erhoben werden, daß auf die Möglichkeit örtlich gebundener, gefährdender Faktoren, etwa beruflicher und sozialer Art, nicht eingegangen wird.

Nimmt man in einem Falle tatsächlich einen traumatischen Ursprung der O.d. an, so ist ein einwandfreies örtliches Trauma zu fordern und eine relativ lange Latenzzeit bis zur Entwicklung eines umschriebenen demarkierten örtlichen Nekroseherdes. Dies ist besonders wichtig für die gutachtliche Anerkennung von Knorpel-Knochennekrosen, die nach *stumpfen* Traumen entstehen (Abb. 495 und 496). Im Falle von OUTLAND erscheint das Trauma gesichert, 9 Monate später fand sich das Bild einer O.d., die operativ bestätigt wurde. Bei einem unserer Fälle (Sturz auf das Hüftgelenk aus Zimmerhöhe) wurde die Demarkierung des Herdes röntgenologisch erst ca. 1 Jahr nach dem Unfall sichtbar.

Gerade am Hüftgelenk treten nach traumatischen Luxationen nicht selten Nekrosen vom Aussehen einer O.d. auf. So berichtet DYES von 2 Fällen. Anfänglich sah das Bild aus wie das einer O.d., später kam es allerdings zu einem fortschreitenden Zerfall des Hüftkopfes wie bei einem genuinen „Perthes". Am Talus sah K. L. MARKS im Anschluß an eine Fraktur das Bild einer O.d. entstehen.

Eine ausführliche Stellungnahme zur Zusammenhangsfrage findet sich bei HÄBLER und bei HELLSTRÖM und ÖSTLING. Die dort angeführten Gesichtspunkte sind heute in der Unfallmedizin allgemein anerkannt. Eine unfallmäßige Entstehung einer O.d. kann nach HAEBLER nur als wahrscheinlich angesehen werden, wenn

1. das Gelenk vor dem Unfall voll gebrauchsfähig war,

2. ein schweres Trauma das erkrankte Gelenk betroffen hat,

3. die im Anschluß an den Unfall gemachte Röntgenaufnahme mit Sicherheit eine Mauserkrankung ausschließen läßt,

4. die ersten Erscheinungen der „Mauskrankheit" nicht früher als 3 Wochen und nicht später als 1 Jahr nach dem Unfall aufgetreten sind.

Brückensymptome müssen nicht unbedingt vorhanden sein. Wenn sie aber vorhanden sind, stützen sie die Annahme eines Zusammenhanges und oft geben sie Veranlassung zur Anfertigung von Röntgenaufnahmen, auf denen die Bildung der Gelenkmaus zu verfolgen ist.

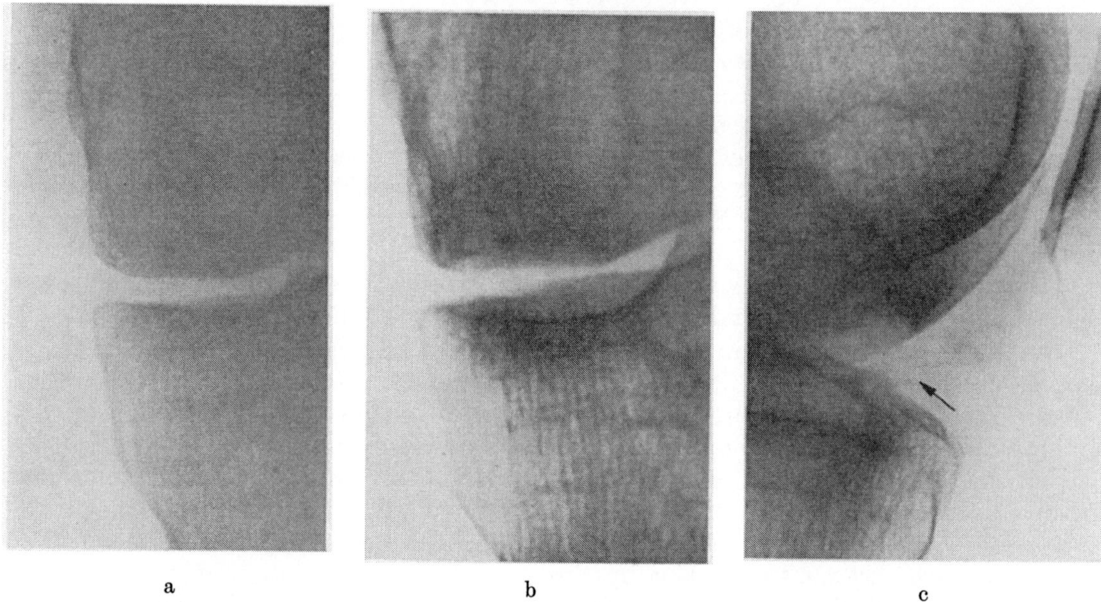

a   b   c

Abb. 495a—c. Posttraumatische Osteochondrosis dissecans am Kniegelenk einer 62jährigen Frau; a kurz nach dem Unfall (Sturz auf die Trittbrettkante eines Eisenbahnwagens), b und c 5 Monate später

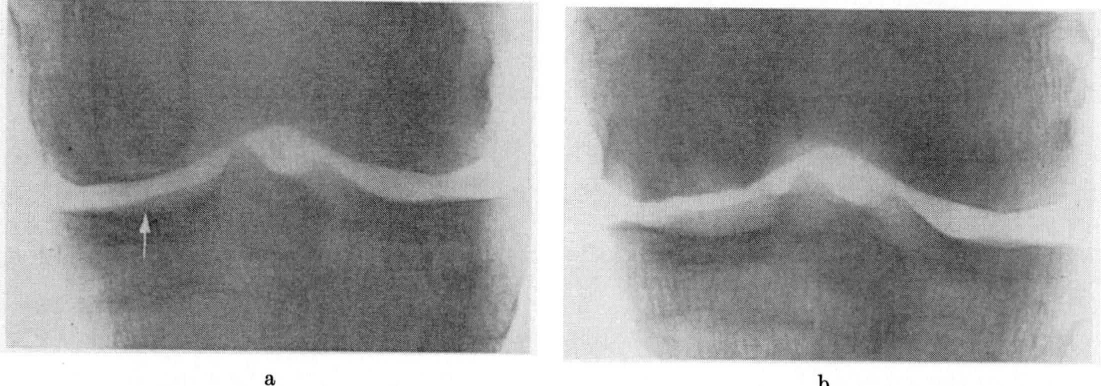

a   b

Abb. 496a u. b. Sehr wahrscheinlich traumatisch bedingte Kniegelenks-Osteochondrosis dissecans. Sturz direkt auf das Knie mit nachweisbarer, umschriebener Weichteilverletzung über dem Osteochondrosis dissecans-Herd. 60jähriger Mann

Ist kurze Zeit nach dem Unfall im Röntgenbild bereits ein glatter freier Körper oder das Bild eines osteochondritischen Herdes zu erkennen, dann kann der Unfall als Entstehungsursache ausgeschlossen werden. Ebenso ist der Zusammenhang abzulehnen, wenn kurz nach dem Unfall im Röntgenbild bereits Zeichen einer beginnenden Arthrosis deformans im Artikulationsbereich der auf O.d. verdächtigten Stelle vorhanden sind.

Man muß besonders darauf achten, daß nicht ein Einklemmungsereignis bei schon bestehender O.d. irrtümlich als ursächlicher Unfall angesehen wird. Es ist also eine genaue Erhebung der Vorgeschichte und Klärung des „Unfall"-Vorganges notwendig (HÄBLER).

HELLSTRÖM und ÖSTLING sind der Ansicht, daß man allgemeingültige Regeln für die Unfallentschädigung bei O.d. nicht aufstellen kann. Sie empfehlen folgende Richtlinien:

1. Wird ein bis dahin gesundes Gelenk von einem wirklichen Trauma betroffen und tritt binnen längerer oder kürzerer Zeit eine O.d. auf, so soll diese als Unfallfolge betrachtet werden. Dabei ist es gleichgültig, ob die Symptome seit dem Trauma kontinuierlich anhielten, oder auftraten, nachdem die unmittelbaren, mit dem Trauma zusammen-

hängenden Symptome und ein darauffolgendes symptomfreies Intervall vorübergegangen waren. Welche Zeitspanne nach dem Unfall verflossen sein darf, um eine O.d. noch als Unfallfolge bezeichnen zu können, hängt ab von der Beschaffenheit des osteochondritischen Prozesses bei Diagnosestellung. (Nach unserem eigenen Material zu urteilen, kann diese Zeit zwischen einem Monat und mehreren Jahren variieren.)

2. Trifft das Trauma ein Gelenk, in dem, wie frühere Symptome oder eine Röntgenaufnahme bei oder nach dem Unfall zeigen, schon vor dem Schaden eine O.d. bestanden hat, so soll Entschädigung für Verschlechterung ungefähr nach denselben Prinzipien geleistet werden, wie bei Arthrosis deformans. Dies soll deshalb geschehen, weil

a) eine O.d. wahrscheinlich ohne Entstehung eines freien Körpers heilen kann,

b) eine plötzliche oder beschleunigte Ablösung eines Dissekates schwerere Symptome geben kann, als eine allmählich vor sich gehende (= unfallbedingte Verschlimmerung eines bestehenden Leidens, s. Abb. 492b),

c) das Trauma eine Frakturierung schon abgelöster freier Körper verursachen kann.

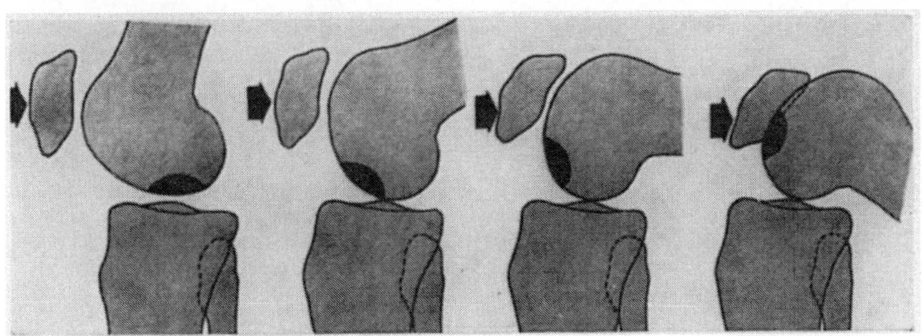

Abb. 497. Osteochondrosis dissecans und Trauma: Ein von vorn über die Kniescheibe einwirkendes Trauma kann nur bei einer Beugung um 110—130° die Spongiosa der Oberschenkelrolle an der Stelle schädigen, an der später normalerweise die Osteochondrosis dissecans auftritt. Wenn das Trauma bei einer anderen Gelenkstellung einwirkt, muß die Demarkation abweichend lokalisiert sein, wenn sie ursächlich auf eine Schädigung des Knochens bezogen wird (F. BAUMGARTL: Das Kniegelenk. Verlag G. Thieme)

3. In erster Linie hat man je nach der Art des Traumas zu entscheiden, ob man eine Unfallfolge annehmen soll. Nur ein wirkliches einmaliges Trauma berechtigt hierzu, nicht aber die normalen Anstrengungen des täglichen Lebens oder der Arbeit.

Eigene Zusätze:

4. Auch sind Ort und Richtung der Gewalteinwirkung bei den Erwägungen über die Ursache im einzelnen Fall von Bedeutung, entsprechend den Ausführungen und BAUMGARTL (s. Abb. 497) sowie die Lokalisation des fraglichen Nekroseherdes. Echte O.d.-Herde haben Lieblingssitze, die nicht immer mit den bevorzugten Orten der Traumaeinwirkung zusammenfallen. Am Kniegelenk befindet sich z.B. der O.d.-Herd, selten am seitlichen Randgebiet der Femurkondylen, während dort traumatische Läsionen öfter vorkommen (Abb. 498).

5. Bei Jugendlichen ist die Wahrscheinlichkeit, einer unfallbedingten O.d. zu begegnen, geringer als bei Erwachsenen. Meistens handelt es sich bei Jugendlichen um eine konstitutionsbedingte Form der O.d. (HELLSTRÖM und ÖSTLING, SMILLIE).

6. Ein demarkierter Herd mit einem nicht zerfallenen Dissekat, das in seinem Bett sitzt, entspricht fast nie einer traumatischen O.d.

Im Anschluß an die Behandlung der Frage des ursächlichen Zusammenhanges der O.d. mit einem Unfall ist für gewöhnlich auch die der *Verschlimmerung des bestehenden Leidens* der O.d. durch den Unfall zu besprechen. Hierfür ergeben sich folgende Grundsätze, die u.a. auch F. BAUMGARTL in seinem Buch über das Kniegelenk vertritt. Ist aus dem Röntgenbild oder dem histologischen Befund zu folgern, daß die O.d. um die Zeit des Unfalles schon soweit fortgeschritten war, daß zwischen dem Dissekat und dem normalen Knochen schon ein Bindegewebssaum und bzw. oder ein Sklerosewall vorhanden waren, so kann eine richtunggebende Verschlimmerung bei einer Lösung des Dissekates während eines Unfalles nicht angenommen werden. Aufgrund der therapeutischen Erfahrungen, besonders bei Jugendlichen, sollte man aber die Anerkennung der richtunggebenden Verschlimmerung nicht versagen, wenn ein geeigneter Unfall das Gelenk zu einem Zeitpunkt traf, zu dem noch eine spontane Ausheilung der O.d. möglich erschien. Eine Ausheilung ist aber nur zu Beginn des Leidens möglich, wenn Bindegewebssäume und Sklerosierungen am Rande des Herdes sowie gröbere Nekrosen im Herd selbst noch nicht festzustellen sind. Die bloße Einklemmung eines freien Körpers kann nicht als ein Ereignis für eine richtunggebende Verschlimmerung bewertet werden.

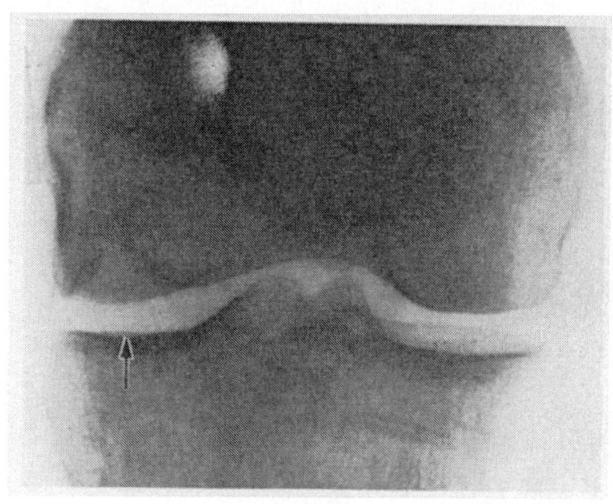
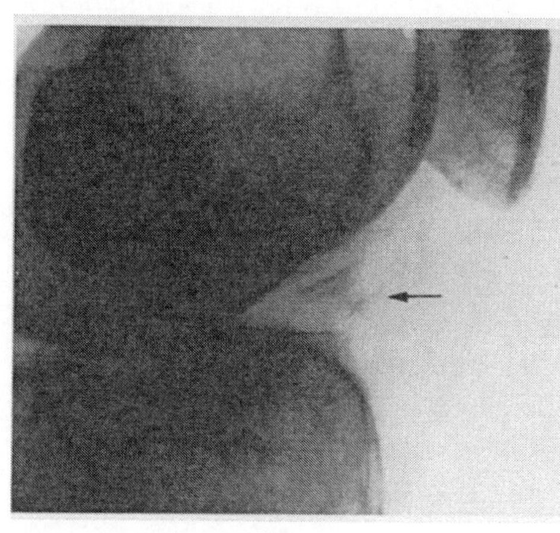

a   b

Abb. 498a u. b. Posttraumatische Osteochondrosis dissecans am medialen Condylus femoris, ca. 1 Jahr nach direkter stumpfer Gewalteinwirkung (24jährige Frau). Es fehlt ein deutlich abgesetzter Demarkationswall

l) Pathologie und Histologie

Da der O.d.-Herd häufig operativ angegangen wird, liegen auch zahlreiche histologische Befunde vor, z.B. von AXHAUSEN und BERGMANN, KROH, LÄWEN, TUHL, KAPPIS, BARTH, F. J. LANG, KESSEL, NAGURA, H. BURCKHARDT, WAGNER u.a.

Das Bild der O.d. ist an allen Skeletabschnitten, an denen es auftritt, ziemlich gleichartig und typisch und sieht als fertiges Krankheitsbild in klassischer Form etwa so aus (Abb. 499): Ein umschriebener Knochenbezirk unter normal aussehendem Knorpel zeigt die Erscheinungen einer primären Knochennekrose. Gegen den gesunden Knochen zu ist der Bezirk durch eine Bindegewebs-Faserknorpelschicht getrennt, an die sich ein Sklerosierungsbezirk anschließt. In diesem können noch kleine Inseln von Knochenabbau, -anbau und -umbau angetroffen werden. Im Laufe der Zeit entsteht eine stärkere Zerfallszone am Demarkierungswall, so daß sich ein Bett mit einem sequesterartigen Inhalt absetzt, wobei beide durch einen Aufhellungssaum im Röntgenbild voneinander getrennt sind. Neben diesem fertigen Krankheitsbild sind natürlich alle Übergänge vom Frühstadium bis zum Spätstadium anzutreffen. Frühbefunde wurden allerdings sehr selten erfaßt. F. KROH konnte gute histologische Bilder von 3 Fällen gewinnen, die sich in einem verschiedenen Entwicklungsstadium des Krankheitsbildes befanden: Frühstadium, Vorstadium, Endstadium. Der Frühfall (12jähriger Junge) zeigte in dem makroskopisch ganz gesund erscheinenden Knochen-Knorpelstück weit über den eigentlichen Herd hinausgehend schwere degenerative Veränderungen des Knorpels, Auffaserung, Spaltbildung, Kernschwund. Subchondral fand sich eine Art Keimgewebe mit der Funktion Abbau und Anbau, ein Regenerationsvorgang. Als Ursache nimmt KROH eine Gefäßsperre an, die traumatischen oder embolischen Ursprungs sein kann. Er selbst neigt mehr zur Annahme einer traumatischen Entstehung. Bei dem Fall, der das Vorstadium zeigte

(18jähriger Junge), befand sich das Umbildungskeimgewebe bereits im Zustand des Bindegewebes und Faserknorpels. Auch hier wurde die Grenze des Pathologischen trotz anscheinend weiter Umschneidung im Gesunden nicht erreicht. Auch in dem subsynovialen Gewebe sowie in der Begrenzung des Gelenkknorpels des gesunden Knochens fanden sich degenerative und regenerative Prozesse. Im Falle des Endstadiums (26jähriger Mann) bestand die Maus aus totem Knochen- und Knorpelgewebe, von einem gefäßreichen, aber lebenden Binde- bzw. Schleimgewebe umgeben. Im Mausbett lag auf neugebildetem massivem Knochen reiner Faserknorpel auf, überschichtet von straffem Bindegewebe, also ein vollkommenes Regenerat (zit. nach VORDERBRÜGGE).

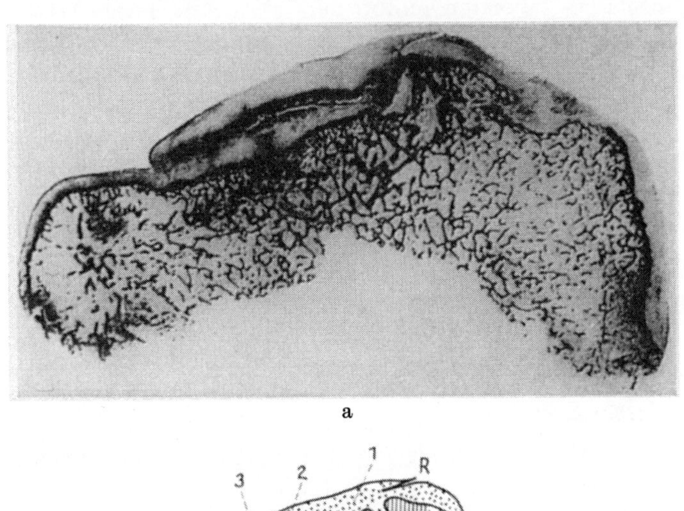

a

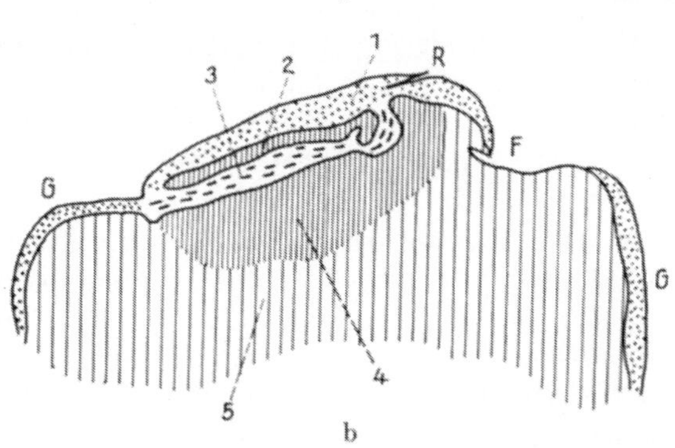

Abb. 499. a Osteochondrosis dissecans des Hüftkopfes. Die Gelenkmaus ist noch nicht gelöst, der nekrotische subchondrale Knochen ist komprimiert, die Spongiosa des Mausbettes verdichtet. Der Knorpel über dem nekrotischen Knochen springt hügelig vor. Faserknorpel im Spalt zwischen totem und lebendem Knochen. 19jähriger Mann. (Nach v. TAPAVICZA.) b Skizze zu (a): *G* normaler Gelenkknorpel; *R* Riß im Knorpel; *F* Fovea capitis; *1* verdickter Gelenkknorpel; *2* komprimierter nekrotischer subchondraler Knochen („freier Gelenkkörper"); *3* dissezierender Faserknorpel; *4* verdickte Spongiosa des Mausbettes; *5* normale Spongiosa des Kopfes (E. FRIEDL)

Die Patho-Physiologie der Ausheilung bzw. Dissektion sieht WAGNER folgendermaßen: Im Frühstadium sei die Belastungsfähigkeit der betroffenen Stelle noch nicht nennenswert eingeschränkt. Die Einschränkung beginne erst mit dem Einsetzen der Revitalisierung, bei der aus dem umgebenden gesunden Knochen Gefäßsprossen in die Markräume der nekrotischen Spongiosa einwachsen. Das nekrotische Knochengewebe wird umgebaut, das nekrotische Fettmark wird fibrovasculär organisiert. In der Demarkationszone zwischen dem nekrotischen Knochenbezirk und dem umgebenden vitalen Gewebe vollziehen sich Resorptions- und Wiederaufbauvorgänge in der Spongiosa, so daß die mechanische Festigkeit stark herabgesetzt wird. Unter günstigen Bedingungen kann der Revitalisierungsvorgang zu einer Restitutio ad integrum führen. Voraussetzungen hierfür sind besonders dort gegeben, wo der osteochondrotische Herd außerhalb der Hauptbelastungszone des Gelenkkörpers liegt und die Revascularisation durch mechanische Einflüsse nicht gestört wird. Liegt dagegen der Herd im Bereich einer starken Gelenkbelastung, was allerdings häufiger der Fall ist (s. Entstehungstheorie), so sind die Aussichten auf Spontananheilung geringer. Es sind demnach im Frühstadium bei konsequenter Entlastung des Gelenkes die therapeutischen Aussichten am besten. Derartige Fälle kommen aber selten zur Beobachtung, denn meistens befindet sich das Leiden, wenn es Beschwerden macht, schon in einem fortgeschrittenen Stadium, bei dem der Revascularisierungsprozeß schon weitgehend zum Erliegen gekommen ist.

Die *Dissektion* führt BAUER auf mechanische Einwirkungen und auf einen spärlichen Granulationswall zurück, SCHINZ auf eine rein mechanische Einwirkung, HOWALD auf in die Tiefe wachsenden Oberflächenknorpel. WAGNER beschreibt den Vorgang der Dissektion folgendermaßen: Während des knöchernen Umbaues seien die im Umbau begriffenen Trabekel geschwächt und die mechanische Belastung führe zu zahlreichen Mikrofrakturen, so daß schließlich der nekrotische Herd die knöcherne Verbindung mit dem umgebenden Knochengewebe verliere. Der Herd sei nun gegenüber der Umgebung beweglich. Bei Belastung komme es zu kleinsten Scheuerbewegungen zwischen dem nekrotischen Bezirk und seinem Lager. Dadurch entstehe ein Spaltraum, der mit nekrotischem Gewebsmaterial angefüllt sei, das sich in die spongiösen Maschenräume des Nekrosebettes hineinarbeite. Zugleich werde die Einsprossung von Gefäßen von der Umgebung in das nekrotische Knochenstück gestört. Dagegen werde durch die Scheuerbewegungen der umgebende Knochen zu einer vermehrten Anlagerung veranlaßt, die schließlich zur Bildung der elfenbeinartigen sklerotischen Demarkationszone führe. Nach WAGNER komme auch eine besonders störende Rolle für die fibrovasculare Organisation dem bei der Nekrose frei werdenden Knochenfett zu. Man findet nämlich an der Peripherie größerer spongiöser Nekroseherde Fett als schmierige, wachsartige Masse, durch die der nekrotische Herd gegen die Umgebung abgedichtet wird (s. auch Ergebnisse von RUTISHAUSER und SAEGESSER u.a., s. S. 605 u. 607).

Der *Gelenkknorpel*, der nach neueren Untersuchungen nicht ausschließlich von der Synovialflüssigkeit aus ernährt wird, sondern auch durch Diffusion von dem darunter gelegenen Knochengewebe, kann nekrotisch, rissig oder intakt sein, wobei nach ätiologisch-pathogenetischen Vorstellungen dieser Befund schon alsbald nach Einwirkung des schädigenden Agens gegeben sein kann. Aber auch der intakte Knorpel an der solitären Maus wird durch vermehrte Biegungsbeanspruchung am Rande des Herdes mit der Zeit geschädigt. Es entstehen Knorpelfissuren, über die es schließlich zu einer ringförmigen Abtrennung im Bereiche der Circumferenz des Herdes kommt. Damit ist eine Lockerung des Dissekates mitsamt dem darunterliegenden nekrotischen Knochen und die Möglichkeit der Lösung aus dem Knochenlager gegeben. Dieser Prozeß der Mausbildung läuft sehr langsam ab und kann sich zuweilen über Jahre erstrecken. In einem Falle WAGNERs verstrichen von der zufälligen Entdeckung des Herdes bis zur Fissurbildung im Gelenkknorpel 5 Jahre. Die Form der solitären Gelenkmaus kommt häufiger vor als die der umschriebenen Malacie des gesamten Herdes, bei der allmählich zahlreiche kleine erweichte Knorpel- und Knochenfragmente abgestoßen werden (s. Abb. 478). Beim Krankengut WAGNERs fiel auf, daß die malacische Form in allen Lebensaltern auftritt, während die Entstehung eines dissezierenden solitären Herdes nach dem 20. Lebensjahr am Kniegelenk bisher noch nicht beobachtet werden konnte (wohl aber der erstmalige Nachweis eines schon vorher entwickelten Krankheitsbildes). Diese Beobachtung spricht für die Smilliesche Einteilung der O.d. in eine konstitutionsbedingte Jugendform und eine meist unfallbedingte Altersform. Röntgenologisch ist eine sichere Unterscheidung der beiden Verlaufsformen oft nicht möglich, da es bei dissezierenden Herden, die sich schon teilweise gelöst haben, noch zu einer weitgehenden Resorption des nekrotischen Knochenkerns kommen kann, so daß das Vorliegen eines malacischen Herdes vorgetäuscht wird, während tatsächlich der hyaline Dissekatknorpel noch erhalten ist.

FREUND fand am Hüftgelenk von erkrankten Erwachsenen, daß die nekrotische Zone weit über den Sequester hinausgeht und auch in dem am Röntgenbild verdichteten Bezirk anzutreffen ist. Hier findet ein lebhafter Umbau durch vascularisiertes Bindegewebe statt.

Siehe auch die Ausführungen über den Gelenkknorpel nach Arbeiten von Benninghoff sowie May, Kuhn u. Diethelm, S. 628.

Das *verlassene Mausbett* glättet sich allmählich ab und deckt sich mit fibrösem Knorpel (Kroh). Die Delle bleibt jahrelang sichtbar, schleift sich aber immer mehr ab. Diese Knorpelbildung im Mausbett mag über andauernde Hin- und Herbewegungen entstanden sein, ähnlich wie der Knorpel an Pseudarthrosenspalten (H. Lang). Weniger wahrscheinlich ist, daß der Knorpel eine besondere Art der Reaktionserscheinungen (Nagura) darstellt. Es ist auch anzunehmen, daß die Knorpelbildung die Ablösung des Dissekates begünstigt (Lang). Ferner ist durch sie das Phänomen erklärbar, daß man gelegentlich das Dissekat durch einen breiten Spalt über der Knorpeloberfläche abgehoben sieht und in dieser Situation oft noch recht lange verharrt, ehe die Abstoßung aus dem Mausbett endgültig eintritt.

Die *Maus* selbst muß, entgegen dem oben geschilderten klassischen Bild, im Inneren nicht immer ganz oder teilweise nekrotisch sein. Darin sieht Lindemann einen grundlegenden Unterschied gegenüber den primären aseptischen Nekrosen wie dem „Perthes", „Köhler" usw. Puhl und Lindemann beobachteten einen Fall mit deutlicher subchondraler Nekrose am Talus, in 2 weiteren Fällen wies die im Bett liegende Maus lebende Spongiosa auf. Ähnliche Befunde sah Lindemann auch bei einem Teil von O.d. coxae, Scheuermann bei O.d. genus Kreuter, Weil, Zaaijer fanden lediglich Knorpeleinlagerungen in der Kernspongiosa (zit. nach Lindemann). Im Falle der Abb. 480 ist röntgenologisch ein sklerotischer Knochenzerfall in der Maus nach ihrer Abstoßung zu beobachten.

Entnommenes Gewebe (Corpora libera, Mausbett und Nachbarschaft) hat W. Block chemisch untersucht. Er weist auf den vermehrten Wassergehalt der kranken Spongiosa hin. Chemisch-analytisch läßt sich am Material ein Altersunterschied erkennen, insofern, als bei schon länger disseziertem Material mehr organische Bestandteile ausgeschwemmt waren.

Tammann hat 158 Gelenkkörper aus 53 Einzelfällen chemisch-analytisch und röntgenologisch untersucht, von denen ein Teil osteochondritischen Ursprunges war. Er trifft folgende Einteilung der freien Gelenkkörper:

1. Nur aus Knorpel aufgebaute Gelenkkörper:
    a) nicht verkalkte,
    b) verkalkte.

2. Aus Knorpel und spongiösem Knochen aufgebaute Gelenkkörper (osteochondritische).

3. Mischformen von 2 und 1b.

Die osteochondritischen Gelenkkörper finden sich also unter der Gruppe 2. Sie zeigten einen sehr wechselnden Aufbau je nach der Menge der beteiligten Knochen- bzw. Knorpelmasse. Damit schwankte auch das Aussehen der Röntgen- und Schnittbilder und der Wert der klinischen Analyse. Die Mischformen (Gruppe 3) sind relativ selten, sie sind besonders wasserarm und aschereich. Einen wesentlichen Anteil an dem Aussehen der Gelenkkörper haben Um- und Abbauvorgänge (Höhlenbildungen, Selbstzertrümmerung) (zit. nach Janker).

Intraartikuläre freie Gelenkkörper versorgen sich aus der Synovialflüssigkeit. Makroskopisch erscheinen sie gleichartig, ob sie nun auf der Basis einer Osteochondritis dissecans oder einer Osteochondrose entstanden sind. Der Knorpel dieser Körper unterscheidet sich rein äußerlich kaum vom hyalinen Gelenkknorpel, histologisch handelt es sich aber um Faserknorpel. Es scheint aber auch möglich zu sein, daß Reste von hyalinem Gelenkknorpel an O.d.-Mäusen erhalten bleiben (Hackenbroch, Viernstein).

Viernstein hat Knorpeluntersuchungen an freien Gelenkkörpern hinsichtlich ihres Gehaltes an Kollagen- (Coll.) und Chondroitin-Schwefelsäure (ChS) durchgeführt (s. Tabelle 46). (Mit der Bezeichnung „Rest" ist ein noch unbekannter Eiweißkörper gemeint, von dem anzunehmen ist, daß er mit der Chondroitin-Schwefelsäure in Beziehung steht. Unter der Voraussetzung, daß keine weiteren anderen organischen Bestandteile in der Grundsubstanz vorhanden sind, die mengenmäßig keine Rolle spielen, wurde dieser Rest nach der folgenden Formel ermittelt: Rest % = 100 % Trockensubstanz — Kollagen % — ChS %. Es ließ sich zeigen, daß diese „Rest"-Substanz in gleicher Weise wie die Chondroitin-Schwefelsäure charakteristischen quantitativen Schwankungen unterliegt.)

Tabelle 46. *Die prozentuale Verteilung der Knorpelbestandteile bei freien Gelenkkörpern* (VIERNSTEIN)

Nr.	Coll.	ChS	Rest	ChS Rest
1	40,30	11,80	47,90	0,24
2	55,70	6,30	38,00	0,16
3	50,10	7,00	42,90	0,16
4	62,70	4,00	33,30	0,12
5	36,30	2,80	60,90	0,05

Unter Nr. 1—4 der Tabelle 46 sind die Werte von Gelenkmäusen des Knie- bzw. Ellenbogengelenkes angegeben, die auf der Basis einer Gelenkchondromatose entstanden waren. Bei Nr. 5 handelt es sich um eine Osteochondritis dissecans, die seit 5 Jahren bestand. Sowohl der Kollagen- als auch der ChS-Gehalt ist immer stark vermindert. Im Gegensatz dazu stehen die stark erhöhten Asche- und Wasserwerte, die beide im Durchschnitt 35 % (Asche bezogen auf Trockengewicht) betragen. (Beim normalen Gelenkknorpel betragen die mittleren Werte nach VIERNSTEINs Untersuchungen: Für Kollagen 65 %, ChS 16 %, Rest 19 %. Das Verhältnis ChS zu Rest war in mehr als 86 % der untersuchten Gelenkknorpel größer als 0,5).

VIERNSTEIN kommt zu folgenden Folgerungen: „Wenn den Zellen dieser freien Gelenkkörper eine gewebsbildende und erhaltende Funktion zugeschrieben wird — und das muß man aufgrund des nachzuweisenden Wachstums — und wenn andererseits diese Zellen denen des persistierenden Gelenkknorpels gleichzusetzen sind, was im vorliegenden Untersuchungsmaterial allerdings nur im Fall 5 sicher zutrifft, dann ist die gegenüber normalem Knorpel geänderte Zusammensetzung der durch die Synovialflüssigkeit nicht ausreichenden Versorgung an Nährstoffen zuzuschreiben. Das heißt aber, daß neben dem synovialen Substratangebot noch andere nutritiv und formativ wirkende Mechanismen für die Bildung und Erhaltung des hyalinen Gelenkknorpels vorliegen müssen".

m) Differentialdiagnose

α) *Akzessorische isolierte Randossifikationskerne*

Sie kommen „normalerweise" beim wachsenden Skelet vor und können persistieren. Manchmal hat man aber den Eindruck einer bestehenden Störung der Ossifikation oder eines Überganges zu einer solchen, besonders wenn die Randkerne multipel vorkommen und andere konstitutionelle oder endokrine Ossifikationsstörungen sichtbar werden. An den Ribbingschen Typ der O.d. und an die Theorie RIBBINGs von der statischen Minderwertigkeit derartiger Epiphysen sei auch hier erinnert (s. Abb. 500 und 555). SCHELLER, MÄRTENSEN, MOBERG weisen auf Ossifikationsvarianten mit isolierten randständigen Knochennekrosen an den Epiphysen hin, die besonders am Kniegelenk eine Ähnlichkeit mit einer O.d. haben. SCHELLER hat derartige Bilder bei 5000 kindlichen Kniegelenken relativ häufig beobachtet und einen normalen Gang der Ossifikation festgestellt. Eine große Serie operierter und auf verschiedene Weise untersuchter Fälle zeigte derart isolierte Kernschatten speziell am Orte der häufigsten Lokalisation einer O.d. im Kniegelenk, nämlich im lateralen Abschnitt des medialen Femurcondylus, vor Abschluß der Verknöcherung der Eminentia intercondylaris (♀ zwischen 9 und 11 Jahren, ♂ zwischen 11 und 13 Jahren), die niemals einer echten O.d. entsprachen. Dies würde bedeuten, daß vor diesem Zeitpunkt kaum eine echte O.d. am Kniegelenk vorkommt (zit. nach MOBERG). (Mehrkernige Ossifikation am Knie, s. Abb. 340, S. 419.)

β) Juvenile Osteonekrosen

Während an Körperstellen mit einer seltenen Lokalisation einer aseptischen Osteonekrose die einfache Nekrose von einer O.d. vielfach nicht getrennt wird, und zwar wegen
der Ähnlichkeit des Bildes, wird dies bei den häufigeren Formen der juvenilen Osteonekrosen wie beim „Perthes", „Köhler I und II" usw. seltener getan. Es gibt aber auch
Autoren, die hier prinzipiell keine Unterscheidung treffen, und zwar von dem Gesichtspunkt aus, daß beiden pathologischen Erscheinungsformen die gestörte Ernährung ätiologisch gemeinsam ist. Andere gestehen nur einen graduellen Unterschied zu. So sagt
F. J. LANG, daß der Schwerpunkt der Frage nicht so sehr in der Art der Lösung des freien
Körpers als vielmehr in der Entstehung der primären Nekrose liege. NUSSBAUM lehnt

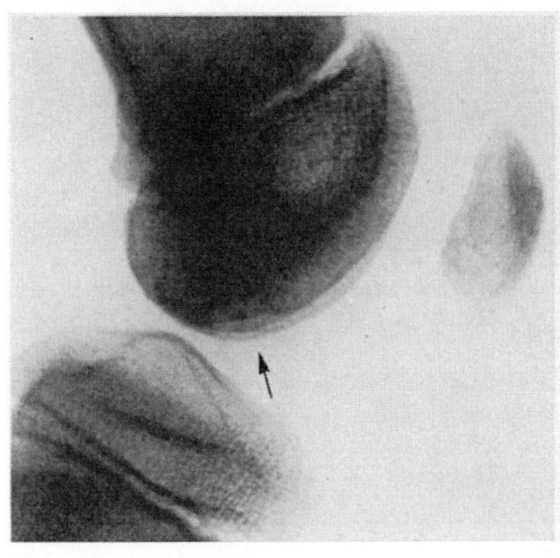
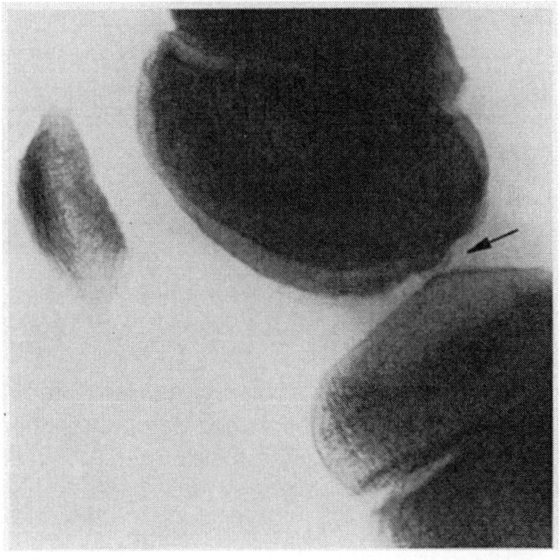

a   b

Abb. 500a u. b. Randständiges Ossifikationszentrum an der distalen Femurepiphyse beiderseits, beginnende
Osteochondrosis dissecans? 10jähriger Junge, seit ca. 3 Jahren Schmerzen in den Kniegelenken. (Fall von
H. KREMSER)

eine Analogie der O.d. mit den juvenilen Epiphysenekrosen ab. Ihm entgegen argumentiert LANG mit Fällen von juveniler Osteonekrose, die zur Bildung freier Körper führten.
Dies trifft z.B. zu auf die Fälle von HOLST und CHANDRIKOFF (Köhler II), von
HÜHNE (Lunatum), von HAAS (5jähriger Knabe, bei dem ein Übergang einer Osteochondritis deformans juvenilis coxae in eine Osteochondritis dissecans zu erkennen war),
ferner von KRAFT und TAPAVICZA und GRASSER. Bei den „Perthes"-Fällen von
EDGREN waren es 5,2%. LANG sieht daher nur einen gradmäßigen Unterschied zwischen
dem „Perthes" und der Osteochondrosis dissecans am Hüftkopf, der im Ausmaß der
Gefäßstörung begründet sei. Ähnlich spricht sich auch SCHÖRCHER aus. GRASSER hält
den zeitlichen Unterschied im Auftreten der Ernährungsstörung für wesentlich: Zur
Zeit des Skeletwachstums entwickle sich ein „Perthes", später eine O.d. Auch HEGEMANN
beobachtete am Ellenbogengelenk die Epiphyseonekrose meist kurz vor, die Osteochondrosis dissecans meist kurz nach der knöchernen Verschmelzung der Epiphyse
mit der Diaphyse. Dem können wir allerdings zahlreiche Beobachtungen einer O.d. an
anderen Gelenken entgegenhalten, die vor dem Epiphysenfugenschluß gefunden wurden.

LANG erklärt sich die Entwicklung einer O.d. aus der gewöhnlichen aseptischen
Nekrose durch eine Störung der Reorganisation eines umschriebenen Nekrosebezirkes.
Die Abgrenzungszone werde zur Zone der Dissektion. Als weitere Möglichkeit führt er
für den Hüftkopf die von FREUND geschriebene „Pseudoosteochondritis dissecans" an. Bei

dieser findet ein reorganisierter subchondraler Kopfanteil nach Abschluß des Reorganisationsvorganges keinen vollen Anschluß an die übrige Kopfspongiosa und bleibt durch eine Art Pseudarthrosenwall von ihr getrennt. Der abgetrennte Teil enthält somit neugebildete Spongiosa. Auf solche Weise läßt sich nach F. J. Lang auch der mitunter ganz verschiedenartige Aufbau der freien Körper bei der O.d. erklären. Auch Lehmann glaubt, daß die meisten freien Mäuse der O.d. vor ihrer Abstoßung eine derartige Reorganisation erfahren haben. Der Fall Bergmann mag diese Vorstellung bekräftigen: Bei einem sonst üblichen Bild einer aseptischen Schenkelkopfnekrose war ein Bezirk in der Umgebung des Ansatzes des Ligamentum teres ausgespart, der Knochen und Knorpel waren hier erhalten, wohl wegen einer noch funktionierenden Gefäßversorgung über die A. lig. teres. Auch unter beobachteten sekundären Nekrosen, die z.B. bei dysplastischen Hüften oder nach angeborener Hüftkopfluxation aufgetreten sind, finden sich Bilder vom Typ einer O.d. (Abb. 532).

Obwohl aus diesen Ausführungen hervorgeht, daß ätiologisch und pathogenetisch kein grundsätzlicher Unterschied zwischen den juvenilen Osteonekrosen und der O.d. ersichtlich ist, ist in den meisten Fällen doch morphologisch und röntgenologisch eine diagnostische Trennung wegen eines deutlich differenten Bildes durchführbar.

γ) Corpora libera anderer Herkunft

Von den Mäusen, die beim Krankheitsbild der O.d. entstehen, sind vor allem die *Corpora libera anderer Herkunft* zu unterscheiden. Meistens fehlt diesen das charakteristische Nekrosebett.

a) Traumatische Absprengungen. Sofort nach dem Unfall zeigen sich scharf gezeichnete Bruchlinien. Der Rand der Abbruchstelle ist nicht sklerosiert. Im weiteren Verlauf kann es wieder zur Anheilung kommen. Abgesprengte Knochenstücke können sich aber auch jahrelang im Gelenkraum halten, ohne daß sich röntgenologisch Nekrosezeichen einstellen, wie wir aus eigener Beobachtung wissen. Aus den Darlegungen über die Ätiologie können Bilder derartiger Absprengungen nicht zur O.d. gerechnet werden. Kappis weist auch auf abgebrochene Randwülste und Randexostosen hin. Bei jugendlichen Personen können in der Nähe eines Gelenkes abgesprengte Knochenstückchen auch weiterwachsen, um dann später das Aussehen eines isolierten abgeglätteten (selbständigen) Knöchelchens anzunehmen [Pöschl, M.: Fortschr. Roentgenstr. 87, 756 (1957)].

b) Chondrome bei Gelenkchondromatose (Synovialchondromatose). Im Knie- und Ellenbogengelenk ist diese Erkrankung nicht selten. Die Corpora libera sind bei dieser Krankheit meist zahlreich, ein struktureller ossärer Aufbau fehlt ihnen. Anfangs sind sie knorpelig, später können sie Kalk einlagern, und zwar zirkulär, zentral oder universell. Entsprechend ihrer Entstehung ist für sie kein Mausbett vorhanden. In Spätstadien des Leidens ist aber oft eine Differenzierung gegenüber einer O.d. nicht mehr möglich, weil sekundär entstandene Gelenkdestruktionen alten O.d.-Herden ähnlich sein können. Häufig sind diese Körper an der Synovia fixiert, was verständlich wird, wenn man annimmt, daß sie synovialen Ursprungs sind. Im Einzelfall ist aber der Befund eines fixierten Gelenkkörpers nicht der Beweis für eine Chondromatose, da auch eine O.d.-Maus bei längerem Liegen an einer Stelle adhärent werden kann. Töppner (1934) glaubte allerdings auch bei der Gelenkchondromatose an einen Zusammenhang mit der O.d. Er sah in 5 Fällen von Chondromatose des Ellenbogengelenkes deutliche, in einem Fall nur angedeutete alte osteochondritische Herde am Capitulum humeri radialis. In einem Fall war aus Serienuntersuchungen über 4 Jahre hin die O.d. als primäres Leiden klar zu ersehen. Erst im Anschluß entwickelte sich eine typische Gelenkchondromatose. Töppner denkt an die Möglichkeit, daß bei geeigneter Disposition der im Mausbett einsetzende regenerative Prozeß aktivierend auf Knorpelbildung des synovialen und subsynovialen Bindegewebes des Gelenkes wirkt. Eine O.d. könne somit ursächlich für die Entstehung einer Gelenkchondromatose in Frage kommen. Aus eigener Beobachtung müssen wir tatsächlich das Vorkommen derartiger Bilder bestätigen (s. Abb. 479). Auch im Lehrbuch der Röntgendiagnostik von SCHINZ-BAENSCH-FRIEDL-UEHLINGER wird ein Bild mit doppelseitiger Hüftgelenkchondromatose gezeigt, das gleichzeitig Veränderungen vom Aussehen eines Perthes-Spätstadiums an den Hüftköpfen erkennen läßt. MARQUARDT (1949) fand unter 29 Fällen von subchondralen Verknöcherungsstörungen 5mal eine Gelenkchondromatose und denkt ebenfalls an einen ursächlichen Zusammenhang beider Gelenkserkrankungen. Offenbar handle es sich um Erscheinungen eines Spätstadiums, so daß es notwendig sei, alte Fälle von O.d. daraufhin zu untersuchen. Die Ätiologie der Gelenkchondromatose hält MARQUARDT nicht für einheitlich, ohne die Theorie LEXERS (Differenzierungsstörung der Synovia in ihrem embryonalen Bildungsstadium) für einen Teil der Fälle ablehnen zu wollen. Meine eigene Erfahrung geht dahin, daß nach einem krümeligen Zerfall des O.d.-Dissekates die zahlreichen im Gelenkraum befindlichen Krümel wachsen und sich rundlich formen können. Bei manchen kommt es im Laufe der Zeit zu Kalkeinlagerungen, einige werden auch adhärent. Damit wird das Krankheitsbild dem einer primären Gelenkchondromatose ähnlich.

c) Zottenverkalkungen, die manchmal isoliert vorkommen. Die zottenförmigen Schatten sind fixiert. Davon kaum zu trennen sind die selten vorkommenden verkalkenden Lipome.

d) Verknöcherungen und Verkalkungen im Rahmen einer Arthrosis deformans. Lieblingssitz ist der dorsale Kapselbandansatz am Kniegelenk, besonders hinter den Kreuzbandhöckern. Vorn finden sich auch Verkalkungen gelegentlich im Hoffaschen Fettkörper. Es handelt sich bei diesen Erscheinungen, soweit sie von der Synovialis ausgehen, um metaplastische Neubildungen.

e) Gelenkkapselosteome haben Knochenstruktur.

δ) Sesambeine, Fabella

Typisch für die Fabella am Kniegelenk ist ihre Form sowie ihre Lage im lateralen Gastrocnemiuskopf, nahe dem dorsalen Gelenkabschnitt des lateralen Femurcondylus. Gelegentlich sieht man an ihr auch eine Art Gelenkfläche zum Condylus hin, wobei eine typische Struktur erkenntlich sein kann in Gestalt einer subchondralen Sklerosierung und ausgerichteter Knochenbälkchen. Allerdings wird das Bild häufig durch arthrotische Anlagerungen an der Fabella verändert. Ein freier Körper hingegen ist gekennzeichnet durch die Möglichkeit des Lagewechsels, der sich aus Kontrollaufnahmen ersehen läßt. Seine Längsachse kann auch gelegentlich senkrecht zum Planum popliteum stehen, wenn er sich im hinteren Gelenkrecessus befindet. Weitere Verwechslungsmöglichkeiten mit osteochondrotischen Dissekaten bieten die Großzehensesambeine, besonders wenn sie selbst nekrotische Veränderungen aufweisen und eine stärkere Arthrosis deformans am Großzehengrundgelenk vorliegt.

ε) Verkalkungen der Arteria poplitea

Diese haben das Aussehen länglicher scholliger Verdichtungen, die in der Richtung des Gefäßrohres angeordnet sind.

ζ) Preßluftschäden am Ellenbogengelenk (entschädigungspflichtige Berufskrankheit)

Nach ätiologischen Ausführungen einiger Autoren können diese allerdings auch zur Osteochondrosis dissecans gerechnet werden. Preßluftschäden betreffen fast immer Gelenke Erwachsener. Die Zerstörungen sind meist ausgedehnter als bei der klassischen O.d. und meistens auch nicht scharf demarkiert. Sehr früh stellt sich ein krümeliger Zerfall des nekrotischen Bezirkes ein. Neben den Nekrosebezirken bilden sich auch Knochenzacken an den Ansatzstellen der Gelenkkapsel und des Musculus brachialis internus. Am Radiusköpfchen kommt es auch zu Randverdickungen (ROSTOCK). Fast nie läßt die Anamnese im Stich. Das Leiden kommt aber nicht nur bei Preßluftarbeitern vor, sondern auch bei Maurern, Steinmetzen, Pflasterern, Schlossern, Sportlehrern usw. (s. a. S. 607 u. 44).

η) Arthrosis deformans mit cystischen Nekroseherden

Abscherungen von Knochenleisten können ein osteochondrotisches Dissekat vortäuschen, z.B. am Dach der Hüftgelenkspfanne (Pöschl). An der Patella ist am häufigsten die Chondropathie abzugrenzen, die an der Gelenkfläche lokalisiert ist (s. Patella).

ϑ) Ein „arthroseähnliches Syndrom" (spontane Osteochondrondekrose am Knie)

Ein „arthroseähnliches Syndrom" mit besonderer klinischer und röntgenologischer Typik, das auch eine gewisse Ähnlichkeit mit einer Osteochondrosis dissecans haben kann, wurde von Sven Ahlbäck (Stockholm), ferner Ahlbäck, Bauer, Bohne (Spontaneous osteonekrosis of the knee) bekannt gegeben (s. S. 422, Abschnitt „Kniegelenk").

ι) „Keilherde im Hüftkopf"

Darüber berichtet differentialdiagnostisch E. Bergmann. Er hebt hervor, daß bei entzündlichen Erkrankungen das nekrotische Knochenstück meist abgestoßen und vielfach resorbiert wird, während es bei aseptischer Nekrose umgebaut wird und wieder einheilen kann. Jeder Infarkt am Gelenkteil eines Knochens kann nach einiger Zeit, wenn eine sklerotische Demarkierung eingetreten ist, zu einem Bild führen, das im Röntgenbild dem eines O.d.-Herdes ähnlich ist. Verhältnismäßig häufig trifft man auf solche Fälle am Hüftkopf (z.B. bei der „Steroid-Hüfte", s. S. 394; s. a. Knocheninfarkte, S. 387).

ϰ) Caissonkrankheit

Die Nekroseherde, die am Hüftkopf und am Oberarmkopf bei der Caissonkrankheit entstehen, können solchen einer O.d. ähnlich sein. Hier führt die typische Anamnese zur Diagnose.

λ) Blutkrankheiten

Liebmann und Isemann weisen auf O.d.-ähnliche Veränderungen bei der Hämophilie hin. Bei einer weiteren Blutkrankheit, nämlich der in Afrika häufiger vorkommenden Hämoglobin SC-Krankheit haben Barton und Cockshott Einbrüche an Epi- und Metaphysen beobachtet die zu „Perthes" oder O.d. ähnlichen Bildern führten. An den Fingern zeigen sich trichterförmige Einbrüche der Epiphysenscheiben, die an die Thiemannsche Krankheit erinnern. Diese Knochenbilder entstehen auf der Basis von Markhyperplasie, Thrombosierung, spastischen Gefäßverschlüssen, Infarzierungen und Infektion des Knochens mit anschließender sklerotischer Demarkierung der Herde durch reparative osteoplastische Prozesse. Dissekate in Gestalt unregelmäßiger scholliger Sequester oder mehliger Nekrosemassen kommen dabei vor. Die Hüft- und Schultergelenke werden am häufigsten befallen (s. a. „Morbus Perthes", S. 385).

Norman und Bullough wiesen auf ein Frühzeichen einer avasculären Nekrose am Schenkelkopf hin: Sie sahen bei einer 29jährigen Frau eine zarte Aufhellungslinie unter der subchondralen Oberfläche des Schenkelkopfes, parallel zu dieser verlaufend (radiolucent crescent line). Diese Linie entsprach, wie die Untersuchung des Operationspräparates ergab, der Zone der subchondralen Gewebsabstoßung. Drei von den 6 echten Geschwistern der Patientin hatten eine Sichelzell-Anämie. Bei der Patientin selbst zeigte die Elektrophorese ein abnormales S- und A-Hämoglobin. Das von den Autoren gezeigte Röntgenbild hat eine große Ähnlichkeit mit dem eines unserer Patienten (Abb. 529), der im Alter von 29 Jahren initiale Symptome einer O.d. am Hüftgelenk aufwies. Die klinische Untersuchung ergab keinen Hinweis auf eine Blutkrankheit. Die Aufhellungslinie war noch nach 3 Jahren sichtbar, als der Knocheneinbruch schon deutlicher geworden war.

Ähnliche Gelenkveränderungen wie bei der Hämoglobin SC-Krankheit trifft man auch bei der Alder-Reilly-Anomalie der Leukocyten an. Es kamen bei dieser auch O.d.-ähnliche Herde an den Gelenken, besonders am Oberarm und Hüftkopf, zur Beobachtung. Die generalisierte Skeletbeteiligung, wobei meistens infolge von Markfibrosen allgemeine Strukturauflockerung sowie ein Bürstenschädel festzustellen sind, weist differentialdiagnostisch nach der Richtung einer Blutkrankheit, die dann anhand der klinischen Befunde kaum zu verkennen ist. Übrigens können bei derartigen Anämien auch am Schaftteil der Knochen Nekrosen entstehen, die dann röntgenologisch eine große Ähnlichkeit mit einer Osteomyelitis haben (z.B. beim Fall von H. SCHREYER und K. HARNONCOURT am linken Oberschenkel bei Sichelzellanämie-Thalassämie).

μ) Kongenitale Analgie

Bei der kongenitalen Analgie kommen ebenfalls „Perthes- und Osteochondrosis dissecans-artige" Veränderungen vor (s. „Morbus Perthes", S. 397).

ν) Periartikuläre Verkalkungen

Manchmal können periartikuläre Verkalkungen von intraartikulären röntgenologisch nicht mit hinreichender Sicherheit getrennt werden, so daß bei entsprechender Form der Verkalkung an Corpora libera bei bestehender O.d. gedacht wird (z.B. bei Peritendinitis calcarea, differentialdiagnostischer Hinweis durch GOLDSZTAJN und KÚSMIDERSKI).

ξ) Generalisierte Dysostosen

Bei verschiedenen Formen der generalisierten Dysostosen können an verschiedenen Gelenken, besonders aber am Knie- und Hüftgelenk, umschriebene Defekte vorkommen, die dem Bilde einer O.d. ähnlich sind oder gleichen. Meistens sind die Defekte größer als bei der „einfachen" O.d. und noch unschärfer begrenzt. Insbesondere weist aber ein generalisierter Skeletbefund in die Richtung einer vorliegenden Dysostose. Sehr schwierig wird aber eine Unterscheidung bei einer nur angedeuteten Form einer generalisierten Dysostose (forme fruste). Bei solchen kann der eine oder andere Herd, z.B. am Hüftkopf, etwas stärker ausgeprägt sein als an anderen Skeletabschnitten und wie ein „einfacher" Osteochondrosis-dissecans-Herd aussehen. Ob nun in einem solchen Falle eine differentialdiagnostische Trennung möglich oder statthaft ist, ist strittig. Jedenfalls gibt es Autoren, die in ihren ätiologischen Erörterungen Übergänge oder Zusammenhänge zwischen O.d. und Dysostosen vertreten (s. Ribbingsche Krankheit, S. 609). Es besteht hier eine Parallele zum konstitutionell-dysostotischen „Perthes" nach H. MAU und H. W. SCHMITT (s. „Morbus Perthes", S. 364).

o) Entzündliche Gelenkerkrankungen

Schwierig kann die Abgrenzung einer O.d. gegenüber entzündlichen Gelenkerkrankungen werden, wenn ein Reizzustand am Gelenk, meistens ausgelöst durch die O.d. selbst oder durch ein Trauma, zur Entstehung einer akuten Knochendystrophie (Sudeck-Syndrom) geführt hat. Die Ränder des Nekrosebettes sind dann meistens wegen der Entkalkung unscharf gezeichnet, ausgefranst. Dazu kommen fleckige und bandartige Demineralisierungszonen in der näheren und weiteren Umgebung. Auch die sklerotische Demarkierungszone des O.d.-Herdes nimmt an der Demineralisierung teil.

π) Weitere differentialdiagnostische Abgrenzung

kann bei entsprechenden Befunden angezeigt sein gegenüber umschriebenen Osteonekrosen verschiedener Art, z.B. gegenüber *Knocheninfarkt* (s. S. 387), *idiopathischer Hüftkopfnekrose* (Abb. 334, s. S. 388), *Steroid-Hüfte* (Abb. 535, s. S. 394), sowie *chronisch entzündlichen Gelenkerkrankungen* mit Dissektionen von Knochenkanten (z.B. bei chronischer Polyarthritis rheumatica, Abb. 552).

Das Osteoid-Osteom tritt manchmal in Gestalt eines ziemlich scharf abgrenzbaren, demarkiert erscheinenden Verdichtungsbezirkes auf, z.B. am Talushals (ACKERMANN und SPJUT).

Auf die Ausführungen zur Differentialdiagnose bei Osteochondrosis dissecans durch HEILSTRÖM und OESTLING sowie durch LIEBMANN und ISEMANN wird hingewiesen.

II. Spezielle Lokalisationen der Osteochondrosis dissecans

Kniegelenk

Dieses Gelenk ist am häufigsten von der O.d. befallen. F. KÖNIG machte an ihm auch seine erste Beobachtung. Bei BRICKEY und GROW war in 85% der Fälle die O.d. am Kniegelenk lokalisiert. Bei HELLSTRÖM und ÖSTLING (73 Fälle) war 46mal das Kniegelenk, 24mal das Capitulum humeri, je 1mal der Talus und das Capitulum metatarsale II und Metacarpale II befallen (s. Tabelle 40). Doppelseitigkeit ist nicht selten, besonders an den Femurkondylen (LEB, NISSEN u.a.). Sie unterstreicht die ätiologische Auffassung einer konstitutionellen ursächlichen Komponente oder endokrinen Störung. Am Kniegelenk wird Doppelseitigkeit auf 20% der Fälle geschätzt (LÖHR).

Lokalisationsstellen des Herdes innerhalb des Kniegelenkes sind in der Reihenfolge ihrer Häufigkeit: Gelenkfläche des medialen Femurcondylus, des lateralen Femurcondylus, der Kniescheibe und schließlich die Gelenkflächen des Tibiakopfes. PAITRE beziffert die Häufigkeit der Lokalisation mit 80% an den Femurkondylen, 13% an der Patella und 7% an der Tibiagelenkfläche.

1. Femurkondylen

a) Medialer Condylus

Meistens liegt die nekrotisierende Stelle im lateralen Abschnitt der Gelenkrolle des medialen Femurcondylus, in der Nähe der Fossa intercondylaris (Abb. 476 und 479). Bei solcher Lage kann auch die Ansatzstelle des Ligamentum decussatum posterius mit abgelöst werden. Der freie Körper ist dann angehängt und kann sich nicht in die tiefen Gelenkrecessus zurückziehen. Es kommt zu häufigen schmerzhaften Einklemmungen. Am seitlichen Röntgenbild sollte die als Konturvariation vorkommende „mediale Grenzrinne" (RAVELLI, Fortschr. Röntgenstr. 71) an der Rundung des medialen und lateralen Femurcondylus nicht mit einem Mausbett verwechselt werden (Abb. 512a). Bei dieser häufigsten Lokalisation am Kniegelenk fand WILSON ein typisches klinisches Zeichen, wenn der Nekroseherd anfängt, sich bemerkbar zu machen: Die Patienten zeigen einen Gang mit lateral rotierter Tibia. In 5 Fällen verursachte die Medialrotation der Tibia bei gebeugtem Knie typische Schmerzen (s.a. „Spontane Osteonekrose am Knie", S. 422).

b) Lateraler Condylus

Eine O.d. ist hier selten lokalisiert, mitgeteilt wurden Fälle von KROH, RAVELLI, CARLUCCI (wahrscheinlich), NIESSEN (doppelseitig), HEINE, ROGERS und BICKEL (1952, zwei Brüder), DEBRUNNER, G. SCHRÖDER (3mal, darunter einmal an der Dorsalseite des Condylus femoris fibularis), KAŠPAR, FIALA und HEROUT (1965, 14jähriger Junge mit verhältnismäßig großem Nekroseherd am lateralen Femurcondylus beiderseits, jedoch spärlichem klinischen Befund. Operative Bestätigung rechts, histologischer Befund einer chondroossären aseptischen Nekrose sowie einer Synovitis. Die Zuordnung zum Krankheitsbild der O.d. ist zweifelhaft). Eine interkondyläre Lage der Osteochondrosis dissecans soll ein Fall von ARCHER und PETERSON gehabt haben.

c) Spezielles zur Ätiologie und Pathogenese der Osteochondrosis dissecans an der distalen Femurepiphyse

α) Patellaranschlag

Schon AXHAUSEN machte darauf aufmerksam, daß bei gekreuzten Knien der bevorzugt befallene laterale Anteil des medialen Femurcondylus der Patella direkt gegenüber zu liegen kommt. H. BURCKHARDT (1923) führte Untersuchungen zur Entstehung einer O.d. über einen Patellaanschlag an Leichen durch. Er konnte durch Beugung des Kniegelenkes bei fixierter Patella eine Impressionsfraktur am Femurcondylus erzeugen und berechnete einen Kniescheibendruck von bis zu 45 Zentner auf der Unterlage bei starkem Quadricepszug. Die Infraktion könne schmerzlos erfolgen, weil der Gelenkknorpel keine Nervenendigungen besitze.

A. SCHMIDT (1924) sah in der Lageveränderung der Kniescheibe zu den Kondylen während der Kreiselbewegungen des Unterschenkels den ausschlaggebenden Faktor für die Lokalisation der Osteochondrosis dissecans. SCHMIDTs Versuchsergebnisse zieht LANG für die Erklärung des Ausbruches des Gelenkkörpers heran. In 90° Beugung der Kniescheibe trete bei der Auswärtskreiselung des Unterschenkels die Patella in ausgedehnte Beziehung zum lateralen, bei der Einwärtskreiselung zum medialen Femurcondylus, und zwar vorwiegend über den oberen Patellarrand. Anlaß zum Ausbruch der Maus könne ein alltägliches Trauma geben.

MAY, KUHN u. DIETHELM (1962) setzten frische menschliche Kniegelenkspräparate einer einmaligen Stoßbelastung von 7,5 kg aus 1,75 cm Höhe aus, und zwar bei Winkelstellungen des Kniegelenkes von 45, 60, 90, 135 und 180°, wobei der Stoß jeweils rechtwinklig senkrecht auf die Patella traf. Es wurden Knorpelläsionen erzeugt, die in den Kontaktrinnen der Patella lagen, die aber auch darüber hinaus reichten, und zwar immer in Richtung des zunächst gelegenen seitlichen freien Knorpelrandes, niemals in Richtung des Zentrums der konvexen Gelenkfläche. Die Autoren nehmen an, daß die Randpartien des Gelenkkopfes gegen Druck und primäre Scherkräfte weniger widerstandsfähig seien als der Krümmungsscheitel. Letzterer werde hauptsächlich auf Druck belastet, die knorpeligen Randpartien vornehmlich auf Zugbeanspruchung. Bei spitzwinkeliger Beugestellung sei die Inkongruenz der Gelenkflächen des Femoropatellargelenkes besonders ausgesprochen, wodurch bei einer Gewalteinwirkung auf die Patella die Kraftübertragung auf relativ kleine Gelenkabschnitte des Femurcondylus erfolge. Dabei könne es zur Läsion im Bereiche des medialen oder des lateralen Condylus kommen. Bei Beugestellungen zwischen 180 und 90° dagegen seien die berührenden Gelenkabschnitte wesentlich größer, so daß sich die Gewalt auf einen größeren Gelenkbezirk übertrage. Dennoch kam es auch hier zu umschriebenen Läsionen. Dafür werden gewisse Inkongruenzen an der Facies patellaris femoris verantwortlich gemacht, über die die Patella schleift (die Schleiffurche im medialen Bereich der Facies patellaris femoris wird von den Autoren als „Piste der Patella" bezeichnet).

Besonders wichtig erschienen MAY u. Mitarb. die Lokalisationen der bei 45 und 60° Beugestellung erzeugten Läsionen, da sich diese an Stellen manifestierten, die der typischen Lokalisation der Osteochondrosis dissecans des Kniegelenkes entsprechen. Damit gewinnt bei den Autoren das Trauma in der ätiologischen Betrachtung an Bedeutung, besonders, wenn es sich um eine einmalige primäre Stoßbelastung der Patella bei spitzwinkeliger Kniebeugung handelt. Erreicht die Läsion primär einen subchondralen Bereich, so könne es möglich sein, daß es aufgrund der statischen Ungunst im Hinblick auf die Gelenkmechanik nicht zu einer Frakturheilung, sondern durch ständige Ab- und Aufbauvorgänge im Frakturbereich zu einem pseudarthrose-ähnlichen Bild komme und schließlich zur Bildung eines freien Körpers.

Aber auch bei einer primären Schädigung des Knorpelbereiches allein könnte es zu einer tieferen Auswirkung im subchondralen Bereich kommen, da nämlich der geschädigte Knorpelbezirk nun bei verhältnismäßig geringer Belastung nicht mehr so abfedert wie der nichtgeschädigte, somit könnten chronisch rezidivierende Traumen den darunterliegenden jugendlichen Knochen treffen. Dies könne sekundär zu einem Ermüdungsbruch des Knochens führen und im Bilde einer Osteochondrosis dissecans enden. Es wird auf die Ausführungen von E. Burckhardt, Rostock, Küntscher hingewiesen.

In ihrer Arbeit gehen May, Kuhn und Diethelm auch ausführlicher auf die Spaltlinienbildung am Kniegelenksknorpel ein, auf die Hultkrantz (1898) erstmals aufmerksam gemacht hat. Es handelt sich hier um folgendes (zit. nach May, Kuhn und Diethelm): Drückt man die Spitze einer drehrunden Ahle in mehr oder weniger regelmäßigen Abständen senkrecht in den Gelenkknorpel ein, so entstehen nicht — wie man etwa erwarten sollte — kreisrunde Löcher, sondern Spalten, die sich nach Anfärben mit Tusche deutlich darstellen lassen. Die so erzeugten Spalten stehen nicht regellos, sondern ordnen sich zu einem gesetzmäßigen Liniensystem an (Abb. 501 und 502).

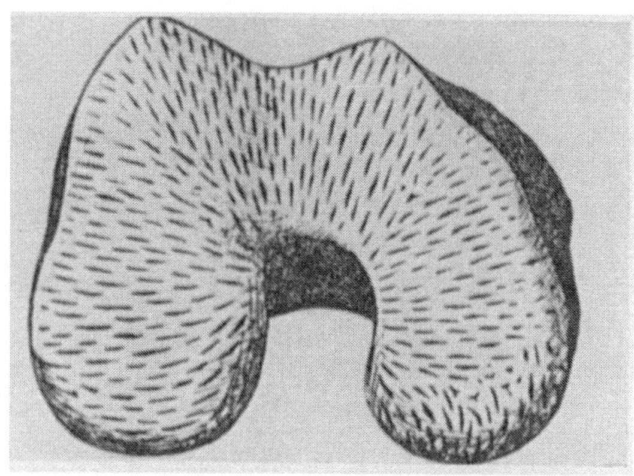

Abb. 501. Normales Spaltlinienbild des distalen Femurendes. Originalskizze aus der Hultkrantzschen Arbeit (Aus: May, Kuhn u. Diethelm)

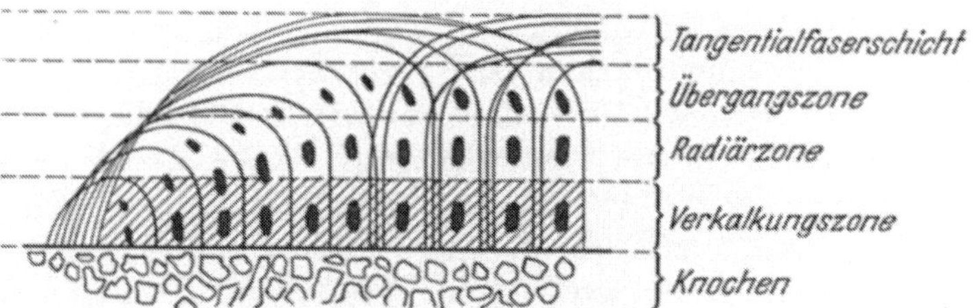

Abb. 502. Schematische Darstellung des normalen Gelenkknorpels eines Gelenkkopfes (Benninghoff). (Aus: May, Kuhn u. Diethelm)

Benninghoff hat mit Hilfe der Hultkrantzschen Spaltlinien-Methoden die feinere Struktur des gefäßlosen Gelenkknorpels weiter geklärt. Er konnte zeigen, daß es sich bei dem meist als Hyalinknorpel imponierenden Gelenküberzug nicht etwa um ein homogenes Material, sondern um ein durch Hyalinsubstanz maskiertes Kollagenfasersystem handelt, dessen Bauprinzip auf Abb. 502 grobschematisch im Schnitt wiedergegeben ist.

Man sieht ein sich überkreuzendes Bügelsystem von Fasern, in welches Chondrone eingelagert sind. Dieses funktionell einheitliche Gebilde läßt 4 Zonen unterscheiden:

1. Zuoberst liegt die *Tangentialschicht*, die aus den Krümmungen der Faserbügel besteht. Sie enthält keine Zellelemente. Das eingelagerte Hyalin glättet und härtet die Oberfläche.

2. Die *Übergangsschicht* besteht aus schräg verlaufenden Faseranteilen und ellipsoiden Chondronen mit ebenfalls schräggestellter Längsachse.

3. In der *Radiärzone* sind Fasern und Chondronketten senkrecht zur Knorpeloberfläche stehend angeordnet.

4. Die Kalkzone bzw. *Verkalkungszone* schließlich ist nichts anderes als eine verkalkte Radiärzone. Ihre Funktion besteht darin, den Knorpel am Knochen zu befestigen. Andererseits dient sie zur Verankerung der Fasern im Knorpel.

In die knorpelige Gelenkoberfläche eines Gelenkkopfes eingedrückte Spaltlinien müssen sich zwangsweise parallel zur Hauptfaserrichtung anordnen, da deren Widerstand größer ist als der der schräg und quer dazu verlaufenden schwächeren, sog. Sicherungssysteme. Der Hauptfaserverlauf der Knorpeldecke ist so angeordnet, daß beim Wandern des Druckzentrums überall gleiche Bedingungen herrschen. Dies gilt für solche Gelenkabschnitte, die normalerweise ständiger Druckbelastung ausgesetzt sind. Die Faseranordnung der hyalinärmeren Randbezirke eines Gelenkkopfes hingegen sind nicht wie seine Zentren auf Druck- und Schubkräfte, sondern hauptsächlich auf Zugbeanspruchungen ausgerichtet und fangen im allgemeinen auf das Zentrum auftreffende Stauchungsimpulse federnd auf (zit. nach MAY u. Mitarb.).

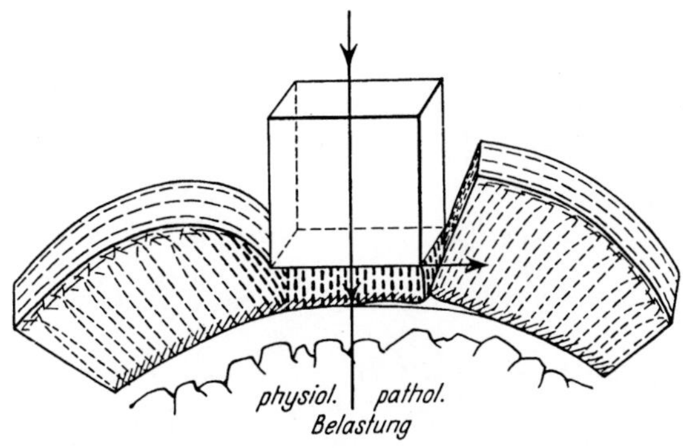

Abb. 503. Verhalten eines normalen Gelenkkopfknorpels bei physiologischer und pathologischer Belastung (MAY, KUHN u. DIETHELM)

Wirkt eine Druckkraft innerhalb der physiologischen Größenordnung — wie es in der Abb. 503 die linke untere Würfelecke darstellt — auf den Gelenkknorpel ein, so kommt es in der elastischen Knorpelecke zu einer Volumenverschiebung ohne Volumenverminderung (FICK), d.h. das federnde Bügelsystem weicht zu den Rändern der Druckkraft aus, indem die Faserbügel unter Zugspannung gesetzt werden. Nach BRAUNE und FISCHER kann sich der Gelenkknorpel bis zur Hälfte seiner ursprünglichen Höhe abflachen, ohne daß er zerstört wird. Bei Nachlassen des Druckes federt er in die Ausgangslage zurück. Handelt es sich jedoch um eine Gewalteinwirkung jenseits der normalen Belastungsgrenze, so werden als erstes die schwächeren, quer und schräg zum Hauptfaserverlauf angeordneten sog. Sicherungssysteme zerrissen. Es treffen nunmehr auf die Knorpel-Knochengrenze sekundäre Scherkräfte auf, die durch das überlastete Druck-Zug-System des Gelenkknorpels nicht mehr gepuffert werden können. Die Folge davon ist eine Ablösung des Knorpels von seiner Knochenunterlage in einer mehr oder weniger großen Ausdehnung. Dies gilt aus den bereits oben angeführten Gründen ganz besonders für die Randbezirke eines Gelenkkopfes. Werden diese nämlich von einer Stoßkraft direkt getroffen, so sind sie weniger widerstandsfähig als Knorpelbezirke, die ständiger Druckbelastung ausgesetzt sind (zit. nach MAY u. Mitarb.).

MAY, KUHN und DIETHELM konnten bei ihren Versuchen an den traumatisierten Kniegelenken tatsächlich beobachten, daß sich die Rißbildungen etwa in Richtung der Spaltlinien einstellten.

ANDERSEN, BAUMGARTL und GREMMEL (1961) machten die Beobachtung, daß eine besondere Kniescheibenform, die sie in Ergänzung zur Wibergschen Tabelle als Typ IV bezeichnen, besonders häufig in Vergesellschaftung mit einer Osteochondrosis dissecans auftritt (Abb. 504). Diese seltene Kniescheibenform ist dadurch charakterisiert, daß ihre mediale Facette nicht wie beim Typ III nach WIBERG gleichmäßig konvex gebogen ist, sondern in Form eines Knorrens vorspringt. Bei Operationen zur Beseitigung von freien Gelenkkörpern stellte sich heraus, daß vielfach solche Kniescheibenformen vorlagen (aber auch solche vom Typ I mit überhöhtem Innenrand, oder solche vom Typ II und III) und daß die knorrenartigen Kanten der Kniescheibe bei Beugestellung des Kniegelenkes zwischen 110 und 130° (180° = gestrecktes Knie), genau in den

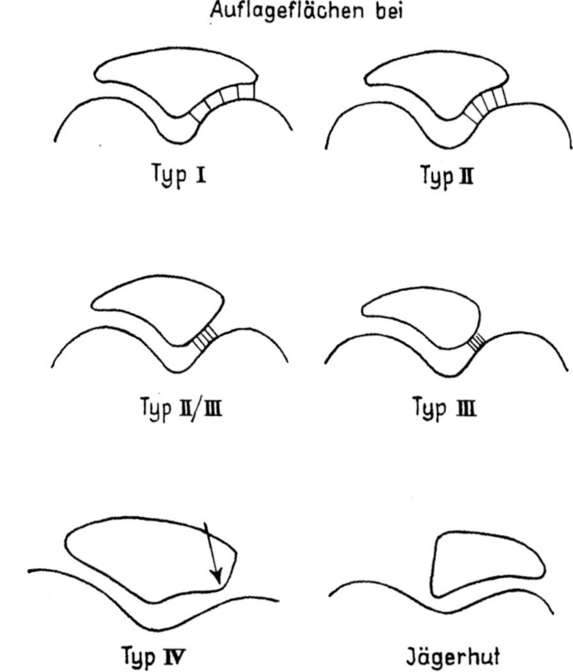

Abb. 504. Skizzen über die Verteilung der Druckbelastung des Knorpels bei den einzelnen Kniescheibentypen (Typ I, II, III nach WIBERG; Typ IV nach ANDERSEN, Jägerhutform). Beim Typ I wird der Druck breitflächig übertragen, beim Typ II (häufigste Form) ist der Belastungsdruck medial bereits deutlich größer, weil die Berührungsfläche zwischen medialer Kniescheibenfacette und Oberschenkelrolle kleiner ist. Beim Typ III wird schließlich die mediale Facette punktförmig be- und überlastet (ANDERSEN u. Mitarb., Der Radiologe 1). Typ IV nach ANDERSEN u. Mitarb. weist eine verstärkte Kante auf mit besonders starker Druckwirkung auf den Femurcondylus. Die Jägerkappe oder Jägerhutform (nach dem französischen Schrifttum, zit. nach ANDERSEN u. Mitarb.), ist ebenfalls eine Formeigenart, bei der funktionelle Schwierigkeiten zu erwarten sind. Übergangsformen sind nicht selten

Krankheitsherd drückten, bei geringeren Beugungen dagegen die Oberschenkelrolle nicht berührten (Abb. 497 und 505). Meistens war das Mausbett an der Innenseite der medialen Oberschenkelrolle, manchmal etwas nach vorne gelegen. ANDERSEN u. Mitarb. weisen auch daraufhin, daß am Femoropatellargelenk eine Verteilung der Druckbelastung auf eine verhältnismäßig kleine Fläche (Abb. 506) zum Auftreten von Überlastungserscheinungen und zur Entwicklung einer Chondropathia patellae disponiert, in deren Verlauf es ebenfalls häufig zur zentralen Knorpel-Knochendissektion kommt, und zwar an der Gelenkfläche der Patella.

Kritisch muß zur Theorie der „Entstehung einer echten O.d. an den Femurkondylen über eine vermehrte mechanische Patellareinwirkung" auf das Verhalten des Knorpels am Dissekat hingewiesen werden. Da dieser Knorpel eigentlich als letztes Element am Dissekat einer Schädigung anheimfällt (wenn überhaupt) wird dieser Theorie weitgehend der Boden entzogen, es sei denn, man kombiniert sie mit der Anschauung der Entstehung

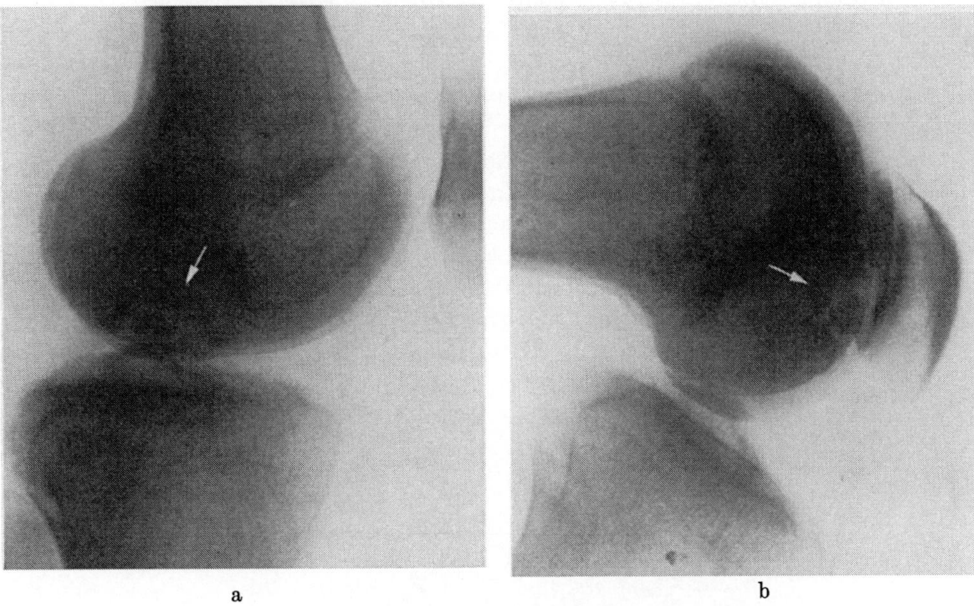

a   b

Abb. 505a u. b. Osteochondrosis dissecans-Herd an typischer Stelle des medialen Femurcondylus. a Bei gestrecktem Knie befindet er sich in der Nähe der Eminentia intercondylaris medialis. b Bei stark gebeugtem Knie liegt er gegenüber der unteren Kniescheibenhälfte

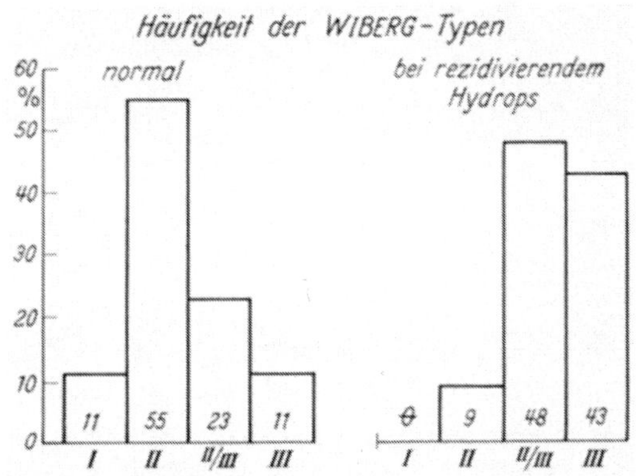

Abb. 506. Häufigkeit der Wiberg-Typen. (Zusammenstellung von F. Baumgartl)

über akzessorische, besonders vulnerable epiphysäre Nebenkerne. Akzeptabel wird aber die Theorie, wenn man sich auf die Dissektion allgemeiner chondropathischer Abnützungsherde beschränkt, wie sie an der Gelenkfläche der Patella im Rahmen der Chondropathie bekannt sind (s. unten).

β) Statische Dauerbelastung

Hellström und Östling (1934), die die traumatische Ätiologie der O.d. in den Vordergrund stellen, erklären sich das Überwiegen der Lokalisation der O.d. am medialen Femurcondylus dadurch, daß dieser Condylus größeren Beanspruchungen ausgesetzt sei als der laterale, und zwar infolge einer Lagebeziehung, die er in gestreckter Kniestellung zur Eminentia intercondylea oder in gebeugter Stellung zur Patella habe (Abb. 497). Ferner sei der laterale Femurcondylus stärker gebaut als der mediale (worauf auch Hultén hinweist). Außerdem müsse hervorgehoben werden, daß, wie Hultén zeigt, die Lage des medialen Meniscus es mit sich bringe, daß ein direkter Kontakt zwischen den Gelenk-

flächen des medialen Tibia- und Femurcondylus auf jenem Bezirk nächst der Fossa inter-
condylica auftrete, wo der osteochondrotische Prozeß gewöhnlich seinen Sitz habe. Auch
LAARMANN ist der Auffassung, daß am Kniegelenk der nekrotische Keilherd meistens am
Hauptbelastungspunkt liege, ähnlich wie die Einbruchstelle des Schenkelkopfes beim
„Perthes“. Nach dieser Richtung sind die Ergebnisse der Tierversuche von REHBEIN
(1950) verwertbar, die zeigten, daß die Überleitung von Erschütterungen des Schienbein-
kopfes auf den Femur, erzeugt durch einen Elektromotor, hauptsächlich über die
Innenseite des medialen Femurcondylus erfolgte und daß hier auch umschriebene
Nekrosen entstanden (s. S. 608). SMITH glaubt, daß auch ein verletzter unebener Meniscus
eine O.d. auslösen könne. Von mehreren Autoren (z.B. LÖHR, GOLD, RICHARDS, F. J.
LANG) werden die häufigen statischen Abweichungen am Kniegelenk zur ätiologischen
Erklärung herangezogen, insbesondere das X-Knie.

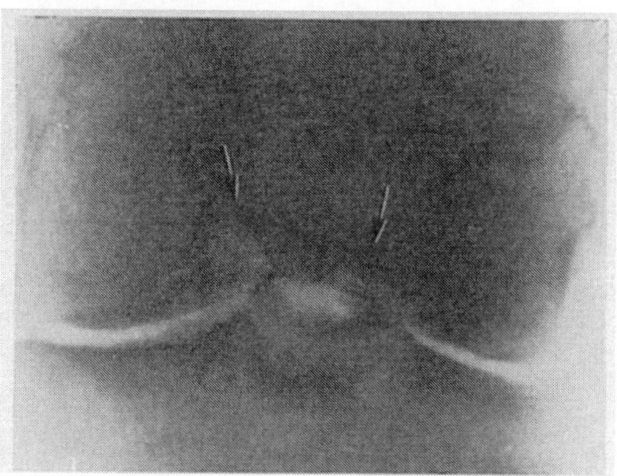

Abb. 507. Lacunäre Ausschleifungen an den Rändern der Femurkondylen und an der Fossa intercondylaris,
verursacht durch Überstand der Kreuzbandhöcker bei arthrotischem Knorpelschwund. Beidseitig ähnlicher
Befund. 67jähr. ♂

γ) Einwirkung der Eminentiae intercondylaris oder der hinteren Tibiakopfkante

FREIBERG glaubt, daß bei einem langen Tuberculum der Tibia in Beugung und leichter
Außenrotationsstellung ein ungünstiger Einfluß auf die kleinen Gefäße am medialen
Femurcondylus ausgeübt werde. Entsprechend dem arteriellen Gefäßverlauf wird aber
dadurch keine Ischämie im Femurkondylenbereich verständlich (s. Gefäßversorgung).

REISCHAUER, der in der O.d. eine Folge der Materialermüdung in Form eines „Kreis-
bruches“ sieht, meint, am Kniegelenk könne die typische Lokalisation am medialen
Condylus dadurch erklärt werden, daß diese Stelle in Streckstellung des Kniegelenkes
immer wieder gegen die Eminentia intercondylaris stoße (s. Abb. 497). Auch RICHARDS
(1928) und SMILLIE (1960) denken an die direkte Einwirkung einer in solchen Fällen oft
ungewöhnlich großen Eminentia. Zuvor hatte schon ROESNER an Leichengelenken an
typischer Stelle des medialen Femurcondylus durch Einwirkung der Eminentia intercondylea Knorpelabschürfungen erzeugt. Lacunäre Knorpel-Knochenabscheuerungen an
den Femurkondylen, hervorgerufen durch die Spitzen der Eminentiae, werden übrigens
gelegentlich auch bei einer gewöhnlichen Arthrosis deformans des Kniegelenkes beobachtet, wenn der Gelenksknorpel erniedrigt und die Eminentiae besonders hoch sind
(Abb. 507). Bei mehr dorsaler Lage des Herdes an der Kondylenfläche könne es sich
nach A. SCHMIDT und ROESNER um eine Folge einer schädigenden Impression durch die
hintere Tibiakopfkante handeln.

J. N. WILSON sah bei Operationen eine Hyperämie des benachbarten Kreuzbandes,
so daß er auf den Gedanken kam, ob nicht eine abnorme Beeinträchtigung der benachbarten Randzone des medialen Femurcondylus durch das Band die Ursache für die Entstehung des O.d.-Herdes sei (Abb. 508).

δ) Direktes Trauma

Örtliche Dissektionen an einem Femurcondylus nach erwiesenen stumpfen Traumen sind mehrfach beschrieben, z.B. von LOGAMARSINO (Sturz vom Pferd auf die Kniescheibe). Auch im eigenen Krankengut besitze ich einige einwandfrei erwiesene Fälle (z.B. Stoß auf die Kondylengelenkfläche). Die Dissektion wurde erst Monate nach der Verletzung röntgenologisch sichtbar (s. a. Abschnitt „Traumatische Entstehung", S. 603, und „Zur Frage des ursächlichen Zusammenhangs . . . . mit einem Unfall", S. 611).

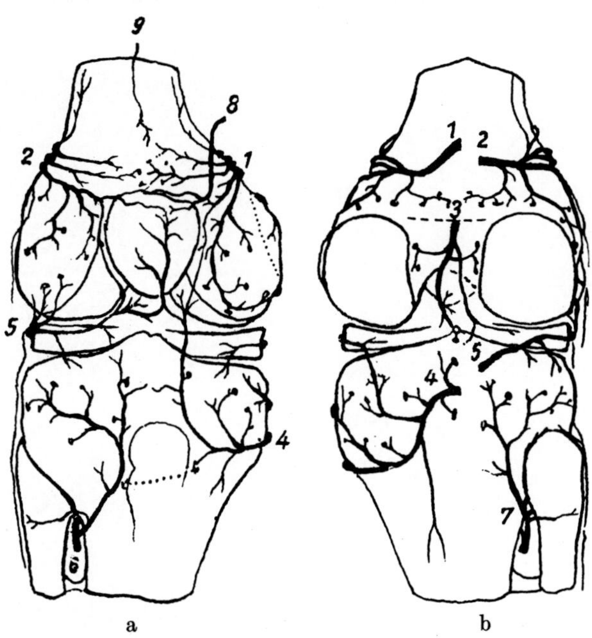

Abb. 508a u. b. Gefäßversorgung des Kniegelenkes von anterior und posterior. Arterien. *1.* A. genus proximalis tibialis, *2* A. genus proximalis fibularis, *3* A. genus media, *4* A. genus distalis tibialis, *5* A. genus distalis fibularis, *6* A. recurrens tibialis anterior, *7* A. recurrens tibialis posterior, *8* Osteomuskulärer Ast der A. genus descendens, *9* absteigender Ast der A. circumflexa femoris fibularis (J. ULLOA)

d) Gefäßversorgung der distalen Femurepiphyse

Besonders herauszuheben sind hier die Arbeiten von NUSSBAUM, BARKOW, BENTZON, F. J. LANG, ROGERS u. GLADSTONE, WATERMANN, ULLOA. Am wichtigsten für die Versorgung der distalen Femurepiphyse sind die A. genus proximalis tibialis, die A. genus proximalis fibularis und die A. genus media (Abb. 508 und 509). Die A. genus media, die meistens aus der A. genus proximalis fibularis, zuweilen aber aus der A. genus proximalis tibialis kommt, bestreitet die hauptsächlichste Versorgung der unteren Femurepiphyse. Vorn eintretende Gefäße bleiben an Größe gegenüber den seitlichen und hinteren zurück. Die großen Gefäße treten auch weiter distal von der Epiphysenfuge in den Knochen ein, z.B. die mittlere Kniearterie tief in der Fossa intercondylaris (beim Kind 12 mm, beim 17jährigen 20 mm distal von der Epiphysenlinie, nach LANG). Ähnlich steht es mit den seitlichen Arterien. Die vorderen Arterien dringen oberhalb der Facies patellaris ein und durchdringen schräg die Epiphysenfuge im vorderen Teil in Richtung dorsal-distal. Die A. genus media anastomosiert auch mit ihren Endästen mit denen der tibialen und fibularen Nachbararterie. (Die arterielle Versorgung des Kniegelenks beschreibt genauer J. ULLOA.)

Die Prädilektionsstelle für das Entstehen einer O.d. am medialen Femurcondylus stimmt nach BENTZON ziemlich genau mit dem Versorgungsgebiet der unteren medialen Condylusarterie überein. LUDLOFF (1908) fand bei Jugendlichen auch eine kleine Arterie im hinteren Kreuzband (aus der A. genus medialis stammend), die nach seiner Auffassung auch den Knochenbezirk am Bandansatz versorgt. Bei forcierten Bewegungen, z.B. starker Innenrotation des Kniegelenkes, könne es zu einer Drosselung dieses Gefäßes kommen. Nach DITTRICH gelangt aber dieses Gefäß nicht bis zum Femur. Nach unseren Injektionsbildern (VITTALI) dringen deutlich darstellbare Arterien vom Femur aus in die Kreuzbänder ein (Abb. 510). Eine Drosselung dieser Gefäße in ihrem Verlauf innerhalb der Kreuzbänder kann daher keinen ischämischen Bezirk im proximal befindlichen Femur bewirken, höchstens im Kreuzband selbst oder distal davon an der Oberfläche der Eminentia intercondylaris tibiae. W. ROGERS und H. GLADSTONE (1950)

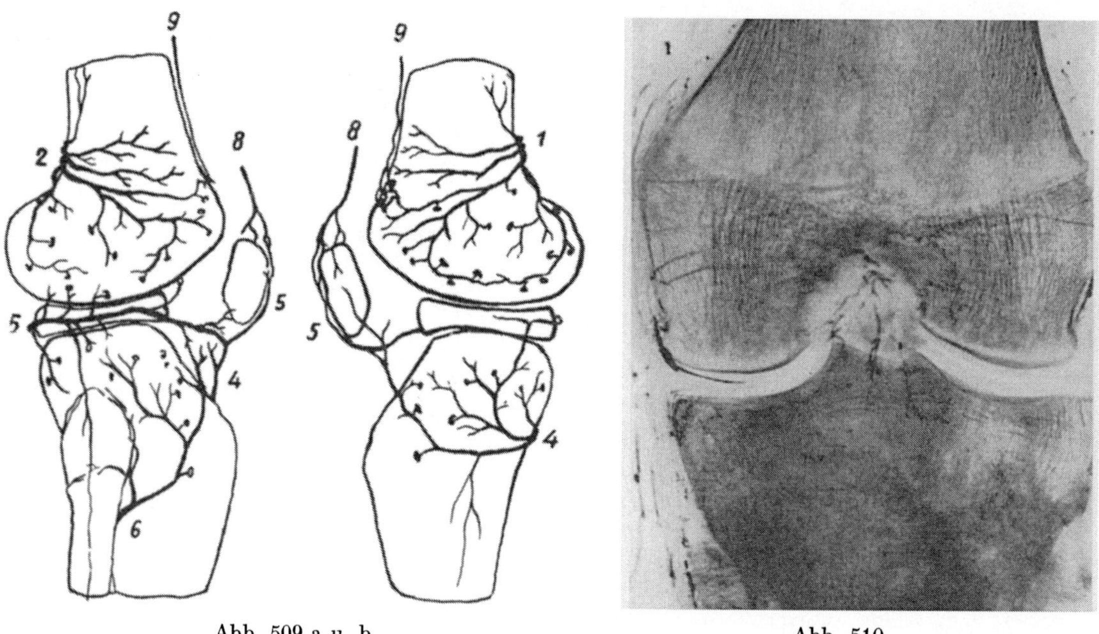

Abb. 509 a u. b   Abb. 510

Abb. 509 a u. b. Gefäßversorgung des Kniegelenkes von lateral und medial. Seitlich sieht man: *2* A. genus proximalis fibularis, *5* A. genus distalis fibularis, *6* A. recurrens tibialis anterior, *8* Osteomuskulären Ast der A. genus descendens an der Basis der Kniescheibe. Medial sieht man: *1* A. genus proximalis tibialis, *4* A. genus distalis tibialis, *8* Ast der A. genus descendens, *9* absteigenden Ast der A. circumflexa femoris fibularis

Abb. 510. Arterielle Versorgung der Fossa intercondylaris femoris und der Kreuzbänder vom distalen Femurabschnitt aus (Injektionspräparat von VITTALI)

stellten am distalen Femurabschnitt eine reichliche arterielle Versorgung mit zahlreichen Kollateralverbindungen fest. Entsprechend dem Befund an Gefäßeintrittslöchern am Knochen lassen sich 3 große Bezirke abgrenzen, so daß die Autoren jeweils von einer Area cribrosa vasorum sprechen (Abb. 511):

1. Suprakondylär: a) anterior (Area cribrosa vasorum supracondylaris femoris anterior, ca. 10—15 größere Foramina und ca. 20 kleinere; b) posterior (am Planum popliteum, Area cribrosa vasorum supracondylaris femoris posterior, ca. 10—15 größere und bis 20 kleinere Gefäßforamina).

2. Kondylär (ca. 35 Foramina, verteilt über die ganze mediale und laterale Oberfläche der Kondylen): a) medial (Area cribrosa vasorum condylaris femoris medialis. b) lateral (Area cribrosa vasorum condylaris femoris lateralis).

3. Interkondylär (Area cribrosa vasorum intercondylaris femoris: a) ventral oder foveal (Area cribrosa vasorum intercondylaris femoris ventralis), b) peripher (Area cribrosa vasorum intercondylaris femoris peripherialis).

Der Zahl und der Größe der eindringenden Gefäße zufolge ist die Area intercondylaris an der Gefäßversorgung des distalen Femurendes am stärksten beteiligt. Zwischen den

Kreuzbandansätzen fanden die Autoren 15—25 Foramina, einige bis zu einem Kaliber, das die Foramina nutritia am Femurschaft besitzen. Besonders konzentriert ist der Eintritt der Gefäße in den Knochen im zentralen Bezirk dieser Area. Hier beobachteten ROGERS und GLADSTONE in 78% der untersuchten Fälle eine muschelförmige Fovea von 3—8 mm im Durchmesser (s. Abb. 511c). Innerhalb dieser Grube (Fovea cribrosa vasorum intercondylaris femoris) wurden 5—15 größere Foramina gefunden. Die Stelle dieser Grube entspricht der „Area of rarefication" von CAFFEY, die am Knie-Übersichtsbild in der Sagittalrichtung infolge Fehlens oder Verdünnung der Corticalis, des steilabfallenden muldenförmigen Defektes und des orthograden Verlaufes der hier befindlichen Gefäßkanäle, als Aufhellung erscheint. Diese reichliche arterielle Versorgung macht es verständlich, daß am Kniegelenk posttraumatische Nekrosen sehr selten auftreten.

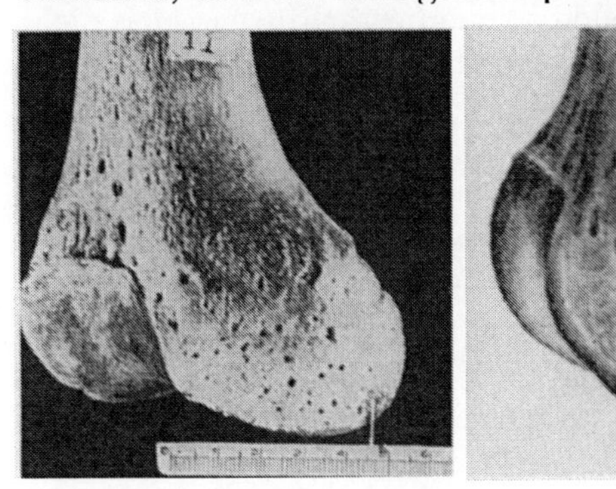 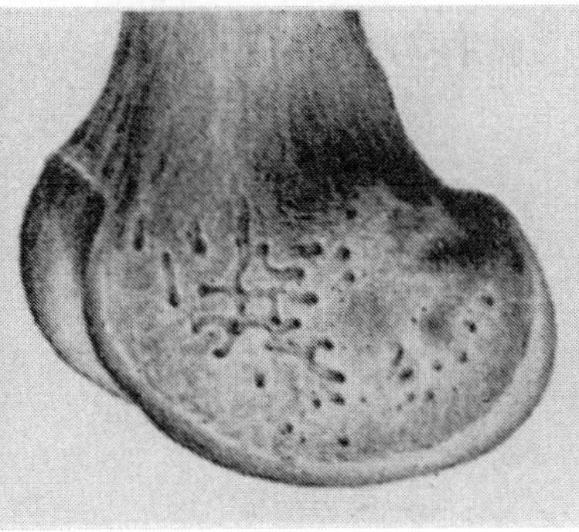 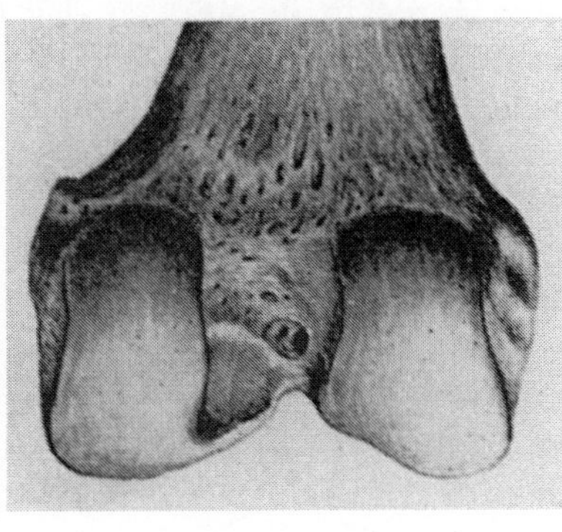

a   b   c

Abb. 511a—c. Foramina nutritia am distalen Femurabschnitt: a ventral, b seitlich, c dorsal. Deutlich sichtbare Gefäßgrube in der Fossa intercondylaris mit fünf Foramina nutritia (ROGERS und GLADSTONE)

Auch wird das Vorkommen arterieller Anastomosen und capillarer Verflechtungen bestätigt (z.B. Ähnlichkeit mit der „Catella-Bildung" am Hüftkopf, s. S. 354).

Im Wachstumsalter ist nach NUSSBAUM ein reiches Anastomosennetz vorhanden (LEXER glaubte nur an Endarterien), das aber nicht die Epiphysenfuge durchsetzen soll. Diese Beobachtung NUSSBAUMs bedarf aber einer Überprüfung im Hinblick auf die jüngeren Feststellungen an der Schenkelkopffuge (s. dort). WATERMANN hat sich in jüngsten Untersuchungen (1966) ebenfalls mit der Gefäßversorgung der distalen Femurepiphyse befaßt. Nach diesen strahlen von dem am Dache der Fossa intercondylaris gelegenen bindegewebigen Tectoriolum zahlreiche Gefäße nahezu radiär in den Knorpel der distalen jugendlichen Femurepiphyse ein, wobei der Weg zum Knochenkern auffallend kurz ist.

Von den Gelenkkapselansatzstellen aus ziehen auch von der Synovialis her über das Knorpelrandnetz Gefäße direkt in den subchondralen Knochen hinein, wie LINDSTRÖM zeigte. Störungen an diesen unter der Basalschicht des Knorpels sich ausbreitenden Capillarschlingen sind besonders für das Entstehen pathologischer Gelenkveränderungen wichtig, z.B. bei der Arthrosis deformans (s. H. RÖSSLER).

e) Zur Ossifikation an der distalen Femurepiphyse

Ossifikation am Knie: s. Tabelle 34, S. 420.

Beobachtete Mehrkernigkeit bei der Ossifikation am Knie: s. S. 419, Abb. 340.

Auf das Vorkommen isolierter kleiner Ossifikationskerne an der distalen Femurepiphyse (s. Abschnitt „Differentialdiagnose", S. 620, Abb. 500) wird hingewiesen.

2. Gelenkfläche des Tibiakopfes

SCHLÜTER und MEY berichten von 2 Fällen einer Osteochondritis dissecans an der Gelenkfläche des Tibiakopfes. Der erste Fall, eine 13jährige Patientin, wies einen umschriebenen Nekroseherd an der Gelenkfläche des lateralen Tibiakopfes auf, nachdem vorher schon beiderseits im medialen Femurcondylus ein Herd einer O. d. festgestellt worden war. Bei der Operation erwies sich der Knorpel über dem Schienbeinkopfherd mikroskopisch intakt, der darunter liegende Knochenherd hingegen war nekrotisch (histologische Bestätigung). Der andere Patient war 59 Jahre alt und hatte mit 21 Jahren einen Motorradunfall, bei dem auch das jetzt veränderte Kniegelenk eine angeblich leichte Verletzung erlitten hatte. (Eigene Bemerkung zu diesem Fall: Die gezeigten Röntgenbilder haben eine Ähnlichkeit mit einer alten, umschriebenen Impressionsfraktur am lateralen Tibiakopfknorren. Keine operative Verifizierung.) Die Autoren halten es in diesem Falle für möglich, daß das Trauma die endgültige Dissektion des schon vorher separierten Knochenkernes ausgelöst habe. Sie weisen darauf hin, daß in beiden Fällen die Herde in jenem Teil der Gelenkfläche des lateralen Tibiaknorrens lagen, der nicht vom Meniscus bedeckt ist. Bezüglich der Entstehungsfrage halten sie sich an die Ribbingsche Theorie.

GALDAU sah eine O.d. bei einem 42jährigen Tabiker am Tibiakopf eines sonst normal aussehenden Kniegelenkes, an dem die Gegend der Eminentiae disseziert war.

GOTHMAN und NORDSTRÖM beobachteten bilaterales Vorkommen am lateralen Tibiacondylus bei einem 14jährigen Mädchen; links erfolgte spontane Ausheilung.

Ossifikation des Tibiakopfes, s. S. 452.

Arterielle Versorgung des Tibiakopfes, s. Abb. 508 u. 509.

3. Patella

Über die Osteochondrosis dissecans an der Patella haben Arbeiten veröffentlicht KLINKE, LÄWEN, RAVELLI, CARNEVALE, MARIQUE, PAAS, SCHULTZ, ARCHER und PETERSON, SCHRÖDER, LAVNER, SMILLIE (1960), RUMBOLD (1936), HUTCHINSON (1943), DE PALMA (1954), PHILLIPS und STARK (1965), WILES, ANDREWS und DEVAS (1956), RIDEOUT, DAVIS und NAVANI, REDLICH (beidseitiger Befall) u.a.

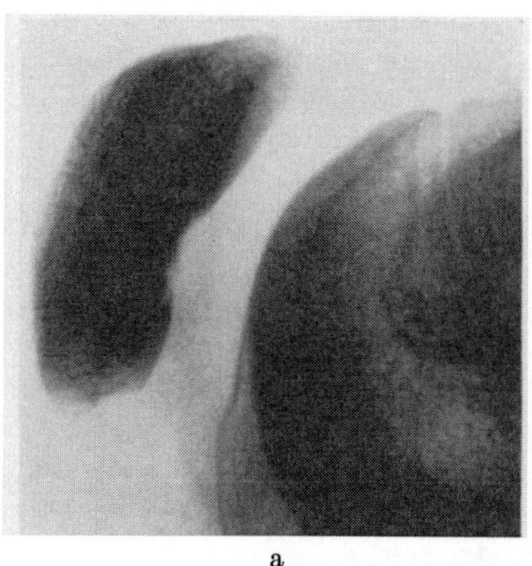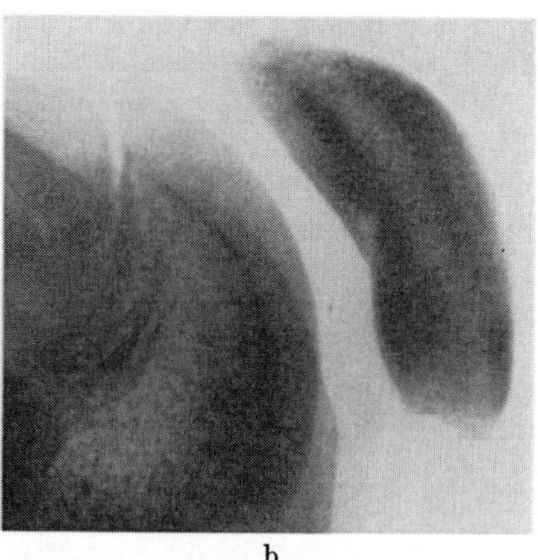

Abb. 512a u. b. Osteochondrosis dissecans an der Gelenkfläche beider Kniescheiben. Rezidivierende Gelenkergüsse bei Verdacht auf schon abgestoßene Maus. Kein Unfall. 16jähriger Mann. (Auf Abb. 512a ist eine flache „Grenzrinne" am medialen Femurcondylus als Konturvariation zu sehen)

Beim Falle KLINKEs fand sich lateral und oberhalb vom Rande der rechten Patella ein bohnengroßes, isoliertes Knochenstück, dem eine Konturaussparung am äußeren oberen Patellarrand gegenüberstand. Auf die Schwierigkeit der Abgrenzung gegenüber den mannigfaltigen Formen der Patella bipartita wird hingewiesen. PAAS zeigte das Bild einer Osteochondrosis dissecans am Patellarpol, die er als traumatisch bezeichnete. MARIQUE findet, daß bei den bekannt gewordenen Fällen der O.d. an der Patella der

Herd meistens an der kleineren inneren Kniescheibenfacette lokalisiert war, entsprechend der Artikulation mit dem inneren Femurcondylus. Diese Fläche sei auch häufiger von der Chondropathia patellae befallen. Bei einem eigenen Fall einer doppelseitigen Kniescheiben-O.d. (16jähriger Mann) befand sich der scharf umschriebene Herd etwa in der Mitte der Gelenkfläche der Kniescheibe (Abb. 512). SMILLIE (5 Fälle), RIDEOUT u. Mitarb. (3 Fälle: 15-, 16- und 19jähr., ♂) sehen den O.d.-Herd am besten in seitlicher Projektion der Patella, weniger gut in axialer, wahrscheinlich deswegen, weil sich der Herd an der Konvexität der Gelenkfläche zwischen den kondylären Artikulationsflächen befand. Diese Stelle scheint überhaupt an der Patella bevorzugt befallen zu sein (mechanische Ursache?). SMILLIE sah in keinem Falle eine spontane Ausheilung.

Ossifikation der Patella, s. S. 435. *Patella partita*, s. S. 437.

Arterielle Versorgung der Patella, s. S. 435 und Abb. 508 u. 509.

4. Zur Therapie der Kniegelenks-Osteochondrosis dissecans (s. S. 597)

5. Zur Differentialdiagnose der Kniegelenks-Osteochondrosis dissecans

Bei der Differentialdiagnose ist zu denken an akzessorische randständige Knochenkerne (Abb. 355 und 356), verkalkte Meniscusteile, Gelenkchondromatose, Arthrosis deformans mit Bildung freier Randverknöcherungen, Gelenktuberkulose (s. a. S. 620ff).

Bilder einer Osteochondrosis dissecans wurden auch im Rahmen der Veränderungen einer Alkaptonurie beobachtet, besonders am Kniegelenk (OTT und UEBERMUTH). Bei ihren Fällen hatte sich nach einem leichten Knietrauma ein Genu valgum entwickelt. Klinisch bestanden keine Schmerzen, kein Erguß, hingegen Schwächegefühl im Bein. Röntgenologisch kam eine deutliche Knochenatrophie der Gelenkenden mit Schwund des Condylus externus bis auf kleine Reste zum Vorschein, der Unterschenkel war subluxiert. In einem Falle hatte sich ein keilförmiger Sequester entwickelt. Der Knorpel war hypertrophisch und zeigte Proliferationen. Bei der Operation wurde die Corticalis als ganz dünne Schicht durch blutreiche und weiche Spongiosa ersetzt gefunden. Die Verfasser vertreten bezüglich der Ätiologie die Theorie AXHAUSENs. WaR und sonstige Organbefunde waren negativ.

Zu erwähnen ist auch der Fall von H. CASCA (1953), der vorwiegend den inneren Femurcondylus betraf. Ein 16jähriges Mädchen zeigte nach einem geringen Trauma cystoide Aufhellungen im medialen Femurcondylus und zwischen den Kondylen. Nach Ruhigstellung und Röntgenbestrahlung mit schwachen Dosen war bald nur noch ganz wenig, nach 13 Monaten röntgenologisch nichts mehr von den Veränderungen zu sehen.

An der Gelenkfläche der Patella ist vor allem die Chondromalacia (Chondropathia) patellae (Haglund-Laewen-Fründsche Krankheit) auszuschließen (s. a. „Patella", S. 440). Auch bei dieser kann es zur Dissektion von Knorpel-Knochenstückchen aus der Gelenkfläche der Kniescheibe kommen (Abb. 513), so daß eine scharfe Trennung von der O.d. nicht immer möglich ist (z.B. im Falle von SCHULTZ). Eine ähnliche Dissektion habe ich auch bei einer habituellen Luxation der Patella gesehen (Abb. 514). HEYWOOD (1961) überblickte 106 Fälle von habitueller Patellarluxation. Er fand unter 25 operierten Fällen 1mal eine echte O.d. und 19mal eine Chondromalacie der Patella. RIDEOUT u. Mitarb. machen darauf aufmerksam, daß es sich bei der O.d. um eine lokalisierte Exkavation handelt, bei der Chondromalacie hingegen um eine generalisierte Degeneration. WILES, ANDREWS und DEVAS stellten fest, daß im Falle einer O.d. die freien Körper echte Knochenfragmente enthalten, während bei der Chondromalacie nur Knorpelstücke abgestoßen werden, die verkalken können (und nicht verknöchern).

Tangentiale osteoartikuläre Frakturen an der Patellarhinterfläche (MARIQUE) können zur umschriebenen Substanzabhebung und zur örtlichen Nekrose führen.

Unter „Osteochondrosis der Patella" beschrieb MEISELS das Krankheitsbild eines 42jährigen Mannes, bei dem sich im Gefolge einer Grippeinfektion eine Entzündung an

der Teilungsstelle einer Patella bipartita entwickelt hatte. Infolge des pathologischen Ver-
knöcherungsprozesses, der zur Patella bipartita führe, entstehe hier ein locus minoris
resistentiae. Auch bei jungen Pferden sollen nach G. FORELL am Patellargelenk Veränderungen vorkommen, die eine gewisse Ähnlichkeit mit der O.d. beim Menschen haben.
Freie Körper kommen bei Pferden ebenfalls häufig vor (nach HELLSTRÖM und ÖSTLING).

Im Raume zwischen Patella und vorderem Anteil des Tibiakopfes liegende *Verkalkungen* befinden sich meistens im infrapatellaren *Fettkörper*. Sie können abgeglättete
rundliche Form haben und Corpora libera ähnlich sein, wie die Bilder von SEYSS zeigen.
Sie entstehen über verschiedene Alterationen, u.a. beim Alterungsprozeß und bei der
Hoffaschen Krankheit. Der Fettkörper nimmt allmählich an Größe ab, fibröses Gewebe
wächst ein, die normale Marmorierung schwindet und die Distanz zum knöchernen
Gelenkkörper wird größer. Bemerkenswert ist eine unregelmäßige dorsale Begrenzung.

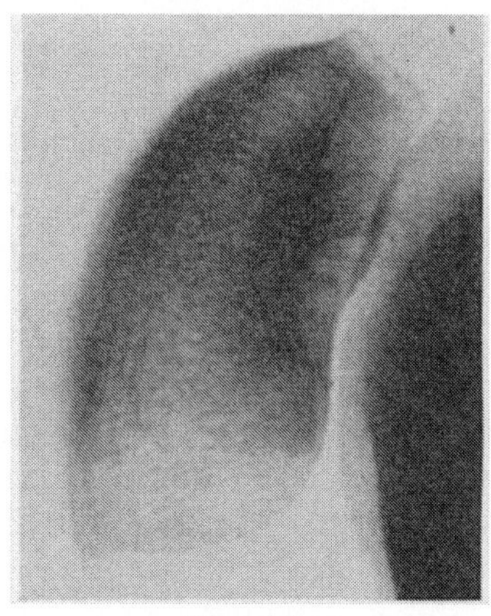 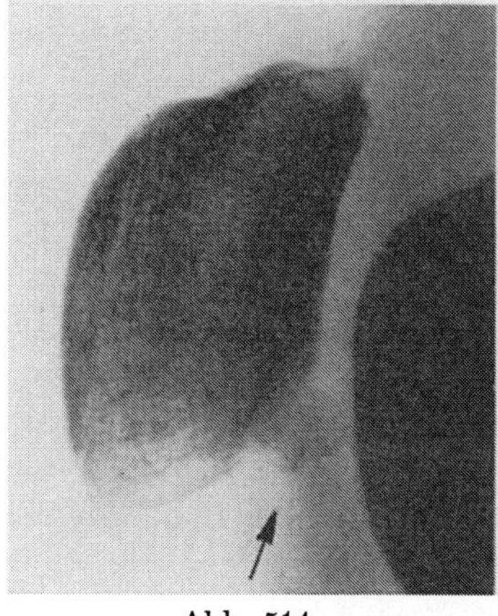

Abb. 513   Abb. 514

Abb. 513. Osteochondrosis dissecans, entstanden auf der Basis einer Chondropathia patellae. 59jähriger Mann

Abb. 514. Osteochondrosis dissecans an der Patella bei habitueller Kniescheibenluxation (beiderseits). 23jähriger
Mann

Schließlich kommt es zu unregelmäßigen Verkalkungen. Ist es im Rahmen einer O.d.
zur Entwicklung einer chronischen Synovitis am Kniegelenk gekommen, so findet man
am Fettkörper und in seiner Nachbarschaft nicht selten hypertrophe Zellen. Gelegentlich
kann hier auch eine Gelenkmaus angewachsen sein, wie im Falle der Abb. 479. Auch
Chondrome kommen im Fettkörper vor (SEYSS). Sie können einen freien Gelenkkörper
vortäuschen.

Ellenbogen

Am Ellenbogengelenk kommt eine Osteochondrosis dissecans sehr häufig vor, nach
einigen Autoren sogar häufiger als am Kniegelenk; nach PLATZGUMMER: 63% O.d. am
Ellenbogengelenk, 32% am Kniegelenk. Nach SCHINZ, HOWALD, HELLSTRÖM ist jedoch das
Kniegelenk häufiger betroffen. Männliche Patienten mit O.d. am Ellenbogen- und am Kniegelenk sind gegenüber weiblichen Patienten weitaus in der Überzahl (LÖHR: 90% Männer,
TEMPSKY: 84% Männer). Das rechte Ellenbogengelenk ist gegenüber dem linken eindeutig
bevorzugt (4—9mal häufiger als das linke, SONNTAG, NIELSEN u.a.). Daraus wird ersichtlich, daß mechanische Momente für die Entstehung doch eine wesentliche Rolle
spielen und konstitutionelle nur in einem geringeren Ausmaß. Meistens handelt es sich
auch um Handwerker, Landarbeiter (NIELSEN, PLATZGUMMER); bei TEMPSKY waren 24%
Tischler, meist jugendlichen Alters. Aber auch bei Sportlern findet man das Leiden nicht

selten, z. B. im Falle WINTERSTEINS ein Artist, im Falle von BRICKERY u. Mitarb. Baseballspieler. Aus den Statistiken sind außerordentliche regionäre Schwankungen und Erkrankungsziffern zu ersehen. Sehr häufig wird die Erkrankung festgestellt in Dänemark, Schlesien, Innsbruck (NIELSEN, WEIL, PLATZGUMMER, LÖHR), seltener in Leipzig, Südtirol, Amerika (MURRAY).

a) Alter der Patienten beim Auftreten der Osteochondrosis dissecans am Ellenbogen, Vorkommen

Am Ellenbogengelenk manifestiert sich die O.d. meistens im 13.—17. Lebensjahr, nach H. LANG zwischen dem 15. u. 18. Lebensjahr. Aber auch schon im Kindesalter (GREEN und BANKS) und noch bei Erwachsenen wird es ab und zu erstmals festgestellt. HEGEMANN sah noch bei einem 64jährigen eine O.d. am Ellenbogengelenk.

Doppelseitiges Vorkommen ist ebenfalls nicht selten (WEIL in 20%, LÖHR in 8,4%, PLATZGUMMER in 17%, NIELSEN in 26%, HOECK in 15%, HELLSTRÖM und ÖSTLING in ca. 10%). *Familiäres Vorkommen* (Geschwister, Zwillinge, Sippen) ist bekannt (STÖREN, RAHM), auch Vergesellschaftung mit gleichartigen Erscheinungen an anderen Gelenken (STÖREN, RAHM) oder mit Patella bipartita. Einen Kombinationsfall mit Teilnekrose der Patella sah SEMMELROCH bei einem 9jährigen Knaben. Der Patient konnte über $1^1/_2$ Jahre kontrolliert werden. RAHM fand in einer Sippe 4 Mitglieder mit einer O.d. am Ellenbogengelenk. Im einzelnen erhob er folgende Befunde:

1. 25jähriger Patient, Erkrankung beider Ellenbogengelenke.

2. 33jähriger Bruder, Erkrankung beider Ellenbogengelenke.

3. Der Bruder der Mutter wies eine Osteoarthrosis des rechten Ellenbogengelenkes sowie eine subchondrale Aufhellung im Capitulum humeri links auf.

4. Der 13jährige Sohn des Onkels (Nr. 3) hatte nekrotische Veränderungen am rechten Capitulum humeri. Der linke Ellenbogen war frei.

Aus der Familientafel geht hervor, daß noch 2 weitere männliche Mitglieder erkrankt waren, sie konnten jedoch röntgenologisch nicht untersucht werden.

b) Zum klinischen Bild der Osteochondrosis dissecans am Ellenbogengelenk

Eine Stadieneinteilung läßt sich nach den Ausführungen von LÖHR, NIELSEN, WEIL vornehmen. Sie ist im allgemeinen Teil angeführt (s. S. 592). Beherrscht wird das klinische Bild von Schmerzen mit Bewegungseinschränkung, Einklemmungserscheinungen und Zeichen eines Gelenkorganes. Der Patient verspürt oft auch Krachen und Knarren im Gelenk. Es kommt zur Streckhemmung, wenn sich das Corpus liberum in der Fossa olecrani aufhält und zur Beugehemmung, wenn es sich in der Fossa coronoidea befindet. Aber es gibt auch Zwischenstellungen, besonders wenn der freie Körper im Raum zwischen Elle und Speiche liegt.

Bei NIELSEN waren 15% der Gelenkmausträger unbehindert, wobei man aber bedenken muß, daß erst abgestoßene Mäuse Einklemmungen und gröbere mechanische Irritationen verursachen. Das betroffene Gelenk ist meistens auch etwas verdickt, manchmal läßt sich der freie Körper in den seitlichen Gelenktaschen bei der äußeren Untersuchung sogar tasten. Verhältnismäßig rasch wird als Spätstadium eine Arthrosis deformans am Ellenbogengelenk manifest, wobei die Größe des Mausbettes und das Ausmaß der primären Veränderungen eine Rolle spielen. NIELSEN fand in $1/_8$ der Fälle spätere Beschwerden, eine schwere Arthrosis deformans nur in 6% der Fälle. Bemerkenswert ist auch der gelegentliche Befund einer Nervenschädigung oder Gefäßkompression durch den Druck des freien Körpers. Mehrmals beobachteten wir eine Schädigung des Nervus medianus, wenn ein besonders großer freier Körper im cubitalen Gelenkraum lag.

Auch bei den Fällen mit seltener Herdlokalisation (Trochlea, Capitalum radii) ist meistens keine besondere Abweichung des klinischen Bildes zu beobachten. Als Ausheilungsdauer werden 2—3 Jahre angegeben. Die Dauer der Beschwerden geht parallel mit der Dauer einer mechanischen Gelenkirritation.

c) Röntgenbild

Dem Röntgenbild zufolge kann man das Leiden in vier Stadien einteilen (WEIL):

1. Ein etwa erbsengroßer Herd beginnt sich an der Vorder- oder Unterfläche des Capitulum humeri zu demarkieren. Seine Umgebung ist unregelmäßig umrandet durch eine Zone mit Verdichtungen und Aufhellungen. Nach und nach grenzt sich eine schmale Aufhellungszone gegen den peripheren Herd und gegen einen zentralen Verdichtungssaum stärker ab. Auch das Zentrum des Herdes wird etwas dichter. Die Knorpelbegrenzung des Herdes kann gewellt sein.

2. Es ist zur Abstoßung des Herdes gekommen, der sich meistens in der Fossa olecrani oder coronoidea oder in einem Recessus der Gelenkkapsel aufhält. Vielfach erkennt man die Maus als zart umrandetes rundliches Gebilde in der Gegend der erwähnten Fossae im a.p.-Bild, aber auch Seiten- und Schrägaufnahmen sollen herangezogen werden zur Bestimmung von Lokalisation und Anzahl der Corpora libera. Eine Vergleichsaufnahme mit der Gegenseite erleichtert die Diagnose und ist in der Begutachtung der Frage eines ursächlichen Zusammenhanges mit einem Unfall unerläßlich.

3. Bei jugendlichen Personen schließt sich die Epiphysenfuge des befallenen Ellenbogengelenkes früher, sowohl am distalen Humerus- als auch am Radiusköpfchen. Gleichzeitig vergrößert und verplumpt sich das Radiusköpfchen, besonders am lateralen und vorderen Rande, vor allem bei größeren Defekten (NIELSEN). Manchmal entwickelt sich auch ein Cubitus valgus.

4. Auftreten einer Arthrosis deformans.

d) Differentialdiagnose

Die Differentialdiagnose der Corpora libera in der Fossa olecrani wird von ERB und OCHSENSCHLAGER genauer abgehandelt.

Obwohl aufgrund des pathologischen Befundes die O.d. vielfach zu den Epiphyseonekrosen gerechnet wird, werden direkte Beziehungen zur Pannerschen Krankheit, die sich an der gleichen Stelle etabliert wie meistens die Ellenbogen-O.d., im allgemeinen nicht angenommen. Eine strenge Differenzierung ist aber auch pathologisch-histologisch nicht möglich, denn eine subchondrale Nekrose stellt an sich die Grundlage für beide Krankheitsbilder dar, so daß sich die O.d. am Capitulum humeri eigentlich nur durch den dissezierenden Vorgang unterscheidet, der den Morbus Panner nicht charakterisiert (sondern bei ihm nur gelegentlich vorkommt). Es sind die Verhältnisse ähnlich wie bei der O.d. am Hüftgelenk in Beziehung zum „Perthes". Es könnte sich also auch am Ellenbogen lediglich um einen graduellen Unterschied zwischen den beiden Krankheitsbildern handeln.

Die Veränderungen beim Morbus Panner sind, ähnlich wie die beim „Perthes", nicht so scharf herdförmig abgrenzbar wie die bei der O.d. Sie sind meistens ausgedehnter und betreffen nicht selten den ganzen Knochenkern des Capitulum. Auch verrät der Morbus Panner seine engere Beziehung zu den juvenilen Osteonekrosen dadurch, daß er durchschnittlich früher auftritt als die O.d. Bei den Fällen von HEGEMANN wurden folgende Zeitpunkte des Auftretens der Epiphyseonekrose beobachtet: Am Capitulum humeri im 6., 7. und 8. Lebensjahr, am Capitulum radii im 11. Lebensjahr (2mal) und an der Trochlea im 13., 14. und 16. Lebensjahr. Die erstmalige Feststellung der O.d. (am Ellenbogengelenk) wurde bei seinen Fällen zwischen dem 15. und 25. Lebensjahr gemacht. Die Epiphyseonekrosen wurden demnach meist kurz vor der Fugenverschmelzung beobachtet, die O.d. meist kurz nachher.

Differentialdiagnostisch zu erwähnen sind hier auch die Chondromatose am Ellenbogengelenk (s. S. 622) sowie O.d.-artige Bilder bei allgemeiner Dysostose und bei endokrinen Wachstumsstörungen (s. Fälle von KÖHNE).

e) Zur Ätiologie

Unterschiede in den grundsätzlichen Erwägungen hinsichtlich des Entstehens der O.d. sind auch am Ellenbogengelenk gegenüber anderen Lokalisationen nicht geltend gemacht worden. Die *Ernährungs*störung ist nach LÖHR für das Capitulum humeri hauptsächlich im Versorgungsgebiet der A. recurrens interossea und der A. collateralis media vom Oberarm her zu suchen. Beide Gefäße kommen aus dem Rete articulare cubiti. Die größeren Emissarien treten dorsal an der hinter der Gelenkfläche befindlichen Knochenrinne ein (zit. nach F. J. LANG; s. WATERMANN, ULLOA).

LÖHR und PLATZGUMMER denken an eine Zirkulationsstörung durch Muskelspannung. Bei langem Verharren in einem Spannungszustand der Muskulatur, z.B. beim Tragen von Lasten mit gestrecktem Arm, soll es zu ischämischen Zuständen durch Gefäßdrosselung (besonders der abführenden Gefäße) kommen, vor allem wenn die Muskelkraft erlahmt (LÖHR, s. NAGURA, S. 605). Die Drosselung der Gefäße werde gefördert durch das Bestreben des Radiusköpfchens, in Subluxationsstellung zu treten. Besonders gefährdet sei der distale Bezirk des Capitulum humeri, der von Gefäßen versorgt wird, die am Kapselansatz in den Knochen münden. Die Spannung der Extensoren am Ellenbogengelenk könne aber auch höher gelegene Gefäßbezirke drosseln. Gegen die Auffassung der Entstehung der O.d. am Ellenbogengelenk über eine Drosselungsischämie spricht sich BURCKHARDT aus, unter Hinweis auf den Gefäßreichtum in der Epiphyse.

LÖHR fand regelmäßig einen vorzeitigen Epiphysenschluß bei Fällen mit O.d., den er auf eine den ganzen Epiphysenbezirk betreffende Ernährungsstörung zurückführt.

Das seltenere Vorkommen der O.d. am Ellenbogengelenk bei Frauen kann seine Ursache auch darin haben, daß zu dem Zeitpunkt, zu dem man beginnt, auch Frauen eine schwerere Armarbeit zuzumuten (z.B. bei Land- und Fabrikarbeiterinnen), infolge des Entwicklungsvorsprunges des weiblichen Geschlechtes von ca. 2 Jahren, die Epiphysenfugen schon verknöchert sind und eine intraossale Gefäßverbindung zwischen Epi- und Diaphyse schon hergestellt ist.

Im Rahmen der Überlegungen zur Entstehung einer O.d. über eine chronische Überlastung bzw. über Mikrotraumen wird auch die Theorie HENSCHENs herangezogen, wonach der primäre Schaden in einer Zerrüttung des Knochengefüges (Materialermüdung) bestehe. Diese Auffassung wird von WEIL in den Vordergrund gestellt, weil gerade der Arbeitsarm der jugendlichen Lehrlinge handwerklicher Berufe betroffen ist, sowie die am meisten exponierte Stelle in der Mechanik des Ellenbogengelenkes, auf die alle Stöße und der Druck von der Hand aus zielen. Unter Sportlern begegnet man dem Leiden am Ellenbogengelenk besonders häufig bei Speerwerfern, Boxern und Baseballspielern.

Auf die speziellen Probleme der relativ häufigen Entstehung einer sekundären O.d. am Ellenbogengelenk im Rahmen einer chronischen Schädigung durch Berufsausübung (Berufskrankheit Nr. 25, z.B. beim Preßluftarbeiter, Zimmermann, Schmied, Pflasterer usw.) wird an dieser Stelle nicht näher eingegangen. O.d.-Herde, besonders am Capitulum humeri, werden bei den erwähnten Berufen relativ häufig gefunden. Beim Preßluftarbeiter schon nach ca. 2jähriger Berufsausübung. Maßgebend für das Ausmaß des Schadens sind mehrere Umstände, die im einzelnen zu prüfen sind, z.B. Ausmaß der Beschäftigung, Arbeitstechnik, Art der Geräte, Konstitution usw. Der Schaden tritt zwar meistens einseitig am bevorzugten Arbeitsarm auf, aber auch doppelseitig, gelegentlich sogar am anderen Arm stärker als am bevorzugten Gebrauchsarm. Mit Ausnahme der Fingergelenke können alle Gelenke des Armes betroffen werden, einschließlich des Akromioclaviculargelenkes, weniger das Schultergelenk. In erster Linie wird aber das

Ellenbogengelenk getroffen, weil infolge der anatomischen und physiologischen Verhältnisse hier die Erschütterungen sowohl passiv wie aktiv am stärksten gebremst und abgefangen werden. Eine gleichseitig bestehende Spondylochondrose der Halswirbelsäule muß Veranlassung geben, ein Schulter-Armsyndrom differentialdiagnostisch auszuschließen.

f) Zur Ossifikation am Ellenbogen (s. S. 12)

1. Zur Osteochondrosis dissecans am Capitulum humeri

Wie am Kniegelenk ist auch am Ellenbogengelenk die Osteochondrosis dissecans am konvexen Gelenkanteil besonders häufig anzutreffen (Abb. 515—517). Die überragende Bevorzugung des Capitulum humeri innerhalb des Ellenbogengelenkes für die Erkrankung an O.d. hat schon KAPPIS erkannt. Er berichtete schon 1917 von 32 und 1920 von weiteren

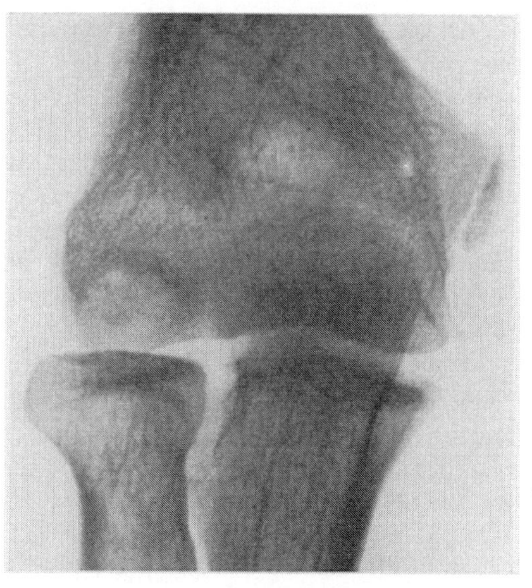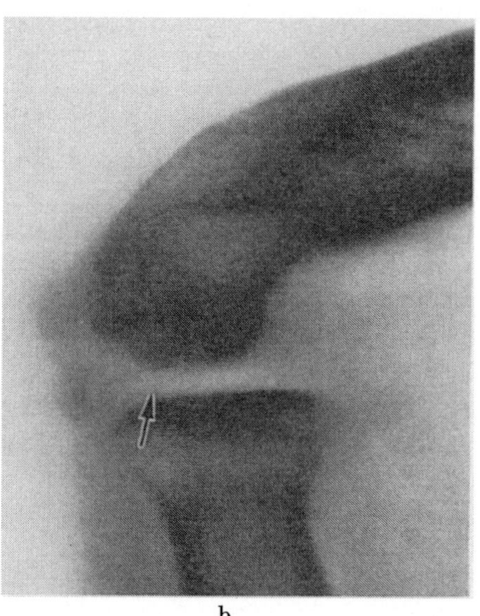

a   b

Abb. 515a u. b. Osteochondrosis dissecans am Capitulum humeri. 17jähriger Monteur. Tomographische Darstellung der Gelenkmaus

19 Fällen mit freien Ellenbogengelenkkörpern. Von diesen konnte bei 37 der Ursprung der Gelenkmaus am Capitulum humeri festgestellt werden. HEGEMANN fand unter 1200 Röntgenaufnahmen, die in den Jahren 1945—1950 von Patienten, die wegen Verdachts auf krankhafte Erscheinungen am Ellenbogengelenk in die Marburger Chirurgische Universitätsklinik gekommen waren, 9 aseptische Nekrosen der Epiphysen nach der Richtung eines Morbus Panner (s. dort) und 15 Fälle von O.d. Davon lag bei 13 der Herd am Capitulum humeri, bei 2 an der Trochlea humeri. Am Radiusköpfchen sollen besonders kräftige Rotationsbewegungen das Entstehen begünstigen. HOPF fand gleichzeitig Herde im Capitulum humeri und radii. Von einem Herd am lateralen Condylus humeri berichtet PANGUE (s. Differentialdiagnose).

Sehr ausführlich hat N. A. NIELSEN die O.d. am Capitulum humeri bearbeitet. Von 113 Fällen war das Leiden in 26% doppelseitig, in 75% rechtsseitig. In 20% wurde in der Anamnese ein Trauma angegeben, das aber meist als geringfügig angesehen werden muß. Überraschend ist auch das Ergebnis einer wahllosen Serienuntersuchung von 1000 Männern, die in 4,1% eine O.d. aufdeckte. Diese Ziffer dürfte eine territorial bedingte Spitze darstellen (geltend für Jütland). Jedenfalls haben HELLSTRÖM und ÖSTLING für Stockholm einen bedeutend niedrigeren Befall festgestellt. An den Röntgenaufnahmen der Ellenbogengelenke von 1500 über 12 Jahre alten Personen (davon 874

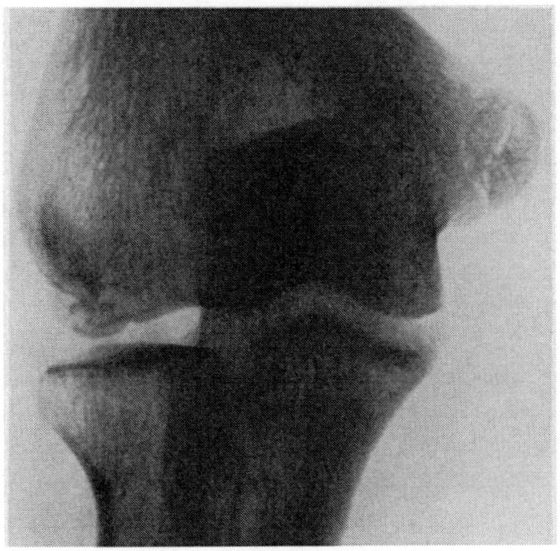
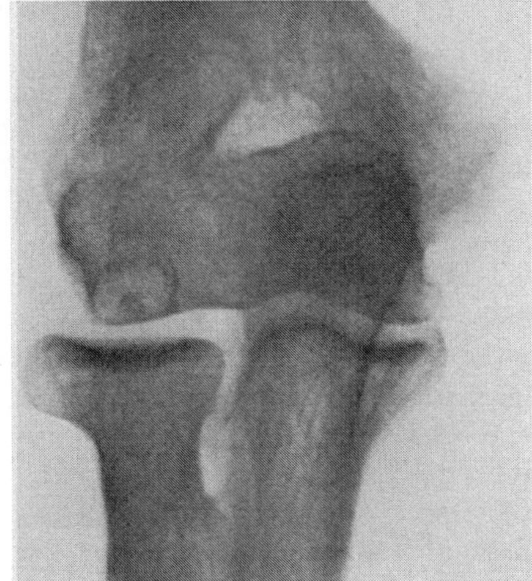

Abb. 516   Abb. 517

Abb. 516. Osteochondrosis dissecans am Capitulum humeri bei einem 16jährigen Handballspieler

Abb. 517. Alte Osteochondrosis dissecans am Capitulum humeri. 51jähriger Straßenarbeiter

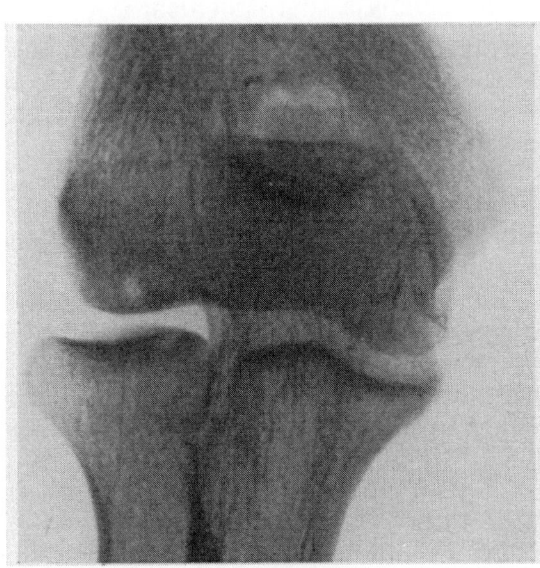
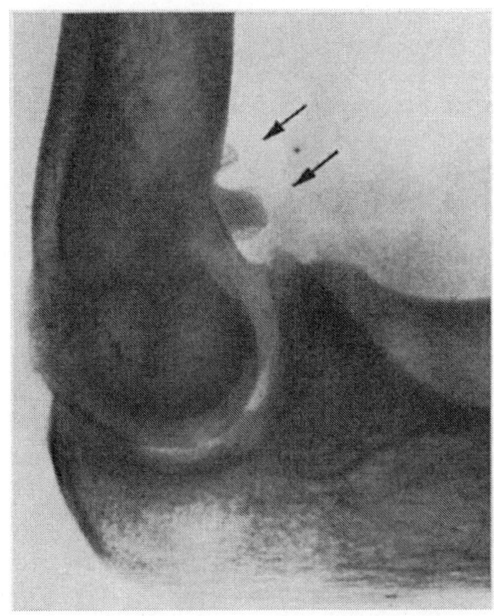

a   b

Abb. 518a u. b. Alter Osteochondrosis dissecans-Herd am Capitulum humeri, zwei freie Gelenkmäuse in der Fossa coronoidea. Kleine Defektmulde am Capitulum radii, wahrscheinlich sekundär entstanden. 16jähriger Schüler

männliche) fanden sie nur 3 sichere Fälle von O.d. und einige daraufhin verdächtige. Da auch 20% der 133 Fälle von Nielsen unter ihren männlichen Verwandten eine O.d. am Capitulum humeri zeigten, stellte Nielsen das hereditäre Moment ätiologisch in den Vordergrund.

Differentialdiagnose. Posttraumatische Nekrosen sind am Capitulum humeri nicht selten. Meistens liegt ihre Ursache in einer stumpfen Gewalteinwirkung, die über das Capitulum radii erfolgt. Die Nekrose kommt — wie üblich — erst Monate nach dem Unfall am Röntgenbild zum Vorschein (Abb. 518). Auch im Gefolge von Radiusköpfchenfrakturen kann man bei Spätkontrollen auf Capitulumnekrosen treffen. Siehe auch Preßluftschäden, S. 623.

41*

2. Zur Osteochondrosis dissecans an der Trochlea humeri

Der Sitz einer primären O.d. an der Trochlea ist sehr selten. HEGEMANN fand eine solche in seinem Untersuchungsgut 2mal. Zu einem Fall, dessen wiedergegebenes Bild allerdings nicht sehr eindrucksvoll ist, liefert er folgenden Bericht: 20jähriger Mann, seit 13. Lebensjahr Schmerzanfälle mit Einklemmungsgefühl und vorübergehenden Bewegungssperren im rechten Ellenbogengelenk. Kein Trauma oder besonders starke mechanische Armbeanspruchung in der Vorgeschichte. Bei der Klinikaufnahme Streckhemmung im betroffenen Ellenbogen. Die Röntgenaufnahme zeigt eine nestartige, durch Randsklerosen scharf abgesetzte Aufhellung in der Trochlea und eine dieser Aufhellung entsprechende freie Gelenkmaus im Gelenksspalt. Bei der Operation findet sich ein typischer osteochondritischer Knochensequester frei im Gelenk.

„Sekundäre" O.d.-Herde in der Trochlea sind hingegen im Rahmen einer Preßluftschädigung des Ellenbogengelenkes nicht selten.

In der Nähe der *Epikondylen* gelegene isolierte Knochenschatten wurden auch als akzessorische Knochen beschrieben (FEINBERG), entstehen aber nach eigenen Untersuchungen meistens traumatisch. Sie glätten sich im Laufe der Zeit so ab, daß sie wie selbständige Knochen aussehen. Auch können sie Wachstum zeigen, wenn der Abriß bei Jugendlichen erfolgte. Vermutlich gehört hierher auch der Fall von TANGUY (kleiner Defekt am Condylus lateralis humeri mit kleinem ovalem freiem Körper in der Nähe).

3. Zur Osteochondrosis dissecans an der Fossa supratrochlearis

Vielfach liegen freie Körper in der Fossa supratrochlearis, cubital oder dorsal (Fossa coronoidea und Fossa olecrani). Dabei muß man bezüglich der genaueren Lokalisation berücksichtigen, daß nicht selten die trennende Membran fehlt und ein entwicklungsgeschichtlich zu erklärendes Foramen supratrochleare vorhanden ist (J. S. HIRSCH, SCHINZ). [ERB stellte aus 2 000 Röntgenbildern fest, daß das offene Foramen supratrochleare in ca. 1 % vorkommt. Nach HULTKRANTZ findet es sich bei Männern in 4,7 %, bei Frauen in 14,8 % (zit. nach RAVENTOS-MORAGAS). Bei Negern soll es besonders häufig sein (über das normale Septum und über die Fossa supratrochlearis s. SCHINZ)].

Es wurden bei Operationen auch Fälle gefunden, bei denen ein glatter, discoidaler Körper dort mit einem Gewebszügel befestigt war. Daraus wurde gefolgert, daß diese Körper an Ort und Stelle durch einen dissezierenden Prozeß entstanden waren, eine Ansicht, die auch ERB, CRYSLER und MORTON vertreten. RESCANIÉRES (15 Fälle) verwirft für derartige Fälle die Bezeichnung Osteochondromatose und schlägt dafür „Nécrose dissécante du septum sustrochléaire" vor (zit. nach E. A. ZIMMER).

ERB unterscheidet zwei Gruppen:

1. Seltenere, bisher nicht autoptisch gesicherte Fälle, bei denen man eine traumatische Aussprengung aus dem Boden der Fossa olecrani annehmen kann mit Bildung eines Loches.

2. Lokale Osteolyse durch chronische Traumatisation (häufiger bei Männern zwischen dem 19. und 28. Lebensjahr).

Trotzdem muß man aber auch an der von KAPPIS geäußerten Möglichkeit einer *sekundären* Fixation eines verlagerten Gelenkkörpers an der Gelenkkapsel festhalten, wenn der Körper durch längeres Lagern an ein und derselben Stelle einen örtlichen Reiz ausgeübt hat. Der Zweifel an einer echten O.d. für derartige Fälle an der Fossa supratrochlearis wird auch dadurch erhöht, daß ein richtiges Mausbett, wofür ja die anatomisch angelegte Fossa an sich nicht angesehen werden kann, eigentlich nie gefunden wurde. Eine Erweiterung der Fossa, die gelegentlich bei solchen Fällen angetroffen wurde, kann auch sekundär erfolgt sein, etwa über eine Beeinflussung des wachsenden Knochens durch das in der Fossa liegende Corpus liberum, das nur dorthin verlagert worden ist und an einer anderen Stelle entweder als Dissekat oder selbständige Bildung (Chondrom) entstanden ist. Derartige Erwägungen wird man vor allem bei kindlichen Fällen anstellen müssen.

RAVENTOS-MORAGAS berichtete von 2 Fällen: Bei einem 19jährigen Jungen entfernte er ein Corpus liberum aus der Fossa olecrani, bei einer 28jährigen Frau aus der Fossa coronoidea. Beide Male bestand ein durchgehendes Loch. Der operativ verifizierte freie Körper stand durch einen Bindegewebszügel mit dem Rande des Septumdefektes in Verbindung. Der Rand des Septumdefektes war sklerotisch. RAVENTOS-MORAGAS glaubt an eine Osteochondrosis dissecans des Septum; begünstigend für das Zustandekommen einer derartig lokalisierten O.d. sollen ein vorspringender Olecranonsporn oder Processus coronoideus, eine ausgiebige Beweglichkeit des Ellenbogengelenkes und eine entsprechende berufliche Arbeit wirken. Der freie Körper liegt nach RAVENTOS-MORAGAS häufiger dorsal (Fossa olecrani) als cubital. Von einigen Autoren wird vermutet, daß der freie Körper auch von der Olecranonspitze stammen könne. Diese Ansicht lehnt RAVENTOS-MORAGAS ab. Weitere Fälle sind beschrieben von LAVNER, KILFOY, BURMANN, RESCANIÉRES, MORGAN.

Für die *Differentialdiagnose* ist zu erwähnen, daß in der Vor-Röntgenära solche Veränderungen als Sesambeinchen aufgefaßt worden sind (MORGAN). Dieses „Sesambein" wird von PFITZNER als „Sesamoid cubiti" beschrieben. GRAUER, WINKLER, HILLGER, ELSINGSHAUSEN beschreiben solche Gebilde in der Fossa (meistens in der Fossa olecrani gelegen), wobei kein Trauma in der Anamnese zu finden ist, so daß die Autoren an eine selbständige Bildung, von dieser Gegend ausgehend, denken, entsprechend einer Osteochondrosis dissecans des Septum supratrochleare. Im Falle WINKLERs konnte die knorpelig-knöcherne Kugel von 1 cm Durchmesser entfernt werden, angeblich ohne Eröffnung der Gelenkkapsel, so daß WINKLER daran zweifelte, das Gebilde als Corpus liberum des Ellenbogengelenkes ansprechen zu dürfen. Im Falle von HILLGER und ELINGSHAUSEN fällt mir an den Röntgenbildern auf, daß das Capitulum humeri auffallend flach und klein ist und vom Radiusköpfchen nach lateral überragt wird. Ich kann mich daher bei diesen Fällen nicht von der Vorstellung lösen, daß ein Spätzustand einer Pannerschen Krankheit oder einer O.d. des Capitulum humeri mit Abstoßung eines Corpus liberum vorliegt. Des weiteren sind differentialdiagnostisch noch zu beachten die Sesambeine der Tricepssehne, ein Olecranon partitum und traumatische Abrisse (ERB). Nach GRAUER soll das ebenfalls differentialdiagnostisch in Erwägung zu ziehende „Sesamoid cubiti" auf dem seitlichen Röntgenbild bei Armbeugung sich oberhalb des Olecranon darstellen.

4. Zur Osteochondrosis dissecans an den Humerus-Epicondylen

Von einem O.d.-Herd am lateralen Condylus humeri berichtet PANGUE. Bei der Diagnose einer O.d. an Humerus-Epicondylen ist daran zu denken, daß hier vorkommende kleine isolierte Knöchelchen meistens auf frühere Knochenabrisse zurückzuführen sind (PÖSCHL).

5. Zur Osteochondrosis dissecans am Capitulum radii

NIELSEN (1932) beschrieb 3 Fälle von Osteochondrosis dissecans am Radiusköpfchen. Die Herde waren der Elle zugewandt. Operativ zeigte sich, daß die Nekrosen bereits gelöst waren. In der Vorgeschichte kein Trauma, die Patienten befanden sich im Alter von 16, 17 und 22 Jahren. Ätiologisch nimmt NIELSEN hier ein chronisches Trauma an. Weitere Beobachtungen von O.d. am Radiusköpfchen wurden mitgeteilt von A. PELS-LEUSDEN (1929, 2 Fälle), F. WESTHOFF (1932, 3 Fälle), E. J. KILFOY (1941), N. ROBERTS und E. HUGHES (1950), HEGEMANN (1951), H. KARCHER (1952), HOPF (1959), GEMMINI u. a.

Das Radiusköpfchen kann auch im Rahmen eines multilokulären Auftretens der O.d. ergriffen sein, wie ein Fall von RAHM zeigt. Eine doppelseitige O.d. des Humeruskopfes ist hier mit einem gleichartigen Herd am Capitulum radii und der Ulna vergesellschaftet. HOPF sah bei 2 Fällen einen doppelseitigen Befall des Speichenköpfchens, und zwar jeweils am ulnaren Rand. In einem Fall war zusätzlich auch noch das Capitulum humeri verändert. Da ein Trauma, die Zugehörigkeit zum Formenkreis der enchondralen Dysostosen und ein familiäres Vorkommen ausgeschlossen werden konnte, mißt HOPF mechanischen

Einflüssen die entscheidende Rolle für die Entstehung bei, entsprechend der Anschauung von AMSTUTZ. Letzterer hatte bei allen seinen Fällen von O.d. am Ellenbogengelenk ein verhältnismäßig kleines, im Wachstum zurückgebliebenes Capitulum humeri und ein übermäßig entwickeltes Radiusköpfchen gesehen. Diese Beobachtung läßt AMSTUTZ an eine Entstehung über eine gestörte Gelenkmechanik denken (abnormes Wachstum der äußeren Teile des Radiusköpfchens und dadurch vermehrte Druckbeanspruchung der dissezierenden inneren Teile). Allerdings kann man auch eine Verbreiterung des Radiusköpfchens durch sekundäre Appositionen beobachten, z.B. nach chronischer starker Beanspruchung des Ellenbogengelenkes.

Differentialdiagnostisch ist an primäre und sekundäre Nekrosen am Capitulum radii zu denken (s. S. 21) sowie an Osteochondronekrosen, die im Gefolge endokriner Störungen auftreten, besonders beim Hypothyreoidismus.

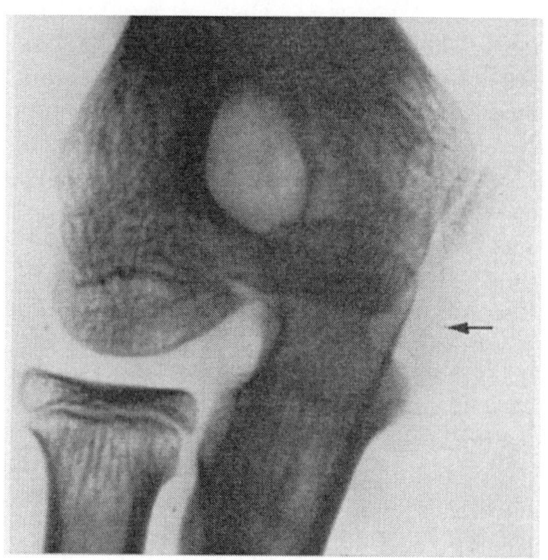
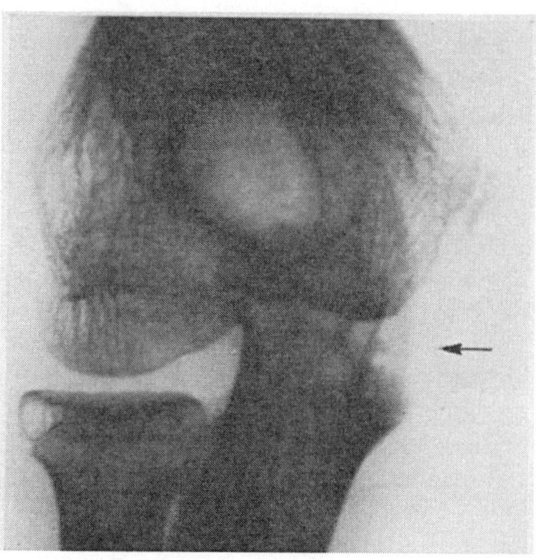

a   b

Abb. 519. a Incisur am medialen Rand der Facies semilunaris ulnae und großes, wahrscheinlich offenes Foramen supratrochleare bei einem 9jährigen Mädchen. Beschwerden über 1 Jahr. b Ungefähr 1 Jahr nach Beobachtung tritt innerhalb der Incisur ein Kern oder ein Dissecat auf

6. Zur Osteochondrosis dissecans am proximalen Ellenabschnitt

Sehr selten, wenn überhaupt, entsteht eine primäre O.d. am proximalen Gelenkteil der Elle. Sekundär, im Gefolge eines Traumas oder einer Arthrosis deformans, kann man aber gelegentliche oberflächliche Materialdissektionen finden.

Um eine primäre O.d. könnte es sich bei einem unserer Patienten, einem 9jährigen Mädchen, gehandelt haben, bei dem ohne vorausgegangenes Trauma unklare Schmerzen am rechten Ellenbogen, begleitet von einer leichten Schwellung, entstanden waren. Im Verlaufe einer $12^1/_2$monatigen röntgenologischen Beobachtung bildete sich am medialen Rande der Gelenkfläche der Elle ein hanfkorngroßer, isolierter und auch demarkierter Körper ab, der in einer schon früher vorhanden gewesenen Mulde des Knochenrandes lag (Abb. 519). Bemerkenswert war auch der gleichzeitige Befund eines wahrscheinlich offenen Foramen supratrochleare magnum, so daß anfangs an eine O.d. an dieser Stelle gedacht wurde. Ein weiteres Bild stammt von einem 24jährigen Mann, der ohne Unfall ca. 3 Monate vor Anfertigung des Bildes eine leichte Streck- und Beugesperre im rechten Ellenbogengelenk bemerkt hatte (Abb. 520). Es stellte sich ein deutlicher O.d.-Herd am radialen Rand der Facies semilunaris ulnae heraus.

Liegt der freie Körper, wie bei meinem zuletzt erwähnten Fall, am Rande der Facies semilunaris ulnae, so darf daraus nicht ohne weiteres gefolgert werden, daß er von der Gelenkfläche der Elle stammt, denn dort und im Radioulnarspalt fangen sich kleinere Corpora libera gerne. Das Gelenk ist in solchen Fällen überall nach etwaigen Dissektionsherden abzusuchen. Nicht als Ausdruck einer O.d. angesprochen werden darf eine nicht selten an der Spitze des Processus coronoideus auftretende degenerative Verkalkung oder Verknöcherung, die sich als hirsekorn- bis linsengroßer Schatten zeigt. Ein ähnlicher Schatten, der besonders am seitlichen Bild in Erscheinung tritt, ist manchmal der Rest eines akzessorischen Knochenkernes. Nach RUMPOLD soll nämlich dort bei Jugendlichen in 10% ein Verknöcherungszentrum beobachtet werden, dessen Kern im Alter von 12—14 Jahren auftritt und zur gleichen Zeit verschmilzt wie der des Olecranon und der Humerusepikondylen. Am seitlichen Bild erscheint er in der Form der erwähnten Verdichtung.

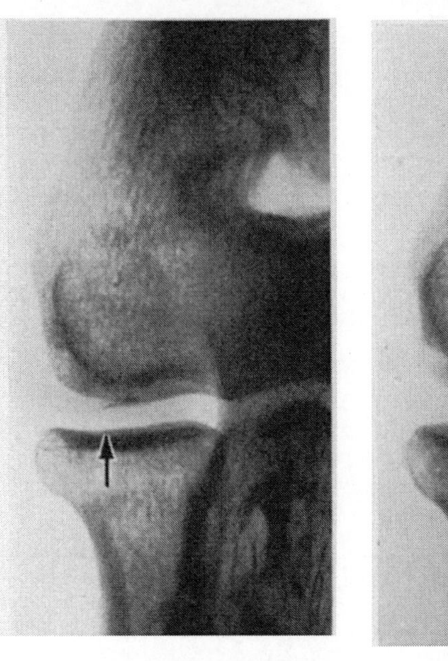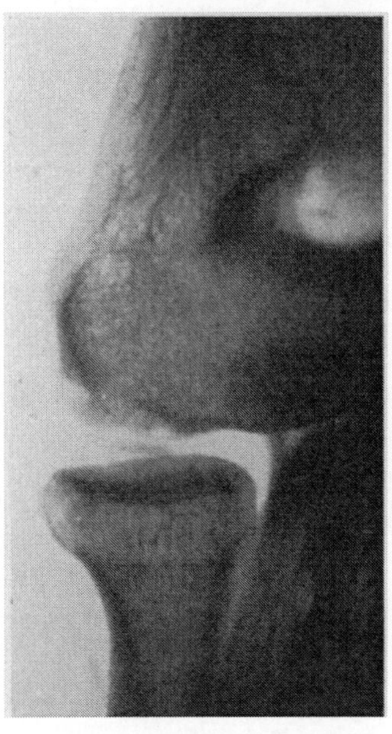

a   b

Abb. 520a u. b. Posttraumatische Nekrose am Capitulum humeri nach Sturz auf den Ellenbogen, 20jähriger Mann. a Am Unfallstag oberflächliche Impression, b ca. 5 Monate später

Sprunggelenke

1. Oberes Sprunggelenk

Im Bereiche der Sprunggelenke ist die *Talusrolle* der häufigste Sitz der O.d. (Abb. 521, 522, 523; BREITLÄNDER, CORDES, HARMS, VOGEL, AXHAUSEN, DEUTSCHLÄNDER, LÄWEN, SIEDLER, VON STAA, LERCH, WESTHOFF, THUL, LINDEMANN, ARONSSON, HOWALD, RADOCHAY, RABL, MARQUARDT, NOVOTNY, HOHMANN, KARCHER, SCHINZ-BAENSCH-FRIEDL, BROCHER, ZIMMER, HÄUPTLI, SCHUMACHER, H. MAU, RABL, SCHNABERTH, ZUM WINKEL u.a. Ausländisches Schrifttum: AGATI, BRICKEY und GROW, BURR, CAMERON, COBEY, COHN, COLTART, CONWAY, FAIRBANK, GARCIA DIAZ, HELLSTRÖM und ÖSTLING, HUTCHINSON, HERTZ, LAENNEC, LAGOMARSINO, MARKS, MENSOR und MELODY, MYHRE, NARVESTAD, PROTAR und HUSSON, RAY und COUGHLIN, RÖDÉN, TILLEGÅRD, UNANDER-SCHARIN, VAUGHAN und STAPLETON, SIMPSON, STEIN, WAGONER und COHN, WOLFF, LUCK, WOSNESSENSKY, BUCKEY, LAVNER, MARECK, NIELSEN u.a.).

VAUGHAN und STAPLETON konnten bis 1941 insgesamt 20 Fälle von O.d. am Talus zusammenstellen. ARONSSON berichtet bis 1942 von 23 Fällen, einschließlich 4 eigener, wobei er allerdings einen strengen Maßstab für die Auswahl anlegte und prinzipiell unterschied zwischen echter O.d., intraartikulären Frakturen und durch Kontusion verursachten Knorpelläsionen (s. auch frühere Ausführungen). RÖDEN u. Mitarb. untersuchten 50 Fälle aus dem Schrifttum und 55 eigene Fälle. Von den 55 eigenen Fällen waren 16 weiblichen und 39 männlichen Geschlechts. Vertreten waren alle Altersstufen, es überwogen aber die 20—30jährigen. 5mal bestand Doppelseitigkeit, 34mal war die Innenseite, 16mal die Außenseite des Sprungbeines befallen, 28mal der rechte und 22mal der linke Fuß. DE GINDER sah sie relativ häufig am Talus bei amerikanischen Soldaten, die früher eine Sprunggelenksverletzung erlitten hatten, besonders bei dem während der militärischen Ausbildung geübten Sprung aus 3 m Höhe. Er empfiehlt daher Kontrolle, wenn Beschwerden über längere Zeit anhalten.

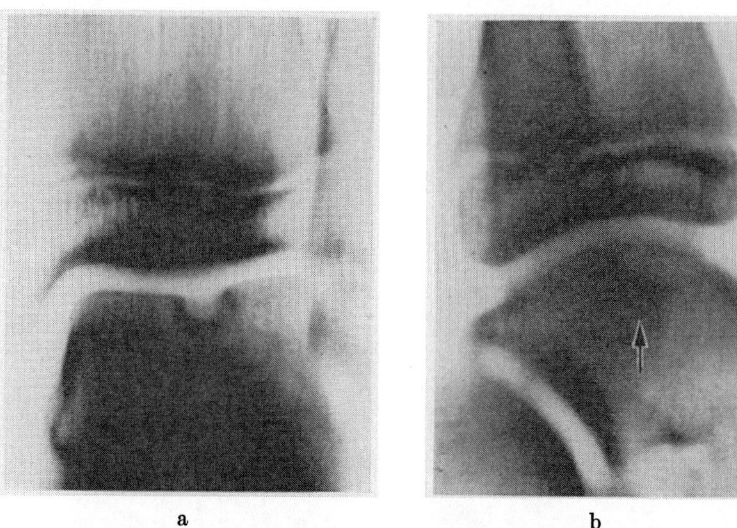

a   b

Abb. 521a u. b. Osteochondrosis dissecans-Herd in der Mitte der Talusrolle bei einem Jugendlichen. Gehbeschwerden, kein Trauma

Einmaliges und chronisches Trauma werden von zahlreichen Autoren ursächlich angenommen [MARKS, VAUGHAN und STAPLETON, A. RÜTT, BERNDT u. HARTY (1959) u.a.], da ja das Sprunggelenk größeren und kleineren Gewalteinwirkungen dauernd ausgesetzt ist, vor allem bei Arbeitern und Sportlern (Abb. 524). Unter den letzteren sind besonders die Fußballspieler gefährdet (NIEDERWIESER, SCHNABERTH, LERCH, eigene Beobachtung). In einem von RABL mitgeteilten Fall lag ein disloziertes Volkmannsches Dreieck vor. Mit der Häufung traumatisch entstandener Fälle von O.d. am oberen Sprunggelenk hängt es wohl zusammen, daß man hier auch späteren Altersgruppen in größerer Anzahl begegnet. Bei diesen ist es aber vielfach unmöglich, den wirklichen Beginn des Leidens festzustellen. In der Überzahl sind aber dennoch jugendliche Personen. Eine Geschlechtsdisposition ist nicht sicher erkennbar, doch wird bei größeren Zusammenstellungen ebenfalls eine Bevorzugung des männlichen Geschlechts deutlich (s. RÖDEN u. Mitarb.). BERNDT und HARTY zeigten experimentell erzeugte Bilder von transchondralen Frakturen an der Talusrolle, die denen einer O.d. gleichen. Die Autoren sind Anhänger der traumatischen Entstehungstheorie.

Doppelseitiges Vorkommen wurde beobachtet (AXHAUSEN, RAY und COUGHLIN, RÖDEN u. Mitarb., NEGRE und BOLOT).

Von einer spontanen *Ausheilung* einer Talus-O.d. ohne Bildung eines freien Körpers berichten HELLSTRÖM und ÖSTLING (25jähr. ♂). Die Röntgenaufnahme zeigte nach 5 Jahren nur noch eine Sklerosierung und einen unbedeutenden Niveauunterschied am Platz des ursprünglichen Herdes.

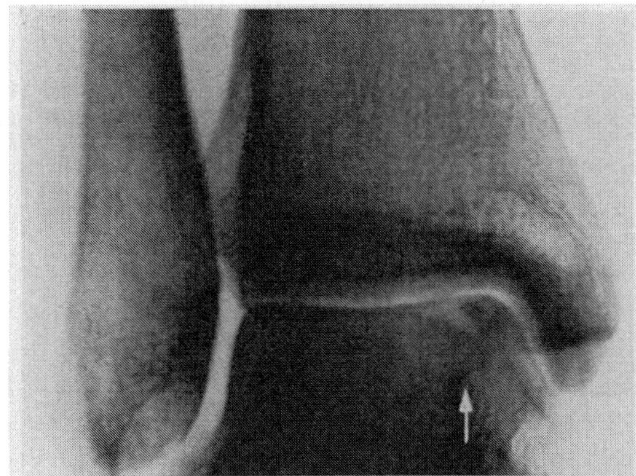

Abb. 522. Osteochondrosis dissecans-Herd im medialen Abschnitt der Talusrolle. Kein Trauma erinnerlich
(26jähr. ♀)

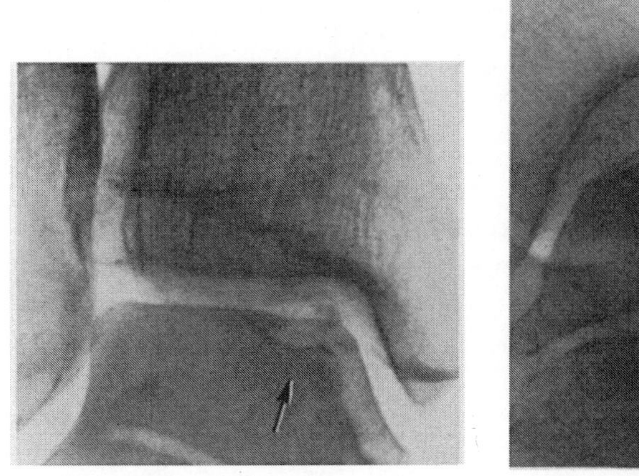
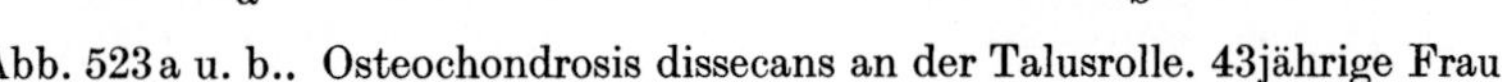

a · b

Abb. 523a u. b.. Osteochondrosis dissecans an der Talusrolle. 43jährige Frau

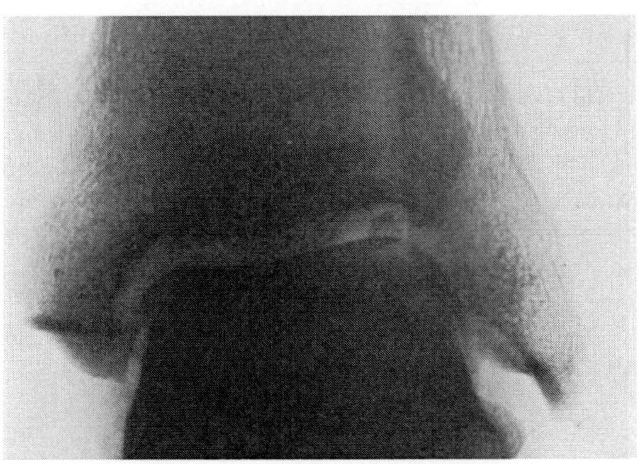
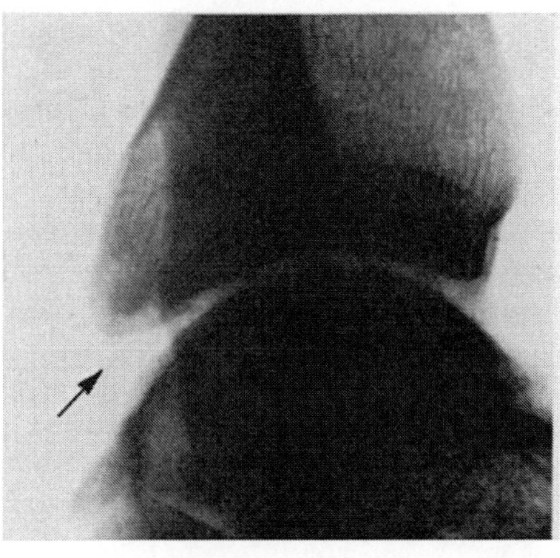

a · b

Abb. 524a u. b. Osteochondrosis dissecans am dorso-lateralen Abschnitt der distalen Gelenkfläche der Tibia
26jähriger Fußballspieler, arthrotische Beschwerden

a) Zum klinischen Bild

Das klinische Bild ist sehr abhängig von der Lokalisation des Herdes. Bei Sitz im oberen Sprunggelenk sind starke statische Ermüdbarkeit und Bewegungsschmerzen häufig. Gelegentlich treten auch Gelenkschwellung und Muskelatrophie auf. Einklemmungserscheinungen und Bewegungseinschränkungen sind seltener (eventuell Supinations- oder Pronationskontrakturen nach der zum Sitz des Herdes kontralateralen Seite).

b) Röntgenbild

Röntgenologisch kommt an der Talusrolle der Herd im a.p.-Bild gut zur Darstellung. Bei Überlagerung können Schrägaufnahmen (Abb. 523b und 525e) oder Tomogramme (Abb. 521b) angefertigt werden (HOHMANN, RAY und COUGHLIN, LAVNER, MENSOR, MELODY). Im Frühstadium zeigt sich nur eine subchondrale Aufhellungszone. Spontane Ausheilung ist jetzt noch möglich. Später tritt sklerotische Demarkation mit Abgrenzung eines Bettes hinzu, die sich aber langsam über längere Zeit hinzieht. Eine spontane Ausheilung ist nun nicht mehr zu erwarten. Abstoßung und Wanderung von freien Körpern ist nicht selten. Eine Arthrosis deformans tritt relativ frühzeitig auf, wohl wegen der starken Gelenkbelastung. Früherfassung ist wegen der Möglichkeit einer Ausheilung durch konservative Behandlung sehr wichtig. Bezüglich der röntgenologischen Darstellungstechnik muß wohl nicht eigens darauf verwiesen werden, daß man auf jede Herdlokalisation speziell eingehen muß. Bei differentialdiagnostischen Erwägungen sollte man auch an das gelegentlich vorkommende Osteochondrom der Talusrolle denken (ERLER).

c) Lokalisationen der Osteochondrosis dissecans am oberen Sprunggelenk

1. An der *vorderen* Gelenkfläche der Talusrolle: Gegenüber der vorderen unteren Tibiakante und gegen den Talus zu (AXHAUSEN, CORDES, HOWALD, SIEDEL, VOGEL).

2. Am *hinteren* Abschnitt der Gelenkfläche der Talusrolle (KAPPIS, ARONSSON u.a.).

3. Am *lateralen* Abschnitt der Talusrolle: In $^1/_3$ bis $^1/_4$ der Fälle liegt der Herd dort, z.B. bei RAY und COUGHLIN (Entstehungsweise ohne Trauma unter 14 Fällen 3mal). Der Herd ist verhältnismäßig klein, meistens liegt er an der Umbiegungsstelle der horizontalen Gelenkfläche zur vertikalen Artikulation mit dem Außenknöchel. Seine Entstehung dürfte, wie die Untersuchungen von MARKS, NISBET, GSCHWEND, RÖDÉN-TILLEGÅRD-UNANDER-SCHARIN, RÜTT zeigen, meist traumatisch bedingt sein (Distorsion, Abknickung des Fußes), wobei angenommen wird, daß bei der Adduktion (Supination) des Fußes eine Abscherung der lateralen Kante der Talusrolle durch Anschlag an der Fibula begünstigt wird. Die laterale Kante der Talusrolle ist mehrkantig gebaut, die mediale ist stumpf, s.a. Fall von NARVESTAD und von DINKEL.

4. Am *medialen* Abschnitt der Talusrolle: Die Mehrzahl der Fälle der O.d. an der Talusrolle zeigt hier den Herd, und zwar meistens etwas seitlich von der Kante der Gelenkrolle (Abb. 522, 523 und 526) (bei RAY und COUGHLIN unter 14 Fällen 11mal, ARONSSON berichtet von 4 Fällen). Für die Entstehung kommt im Gegensatz zur lateralen Lokalisation selten ein Trauma in Frage, am ehesten noch für die direkt an der Kante gelegenen Herde (Mitbeteiligung bei Knöchelverletzung). Für die häufigeren medial-kantenfernen Dissektionen wird im allgemeinen die Entstehung auf konstitutioneller Basis angenommen. Dafür sprechen auch die Beobachtungen bei multiplem Vorkommen der O.d. Auch RÖDEN u. Mitarb. kommen aufgrund ihres Beobachtungsgutes zu der Ansicht, daß die lateralen Herde im Gegensatz zu den medialen im allgemeinen traumatisch bedingt sind. Die medialen sind auch meistens symptomlos. Im Falle der Abb. 525 wird die langsame Entwicklung einer posttraumatisch entstandenen Nekrose gezeigt, bei der anfangs die Verletzung nicht zu erkennen war. Abb. 526 zeigt die nekrotische Demarkierung eines abgesprengten Knochenstücks an der lateralen Kante der Talusrolle.

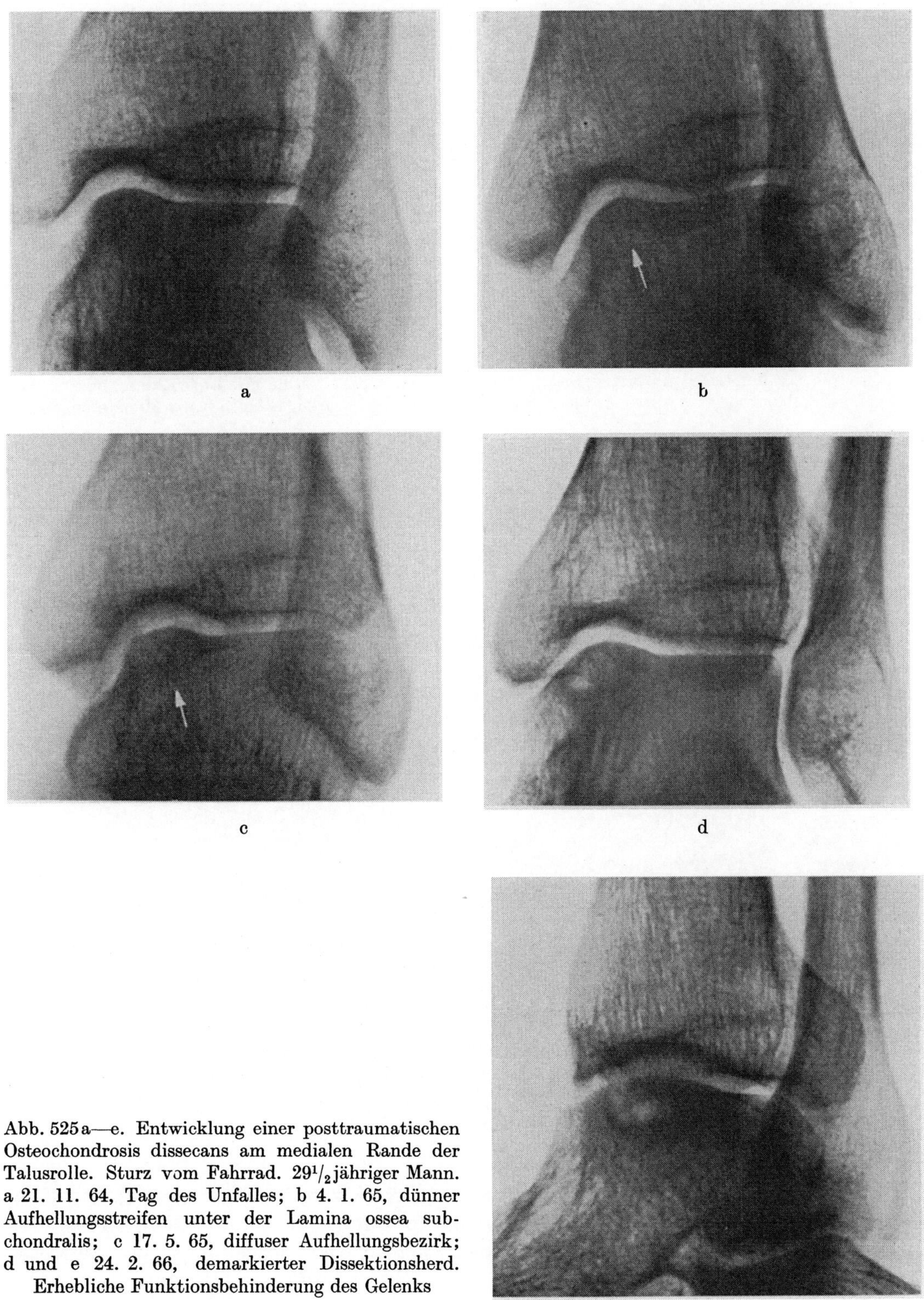

Abb. 525a—e. Entwicklung einer posttraumatischen
Osteochondrosis dissecans am medialen Rande der
Talusrolle. Sturz vom Fahrrad. 29¹/₂ jähriger Mann.
a 21. 11. 64, Tag des Unfalles; b 4. 1. 65, dünner
Aufhellungsstreifen unter der Lamina ossea sub-
chondralis; c 17. 5. 65, diffuser Aufhellungsbezirk;
d und e 24. 2. 66, demarkierter Dissektionsherd.
Erhebliche Funktionsbehinderung des Gelenks

5. Am *Capitulum tali* (Facies articularis navicularis): K. zum Winkel berichtet über
eine Osteochondrosis dissecans an der Gelenkfläche des Caput tali bei einem 49jährigen
Mann; ein äußerst seltenes Vorkommen (Abb. 527).

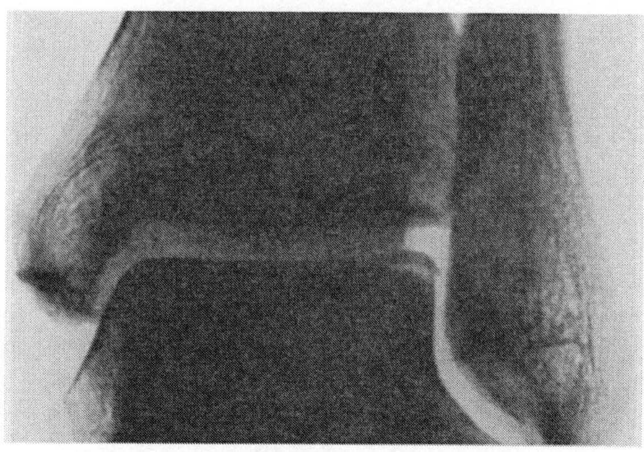 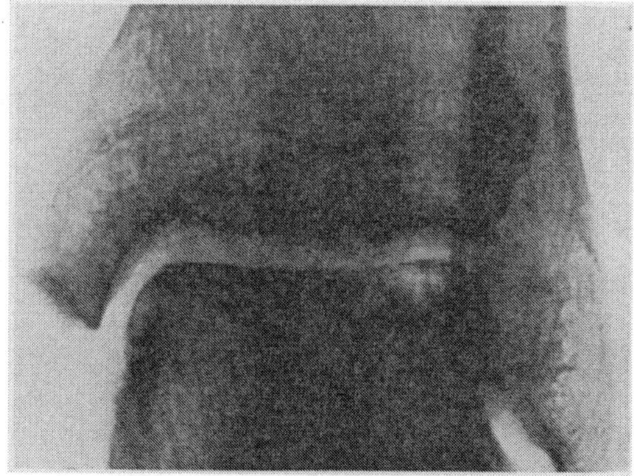

a   b

Abb. 526a u. b. Traumatische Absprengung am lateralen Rand der Talusrolle mit Entwicklung eines Bildes, das einer Osteochondrosis dissecans ähnlich ist, 24jähriger Mann. a Unfalltag, b ca. 4 Monate später

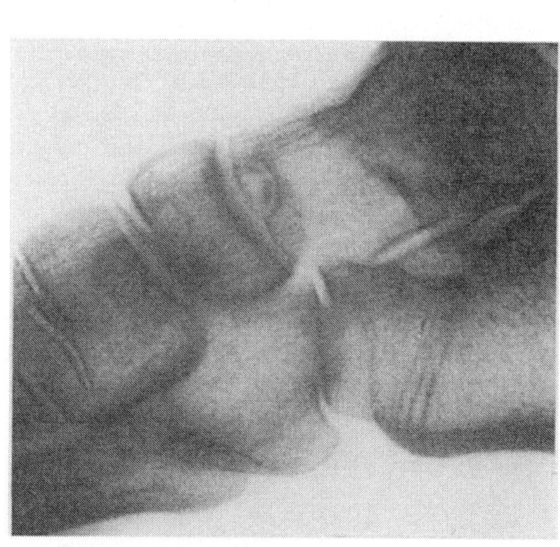 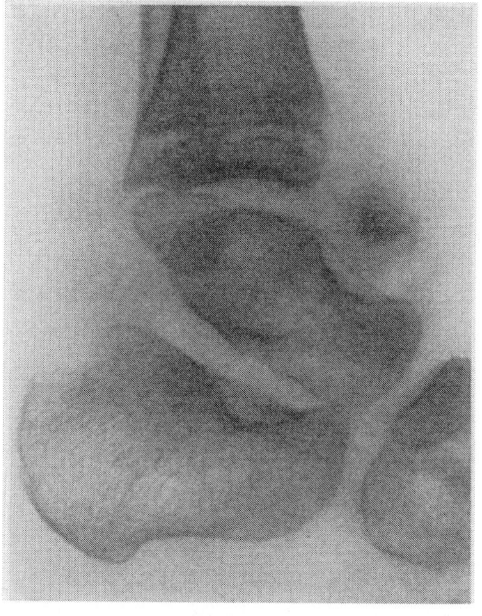

Abb. 527   Abb. 528

Abb. 527. Osteochondrosis dissecans an der Gelenkfläche des Caput tali bei einem 49jährigen Mann (K. zum Winkel)

Abb. 528. Keine Osteochondrosis dissecans am Talushals, sondern ein „Os supratalare" („Pieriescher" Knochen). Adaptive Muldenbildung am Sprungbeinrücken. Operative und histologische Verifizierung. Knorpelüberzug am regelrecht gebauten Knochen. Entzündungserscheinungen geben Anlaß zur Entfernung. 6jähriger Junge. (Universitäts-Kinderklinik München, Chirurgische Abteilung, Prof. Oberniedermayr)

Differentialdiagnostisch kommen in Erwägung das Os supratalare (Pieriescher Knochen Abb. 528), das über dem Sprungbeinhals vorkommt, ferner das Osteoid-Osteom, das auch als rundliche Verdichtung mit einem zirkulären Aufhellungsraum auftreten kann und dann einem Dissekat ähnlich ist (beschrieben im Caput tali von Ackermann und Spjut).

6. An der *Gelenkfläche der Tibia* im oberen Sprunggelenk: Läwen berichtet von 2 Fällen. Bemerkenswert ist hier das Vorkommen der O.d.-Herde an einem konkaven Gelenkteil. Ferner veröffentlichten Puhl und Lindemann einen Fall. Der abgestoßene Körper war bindegewebig mit der Gelenkfläche der Tibia verbunden, traumatische Entstehung wird angenommen.

G. Schröder sah eine O.d. im lateralen vorderen Gelenkanteil, in der Nähe des Tibiofibularspaltes.

7. An der *vorderen Tibiakante*. Hier sind die Arbeiten von S. König (1912), Stevensen, Wolf (1925), Cordes (1927), Schosserer (1928) u. a. zu nennen.

8. Gelegentlich liegt der O.d.-Herd auch an einer anderen Stelle der *distalen Gelenkfläche der Tibia*. Bei einem eigenen Fall (Abb. 524) war die O.d. dorsal-lateral, in der Nähe des Tibiofibulargelenks festgestellt worden. Wahrscheinlich handelt es sich hier aber um Dissektionen traumatischen Ursprungs (nach C. und H. Mau).

9. Die O.d. an den *Malleolen* ist bei den beschriebenen wenigen Fällen an der Gelenkfläche der Innenseite des Außenknöchels lokalisiert (Schulte-Tenkhoff). Überwiegend dürfte es sich um keine echte O.d. handeln, sondern um traumatische Absprengungen. De Cuveland und Heuck weisen differentialdiagnostisch auf das in der Nähe des Außenknöchels akzessorisch vorkommende Os subfibulare anterius und posterius hin. Am Außenknöchel ist außerdem an das vordere und hintere Os subfibulare zu denken (de Cuveland) und an den Talus secundarius, an der Innenseite an das Os subtibiale, und an einen Talus accessorius.

2. Unteres Sprunggelenk

Eine O.d. ist hier äußerst selten. Im Falle von Schnaberth (15jähriger Junge) wurden 3 freie Körper gefunden, die vermutlich vom hinteren Abschnitt des Sprungbeines stammten. Allerdings war der Fuß mehrmals von einem Unfall betroffen worden.

Jørgensen und Petersen haben bei einem 10jährigen Knaben doppelseitig schollige und rundliche Knochenisolierungen vom Aussehen nekrotischer Bezirke beobachtet, die im Tarsaltunnel liegend eindeutig vom Rande des vorderen oberen Calcaneusanteils (sog. Processus anterior calcanei) ausgingen. Den gezeigten Röntgenbildern nach kann man m. E. auch an eine O.d. denken. Das gleiche gilt für den Fall von Schoen. (Genaueres über diese Fälle s. Calcaneus, S. 496).

Hüftgelenk

1. Hüftgelenkkopf

Eine O.d. am Hüftgelenk ist verhältnismäßig selten. Erstmals machte Haenisch (1925) darauf aufmerksam. In der Häufigkeitsreihe steht sie hinter dem Knie-Ellenbogen-Oberen Sprunggelenk. Karcher hat 1952 an die 51 Veröffentlichungen zusammengestellt. Folgende Autoren sind hier zu nennen: Almes, Balensweig, Calvé, Freund, Karcher, M. Lange, Mohrmann, Moulonguet, W. Müller, Nardone, Nicole, Piergrossi, Rebaudi, Rey, Schörcher, Stören, Valls und Ottolenghi, Wellens und Persyn, Roberts, Francillon, Rompe u. a.

Klinisch ist bemerkenswert, daß das Leiden nur allgemeine Hüftbeschwerden macht, wobei das Hinken im Vordergrund steht. Von Einklemmungserscheinungen wurde noch nie berichtet, wahrscheinlich deswegen, weil die Maus wegen der engen räumlichen Verhältnisse im Hüftgelenk gezwungen wird, im Bett zu bleiben. Der Herd wird jedoch im Laufe der Zeit meistens sekundär ausgeweitet (Abb. 531). Manchmal macht sich das Leiden zunächst fern vom Herd durch Schmerzen, z.B. am Kniegelenk, bemerkbar.

a) Alter der Erkrankten

Der Beginn des Leidens liegt auch hier meistens im jugendlichen Alter, die erste Feststellung erfolgte aber in allen Altersstufen. Nach Jan Welfling liegt die Spitze beim 12.—15. Lebensjahr, ein zweiter Gipfel soll sich zwischen dem 40. und 50. Lebensjahr abzeichnen. Dabei wird darauf hingewiesen, daß für die Spätfälle auch andere Ursachen in Frage kommen können, z.B. stumpfe Traumen. Dies kann ich aus eigener Erfahrung bestätigen.

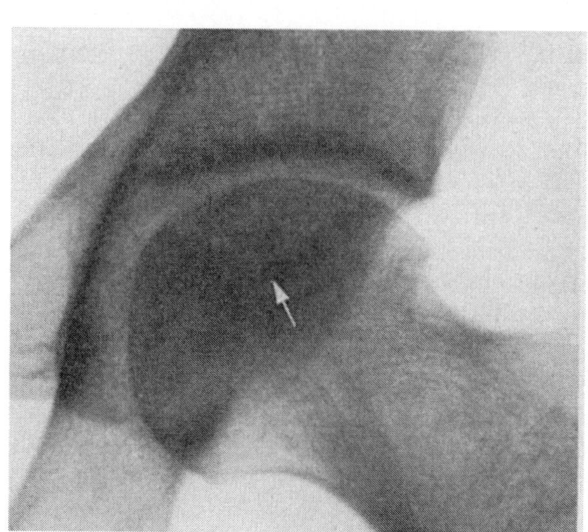 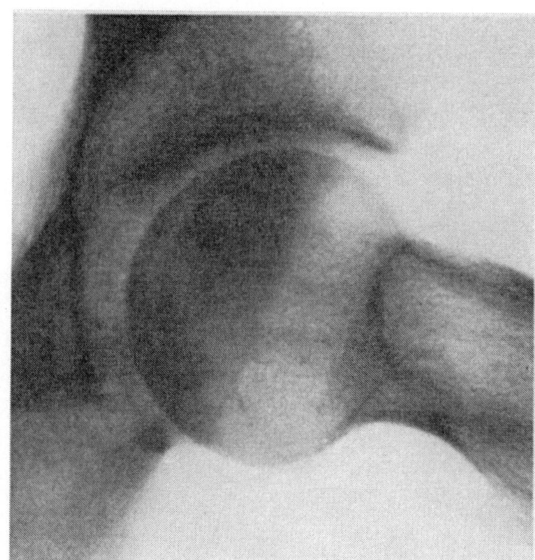

Abb. 529 a u. b

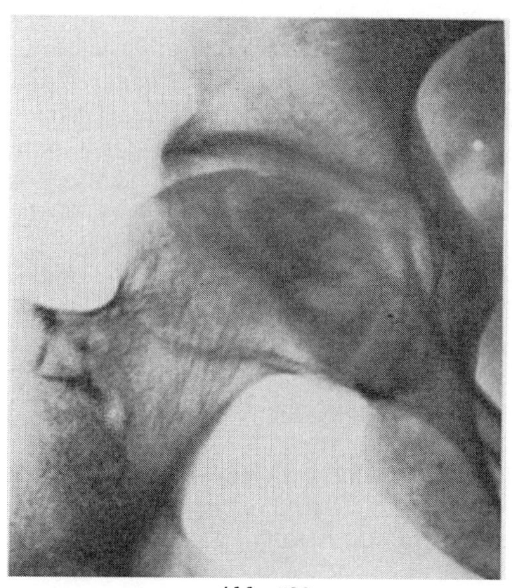

Abb. 530

Abb. 529 a u. b. Frühfall einer Hüftgelenks-Osteochondrosis dissecans beiderseits bei einem 28jährigen Mann, der seit 1 Jahr Beschwerden hat. Dissekat in Ablösung begriffen. Wiedergabe des Femurspaltes in Lauenstein-Lage. Kleine Stufe am dorsalen Rande der Dissekatgrenze. Subchondrale Dissektionszone wird als „radiolucent crescent-Linie" sichtbar

Abb. 530. Alte Hüftgelenks-Osteochondrosis dissecans (doppelseitig) mit Arthrosis deformans, ca. 40jähr. ♂

Doppelseitigkeit findet man, besonders bei generalisierter O.d. (Müller, Hetzar). Unter Guilleminetts 30 gesammelten Fällen von Hüftgelenks-O.d. war sie 4mal vorhanden (zit. nach Hackenbroch), bei Schörcher 4 Fällen 2mal. Im eigenen Beobachtungsgut habe ich 4 Fälle. Stören fand bei einem 10jährigen Knaben eine Hüftgelenks-O.d. und ähnliche Veränderungen auch beim Vater und bei 2 Geschwistern.

b) Röntgenologische Merkmale

Die röntgenologischen Merkmale der Hüftkopf-O.d. sind bei den Altersgruppen verschieden: Bei *Jugendlichen* grenzt sich ein ovales Knochenstück durch einen Aufhellungssaum ab, meistens am oberen Pol der Kopfkalotte (Abb. 529 und 530). Zunächst ist noch kein Einbruch sichtbar, alsbald folgt eine Demarkation, ein Einbruch und später auch ein langsamer Zerfall des Sequesters. Bei *Erwachsenen* hingegen begegnet man vorwiegend Bildern eines älteren Stadiums (Abb. 531). Diese zeigen meistens schon einen subcorticalen Knochenbruch, ebenfalls im oberen Kalottenbereich, mehr lateral gelegen. Die Einbruchsstelle ist gleichfalls durch einen Aufhellungssaum abgetrennt. Das Dissekat weist aber fast immer schon Anzeichen einer Nekrose auf. Der Unterschied zwischen den Bildern von Jugendlichen und denen von Erwachsenen wird nicht in einer unterschiedlichen Form der O.d. liegen, sondern eben darin, daß es sich bei Erwachsenen meistens um spät erfaßte Bilder handelt. Allerdings muß zugegeben werden, daß sich unter den Fällen der Erwachsenen mehr posttraumatisch entstandene O.d.-Bilder befinden als bei Jugendlichen. Ist nach einem Trauma die Dissektion aus einer direkten umschriebenen Schenkelkopfschädigung hervorgegangen, so entstehen auch gewöhnlich grobe nekrotische Veränderungen, auch am Dissekat. Kam es aber bloß zu einer umschriebenen arteriellen Versorgungsstörung, so entstehen Bilder, die zunächst einer primären O.d. sehr ähnlich sind (s. Infarkt-Bild, Abb. 336).

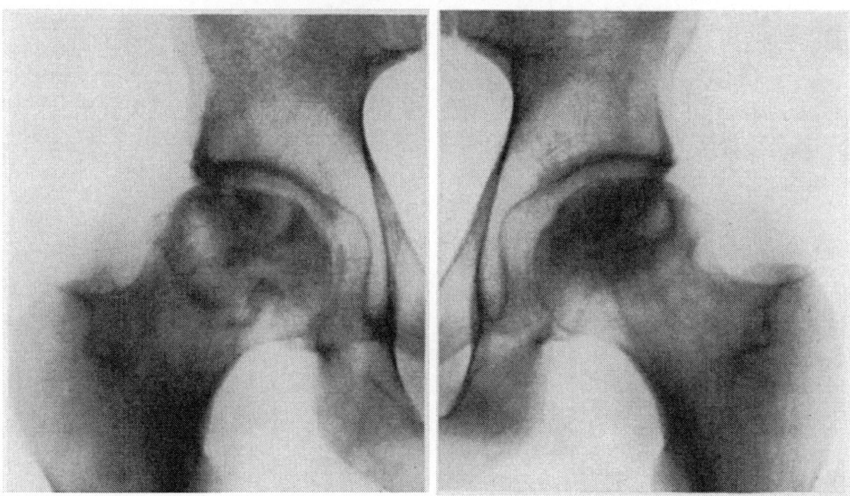

Abb. 531. Beidseitige Osteochondrosis dissecans am Hüftkopf.. Spätbild. Sekundäre Herdausweitung, besonders rechts. 41jähriger Mann

Bei der gewöhnlichen O.d. bleibt der Gelenkknorpel zunächst erhalten. Später entstehen auch Einrisse und Nekrosen im Knorpel. So kommt es, daß zunächst der Gelenkspalt erhalten bleibt, im Gegensatz zur Arthrosis deformans. Später führt die O.d. zu einer sekundären Arthrosis deformans (Abb. 530), dann wird natürlich auch der Gelenkspalt infolge Knorpelbeteiligung verschmälert und der Herd weitet sich sekundär aus (Abb. 531).

Bemerkenswert ist die schon erwähnte Beobachtung, daß das dissezierte Knochenstück im Hüftgelenk nicht wandert, wie etwa im Knie- oder Ellenbogengelenk. Hingegen kommen Auflösungen des Sequesters vor, was namhafte Autoren veranlaßte, bei der O.d. am Hüftgelenk sich besonders konservativ zu verhalten (z.B. MOHRMANN, ROBERTS, WELFLING). Spontane Ausheilung nach Ruhigstellung ist auch am Hüftgelenk gelegentlich beobachtet worden (z.B. von GOLD).

FRANCILLON zieht für die Untersuchung am Hüftgelenk bei der O.d. wie beim „Perthes" die von M. E. MÜLLER angegebene Methode der Ischiometrie heran. Damit stellt er fest, ob der Oberschenkelkopf entrundet ist oder nicht. Liegt das Dissekat gut im Bett, so zeigt die Methode keine Kopfexzentrizität bei Bewegungen der Ab- und Adduktion. Anders ist es bei abgeflachtem Nekrosebett oder überstehendem Dissekat.

Nach FRANCILLON gibt die Ischiometrie auch Aufschluß über den Knorpelzustand am Hüftgelenk.

c) Ätiologische Gesichtspunkte

Die ätiologischen Gesichtspunkte sind bei der Hüftgelenks-O.d. nicht anders als bei den übrigen Lokalisationsformen. Es fällt auf, daß es viele Spätfälle gibt, die eine Abtrennung von den juvenilen Nekrosen („Perthes", „Köhler" etc.) gerechtfertigt erscheinen lassen. Man muß aber daran denken, daß das Leiden oft sehr lange latent bleibt und erst nach der Entwicklung einer stärkeren Arthrosis deformans entdeckt wird. Der Beginn wird selten erkannt und dann fast immer nur zufällig.

GRASSER sah eine O.d. auf dem Boden eines vorangegangenen „Perthes" entstehen. Er nimmt daher für die O.d. die gleiche Ursache an, wie für den „Perthes". Auf der Grundlage einer gefäßbedingten Ernährungsstörung entwickle sich zur Zeit der Wachstumsperiode des Skeletes ein „Perthes", nach dem 15. Lebensjahr eine O.d. Auch HERMODSON und ROMPE weisen auf eine enge Beziehung zum „Perthes"

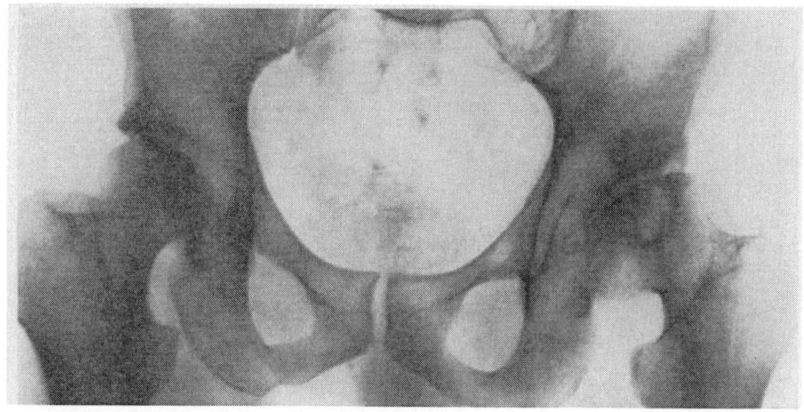

Abb. 532. Dysplastische Hüften mit Osteochondrosis dissecans-Herd links (36jähriger Mann)

hin. Unter EDGRENS 276 „Perthesfällen" fanden sich 16, die das Bild einer O.d. aufwiesen. Nach HÄUPTLI handelt es sich bei der Hüftgelenks-O.d., um den gleichen Vorgang wie bei der Perthesschen Krankheit, wobei er besonders auf die experimentellen Ergebnisse von E. BURCKHARDT und von RUTISHAUSER hinweist. Als Ursache komme eine umschriebene Überlastung in Frage. Frühfälle, wie z.B. jener der Abb. 505a, haben aber bildmäßig wenig mit einem „Perthes" gemeinsam. M. LANGE und GUILLEMINETT betonen, daß nicht selten dysplastische Merkmale am Hüftgelenk zugleich mit einer O.d. vorhanden sind (Abb. 532). So konnte HIPP, ein Schüler LANGEs, anhand von Hüftgelenk-Arteriogrammen relativ enge, hypoplastisch aussehende Arterien für das Versorgungsgebiet der O.d.-Herde aufweisen. ROMPE sah bei 6 Fällen einer O.d. am Hüftgelenk 2mal konstitutionelle Besonderheiten aus dem Formenkreis der enchondralen Dysostosen und 1mal eine Coxa valga subluxans, die nach konservativer Behandlung einer angeborenen Hüftdysplasie zurückgeblieben war. Diese Feststellungen sowie die häufige Beziehung zum „Perthes" sprächen für eine vorwiegende Bedeutung der Konstitution bei der Entstehung der O.d. Das mechanische Moment bewertet er als sekundären pathogenetischen Faktor. Auch stelle die O.d. kein einheitliches Krankheitsbild dar, sie geselle sich zu verschiedenen Grundkrankheiten wie Dysostosen, Hüftdysplasien, „Perthes" usw. (s. Abb. 533, O.d. nach „Luxationsperthes"). R. BAUER (1968) kommt anhand der Beobachtung von 15 Patienten mit Osteochondrosis dissecans der Hüfte zu der Annahme, daß eine mechanische Überbeanspruchung des Hüftgelenkes in Verbindung mit einer konstitutionellen Minderwertigkeit der gelenkbildenden Teile zu einer O.d. führen. Bei seinen Beobachtungsfällen war im Durchschnitt der Schenkelhals-Schaftwinkel deutlich erhöht, während der Neigungswinkel der Pfanneneingangsebene zur Vertikalen relativ klein war. Dadurch ist ein sehr kleiner *Auftreff-winkel* gegeben, wodurch auch eine Verminderung der Hauptbelastungsfläche des Hüft-kopfes resultiert (Auftreffwinkel nach v. LANZ s. S. 321 und Abb. 287). Das belastete Hüftkopfsegment bekommt also eine viel größere Kraft auf den Quadratzentimeter übertragen. Bei einem 70 kg schweren Mann steht der Hüftkopf normal unter einer Belastung von 315 kg (etwa das $4^1/_2$fache des Körpergewichtes), was bei gleichmäßiger Druckverteilung zu einer Belastung von 18 kg/cm² führt. Bei einem erhöhten CCD-Winkel kann es am Hüftkopf zu Spitzendruckwerten um 200 kg pro cm² kommen (nach PAUWELS). Diesen Spitzendruckwerten kommt nach BAUER sicher-

lich eine große Bedeutung für die Ent-stehung der O.d. am Hüftgelenk zu, ins-besondere da es sich gezeigt habe, daß der O.d.-Herd immer innerhalb des durch den Auftreffwinkel charakterisierten Belastungs-segmentes gelegen sei. Der Auftreffwinkel ist nach der Meinung BAUERs mehr ent-scheidend für die Entstehung einer O.d. am Hüftkopf als der Schenkelhalswinkel. Bei der Untersuchung auf etwa bestehende konstitutionelle Minderwertigkeit bei Hüft-kopf-O.d. hat BAUER seine Patienten auch röntgenologisch, somatoskopisch und soma-tometrisch untersucht. Dabei fanden sich O.d.-Herde auch an anderen Gelenken, sowie allgemeine Zeichen einer epiphysären bzw. epimetaphysären Dysostose. Die Kör-perlänge der Patienten lag unter dem Durchschnitt, es fanden sich Proportions-störungen von Rumpf- und Extremitäten-länge und in einzelnen Fällen ein eindeu-tiger Minderwuchs.

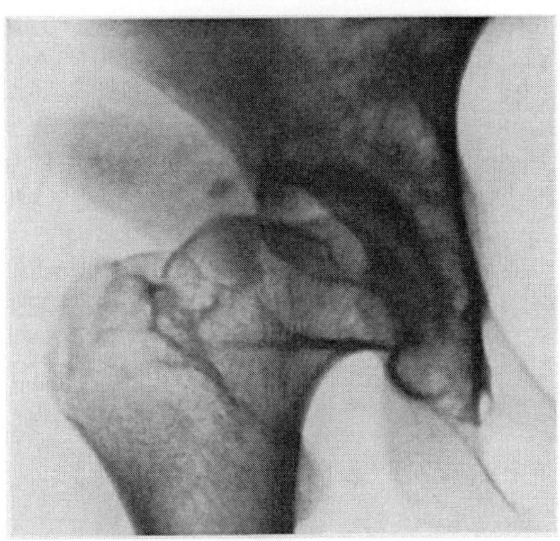

Abb. 533. Zustand nach einem Luxationsperthes mit einem Osteochondrosis dissecans-Herd im Hüftkopf (24jähr. ♀)

Da BAUER in der verstärkten Druckkonzentration am Hüftkopf zumindest ein wich-tiges kausales Teilmoment für das Entstehen der Hüftkopf-O.d. sieht, schlägt er für die Behandlung der Hüftgelenks-O.d. die Varisierungsosteotomie als Methode der Wahl vor.

Ergänzend zu den Ausführungen von BAUER wird hier auf die Arbeiten von AMTMANN und KUMMER über die Belastung des Hüftgelenks verwiesen. Diese Autoren stellen heraus, daß für die Beanspruchung eines Gelenks folgende drei Faktoren besonders wichtig sind:

1. Die Größe der das Gelenk beanspruchenden Gesamtkraft, die am Hüftgelenk entsprechend dem Parallelo-gramm der Kräfte als eine Resultierende repräsentiert wird.

2. Die Größe der die Kraft aufnehmenden (d.h. tragenden) Fläche.

3. Die Verteilung der Spannungen innerhalb der tragenden Fläche, wobei der von PAUWELS eingeführte Begriff der „Spannung" benützt wird (Spannung = $\dfrac{\text{Kraft}}{\text{Fläche}}$. Nach PAUWELS wird die Größe der Gelenk-beanspruchung als größte im Gelenkknorpel auftretende Spannung definiert).

So kann z.B. bei gleicher Krafteinwirkung die Spannung um das Doppelte steigen, wenn die die Kraft aufnehmende Fläche auf die Hälfte reduziert wird. Unter Verwendung der Vorstellungen von PAUWELS und unter zu Hilfenahme von Röntgenbildern kommt KUMMER am Hüftgelenk auf eine tragende Fläche von etwa 13—14 cm². AMTMANN und KUMMER schätzen die Maximalspannung, die bei zentraler Lage der Kraft in der tragenden Fläche herrscht, auf etwa 35,6 kp/cm² unter der Annahme von annähernd normalen Voraus-setzungen und einem Körpergewicht von 70 kg. Bei exzentrischer Lage der Resultierenden in der Gelenkfläche sind die Spannungen über der tragenden Fläche ungleich verteilt, sie steigen nach dem Rand hin stark an (PAUWELS).

Unter der Voraussetzung, daß alle übrigen Faktoren gleich bleiben, steigt die Maximalspannung im Gelenk an:

a) wenn die belastende Kraftresultierende größer wird,

b) wenn die tragende Fläche kleiner wird,

c) wenn die Wirkungslinie der Resultierenden näher an den Rand der Gelenkfläche heranrückt.

Selten ändert sich ein Faktor allein, meistens sind mehrere Faktoren systematisch miteinander verknüpft; so erfolgt z.B. stets gleichzeitig eine Änderung von Größe und Richtung der Resultierenden der Gesamtkräfte (KUMMER).

Diese Ausführungen zeigen, daß für das Zustandekommen der Hüftdeformierungen beim „Perthes", bei der Hüftkopfkappenlösung, bei der idiopathischen Hüftkopfnekrose und eventuell auch bei der Osteochondrosis dissecans nicht nur einer Minderung der Materialqualität eine maßgebliche Rolle zukommt, sondern auch dynamischen Verhältnissen, die von vielen Faktoren abhängig sind. Die Frage aber, inwieweit das Auftreten hoher Spannungsspitzen im Hüftgelenk mit der Ätiologie dieser Krankheiten etwas zu tun hat, bleibt nach wie vor problematisch. Es sei aber daran erinnert, daß anerkannt wird (UEHLINGER), daß als Überlastungsschaden auch ein Knocheninfarkt auftreten kann, der am Hüftkopf röntgenologisch dem Bild einer O.d. gleichen kann.

Im Rahmen der Überlastungstheorie ist ätiologisch auch an statische Abweichungen zu denken, besonders an die Coxa valga, bei denen die Belastung auf eine kleine Gelenkfläche konzentriert wird (KARCHER). KARCHER fand, daß statt eines ausgeprägten Adamschen Bogens die Spannungslinien vorwiegend vom Trochanter minor zum O.d.-Herd ziehen (zit. nach ROMPE). Im Falle von GOLD bestand ein Genu valgum. Bemerkenswert ist aber in diesem Zusammenhang, daß eine berufliche Disposition bei der Hüftkopf-O.d. bis jetzt noch nicht festgestellt wurde (s.a. S. 226).

d) Pathologisch-anatomische Untersuchungen

zur Osteochondrosis dissecans des Hüftgelenks haben vor allem FREUND und E. BERGMANN durchgeführt (s.a. Abschnitt „Pathologie und Histologie", S. 616).

Arterielle Hüftgelenksversorgung (s. Kapitel „Morbus Perthes", S. 349 und „Juvenile Hüftkopfklappenlösung", S. 242).

e) Zur Therapie der Osteochondrosis dissecans am Hüftkopf

Auch am Hüftgelenk wurden Fälle beobachtet, die zur Annahme berechtigen, daß es zu einer spontanen Wiedereinheilung des Dissekates gekommen ist (z.B. im Falle von GOLD). Da Einklemmungserscheinungen bei der Hüftgelenks-O.d. selten sind und eine Auflösung des Dissekates vorkommt, wird von nicht wenigen Autoren zumindest zunächst ein konservatives Verhalten empfohlen, besonders wenn es sich um noch jugendliche Personen handelt (s.a. Abschnitt „Der Sequester", S. 592).

Über die chirurgische Therapie wird auf S. 597 berichtet. Für Spätstadien der Hüftgelenks-O.d., bei denen schon eine gröbere Arthrosis deformans vorhanden ist, sind die neuzeitlichen operativen Behandlungsmethoden der Coxarthrose indiziert.

f) Differentialdiagnose
Siehe auch S. 620ff. und „Perthes", S. 290

Differentialdiagnostisch ist zu denken an umschriebene posttraumatische Hüftkopfnekrosen (häufig im Anschluß an Schenkelhalsfrakturen, manchmal auch nach Luxationen), von denen man wissen muß, daß sie sich meist relativ spät nach dem Trauma im Röntgenbild manifestieren, wie z.B. im Falle der Abb. 534. Von posttraumatisch entstandenen Fällen berichten auch HAASE (Patient war in ein Loch getreten: nach 1 Jahr teilweise Hüftgelenkkopfnekrose) und MILLER (5jähriger Knabe, Sturz von der Schulter eines Kameraden: kraterförmiger Hüftgelenkkopfdefekt).

O.d.-ähnliche Bilder wurden mehrfach auch bei Blutkrankheiten gesehen, bevorzugt am Hüftkopf (Hämophilie, Hämoglobin SC-Krankheit, s. S. 624 und 385).

An sich kann jeder im Gelenkteil eines Knochens erfolgte Infarkt zu Erscheinungen führen, die röntgenologisch dem Bild einer O.d. (oder eines „Perthes") gleichen oder ähnlich sind, besonders wenn der Herd schon sklerotisch demarkiert ist und die Oberfläche des infarcierten, nekrotisch gewordenen Herdes eingesunken ist (s. a. Abschnitt „Idiopathische Hüftkopfnekrose" in Kapitel „Morbus Perthes", S. 388).

Nicht selten begegneten uns solche Bilder nach einer Steroidbehandlung (insbesondere von Hautkrankheiten) als *„Steroid-Hüfte"* (Abb. 535 und 536). Bei älteren Personen ist

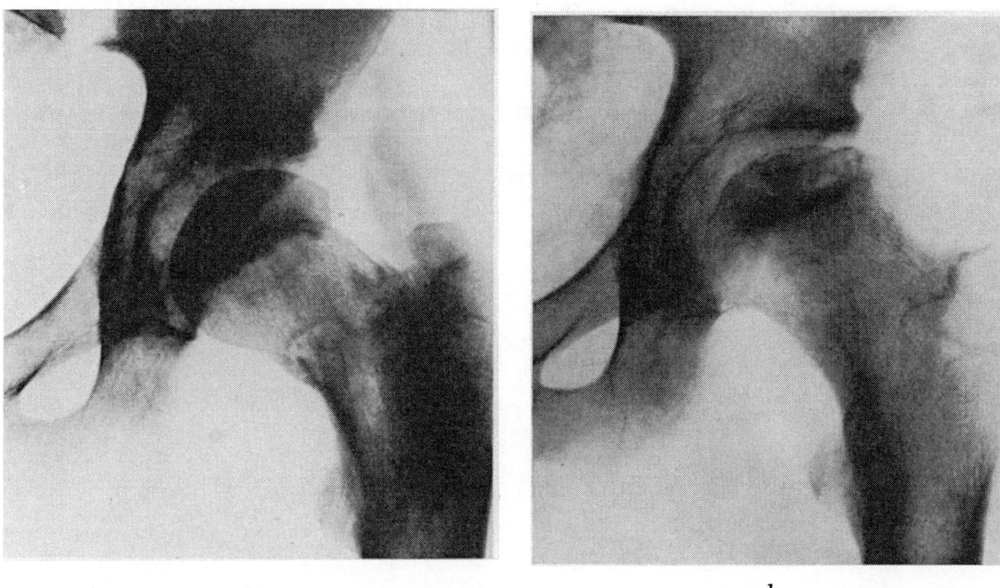

a   b

Abb. 534. a Lateraler Schenkelhalsbruch in Ausheilung, b ca. 1 Jahr nach dem Unfall umschriebene Dissektion
an der lateralen Hälfte des Femurkopfes

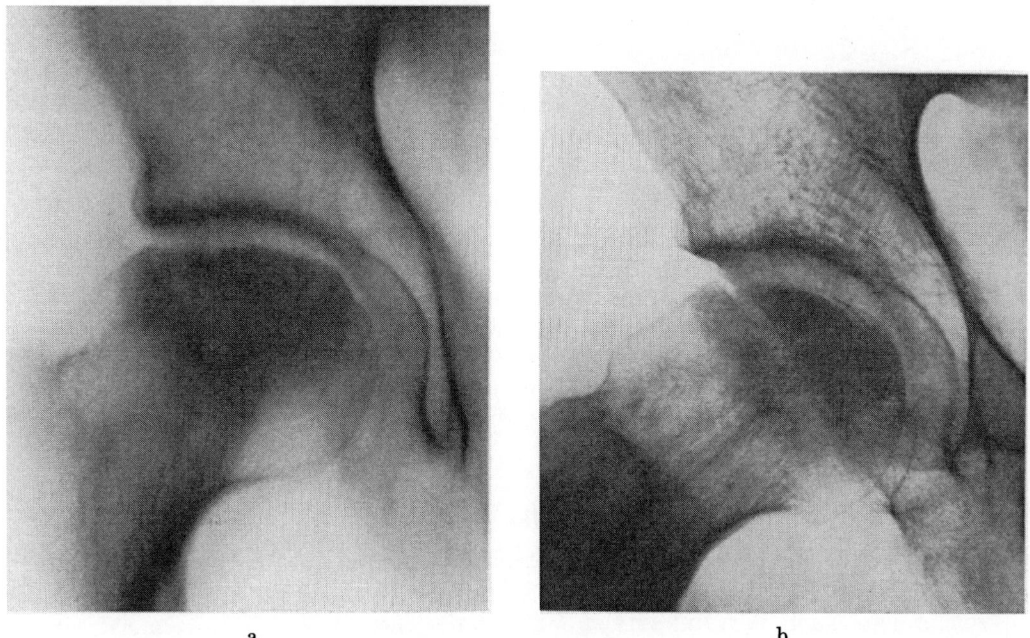

a   b

Abb. 535a u. b. Steroidhüfte. Umschriebener Nekroseherd, der dem Bilde einer Osteochondrosis dissecans
ähnlich ist. Entstanden nach Behandlung einer Neurodermitis mit einem Steroid. 30jähriger Mann. a Schichtbild, b Lauensteinlage. Eine Sequester-Spaltlinie wird sichtbar (vgl. Abb. 529b)

die Unterscheidung einer Steroid-Hüfte gegenüber einer primären O.d. am Hüftgelenk
leicht, wenn man feststellen kann, daß die Hüftgelenkserkrankung erst während oder
nach der Behandlung mit Steroiden entstanden ist (Auftreten der Gelenkbeschwerden).
Primäre O.d.-Herde sind fast immer schon vor dem Abschluß des Skeletwachstums vorhanden und im Röntgenbild sichtbar. Allerdings gibt es auch „Steroid-Hüften" und
„idiopathische" Hüftkopfnekrosen bei noch verhältnismäßig jungen Menschen (ausführ-

licheres über Steroid-Hüfte s. ,,Morbus Perthes", S. 394). Bei der O.d. ist die Progredienz der Veränderungen fast immer wesentlich langsamer als bei der Steroid-Hüfte und der idiopathischen Hüftkopfnekrose, die auch stets von einer allgemeinen Osteoporose begleitet sind. Der O.d.-Herd ist zunächst auch meistens deutlicher demarkiert als der ,,Steroid-Herd".

Beim *Morbus Gaucher* können am Hüftgelenk O.d.-ähnliche Röntgenbilder auftreten, wenn es am Hüftkopf im Rahmen dieser Krankheit zur Sequestrierung gekommen ist. Der Kopf ist dann meist grob deformiert und häufig abgeflacht wie ein Perthes-Hüftkopf (s. Fälle von KLÜMPER u. Mitarb.).

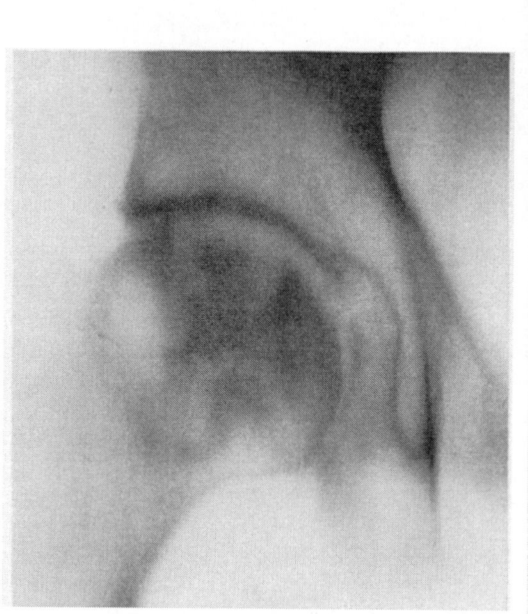 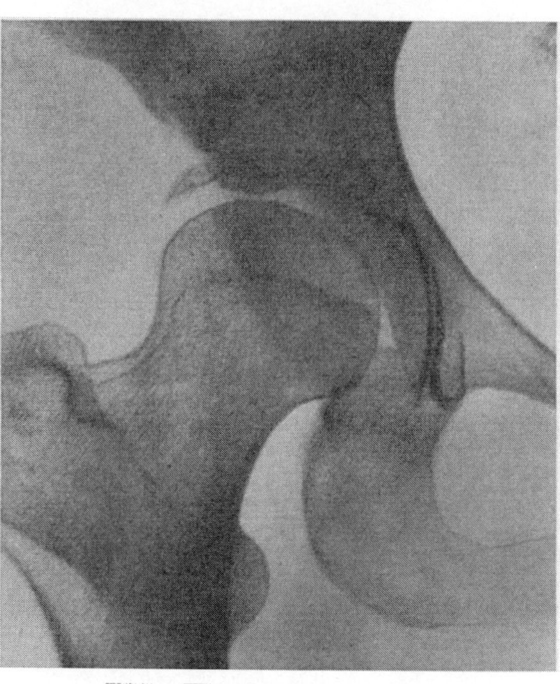

Abb. 536   Abb. 537

Abb. 536. Demarkierte Nekroseherde im Hüftkopf, entstanden nach Langzeitbehandlung einer Hauterkrankung mit Prednisolon. Tomogramm. 41jähriger Mann

Abb. 537. Osteochondrosis dissecans am oberen Rand der Hüftgelenkspfanne. Operativ verifiziert. Leichte Hüftdysplasie. 25jährige Frau (J. FIEDLER)

2. Hüftgelenkpfanne

Hier stellt eine echte Osteochondrosis dissecans eine Rarität dar (REY, LIPSCOMB und CHATTERTON, KROH, OUTLAND und FLOOD); manchmal ist sie an Pfanne und Kopf zugleich vorhanden. Nach WALDENSTRÖM entsteht die O.d. an der Pfanne meist sekundär in Anpassung an einen schon osteochondrotisch deformierten Hüftkopf. Nach LIPSCOMB und CHATTERTON kann in sehr seltenen Fällen eine isolierte Pfannen-O.d. nach Reposition einer kongenitalen Hüftgelenksluxation entstehen. REY (2 Fälle) geht auf die naheliegende Differentialdiagnose eines Os acetabuli ein, da die Gebilde in der Nähe des oberen Pfannenrandes lagen. Bei einem Patienten erwies sich operativ, daß das Knochenstück innerhalb des Gelenksknorpels lag (die Operation wurde abgebrochen, zit. nach Ref. von JANKER). Beim anderen, einem 19jährigen Kutscher, denkt REY an die Möglichkeit einer Dissezierung durch Erschütterungen bei Wagenfahrten.

Im Fall von ARCHER und PETERSEN hält WANKE ein Os acetabuli für wahrscheinlich. FIEDLER konnte eine 25jährige Patientin zur Operation bringen und einen histologischen Befund erhalten (Abb. 537). Die Pfanne war primär hypoplastisch weit (auch auf der anderen Seite). Neben einem kleinen länglichen isolierten Knochenstück am oberen äußeren Pfannenrand war die Dachpartie unregelmäßig begrenzt, gegen das Knocheninnere verdichtet und anschließend mit vacuoligen Aufhellungen durchsetzt.

Der histologische Befund des entfernten Knochenstückes (F. Boemke, Path. Inst., Krankenanstalt Dortmund) war folgender: „Nach Entkalkung finden sich bei der mikroskopischen Untersuchung Knochenbälkchen, die zum Teil ein leeres Fettmark umgeben. In der Peripherie geht das knöcherne Gewebe stellenweise in Knorpelgewebe, stellenweise auch in derbfaseriges Bindegewebe über. Im Bindegewebe fallen einzelne enge und weite Gefäßlumina und mitunter auch kernarme hyalin verquollene Formationen auf. Am Rande der Knochenbälkchen finden sich neben Verbänden von Osteoplasten häufiger auch vielkernige Osteoklasten. An einer umschriebenen Stelle ist zwischen den Knochenbälkchen auch ein Fasermark erkennbar, das mäßig zellreich erscheint. Bösartige Wucherungen sind in den angefertigten Schnitten nicht vorhanden. Auch nach dem histologischen Befund kann es sich in Übereinstimmung mit der klinischen Diagnose um einen freien Gelenkkörper handeln".

Fiedler nimmt ursächlich eine mit einer kongenitalen Hypo- bzw. Dysplasie verbundene Knorpel-Knochenminderwertigkeit an, über die es zur Nekrose und Dissektion komme, möglicherweise begünstigt durch eine vorhandene Anlage eines Os acetabuli. Er bespricht auch die differentialdiagnostische Abgrenzung gegen einen frakturierten Pfannenrand, ein persistierendes Os acetabuli, einen Sequester, eine Verknöcherung des Limbus oder des Ligamentum iliofemorale.

A. Schulze veröffentlichte das Röntgenbild eines 52jährigen Patienten, bei dem am oberen Rande der rechten Hüftpfanne 2 isolierte kleine Knochenelemente sichtbar waren (neben cystisch-arthrotischen Veränderungen des Pfannendaches), die der Autor als Mausbetten ansieht. Mit Haage bin ich der Ansicht, daß dieser Fall wenig Wahrscheinlichkeit hat, als echte O.d. der Hüftpfanne anerkannt zu werden. Solche Bilder habe ich mehrfach bei Dissektion des oberen Pfannenrandes durch arthrotische Geröllcysten gesehen.

3. Das „Os acetabuli"

Gegenüber einer Osteochondrosis dissecans am oberen Rande der Hüftgelenkspfanne sind differentialdiagnostisch mehrere isoliert in Erscheinung tretende Knochenelemente oder Verkalkungen zu unterscheiden. Von diesen sind die häufigsten jene, die als „Ossa acetabuli" in den röntgenologischen Sprachgebrauch eingegangen sind, ohne daß eine ätiologisch genauer definierte Unterscheidung getroffen wurde (was auch nicht immer möglich ist). Die folgende Einteilung dürfte auch unter Berücksichtigung des einschlägigen Schrifttums die wesentlichen Formen dieser „Pfannenrandknochen" umfassen. (Arbeiten über das „Os acetabuli" sind von Lilienthal, Schinz, Schertlein, Dyes, Stümpel, Beume, H. Schmidt, Conradi, Ehler erschienen.)

a) Kerne der Epiphysis acetabuli

Es handelt sich hier nicht um die Schaltknochen der Y-Fuge, die schon von den alten Anatomen die Bezeichnung Ossa acetabuli bekommen haben, sondern um Kerne einer echten Epiphyse des Pfannenrandes. Die Ossifikation dieser Epiphyse beginnt etwa zur selben Zeit wie die der Schaltknochen der Y-Fuge (nach H. Schmidt). Für das wirkliche Vorkommen einer derartigen Pfannenrandepiphyse sprechen sich Quain, Köhler, Nieber, Rühle, Stümpel, Schwegel in ihren Arbeiten aus, sowie H. Schmidt und Pratje in ihren jüngeren Beiträgen. Kerne der Pfannenrandepiphyse treten am hinteren, äußeren und oberen Pfannenrand auf, häufig doppelseitig, und zwar etwa im Alter von 9—13 Jahren. Mit Abschluß des Skeletwachstums verschmelzen sie mit der benachbarten Pfannenwand. Ein derartiger epiphysärer Pfannenrandkern kann also, wenn er im oberen Rande der Hüftgelenkspfanne auftritt, in den röntgenologischen Sammelbegriff eines „Os acetabuli" einbezogen werden. Das frühere „Os acetabuli transitorium" dürfte einem solchen Knochen entsprechen. Dieses kleine Knöchelchen kann auch persistieren, nach H. Schmidt aber nur äußerst selten. Ob ein solcher Epiphysenkern, insbesondere, wenn es sich um einen persistierenden handelt, im Laufe der Zeit oder durch eine kürzere Überlastungsperiode, dissezieren kann, etwa über eine Loosersche Umbauzone, ist nicht erwiesen (s. S. 663). Möglicherweise ist der Fall von Fiedler (25jährige Frau) und der von Rey (19jähriger Kutscher) hier zu nennen (s. S. 660). Von einer partiellen Verknöcherung des Labrum glenoidale berichtet Ziegler.

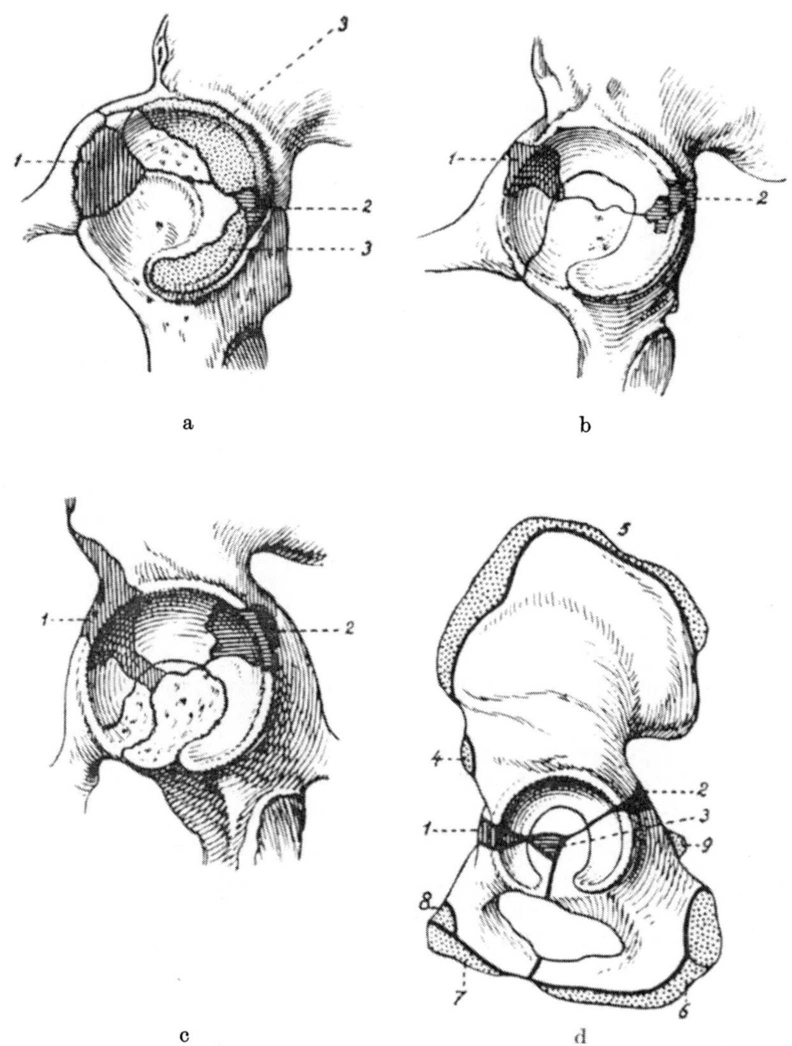

Abb. 538a—d. Skizzen der Schaltknochen und sekundären Epiphysenossifikationen nach den Angaben verschiedener Autoren: a nach Quain, b nach Lilienthal, c nach Braus-Toldt, d nach Téstut. (Nach Schinz.) *1* Os acetabuli anterius (senkrecht schraffiert); *2* Os acetabuli posterius, auch Noduli genannt (horizontal schraffiert); *3* weitere plattenförmige Pfannenossifikationen; *4* Ossifikation der Spina iliaca anterior inferior; *5* Darmbeinkammapophyse; *6* Tuberapophyse; *7* Ossifikationspunkt im Tuberculum pubicum; *8* Ossifikation an der Symphyse; *9* Ossifikation an der Spina ischiadica

b) Das „Os acetabuli", das einen echten Schaltknochen der Y-Fuge darstellt

Es handelt sich um das Os acetabuli anterius der Anatomen, das erstmals von Albinus Bernardus (1737) beobachtet worden ist. Im Jahre 1922 hat es Schinz von röntgenologischer Sicht ausführlicher abgehandelt. Es kommt am vorderen oberen Pfannenrand vor (Abb. 538). Solche Schaltknochen können im Y-Knorpel während der Synostosierung der Hüftgelenkspfanne in Ein- bis Mehrzahl auftreten und in ihrer Größe variieren. Sie stehen in Parallele zu den bekannten Schaltknochen des Schädels, auch finden sich ähnliche Ossifikationsinseln in der Facies glenoidalis der Schultergelenkspfanne. Am häufigsten werden 2—3 Schaltknochen in der Y-Fuge gefunden. Speziell für das isoliert am oberen Pfannenrand in Erscheinung tretende Os acetabuli anterius wurden auch noch andere Bezeichnungen empfohlen, wie z.B. „Os cotiloideum superius" (PERNA), „Os supertilii" (BEUME), „Os marginale superius acetabuli" (ZANDER), „Os coxae quartum". Hinsichtlich des Auftretens und Verschwindens dieses „Os acetabuli" werden verschiedene Angaben gemacht: nach BRAUS tauchen im 9.—12. Lebensjahr ein oder mehrere Schaltknochen auf, die untereinander und vom 14.—16. Lebensjahr ab mit den drei Hauptverknöcherungen verschmelzen. Im 18.—20. Jahr sei die Einheit hergestellt. POIRIER erwähnt 3 Ergänzungskerne, die zwischen dem 6.—12.—24. Jahre im Boden der Pfanne auftreten (zit. nach SCHINZ). Nach Angaben im röntgenologischen Schrifttum soll der Kern im 11.—20. Lebensjahr erscheinen und Ende des 2. oder 3. Dezenniums mit dem übrigen Beckenskelet verschmelzen (zit. nach E. A. ZIMMER). Da es sich um einen anlagebedingten Skeletbefund handelt, ist Doppelseitigkeit typisch (SCHINZ). Die Synostosierung braucht aber auf beiden Seiten nicht gleichzeitig zu erfolgen, so daß sich aus dem Os acetabuli bilateralis auch der Befund eines Os acetabuli unilateralis entwickeln kann. Infolge dieser anatomischen Verhältnisse ist für das Os acetabuli auch das Moment des „Verschwindens" typisch, d.h. es verschwindet zu dem Zeitpunkt, zu dem auch alle übrigen Ossifikationen am Körper dem Abschluß entgegengehen (SCHINZ). Ein persistierendes Os acetabuli dieser Art ist sehr selten und gilt als eine rein anatomische Varietät (z.B. Fall von DYES: bilaterales Os acetabuli bei einem 44jährigen Mann). Auch KÖLLIKER hat schon beobachtet, daß der Nebenkern zwischen dem Os ilium und dem Os pubis am oberen Pfannenrand gesondert bleibt und vollständig unabhängig eine Zeit hindurch besteht, gelegentlich sogar während des ganzen Lebens. Tatsächlich wird im Röntgenbild nicht selten am oberen Rande der Hüftpfanne ein kleiner Knochen beobachtet, der der Vorstellung eines anlagebedingten „Os acetabuli" entspricht. Allerdings dürfte es röntgenologisch kaum gelingen, zu unterscheiden, ob es sich um die persistierende Apophyse eines anatomischen Os acetabuli anterius oder um einen persistierenden Kern der Pfannenrandepiphyse handelt. Für die röntgenologische Praxis ist eine derartige Unterscheidung auch bedeutungslos.

Nach HASSELWANDER und SCHINZ könnte eine Persistenz eventuell auch der Ausdruck einer innersekretorischen Ossifikationsstörung sein.

Das Bild eines doppelseitigen persistierenden Schaltknochens am *hinteren* Rand des Acetabulum (Os acetabuli posterius, bilaterale) zeigte HEIDENBLUT.

Bei älteren Leuten weist das Os acetabuli vielfach arthrotische Veränderungen im Sinne von Anlagerungen und cystischen Aufhellungen auf. Auch beobachtet man gelegentlich ein schwach verschiebliches Os acetabuli, ohne daß man annehmen kann, daß ein Unfall an der Abtrennung mitgewirkt hat. Die knorpelige Verbindung zum Hauptknochen muß aber irgendwie durchtrennt worden sein. FROMME und RÜHLE denken bei den von ihnen röntgenologisch beobachteten kleinen isolierten Knochenkernen am Pfannendach an die Entstehung über eine Loosersche Umbauzone als Folge einer Rachitis, Spätrachitis oder osteomalacischen Erkrankung. SCHINZ lehnt eine derartige Entstehung des Os acetabuli ab, LOOSER selbst schließt sich der Auffassung von SCHINZ an. Später tauchte der Gedanke an die Entstehung eines Os acetabuli über eine Loosersche Umbauzone als Folge eines Überlastungsschadens wieder auf (SCHERTLEIN). Der zwischen dem Knochenkern und der Pfanne liegende Knorpelspalt sei als Wachstumszone ein locus minoris resistentiae, an dem es durch statische und dynamische Irritation zur Störung der Ossifikation in Gestalt einer Looserschen Umbauzone kommen könne. Diese Annahme ist anwendbar auf den Knorpelspalt sowohl bei einem persistierenden Kern einer Pfannenrandepiphyse als auch auf den bei einer persistierenden Apophyse eines Os acetabuli anterius.

c) Kalkanlagerungen, Verknöcherungen und Abtrennungen am oberen Pfannenrand (Os ad acetabulum, Os acetabuli falsum)

Gemeint sind hier die am oberen Pfannenrand in Erscheinung tretenden Schattenelemente, die zwar dem anlagebedingten Os acetabuli ähnlich sind, aber über einen pathologischen Vorgang entstanden sind. Relativ häufig findet man sie in Kombination mit einer Arthrosis deformans, besonders auch bei Form- und Stellungsabweichungen am Becken und an der Hüfte, z. B. bei Coxa vara, Coxa valga, Schiefstand des Beckens, wie CONRADI anhand des Materials unserer Klinik feststellen konnte. Über degenerative Verkalkungen kann es metaplastisch sogar zu einer richtigen Knochenneubildung kommen.

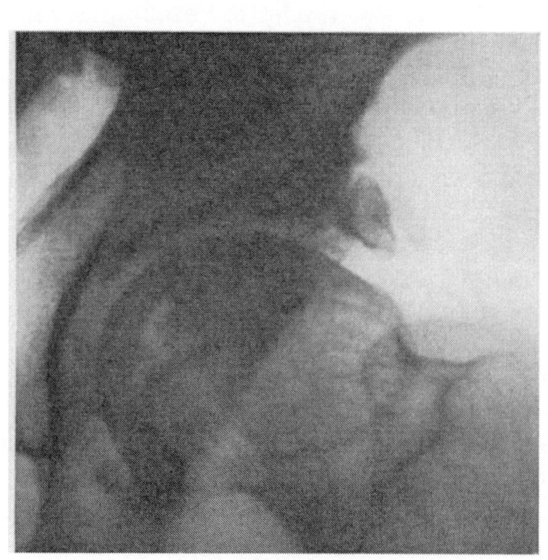
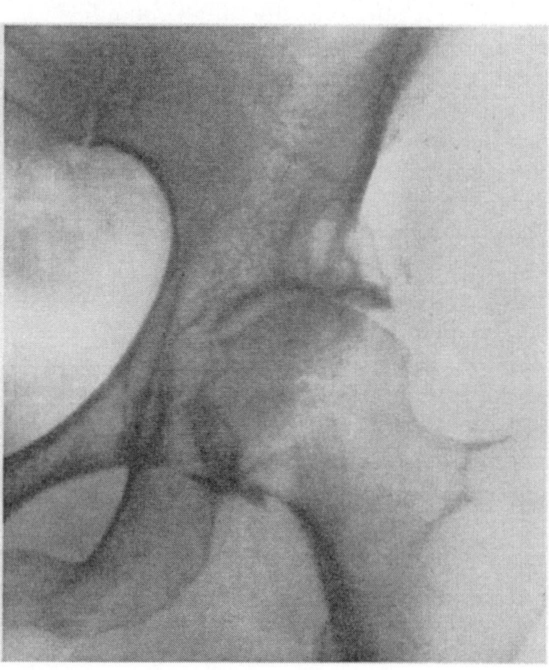

Abb. 539   Abb. 540

Abb. 539. „Os acetabuli", vermutlich entstanden durch Dissektion des Pfannenrandes oder durch Anlagerungen bei Arthrosis deformans
Abb. 540. Dissektion des Pfannenerkers durch eine Geröllcyste bei Arthrosis deformans. 56jähriger Patient

Auch bei entzündlichen Prozessen kann sich durch Anlagerungen ein Os acetabuli falsum bilden, z. B. bei Tuberkulose, Osteomyelitis, Schleimbeutelentzündung (Bursitis calcarea), Peritendinitis (ZANDER), Gelenkkapselentzündungen usw. Im Hinblick auf die Entstehung derartiger Verkalkungen oder Verknöcherungen werden folgende Bezeichnungen angetroffen: Os acetabuli tuberculosum, Os acetabuli osteomyeliticum.

Dissekat des Pfannenerkers. Die Abtrennung wird in diesen Fällen letztlich durch sich ausdehnende Geröllcysten im Pfannendach verursacht. Wir konnten dies mehrfach beobachten (Abb. 539 und 540). Auch den Fall von A. SCHULZE möchte ich hier einordnen. Die „Abgliederung der Pfannenecke", die besonders im Gefolge stark arthrotisch veränderter dysplastischer Hüften (HACKENBROCH) und bei Coxa valga luxans (MOHING) beobachtet wird, dürfte über den gleichen Vorgang zustande kommen.

Abtrennung des Pfannenerkers über eine Loosersche Umbauzone. Es gibt zweifellos Röntgenbilder, die die Möglichkeit einer solchen Abtrennung vermuten lassen, besonders im Hinblick auf die häufigen statischen Abweichungen am Hüftgelenk, die zu einer Dauerüberlastung des Pfannenerkers führen können (s. Ausführungen von SCHERTLEIN und CONRADI). Histologische Untersuchungen hierzu fehlen bis jetzt, wenn man vom Falle FIEDLERs absieht (s. S. 660).

Posttraumatische Verknöcherungen, die z. B. nach einem Abriß an der benachbarten Spina iliaca anterior inferior entstanden sind (Ansatzstelle des M. rectus femoris), sowie Verkalkungen oder Verknöcherungen bei Verletzung des Ligamentum iliofemorale (GÜNZEL, HELLNER), können als isolierte Knochen im Sinne eines Os acetabuli traumaticum in Erscheinung treten.

Literatur zu Os acetabuli

ALBINUS, B.: Icones ossium foet. humani. Leidae Batavorum 1737, p. 98, 156.

BEUME, K.: Das Os acetabuli und das Os supertilii. Inaug. Diss. Mainz 1951.

BRAUS, H.: Anatomie des Menschen 2. Aufl., Bd. I, S. 438, 1921. Berlin: Springer 1929.

CONRADY, E.: Das „Os acetabuli", die „Epiphysis acetabuli" und das „Os ad acetabulum". Diss. München 1957.

DYES, O.: Os acetabuli persistens bilateralis. Fortschr. Röntgenstr. 39, 658 (1929).

EHLER, E.: Ein Beitrag zur Ausformung der menschlichen Hüftpfanne . . . Anat. Anz. 107, 257 (1959).

FROMME, A.: Die Bedeutung der Looserschen Umbauzonen für unsere klin. Auffassung von Os acetabuli und Gelenkkörper. Langenbecks Arch. klin. Chir. 116, 664 (1921).

GEGENBAUR, C.: Über den Ausschluß des Schambeines von der Pfanne des Hüftgelenks. Morph. Jb. 2, 304, 1876.

GÜNZEL, E.: Röntgenpraxis 10, 516 (1938).

HACKENBROCH, M.: Die Arthrosis deformans der Hüfte. Stuttgart: G. Thieme 1943.

HASSELWANDER, A.: Die Röntgenstrahlen in der Anatomie. RIEDER-ROSENTHAL: Röntgenkunde, Bd. II. Leipzig 1924.

HEIDENBLUT, A.: Doppelseitige persist. Schaltknochen am hinteren Rand der Acetabulum. Fortschr. Röntgenstr. 99, 109 (1963).

HELLNER, H.: Röntgenpraxis 9, 277 (1937).

KRAUSE, W.: Über den Pfannenknochen. Zbl. med. Wissenschaften Nr 46, 817 (1876).

LILIENTHAL: Anat. Untersuchungen über das Os acetabuli. Inaug.-Diss. Königsberg 1909.

LOOSER: Persönliche Mitteilung an SCHINZ (s. SCHINZ).

MORISSON: Amer. J. Roentgenol. 28, 500—503 (1932/33).

NIEBER, O.: Röntgen-Studien über einige Epiphysennebenkerne des Becken- und Schultergürtels. Fortschr. Röntgenstr. 22, 225 (1914).

PERNA: Chir. Organi Mov.

POIRIER: Traité d'Anatomie, vol. I, p. 494. Paris.

PRATJE: Anat. Anz. 78, Erg.-H. 4, 53—61 (1934).

QUAIN: Ossification of the lower limb. Elements of anat., X. edit., pract. I, p. 97. London 1890.

REY, J.: Osteochondritis dissecans der Hüftgelenkspfanne. Z. orthop. Chir. 58 (1933).

RÜHLE, R.: Röntgenol. Studien über eine mit dem Namen Os acetabuli bezeichnete Veränderung am oberen Pfannenrand. Arch. orthop. Unfall-Chir. 19, 518 (1921).

SCHERTLEIN, A.: Über das sog. chir. Os acet. Inaug.-Diss. Würzburg 1922.

SCHINZ, H. R.: Altes und Neues zur Beckenossifikation. Zugleich ein Beitrag zur Kenntnis des Os acetabuli. Fortschr. Röntgenstr. 30, 66 (1922).

SCHMIDT, H.: Zbl. allg. path. Anat. 92, 271—277 (1954).

— BRAUN, S.: Med. Welt 36, 1843 (1961).

SCHMIDT, M. A.: Münch. med. Wschr. 94, 2398—2400 (1952).

SCHWEGEL: Die Entwicklungsgeschichte der Knochen des Stammes und der Extremitäten. S.-B. Akad. der Wissenschaften Wien 30, 337—388 (1958).

SERRES, F. A. R.: Über die Geschichte der Osteogenie. Merkel, deutsches Archiv für die Physiologie Bd. VII, S. 467. Halle 1822.

STAUNIG, K.: Beitrag zur Methodik der Röntgenaufnahmen. Die axiale Aufnahme der Regio pubica. Fortschr. Röntgenstr. 27 (1919/21).

STIEDA, A.: Über Coxa valga adolescentium. Langenbecks Arch. klin. Chir. 87, 243 (1908).

STÜMPEL, W.: Über das Os acet. Inaug.-Diss. Leipzig 1936.

TÉSTUT, L.: Traité d'anatomie humaine. Paris: Octave Doin 1905.

WALDEYER: Das Becken. Bonn 1899.

ZANDER, G.: Acta radiol. (Stockh.) 24, 317 (1943).

ZIEGLER, G.: Partielle Ossifikation des Labrum glenoidale. Fortschr. Röntgenstr. 78, 222 (1953).

ZIMMER, E. A.: Grenzen des Normalen und Anfänge des Pathologischen im Röntgenbild des Skelets, 9. Aufl. S. 439—444. Stuttgart: G. Thieme 1953.

Iliosacralgelenke

Über eine seltene Lokalisation einer Osteochondrosis dissecans an einem Iliosacralgelenk berichtet DEUTSCHLÄNDER. Bei einem 19jährigen Mädchen traten nach einem Sturz bei Glatteis auf das Gesäß Schmerzen im Hüftgelenk auf. Röntgenologisch fand sich ein etwa fünfmarkstückgroßer Knochenherd mit einem zackigen Sequester in der Mitte. Dieser Befund wurde als Osteochondrosis dissecans gedeutet. Dem Trauma wurde von DEUTSCHLÄNDER nur die Rolle eines auslösenden Momentes zugesprochen (zit. nach HÄUPTLI).

Das Bild eines dissezierten (persistierten) Apophysenkerns am Rande der Pars lateralis ossis sacri, im Bereiche des Kreuzbein-Darmbeingelenks, zeigt W. DIHLMANN (Abb. 541). Das Vorkommen einer streifenförmigen Apophyse am lateralen Randgebiet der Massa lateralis des Kreuzbeins (in der Begrenzung der Articulatio sacro-iliaca) macht das Auftreten juveniler Osteochondritiden in dieser Gegend durchaus verständlich. Vermutlich kommen dort solche Osteochondritiden viel häufiger vor als sie diagnostiziert werden. (Siehe auch Osteochondrosis am Os sacrum, S. 120.)

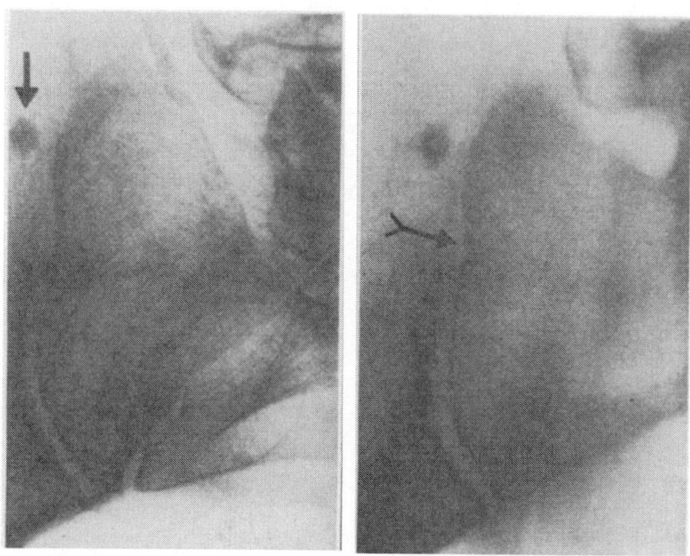

Abb. 541. Dislozierter persistierender Teil der lateralen Kreuzbeinapophyse (↓). ↨ = Bett des Knochenstückchens. Osteochondrosis dissecans ? 54jähr. ♂ (W. DIHLMANN)

Wirbel

1. Wirbelkörper

a) Dissezierungen von Wirbelkörperkanten

Bekannt sind Dissezierungen von Wirbelkörperkanten auf der Basis degenerativer Vorgänge, an denen nicht selten auch die benachbarten Bandscheibenabschnitte beteiligt sind (Abb. 542 und 543). Ihre klinische Bedeutung hat LEGER abgehandelt. Meistens ist die vordere obere Wirbelkörperkante betroffen, und zwar die von L 3, L 4 und L 5. Aber auch laterale (HAMMERBECK), dorsale (VON MEYENBURG, L 4) und basal-zentrale (BROCHER) Abtrennungen kommen vor. GALLAND spricht von einer *Osteochondrosis vertebralis dissecans.* Es gibt fließende Übergänge vom kleinen Bandscheibenprolaps am Innenrand der Randleiste bis zur völligen Kantenablösung, vom Schmorlschen Knötchen bis zur retromarginalen Hernie nach DE SÈZE und QUEROL-ROTÉS (über Schmorlsche Knötchen kommt es nicht selten auch zu einer dorsalen Kantenabtrennung). Die unter dem Dissecat liegende Schicht des Wirbelkörpers zeigt manchmal eine ebenfalls auf degenerativer Basis entstandene „Mosaikstruktur".

Die Entstehung der Kantendissektion führt JUNGHANNS auf gewöhnliche Abnützung und Mikrotraumen zurück (ebenso VON MEYENBURG für seinen Fall). Nach JUNGHANNS, NIEDNER, GÜNTZ handelt es sich um ein Geschehen, das mit einem Discusprolaps zusammenhängt (und nicht mit einer echten traumatischen Fraktur). Durch einen kantennahen Einriß an der oberen Deckplatte dringt Bandscheibengewebe in die Tiefe und trennt allmählich ein dreieckiges Kantenstück ab, wobei das abgetrennte Stück

nicht selten das Ausmaß der Randleiste überschreitet. Diese Stelle ist nach GÜNTZ
für einen derartigen Gewebsprolaps typisch. Es treten dort im Wachstumsalter die Blutgefäße durch die Zwischenwirbelscheiben hindurch und hinterlassen einen für den Gegen-
druck des Nucleus weniger wiederstandsfähigen Bereich. Die Entstehung der Spaltrichtung leitet NIEDNER aus dem Kräfteparallelogramm vom Innendruck der Zwischenwirbelscheibe her ab. LINDBLOM hat durch Kontrastmittelinjektionen in den Discus bei
derartigen Kantenabtrennungen nachweisen können, daß zwischen dem Dissecat und der

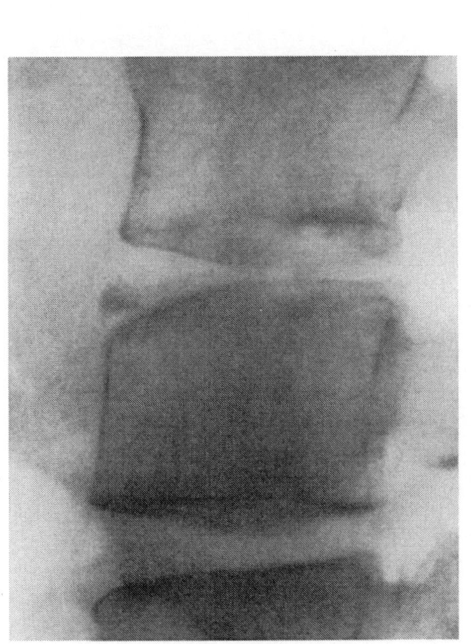

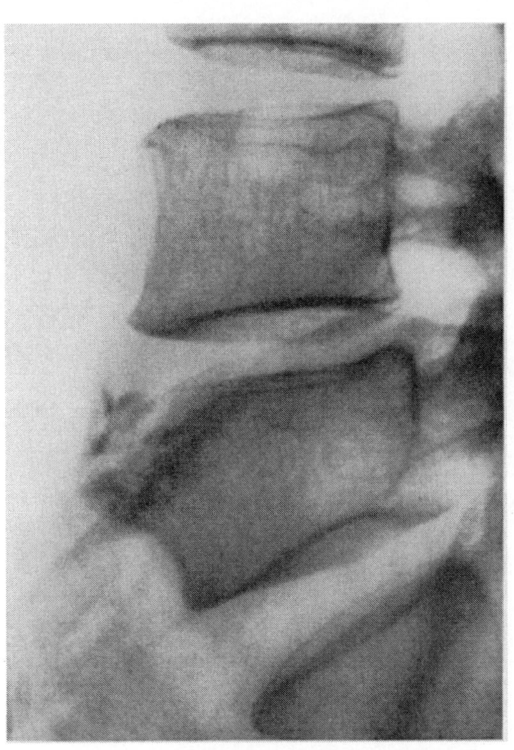

Abb. 542   Abb. 543

Abb. 542. Dissezierte vordere obere Wirbelkörperkante an L 3. Nebenbefund bei einer 29jährigen Frau

Abb. 543. Ausgedehnte Nekrose der vorderen oberen Wirbelkörperkante an L 4, möglicherweise als Folge einer
Wirbelkörper-Epi(Apo-)physitis, kein Trauma. Keine berufliche Überbeanspruchung der Wirbelsäule. 38jähr. ♂

Abtrennungsstelle wirklich Bandscheibengewebe lag. Er geht dabei mit SCHMORL und
JUNGHANNS einig, daß die sog. „persistierenden Epiphysen" an den Wirbelkörperrändern
als Ergebnis dissezierender transossärer Einbrüche der Bandscheibe zu betrachten sind.
    EKENGREN und LINDBLOM beobachteten eine derartige Kantenabtrennung sogar bei
einem erst 4jährigen Mädchen. Im Verlauf einer Beobachtung von 4 Jahren zeigten sich
progressive Veränderungen an der veränderten Wirbelkörperkante. Es muß aber angeführt werden, daß dieses Mädchen von Geburt an Mißbildungen aufwies (Analatresie mit
recto-vaginaler Fistel, Keilwirbelbildung am 10. Brustwirbelkörper mit Rippenver-
schmelzung beiderseits).
    An der Halswirbelsäule sah MUNK bei 2 Fällen (54jähriger Mann, C 4, und 37jähriger
Mann, C 5) an der dorso-latero-inferioren Wirbelkörperkante, also im Bereiche der sog.
unco-vertebralen Halbgelenke, röntgenologische Erscheinungen, die ihn veranlaßten, an
eine O.d. an dieser Stelle zu denken. Die abgetrennten Knochenstücke wurden über
2 Jahre beobachtet, ohne daß eine Befundänderung festzustellen war. Klinisch bestanden
die Symptome einer Schädigung der darunter befindlichen Bandscheibe. MUNK hält auch

eine traumatische Entstehung für möglich. An unserem Institut traf HARDER auf ein ähnliches Bild am Processus uncinatus des 4. Halswirbelkörpers eines 36jährigen Mannes (Abb. 544). Allerdings wurde ein Unfall in der Anamnese angegeben, doch schien die traumatische Entstehung der Knochenabtrennung unwahrscheinlich. Klinisch bestand das Bild eines cervico-cephalen Syndromes. Im Hinblick auf die ätiologischen Gesichtspunkte weist HARDER auf die Verknöcherung des Processus uncinatus corporis vertebrae über eine eigene Kernanlage (TÖNDURY) und auf die Bereitschaft dieser Gegend zur Degeneration im Rahmen der Spondylochondrose hin.

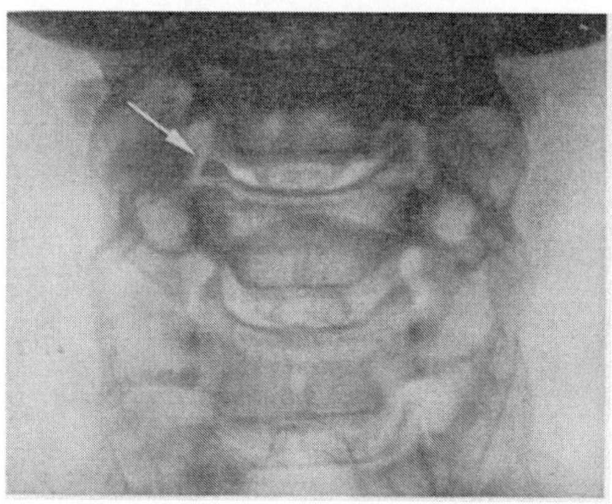 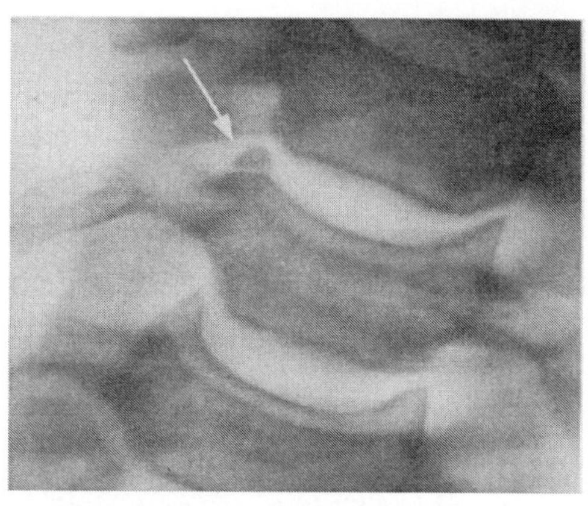

a   b

Abb. 544a u. b. Dissezierter Processus uncinatus am Körper des 4. Halswirbels (Fall von HARDER, seitenverkehrt)

b) Differentialdiagnose

Da das Problem der Persistenz von Wirbelkörperkanten meines Erachtens noch nicht hinreichend geklärt ist und einzelne Erscheinungsformen noch nicht scharf gegeneinander abgegrenzt werden können, möchte ich auf die Differentialdiagnose etwas näher eingehen. Dies auch deswegen, weil im Schrifttum und in der Praxis der Begriff „Apophysitis am Wirbelkörper" nicht selten ohne ätiologische Abgrenzung der verschiedenen Erscheinungsformen gebraucht wird. Es wird von einer „Apophysitis am Wirbelkörper" gelegentlich gesprochen, wenn es sich um eine Kantenabtrennung handelt, ähnlich wie bei der oben beschriebenen Kantendissektion. Es gibt nämlich Bilder, bei denen auch der sichtbare Knochenkern Veränderungen im Sinne einer Nekrose aufweist. Er erscheint etwas dichter und verwaschener als der normale Knochen des Wirbelkörpers. Sein „Bett", von dem er durch einen Spalt getrennt erscheint, ist meistens sklerotisch demarkiert (s. KÖHLER-ZIMMER). Der nekrotische Bezirk kann auch die Grenzen des Apophysenkerns in Richtung des Wirbelkörpers überschreiten (Abb. 545). Ob es sich hier wirklich um die Erscheinungen einer juvenilen Nekrose handelt und nicht bloß um eine degenerative Dissezierung, ausgehend von degenerativen Bandscheibenveränderungen wie oben beschrieben, ist nicht mit Sicherheit zu entscheiden. Bei „Schlangenmenschen" (und zwar bei Kautschuk-Kontorsionisten) wurden ähnliche Bilder gefunden (s. „Wirbelsäule", S.117). Ihre Entstehung durch Überbeanspruchung bzw. Mikrotraumen dürfte allgemein anerkannt werden. Da auch beim Morbus Scheuermann die Epiphysen nicht selten im Sinne einer Osteonekrose verändert sind (Abb. 545), muß die Möglichkeit des Auftretens einer Epiphyseonekrose an der Wirbelkörperkante trotz der Auffassung von JUNGHANNS, LINDBLOM, SCHMORL u.a. zugestanden werden, vor allem wenn man mit mehreren Autoren die Ansicht teilt, daß es sich beim Morbus Scheuermann um eine echte juvenile Osteonekrose handelt (s. auch das Auftreten stufenförmiger Ossifikationsdefekte an den ventralen Wirbelkörperecken beim Morbus Scheuermann; KNUTSSON, BROCHER, EDGREN und VAINIO).

Mit dissezierten Wirbelkörperkanten dürfen auch nicht verwechselt werden die Schaltknochen der Wirbelscheiben, die im vorderen Anteil des Faserringes auftreten (JUNGHANNS, NIEDNER, TEICHERT). Kleine derartige Gebilde sind meist nur von rundlicher Form, größere mehr dreieckig und haben Ähnlichkeit mit einer abgetrennten Wirbelkörperkante. Während letztere aber den Wirbelkörper ergänzen, liegen die Schaltknochen der Wirbelkörperkante auf. Sie werden besonders häufig an der Hals- und Lendenwirbelsäule angetroffen.

Ähnlich wie abgetrennte Wirbelkörperkanten und Schaltknochen sehen häufig auch degenerative Verkalkungen im Faserring oder im Längsband aus, entstanden im Rahmen einer Spondylosis deformans. Entgegen der Ansicht TEICHERTs rechnet NIEDNER die „Schaltknochen" zum Erscheinungsbild der Spondylosis. TEICHERT denkt mehr an eine selbständige Anlage eines Skeletelementes im Hinblick auf die Entwicklungsgeschichte der Wirbeltiere.

Wirkliche *isolierte Frakturen* der Wirbelkörperkanten sind ohne ausgedehntere Beteiligung der Abschlußplatten selten, kommen aber vor und weisen im frischen Stadium auch typische Frakturmerkmale in Gestalt scharf gezeichneter, zackiger Knochenränder, Stufenbildung, Stauchungserscheinungen usw. auf. Solche Kantenfrakturen wurden auch dorsal am Wirbelkörperrand beobachtet (Glorieux-Typ III, BROCHER). Im Spätstadium ermöglicht nur eine röntgenologische Verlaufsserie mit einiger Sicherheit eine Abgrenzung der traumatischen Abscherung gegenüber der nekrotischen Dissezierung. GÜNTZ geht auf die Unterscheidung gegenüber einer Kantenfraktur genauer ein, anläßlich der Kritik an einem von FRIEDL ge-

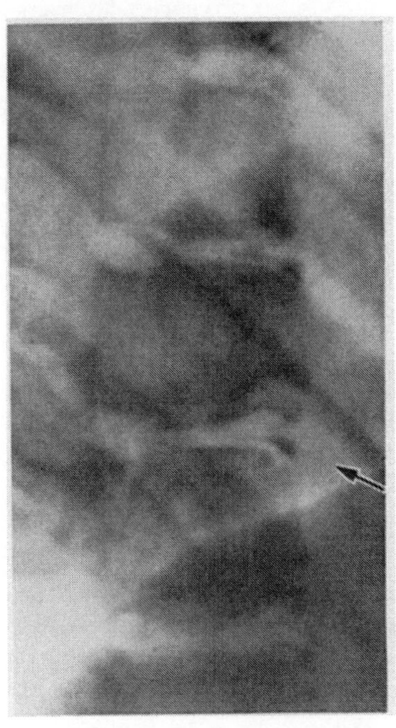

Abb. 545. Morbus Scheuermann bei einem 12$^{1}/_{2}$-jährigen Mädchen. Kondensierung einzelner Wirbelkörperepiphysen, Nekrose? (↖)

zeigten Fall (den GÜNTZ als Bild einer Wirbelkörperkantenfraktur ablehnt). In der weit überwiegenden Mehrzahl der Fälle „isolierter Wirbelkörperkanten" ist ein ursächlicher Zusammenhang mit einem Unfall abzulehnen. Auch eine Prädisposition der vorderen oberen Wirbelkörperkante zur Abtrennung muß je nach Lage des Falles und Röntgenbildes in Erwägung gezogen werden (s. MARDERSTEIG, MAU, JANKER, JUNGHANNS).

Differentialdiagnostisch sei auch an das Auftreten des Wirbelkörperepiphysenkernes bei Jugendlichen erinnert. Der Epiphysenkern tritt am Wirbelkörper um das 12. Lebensjahr auf und verschmilzt mit dem Körper gegen das 15. Lebensjahr. Über diese „Ring-Apophyse", die von SCHMORL als „Randleiste" bezeichnet wird, liegt ein umfangreiches Schrifttum vor (UNGEBAUER, BARDELEBEN, LUSCHKA, SCHWEGEL, BENEKE, SCHMORL u.a.). Mit der Problematik der Begriffsbestimmungen für die Bezeichnung Epiphyse (UNGEBAUER, 1739), Apophyse, Nebenknochenkerne, Randleiste, Limbus am Wirbelkörper haben sich eingehend K. RUNGE, ERDHEIM, GALEAZZI, DIETHELM befaßt (s. a. „Wirbelsäule", S. 109; Apophysenschema, Abb. 546). Es liegen mehrere Veröffentlichungen über „persistierende Wirbelkörperepiphysen" (Apophysen) vor (HANSON, JANKER, JOESTEN u.a.). Ob es sich dabei aber um eine echte Persistenz handelt und nicht um Kantendissezierungen, bleibt zweifelhaft.

Über Ossifikationsverzögerungen am Wirbelskelet bei allgemeiner Störung der Knorpelverknöcherung berichtet RATHKE.

Wichtig ist auch die Differentialdiagnose gegenüber konstitutionell bedingten Wirbel-epiphysennekrosen, die unter der Bezeichnung Spondylo-epiphysäre Dysplasien be-schrieben wurden (z.B. von WEINFELD, ROSS und SARASOHN, MAROTEAUX u. Mitarb., SPRANGER und WIEDEMANN). Multilokuläre gleichartige Skeletveränderungen im Sinne von Osteo-Chondronekrosen (z.B. am Hüftgelenk), meistens auch mit Befall mehrerer Wirbel, eventuell kongenital oder erwiesen erblich kongenital auftretend, und Vergesell-schaftung mit anderen Symptomen (z.B. beim hierzugehörigen Morbus Morquio) sind für die Spondylo-epiphysären Dysplasien bezeichnend.

2. Zwischenwirbelscheiben

Von einer „Osteochondritis dissecans der Zwischenwirbelscheibe" zwischen dem 5. und 6. Halswirbel sprach GUTZEIT vor der Breslauer Röntgenvereinigung am 15. 12. 27. Bei Durchsicht des Berichtes komme ich aber zu der Überzeugung, daß es sich um einen dorsalen Bandscheibenprolaps gehandelt hat.

3. Zwischenwirbelgelenke

An den Zwischenwirbelgelenken sah MANNHEIM freie Körper, davon zwei mit wahr-scheinlich traumatischem Ursprung; bei einer 25jährigen Frau war jedoch kein Trauma gegeben. Die Gelenkmaus lag zwischen L 4 und L 5 am Fußpunkt einer skoliotischen Konvexität.

FRIEDL berichtet (in einem Nachtrag zur 4. Auflage des Lehrbuches der Röntgen-diagnostik) folgendes: „An den Lendenwirbelgelenken sahen wir einige Male eine Ab-lösung des unteren absteigenden Gelenkfortsatzes. Es ist aber fraglich, ob es sich da wirklich um eine echte O.d. handelt, es könnte ebensogut eine pseudarthrotisch geheilte Fraktur sein". Das Bild ist mit der Diagnose einer O.d. des linken absteigenden Gelenk-fortsatzes zwischen dem 4. und 5. Lendenwirbel versehen (26jährige Frau) und läßt einen scharfen, nicht besonders demarkierten, quer verlaufenden Aufhellungsspalt cranial von der Gelenkfortsatzspitze erkennen, der meines Erachtens weniger für eine O.d. oder Pseudarthrose als vielmehr für eine Fugenpersistenz spricht.

Differentialdiagnostisch sind an den Zwischenwirbelgelenken isoliert auftretende Apo-physenkerne zu beachten (B. BUSCHER). Solche Kerne können auch persistieren (Abb. 546). Ob sie auch dissezieren, ist unbekannt. Ein Schema von OPPENHEIMER zeigt den Ort isoliert auftretender Kerne an den Wirbelgelenkfortsätzen (Abb. 546a). Es ist zu ersehen, daß auch im Spitzenabschnitt der Gelenkfortsätze isolierte Ossifikationszentren vor-kommen. Diese können bei erwachsenen Personen wie rundliche Dissekate aussehen (Abb. 546b und c). Auch auf einen kleinen Schaltknochen sei hingewiesen, den OPPEN-HEIMER am Isthmus des 2. Lendenwirbels beobachtete („Isthmusknöchelchen", Ab-bildung 546a). Gelenkfortsatzapophysen werden gehäuft bei Kretins gefunden.

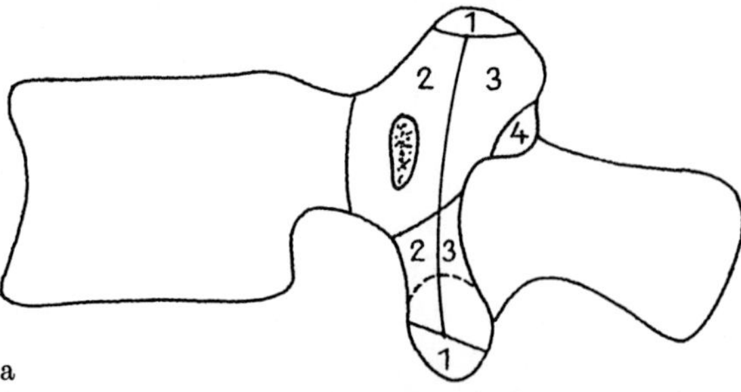

Abb. 546. a Schema nach OPPENHEIMER. Isoliert auftretende Kerne an den Gelenkfortsätzen sind mit *1—4* bezeichnet, ebenso sind die Spaltlinien eingezeichnet. *4* Isthmusknöchelchen. (Aus: A. KÖHLER u. E. A. ZIMMER; Grenzen des Normalen... Verlag G. Thieme). b Persistierende Apophyse am rechten unteren Gelenkfortsatz von L 3, unvollständige Ossifikation der Spitze des linken unteren Gelenkfortsatzes von L 4. 22jähriger Mann. c Kleine isolierte Knochen oder Knochenkerne am linken unteren Gelenkfortsatz von C4, C5 und C6, wahr-scheinlich persistierenden Apophysen entsprechend. Zufallsbefund bei einer 27jährigen Frau. d Schichtbild des Knöchelchens an C6 (Fall der Abb. 546c)

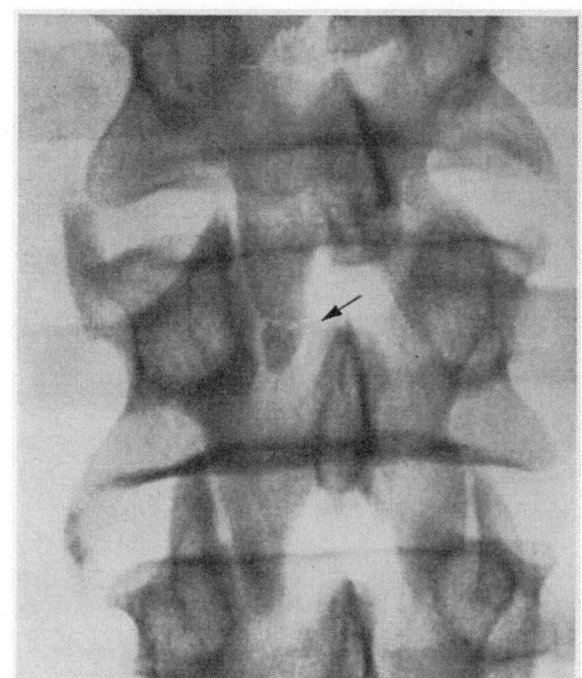

b

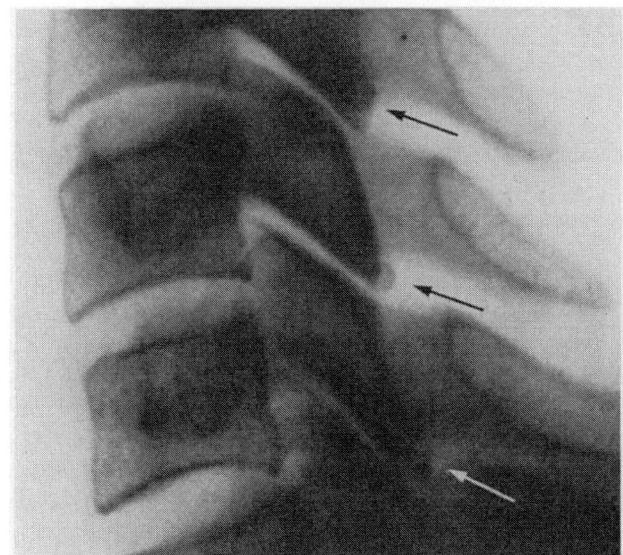

c

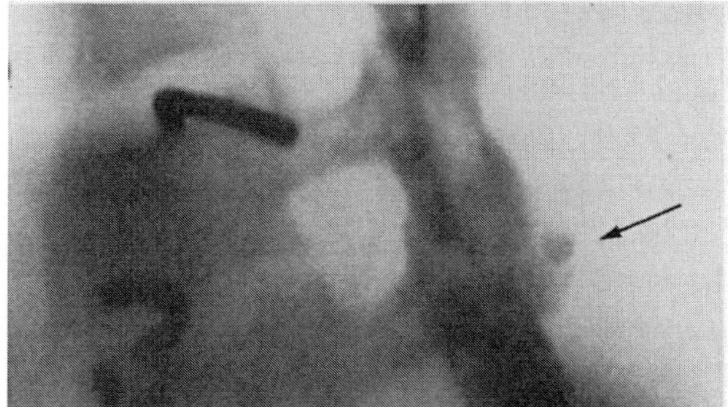

d

Abb. 546 b—d (Unterschrift siehe S. 670 unten)

4. Dornfortsatz

RAVELLI beschrieb am oberen Rand des Dornfortsatzes eines Lendenwirbels ein etwa linsengroßes isoliertes Knochenstückchen und nahm hier das Vorliegen einer O.d. an.

Bei einer erweiterten ätiologischen Betrachtungsweise müßte man auch die Dornfortsatzdissezierungen bei der sog. „Schipperkrankheit" der cervico-thorakalen Region zum Krankheitsbild der O.d. rechnen.

Schulter

SALAMON (1923) berichtet über einen Fall, bei dem 6 Wochen nach einem Sturz auf die rechte Schulter von einem Gerüst aus ca. 6 Fuß Höhe am oberen Bezirk des rechten Oberarmkopfes eine kleeblattförmige Verdichtung beobachtet wurde, aus der sich später ein freier Körper abgrenzte. MILLER und HILKEVITCH beschrieben eine ziemlich ausgedehnte, mehr oberflächliche demarkierte Nekrose am dorsal-axillaren Abschnitt des rechten Oberarmkopfes bei einem 40jährigen Mann. Makroskopisch und histologisch konnte eine Osteochondrosis dissecans erwiesen werden. Anamnestisch wurde ein vor 4 Jahren erlittener schwerer Schlag auf die rechte Schulter notiert. Brückensymptome wurden angegeben. Da die kurz nach dem Unfall angefertigten Röntgenaufnahmen negativ beurteilt worden waren, liegt die Annahme einer traumatischen Entstehung nahe. Die gezeigten Bilder weichen auch von dem klassischen Bild einer O.d. insofern ab, als der Herd eine verhältnismäßig große Ausdehnung sowie eine unregelmäßige Begrenzung und Konfiguration hatte. Weitere Fälle veröffentlichten CROSS, FRIEDL, M. L. MARIAN, RIOSALIDO, SORELL, WOLF (bei Humerus varus kretinosus).

Beim Falle FRIEDLs, einem 26jährigen Mann, lag ein kleinbohnengroßes knöchernes Corpus liberum über dem oberen Rand der Schulterblattpfanne, ohne daß ein Mausbett im Röntgenbild zu sehen war. Der Patient hatte zugleich eine O.d. am linken Kniegelenk. Von einer O.d. an der Gelenkpfanne des Schulterblattes berichtet LAVNER, gibt jedoch keine Details.

A. KÖHLER und ZIMMER zeigen in ihrem Buch „Grenzen des Normalen" Bilder eines freien Knochengebildes, das in der Nähe des Acromion liegt. Sie denken an einen akzessorischen Knochen oder an eine Osteochondrosis dissecans.

In einem eigenen Fall (Abb. 547) fand sich bei einem 39jährigen Mann ein abgeplatteter, unregelmäßig begrenzter Oberarmkopf mit kurzem Hals. An der Knochenoberfläche zeigten sich destruktive Aufhellungen, unter denen eine etwa kleinbohnengroße mit einem sklerotischen Wall versehene Aufhellung stärker hervortrat. Im axillaren Gelenkraum lag ein geschichteter, glatt begrenzter freier Körper. Die strukturellen Veränderungen innerhalb des Oberarmkopfes und -halses, insbesondere die dort vorhandenen, ziemlich ausgedehnten Verdichtungen, weisen darauf hin, daß ein gröberer pathologischer Prozeß wohl als Grundleiden in Frage kommt. Unsererseits wurde in erster Linie an einen Zustand nach aseptischer Osteonekrose gedacht, die sich in der Jugend abgespielt haben muß. Vom Patienten selbst wird ein vor 14 Jahren erlittenes Trauma geltend gemacht. Es läßt sich jedoch nachweisen, daß damals an der Schulter keine besonderen Traumafolgen vorhanden waren, so daß die Schulter ärztlich nicht behandelt wurde. Der Patient hatte auch keine besonderen Beschwerden an der Schulter geäußert (s. a. „Haßsche Epiphyseonekrose", S. 3).

Schlüsselbein

Proximales Ende. Unter den Fällen von „Friedrichscher Osteonekrose" finden sich auch solche, die keine scharfe Abgrenzung gegenüber einer Osteochondrosis dissecans ermöglichen (s. S. 86). IDELBERGER sah bei einem 11jährigen Jungen am linken Sternoclaviculargelenk eine O.d. mit 3 kleinen freien Körpern. F. PERUSSIA erwähnt die posttraumatische O.d. am Schlüsselbein.

Distales Ende. Eine Osteochondrosis dissecans ist hier sehr selten. Das Röntgenbild eines eigenen, operativ verifizierten Falles (35jähriger Mann) wird in Abb. 548 wiedergegeben. Kein Unfall in der Vorgeschichte.

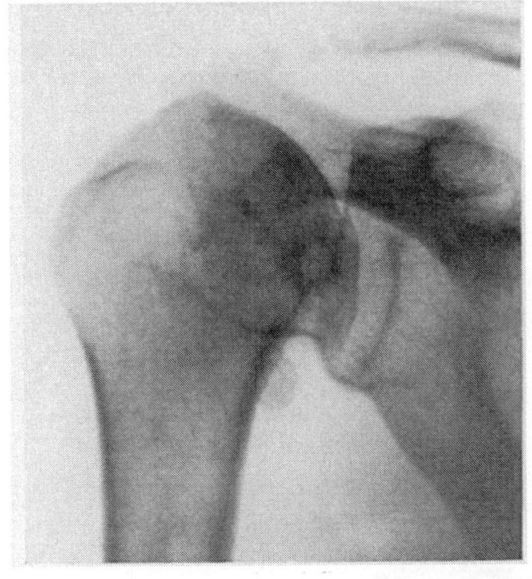

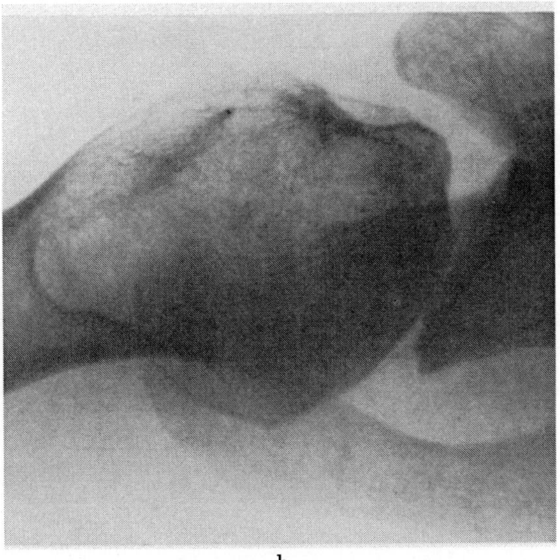

a   b

Abb. 547a u. b. Osteochondrosis dissecans am Humeruskopf mit abgestoßener Maus. Abgeplatteter Kopf. Zustand nach aseptischer Osteonekrose? (Trauma nicht erwiesen.) 39jähriger Mann

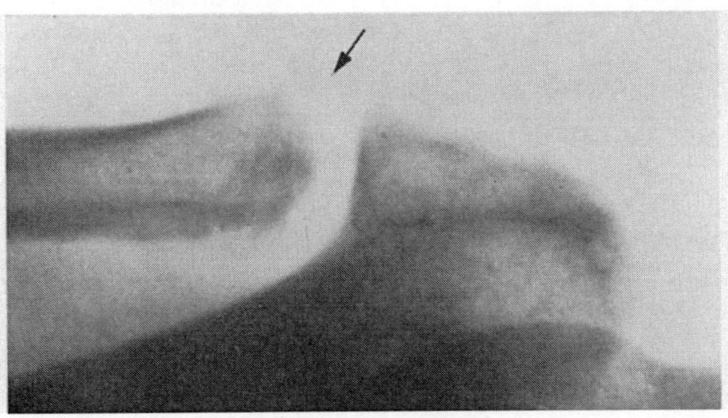

Abb. 548. Osteochondrosis dissecans am distalen Schlüsselbeinende bei einem 35jährigen. Operative und histologische Bestätigung

Distales Speichenende

Hier ist differentialdiagnostisch ein Fall von DE CUVELAND zu nennen, der im Kapitel „Nekrosen am distalen Ellen- und Speichenende" (S. 30), referiert wurde.

Gelegentlich trifft man am proximalen Handgelenk, insbesondere am Gelenkteil der Speiche, Osteochondrosis dissecans-Herde, die im Rahmen einer Arthrosis deformans entstanden sind. Eine derartige Beobachtung machte ich z.B. bei einem 54jährigen Packer. Mausbett und Dissekat befanden sich in der radialen Gelenkhälfte der Speiche, also im Artikulationsbereich des Kahnbeines (Abb. 549).

Distales Ellenende

GOLLASCH fand eine Nekrose am distalen Ellenende kombiniert mit einer O.d. am Ellenbogengelenk.

Bei einem 13jährigen Mädchen beobachtete THOMS einen linsengroßen freien Knochenkörper über der Gelenkfläche des Ulnaköpfchens. Ein vor 3 Jahren stattgefundenes Trauma wurde als Ursache angenommen. Kein Trauma lag beim Falle SCHÖNEICHs vor. Ein 18jähriges Mädchen wies einen linsengroßen osteochondritischen Herd am Ulnaköpfchen in der Nähe des Processus styloideus auf (die gezeigten Bilder sind nicht besonders eindrucksvoll) (s. a. „Nekrosen am distalen Ellen- und Speichenende", S. 30).

Kahnbein der Hand

Über Osteochondrosis dissecans am Kahnbein der Hand haben RAVELLI sowie M. PHILLIPS und R. STARK berichtet.

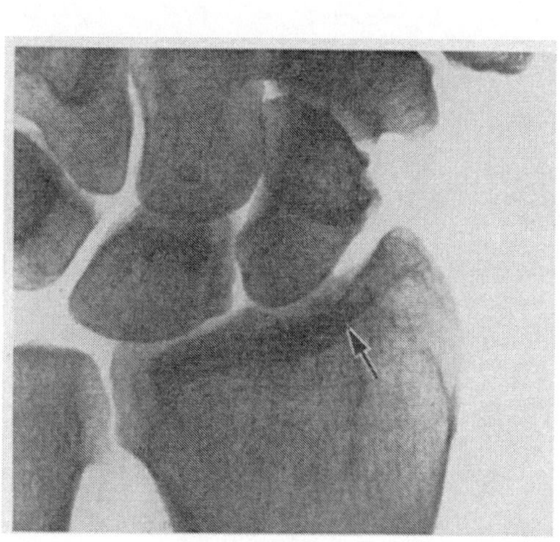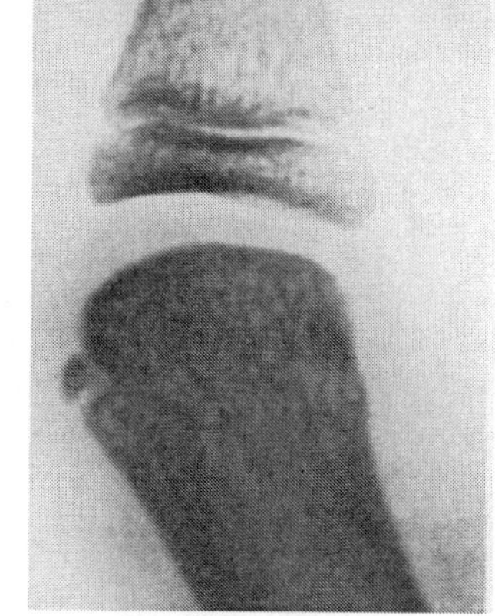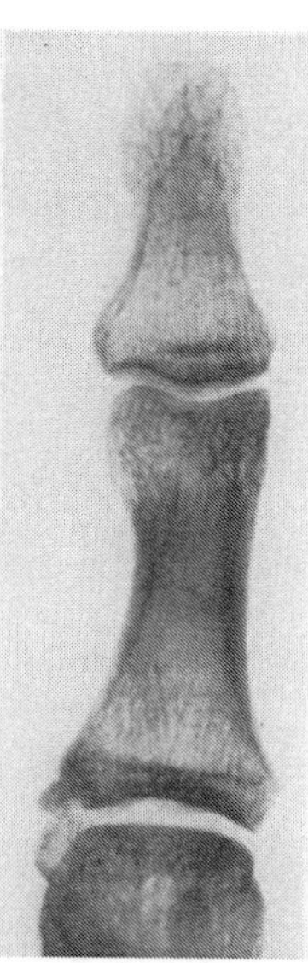

Abb. 549   Abb. 550   Abb. 551

Abb. 549. Sekundär entstandene Osteochondrosis dissecans in der distalen Speichengelenkfläche bei Arthrosis deformans. 54jähriger Packer

Abb. 550. Randständige Knochendissektion am Daumengrundgelenk eines 14jährigen. Posttraumatische Osteochondrosis dissecans

Abb. 551. Osteochondrosis dissecans der ulnaren Basiskante des Daumengrundgliedes? Kein Trauma. 20jähriger Mann

Mittelhandknochen

Osteochondrosis dissecans-Veränderungen am Capitulum des Metacarpale II sahen HELLSTRÖM und ÖSTLING.

E. A. ZIMMER zeigt in seinem Buch „Grenzen des Normalen . . ." Bilder von Fingergrundgelenken, an denen in der Gegend des Gelenkkapselansatzes am Capitulum metacarpi oberflächliche Destruktionen zu sehen sind, die demarkiert sind. Darüber befinden sich zarte Verdichtungen, die wie nekrotisches Material aussehen. Da der Patient angab, keinen Unfall gehabt zu haben, spricht ZIMMER von „osteochondritischen Zuständen". Im eigenen Beobachtungsgut begegneten wir solchen Befunden nicht selten, besonders am Daumengrundgelenk (Abb. 550 und 551). Trotz Fehlens eines Traumas in der Anamnese (wer kann sich noch an Verletzungen der Finger in der Kindheit erinnern?) halte ich eine unfallbedingte Entstehung für wahrscheinlicher und die Bezeichnung „Osteochondritis" nur im Hinblick auf traumatische Schädigung der örtlichen Ernährung für gerechtfertigt. Auch erinnere man sich daran, daß kleine Knochenabrisse am Gelenkrand nicht selten isoliert bleiben ohne nekrotisch zu werden und bei jugendlichen Personen sogar mitwachsen können (z. B. Processus styloideus ulnae, Epicondylen am Ellenbogen, Abrisse am Daumengrundgelenk usw. s. a. ZIMMER, PÖSCHL, ZEITLIN).

Finger

An der Grundphalanx des II. Fingers beobachtete HEINE Veränderungen, die ihn veranlaßten, an eine Osteochondritis dissecans zu denken, auch an eine Tuberkulose. Der histologische Befund sprach mehr für eine O.d., auch eine embolisch verstopfte Arterie wurde gefunden. *Differentialdiagnostisch* müssen bei älteren Personen an den Fingergelenken Kanten- und Randdissezierungen abgegrenzt werden, die im Rahmen einer chronischen Polyarthritis-Arthrosis häufig anzutreffen sind (Abb. 552).

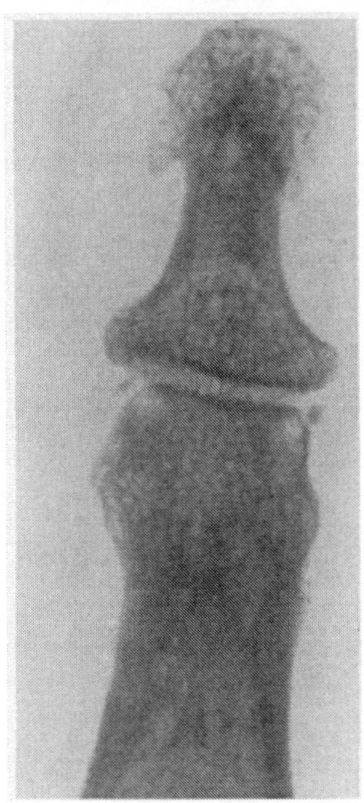

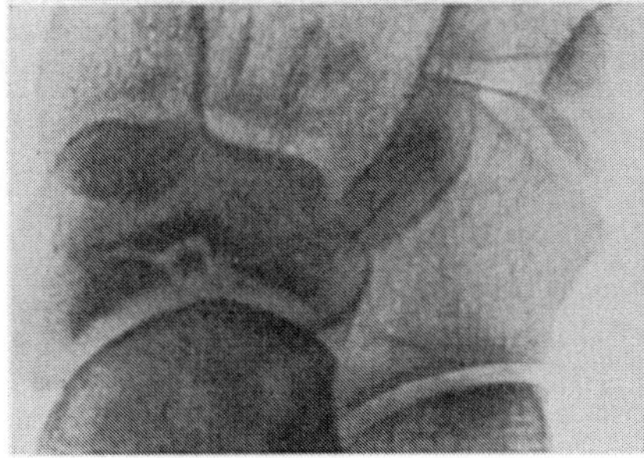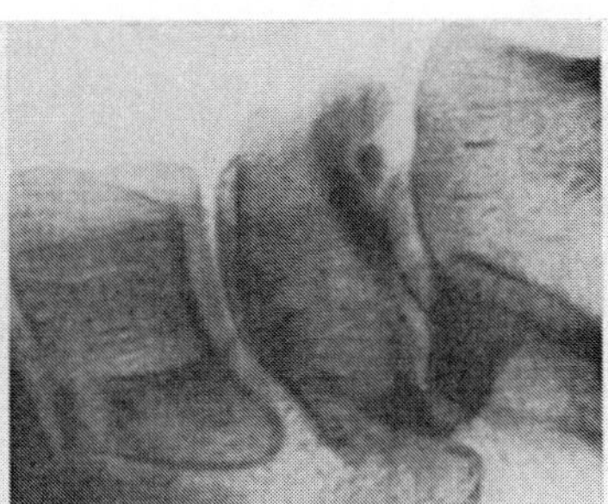

Abb. 553 a u. b

Abb. 552. Nekrobiotische Rand-Pseudocysten am Capitulum der Phalange II mit Kantendissektion bei chronischer Polyarthritis-Arthrose. 57jährige Frau

Abb. 553. a und b. Osteochondrosis dissecans am Os naviculare pedis (19$^1/_2$-jährige Verkäuferin). Entwicklung des Osteochondrosis dissecans-Herdes aus einer Anlage von Nebenkernen am dorsoproximalen Rand des Knochens (K. H. UEBERSCHÄR)

Abb. 552

Os naviculare pedis

Eine Osteochondrosis dissecans kommt an diesem Knochen sehr selten vor. Veröffentlichungen hierzu erfolgten durch MAU, RAVELLI, DE CUVELAND, UEBERSCHÄR, BRAILSFORD. Letzterer berichtet über 9 Fälle, von diesen sind nicht alle Bilder überzeugend. Zu einem Fall von DE CUVELAND bemerkt RAVELLI, daß er an das sog. „Osteoid-Osteom-Jaffè" denke. Eine gewisse Ähnlichkeit der beiden Krankheitsbilder geht auch aus dem Fall von HEINE hervor (zit. nach RAVELLI). *Differentialdiagnostisch* ist auch auf akzessorische Knöchelchen dieser Gegend zu achten, etwa auf das Os infranaviculare (ZIMMER) oder das Os naviculo-cuneiforme I dorsale (TROELL).

Im Verlauf der Verknöcherung des Os naviculare ist auf sekundäre Ossifikationszentren und Nebenkernbildung zu achten. Isolierte Knochenkerne am oberen Navicularrand wurden von DE CUVELAND, FRANCILLON, FRANCIS, HASSELWANDER, RAVELLI und ZIMMER beschrieben. Nach ÜBERSCHÄRs Beobachtungen finden sich die randständigen Kerne meistens am oberen proximalen Navicularrand, wo auch der von FRANCIS und DE CUVELAND gesehene Nebenkern lag, während sich im Falle von RAVELLI und ZIMMER der isolierte Kern an der dorsalen-distalen Kante befand. UEBERSCHÄR gibt an, daß die Sekundärepiphysen normalerweise um das 20. Lebensjahr mit dem Hauptkern des Os naviculare verschmelzen. Eine darüber hinaus bestehenbleibende Sekundärepiphyse könne in Übereinstimmung mit PFITZNER mit Recht als echtes akzessorisches Skeletelement des Tarsus angesprochen werden. Auf diese Art und Weise resultiere das sog. Os infra- und supranaviculare. Anhand der Verlaufsbeobachtung eines eigenen Falles demonstriert UEBERSCHÄR (Abb. 553), daß ein Ausgang ins Pathologische, nämlich zur aseptischen Nekrose

43*

und Osteochondrosis dissecans, dann zu befürchten sei, wenn multiple Kernanlagen vorhanden sind. Bei einer $19^1/_2$jährigen Verkäuferin, die ziehende Schmerzen im rechten Fuß hatte, zeigte die Röntgenaufnahme am oberen proximalen Navicularrand drei reiskorn- bis erbsengroße Knochenkerne, die noch völlig vom Hauptkern getrennt und normal strukturiert waren. Während zwei dieser Kernanlagen in normaler Weise mit dem Hauptkern verschmolzen, blieb ein Kern isoliert, verkleinerte und verdichtete sich (Abb. 553). Am nicht schmerzhaften linken Fuß fand sich lediglich ein einzelnes, linsengroßes, isoliertes Ossifikationszentrum am dorso-proximalen Navicularrand. Die Bilder geben Veranlassung der Auffassung RIBBINGs zu folgen, der in einer Nebenkernbildung die konstitutionelle Grundlage für das Entstehen einer O.d. sieht. Dem Betrachter der Bilder UEBERSCHÄRs kommt dazu noch der Gedanke, daß möglicherweise statische Abweichungen an der Fußwurzel, vor allem der Plattfuß, eine isolierte Knochenkernbildung und Knochenkernabscherung an der proximalen dorsalen Navicularkante begünstigen.

Os cuboideum

Einen Fall einer Osteochondrosis dissecans am Os culoideum hat NORDMANN beschrieben. Die Untersuchung von ausgekratztem Gewebe führte zur Diagnose einer O.d.

Ossa cuneiformia

Os cuneiforme I pedis. Über Osteochondrosis dissecans am Os cuneiforme I pedis hat J. HERTZ berichtet.

Os cuneiforme II. Einer Mitteilung über das Vorkommen eines isolierten O.d.-Herdes an diesem Knochen bin ich beim Literaturstudium nicht begegnet. Differentialdiagnostisch wäre hier gegenüber einer O.d. das Vorkommen des akzessorischen Os cuneo-metatarsale II dorsale (GÜNTZ) über dem Rücken des distalen Knochenrandes am Gelenk zum Metatarsale II zu beachten.

Metatarsalia

Nicht ganz so selten treten Dissezierungen an den Metatarsalia auf; manchmal in Verbindung mit Veränderungen am Capitulum nach der Art eines Köhler II. An einigen eigenen Beobachtungsfällen sahen wir deutlich abgegrenzte, isolierte, hirsekorngroße Dissekate dieser Art am Capitulum des Metatarsale II.

1. Capitulum des Metatarsale I

CARRELL und CHILDRESS (1940), HUTCHINSON (1943), LAVNER (1947), RAVELLI (1952, 17jähriges Mädchen), ROMANI (1957) haben über Osteochondrosis dissecans am Capitulum des Metatarsale I berichtet. Doppelseitiges Vorkommen wurde beobachtet von SCHÖNEICH, SINIBALDI, ODELBERG-JOHNSON, ERHART. Wir sahen an unserer Klinik eine O.d. am Capitulum des Metatarsale I verhältnismäßig oft (Abb. 554).

Gelegentlich kommt auch ein atypischer epiphysärer isolierter Knochenkern im Köpfchen des Metatarsale I vor, der einem O.d.-Sequester gleicht. Bei konstitutioneller Osteodystrophie ist dies nicht selten. Vielleicht entwickelt sich aus einer solchen akzessorischen Kernanlage eine echte O.d., entsprechend der Ribbingschen Theorie (s. S. 609). Bei der konstitutionellen Osteodystrophie findet man auch nicht selten abgeflachte epiphysäre Knochenenden. Es erscheint mir nicht unwahrscheinlich, daß dieser Abflachung die gleiche Entwicklungsstörung zugrunde liegt, wie der Nebenkernbildung, da ich beobachten konnte, daß bei solchen Fällen nicht selten auf der anderen Seite eine isolierte Kernanlage vorhanden war (Abb. 555). Der Abflachung kann eine Ossifikationshemmung zugrunde liegen, die abgeflachte Knochenstelle kann aber auch von einer entsprechend dickeren Knorpelschicht gedeckt sein, die eine isolierte Kernanlage birgt. Fälle wie die der Abb. 555 und 477 führen zu derartigen Überlegungen.

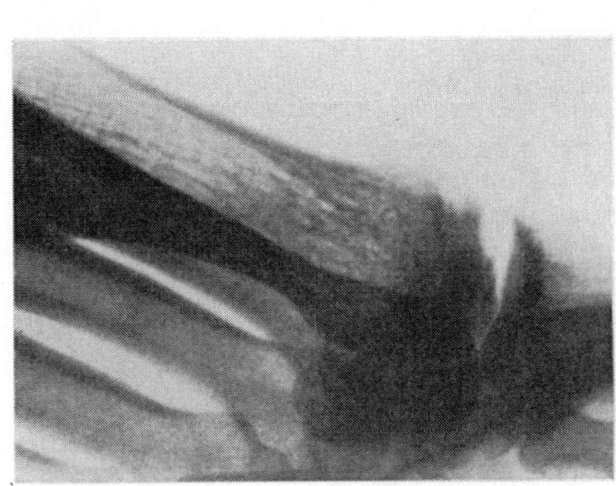
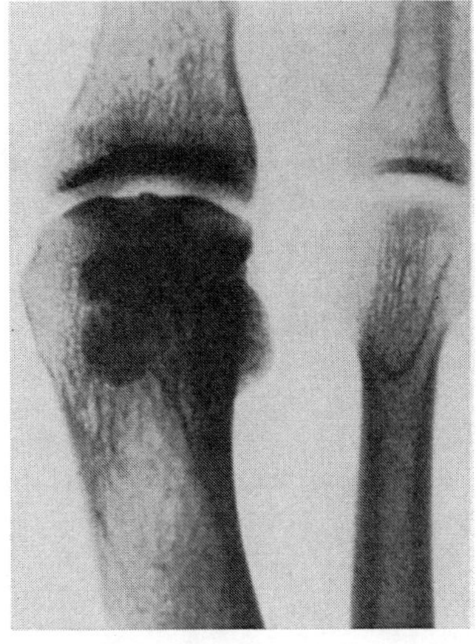

a   b

Abb. 554 a und b. Osteochondrosis dissecans am Capitulum des Metatarsale I. 22jähriger Mann

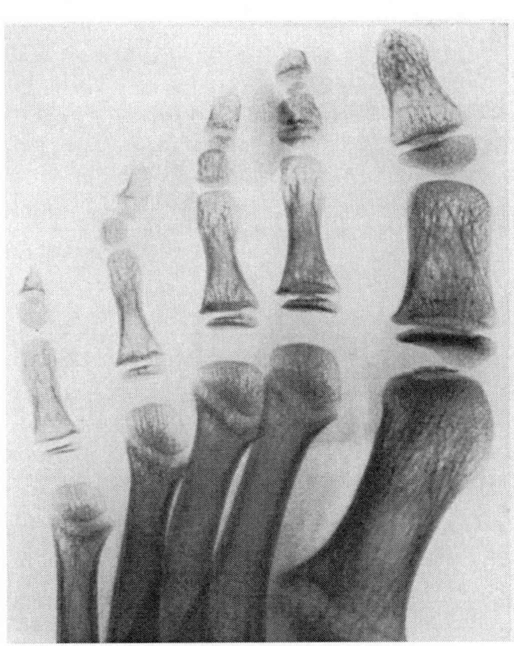
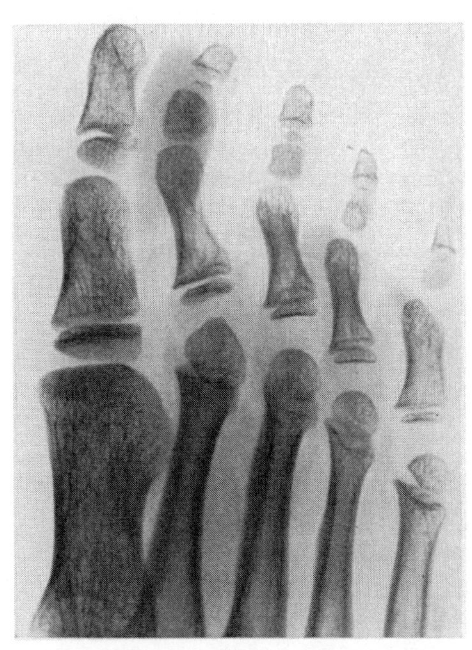

a   b

Abb. 555a u. b. Geringgradige allgemeine Osteodysplasie. Isolierter Knochenkern im Capitulum metatarsi I der einen Seite (a), abgeflachtes Capitulum Metatarsi I der anderen Seite (b), s. Text S. 676

2. Capitulum des Metatarsale II

Zu erwähnen sind hier die Fälle von HELLSTRÖM und ÖSTLING (operativ bestätigt), ferner der etwas unsichere Befund von KAPPIS und von FROMME sowie die Röntgenbilder von SINIBALDI. Anhand von 4 eigenen Fällen geht Z. BÁNKI auf die O.d. am Capitulum des Metatarsale II näher ein. Obwohl die O.d. an dieser Stelle nicht einwandfrei von der Freiberg-Köhlerschen Metatarsalmalacie zu trennen ist, glaubt BÁNKI einige Unterscheidungsmerkmale herausstellen zu können. Es scheint, daß die O.d. etwas später auftritt als die primäre Metatarsalmalacie (vom 7.—18. Lebensjahr). Bei den von BÁNKI beobachteten 4 Fällen handelte es sich um Personen im Alter von 34, 37, 48 und 54 Jahren. Bei der primären Malacie träten auch früher Beschwerden auf, denn ihre Progression sei gegenüber der bei der Osteochondrosis dissecans gesteigert. Die O.d. hingegen könne längere Zeit stumm bleiben.

Aus diagnostischen und therapeutischen Gesichtspunkten heraus sei es nach BÁNKI zweckmäßig, den Krankheitsverlauf in vier Stadien einzuteilen:

1. Stadium. Es dauert vom Erscheinen der Röntgensymptome bis zur Dissektion und fällt ungefähr mit dem 20. Lebensjahr zusammen. Beschwerden treten in diesem Stadium noch nicht auf. Der Befund wird meistens nur zufällig erhoben.

2. Stadium. Die Gelenkmaus liegt noch in ihrem Bett. Eine Arthrosis deformans ist noch nicht entwickelt. Daher bestehen auch jetzt noch keine Beschwerden. Bemerkenswert ist auch, daß die Veränderung mehr an der Dorsalseite des Gelenkköpfchens lokalisiert ist, wie dies in ähnlicher Weise übrigens auch bei der Köhler-Freibergschen Erkrankung festgestellt worden ist (größere Belastung dieser Gegend beim Gehen durch die dorsalflektierte Grundphalanx). Der Gelenkspalt ist nicht verschmälert. Bei der Differentialdiagnose sind traumatische Knochenabsprengungen und Sesambeine abzugrenzen.

3. Stadium. Das Dissekat ist abgestoßen. Eine Arthrose ist noch nicht vorhanden, das Bett beginnt sich aber zu deformieren. Der freie Gelenkkörper verursacht Drucksymptome, eventuell eine Synovitis. In dieser Periode sind Schmerzen charakteristisch. Eine operative Entfernung des freien Körpers kann daher empfohlen werden.

4. Stadium. Man findet nun eine mehr oder weniger ausgeprägte Arthrosis deformans. Das Mausbett ist nur noch schwer zu erkennen, später verschwindet es völlig. Die Deformierungen betreffen einen großen Teil der Gelenkfläche. Neben einer Abflachung des Köpfchens entstehen auch Osteophyten an den Rändern, wodurch morphologisch das Bild dem eines Spätstadiums der primären Metatarsalmalacie gleicht. Auch hyperostotische Diaphysen kommen vor, wie bei der primären Metatarsalmalacie (4. Fall von BÁNKI). An der Arthrosis nimmt auch die Basis der artikulierenden Grundphalange teil.

3. Capitulum des Metatarsale III

Beim Fall von Osteochondrosis dissecans, den BRICKEY und GROW mitteilen, bestand eine Hammerzehe, die durch ein vor 20 Jahren erlittenes Trauma entstanden war. Das ganze Zehengrundgelenk war stark zerstört.

Basis des Großzehenendgliedes

K. H. UEBERSCHÄR beschrieb eine Osteochondrosis dissecans am medialen Rand der Endgliedbasis. HASSELWANDER, DE CUVELAND, TROLLE, FLEISCHNER sahen ähnliche Bilder, deuteten diese aber z. T. unterschiedlich: als Os interphalangeale, als persistierenden Nebenkern der Basisepiphyse (RAVELLI), als Rudiment einer Mittelphalange (HASSELWANDER) (s. auch S. 583).

Literatur zu J. (Osteochondrosis dissecans)

(Literaturangaben zu „Osacetabuli" s. S. 665)

ACKERMANN, L. V., SPJUT, H. J.: Atlas of tumor-pathologie, vol. IV (Tumors of bone and cartilage). Amer. Registry of Pathol. Armed forced Inst. of Pathol. Washinton 1962.

AGATT, D.: Arch. Radiol. (Napoli) 143 (1942).

AHLBÄCK, S.: Arthroseähnliches Syndrom. Med. Tribune, Beih. Nr 41 (1968).

— BAUER, G., BOHNE, W.: Spontaneous osteonekrosis of the knee. Arthr. and Rheum. 11, 708 (1968).

ALDER, A.: Dtsch. Arch. klin. Med. 183, 372 (1939).

— Über konstitutionell bedingte Granulationsveränderungen der Leukocyten. Helv. med. Acta 11, 165 (1944).

ALTHOFF, F.: Über Osteochondritis dissecans des Ellenbogengelenkes anhand von 2 Fällen. Diss. Gießen 1926.

AMSTUTZ, M. C.: Zbl. Chir. 56, 2849 (1929).

— Zit. nach WEILS Handbuch der Orthopädie, Bd. III, S. 358, 1959.

AMTMANN, E., KUMMER, B.: Größe und Richtung der Hüftgelenk-Resultierenden in der Frontalebene. Z. Anat. Entwickl.-Gesch. **127**, 277 (1968).

ANDERSEN, D., BAUMGARTL, F., GREMMEL, H.: Die Röntgendiagnostik des Femoralpatellargelenkes und ihre klin. Bedeutung. Radiologe **1**, 216 (1961).

ANDREESEN, R.: Ermüdungserscheinungen (Nekrose, Pseudarthrosen) des Kahnbeines durch chronisches Trauma (Preßluftwerkzeugarbeiten). Fortschr. Röntgenstr. **60**, 253—263 (1939).

ARCHER, V., PETERSON, CH.: Osteochondritis dissecans. Sth. med. J. (Bgham, Ala.) **23**, 611 (1930). Ref. von WANKE, Zbl. ges. Radiol. **9**, 651 (1930).

ARONSSON, H.: Über Osteochondritis dissecans im Fußgelenk. Zbl. Chir. **69**, 312 (1942).

ASPLUND, G. A.: A few cases of ischio-pubis osteochondritis. Acta chir. scand. **67**, 1 (1930).

ASTOLFI: Radiol. Fis. med. II, N.s. 4, 46 (1937).

ATSATT, R. F.: Loose bodies in the elbow joint. An unusual location and form. J. Bone Jt Surg. 1008—1009.

AXHAUSEN, G.: Über einfache aseptische Knochen-Knorpelnekrose. Chondritis dissecans und Arthritis deformans. Langenbecks Arch. klin. Chir. **99** (1912).

— Knochennekrose und Sequesterbildung. Dtsch. med. Wschr. Nr 3 (1914).

— Die Entstehung der freien Gelenkkörper und ihre Beziehung zur Arthritis deformans. Langenbecks Arch. klin. Chir. 194 (1914).

— Zur Entstehung der freien Solitärkörper des Kniegelenkes. Dtsch. med. Wschr. Nr 30 (1920).

— Bemerkungen und Beiträge zur Entstehung der freien Gelenkkörper. Langenbecks Arch. klin. Chir. **114**, Nr 1 (1920).

— Über Vorkommen und Bedeutung epiphysärer Ernährungsunterbrechungen beim Menschen. Münch. med. Wschr. Nr 24 (1922).

— Gelenkausbrüche und Gelenkeinbrüche im Tierexperiment. Langenbecks Arch. klin. Chir. **124** (1923).

— Ist die embolische Genese der freien Gelenkkörper denkbar? Bruns' Beitr. klin. Chir. **131** (1924).

— Über die Osteochondritis dissecans König's. Klin. Wschr., Nr 24 (1924).

— Der Abgrenzungsvorgang am epiphysären Knochen (Osteochondritis dissecans König). Virchows Arch. path. Anat. **252** (1924).

— Zur Histologie der Gelenkausbildung im Kniegelenk. Bruns' Beitr. klin. Chir. **133**, 89 (1925).

— Die aseptische Knochennekrose und ihre Bedeutung für die Gelenkpathologie. Acta radiol. scand. 60 (1926).

— BERGMANN, E.: Die Ernährungsunterbrechungen am Knochen. In: Handbuch der speziellen pathologischen Anatomie und Histologie, Bd. IX/3, S. 118. Berlin: Springer 1937.

BAETZNER, W.: Gelenk und Beruf. Med. Welt **1932**, 1821, 1861.

BAKER, L. D.: Rhizomelic spondylosis. Orthopaedic and roentgen therapy. J. Bone Jt Surg. **24**, 827—830 (1942).

— COONRAD, R. W., REEVES, R. J., HOYT, W. A., JR.: Marie-Strümpell arthritis. J. Bone Jt Surg. A **32**, 854 (1950).

BANDL, W.: Über die Ätiologie der Osteochondritis dissecans. Helv. chir. Acta **18**, 221 (1951).

BÁNKI, Z.: Osteochondrosis dissec. am Capitulum metatarsale II. Fortschr. Röntgenstr. **104**, 830 (1966).

BARCAROLI, I.: L'osteochondrite dissecante. (Contributo clinico, radiologico e anatomo-patologico). Policlinico, Sez. chir. **38**, 589—605.

BÁRSONY, TH., POLGAR, F.: Ostitis condensans ilii — ein bisher nicht beschriebenes Krankheitsbild. Fortschr. Röntgenstr. **37**, 663—669 (1928).

BARTH, A.: Zbl. Chir. Nr 43 (1895).

— Verh. Ges. Chir. **1896**.

— Die Entstehung und das Wachstum der freien Gelenkkörper. Langenbecks Arch. klin. Chir. **56**, 507 (1898).

— Langenbecks Arch. klin. Chir. 1903.

— Über Entstehung der freien Gelenkkörper mit besonderer Berücksichtigung der arthritischen Gelenkkörper. Langenbecks Arch. klin. Chir. **112** (1919).

— Beitr. path. Anat. **17**.

BARTON, C. J., COCKSHOTT, W. P.: Bone changes in hemoglobin SC disease. Amer. J. Roentgenol. 88, 523 (1962).

BAUER, R.: Mechanische Faktoren bei der Osteochondrosis dissecans des Hüftgelenkes. Verh. Dtsch. Ges. Orthop. u. Traumatologie 55. Kongr. 1968 Kassel. In: Bücherei des Orthopäden, Bd. 3. Stuttgart: F. Enke 1969.

BAUMGARTL, F.: Das Kniegelenk. Berlin-Göttingen-Heidelberg-New York: Springer 1964.

BECLERE, H.: Ostéochondrite disséquante et Corps étranges intraarticulaires du genoce sur filmes ciutrés … J. Radiol. Électrol. **20**, 225 (1936).

BENNINGHOFF, A.: Über den funktionellen Bau des hyalinen Knorpels. Verh. anat. Ges. (Jena), Suppl. ad Anat. Anz. **56**, 250 (1923).

— Experiment. Untersuchungen über den Einfluß verschiedenartiger mechanischer Beanspruchungen auf den Knorpel. Verh. anat. Ges. (Jena), Suppl. ad Anat. Anz. **58**, 194 (1924).

— Form und Bau der Gelenkknorpel in ihren Beziehungen zur Funktion. 1. Mitt.: Die modellierenden und formerhaltenden Faktoren des Knorpelreliefs. Z. Anat. Entwickl.-Gesch. **75/76**, 43 (1925).

— Form und Bau der Gelenkknorpel in ihren Beziehungen zur Funktion. 2. Mitt.: Der Aufbau der Gelenkknorpel in ihren Beziehungen zur Funktion. Z. Zellforsch. **2**, 783 (1925).

— Der funktionelle Bau des hyalinen Knorpels. Ergebn. Anat. Entwickl.-Gesch. **26**, 1 (1925).

— Spaltlinien am Knochen. Anat. Anz. (Jena) **60**, Erg.-H., 189 (1925/26).

— Lehrbuch der Anatomie des Menschen. München-Berlin: Urban & Schwarzenberg 1960.

BENTZON: Acta radiol. (Stockh.) **6**, 155 (1926).

— Acta chir. scand. 44 (1930).

BERENT, F.: Beiträge zur Pathologie der Kreuzdarmbeinfugen. Arch. orthop. Unfall-Chir. **32**, 642—646 (1933).

BERGMANN, E.: Theoretisches, Klinisches und Experimentelles zur Frage der aseptischen Knochennekrose. Dtsch. Z. Chir. **206**, 12 (1927) (Lit.).

BERGMANN, E.: O.d. des Hüftgelenkes. Dtsch. Z. Chir. **217**, 400 (1929).
— Über Keilherde im Hüftkopf. Dtsch. Z. Chir. **233**, 252 (1931).
BERNBECK, R.: Arch. orthop. Unfall-Chir. **44**, 164 (1950).
BERNDT, A. L., HARTY, M.: Transchondral fractures (Osteochondritis dissecans) of the talus. J. Bone Jt Surg. A **41** (1959).
BERNSTEIN, R. M.: J. Bone Jt Surg. **7**, 319 (1925).
BETZEL, F.: Die chronisch-mechanisch bedingten Berufskrankheiten. Dtsch. Ärztebl. Nr 47, 2585 (1965).
BICK, E., COPEL, J. W.: J. Bone Jt Surg. **33**, 783 (1951).
BLÁHA, R.: Rentgenologie kostí a kloubu. SZdN Praha 1963.
BLOCK, W.: Zur Pathogenese unspezifischer Spongiosaerkrankungen der Knochen. Langenbecks Arch. klin. Chir. **174**, 172 (1933).
— Siehe Zbl. ges. Radiol. **21**, 610 (1935).
BÖHLER, L.: Osteochondrosis dissecans und Unfall. Münch. med. Wschr. **1930** II, 1189.
BÖRNER, E.: Klinische und pathologisch-anatomische Beitrage zur Lehre von den Gelenkmäusen. Dtsch. Z. Chir. 70 (1903).
BÖSCH, J.: Arch. orthop. Unfall-Chir. **52**, 155 (1960).
BRAUNE, FISCHER: Zit. nach MAY, E., KUHN, D., DIETHELM, L.
BREITLÄNDER, A.: Osteochondritis dissecans tali. Langenbecks Arch. klin. Chir. **148**, 149 (1927).
BREITNER und LANG: Zit. nach PLATZGUMMER, H.
BRICKEY, P., GROW, J. B.: Osteochondrosis dissecans. Report of cases involving elbow, ankle and metatarso-phalangeal joints. Amer. J. Surg. **48**, 463 (1940).
BROCHER, J. E. W.: Die verkannten Wirbelsäulenverletzungen und Pseudofrakturen. Leipzig: G. Thieme 1944.
— Die Wirbelsäulentuberkulose und ihre Differentialdiagnose. Stuttgart: G. Thieme 1953.
— Die Wirbelsäulenleiden und ihre Differentialdiagnose, S. 206. Stuttgart: G. Thieme 1962.
BROSTRÖM, L.: An unusual case of Osteochondrosis dissecans. Acta orthop. scand. **23**, 23 (1953).
BUCHMANN, J., GITTLEMAN, I. F.: Inorganic blood chemistry with osteochondritis. Amer. J. Dis. Child. **40**, 1250 (1930).
BUCHNER, L., RIEGER, H.: Können freie Gelenkkörper durch Trauma entstehen. Langenbecks Arch. klin. Chir. **116**, 460 (1921).
BUCKEY, P., GROW, J.: Amer. J. Surg. **48**, 463 (1940).
BÜDINGER: Über Ablösung von Gelenkteilen und verwandte Prozesse. Dtsch. Z. Chir. **84**, 311 (1906).
BURCKHARDT, E.: Juvenile Osteochondropathie der Metaphysen. Schweiz. med. Wschr. **43**, 944 (1945).
— Perthes, Osteochondritis dissecans und Coxa vara. Helv. chir. Acta **15**, 3 (1948).
BURCKHARDT, H.: Über Entstehung der freien Gelenkkörper und über Mechanik des Kniegelenkes. Bruns' Beitr. klin. Chir. **130**, 163 (1924) (auszugsweise vorgetragen auf dem Chirurgen-Kongress 1923).
— Arthritis def. und chron. Gel. Krht. Neue Dtsch. Chir., Bd. 52. Stuttgart: F. Enke.

BURCKHARDT, H.: Die pathologische und klinische Bedeutung des inneren Traumas. Langenbecks Arch. klin. Chir. **173**, 828 (1932).
BURI, P. M., GEISER: Z. Unfallmed. Berufskr. **55**, 95 (1962).
BURMAN, M. S., WEINKLE, I. N., LANGSAM, M. J.: Adolescent osteochondritis of the symphysis pubis. With a consideration of the normal roentgenographic changes in the symphysis pubis. J. Bone Jt Surg. **16**, 649 (1934).
BURMAN, M. S.: Amer. J. Roentgenol. **45**, 12 (1941).
BURR, C. R.: Osteochondrosis dissecans. Canad. med. Ass. J. **41**, 232 (1939).
BUSCHER, B.: Fortschr. Röntgenstr. **64**, 2 (1941).
CAFFEY, J.: Pediatric X-ray diagnosis, 1st ed. Chicago: Year Book Publ. 1945.
— Personal communication.
CALOT: Procès-verb. Congr. franc. Chir. 1001.
CAMERER, J. W.: Zur Differentialdiagnose der isolierten Erkrankungen des Schambeines. Kinderärztl. Prax. **13**, 186 (1942).
CARRELL, M. D., CHILDRESS, H. M.: J. Bone Jt Surg. **22**, 442 (1940).
CARLUCCI, G. A.: Cartilage of the outer condyle of the femur as a foreign body in the knee joint. J. Bone Jt Surg. **15**, 796—799 (1933).
CARNEVALE, V.: Osteochondritis dissecans de rotula. A proposito de un nuevo caso. Pren. méd. argent. **1953**, 653.
CARNEVALI, L.: Contributo clinico e istologico allo studio dell' osteochondrite dissecante. Atti Soc. lombarda Chir. **6**, 561 (1938).
CATEL, W.: Mschr. Kinderheilk. **89**, 301 (1942).
CHANDLER, S., KREUSCHER, P. H.: A study of the blood supply of the ligamentum teres and its relation of the circulation of the head of the femur. J. Bone Jt Surg. **14**, 834—846 (1932).
CHATON, M.: Apropos d'une observation de corps étrangers articulaires du coude. Bull. Soc. nat. Chir. **58**, 170—181, 742—744.
CHIZZOLA: Zit. nach ASTOLFI, R.
CHRISTMANN, F. E., D'AMELIO, F.: Osteochondritis dissecans nach KÖNIG. Rev. Ortop. **2**, 457—464 [Span.].
COBEY, M. C.: Milit. Surg. **93**, 184 (1943).
COHN, H. H.: Bull. Hosp. Jt Dis. (N.Y.) **4**, 86 (1943).
COLTART, W. D.: J. Bone Jt Surg. B **34**, 545 (1952).
CONRADY, E.: Das Os acetabuli ... Diss. München 1957.
CONWAY, FR. M.: Osteochondritis dissecans; description of stages of condition and its probable traumatic etiology. Amer. J. Surg. **38**, 691—699 (1937).
— Amer. J. Surg. **99**, 410.
CORDES: Osteochondritis dissecans im Sprunggelenk. Zbl. Chir. **54**, 1252 (1927).
CORPER, F. J.: Osteochondritis ischiopubica in childhood. Amer. J. Dis. Child. **56**, 957 (1938).
CRYSLER, W. E., MORTON, H. S.: Amer. J. Roentgenol. **54**, 41 (1945).
CUVELAND, E. DE: Über Beziehungen zwischen vorderer Außenknöchelapophyse und Os subfibulare mit differentialdiagnostischen Erwägungen. Fortschr. Röntgenstr. **83**, 213 (1955).

CUVELAND, E. DE, HEUCK, F.: Über akzessorische Knochenkerne an der unteren Fibulaepiphyse und Os subfibulare ant. post. Z. Orthop. **85**, 421 (1954).

DAINELLI, M.: Su di un caso di osteochondrite della branca ischiopubica. Ref. in Zentr.-Org. ges. Chir. **58**, 121 (1932).

DANFORTH, M. S.: The treatment of Legg-Calvé-Perthes dissease without weight-bearing. J. Bone Jt. Surg. **16**, 516—534 (1934).

DAVIDSON, W.: Radiological appearence and clinical significance of Osteochondritis ischio-pubica. Acta paediat. (Uppsala) **11** (1930).

DAVIS, S.: Osteochondrosis dissecans patellae. Brit. J. Radiol. **39**, 673—675 (1966).

DAWSON, C. W.: Osteochondritis dissecans. Arch. Surg. **46**, 635—638 (1943).

DEBRUNNER, H.: Handbuch der Orthopädie IV/I, S. 656. Stuttgart: G. Thieme 1961.

DECKER, P.: Guerison d'une osteochondrite disséquante bilat. du genou. Schweiz. med. Wschr. **1938I**, 221.

DEGINDER, W. L.: Osteochondrosis dissecans of the talus. Radiology **65**, 590 (1955).

DELCHEF: Zit. nach GROSS. Zbl. Chir. **61**, 454 (1933).

DEMARK, R. E. VAN: Osteochondrosis dissecans with spontaneous healing. J. Bone Jt Surg. A **34**, 143 (1952).

DENGLER, S.: Überlastungsschäden an der oberen Extremität. Zbl. Chir. **1938**, 2531—2536.

DE PALMA, A. F.: Diseases of the knee. Philadelphia: J. B. Lippincott Co. 1954.

DEUTSCHLÄNDER: Zu den seltenen Formen der Osteochondritis dissecans. Tagg der Vereinig. Nordwestdtsch. Chirurgen in Danzig 1929. (Zit. nach HÄUPTLI.)

DIETHELM, L.: Zur Kenntnis der Entwicklungsgeschichte der Wirbelsäule und der Wirbelkörperfehlbildungen. Fortschr. Röntgenstr. **68**, 209 (1943).

DINKEL, L.: Der seltene Befund einer O. d. am fibularen Rand der Talusrolle. Fortschr. Röntgenstr. **115**, 265 (1971).

DITTRICH, K.: Virchows Arch. path. Anat. **258**, 759 (1925).

DOMACK, G.: Beitr. Orthop. Traum. **10**, 686 (1963).

DRAGONETTI, M.: Osteochondrite dissecante bilaterale del ginocchio. Arch. Ortop. (Milano) **55**, 533 (1939).

DÜBEN, W.: Umbauzone an der kindlichen Sitz-Schambeinverbindung und ihre differentialdiagnostische Bedeutung. Chirurg **21**, 148 (1950).

DURHAM, H. A.: Ischiopubic osteochondritis. J. Bone Jt Surg. **19**, 937 (1937).

DYES, O.: Beginnende Osteochondritis dissecans (KÖNIG). Röntgenpraxis **5**, 637—638 (1933).

— Morbus Perthes u. O. d. König. Zbl. Chir. **1933**, 434.

EBACH, G.: Über die Nagelung der Osteochondritis (-osis) dissecans am Kniegelenk. Z. Orthop. **97**, 456 (1963).

EBERHARDT, H.: Die Osteochondrosis dissecans des Knies und ihre Behandlung. Ärztl. Prax. **16**, 1592 (1964).

EDGREN, W., VAINIO, S.: Osteochondrosis juvenilis lumbalis. Acta chir. scand. **227**, 1—47 (1957).

EHALT: Grafting of joint cartilage bone blocks from the bank. VI. Congr. Soc. Internat. Chir. Orthop. et Traumatolog. Bern 1954, p. 419.

EHLER, E.: Beitrag zur Ausformung der menschlichen Hüftpfanne . . . Anat. Anz. **107**, 257 (1959).

EKENGREN, K., LINDBLOM, K.: Dissecting disc. herniation in a 4 year old child. Acta radiol. (Stockh.) **48**, 156 (1957).

ELIASEN, P. N. V.: Nogle bemaerkninger om den saakaldte osteochondritis ischiopubica. Nord. Med. **11**, 2312 (1941) [Danish].

ELINGSHAUSEN, H. P.: Eine seltene Lokalisation... Fortschr. Röntgenstr. **82**, 829 (1955).

EMR, J.: Sborn. věd. Prací lék. Fak. Hradci Králové **6**, 5, 497 (1963).

ERB, K.: Foramen supratrochleare humeri und freier Körper im Ellenbogengelenk. Fortschr. Röntgenstr. **43**, 787 (1933).

— Über das Vorkommen freier und gestielter Knochenkörper in der fossa olecrani und ihre Beziehungen zum Foramen supratrochleare. Langenbecks Arch. klin. Chir. **185**, 482 (1936).

ERDHEIM, J.: Fortschr. Röntgenstr. **52**, 234 (1935).

ERHART, O.: Osteochondrosis dissecans am Metatarsusköpfchen I. Z. Orthop. **105**, 439 (1968).

ERLER, F.: Über ein Osteochondrom an der Talusrolle. Zbl. Chir. **59**, 1360 (1932).

EYRE-BROOK, A. L.: Osteochondritis deformans coxae juvenilis or Perthes disease: The result of treatment by tract in recumbency. Brit. J. Surg. **24**, 166—182 (1936).

FACZYNSKI, A.: Chir. Narząd. Ruchu **29**, 108 (1964).

FAIRBANK, H. A. T.: Osteochondritis dissecans. Brit. J. Surg. **21**, 67—82 (1933).

— Ischiopubic osteochondritis. Brit. med. J. **1938I**, 148.

FEINE, HENKEL: Szintigraphische Untersuchungen bei der spontanen Knochennekrose des Kniegelenkes. 50. Dtsch. Röntgenkongr. Stuttgart: G. Thieme 1969.

FERGUSON, A. B.: Roentgen diagnosis of the extremities and spine, 2nd ed. New York: Paul B. Hoeber 1949.

FIEDLER, J.: Osteochondrosis dissecans am oberen Pfannenrand des Hüftgelenkes. Fortschr. Röntgenstr. **74**, 207 (1951).

FILIPPI, G.: Contributo allo studio della osteochondrite dissecante (König). Chir. Organi Mov. **16**, 35—103.

FORESTIER, J.: The importance of sacro-iliac changes in the early diagnosis of ankylosing spondylarthritis. Marie-Strümpell-Bechterew disease. Radiology **33**, 389—402 (1939).

FOUQUET, G.: Sur trois cas d'ostéochondrite disséquante du genou. Bull. Soc. Radiol. méd. France **23**, 193 (1935).

FRANCILLON, M. R.: Ischiometrische Untersuchungen bei Osteochondritis dissecans coxae. Z. orthop. Chir. **57**, 392 (1932).

FRANCON, F.: Services rendus par la tomographie pour la diagnostic de l'ostéochondrite disséquante du genou. Sem. Hôp. Paris **43**, 1226 (1967).

FREDET, P.: A propos de l'ostéochondrite disséquante. Bull. Soc. nat. Chir. **59**, 711—714.

FREEHAFER, A. A.: J. Bone Jt Surg. A **42**, 777 (1960).

FREIBERG, A. H., WOOLEY, P. G.: Osteochondritis dissecans; concerning relation to formation of joint mice. Amer. J. orthop. Surg. **8**, 477—494 (1910—1911).

FREUDENBERG, R.: Arthrose des Ellenbogengelenkes bei einem Lokomotivheizer. Arch. orthop. Unfall-Chir. **34**, 585—587 (1934).

FREUND, E.: Über einen Fall von Pseudoosteochondritis dissecans des Femurkopfes. Arch. orthop. Unfall-Chir. **30**, 57—66 (1931).

— Osteochondritis dissecans of the head of the femur. Partitial idiopathic aseptic necrosis of the femural head. Arch. Surg. **39**, 323—352 (1939).

FRIEDL, E.: Beitrag zur Osteochondritis dissecans des Hüftgelenkes. Röntgenpraxis 8, 16 (1936).

— Osteochondrosis dissecans. Fortschr. Röntgenstr. **67**, 17 (1943).

FROMME, A.: Langenbecks Arch. klin. Chir. **116** (1921). Zit. nach WEIL, S., Handbuch der Orthopädie, Bd. III, S. 355, 1959.

FRÜND: Med.-naturw. Ges., med. Abt. Münster i.W., Sitzg v. 14.6.1926 (siehe WALTER).

GALDAU, D.: Contributo alla osteopatologia degli organi di movimento. Chir. Organi Mov. **12**, 297—303 (1928).

— Deux cas d' ostéochondrite disséquante à localisation insolite. J. Radiol. Électrol. **15**, 567—568 (1931).

GALEAZZI, R.: Ref. Zentr.-Org. ges. Chir. **74**, 695 (1935); **79**, 415 (1936).

GALLAND, M.: Ostéochondrose vertebrale disséquante douloureuse de l'adulte. Rev. Rhum. **17**,607 (1950).

GARCIA DIAZ: Un cas d' ostéochondrite juvénile de l'astragale. Bull. Soc. Chirurgiens Paris **54**, 986 (1928).

GARDINER, C.: J. Bone Jt Surg. A **42**, 777 (1960).

GASCA, H.: Un cas de necrose aseptique du condyle interne. J. Radiol. Électrol. **34**, 66 (1953).

GEISER, M.: Aseptische Osteochondronekrose und Unfall. Z. Unfallmed. Berufskr. **48**, 203 (1955).

GEMMINI: Zit. nach WEIL, S., Handbuch der Orthopädie, Bd. III, S. 354. Stuttgart: G. Thieme 1959.

GERLINGHOFF, P.: Osteochondritis dissecans des Kniegelenkes nach Funktion. Diss. Berlin (22 S.).

GEYMAN, MILTON, J.: Osteochondritis dissecans. Radiology **11**, 315—320 (1928).

GILL, A. B.: Legg-Perthes-disease of the hip: Its early roentgenographic manifestations and its cyclical course. J. Bone Jt Surg. **22**, 1013—1047 (1940).

GLASS, E.: Ref. Zbl. ges. Radiol. **26**, 413 (1938).

GLAUNER, R.: Ref. Zbl. ges. Radiol. **26**, 483 (1938).

— MARQUARDT, W.: Röntgendiag. des Hüftgelenkes. Fortschr. Röntgenstr., Erg.-Bd. 77 (1956).

GLOGOWSKI, G.: Die Pauwelsche intertrochantere Varisierungsosteotomie bei der Osteochondrosis dissecans coxae. Z. Orthop. **98**, 189 (1964).

GLORIEUX, P.: Deux cas d'ostéochondrite disséquante. J. belge Radiol. **19**, 38.

— Les traumatismes rachidiens. J. belge Radiol. **21**, 259 (1932).

GOTHMAN, B., NORDSTRÖM, S.: A case of bilat. O. d. at the lat. condyle of the tibia. Acta chir. scand. **107**, 128 (1954).

GOLD, E.: Über das Vorkommen und das klinische Bild der dissecierenden Osteochondritis am Hüftgelenk. Dtsch. Z. Chir. **225**, 296 (1930).

GOLDSZTAJN, M., KUSMIDERSKI, J.: Osteochondrosis dissecans of the elbow. Pol. Przegl. radiol. **29**, 313 (1965).

GOLLASCH, W.: Osteochondritis dissecans des Handgelenkes. Röntgenpraxis **14**, 468 (1942).

GRANT, J. C. B.: A method of anatomy, 2nd ed. Baltimore: Williams & Wilkins Co. 1940.

GRASSER, C. H.: Kleiner Beitrag zur Osteochondritis dissec. des Hüftgelenkes. Acta radiol. bohemosl. **2**, 3 (1939).

GRAUER, S.: Ein atypischer Knochenschatten im Ellenbogenbereich. Fortschr. Röntgenstr. **36**, 1277 (1927).

GREEN, W. T., BANKS, H. H.: J. Bone Jt Surg. A **35**, 26 (1953).

GROSS, W.: Osteochondritis an beiden Schultern. Zbl. Chir. **1934**, 451—454.

GRÜNIG, P.: Die Verteilung der „Erkrankungen der Muskeln, Knochen und Gelenke durch Arbeit mit Preßluftwerkzeugen" hinsichtlich ihrer Lokalisation. Diss. Münster i.W. 1940.

GSCHWEND, M.: Arch. orthop. Unfall-Chir. **51**, 49 (1960).

GÜNTZ, E.: Röntgenpraxis 7, 463 (1935).

— Über die vordere dreieckige Wirbelabtrennung. Fortschr. Röntgenstr. **69**, 155 (1944).

GUILIANI, G. M.: L'influenze della vasco-carissazione nell' os cuneo-metat. II dorsale osteogenesi conneti cale e nella formazione di cartilagenesi (condrogenesi) (Ricerche spermentali). Arch. ital. Chir. **38**, 645—686 (1934).

GUILLEMINET, M., BARBIER: Osteochondrosis dissecans of the hip. J. Bone Jt Surg. A **34**, 268 (1952).

GUNSETT, SICHEL, LEVIN: Bull. Soc. Radiol. méd. France **23**, 546.

GUTZEIT: Osteochondrosis dissecans der Zwischenwirbelscheibe zwischen 5. und 6. HW. Fortschr. Röntgenstr. **37**, 399.

HAAGE, H.: Ref. über A. SCHULZE, Zur Osteochondritis dissecans der Hüftpfanne. Zbl. ges. Radiol. **75**, 241 (1963).

HAAS, A.: Zbl. Chir. **1937**, 2873.

HAASE, W.: Seltene partielle Hüftkopfnekrose nach Trauma. Zbl. Chir. **1935**, 1997.

HACKENBROCH, M.: Die Arthrosis deformans der Hüfte. Grundlagen und Behandlung. Leipzig 1944.

— Handbuch der Orthopädie, Bd. IV/1, S. 357. Stuttgart: G. Thieme 1957.

HÄBLER, C.: Knocheninfarkt und Epiphyseonekrosen. In: BÜRKLE DE LA CAMP u. P. ROSTOCK, Handbuch der gesamten Unfallheilkunde. Bd. I, S. 349. Stuttgart: F. Enke 1955.

HÄUPTLI, O.: Die aseptischen Chondro-Osteonekrosen . . . Berlin: W. de Gruyter & Co. 1954.

HAMMERBECK, W.: Der äußerlich sichtbare Bandscheibenprolaps der Wirbelsäule. Virchows Arch. path. Anat. **294**, 8 (1934).

HANSON, R.: Acta chir. scand. **60**, 309 (1926).

— Acta orthop. scand. **1**, 34.

HARBIN, MAXWELL: Osteochondritis, focal and multiple. Amer. J.Roentgenol. **29**, 763—765,795—797 (1933).

HARDER, J.: Osteochondritis dissecans-artige Veränderung an einem Processus uncinatus (zugleich: Studie über die sog. Uncovertebralgelenke). Fortschr. Röntgenstr. **96**, 423 (1962).

HARE, H. F., HAGGART, G. E.: Osteitis condensans Ilii. J. Amer. med. Ass. **128**, 723—727 (1945).

HARMS: Osteochondrosis dissecans an der Talusrolle? Zbl. Chir. **54**, 1017.

HAUBERG, G.: Verh. dtsch. orthop. Ges. **43**, 362 (1955).

HAUCK, G. V.: Arch. orthop. Unfall-Chir. **45**, 152 (1952).

HEEREN, J.: Über röntgenologisch nachweisbare Veränderungen der Scham-Sitzbeinepiphyse und ihre klinische Bedeutung. Röntgenpraxis **5**, 12 (1933).

HEGEMANN, G.: Die „spontanen" aseptischen Knochennekrosen des Ellenbogengelenkes. Fortschr. Röntgenstr. **75**, 89 (1951).

HEIDENBLUT, A.: Doppelseitige persist. Schaltknochen am hinteren Rand des Acetabulum. Fortschr. Röntgenstr. **99**, 109 (1963).

HEINE, J.: Beitrag zur Pathogenese d. O. d. Dtsch. Z. Chir. **206**, 119 (1927).

HELLMER, H.: Röntgenologische Beobachtungen über Ossifikationsstörungen. Limbus vertebrae (die sog. persistierenden Wirbelkörperepiphysen). Acta radiol. (Stockh.) **13**, 483 (1932).

HELLSTRÖM, J.: Erfahrungen über die O. d. Zbl. Chir. **1934**, 410.

— Mschr. Unfallheilk. 59 (1937).

— ÖSTLING, K.: Acta radiol. (Stockh.) **13**, 483 (1932) („Limbus").

— — Ein klinischer Beitrag zur Kenntnis der O. d. Acta chir. scand. (Stockh.) **75**, 273 (1934) (Schrifttum).

HENSCHEN: Zit. nach WEIL, S., Handbuch der Orthopädie, Bd. III, S. 355. Stuttgart: G. Thieme 1959.

HERMANSON, R. H.: Radiology **47**, 349 (1946).

HERMODSON, I.: Acta radiol. (Stockh.) **25**, 269 (1944).

HERTZ, J.: Acta chir. scand. **81**, 213 (1938).

HEYMAN, C. H.: Late results of treatment of congenital dislocation of the hip. J. Amer. med. Ass. **106**, 11—15 (1936).

— HERNDON, C. H.: Legg-Perthes-disease. J. Bone Jt Surg. A **32**, 767 (1950).

HEYWOOD, A. W. B.: J. Bone Jt Surg B **43**, 508 (1961).

HILDEBRAND: Dtsch. Z. Chir. **42**, 292 (1896).

HILKEVITCH, A.: Siehe MILLER, L. F.

HILLGER, H.: Eine seltene Lokalisation der O. d. Fortschr. Röntgenstr. **81**, 829 (1954).

HIPP, E.: Die Gefäße des Hüftkopfes (Anatomie, Angiographie u. Klinik). Beilageheft zu Bd. **96**, Z. Orthop. (1962).

— THIEMEL: Zur Diagnose und Differentialdiagnose der aseptischen Epiphyseonekrosen, der Osteochondrosis dissecans und der Chondromatose am Ellenbogen. Fortschr. Med. **86**, 6 (1968).

HIRSCH, A.: Über Osteochondrosis ischiopubica. Kinderärztl. Prax. **4**, 458 (1933).

HIRSCH, J. S.: Zit nach ELINGSHAUSEN, H. P.

HOECK: Zit. nach MARQUARDT, W.

HOHMANN, J.: Handbuch der Orthopädie, Bd. IV/ S. 846. Stuttgart: G. Thieme 1957.

HOLST, CHANDRIKOFF: Fortschr. Röntgenstr. **35**, 204 (1927).

HOPF: Z. Orthop. **91**, 145 (1959).

HOWALD, H.: Zur Kenntnis der O. d. Arch. Orthop. Mechano-Therap. **41**, 730 (1942).

HOWE, W. W., JR., LACEY, T. II., SCHWARTZ, R. P.: A study of the gross anatomy of the arteries supplying the proximal portion of the femur and the acetabulum. J. Bone Jt Surg. A **32**, 856 (1950).

HUECK, H.: Über die Osteochondritis dissecans. Münch. med. Wschr. **1930**, 1872.

HULTÉN: Acta chir. scand. **64**, Suppl. 15.

HULTKRANTZ, W.: Über die Spaltrichtung der Gelenkknorpel. Verh. anat. Ges. Kiel **14**, 248 (1898).

HUTCHINSON, R. G.: Brit. J. Radiol. **16**, 147 (1943).

IDELBERGER, K. H.: Die spontanen Osteochondronekrosen. In: Orthopädische Erkrankungen des Kindesalters, S. 56. Berlin-Göttingen-Heidelberg: Springer 1959.

INTROZZI, A. S.: Über Pathogenese und Physiopathologie der dystrophischen Epiphysenerkrankungen des Wachstumsalters. Bol. Inst. Chir. quis Univ. B. Aires **7**, 190—232 (1931).

— Experimenteller Beitrag zur Pathogenese und Physiopathologie der dystrophischen Epiphysenaffektionen des Wachstumsalters. Sem. méd. **1933 I**, 968—979 [Span.].

JAMES, C. C. M.: Late bone lesions in caisson disease. Lancet **1945**, 6—8.

JANKER, R.: Die Epiphysen der Wirbelkörper und ihre Veränderungen „Persistierende Wirbelkörperepiphysen". Röntgenpraxis **2**, 501 (1930). — Fortschr. Röntgenstr. **41**, 597 (1930); **44**, 519 (1931).

JANSSON, G.: O. d. (König) vom röntgenologischen Gesichtspunkt aus betrachtet. Acta radiol. (Stockh.) **11**, 33 (1930).

JAROSCH, W.: Demonstration zur Pathologie des Hüftgelenkes (freier Körper). Fortschr. Röntgenstr. **48**, 127 (1933).

JENNY, F.: Über traumatisch entstandene Knochennekrosen. Praxis **46**, 1023—1025 (1949).

JOESTEN, CHR.: Über persistierende Apophysen an der Lendenwirbelsäule. Arch. orthop. Unfall-Chir. **28**, 622 (1930).

JONES, D. B.: March fracture of the inferior pubic ramus: A report of three cases. Radiology **41**, 586 (1943).

JORGENSEN, H. G., PETERSEN: Bilaterale aseptische Osteonekrose des Calcaneus. Fortschr. Röntgenstr. **93**, 388 (1960).

JUNGE, H., HEUCK, F.: Die Osteochondropathia ischiopubica. Gleichzeitig ein Beitrag zur normalen Entwicklung der Scham-Sitzbeingrenze im Wachstumsalter. Fortschr. Röntgenstr. **78**, 656 (1953).

JUNGHANNS, H.: Fortschr. Röntgenstr. **42**, 333, 704 (1930).

— Fortschr. Röntgenstr. **43**, 275 (1931).

KAHLER, O. H., BRAUNBEHRENS, H. VON: Skeletveränderungen im Sinne des Kretinismus nach Strumektomie im Kindesalter. Fortschr. Röntgenstr. **72**, 190 (1949).

KAHLSTROM, S. C., BURON, C. C., PHEMISTER, D. B.: Aseptic necrosis of bone I. infarction of bones in caisson disease resulting inecapsulated and calcified areas in diaphysis and in arthritis deformans. Surg. Gynec. Obst. **68**, 129 (1939).

KAHR, E.: Zur Ätiologie der O. d. Fortschr. Röntgenstr. **88**, 319 (1958).

KALLIUS: 44. Tagg der Vereinig. Nordwestdtsch. Chirurg. Göttingen, Sitzg v. 10.—11. 6. 1932. Ref. Zbl. Chir. **1932**, 2906—2908. — Ref. Zbl. ges. Radiol. **14**, 424 (1933).

KAMNIKER, K.: Beitrag zur Kenntnis der freien Gelenkkörper des Ellenbogengelenkes. Dtsch. Z. Chir. **243**, 464 (1934).

KAPPIS, M.: Über die eigenartigen Knorpelverletzungen am Capitulum humeri und deren Beziehung zur Entstehung der freien Ellenbogenkörper. Dtsch. Z. Chir. **142**, 182 (1917).

— Über Bauwachstum und Ursprung der Gelenkmäuse. Dtsch. Z. Chir. **157**, 214—242 (1920) (Lit.).

— Zur Lehre von Gelenkmäusen. Dtsch. med. Wschr. 1920.

— Weitere Beiträge zur traumatisch-mechanischen Entstehung der „spontanen" Knorpelablösungen (sog. O. d.). Dtsch. Z. Chir. **171**, 13—29 (1922).

— Osteochondritis dissecans und traumatische Gelenkmäuse. Dtsch. Z. Chir. **171**, 157—178 (1922).

— Die anatomische Bedeutung des Wachstums der Gelenkmäuse. Dtsch. Z. Chir. **1922**, 367—383.

KARCHER, H.: Seltene Lokalisation der Osteochondritis dissec. unter besonderer Berücksichtigung ihrer Genese. Langenbecks Arch. klin. Chir. **271**, 449 (1952). — Dtsch. Z. Chir. **271**, 449 (1952).

KAŠPAR, M., FIALA, O., HEROUT, V.: Aseptische Nekrose der äußeren Kondylen der Schenkelbeine. Fortschr. Röntgenstr. **102**, 195 (1965).

KEHL: Beitrag zur Perthesschen Krankheit. 49. Tagg Dtsch. Ges. Chir. Ref. Langenbecks Arch. klin. Chir. **138**, 65 (1925).

KESSEL, K.: Chir. Narząd Ruchu 4, 115 [Poln.]. Ref. Zbl. ges. Radiol. **11**, 575 (1932).

KILFOY, E. J.: Osteochondritis dissec. of the left elbow. Amer. J. Surg. **53**, 496 (1941). [Siehe THOMS, Acta radiol. (Stockh.) **34**, 165 (1950)].

KING, D.: O. d. a clinical study of twenty-four cases. J. Bone Jt. Surg. **14**, 535—544 (1932).

— RICHARDS, V.: Osteochondritis dissecans of hip. J. Bone Jt Surg. **22**, 327—348 (1940).

KISTLER, G. H.: Sequences of experimental infarktion of the femur in rabbits. Arch. Surg. **29**, 584—611 (1934).

— Effects of circulatory disturbances on the structure and healing of bone. Injuries of the head of the femur in young rabbits. Arch. Surg. **33**, 225—247 (1936).

KJAERGAARD, S.: Corpus liberum im Fußgelenk. Verh. der dän. Chir. Ges. 37—41 (1925). Hospitalstidende **69**, Nr 20 [Dänisch].

KLINKE, J.: Fortschr. Röntgenstr. **63**, 176 (1940/1941).

KLÜMPER, STREY, WILLING, HOHMANN: Das Krankheitsbild des Morbus Gaucher. Fortschr. Röntgenstr. **109**, 640 (1968).

KNUTSSON, F.: Observations on the growth of the vertebral body in Scheuermann's disease. Acta radiol. (Stockh.) **30**, 97 (1948).

KOCH, FR., WAGNER, H.: Die Osteochondritis ischiopubica, eine wenig bekannte Lokalisation der „aseptischen Knochennekrosen". Mschr. Kinderheilk. **100**, 323 (1952).

KÖHLER, A.: Siehe ZIMMER, E. A.:

KÖNIG, FRANZ: Berl. klin. Wschr. Nr 47 (1879).

— Über freie Körper in den Gelenken. Dtsch. Z. Chir. **27**, 90 (1888).

— Zur Geschichte der Fremdkörper in den Gelenken. Langenbecks Arch. klin. Chir. **59**, 49 (1899).

— Lehrbuch der speziellen Chirurgie. Berlin 1900.

— Zur Frage der Osteochondritis dissecans. Zbl. Chir. **32**, 809 (1905).

— Binnenverletzungen des Kniegelenkes. Ther. d. Gegenw. 1922.

KÖNIG, FRITZ: O. d. (Teilnekrose an den Gelenkenden). Langenbecks Arch. klin. Chir. **81**, 65 (1906); **142**, Kongreßber. 140—145, 600—602.

KÖNIG, S.: Über Absprengungsfrakturen am vorderen und hinteren Abschnitt des distalen Endes der Tibia .... Langenbecks Arch. klin. Chir. **99**, 656 (1912).

KOHLER, M.: Osteochondropathia ischiopubica. Kinderärztl. Prax. **22**, 5 (1954).

KOLODNY, A.: The architecture and the blood supply of the head and neck of the femur and their importance in the pathology of fractures of the neck. J. Bone Jt Surg. **7**, 575—597 (1925).

KONJETZNY, G. E., AXHAUSEN, G.: Über O. d. Zbl. Chir. 1924.

KRAFT, R.: Dtsch. Z. Chir. **233**, 345 (1931).

KRAGELUND: Studien über pathologische Anatomie und Pathogenese der Gelenkmausbildung. Zbl. Chir. **14**, 412 (1887).

KRÖKER, P.: Ein Beitrag zur O. d. Röntgenpraxis 7, 455 (1935).

KROH, F.: Osteochondritis dissecans der Hüftpfanne, Kölner Chirurgenverigg 15. 6. 1927.

— Klinische und histologische Beiträge z. Lehre v. d. O. d. des Kniegelenkes. Langenbecks Arch. klin. Chir. **149**, 421 (1928).

— Die Osteochondritis ischiopubica. Zbl. Chir. **61**, 2392 (1934).

— Zit. nach WEIL, S. In: Handbuch der Orthopädie, Bd. III, S. 356. Stuttgart: G. Thieme 1959.

KUMMER, B.: Die Beanspruchung der Gelenke, dargestellt am Beispiel des menschlichen Hüftgelenkes. Verh. Dtsch. Ges. Orthop. 55 Kongr. 1968, S. 301.

— Die Beanspruchung des menschlichen Hüftgelenkes. 1. Allgem. Problematik. Z. Anat. Entwickl.-Gesch. **127**, 286 (1968).

LAARMANN, A.: Der Pressluftschaden. Leipzig. G. Thieme 1944.

LACROIX, P.: Sur une prétendue Coxa plana expérimentale. Acta brev. neerl. Physiol. **12**, 53—54 (1942).

LÄWEN, A.: Über Osteochondritis dissecans am Talocruralgelenk und ihre operative Behandlung. Zbl. Chir. **56**, 2498 (1929).

LAGOMARSINO, E.: Zur traumatischen Ursache der dissezierten Osteochondritis dissecans König. Rev. Orthop. **5**, 369 (1936).

— Rev. Orthop. **13**, 221 (1944).

LAMAS, A.: Osteochondritis dissecans des Knies. An. Fac. Med. Montevideo **13**, 762—768 [Spanisch].

LAMPE, C. E.: Acta orthop. scand. **26**, 1, 33 (1956).

LANG, F. J.: Mikroskopische Befunde bei juveniler Arthritis deformans. Virchows Arch. path. Anat. **239**, 76 (1922).

LANG, F. J.: Zur Kenntnis der Veränderungen der Hüftpfanne bei Arthritis deformans. Virchows Arch. path. Anat. **252**, 578 (1924).

— Über die Bedeutung des Traumas für die Entstehung der Köhlerschen Krankheit der Metatarsalköpfchen. Wien. klin. Wschr. **37**, 917 (1924).

— Über die Bedeutung des Traumas für die Entstehung der Osteochondrosis coxae juvenilis deformans, der Köhlerschen Krankheit, der Osteochondrosis dissecans, der Apophysitis tibialis sowie Osteochondritis des Mondbeines. Zbl. Chir. **58**, 770 (1931).

— Bruns' Beitr. klin. Chir. **171**, 581 (1941).

LANG, H.: Zur Frage der Osteochondritis dissecans und ihrer Genese. Der dtsch. Militärarzt **7**, 747 (1942).

LANGE, M.: Zwei Fälle von doppelseitiger Osteochondritis dissecans (König) der Femurköpfe. Z. orthop. Chir. **51**, 269 (1929).

LANGTON, C. D.: Some points in the diagnosis of osteochondritis of the knee. Proc. roy. Soc. Med., **35**, 206 (1942).

LASSERE, C. J.: Rev. rheumat. **24** (2), 154 (1957).

LAUBER, H. L., HILDEBRAND, E., BURGMAN, P.: Wien. klin. Wschr. **37**, 917 (1924).

— — — Experimentelle Untersuchungen über die Veränderungen an den Epiphysen bei Ratten durch Vitamin-A-freie Ernährung. Z. ges. exp. Med. **106**, 193—200 (1939).

LAVNER, G.: Osteochondritis dissecans. Amer. J. Roentgenol. **57**, 56 (1947).

LEB, A.: Langenbecks Arch. klin. Chir. **131**, 425 (1924).

LE DAMANY, P.: La cavité cotyloide. Évolution ontogénique comparée de sa profondeur chez l'homme et les animaux. J. Anat. (Paris) **40**, 387—413 (1904).

LEDOUX-LEBARD, G., HECKER, J. P., BONAN, J., BEAVY, L.: Ostéochondrite ischio-pubienne ou maladie de van Neck-Odelberg. J. Radiol. Électrol. **35**, 419 (1954).

LEGER, W.: Hat die Kantenabtrennung an den Wirbelkörpern eine klinische Bedeutung. Arch. orthop. Unfall-Chir. **47**, 159 (1955).

LEHMANN, J. K.: Osteochondritische Gelenkmäuse. Langenbecks Arch. klin. Chir. **142**, 36—38 (1926) (Kongreßber.).

— Serienuntersuchungen an osteochondritischen Gelenkmäusen. Langenbecks Arch. klin. Chir. **173**, 220—221 (1932) (Kongreßber.).

— Über die Entstehung der Osteochondritis, subchondrale Knochennekrose. Zbl. Chir. **1935**, 1443.

— Mschr. Unfallheilk. **58** (1937).

LEISS, F.: Über Ostéochondritis disséquante mit besonderer Berücksichtigung der jugendlichen Fälle. Diss. Marburg a. d. Lahn 1932, S. 31.

LENORMANT, CH.: Sur l'ostéochondritis disséquante de la hanche. Bull. Soc. nat. Chir. (Paris) **58**, 1503—1504.

LENZ, W.: Krampfbrüche im Schultergelenk. Mschr. Unfallheilk. **57**, 11 (1954).

LERCH, A.: Typische Sportschäden der Sprunggelenke bei Fußballspielern. Med. Klin. **2**, 1643 (1935).

LERNER, H. H., WARKINS, B., RESNICK, B.: Amer. J. Roentgenol. **55**, 717 (1946).

LEVY, L. J., GIRARD, P. M.: Legg-Perthes disease. A comparative study of various methods of treatment. J. Bone Jt Surg. **24**, 663—671 (1942).

LEXER, E.: Weitere Untersuchungen über Knochenarterien und ihre Bedeutung für krankhafte Vorgänge. Langenbecks Arch. klin. Chir. **73**, 481—491 (1904).

— KULIGA, P., TÜRK, W.: Untersuchungen über Knochenarterien mittels Röntgenaufnahmen injizierter Knochen und ihre Bedeutung für einzelne pathologische Vorgänge am Knochensystem. Berlin: A. Hirschwald 1904.

LIEBMANN, CH., ISEMANN, R. M.: O. d. Amer. J. Roentgenol. **43**, 865 (1940).

LIECHTI, A., FEISTMANN, E.: Untersuchungen bei Preßluftarbeitern. Radiol. clin. (Basel) **8**, 321 (1939).

LIEHS, G.: Die Nebenkernbildung bei der normalen und gestörten Epiphysen-Ossific. und ihre Beziehung zu den aseptischen Nekrosen. Fortschr. Röntgenstr. **80**, 153 (1954).

LINDBLOM, K.: Discography of dissecting. Transosseaus ruptures of intervertebral discs in the lumbar region. Acta radiol. (Stockh.) **36**, 12 (1951).

LINDE: Zbl. Chir. 1922.

LINDE, F.: Über Schädigung der Ellenbogengelenke durch Arbeit mit Preßluftwerkzeugen, eine besonders bei Bergleuten häufige Erkrankung. Münch. med. Wschr. **2**, 2009—2011 (1932).

LINDEMANN, K.: Die juvenilen Osteochondrosen. In: Handbuch der Orthopädie, Bd. I, S. 169—182. Stuttgart: G. Thieme 1957.

LINDSTRÖM, J.: Microvascular anatomy of synovial tissue. Acta orthop. scand., Suppl. No 7 (1936).

LINO, G.: Su due casi di corpi liberi articolari del ginocchio. Ann. ital. Chir. **10**, 426—438.

LINOW, F.: Berufskrankheiten durch Preßluftwerkzeuge in der Steinbruchindustrie. Kasuistischer Beitrag zu den entschädigungspflichtigen Berufskrankheiten. Mschr. Unfallheilk. **41**, 81—84 (1934).

LIPSCOMB, P. R., CHATTERTON, C. C.: Osteochondritis juvenilis of the acetabulum. J. Bone Jt Surg. **24**, 372 (1942).

LITTLEJOHN, C. W. B.: Osteochondritis and in particular Osteochondritis dissecans. Aust. N. Z. J. Surg. **2**, 278 (1933).

LÖFGREN, L.: Spontaneous healing of osteochondritis dissecans. Acta chir. scand. **106**, 460 (1964).

LÖHR, W.: Über Spontanheilung von Osteochondritis genu. 49 Tagg Dtsch. Ges. Chir. 1925. Ref. Verh. Dtsch. Ges. Chir. in Langenbecks Arch. klin. Chir. **138**, 63 (1925).

— Epiphysenstörungen im Ellenbogengelenk, zugleich ein Versuch der genetischen Erklärung der Osteochondritis dissecans. Langenbecks Arch. klin. Chir. **157**, 191 (1929).

— Zbl. Chir. **45** (1929).

— Langenbecks Arch. klin. Chir. **162**, 489 u. 119 (Kongr.-Ber.) (1930).

LOGROSCINO, D.: Il ligamento rotondo e le sue arterie nella pathologia dell' epiphisi femorale. Chir. Organi Mov. **22**, 111—146 (1936).

LONGHI, L.: Sulla osteochondrite ischio-pubica. Ref. in Zent.-Org. ges. Chir. **107**, 383 (1942/43).

LONGTON, C. D.: Some points in the diagnosis of Osteochondritis of the knee. Proc. roy. Soc. Med. **35**, 206—207 (1942).

LOTZIN: Osteochondrosis dissecans und Trauma. Zbl. Chir. **55**, 2704 (1928).

LUDLOFF: O. d. des Kniegelenkes. Verh. dtsch. Ges. Chir. 1908.

LUSCHKA: Zit. nach RUNGE, K.

MAC DONALD, COLIN: The radiological aspect of certain forms of Osteochondritis. Med. J. Aust. 1, 423 (1926). Ref. Zbl. ges. Radiol. **1**, 472 (1926).

MAC FADDEN, G. D. F.: Ischio-pubic osteochondritis with report of case. Brit. med. J. **1938 I**, 1309.

MADERSTEIG, K.: Fortschr. Röntgenstr. **46**, 441 (1932).

MAELE, M. VAN DE: Les ostéochondrites juvéniles. J. belge Radiol. **21**, 181—230.

MANFREDI, M.: Considerazioni su alcuni casi di osteochondrite ischiopubica. Ref. Zentr.-Org. ges. Chir. **65**, 632 (1933/34).

MANNHEIM, H.: Weitere Beobachtungen freier Körper in Zwischenwirbelgelenken. Zbl. Chir. **60**, 1332—1335 (1933).

MARECK, K. L.: J. Bone Jt Surg. B **34**, 90 (1952).

MARIAN, J.: Betrachtung über einen Fall von Osteochondritis des Schultergelenkes. Spital **52**, 394—396 (1932).

MARIAN, M. L.: Un cas d' ostéochondrite de l' épaule. Rev. Orthop. **22**, 36—40 (1935).

MARIQUE, P.: Ostéochondrite disséquante de la rotula . . . Acta orthop. belg. **18**, 316 (1952).

MARKS, K. L.: Flake fracture of the talus progressing to osteochondritis dissec. J. Bone Jt Surg. B **34**, 90 (1952).

MAROTEAUX, P., LAMY, BERNARD: Presse méd. **65**, 1205 (1957).

MARQUARDT, W.: Die Klinik und Röntgenologie der angeborenen enchondralen Verknöcherung. Fortschr. Röntgenstr. **71** (I), 511 (II), 794 (1949).

MARTENSON, L., SCHELLER, S.: Clinical and roentgen. studies of so called osteochondritis dissecans in the knee. Acta radiol. (Stockh.) 1967.

MATHEY, J. A.: Radiol. clin. (Basel) Suppl. **13** (1944).

MATHIESEN: Hospitalstidende **68**, 777 (1925).

MAU, H.: Röntgenpraxis **4**, 649 (1932).

— Wesen und Bedeutung der enchondralen Dysostosen, S. 358. Stuttgart: G. Thieme 1959. Z. Orthop. **91**, 582 (1959).

— MAU, C.: Degenerative Erkrankungen des Fußes. In: Handbuch der Orthopädie., Bd. IV/2, S. 923. Stuttgart: G. Thieme 1957.

MAUCLAIRE, MINET: Artrite traumatique et professionelle du coude par trépidation chez un marbier. Ann. Méd. lég. **13**, 404—405 (1933).

MAY, E., KUHN, D., DIETHELM, L.: Knorpelläsionen an den Femurcondylen im Experiment bei Traumatisierung der Patella. Arch. orthop. Unfall-Chir. **54**, 301—323 (1962).

MEISELS, E. L.: Osteochondritis der Patella bipartita. Fortschr. Röntgenstr. **37**, 42 (1928).

MEISSNER, K.: Osteochondritis ischiopubica. Tuberk.-Arzt **5**, 390 (1951).

MENNENGA, M.: Experimentelle Untersuchungen über die Erzeugung von Knochennekrosen durch Einspritzung von physiologischer Kochsalzlösung, artfremdem Serum und arteigenem Blut in das Knochenmark. Dtsch. Z. Chir. **252**, 49—93 (1939).

MENSOR, M. C., MELODY, G. F.: J. Bone Jt Surg. A **23**, 903 (1941).

MEYENBURG, H. V.: Über Abtrennung der hinteren Wirbelkörperkante als ,,Ursache von Ischias". Radiol. klin. (Basel) **15**, 215 (1946).

MEYER-WILDISEN, R.: O. d. und freie Körper der Ellenbogengelenke. Schweiz. med. Wschr. **1932 I**, 579.

MICHANS, J. R.: O. d. des Kniegelenkes. Pren. méd. argent. **18**, 1401—1414 [Spanisch].

MILLER, F.: Ein Fall von Bruch der Spongiosa des Schenkelhalses mit dem Verlauf einer Osteochondropathie. Sovet. Chir. **6**, 1079 (1936) [Russ.].

MILLER, L. F.: Osteochondritis dissecans of capitellum of humerus. Radiology **27**, 237—239 (1936).

— HILKEVITCH, A.: Osteochondritis dissecans of the shoulder. Amer. J. Roentgenol. **63**, 223 (1950).

MILTNER, L. J., HU, C. H.: Osteochondritis of the femur. An experimental study. Arch. Surg. **27**, 645—657 (1933).

MOBERG, E.: Referat über aseptische Knochennekrosen auf der 84. Tagg der Dtsch. Ges. für Chir. 29.3.—1.4.1967, München.

MOHING, M.: Z. orthop. Chir. **92**, 543 (1960).

— Med. Klin. **56**, 1000 (1961).

MORGAN, P. W.: Osteochondritis dissecans of the supratrochlear septum. Radiology **60**, 241 (1953).

MORQUIO, L.: Bull. Soc. Pédiat. Paris **27**, 145 (1929).

MORRIS, M. L. C., KENNETH MCGIBBON: J. Bone Jt Surg. B **44**, 562 (1962).

MORTON, H. D., CRYSLER, W. E.: J. Bone Jt Surg. **27**, 12 (1945).

MOSELEY, H. F.: Shoulder lesions. Springfield (Ill.): Ch. C. Thomas 1935.

MOUCHET, A.: Osteochondritis dissequante de la hanche. Presse méd. **1935 II**, 1483.

MÜLLER, M. E.: Zit. nach WAGNER, H. (persönl. Mitt.).

— Die hüftnahen Femurosteotomien. Stuttgart: G. Thieme 1957.

MÜLLER, U.: Spontanheilung der Osteochondritis dissecans. Z. orthop. Chir. **81**, 377 (1951).

MÜLLER, W.: Neue Experimente zur Frage des Einflusses der mechanischen Beanspruchung auf Knochen und Wachstumszonen. Bruns' Beitr. klin. Chir. **130**, 459—475 (1923).

— Gleichzeitiges Auftreten von Osteochondritis dissecans in sechs Gelenken. Dtsch. Z. Chir. **238**, 635—640 (1933).

— Überanstrengungsschäden der Knochen. Leipzig: J. A. Barth 1944.

— HETZLAR, W.: Familiäre generalisierte Osteochondritis dissecans zahlreicher Gelenke und der Wirbelsäule. Dtsch. Z. Chir. **241**, 795—804 (1933).

MUNK, J.: Aseptic nekrosis in a cervical vertebra. Brit. J. Radiol. **24**, 103 (1951).

MURRAY: Zit. nach WEIL, S., Handbuch der Orthopädie, Bd. III, S. 353. Stuttgart: G. Thieme 1959.

MYRHE, H.: On O. d. trochleae tali. Acta radiol. (Stockh.) **20**, 272 (1939).

NAGURA, SH.: Das Wesen und die Entstehung der Osteochondritis dissecans König (bzw. der Perthes Köhler II und ähnliche Krankheiten) und Veränderungen an wachsenden Knochen. Zbl. Chir. **64**, 2049 (1937). Ref. Zbl. ges. Radiol. **26**, 413 (1938).

NAGURA, SH.: Ein Beitrag zur Entstehung der Perthesschen Krankheit. Zbl. Chir. **65**, 1707 (1938).

— Das Wesen der sog. Umbauzonen „Knorpelcalluszone". Zbl. Chir. **67**, 1971 (1940).

NARVESTAD, T.: A case of osteochondritis dissec. of the ankle. Acta radiol. (Stockh.) **30**, 209 (1948).

NAVANI, S. V.: Osteochondrosis dissecans patellae. Brit. J. Radiol. **39**, 673—675 (1966).

NECK, M. VAN: Osteochondrite du pubis. Ref. Zentr.-Org. ges. Chir. **29**, 469 (1925).

NEGRE, BOLOT: Osteochondrite dissequante bilaterale de l'astragal. J. Radiol. Électrol. **34**, 592 (1953).

NES, C. P. VAN: Zit. nach WAGNER, H. (persönl. Mitt.).

NIEDERWIESER, O., GRAUER, O.: Osteochondrolysis traumatica. Röntgenpraxis **12**, 152 (1940).

NIEDNER, F.: Zur Kenntnis der normalen und pathologischen Anatomie der Wirbelkörperrandleisten. Fortschr. Röntgenstr. **46**, 628 (1932).

— Fortschr. Röntgenstr. **47**, 70 (1933).

NIELSEN, A.: Acta med. scand. **69**, 305 (1932).

— Osteochondritis dissecans capituli humeri. Acta orthop. scand. **4**, 307—457 (1933).

— Osteochondritis dissecans capituli humeri. I. Teil. Pathogenese. Chirurg **6**, 438 (1934).

— Osteochondritis dissecans capituli humeri. II. Teil Verlauf und Prognose. Chirurg **6**, 479 (1934).

— Chirurg **7**, 438 (1936).

NIESSEN, H.: Über symmetrische Osteochondritis dissecans der lateralen Femurcondylen. Bruns' Beitr. klin. Chir. **143**, 15 u. 159—170 (1928).

NISBET, N. W.: J. Bone Jt Surg. B **36**, 244 (1954).

NITTER, L.: Osteochondritis ischiopubica. Nord. med. **37**, 184 (1948), [Norweg.].

NORDENSON, N. G.: Über die Kenntnis der Gefäßversorgung des Caput femoris über das Lig. teres femoris. Nord. med. **1936**, 715—718 [Schwed.].

— Sur la vascularisation de la tête du fémur par la voie du ligament rond fémoral. Lyon chir. **35**, 178—187 (1938).

NORDENTOFT, J.: Quoted by ELIASEN.

NORDMANN: Z. Orthop. **80**, 12 (1951).

NORMAN: Zit. nach HACKENBROCH, M., Handbuch der Orthopädie, Bd. IV/1, S. 360. Stuttgart: G. Thieme 1961.

NORMAN, A., BULLOUGH, P.: Bull. Hosp. Jt Dis. (N.Y.) **24**, 99 (1963).

NORMAN, O.: Spontane Heilung einer Osteochondrosis dissecans im Kniegelenk. Radiologie **3**, 420 (1963).

NOVOTNY, H.: Osteochondrosis dissecans in two brothers . . . Acta radiol. (Stockh.) **37**, 493 (1952). The pre- and developed state.

NUSSBAUM, A.: Die arteriellen Gefäße der Epiphysen des Oberschenkels und ihre Beziehungen zu normalen und pathologischen Vorgängen. Bruns' Beitr. klin. Chir. **130**, 495 (1924).

— Die Gefäße am oberen Femurende und ihre Beziehungen zu pathologischen Prozessen. Bruns' Beitr. klin. Chir. **137**, 332—345 (1926).

OCHSENSCHLAGER: Z. orthop. Chir. **91**, 495 (1959).

ODELBERG-JOHNSON, O.: Osteochondritis dissecans am Capitulum metatarsale I beiderseits.

OPPENHEIMER, A.: Radiol. **39**, 98 (1942).

OTT, V. R.: Röntgenologische Beobachtungen bei Ochronosis. Z. Rheumaforsch. **15**, 65 (1956).

OUTLAND, T. A.: Relationship of osteochondritis dissecans to trauma. Amer. J. Surg. **31**, 165 (1936).

— FLOOD, J.: Osteochondritis dissecans acetabuli. Amer. J. Surg. **33**, 276 (1936).

OWRE, A.: Chondromalacia patellae. Acta chir. scand. **77**, Suppl. 41, 159 (1926).

PAAS, H. R.: Seltene posttraumatische Kniescheibenbefunde. Dtsch. Z. Chir. **240** (1933).

PAITRE, BOURGUET, DU: L'osteochondrite disséquante. Rev. Chir. (Paris) **65**, 625 (1927).

PAITRE, R.: A propos de quinze observations nouvelles d' osteochondrite disséquante du genou. Bull. soc. nat. Chir. **59**, 695 (1933).

PAITRE, R. F. C.: Arch. méd. 1927.

— Les corps étrangers articulaires. Arch. méd. milit. **95**, 164 (1931).

PANNER: Acta radiol. (Stockh.) **3**, 129 (1924).

PAPPAS, A. M.: The osteochondrosis (Symposium) Pediat. Clin. N. Amer. **14**, 549 (1967).

PARCYNSKI, J.: Chir. Narząd. Ruchu **20**, 331 (1955).

— Chir. Narząd. Ruchu **20**, 331 (1955). Ref. Zbl. ges. Radiol. **50**, 38 (1956).

PARISEL, F.: L'hypothèse de Ribbing dans l'ostéochondrite disséquante du genou. Acta orthop. belg. **19**, 190 (1953)

— L'ostéochondrite ischio-pubienne. Brux.-méd. **35**, 438 (1955).

PAUWELS, F.: Gesammelte Abhandlungen zur funktionellen Anatomie des Bewegungsapparates. Berlin-Heidelberg-New York: Springer 1965.

PEIĆ, ST.: Freie Körper im lat. Menisco-Tibial-Gelenk. Z. orthop. Chir. **100**, 116 (1965).

PELS-LEUSDEN, A.: Zbl. Chir. **1929**, 2849. Zit. nach HOPF, A.).

PERACHIA, G.: Sulla osteochondrite dissecante delle rotula (LÄWEN). Boll. spezial. med. Chir. **6**, 241—251.

PERASSI, F., PORRO, G.: Dell osteochondrite dissequante de ginocchio. Radiologica (Roma) **8**, 267 (1952).

PETERSEN, K. E.: Osteochondritis ischiopubica. Nord. Med. **13**, 17 (1942) [Danish.].

PETERSEN, O. JORGENSEN, H. G.: Fortschr. Röntgenstr. **93**, 388 (1960).

PEZCOLLER, A.: Contributo allo studio dell' osteochondrite del gomito. Arch. ital. Chir. **43**, 257 (1936).

PFITZNER: Zit. nach ELLINGHAUSEN.

PHEMISTER, D.: Amer. J. Roentgenol. **16**, 340 (1926).

— Surg. Gynec. Obstet. **59**, 415—440 (1934).

— Changes in bones and joints from interruption of circulation. 2. Nontraumatic lesions in adults with bone infraction; arthritis deformans. Arch. Surg. **41**, 1455—1482 (1940).

PHILLIPS, M. N., STARK, R. F.: Osteochondritis dissecans of the carpal scaphoid. Brit. J. Radiol. **38**, 633 (1965).

PICK, M., PICKERING: Familial osteochondritis dissecans. J. Bone Jt Surg. B **37**, 142 (1955).

PICOT, N.: O. d. J. de Radiol. **18**, 170.

PIRIE, A. H.: Amer. J. Roentgenol. **8** 569 (1921).

PITZEN, P.: Z. orthop. Chir. **81** 7, (1952).

PLATZGUMMER, H.: Die O. d. (König). Arch. orthop. Unfall-Chir. **46**, 650 (1954).

PÖSCHL, M.: Aseptische Osteochondronekrosen als Unfallfolge. „Sportmedicine" Proc. of the Internat. Sympos. of Medic. and Physiol. of Sports and Athl. (Helsinki) 17.—18. 7. 1952. Ed by KARVONEN, M. J. Finnish Assoc. of Sports Medicine. Helsinki: 1953.

— Wachstum an abgesprengten Epiphysen- und Knochenstückchen. Fortschr. Röntgenstr. **87**, 756 (1957).

POLICARD, LERICHE: Presse méd. 1923.

POLLAK, R.: Osteochondritis ischiopubica. Wien. med. Wschr. **84**, 777 (1934).

PORTYCH, L.: Chir. Narząd. Ruchu **21**, 153 (1956).

POULET, VAILLARD: Arch. Physiol. 1885.

POZZI, E.: O. d. Rev. Chir. **7**, 234—238 [Span.].

PRATJE, A.: Über die Ossifikation des Beckens. Verh. der anat. Ges., Erg.-H. zum Anat. Anz. **78**, 53 (1934).

PROTAR, M. HUSSON J.: Trois cas d' osteochondrite disséquante de l'ostragale. J. Radiol. Électrol. **33**, 415 (1952).

PUHL, H. LINDEMANN K.: Über die Entstehung freier Gelenkkörper im Talo-crural-Gelenk. Arch. orthop. Unfall-Chir. **38**, 726 (1938).

RABL, C. R. H.: Zit. nach REHBEIN.

— Z. orthop. Chir. **74**, 252 (1943).

RADOCHAY, SOMOGYI: Zbl. Chir. **83**, 1825 (1958).

RAHM, H.: Zur Frage der Disposition bei der O. d. Capituli humeri. Zbl. Chir. **1934**, 2263.

— Mschr. Unfallheilk. 574 (1935).

RATHKE, F. W.: Fortschr. Röntgenstr. **46**, 66 u. 415 (1932).

RAVELLI, A.: Zum Röntgenbild des menschlichen Kniegelenkes. Fortschr. Röntgenstr. **71**, 614 (1949).

— Osteochondrolysis dissecans am Condylus fibularis femoris. Fortschr. Röntgenstr. **75**, 492 (1951).

— Langenbecks Arch. klin. Chir. **269**, 61 (1951).

— Osteochondrosis dissecans am Köpfchen des ersten Mittelfußknochens. Fortschr. Röntgenstr. **76**, 270 (1952).

— Radiol. clin. (Basel) **23**, 162 (1954).

— O. d. am Kahnbein der Hand. Radiol. clin. (Basel) **24**, 97 (1955).

— O. d. am Os navic. pedis. Z. orthop. Chir. **85**, 485 (1955).

RAVENTOS-MORAGAS, A.: Osteochondritis del septum supratrochlear. Chirurg. ginec. Urol. **3**, 191—196 (1952).

RAY, R. B., COUGHLIN, E. J., JR.: J. Bone Jt Surg A **29**, 697 (1947).

REDLICH, F. H.: Osteochondrosis dissecans beider Kniescheiben. Fortschr. Röntgenstr. **111**, 712 (1969).

REHBEIN, D.: Die Entstehung der O. d. Langenbecks Arch. klin. Chir. **69**, 265 (1950).

— Experimentelles zur Entstehung örtlicher Malazien. Verh. Dtsch. orthop. Ges. 38. Kongr., Beilageheft z. Z. orthop. Chir. **80**, 35 (1950).

REILLY, W. A.: The granules in the leucocytes in gargolism. Amer. J. Dis. Child. **62**, 489 (1941).

REINHARDT, K.: Diskussionsbemerkung zur Arbeit von REDLICH, F. H. Fortschr. Röntgenstr. **113**, 251 (1970).

REISCHAUER: Arch. orthop. Mechano-Therap. **22**, 45 (1924) (Lit.).

REISCHAUER, F.: Ermüdungserscheinungen am Knochensystem. 31. Tagg der südostdtsch. Chir.-Verigg. Zbl. Chir. **64** (1937).

— Ermüdungserscheinungen am Knochensystem. Bruns' Beitr. klin. Chir. **166**, 315 (1937).

— Ermüdungs- und Übernutzungserscheinungen am Knochen. Fortschr. Röntgenstr. **58**, 343 (1938).

RENDICH, R. A., SHAPIRO, A. V.: Osteitis condensans ilii. J. Bone Jt Surg. **18**, 899—908 (1936).

RESCANIÉRES, A.: J. Radiol. Électrol. **29**, 626 (1948).

REY, J.: Osteochondritis dissecans der Hüftgelenkpfanne. Z. orthop. Chir. **58**, 559—561 (1932).

REZEK, J.: Die Arthrographie. Fortschr. Röntgenstr. **89**, 319 (1958).

RIBBING, S.: Studien über hereditäre, multiple Epiphysenstörungen. Acta radiol. (Stockh.) Suppl. **34**, 107 (1937).

— Zur Ätiologie der O. d. Acta radiol. (Stockh.) **25**, 732 (1944).

— Hereditäre multiple Epiphysenstörungen und O. d. Acta radiol. (Stockh.) **36**, 397 (1951).

— Folgerungen aus hereditären multiplen Epiphysenstörungen auf die Ätiologie der örtlichen Malacien, insbesondere der O. d. Acta orthop. scand. **24**, 286 (1955).

RICHARDS, T. K.: Osteochondritis dissecans. Amer. J. Roentgenol. **19**, 278—284 (1928).

RIDEOUT, D. F., DAVIS, S., NAVANI, S. V.: Osteochondritis dissecans patellae. Brit. J. Radiol. **39**, 673—675 (1966).

RIEGER: Münch. med. Wschr. **56**, 719.

RIESS, E.: Nachuntersuchung bei Kranken mit Osteochondritis dissecans. Arch. orthop. Unfall-Chir. **30**, 217 (1931).

RIMANN: Virchows Arch. path. Anat. **180**, 446 (1905).

RIOSALIDO, J.: Osteochondritis des oberen Humerusendes. Arch. esp. Pediat. **16**, 557—565 (1932) [Span.].

ROBERTS, N.: Zit. nach HACKENBROCH, M.: Handbuch der Orthopädie, Bd. IV/1, S. 360. Stuttgart: G. Thieme 1961.

— HUGHES, E. v.: J. Bone Jt Surg. B **39**, 219 (1957).

RÖDÉN, ST., TILLEGÅRD, P., UNANDER-SCHARIN, L.: Osteochondritis dissecans and similar lesions of the talus. Report of fiftyfive cases with special reference to etiology and treatment. Acta orthop. scand. **23**, 51 (1953).

RÖPKE: Osteochondritis dissecans. Langenbecks Arch. klin. Chir. **152**, 57—87 (1928).

ROESNER, E.: Bruns' Beitr. klin. Chir. **127**, 537 (1922).

ROESNER, T.: Die Entstehungsmechanik der sog. Osteochondritis dissecans am Kniegelenk. Bruns' Beitr. klin. Chir. 1922. — Münch. med. Wschr. 1922.

ROGERS, J. D., BICKEL, W. H.: J. Bone Jt Surg. A **34**, 135 (1952).

ROGERS, W. M., GLADSTONE, H.: Vascular foramina arterial supply of the distal end of the femur. J. Bone Jt Surg. A **32**, No 4, 867 (1950).

ROMPE, G.: Die Bedeutung konstitutioneller Faktoren bei der Osteochondritis dissecans der Hüftköpfe. Z. orthop. Chir. **96**, 164 (1962).

— Frühergebnisse der Anheftung von Osteochondrosis dissecans-Herden mit Knochenspänen. Z. orthop. Chir. **101**, 241 (1966) (Lit.).

ROSENTAL, T., GINSBURG, W.: Osteochondritis juv. def. (Perthes?) condyli ext. femoris (TREFILJEV). Novaja chirurgija **2**, 500 (1926). Ref. Zbl. ges. Radiol. **1**, 500 (1926) (KAULL).

ROSTOCK, P.: Reichsversicherungsamtentscheidung über den Zusammenhang zwischen Osteochondritis dissecans genu und einem Unfall. Mschr. Unfallheilk. **39**, 20—23 (1932).

— Osteochondritis dissecans des Ellenbogens und Preßluftwerkzeugarbeit. Arch. orthop. Unfall-Chir. **33**, 449—445 (1933).

— Arch. orthop. Unfall-Chir. **36**, 502 (1936).

— Röntgenpraxis **8**, 303 (1936).

— Med. Klin. **1936** I, 341.

RÜHLE: Arch. orthop. Unfall-Chir. **19**, 518 (1921).

RÜTT, A.: Z. orthop. Chir. **92**, 440 u. 464 (1960).

RUMBOLD, C.: J. Bone Jt Surg. A **18**, 230 (1936).

RUMPOLD, H. J.: Beitrag zum Verknöcherungszentrum im proximalen Gelenkteil der ulna. Fortschr. Röntgenstr. **99**, 809 (1963).

RUNGE, K.: Über die Nebenknochenkerne der Wirbelkörper. Fortschr. Röntgenstr. **60**, 323 (1939); (ausführl. Schrifttum).

RUTISHAUSER, E.: Ernährungsstörungen des Knochens. Ärztl. Mh. berufl. Fortb. **3**, H. 4 (1947).

— MAJNO, G.: Les lésions osseuses par surcharge dans le squelette normal. Resultats exp. Schweiz. med. Wschr. **79**, 281 (1949).

RUTSCHEIDT, F.: Z. orthop. Chir. **91**, 180 (1959).

SAEGESSER, F.: L'ostéonècrose traumatique. Thèse No 1948, Genéve 1945.

SAKOV, I.: Zur Frage der Osteochondritis dissecans. Vestn. Rentgenol. Radiol. **11**, 209—214 mitdtsch. Zusfass. 218 [Russ.].

SALAMON, M. J.: Osteochondrite dissecante du coude et de l'epaule. Bull. et mém. Soc. anat. Paris **93**, 608—612 (1923).

SAUPE, E.: Multiple große geschichtete Gelenkkörper am Kniegelenk. Fortschr. Röntgenstr. **37**, 12—14 (1929).

SCABELL, A.: Zur Pathogenese der Osteochondritis dissecans bei endemischem Kretinismus. Schweiz. med. Wschr. **2**, 703—707 (1928).

SCHAEFER: Zbl. Chir. **62**, 170 (1935).

SCHAEFER, R. F., STRICKROOT, L., PURCELL, F. H.: The endocrine implication of juvenile Chondroepiphysitis. J. Amer. med. Ass. **112**, 1917 (1939).

SCHAEFER, V.: Der Zusammenhang zwischen O. d. (subchondrale Knochennekrose) u. Unfall. Mschr. Unfallheilk. **43**, 21 (1936).

SCHALLOCK, G.: Untersuchungen zur Morphologie der Kniegelenkmenisci anhand von Messungen und histologischen Befunden. Virchows Arch. path. Anat. **304**, 559 (1939).

— Untersuchungen zur Pathogenese von Aufbauveränderungen an den knorpeligen Anteilen des Kniegelenkes. In: Konstitutions- und Wehrpathologie, H. 49. Jena: Fischer 1942.

— Die Osteoarthrosen (von GAMP, A., LINDEMANN, K., SCHALLOCK, G., u.a. In: Der Rheumatismus, Bd. 31. Darmstadt: Steinkopf 1956.

SCHELLER, S.: Roentgenographic studies on the ossification of the distal femoral epiphysis. Acta radiol. (Stockh.), Suppl. **248** (1965).

SCHERTLEIN, A.: Über das sog. chir. os acet. Inaug.-Diss. Würzburg 1922.

SCHIEBER, M.: Zur Kenntnis der O. d. Arch. orthop. Unfall-Chir. **29**, 84 (1930).

— Über der sog. Osteochondritis dissecans des Kniegelenkes. Pol. Przegl. radiol. **6**, 177—186 [Poln.].

SCHIFFER, E.: Verknöcherte Gelenkmäuse im Kniegelenk. Orv. Hetil. **70**, Nr 45, 1232 [Ungar.].

SCHINZ, H.: Fortschr. Röntgenstr. **29**, 193 (1922).

— Über das normale Septum und die Fossa supratrochlearis. Radiol. clin. (Basel) **14**, 19 (1945).

— Zit. nach WEIL, S. In: Handbuch der Orthopädie, Bd. III, S. 353, 1959.

SCHINZ, H. R., BAENSCH, W. E., FRIEDL, E., UEHLINGER, E.: Lehrbuch der Röntgendiagnostik. Stuttgart: G. Thieme 1952.

SCHLÜTER, K., MEY, W.: Aseptische Osteonekrose an der Gelenkfläche des Schienbeinkopfes. Z. Orthop. **86**, 42 (1955).

SCHMIDT, A.: Experimentelle Gelenkfrakturen. Zur Frage der Osteochondritis dissecans. Bruns' Beitr. klin. Chir. **132**, 129—149 (1924).

— Recherches expérimentales sur le sort des fragments ostéocartilagenieux détachés des surfaces articulaires du genou. Bruns' Beitr. klin. Chir. **130** (1923).

— Zur Entstehung der freien Gelenkkörper. Ein Beitrag zur Mechanik des Kniegelenks. Bruns' Beitr. klin. Chir. **131** (1924).

— Experimentelle Gelenkfrakturen zur Frage der Osteochondrosis dissecans. Bruns' Beitr. klin. Chir. **132**, 129 (1924).

— Münch. med. Wschr. **94**, 2398 (1952).

SCHMIDT, E.: Zbl. Chir. **84**, 256 (1959).

SCHMIEDEN: Langenbecks Arch. klin. Chir. **62** (1900).

SCHMORL: Langenbecks Arch. klin. Chir. **150**, 42 (1928).

— Langenbecks Arch. klin. Chir. **153**, 35 (1928).

— Fortschr. Röntgenstr. **41**, 359 (1930).

SCHMORL, G., JUNGHANNS, H.: Die gesunde und kranke Wirbelsäule im Röntgenbild. Stuttgart: G. Thieme 1951.

SCHNABERTH, K.: Osteochondritis dissecans im unteren Sprunggelenk. Z. orthop. Chir. **69**, 180 (1939).

SCHÖLLER, KAROLY: Einiges über die Gelenkkörper. Magy. Röntgen közlöny **1**, Nr 3/4, 112—114 [Ungar.].

SCHÖNEICH, R.: Osteochondrosis dissecans am Köpfchen des ersten Mittelfußknochens beiderseits. Fortschr. Röntgenstr. **80**, 276 (1954).

SCHÖRCHER, F.: O. d. des Hüftgelenkes und Unfall. Arch. orthop. Unfall-Chir. **38**, 362 (1937).

SCHOSSERER: Freie Gelenkkörper im oberen Sprunggelenk. Zbl. Chir. **55**, 2256 (1928).

SCHRÖDER, G.: Klinisch röntgenologischer Beitrag zum Problem der seltenen Lokalisation der O. d. Bruns' Beitr. klin. Chir. **194**, 267 (1957).

SCHRÖDER, W.: Die Ermüdungsfraktur an der Synostosis ischiopubica (schleichende Schambeinfraktur). Arch. orthop. Unfall-Chir. **42**, 413 (1943).

SCHULTE-TENKHOFF, A.: Über einen freien Gelenkkörper des oberen Sprunggelenkes. Med. Klin. **25**, 871 (1929).

SCHULTZ: Chondropathia patellae. Röntgenpraxis **5**, 859 (1933).

SCHULZE, A. J.: Zur Osteochondritis dissecans der Hüftpfanne. Fortschr. Röntgenstr. **97**, 112 (1962). Erwiderung hierzu siehe PÖSCHL, M.

SCHUM: Bruns' Beitr. klin. Chir. **141**, 111 (1927/1928).

SCHWAIGER, M.: Das Ligamentum teres femoris und seine Gefäße. Pathologisch-anatomische Untersuchungen zur Frage der Bedeutung der Ligamentgefäße für die Ernährung des Oberschenkelkopfes. Z. orthop. Chir. **65**, 297—317 (1936).

SEEGENER, F.: Knochenveränderungen an bestimmten Diaphysen, hervorgerufen durch Mikrotraumen. Schweiz. med. Wschr. **28**, 1302 (1947).

SEELIGER: Dtsch. Z. Chir. **198**, 11 (1926).

SEEMEN, H. VON: Osteochondropathia cretinoidea (Osteo-arthrosis hypothyreotica). Langenbecks Arch. klin. Chir. **128** (1928). — Zbl. Chir. **1930**, 2277.

SELLHEIM, L.: Kastration und Knochenwachstum. Beitr. Geburtsh. Gynäk. **2**, 236 (1899).

SEYSS, R.: Der infrapatellare Fettkörper. Chirurg **35**, 108 (1964).

SHIPP, F. L., HAGGART, G. E.: Further experience in the management of osteitis condensans ilei. J. bone Jt Surg. A **32**, No 4, 841 (1950).

SHIPP, F. W.: O. d. Surg. Clin. N. Amer. 713 (1952).

SICARD, GALLY, HAGUENAU, J.: Ostéitis condensantes, a étiologie inconneu. J. Radiol. Électrol. **10**, 503—507 (1926).

SINIBALDI, P.: Riv. Infort. Mal prof. **44**, 149 (1957).

SJÖVALL, H.: Zur Frage der Behandlung der Coxa plana. Acta orthop. scand. **13**, 324—353 (1942).

SKRYGIN, V.: Epiphyseolyse des Speichenköpfchens. Ortop. Travm. Proteg. **9**, Nr 5, 78.

SLADLEY, F.: Knochenwachstum bei lokalen Epiphysenstörungen. Sborn. lék. **40**, 1—44 (1938).

SMILLIE, I. S.: J. Bone Jt Surg. B **39**, 248 (1957).

— O. d. Loose bodies in joints, etiology, pathology treatment, p. 42. Edinburgh and London: E. & S. Livingstone 1960.

— Osteochondritis dissecans. Edinburgh and London: E. & S. Livingstone 1960.

SMITH, A.: Ledmusoperation med. heldigt. Udfald. Nors Magazin for Legevidenskaben **3**, 697 (1873). Zit. nach HERTZ.

— J. Bone Jt Surg. A **42**, 289 (1960).

SOMMER: Bruns' Beitr. klin. Chir. **129**, 1 (1923).

SONNTAG, E.: Dtsch. Z. Chir. **163**, 145 (1921).

— Mschr. Unfallheilk. 397 (1940).

SORREL, E., BUFNOIR, P.: Trois cas d'osteochondrites delépaule. Rev. Orthop. **18**, 56—63 (1931).

SPRANGER, ROHWEDDER: Med. Welt Nr 41, 2308 (1965).

SPRANGER, J., WIEDEMANN: Helv. paediat. Acta **21**, 598 (1966).

STAA, H.: Langenbecks Arch. klin. Chir. **161**, 281 (1930).

STEIN, G. H., IKINS, R. G., LOWRY, F. C.: Osteochondritis dissecans. Amer. J. Surg. **64**, 328—337 (1944).

STENER, B., STEVENSON, G. H.: Loose bodies in the ankle joint. Brit. J. Surg. **12**, 611 (1925).

STÖREN, H.: O. d. in den Hüftgelenken als konstitutionelles Leiden, sowie ein Fall eines tardiven Demarkationsprozesses nach Fraktur colli femoris. Acta chir. scand. **74**, 491 (1934).

STOUGAARD, J.: J. Bone Jt Surg. B **43**, 256 (1961).

STUDER, H.: Z. Orthop. **91**, 87 (1959).

SUCHAN, J.: Acta chir. orthop. Traum. čech. 433 (1961).

TAMMANN, H.: Über experimentelle Osteochondritis dissecans. Zbl. Chir. **1932**, 2906—2908. — Langenbecks Arch. klin. Chir. **172**, 450—457 (1932).

— Über die Ausheilung der Osteochondritis dissecans. nach experimentellen und klinischen Untersuchungen. Bruns' Beitr. klin. Chir. **158**, 39—48 (1933).

— Über den Bau der freien Gelenkkörper. Bruns' Beitr. klin. Chir. **162**, 434 (1934/1935).

TANGUY, R.: Osteochondrite disséquante du coude. J. Électrol. Radiol. **17**, 679—680 (1933). Ref. Zbl. ges. Radiol. **17**, 91 (1934).

TAPAVICZA, TH.: Langenbecks Arch. klin. Chir. **198**, 410 (1940).

TAYLOR, H. K.: Aseptic necrosis in adults. Radiology **42**, 550—569 (1944).

TEICHERT, G.: Schaltknochen der Zwischenwirbelscheiben und Spondylosis deformans. Fortschr. Röntgenstr. **84**, 457 (1956).

TEMPSKY, A.: Zur Klinik der freien Körper des Ellenbogengelenks. Bruns' Beitr. klin. Chir. **151**, 521 (1931).

TIDOW, R.: Fünf Fälle von O. d. Dtsch. Milit.-Arzt **2**, 367.

TOBIN, W. J.: J. Bone Jt Surg. A **39**, 1091 (1957).

TÖNDURY, G.: Z. Anat. Entwickl.-Gesch. **112**, 448 (1942/1943).

TÖPPNER, R.: Beziehungen zwischen Chondromatose und Osteochondritis dissecans im Röntgenbild. Langenbecks Arch. klin. Chir. **181**, 406 (1934).

TORGERSEN, J.: Osteochondritis ischiopubica. Norsk Mag. Lægevidensk. **97**, 951 (1936) [Norweg.].

TREFILJEV: Siehe ROSENTAL, T., u. GINSBURG, W.

TROELL: Zur Kenntnis der Entstehung von freien Körpern im Kniegelenk mit besonderer Berücksichtigung der sog. O. d. Langenbecks Arch. klin. Chir. **105**, 399 (1914).

TROMKE, R., RINDFLEISCH, W.: Langenbecks Arch. klin. Chir. **268**, 385 (1951).

TUCKER, F. R.: Arterial supply to the femoral head and its clinical importance. J. Bone Jt Surg. B **31**, 82—93 (1949).

UEBERMUTH: Zit. nach BROCHER, J. E. W.

— Die Wirbelsäulenleiden und ihre Differentialdiagnose, S. 230. Stuttgart: G. Thieme 1962.

UEBERSCHÄR, K. H.: Sekundäre Ossifikationszentren und Nebenkernbildung am Naviculare pedis unter besonderer Berücksichtigung ihrer Folgezustände. Fortschr. Röntgenstr. **87**, 33 (1957).

UEHLINGER, E.: Die Überlastungsschäden des Skeletes in anatomischer Sicht. Verh. Dtsch. Orthop. Ges. 55. Kongr. 1968. Stuttgart: F. Enke 1969.

ULLOA, I.: Über die Entwicklung des Gefäßsystems des Ellenbogenskelets menschlicher Embryonen und Foeten. Morph. Jb. **107**, 444 (1965).

— Über die Entwicklung des Gefäßsystems des Knieskelets menschlicher Embryonen und Foeten. Morph. Jb. **110**, 509 (1967).

UNGEBAUER: Epistola osteologica de ossium trunci corp. humani epiphisibus sero osseis visis. 1739.

VALLS, J., OTTOLENGHI, E.: O. d. des Femurkopfes. Rev. Orthop. **2**, 465—472 [Span.].

VALTANCOLI, G.: Osteochondritis ischio-pubica. Ref. Zentr.-Org. ges. Chir. **32**, 122 (1925).

VAUGHAN, C. E., STAPLETON, J. G.: Radiology **49**, 72 (1947).

— — Zit. nach KÖHLER-ZIMMER, S. 583.

— — Zit. nach MARKS. Ref. Zbl. ges. Radiol. **38**, 224 (1952).

VEREBY, K.: Die Blutversorgung des Femurkopfes. Anat. Anz. **93**, 225—240 (1942).

VIERNSTEIN, K.: Untersuchungen über den normalen und arthrotischen Gelenkknorpel. Habil.-Schr. München 1958.

— Z. orthop. Chir. **92**, (1960)

VOGEL, K.: Ein Fall von Knochenerweichung (KÖHLER, KIENBÖCK u. a.) im Sprungbeinhals. Zbl. Chir. **54**, 2510 (1927).

VOLKOV, L. F.: Zur Pathologie und Diagnose der O. d. der Kniegelenke. Vestn. Rentgenol. Radiol. **31**, 35 (1956) [Russ.].

WAGNER, H.: Verh. Med. Naturwiss. Ges. Münster/ Westf. 1961/1962, 5.28.

— Zur Behandlung der Osteochondrosis dissecans einer Ursache der Arthrosis deformans des Kniegelenkes. Tagg Dtsch. Orthop. Ges. & Soc. C. Franç. Orthop. et Traumat. Vittel 1963.

— Operative Behandlung der Osteochondrosis dissecans des Kniegelenkes. Z. orthop. Chir. **98**, 333 (1964).

WAGONER, G., COHN, B. N. E.: Osteochondritis dissecans. A résumé of the theories of etiology and the consideration of heredity as an etiologic factor. Arch. Surg. **23**, 1—25 (1931).

WALDENSTRÖM, HENNING: Necrosis of the femoral epiphysis owing to insufficient nutrition from the lig. teres. A clinical study mainly based of experiences of the tolatment of epiphysiolysis capitis femoris. Acta chir. scand. **75**, 185—196 (1934).

WALMSLEY, TH.: The epiphysis of the head of the femur. J. Anat. and Physiol. **49**, 434—440 (1915).

WALTER, H.: Osteochondritis dissecans und andere verwandte Gelenkerkrankungen (Perthes, Köhler, Deutschländer). Med. Klin. **22**, Nr 37, 1433—1434 (1926).

— Arch. orthop. Unfall-Chir. **25**, 557 (1927).

— Die Entstehung der lokalen Knochenmalacien, Perthes, Köhler, Schlattersche Krankheit u. a. verwandte Prozesse. Arch. orthop. Unfall-Chir. **26**, 557 (1928).

— Ursachen der Spontanpseudarthrose der Osteochondritis. Z. orthop. Chir. **62**, Beilageheft, 78—101 (1935).

— Die Beziehung der O. d. zur Osteomyelitis. Tung Chi **13**, 227, 254 (1938). Ref. Zbl. ges. Radiol. **29**, 124 (1939).

WANKE, R.: Bemerkungen zum Formenkreis der Epiphysennekrosen, insbesondere zur Osteochondritis dissecans (König). Chirurg **20**, 614 (1943).

WATERMANN, D.: Z. Gefäßversorgung der distalen Femurepiphyse. Z. orthop. Chir. **101**, 247 (1966).

WATSON-JONES, R.: Fractures and joint injuries. Edinburgh: E. & S. Livingstone 1943.

WEIL, S.: Die Osteochondrosis dissecans und die degenerierenden Erkrankungen des Ellenbogengelenkes. Bruns' Beitr. klin. Chir. **78**, 403.

— Über doppelseitige symmetrische Osteochondrosis dissecans. Bruns' Beitr. klin. Chir. **78**, 405 (1912)[1].

WEINFELD, ROSS, SARASOHN: Spondylo-epiphyseal dysplasia tarda. Amer. J. Roentgenol. **101**, 851 (1967).

WEISS, K.: Fortschr. Röntgenstr. **43**, 442 (1931).

WEISZ, A.: Osteochondritis dissecans. Fortschr. Röntgenstr. **41**, 812 (1930).

WELFLING, J.: Manifestation articulaires des ostéonécroses. Encyclopédie medico-chir. Paris 1958.

WELLENS, P., PERSYN, M.: L'osteochondrite juvenil de la region coxo-femorale. J. belge Radiol. **35**, 480 (1952).

WESTHOFF, F.: Seltene Lokalisationen der Osteochondritis dissecans. Diss. Königsberg 1936.

WHITE, J.: J. Bone Jt Surg. B **39**, 261 (1957).

WIBERG, G.: Spontanheilung der Osteochondrosis dissecans im Kniegelenk. Acta chir. scand. **85**, 412 (1941).

— Röntgenologische und anatomische Studien am Femoropatellargelenk. Acta orthop. scand. **12**, 319 (1941).

— Spontaneous healing of the Osteochondritis dissecans in the lence joint. Acta orthop. scand. **14**, 270 (1943).

WILES, P., ANDREWS, P. S., DEVAS, M. B.: J. Bone Jt Surg. B **38**, 95 (1956).

WILKEN, W.: Über die Osteochondritis ischio-pubica. Z. Kinderheilk. **61**, 127 (1940).

WILKES, J. B.: O. d. of the elbow. Amer. J. Surg. **84**, 121 (1952).

WILSON, J. N.: A diagnostic sign in osteochondritis dissecans of the knee. J. Bone Jt Surg. A **49**, 477 (1967).

WINKLER: Ein atypischer Knochenschatten im Ellenbogenbereich. Fortschr. Röntgenstr. **37**, 502 (1928).

WOLBACH, S. B., ALLISON, N.: Osteochondritis dissecans. Arch. Surg. **16**, 1176—1186 (1928).

WOLCOTT, W. E.: Circulation of the head and neck of the femur. Its relation to nonunion in fractures of the femoral neck. J. Amer. med. Ass. **100**, 27—33 (1933).

— The evolution of the circulation in the developing femoral head and neck. An anatomic study. Surg. Gynec. Obstet. **77**, 61 (1943).

WOLF, E.: Beitrag zum Studium des Humerus varus cretinosus. Untersuchung der Schulterdiagramme von 500 Kropfoperierten des Kantonspitals Aarau. Schweiz. med. Wschr. **2**, 792—794 (1934).

WOLFF, A.: O. d. i talocruralleddet. Dansk radiol. Selskabs. Forhandlingar 1925. Hospitalstidende 1926. Zit. nach HERTZ, J.

WOLLENBERG, G. A.: Zur Differentialdiagnose der Meniscusverletzungen und Gelenkmäuse. Z. orthop. Chir. **55**, 402—407 (1931).

WOSNESSENSKY, B. U.: Un cas d' osteochondritis diss. de König de l'articulation tibortaséenne. Vestn. Rentgenol. Radiol. **23**, 46 (1939) [Russ.].

WRIGHT, A. D.: Generalized osteo-chondritis. Prok. roy. Soc. Med. **24**, 283 (1931).

Wülfing, M.: Über Osteochondritis ischio-pubica. Dtsch. Z. Chir. **199**, 413 (1926).

Zeitlin, A. A.: Osteochondrosis — osteochondritis ischio-pubica. Radiology **27**, 722 (1936).

Zellweger, H., Ebnöther, M.: Helv. paediat. Acta **6**, 95 (1936).

Zemansky, A. P. Jr., Lippman, R. K.: The importance of the vessels in the round ligament to the head of the femur during the period of growth and their possible relationship to Perthes' disease. Surg. Gynec. Obstet. **48**, 461—469 (1929).

Zimmer, E. A.: Die Osteochondritis dissecans König, ihre Diagnostik und Fehldiagnostik aus dem Röntgenbilde. Schweiz. med. Wschr. **2**, 834 (1935).

— Mschr. Unfallheilk. **59** (1937).

— Krankheiten, Verletzungen und Varietäten des Os navic. pedis. Arch. orthop. Unfall-Chir. **38**, 396 (1938).

— Köhler, A.: Grenzen des Normalen . . . Stuttgart: G. Thieme 1957.

zum Winkel, K.: O. d. am Caput tali. Fortschr. Röntgenstr. **87**, 420 (1957).

Zwickel: Fortschr. Röntgenstr. **35**, 1272 (1927).

Anhang

Coxa vara congenita

Dieses Leiden wird in diesem Bande abgehandelt, weil einige Autoren der Ansicht sind, daß es sich primär um eine aseptische Knochennekrose handle. Nach den jüngeren Erkenntnissen gewinnt aber die Einteilung in eine primäre angeborene Form (Mißbildung) und eine sekundäre, postnatal entstandene Form, immer mehr Anhänger (s. Abschnitt „Ätiologie").

a) Synonyme

Angeborene Coxa vara (HOFFA), Coxa vara infantum (BADE), „sog. Coxa vara congenita" (KREUZ, ZIMMERMANN). BADE und BURCKHARDT lehnten den adjektivischen Zusatz „congenita" ab, weil es nach ihrer Ansicht nicht erwiesen sei, ob es sich wirklich um ein Erbleiden handelt.

b) Historisches

HOFFA hat 1905 erstmals das Krankheitsbild der Coxa vara congenita (Cvc) beschrieben („Die angeborene Coxa vara") und von seinem Fall auch einen histologischen Befund geliefert. Über das an sich seltene Leiden hat sich aber bis heute ein schon recht umfangreiches Schrifttum angesammelt, an dem hauptsächlich die Orthopäden beteiligt sind. Die Einteilung in eine primäre, sekundäre und eventuell auch symptomatische Form der Cvc findet immer mehr Anhänger. In diesem Zusammenhang sind vor allem Arbeiten von K. LINDEMANN, H. MAU, DREHMANN, NILSONNE u. BLAUTH anzuführen; an weiteren Autoren sind zu nennen: FRANCKE (1906), HELBING (1906), PELTESON (1911), JOHANNING, E. SCHWARZ, M. ZIMMERMANN, LE MESURIER, ENGELMANN, HEEP, ALMOND, AMSTUTZ, FRANKE, MARTIN, DUNCAN, GREVE, LINDEMANN, BADE, GURGOT, KREUZ, MAGNUSSON, JOACHIMSTHAL, DREHMANN und REINER, DEGENHARDT, LANCE, BURCKHARDT, DIETHELM und DRIGALSKI, KARFIOL, M. NILSONNE, M. LANGE, CAMITZ, SIMON, WALTER, PAUWELS, HILGENREINER, E. FREUND, GÜTIG, HERZOG, STAUSS, REINER, H. MAU, M. E. MÜLLER, L. KREUZ, ECKHARDT, KREDEL, HACKENBROCH, BRAGARD, HORWITZ, JERRE, RÜTT, SCHANZ, W. LEGER, SCHULZE und HAIKE. Von W. BLAUTH erschien 1967 eine Monographie über den kongenitalen Femurdefekt (mit ausführlichem Schrifttum).

c) Alter, Geschlecht, Häufigkeit, familiäres Vorkommen

Wie der Name besagt, liegt die Entstehung der Cvc im *frühkindlichen oder fetalen Alter*. Über den Zeitpunkt des Beginnes herrscht keine Übereinstimmung, ebenso über die Art der ersten Störung. Es ist die Frage, ob die Verbiegung des Schenkelhalses bereits angeboren ist (HOFFA), oder ob sie sich erst später entwickelt hat und zwar auf der Basis einer angeborenen Gewebsminderwertigkeit (PAUWELS, KREUZ, ZIMMERMANN, LANCE, LINDEMANN) (s. a. Abschnitt „Ätiologie").

Die Feststellung des Beginnes der Krankheit ist deswegen erschwert, weil die betroffenen Skeletabschnitte, nämlich der fugennahe Schenkelhalsteil, die Fuge selbst und der benachbarte Kopfabschnitt, zu dem Zeitpunkt der menschlichen Entwicklung, zu dem der Beginn der Krankheit mit großer Wahrscheinlichkeit zu suchen ist, röntgenologisch nicht hinreichend detaillierbar sind und weil pathologisch-anatomische Hinweise, gewonnen an fetalem und kindlichem Material, äußerst selten sind. Während früher nur wenige Fälle innerhalb des Ablaufes des 1. Lebensjahres erfaßt wurden, hat im letzten

Dezennium eine zunehmende röntgendiagnostische Aktivität, auch eine zunehmende Kenntnis des Krankheitsbildes bewirkt. Vor allem aber haben das Interesse der breiten Öffentlichkeit an den Strahlen- und medikamentösen Keimschäden, insbesondere aber die Affäre des sog. „Thalidomidschadens", dazu geführt, den Blick für schon postnatal vorliegende Skeletverbildungen zu schärfen und somit die Zahl der erfaßten Frühfälle deutlich zu vermehren. Über Frühfälle von Cvc berichteten u. a.: GOLDING, K. LINDEMANN, MATZEN, PFEIFFER, JOACHIMSTHAL, EXNER, DREHMANN. Bei GURGOT war der Patient $3^1/_2$ Monate alt, bei REINER 1 Jahr und bei KREUZ 9 Monate (dieser Fall wird von BADE nicht als gesichert angesehen, da vorher eine kongenitale Hüftluxation bestand). Das Alter der meisten Patienten der anderen Autoren lag zwischen dem 6. und 10. Lebensjahr, als das Leiden erkannt wurde. BLAUTH konnte 21 Fälle von primärer Cvc zusammenstellen. Darunter befanden sich 3, die schon sehr früh erfaßt worden waren und auch über eine längere Zeit verfolgt werden konnten (2. Lebensmonat bis zum 4. Lebensjahr, 4. Lebenstag bis zum 25. Lebensmonat, 6. Lebenstag bis zum 12. Lebensjahr).

Doppelseitigkeit tritt nicht selten auf, wobei meistens ein Seitenunterschied im Ausmaß der Intensität der Veränderungen vorliegt, ähnlich wie beim doppelseitigen „Perthes". Bei den Fällen von ZIMMERMANN überwiegt rechtsseitiger Befall mit 61% gegenüber linksseitigen mit 15% und Doppelseitigkeit mit 24%.

Das Verhältnis des *männlichen* Geschlechtes *zum weiblichen* betrug 1:1,7, so daß ein signifikantes Geschlechtsüberwiegen nicht gegeben ist. Ein solches kann auch BLAUTH (21 Fälle) nicht finden, auch keine Seitenbevorzugung. Die allgemeine Häufigkeit des Leidens beziffert JOHANNING auf 1:25000 der Lebendgeborenen.

Familiäres Vorkommen ist nicht selten (LE MESURIER, ZIMMERMANN, ENGELMANN, HEEP, ALMOND, JOHANNING, MARTIN, DUNCAN, GLAUNER und MARQUARDT). Bei eineiigen Zwillingen wurde das Leiden festgestellt von GREVE, LINDEMANN, MARTIN, DUNCAN. Auch die nicht seltene Vergesellschaftung mit anderen Mißbildungen ist dafür verwertbar, daß es sich um eine angeborene Anlage handelt. Insbesondere hat HACKENBROCH das gemeinsame Vorkommen mit der angeborenen Hüftgelenksluxation herausgestellt und das Leiden dem Oberbegriff der kongenitalen Minderwertigkeit des Hüftgelenkes untergeordnet (zit. nach W. LEGER). Kombinationen mit „Perthes" (BADE, JOHANNING), Coxa valga der Gegenseite (KREUZ), Mißbildungen am Handskelet, am Unterschenkel, Hypoplasie des Sitz- und Schambeines, Dysostosis cleido-cranialis (GLAUNER und MARQUARDT u. a., s. REINER, HELBING, LINDEMANN, JOHANNING), Kleinheit des großen Rollhügels, Verzögerung des Wachstums an der Schambein-Sitzbeinfuge und gelegentliche Hypoplasie des proximalen Femurabschnittes oder sogar der ganzen Beckenhälfte (LINDEMANN) wurden beschrieben. Unter den Fällen von BLAUTH hatten mehr als die Hälfte grobe Mißbildungen, besonders an den Extremitäten. Nach ECKHARDT ist aber die hereditäre Natur des Leidens trotz der bisherigen Erhebungen nicht als gesichert anzusehen. Bei HAIKE u. SCHULZE, die auch eine Sippentafel erhoben haben, bestand in einem Fall eine Dysostosis enchondralis metaepiphysaria (Typ Morquio), im anderen Fall eine Dysostosis cleidocranialis (s. Abb. 561 und S. 704).

d) Klinisches Bild

Bei den Kindern in noch nicht gehfähigem Alter bleibt das Leiden meist unerkannt. Verspätetes Gehenlernen kann ein Hinweis sein. Im allgemeinen sind die subjektiven Beschwerden verhältnismäßig gering in Anbetracht der oft schon recht erheblichen Veränderungen. Schmerzen im Hüftgelenk, schnelle Ermüdbarkeit, Einschränkung der Abduktion und Innenrotation werden am häufigsten beobachtet. Bei Doppelseitigkeit zeigt das Kind einen „Watschelgang", ähnlich wie bei der doppelseitigen angeborenen Hüftluxation. Bei Einseitigkeit besteht Hinken. Wenn bei Hochstand des Trochanter maior die pelvi-trochantere Muskulatur insuffizient geworden ist, wird das Duchenne-Trendelenburgsche Zeichen meist positiv (Absinken der gesunden Hüfte bei Stand auf dem kranken Bein).

e) Röntgensymptome und Begleiterscheinungen bei der primären Coxa vara congenita

Eine sehr ausführliche Detaillierung der Röntgenerscheinungen der Cvc, vor allem jener Symptome, die in den ersten Lebensjahren erfaßbar sind, hat BLAUTH gegeben. Im folgenden werden die erfaßbaren Veränderungen unter Benützung seiner Gesichtspunkte zusammengestellt.

α) Der proximale Oberschenkelabschnitt

Leichtere Erscheinungsformen der Cvc weisen in den ersten Lebenswochen und Monaten ein mehr keulenförmig aufgetriebenes plumpes Schaftende auf.

Bei schwereren Formen werden kappenförmige, Perthes-ähnliche, dissezierte Auflagerungen am hüftnahen Diaphysenende von Säuglingen und Kleinkindern gesehen. Das dissezierte Diaphysenende kann sich noch anbauen, es kann aber auch eine subtrochanter gelegene Pseudarthrose entstehen (Abb. 556 und 557).

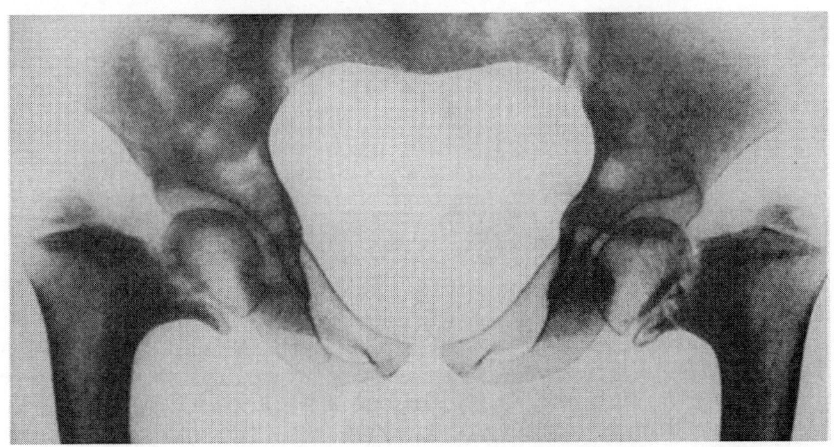

Abb. 556. Coxa vara congenita, doppelseitig. Ausgesprengtes Knochenstückchen an der unteren Halsgrenze rechts (W. LEGER: Handbuch der Orthopädie, Bd. IV/1. Stuttgart: G. Thieme)

Auf Abb. 558 sind schematisch einige Erscheinungsformen der primären Cvc nach Bildern von KREUZ, LEGER, GLAUNER u. MARQUARDT wiedergegeben.

β) Form und Länge des Oberschenkels

Form des Oberschenkels. Aufgrund der Durchsicht des ihm zur Verfügung stehenden Krankengutes kam BLAUTH zur Unterscheidung von 3 Formen, wobei das begleitende Bild der Oberschenkeldiaphyse den Ausschlag für die Einteilung gab. Das Ausmaß der Veränderung dieser Diaphyse ist nach BLAUTH gleichzeitig ein Kennzeichen für den Schweregrad der Mißbildung. Es werden folgende Unterscheidungen getroffen:

1. Primäre Cvc mit geradem Oberschenkelschaft,
2. primäre Cvc mit verbogenem Oberschenkelschaft (Femur varum, curvatum),
3. primäre Cvc mit verbogenem Oberschenkelschaft und subtrochanterer Pseudarthrose.

Die Hauptkrümmung des Schaftes oder die Pseudarthrose lagen in der Regel im proximalen Schaftdrittel. Hier zeigte sich auch eine Sklerose der medialen Corticalis (Abb. 556 und 558a und b, 559). Nicht selten waren grübchenförmige Hauteinziehungen an der lateralen Seite des Oberschenkels in dieser Höhe vorhanden.

Länge des Oberschenkels. Es kann auch eine Verkürzung des Oberschenkels bestehen oder entstehen, und zwar um so eher und um so mehr, je stärker die Ossifikationsstörung

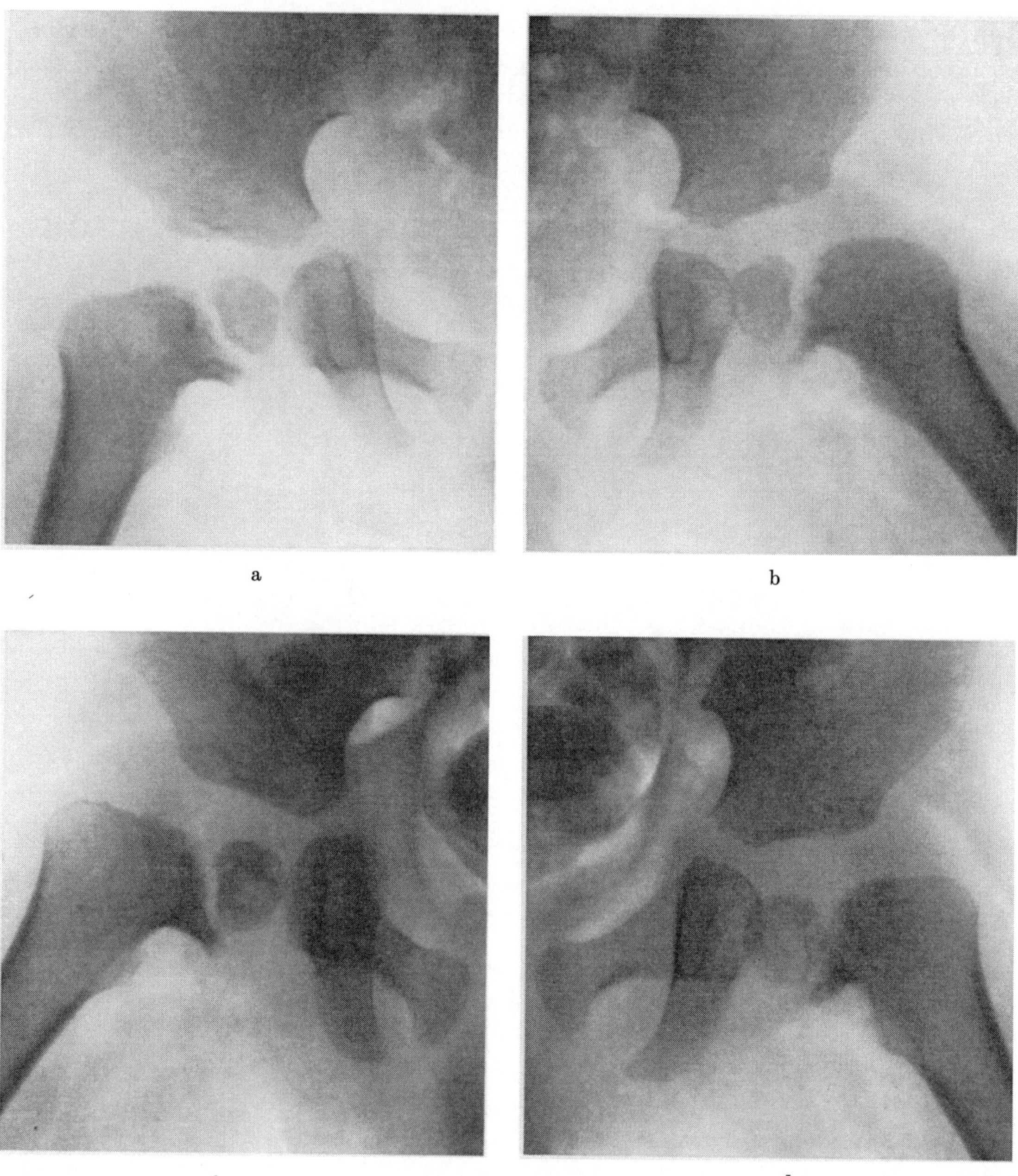

Abb. 557. a und b Doppelseitige Coxa vara congenita bei einem 1½jährigen Knaben. c und d 3 Monate später

ist. Die Verkürzung ist besonders dann beträchtlich, wenn in der Zeit nach der Geburt keine entsprechende Ossifikation am Schenkelhals erfolgt ist oder wenn die proximale Diaphyse sogar disseziert ist. Nach BLAUTH stellen solche Fälle einen Übergang zum angeborenen „Femurdefekt" dar. Das normalerweise horizontal abschneidende diaphysäre Ende ist häufig nach proximal gerundet und direkt auf die Pfanne gerichtet. In den ersten Lebensmonaten und eventuell auch in späteren Jahren ist die Schenkelhalsbasis noch nicht zu erkennen. Es gibt Formen, bei denen z.B. zum Zeitpunkt der Geburt nicht einmal die Verknöcherung der Diaphyse abgeschlossen ist. Auf solche Erscheinungsbilder weist erstmals BLAUTH hin.

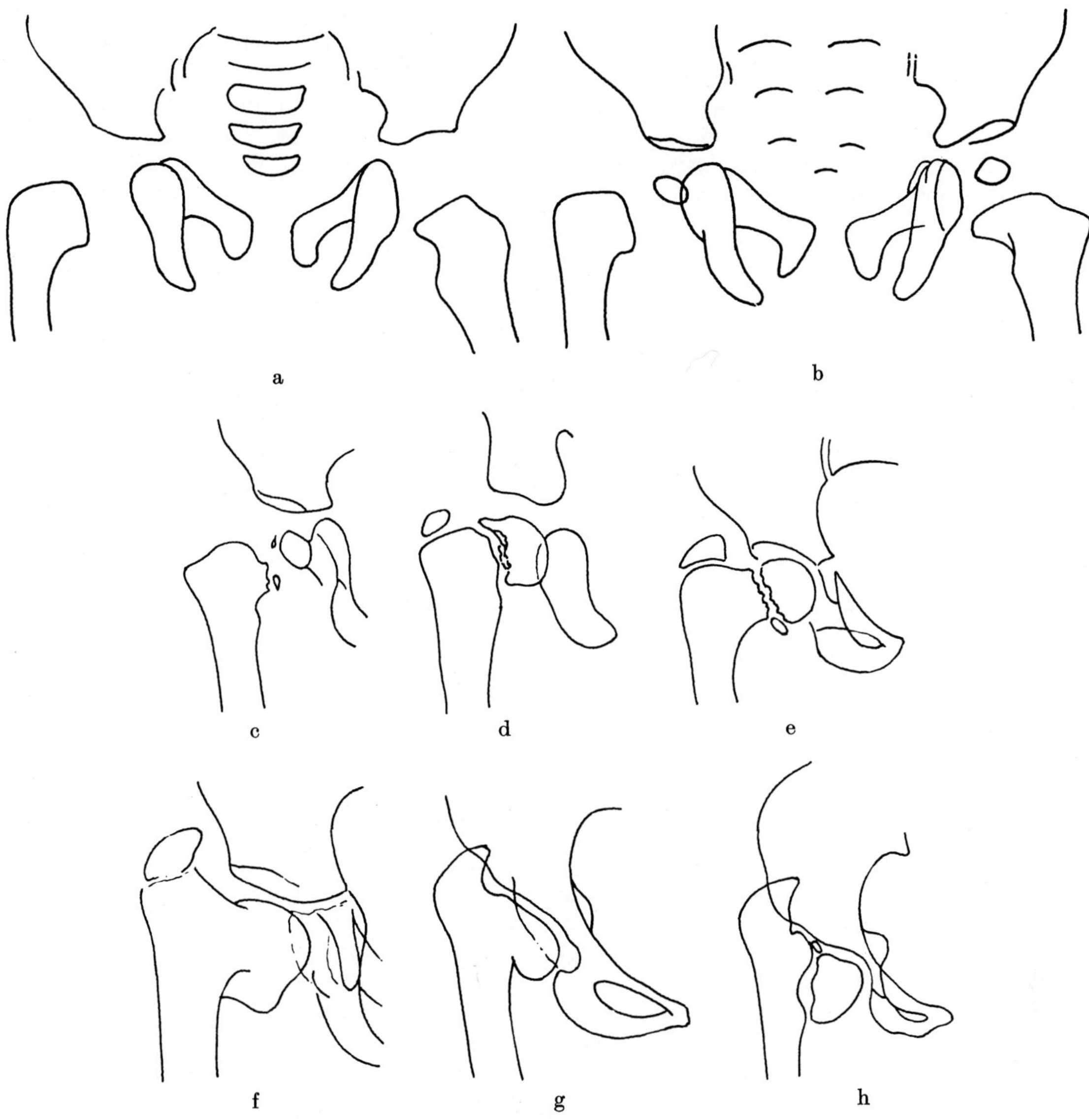

Abb. 558a—h. Erscheinungsformen der Coxa vara congenita (nach Bildern von KREUZ, LEGER, GLAUNER u. MARQUARDT). a 8 Monate altes Kind, Steilstellung des Metaphysenrandes rechts und verhältnismäßig großer Abstand dieses Randes von der Pfanne, dicke Corticalis am medialen Rand des proximalen Schaftabschnittes. b 14 Monate altes Kind, Epiphysenkern sichtbar, sonst ähnlicher Befund wie bei a. c Kindlicher Patient, breite Nekrosezone am metaphysären Teil des Schenkelhalses, beginnende Senkung der Epiphyse. d 6jähriges Mädchen, breite Nekrosezone mit Verkürzung des Schenkelhalses, Sklerosierung gegen das Trochantermassiv, Varisierung. e Jugendlicher Patient, ausgesprengtes Knochenstück am unteren Rand der epiphysennahen Nekrosezone. Die Aufhellungslinien bilden ein Y, Varisierung und Abdrehung des Kopfes. f 12jähriger Junge, Ausheilungsstadium, kurzer Hals mit Kopfkrause, hochgerückter Trochanter (Hirtenstabform). g Spätbild mit Hirtenstabform bei einem Erwachsenen. h Spätbild mit Hirtenstabform und Pseudarthrose bei einem Erwachsenen, nach unten abgedrehter Kopf, reaktive Konsole an der Schaftinnenseite an der Berührungsstelle des Kopfes

γ) Zeit der Schenkelhalsossifikation

Die Ossifikation des Schenkelhalses ist bei der Cvc deutlich verzögert. Das Röntgenbild zeigt zwischen dem Epiphysenkern und dem Trochantermassiv bzw. der Schenkelhalsbasis anfangs eine breite, unverknöcherte Lücke („weiche Zone"). Bei noch nicht vorhandenem Knochenkern im Schenkelkopf gilt dieser vergrößerte Abstand zwischen dem knöchernen Rand der Halsmetaphyse und der Pfanne als frühestes Zeichen der Cvc (KREUZ). Diese unverknöcherte breite Lücke kann oft lange bestehen, sogar über Jahre hin, so daß das Bild einer Schenkelhalspseudarthrose vorgetäuscht werden kann, manchmal aber auch wirklich vorliegt. Je größer die Lücke ist, desto ungünstiger scheint die Prognose zu sein (s. a. Schenkelkopf- und Trochanterossifikation S. 188 u. 416).

Mit fortschreitender Skeletentwicklung treten am fugennahen Rand der Metaphyse unscharfe Rand- und Aufhellungszonen auf, die eine längliche oder rundliche Form haben. Diese Randunschärfen sind nach NILSONNE besonders typisch für das Krankheitsbild. Von der Aufhellungszone aus vollzieht sich beim Fortschreiten des Prozesses der Abbau hauptsächlich nach der Richtung des Schenkelhalses. Wenig betroffen ist die Randzone des Kopfes. Am Schenkelhals kann der Abbau im extremen Ausmaß soweit fortschreiten, daß vom Hals nur noch ein trochanternaher Stumpf übrigbleibt. Die Grundlage für das Phänomen der Aufhellungszone zwischen Schenkelkopf und -hals wird unterschiedlich interpretiert. DREHMANN sieht in der Aufhellungszone den Ausdruck einer angeborenen Minderwertigkeit dieser Stelle, für andere Autoren ist sie der Ausdruck einer angeborenen Defektbildung oder einer Umbauzone oder eines Bezirkes einer aseptischen Nekrose (s. Abschnitt „Ätiologie"). Nach LINDEMANN fällt diese Zone primär mit der Epiphysenfuge selbst zusammen, nach den meisten Autoren liegt jedoch die pathologische Durchtrennungszone zunächst mehr lateral davon und die Epiphysenfuge werde erst später mit einbezogen. Diese letztere Auffassung hat eine größere Wahrscheinlichkeit für sich, da die Epiphysenfuge garnicht selten am krankhaften Prozeß unbeteiligt und verhältnismäßig schmal bleibt (wenigstens dem Röntgenbild nach). SCHWARZ prägte sogar für die längsverlaufende metaphysäre Destruktionszone zur Unterscheidung von der Epiphysenfuge den Ausdruck „Schenkelhalsfuge".

δ) Schenkelhalsneigungswinkel (= Halsschaftwinkel), Antetorsionswinkel

Normalerweise setzt sich der Schenkelhals schon im 4.—5. Embryonalmonat erkennbar ab. Schon beim Neugeborenen ist das mediale untere Ende des verknöcherten proximalen Schaftendes in spießartiger Form erkennbar („Schenkelhalsspitze" nach HOFFA und nach DREHMANN, „Diaphysenstachel" nach HILGENREINER, „hängende Lippe" nach GAUGELE).

Der Schenkelhals-Schaftwinkel bei der Cvc (zur Anatomie s. S. 212). Der Winkel des Schenkelhalses zur Längsachse des Schaftes ist bei der Cvc, wie schon der Name besagt, gegenüber der Norm stark verkleinert, manchmal bis weit unter 90°. Der Hals wird also varisiert, Kopf- und Trochantermassiv nähern sich gegenseitig. Allerdings werfen einige Autoren die Frage auf, ob die Richtungsabweichung der Epiphysenfuge und die Varisierung nicht schon anlagebedingt sind oder erst im Laufe der Krankheit entstehen. KREUZ und MAGNUSSON glauben, daß sich die Fuge erst im Verlaufe der Krankheit vertikal einstelle. Die Varusstellung dagegen hält KREUZ für angeboren und nicht erst durch Belastung entstanden, LINDEMANN hingegen nimmt an, daß sie sich erst sekundär entwickle, aufgrund einer Störung an der Epiphysenfuge. Folgt man der Einteilung in eine primäre und in eine sekundäre Form der Cvc, so wäre eben im ersteren Falle eine primäre Cvc und im letzteren eine sekundäre Cvc vorliegend. Die Beobachtung des Varisierungsvorganges stützt sich weniger auf Fälle, bei denen von vornherein schon hochgradige Veränderungen mit Kopfdislokationen und groben Defekten vorliegen, sondern auf Fälle von geringerem und mittlerem Ausmaß. Bei solchen konnte beobachtet werden, daß sich unter dem Einfluß der Belastung des Hüftgelenkes an der erkrankten Zone langsam oder plötzlich eine Verschiebung des Kopfes gegen den Hals mit dem Endeffekt eines Trochanterhochstandes vollzog (Hirtenstabform des proximalen Femurabschnittes). Der Kopf wird bei diesem Vorgang meistens auch nach abwärts abgedreht, so daß er neben den Trochanter minor zu liegen kommt. Im Laufe der Zeit können am Trochanter minor knöcherne Anlagerungen entstehen, die zur Abstützung des Kopfes dienen. Der ganze Vorgang zieht sich oft über mehrere Jahre hin.

Der Antetorsionswinkel des Schenkelhalses bei der Coxa vara congenita (zur Anatomie s. S. 215, Kapitel „Juvenile Hüftkopfkappenlösung"). Bei der Cvc ist nicht nur der Schenkelhals-Schaftwinkel verändert, sondern auch der sog. Antetorsionswinkel des Schenkelhalses. Allerdings wird dieser Winkel erst dann der röntgenologischen Bestimmung zugänglich, wenn die Skeletelemente am proximalen Femurabschnitt soweit ossifiziert sind, daß eine knöcherne Halsachse einigermaßen reproduzierbar ist. Der Antetorsionswinkel, dessen normaler Durchschnitt bei Erwachsenen bei ca. 12° liegt und auf dessen „umwegige Entwicklung" während der embryonalen und frühkindlichen Zeit an dieser Stelle besonders hingewiesen wird, ist bei der Cvc immer verkleinert, oft sogar negativ (retrotorquiert). Dazu kommen meistens auch noch Verkrümmungen (s. Abb. 558 bis 560). Nicht selten ist eine Verkrümmung und Verbiegung nach rückwärts und abwärts,

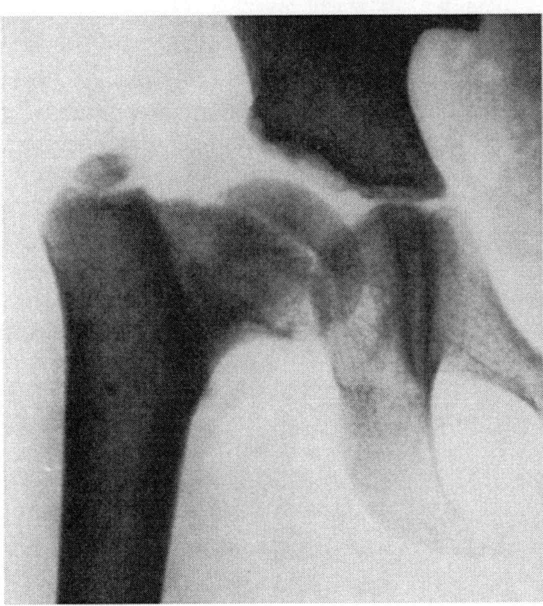 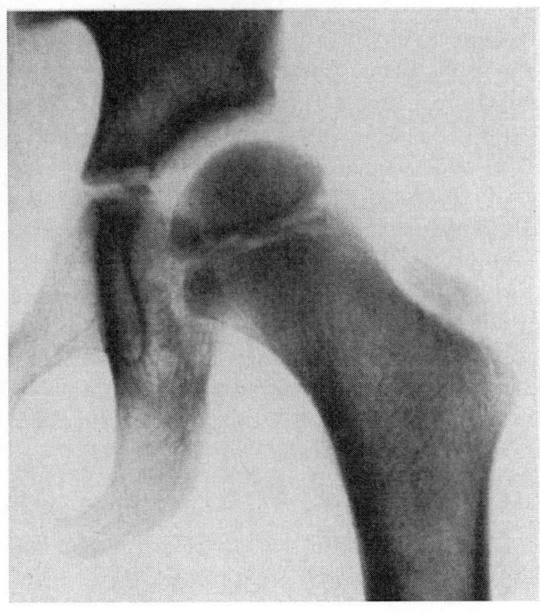

a   b

Abb. 559. a Geringgradige Coxa vara congenita rechts bei einem 7jährigen Knaben. b linke Hüfte normal

wodurch es sogar zu einer Annäherung des Halses an den Trochanter minor kommen kann, worauf schon KOCHER hingewiesen hat (zit. nach M. E. MÜLLER). Für die Feststellung des Antetorsionswinkels bzw. der bei der Cvc häufig vorliegenden Retrotorsion des Schenkelhalses ist röntgendiagnostisch eine spezielle Technik anzuwenden (s. S. 217). Die Klärung dieser Verhältnisse am Schenkelhalskopf ist besonders dann wichtig, wenn die Frage einer operativen Korrektur akut wird.

ε) Verlaufsrichtung der Epiphysenfuge

Wie schon ausgeführt, ist es bei Fällen von Cvc oft nicht möglich, die Epiphysenfuge von der metaphysären Destruktionszone zu trennen, weshalb SCHWARZ den Ausdruck „Schenkelhalsfuge" prägte. Im Zuge der fortschreitenden Verknöcherung wird der begrenzende metaphysäre Halsteil plump geformt. Vielfach wird es auch als charakteristisch für eine Cvc bezeichnet, daß die Knorpelfuge vertikal verläuft (z. B. HOFFA, BURCKHARDT). PELTESOHN, KARFIOL, KREUZ, SIMON u. a. hielten dies aber nicht für zutreffend. Der steile Verlauf der Fuge werde vielmehr nur bei einem stark ausgeprägten Krankheitsbild angetroffen. Bei geringeren Veränderungen verlaufe die Fuge mehr schräg, auch sei im Verlaufe des Wachstums eine Tendenz zur spontanen Aufrichtung erkennbar (Abb. 559) (KREUZ, LEGER, K. LINDEMANN, STAUSS). Über die normalen Verhältnisse des sog. Epiphysenneigungswinkels orientiere man sich auf S. 222.

Da der oben erwähnte Diaphysenstachel bei der Cvc manchmal durchtrennt ist
(Abb. 556 und 558), verbreitert sich die Fuge nach unten zu, auch kann sie sich ypsilon-
förmig aufspalten. Auch dieser Befund, auf den HOFFA ebenfalls schon hingewiesen hat,
wird nur gelegentlich angetroffen und darf nicht als typisches Zeichen angesehen werden.
Das im Rahmen der umgekehrten Ypsilonfigur isoliert erscheinende Knochenstückchen
des Diaphysenstachels kann später wieder verschwinden, wahrscheinlich dadurch, daß es
in den Ossifikationsvorgang der Ausheilung einbezogen wird.

ζ) Auftreten und Form des Schenkelkopfkernes

Der Knochenkern der proximalen Femurepiphyse, der normalerweise schon in der
zweiten Hälfte des 1. Lebensjahres sichtbar wird, tritt bei der Cvc verspätet auf, manchmal erst im 2. oder 3. Lebensjahr. BLAUTH sah, daß der Kern kleiner als normal und
atrophisch bleibt sowie zur Epiphysenplatte hin abgerundet ist, solange die Verknöcherung des Schenkelhalses stärker beeinträchtigt ist. Darin könne ein ungünstiges pro-
gnostisches Zeichen erblickt werden. Auch Verschmelzungen des Kernes mit dem Pfannengrund in Gestalt direkter Synostosen können bis zum Abschluß des Wachstums eintreten.
Dann ist auch der Spalt sehr weit geworden und der Trochanter nach oben gewandert.
Ähnliche Bilder sind beim sog. Femurdefekt bekannt (NILSONNE). Der Mineralsalzgehalt
des Hüftkopfkernes ist reduziert, wahrscheinlich infolge seiner geringeren funktionellen
Beanspruchung gegenüber der Norm. Später ist der Kopf meist entrundet in Form einer
Abplattung und Verbreiterung. In solchen Fällen erfährt dann auch die Hüftpfanne eine
entsprechende adaptive Verformung (Abb. 558f—h). Ist es soweit gekommen, so kann
auch durch chirurgische Maßnahmen nur ein bedingter Erfolg erwartet werden, insbesondere ist dann mit einem frühzeitigen Entstehen einer deformierenden Hüftgelenks-
arthrose zu rechnen. Bei starkem Kopfabrutsch mit Kopfabdrehung kommt es meistens
zur Pseudarthrosenbildung.

η) Auftreten des Trochanterkernes

Die Entwicklung des Trochanter-maior-Kernes ist deutlich verzögert. Der Trochanter
kann für die Dauer klein bleiben.

ϑ) Größe und Gestalt des Beckens und des Hüftgelenks

Die Beckenhälfte der gleichen Seite ist fast immer hypoplastisch (AMSTUTZ und NIL-
SONNE, KREUZ, K. LINDEMANN u.a.). Besonders deutlich ist die Hypoplasie in der Umgebung der Hüftpfanne und am vorderen Beckenring. Je stärker das Ausmaß der Cvc ist,
desto eindrucksvoller ist die Hypoplasie.

ι) Ossifikation der Synchondrosis ischiopubica

Der Verschluß dieser Fuge ist verzögert. Dieser Befund ist aber nicht charakteristisch
für die Cvc, sondern wird auch bei anderen coxalen Störungen, die auf die Statik der
Synchondrosis ischiopubica einwirken, angetroffen, z.B. beim „Perthes" (s. Kapitel
„Synchondrosis ischiopubica", S. 159).

κ) Konsekutive und begleitende Erscheinungen

Es ist nicht verwunderlich, wenn durch derart grobe statische Abweichungen, wie sie
bei der Cvc vorkommen, das wachsende Skelet auch an anderen Stellen beeinflußt wird.
Am Kniegelenk z.B. findet man, wie BLAUTH zeigte, nicht selten ein Genu valgum sowie
eine ungleichmäßige Höhe der distalen Femur- und der proximalen Tibiaepiphyse.
Bemerkenswert ist auch die Beobachtung (DREHMANN, KREUZ, BLAUTH), daß am Hüftgelenk der Gegenseite sehr häufig, nach DREHMANN sogar regelmäßig, eine Coxa valga
vorliegt. Diese kann als sog. Entlastungs-Coxa-valga gedeutet werden oder bei nicht
ausgeglichener Beinverkürzung mit konsekutivem Schiefstand des Beckens als eine Folge

der dauernden Abspreizung des gesunden Beines angesehen werden (durch Schwerpunkts-verlagerung, Entlastung der kleinen pelvi-trochanteren Muskeln und daraus folgender Richtungsänderung der Epiphysenplatte).

Auf die Vergesellschaftung des Leidens der Cvc mit Mißbildungen an anderen Organen und Extremitäten wurde schon hingewiesen. Es wird bei der Besprechung der Ätiologie darauf noch einmal eingegangen.

λ) Gesamtausmaß der Veränderungen

Das Leiden kann sich in verschiedenen Graden und Stadien darbieten. Für das end-gültige Bild sind hauptsächlich 2 Faktoren bestimmend: Der Umfang der primären Schädigung des Knorpel-Knochenwachstums und das Ausmaß der sekundären, statisch-mechanischen Einwirkung auf den erkrankten Bezirk. Die Schwere der Schädigung hängt wahrscheinlich ab vom Zeitpunkt und von der Schwere der in der Embryonalzeit ein-wirkenden Noxe. Post partum werden sekundär die mechanischen Kräfte der Belastung wirksam (u.a. auch nach dem Gesetz der funktionellen Anpassung durch Längen- und Breitenwachstum nach PAUWELS).

Auch eine „forme fruste" scheint es zu geben. So berichteten GÜTIG und HERZOG von Fällen, bei denen nur kleine Aufhellungsherde im Schenkelhals entstanden waren, die allmählich wieder verschwanden, ohne daß es zu einem groben Knocheneinbruch und zu einer Deformierung gekommen wäre. Das Bild erinnert an den „Schenkelhals-Perthes", der aber gewöhnlich in einem späteren Lebensalter auftritt. Vermutlich handelt es sich bei solchen Fällen um eine sekundäre oder symptomatische Form der Cvc, ent-sprechend der eingangs in den Vordergrund gestellten ätiologischen Einteilung (s. S. 693).

μ) Ausheilungstendenz

Eine spontane Heilung ist bis zu extremen Stadien und Ausmaßen des Leidens beob-achtet worden, selbst noch bei Dislokationen, die zur Hirtenstabform geführt hatten (JOHANNING, BRAGARD, MAGNUSSON, LINDEMANN u.a.). Ob es eine spontane Aufrichtung von Schenkelhals und -kopf gibt, ist strittig, erscheint aber bei geringem Ausmaß der Veränderungen und bei früh einsetzender Heilung im Hinblick auf die normale anatomische Wachstumstendenz des jugendlichen Skeletes durchaus möglich. Beobachtungen dieser Art machten RICHTER, LINDEMANN, KREUZ, BURCKHARDT, HORWITZ, JERRE, RÜTT. BADE hält die spontane Aufrichtung für unmöglich. Besonders deutlich erkennbar ist eine Ausheilungstendenz bzw. Selbstkorrektur der Formabweichung am Femur curvatum, worauf besonders BLAUTH hingewiesen hat (Abb. 560A). Im Verlaufe des Körperwachs-tums wird die Schaftkrümmung des Femur häufig wieder begradigt, auch bildet sich dann die mediale Schaftsklerose weitgehend zurück.

Übrigens ist mit der Frage der Möglichkeit der spontanen Ausheilung der primären Veränderungen dieses Leidens auch die ätiologische Frage verknüpft, ob es sich um eine echte Mißbildung handelt oder nicht.

W. BLAUTH hat aus den eigenen Röntgenserien und aus geeigneten Bildern des Schrifttums die wesentlichen Merkmale der primären Cvc nach verschiedenen Schwere-graden herausgearbeitet und die vielgestaltigen Bilder auf charakteristische Gruppen reduziert. Das gewonnene Schema (Abb. 560) läßt gewisse Gesetzmäßigkeiten bei der Entstehung der einzelnen Erscheinungsformen herauslesen, so daß man versucht ist, „eine nach Altersstufen unterteilte teratologische Reihe aufzustellen" (BLAUTH).

f) Histologische Befunde, Ätiologie und Genese

Schon HOFFA gab bei der Erstbeschreibung des Krankheitsbildes einen histologischen Befund bekannt. Er fand am Epiphysenknorpel keine Wachstumszeichen, an der benach-barten metaphysären Zone kernarmes, faseriges Bindegewebe. Die Knochenbälkchen ließen die üblichen Appositionen vermissen.

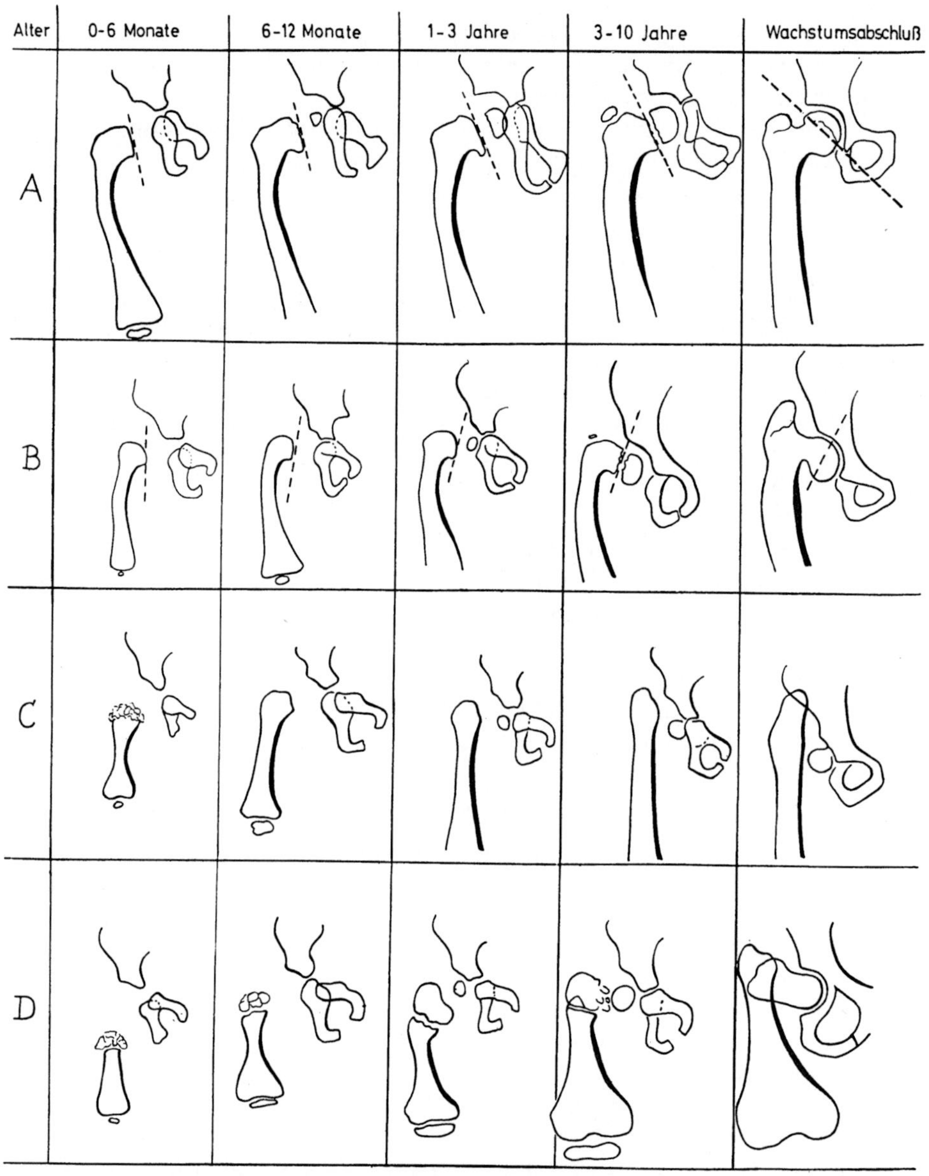

Abb. 560 A—D. W. BLAUTHs schematische Zusammenfassung der Bilder der primären Coxa vara congenita aufgrund der wesentlichen Merkmale, der verschiedenen Schweregrade und im Hinblick auf verschiedene Altersstufen. A Entwicklungsreihe einer leichten primären Coxa vara congenita. Beachte: Langsames Aufrichten des Schenkelhalses, Verringerung des Abstandes zwischen Schenkelhalsbasis und Kopfkern, verspätetes Auftreten des Kopfkernes und Aufrichtung des Femur varum. B Entwicklungsreihe einer schweren primären Coxa vara congenita. Beachte: Langsame Zunahme der Schenkelhalskrümmung, verspätetes Auftreten des Kopf- und Trochanterkernes, verspäteter Schluß der Synchondrose. Femur varum richtet sich nicht auf. C Entwicklungsreihe einer kongenitalen Schenkelhalspseudarthrose. Beachte: Dissektion des proximalen Diaphysenendes, Höhertreten des Femurschaftes, verzögerter Schluß der Synchondrose und Synostose zwischen Hüftkopf und -pfanne, Rundung des Kopfes. D Entwicklungsreihe einer kongenitalen, subtrochanteren Femurpseudarthrose (sog. partieller Femurdefekt). Beachte: Abstand des dissezierten Diaphysenendes vom Hüftgelenk, Ausbildung der Pseudarthrose am Ort der diaphysären Knorpelverknöcherungsstörung, zunehmender Varusknick des Femurschaftes, stark verzögerte Ossifikation der Synchondrose

CAMITZ, JOHANNING, BURCKHARDT, HILGENREINER, FAHRI, AREL, GÜTIG und HERZOG, LIAN deuten ihre Befunde mehr nach der Richtung einer aseptischen Nekrose unbekannten Ursprunges, nach der Art eines Morbus Perthes. Auch PITZEN hat für die Coxa vara infantum die gleiche ätiologische Auffassung wie für den „Perthes". Die Krankheit beginne an der Metaphyse. Der Unterschied liege nur in der Ausbreitung (KISTLER, W. MÜLLER und W. LOEPP, J. THORSTEN). ZIMMERMANN, KREUZ und NILSONNE sprechen von einer enchondralen Ossifikationsstörung. Von den jüngeren und ausführlichen Untersuchungen sind jene von E. BURCKHARDT (1956) besonders zu erwähnen. Sie wurden an mehreren Präparaten gewonnen. BURCKHARDT sah die stärksten Veränderungen im medialen Randgebiet der Halsdiaphyse (Metaphyse), wo neben Trümmerfeldern von Knorpel und Knochen auch Reparationsvorgänge im Sinne einer primären Heilung (unregelmäßige Knochenneubildung), aber auch einer sekundären Heilung (Bindegewebsersatz des Wachstumsknorpels = Defektheilung) zu finden waren. Der letztere Vorgang lasse an eine mechanische Schädigung denken, etwa über die Einwirkung von Scherkräften an der Fuge, die primären Veränderungen entsprächen aber denen einer aseptischen Knochennekrose. Nach BLAUTH finden sich je nach dem Schweregrad der Dysplasie im Schenkelhals von Kleinkindern folgende Veränderungen: Hyalinknorpelzonen mit faserknorpeligen und bindegewebigen Arealen, Dauerbrüche an der Grenze von Blasenknorpel-Primärspongiosa sowie Knorpeldegenerationserscheinungen. Bei schwereren Formen der primären Coxa vara congenita sind auch kappenförmige, perthes-ähnliche dissezierte Auflagerungen anzutreffen. Solche Bilder stellen nach BLAUTH schon einen Übergang zum Femurdefekt 2. Grades dar.

DUNCAN, REINER nehmen embryonale vasculäre Störungen an.

Umbauzonen, ähnlich wie bei Ermüdungsbrüchen sahen ZIMMERMANN, LINDEMANN, KREUZ, MAGNUSSON: die Coxa vara sei angeboren, erst sekundär würden pathologische Scherkräfte (infolge der Varusstellung) zur Entstehung von Umbauzonen führen.

Aufgrund vermehrter Beobachtungen von Frühfällen setzt sich immer mehr die Ansicht durch, daß die „echte" Cvc bereits bei bzw. vor der Geburt bestehe. Davon zu unterscheiden seien die sekundäre Form und die symptomatischen Formen (W. BLAUTH).

α) Zur primären Form der Coxa vara congenita

DREHMANN, NILSONNE, FREUND, EXNER, GOLDING, LINDEMANN, JOACHIMSTHAL, H. MAU, WALTER, REINER, BLAUTH u. a. sehen in der Cvc eine embryonale Ossifikationsstörung. Nach diesen Autoren stellen die Cvc und der angeborene Femurdefekt ein und dasselbe Krankheitsbild dar, dessen extreme Form sich im angeborenen Femurdefekt darstelle. Dazwischen gebe es Übergangsformen. Zur Stütze dieser Ansicht wird besonders auf jene Fälle verwiesen, die im 1. Lebensjahr zur Beobachtung kommen, also zu einer Zeit, in der eine statische Überlastung der Hüfte praktisch nicht in Frage kommt. Endogene Momente müßten daher ätiologisch die Hauptrolle spielen, nicht statische. Auch die häufige Vergesellschaftung mit Mißbildungen an anderen Stellen des Skeletes und an anderen Organen sei in diesem Sinne verwertbar (so fanden sich unter den Fällen von BLAUTH u. a. Tibiaaplasie beiderseits, partielle Femuraplasie, Klumpfuß, Fingermißbildungen, Ektromelie der Arme, Zehenmißbildungen, Phocomelie, Naevus- und Hämangiombildung). Bemerkenswert ist auch, daß in etwa der Hälfte der Fälle von BLAUTH in der Anamnese ein Thalidomid-Gebrauch während der Schwangerschaft angegeben worden war. Ferner finden sich in der Anamnese je einmal eine Toxoplasmose, ein Herzklappenfehler und ein drohender Abort. Auf der schematischen Zeichnung der Abb. 560 hat BLAUTH versucht, aufgrund seiner eigenen Beobachtungen und von Schrifttumsmitteilungen eine teratologische Reihe aufzustellen, welche die wesentlichen Merkmale der primären Cvc nach verschiedenen Schweregraden wiedergibt. Auch will er darin seiner Auffassung von der Verwandtschaft des Leidens mit dem sog. Femurdefekt Ausdruck verleihen. Die Bezeichnung „primäre" Cvc für derartige Formen geht auf einen Vorschlag von K. LINDEMANN (1941) zurück.

Familiäres Vorkommen ist wiederholt beschrieben worden (s. S. 694). SCHULZE und HAIKE konnten von 2 operierten Fällen eine Sippentafel erheben. Bei einem Kind handelte es sich um eine Dysostosis enchondralis meta-epiphysaria (Typ Morquio) mit recessivem Erbgang in einer Familie mit dysplastischen Störungen, beim anderen Kind bestand eine Dysostosis cleido-cranialis mit nachgewiesenem dominatem Erbgang (Abb. 561). Es steht aber zur Diskussion, ob diese Fälle zur „echten" Cvc gerechnet werden dürfen.

Einen konstitutionellen Zusammenhang hält A. B. Le Mesurier (1948) für möglich, da er eine verhältnismäßig kurze Statur bei den Cvc-Leidenden beobachtet hatte.

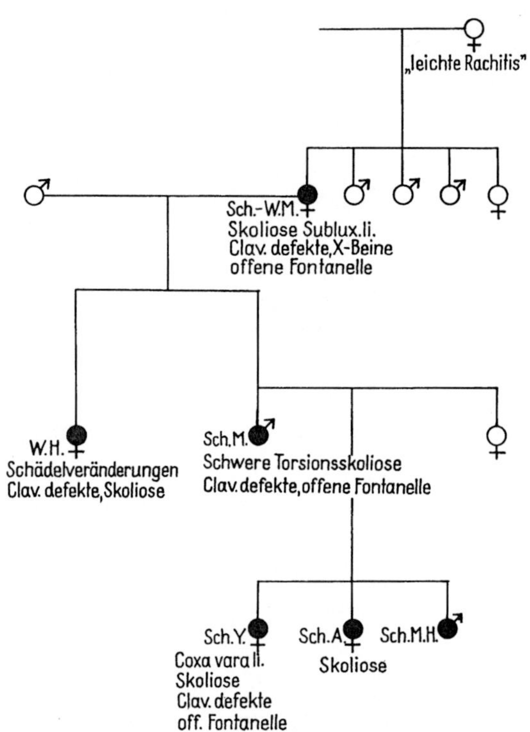

Abb. 561. Sippentafel einer Familie mit Dysostosis cleidocranialis und dabei auftretender Coxa vara infantum (H. Schulze u. H. J. Haike)

Trotz der zahlreichen Beobachtungen familiärer Häufung des Leidens kommt Eckhardt aufgrund seiner Untersuchungen zu dem Ergebnis, daß die hereditäre Natur der Cvc nicht als erwiesen gelten könne. Auch ist es nach eigener Meinung unwahrscheinlich, daß es sich um eine echte embryonal bedingte, möglicherweise vererbbare Mißbildung handelt bei Fällen, bei denen eine spontane Ausheilungstendenz zu erkennen ist.

β) Zur sekundären Form der Coxa vara congenita

Sie entwickelt sich nach Blauth erst im Kindesalter und zwar infolge mechanischer Insuffizienz der im Wachstum gestörten Schenkelhalsepiphysenfuge bei ursprünglich normalem Schenkelhalswinkel. Für bestimmte Fälle dieser Art werden von K. Lindemann erbliche Einflüsse angenommen (zit. nach W. Blauth). Die Erstbeschreibung einer sekundären Cvc geht auf H. Mau (1961) zurück (zit. nach W. Blauth).

γ) Zu den symptomatischen Formen der Coxa vara

Es handelt sich hier um Bilder von Cvc, die entstehen nach Frakturen, Hüftluxationen, Morbus Perthes (besonders beim „Hals-Perthes"), Epiphyseolysis capitis coxae, entzündlichen Erkrankungen der Hüfte, Rachitis, Tumoren, Osteodystrophien, Osteoporosen, Osteomalacie, Lues und dergleichen.

g) Zur Therapie

Eine konservative Therapie (z. B. langdauernde Entlastung mittels eines Schienen-hülsen-Apparates, Extension in Abduktionsstellung) kommt nur in den wenig ausge-prägten Fällen in Frage. Meistens ist eine operative Korrektur der Deformität erforderlich. Die Zahl der empfohlenen operativen Verfahren ist sehr groß, überwiegend handelt es sich um subtrochantere Osteotomien (HOFFA, SCHANZ, F. LE MESURIER, M. LANGE, PAUWELS u. a.; s. schematische Zeichnungen Abb. 562 und 563). Durch die Operation

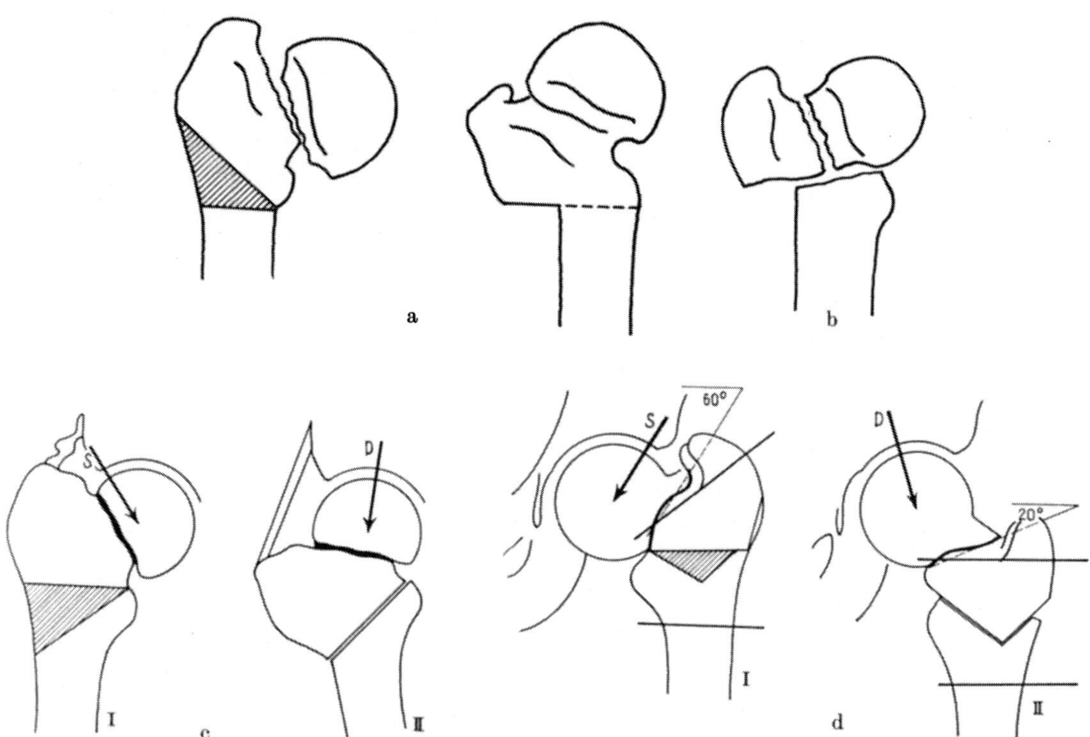

Abb. 562a—d. Zusammenstellung der Umlagerungsosteotomien bei der operativen Behandlung der Schenkel-halspseudarthrose inclusive Coxa vara congenita und der Schenkelkopfnekrose. (Nach M. E. MÜLLER.) a Die subtrochantere Osteotomie nach PAUWELS. b Die intertrochantere Verschiebungsosteotomie nach PUTTI-McMURRAY. Historisch wichtige Osteotomien (a und b). c Die intertrochantere keilförmige Osteotomie nach PAUWELS. d Die intertrochantere Osteotomie mit Lateralisierung des Schenkelschaftes nach M. E. MÜLLER. Häufig indiziert bei Coxa vara congenita, besonders bei fortgeschrittenen und einseitigen Fällen. *I* Ursprüng-licher Zustand. Die vom Pfannendach übertragene Kraft *S* wirkt als Schwerkraft. *II* Nach Operation. Die vom Pfannendach übertragene Kraft *D* wirkt jetzt weitgehend als Druckkraft. Bei straffer Pseudarthrose und Bestehen eines breiten Kontaktes zwischen Schenkelkopf und -hals werden die Verfahren nach c und d angewandt

soll der verkleinerte Schenkelhalsschaftwinkel wieder aufgerichtet werden, damit sollen für die Funktion der Abduktion wieder normale Voraussetzungen geschaffen werden. Zugleich soll die pathologisch vertikalisierte Erweichungszone am Schenkelhals mehr horizontalisiert werden, so daß schädliche Scherkräfte ausgeschaltet und bessere Ver-hältnisse für die Druckübertragung geschaffen werden. Beträgt der Schenkelhalsschaft-winkel weniger als 110°, so empfiehlt M. E. MÜLLER eine möglichst frühzeitige operative Korrektur, wobei er die intertrochantere y-förmige Osteotomie nach PAUWELS empfiehlt oder bei einseitigen Fällen die intertrochantere Osteotomie mit Korrektur der Retro-torsion, mit Aufrichtung des Schenkelhalses und Lateralisierung des Schenkelschaftes. Nicht selten kommt es aber zu einem Rezidiv, da Knorpel und Knochen im Bereiche der oberen Femurmetaphyse, wie schon erwähnt, minderwertig sind. Die Prognose ist um so

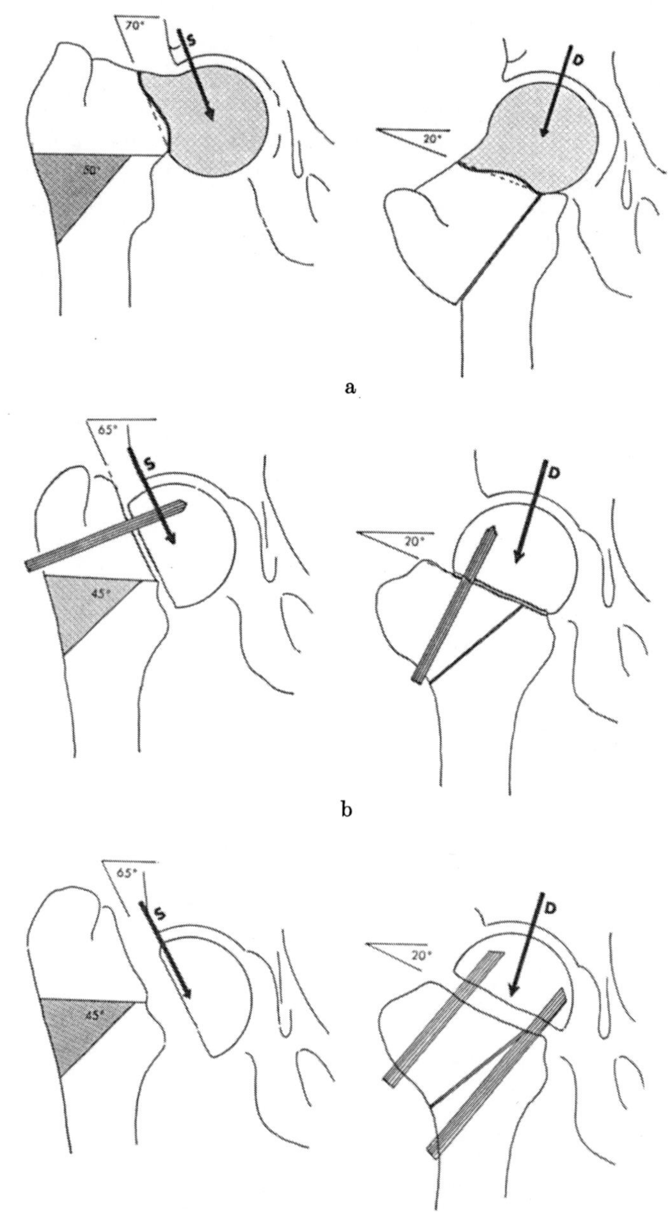

Abb. 563. a Die Y-förmige intertrochantere Aufrichtungs-(Abstütz-)Osteotomie nach Pauwels. Bei Coxa vara congenita, straffer Pseudarthrose und cranial abgerutschter Diaphyse sowie bei Schenkelkopfnekrose ohne Kopfeinbruch. Diese Operation erlaubt eine rechtwinkelige Einstellung der Epiphysenlinie zur Druckrichtung sowie eine Verbreiterung des erreichten Schenkelhalses zur Verringerung seiner Biegebeanspruchung. Die Schwerkraft (S) wird weitgehend zur Druckkraft (D). b Die Y-förmige Osteotomie mit einem Dreilamellennagel oder einem Tibiaspan kombiniert (bei lockerer Schenkelhalspseudarthrose). c Rekonstruktion des Schenkelhalses mit 2 Tibiaspänen, die in die Richtung der Druck- und Zuglamellenbündel fixiert werden (bei Resorption des Schenkelhalses)

günstiger, je früher das Leiden behandelt wird, nicht bloß im Hinblick auf die Wahrscheinlichkeit, daß sich der Direktschaden im Laufe der Zeit vergrößert, sondern auch im Hinblick auf die Möglichkeit der Entstehung irreparabler adaptiver Formen am ganzen Hüftgelenk. Unter den schematischen Darstellungen von Operationsverfahren an der Hüfte, S. 250, finden sich auch solche, die für die Behandlung der Cvc in Frage kommen.

h) Zur Differentialdiagnose

Man sollte in jedem Falle eine Einordnung in eine der oben dargelegten Unterscheidungsformen der Cvc versuchen (primäre, sekundäre, symptomatische Form). Dabei wird man meistens mit der Frage konfrontiert, ob eine primäre Cvc vorliegt oder eine sekundäre Nekrose, die sich im Anschluß an eine kongenitale Hüftluxation entwickelt hat. Bei frühen Fällen kommt auch noch ein geburtstraumatischer Schaden in Frage. Später muß vor allem eine *Rachitis* ausgeschlossen werden. Bei dieser sind charakteristische Erscheinungen am übrigen Skelet nicht zu übersehen. Am Hüftgelenk kann sie zu einer Coxa vara mit epiphysären und epiphysennahen Veränderungen führen, die denen bei Cvc ähnlich sind. So kann z.B. auch bei Rachitis ein verbreiterter, vertikal gestellter Spalt an der Kopf-Halsfuge des Femur vorhanden sein (PELTESOHN, KARFIOL, NILSONNE), desgleichen bei juveniler Syphilis. Die sog. metaphysäre Dysplasie (metaphyseal dysostosis) als Allgemeinerkrankung kann am Schenkelhals ähnliche Veränderungen aufweisen wie die Cvc, doch treten bei der metaphysären Dysplasie gleichartige Erscheinungen auch noch an anderen Metaphysen auf (JANSEN, REILLY und MUNN, KOZLOWSKI, GIEDION u. Mitarb. u.a., Abb. 564). Es handelt sich um grobsträhnige und sklerotische Spongiosaveränderungen, die vergesellschaftet sind mit einer angeborenen Pankreasinsuffizienz und anderen Mißbildungen (anatomische Mißbildungen, Cöliakie). Die exokrine Pankreasinsuffizienz hat ein Maldigestions-Syndrom im Gefolge. Die Symptome wurden vom frühen Kindesalter bis zum Erwachsenenalter beobachtet (A. GIEDION u. Mitarb.). Ein Kausalzusammenhang zwischen den Knochenveränderungen und der Pankreasinsuffizienz erscheint möglich, wahrscheinlicher ist aber ein pleotroper Geneffekt.

Bei den *enchondralen Dysostosen* kommen an der Hüfte Epi- und Metaphysenveränderungen mit Coxa vara vor, die zunächst an eine Cvc erinnern (z.B. beim spondyloepiphysären Typ nach SPRANGER und WIEDEMANN). Der ganze Habitus des Patienten und weitere, meist generalisierte Skeletbefunde erleichtern aber die diagnostische Einordnung (Abb. 565).

Möglicherweise handelt es sich bei der sog. *„kryptogenetischen progressiven Osteolyse"* (besser wäre kryptogene Osteolyse) um die gleiche Krankheit. Bei diesem Krankheitsbild, das auch unter den Bezeichnungen „progressive Osteolyse", „disappearing bone disease", „Gorhamsche Erkrankung", „essentielle Osteolyse", läuft, liegt ebenfalls eine spontane Osteolyse vor, die meist bei Adolescenten auftritt, aber auch bei Kindern und bei Erwachsenen. Diese seltene Art von Osteolyse (BIOLCATI RINALDI, 1967, fand bisher 55 Fälle in der Literatur), die erstmals J. V. S. JACKSON (1872) beschrieben hat, wurde beobachtet an Humerus, Radius, Ulna, Clavicula, Sternum, Rippen, Fingern, Mittelhandknochen, Mandibula, Femur, Beckenknochen, Tibia, und zwar bei beiden Geschlechtern etwa gleich häufig. Einen doppelseitigen Hüftkopfbefall sahen JENTSCHURA und ROMPE, sowie C. MOTTA. Der Knochenabbau beginnt ohne ersichtliche Ursache schleichend und schmerzlos. Er schreitet langsam oder sprunghaft fort, bis er schließlich infolge eines schmerzhaften Funktionsausfalles bemerkt wird. Die Osteolyse sistiert schließlich auf ebenso unerklärliche Weise, wie sie begonnen hat und kann Defekte von verschiedenem Ausmaß hinterlassen. Makroskopisch bleibt ein fibröses Band zurück, das wahrscheinlich ein Periost-Residuum enthält. In den Osteolyseherden degeneriert das Knochenmark fettig, die Compacta wird spongiös, um dann eventuell ganz zu verschwinden. Osteoclasten verraten eine erhöhte Tätigkeit und sind im Übermaß vorhanden. Auch zeigt sich eine überreiche Vascularisation mit pathologischen Gefäßstrukturen. GORHAM und STOUT weisen besonders auf kommunizierende Gefäßräume im Mark des befallenen Knochens hin (Osteolyse infolge übermäßiger arterieller Versorgung?), sehen also eine Art Angiomatosis gegeben. MOTTA fand dagegen mehr obliterative Gefäßveränderungen.

Im Röntgenbild wird der Knochen allmählich glasig. Die Compacta wird verdünnt und schwammig. Schließlich wird auch der ganze Knochen verdünnt („Phantomknochen"), um nach einiger Zeit im Röntgenbild völlig zu verschwinden (eigener Fall s. Abb. 566).

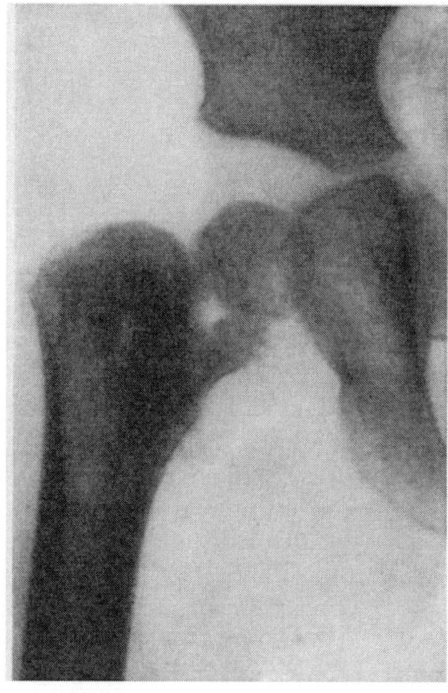

a

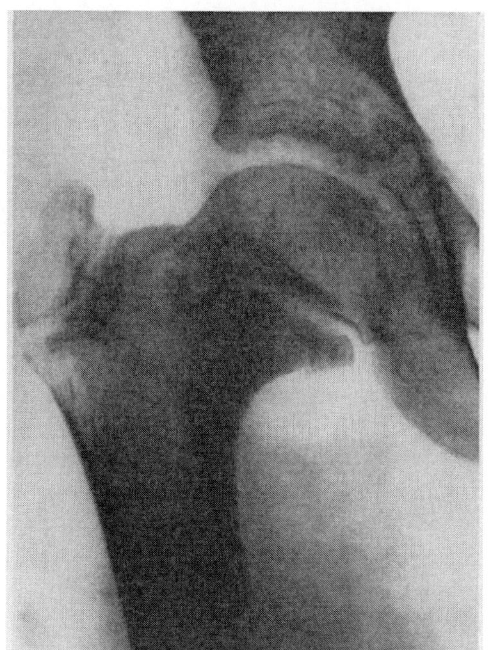

b

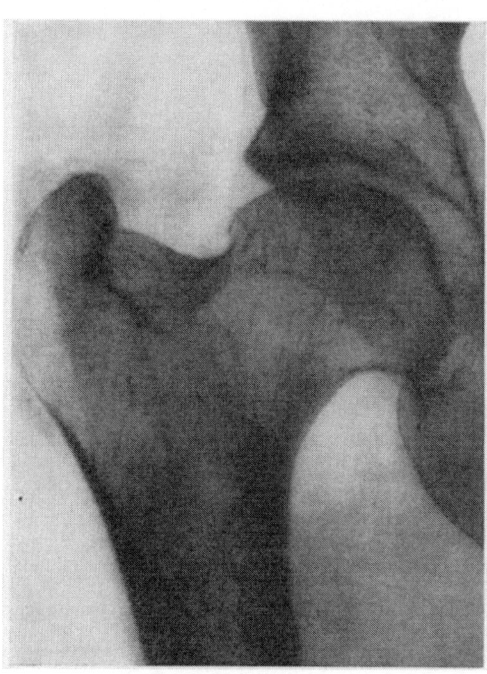

c

Abb. 564a—c. Metaphysäre Dysostose und angeborene
Pankreasinsuffizienz (Fall von Giedion, Prader,
Hadorn, Shmerling, Auricchio). Differentialdiagnose
zu Coxa vara congenita. a 2$^{10}/_{12}$ Jahre alt, b 10$^8/_{12}$ Jahre
alt, c 18 Jahre alt

Das Krankheitsbild ist an sich nicht lebensbedrohend, die Betroffenen können ein hohes
Lebensalter erreichen (J. V. S. Jackson, 1872; Thoma, 1933; J. Dupas u. Mitarb., 1936;
Mouchet u. Rouvillois, 1937; E. Branch, 1945, Gorham u. Mitarb., 1953 und 1954;
Branco u. Mitarb., 1958; P. Johnson u. McClure, 1958; Milner u. Baker, 1958;
K. Weiss, 1960; G. Jentschura u. G. Rompe, 1965; Lagier u. Rutishauser, 1965;
C. Motta, 1966). (Literaturangaben zur kryptogenetischen progressiven Osteolyse befinden
sich auf S. 712.)

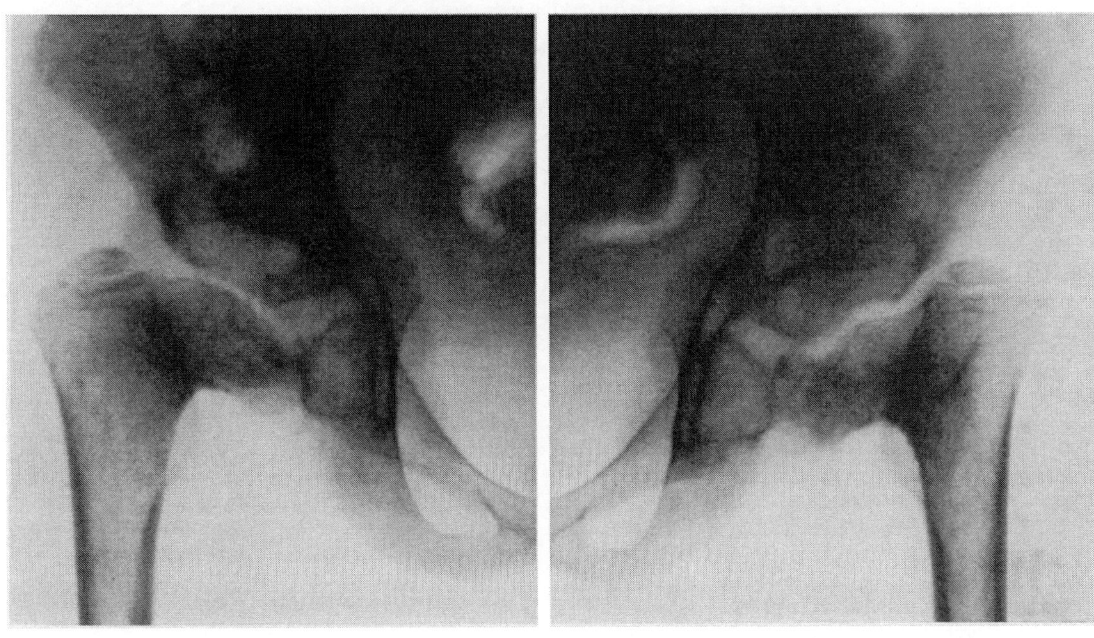

a   b

Abb. 565. a und b. Coxa vara bei enchondraler Dysostose (spondylo-epiphysärer Typ), 10jähr. ♂

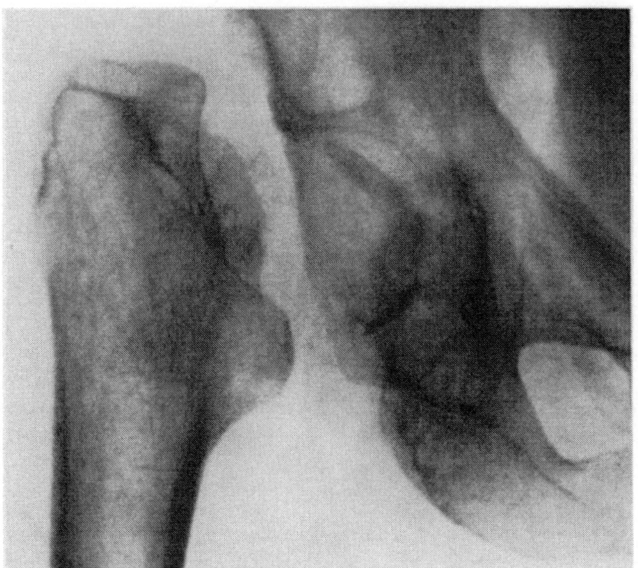

Abb. 566. Essentielle („kryptogenetische") Osteolyse am rechten Schenkelhals und -kopf bei einem 59jährigen Mann (eigener Fall)

Außerdem sind an weiteren differentialdiagnostisch wichtigen Krankheitsbildern zu nennen: Akroosteolyse, cystische Knochenerkrankungen mit Spontanfraktur, Syringomyelie, Tabes (tabische Hüftkopfosteolyse s. COSTE u. GAUCHER), Osteoarthritis syphilitica (SOBBE u. HAFERKAMP), Lepra mutilans, Knochenhämangiome, aneurysmatische Knochencyste (kommt allerdings mehr am lateralen Rand des Trochantermassives vor), Morbus Gaucher.

Literatur (Anhang: Coxa vara congenita)

AMSTUTZ, M. C., WILSON, Ph.: J. Bone Jt Surg. A 44, 1 (1962).

ALMOND, H. G.: Familial infantile coxa vara. J. Bone Jt Surg. B 38, 539 (1956).

ARMSTRONG, J.: A case of infantile coxa vara with notes on the aetiology. Lancet 1935 I, 1498—1500.

BADE, A.: Zur Abgrenzung der verschiedenen Formen von Coxa vara. Z. orthop. Chir. 59, H. 1, 53 (1933).

BLAUTH, W.: Zur Morphologie und Pathogenese der prim. Coxa vara congen. Z. orthop. Chir. 100, 271 (1965).

— Der congenitale Femurdefekt. Beilageheft z. Z. orthop. Chir. 103, (1967).

BLENCKE, A.: Über congenitale Femurdefekte. Z. orthop. Chir. 9, 584—656 (1901).

BOCCHI, L., MARCER, E.: Sulla meta-epifisite superiore del femore e la coxa vara cosidette congenita. Anteneo parm. II, 13, 329—358 (1941).

BRAGARD, K.: Zit. nach ZIMMERMANN, M. Z. orthop. Chir. 68, 389—415 (1938).

BRANDES, M.: Zur Behandlung der Coxa vara. Verh. Dtsch. Orthop. Ges. 17. Kongr. 1922, S. 266—269.

— Behandlung der Coxa vara und Resektion des Trochanter maior. Z. orthop. Chir. 54, 80—83 (1931).

BURCKHARDT, E.: Zur Klinik und pathol. Anatomie der Coxa vara infantum. Helv. chir. Acta 13, 28 (1946).

— Zur Histologie der Coxa vara infantum. Helv. chir. Acta 13, 123—142 (1946).

CAMITZ, H.: Étude comparée sur la Coxa vara dite congenitale et l'ostéochondrite coxae juvenile (coxa plana). Acta chir. scand. 73, 521—585 (1934).

CRAMER, K.: Über die Stellung der Knorpelfuge des Schenkelhalses. Z. orthop. Chir. 40, 366 (1920).

DEGENHARDT, K.-H.: Die Pathogenese der angeborenen Mißbildungen. In: Jahrb. d. Fürsorge f. Körperbeh., S. 23. Heidelberg: 1962.

— Die ontogenetischen Grundlagen der Extremitätenmißbildungen. Ref. Tagg der Mittelrhein. Ges. für Gyn. Trier 6. 5. 1962.

DIETHELM, L., DRIGALSKI, W. von: Regressive Skeletveränderungen bei hypophysärem Hochwuchs. Klin. Wschr. 16, Nr 18, 628 (1937).

DIEULAFÉ: Coxa vara congenitale. Soc. de chir. de Toulouse 25. Mai 1928.

DREHMANN: Verh. dtsch. Ges. für orthop. Chir. Stuttgart: F. Enke 1902.

— Über congenit. Femurdefekt. Z. orthop. Chir. 11, 220 (1903).

— Z. orthop. Chir. 79, 624 (1950).

DUNCAN, G. A.: Congenital and developmental coxa vara. Surgery 3, 741—765 (1938).

ELMSLIE, R. C.: Injury and deformity of the epiphysis of the head of the femur. Lancet 1907, 410.

ENGELMANN: In: ASCHNER-ENGELMANN, Konstitutionspathologie in der Orthopädie, 3. H., S. 231. Heidelberg: Springer 1928.

EXNER, G.: Vergleichende Untersuchungen über das Verhalten des proximalen Femurendes bei angeborenem Femurdefekt und Coxa vara congenita. Z. orthop. Chir. 79, 624 (1950).

FRANCKE: Zur Kasuistik der angeborenen Coxa vara. Z. orthop. Chir. 15, 288 (1906).

FREUND, E.: Congenital defects of femur. Amer. Arch. Surg. 33, 349 (1936).

GAUGELE, K.: Zit. nach RAVELLI, A.

GIEDION, A., PRADER, A., HADORN, B., SHMERLING, D., AURICCHIO, S.: Metaphysäre Dysostose u. angeb. Pankreasinsuffizienz. Fortschr. Röntgenstr. 108, 51 (1967).

GLAUNER, R., MARQUARDT, W.: Röntgendiagnostik des Hüftgelenkes. Stuttgart: G. Thieme 1956.

GOLDING, F. C. C.: J. Bone Jt Surg. B 30, 161 (1948).

GREVE, H.: Coxa vara bei eineiigen Zwillingen. Arch. orthop. Unfall-Chir. 43, 309 (1944).

GÜTIG, C., HERZOG, A.: Der Beginn der sog. „Coxa vara congenita". Aseptische Schenkelhalsnekrose. Bruns' Beitr. klin. Chir. 156, 559 (1932).

GURGOT: Zit. nach BURCKHARDT, E.

HÄUPTLI, O.: Die aseptischen Chondro-Osteonekrosen. Berlin: W. de Gruyter 1954.

HACKENBROCH, M.: Die congenitale Minderwertigkeit des Hüftgelenkes. Verh. Dtsch. Orthop. Ges. 31. Kongr. 1936, S. 117.

HAFERKAMP, O.: Siehe SOBBE, A.

HAIKE, H. J.: Siehe SCHULZE, H.

HEEP, R.: Beitrag zur Coxa vara congenita. Münch. med. Wschr. 1935 II, 1728—1729.

HELBING, C.: Die Coxa vara. Z. orthop. Chir. 15, 502 (1906).

HILGENREINER, H.: Zur Genese der Coxa vara. Med. Klin. 27, 159 (1931).

HOFFA, A.: Die angeborene Coxa vara. Dtsch. med. Wschr. 31, 1257 (1905).

HORWITZ, TH.: The treatment of congenitial coxa vara. Surgery 87, 71 (1948).

HOWORTH, M. B.: Slipping of the upper femoral epiphysis. J. Bone Jt Surg. A 31, 734—747 (1949).

HÜTER, C.: Anat. Studien an den Extremitätengelenken Neugeborener und Erwachsener. Virchows Arch. path. Anat. 25, 572 (1862).

HUMPHRY, G. M.: On the angle of the neck of the thigh bone with the shaft at various ages and under various circumstances. Lancet II, 188, 971.

IDELBERGER, K.: Lehrbuch der Chirurgie und Orthopädie des Kindesalters. Berlin-Göttingen-Heidelberg: Springer 1959.

JANEK, J.: Operative Behandlung der Coxa vara infantilis. Čas. lék. česk. 1936, 1468—1472 [Tschech.).

— Operative Behandlung der Coxa vara infantilis. Zbl. Chir. 64, 277—279 (1937).

— Coxa vara adolescentium. Bratisl. lek. Listy 17, 442—450 (1937).

JANSEN: Z. orthop. Chir. 61, 255 (1934).

JERRE, T.: Spontaneous recovery in coxa vara infantum. Acta orthop. scand. 25, 149 (1955/1956).

JOACHIMSTHAL, G.: Über angeborene Verbildungen am Oberschenkel. Arch. Gebh. 65, 113 (1902).

— Dtsch. med. Wschr. 31, 1249 (1905).

JOHANNESSEN, CHR.: Ein Fall von Coxa vara infantum. Norsk Mag. Laegewidensk. 96, 493—496 (1935) [Norweg.].

JOHANNING, K.: Coxa vara infantum. Acta orthop. scand. 21, 273 (1951) und 22, 100 (1952).

KARFIOL, G.: Fortschr. Röntgenstr. 39, 326 (1929).

KOCHER: Zur Coxa vara. Dtsch. Z. Chir. **40**, 411.

KOZLOWSKI, K.: Amer. J. Roentgenol **91**, 602 (1964).

— Dysostosis Metaphysealis. Fortschr. Röntgenstr. **103**, 215 (1965).

KREDEL, L.: Coxa vara congenita. Zbl. Chir. **23**, 969 (1896).

KREUZ, L.: Kritische Betrachtungen zur Morphologie der angeborenen Coxa vara. Arch. orthop. Unfall-Chir. **28**, 106 (1930).

LANCE, M.: Coxa vara in traité de chirurgie orthopédique. Paris 1938.

LANGE, F.: Z. Orthop. **41** (1921).

— Lehrbuch der Orthopädie. Jena: Fischer 1928.

LANGE, M.: Eine neue Form der subtrochanteren Osteotomie zur Behandlung der schweren Coxa vara. Z. orthop. Chir. **61**, 355—364 (1934).

— Die verschiedenen Formen und die Behandlung der Coxa vara. Zbl. Chir. **1937**, 1898—1899.

— Die Coxa vara, ihr klinisches Bild und ihre heutige Behandlung. Münch. med. Wschr. **1938** II, 1637—1641 (eine klin. Vorlesung).

— Orthopädische Operationslehre. München: Bergmann 1951.

LANGENSKIÖLD, F.: Acta chir. scand. **98**, 568 (1949).

LANZ, T. VON: Anatomische und entwicklungsgeschichtliche Probleme am Hüftgelenk. Verh. dtsch. orthop. Ges. **37**, 7 (1949).

LEGER, W.: Die Coxa vara congenita. In:Handbuch der Orthopädie, Bd. IV/1, S. 420. Stuttgart: G. Thieme 1960 (Schrifttum).

— Die Valgus- und Varusdeformitäten der Hüfte. In: Handbuch der Orthopädie von HOHMANN, HAKKENBROCH, LINDEMANN, Bd. IV/1. Stuttgart: G. Thieme 1961.

LEHMANN, F. E.: Die embryonale Entwicklung, Entwicklungsphysiologie und experimentelle Teratologie. In: Handbuch der Allgemeinen Pathologie, Bd. IV/1. Berlin-Göttingen-Heidelberg: Springer 1955.

LE MESURIER, A. B.: Developmental coxa vara. J. Bone Jt Surg. B **30**, 595 (1948); B **33**, 478—582 (1951).

LIAN, C.: Acta orthop. scand. **19**, 527 (1950).

LINDEMANN, K.: Das Wachstum des Schenkelhalses bei der sog. Entlastungs-Coxa valga. Dtsch. Z. Chir. 1930.

— Zur Pathogenese der Coxa valga. Verh. Dtsch. Orthop.-Ges. 28. Kongr. 1934, S. 329—336.

— Zur Frühdiagnose der Coxa vara adolescentium. Zbl. Chir. **15**, 887—896 (1934).

— Das erbl. Vorkommen der angeborenen Coxa vara. Z. orthop. Chir. **72**, H. 4, 326—352 (1941).

— Die ersten Krankheitszeichen der Coxa vara adolescentium. Dtsch. med. Wschr. Nr 9/10, 127 (1944).

— Zur Morphologie der Coxa vara congenita. Z. orthop. Chir. **78**, 47—62 (1949).

MAGNUSSON, R.: Coxa vara infantum. Acta orthop. scand. **23**, 284—307 (1954).

MARQUARDT, W.: Siehe GLAUNER, R.

MARTIN, H.: Coxa vara congenita bei eineiigen Zwillingen. Arch. orthop. Unfall-Chir. **42**, 230 (1942).

MATZEN, P.: Der Femurschaft. In: Handbuch der Orthopädie von HOHMANN, HACKENBROCH, LINDEMANN, Bd. IV/1. Stuttgart: G. Thieme 1961.

MAU, H.: Die Trochanterresektion als physiologische Behandlung der Coxa vara. Z. orthop. Chir. **85**, 48—62 (1954).

— Wachstumsfaktoren und -reaktionen des gesunden und kranken kindlichen Hüftgelenkes. Arch. orthop. Unfall-Chir. **49**, 427 (1957).

— Wesen und Bedeutung der enchondralen Dysostosen. Stuttgart: G. Thieme 1958.

MEYER, H.: Das Verhalten der Epiphysenlinie bei der Coxa vara. Arch. orthop. Unfall-Chir. **18**, 402 (1920).

MOMMSEN, F.: Erfahrungen über die Dosierung der tiefen Oberschenkelosteotomien nach SCHANZ bei der veralteten, angeborenen Hüftluxation. Verh. Dtsch. Orthop.-Ges. 19. Kongr. 1924, S. 188—195.

MOTTA, C.: Z. orthop. Chir. **101**, H 4, 609 (1966).

MÜLLER, M. E.: Die hüftnahen Femurosteotomien. Stuttgart: G. Thieme 1957.

MÜLLER, W.: Über die congenitale Pseudarthrose des Oberschenkels als typisches Krankheitsbild und eine neuartige Prothesenbehandlung derselben. Bruns' Beitr. klin. Chir. **130**, 99 (1924).

NAUCK: Zit. nach RAVELLI, A.

NILSONNE, H.: Beitrag zur Kenntnis der congenitalen Form der Coxa vara. Acta radiol. (Stockh.) **3**, 383 (1924).

— Über den congenitalen Femurdefekt. Arch. orthop. Unfall-Chir. **26**, 133 (1928).

PAUWELS, F.: Zur Frage der den Schenkelhals aufrichtenden Kräfte. Verh. dtsch. orthop. Ges. **30**, 361 (1935).

— Der Schenkelhalsbruch, ein mechanisches Problem. Stuttgart: F. Enke 1935.

— Zur Therapie der kindlichen Coxa vara. Verh. dtsch. orthop. Ges. **30**, 372 (1936).

— Des affections de la hanche d'origine mécanique et leur traitement par l'ostéotomie d'adduction. Rev. Orthop. **37**, 22—30 (1951).

PELTESOHN, S.: Zur Ätiologie und Prognose der Coxa vara infantum. Z. orthop. Chir. **28**, 483 (1911).

PFEIFFER, R.: Die Variabilität der angeborenen Femurhypoplasie (sog. Femurdefekt). Z. menschl. Vererb.- u. Konstit.-Lehre **20**, 493 (1937).

PITZEN, P.: Die Behandlung der Coxa vara. Verh. Dtsch. Orthop. Ges. 24. Kongr. 1929, S. 39—59.

— Die operative Umformung des coxalen Femurendes bei der Coxa vara congenita mit einer Pseudarthrose. Z. orthop. Chir. **79**, 386 (1950).

RAVELLI, A.: Über die Neigung des Schenkelhalses beim Menschen. Z. orthop. Chir. **83**, 586 (1953).

REINER, M.: Über die Beziehungen von congenitalem Coxa vara und congenitalem Femurdefekt. Berl. klin. Wschr. **47**, 614 (1903).

RICHTER: Ein Beitrag zur Behandlung der Coxa vara dch. Abmeißelung der Troch. maior. Zbl. Chir. **64**, 1347 (1937).

RÜTT, A.: Der congenitale Femurdefekt. In: Handbuch der Orthopädie von HOHMANN, HACKENBROCH, LINDEMANN, Bd. IV/1. Stuttgart: G. Thieme 1961.

SAEGESSER, M.: Kyphosis und Coxa vara adolescentium. Münch. med. Wschr. **1940**, II, 1141—1142.

SAUNDERS: Zit. nach LEHMANN, F. E.

SCHANZ, A.: Zur Behandlung der angeborenen Coxa vara. Z. orthop. Chir. **34**, 261—264 (1924).

SCHULZE, H., HAIKE, H. J.: Die operative Behandlung der Coxa vara infantum. Z. orthop. Chir. **98**, 477 (1964).

SCHWALBE: Die Morphologie der Mißbildungen. Jena: Fischer 1960.

SCHWARZ, E.: Über Coxa vara congenita. Bruns' Beitr. klin. Chir. **87**, 3, 685 (1913).

SIMON, B.: Die sog. Coxa vara. Bruns' Beitr. klin. Chir. **161**, 205 (1934).

SOBBE, A., HAFERKAMP, O.: Osteoarthritis syphilitica des Hüftgelenkes. Fortschr. Röntgenstr. **110**, 249 (1969).

SORREL, E.: Coxa vara congénitale. Resection cunéiforme de l' angle cervico-diaphysaire, remise en place après retournement du coin réséqué. Excellent résultat. Zit. nach HÄUPTLI, O.

SPRANGER, J., WIEDEMANN, H. R.: Helv. paediat. Acta **21**, 598 (1966).

STAUSS, A.: Die Ätiologie der Hüftgelenksdeformitäten. Beih. Z. Orthop. **68** (1938).

TABRI AREL: Zit. nach v. DRIGALSKI und DIETHELM (s. Lit. zu „Perthes").

WALTER, H.: Sog. angeborene Coxa vara durch Umlagerung der Pseudarthrosezone geheilt. Zbl. Chir. **60**, 40 (1933).

ZADEK, I.: Congenital coxa vara. Arch. Surg. **30**, 62—102 (1935).

ZAHRADNICEK, J.: Caues d'échecs du traitement sanglant de la luxation congénitale de la hanche. Slov. sborn. ortop. **49**—63 (1936).

— Luxatio coxae congenita. Praha: Statni Zdravotnicke Nakladatelstvi 1954.

ZIMMERMANN, M.: Untersuchungen über Krankheitsbild und Ätiologie der sog. „Coxa vara congenita" oder Coxa vara infantum. Z. orthop. Chir. **68**, 389—415 (1938).

Literatur (Kryptogenetische progressive Osteolyse)

BIOLCATI, R.: L'osteolisi prograssiva criptogenetica, Rassegna della letterature a presentazione de un nuovo caso. Ann. Radiol. diagn. (Bologna) **40**, 263 (1967).

BRANCH, H. E.: Acute spontaneous absorption of bone. Report of a case involving a clavicle and a scapula. Jt Bone Jt Surg. **27**, 706 (1945).

BRANCO, F., DA SILVA HORTA, J.: Notes on a rare case of essential osteolysis. J. Bone Jt Surg. **40**, 519 (1958).

COSTE, F., GAUCHER, M.: Ostéolyse d'origine nerveuse. Rev. Rhum. **10**, 51 (1943).

CRESPI, M.: La malattia di Gorham. Arch. Ortop. (Milano) **75**, 699 (1962).

DUPAS, J., BADELON, P., DAYDE, G.: Sur un cas d'ostéolyse progressiva de la main gauche d'origine indéterminée. Rev. Orthop. **23**, 333 (1936).

GORHAM, L. W., STOUT, A. P.: Massive osteolysis (Acute spontaneous absorption of bone, phantom bone, dissappearing bone). J. Bone Jt Surg. A **37**, 985 (1955).

JENTSCHURA, G., ROMPE, G.: Über doppelseitige idiopathische Hüftkopfnekrosen des Erwachsenen. Arch. orthop. Unfall-Chir. **57**, 157 (1965).

JESSERER, H.: Atlas der Knochen und Gelenkskrankheiten. Darmstadt: Merck 1963.

JOHNSON, P. M., McCLURE, J. G.: Observation on massive osteolysis: A review of the literature and report of a case. Radiology **71**, 28 (1958).

LAGIER, R., RUTISHAUSER, E.: Osteoarticular changes in a case of essential osteolysis. J. Bone Jt Surg. B **47**, 339 (1965).

LIÈVRE, J. A.: Lacune de la parvi thoracique. Rev. Rhum. **16**, 286 (1949).

MIALARET, J.: Résorption spontanée de la parvi thoracique. Mém. Acad. Chir. **79**, 272 (1953).

MILNER, S. M., BAKER, S. L.: Disappearing bones. J. Bone Jt Surg. B **40**, 502 (1958).

MOTTA, C.: Beitrag zur sog. essentiellen Osteolyse. Z. orthop. Chir. **101**, H. 4 (1966).

MOUCHET, A., ROUVILLOIS, H.: Ostéolyse du bassin d'origine indéterminée. Mém. Acad. Chir. **63**, 277 (1937).

SOBBE, A., HAFERKAMP, O.: Osteoarthritis syphilitica des Hüftgelenkes. Fortschr. Röntgenstr. **110**, 249 (1969).

THOMA, K. H.: A case of progressive atrophy of the facial bones with complete atrophy of the mandible. J. Bone Jt Surg. **15**, 494 (1933).

WEISS, K.: Osteophthise — Osteolyse. Radiol. Austriaca **11**, 1 (1960).

Die idiopathische (= primäre) Protrusio acetabuli coxae[1]

Es handelt sich hier sehr wahrscheinlich um ein selbständiges Krankheitsbild, das durch eine meist doppelseitig auftretende Protrusion der Hüftgelenkspfanne gekennzeichnet ist. Seine Ätiologie ist noch problematisch. Heute erscheint die Unterscheidung einer primären (idiopathischen, genuinen) „Protrusio" von sekundären Formen, die im Rahmen bekannter Krankheitsbilder verursacht werden, durchaus gerechtfertigt. Im früheren Schrifttum wird eine derartige Unterteilung vielfach nicht getroffen, so daß bei der Aufzählung der Synonyme nicht immer eine klare verbale Abgrenzung möglich war. Hierzu trug auch die unterschiedliche ätiologische Deutung des Krankheitsbildes bei.

a) Synonyme

Meistens wird lediglich die Bezeichnung „Protrusio acetabuli (coxae)" gebraucht. An weiteren Bezeichnungen sind zu nennen: Coxa protrusa, Coxa profunda (FOURNIER

---

1 Verwendete Abkürzungen: Protrusio acetabuli coxae im allgemeinen = P.a.c. Die idiopathische (= primäre) Protrusio acetabuli coxae = i.P.a.c.

und PADOVANI), ihre Identität mit der idiopathischen Protrusio acetabuli coxae (i.P.a.c.) ist umstritten (s. Differentialdiagnose, S. 733), Otto-Becken, Otto-Chrobak-Becken, Ottosche Krankheit, coxitische Pfannenprotrusion, coxarthrotisches Becken (EPPINGER), Osteoarthritis juvenilis (WOLSON u. BRANDENSTEIN), Coxarthrolysthesis, Arthrokatadynesis, Arthrokatadysis (VERRAL, GOLLMANN), Protrusionshüfte, isolierte Protrusion (SCHAAP), primäre Protrusion (INGERFELD), osteoasthenische Protrusion (OVERGAARD), echte idiopathische Protrusion (GICKLER), genuine Protrusio acetabuli (KLOPFER), intrapelvine Pfannenwanderung, akute und langfristige Form (B. VALENTIN und H. MÜLLER).

b) Historisches

Die erste Mitteilung einer beidseitigen Protrusio acetabuli coxae bei einem weiblichen Becken machte OTTO (Breslau) 1824, daher die Bezeichnung „Otto-Becken". Als Ursache nahm man eine „anomale Gicht" an. In England wurde das Krankheitsbild erstmals von WHITE im Jahre 1883 beschrieben. Zunächst beschäftigten sich hauptsächlich die Gynäkologen mit diesem Leiden, da ein stärkerer Grad von Protrusio acetabuli meist ein Geburtshindernis darstellt (KULIGA, PETERSEN, BENDA). 1903 veröffentlichte EPPINGER ohne Kenntnis der Ottoschen Mitteilung den Befund von 4 Beckenpräparaten und nannte diese Beckenform zu Ehren des Wiener Gynäkologen CHROBAK „Pelvis Chrobak". Ursächlich dachte er an eine Wachstumsanomalie des Pfannenknorpels, eine Auffassung, die zunächst Ablehnung fand, von Deutungen jüngster Autoren jedoch nicht viel abweicht. Unter Berücksichtigung der Priorität OTTOs tauchte später die Bezeichnung „Otto-Chrobak-Becken" auf.

Mit der diagnostischen Anwendung der Röntgenstrahlen häufte sich die Beobachtung von idiopathischer Protrusio acetabuli coxae (erste röntgenologische Feststellung eines derartigen Beckens durch SCHERTLIN, 1910; KIENBÖCK, 1912). Heute sind es hauptsächlich die Orthopäden, die sich mit diesem Leiden befassen. YEOMAN (1952) konnte anhand der Literatur über 250 Fälle nachweisen. Das Krankheitsbild genauer abzugrenzen versuchten: C. SCHAAP (1934), GOLDING (1934), OVERGAARD (1935), INGERFELD (1938), KOOREMANN (1940), IMHÄUSER (1943 und später), JAQUELINE und CANET (1935), K. LINDEMANN und H. BREITNER (1956), COLIN, H. MAU.

c) Einteilungen

Da die verstärkte Vorwölbung der Hüftpfanne in den Beckenraum einerseits zahlreiche bekannte pathologische Prozesse zur Grundlage haben kann, andererseits in wenigen Fällen auch ohne ersichtliche Ursache entstehen kann, sind verschiedene Einteilungen des Leidens der Protrusio acetabuli coxae (P.a.c.) vorgenommen worden, z.B. in eine P.a.c. entzündlicher Genese und eine solche nicht entzündlicher Genese. Unter den letzteren faßt BREITNER als „idiopathische" Gruppe alle jene Fälle zusammen, mit denen man ätiologisch nichts Rechtes anzufangen weiß, da sie — außer der Pfannenprotrusion — weder röntgenologisch noch klinisch besondere Auffälligkeiten bieten. Sie liefen notgedrungen unter den Bezeichnungen: anatomische Variation, Involutionsgelenke, abnorm statische Beanspruchung (HENSCHEN, CHIARI), oder es wurde für sie die Diagnose überhaupt offen gelassen.

In der großen Übersicht wird man heute der einfachen Unterteilung in eine primäre (idiopathische) P.a.c. mit noch unbekannter Ursache und in eine sekundäre P.a.c., die auf einer bekannten, nicht hüftgelenksspezifischen Knochenerkrankung beruht, den Vorzug geben. Eine solche Einteilung vertreten schon GOLDING (1934) und OVERGAARD, später IMHÄUSER, LINDEMANN-BREITNER, COLIN u.a. Sie setzt für die Anwendung in der Praxis voraus, daß die klinisch erhebbaren Befunde auch gestatten, die beiden Formen voneinander zu unterscheiden. Dies ist aber nicht immer der Fall. Auch wird mit dieser Einteilung die Unterscheidung einer angeblichen Mißbildung von einer entwicklungsbedingten Störung als mögliche Ursache einer P.a.c. nicht berücksichtigt. KOOREMANN (1940) trug auch dieser Forderung Rechnung, indem er alle P.a.c.-Fälle nach 3 großen ätiologischen Gesichtspunkten einteilte:

   1. Destruierende Prozesse.
   2. Angeborene Mißbildungen.
   3. Entwicklungsstörungen.

Es soll an dieser Stelle die Frage der Einordnung der Fälle der Gruppen 2 und 3 der Kooremanschen Einteilung in die „primären" oder „sekundären" Fälle der P.a.c. nicht weiter diskutiert werden.

COLIN gibt für die primäre P.a.c. im Hinblick auf die Theorien ihrer Ätiologie folgende Einteilung:

A. Auftreten der Erkrankung im Erwachsenenalter, verursacht durch:
   1. Osteoarthritis (WILLIAMS, 1959; OVERGAARD, 1935).
   2. Als Spätergebnis einer das Kindesalter bevorzugt befallenden, unter B angeführten Erkrankung.
   3. Allgemeine Knochenerweichung.
   4. Örtliche, auf die Pfannenwand beschränkte Knochenerweichung.
B. Erkrankungen, die in der Kindheit auftreten, verursacht durch:
   1. Arthritis (BRAILSFORD, 1953).
   2. Asthenie (OVERGAARD, 1935).
   3. Osteochondritis (GOLDING, 1934).
   4. Abnorme Ossifikation des Y-Knorpels (EPPINGER, 1903; GILMOUR, 1938; KLOPFER, 1951; HODGEKINSON, 1950; FRIEDENBERG, 1953, 1963).
   5. Angeborene Tiefe der Pfanne (SCHAAP, 1934; RECHTMANN, 1936).
   6. Entwicklungsbedingte Tiefe der Pfanne (OVERGAARD, 1935).

OVERGAARD unterscheidet eine osteoasthenische und eine osteoarthritische Protrusio acetabuli (s. obige Einteilung). Er hat die Beobachtung gemacht, daß die Protrusio bei der „tiefen" Pfanne vorkommt. GICKLER und TEUFEL vermuten aber, daß mit dieser „tiefen" Pfanne jene nach vorn gedrehte Pfanne mit verstärktem Seitenneigungswinkel gemeint ist, die PREISER als Typ A bezeichnet (zit. nach GICKLER und TEUFEL).

d) Alter, Häufigkeit, Geschlecht, familiäres Vorkommen

Das Leiden tritt nach Angaben der meisten Autoren in der Zeit der *Pubertät* auf und hat hierin (und auch noch in anderen Punkten) eine Ähnlichkeit mit der juvenilen Hüftkopfkappenlösung (IMHÄUSER). Die Protrusio acetabuli wird aber vielfach erst später im Erwachsenenalter festgestellt, wenn sekundäre arthrotische Veränderungen Beschwerden bereiten. Es lassen sich aber auch bei den spät entdeckten Fällen meistens Bewegungsbehinderungen der Hüfte bis zur Jugend zurückverfolgen. Jene, die in der i.P.a.c. eine angeborene Mißbildung sehen (BRENTRUP, FRANCIS, SCHAAP, FÜRMAIER u. a.), können keinen überzeugenden frühkindlichen Fall dieser Art aufweisen. Sie stützen ihre Ansicht hauptsächlich auf die Beobachtung familiären Vorkommens des Leidens. GILMOUR glaubte, daß die Protrusio in der Adolescenz beginne und das Ergebnis einer Ossifikationsstörung der Pfanne sei. Auch IMHÄUSER meint, daß noch kein Fall vor der Pubertät beobachtet worden sei, der der Kritik standhalte. Es mehren sich aber Mitteilungen über jugendliche Fälle. So hat z. B. BRENTRUP die früheste Manifestation des Leidens bei einem 11jährigen Mädchen feststellen können. BRAILSFORD zeigte die Röntgenbilder eines 10jährigen Mädchens. Er ist der Auffassung, der Prozeß beginne in der frühen Jugend und durchdauere das ganze Leben. Unter GICKLERs Fällen befanden sich ein 10jähriges und ein 11jähriges Mädchen. H. MAU berichtet von einem 12,2jährigen und 11½jährigen Mädchen. Letzteres konnte über eine längere Zeit röntgenologisch beobachtet werden. Es bestand eine doppelseitige P.a.c. Rechts hatte sich die Protrusio nach dem Schluß der Y-Fuge entwickelt, links hingegen war mit großer Wahrscheinlichkeit ihr Beginn in das Alter der physiologischen Protrusio zu verlegen und es schien, als habe sie sich aus dieser heraus entwickelt, wobei der Beginn schätzungsweise auf das 11. Lebensjahr zu verlegen war. Dieser Fall zeigt auch, daß bei doppelseitigem Befall die Veränderungen nicht immer gleichzeitig entstehen müssen.

FRIEDENBERG berichtet über 2 Fälle, der eine betraf ein 8jähriges Negermädchen, der andere ein 11jähriges weißes Mädchen. Von beiden Fällen werden bis zum 18. Lebensjahr Röntgenaufnahmen gezeigt. Beim 8jährigen Mädchen, bei dem die Menarche schon im 9. Lebensjahr stattgefunden hatte, zeigte die erste Röntgenaufnahme im Alter von 8 Jahren das Vorhandensein der Protrusio zu einem Zeitpunkt, da die Y-Fuge noch nicht verknöchert war. Die Kopf- und Trochanter-Epiphyse waren andeutungsweise noch zu erkennen. Mit dem Alter von 13 Jahren sahen sie ossifiziert aus. Ein wesentlicher Fortschritt der Protrusio von der erstmaligen Feststellung bis zum Alter von 18 Jahren war in beiden Fällen nicht festzustellen. Aus der Betrachtung des Bildes ist aber zu ersehen, daß der Pfannenboden im Laufe der Zeit deutlich dünner geworden ist. In beiden Fällen FRIEDENBERGs erfolgte eine frühe Fusion der Kopfepiphyse, die FRIEDENBERG einer Entwicklungsabnormität zuschrieb, die alle Knochen der Hüftgegend betreffe.

Es kann somit als Tatsache hingenommen werden, daß sich die i.P.a.c. nicht im Erwachsenenalter entwickelt, sondern in der späteren Jugendzeit. Der wirkliche Beginn des Leidens konnte bis jetzt noch nicht einwandfrei festgestellt werden. Vom Beginn der Protrusio bis zu ihrem Endstand scheint eine relativ kurze Zeit, etwa bis zu 1 Jahr, zu verstreichen (s. Fall von JASTER, Abb. 570).

Allgemeine Häufigkeit. Mit Zunahme der Röntgenkontrollen bei unklaren Hüftbeschwerden jugendlicher Personen hat sich herausgestellt, daß die i.P.a.c. häufiger ist, als früher angenommen wurde. IMHÄUSER errechnete 1% bei nicht ausgewählten weiblichen Personen, LESQUESNE fand sie unter 200 Coxarthrosen in 5%.

Die Zahl der weiblichen Patienten überwiegt eindeutig. In den Arbeiten von JACQUELINE, CANET und ARLET wird das Verhältnis von weiblich zu männlich mit 5:1 angegeben, bei LINDEMANN 6:1, HAYD 4:1, SCHAAP (anhand von Zusammenstellungen aus der Literatur) 5:1, COLIN (anhand der Arbeiten von GILMOUR, SCANDALIS, GHORMELEY und DOCKERTY, 1951) 5:1. Bei Frauen mit verspäteter Menarche fand IMHÄUSER einen höheren Befall. Hingegen ist bei Vorstufen und Übergangsfällen ein Überwiegen des weiblichen Geschlechtes nicht eklatant (z.B. bei 19 Fällen von BREITNER 7:5 und 4:3), wohl aber bei ausgeprägten Fällen.

Familiäres Vorkommen ist nicht selten: GICKLER, 1936 (Bruder und Schwester), JACQUELINE u. Mitarb., RECHTMANN (2 Vettern), LINDEMANN, BRENTRUP, 1942 (Mutter und Tochter), FRANCIS, HAYD (Mutter und Sohn), LINDEMANN und BREITNER (bei 48 Personen aus 9 Familien waren in 19 Fällen Protrusionen oder „Vorstadien" festzustellen, bei 10 weiblichen und 8 männlichen Personen), H. MAU, 1962 (Tochter und wahrscheinlich auch Mutter).

e) Klinisches

Die klinischen Symptome werden in der Hauptsache aus der Gegebenheit einer verlagerten und tiefen Pfanne verständlich, ferner aus den häufigen Begleitbefunden eines verringerten Schenkelhalswinkels (Coxa vara), einer Retrotorsion des proximalen Femurendes, einer verstärkten Lendenlordose und aus anderen Abweichungen (s. Röntgenbild der i.P.a.c.). Während im Hüftgelenk die Beweglichkeit in der Sagittalebene meist frei ist, ist die Streckfähigkeit meist behindert, ebenso die Abduktion sowie die Außen- und Innendrehung. Manche Patienten, besonders solche mit geringer entwickelter Protrusio, bekommen erst im späteren Leben stärkere Beschwerden, so daß erst dann ihr Grundleiden entdeckt wird, das nun schon zu einer Coxarthrosis deformans geführt hat. Im allgemeinen läßt sich jedoch sagen, daß Spätfälle in einem Ausmaß von einer Arthrosis deformans befallen sind, das in Korrelation zum Alter des Patienten steht (COLIN). Unter dem 25. Lebensjahr sind Arthrosiszeichen minimal oder nicht vorhanden. Wenn aber Arthrosisbeschwerden einmal vorhanden sind, dann halten sie sich verhältnismäßig über lange Zeit gleichbleibend (IMHÄUSER, LINDEMANN, ZAOUSSIS). Eine völlige Rückbildung einer deutlich ausgeprägten Protrusio acetabuli ist noch nie beobachtet worden. Es gibt aber Autoren, die eine Rückbildungstendenz bei noch nicht erwachsenen Personen feststellten (HUBBARD, SHEPHERD). So konnte HUBBARD seine Fälle einteilen in eine Gruppe (a) mit Progression der Protrusio (15 Patienten), (b) mit stationärem Verhalten (6 Patienten), (c) mit Rückbildungsneigung (6 Patienten).

Doppelseitigkeit des Leidens ist sehr häufig, dabei kann das Ausmaß der Protrusio auf jeder Seite sehr unterschiedlich sein. Es gibt auch nur angedeutete Formen von Protrusio acetabuli (formes frustes), wobei die Veränderungen an der Grenze der Norm liegen. LINDEMANN und BREITNER fanden sie relativ häufig bei Familienmitgliedern von offensichtlichen Protrusio-Fällen, und zwar bei Männern wie Frauen ohne wesentlichen zahlenmäßigen Unterschied. Sie sehen darin den Ausdruck eines latenten Erbfaktors (s. „Ätiologie"). Auch nach COLIN sind geringe Grade von „Protrusio" verhältnismäßig häufig (Abb. 571). Sie bleiben im Gegensatz zu groben Fällen meistens unerkannt, weil sie kaum Beschwerden machen und weil ihre Zeichen nicht eklatant sind.

Ähnlich wie bei der juvenilen Hüftkopfkappenlösung sind auch bei der i.P.a.c. endokrine Störungen nicht selten zu finden, z.B. Ovarialcystome (FROELICH, 1924), Ovarialcysten (SAUPE, 1928), Störungen des Menstruationscyclus. Besonders häufig ist eine Verspätung der Menarche (IMHÄUSER, JACQUELINE). Aber auch vorzeitige Menarche kommt vor, z.B. im Falle FRIEDENBERGs (8jähriges Mädchen).

Mit der i.P.a.c. geht manchmal auch das Leiden der sog. *Pubertätsfrühsteife* des Hüftgelenkes einher (IMHÄUSER, HAYD, H. MAU u.a.). Man versteht darunter eine Steifhaltung des Hüftgelenkes in Beugestellung, für die eine nicht infektiöse Entzündung verantwortlich gemacht werden muß, wobei Traumen, wie z.B. Prellungen, wahrscheinlich nur einen auslösenden Faktor darstellen (H. MAU). Zwei bei solchen Krankheitsbildern gewonnene histologische Befunde (MAU) ergaben eine oberflächliche Auffaserung des Knorpels und eine asbestartige Degeneration. Möglicherweise handelt es sich um eine Überlastungserscheinung des Gewebes infolge der gestörten Statik (der Verfasser).

Laboruntersuchungen brachten bei der i.P.a.c. keine besonderen Ergebnisse (GILMOUR, IMHÄUSER). JASTER hat im Hinblick auf den angenommenen Zusammenhang des Leidens mit einer endokrinen Pubertätsstörung bei seinen Fällen auch die 17-Ketosteroidausscheidung untersucht und dabei keinen abweichenden Befund erhalten. Auch der Thorn-Test, der Grundumsatz und die biologischen Reaktionen waren normal. Trotz des akuten Krankheitsbildes mit schweren klinischen und röntgenologischen Veränderungen lieferten die Laboruntersuchungen keine Hinweise auf das Vorliegen einer Störung im Kalkstoffwechsel.

f) Das Röntgenbild
α) Vorbemerkungen

Ossifikation der Y-Fuge der Hüftpfanne. RAUBER-KOPSCH geben als Synostosierungszeit dieser Fugen das 13.—17. Lebensjahr an (s.a. Perthes, S. 186 u. 305).

Arterielle Versorgung der Hüftpfanne: s. Perthes, S. 356).

Physiologische Pfannenprominenz: s. S. 726.

β) Das Bild der idiopathischen Protrusio acetabuli

Beim deutlich ausgeprägten Bild der Protrusio acetabuli wölbt sich der *Boden der Hüftpfanne* uhrglasartig gegen das kleine Becken vor, zugleich ist er stark verdünnt (Abb. 567, 568, 569). Seine Kontur ist glatt, manchmal ist er auch sklerotisch verdichtet (A. KÖHLER) oder perforiert (IMHÄUSER). Die Tiefe der Pfanne, die normal ca. 2,5 cm beträgt, kann auf 5 cm und mehr erhöht sein; bei Doppelseitigkeit liegt dann ein absolutes Geburtshindernis vor. Bemerkenswert ist der Umstand, daß der am stärksten prominente Punkt des Pfannenbodens meistens etwas unterhalb der Y-Fuge liegt. Die im Röntgenbild häufig deutlich hervortretende Stufe am Übergang des Pfannendaches zum Pfannengrund ist in vielen Fällen verwischt (HAYD). An der Vorwölbung nehmen also auch die weniger der Belastung ausgesetzten Pfannenabschnitte teil. Die vertiefte Pfanne umfaßt den Schenkelkopf weiter als normal, der Kopf liegt in der Pfanne wie in einem Vogelnest (SAUPE). Dabei kann der Pfanneneingang kleiner sein als der Kopfdurchmesser (Abb. 570). Dies ist besonders dann der Fall, wenn die Pfannenränder im Spätstadium durch sekundäre Anlagerungen lippenförmig ausgezogen sind. Bei einer sehr tiefen Lage des Kopfes

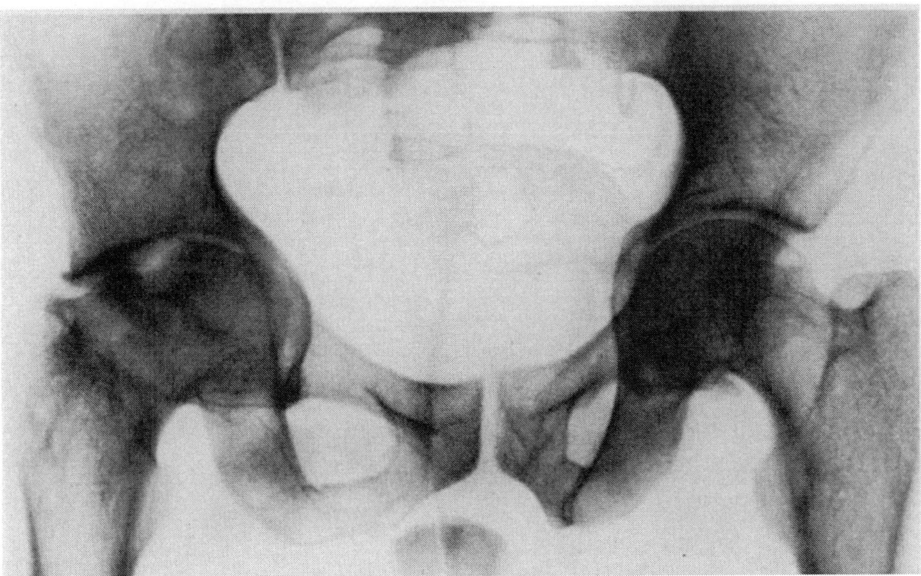

Abb. 567. Doppelseitige idiopathische Protrusio acetabuli coxae (rechts Zustand nach medialer Schenkelhalsfraktur). 31jähriger Mann

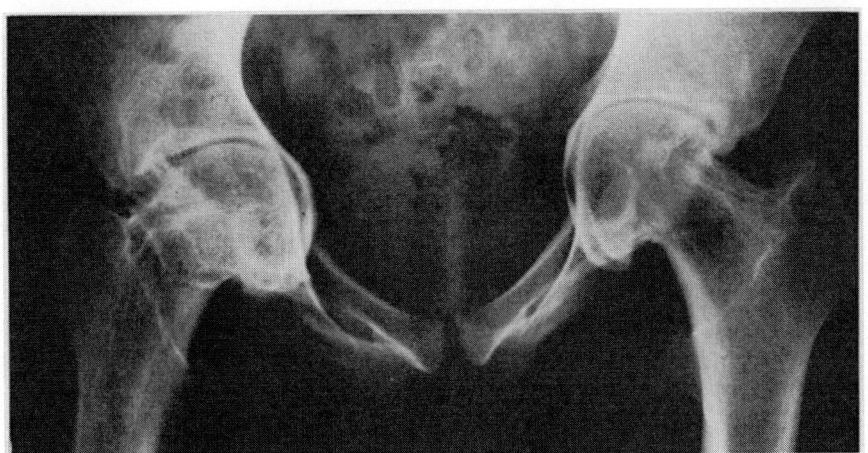

Abb. 568. Doppelseitige Protrusio acetabuli coxae bei einem 18jährigen Mann

rückt auch der Trochanter maior mehr gegen die Mitte zu, so daß sein Abstand von der
Spina iliaca anterior superior gegenüber der Norm verringert ist (GILMOUR). In extremen
Fällen befindet sich sogar der kopfnahe Halsteil in der Pfanne, so daß der Trochanter
maior in die Höhe der Spina oder sogar medial von ihr zu liegen kommt. Manchmal sind
Pfanne und Kopf auch entrundet, wobei eine gegenseitige Anpassung nicht immer gegeben ist (Abb. 570). Die Pfanne ist meistens etwas größer als normalerweise, häufig ist
sie elliptisch. Die i.P.a.c. tritt fast immer doppelseitig auf, der Grad der Protrusio
kann jedoch auf beiden Seiten verschieden sein (IMHÄUSER, MAU). Übergangsbilder sind
verhältnismäßig häufig (Abb. 571).

Nach ZAOUSSIS und SCHLENZKA, IMHÄUSER soll im Erwachsenenalter bisher noch
keine Verstärkung einer i.P.a.c. beobachtet worden sein (wenn man von einer
nicht seltenen arthrotisch bedingten Zunahme der Gelenkexkavation im Spätzustand
absieht, der Verfasser), allerdings — wie schon erwähnt — auch noch keine Rückbildung.
Dieses Verhalten spricht dafür, daß es sich um eine Erkrankung handelt, die sich im
Wachstumsalter des Skeletes entwickelt.

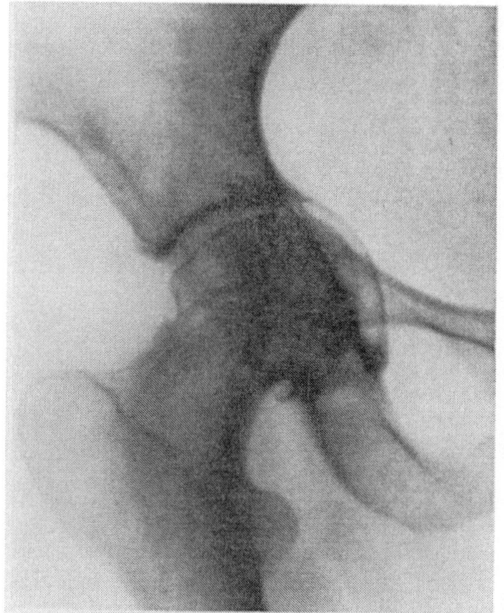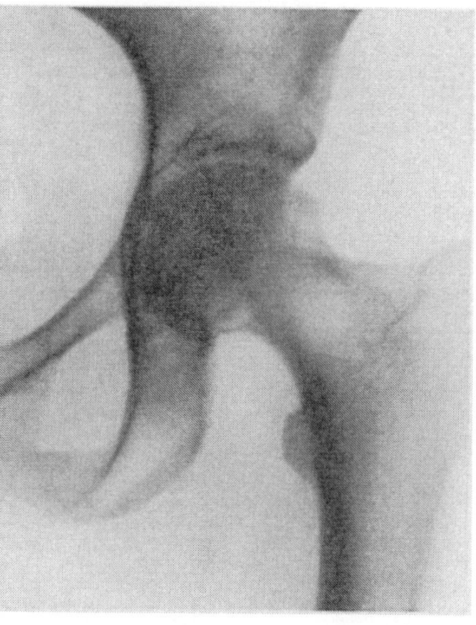

a

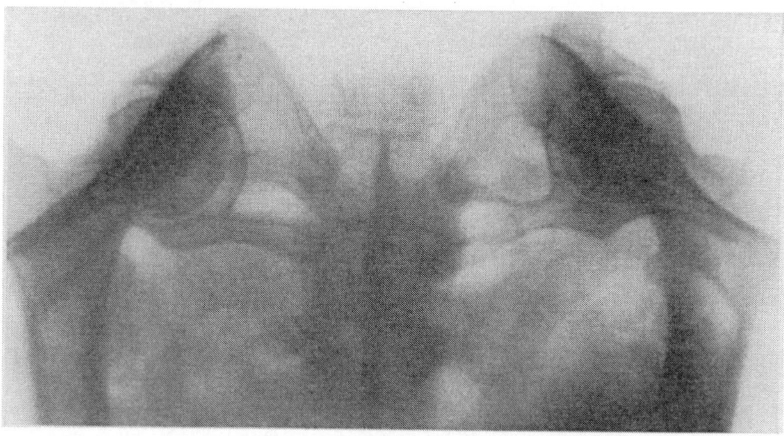

b

Abb. 569. a „Uhrglasartig" verdünnter und prominenter Pfannenboden rechts bei doppelseitiger, asymmetrischer idiopathischer Protrusio acetabuli coxae. 31jährige Frau. b Aufnahmeposition nach CHASSARD und LAPINE (Sprungfroschstellung) zur Darstellung der Hüftpfannen und ihrer Neigung zur Sagittalen (s. Abb. 289 und 290)

Das Phänomen der Protrusio acetabuli ist bei deutlich ausgeprägten Fällen auf der gewöhnlichen a.p.-Übersichtsaufnahme des Beckens, die in senkrechter Zentrierung auf die Beckenmitte angefertigt worden ist, schon bei gewöhnlicher Betrachtungsweise nicht zu übersehen. Für die Beurteilung des Vorliegens einer i.P.a.c. und ihres Ausmaßes hält man sich an die *Köhlersche „Tränenfigur"* und an den Zentrum-Eckenwinkel (CE-Winkel) nach WIBERG. Erstere ist für COLIN zuverlässiger, weil sie die Verlagerung der Pfanne nach der Richtung des Beckenraumes anzeigt, während der CE-Winkel nur die Pfannentiefe mißt. In der Röntgenprojektion des a.p.-Bildes des normalen Beckens geht die Bogenlinie des Pfannengrundes caudal, am Tuberculum obturatorium posterius in Gestalt einer hängenden Träne in die hintere Wandkontur des kleinen Beckens über (Abb. 572). (Es wird von ihr aber die Schambeinkammlinie nicht berührt oder gar überschritten.) Im klassischen Falle einer Protrusio acetabuli überschneidet der Pfannengrundbogen die hintere Beckenwandlinie deutlich und es kann die Diagnose einer Protrusio acetabuli nicht gestellt werden, wenn dies bei guter Beckenübersichtsaufnahme nicht der Fall ist. In sehr ausgeprägten Fällen von Protrusio kann die „Köhlersche

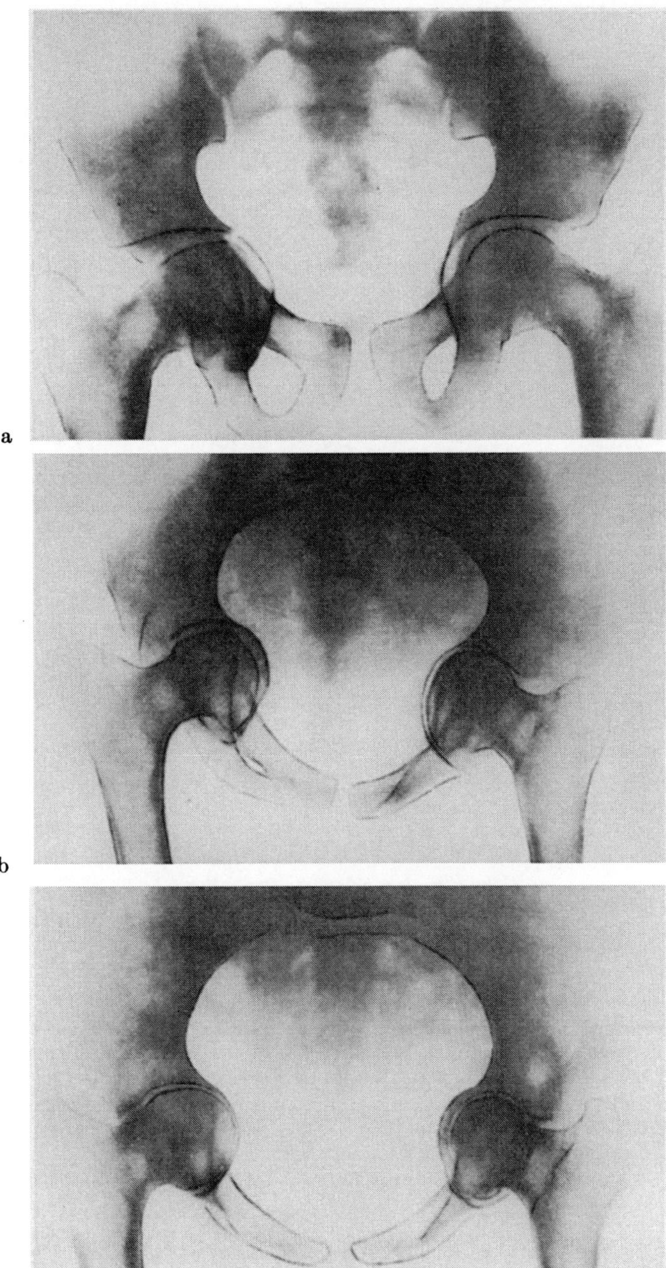

Abb. 570a—c. Doppelseitige idiopathische Protrusio acetabuli bei einem 14jährigen Mädchen. Beobachtung über 6 Jahre. a Typische uhrglasartige Vorwölbung des Pfannenbodens. Gelenkspalt noch ausreichend weit. Kopfkonturen glatt. Coxa vara beiderseits. b 1 Jahr später. Vertiefung der Pfannen und damit tiefere Umfassung des Kopfes. Entrundung des linken Kopfes, unscharfe Kopfkontur rechts. c 6 Jahre später. Hochgradige Gelenkspaltverschmälerung, Kopfdeformierung und Coxa vara wie auf (b). Klinisch: beide Hüftgelenke in Beugestellung ankylotisch [JASTER, D.: Z. Orthop. **99** (1964)]

Träne" (*c b*) sogar ihre Form verlieren. Man muß sich aber vor Irrtümern hüten, die durch Verprojektion bei nicht exakter Einstellung oder Objektlage entstehen können (Abb. 572). Nach IMHÄUSERs Untersuchungen kommen aber auch bei exakter Einstellung normalerweise Überkreuzungen vor, und zwar bei Frauen viel häufiger als bei Männern. Er fand eine Berührung der Linien bei Frauen in 36%, bei Männern in 40,5%,

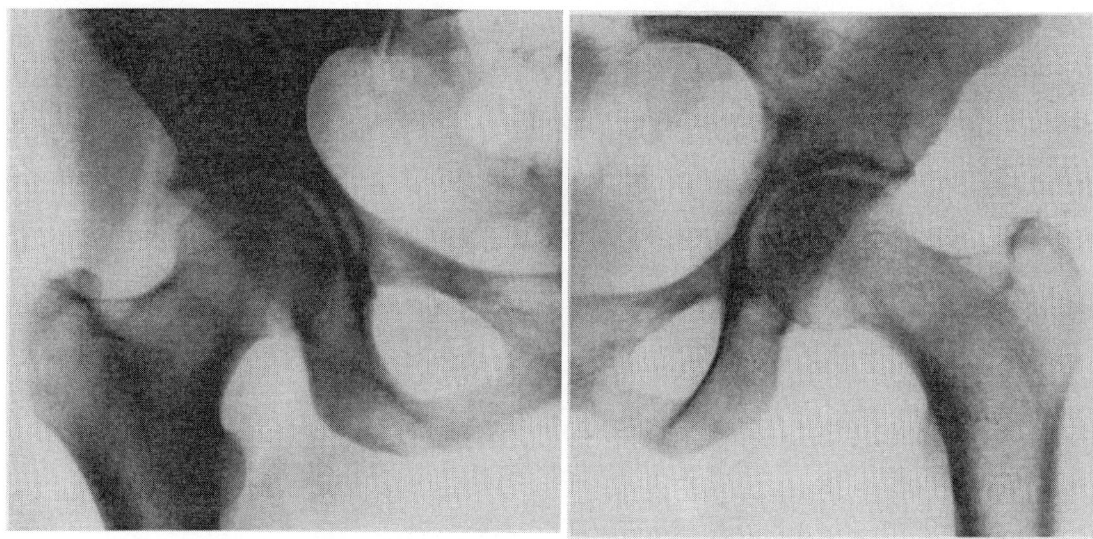

Abb. 571. Geringer Grad von primärer doppelseitiger Protrusio acetabuli. Keine Beschwerden, bisher unbemerkt. 42jährige Frau

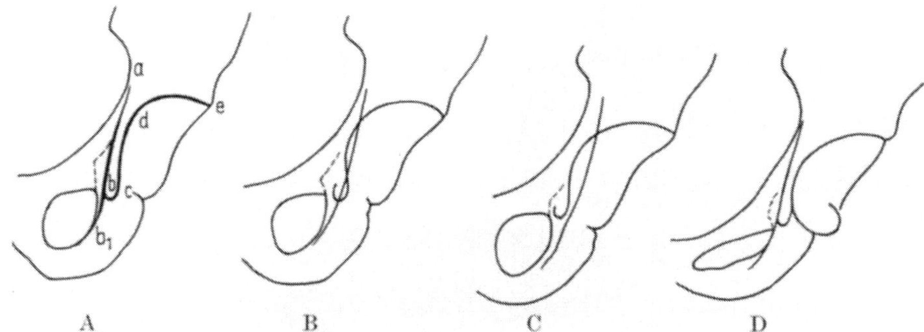

A   B   C   D

Abb. 572 A—D. „Tränenfigur" nach A. Köhler in verschiedenen Projektionen. *edc* Pfannenboden, *bc* Umbiegestelle des vorderen Ausganges der Fossa acetabuli nach hinten zur Wand des kleinen Beckens (am und über dem Tuberculum obturatorium post. sive laterale superius), *a b b*$_1$ Wand des kleinen Beckens. A Rückenlage des Körpers, Focus über der Beckenmitte, bei Kindern auch über dem Gelenk. B Rückenlage des Körpers, Focus über dem Gelenk. C Rückenlage des Körpers, Focus lateral vom Gelenk. D Rückenlage des Körpers mit leichter Drehung nach dorsal. (Aus: A. Köhler: Grenzen des Normalen ... Verlag G. Thieme, 1943)

eine Überschneidung bei Frauen in 32%, bei Männern in 15%. Dieser Unterschied im Verhalten der Köhlerschen „Tränenfigur" bei der weiblichen und bei der männlichen Hüftpfanne besagt nach Imhäuser nur, daß die weibliche Pfanne durchschnittlich mehr medialisiert ist als die männliche, also anders topographisch orientiert ist. Die Tiefe der Pfanne sei auch bei weiblichen Becken ohne einen signifikanten Unterschied gegenüber dem männlichen. Erst bei deutlicher pathologischer Protrusio sei sie vergrößert. Bei der sog. physiologischen jugendlichen Pfannenbodenprominenz handle es sich nur um eine Verdickung des Pfannenbodens, während bei der Protrusio acetabuli die Lage des gesamten Hüftgelenkes pathologisch sei, nämlich zur Beckenmitte hin verschoben. Zur Diskussion stehen hier aber die Übergangsfälle im Sinne von Colin, der in der Frage der Ätiologie die Entwicklung der pathologischen „Protrusio" aus der physiologischen vertritt (s. S. 730).

Nach diesen Ausführungen wird es verständlich, daß Grenzfälle durch die Betrachtung der Tränenfigur allein schwer zu differenzieren sind, es müssen vielmehr auch noch andere für eine P.a.c. einschlägige Symptome gegeben sein.

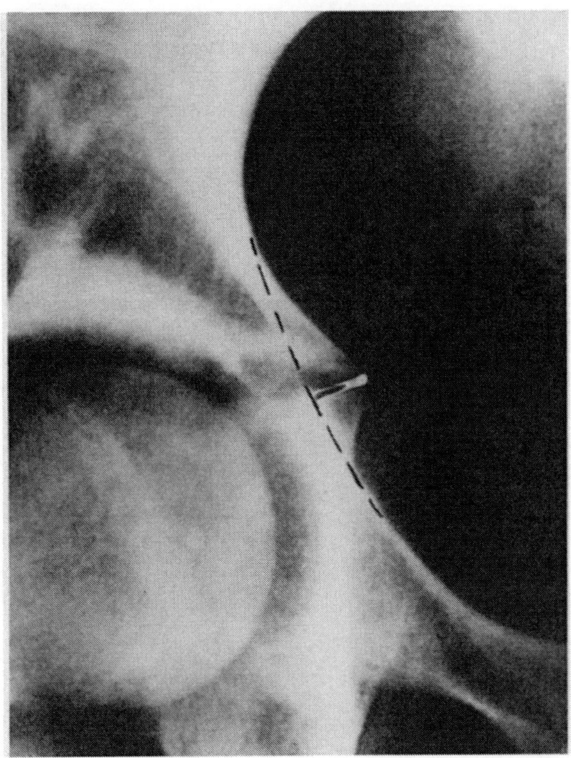

Abb. 573. Messung der Höhe des Schnabels der Y-Fuge nach COLIN

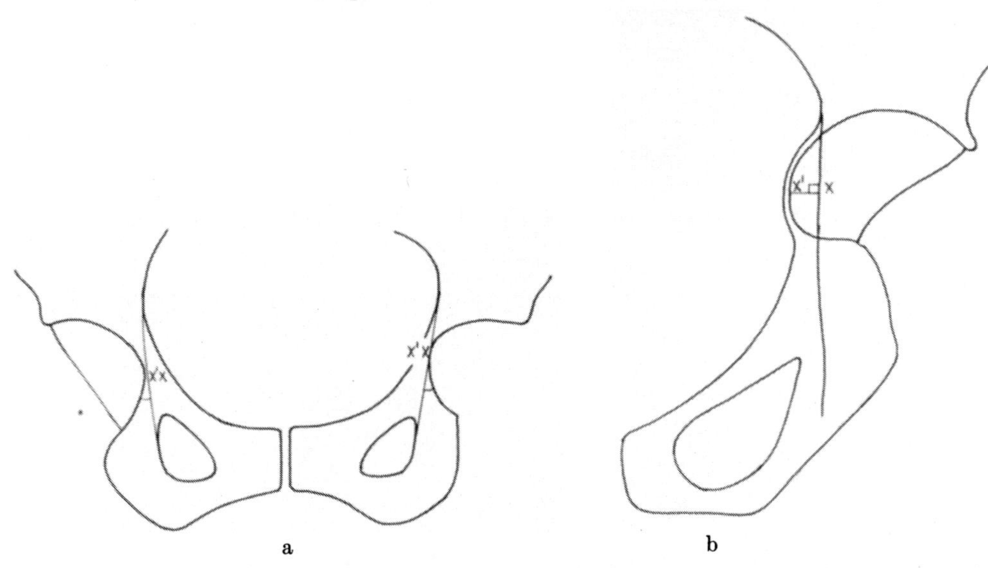

a   b

Abb. 574. a Normale Lage der Pfannengrundlinie (x') zur Köhlerschen Linie (x) an der a.p.-Aufnahme des Beckens. Beide Linien fallen zusammen. b Bei Protrusio acetabuli wird die Köhlersche Linie (x) von der Pfannengrundlinie (x') nach medial überschritten. Der maximale Abstand x'—x zeigt das Ausmaß der Protrusio an (M. J. S. HUBBARD)

γ) Bestimmung des Ausmaßes der Protrusio am Röntgenbild

a) Es wird der Abstand der medialen Begrenzung der Schambeinkammlinie (unterer Abschnitt der Linea innominata) von der tiefsten Stelle der Pfannengrundlinie (BREITNER) gemessen.

b) Methode nach COLIN: Messung des Abstandes der nach medial sich vorwölbenden Spitze des Knorpels der Y-Fuge von der Beckeninnenrandlinie (Linea innominata,

Abb. 573). Dieses Vorgehen ist mit einiger Genauigkeit nur bei Jugendlichen anwendbar, wenn der Fugensitz noch zu erkennen ist, und wird hauptsächlich zur Bestimmung der Größe der „physiologischen" Protrusio herangezogen (s. S. 726).

c) Methode nach HUBBARD (Abb. 574): Bestimmung des Abstandes zwischen der tiefsten Stelle des Pfannengrundbogens und der „Köhlerschen Linie" (Linie a, b, b_1 der Abb. 572). Bei 40 normalen Hüften maß HUBBARD für diese „Protrusio-Distanz" nur bis 2 mm. Bei Patienten mit Protrusio stellte er dagegen Werte von 2—14 mm fest.

d) Beurteilung der Pfannentiefe mit Hilfe des Zentrum-Eckenwinkels nach WIBERG (WIBERG, BEDOUELLE, JENTSCHURA, SEVERIN; CE-Winkel = Winkel des Hüftkopfzentrums zur Pfannendachecke, bezogen auf die Körperlängsachse). Dieser Winkel sagt aus, inwieweit der Schenkelkopf vom Pfannendach überdacht wird und stellt damit auch

Tabelle 47. *Zentrum-Eckenwinkel (CE-Winkel nach* WIBERG*) zur Bestimmung der Tiefe der Hüftpfanne, gemessen an männlichen und weiblichen Probanden des 3.—40. Lebensjahres. Kein signifikanter Geschlechtsunterschied des Mittelwertes (M) in der 1. Altersstufe (3—10 Jahre), signifikanter Unterschied in der 2. Altersgruppe (10—18 Jahre), gerade noch signifikanter Unterschied in der 3. Altersstufe (18—40 Jahre).*
(K. J. MÜNZENBERG: Z. Orthop. 99)

CE-Winkel	3—10 Jahre		10—18 Jahre		18—40 Jahre	
	♂	♀	♂	♀	♂	♀
15	1	2	—	—	—	—
16	2	1	—	—	—	—
17	3	1	—	—	—	—
18	4	3	—	—	—	—
19	3	3	—	—	—	—
20	7	4	—	—	—	—
21	7	5	—	—	—	—
22	11	13	2	1	—	3
23	13	10	3	1	2	1
24	14	12	2	1	2	1
25	15	15	3	—	2	1
26	29	18	3	1	3	3
27	28	10	5	1	1	3
28	23	14	5	2	3	8
29	13	9	3	—	3	8
30	11	10	3	2	2	8
31	11	8	1	2	2	6
32	9	11	11	3	9	6
33	6	7	9	4	9	5
34	6	8	5	6	8	6
35	3	4	3	6	9	11
36	9	2	8	9	11	13
37	3	4	8	10	16	12
38	5	1	6	9	17	12
39	2	—	2	3	13	8
40	2	1	4	4	11	4
41	1	1	3	7	10	4
42	1	1	6	2	9	5
43	1	—	1	2	8	3
44	1	—	1	1	4	2
45	—	1	—	5	4	3
46	—	—	1	2	5	3
47	—	—	—	1	5	2
48	—	—	—	—	2	1
49	—	—	—	1	2	2
50	—	—	—	—	1	—
51	—	—	—	—	—	—
52	—	—	—	—	1	—
	$M = 27{,}5$	$M = 27{,}3$	$M = 33{,}4$	$M = 36{,}8$	$M = 37{,}6$	$M = 35{,}2$
	$n = 244$	$n = 179$	$n = 98$	$n = 86$	$n = 174$	$n = 144$
	$\sigma^2 = 28{,}4$	$\sigma^2 = 28{,}0$	$\sigma^2 = 31{,}8$	$\sigma^2 = 28$	$\sigma^2 = 32{,}3$	$\sigma^2 = 34{,}8$

ein Kriterium für die Tiefe der Pfanne dar. MÜNZENBERG hat durch CE-Winkelmessungen (unter Gebrauch des Röntgen-Ischiometers nach M. E. MÜLLER) vergleichende Untersuchungen zwischen weiblichen und männlichen Personen angestellt. Seine Befunde sind auf Tabelle 47 zusammengestellt. Der CE-Winkel betrug im 3.—10. Lebensjahr im arithmetischen Mittel bei den männlichen Probanden 27,5°, bei den weiblichen 27,3°, zwischen dem 10. und 18. Lebensjahr: männlich 33,4°, weiblich 36,8°, zwischen dem 18. und 40. Lebensjahr: männlich 37,6°, weiblich 35,2°. Die Zunahme des Winkels während des Wachstumsalters wird dem Umstand zugeschrieben, daß mit dem Beckenwachstum die Pfannenecke relativ stärker lateralwärts rückt als der Schenkelkopf zur gleichen Zeit an Umfang zunimmt, gleichzeitig wird der Pfannendachwinkel kleiner (FABER, SEVERIN). Aus der Gegenüberstellung der Winkelgröße zur Körperlänge wird ersichtlich, daß beide in einer linearen Beziehung zueinander stehen (SEVERIN, MÜNZENBERG; Abb. 575). Darin sieht MÜNZENBERG auch die CE-Winkelunterschiede begründet,

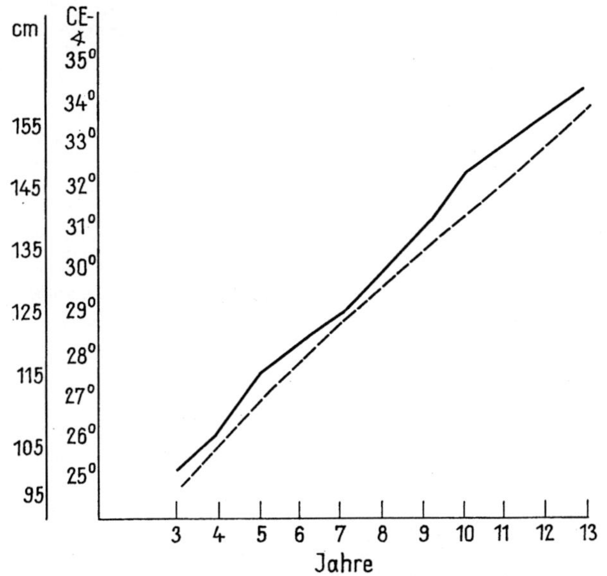

Abb. 575. —— CE-Winkel, ---- Körperlänge. Fast linearer Anstieg beider Kurven, woraus nach MÜNZENBERG ein enger Zusammenhang zwischen Körperlänge und Tiefe der Hüftpfanne ersichtlich wird.
[K. J. MÜNZENBERG, Z. Orthop. 99 (1964)]

die in Alter und Geschlecht gegeben sind. Ein rein geschlechtsbedingter Unterschied hinsichtlich der Pfannentiefe ergab sich aus den Untersuchungen von MÜNZENBERG nicht.

Als untere Grenzwerte des CE-Winkels gelten nach MÜNZENBERG (unter Berücksichtigung auch der Untersuchungen von WIBERG, JENTSCHURA, SEVERIN): Für Erwachsene (und Jugendliche, der Verfasser) Winkel zwischen 20 und 25°, für Kinder von 3—10 Jahren zwischen 15 und 20°.

Als Ausdruck einer pathologischen Protrusio acetabuli gibt FRIEDENBERG folgende CE-Winkel an: für Kinder größer als 40°, für Erwachsene größer als 46°. MÜNZENBERG hält diese Werte aufgrund seiner Tabelle für noch nicht sicher pathologisch. Nach M. E. MÜLLER sind Werte über 45° als pathologisch anzusehen. COLIN und IMHÄUSER halten — wie schon erwähnt — den CE-Winkel als Index für die röntgenologische Bestimmung einer P.a.c. nicht für hinreichend zuverlässig.

Der *Gelenkspalt* ist nach ZAOUSSIS und SCHLENZKA normal weit und kongruent, nach anderen Autoren meistens etwas verschmälert, so daß eine leichte Knorpelerniedrigung im Hüftgelenk anzunehmen sei. Auch eine Erweiterung des Gelenkspaltes wurde gesehen (RECHTMANN). Nach eigenen Beobachtungen ist die Breite des Gelenkspaltes eine Frage der Zeit, anfangs ist sie normal, später ist sie häufig im mittleren und unteren Pfannen-

46*

drittel verschmälert, im Gegensatz zur gewöhnlichen Arthrosis-Hüfte, bei der die Gelenkspaltverschmälerung am Pfannendach sitzt.

An Frühfällen ist u. U. eine zeitliche Abweichung des Ossifikationsablaufes am Hüftgelenk und seiner Umgebung zu beobachten, wie z. B. der Fall 1 von FRIEDENBERG zeigte.
Umgekehrt wie bei der Epiphyseolysis capitis waren nämlich die oberen Wachstumszonen der Femora wesentlich früher geschlossen als die Y-Fugen (Folge einer hormonellen
Störung bei beiden Krankheitsbildern ?).

e) Die Tiefe der Hüftpfanne und ihre Neigung zur Sagittalen ist auch gut mit der
Aufnahmetechnik nach CHASSARD und LAPINÉ (Leapfrogposition) zu ersehen (Abb. 569b).
Diese Technik ist allerdings nur bei Personen anwendbar, die in den Hüftgelenken gut
beweglich sind, also hauptsächlich bei Kindern (s. „Morbus Perthes", S. 317, Abb. 289, 290).

Der *Hüftkopf* hat bei der i.P.a.c. zunächst eine glatte Kontur. Bei älteren Fällen ist
jedoch die Bildung einer Halskrause, bedingt durch Anlagerungen, fast die Regel (KLOPFER).
Spätbilder zeigen an Kopf und Hals auch strukturelle Abweichungen, da durch die veränderte Statik strukturelle Umbauten ausgelöst werden, insbesondere werden die lateralen
Spannungslinien wegen der Varisierung des Schenkelhalses stärker gezeichnet (KLOPFER).
Nicht selten finden sich aber auch Nekroseherde verschiedener Größe, von rundlicher
und ovaler Form, wie man sie bei jeder schwereren Coxarthrose antrifft, gelegentlich
auch Veränderungen, die wie Umbauzonen aussehen (RECHTMANN, KLOPFER).

Der *Schenkelhals* ist manchmal verhältnismäßig kurz, was IMHÄUSER und JACQUELINE,
CANET und ARLET veranlaßte, auch im Hinblick auf die erwähnte Kopf-Halsstufe an eine
abgelaufene Metaphysenerkrankung zu denken, ähnlich wie dies bei der juvenilen Hüftkopflösung der Fall ist. Das Bild der Verkürzung des Schenkelhalses ist jedoch nur mit
Vorbehalt zu bewerten, weil am a.p.-Bild der Grad der Anteversion des Schenkelhalses
röntgenologisch nicht zu erkennen ist und somit auch nicht das Ausmaß der wirklichen
Länge des Schenkelhalses.

Ein fast konstanter Begleitbefund der i.P.a.c. ist der eines verhältnismäßig kleinen
Schenkelhalswinkels (EWALD, IMHÄUSER, BREITNER und LINDEMANN, HAYD). Ob der
Grad der Varisierung in einem Verhältnis zum Ausmaß der Protrusio steht, ist nicht
geklärt. Auch kann nicht behauptet werden, daß die Coxa vara ein obligater Begleitbefund der i.P.a.c. ist. Es sollen aber in den meisten Fällen stärkere Grade von Protrusio
mit einer stärkeren Coxa vara einhergehen (cave: Täuschung durch Projektion!).

Nach BERNBECK und KLOPFER findet sich in Begleitung der i.P.a.c. nicht selten auch
eine Retrotorsion des Schenkelhalses.

δ) Weitere Beobachtungen

IMHÄUSER fiel auch auf, daß die Protrusio-Becken verhältnismäßig niedrig und breit
sind (also betont weiblich), im Gegensatz zu den hohen und schmalen Becken bei der
Epiphysenlösung. GILMOUR (8 Patienten) sowie JACQUELINE und CANET (1955) beobachteten, daß bei der i.P.a.c. infolge der verstärkten caudal-medialen Schrägstellung der
Darmbeine (= weiter Beckeneingang) der Abstand der beiden oberen Darmbeinstachel
vergrößert, der Abstand der beiden Sitzbeinhöcker und der Spinae ischiadicae hingegen
vermindert war. Diese Feststellungen konnte COLIN bestätigen und zur Begründung seiner
Theorie über die Ätiologie der i.P.a.c. verwerten (s. S. 731).

Infolge der Tieflagerung der Hüftköpfe und der Medianverlagerung der Hüftpfannen
wird der Abstand zwischen den entsprechenden Trochanteren der beiden Körperseiten
vermindert. Unter Umständen ist der Abstand der Spinae iliacae ant. sup. größer als der
der beiden Trochanteren. Diese Maße sind jedoch durch das Ausmaß der Beckenkippung
bei der Röntgenaufnahme beeinflußbar.

Fast regelmäßig findet sich eine vermehrte Neigung der Pfanneneingangsebene
(LINDEMANN, BREITNER, HAYD), die bei extremer Protrusio meist ein erhebliches Ausmaß
hat. Mit der verstärkt geneigten Pfanneneingangsebene meist gekoppelt, jedoch nicht
regelmäßig zusammen auftretend (z.B. bei kleinem schmalen Becken), ist ein cranial-
medial aufsteigender Pfannendachwinkel (HAYD).

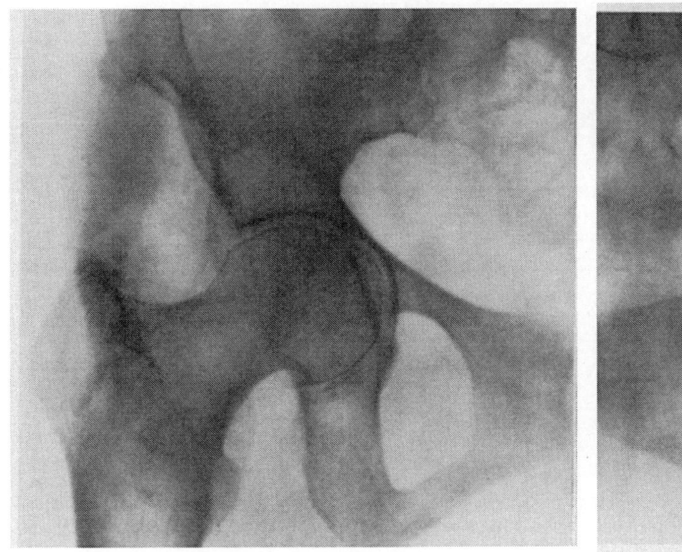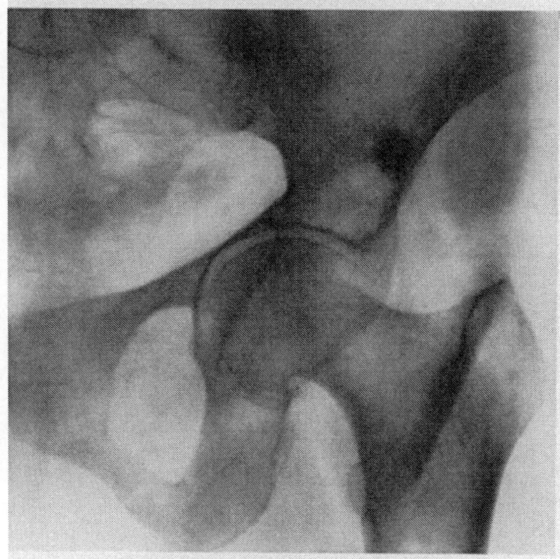

a   b

Abb. 576. Spätbild einer geringgradigen okkulten Protrusio acetabuli. Deutliche Arthrosis deformans, besonders am unteren Hüftkopfrand. 62jährige Frau

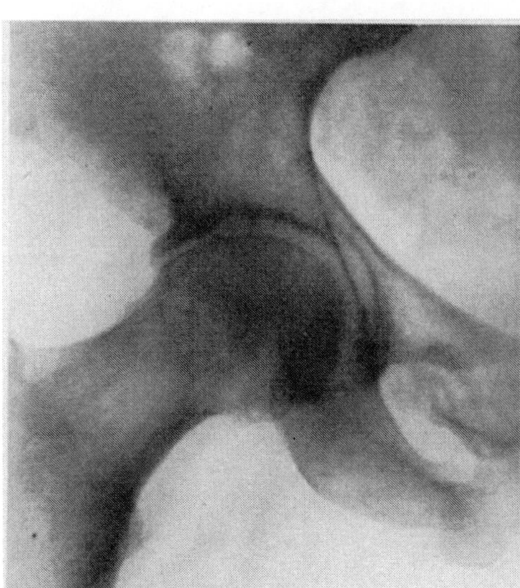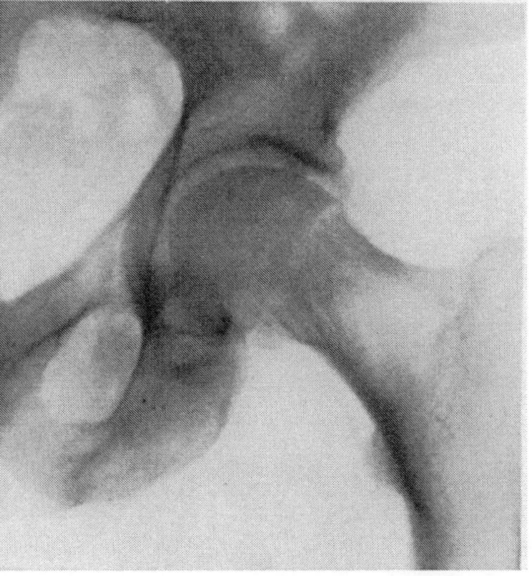

Abb. 577. Geringgradige Protrusio acetabuli mit Arthrosis deformans, „negative" Köhlersche Träne. 56jährige Frau

Die meisten Träger einer Protrusio acetabuli haben auch Haltungsabweichungen der Wirbelsäule, worunter die häufigste eine verstärkte Lendenlordose ist (GILMOUR, PETERSEN, BRENTRUP, JACQUELINE u. Mitarb., FRANCIS, HAYD u.a.). Es läßt sich nicht sicher entscheiden, ob diese Hyperlordosierung der Lendenwirbelsäule anatomisch begründet ist, etwa durch die Formabweichung des Beckens oder durch die Coxa vara, oder ob sie erst sekundär infolge einer gestörten Statik (verminderte Hüftstreckung!) entstanden ist. Unter den 30 Fällen von JACQUELINE, CANET und ARLET befanden sich auch 6 mit einer Skoliose.

Die *Arthrosis deformans*, die bei *Spätbildern* der i.P.a.c. vorliegt, ist mehr an der mittleren und unteren Gelenkpartie ausgeprägt, da infolge der Coxa vara der Hüftkopf auf diese Pfannenpartien abgedrängt ist. Infolgedessen sind auch am unteren Randgebiet von Kopf und Pfanne häufig lippenförmige Anlagerungen vorhanden (Abb. 576 und 577).

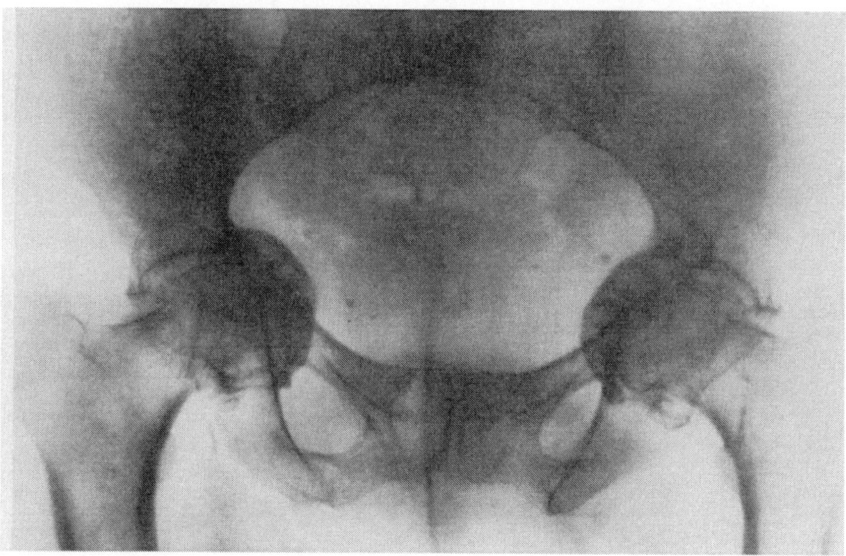

Abb. 578. Doppelseitige idiopathische Protrusio acetabuli. Spätbild mit Arthrosis deformans, Pfannenvertiefung, Gelenkinkongruenzen, Abduktionshemmung, Verdickung des Pfannenbodens. 65jährige Frau

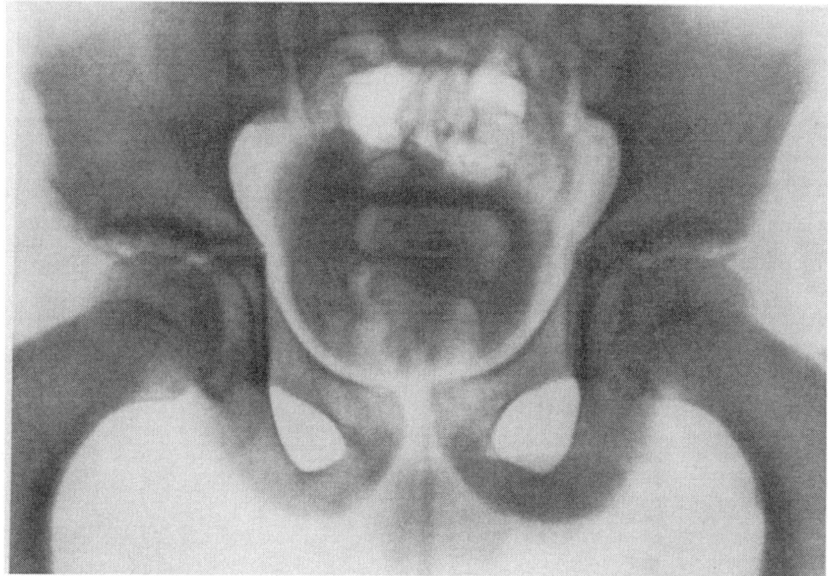

Abb. 579. „Physiologische" Protrusio acetabuli. $14^9/_{12}$jähr. ♂ (retardiert)

Bei zunehmender Arthrose wird die Pfannenprotrusion an sich nicht größer, es kann aber lediglich durch Abschleifungen und Destruktionen zu einer weiteren Pfannenvertiefung und zu einer Kopfentrundung kommen (JACQUELINE und CANET). Durch derartige Veränderungen wird die Abduktion des Oberschenkels noch mehr eingeschränkt. Während bei jugendlichen Patienten der Pfannenboden meist uhrglasartig dünn und glatt gewölbt ist, wird er im höheren Alter nicht selten verdickt und unregelmäßig entrundet. Innerhalb des verdickten Bodens können sogar kleincystoide arthrotische Nekroseherde entstehen (Abb. 578).

g) Die physiologische Protrusio acetabuli coxae

Die Erscheinung der sog. „physiologischen" Pfannenprominenz muß von den pathologischen Pfannenprominenzen unterschieden werden (Abb. 579). Die Besprechung der

„physiologischen Protrusio" erfolgt an dieser Stelle, um das Verständnis für damit zusammenhängende ätiologische Fragen der i.P.a.c. vorzubereiten.

Die physiologische Pfannenprominenz (besser „Pfannenbodenprominenz") stellt nach IMHÄUSER eine vorübergehende Verdickung des Pfannengrundes dar. Zum Zeitpunkt der Geburt ist sie noch nicht vorhanden. Sie beginnt erst im 8.—9. Lebensjahr und verschwindet gegen Ende der Pubertät. Bei Mädchen ist dies derzeit im 12.—13. Lebensjahr, bei Knaben im 14.—15. Lebensjahr der Fall. Es muß aber hinzugefügt werden, daß es auch eine physiologische Pfannenprominenz gibt, die nicht mit einer Verdickung des knöchernen und knorpeligen Materials des Pfannenbodens einhergeht (H. MAU, eigene Beobachtungen). An sich ist bei der Betrachtung der Gegend der Y-Fuge genau zu unterscheiden zwischen dem Verhalten des Materials der Fuge und ihrer Nachbarschaft

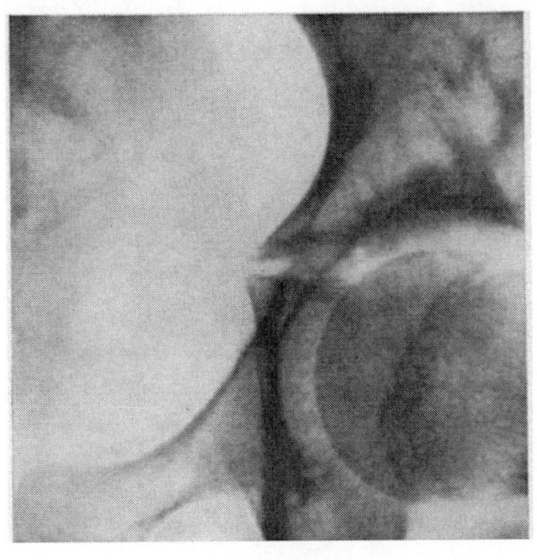

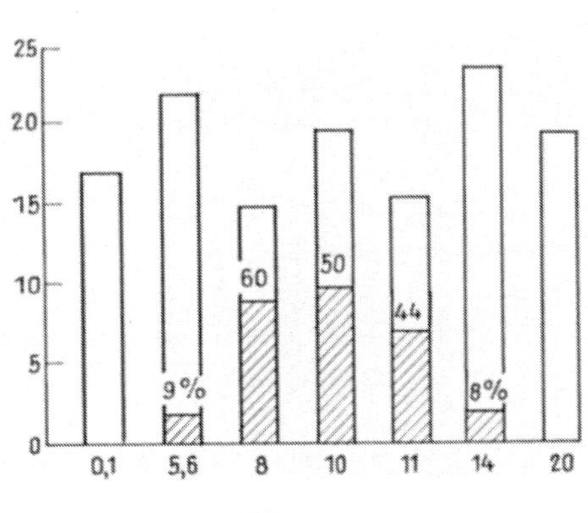

Abb. 580Abb. 581

Abb. 580. Deutliche schnabelförmige Vorbuchtung des Y-Knorpels mit leichter Pfannenvorwölbung bei einem 10jährigen Mädchen. Die „Tränenfigur" ist schmal und wird am Pfannenboden nach medial überschritten (A. COLIN)

Abb. 581. Schnabelförmige Vorbuchtung des Y-Knorpels von mehr als 3 mm Höhe bei im Wachstum befindlichen weiblichen Becken. Prozentuale Angabe. Ordinate: Fälle; Abszisse: Jahre (A. COLIN)

sowie dem der Pfannenwölbung und Pfannenweite. Die Entwicklung geht so vonstatten, daß der um die Y-Fuge befindliche Knochen zunächst stumpfkegelig gegen den Raum des kleinen Beckens vorragt (Abb. 580). Noch vor der Pubertät stumpft er sich kugelförmig ab, um gegen Ende der Pubertät mit dem Verschluß der Wachstumszone wieder zu verschwinden, so daß dann der innere Beckenring auch unter der Hüftpfanne glatt verläuft. Der am meisten prominente Teil der Pfanne liegt etwas unterhalb der Y-Fuge (Stelle der größten Pfannentiefe). Auch am Becken jugendlicher Affen wurde eine physiologische Pfannenprominenz gefunden (zit. nach IMHÄUSER).

COLIN hat 36 Knaben und 67 Mädchen röntgenologisch überprüft. In den meisten Fällen, nicht in allen, fand sich beiderseits die erwähnte schnabelförmige Vorbuchtung des Y-Knorpels gegen den Beckeninnenraum. Diese entwickelte sich in der Mehrzahl der Kinder beiderlei Geschlechts und erreichte eine Höhe von 3 mm und mehr, zumindest ist sie angedeutet vorhanden. Sie entsteht erst nach der Geburt, erreichte beim Beobachtungsmaterial COLINS ihre größte Höhe um das 8.—10. Lebensjahr und bildete sich bis zum Y-Fugenschluß oder schon etwas früher zurück (Abb. 581). Diese schnabelförmige Vorbuchtung des Y-Knorpels war auch mit einer Vorwölbung der Hüftpfanne gegen den Beckenraum verbunden, die meistens die hintere Hälfte der Pfanne betraf, manchmal die ganze Pfanne. COLIN glaubte auch feststellen zu können, daß sich, wenn die Rückbildung völlig oder teilweise unterbleibt, ein Bild ergebe, das von dem einer ausgeprägten primären Protrusio acetabuli nicht zu unterscheiden sei. Diese Feststellung benützt COLIN u. a. als Argument für seine Auffassung, daß die i.P.a.c. sich aus der physiologischen Protrusio entwickeln könne, etwa durch Druck des Hüftkopfes auf das weiche Material des Pfannenbodens (s. a. „Ätiologie"). Zu diesem Fragenkomplex muß aber der Hinweis von IMHÄUSER angeführt werden, daß bei der physiologischen Pfannenprominenz das Hüftgelenk normal anatomisch orientiert sei, es rage lediglich vorübergehend der verdickte Pfannenboden in das Becken vor. Bei der pathologischen Protrusio acetabuli dagegen sei die Lage des Hüftgelenkes pathologisch. Auch H. MAU glaubt nicht daran, daß sich die pathologische Protrusio aus der physiologischen entwickelt.

Bei endokrinen Störungen mit Reifungshemmungen am Skelet kann die Prominenz des Pfannenbodens bestehen bleiben. Funktionelle Störungen am Hüftgelenk (z. B. bei Luxation, Morbus Perthes, Coxa vara und valga etc.) können das Ausmaß der Prominenz beeinflussen.

h) Histologische Untersuchungsergebnisse bei der idiopathischen Protrusio acetabuli coxae

Es liegen nur spärliche Mitteilungen histologischer Untersuchungen vor, deren Ergebnisse zu keinen schlüssigen Aussagen berechtigen. HAYD (15jähriges Mädchen) und IMHÄUSER (13jähriges Mädchen) gewannen ihr Material bei der Operation von Hüftsteifen, die bei einer Hüftprotrusion aufgetreten waren. Im Falle von HAYD zeigte der resezierte Hüftkopf eine asbestartige Knorpeldegeneration und das Bild eines spezifischen subchondralen Knochenbaues. IMHÄUSER sah eine Knorpelnekrose.

Ein von GALLI ausgewertetes Präparat (gewonnen von HOHMANN) stammte direkt aus dem Pfannenboden und ließ histologisch die Merkmale einer aseptischen Knochennekrose erkennen (persönliche Mitteilung).

i) Ätiologie und Genese

Hinsichtlich der Ätiologie der i.P.a.c. besteht völlige Unsicherheit (u. a. BREITNER, MÜLLER). Dies führte dazu, daß zahlreiche Entstehungstheorien aufgestellt wurden. 1951 führten SCANDALIS u. Mitarb. 31 Entstehungstheorien an. In der Genese der i.P.a.c. treffen sich die meisten Autoren in der gemeinsamen Auffassung, daß bei dem Krankheitsbild der i.P.a.c. — gleich welche Ätiologie ihr zugrunde liege — eine abnorme Nachgiebigkeit des Materials des Pfannenbodens zur Vorbuchtung der Pfanne gegen den Raum des kleinen Beckens führe.

Nicht wenige Autoren vermuten eine *angeborene Störung* (SCHAAP, 1934; BRENTRUP; FRANCIS; GICKLER und HAYD; KLOPFER; HOLLDACK; FÜRMAIER u. a.). Unter anderem wird es für möglich gehalten, daß die primäre Protrusio ihre Grundlage in einer Einwärtsverlagerung des Pfannengrundes habe, die sich schon im entwicklungsgeschichtlich frühen Stadium der häutigen Anlage vollziehe (SCHINZ, BAENSCH, FRIEDL, UEHLINGER). Es wurde aber bis jetzt noch nie bei Kleinkindern ein derartiges Becken beobachtet.

Eine Stütze für die Auffassung, daß eine angeborene Störung vorliegt, liefern Beobachtungen von familiärem Auftreten des Krankheitsbildes (Fälle von BRENTRUP, FRANCIS, GICKLER und HAYD). RECHTMANN, GICKLER, HAKENBROCH, ZAOUSSIS, SCHLENZKA u.a. meinen, daß die i.P.a.c. mit größter Wahrscheinlichkeit auf einer kongenitalen Minderwertigkeit des Pfannengrundes beruhe, also eine Sonderform der Hüftdysplasie darstelle. Nach GICKLER stellt diese „sog. zentrale Hüftluxation das Gegenstück zur exzentrischen Luxation" dar (zit. nach BREITNER). Ähnlich denkt SCHAAP.

INGERFELD (1938) sieht in der i.P.a.c. sowie in der kongenitalen Hüftluxation das Ergebnis einer fehlerhaften Ossifikation der Pfanne, die sich schon während der Entwicklung des Skeletes abspiele. Die Ursache sei in einer erblich-prädisponierten und örtlich verschiedenen Bildungsstörung zu suchen, im Falle der Hüftluxation habe sie ihren Sitz im Pfannendach, im Falle der i.P.a.c. im zentralen Teil der Pfanne. FRANCIS nimmt eine Vererbung durch ein dominantes Gen mit unvollständiger Penetranz und variablem Ausmaß an.

K. LINDEMANN (1956) und BREITNER fanden von insgesamt 14 untersuchten Familien 9, die als positiv im Sinne der Vererbung des Leidens zu bewerten waren. Innerhalb von 9 Familien wurden von 48 Untersuchten wiederum 19 Fälle festgestellt, die in den Kreis der i.P.a.c. gehörten. Dies zeigt eine verhältnismäßig hohe Beteiligung der Blutsverwandten. Außerdem ist die hohe, wenn auch klinisch latente Beteiligung der Männer mit 8 von 19 Fällen beachtenswert. Auch die hohe Ziffer des gleichseitigen verstärkten Befalles innerhalb einer Familie ist auffallend. Aufgrund seiner Sippenuntersuchungen glaubt BREITNER feststellen zu können, daß es auch ohne eine mechanische Druckbelastung des Pfannenbodens zu einer Protrusio kommen könne, und zwar auf erblicher Grundlage. Dagegen erscheine es unwahrscheinlich, daß die i.P.a.c. nur bei Frauen als Folge erworbener, geschlechtsspezifischer hormoneller Störungen vorkomme. Der eigentliche Beginn des Leidens sei aber unsicher, da eindeutige Protrusionen und protrusio-ähnliche Formen erst nach der Pubertät von der vorher bestehenden physiologischen Protrusio sicher abzugrenzen seien. Es sei in Erwägung zu ziehen, ob die Deformität dadurch zustande komme, daß sich die „physiologische Prominenz" des Kindesalters eben nicht oder nur unvollständig (Vorstufe der i.P.a.c.) zurückbilde und lediglich die Epiphysenfugen unter Verdünnung der Pfannenböden in der Zeit der Pubertät sich schließen. Auch ein solcher Ablauf der Hüftpfannenreifung lasse die rein hormonelle Genese zugunsten einer anlagemäßig determinierten Wachstumsstörung in den Hintergrund treten.

H. MAU (2 Fälle) kommt zu der Ansicht, daß endokrine Störungen zwar in der Ätiologie der i.P.a.c. sehr wahrscheinlich eine wesentliche Rolle spielen, ein endogen-konstitutioneller Faktor aber nicht zu übersehen sei, auch wenn sich die Hypothese einer vererblichen tiefen Pfanne mit dünnem Boden als Voraussetzung zur Entstehung einer Protrusio nicht beweisen lasse. Was die Frage der Entwicklung der i.P.a.c. aus der physiologischen Protrusio anlange, so würde bei der i.P.a.c. die Protrusio einerseits erst nach dem Rückgang der physiologischen Pfannenprominenz auftreten, andererseits könnte sie sich wahrscheinlich auch direkt aus der physiologischen Pfannenprominenz entwickeln.

Eine nicht unerhebliche Anzahl von Autoren vertritt die Ansicht, daß die i.P.a.c. ihre Ursache in einer *innersekretorischen Störung* des Pubertätsalters habe (FROELICH, 1924; SAUPE; VERRAL; BOULARAN; CONSTANTINI; BONNET; IMHÄUSER; FRIEDENBERG; GILMOUR; HOLLDACK; CARY u. BARNARD u.a.). Sie verweisen auf die Feststellung, daß bei Patientinnen mit i.P.a.c. häufig Störungen der Menarche, Menopause, ovariale Erkrankungen usw. gleichzeitig vorhanden sind. Auch wurde die Beobachtung NIEBERs herangezogen, wonach die Persistenz eines Os acetabuli bei Frauen und femininen männlichen Typen gehäuft vorkommt. Wahrscheinlich handle es sich hier um eine Auswirkung des Keimdrüsenhormones auf die Ossifikation am Becken. Ähnlich könne es sich bei der Entstehung der i.P.a.c. verhalten (zit. nach HOLLDACK). Gegen die Ansicht einer angeborenen Störung wird angeführt, daß eine i.P.a.c. niemals bei Kleinkindern beobachtet wurde. IMHÄUSER (1943) sah bei einer Reihe seiner Patientinnen mit i.P.a.c. eine gestörte Geschlechtsentwicklung (insbesondere eine verspätete Menarche), eine später eintretende Fortpflanzungsfähigkeit und ovariale Erkrankungen. Bei Frauen mit verzögerter Menarche fand er in 6% eine i.P.a.c., bei solchen mit verfrühter keine. IMHÄUSER stellt die i.P.a.c. als ausgesprochene Pubertätserkrankung des weiblichen Geschlechtes in Parallele zur Coxa vara epiphysaria, die bekanntlich überwiegend beim männlichen Geschlecht vorkommt. Es sei demnach „eine gestörte hormonelle Situation" im Pubertätsalter ausschlaggebend für die Entstehung der i.P.a.c. Eine ähnliche Auffassung vertritt GILMOUR. Im Hinblick auf die Genese der i.P.a.c. meint IMHÄUSER, daß man, solange man aus Röntgenserien nicht sichere Erkenntnisse über die Pathogenese der Medialverlagerung des Hüftgelenkes habe, an der Vorstellung festhalten müsse, daß sich nach Rückbildung der physiologischen Pfannenprominenz unter hormonaler Steuerung eine Weichheit der noch nicht knöchern vereinigten Pfannenteile ausbilde, die dem zentral gerichteten Druck des Hüftkopfes keinen genügenden Widerstand entgegensetze und die Pfanne nach medial vorwölbe. Welcher Art diese Nachgiebigkeit sei, darüber würden noch einschlägige Untersuchungen fehlen.

Wie schon erwähnt, glaubt H. Mau nicht an die allein entscheidene Rolle einer hormonellen Störung im Pubertätsalter, sondern nimmt, wie Lindemann, außerdem Erbfaktoren an, deren Einfluß erst in der Pubertät bzw. nach Abschluß des Wachstums zur Geltung kommen (zit. nach Jaster). Auch Holldack (1939) hält es für möglich, daß das Leiden neben einer hormonellen Störung auch eine kongenitale Grundlage habe.

Eine der ältesten Theorien hinsichtlich der Ätiologie der i.P.a.c. ist die von Eppinger (1903), nämlich, daß es sich um eine *Wachstumsstörung bzw. Ossifikationsstörung* handle, die zu einer abnormen Nachgiebigkeit des Pfannenbodens führe. Eine solche Auffassung finden wir auch bei Golding, Klopfer, Campbell, Brentrup, Holldack u. a. vertreten. Die Störung könne in einer abnormen Ossifikation der Y-Fuge, oder im Fehlen der normalen Ossifikation (Eppinger), oder im vermehrten Größenwachstum der Pfanne (Gilmour), oder in einer Osteochondritis bzw. -osis (Golding, 1939; Galli) liegen. Einen Beleg für eine derartige Deutung konnte lediglich Galli an einem von Hohmann gewonnenen Präparat erbringen, das histologisch tatsächlich Knochenveränderungen einer aseptischen Osteonekrose zeigte.

Die Theorie, daß die i.P.a.c. auf einer *generalisierten Knochenerweichung* beruhe, läßt sich nicht halten, da andere Zeichen einer generalisierten Knochenerweichung, wie Kartenherzbecken, Verbiegung der Röhrenknochen, Platybasie usw. zusammen mit der i.P.a.c. nicht gefunden wurden (Breitner). Ähnliches gilt für die Annahme, daß die Rachitis die Ursache der Protrusio darstelle. Obwohl auch bei der Rachitis meistens eine Coxa vara vorhanden ist, finden sich bei der i.P.a.c. am übrigen Skelet keine Erscheinungen einer Rachitis. Die Auffassung von Ewald, Zwicker, Naumann wird damit hinfällig. Selbst schwer veränderte Rachitisbecken zeigten nie eine typische P.a.c. (Imhäuser).

Zu erwähnen sind auch die Röntgenbefunde, die beim sog. *Osteolathyrismus* erhoben wurden (Ponseti u. Shepard, Selye, Kundel, Weaver, Roth u. Mitarb.). Der *Osteolathyrismus* wird im Tierexperiment entweder durch Verfütterung von Lathyrus odoratus, oder Verabreichung von Aminoacetonitril oder Semikarbacid im Trinkwasser erzeugt. Es kommt zu Skeletdeformierungen, die hauptsächlich in einer Kyphoskoliose und in Gelenkdysplasien bestehen, aber auch zu einer Epiphyseolyse und zu perthesähnlichen oder perthesgleichen Veränderungen am Hüftkopf (Kundel). Bei Tierexperimenten von Roth, Krkoška und Toman (junge Ratten, Verabreichung von Lathyrogen) wurde in allen Fällen auch eine eindeutige und manchmal sehr schwere Protrusio des Acetabulums angetroffen. Die Pathogenese des Osteolathyrismus wird im allgemeinen in einer Störung der Kollagenreifung und -struktur gesucht. Der Kollagendefekt muß aber nach Meinung von Roth u. Mitarb. nicht der einzige und hauptsächliche Grund für das Entstehen der lathyrischen Skeletveränderungen sein, es könne auch angenommen werden, daß das neurale Streckungswachstum durch die Lathyrogene (= Zyanderivate) gehemmt werde und daß es sich um die Folge einer Störung des relativen osteo-neuralen Längenwachstums handle (s.a. „Epiphyseolysis capitis coxae", S. 241, und „Morbus Perthes", S. 367).

Gestützt auf das Schrifttum, insbesondere auf die neueren englischen und französischen Arbeiten, kommen Jacqueline und Canet zu der Folgerung, daß für die i.P.a.c. ätiologisch ein „endokriner, ein hereditärer und ein familiärer" Faktor in Frage kommen könne.

Eine der ältesten Entstehungstheorien für das Krankheitsbild der i.P.a.c. ist die der „*abnormen statischen Beanspruchung*" (Henschen, 1909; Chiari, 1916 u. a.). Trotz zahlreicher Gegenargumente taucht in jüngerer Zeit wieder die Auffassung auf, daß die i.P.a.c. das Ergebnis der *direkten Einwirkung des Körpergewichtes* auf die Y-Fuge sei. Einer der namhaftesten jüngsten Vertreter dieser Auffassung ist Colin. Colin geht von der Tatsache der physiologischen Protrusio im Kindesalter aus (s. auch S. 726). Eine Protrusio des Acetabulum sei normalerweise in der Kindheit vorhanden, sie sei eine direkte Folge einer normalen Belastung der normalen Y-Fuge. Normalerweise sei sie reversibel, eine verminderte Belastung nach dem Alter von 8 Jahren führe bei den meisten Kindern zur Rückbildung. Im Erwachsenenalter sei eine primäre Protrusio das Ergebnis einer nicht erfolgten normalen Korrektur.

Als Beweis für seine Hypothese führt COLIN die Ergebnisse seiner experimentellen Modellversuche an, bei denen es nach Belastung des Hüftgelenkes ebenfalls zu einer Protrusio kam. Normale Scher- und Rotationskräfte seien dazu imstande, ohne daß damit irgendeine Knochenerkrankung verbunden sein müßte. Normalerweise komme es allerdings zu einer Zurückbildung. Faktoren, die das Ausbleiben dieser „Korrektur" verhindern, würden die Ursache für die primäre Protrusio acetabuli darstellen. Weitere Veränderungen am Becken, die auch am Modellversuch sich einstellten, werden zur Bekräftigung dieser Theorie herangezogen, so die Einwärtsverlagerung des Os ischii und die Rotation des Os ilium, so daß die Spina iliaca anterior superior sich nach lateral bewegt.

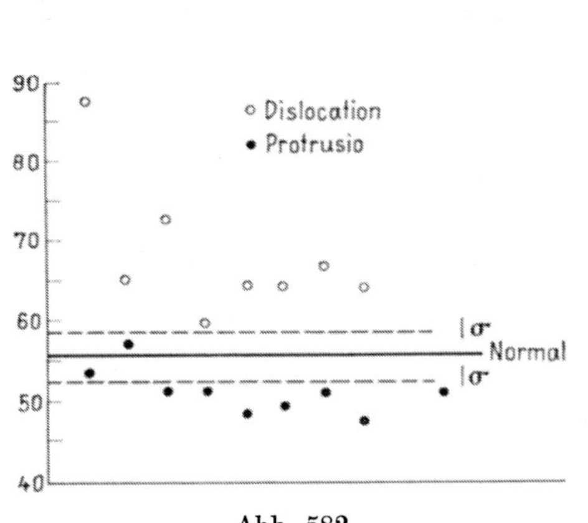

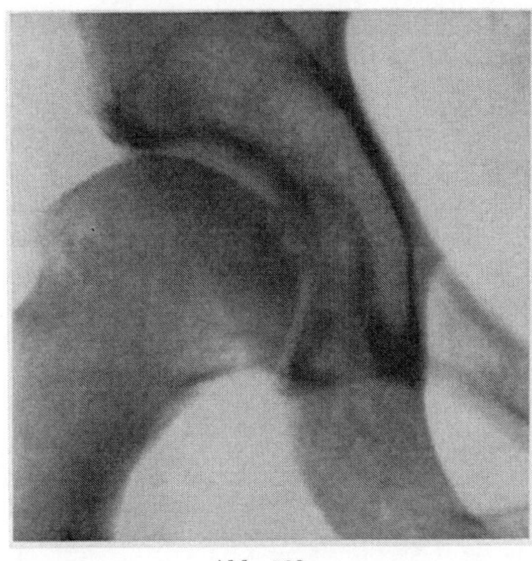

Abb. 582   Abb. 583

Abb. 582. Das Verhältnis der Ischium-Distanz zur Spina-Distanz. Bei den Fällen mit primärer Protrusio acetabuli (•) lag der Verhältniswert über dem normalen Durchschnitt, bei den kongenitalen Hüftluxationen (o) darunter

Abb. 583. Anlagebedingte Flachheit und Kleinheit der Hüftpfanne. Die „Tränenfigur" ist im Gegensatz zur tiefen Pfanne breit. 38jähriger Mann (A. COLIN)

Ähnliche sekundäre Erscheinungen wurden auch bei Frakturen, bei Tuberkulose der Hüftpfanne und anderen Hüftgelenkserkrankungen beobachtet (ARCOMANO, STUNKLE, BARNET und SACKLER, 1963). Diese Autoren schreiben diesen Vorgang einem Muskelspasmus zu und geben dieser Erscheinung den Namen „Pubicvarus". Andererseits könne man bei der kongenitalen *Hüftgelenksluxation* gerade eine entgegengesetzte Entwicklung beobachten. Das Os ilium rotiere einwärts und das Os ischii bewege sich nach lateral. COLIN argumentiert, daß erwachsene Personen, die eine i.P.a.c. aufweisen, eine Deformität des ganzen Beckens besitzen, einschließlich der Vorwölbung des Pfannenbodens. Diese Deformität gleiche jener, die bei den Modellbelastungsversuchen des Hüftgelenkes zu erwarten war, und zwar als Ergebnis eines Druckes durch den Femurkopf an der Y-Fuge. COLIN bestimmte auch das Ischio-spina-Verhältnis (Ischio-spinous ratio), d.i. das Verhältnis der Ischium-Distanz (gemessen an der Lateralseite des Os ischii) zur Spina-Distanz (I/S·100), und findet bei den Probanden mit i.P.a.c. niedrigere, bei denen mit Hüftdislokationen höhere Werte als bei den „Normalpersonen", was er für seine Theorie verwertet (s. Abb. 582)

Ähnliche sekundäre Begleitbefunde am Becken hat übrigens auch GILMOUR (1938) bei 8 Patienten mit einer i.P.a.c. gefunden. Der Interspinalabstand war größer als normal und der Tuberabstand kleiner. Auch hinsichtlich der „Tränenfigur" besteht ein gewisser Gegensatz zwischen Hüftdysplasie und i.P.a.c., indem bei ersterer die „Träne" dick und flach gekrümmt ist (Abb. 583), bei letzter dünn und stark gekrümmt bis „negativ" ist. Für das Entstehen des flachen muschelförmigen Acetabulum bei der kongenitalen Hüftluxation macht HARRISON (1961) das Fehlen des normalen Gelenkdruckes verantwortlich.

Gegen die Theorie der Entstehung der i.P.a.c. durch statische Einwirkung über den Hüftkopf wurden zahlreiche Argumente angeführt. Besteht doch schon ein grundsätzlicher Unterschied zwischen der physiologischen Pfannenprominenz und der pathologischen Protrusio, worauf vor allem IMHÄUSER hinweist. Bei der physiologischen Prominenz ist nämlich, wie schon angeführt, die Lage des Hüftgelenkes normal, lediglich der Pfannenboden (des Kindes vor der Pubertät) ragt durch eine vorübergehende Verdickung des Pfannenbodens in das Becken vor. Bei der Protrusio hingegen ist die Lage des Hüftgelenkes pathologisch, d.h. alle Anteile des Gelenkes sind zur Beckenmitte hin verschoben und der Pfannenboden ist verdünnt. Nach KLOPFER könne die Medialverlagerung der Pfanne schon deswegen nicht auf statischem Wege erklärt werden, weil gerade die am stärksten prominente Stelle, nämlich jene, die etwas unterhalb der Y-Fuge liegt, normalerweise kaum belastet werde. Die physiologische Hüftgelenks-Druckübertragung vom Becken über das Hüftgelenk auf den Hüftkopf erfolge fast ausschließlich im Bereiche des Pfannendaches bzw. der Facies lunata (FICK, PAUWELS). Hier seien auch bekanntlich die Knochenelemente für diese hauptsächliche Belastung sinngemäß strukturiert und verstärkt. Am unbelasteten Pfannenboden hingegen sei der Knochen dünn, gegen das Gelenk sei er mit Fett und Bindegewebe ausgekleidet. Als Gegenargument kann auch die von H. MAU an einem Fall gemachte Beobachtung angeführt werden, daß sich die Protrusio erst nach dem Rückgang der physiologischen Pfannenprominenz entwickelt hatte.

Weitere Entstehungstheorien

Lokale Osteomalacie (KRAMPF), auf die Hüftpfanne beschränkte Osteodystrophia fibrosa (STÖLZNER), Ostitis deformans Paget (SAUPE), Endresultat des chronischen Gelenkrheumatismus (CAMPBELL).

OVERGAARD ist zwar der Auffassung, daß die „Osteoarthritis" eine dominierende Rolle bei der Entstehung der i.P.a.c. einnehme, hält aber doch eine zu tief angelegte Pfanne für einen wichtigen Faktor, wenn nicht für eine Vorbedingung für ihre Entwicklung. Es war ihm nämlich aufgefallen, daß an Becken mit tiefen, schwer arthrotisch veränderten Hüftgelenken oftmals auch auf der anderen Seite eine abnorm tiefe Pfanne vorhanden war.

Immer mehr in den Hintergrund tritt die Auffassung von der traumatischen Entstehung der i.P.a.c. Dabei muß aber zweifellos die Möglichkeit der Entstehung einer sekundären P.a.c. über Verletzungen des Pfannenbodens anerkannt werden. SCHLOSSER sah eine zentrale Pfannenwanderung als Folge kleiner Frakturen des Pfannenknochens. JUDET (zit. nach FROELICH) beobachtete vorgebuchtete Hüftpfannen bei jugendlichen Personen, die wiederholt kleine Traumen erlitten hatten. Er sieht daher in der traumatischen Läsion des Y-Knorpels die Ursache der Protrusion. Es wäre auch denkbar, daß es über eine traumatische Gefäßläsion zu einer Störung der Ossifikation kommt, aus der sich ein resistenzgeminderter Pfannenknochen entwickelt, der infolge Belastung und Muskelzug beckenwärts verschoben werden kann. Ähnliche Gedanken vertritt H. HOLLDACK, die für ihren Fall eine traumatische oder endokrin bedingte Störung der Ossifikation des Pfannenbodens als ätiologisches Moment annimmt.

Im älteren Schrifttum werden häufig auch infektiöse Coxitiden als Ursache angenommen bzw. diskutiert, besonders häufig die chronische Polyarthritis (CAMPBELL u.a.) und die Gonorrhoe (KIENBÖCK, POMERANZ), aber auch Tuberkulose, pyogene Arthritis, Tabes u.a. Es darf heute angenommen werden, daß es sich entweder um ein zufälliges Zusammentreffen einer solchen Krankheit mit einer primären P.a.c. gehandelt hat oder um eine sekundär entstandene Protrusio.

k) Therapie

Bei der i.P.a.c. besteht für gewöhnlich keine Indikation zu einem operativen Eingriff am Gelenk selbst. Konservative Behandlung der Muskeln und des übrigen Gewebes mit dem Ziele der Lockerung und Erhalten einer guten Durchblutung wird empfohlen, seltener Extensionsbehandlung zur Ausschaltung mechanischer Kräfte an der Pfanne.

Bei hochgradig deformierten Spätfällen, insbesondere bei Doppelseitigkeit, kommen plastische Gelenkoperationen in Erwägung (SILFVERSKIÖLD, KRAMPF).

Die *Prognose* der i.P.a.c. ist schlecht. Noch nie wurde eine Rückbildung beobachtet. Eine operative Reduzierung der Prominenz ist wenig erfolgversprechend und wurde auch nur selten versucht.

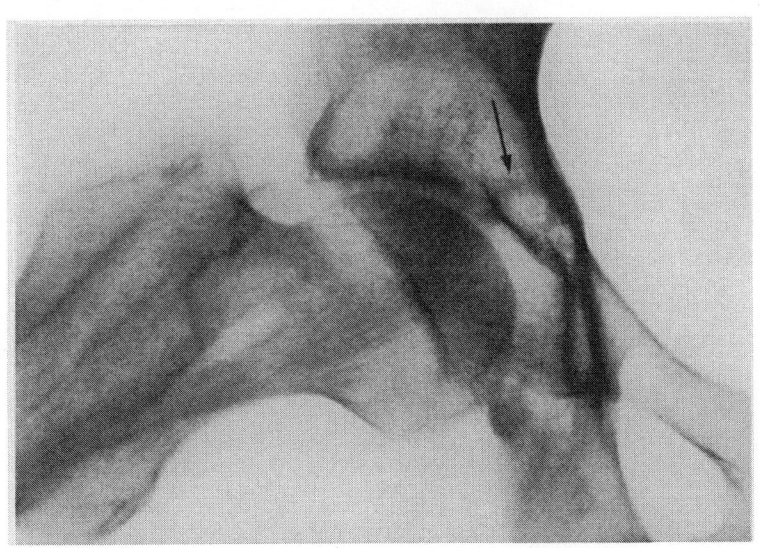

Abb. 584. Leichte traumatische Protrusion des Pfannenbodens mit posttraumatisch entstandenen Nekroseherden (↓). 2¹/₂ Jahre nach Bruch des Pfannenbodens. 19jähr. ♂

l) Differentialdiagnose

Die idiopathische P.a.c. darf nicht mit einer „*Coxa profunda*" verwechselt werden, die eine normale Formvariante des Hüftgelenkes darstellt. Bei dieser ist keine Coxa vara entwickelt, das Pfannendach verläuft annähernd horizontal, Pfanne und Kopf sind gut konzentriert, der Pfannenboden wölbt sich nicht vor, die „Tränenfigur" ist nicht pathologisch abgewandelt. Während bei der „Coxa profunda" Kopf und Pfanne gut aneinander adaptiert sind, auch größenmäßig, ist die Protrusionspfanne für den Hüftkopf zu groß. Dieser ist auch infolge der Coxa vara auf die innere untere Pfannenpartie abgedrängt.

Von der i.P.a.c. sind vor allem alle sekundären Protrusionen abzugrenzen. Das sind Fälle von Hüftgelenksprotrusion, bei denen es über eine bekannte selbständige Krankheit zu einer Destruktion und Erweichung des Pfannenbodens und damit zu einer Protrusion gekommen ist oder über ein Trauma.

Dringen chronisch-entzündliche Prozesse zum Pfannenboden vor, so geht meistens die Vorwölbung mit einer reaktiven Knochenapposition einher, so daß der Pfannenboden verdickt und verdichtet erscheint (Abb. 578 und 585). Die Knochenanlagerung geht hauptsächlich vom inneren Rand aus, wo Periost liegt. An folgende Ursachen der sekundären Protrusionen ist zu denken: Trauma (Abb. 584), Entzündungen, Tuberkulose

(Abb. 585), Osteomyelitis, Gonorrhoe, Typhus, chronische Polyarthritis usw., ferner: primäre Knochenerkrankungen: Osteomalacie, Ostitis deformans Paget, Osteodystrophia fibrosa Recklinghausen, starke Arthrosis deformans, Osteoporosen verschiedener Ursache, neuropathische Gelenkaffektionen (tabische Arthropathie, Syringomyelie). Im älteren Schrifttum ist oft die Vorstellung eines kausalen Zusammenhanges einer i.P.a.c. mit entzündlichen Erkrankungen anzutreffen, ohne Unterscheidung in eine primäre (idiopathische) und in eine sekundäre Form der P.a.c. Sekundäre Protrusionen sind meistens einseitig und lassen — mit Ausnahme jener bei der postklimakterischen Osteoporose — keine Bevorzugung des weiblichen Geschlechtes erkennen. Auch sind sie nicht obligat mit einer

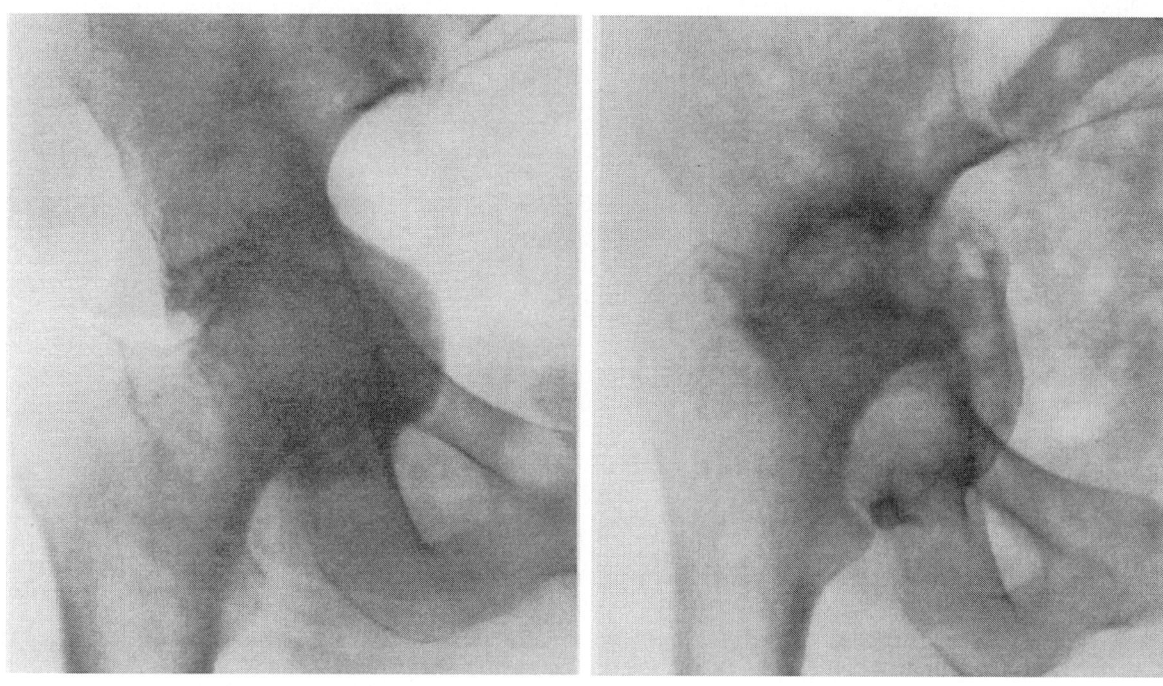

a   b

Abb. 585a u. b. Sekundäre Pfannenprotrusion bei einer chronisch-entzündlichen Coxitis (wahrscheinlich Tuberkulose). Ausweitung des Pfannenbodens nach cranial bei Progredienz der Destruktion. a am 6. 9. 65, b am 12. 2. 70

Coxa vara vergesellschaftet. Eine Arthrosis deformans tritt bei ihnen viel häufiger und früher auf als bei der i.P.a.c., da es im Rahmen der Entwicklung der Gelenkschäden meist auch zu einer groben Entrundung von Kopf oder Pfanne kommt. Eine Klärung dieser Krankheitsbilder läßt sich gelegentlich durch eine Knochenbiopsie mittels Punktion herbeiführen.

Besonders häufig führen die postklimakterische und die senile *Osteoporose* sekundär zu einer Pfannenprotrusion. Es stellt sich zunächst eine kranio-laterale sichelförmige Verbreiterung des Gelenkspaltes ein, der Kopfabstand von der Köhlerschen „Tränenfigur" wird vermindert. Dann wird die fortschreitende Pfannenvertiefung am Röntgenbild eklatant. Im fortgeschrittenen Stadium kommt es zum Bilde der Protrusionscoxarthrose (GSCHWEND). Im Untersuchungsgut von GSCHWEND wiesen von 150 Coxarthrosen 20 % eine Protrusionsarthrose auf (Abb. 586). Von diesen waren annähernd 90 % Frauen mit einem Durchschnittsalter von 65 Jahren. Am Femurkopf selbst sind bei dieser Art von Arthrose Veränderungen seltener zu beobachten, nur manchmal kommt es zu einem Einbruch im cranialen Abschnitt des Femurkopfes.

Bei der *Ostitis deformans Paget* ist in ca. 20% der Fälle das Becken befallen. Sind Bestandteile der Pfanne ergriffen, insbesondere das Pfannendach, so geben diese wegen der Minderwertigkeit des pathologisch veränderten Knochens nach. KIENBÖCK fand unter 172 Paget-Kranken 6mal eine einseitige, meist geringgradige Pfannenvorwölbung und in einem Fall eine doppelseitige (zit. nach BRAUN). Weitere Fälle von sekundärer P.a.c. bei einem Morbus Paget veröffentlichten: SAUPE, H. BRAUN (doppelseitig bei polyostotischer Form des Morbus Paget).

Bekannt ist auch das Vorkommen einer P.a.c. beim *Morbus Gaucher* (ROURKE und HESLIN, AMSTUTZ und CAREY, KATZ). Der Knochen ist beim Morbus Gaucher strukturell

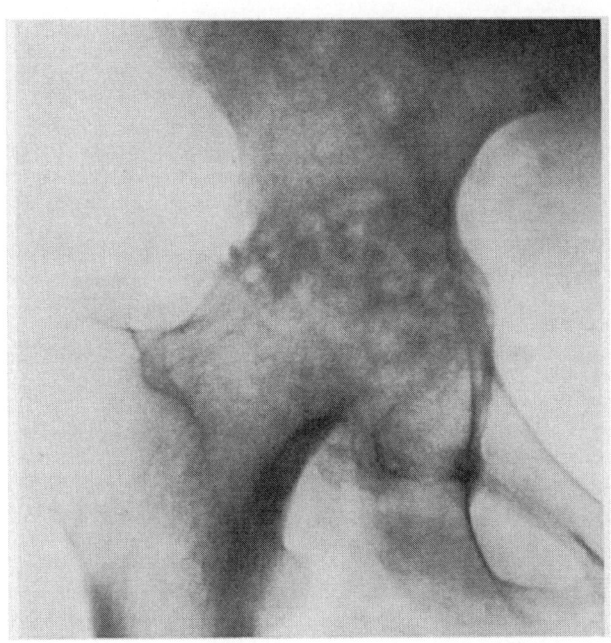

Abb. 586. Sekundär entstandene Protrusio acetabuli bei schwerer Coxarthrose. 4 Jahre nach Anlegung einer Voss'schen Hängehüfte (Tuberkulose ist als Grundleiden nicht ausgeschlossen)

durch Aufhellungen und Verdichtungen verändert. Manchmal kommt es auch zu einer Deformierung des Schenkelkopfes, ähnlich wie beim Morbus Perthes (avasculäre Nekrose, s. „Morbus Perthes", S. 393). Eine Klärung der Diagnose kann durch Punktions-Biopsie herbeigeführt werden.

Sekundäre Pfannenprotrusionen entwickeln sich gelegentlich auch nach plastischen Operationen am Hüftgelenk (z.B. nach Oberschenkelkopfersatz durch eine Kunststoffprothese), wenn infolge biomechanischer Störungen Nekrosen in der Pfannenwand entstanden sind (CHAPCHAL).

An ein *gleichzeitiges* Zusammentreffen der primären P.a.c. mit Erkrankungen, die eine sekundäre Protrusio bewirken können, muß gedacht werden, wenn man bei Coxarthrose, Perthes, Alkaptonurie, Umbauzonen, mit einer tiefen Pfanne konfrontiert wird. H. J. TESKE und SIEGENTHALER beschreiben einen Fall (erwachsener Patient) von doppelseitiger P.a.c., bei dem zugleich eine Alkaptonurie mit typischen Skelet- und Gelenkveränderungen bestand. Ein zufälliges Zusammentreffen der beiden Leiden erscheint den Autoren möglich (der Bruder des Patienten hatte ebenfalls eine P.a.c., aber nur einseitig).

Literatur. [Anhang: Idiopathische (= primäre) Protrusio acetabuli coxae]

ALEXANDER, C.: Aetiology of primary protrusio acetabuli. Brit. J. Radiol. 38, 567—580 (1965).

APPLETON, A. B.: Lancet 1934 I, 451.

ARCOMANO, J. P., STUNKLE, G., BARNETT, J. C., SACKLER, J. P.: Amer. J. Roentgenol. 89, 966 (1963).

ARKIN, A. M., KATZ, J. P.: J. Bone Jt Surg. A 35, 1056 (1953).

— SCHEIN, A. J.: Aseptic necroses in Gaucher's disease. J. Bone Jt Surg. A 30, 631—641 (1948).

BÉDOUELLE, J.: Le développement du cotyle normal. Rev. Orthop. 40, 526 (1954).

BENDA: Arch. Gynäk. 129 (1927).

BENNINGHOFF, A.: Lehrbuch der Anatomie. Berlin-München: Urban & Schwarzenberg 1949.

BEREND: Röntgenpraxis 5, 303 (1933).

BERNBECK, R.: Z. Orthop. 78, 241 (1949), Beilageheft.

— Verh. dtsch. Orthop. Ges. 79, 201 (1950).

— Arch. orthop. Unfall-Chir. 44, 445 (1951).

— Kinderorthopädie. Stuttgart: G. Thieme 1954.

— Handbuch der Orthopädie, Bd. II, S. 997. Stuttgart: G. Thieme 1954.

BEUME, K.: Diss. Mainz 1951.

BILLING, L.: Acta radiol. (Stockh.), Suppl. 110, Book 3 (1954).

BÖHM, M.: Z. orthop. Chir. 55 (1931).

BOULARAN, LAZORTHES, ALIE: The radiology of bones and joints. London: Churchill 1948.

BRAILSFORD, J. F.: J. int. Coll. Surg. 19, 5, 555 (1953).

BRAUN, H.: Doppelseitige Protrusio acetabuli bei Ostitis def. Paget. Fortschr. Röntgenstr. 76, 401 (1952).

BREITNER, H.: Familien- und Sippenuntersuchungen bei Protrusio acetabuli. Diss. Heidelberg 1956.

BRENTRUP, H.: Arch. orthop. Unfall-Chir. 42, 241 (1942/43).

— Arch. orthop. Unfall-Chir. 43, 154 (1944).

BREUS, C.: Die pathologischen Beckenformen, Bd. III, 2. Leipzig u. Wien: Fr. Deutike 1912.

— Wien. klin. Wschr. 1913.

— KOLISKO, A.: Die pathologischen Beckenformen. Leipzig u. Wien: Fr. Deutike 1910.

CAFFEY, J.: Pediatric X-ray diagnosis, 4th ed. p. 684. Year Book Med. Publ. 1961.

CAMPBELL, D.: Röntgenpraxis 1 (19), 891 (1929).

CARY, N. A., BARNARD, L.: J. Bone Jt Surg. 14, 687 (1932).

CHAPCHAL, H.: Orthopädische Chirurgie und Traumatologie der Hüfte, S. 317. Stuttgart: F. Enke 1965.

CHASSARD, LAPINÉ: Étude radiographique de l'arcade pubienne chez la femma enceinte. J. Radiol. Électrol. 7, 113 (1923).

CHIARI: Bruns' Beitr. klin. Chir. 102 (1916).

COLIN, A.: The aetiology of primary protrusio acetabuli. Brit. J. Radiol. 38, 567—580 (1965).

CONSTANTINI, BONNET, BREHANT: Presse méd. 100, 1833 (1938).

DIETHELM, L., DRIGALSKI, W.: Nach Angabe von DIETHELM, L.

DYES, O.: Os acetabuli persistens bilateralis. Fortschr. Röntgenstr. 39, 658 (1929).

EPPINGER: Festschr. z. R. Chrobaks 60. Geburtstag, II. Wien 1903.

— Beitr. Geburtsh. Gynäk. 2, 176 (1903).

EWALD, P.: Z. orthop. Chir. 33, 499 (1913).

FICK, R.: Handbuch der Anatomie und Mechanik der Gelenke. I u. III. Jena: Fischer 1904, 1911.

FOURNIER, A. M., PADOVANI, J.: Presse méd. 69, 2279 (1961).

FRANCILLON: Beitrag zur Kenntnis der angeborenen Hüftgelenkserkrankungen. Z. orthop. Chir. 66 (1937). Beilageheft.

FRANCIS, H. H.: Surg. Gynec. Obstet. 109, 295 (1959).

FRIEDENBERG, Z. B.: Amer. J. Surg. 85, 764 (1953).

— J. Bone Jt Surg. A 45, 373 (1963).

FROELICH: Revue Orthop. 17 (1930).

FÜRMAIER, A.: Handbuch der Orthopädie, Bd. I, S. 828. Stuttgart: G. Thieme 1957.

GALLI: Persönliche Mitteilungen.

GELLMANN: Arthrokatadysis. Amer. J. Roentgenol. 35 (1) 130.

GHORMLEY, R. K.: Proc. Mayo Cli. 29, 56 (1954).

GICKLER, H.: Familiäres Vorkommen der Protrusio acetabuli. Beitrag z. Ätiologie. Z. Orthop. 66, 14 (1937).

— Radiol. med. (Torino) 24, 440.

— TEUFEL, S.: Neue Untersuchungen zur Pathologie der Hüftgelenkspfanne. Z. orthop. Chir. 68, 67 (1938).

GILMOUR, J.: Adolescent deformity of acetabulum: an investigation inti natur of protrusio acetabuli. Brit. J. Surg. 26, 670 (1938).

GLAUNER, R., MARQUARDT, W.: Röntgendiagnostik des Hüftgelenkes. Stuttgart: G. Thieme 1956.

GOLDING, F., CAMPBELL: Brit. J. Surg. 22 (1934).

GRASHEY, R.: Röntgenpraxis 5, 306 (1933).

GRAY: Textbook of anatomy, 30th ed. London: Longmans, Green & Co. 1949.

GSCHWEND, N.: Involutionsporose und Hüftgelenk. Arch. orthop. Unfall-Chir. 56, 543 (1964).

HACKENBROCH, M.: Verh. Dtsch. Orthop. Ges. 31. Kongr. 1936.

— Verh. Dtsch. Orthop. Ges. 1940.

— Die Arthrosis deformans der Hüfte. Leipzig: G. Thieme 1941.

HARRISON, T. J.: J. Anat. (Lond.) 92, 483 (1958).

— J. Anat. (Lond.) 95, 12 (1961).

HARRISON, W. E., Jr., LOUIS, H. J.: Osseous Gaucher's disease in early childhood. J. Amer. med. Ass. 187, 997—1000 (1964).

HASENBACH: Arch. orthop. Unfall-Chir. 31 (1932.)

HASSELWANDER, A.: Die Röntgenstrahlen in der Anatomie. In: RIEDER-ROSENTHAL, Röntgenkunde II. Leipzig 1924.

HAYD, FR. W.: Z. orthop. Chir. 79, 60 (1950).

HENSCHEN: Bruns' Beitr. klin. Chir. 65 (1909).

— Z. orthop. Chir. 32, 438 (1913).

HOHMANN, G.: Fuß und Bein. München: J. F. Bergmann 1951.

HOLLDACK, H.: Med. Welt 1939, 737.

HUBBARD, M. J. S.: The measurement of progression in Protrusio acetabuli. Amer. J. Roentgenol. 106, 506 (1969).

HÜBNER, L.: Z. orthop. Chir. 100 (1), 38 (1965).

— Verh. dtsch. orthop. Ges. 94, 466 (1961).

IMHÄUSER, G.: Z. orthop. Chir. 75 (1945).

— Z. orthop. Chir. 76, 251 (1947).

— Z. orthop. Chir. 81, 311, 328 (1952).

IMHÄUSER, G.: Verh. Dtsch. Orthop. Ges. 40. Kongr. 1952, S. 268.
— Verh. Dtsch. Orthop. Ges. 1957, S. 433.
— Z. orthop. Chir. 88, 176 (1957).
— Die intrapelvinen Vorragungen des Hüftpfannenbodens. In: Handbuch der Orthopädie, Bd. II, S. 1103. Stuttgart: G. Thieme 1958.
— Zum Krankheitsbild der Protrusio acetabuli. Z. orthop. Chir. 100, H. 1, 100 (1965).
INGERFELD, D. H.: Dtsch. Z. Chir. 251, 195 (1938).
JACQUELINE, F., CANET, L., ARLET, J.: Zit. nach IMHÄUSER 1958.
— — Revue Chir. orthop. 41, 92 (1955).
JASTER, D.: Beitrag zur mit Pubertätshüftstreifen einhergehenden isiopathischen Protrusio acetabuli. Z. orthop. Chir. 99 (3), 336 (1964).
JENTSCHURA, G.: Z. orthop. Chir. 80, 35 (1951).
KIENBÖCK, R.: Fortschr. Röntgenstr. 18 (4), 280 (1911).
— Über die mit Protrusion des Pfannenbodens einhergehenden Erkrankungen des Hüftgelenkes usw. Fortschr. Röntgenstr. 18 (1912).
— Schweiz. med. Wschr. 2, 688 (1934).
— Die gen. Hüftgelenkserkrankungen. In: Rö.-Diagnostik der Knochen- und Gelenkskrankheiten. Berlin: Urban & Schwarzenberg 1943.
KLOPFER, F.: Die Protrusio acetabuli. Fortschr. Röntgenstr. 74, 323 (1951).
KÖHLER, A.: Grenzen des Normalen und Anfänge des Pathologischen im Röntgenbild, S. 267. Leipzig: G. Thieme 1943.
— ZIMMER, E. A.: Grenzen des Normalen und Anfänge ... 11. Aufl., S. 405. Stuttgart: G. Thieme 1967.
KOLISKO: Die pathologischen Beckenformen, Bd. III/2. Leipzig: u. Wien 1912.
KOOREMANN: Ref. Zentr.-Org. ges. Chir. 100 (1941).
KRAMPF: Dtsch. Z. Chir. 220 (1929).
KULIGA, P.: Beitr. path. Anat. 7, Suppl. 661 (1905).
KUNDEL, H. L.: Osteolathyrism in the rat. Radiology 82, 67—76 (1964).
LANZ, T. VON, WACHSMUTH, W.: Praktische Anatomie (Bein und Statik). Berlin: Springer 1938.
LEQUESNE, M.: Thèse Paris 1954.
LINDEMANN, K.: Verh. Dtsch. Orthop. Ges. 44. Kongr. 1956, S. 426.
LOEBEL, R.: Fortschr. Röntgenstr. 36, H. 3, 642 (1927).
LÜHKEN, H.: Die Statik des menschlichen Beckens. Z. Anat. Entwickl.-Gesch. 104 (1935).
LURJE, H. S.: Röntgenpraxis 4, 880 (1932).
MAU, H.: Zur Ätiologie, Pathogenese und Therapie der idiopathischen Protrusio acetabuli mit Pubertätshüftstreifen. Z. orthop. Chir. 95, 289 (1962).
METZ, B.: Ein Beitrag zum Studium über die Statodynamik des Beckenringes. Z. orthop. Chir. 104, 381 (1968).
MICHAELIS, L.: Langenbecks Arch. klin. Chir. 170, 241 (1932).
MÜLLER, M. E.: Die hüftnahen Femurosteotomien. Stuttgart: G. Thieme 1957.
MÜNZENBERG, K. J.: Statistische Untersuchungen zur Tiefe der Hüftgelenkspfanne. Z. orthop. Chir. 99, 218 (1964).
MULLER, W. J.: J. Obstet. Gynaec. Brit. Emp. 63, 385 (1956).

NICHOLSAND, STIFLETT: Amer. J. Roentgenol. 31, 346 (1934).
NIEBER: Zit. nach HASENBACH.
OTTO, A. W.: Beobachtungen zur Anatomie, Physiologie und Pathologie. Gehorik., 2. Aufl., Berlin: Rucker 1824.
OVERGAARD, K.: Acta radiol. (Stockh.) 16 (1935).
PAUWELS, F.: Beitrag zur Klärung der Beanspruchung des Beckens, insbesondere der Beckenfugen. Z. Anat. Entwickl.-Gesch. 114, 167 (1949/1950).
PETERSEN, J.: Acta radiol. (Stockh.) 29, 205 (1948).
PICK, L.: Classification of diseases of lipoid metabolism and Gaucher's disease. Amer. J. med. Sci. 185, 453—469 (1933).
PÖSCHL, M.: Bemerkung zur Arbeit von WISSEL, H.: Beitrag zum Krankheitsbild der universellen Osteochondrose der Wirbelsäule. In: Fortschr. Röntgenstr. 75, 168 (1951). Fortschr. Röntgenstr. 76, 101 (1952).
POMERANZ: Amer. J. Surg. 14, 663.
— Amer. J. Surg. 39, 7 (1925).
PONSETI, I. V., SHEPARD, R. S.: Lesions of the skeleton and of other mesodermal tissues in rats fed sweet pea (Lathyrus odoratus) seeds. J. Bone Jt Surg. A 36, 1031—1058 (1954).
PRATJE: Verh. Anat. Ges. 1934.
— Anat. Anz. 78 (1934).
PREISER: Die Arthritis def. cox. und die Variationen der Hüftpfannenstellung. Leipzig: Vogel 1907.
RAUBER, KOPSCH: Lehrbuch und Atlas der Anatomie, 17. Aufl., Bd. 1. Leipzig: G. Thieme 1948.
RECHTMAN, A. M.: Arch. Surg. 33, 122 (1936).
ROSENBLUM, E.: Inaug.-Diss. Breslau 1929.
ROTH, M.: Idiopathische Skoliose — eine Sonderform der osteoneuralen Wachstumsdisproportion. Z. orthop. Chir. 107, 37—46 (1969).
— KRKOŠKA, L., TOMAN, I.: Osteolathyrismus — eine Störung des relativen osteoneuralen Wachstums. Radiol. diagn. (Berl.) 1970 (im Druck).
— — — Osteolathyrismus: Einige weniger bekannte Röntgenbefunde. Z. orthop. Chir. 109, 320—326 (1971).
ROURKE, J. A., HESLIN, D.: Gaucher's disease. Amer. J. Radiol. 94, 631 (1965).
SAUPE: Fortschr. Röntgenstr. 37, 1 (1928).
SCANDALIS, R., GHORMELEY, R. K., DOCKERTY, M. B.: Surgery 29, 255 (1951).
SCHAAP, C.: Z. orthop. Chir. 61, 442 (1934).
— J. Bone Jt Surg. 16, 811 (1934).
SCHERTLIN: Bruns' Beitr. klin. Chir. 71, 406 (1910).
SCHINZ, H. R.: Fortschr. Röntgenstr. 30, 66 (1922).
— BAENSCH, W. E., FRIEDL, E.: Lehrbuch der Röntgendiagnostik, 5. Aufl., Bd. I. Stuttgart: G. Thieme 1950.
SCHLOSSER: Zit. nach OVERGAARD, K.
SCHMIDT, H., BRAUN, S.: Med. Welt 36, 1843 (1961).
SCHMITT, G. H.: Fortschr. Röntgenstr. 71, 304 (1949).
SEIDEL, L.: Inaug.-Diss. Leipzig 1937.
SELYE, H.: Latherysm. Rev. canad. Biol. 16, 1—82 (1957).
SEVERIN, E.: Z. orthop. Chir. 74, 52 (1943).
SHEPHERD, M. M.: Assessment of function after arthroplasty of hip. J. Bone Jt Surg. B 36, 354—363 (1954).
SILFVERSKIÖLD: Acta orthop. scand. 4 (1933).

SIMON, G.: Principles of bone X-ray diagnosis. London: Butterworth & Co. 1960.

STÖLZNER: 14. Tagg der Verigg Mitteldtsch. Chirurg. Zit. Zbl. Chir. 18 (1929).

SZILARD: Med.-Diss. Berlin 1934.

TESKE, H. J., SIEGENTHALER, D.: Röntgendiagnose und Differentialdiagnose der alkaptonurischen Ochronose und deren Kombination mit einer Protrusio acetabuli. Fortschr. Röntgenstr. 102, 689 (1965).

VALENTIN, B., MÜLLER, H.: Langenbecks Arch. klin. Chir. 117 (1921).

VERRAL: Zit. nach KIENBÖCK.

WALTER, I. B.: Ein „Becken, von Otto Chrobak" mit Fractura acetabuli. Dtsch. Z. Chir. 168/169 (1922).

WEAVER, A. L.: Lathyrism: A review. Arthr. and Rheum. 10, 470—478 (1967).

WELT, S., ROSENTHAL, N., OPPENHEIMER, B. S.: Gauchers splenomegaly (with special reference to skeletal changes). J. Amer. med. Ass. 92, 637—644 (1929).

WHITE, H. W.: Brit. med. J. 1883 II, 1019.

WIBERG, G.: Studies on dysplastic acetabula and congenital subluxation of the hip joint. Acta chir. scand. (Stockh.) L XXXIII, Suppl. 58 (1939).

— Z. orthop. Chir. 75, 250 (1944).

— J. Bone Jt Surg. A 35, 65 (1953).

WOOD, H. L.-C.: Gaucher's disease with pseudocoxalgia: report of case. J. Bone Jt Surg. B 34, 462—463 (1952).

YEOMAN, P. M.: Proc. roy. Soc. Med. 55, 358 (1962).

ZANDER, G.: Acta radiol. (Stockh.) 24, 317 (1943).

ZAOUSSIS, A. L., SCHLENZKA, W.: Arch. orthop. Unfall-Chir. 50, 95 (1958).

ZWICKER: Fortschr. Röntgenstr. 36, 1008 (1927).

Schlußbemerkung

Die beiden Anhänge, nämlich die Kapitel Protrusio acetabuli coxae und Coxa vara congenita, kamen mehr zufällig in meinen Arbeitsbereich, weil einige Autoren in der Ätiologie dieser Krankheitsbilder an aseptische Nekrosen denken und weil diese Kapitel für das Handbuch noch keinen Bearbeiter gefunden hatten.

Beim Studium des außerordentlich umfangreichen Schrifttums wurde mir die menschliche Unzulänglichkeit so eindrucksvoll demonstriert, daß ich auch für mein Werk um größte Nachsicht bitte.

Obwohl ich während meiner langjährigen Tätigkeit an der Chirurgischen Klinik München aus dem reichen Material der Klinik eines E. Lexer, G. Magnus, E. K. Frey und R. Zenker schöpfen konnte, hielt ich es für vorteilhaft, auch andere erfahrene Kollegen um ihre Unterstützung zu bitten. Von diesen möchte ich besonders dankend hervorheben Herrn Dr. K. Kremser, Hamburg, ein bekannter Experte und Autor auf dem Gebiet der Osteonekrosen, Herrn Chefarzt Dozent Dr. Singer (Material aus der Universitäts-Kinderklinik München, Prof. Dr. Oberniedermayr) und Herrn Dr. Galli (Material aus der Orthopädischen Universitätsklinik München, Prof. Dr. M. Lange). Unterstützt haben mich natürlich auch meine Assistenten und meine Sekretärinnen, von denen sich Frau E. Fischer speziell meiner Arbeit widmete. Die Erledigung der recht umfangreichen photographischen Aufgaben verdanke ich dem jederzeit hilfsbereiten Fräulein H. Schlötterer. Frau Dr. Johanna Knick hat sich ein besonderes Verdienst bei der redaktionellen Korrektur und bei der recht schwierigen Festlegung der Gliederung erworben. Schließlich hat mir auch noch Herr Prof. H. Löhr durch Übernahme der Bearbeitung des Sachverzeichnisses (einschließlich der Übersetzung ins Englische) die Fertigstellung des Werkes erleichtert.

<h1 style="text-align:center">Namenverzeichnis — Author Index</h1>

Die kursiv gesetzten Zahlen beziehen sich auf die Literatur
Page numbers in italics refer to the references

Sachverzeichnis

(Deutsch-Englisch)

Bei gleicher Schreibweise in beiden Sprachen sind die Stichwörter nur einmal aufgeführt

Subject Index

(English-German)

Where English and German spelling of a word is identical, the German version is omitted